Die Epoche der Moderne
Kunst im 20. Jahrhundert

Martin-Gropius-Bau, Berlin
7. Mai – 27. Juli 1997

ZEITGEIST-Gesellschaft zur Förderung der Künste in Berlin e.V.

Die Ausstellung wurde durch eine großzügige Zuwendung der Stiftung Deutsche Klassenlotterie ermöglicht

Die Epoche der Moderne
Kunst im 20. Jahrhundert

Herausgeber
Christos M. Joachimides und Norman Rosenthal

Mit Beiträgen von
Brooks Adams, Stephen Bann, Dieter Daniels, Arthur C. Danto,
Boris Groys, Christos M. Joachimides, Wolf Lepenies,
Odo Marquard, Robert C. Morgan, Anna Moszynska, Norman Rosenthal,
Peter Schjeldahl, Wieland Schmied, Shearer West, Beat Wyss

Redaktion
Gerti Fietzek und Henry Meyric Hughes

ZEITGEIST-Gesellschaft e.V.

Verlag Gerd Hatje

Dieser Katalog erscheint anläßlich der Ausstellung
Die Epoche der Moderne – Kunst im 20. Jahrhundert
im Martin-Gropius-Bau, Berlin, 7. Mai – 27. Juli 1997

Redaktionsassistenz
Christine Traber

Lektorat
Ulrike Bleicker

Mitarbeit
Iris Hanika

Tafelteil
Karin Osbahr

Bildredaktion (Künstlerporträts)
Regina Dorneich

Übersetzungen aus dem Englischen
Christoph Hollender, Düsseldorf (Brooks Adams, Stephen Bann, Arthur C. Danto, Robert C. Morgan); Magda Moses und Bram Opstelten, München (Anna Moszynska, Norman Rosenthal, Shearer West); Martina Siebert, Berlin (Peter Schjeldahl)

Umschlaggestaltung
Nicolaus Ott + Bernard Stein

Herstellung
Gabriele Sabolewski

Reproduktionen
Fotosatz Weyhing, Stuttgart
Repromayer, Reutlingen

Buchbinderische Verarbeitung
Kunst- und Verlagsbuchbinderei, Leipzig

Gesamtherstellung
Dr. Cantz'sche Druckerei, Ostfildern bei Stuttgart

Umschlagabbildung: Wassily Kandinsky,
Komposition VI, 1913 (Ausschnitt) (Kat. 123)

Erschienen im
Verlag Gerd Hatje
Senefelderstraße 9
73760 Ostfildern-Ruit
Telefon (0)711/449930
Telefax (0)711/4414579

ISBN 3-7757-0672-0 (Deutsche Buchhandelsausgabe)
ISBN 3-7757-0682-8 (Englische Buchhandelsausgabe)
Printed in Germany

Inhalt

Die Ausstellung

Künstlerische Leitung
Christos M. Joachimides, Berlin
Norman Rosenthal, London

unter Mitwirkung von
Henry Meyric Hughes, London
Carmen Giménez, Madrid und New York

Wissenschaftliche Mitarbeit
Karin Osbahr, Wendy Wallis, Anke Daemgen, Isabel Schulz, Christoph Lademann, Jeanne Greenberg (New York)

Organisation
Tina Aujesky

Projektmitarbeit
Regina Gelbert, Ulmann-Matthias Hakert, Mark Giannori, Simone Lücke, Viviane Kafitz, Bettina Held, Kassandra Nakas, Roland Enke, Ursula Nußbaum, Werner Braunschädel, Berit Schuck, Moskau: Selfira Tregulowa, Swetlana Dschafarowa, Faina Balachowskaja

Verwaltung
Silke Taupe, Jutta Ritte

Sekretariat
Marita Frei, Christiane Friedrich

Presse
Katja Maurer, Ute Kiehn, Richard Szklorz

Ausstellungsarchitektur
Jürg Steiner

Ausstellungsgestaltung
Hasso von Elm (Beleuchtung), Thomas Büsch (Graphik), Bauleitung: Ralf Keuthan, Jörg Zander, Sebastian Wagner

Ausstellungsbau
Museumstechnik GmbH, Berlin (Uwe Kolb, Mathias Broda, Thomas Kupferstein), Ema GmbH, Berlin, Beltec GmbH, Berlin

Konservatorische Betreuung
Keith Taylor, Abigail Bowen, Matthew Nation (Taylor Pierce Restoration Services Ltd., London); Christiane Altmann, Petra Breidenstein, Hana Streicher

Transporte:
Hasenkamp Internationale Transporte GmbH & Co. KG

Versicherung:
Kuhn & Bülow Versicherungsmakler GmbH, Berlin

Dank

Wir haben von vielen Seiten in reichem Maße und selbstloser Weise Hilfe und Hinweise erhalten. Ohne diese vielfältige Unterstützung hätte die Ausstellung nicht realisiert werden können. So ist die Zahl derjenigen, denen wir zu danken haben, sehr groß.
Ohne die großzügige Zuwendung der Stiftung Deutsche Klassenlotterie Berlin wäre die Ausstellung nicht möglich gewesen. Dafür gilt unser besonderer Dank ihrem Stiftungsrat.
Wir sind Herrn Prof. Jörn Merkert, Direktor der Berlinischen Galerie, für die vorbildliche Kooperation hinsichtlich der Unterbringung der Ausstellung in den Räumen des Martin-Gropius-Baus äußerst dankbar.
Ohne die engagierte und aktive Mitarbeit und Unterstützung des Solomon R. Guggenheim Museums, New York, insbesondere durch seinen Direktor, Herrn Thomas Krens, und seine Kustodin, Frau Lisa Dennison, wäre die Ausstellung in dieser Form nicht zustande gekommen. Dafür gebührt ihnen unser aufrichtiger Dank.
Nachdrücklicher Dank gilt Herrn Senatsrat Jörg-Ingo Weber, der uns bei der nicht leichten Realisierung mit Rat und Hilfe unterstützt hat.
Was wäre ein solche Ausstellung ohne die großzügige Hilfe der Leihgeber. Den vielen bedeutenden Museen, Privatsammlungen und Künstlern in Europa und Übersee, die bereit waren, sich für die Dauer der Ausstellung von ihren Meisterwerken zu trennen, sind wir zu großem Dank verpflichtet.
Insbesondere gilt unser nachdrücklicher Dank Herrn Rudi H. Fuchs, dem Direktor des Stedelijk Museum, Amsterdam, und Herrn Nicholas Serota, dem Direktor der Tate Gallery, London, für ihre großzügige Leihgabenbereitschaft und unterstützende Kooperation. Ohne den Einsatz von Herrn Michael Schwydkoi, den Stellvertretenden Kulturminister der Russischen Föderation, wäre der einmalige Beitrag der russischen Museen in dieser Reichhaltigkeit nicht denkbar gewesen. Ein besonderer Dank gebührt ebenfalls Herrn Philippe Daverio, dem Assessore alla Cultura der Stadt Mailand, der, inspiriert von der Idee der Ausstellung, entscheidend dazu beigetragen hat, daß wichtige Leihgaben aus den Städtischen Museen in Mailand hier zu sehen sind. Herr Jean-Jacques Aillagon, der Präsident des Centre Georges Pompidou, Paris, hat für uns die Türen des bedeutendsten europäischen Museums für moderne Kunst geöffnet und dadurch ermöglicht, daß uns herausragende Werke aus der Sammlung des Musée National d'Art Moderne zur Verfügung gestellt wurden. Allen Privatsammlern, die es vorgezogen haben, ungenannt zu bleiben, sei an dieser Stelle unser verbindlicher Dank ausgesprochen.
Unser herzlicher Dank gilt den Mitgliedern des beratenden Komitees, allen voran Prof. Dr. Wieland Schmied, der das Ausstellungsprojekt mit großer Tatkraft und Enthusiasmus von den ersten Schritten an begleitete.
Wir sind den Autoren, die durch ihre Beiträge in diesem Katalogbuch die Ausstellung um wichtige Aspekte bereichert haben, überaus dankbar. In diesen Dank schließen wir Gerti Fietzek und Henry Meyric Hughes ein, die ideen- und kenntnisreich und mit

großem Engagement die Redaktion besorgten. Ebenso möchten wir den Mitarbeitern des Verlages Gerd Hatje und der Dr. Cantz'schen Druckerei Dank sagen, die unter Aufbietung aller Kräfte diese umfangreiche und komplexe Publikation produzierten.
Ohne den unermüdlichen Einsatz aller unserer Mitarbeiter während der teilweise recht schwierigen Vorbereitungszeit wäre die Realisierung der Ausstellung nicht möglich gewesen. Dafür gebührt ihnen allen unser tiefempfundener Dank.
Wir möchten auch allen jenen danken, die uns in verschiedenster Weise Hilfe, vielfache Anregung und Ermunterung gegeben sowie Kontakte und Leihgeber vermittelt haben. Wir nennen insbesondere:

David Anfam
Paolo Baldacci
Heiner Bastian
Douglas Baxter
Neal Benezra
Maria Grazia Medici Benini
Marc Blondeau
Irving Blum
Achim Borchardt-Hume
Annette Bradshaw
Emily Braun
Diana Brocklebank
Beverly Calté
Richard Calvocoressi
Massimo Di Carlo
Desmond Corcoran
Chantal Crousel
Jeffrey Deitch
Diane Dewey
Volker Diehl
Sir Philip Dowson
Andrew Fabricant
Richard L. Feigen
Maria Teresa Fiorio
Marcel Fleiss
Simonetta Fraquelli
Jean Frémon
Elena Geuna
Barbara Gladstone
Krystina Gmurzynska
David Gordon
Peter Goulds
Karsten Greve
Volker Hassemer
Max Hollein
Antonio Homem
Christian Klemm
Chrysanthi Kotrouzinis
Marlies Krebs
Yvon Lambert
Catherine Lampert
Loïc Malle
Georges Marci
Massimo Martino
Karin Frank von Maur
Pia und Franz Meyer
David Mitchinson
Akim Monet
David Nahmad
Hans-Peter Nerger
Anthony d'Offay
Vibeke Petersen
Tom Phillips
Marla Prather
Ursula Prinz
Mathias Rastorfer
Samuel Sachs II
Chiara Sarteanesi
Jan Sassen
Peter-Klaus Schuster
Christoph Schwarz
Mario Serio
Klaus Siebenhaar
Amanda Simmons
Ileana Sonnabend
Morgan Spangle
Werner Spies
Christoph Stölzl
Martin Summers
Sami Tarica
Alain Tarica
Catherine Thieck
Susan Thompson
Daniela Tilkin
Leslie Waddington
Sarah Wilson
Heribert Wuttke

Christos M. Joachimides Norman Rosenthal

CHRISTOS M. JOACHIMIDES

Die Epoche der Moderne

Die Kunst des 20. Jahrhunderts ist nicht identisch mit der Kunst der Moderne, und umgekehrt, die Kunst der Moderne ist nicht identisch mit der Kunst des 20. Jahrhunderts. In dieser Ausstellung geht es nicht um die gesamte Kunstentwicklung im 20. Jahrhundert, sondern um die »Kunst der Moderne«. Nicht die »Weltkunst« wird gezeigt, sondern die Kunst in den Ländern der westlichen Hemisphäre – Europa und Nordamerika -, die in der abendländischen Tradition in der Nachfolge der Romantik und als Reaktion auf den Post-Impressionismus entstand. Sie nimmt am Anfang einer Epoche Gestalt an, die sich mit Begeisterung auf die Formulierung von Utopien stürzte – Utopien über die Zukunft des Menschen und der Gesellschaft, die als grenzenloser Fortschritt empfundenen Revolutionen in der Naturwissenschaft und Technik, aber auch in der Philosophie, der Musik und der Literatur, die sich am Anfang dieses widersprüchlichen Jahrhunderts häuften.

Was ist die Moderne? Ist sie eine Epoche der Kunstgeschichte wie etwa der Barock, ein Zeitphänomen, ein internationaler Stil, oder ist sie eine künstlerische Haltung, die bis heute ihre Gültigkeit hat, eine dialektische Suche, die noch lange nicht abgeschlossen ist? Konservative, defätistische Apostel verkündeten in den letzten Jahren das Ende der Kunst, sprachen von Endzeitstimmung und Melancholie, vom Versagen der Phantasie – lauter Kassandrarufe, ähnlich den Proklamationen der »posthistoire«, des Endes der Geschichte. Sie verkennen dabei, um mit Joseph Beuys zu reden, daß, solange Menschen diesen Planeten bevölkern, immer wieder ein großes Potential an Kreativität freigesetzt wird und Teile dieser Kreativität sich in einer künstlerischen Produktion verdichten, die uns immer wieder mit neuen, noch nicht gedachten oder wahrgenommenen Fragestellungen und mit dem Fremdartigen, ja Bestürzenden konfrontierten – mit der innovativen und weiterführenden Potenz der Kunst. Die »Epoche der Moderne« ist nicht etwas Abgeschlossenes, Vergangenes, sie ist nicht beendet, sie überrascht uns vielmehr mit neuen Impulsen, unerwarteten Vorschlägen und wagemutigen Setzungen.

Und die sogenannte Postmoderne? Ein aus der Architekturdiskussion Ende der siebziger Jahre übernommener und der Kunst übergestülpter Begriff, der einen modischen Diskurs darüber entfacht hat, ob nicht auch ein abrupter Szenenwechsel die zeitgenössische Kunst als die kraftlose, repetitive Endphase der Moderne kennzeichnen würde.

Die Moderne mit der ihr inhärenten Theorie der Innovation geriet allerdings nach rasch aufeinanderfolgenden Revolutionen und neuen Weltentwürfen in den ersten zwei Jahrzehnten dieses Jahrhunderts in den dreißiger Jahren in eine Krise. Jetzt erlahmten die kreativen Impulse, und die Ohnmacht der Avantgarde wurde manifest. Und gerade jene Kräfte, welche die Moderne zu zerstören trachteten – Hitler und der Faschismus –, wurden ihre unfreiwilligen Retter. Nach der Eroberung Frankreichs am Anfang des Zweiten Weltkriegs floh eine große Zahl der namhaftesten Künstler aus Paris, dem letzten Zufluchtsort der Avantgarde in Europa, zur Rettungsinsel New York. Und erst die Verfolgung der Moderne durch den Faschismus hatte sie nun, in Amerika, nobilitiert und zur Märtyrerin gemacht – stellvertretend für alle geistigen Werte, die damals in Europa der Vernichtung preisgegeben waren. Ihre Rückkehr nach Europa nach dem Krieg gestaltete sich wie der Triumphzug einer »ecclesia militans«. Die Moderne verwandelte sich zu einer moralischen Instanz. Sie gewann eine neue Dimension: Sie war nicht länger ein kunstimmanentes Phänomen, sie wurde vielmehr zum Banner der Freiheit und zur Kunst der Demokratie. Sie verlieh einem ideologischen Begriff von Reinheit im kulturellen Kontext der Nachkriegszeit Ausdruck. Erst durch die politische Verfolgung wurde die Moderne zu dem, was sie von Beginn an sein wollte.

In New York fanden die europäischen Künstler nicht nur ein Refugium, sie trafen auch auf eine außergewöhnlich begabte und vorwärts drängende Künstlergeneration. Ein neugieriges Sichabtasten und -abstoßen fand dort statt, und diese Spannung, die befruchtend wirkte, bildete den Hintergrund, vor dem die amerikanischen Künstler ihre Sprache neu formulierten und weiterentwickelten. Ihre beeindruckende Vitalität und Ausdruckskraft bestimmten das Kunstgeschehen in den späten vierziger und fünfziger Jahren. Nach den Anfängen in Paris und den anderen wichtigen Kunstzentren in Europa – Mailand, Moskau, Berlin – kamen die entscheidenden schöpferischen Impulse nun aus New York, dem neuen Zentrum der Kunst nach dem Zweiten Weltkrieg. Dort war der Neubeginn, dort geschah das »Durchstarten« der Moderne – allerdings ernüchtert und weniger fortschrittsgläubig nach den Erfahrungen von ungeahnter Inhumanität und beispielloser Zerstörung. Hier ist die Zäsur, das Momentum einer Meta-Moderne, die sich auch begrifflich in Benennungen wie »Abstrakter Expressionismus«, »Neo-Dadaismus« oder »Geometrische Abstraktion« niederschlug und eine neue Phase in der Geschichte der Kunst dieses Jahrhunderts einleitete.

Insofern ist der Titel der Ausstellung »Die Epoche der Moderne« eine These, eine Behauptung: Wenn wir diese Epoche in der Spannweite von Picasso bis Kounellis und von Malewitsch bis Gary Hill verstehen, so heißt das, daß wir sie als ein Kontinuum betrachten, das vom ersten Jahrzehnt dieses Jahrhunderts bis in unsere Zeit, bis in die neunziger Jahre hinein führt – ein widersprüchlicher und dialektischer Prozeß mit vielen Fragen und Brüchen, vielen Umwegen und Palindromen.

Wir richten den Blick in dieser Ausstellung auf das Jahrhundert, aber nicht mit Hilfe eines Mikroskops, sondern durch ein Teleskop, und betrachten diese ganze Epoche wie etwas weit von uns Entferntes, dessen Zeitgenossen wir aber gleichzeitig sind.

Die Ausstellung beginnt mit dem Jahr 1907, dem Geburtsjahr der Moderne, als Picasso mit den *Demoiselles d'Avignon* die entscheidende Position des autonomen Kunstwerks begründete und einen radikalen Weg zur Erschließung von Realität betrat. Und sie endet mit dem Werk von jüngeren Künstlern, deren Arbeiten in die neunziger Jahre hineinreichen und genügend Anhaltspunkte zur Beurteilung bieten, aber auch eine Wirkungsgeschichte im Kontext ihrer Generation aufzeigen.

Die »Epoche der Moderne« ist keine lexikalische Ausstellung, sondern als ein Essay zu verstehen. Sie will keinen enzyklopädischen Überblick liefern, sondern Fragen stellen, Schnitte verdeutlichen, Momentaufnahmen liefern und Situationen beleuchten – wie ein Filmszenario. Das beinhaltet, sich nicht allein auf »Meisterwerke« zu konzentrieren und »Götterverehrung« zu betreiben, sondern durch überraschende Konstellationen und geistesgeschichtliche Anstöße die Besucher zu einer eigenen Sichtweise dieses Jahrhunderts anzuregen.

Eine Ausstellung, wie wir sie verstehen, ist ein eigenes Ausdrucksmedium mit besonderen Gesetzmäßigkeiten – anders als ein Buch, ein Film oder Video. Sie muß lakonisch und episch zugleich sein, durch Ellipsen gestrafft, einen Rhythmus, eine Musikalität besitzen, sich zu einem Crescendo steigern und unmerklich ein Diminuendo erlebbar machen. Sie vermittelt eine andere Realität, die man durchwandert und dabei eine Abenteuerreise durch Raum und Zeit erlebt, so wie ein Film, der uns in zwei Stunden durch Schicksale, Erschütterungen und heftige Emotionen in eine andere Wirklichkeit eintaucht.

Das Hermetische der Kunst dieses Jahrhunderts muß man »mit List« vermitteln, wie Brecht sagt, denn die »Wahrheit muß schön sein«, damit sie verzaubert. Ein sinnlicher Einstieg soll dem Besucher als Schlüssel dienen, um jene Codes zu knacken, die ihm ein Universum verstehen und erleben helfen, das eifersüchtig seine Geheimnisse hütet: das Universum der Kunst. Dann erst kann jene intellektuelle Neugier einsetzen, die ihm ein vertieftes, vielschichtiges Verständnis von Kunst ermöglicht: durch Lust zur Gnosis.

Diese Ausstellung macht den Vorschlag, das Jahrhundert so zu lesen, als wäre es von vier Hauptwegen durchzogen, mit allen inhärenten Widersprüchen und porösen Öffnungen: »Realität – Deformation«, »Abstraktion – Spiritualität«, »Sprache – Material« und »Traum – Mythos«. Dabei ist keine sklavisch chronologische Abfolge angestrebt, sondern eine lose historische Richtschnur, die sich durch das Jahrhundert zieht. Auch begegnen wir Künstlern auf mehreren »Wegen«, weil sie in unterschiedlicher Zeit verschiedene Richtungen eingeschlagen und dort einen wichtigen Beitrag geleistet haben. Jeder dieser vier Wege wird in einer autonomen Präsentation vorgestellt, und erst die Zusammenschau aller Wege konstituiert die Ausstellung.

Eine weitere Entscheidung ist, die Ausstellung auf die wesentlichen Medien – Malerei und Plastik – zu konzentrieren, wobei Malerei im erweiterten Sinne die dreidimensionale Collage, das Combine Painting, die Assemblage mit einschließt und zu den plastischen Formen auch das Environment, die Installation und Videoskulptur gehören.

Die Frage nach der Darstellung der Wirklichkeit nach dem Post-Impressionismus, nach den Poesien Gauguins und den Tragödien van Goghs, steht im Zentrum des ersten Weges »Realität – Deformation«. Eine erste Antwort gibt Picasso mit seiner radikalen Bildsprache von Deformation und Reduktion in den *Demoiselles d'Avignon*, wobei hier auch die Anregungen durch die Formensprache der afrikanischen Plastik hineinwirken, für die sich am Anfang des Jahrhunderts die Künstler der Avantgarde begeisterten. Dieser Weg wird von Picasso und von Georges Braque radikalisiert, indem sie das kohärente Bild aufbrechen und hinter der Epidermis der Dinge ihren Facettenreichtum aufspüren. Die Faszination durch die atemberaubende Schnelligkeit einer Zeit, die von der Technik begeistert ist, führt zu Parallelentwicklungen in Italien, Frankreich und Deutschland, die sich im Werk von Boccioni, Balla, aber auch von Robert Delaunay oder Franz Marc manifestieren. Die expressive Vision, konstitutiv für die Kunst Nordeuropas, ist in der Ausstellung durch das Werk von Kirchner, Nolde, Kokoschka oder Beckmann präsent, so auch das cartesianische Gleichgewicht von Welt und Bild durch Matisse, Monet und Bonnard in Frankreich.

Die menschliche Gestalt erscheint in den Werken der Nachkriegszeit verzerrt, vereinzelt, verfremdet. In der Melancholie der langgezogenen Gestalten Giacomettis, in den Figuren Dubuffets, die der Welt der Kinderzeichnung zu entspringen scheinen, in den Frauen de Koonings und den Köpfen Asger Jorns, in den verwischten Kreaturen Bacons und in einer »Welt auf dem Kopf«, wie Georg Baselitz sie als Befreiungsschlag der Malerei postuliert – alles Versuche einer Gratwanderung zwischen Abstraktion und Figürlichkeit – spüren wir die Intention, der »condition humaine« Ausdruck zu verleihen.

Die Abkehr des Künstlers vom Gegenstand, wie sie Kandinsky in München vollzog und Malewitsch mit seinem schwarzen Quadrat, der Ikone der revolutionären Abstraktion, sind zwei Pole eines Spannungsfeldes, das wir »Abstraktion – Spiritualität« nennen – Spiritualität, weil diese zum Bild gewordene Erfahrung des Absoluten sich vor einem Hintergrund vollzieht, der von theosophischen und anderen mystischen Einflüssen geprägt ist.

Dies können wir weiterverfolgen bei den *Pier and Ocean*-Bildern von Mondrian über Barnett Newmans *Stations of the Cross* und Rothkos transzendierte Landschaften bis zu den asketisch reduzierten Tafeln von Ad Reinhardt und den monochromen Artefakten Yves Kleins, ja bis hin zur Entmaterialisierung des Bildes bei den Projektionen von James Turrell.

Der dritte Weg »Sprache – Material« geht von einer von Duchamp bezeichneten Vorgehensweise aus: Wenn Picasso Wörter oder Textfragmente in seine Collagen integriert, behandelt er das vorgefundene Material wie Farbe oder Zeichnung. Hingegen gebrauchen Duchamp und nach ihm Beuys oder Bruce Nauman das Material wie auch die Sprache mit einer Ambivalenz, die eine Verfremdung und Vertiefung der Wahrnehmung erzeugt.

Wie kein anderer Künstler in diesem Jahrhundert stellt Duchamp die Rolle der Kunst und des Künstlers in Frage. Seine »Ready-mades« sind industriell gefertigte Gegenstände, die erst durch die Signatur des Künstlers, deren Aufstellung im Museum und die Akzeptanz durch den Betrachter zu Kunstwerken werden – eine frontale Attacke, die den Mythos des auratischen Kunstwerks zu demontieren trachtet.

Die radikale Weiterführung dieser Strategien sehen wir in dem Werk und der Philosophie von Andy Warhol. Er ging einen entscheidenden Schritt weiter, indem er die ihn umgebende triviale Welt so überhöhte, daß am Ende jedes Abziehbild der Wirklichkeit durch Vervielfältigungsverfahren weiter entwertet wurde, um sie dann durch seine Signatur zum »singulären« Kunstwerk zu erklären.

Den Traum in einer Bildwirklichkeit einzufangen und dem Mythos visuellen Ausdruck zu verleihen, signalisiert der vierte Weg der Ausstellung: »Traum – Mythos«. Giorgio de Chirico mit seinen beunruhigenden Visionen spürt die unheimliche Vieldeutigkeit der Dinge auf. Max Ernst gestaltet durch ein verschachteltes Spiel von Erinnerungen, Anspielungen, Traumsegmenten eine poetisch überhöhte Gegenwelt. Und Magritte begibt sich auf eine atemberaubende Gratwanderung an den äußersten Grenzen des Unbewußten, dort, wo tiefgründige Assoziationen auf eine unauffällig normale Wirklichkeit treffen.

Von den vier Wegen der Ausstellung scheinen uns heute für die jüngere Künstlergeneration jene besonders virulent, die entweder auf ein neues Interesse am Surrealismus hinweisen – nicht in einem epigonalen, sondern vielmehr in einem eher strukturalistischen Sinne – oder von der Reflexion über das Werk von Duchamp und seinen Implikationen für die gegenwärtige Kunstsituation ausgehen.

Die Moderne bedeutet für die bildende Kunst den tiefsten Einschnitt in ihrer Geschichte seit der Renaissance. Verändert hat sich nicht nur die äußere Erscheinungsform der Kunst, verändert hat sich vor allem unsere Vorstellung und unser Begriff davon, was Kunst sein soll und welche Rolle sie in der Gesellschaft einnimmt.

ARTHUR C. DANTO

Ein Jahrhundert der Selbstanalyse – Die Philosophie auf der Suche nach einer Identität

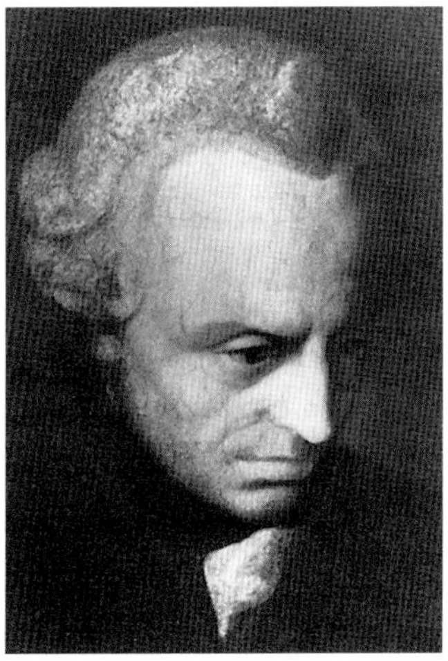

Immanuel Kant, Gemälde aus der Anton-Graff-Schule, um 1790

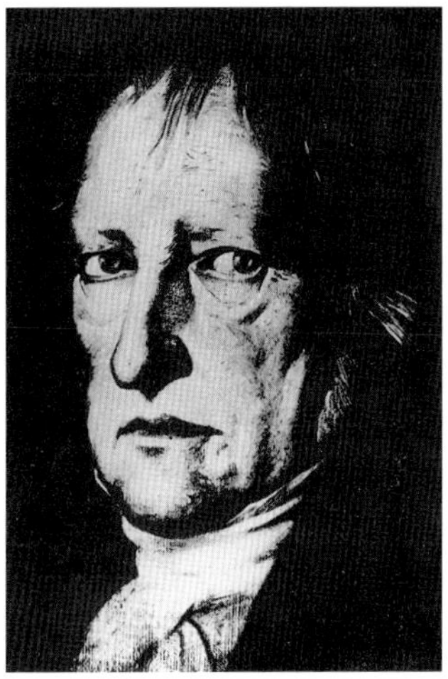

Georg Wilhelm Friedrich Hegel, Gemälde von Jakob Schlesinger, 1831

Die großen deutschen Philosophen der Spätaufklärung und der Romantik, allen voran Immanuel Kant und Georg Wilhelm Friedrich Hegel, sind unter anderem deshalb von Interesse, weil sie der Ästhetik in ihren umfassenden Systemen einen herausragenden Platz einräumten. Kant zum Beispiel situierte das ästhetische Urteil zwischen der reinen und der praktischen Vernunft – zwischen dem Verstandesurteil und dem moralischen Urteil. Und Hegel betrachtete die Kunst, ebenso wie die Religion und die Philosophie, als Entwicklungsstufen dessen, was er den »absoluten Geist« nannte. Diese Hervorhebung der Kunst bezeichnet einen Unterschied zwischen diesen Denkern und ihren Vorläufern im 17. Jahrhundert, die nur selten einen Anlaß sahen, über Kunst zu schreiben, und sich im übrigen auch kaum in einer besonderen, reflektierenden Weise über die Philosophie selbst äußerten. Descartes, Spinoza und Leibniz sahen möglicherweise keinen allzu bedeutenden Unterschied zwischen ihrer eigenen Praxis und dem, was wir heute den Wissenschaften zurechnen: Descartes' *Abhandlung über die Methode* (1637) – ein philosophisches Meisterwerk – war nur als Einleitung zu seinen Büchern über Optik, Geometrie und Kosmologie gedacht. Als jedoch Kant seine *Kritik der reinen Vernunft* (1781/1787) veröffentlichte, war die Philosophie sich selbst ein Rätsel geworden: »Die menschliche Vernunft hat das besondere Schicksal«, schrieb er, »daß sie durch Fragen belästigt wird, die sie nicht abweisen kann ..., die sie aber auch nicht beantworten kann; denn sie übersteigen alles Vermögen der menschlichen Vernunft.« Man müsse, befand Kant, die Vernunft auf das »Vermögen der Vernunft« selbst anwenden, um solchermaßen von innen heraus zu bestimmen, was, ungeachtet aller spezifischen Inhalte, der tatsächliche Geltungsbereich und die Grenzen der Vernunft seien. Dasselbe Bedürfnis, die Vernunft zum Bewußtsein ihrer selbst zu bringen, veranlaßte Clement Greenberg dazu, in seinem berühmten Essay »Modernistische Malerei« (1960) zu erklären, Kant sei »der erste wirkliche Modernist« gewesen, weil »er der erste war, der die Methode der Kritik ihrerseits der Kritik unterwarf«. In einem gewissen Sinn betrachtete Greenberg seine eigenen Bestrebungen als eine Art Kritik der reinen Kunst; was er zum Ausdruck bringen wollte, war die, wie er meinte, historische Erkenntnis, daß jede Kunst sich einer ebensolchen Selbstüberprüfung unterziehen müsse, wie Kant sie in der Philosophie für erforderlich gehalten hatte. Genau diese Parallele zwischen Philosophie und Kunst vermag aber Hegels Behauptung einer innigen Verwandtschaft zwischen beiden zu bekräftigen. Die ihnen gemeinsame Fähigkeit zur Selbstüberprüfung war in der Tat der bestimmende Wesenszug des absoluten Geistes. Der Geist ist absolut, wenn er sein eigener Gegenstand wird, wie dies im 20. Jahrhundert sowohl in der Philosophie als auch in der Kunst zunehmend geschehen ist.

Dies bedeutete nach Hegels Überzeugung jedoch, daß die Kunst in einem gewissen Sinn an ihrem Ende angelangt war. So erklärte er in einer berühmten Passage seiner *Vorlesungen über die Ästhetik*, die er letztmals 1828/29 in Berlin gehalten hatte, »daß die Kunst nicht mehr diejenige Befriedigung der geistigen Bedürfnisse gewährt, welche frühere

Zeiten und Völker in ihr gesucht und nur in ihr gefunden haben, – eine Befriedigung, welche wenigstens von seiten der Religion aufs innigste mit der Kunst verknüpft war.« Damit habe die Kunst »für uns auch die echte Wahrheit und Lebendigkeit verloren«. Dies bedeutete, daß die Kunst, wie auch schon die Philosophie, sich selbst zum Problem geworden war, woraus Hegel wiederum schloß: »Die *Wissenschaft* der Kunst ist darum in unserer Zeit noch viel mehr Bedürfnis als zu den Zeiten, in welchen die Kunst für sich als Kunst schon volle Befriedigung gewährte.« Angesichts der immensen Menge der allein in der westlichen Welt seit 1828 entstandenen Kunst muß Hegels Proklamation des Endes der Kunst zunächst einfach unsinnig erscheinen, doch wenn man die Geschichte der Kunst genauer betrachtet, erhält Hegels Behauptung einen tieferen Sinn. So versuchten beispielsweise, nicht lange nachdem Hegel das Ende der Kunst erklärt hatte, die Nazarener und die Präraffaeliten, als sie meinten, daß die Malerei sich in die falsche Richtung bewegte, einen augenscheinlich unaufhaltbaren Fortschritt in der Darstellung der sichtbaren Erscheinung der Welt umzukehren und einen neuen Anfang zu unternehmen. Und seit etwa 1863, seit Manet und seit dem Zusammenbruch der Autorität der Académie des Beaux-Arts, wurde die Kunstgeschichte zur Geschichte künstlerischer Bewegungen, von denen jede ihre eigene Definition, und das heißt ihre eigene Philosophie dessen vorbrachte, was Kunst sei und was sie leisten solle. In Mark Polizzottis Breton-Biographie findet sich eine einzigartige Aufzählung solcher Bewegungen:

> Die Jahrzehnte, die den Aufstieg (und im allgemeinen raschen Fall) von Populismus, Symbolismus, Naturalismus, Parnassismus, Szientismus, Vers-librismus, Dekadenz, Magnifizismus ..., Magismus, der römischen Schule, Synthetismus, Regionalismus, Impressionismus, Humanismus (einer von vielen) und Fauvismus gesehen hatten, ganz zu schweigen von den literarischen Varianten von Sozialismus und Anarchismus – diese Jahrzehnte machten nun einer Epoche Platz, die Primitivismus, Sincerismus, Subjektivismus, Synchronismus, Impulsionismus, Integralismus, Intensitismus, Unanimismus, Neo-Mallarméismus, Paroxysmus, Druidismus, Pluralismus, Dynamismus, Dramatismus, Totalismus, Patriartismus, Vivantismus und Maschinismus ... mit sich bringen sollte, ehe sie schließlich bei Futurismus, Kubismus, Dadaismus und Surrealismus ankam und darüber hinausging.

»Die Schulen werden mehr, ein Schisma folgt dem anderen«, kommentierte der Kunstsoziologe Pierre Bourdieu, als er selbst eine solche Liste von Bewegungen aufstellte. Die moderne Kunst neigte dazu, sich in Manifesten auszudrücken. Die Kunsthistorikerin Phyllis Friedman hat bislang über 500 formelle Manifeste identifiziert; doch auch Briefe, die Künstler einander schrieben, waren bisweilen »manifestartig«, wie John Richardson einen Brief von Derain an Vlaminck vom Juli 1905 charakterisiert (der Fauvismus hatte kein formelles Manifest). Und auch Greenbergs Essay über den Modernismus ist letzten Endes eine Art formalistisches Manifest, das in der Maske einer Begriffsanalyse des Wesens der Kunst erscheint.

Die Philosophie der Kunst ist, soweit sie von Künstlern praktiziert wurde, ständig neuen Spaltungen ausgesetzt gewesen, ausgelöst durch politische oder psychologische Bestrebungen und ästhetische Ideologien, von denen die Künstler beiläufig überzeugt waren. Meiner Ansicht nach entstand jedoch die wahre philosophische Form der Frage nach dem Wesen der Kunst erst Mitte der sechziger Jahre mit den Arbeiten von Andy Warhol, der Minimal Art und der Konzeptkunst, und es ist zweifellos bemerkenswert, daß bald danach kaum noch neue Bewegungen auftauchten, ausgenommen natürlich die politischen und moralischen Bewegungen, welche die Loyalität der Künstler in Beschlag nahmen und die großen Reformen der Institutionen der Kunstwelt einläuteten, die sich bis heute unter dem Druck von Feminismus, Multikulturalismus und ähnlichem fortsetzen. Es scheint also recht offenkundig, daß die rastlose Suche nach Definitionen zu einem

Ende kam, als allmählich eine befriedigende Philosophie der Kunst in den Blick geriet. Doch der vorliegende Essay soll keine Begriffsgeschichte der Kunst des 20. Jahrhunderts werden. Meine Absicht ist vielmehr, die Kunstgeschichte einzubringen, um die parallele Geschichte der Philosophie in unserem nun zu Ende gehenden Jahrhundert zu veranschaulichen. Denn auch sie ist dadurch gekennzeichnet, daß die Frage, was Philosophie sei, zu einer eigenen Frage der Philosophie geworden ist, und unterschiedliche Auffassungen über die Beantwortung dieser Frage haben vielfach einen bestimmenden Einfluß auf die anderweitige Praxis der Philosophen ausgeübt.

Man kann wohl behaupten, daß es derzeit, am Ende des Jahrhunderts, bei den Philosophen keinen Konsens über die Versuche zu einer Definition der Philosophie gibt, doch die Philosophie, worin auch immer ihre Identität bestehen mag, ist wohl eine weitaus diszipliniertere Tätigkeit als die Kunst, und sie hat daher nicht dieselbe unablässige Aufspaltung in zahllose Ideologien und Manifeste erlebt. Sie ist vor allem deshalb disziplinierter, weil die Philosophen in diesem Jahrhundert Universitätsprofessoren gewesen sind und weil, seit das Wesen der Philosophie als ein internes Problem der Philosophie und damit als ein Forschungsthema gilt, die Erforschung dieser Frage mit der intellektuellen Zurückhaltung betrieben worden ist, die man in der akademischen Forschung zumeist übt. Im Gegensatz zu den institutionellen Strukturen, in denen Kunst praktiziert wird, hat es für die Philosophie nur eine einzige Institution gegeben, nämlich die Universität. Natürlich wurde in den letzten Jahrzehnten auch ein immenser Druck auf die Universitäten ausgeübt – von denselben Kräften ausgehend wie der Druck, den die Kunstwelt zu spüren bekam –, die Zulassung von Studenten und die Lehrinhalte zu reformieren, einschließlich der philosophischen Lehrinhalte. Doch hauptsächlich bestand die Geschichte der Philosophie in diesem Jahrhundert in den Auseinandersetzungen um die Bestimmung ihrer Identität, um die Frage, warum es sie gibt und was sie leisten kann. Im folgenden werde ich einige der wichtigsten Bewegungen dieses Jahrhunderts aus der Perspektive dieser Fragen vorstellen.

*

Die meisten philosophischen Bewegungen des 20. Jahrhunderts folgen Kant in der Annahme eines gewissen Unterschieds zwischen jenen metaphysischen Fragen, über die seit Anbeginn aller philosophischen Spekulation nachgedacht wird, und solchen Fragen, auf die es zumindest vom Prinzip her eine eindeutige wissenschaftliche Antwort geben kann. Vor der Erfindung von Weltraumsatelliten wußte niemand, ob es auf der Rückseite des Monds Berge gibt, da der Mond jedem Beobachter auf der Erde stets nur ein und dieselbe Seite zuwendet. Trotzdem wurde über diese Frage nie philosophisch debattiert, da es einen Konsens darüber gab, wie sie im Prinzip beantwortet werden könnte. Im Gegensatz dazu weiß niemand, wie das Universum entstand, und es ist weitaus schwieriger, sich dies vorzustellen, als sich eine Reise auf die andere Seite des Monds vorzustellen. Doch selbst wenn es nicht möglich ist, die Entstehung der Welt zu beobachten, kann man sich doch vorstellen, daß es eine Art von Beobachtungen geben könnte, die für oder gegen bestimmte Hypothesen sprechen würden. In einem weiteren Gegensatz dazu gibt es und kann es keinen Konsens geben über das Verhältnis von Körper und Geist, nicht nur weil es keinen Konsens darüber gibt, was unter dem »Geist« zu verstehen ist, sondern weil man auch keinerlei Vorstellung davon hat, was für eine Art von Beobachtung die Frage auf die eine oder andere Weise entscheiden könnte. Die Philosophen könnten auch diese Frage für eine Angelegenheit der Wissenschaften halten, sie haben jedoch nicht aufgehört, über sie zu schreiben und nachzudenken, weil die Wissenschaften nicht

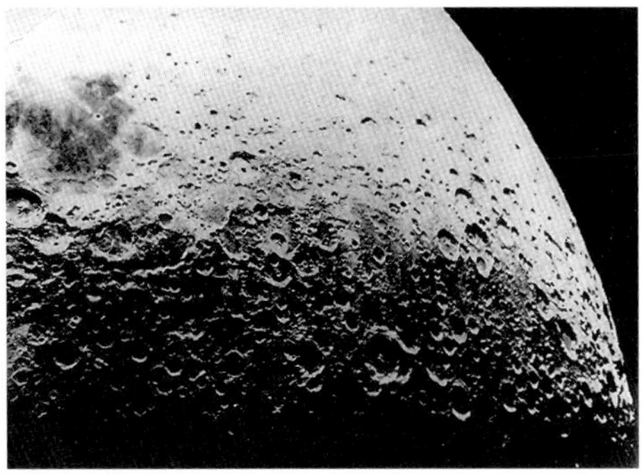

in der Lage sind und vermutlich nie in der Lage sein werden, derartigen Spekulationen ein Ende zu setzen. Um die Mitte des Jahrhunderts schien der Computer eine überzeugende Analogie anzubieten – Körper und Geist verhalten sich zueinander wie Hardware und Software –, doch die Frage bleibt, ob Maschinen ein Bewußtsein haben können, ob sie, in Hegels Begrifflichkeit, am absoluten Geist teilhaben können, welcher sich durch sein Selbstbewußtsein definiert; und niemand weiß mit Sicherheit, wie diese Frage zu beantworten wäre. Andererseits gibt es zahllose Fragen der Art, ob Menschen einen freien Willen haben, ob Werte eine objektive Realität besitzen, ob es nur ein Universum gibt oder viele – Fragen, die offenkundig nicht wissenschaftlich sind, und falls sie überhaupt beantwortbar sind, lassen sich die Antworten nicht durch Beobachtung oder Schlußfolgerung finden. Solche Fragen waren es wohl, an die Kant dachte, als er seine große Kritik der Vernunft begann, und von denen er meinte, daß ihre Beantwortung die Zuständigkeit der Vernunft übersteige. Wie sollen wir aber mit derartigen Fragen verfahren, wenn sie offenbar unumgänglich sind? Und was kann die Philosophie tun, wenn ihre Fragen – vielleicht einschließlich der Frage nach dem eigenen Wesen der Philosophie – jenseits derjenigen Grenzen liegen, innerhalb deren sie sich sinnvoll betätigen kann?

Die Philosophien des 20. Jahrhunderts sind Philosophien dieser Grenzbereiche: Philosophien der Vernunft, der Sprache, der Bedeutung. Was sollen wir also tun, da wir ihre Fragen innerhalb der uns gegebenen Grenzen nicht beantworten können? Die Bewegungen des 20. Jahrhunderts, so scheint es, respektierten eine Grenze zwischen Fragen, welche die Wissenschaften beantworten können, und solchen, die sie nicht beantworten können, wobei letztgenannte der Philosophie überlassen blieben. Hieraus entstanden die großen radikalen Positionen in der Philosophie des 20. Jahrhunderts, die vor allem nach Strategien suchten, um das Aufkommen dieser Fragen von vornherein zu verhindern oder um sie als verschleierte Formen von Fragestellungen zu verstehen, welche in nichtphilosophischer Art behandelt werden können.

*

Die Einteilung der Geschichte in Jahrzehnte und Jahrhunderte oder in Zeitalter ist ein Resultat unserer Auffassung vom Leben in der Zeit, die, weil sie schon in sehr alten Texten erscheint, wohl eine sehr natürliche und spontane Form des Zeitbewußtseins darstellt und mit unserer grundlegenden Denkweise von Anfang und Ende, von Erwartung und Erinnerung, von Hoffnung und Erleichterung in Verbindung steht. Tatsächlich dürfte es zwischen der Lebensweise der Menschen am letzten Tag des 19. Jahrhunderts und ihrer Lebensweise am ersten Tag des 20. Jahrhunderts kaum einen Unterschied gegeben haben, wenn man davon absieht, daß das Überschreiten einer solchen Grenzlinie für manche ein sehr verheißungsvolles Ereignis war, weil sie darin nicht nur das Umblättern einer Seite, sondern das Aufblättern einer völlig neuen Art von Seiten sahen. Sigmund Freud, der Denker mit der größten Sensibilität für subjektive Bedeutungen, veröffentlichte seine *Traumdeutung* – dasjenige Buch, das er zu Recht für sein wichtigstes Werk hielt – im Jahr 1899, datierte es aber auf 1900, weil er meinte, daß dieses Buch eine scharfe und sogar revolutionäre Wendung im Selbstverständnis des Menschen bedeutete. Kant hielt seine kritische Philosophie für eine »kopernikanische Wende« innerhalb der Philosophie. Kopernikus hatte die These aufgestellt, daß nicht die Erde, sondern die Sonne der Mittelpunkt aller Dinge sei und daß die scheinbare Drehung der Sonne um die Erde vielmehr im Sinne unserer Bewegung um die Sonne herum zu begreifen sei, so daß die Menschen also nicht mehr als das stabile Zentrum der Dinge gelten konnten, sondern ihre Wahrnehmung der Dinge stets in bezug auf ihre Position innerhalb der Bewegung auf der Planetenbahn zu verstehen war. In vergleichbarer Weise argumentierte Kant, daß unsere grundlegenden Auffassungen über die Welt nicht aus der Welt abgeleitet, sondern ihr aufgesetzt sind und daß es die Struktur unseres Geistes ist, die den Dingen eine gewisse Ordnung verleiht. Kant ging sogar so weit, zu behaupten, daß wir nicht wissen können, wie die Welt tatsächlich, *an sich*, ist. Offensichtlich sind wir uns dessen nicht bewußt, daß wir nur eine innere Struktur nach außen projizieren, sonst hätte Kant seine Erkenntnis nicht für revolutionär halten können. Kant war überzeugt, daß er tatsächlich eine außergewöhnliche Leistung vollbracht hatte, als er von der Erfahrung auf die determinierenden Strukturen des rationalen Geistes zurückschloß. Und auf dieser Grundlage erklärte er seine Philosophie zum Gegensatz dessen, was er als *Dogmatismus* abkanzelte – Philosophien, die behaupten, die grundlegenden Strukturen außerhalb des Geistes gefunden zu haben, in tiefen, jedoch verborgenen Wahrheiten der Natur, die unseren Erfahrungen zugrunde lägen. Kant räumte ein, daß diese Strukturen in der Tat verborgen seien, weil sie uns viel näher sind, als wir uns dies vorstellen: Diese Strukturen *sind* wir selbst, daher stehen sie uns nicht gegenständlich gegenüber. Nur durch die kritische Analyse können wir Zugang zu ihnen finden.

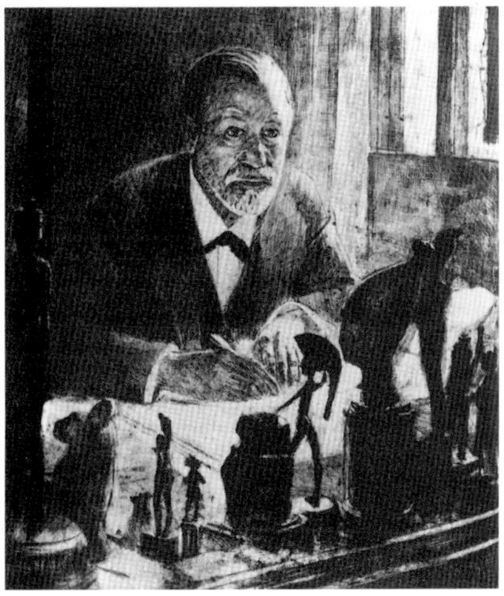

Sigmund Freud, Radierung von Max Pollack, 1886

Freud bezeichnete Kant nicht ausdrücklich als einen seiner Vorläufer, doch auch er meinte, daß er eine revolutionäre Wende vollzogen habe, vergleichbar mit der kopernikanischen Wende, welche uns vom Mittelpunkt der Welt auf eine äußere Umlaufbahn versetzt hatte, und auch mit der umwälzenden Leistung Charles Darwins, aus dessen Theorie folgt, daß wir nicht als Ebenbild eines vollkommenen Wesens erschaffen wurden, sondern die evolutionären Nachfahren von nahrungssuchenden und kopulierenden Formen tierischen Lebens sind, deren Instinkte und Triebe wir ererbt haben. Freuds Revolution bestand darin, unser Selbstverständnis als rationale Wesen vom Thron zu stürzen und einen großen Teil unseres Verhaltens als das Resultat irrationaler Triebe zu erklären. Diese Triebe wiederum haben ihren Ursprung in einer unauslöschlichen Sexualität, die schon im Kindesalter unsere Anschauungen und Wünsche bestimmt, an welchen wir, wenn auch in verhüllter Form, dann im Erwachsenenleben festhalten. Diese Hinwendung zur animalischen und sexuellen Natur als dem Wesen unserer Identität macht Freud zu einem modernen Denker und unterscheidet ihn, ungeachtet aller anderweitigen Ähnlichkeiten, von Kant. Kant untersuchte ja die reine Vernunft, und sein System ist nur insoweit auf Menschen anwendbar, als die Menschen selbst rational sind. Unserer »niederen« Natur und unseren irrationalen Trieben schenkte er in seinem System einfach keine Beachtung. Frühere Philosophen wie Descartes und Spinoza hatten über die Leidenschaften der Seele geschrieben, doch sie betrachteten die Leidenschaften vor allem als unzulängliche Vorstellungen, die zurückblieben hinter dem Ideal der Vernunft, das unser wahres, durch nichts beeinträchtigtes Wesen darstelle. Hume hatte sehr nachdrücklich geschrieben: »Die Vernunft ist der Sklave unserer Affekte und soll es sein«, womit er meinte, daß die Vernunft die Menschen schlicht erst in die Lage versetzt, herauszufinden, wie sie sich ihr Begehren erfüllen können. Freud hatte dagegen eine eigene, fast zwangsläufige Theorie des Begehrens: Er ging aus von verdrängten, doch beharrlich wiederkehrenden Wünschen, die sich zunächst in der Psyche des Kindes bilden, die dann, wenn wir älter werden, verdrängt bleiben, sich jedoch in einem Verhalten Ausdruck verschaffen, das denjenigen, der sich so verhält, selbst überrascht, und die besonders lebhaft in Träumen zum Vorschein kommen. Daher war es ihm wichtig, daß man in seinem großen Werk den Beginn des neuen Jahrhunderts mit einer radikal neuen

Vision vom Wesen des Menschen sah. Ebenso wie Kant behauptete Freud, daß unser wirkliches Selbst vor der bewußten Selbstbeobachtung verborgen bliebe. Und ebenso wie Kant argumentierte auch er, daß der Weg zu diesem verborgenen Wesen über eine Analyse führe, nämlich über das, was er explizit als »Psychoanalyse« bezeichnete, die uns Einsichten über unser wahres Wesen ermöglicht und über die Gründe unseres Handelns, Träumens und Leidens.

Weil Freud seine Theorie philosophischen Theorien gegenüberstellte, ist es möglich, sie ihrerseits auch als philosophisch zu betrachten, insbesondere angesichts dessen, was sie über Wissen, Wahrnehmung, die Struktur des Geistes und die Bedeutung der Vernunft erkennen läßt. Zudem hatte Freud als Medizinstudent dreieinhalb Jahre bei Franz Brentano studiert – ein Denker, dessen Ansichten über die Struktur des Bewußtseins um die Mitte des Jahrhunderts einige Philosophen beeinflußten, der heute aber weitgehend in Vergessenheit geraten ist. Und Freud respektierte philosophisches Gedankengut so weit, daß er vermied, es zu lesen, oder doch vorgab, es vermieden zu haben. In seiner Autobiographie nennt Freud zum Beispiel Nietzsche, den er zutiefst bewunderte wegen seiner »Ahnungen und Einsichten«, welche »sich oft in der erstaunlichsten Weise mit den mühsamen Ergebnissen der Psychoanalyse decken«. Nietzsche – der 1900 starb, nach zehn Jahren katatonischen Schweigens infolge einer Syphiliserkrankung – hatte bekanntlich keine eigene Theorie des Unbewußten erarbeitet. Doch er war der Ansicht, die Philosophie sei weitgehend eine Art »Bekenntnis«: In ihr projiziere sich nach außen, was er den »Willen zur Macht« von Philosophen nannte, die ihre uneingestandenen Wünsche, wie die Welt sein sollte, für objektive Wahrheiten hielten. Nietzsches Meisterwerk, *Jenseits von Gut und Böse* (1886), ist eine unnachgiebige »Dekonstruktion« – ein Begriff, der von dem Künstler Robert Delaunay erfunden wurde, jedoch erst in den späten sechziger Jahren durch Jacques Derrida zu weiterer Verbreitung gelangte – von philosophischen Ideen und Begriffen, die verborgenen, oder, wie wir auch sagen könnten, »unbewußten« Wünschen der Philosophen entsprechen. Es sei daher nicht nötig, sie als Wahrheiten über die Welt ernst zu nehmen; vielmehr genüge es, ihre Spur zurückzuverfolgen mittels einer analytischen Methode, der Nietzsche nie einen eigenen Namen gab: »Nachdem ich lange genug den Philosophen zwischen die Zeilen und auf die Finger gesehn habe«, schrieb er, »sage ich mir: man muß noch den größten Teil des bewußten Denkens unter die Instinkt-Tätigkeiten rechnen, und sogar im Falle des philosophischen Denkens ... – das meiste bewußte Denken eines Philosophen ist durch seine Instinkte heimlich geführt und in bestimmte Bahnen gezwungen.«

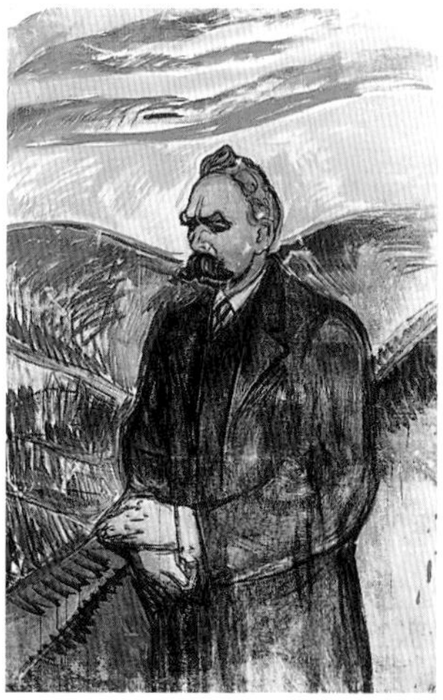

Friedrich Nietzsche, Gemälde von Edvard Munch, 1906

Nietzsches Theorie des »Willens zur Macht« hat ihre kantianische Seite. Ebenso wie Kant ging Nietzsche davon aus, daß die Strukturen, die wir in der Welt wahrnehmen, nicht in der Welt angelegt, sondern ihr aufgesetzt sind. Doch während Kant meinte, diese Strukturen seien identisch mit der Vernunft und sie seien für alle vernunftbegabten Wesen dieselben, betrachtete Nietzsche sie als ein instinktives und physiologisches Phänomen, in dem sich nur der biologische Durchschnitt spiegele – die »Herdenmenschen«, wie er sagte. Wenn wir alle mehr oder minder das gleiche denken, so liege das an dem Willen zur Macht, den die Herde über ihre Mitglieder ausübt. Doch die Strukturen haben nichts Sakrosanktes, und sie sind beliebig veränderbar, so daß sie sich zu einer ganz anderen Ordnung zusammenfügen können, welche von anderen Menschen mit einer anderen Physiologie, von den »Starken«, durchgesetzt würde. Bis zum Aufkommen des Übermenschen, der eine bessere Welt erschafft, sind wir in dieser Welt verhaftet, die wir zu kennen glauben und die (wie Nietzsche leidenschaftlich betonte) sich dem Willen zur

Macht der Schwächlinge und Sklaven verdankt. Tatsächlich war nach Nietzsches Ansicht das Christentum eine Form des Willens zur Macht von »Sklaven« und allem Besseren gegenüber feindlich gesinnt. Wenn wir in uns hineinschauen, sehen wir nur den Stempel, den uns die Weltsicht der Herde aufgeprägt hat. »Wahrheit« ist nur ein Wort für das, was der Lebensweise der Herde entgegenkommt.

Diese dramatischen Gedanken waren für Nietzsches Leser um die Jahrhundertwende höchst erregend, und man kann sich leicht vorstellen, wie sie die Vorliebe der Nationalsozialisten für Nietzsche begünstigten – seine Schwester, eine bekennende Antisemitin, versicherte Hitler, er sei genau der Typus, in dem ihr Bruder den Übermenschen erkannt hätte. Doch in Nietzsches Philosophie gab es auch andere Aspekte, die erst im späteren Verlauf des Jahrhunderts in den Blick gerieten, als die Sprache zum fast ausschließlichen Brennpunkt des philosophischen Denkens wurde. Nietzsche hatte revolutionäre Ansichten über die Sprache. Er sah unsere grundlegenden Annahmen über die Welt tief in unserer Grammatik verankert und meinte sogar: »Wir werden Gott nicht los, weil wir noch an die Grammatik glauben«. Die Ansicht, die Welt bestehe aus Gegenständen und den Beziehungen zwischen Gegenständen, hielt er für einen bloßen Schatten, den die Subjekt-Prädikat-Struktur unserer Sätze wirft; und er stellte sich eine Grammatik vor, in der es nicht mehr möglich wäre, Gegenstände als Gegenstände zu denken. Eines seiner Beispiele war der Satz »Der Blitz leuchtet«. Dieser Satz impliziert, daß der Blitz ein Gegenstand ist und das Leuchten etwas, was der Blitz tut, wogegen Nietzsche argumentierte, daß der Blitz nichts von dem Leuchten Unterscheidbares, sondern tatsächlich das Leuchten selbst *ist*. Er ging noch weiter, indem er behauptete, daß diese Sichtweise, wenn sie auf menschliches Tun bezogen wird, es unmöglich mache, den Handelnden von der Handlung zu unterscheiden – wir sind, was wir tun –, statt den Handelnden getrennt von der Handlung zu denken und ihm die Wahlmöglichkeit zuzuschreiben, etwas zu tun oder zu lassen. Wir sind in dieser Hinsicht wie der Blitz.

Nietzsches System lief letztlich darauf hinaus, daß es keine Grundlage gibt, auf der wir philosophische Ideen untersuchen und überprüfen können, denn diese sind nicht, wofür die Philosophen sie halten, sondern sind ein Ausdruck unserer instinktiven Veranlagung, und deshalb sollten wir nicht fragen, ob sie wahr oder falsch sind, sondern wie wir durch sie hindurch den Willen zur Macht erkennen können, der sich in ihnen verbirgt. Ein anderer Wille zur Macht würde ein anderes gedankliches System erzwingen. In dieser Hinsicht gibt es eine strukturelle Parallele zwischen Nietzsches zersetzender Philosophie und einem dritten System metaphilosophischer Überzeugungen, welches für das philosophische Denken des 20. Jahrhunderts von großem Einfluß war – der Marxismus. Auch Marx meinte, daß es ihm gelungen sei, durch die Philosophie hindurch etwas ihr Zugrundeliegendes zu erkennen, nämlich die ökonomische Situation einer herrschenden Klasse, die sich der Philosophie bedient, um den Status quo, der ihr einen enormen Vorteil verschafft, aufrechtzuerhalten. Karl Marx und sein Mitarbeiter Friedrich Engels sahen die kulturelle Realität in zwei Schichten geteilt, ähnlich wie Freud und Nietzsche zwei Schichten der geistigen Realität unterschieden. Demnach bilden die ökonomischen Strukturen einer Kultur deren Basis, wogegen der Überbau aus den moralischen, religiösen, juristischen, politischen und philosophischen Ideen besteht, die scheinbar diese Kultur definieren, während sie tatsächlich nur die Basis in verhüllter Form repräsentieren und den Status quo aufrechterhalten. In dem Maße, wie sich die ökonomische Basis verändert, muß sich auch der Überbau verändern. Die Philosophie ist also nach der marxistischen Theorie, ebenso wie nach der psychoanalytischen Theorie und nach Nietzsches

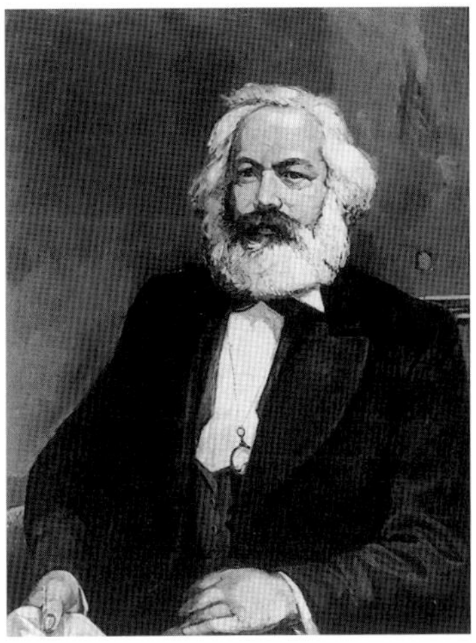

Karl Marx, Gemälde von Willi Sitte, 1952

Theorie vom Willen zur Macht, nicht für bare Münze zu nehmen, sondern dient bestenfalls als ein Zerrspiegel zugrundeliegender Ursachen und Kräfte, welche sie in verschiedener Weise widerspiegelt.

Der Marxismus war für das 20. Jahrhundert äußerst einflußreich, weniger wegen des historischen Materialismus, wie die Theorie von Basis und Überbau genannt wurde, als vielmehr aufgrund der Vision einer gewaltsamen Revolution, die Marx und Engels vorhergesagt hatten: In dieser Revolution sollten die gesellschaftlichen Gegensätze, insbesondere der Klassengegensatz, endgültig überwunden werden, und die besitzlose Arbeiterklasse sollte die Herrschaft über das Produktionssystem erlangen, von dem sie zuvor ausgebeutet worden war. Der Marxismus setzte sich also vornehmlich für die Veränderung der Gesellschaft und des ökonomischen Systems ein, während die machtvollen kritischen Ideen, die der historische Materialismus hervorgebracht hatte, kaum weiterentwickelt wurden. Nach ihrer aufsehenerregenden Formulierung in einem Buch namens *Die deutsche Ideologie* (1845/46) blieb die marxistische Philosophie der Philosophie größtenteils unentwickelt. Doch sie vermittelte den Marxisten das Gefühl, keine andere Philosophie außer ihrer eigenen ernst nehmen zu müssen. Alles andere mußte nur im Hinblick darauf interpretiert werden, was es zum Ausdruck brachte, und als das gesehen werden, was es war.

Am Anfang des 20. Jahrhunderts standen also drei mächtige Interpretationssysteme, die alle die traditionelle philosophische Betätigung nicht besonders hoch schätzten, vor allem weil sie alle der Ansicht waren, die Philosophie habe nichts Eigenes zu sagen, sondern sei nur ein sekundäres Phänomen, eine Ansammlung intellektueller Symptome von etwas unermeßlich viel Wichtigerem, welches man mit Hilfe einer anderen Wissenschaft – Ökonomie, Psychologie oder Physiologie – direkter angehen könne. Bis weit in dieses Jahrhundert hinein war die Philosophie daher eine heftig umkämpfte Disziplin, die ihre Glaubwürdigkeit gegen solche zersetzenden Analysesysteme behaupten mußte. Der historische Materialismus behielt bis zum Zusammenbruch des Kommunismus in Osteuropa eine derart selbstgefällige Sichtweise der Kultur, daß er es kaum für nötig hielt, mehr zu tun, als alle konkurrierenden Philosophien als bourgeoise Ideologie zu denunzieren. Die psychoanalytische Theorie, die sich nicht eindeutig mit einem bestimmten politischen System identifizieren ließ, überlebte, bis, insbesondere von feministischer Seite, erkannt wurde, daß sie ihre eigene Form von Unterdrückung und auch ihre eigene Form von Politik mit sich brachte. Die große Parole der siebziger und achtziger Jahre hieß: »Das Persönliche ist das Politische«, und aus dieser Perspektive sah man in der psychoanalytischen Theorie ein System, das die patriarchalische Struktur der Familie und die Unterdrückung der Frauen unterstützte – eine Interpretation, welche ihrerseits vieles jenen Strukturen des »Lesen im Verborgenen« verdankte, die sich unter anderem in der Psychoanalyse, im Marxismus und in Nietzsches Philosophie manifestierten. Nietzsches Ansichten konnten diese Angriffe überstehen, vor allem weil sie letzten Endes mit keiner echten oder vermeintlichen politischen Struktur verknüpft waren – sie standen nur in einer sehr losen Verbindung mit dem Nationalsozialismus, der seine hauptsächliche Inspiration in Adolf Hitlers Überzeugungen fand und für den Nietzsche nicht mehr als ein willkommener intellektueller Bundesgenosse war. Darüber hinaus übten Nietzsches Ansichten auch eine Anziehung auf die Philosophen in den Universitäten aus, von denen bislang kaum die Rede war. Bevor wir uns diesen Philosophen zuwenden, ist vielleicht noch anzumerken, daß auch ihre Ansichten von der Philosophie als etwas, das man weganalysieren müsse, häufig zwei verschiedene Schichten des

Denkens voraussetzen. Wegen dieser strukturellen Ähnlichkeiten zwischen der Universitätsphilosophie und ihren großen Konkurrenten kann man das 20. Jahrhundert wohl als *das Zeitalter der Analyse* betrachten. Die Philosophie wurde in diesem Jahrhundert zu ihrem eigenen Gegenstand und ihrer eigenen Methode. Sie bestand aus Strategien, sich selbst wegzuanalysieren.

*

So tiefgründig die Theorien von Marx, Freud und Nietzsche auch waren, weder sie noch die Texte, in denen sie sich äußerten, bereiteten gewöhnlichen Menschen größere Verständnisschwierigkeiten. Daß die Geschichte ein Klassenkampf sei, daß unser Verhalten das Resultat unterdrückter Wünsche sei, daß die Menschen von einem Willen zur Macht getrieben seien, schien nicht übermäßig abstrakt oder schwer anwendbar. Im Gegenteil schienen diese Theorien leicht zu begreifen und anzuwenden und durchaus vernünftig zu sein. Zudem verliehen sie denjenigen, die ihnen glaubten, eine gewisse Befähigung, denn sie schienen eine unmittelbare und zufriedenstellende Erklärung für eine ansonsten schwierige und verworrene Realität zu bieten. Bei den Schriften der Universitätsphilosophen war solches nur selten der Fall. Nicht daß diese Texte besonders unverständlich wären, auch wenn in der Philosophie des späten 20. Jahrhunderts Unverständlichkeit zu einer Modeerscheinung wurde, vor allem bei manchen französischen Autoren. Wohl waren ihre Themen abstrus und ungewiß genug, um den Philosophen selbst Anlaß zur Sorge um den Zustand und die Lebensfähigkeit der Philosophie zu geben, doch der Hauptgrund für jene Kluft, die sich zwischen der Philosophie und den gewöhnlichen Menschen auftat, lag in der zusehends größer werdenden Bedeutung der symbolischen Logik für die avanciertesten philosophischen Texte.

Die Logik galt bis weit ins 19. Jahrhundert hinein als eine abgeschlossene Wissenschaft, über die es nach Aristoteles kaum noch etwas Neues zu sagen gab. Ihr zentrales Thema war die Theorie der Syllogismen, in der bestimmte Eigenschaften von Sätzen, wie zum Beispiel ihre Qualität (bejahend oder verneinend) und ihre Quantität (allgemein oder besonders), über die Gültigkeit oder Ungültigkeit einfacher Argumente entschieden. Der Gedanke, daß die Gültigkeit von Eigenschaften der Form und nicht von solchen des Inhalts abhängig sei, regte den deutschen Mathematiker Gottlob Frege (1848–1925) dazu an, das Konzept des Beweises zu systematisieren, indem er eine formale Sprache erfand, für die, wie für die klassische Logik, nur bestimmte Aspekte der Sprache von Belang waren. Dies implizierte die Möglichkeit einer idealen, für das logische Denken geeigneten Sprache, die alle Ungenauigkeiten und Unregelmäßigkeiten, von denen gewöhnliche Sprachen befallen sind, ausschloß. Freges sogenannte »Begriffsschrift« machte alle diejenigen und nur diejenigen Aspekte sichtbar, von denen der Wahrheitsbeweis abhängt. Bestimmte Sätze der idealen Sprache sind intuitiv wahr und werden als Axiome behandelt, von denen alles andere mit Hilfe von Umformulierungen, die den Wahrheitsgehalt nicht beeinflussen, abgeleitet werden kann. Freges System stellte die Erforschung der Logik auf eine neue Grundlage, und die »symbolische Logik«, wie man sie nennt, wurde zu einem der Schmuckstücke im Denken des 20. Jahrhunderts.

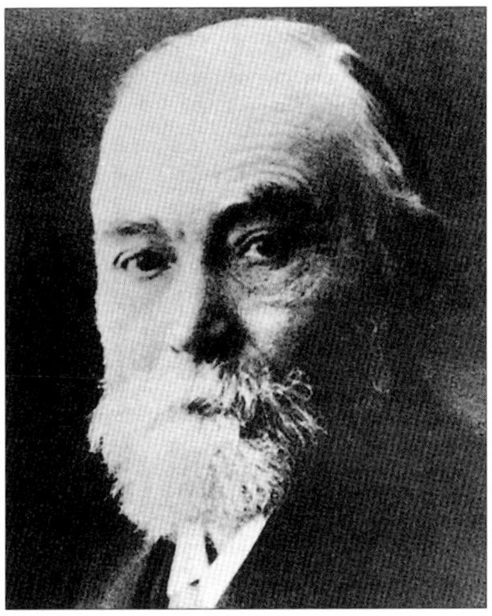

Gottlob Frege

Diese Entwicklung wurde auch von Freges Ansicht begünstigt, daß die Logik eine eigenständige Disziplin sei, die insbesondere mit der Psychologie nichts zu tun habe. Bis dahin hatte man stets unhinterfragt angenommen, daß die Logik sich mit den »Gesetzen des Denkens« befasse, mit der Art und Weise, wie der gewöhnliche Verstand arbeitet, wenn er Schlußfolgerungen zieht. Dieser Gedanke hatte beispielsweise Nietzsche hoffen lassen, daß eine andere geistige Verfaßtheit auch eine andere Logik entwickeln würde.

Frege war dagegen der Ansicht, daß die Logik etwas Universelles ist. Hierin (und vielleicht nur hierin) traf sich seine antipsychologische Haltung mit der von Edmund Husserl, dem Begründer der Phänomenologie, dessen Meisterwerk *Logische Untersuchungen* 1900–1901 erschien. Husserl leistete keinen eigenen Beitrag zur Wissenschaft der Logik, doch er entwickelte eine bemerkenswerte Kritik des Psychologismus, das heißt der Auffassung, daß die Logik in gewisser Weise eine Unterabteilung der Psychologie sei. Wenn überhaupt, dann sei sie eine Unterabteilung der Mathematik.

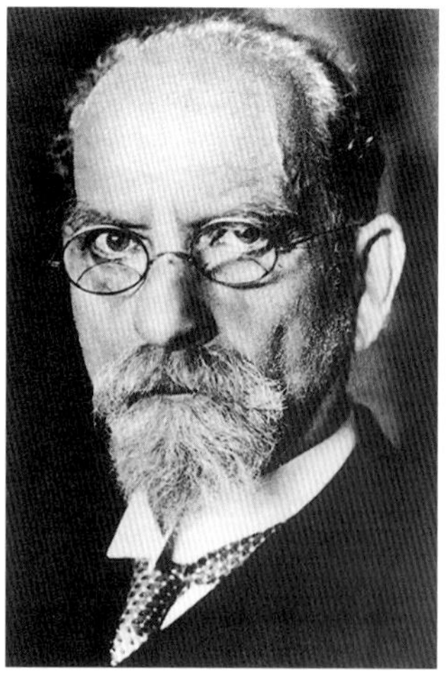

Edmund Husserl

Frege und Husserl sind die beiden Hauptpfeiler der Universitätsphilosophie des 20. Jahrhunderts. Die Arbeiten von Bertrand Russell, Ludwig Wittgenstein und die verschiedenen Spielarten der sogenannten analytischen Philosophie gehen auf Frege zurück, der seinen Nachfolgern das Ideal einer exakten logischen Sprache hinterlassen hatte, in der sich der Wahrheitsbeweis erschöpfend erklären läßt. Dies führte wiederum zu einer Kritik, die besagte, daß die gewöhnliche Sprache für die Philosophie ungeeignet sei, und, damit einhergehend, zu einer Kritik des Common sense. Die Arbeiten von Martin Heidegger, Jean-Paul Sartre und Maurice Merleau-Ponty stehen in der Nachfolge Husserls, der sich insbesondere mit der Frage befaßt hatte, wie, unabhängig von allen Theorien, die Welt sich uns darstellt. Nach seiner Ansicht sollten wir die Phänomene »einklammern«, sie von allen erklärenden Theorien isolieren und die Dinge einfach so angehen, wie sie sich unserer Aufmerksamkeit präsentieren. Damit ist nicht die Erzählweise des »Stream of Consciousness«, der von Moment zu Moment durch das Bewußtsein strömenden Erfahrungen gemeint, wie wir sie in den Romanen von James Joyce finden. Vielmehr praktizierte Husserl eine Form dessen, was er die »eidetische Intuition« nannte, eine Methode, um die wesentlichen Merkmale – das »Eidos« – der sich darstellenden Welt zu identifizieren. Husserl suchte die universellen Merkmale, welche die Erfahrung verständlich machen, so wie Frege die universellen Merkmale der Sprache suchte, die das logische Schlußfolgern ermöglichen; sein Ziel war es offenbar, eine eigene Logik der Erfahrung und deren besonderes System zu entdecken. Husserls Schüler Martin Heidegger versuchte in seinem großen Werk *Sein und Zeit* (1927) zu beschreiben, was man die Logik der menschlichen Existenz nennen könnte – die Kategorien, oder »Existenzialien«, wie er sagte, welche die Struktur der Existenz des »Daseins« – Heideggers Wort für den Menschen – bestimmen.

Den Unterschied zwischen der logischen und der gewöhnlichen, grammatischen Form der Sprache veranschaulichte Bertrand Russell in dem Aufsatz »On Denoting« (»Über das Kennzeichen«), den er 1905 in der englischen Zeitschrift *Mind* veröffentlichte. Russell befaßte sich hier mit einem Problem, das auftaucht, wenn sprachliche Ausdrücke sich auf spezifische Individuen beziehen, beispielsweise auf den König von Frankreich. Normalerweise würden wir davon ausgehen, daß der Satz: »Der gegenwärtige König von Frankreich ist glatzköpfig« wahr oder falsch ist, je nach der Beschaffenheit der Kopfhaut des gegenwärtigen Königs von Frankreich. Was aber, wenn es diese Person nicht gibt? Ist der Satz dann wahr oder falsch? Philosophen waren so weit gegangen, zu behaupten, daß dieser Satz nur dann wahr oder falsch sein kann, wenn es irgendwo irgendeinen König von Frankreich gibt, auf den er sich bezieht. Russell erbrachte den Beweis, daß der Satz einen bestimmten Wahrheitswert haben kann, auch wenn es keinen König von Frankreich gibt. Er konnte nämlich beweisen, daß der betreffende Satz tatsächlich aus mehreren miteinander verknüpften Sätzen zusammengesetzt ist und daß daher die Bedingungen für die Wahrheit solcher Sätze – die grammatisch einfach erscheinen, logisch aber komplex sind – ebenfalls komplex sind. Russells »Theorie der

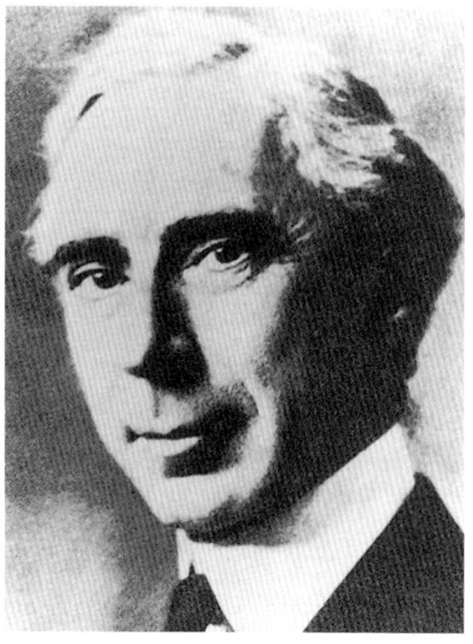

Bertrand Russell

Beschreibung« bewies unter anderem, wie zweifelhafte Entitäten – nichtexistente Könige von Frankreich und dergleichen – durch eine logische Korrektur der Sprache wegerklärt werden können. Mit dieser Berichtigung der Sprache ging auch eine Berichtigung unserer Auffassung von der Welt einher. Die Bedeutung von Russells Aufsatz liegt darin, daß er aufwies, wie eine ideale Sprache neben ihren anderen Vorzügen auch zur Beseitigung von Ausdrücken führen würde, welche ihre Benutzer dazu verpflichten, sich auf zweifelhafte Entitäten zu beziehen, die erfunden wurden, um der Sprache etwas zu geben, an dem sie sich festhalten kann – unabhängig davon, ob das Bezeichnete existiert oder nicht. Russell ging jedoch noch weiter. Er entwickelte die Idee, daß man beweisen könne, daß die gesamte Mathematik auf der von Frege systematisierten Logik beruht. Zusammen mit Alfred North Whitehead verfaßte Russell die *Principia Mathematica* (1910–1913) – ein Werk, das für Leser, die mit der symbolischen Logik nicht vertraut sind, unverständlich ist, weil es in der Notationsweise der symbolischen Logik geschrieben ist, doch zugleich ein Monument des abstrakten Denkens, in dem an einem bestimmten Punkt ein arithmetischer Satz wie die Gleichung »2 + 2 = 4« aus einigen wenigen Axiomen der reinen Logik hergeleitet wird. Worauf diese Axiome ihrerseits beruhen, ist, nachdem man die Psychologie ausgeschlossen hatte, keineswegs klar, doch als ein Sprachgebäude, das von allen Paradoxen und Unklarheiten gereinigt ist und dessen Elemente durch rein logische Beziehungen zusammengehalten werden, verkörpern die *Principia Mathematica* ein Ideal der Stringenz und Klarheit. Und in der Tat schien der Aufbau solcher Werke wie die *Principia Mathematica* – was Rudolf Carnap, ein Vertreter des logischen Positivismus, als den *Logischen Aufbau der Welt* beschrieb – den Philosophen ein Ziel zu weisen, dem sie sich nähern konnten, indem sie die Logik zum Prinzip ihrer Begriffsarchitekturen machten. In dieser Hinsicht galt Freges »Begriffsschrift« als Beispiel eines allgemeinen Ideals allen Wissens. Die axiomatische Struktur schien die perfekte Form zu sein, welche alle wissenschaftlichen Erkenntnisse beherbergen konnte.

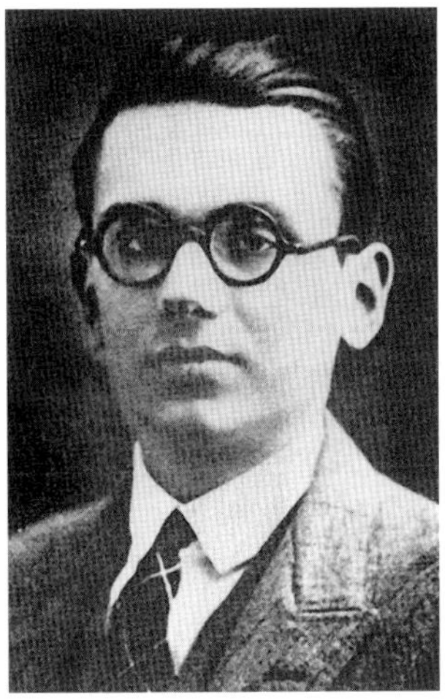

Kurt Gödel

Diese Vision erlitt aber Schiffbruch, als Kurt Gödel die Grenzen der Axiomatisierung und damit die Grenzen der Vision einer logisch reinen Sprache entdeckte und 1931 in seinem »Unvollständigkeitstheorem« formulierte – eine der großen intellektuellen Leistungen der Moderne. Gödels Theorem bedeutete das Ende von Bestrebungen in der Logik, die bis auf Euklid und Newton zurückgehen und in solchen philosophischen Meisterwerken wie Spinozas *Ethik* verfolgt wurden, in denen versucht worden war, die gesamte Philosophie als ein System von Axiomen und Definitionen und strengen Beweisen darzulegen. Es ist hier nicht möglich, Gödels Theorem im Detail darzustellen. Der Kern seines Beweises liegt jedoch darin, daß in jeder formalisierten Sprache bestimmte augenscheinlich wahre Sätze formuliert werden können, die innerhalb des Systems selbst nicht beweisbar sind, woraus offensichtlich folgt, daß jedes System, das mächtig genug ist, um die Grundlagen der Mathematik hervorzubringen, formal unvollständig sein muß. Wenn man nun versucht, die betreffenden Sätze als eigenständige Axiome hinzuzufügen, entsteht eine Widersprüchlichkeit, woraus folgt, daß formale Systeme entweder vollständig oder widerspruchsfrei sind, aber nicht beides zugleich. Kurz, es gibt in jedem formalen System ein Loch, das sich nicht stopfen läßt, und damit hat die Axiomatisierung, und die Formalisierung überhaupt, ihren Glanz unwiederbringlich verloren. In gewisser Weise scheint Gödels Unvollständigkeitstheorem ein Echo auf Heisenbergs Unschärferelation zu sein, die unter anderem besagt, daß es in der Materie und daher in der Physik selbst eine tiefsitzende Unbestimmbarkeit gibt. Gödel entdeckte eine Grenze, die ohne die vorausgegangene immense Arbeit der *Principia Mathematica* wohl uner-

kannt geblieben wäre. So bewiesen Wissenschaft und Logik, die Schmuckstücke der Vernunft, gemeinsam, daß weder die Welt noch die Vernunft ein rationales Ganzes bilden.
Ungeachtet der Erfolge und der Mißerfolge der Systematisierung blieben die Philosophen fortwährend fasziniert von dem Gedanken einer idealen Sprache, teils auch weil eine solche Sprache diejenigen Fehler aufdecken könnte, die in gewissen philosophischen Sätzen vorliegen, welche man zusammenfassend als Metaphysik bezeichnet und die ebensogut bloßer Unsinn sein könnten, der als tiefgründige Wahrheit ausgegeben wird – wenn es nur gelänge, die Stelle in den Griff zu bekommen, an der die Tradition den Weg der intellektuellen Redlichkeit verlassen hat. Russells Theorie der Beschreibung förderte die Ansicht, daß all die unbegründeten Entitäten, welche manche Philosophen postulieren, durch eine sprachlich-grammatische Berichtigung beseitigt werden können. »Die meisten Sätze und Fragen, welche über philosophische Dinge geschrieben worden sind«, befand Wittgenstein im *Tractatus logico-philosophicus* (1921), »sind nicht falsch, sondern unsinnig. Wir können daher Fragen dieser Art überhaupt nicht beantworten, sondern nur ihre Unsinnigkeit feststellen. [Sie] beruhen darauf, daß wir unsere Sprachlogik nicht verstehen.« Wittgenstein schrieb aber auch: »Die Sprache verkleidet den Gedanken. Und zwar so, daß man nach der äußeren Form des Kleides nicht auf die Form des bekleideten Gedankens schließen kann«. Die Parallele zu Freuds Theorie (beide Autoren kamen aus Wien) ist bemerkenswert: Man muß zunächst die Verkleidung durchdringen, um den Sinn – oder Unsinn – des zugrundeliegenden Gedankens zu erfassen. Für Wittgenstein bedeutete dies jedoch nicht Psychoanalyse, sondern eine Sprachanalyse entlang den Linien der von Russell entdeckten logischen (im Gegensatz zur grammatischen) Form von Sätzen, welche bestimmte Beschreibungen beinhalten.

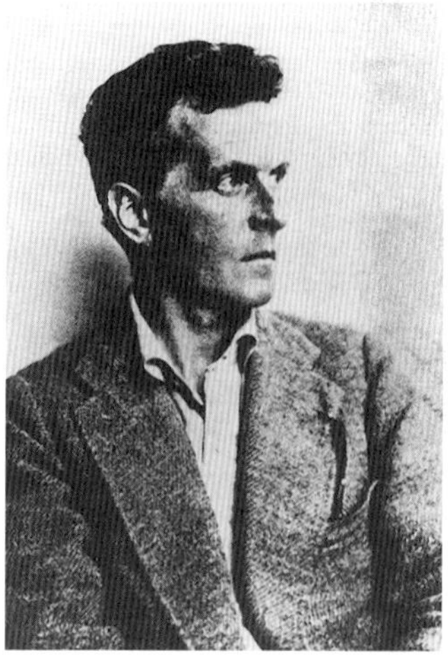

Ludwig Wittgenstein

Das Gegenteil von »unsinnig« ist »sinnvoll« – doch was bedeutet das? Die Mitglieder des sogenannten Wiener Kreises, die sich selbst als logische Positivisten (oder Empiristen) bezeichneten und die von Wittgensteins Argumenten höchst beeindruckt waren, gaben eine drastische Antwort auf diese Frage: Ein Satz ist nur dann sinnvoll, wenn er tatsächlich oder im Prinzip durch Beobachtung als wahr erwiesen werden kann. »Auf der Rückseite des Mondes gibt es Berge« ist ein sinnvoller Satz, weil er sich im Prinzip verifizieren läßt, auch wenn damals (in den dreißiger Jahren) niemand wußte, wie man die entsprechende Beobachtung tatsächlich ausführen könnte. Die Positivisten gründeten ihre Theorie auf ihre Auffassung von wissenschaftlicher Bedeutung, und sie gingen davon aus, daß auch diese gelockerte Definition des Sinnvollen noch strikt genug sei, um »die meisten Sätze und Fragen, welche über philosophische Dinge geschrieben worden sind«, als unsinnig zu eliminieren. Rudolf Carnap, einer der führenden Positivisten, sprach von der »Überwindung der Metaphysik«. Und das gefürchtete »empiristische Sinnkriterium« schien für die Positivisten eine Art Zauberschwert zu sein, mit dem sie auch ohne heldischen Kampf die Drachen der traditionellen Philosophie erschlagen konnten. Heidegger veröffentlichte 1927 einen Aufsatz unter dem Titel »Was ist Metaphysik?«, in dem er eine Begegnung mit dem Nichts beschrieb und eine berühmt gewordene Behauptung über das Nichts als eine Art aktiver Kraft aufstellte, daß nämlich »das Nichts nichtet«. Carnap hielt dies für exemplarischen Unsinn – »gestelzter Unfug«, mit einem von Jeremy Bentham entlehnten Ausdruck gesagt –, vor allem weil er keine Möglichkeit sah, diesen Satz zu verifizieren oder (um die alternative Sichtweise von Karl Popper, einem anderen Wissenschaftsphilosophen, einzubringen) ihn zu *falsifizieren.* Den Positivisten schien es überaus klar, daß Sinn und Wahrheit der wissenschaftlichen Sprache auf der Möglichkeit der Verifikation beruhen.

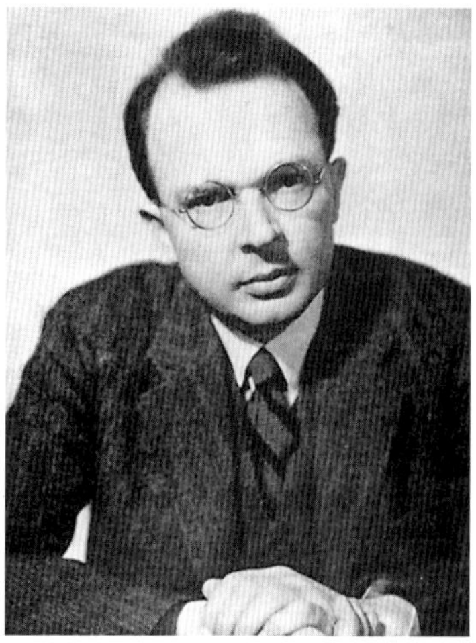

Rudolf Carnap

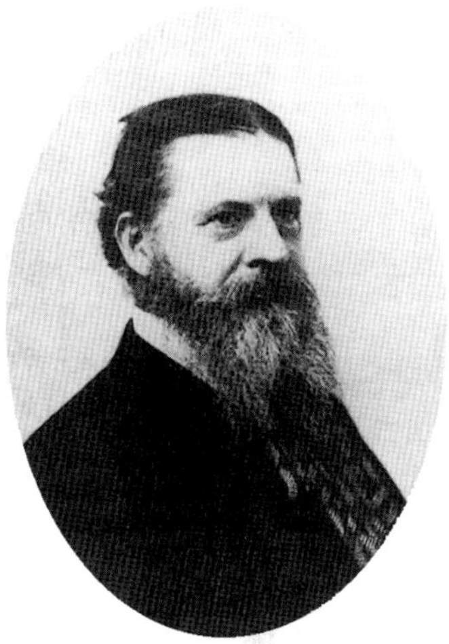

Charles Sanders Peirce

Die Verknüpfung von (wissenschaftlicher) Bedeutung und Beobachtung beruhte auf einigen einflußreichen Auffassungen des amerikanischen Pragmatisten Charles Sanders Peirce (1839–1914), der selbst ein Wissenschaftler und zudem ein innovativer Logiker war. Der Pragmatismus muß neben Phänomenologie und Positivismus zu den wichtigsten Bewegungen im philosophischen Denken des 20. Jahrhunderts gezählt werden. Auch er beschäftigte sich mit dem Problem der Philosophie, um es möglichst zu eliminieren. Der Zentralgedanke des Pragmatismus lautet, daß die Bedeutung eines Satzes in seinen praktischen Konsequenzen liege – eine Auffassung, die von William James solchermaßen dargestellt wurde, daß sie besagt, daß diese »Konsequenzen« persönlicher Natur seien: was ein Satz für jemanden bedeutet, der diesen Satz für wahr hält. Peirce' Sichtweise stellte jedoch präzisere Anforderungen und war mehr an wissenschaftlicher Praxis als an persönlichem Enthusiasmus ausgerichtet. Die Bedeutung eines Satzes festzustellen hieß für Peirce, festzustellen, welche Folgen seine Wahrheit in der wissenschaftlichen Praxis hat; die Summe dieser praktischen Konsequenzen wäre dann die gesamte Bedeutung des Satzes. Unter »praktischen Konsequenzen« verstand Peirce die Ergebnisse von Testverfahren und somit die Beobachtungen, die sich aus der Umsetzung dessen, was der Satz behauptet, in die Praxis ergeben. Peirce brachte Bedeutung und Wahrheit in Verbindung mit wissenschaftlicher Praxis, ja sogar mit Laborversuchen, und mit analogen Vorkommnissen im alltäglichen Leben. Aus der Definition wissenschaftlicher Begriffe mit Hilfe der Verifikationsmethode entstand in der Psychologie der Behaviorismus und in der physikalischen Theorie der Operationalismus, die beide, insbesondere der Behaviorismus, ein gesamtes wissenschaftliches Forschungsprogramm definierten. Als der Behaviorismus versuchte, die Mechanismen des Spracherwerbs zu ergründen, kam er in Konflikt mit der sehr einflußreichen konkurrierenden Auffassung, die Noam Chomsky vertrat, daß die Strukturen der Sprache angeboren und universal seien.

Die Positivisten waren nach der nationalsozialistischen Machtergreifung gezwungen, aus Europa zu fliehen. In Amerika fanden sie nicht nur eine Zuflucht, sondern auch im Pragmatismus eine philosophische Atmosphäre, die ihrem Glauben an die wissenschaftliche Praxis als Prüfstein sinnvollen Sprachgebrauchs entgegenkam. Dem Verifikationsprinzip erging es jedoch weniger gut, vor allem weil durch bestimmte, in der symbolischen Logik sichtbar gemachte logische Prozeduren einige Defekte entdeckt wurden, welche die Positivisten auch eingestanden. Und es erwies sich, daß viele kreative und wichtige Aspekte der Wissenschaften nicht von derselben Art waren wie Fragen über die Rückseite des Monds. Man versuchte gemeinsam, das Verifikationsprinzip so locker zu formulieren, daß es die kreativsten Aspekte der Wissenschaften mit einbezog, gleichzeitig aber noch strikt genug war, um unliebsame philosophische Sätze auszuschließen. Hier kann nicht die gesamte Geschichte dieses Prinzips geschrieben werden, doch es starb mit der Zeit an seinen ureigenen Vorzügen, nämlich seiner klaren Formulierung und seiner logischen Konsequenz. Seine entscheidende Schwäche war aber, daß es letzten Endes nicht die tatsächliche wissenschaftliche Praxis repräsentierte.

In der Nachkriegszeit begann die Vision einer idealen Sprache selbst in den asketischen Revieren der Universitätsphilosophie ihren Glanz zu verlieren. Einerseits traf sie auf Gödels machtvolle Erkenntnisse, die der Formalisierung Grenzen setzten; doch das Schicksal des Verifikationsprinzips ließ auch vermuten, daß die Bedeutung letzten Endes nicht so strikt mit beobachtbaren Konsequenzen im engeren Sinne verknüpft ist. Zugleich erwies sich die gewöhnliche Sprache, wie sie von gewöhnlichen Menschen gesprochen wird, als flexibler, als es eine künstliche Sprache je sein kann. Wittgensteins posthum veröffentlichte *Philosophische Untersuchungen* (1953) entwarfen ein ganz anderes Bild von der Sprache als einem Instrument zur Erleichterung des alltäglichen Lebens: »Und eine Sprache vorstellen heißt, sich eine Lebensform vorstellen.« In Wittgensteins späterer Philosophie gibt es eine andere Art des Umgangs mit den traditionellen Fragen, die darauf verweist, daß es für philosophische Sätze im normalen Leben keinen Gebrauch gibt: »Denn die philosophischen Probleme entstehen, wenn die Sprache *feiert*.« Nach der Bedeutung eines Satzes zu fragen heißt daher, zu lernen, wie man diesen Satz gebraucht – und für die philosophische Sprache gibt es offenbar keinen Gebrauch. In Oxford existierte eine wichtige Schule der analytischen Philosophie unter der Führung von John L. Austin, der schrieb: »Unser gemeinsamer Vorrat an Wörtern enthält alle Unterscheidungen und Zusammenhänge, die die Menschen im Laufe vieler Generationen für wichtig genug erachtet haben.« Diese Einstellung zur Sprache entsprach der »natürlichen Einstellung« zur Welt, wie sie Husserl in der phänomenologischen Praxis einnahm: die Welt so zu nehmen, wie sie selbst sich darstellt, ohne ihr irgendeine Theorie überzustülpen. Schließlich ist sie die Grundlage, auf der letztlich unser gesamtes Wissen beruht und von der alle Philosophie wie auch alle Wissenschaft ihren Ausgang nehmen. Husserls Schüler Martin Heidegger versuchte in *Sein und Zeit*, die grundlegenden Strukturen des alltäglichen Lebens, des Lebens von gewöhnlichen Menschen *als Menschen* darzulegen. Sein merkwürdiges Wort »Existenzialien« bezeichnete die Kategorien des »In-der-Welt-seins« und gab einer Philosophie, die ihre Blütezeit in den Kriegsjahren erlebte und deren bekanntester Vertreter Jean-Paul Sartre war, den Namen Existentialismus.

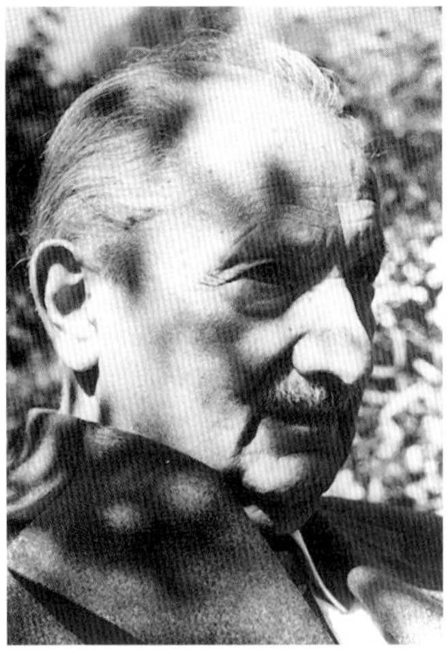
Martin Heidegger

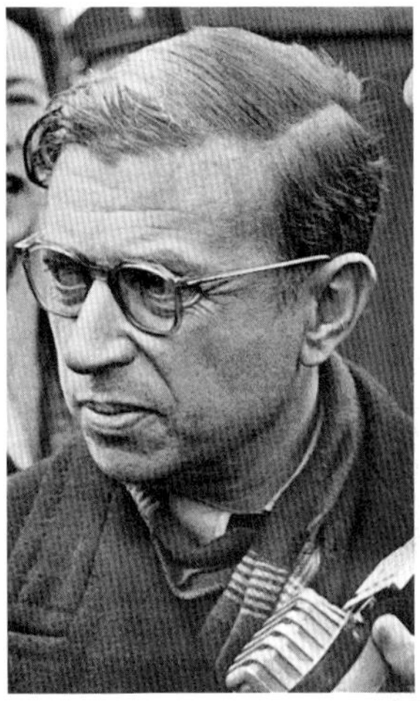
Jean-Paul Sartre

In der Nachkriegszeit brachte Sartre in einem berühmt gewordenen Vortrag seine Differenzen zu Heidegger auf den Punkt, indem er sagte, daß die Existenz des Menschen seiner Essenz vorausgeht. Das heißt, es gibt keine Eigenschaften, welche definieren, was Menschsein heißt; in dieser Hinsicht ist der Mensch also »nichts«. Aber es gibt Menschen, und ihre Undefinierbarkeit bedeutet, daß sie die Freiheit besitzen, das zu sein, was sie wählen – mit der Einschränkung, daß sie das, was sie wählen, nicht in derselben Weise *sein* können, wie die *Dinge* einfach das sind, was sie sind. Dinge haben eine Essenz; Menschen dagegen sind dazu verurteilt, nichts zu sein außer frei. Sartre formulierte die Grundlinien seiner Philosophie in einem umfangreichen Buch, *Das Sein und das Nichts* (1943), doch er war auch ein literarischer Autor ersten Ranges, und seine Dramen und Romane brachten nicht nur seine Philosophie zum Ausdruck, sondern auch die Gefühlslage einer Welt, die sich im Krieg befand – ein Krieg, in dem Heidegger auf der anderen Seite stand und sich so weit mit dem offiziellen Nationalsozialismus identifiziert hatte, daß die Frage unvermeidlich wurde, ob nicht seine Philosophie insgesamt durch seine politische Haltung entwertet sei.

Möglicherweise war die philosophische Rehabilitierung der gewöhnlichen Sprache und des Common sense nicht nur die Folge philosophie-interner Kritik, sondern auch eine Nachwirkung der Kriegsjahre. Es fällt schwer, die Philosophie der Nachkriegszeit nicht in Analogie zu sehen zur Zelebrierung gewöhnlicher und banaler Objekte in der Pop Art, die sich ihrerseits als Gegensatz zum Abstrakten Expressionismus begriff, welchen sie zu einer Art ästhetischer Metaphysik erklärte. »We don't need another hero«, hieß es in einem der bissigen Werke von Barbara Kruger aus den achtziger Jahren; und vielleicht war dies mehr als alles andere der Ausdruck eines Feminismus, welcher die Schuld an Kriegen, an logischen Architekturen und an der Denunziation von konkurrierenden Auf-

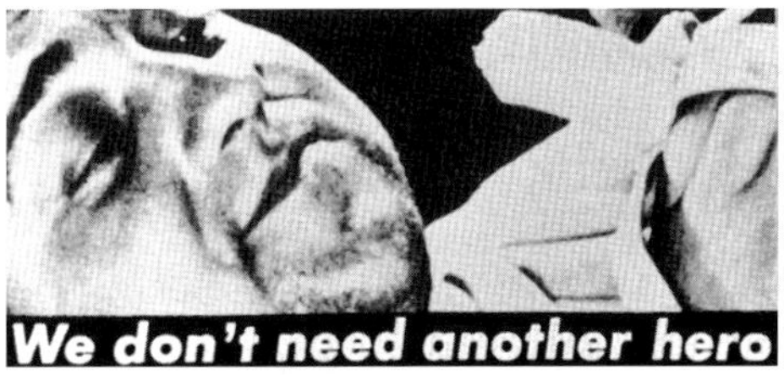

Barbara Kruger, *Untitled*, 1988

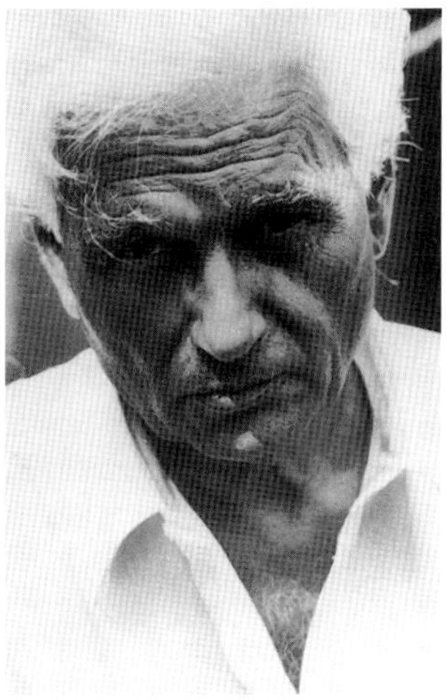

Jacques Derrida

fassungen als Unsinn dem männlichen Willen zur Macht zuschrieb. Dieser Feminismus war im Rahmen der enormen Umwälzungen im allgemeinen Bewußtsein entstanden, die als Reaktionen auf einen andersgearteten Krieg, den Vietnamkrieg, auftraten und die zu einem radikalen Mißtrauen gegenüber den etablierten Institutionen führten – ein Mißtrauen, das Pop Art und die »Ordinary Language«-Philosophie vielleicht stillschweigend teilten. Das Wiederaufkommen einer Art dadaistischer Kunst ist vielleicht der künstlerische Ausdruck jener umfassenden Kritik an den Institutionen, die für unsere zeitgenössische Kultur seit den späten sechziger Jahren charakteristisch ist. Dada spielte nach dem Ersten Weltkrieg eine vergleichbare, doch entschieden enger umgrenzte Rolle, wogegen es in der Folge des Zweiten Weltkriegs zu einer höheren Wertschätzung der im Krieg verteidigten Institutionen kam, mit allem moralischen Trost und aller kognitiven Vorhersehbarkeit, welche diese bieten konnten: eine Welt, die sich bemühte, die Scherben wieder zusammenzukitten. Der Existentialismus mit seiner Thematisierung extremer Situationen konnte, ungeachtet seiner philosophischen Glaubwürdigkeit, in der Atmosphäre des normalen Lebens, die man überall wiederherzustellen versuchte, kaum überleben. Doch der Vietnamkrieg zehrte diesen Konsens wieder auf, so daß man die Überzeugungen und Werte, die nach dem Zweiten Weltkrieg allgemein hochgehalten wurden, nun plötzlich als Unterdrückung empfand – als Unterdrückung der Frauen, der anderen Kulturen und Rassen, der Jugend. Die weltweiten großen Jugendrevolten von 1968 waren eine massive Kritik an gesellschaftlichen Normen, die heute, am Ende des Jahrhunderts, noch nicht völlig abgeklungen ist.

Ihren philosophischen Ausdruck fand diese Stimmung im Dekonstruktivismus, der von Jacques Derrida in einer Reihe deliriöser, brillanter und absichtsvoll unverständlicher Texte entwickelt worden war und in dem Vertreter verschiedener Gruppierungen eine Formulierung ihrer zynischen Einstellung gegenüber der etablierten Ordnung zu erkennen meinten. Wittgenstein war wie Husserl der Ansicht, daß es nicht die Aufgabe der Philosophie sei, Theorien vorzubringen. »Die Philosophie ist keine Lehre, sondern eine Tätigkeit«, schrieb er im *Tractatus*. Die Philosophie, so meinte er, sollte aus »Erläuterungen« oder der »logischen Klärung der Gedanken« bestehen, wobei ihm anfangs Russells frühe Arbeiten als Vorbild galten und er später die Frage in den Mittelpunkt stellte, welchen Gebrauch dieser oder jener Gedanke in einer bestimmten Lebensform haben könnte. Auch Derrida betrachtete die Philosophie als eine Tätigkeit, die in der Dekonstruktion von Theorien besteht, was im wesentlichen bedeutet, herauszufinden, welche Interessen die Vertreter dieser Theorien verfolgen. Hierin klingt noch ein gewisser Nachhall des Marxismus an, hauptsächlich spiegelt es aber den allumfassenden Skeptizismus und Zynismus der zahllosen Gruppen, die sich auf die eine oder andere Weise für die Opfer überkommener Ideen halten. Die Methoden der Dekonstruktion waren nicht besser ausgearbeitet als diejenigen des Marxismus, doch die Stimmung paßte in die Zeit. Richard Rorty, ein amerikanischer Anhänger Derridas, versuchte eine Dekonstruktion der Philosophie, in der er angeblich keinerlei Sinn mehr sah. Die intellektuelle Welt konnte in der Tat ganz gut ohne die Philosophie auskommen, was die Positivisten und andere schon von Anfang an vermutet hatten.

Am Ende des Jahrhunderts erscheint die Philosophie ziemlich mitgenommen und angeschlagen. »Es war eine Zeit, in welcher sie [die Metaphysik] die Königin aller Wissenschaften genannt wurde«, schrieb Kant, mit dem alles begonnen hatte. »Jetzt bringt es der Modeton des Zeitalters so mit sich, ihr alle Verachtung zu beweisen und die Matrone klagt, verstoßen und verlassen«. Es bleibt jedoch festzuhalten, daß die Philosophie, noch immer ohne ein klares Bewußtsein ihrer Identität, fortbesteht als eine Tätigkeit, die sich mit kleineren Klärungen und begrenzten Durchbrüchen zufriedengibt. Zweifellos gibt es Parallelen zur Kunst. Zwar war es in gewisser Hinsicht ein großes Jahrhundert der Philosophie, doch die Lektionen waren vor allem negativ; sie mußte lernen, wie wir alle es müssen, innerhalb der gegebenen Grenzen zu leben. Das Jahrhundert hat uns diese Grenzen aufgezeigt, im wirklichen Leben wie im Denken, und beim Eintritt ins 21. Jahrhundert ist die Menschheit ernüchtert, doch womöglich auch weniger verrückt. Man könnte vielleicht denken, daß das 20. Jahrhundert der Abschluß der Jugendzeit des menschlichen Geistes war und dieser nun in ein hoffnungsvolleres gereiftes Alter übergeht.

WOLF LEPENIES

Selbstkritische Moderne oder Das zwanzigste, das europäische Jahrhundert – am Ende

Als der Erste Weltkrieg zu Ende war, entdeckte ein europäischer Autor, daß auch die Zivilisationen des alten Kontinents sterblich waren:

> Wir haben von ganzen Welten gehört, die verschwunden sind, von Reichen ... mit all ihren Menschen und all ihren Maschinen ... untergegangen liegen sie auf dem unerforschbaren Grund der Jahrhunderte mit ihren Göttern und ihren Gesetzen, ihren Akademien und ihren reinen und angewandten Wissenschaften, mit ihren Grammatiken und Wörterbüchern, mit ihren Klassikern und ihren Romantikern und ihren Symbolisten, mit ihren Kritikern und den Kritikern ihrer Kritiker. Wir wußten sehr wohl, daß die sichtbare Erde aus Asche besteht und daß die Asche etwas bedeutet. Durch die Dichte der Geschichte hindurch hatten wir auf die Schemen ungeheurer Schiffe geblickt, die mit Reichtum und mit Geist beladen waren. Wir konnten sie nicht alle zählen. All diese Schiffbrüche aber – sie hatten nichts mit uns zu tun.[1]

So schrieb Paul Valéry, hellsichtig und melancholisch, und mutete seinen Lesern zu, die Wörter »Frankreich«, »England« und »Rußland« auf der Zunge zergehen zu lassen wie »Elam«, »Ninive« und »Babylon«.

Nicht nur seiner maritimen Metaphern wegen erinnert Paul Valérys Essay an sein heimatliches Sète. Dieser Essay aber, der ohne die lebendige Erfahrung des Europa abschließenden und Europa zugleich mit Afrika und dem Orient verbindenden Mittelmeers nicht denkbar ist, wurde zum ersten Male auf Englisch, in John Middleton Murrys *Athenaeum* im April 1919 in London publiziert: ein europäischer Text. Durch das Erlebnis des Ersten Weltkrieges hatte die Generation Valérys einen Vergänglichkeitsschock erlitten. Zugleich hatte sie zu ihrem Entsetzen erfahren, daß große Verbrechen ohne große Tugenden nicht möglich sind: »Ohne Zweifel bedurfte es großer wissenschaftlicher Anstrengungen, um so viele Menschen zu töten, so viele Güter zu zerstreuen, um so viele Städte in so kurzer Zeit verschwinden zu lassen; zugleich aber bedurfte es nicht weniger *moralischer Qualitäten*.«[2]

Der Erste Weltkrieg zerstörte nicht die okzidentale Zivilisation, vielmehr dienten gerade die Errungenschaften des europäischen Geistes dazu, ein unerhörtes Zerstörungswerk zu vollbringen. Die Künste und die Wissenschaften blühten inmitten des moralischen Verfalls: Im November 1919 übersetzte Valéry einen Artikel zu Einsteins Gravitationstheorie, der zuerst im *Athenaeum* erschienen war, für die *Nouvelle Revue Française*.

Am Anfang des 20. Jahrhunderts galt Valérys Sorge der »Zukunft unserer Vergangenheit«. Für ihn war, kaum hatte das letzte Jahrhundert des zweiten Jahrtausends begonnen, die Europäisierung der Welt beendet. Es war keine Klage über den Untergang des Abendlandes, die Valéry anstimmte, er ahnte lediglich voraus, daß es den Europäern nicht lange mehr gelingen würde, den Rest der Welt ihren eigenen Wertvorstellungen und Zielsetzungen zu unterwerfen.

Valéry beschrieb seine Vision zu früh, als daß man in ihr mehr als ein Paradox hätte sehen können. Der Vertrag von Versailles, der Europa befrieden sollte und der Europa schließlich zerriß, war noch nicht unterzeichnet; die Schrecken des russischen Gulag und der deutschen Konzentrationslager ließen sich noch nicht vorausahnen; das Atom war noch nicht gespalten, und der Mechanismus der Vererbung war noch nicht entschlüsselt;

1 Paul Valéry, »La Crise de l'Esprit« (1919), in: ders., *Œuvres*, Bd. 1, Paris 1957, S. 988.
2 Ebd., S. 989.

Afrika war noch ein Kontinent europäischer Kolonien, und die Vereinigten Staaten von Amerika waren wie zu Rankes Zeiten noch ein auswärtiges Europa, und war nicht vor acht Jahren erst der englische König Georg V. in Delhi zum Kaiser von Indien gekrönt worden? Europa war überall, 1919 fing das Jahrhundert doch erst an, und es würde erneut das Jahrhundert Europas sein.

Die Deutschen im Ersten Weltkrieg dienten Valéry als Beispiel, um zu zeigen, wie sehr das Verbrechen der Tugend, wie sehr die Grausamkeit der Disziplin bedarf. Doch waren im Ersten Weltkrieg Kriegsbegeisterung und die Faszination durch Schlacht und Kampf Symptome einer europäischen Krankheit. An diesem *mal du siècle* steckten sich alle mit selbstmörderischer Begeisterung an. Mit dem Zweiten Weltkrieg erst änderte sich die Lage, und schmerzlich wurde in Deutschland sichtbar, wie wenig mehrheitsfähig in der Weimarer Republik die zivilisatorische Skepsis gegenüber einer Politik geblieben war, die ihre Ziele weiterhin mit militärischem Ingrimm verfolgte. Natürlich war nicht zuletzt Versailles, die Dummheit des Jahrhunderts, schuld daran, doch es zeugt nicht eben von Einsicht, daß der Untertitel der meisten deutschen Kriegsschriften damals zu lauten schien: *Nun erst recht!* Wieviel wäre Europa in diesem blutigen Jahrhundert erspart geblieben, hätten die aus dem Ersten Weltkrieg Heimgekehrten den Titel der Memoiren von Robert Graves zur Leitidee ihrer zukünftigen Politik erhoben: *Good-bye to all that!*

Aus den Duellen des Ersten Weltkrieges wird im Zweiten Weltkrieg Mord. Mit der vom Nationalsozialismus propagierten, von Deutschen geduldeten und exekutierten Ermordung der europäischen Juden erfährt die Zivilisationsgeschichte des Kontinents ihre schärfste Zäsur. Trotz aller ökonomischen Aufholjagd: Von diesem Zivilisationsbruch im Herzen des Kontinents hat sich Europa nicht mehr erholt. Denkt man daran, daß Europa seit der Renaissance und besonders überzeugungsstark in der Aufklärung Leitbilder entwarf, die universale Gültigkeit beanspruchten, so wurde im 20. Jahrhundert diesem Anspruch endgültig der Boden entzogen. Das letzte europäische Saeculum war schon beendet, als das 20. Jahrhundert noch keine fünfzig Jahre alt war.

Die Europäer selbst haben diese Einsicht um so leichter verdrängt, als sie die Europäisierung der Welt als ihre Erfolgsgeschichte verbuchen konnten. Das Jahr 1989 bezeichnet den Höhepunkt und zugleich das Ende dieser Illusion.

Eine Politik der Mentalitäten

1989, das Jubiläumsjahr der Französischen Revolution, wird ein Wunderdatum der europäischen Geschichte bleiben. Es war ein zweideutiges Jahr. Die Marktgesellschaften des Westens triumphierten – und wußten im Augenblick ihres Triumphes nicht, daß die Zeit der großen Zweifel längst angebrochen war. Es fehlte dem Westen nach dem Sieg über den Kommunismus ein Politiker wie der französische Außenminister im Kabinett von Odilon Barrot, der vor 150 Jahren schrieb:

> Wir waren siegreich, aber mir war klar, daß nun unsere wirklichen Schwierigkeiten zutage treten würden … Solange die Gefahr andauert, hat man nur seine Feinde gegen sich und triumphiert; nach dem Sieg aber hat man es auf einmal mit sich selbst zu tun, mit der eigenen Weichheit, mit dem eigenen Stolz und mit der trügerischen Sicherheit, die der Sieg mit sich bringt; und schließlich fällt man doch.[3]

Der Außenminister hieß Alexis de Tocqueville.

Der Fall des Kommunismus und seine möglichen Folgen sind im Westen nicht zuletzt deshalb fehleingeschätzt worden, weil es an Einsichten in den Zusammenhang von Ereignis und Struktur mangelte. Man ließ sich von der strukturbrechenden Kraft der Ereignisse zu folgenreichen Fehlschlüssen und voreiligen Wunschvorstellungen verlei-

3 Alexis de Tocqueville, *Souvenirs*, Paris 1978, S. 316.

ten – man wußte, wie es schien, wenig von der strukturbewahrenden Kraft, die Ereignisse auch ausüben können. Weil sich im Osten alles änderte, waren wir davon überzeugt, daß im Westen alles so bleiben würde, wie es war. In trügerischer Selbstgewißheit haben wir die Veränderungen im Osten in der Perspektive der kurzatmigen Ereignisgeschichte gedeutet, unserer eigenen intellektuellen Trägheit dagegen haben wir die unantastbare Würde der langen Dauer verliehen. Staub dort, Ewigkeit hier – da konnte, vom State Department gerne zur Kenntnis genommen, die neueste Verkündigung vom Ende der Geschichte nicht ausbleiben. Die westliche Moderne umspannte die Welt.

Diesem Triumphalismus entsprach eine Philosophie, die nicht nur das politische Selbstverständnis der abendländischen Demokratie, sondern auch die kulturellen Selbstverständlichkeiten des Westens zu allgemeingültigen Leitideen erhob. Geprägt wurde sie von der aufklärerischen Wunschvorstellung, daß im Laufe der Geschichte die Menschen immer stärker dazu neigten, ihre überlieferten Verhaltensorientierungen und partikularen Identitäten aufzugeben, um sich in einer einzigen Zivilisation zu vereinen, in der das Zusammenleben aller von vernunftgesteuerter Moralität bestimmt werden würde. Jetzt haben, nur acht Jahre nach dem Triumph von 1989, die Fragezeichen Konjunktur.

Die Kernprobleme aber, denen sich die Industriegesellschaften gegenübersehen, sind nicht Probleme auf mittlere Frist. Es sind Probleme der langen Dauer, und sie werden ohne tiefreichende mentale Umorientierungen kaum zu lösen sein. Die Herausforderungen der postkommunistischen Zeit werden die Europäer nicht durch eine bloße Verlängerung ihrer üblichen Handlungsketten und durch eine Stabilisierung eingeübter Denkgewohnheiten bestehen. Wir beginnen, hinter dem Spektakel der Ereignisse die Trägheit unserer mentalen Strukturen – der »wheeles of custome«, wie Bacon sie nannte – wahrzunehmen. Wir werden in der Weltgesellschaft lernen müssen, uns unseren eigenen kulturellen Selbstverständlichkeiten gegenüber flexibler zu verhalten, ohne dadurch unsere Identität aufzugeben. Wir brauchen – über die Abschnitte der einzelnen Legislatur- und Wahlperioden hinaus – eine Politik der langen Fristen, wir brauchen eine Politik der Mentalitäten.

Ich nenne dafür Beispiele: Gezwungen durch weltweite Migrationsbewegungen, werden wir – auch in der Bundesrepublik, wo wir immer noch die Augen davor verschließen, daß wir längst zu einem Einwanderungsland geworden sind – lernen müssen, die Leitbilder fremder Kulturen zu pluralisieren, um die Voraussetzung dafür zu schaffen, sie in unseren gesellschaftlichen Alltag wirksam zu integrieren. Bedingt durch dramatische demographische Verschiebungen, werden wir zu innovativen sozialrechtlichen Regelungen, vor allem aber zu neuen Formen der Gerechtigkeit zwischen den Generationen kommen müssen, die aus dem Tatbestand des rapiden Veraltens unserer Gesellschaft die längst fälligen Konsequenzen ziehen.[4] Angesichts einer Sockelarbeitslosigkeit, die nicht nur Rezessionen, sondern auch Aufschwünge immer weiter hochtreiben, werden wir fragen müssen, ob die traditionelle Erwerbsarbeit der Wertekern der Industriegesellschaft bleiben wird oder ob wir uns vorstellen können, daß sich Arbeit »ent-werten« und Arbeitslosigkeit damit entdramatisieren läßt.[5] Betroffen durch das Vorrücken der Armutsgrenzen, werden wir Mittel finden müssen, um einer Refeudalisierung unserer Gesellschaft entgegenzusteuern[6], in der die krisengeschützten und die krisengeschüttelten Sektoren sich immer weiter auseinanderentwickeln. Schließlich wird sich der ökologische Umbau unserer Gesellschaft ohne massive Einstellungs- und Verhaltensänderungen großer Bevölkerungsschichten kaum verwirklichen lassen, die auf neue Mobilitätsmuster und auf ein erneuertes Ethos unseres Zusammenlebens hinauslaufen.

4 Vgl. Peter Laslett und James S. Fishkin, *Justice Between Age Groups and Generations*, New Haven und London 1992.

5 Vgl. Wolf Lepenies, »›Wäre ich König, so wäre ich gerecht‹. Gerechtigkeit: Ein Schlüsselbegriff in den gesellschaftspolitischen Auseinandersetzungen der Gegenwart«, in: Leo Montada (Hrsg.), *Arbeitslosigkeit und soziale Gerechtigkeit*, Frankfurt a. M. 1994, S. 9–33.

6 Dazu, aus französischer Sicht, doch in vieler Hinsicht verallgemeinerungsfähig, Laurent Joffrin, *La Régression française*, Paris 1992.

Selbstkritik und Abschottung der Moderne

Die Moderne wird vorrangig von vier Prozessen geprägt: *Verweltlichung*, *Verwissenschaftlichung*, *Industrialisierung* und *Demokratisierung*. Diese Prozesse vollziehen sich in unterschiedlichen Geschwindigkeiten, und sie haben lokalspezifische Ausprägungen; zugleich sind sie miteinander verschränkt und beeinflussen sich weltweit wechselseitig. Definieren wir die Moderne als das Ergebnis dieser Prozesse, dann wird sichtbar, daß wir uns an einem Wendepunkt befinden. Wenn der von den Wissenschaften produzierte Erkenntnisgewinn nicht mehr umstandslos als Bereicherung, sondern als mögliche Bedrohung gesehen wird; wenn der Wertekern der Arbeitsgesellschaft durch die wachsende Abnahme der traditionellen Erwerbsarbeit aufweicht; wenn Teilnahme und Teilhabe nicht mehr selbstverständliche Handlungsmotive unseres politischen Lebens sind und aus der Partizipationsdemokratie damit die Absenzdemokratie wird; wenn schließlich die Schreckenstaten der großen Säkularreligionen unseres Jahrhunderts, des Stalinismus und des Faschismus, den Schluß nahelegen, hierbei handele es sich um die Rache Gottes – dann befinden wir uns in der Tat in einer Orientierungskrise, die alle Leitbilder unseres wirtschaftlichen und gesellschaftlichen Handelns berührt.

Worin diese Krise genau besteht, ist freilich unklar. Man kann sich beispielsweise darüber streiten, ob heute tatsächlich der Glaube schwindet oder ob nur die Anziehungskraft amtskirchlicher Institutionen nachläßt und dafür die unsichtbare Kirche wächst; man mag die schwindende Orientierungsleistung des Wissenschaftssystems diagnostizieren und zugleich auf alternative Erkenntnisformen hinweisen, die immer stärker handlungsleitend wirken; man kann dem wachsenden Parteienverdruß die anarchische Lust an der freischwebenden politischen Mobilisierung entgegenhalten und kann das Abbröckeln der traditionellen Erwerbsarbeit verkraften, weil sich vor allem im Dienstleistungssektor Arbeit zunehmend projektförmig organisiert und flexibel wird. Man kann, kurz gesagt, jedem Katastrophen- ein Kompensationsszenario entgegenhalten.

Unbestreitbar aber ist von diesen Wandlungen der Moderne das europäische Selbstbewußtsein besonders betroffen. Denn wie immer wir die aktuellen Folgen der genannten vier Prozesse – Verweltlichung, Verwissenschaftlichung, Industrialisierung und Demokratisierung – auch einschätzen, sie haben ihren Ursprung in Europa. Die Moderne ist ein europäisches Projekt. Nicht weil die Folgen der Modernisierungsprozesse Europa im besonderen Maße treffen, sondern weil diese Prozesse ihren Ursprung auf unserem alten Kontinent haben, beeinflussen sie vor allem das kulturelle Selbstbewußtsein Europas. Wenn die Europäer über die Krise der Moderne sprechen, dann sprechen sie, anders als beispielsweise die Asiaten, über den drohenden Legitimationsverlust ihres eigenen Wertesystems. Die aktuellen Strukturprobleme asiatischer Industriegesellschaften sind mit denen des Westens prinzipiell vergleichbar; unvergleichlich drängender aber ist der Zwang zu geistiger Revision, dem die europäischen Gesellschaften sich heute gegenübersehen.

Nun wäre es falsch, ausgerechnet an den westlichen Gesellschaften ihre Revisionsunfähigkeit zu beklagen. Vielmehr zeichnen sich alle westlichen Gesellschaften – dieses Erbe der Aufklärung teilen sie miteinander – durch ihre Neigung zu Selbstreflexion und Eigenkritik aus, den »repli sur soi«, in dessen Fortbestehen Jacques Delors das entscheidende Hindernis auf dem Wege zu einem vereinten Europa sah.[7] Typisch europäisch sind weder Überheblichkeit noch Selbstkritik, typisch europäisch ist ihr dauerndes Wechselspiel.

»Selbstkritik« ist ein täuschendes Wort, dessen Bedeutungsfallen uns durch seine Karriere im kommunistischen Sprachgebrauch deutlich geworden sind. Die Vokabel klingt

7 Jacques Delors, »L'Avenir invisible«, in: *Le Monde*, 9. November 1993. Es handelt sich um die Rezension des Buches von Alain Minc, *Le Nouveau Moyen Age*, Paris 1993.

bescheiden, schlägt aber leicht ins Überhebliche um, sobald sich die Kritik nach außen abschottet und als ein Privileg des Selbst versteht. Die europäische Selbstkritik hat etwas Selbstgefälliges an sich, denn stets bestimmte Europa allein die Grenzen seiner Wirksamkeit, die Europäer selbst legten fest, wie weit sie die Europäisierung der Welt treiben wollten. Gerade weil sie sich – bei aller Rhetorik der Selbstzerknirschung – gegenüber außereuropäischer Kritik weitgehend immunisierten, sind die europäischen Gesellschaften *Belehrungskulturen* geblieben. Ihre Zukunft wird nicht zuletzt von ihrer Fähigkeit und Bereitschaft abhängen, zu *Lernkulturen* zu werden.

Der Fundamentalismus des Westens

Zur politischen und ökonomischen Strategie, die Welt europäischen Zielen zu unterwerfen, gehörte stets das Streben nach kultureller Dominanz. Daß diese Dominanz sich heute abschwächt, ist nicht nur eine Niederlage auf dem Feld der Geistespolitik. Marx hatte ja recht, als er davon sprach, daß sich in der Weltgeschichte noch jede Idee blamierte, die glaubte, ohne Interessen auskommen zu können. Jetzt reduzieren sich weltweit die europäischen Produktionsvorsprünge, und als Folge davon verblassen, vor dem Hintergrund auswärtiger geistiger Leitsysteme, die europäischen Ideen. Der abwiegelnde Hinweis auf die zunehmende internationale Verflechtung der Wirtschaft kann dabei kaum beruhigen: Der Synkretismus in der Automobilproduktion ist immer noch leichter zu erreichen als die friedliche Mischung der Weltanschauungen.

In der Ökonomie wie in der Kultur hatte das sich ausdehnende Europa Märkte erwartet, nun hat es Produktionsstandorte bekommen. In der Wirtschaft wie auf dem Gebiete des Geistigen nimmt die Konkurrenzfähigkeit der Nichteuropäer zu, und so mancher Softwarefabrikant, der mit den indischen Programmierern nicht mehr mithalten kann, mag nun endlich Descartes, diesen raffinierten Demokraten, ernst nehmen, der schon in vorindustrieller Zeit behauptete, der gesunde Menschenverstand sei die bestverteilte Sache der Welt. Europa war der Zeitgeber der Modernisierung; jetzt läuft es Gefahr, zum Zeitnehmer zu werden. Politische wie ideologische Schuldzuweisungen sind dabei überflüssig, weil die Überheblichkeit der Moderne eine tiefsitzende, von allen Denkschulen geteilte europäische Ideologie ist: Auch Karl Marx beharrte auf der exklusiven *Selbst*zerstörung der alteuropäischen Ordnungen und sah die nichteuropäischen Gesellschaften in wirkungslose Stagnation versunken.

Solche Wertorientierungen haben sich in einem langen historischen Vorlauf ausgebildet und sitzen daher tief; werden sie attackiert, wird ihre Verteidigung zur Ideologie. Deutlich sichtbar wird dies an den beiden Zukunftsszenarien, die seit 1989 die Debatte im Westen nachhaltig prägen. Ich spreche vom »Ende der Geschichte« und vom »Krieg der Kulturen«. Offensiv und quietistisch das eine, defensiv und nervös das andere, sind beide Szenarien analytisch unergiebig, in ihren Kernbehauptungen falsch[8], dabei von altertümlichem Charakter. Sie wirken wie Holzschnitte in der Computerwelt. Aber sie sind mobilisierungskräftig und prägen nicht nur in den Vereinigten Staaten die »Foreign Affairs«; es handelt sich, in intellektueller Verkleidung, um weitgehend emotionale Reaktionen auf Verlusterfahrungen der westlichen Moderne. Sie werden von Eliten in Stellvertreterpose, mit Seitenblick auf die Massen, formuliert. Man nennt dies: Fundamentalismus.

In der klassischen Modernisierungstheorie entwarf der Westen ein Zukunftsszenario, das in der Öffentlichkeit heute von niemandem mehr geteilt und dessen Veralten insgeheim doch von vielen beklagt wird. Modernisierungstheorien definierten, unter welchen

8 Schlagend dazu die Beiträge in *Commentaire*, Nr. 66, 1994.

Voraussetzungen und mit welcher Geschwindigkeit andere so werden durften wie wir. Man kann sie positiv lesen: als Bestandteil einer internationalen Bildungspolitik, die die Aufstiegschancen ganzer Gesellschaften festlegte. Auf den zweiten Blick erkennt man, daß es sich um Theorien der Fast-Modernisierung handelte: Zwar konnten nichteuropäische Gesellschaften unter angebbaren Bedingungen ihren Nachholbedarf an Entwicklung aufholen, doch war klar, daß der Westen, der auf die Nachzügler ja nicht wartete, sondern sich in der Zwischenzeit noch weiter entwickelte, nie vollständig einzuholen war. Achilles ist der alteuropäische Held, doch der Westen wurde zur Schildkröte, der Zenon versichert hatte, nie könne Achilles, so nahe er ihr auch komme, sie einholen.
Nun sehen sich die westlichen Industrien und Kulturen in der Gefahr, vor allem durch asiatische Konkurrenten überholt zu werden. Wir haben große Schwierigkeiten, darauf ökonomisch angemessen, d.h. anders als durch den Export von Arbeitsplätzen, zu reagieren. Vor allem aber fehlen uns Konzepte, um mit den geistigen Herausforderungen fertigzuwerden, die die wirtschaftlichen Auseinandersetzungen begleiten. Auf der einen Seite operieren wir mit atemberaubender intellektueller Beliebigkeit. Galt beispielsweise der Konfuzianismus lange Zeit als unüberwindbares Hemmnis auf dem Wege Asiens zur Industrialisierung, so fragen wir uns heute, ob es vielleicht gerade der Konfuzianismus ist, der postmoderne Industriekulturen zusammenhält, die zu ihrer Entstehung einer protestantischen Ethik bedurften. Auf der anderen Seite hegen wir immer noch – vor allem mit Blick auf Japan – die Hoffnung, die Strukturen der Industriegesellschaft hätten sich nur leicht, wie probehalber, auf die Oberfläche der asiatischen Gesellschaften gelegt und würden bei deren ernsthafter innerer Erschütterung abfallen. Die Metapher ist bewußt gewählt: Manche westlichen Kommentare, die nach dem Erdbeben von Kobe abgegeben wurden, haben die Hoffnung auf den Zusammenbruch des japanischen Selbstwertgefühls und den daraus notwendigerweise folgenden Einbruch der japanischen Wirtschaft bis zur Schamlosigkeit deutlich gemacht.
In der Ökonomie wie in der Kultur stellt sich dem Westen die gleiche Frage: Kann man Märkte gewinnen, ohne gleichzeitig Produktionsstandorte zu schaffen? Die Antwort lautet: Nein. Die Europäer müssen einsehen, daß es nicht mehr gelingen wird, Zustimmung zu einer Art von kulturellem Nichtverbreitungspakt zu erzwingen, der festlegt, welche Elemente der Modernität die westliche Moderne für sich reserviert. Wie sehr wir hier wider bessere Einsicht hoffen, zeigen die kulturellen Überkompensationen, die nunmehr der Westen gegenüber jenen Gesellschaften entwickelt, die sich zu unserer Verblüffung modernisieren, ohne sich dabei zu verwestlichen. Wurden früher fremde Kulturen aus Machtwillen und intellektueller Überheblichkeit unverrückbar auf ihre Besonderheiten festgelegt, so geschieht dies nunmehr mit kalkulierter Bescheidenheit. Die Rhetorik der Anerkennung aber hat die gleichen Folgen wie früher die Rhetorik der Ausgrenzung: Das Fremde wird als *prinzipiell* Fremdes definiert und damit von der Vollmitgliedschaft in der Moderne ausgeschlossen. Die Folge sind Überreaktionen bei den Betroffenen, die im Bemühen, ihre Anschlußfähigkeit an die Moderne zu behaupten, gelegentlich in ein Pathos verfallen, das sie als aggressive Agenten der Aufklärung und als »the last playboys of the Western World« erscheinen läßt.

Das Selbstbewußtsein der Peripherie wächst
So schlagen die Re-Exotisierungsbemühungen des Westens in der Regel fehl. Die Japanologen sind japanischer geblieben als die Japaner, und wer, in gutgemeinter Andacht für alles Autochthone, einem gebildeten Afrikaner, der dabei ist, zu einer christlichen Reli-

gion überzutreten, rät, doch lieber seinem vom Aussterben bedrohten Stammesglauben treu zu bleiben, dem wird dieser Afrikaner heute, Max Webers Abhandlung über die *Protestantische Ethik* in der Hand und den Geist des Kapitalismus im Kopf, kühl entgegnen, für ihn handele es sich hier weder um Folkloreflucht noch um eine Glaubenssache, sondern um ökonomisches Überleben und die Sicherung seines sozialen Status.

Durch Selbstkritik kann sich der Westen nicht mehr immunisieren. Er ist längst zum Objekt nichtwestlicher Polemik, Ironie und Schadenfreude geworden, wobei mit wachsendem ökonomischen Gewicht der Kritiker die Ironie gegenüber der Polemik an Oberhand gewinnt. Die Äußerungen afrikanischer Autoren werden immer noch von einer Polemik geprägt, die wir weit stärker als bisher zur Kenntnis nehmen sollten, um uns vor Augen zu führen, welch tiefe Verletzungen und Verunsicherungen auch in postkolonialer Zeit die europäischen Herablassungen erzeugt haben. Selbst in den seit Jahrzehnten politisch selbständigen Staaten des afrikanischen Kontinents ist die Entkolonisierung der Kultur noch längst nicht abgeschlossen. Immer noch wirkt der Lambarene-Schock nach, das verminderte Selbstwertgefühl, das sich als Reaktion auf eine demonstrative und herablassende Caritas herausgebildet hat: Auch für einen von selbstloser Brüderlichkeit bewegten Albert Schweitzer blieb der Afrikaner eben stets ein *jüngerer* Bruder, und konsequenterweise hielt sich die Hygiene im Hospital von Lambarene auf einem im Vergleich zum Westen reduzierten Niveau – so, als ob man ausgerechnet in Afrika die Infektionskrankheiten hätte ignorieren können.[9]

Äußerungen der Schadenfreude vernimmt der Westen heute besonders deutlich aus Malaysia und Singapur, wo der europäische Werteverfall bissig kommentiert und dafür das eigene Wertbewußtsein um so aggressiver hervorgekehrt wird.[10] Frivolität muß der Westen in einem Land wie Taiwan verspüren, dessen Präsident eine Vorgeschichte heimischer demokratischer Traditionen beschwört, die angeblich ohne jedes europäische Vorbild auskommt. Ironie liegt für den Westen darin, daß die europäische Sprache, die Weltsprache blieb, heute von der Peripherie her erneuert und aufgefrischt wird.

Der renommierteste englische Literaturpreis, der »Booker Prize for Fiction«, ging 1981 an Salman Rushdie. In den zwölf Jahren danach erhielten den Preis zwei Australier, eine Halb-Maori, ein Südafrikaner, eine Autorin polnischer Herkunft, ein Nigerianer und ein seit seiner Kindheit in England lebender Japaner. Das Ganze ist normal, gilt als Routine und wird nicht weiter beachtet. Erst wenn ein ›richtiger‹ Engländer den Preis bekommt, horcht das englische Publikum auf. Ansonsten gilt: »The Empire Writes Back«. Große Befriedigung mag für die ›Eingeborenen‹ darin liegen, die ehemaligen Herren dort zu übertreffen, wo ihre Kultur, wie jede Kultur, ihr Zentrum hat: in der Sprache. Heute ist eine Literatur entstanden, die auf eingespielte westliche Lese- und Schreibtraditionen nicht mehr zurückführbar ist, eine neue Art des grenzüberschreitenden »Creative Writing«, die wie ein Literaturmigrant von der Peripherie in die Zentren des Westens eindringt, in die anglo-amerikanischen Mega-Cities und in die transnationalen Stadtmetropolen mit ihrer aggressiv gemischten Kultur: New York, Toronto, London. Ein Schlagwort prägt das neue Schreiben: Aus Goethes »Weltliteratur«, dieser so sanften und freundlichen Herablassung des Okzidents, ist die aggressive »World Fiction« geworden.

Mit wachsender Ironie werden in Asien Versuche zur Kenntnis genommen, das westliche Wertegebäude durch die Zementierung der bestehenden Fundamente zu stärken oder durch entsprechende Anbauten attraktiver zu machen. Während der Westen noch darüber nachdenkt, welche Segmente seines Wertesystems er austauschen, aufgeben oder erneuern soll, werden diese Segmente im Osten wie umstandslos in ein großes Wer-

9 Vgl. dazu Chinua Achebe, »An Image of Africa: Racism in Conrad's Heart of Darkness« (1977), in: ders., *Hopes and Impediments. Selected Essays 1965–1987*, London 1988, S. 7f.

10 Dazu hat Ian Buruma ironisch angemerkt: »Gerade in den neuen, unsicheren, ethnisch gemischten Staaten, wie Malaysia und Singapur, hört man am häufigsten, daß von offizieller Seite von Asien oder asiatischen Werten oder dem asiatischen Weg gesprochen wird. Allerdings macht der Ausdruck ›asiatische Werte‹ nur im Englischen wirklich Sinn. In Chinesisch, Malaysisch oder Hindu würde das seltsam klingen.« Ian Buruma, »The Singapore Way«, in: *The New York Review of Books*, 19. Oktober 1995, S. 67.

terepertoire eingefügt. Einem solchen Werteeklektizismus entspricht dabei eine hohe interpretative Beweglichkeit.

In Japan ist – gestützt auf einen festverankerten Synkretismus der Religionen – diese Beweglichkeit aufs höchste entwickelt. Es bietet keine Schwierigkeiten, die in der Familie (*ie*) begründete Gemeinschaftsorientierung der japanischen Kultur zu betonen und gleichzeitig nicht ohne Stolz zu behaupten, daß der Individualismus – jedenfalls ein Individualismus ›sanfter‹ Spielart – in Japan seine eigenständigen Wurzeln hat und damit über eine entsprechende kulturelle Legitimation verfügt.[11] Man kann auf der einen Seite, wie die »Nihonjinron«-Schule es tut, die Unhintergehbarkeit der japanischen Kultur betonen und zugleich ihre artifiziellen und konstruierten Züge hervorheben.[12] Man kann in der protestantischen Ethik eine Besonderheit des europäischen Geistes sehen und zugleich als ihr Äquivalent das Auftreten eines säkularen, wirtschaftsfördernden Asketentums im China des 9. Jahrhunderts hervorheben. Dem immer unsicherer werdenden Mitglied der westlichen Moderne wird dabei schwindlig – wie dem Hasen im Märchen, dem der Igel stets voraus war – *die* Igel, denn es waren bekanntlich zwei.

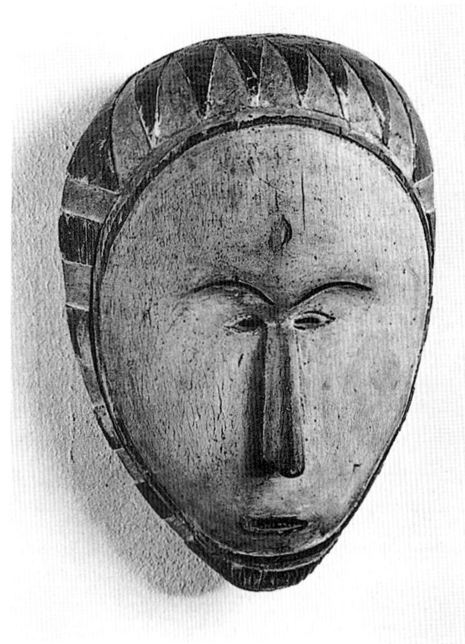

Abb. 1 Fang-Maske (Gabun). Musée National d'Art Moderne, Centre National d'Art et de Culture Georges Pompidou, Paris; ehemals Sammlung Maurice de Vlaminck und Sammlung André Derain

Wie heißt der Plural von »Islam«?

Das entscheidende Stichwort ist damit genannt: die Pluralisierung der Kulturen. Hier hat die westliche Moderne einen erheblichen Anpassungs- und Nachholbedarf. Das Drohbild vom »Clash of Civilizations« findet nicht zuletzt deshalb so viele Anhänger, weil es einer Ideologie des Singulars entspricht. Den außereuropäischen Kulturen und Religionen wird eine kompakte Andersheit zugewiesen, die sie in prinzipieller Fremdheit beläßt und damit ihre Anschlußfähigkeit an die Moderne bestreitet. Insbesondere gilt dies für den Islam. Versuche zu seiner Entexotisierung und Historisierung, kurz gesagt zu seiner Pluralisierung, stoßen im Westen immer noch auf erbitterten Widerstand – nicht nur in der Politik.[13]

Es wird dabei höchste Zeit, einen Begriffsrahmen zu ändern und eine Mentalität des Kulturkolonialismus aufzubrechen, die seit dem 19. Jahrhundert in der europäischen Selbstwahrnehmung und in der europäischen Politik eine prägende Rolle spielen. Die Widerstände gegen einen solchen Wandel sitzen tief. Selbst in Frankreich werden die historischen Islamstudien zunehmend in einen philologischen Kontext gespannt und damit in ihren Wirkungsmöglichkeiten neutralisiert. Ein Spezialist des mittelalterlichen Ägypten beispielsweise darf in der Geschichtsfakultät seiner Universität nur lateinische Sprachkurse geben und muß sein eigenes Fach in der Fakultät für arabische Sprachen vertreten; der Lehrstuhl für die Geschichte des muselmanischen Orients wird in einen Lehrstuhl für die Erforschung des abendländischen Mittelalters umgewandelt.[14] Man muß solche konkreten Beispiele nennen, um sich vor Augen zu führen, wie sehr der Ethnozentrismus immer noch die Weltsicht eines sich seiner Weltoffenheit rühmenden Westens prägt. Diese Abwehrhaltung, die ihre pathologischen Züge hat, wird heute »Okzidentose« genannt. Denn von Eurozentrismus zu sprechen, würde in diesem Zusammenhang in die Irre führen, ist es doch nur ein Teil Europas, ein Ausschnitt seiner Geschichte und Geographie, der hier blickverengend wirkt; erinnern sollten wir uns demgegenüber an die islamische Prägung von Mittelalter und Mittelmeer.

In der europäischen Binnengeschichte ist die Pluralisierung der Kulturen und der großen Wertsysteme zu einer Selbstverständlichkeit geworden. Im außereuropäischen Kontext scheuen wir vor einer solchen Pluralisierung zurück. Im Deutschen kommt uns in unserem Zögern dabei noch die Sprache zu Hilfe: Wie heißt der Plural von »Islam«? Es wird

11 Vgl. dazu Masakazu Yamazaki, *Individualism and the Japanese. An Alternative Approach to Cultural Comparison*, Tokio 1994.

12 Darauf haben insbesondere Florian Coulmas und Kenichi Mishima aufmerksam gemacht. Vgl. dazu die Wiedergabe ihrer Referate bei einer Veranstaltung des Ost-West-Kollegs der Bundeszentrale für Politische Bildung bei Christoph Müller-Hofstede, »›Zusammenprall der Kulturen?‹ – Ostasien und der Westen in den neunziger Jahren«, Köln, 12. bis 17. März 1995, in: *Nord-Süd aktuell. Konferenzberichte*, 2. Quartal 1995, S. 298–300.

13 Vgl. Aziz Al-Azmeh, *Islams and Modernities*, London 1993.

14 Ich entnehme diese Beispiele einer Vorlage, die der ehemals an der Sorbonne lehrende Islamwissenschaftler Mohammed Arkoun für die Europäische Union erarbeitet hat: »Contribution de la civilisation islamique à la culture européenne«, Paris 1991, Ms. Für eine ähnlich dramatische Beispielsammlung aus England vgl. Robert Irwin, »Burying the Past. The Decline of Arab History and the Perils of Occidentosis«, in: *The Times Literary Supplement*, 3. Februar 1995, S. 9f. Es handelt sich dabei um eine Rezension des von Nancy Elizabeth Gallagher herausgegebenen Bandes *Approaches to the History of the Middle East*, Reading 1994.

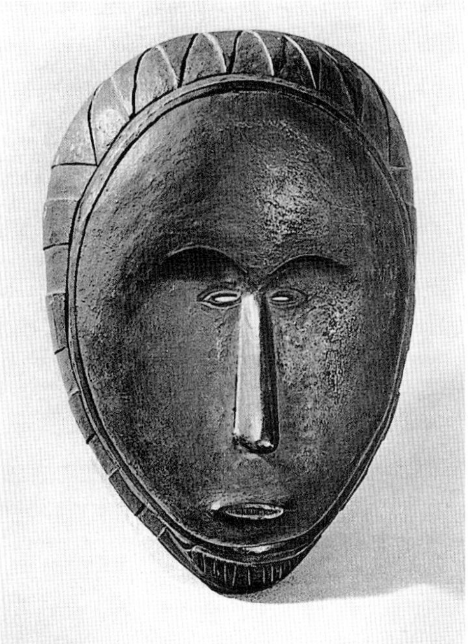

Abb. 2 Bronzereplik der Fang-Maske von F. Rudier. Musée des Arts Africains et Océaniens, Paris; ehemals Sammlung Ambroise Vollard

Zeit, zu erkennen, wie sehr im Kontakt der Kulturen das Beharren auf dem Singular nicht nur eine historische Verzerrung, sondern auch eine politische Diskriminierung darstellt. Auffällig ist in diesem Zusammenhang, wie nunmehr in islamisch geprägten Ländern die geistesgeschichtlichen Divergenzen Europas politisch genutzt und etwa eine religionsfeindliche französische gegen eine religionsfreundliche deutsche Aufklärung ausgespielt wird.[15]

Weil die westliche Moderne den Pluralismus der Überzeugungen und Wertsysteme als ihre Leitidee propagiert, wird deutlich, aus welchen Motiven heraus wir anderen Kulturen ihren pluralen Charakter bestreiten: Wir möchten damit ihre Anschlußfähigkeit an die Moderne in Frage stellen oder doch zumindest die faktische Kontrolle über einen solchen Anschluß behalten. Wenn wir beispielsweise den Islam schon einmal preisen müssen, dann tun wir dies – auch als Politiker – lieber im beruhigenden Medium der Philologie als im beunruhigenden Medium der Politik, und stünden wir vor der Wahl, entweder den westlichen Anhänger eines dem Westen fernen und fremden Islam oder den muslimischen Verfechter eines modernen Islam auszuzeichnen – wir würden uns für die Ferne und das Fremde entscheiden. Aber wir täuschen uns, wenn wir glauben, zu solch billigem Preis ließe sich der Friede zwischen den Kulturen erkaufen.

»Modernisierung« war über lange Zeit ein europäisches Privileg, und es gehörte zu den europäischen Privilegien, nichtwestliche Modernitätspotentiale zu kontrollieren und zum eigenen Nutzen abzuschöpfen. Die Kunstgeschichte bietet dafür ein schlagendes Beispiel. Am Anfang dieses Jahrhunderts beginnt die afrikanische Kunst, einen großen Einfluß auf die europäische Moderne auszuüben. Zum Symbol dieses Einflusses wird die Fang-Maske, die um 1905 Maurice de Vlaminck, André Derain, Henri Matisse und Pablo Picasso gleichermaßen beeindruckt und die Ambroise Vollard, der Händler der Moderne, in Bronze gießen läßt (Abb. 1 und 2). Der Rest ist Kunstgeschichte – d.h. Geschichte der okzidentalen Kunst.[16] Denn die Fang-Maske selbst gehört seitdem keinesfalls zum Inventar der Moderne, die westliche Moderne nutzte sie lediglich zu ihrer eigenen Erneuerung. Die aktuelle Kunstpolitik erinnert an diese Episode. So sollen jetzt in Berlin-Dahlem Gemäldegalerie und Völkerkundemuseum wieder auseinandergerissen werden. Aus einem zukunftsweisenden Provisorium wird wieder traditionelle Routine. Die Symbiose von europäischer und außereuropäischer Kunst wird beendet.[17] Die europäische Kunst feiert sich selbst – die außereuropäischen Kunstwerke, nichts als Fundstücke, kehren wieder in ihr ethnographisches Ghetto zurück. Man mag diesen Vorgang als belanglos abtun, und doch deckt er Tendenzen zur ethnischen Säuberung auf, die unsere westlichen Gesellschaften tiefer prägen, als wir es uns eingestehen wollen. So kann man in den USA bei Autoren, die das Auseinanderbrechen des gesellschaftlichen Konsensus und den Zerfall des bestehenden Wertesystems entdramatisieren wollen, aufschlußreiche Zahlenspiele verfolgen. Trennt man in der Kriminal- und Sozialstatistik die Weißen und die Schwarzen, so entsteht das Doppelbild einer zugleich heilen und unheilbar kranken Gesellschaft: Es gibt ein gutes und ein schlechtes Amerika.[18] Wir brauchen uns in diesem Zusammenhang über die Amerikaner nicht zu entrüsten, denn ähnliche Reinigungsübungen finden überall in Europa und auch in Deutschland statt.

Belehrungskulturen und Lernkulturen

Das Stichwort »Globalisierung« zeichnet das Bild einer sich immer mehr vereinheitlichenden Welt. Aber während die Oberfläche der einen Welt immer einförmiger wirkt, stoßen darunter heftiger als je zuvor die unterschiedlichen Lebenswelten der einzelnen

15 Vgl. dazu Friedrich Niewöhner, »Gefährliche Begegnung. Eine tunesische Debatte über Spinoza und Averroes«, in: *Frankfurter Allgemeine Zeitung*, Nr. 81, 5. April 1995, N5.
16 Vgl. auch hierzu Chinua Achebe (Anm. 9), S. 11.
17 Im Akademischen Jahr 1994/95 haben am Wissenschaftskolleg zu Berlin Mamadou Diawara und Hans Belting dieser Fragestellung ein faszinierendes Seminar gewidmet. Vgl. auch Hans Belting, »Zeit der Hölle. In welcher Epoche befinden wir uns gerade? Neues von der Archäologie der Moderne«, in: *Frankfurter Allgemeine Zeitung*, Nr. 239, 14. Oktober 1995.
18 Daniel Bell hat auf diesen Tatbestand mit erschreckender Präzision aufmerksam gemacht: »The disunited states of America. Middle-class fears turn class war into culture wars«, in: *The Times Literary Supplement*, 9. Juni 1995, S. 16f.

aneinander. Diese Lebenswelten sind keineswegs einheitlich geprägt, sondern bilden stets Mischformen; es gibt nur noch hybride Kulturen. Schon dieser Tatbestand läßt die Prophezeiung vom »Clash of Civilizations« als realitätsfremd erscheinen. Ihr liegt eine Verwechslung von Politik und Kultur zugrunde: Im ehemaligen Jugoslawien prallen weder die Kulturen noch die Religionen aufeinander, sie werden dort vielmehr von politischen Gruppen für deren Zwecke instrumentalisiert.

Auch um die Möglichkeit solcher Instrumentalisierungen zu verringern, müssen wir größere Anstrengungen als bisher auf die Übersetzung der Kulturen verwenden. Diese ist im Prinzip stets möglich. Es gilt, wie Claude Lévi-Strauss festgestellt hat, für alle Kulturen, daß sich nicht die Ähnlichkeiten ähneln, sondern die Unterschiede. Viel wird in der Weltgesellschaft davon abhängen, daß sich zwischen den Kulturen zunehmend Lerngemeinschaften herausbilden und dadurch die Innovationspotentiale wachsen. Aus der Erfahrung nach dem Zweiten Weltkrieg wissen wir, welche entscheidende Rolle die Lerngemeinschaft zwischen den Vereinigten Staaten und Europa oder innerhalb Europas zwischen Deutschland und Frankreich gespielt hat. Umgekehrt sind nach 1989 große Chancen vertan worden, weil – nicht zuletzt in Deutschland – der Westen sich in eine Belehrungsorgie steigerte, statt sich angesichts der neuen, unerhörten Herausforderungen in Wirtschaft und Politik auf ein gemeinsames Lernen mit dem Osten einzulassen.

Ob es vor allem zwischen fernöstlichen und westlichen Ländern zur Bildung solcher Lerngemeinschaften kommen wird, ist eine offene Frage. Versuche in diese Richtung müssen unternommen werden. Zugleich sollte der Druck auf die großen, übernationalen Institutionen erhöht werden, ernsthafter als bisher heimische Wissens- und Expertensysteme zu nutzen. In der weltweiten Stärkung lokaler Wissenskulturen liegt eine entscheidende Aufgabe der Zukunft. Dazu gehört auch eine Überprüfung und Schärfung unserer Instrumente: Wenn eine Institution wie die Weltbank sich ausschließlich auf den Rat neoklassischer Ökonomen stützt, braucht man sich über ihre Mißerfolge im Bereich der sogenannten ›Entwicklungspolitik‹ nicht zu wundern.[19]

Notwendig sind eine *Umkehr unserer intellektuellen Antriebsrichtung* sowie eine *Umsteuerung der auswärtigen Kulturpolitik*. In der Kultur hat der Merkantilismus noch weniger zu suchen als in der Wirtschaft. Die Industriegesellschaften des Westens, die sich traditionell als Belehrungsgesellschaften verstanden, müssen zu Lerngesellschaften werden. Im Bereich der auswärtigen Kulturpolitik ist der Primat des Exports längst überholt, jetzt geht es um die Stärkung einer importorientierten Kulturpolitik. Es geht dabei auch um die Frage, ob unser diplomatischer Nachwuchs neben der juristischen Regelungskompetenz nicht weit stärker als bisher üblich eine anthropologisch begründete Deutungskompetenz erwerben sollte. Wenn es sich um fremde Gesellschaften und Menschen handelt, geht es darum, mehr *Forschung mit*, statt immer nur *Forschung über* zu betreiben. Es geht darum, sich das Ausmaß des intellektuellen Skandals klarzumachen, der darin besteht, daß an unseren Universitäten sich jeweils ein Dutzend Studenten mit Indien und, wenn es hoch kommt, ein halbes Hundert mit China und Japan beschäftigen, während Tausende sich der Soziologie und Psychologie überernährter Bevölkerungen widmen.[20]

Für die Kulturpolitik des Westens gilt es, sich aus der Tradition fortdauernder Belehrung zu lösen und mehr als bisher anderen zuzuhören und von anderen zu lernen. Als Johann Georg Hamann sich wieder einmal, und zu Recht, mißverstanden fühlte, schrieb er an Immanuel Kant: »Sie müssen schon mich fragen, nicht sich, wenn Sie mich verstehen wollen.« Gegenüber den außereuropäischen Gesellschaften sollte die westliche Moderne diesen Ratschlag schleunigst befolgen.

19 Vgl. dazu Guy Gran, »Beyond African Famines: Whose Knowledge Matters?«, in: *Alternatives. Social Transformation and Humane Governance*, XI, 2, April 1986, S. 275–296.

20 Vgl. Lucien Febvre, »Geschichte und Psychologie« (1938), in: ders., *Das Gewissen des Historikers*, herausgegeben und aus dem Französischen übersetzt von Ulrich Raulff, Frankfurt a. M. 1990, S. 88.

Dieser Essay geht auf einen Vortrag zurück, der im Oktober 1995 im Rahmen eines von der DG Bank in Frankfurt a. M. veranstalteten Symposiums gehalten wurde. Er wurde an verschiedenen Orten nachgedruckt und erscheint hier mit weiteren Ergänzungen und Korrekturen.

ODO MARQUARD

Entpflichtete Repräsentation und entpolitisierte Revolution – Philosophische Bemerkungen über Kunst und Politik

Philosophie ist, wenn man trotzdem denkt. Meine Trotzdemdenkerei betrifft im folgenden das Feld der Ästhetik – der Philosophie der Kunst –, und näherhin soll die Rede sein vom Verhältnis zwischen Kunst und Politik.

Was ist Politik? Was ist Kunst, die sogenannte schöne Kunst? Bismarck hat, wenn auch nicht genau mit diesen Worten, die Politik als die Kunst des Möglichen bestimmt. Der nur wenig ältere Nestroy hat in bezug auf die sogenannte schöne Kunst – mit listigem Sarkasmus gegen die These, daß Kunst von Können komme – gesagt: Kunst ist, wenn man's nicht kann; denn wenn man's kann, ist's keine Kunst. Für beide Künste – Politik und sogenannte schöne Kunst: die Kunst des Möglichen und die Kunst des vielleicht Unmöglichen – gilt, was Gottfried Benn meinte: »das Gegenteil von Kunst ist gut gemeint«. Beide Künste, Politik und Kunst, haben also Gemeinsamkeiten. Beide haben natürlich auch Unterschiede. Ihr Verhältnis steht im folgenden, obwohl ich von der Lizenz des Philosophen zu sehr pauschalen Äußerungen reichlich Gebrauch machen werde, nur sehr partiell zur Debatte. Auch wird es mir, obwohl Politik und Kunst durchaus konkrete Angelegenheiten sind, zweifellos gelingen, unter Beweis zu stellen, daß ein Philosoph entschieden in der Lage ist, auch über sehr konkrete Angelegenheiten auf extrem abstrakte Weise sich zu äußern – ein Schelm, der mehr gibt, als er hat.

Ich werde versuchen, folgende These zu vertreten: Die moderne Welt verwandelt die gebundene Kunst in die ästhetische Kunst. Die Neigung der Kunst, zur politischen Repräsentation zu werden, ist eine – mehrgestaltige – Flucht aus diesem Vorgang. Die Tendenz der ästhetischen Kunst geht dahin, auf diese Flucht zu verzichten, also zur Entlastung vom Politischen, zur Entpflichtung auch von der politischen Repräsentation. Ich versuche dabei, Einschränkungen mitzuformulieren, die angesichts dieser These gemacht werden müssen, und Fragezeichen zu artikulieren, die in bezug auf sie zweifellos gesetzt werden müssen. Ich erläutere meine These – Betrachtungen eines Teilpolitischen – in folgenden fünf Ultrakurzabschnitten:

1. Gebundene Kunst und ästhetische Kunst
2. Kunst als politische Repräsentation
3. Ästhetisierte Revolution: das Gesamtkunstwerk
4. Ästhetisierte Revolution: die Avantgarde
5. Ästhetisierung und Demokratie

1. Gebundene Kunst und ästhetische Kunst

Die Kunst in der modernen Welt ist geprägt durch den Vorgang ihrer Ästhetisierung. Zu den Indizien für diese Ästhetisierung der Kunst gehört, daß in der Philosophie eine Ästhetik – als Philosophie überwiegend der schönen Kunst – erst und nur in der modernen Welt entstanden ist, übrigens recht genau datierbar: in der von Reinhart Koselleck so getauften »Sattelzeit« im Jahr 1750. Davor gab es keine Ästhetik, und dafür gibt es Ursachen. In vormodernen Zeiten war, grob gesprochen, die Philosophie des Schönen keine

Philosophie der Kunst und die Philosophie der Kunst keine Philosophie des Schönen. Das Schöne war das vorgegeben Seiende, das gerade nicht gemacht werden konnte, also das Nichtkünstliche; und das, was – durch Kunst – gemacht werden konnte, war darum nicht das Schöne, eben weil es das Künstliche war und nicht das vorgegeben Seiende. Einen Platz konnte die schöne Kunst nur gewinnen, indem sie sich in den Dienst des Seienden stellte, in den Dienst des Göttlichen. Die schöne Kunst, die Kunst des Schönen, tritt darum auf als religiös gebundene Kunst. Sie gehört zum religiösen Kult: Die Architektur gibt ihm Raum, die Götterplastik gehört in den Tempel, die Madonna in die Kirche, das Theater hat religiöse Bedeutung, Poesie und Musik gehören in den Gottesdienst. Es gibt noch nicht das Museum, den Konzertsaal, den profanen Lesesaal. Maßstab der Kunst ist das Göttliche und nicht das Künstlerische; Ziel der Kunst ist das Heil und nicht die Kunst.

In der modernen Welt wird das anders: Die beschleunigt rational werdende Welt – das Zeitalter der Traditionsneutralisierungen – neutralisiert auch die religiöse Bindung der Kunst, sie emanzipiert die Kunst aus der Rolle der religiösen Repräsentation. Der Tendenz nach hört das Göttliche zunehmend auf, der Maßstab der Kunst zu sein; zum Maßstab der Kunst wird vielmehr das Künstlerische. Ziel der Kunst ist zunehmend nicht mehr das Heil, sondern die Kunst. So streift die Kunst – die schöne Kunst, zu der alsbald nicht mehr schöne Kunst sich gesellt: von der erhabenen Kunst bis zur Antikunst – ihre religiöse Bindung immer mehr ab und wird insofern autonom. Die Architektur kümmert sich in wachsendem Maße um den profanen Raum, das Buch wird Literatur, das Theater wird zur profanen Sonderinstitution, die Musik wechselt in den Konzertsaal, die Plastik und Malerei in die Ausstellungen und ins Museum, das dafür – modern – allererst erfunden wird. Das alles, so nur angedeutet und extrem simplifiziert, kann durch die Formel beschrieben werden: In der modernen Welt wird aus der – religiös – gebundenen Kunst die ästhetische Kunst.

Für diesen Vorgang gibt es Ursachen, von denen ich hier nur einige nenne. Je mehr der monotheistische Gott der Bibel zum transzendenten Gott wird, um so mehr wird die Welt profan. Sie wird religiös »entzaubert« und kann nun gerade dadurch zum Platz für profane, etwa ästhetische, Faszinationen werden. Die religiös entweltlichte Schönheit muß in der Welt nun ästhetisch festgehalten werden. Weil die moderne Welt – durch experimentelle Wissenschaft und Technik – immer künstlicher wird, muß fortan auch das Schöne künstlich bewahrt werden – eben durch die ästhetische Kunst. Hinzu kommt der theologische Angriff auf die erlösende Kraft guter Werke. Darum retten sich die guten Werke ins Außertheologische: als gute Werke der schönen Kunst, als ästhetische Kunstwerke, so daß in gewisser Hinsicht gelten mag: Das Ästhetische entwickelt sich spezifisch modern als die Fortsetzung der Werkgerechtigkeit unter Bedingungen ihrer reformatorischen Negation. So also, aus diesen Gründen und vielen anderen mehr, wird aus der religiös gebundenen Kunst in der modernen Welt die ästhetische Kunst.

Man kann diesen modernen Vorgang der Ästhetisierung der Kunst verschieden bewerten: negativ als Aushöhlung ihrer religiösen Verbindlichkeit und »Verlust der Mitte«, positiv als Entlastung vom Traditionellen und als Befreiung der Kunst zu sich selbst. Ich will meine eigene Bewertung nicht verstecken: Ich halte die Ästhetisierung der Kunst für einen Gewinn, zu dem ich mich affirmativ verhalte, obwohl Affirmation heute immer noch weithin als Mangel an Kritik und insofern als Laster gilt, während es sich doch in Wahrheit so verhält, daß zuweilen die Affirmation, das Jasagen, die schwierigste und nötigste Form der Kritik ist.

2. Kunst als politische Repräsentation

Wo sich – und auch das ist ein Vorgang der modernen Welt – das Politische deutlich vom Religiösen absetzt, erhält die Kunst gerade dadurch die Möglichkeit, ihre schwindende religiöse Bindung durch politische Bindung zu ersetzen. Dann wird die Kunst betont zur politischen Repräsentation. Man kann dies als den Versuch der Kunst betrachten, sich dem Prozeß ihrer modernen Ästhetisierung zu entziehen. Hier möchte ich, grob typisierend, auf zwei große Möglichkeiten der Kunst zur politischen Repräsentation hinweisen: auf den Staat und auf die Revolution.

Da ist zunächst der Staat und die Möglichkeit, daß die Kunst, statt sich ungebunden zu ästhetisieren, die Rolle der politischen Repräsentation des Staates übernimmt. Der Staat – der moderne Staat zunächst in absolutistischer Form – wurde als Friedensstifter gegen die konfessionellen Bürgerkriege nötig und wirklich. Er befriedet sie nicht, indem er, angesichts der religiösen Kontroversen, entscheidet, was religiös die Wahrheit ist, sondern er befriedet sie, indem er gerade nicht entscheidet, was religiös die Wahrheit ist, sondern indem er durch seine Autorität und Macht das, was den blutigen Streit bringt, das kontrovers gewordene Religiöse, aus der Politik heraushält. Das Religiöse – die Wahrheitsfrage der Erlösung – wird politisch neutralisiert durch die profane Macht des Staates diesseits der Religion. Die Kunst kann dann ihrerseits, diesseits der vormals religiösen Gebundenheit, sich dazu bereit finden, die profan werdende politische Macht des Staates zu repräsentieren. Vor allem die barocken Anfangsformen dieser politischen Repräsentation stehen uns vor Augen: die Schlösser, die Gärten, die politische Plastik, die höfische Dichtung und Musik. Das Bedürfnis nach politischer Repräsentation des Staates durch die Kunst dauert fort, wo der Staat – modern und gegenwärtig in liberaler Form als gewaltenteiliger Rechtsstaat – den Frieden durch politische Neutralisierung der Ideologien auch dann bewahrt, wenn Kraft und Neigung der Kunst zur politischen Repräsentation des Staates abnehmen.

Da ist des weiteren die Revolution und die Möglichkeit, daß die Kunst, statt sich ungebunden zu ästhetisieren, die Rolle der politischen Repräsentation als Instrument der revolutionären Weltverbesserung übernimmt. Je erfolgreicher der Staat – gegen die Gefahr ideologischer Bürgerkriege – den Frieden sichert, desto selbstverständlicher wird dieser Friede. Je selbstverständlicher dieser Friede wird, desto unselbstverständlicher wird die politische Neutralisierung der Wahrheitsfrage: der – religiösen oder postreligiösen – Frage nach dem alleinrichtigen Menschheitsglück und Menschheitsziel. Dann will man nicht mehr das vorhandene, sondern das vollkommene Leben und greift den Staat an, weil er es nicht herbeiführt und man seine Ausklammerungen als Repression erfährt. Man sucht – utopisch – den Himmel auf Erden und erfährt das Vorhandene, das dieser Himmel nicht ist, als Hölle auf Erden und vergißt, was das Wirkliche wirklich ist: die Erde auf Erden. So kommt es, in gewisser Hinsicht parasitär zum Staat, zu den geschichtsphilosophischen Utopien und den durch sie dirigierten Revolutionen, die – von der Französischen Revolution bis zur kommunistischen Oktoberrevolution und ihren Schicksalen – nun wieder, postreligiös, Welterlösung versprechen und notfalls gewaltsam durchzusetzen versuchen. Die Kunst kann ihrerseits, nunmehr gegen den Staat, sich dazu bereit finden, in den Dienst der politischen Ziele dieser Revolution zu treten und revolutionäre Welterlösung politisch zu repräsentieren. Die Kunst dient als Mittel zum Zweck der revolutionären Weltverbesserung.

Ich habe hier die beiden extremen Möglichkeiten anzudeuten versucht, wie die Kunst, wo sie ihre religiöse Gebundenheit einzubüßen beginnt und ihre ästhetische Ungebundenheit zu ergreifen sich noch nicht traut, zur politischen Repräsentation werden kann – zur politischen Repräsentation einerseits des Staates und zur politischen Repräsentation andererseits der Revolution. Mich interessiert in der Folge der Umstand, daß diese Ausflucht der Kunst in die politische Repräsentation – die meiner These zufolge dazu dient, die konsequente Ästhetisierung der Kunst zu vermeiden – längerfristig diese moderne Ästhetisierung der Kunst gerade nicht stoppt, sondern im Gegenteil befördert. In Sachen Ästhetisierungsvermeidung ist sie kontraproduktiv. Ich beginne das zu erläutern, indem ich – in völlig willkürlicher Beschränkung – auf das Schicksal jener Kunst blicke, die sich politisch mit der Revolution verbindet. Die Kunst, die das tut, ist für die Revolution immer nur die zweite Besetzung; denn sie ist nie die wirkliche revolutionäre Praxis selbst, sondern, wie revolutionseifrig sie auch sein mag, immer nur die Kunst. Mit dieser zweiten Besetzung ist es so, wie es im Theater mit zweiten Besetzungen ist: Wichtig werden sie nur, wenn die erste Besetzung indisponiert ist. Solange die erste Besetzung nicht indisponiert ist, ist die zweite Besetzung günstigenfalls eine Rivalin. Ähnlich ergeht es der revolutionär engagierten Kunst bei der Revolution. Wo die erste Besetzung – die Revolution – scheitert, wird die zweite Besetzung – die Kunst – unendlich wichtig. Das ist der Fall des utopischen Gesamtkunstwerkes. Wo die erste Besetzung – die Revolution – aber zu siegen scheint, wird die zweite Besetzung – die Kunst – unendlich verdächtig. Das ist der Fall der Ächtung der Avantgarde. Auf beide Fälle gehe ich in den beiden folgenden Abschnitten ein.

3. Ästhetisierte Revolution: das Gesamtkunstwerk

Wo es zur Revolution kommt, treten Träume in die Wirklichkeit. Aus Erwartung wird Erfahrung und zwar eine schlechte Erfahrung. Denn – das war die Erfahrung mit der Französischen Revolution und das wurde die Erfahrung mit der kommunistischen Revolution – was die Revolution versprach, das hielt sie nicht. Statt in die absolute Freiheit führte sie in den Schrecken; mehr als von Repressionen befreite sie von Freiheiten; und – fiat utopia, pereat mundus – was Welterlösung werden sollte, wurde zur Weltzerstörung. Darum gehört zu den großen geschichtsphilosophisch inspirierten Revolutionen der modernen Welt die Enttäuschung ihrer revolutionären Hoffnung und Erwartung. Oder anders und kürzer gesagt: Diese Revolutionen scheitern.

Wie überleben Revolutionäre mental das Scheitern der Revolution? In bezug auf die kommunistische Revolution ist das, jedenfalls für mich, noch nicht deutlich erkennbar. In bezug auf die Französische Revolution indes kann man die Frage beantworten, und ihre Antwort gehört zum Thema Kunst und Politik, denn sie lautet: Die Revolutionssympathisanten überleben das politische Scheitern der Revolution ästhetisch. Sie versuchen, zumindest auch, gescheiterte Politik durch gelungene Kunst zu ersetzen. Sie retten das politisch mißglückte Revolutionäre in seine entpolitisierte Form, in die Ästhetisierung des Revolutionären, indem sie das Gesamtkunstwerk erfinden; denn, um es salopp zu formulieren, das Gesamtkunstwerk ist das Vehikel für die sanfte Bauchlandung geplatzter revolutionärer Hoffnungen. Ziel der Revolution ist dann nicht mehr die total vollkommene Wirklichkeit, sondern das total vollkommene Kunstwerk, eben das Gesamtkunstwerk, das justament deswegen die Rolle der finalen Wirklichkeit spielen muß und dem es darum wesentlich darauf ankommt, daß die Grenze zwischen Kunst und Wirklichkeit fällt.

Man muß dabei sehen, daß das Gesamtkunstwerk nicht von Richard Wagner erfunden wurde, sondern in der Philosophie des deutschen Idealismus. Friedrich Wilhelm Joseph

Schelling – der, um mit Nietzsche zu sprechen, die Köpfe der Jugend verdarb, als Wagner jung war – ästhetisierte die Revolutionsphilosophie. Er war nicht so bescheiden wie in unserem Jahrhundert diejenigen, die bei einer Mailänder Triennale Polizisten zu Kunstwerken erklärten, denn Schelling erklärte – in seinem »Identitätssystem« – die ganze Wirklichkeit zum Kunstwerk und entwickelte am Schluß der Schlußphilosophie dieses Systems, der »Philosophie der Kunst«, jenes Konzept des Gesamtkunstwerks, das Wagner in »Oper und Drama« wieder aufgriff. Wagner, der seinerseits ein gescheiterter Revolutionär war und darum den Weg von der Dresdener Barrikade zum grünen Hügel in Bayreuth ging, verstärkte Schellings Ansatz, indem er betonte: zur Wirklichkeit, die Ziel der Revolution ist, kann das Gesamtkunstwerk nur werden durch den, wie er sagte, »Kommunismus« der Künste, durch die Verbindung aller Einzelkünste zu einem einzigen Kunstwerk, das eben dadurch – als Gesamtkunstwerk – die Grenze zwischen Kunst und Wirklichkeit aufhebt. Die Nachfolger Wagners in Sachen Gesamtkunstwerk – diejenigen im Einzugsgebiet von Surrealismus, Dadaismus, Futurismus – waren in diesem Punkt anderer Meinung als Wagner: Nicht die Verbindung, sondern die Zerstörung aller Einzelkünste in einem totalen Antikunstwerk gibt diesem die Dignität der Wirklichkeit. Das kann sehr weit gehen – bis zur Ästhetisierung des Krieges, vor der Walter Benjamin in seinem »Kunstwerk«-Aufsatz warnte, und zur Ästhetisierung des Bürgerkriegs, vor der er zu warnen vergaß. Aber alle Anhänger des Gesamtkunstwerks waren für den »Kommunismus des Genies«: Erst alle Menschen zusammen sind die Künstler dieses totalen Kunstwerks. Und wo heute noch ein einzelner es zustande zu bringen sucht, indem er alles kann und alles durchstreicht, was er kann, muß er zumindest durch Kleidungsrituale suggerieren, kein einzelner zu sein. Darum war etwa – als gesamtkunstwerkelnde Identität von Avantgarde und Heilsarmee – Joseph Beuys (dieses Ein-Mann-Heer für Pazifismus und Nichtuniformierung) der diszipliniertes te und exzessivste Uniformträger der Gegenwart: der standhafte Sinn-Soldat.

Die Revolution, das ist hier meine These, überlebt ihr Scheitern, indem sie ästhetisiert wird: im Gesamtkunstwerk. Aber dieses Kunstwerk will die vollkommenste Wirklichkeit sein. Darum nötigt es die Menschen, nur noch in diesem Kunstwerk zu leben. Das aber, ernst genommen, hält niemand aus. Und so wird klar, daß das Ästhetische gar nicht – wie seine vehementesten Kritiker, also etwa Kierkegaard, meinten – dadurch fragwürdig ist, daß es zu unwirklich bleibt; es wird nämlich, ganz im Gegenteil, dort unerträglich, wo es zu wirklich wird, wo man die Grenze der Kunst zur Wirklichkeit vergißt, weil man die Wirklichkeit nur noch als Kunst und die Kunst nur noch als Wirklichkeit will. Das zwingt, indirekt, zur Suche nach dem nur noch Ästhetischen.

4. Ästhetisierte Revolution: die Avantgarde

Die Alternative zur Ästhetisierung der Revolution durch das Gesamtkunstwerk ist – nach der Französischen Revolution und ihrem Scheitern – die reale gesteigerte Wiederholung der Revolution, wie die kommunistischen Revolutionäre sie erstrebten. Die Revolution überlebt ihr Scheitern durch das Gesamtkunstwerk; die Revolution überlebt das Gesamtkunstwerk als erneute Revolution. Erneut will man – fiat utopia, pereat mundus – statt des vorhandenen das vollkommene Leben, erneut herrschen die utopischen Träume, erneut die Hoffnungen auf politische Welterlösung, und die Kunst setzt sich erneut dazu – sympathisierend oder engagiert – in ein positives Verhältnis. Sie agiert erneut als politische Repräsentation des Revolutionären; und es ist die ästhetische Avantgarde, die sich – als Malerei, als Plastik, als Architektur und Literatur, als Theater und

Film – in den Dienst der revolutionären Welterlösung begibt. Die fortschrittlichste Kunst tritt ein für die vermeintlich fortschrittlichste Welt. Aber das ist ein gefährliches Unternehmen.

Ich hatte das Dilemma der revolutionär engagierten Kunst schon angedeutet: Die revolutionäre Kunst ist für die politische Revolution immer nur die zweite Besetzung. Sie ist nie die wirkliche revolutionäre Praxis selbst, sondern, wie revolutionseifrig sie auch sein mag, immer nur die Kunst. Diese zweite Besetzung war und wird wichtig, wenn die Revolution scheitert. Das ist, wie gesagt, der Fall des Gesamtkunstwerks. Wenn die erste Besetzung – die Revolution – aber zu siegen scheint, dann wird es gefährlich für die revolutionäre Kunst. Denn die politische Revolution verlangt von ihr Linientreue. »Die Literatur«, so Lenin schon 1905, »darf keine Angelegenheit des Individuums sein. Sie kann nicht von den allgemeinen Aktivitäten des Proletariats unabhängig sein. Nieder mit den unparteiischen Schriftstellern! Nieder mit den literarischen Übermenschen! Literatur muß ein Bestandteil der organisierten, geplanten, auf einen Nenner gebrachten Parteiarbeit sein.« Mit dieser Forderung wird es ernst nach der Oktoberrevolution. Sobald die Revolution siegt und dabei ist, ihren Sieg zu konsolidieren und zu stabilisieren, erscheint – extrem dann im Stalinismus – die revolutionskonforme Kunst als unsicherer Kandidat und wahrscheinlicher Abweichler: Das Kreative ist potentiell subversiv. Darum wird die revolutionäre – die avantgardistische – Kunst in den zwanziger Jahren als potentielle Konterrevolution verdächtigt und abgehängt, durch monumentale Jubelkunst ersetzt, und die Künstler werden eliminiert; sie werden im Namen der kommunistischen Revolution – man denke an Kandinskys zweite Emigration – aus dem Lande oder – man denke an Blok, Majakowski, Mandelstam, Meyerhold, Babel usf. – aus dem Leben verjagt. Die Avantgarde wird verschmäht und geächtet.

Was das über das Revolutionsland, die Sowjetunion, hinaus bedeutete, hat Arnold Gehlen in seinem Buch *Zeit-Bilder* durch die Formel »entpolitisierte Revolution« zu fassen versucht, mit Blick auf die Malerei, aber in allgemeinster Geltung:

> Ganz ohne Zweifel galten die modernen Richtungen des Expressionismus, Kubismus usw. bei ihrem Erscheinen in einem weiteren Sinne als dem bloß künstlerischen als »revolutionär«, man hörte die gesinnungsmäßigen Obertöne mit. Als nun die Sowjets die abstrakte Kunst ächteten, geschah etwas sehr Entscheidendes: Sie entpolitisierten damit die moderne westliche Malerei, denn es war jetzt unmöglich geworden, die jeweils neueste Richtung mit politischen Vorstellungen nach links hin glaubhaft zu verbinden. Damit wurde die Kunstrevolution von den politischen Nebengeräuschen befreit, d.h. in die bloße *Kunstimmanenz hineingezwungen* ... Sofern also der Künstler ... Instinkte der Aggressivität und Beunruhigung ausleben will, ist diese Aggression entpolitisiert, sie kann sich nur noch gegen andere Kunst ihrer eigenen Gattung wenden ... Die dauernde immanente Kunstrevolution hat doch wohl hier eine ihrer wesentlichen Ursachen.

Durch diesen Vorgang ächtet die politische Revolution die ästhetische Avantgarde und hängt sie ab. Sie wird politisch verstoßen und verschmäht und durch diese politische Kränkung – gegen ihren Willen – »in die bloße Kunstimmanenz hineingezwungen«, d.h. ästhetisiert. Der ganze Vorgang ist eine indirekte Ästhetisierung der Kunst.

Fortan wird die linksrevolutionäre Gesinnungsattitüde dieser von der politischen Revolution abgehängten Kunst und ihrer Künstler, wo sie heute noch aufrechterhalten wird, politisch zu einer unglaubwürdigen und eher kläglichen Angelegenheit, deren politischer Ernst nur noch gespielt wird und die – bei denen, die mehr oder weniger für die Revolution und von ihrem Ausbleiben gelebt haben – im Grunde nur noch relevant ist als Aufwindsystem einer Gesinnungsschickeria, die den Exitus der politisch revolutionären Gesinnungsorientierung der Kunst noch nicht bemerkt hat oder noch nicht zugeben will. Objektiv ist sie passé. Indem die Revolution die avantgardistische Kunst sozusagen sitzenließ und sie dadurch »entpolitisierte«, hat sie – und das scheint mir positiv – schließlich jenen Prozeß gefördert, dem diese Kunst doch durch ihr politisches Engagement entgehen wollte, nämlich die konsequente Ästhetisierung der Kunst.

5. Ästhetisierung und Demokratie

Zunächst wiederhole ich noch einmal meine These, die ich hier durch einige Hinweise zu erläutern versucht habe: In der modernen Welt wird die gebundene Kunst zur ästhetischen Kunst. Der Versuch der Kunst, zur politischen Repräsentation – sei es eines Staates, sei es der Revolution – zu werden, diente letzthin überwiegend dem Ausstieg der Kunst aus diesem Vorgang, welcher Ausstieg aber schließlich das Gegenteil bewirkt, nämlich den definitiven Einstieg in die konsequente Ästhetisierung der Kunst. Ich hatte unterstrichen, daß ich diesen Prozeß der Ästhetisierung der Kunst nicht nur nicht für schlimm, sondern ganz im Gegenteil für gut halte, auch wenn er einige Folgelasten mit sich bringt.

Die Ästhetisierung der Kunst ist primär die Emanzipation aus ihren Gebundenheiten, also auch die Entlastung vom Politischen; und diese Entlastung der Kunst vom Politischen gehört gerade zur modernen liberalen Demokratie. Man sollte hier nicht mit dem Satz kommen, daß man dem Politischen nirgendwo entgehen dürfe, weil alles Politik sei; denn das – alles ist Politik – ist ein totalitärer Satz. Liberal ist gerade, daß nicht alles politisch sein muß, auch die Kunst nicht. Zur Freiheitsverfassung der liberalen Demokratie gehört, wenn ich es richtig sehe, daß es in ihr überhaupt keine Wirklichkeitsgröße gibt, die alles ist. Auch wenn alles Religion oder alles Bildung oder alles Wirtschaft oder alles Kunst wäre, wäre das schlimm. All diesem gegenüber muß das Individuum die Möglichkeit zur Distanz haben, und so gehört zur modernen liberalen Demokratie neben vielen anderen Freiheiten auch die Freiheit der Kunst von der Politik. Das schließt nicht aus, sondern gerade ein, daß diese Freiheit vom Politischen politisch verteidigt werden muß. Zugleich schließt es auch das Interesse der Kunst für das Politische nicht aus. Die Kunst – das gehört sozusagen zur Logik ihrer Ästhetisierung – muß vielerlei und fast alles dürfen, aber sie muß nicht müssen, vor allem auch das Politische nicht, und schon gar nicht ist sie zur Nähe zu einer bestimmten Art des Politischen verpflichtet – etwa zur Verweigerung der Bürgerlichkeit und zur Apotheose des Ausnahmezustands. Vernünftig ist, wer den Ausnahmezustand vermeidet. Und vor allem: die konsequent ästhetische Kunst darf politisch sein, aber sie muß es nicht.

Wie verträgt sich das jedoch mit dem Umstand, daß das Bedürfnis nach ästhetischer Repräsentation – nach politischer Repräsentation durch die Kunst – auch in der Demokratie fortdauert? Wie ist – in der modernen liberalen und bürgerlichen Demokratie – dieses Bedürfnis zu decken, wenn doch die Entlastung vom Politischen zur Ästhetisierung der Kunst und diese gerade zur Demokratie gehört? Auf diese Frage antworte ich mit zwei Hinweisen. Erstens: die primäre Repräsentation der modernen repräsentativen Demokratie ist nicht die Kunst, sondern sind die Organe der Repräsentation des Souveräns, des Volks, also vor allem das Parlament. Hinzu kommen die anderen – geteilten – Gewalten dieser liberalen Staatsform, und erst dann kann man auch nach indirekten Repräsentationen Ausschau halten. Zweitens: in der liberalen Demokratie geschieht ihre ästhetische Repräsentation ganz und gar indirekt; indem sie die Kunst – dadurch, daß sie ihrer Freiheit Verfassungsrang gibt, aber auch durch Ehre und Geld – gerade ohne politische Repräsentationsauflagen fördert, also nicht zuletzt auch durch Entpflichtung der Kunst von der politischen Repräsentation.

Die ästhetische Kunst ist also – in der liberalen Demokratie – entpflichtete Repräsentation. Ich bitte, es einem Philosophieprofessor, der emeritiert, d.h. entpflichtet worden ist, nachzusehen, daß er diesen Begriff der Entpflichtung, der für ihn außerordentlich positive Konnotationen hat, hier zentral einsetzt und die aktuelle Kunst – auch und gerade in bezug auf die Politik – als entpflichtete Repräsentation beschreibt. Dadurch ist gewiß nicht das Gesamtverhältnis von Kunst und Politik charakterisiert. Aber es mag die Betonung dieses Entpflichtungsstatus der ästhetischen Kunst einen nicht unwichtigen Teil dieses Verhältnisses beleuchten, der freilich – wie das ganze Verhältnis von Politik und Kunst – kompliziert und für das Denken sperrig ist und bleibt und trotzdem philosophisch gedacht werden muß; denn Philosophie ist, wenn man trotzdem denkt.

Dieser Beitrag geht auf einen Vortrag zurück, den ich 1993 im Rahmen einer von der Hessischen Landeszentrale für politische Bildung veranstalteten Vortragsreihe gehalten habe. Er wurde in dem von Bernd Heidenreich herausgegebenen Band *Kunst und Politik* (Wiesbaden 1994) veröffentlicht und erscheint hier in leicht veränderter Form.

Die Kürzel verweisen auf die Ausstellungsabteilungen, in denen die Künstler jeweils vertreten sind.

R: Realität – Deformation, S. 73
P: Das Porträt im 20. Jahrhundert, S. 153
A: Abstraktion – Spiritualität, S. 221
S: Sprache – Material, S. 323
T: Traum – Mythos, S. 441

Auf den angegebenen Seiten finden sich die Katalognummern der ausgestellten Werke

Die Künstler der Ausstellung

CARL ANDRE (A)
FRANCIS BACON (R/P)
GIACOMO BALLA (R)
BALTHUS (T)
GEORG BASELITZ (R/P)
MAX BECKMANN (R/P)
JOSEPH BEUYS (P/S)
UMBERTO BOCCIONI (R)
CHRISTIAN BOLTANSKI (T)
PIERRE BONNARD (R)
CONSTANTIN BRANCUSI (R/A)
GEORGES BRAQUE (R)
MARCEL BROODTHAERS (S)
ALBERTO BURRI (S)
ALEXANDER CALDER (T)
MARC CHAGALL (T)
EDUARDO CHILLIDA (A)
GIORGIO DE CHIRICO (R/P/T)
CHUCK CLOSE (P)
LOVIS CORINTH (R/P)
SALVADOR DALÍ (T)
HANNE DARBOVEN (S)
ALEXANDER DEINEKA (R)
ROBERT DELAUNAY (R/A)
JAN DIBBETS (S)
OTTO DIX (P)
JEAN DUBUFFET (R/P)
MARCEL DUCHAMP (S)
MAX ERNST (S/T)
JEAN FAUTRIER (R)
DAN FLAVIN (A)
GÜNTHER FÖRG (A)
LUCIO FONTANA (A)
LUCIAN FREUD (R/P)
KATHARINA FRITSCH (T)
NAUM GABO (A)
ALBERTO GIACOMETTI (R/P/T)
GILBERT & GEORGE (S)
ROBERT GOBER (T)
JULIO GONZÁLEZ (A)
ARSHILE GORKY (T)
GEORGE GROSZ (S)
RAOUL HAUSMANN (S)
EVA HESSE (A)
GARY HILL (S)
DAVID HOCKNEY (P)
JENNY HOLZER (S)
EDWARD HOPPER (T)
JASPER JOHNS (S)
ASGER JORN (R)
DONALD JUDD (A)
ILYA KABAKOV (S)
FRIDA KAHLO (P)
WASSILY KANDINSKY (A)
MIKE KELLEY (S)
ELLSWORTH KELLY (A)
ANSELM KIEFER (T)
EDWARD KIENHOLZ (S)
ERNST LUDWIG KIRCHNER (R/P)
R. B. KITAJ (P)
PAUL KLEE (T)
YVES KLEIN (A)
OSKAR KOKOSCHKA (R/P)
WILLEM DE KOONING (R/A)
JEFF KOONS (P/S)
JANNIS KOUNELLIS (S/T)
BERTRAND LAVIER (S)
FERNAND LÉGER (R)
WILHELM LEHMBRUCK (R)
ROY LICHTENSTEIN (S)
RICHARD LONG (A)
RENÉ MAGRITTE (S/T)
ARISTIDE MAILLOL (R)
KASIMIR MALEWITSCH (R/A)
PIERO MANZONI (S/A)
FRANZ MARC (R)
HENRI MATISSE (R/P)
MICHAIL MATJUSCHIN (A)
MATTA (T)
MARIO MERZ (S)
JOAN MIRÓ (T)
AMEDEO MODIGLIANI (P)
PIET MONDRIAN (A)
CLAUDE MONET (R)
HENRY MOORE (T)
GIORGIO MORANDI (T)
REINHARD MUCHA (S)
BRUCE NAUMAN (S)
BARNETT NEWMAN (A)
HERMANN NITSCH (S)
EMIL NOLDE (R)
CLAES OLDENBURG (S)
JOSÉ CLEMENTE OROZCO (R)
NAM JUNE PAIK (S)
PINO PASCALI (S)
FRANCIS PICABIA (S/T)
PABLO PICASSO (R/P)
SIGMAR POLKE (S)
JACKSON POLLOCK (R/A)
LJUBOW POPOWA (A)
ROBERT RAUSCHENBERG (S)
AD REINHARDT (A)
GERHARD RICHTER (S/P)
ALEXANDER RODTSCHENKO (A/P)
OLGA ROSANOWA (A)
MARK ROTHKO (A)
THOMAS RUFF (P)
ROBERT RYMAN (A)
CHRISTIAN SCHAD (P)
EGON SCHIELE (P)
OSKAR SCHLEMMER (R)
KURT SCHWITTERS (S)
RICHARD SERRA (A)
CINDY SHERMAN (T)
MARIO SIRONI (R)
DAVID SMITH (A)
STANLEY SPENCER (P)
FRANK STELLA (A)
CLYFFORD STILL (A)
YVES TANGUY (T)
ANTONI TÀPIES (S)
WLADIMIR TATLIN (A/S)
JEAN TINGUELY (S)
ROSEMARIE TROCKEL (S)
JAMES TURRELL (A)
CY TWOMBLY (A/T)
BILL VIOLA (T)
JEFF WALL (T)
ANDY WARHOL (P/S)
LAWRENCE WEINER (S)
WOLS (T)

Realität – Deformation

NORMAN ROSENTHAL

Fragen an einen zerbrochenen Spiegel

Das 20. Jahrhundert neigt sich seinem Ende zu. Es ist ein Jahrhundert, das sich aus der Sicht jener, die in ihm gelebt und die es beobachtet haben, in einem ständigen und bewußten Umbruch in den bildenden Künsten befunden hat. Denn die Kunst fungierte, nicht weniger als jeder andere Bereich der menschlichen Kultur, als eine komplexe Metapher für die gewaltigen Veränderungen und Erschütterungen, die dieses Jahrhundert prägten. Wir haben allerdings nicht nur eine, sondern mehrere miteinander verbundene Geschichten der Kunst erlebt, und die jetzige Ausstellung geht von vier solchen Geschichten aus, die von Veränderung und Neuerung berichten, von Wandel und Ungewißheit, von schier grenzenlosen Möglichkeiten des Ausdrucks, die nur darauf warteten, vom einzelnen Künstler, ganz gleich, in welchem Medium er arbeitete, konkret umgesetzt zu werden.

Offizielle Akademien, Institutionen, die sich der Festlegung von Regeln und Normen für die Kunst verschrieben hatten, galten bereits lange vor dem Ende des 19. Jahrhunderts als überlebt, nur um abgelöst zu werden durch eine Kakophonie künstlerischer Optionen, verkörpert durch alle möglichen von der Norm abweichende Sezessionisten und kleine Künstlergruppen, die subversive Kämpfe im Namen neuer Ideen ausfochten. Der einzelne Künstler proklamierte gegenüber der Öffentlichkeit durch seine Bildsprache und vor allem durch seinen Stil mit allem Nachdruck seine Einzigartigkeit, als sei er aus dem Nichts gekommen. Die Kunst war ein rhetorischer Akt, der bestehende Vorstellungen über die Kunst wie über das Leben ins Wanken bringen und den Betrachter zum Nachdenken über die Brüchigkeit seines eigenen Daseins zwingen sollte. Der allzu selbstzufriedene Betrachter, der nach der berühmten Aussage Marcel Duchamps eben kraft des Vorgangs des Betrachtens das Kunstwerk erst vollendet, sollte auf diese Weise etwa Liebe und Freundschaft wie auch die Möglichkeit von Chaos, Schrecken und den Abgrund bewußter reflektieren.

Der allgemeine Konsens hat mit Recht Pablo Picasso zum archetypischen Künstler des Jahrhunderts ausgerufen. Gertrude Stein begriff in ihrem klassischen Buch über Picasso das 20. Jahrhundert als ein eminent *großartiges*, ungeachtet der Tatsache, daß sie diesen Text kurz vor Beginn eines zweiten, katastrophalen Weltkriegs schrieb. Trotz aller Schrecken und aller Grausamkeit der Zeit, in der sie lebte, konnte Gertrude Stein dennoch in ihrem unnachahmlich pseudo-naiven Stil schreiben:

> Das zwanzigste Jahrhundert ist großartiger als das neunzehnte, ganz gewiß ist es großartiger. Das zwanzigste Jahrhundert hat in seiner Daseinsform weniger Vernunft als das neunzehnte, aber Vernünftigkeit trägt nicht zur Großartigkeit bei … So steht es mit dem zwanzigsten Jahrhundert; es ist eine Zeit, in der sich alles aufspaltet, wo alles zerstört ist, alles sich absondert; es ist eine großartigere Zeit als eine Periode, in der sich alles folgt.[1]

Mit der Einfachheit, die beim Schreiben über Kunst eine Tugend ist, verleiht Gertrude Stein jenen offensichtlichen Brüchen, die zum Reichtum unserer visuellen Kultur beigetragen haben, einen Sinn. Sie durchdringt das scheinbare Durcheinander und die unver-

1 Gertrude Stein, *Picasso*, London 1938; dt. Zürich 1958, S. 52.

einbaren Optionen, für die Picasso innerhalb seiner eigenen Kunst Beispiele lieferte, in der Embleme von Ruhe und klassischer Ausgeglichenheit sich in ständigem Kampf befinden mit Einbrüchen heftiger Emotionen – Apoll versus Dionysos. Wir müssen in einer Welt bildnerischer Möglichkeiten leben, in der der analytische Kubismus Picassos und Braques neben der ekstatischen Spiritualität Kandinskys, neben den ironischen semantischen Spielen Duchamps oder neben der nietzscheanisch-freudianischen Welt de Chiricos existieren kann. Bei aller verführerischen Sophistik des postmodernen Denkens, das es vorzieht, die gleichsam parthenogenetische Revolution in der Kunst unseres Jahrhunderts um 1960 anzusetzen, als etwa Andy Warhol seine *Brillo*-Kartons der Welt präsentierte[2], und nicht 1906–1908 bei der Geburt des Kubismus, muß man sich fragen, ob die Postmoderne nicht nur eine Weiterentwicklung der Moderne ist. Vielleicht erweitert die Welt, die sich selbst »postmodern« nennt, lediglich das Spektrum künstlerischer Möglichkeiten, das – davon können wir getrost ausgehen – bis in die nächsten Jahrzehnte und entsprechend in das neue Jahrhundert hinein überdauern wird. Die letztlich nicht zu beantwortende Frage ist hier die, ob das neue Jahrtausend im Sinne eines wahrhaft »neuen Zeitalters« nicht eigentlich bereits genau vor hundert Jahren begonnen hat. Zweifellos bestand bei Künstlern und Kommentatoren um 1900 ein wesentlich ausgeprägteres Bewußtsein eines die Welt und das Kunstschaffen erfassenden grundlegenden Wandels als in der heutigen Zeit, in der wir die Revolution in der Informationstechnologie und das latente Hinscheiden einer eurozentristischen Sicht der Kultur mit erstaunlicher Gleichgültigkeit hinzunehmen scheinen.

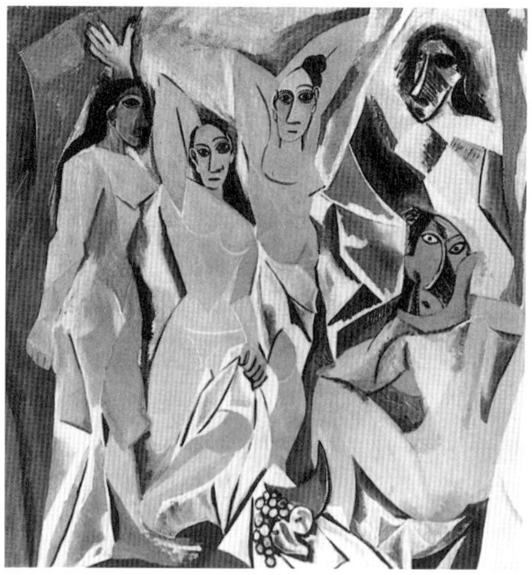

Abb. 1 Pablo Picasso, *Les Demoiselles d'Avignon*, 1907. The Museum of Modern Art, New York

In vielerlei Hinsicht mag der jetzige Zeitpunkt geeignet sein, unsere Ansichten über die Kunst zu überprüfen und uns noch einmal jene »Meisterwerke« – ein aus der Mode gekommener Begriff – anzusehen, die aus sich heraus neue Maßstäbe setzen. Worin genau besteht die Veränderung, die »Meisterwerke« und das schier endlose Schaffen, das von ihnen ausgeht und das ihre Botschaft weiterträgt, bewirken? Wenn wir über die Kunstproduktion im ersten Jahrzehnt dieses Jahrhunderts nachdenken, stellt sich – etwa neunzig Jahre später – die Frage, ob nicht die scheinbar radikale Welt, die sich damals herausbildete, eingebettet war in eine Tradition, die ihre Wurzeln im 19. Jahrhundert oder gar in der Renaissance hat. Vielleicht ist das, was wir als die Moderne bezeichnen, deren Anfang sich bei Picassos 1906–1907 entstandenem Gemälde *Les Demoiselles d'Avignon* (Abb. 1) ansetzen ließe, in gewisser Hinsicht tatsächlich einer unwiederbringlichen Vergangenheit zuzuordnen – als letzter Ausbruch einer erlöschenden Tradition und gleichzeitiger Anbruch einer neuen Epoche. Haben die *Demoiselles* einen radikaleren Bruch mit dem abendländischen Kanon vollzogen als die bahnbrechenden Werke von Manet, Gauguin und Cézanne? Manet schien Mitte des 19. Jahrhunderts mit seiner *Olympia* (1865) das Ideal der klassischen Tradition in Frage zu stellen, ja geradezu zu verspotten, während er paradoxerweise zugleich deren Kontinuität wahrte. Gauguin stellte 1897 mit einem Bild, das er auf Tahiti malte, die moderne Frage schlechthin: *D'où venons-nous? Que sommes-nous? Qù allons-nous?* (Woher kommen wir? Was sind wir? Wohin gehen wir?) und trug in diesem wie in zahlreichen anderen Werken wesentlich zur Begründung der künstlerischen Bedeutung des sogenannten »Primitiven« bei. Cézanne wiederum warf in seinem Spätwerk, insbesondere in seinen Figurenbildern und Landschaften, komplexe poetische und wahrnehmungsbezogene Fragen über Raum und Zeit, über das Wesen der Wirklichkeit und, auf seine Art, über den Primitivismus auf – Fragen von expressiver Brisanz, die wenig mit der genauen Erfassung des optisch Sichtbaren zu tun haben.

2 Siehe dazu Arthur C. Danto, *After the End of Art. Contemporary Art and the Pale of History*, Princeton 1997, insbes. S. 123ff.

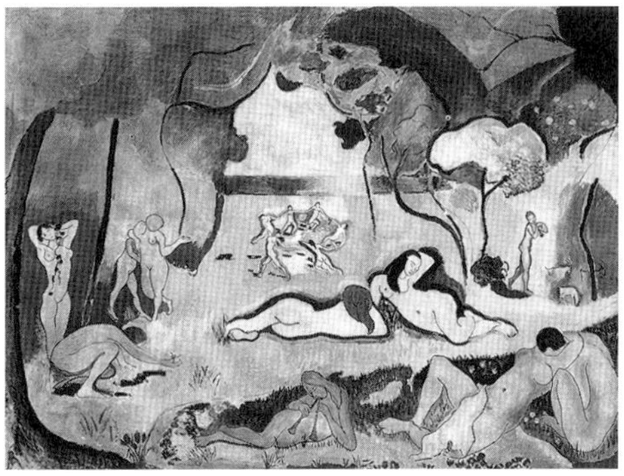

Abb. 2 Pierre Matisse, *Le Bonheur de vivre* (Das Glück des Lebens), 1905–1906. The Barnes Foundation, Philadelphia

Nachdem er die *Demoiselles* »vollendet« hatte, hielt Picasso es für geboten, das Gemälde mehrere Jahre lang zu verbergen. Das Werk blieb genaugenommen unvollendet. Es wurde im Atelier umgekehrt an die Wand gelehnt, und selbst seine engen Freunde, Mäzene und Bewunderer, denen erlaubt wurde, einen flüchtigen Blick darauf zu werfen, waren bestürzt ob der Roheit seiner Bildsprache. Er legte das Bild 1907 beiseite, nur kurze Zeit, nachdem Henri Matisse, die offizielle Leitfigur der Pariser Avantgarde, sein eigenes programmatisches Meisterwerk, *Le Bonheur de vivre* (1905–1906) – eine psychedelische Vision vom glücklichen Leben –, beendet hatte, das sich heute, der Öffentlichkeit nahezu unzugänglich, in der Barnes Collection in Philadelphia befindet (Abb. 2). Wer jedoch das Gemälde kürzlich auf seiner einmaligen Reise um die Welt gesehen hat, war zwangsläufig überwältigt von seinen zarten Farben und seiner halluzinogenen Poesie, die mit ihren sich ständig wandelnden Formen, die in einer Vision von unendlicher erotischer Lust tanzen und zergehen, jene kitschige Phantasiewelt Walt Disneys vorwegzunehmen scheint. *Le Bonheur de vivre* ist ein Gemälde ohne rechte Winkel und gerade Linien. Picasso war zur Zeit, als *Le Bonheur de vivre* entstand, ein junger ehrgeiziger Maler, dessen in Blau und Rosa gehaltene, von El Greco inspirierte Darstellungen von Gauklern und Zirkusartisten ihn lediglich zu einem beeindruckenden, gleichwohl aber sekundären Nachimpressionisten und Symbolisten der zweiten Generation machten. Er war zweifellos weniger »modern« im Sinne einer profunden Auseinandersetzung mit den existentiellen Fragen des modernen Lebens, als dies eine ältere Generation noch tätiger oder gerade erst verstorbener Künstler war – Cézanne, Gauguin und Degas. Matisse' Antwort auf deren Fragen bestand in der Beschwörung einer Welt von nahezu unbekümmerter Sinnlichkeit, die jeder Geschichte und jedem Bewußtsein sozialer Realität zu entrinnen sucht. *Le Bonheur de vivre* wirkt wie die malerische Farbphantasie par excellence, und selbst fast gleichzeitige Werke wie *Le Luxe II* (1907–1908) (Kat. 5), *La Danse* (1909–1910) und *La Musique* (1910) sind in ihrer Andeutung eines ritualistisch-urtümlichen Primitivismus eskapistische Bilder, Träume, die nicht in irgendeiner näher zu bestimmenden Wirklichkeit angesiedelt sind. Matisse' arkadische Visionen sind allerdings ebensowenig abstrakte Landschaften und haben emotional wenig gemeinsam mit Kandinskys eruptiven *Kompositionen* (Kat. 123 und 124) oder den kopflastigeren Notationen der *Pier und Ozean*-Gemälde Mondrians; Matisse fand erst gegen Ende seines Lebens mit seinen »Papiers découpés« ein abstraktes Äquivalent.

In den *Demoiselles* und in Bildern wie *Femme nue assise* (Kat. 3) lieferte Picasso eine ehrgeizige, wenn auch versteckte Erwiderung auf die Rivalität mit Matisse. Hier wollte er zweifellos den Fauvisten das Banner der Avantgarde entreißen und gegen ihre farbenfreudigen Landschaften eine herausfordernde Alternative aufbieten. Picasso entschied sich dafür, die Farbe eher zu eliminieren, die Erotik der Kurve zu eliminieren, den Spiegel der Üppigkeit zu zerbrechen. Das neue Programm war ein aggressiver Primitivismus ohne Illusionen, der Primitivismus des Bordells, dessen Bild einen zerbrochenen Spiegel widerspiegelt (wie das Gemälde selbst in vielerlei Hinsicht daran erinnert) – eine Realität, in der der Maler den Betrachter herausfordert, ein aktiver und möglicherweise kompromittierter Mitwirkender zu werden. Er gibt uns eine gewollt kantige Darstellung primitiver Formen, deren Herkunft – sei sie ägyptisch, iberisch, afrikanisch oder gar ozeanisch – letztlich belanglos ist und deren Wert bisher lediglich von anthropologischem Interesse gewesen war. Der Gegensatz und der Vergleich zwischen dem älteren Matisse und dem etwas jüngeren Picasso zu diesem Zeitpunkt in Paris – dem eindeutig zentralen Forum, wo die Frage der Modernität diskutiert wurde – hätte nicht eindrucks-

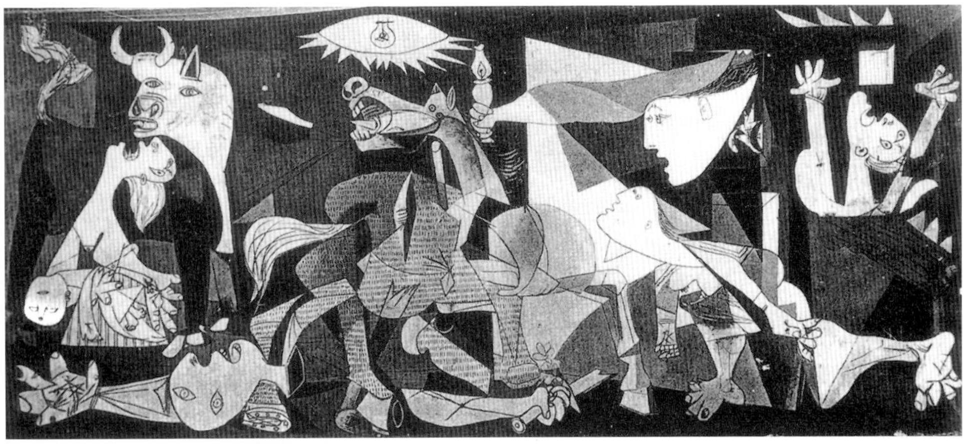

Abb. 3 Pablo Picasso, *Guernica,* 1937. Museo Nacional del Prado, Madrid

voller sein können. Auf lange Sicht, das war klar, konnte ein eskapistisches Ausweichen vor der Wirklichkeit nicht die Antwort für das neue Jahrhundert sein. Diese sollte vielmehr in einer verstärkten Konfrontation mit ihr liegen (selbst oftmals Ausdruck existentiellen Schmerzes), die zu einem gesteigerten Realitätssinn beitragen würde, wohingegen bloßer Illusionismus, insbesondere in einem Zeitalter der Photographie, den Betrachter nur unberührt lassen konnte.

Nicht nur die *Demoiselles,* auch die nachfolgenden analytisch-kubistischen Werke Picassos und Braques sind durch ihre Beschränkung in der Farbe gekennzeichnet. Picasso war nie ein großer Kolorist. Nicht von ungefähr ist sein ehrgeizigstes politisches Gemälde, das in Reaktion auf den Spanischen Bürgerkrieg entstandene *Guernica* (1937), ausschließlich in Grautönen gemalt (Abb. 3). Die Freude im Freudenhaus von Avignon hält sich eben in Grenzen. Die maskenhaften eckigen Gesichter starren hinaus mit Blicken, in denen die ganze Trübsinnigkeit und all die Alpträume einer Hölle auf Erden liegen – selbst das vielkommentierte Stilleben mit seiner angedeuteten sexuellen Symbolik wirkt eher dürftig. Matisse stellte sich die Zukunft als ein Paradies vor. Picasso beschreibt mehr oder weniger unverhohlen einen Ort großer Freudlosigkeit und Besorgnis; er blickt in den Abgrund des 20. Jahrhunderts – die gesellschaftlichen Folgen sowohl seines Neuerungsdrangs wie auch seiner selbstzerstörerischen Triebe.

Sowohl *Le Bonheur de vivre* wie auch die *Demoiselles* sind Meisterwerke, die sich selbst ausdrücklich als solche verstehen. Sie sind Gemälde, die kraft ihres Formats und ihres Inhalts ihre Absicht kundtun, das Programm der Kunst zu erneuern. Diese Werke, die in neue Bereiche vorstießen, weckten auf der einen Seite Achtung und Bewunderung und regten auf der anderen die Entstehung von Werken anderer Künstler an, die häufig an dem Kern der Sache vorbeigingen. Sie fungieren in hohem Maße als Kulminations- und Bezugspunkte innerhalb der bildenden Künste. Wenn der Begriff des Meisterwerks am Ende dieses Jahrhunderts aus der Mode gekommen ist, so aufgrund eines allgemeinen Bedürfnisses seitens des akademischen Establishments, insbesondere mit dem Autoritäts- und Hierarchiedenken aufzuräumen und statt dessen Konzepte anzubieten, die von einer kontinuierlichen Entwicklung und stetiger Reduktion ausgehen. Doch selbst Marcel Duchamp, der Heros und wichtigste Prophet eines Großteils dessen, was heute »modern« ist, konzentrierte sich in seinem Schaffen im wesentlichen auf drei Schlüsselwerke. Es sind, abgesehen von den Ready-mades, tatsächlich eben diese »spektakulären« Werke, die seiner Vorstellung von Kunst Form verleihen. Der *Akt, eine Treppe herabsteigend Nr. 2,* eine an sich eher zweitrangige Synthese kubistischer und futuristischer Ideen, die

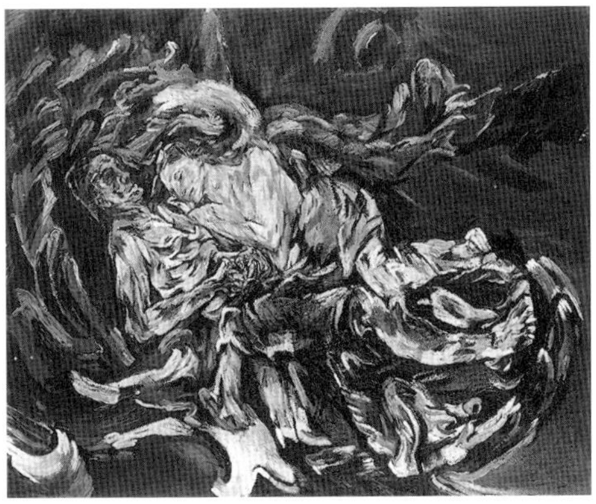

Abb. 4 Oskar Kokoschka, *Die Windsbraut*, 1914. Kunstmuseum Basel

1912 von den kubistischen Mitgliedern des »Salon des Indépendents« in Paris zurückgewiesen wurde, weil sie nicht im eigentlichen Sinn kubistisch sei, trug wie kaum ein anderes einzelnes Gemälde die Botschaft der Moderne von Paris hinüber nach New York, als es dort 1913 zu einer Sensation in der *Armory Show* wurde. Es folgten die beiden wichtigsten, sich ausdrücklich als solche verstehenden Meisterwerke Duchamps: das hermetische *Große Glas* (oder *Die Braut, von ihren Junggesellen nackt entblößt, sogar*) von 1915–1923 (siehe Abb. 10, S. 310), und, viel später, das unverhohlener erotische *Etant donnés* von 1946–1966 (siehe Abb. 12 und 13, S. 311), sein außergewöhnliches Peepshow-Environment, das seit Bekanntwerden seiner Existenz immer wieder als spektakulärer Ausgangspunkt für andere Künstler diente. In einem 1967 veröffentlichten Interview sagte Duchamp:

> Im Schaffen eines jeden Genies, sei es nun ein großer Maler oder sonst ein Künstler, gibt es nur vier oder fünf bedeutsame Werke. Der Rest ist Füllsel. Und diese vier oder fünf Sachen haben bei ihrem Erscheinen jedesmal einen Schock ausgelöst. Ob es sich dabei nun um die *Demoiselles d'Avignon* oder *La Grande Jatte* handelt – ein Schockeffekt war stets vorhanden … Ich denke an das Ungewöhnliche, das Rare, an das, was ich als höhere Ästhetik bezeichnen möchte.[3]

Und er fuhr fort: »Ein Kunstwerk entsteht durch die Bewunderung, die wir ihm entgegenbringen.« Duchamp war in seiner Einstellung zum Leben wie zur Kunst ausgesprochen elitär.

Ähnliche Überlegungen äußerte allerdings auch Oskar Kokoschka, dessen Einstellung zur Kunst von der Duchamps denkbar weit entfernt ist. Kokoschkas großes Meisterwerk *Die Windsbraut* von 1914 (Abb. 4) sowie *Irrender Ritter* von 1915 (Kat. 29) stellen Kulminationspunkte eines ekstatischen Expressionismus dar – sie sind der Versuch, einen »Liebestod« des Expressionismus zu schaffen. »Expressionismus«, so Kokoschka später, »ist Gestaltung des Erlebnisses, solcherart mittelbar und Botschaft vom Ich zum Du. Wie zur Liebe braucht es dazu zwei. Expressionismus lebt nicht im elfenbeinernen Turm, er wendet sich an den Nächsten, den er erweckt.«[4]

So hat die Malerei als eine Form der Kommunikation in diesem Jahrhundert auf immer extremere Strategien der Verrückung und Verzerrung zurückgreifen müssen, um im gebildeten Betrachter, der sich selbst am Diskurs beteiligt, Empathie zu wecken und ihn zur Suche nach Wirklichkeitsentsprechungen zu animieren. Der Realismus, wie er von akademischen Künstlern und Spätimpressionisten gleichermaßen verstanden wurde, wurde zu einer unhaltbaren Position, wenn es darum gehen sollte, Gefühle oder einen Eindruck von Wirklichkeit zu vermitteln. Der Expressionismus als eine Möglichkeit der Kommunikation zwischen dem »Ich« und dem »Du« wurde zu einem der zentralen Abenteuer der modernen Kunst, an dem die Hauptwerke von Picasso, Léger und Boccioni, von Nolde, Kirchner, Kokoschka und Beckmann sowie späterer Künstler wie Fautrier, Giacometti, Bacon, de Kooning und Baselitz teilhatten. All diese Künstler haben ein Jahrhundert erlebt, das sich nach vielfacher Definition hauptsächlich durch einen Drang zur Abstraktion auszeichnet, und sie haben sich mit wachsender Verzweiflung bemüht, strategisch die Idee zu sichern, daß es möglich ist, visuelle Entsprechungen der Wirklichkeit zu schaffen. Es ist dieser Kampf gegen die Abstraktion, der den Expressionismus im Sinne Kokoschkas – trotz ästhetischem Skeptizismus und Ironie – zu einem derart starken Motor und zu einem solch herausragenden Moment kultureller Kontinuität macht. Schwerpunktmäßig im deutschen Kulturraum angesiedelt, überstand der Expressionismus den politischen und gesellschaftlichen Abgrund der dreißiger und vierziger Jahre dieses Jahrhunderts, als Diktatur und Verrohung ihn fast auslöschten.

Der Expressionismus war, zumindest auf einer bestimmten Ebene, eine enthusiastische deutsche Antwort in erster Linie auf van Gogh und in zweiter auf den Fauvismus von

3 Pierre Cabanne, *Gespräche mit Marcel Duchamp*, Köln 1972, S. 104.

4 Oskar Kokoschka zit. bei Werner Hofmann, *Experiment Weltuntergang. Wien um 1900*, Ausst.Kat. Kunsthalle Hamburg, (Prestel) München 1981, S. 71.

Matisse, Derain und Vlaminck. Der Fauvismus, der sich hauptsächlich auf die Farbe als Vehikel zur Vermittlung des Gefühls der Freude stützte, büßte bald seine Gültigkeit und seine wesenhafte »Wildheit« ein. Es waren Nolde und die Künstler der Dresdner Gruppe »Die Brücke«, die erkannten, daß die fauvistische Farbe nur legitim war, wenn sie dazu diente, die Anmaßungen bürgerlicher Normalität zu überwinden. Die Gemälde von Ernst Ludwig Kirchner und seinen Freunden waren Hymnen auf die individuelle Freiheit, die sich nur im Atelier, nackt am Ufer eines Sees oder in der Anonymität der Großstadt ausleben ließ. So erhält die grandiose Prostituierte in Kirchners *Potsdamer Platz* von 1914 (Kat. 23), die stolz durch die belebten Straßen geht, eine geradezu heroische Dimension. Auf ihre Art hat diese Hure etwas ebenso Imposantes wie die *Demoiselles d'Avignon*. Es gibt im Expressionismus eine quasi göttliche Erhebung der Niederungen (vielleicht auch einfach der Realität) des Lebens, die als verstärkendes Moment für die gewollt krassen Farb- und Formverzerrungen wirkt. Nicht von ungefähr wurde Picasso in den Jahren vor dem Ersten Weltkrieg in Deutschland wesentlich breiter rezipiert als irgendwo sonst. Vor allem dank der Bemühungen von Förderern, Kunsthändlern, Sammlern und Kritikern wurde Picasso hier als der Inbegriff des expressionistischen Malers angesehen.[5] Es scheint, als seien seine wohl größten Leistungen als kühler Kubist – seine herausragenden Werkgruppen von Porträts, Landschaften und Stilleben, die er zur Zeit seines engen Kontakts mit Braque schuf – eher atypisch für sein Lebenswerk. In Wahrheit waren die Kulminationspunkte seiner Laufbahn expressionistische Bilder wie die *Demoiselles* von 1907, *Les Trois Danseurs* von 1925 (Abb. 5) und *Guernica* von 1937; tatsächlich lag seinem gesamten Schaffen nach dem Zweiten Weltkrieg die dionysische Kraft eines selbstzerstörerischen, zutiefst autobiographischen Expressionismus zugrunde, der den bei weitem größten Teil des Œuvres dieses unvergleichlich produktiven Künstlers kennzeichnet.

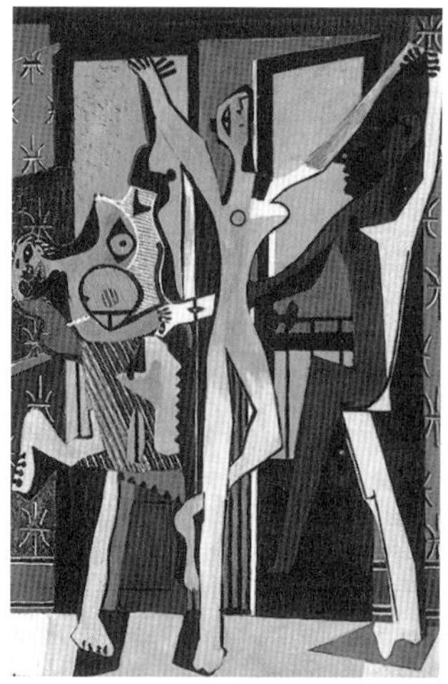

Abb. 5 Pablo Picasso, *Les Trois Danseurs* (Die drei Tänzer), 1925. The Tate Gallery, London

Richten wir unser Augenmerk noch einmal auf das einzigartige Kunstwerk – auf das Meisterwerk, das einerseits isoliert betrachtet werden muß, andererseits aber in einem Kontext steht, den mitzubedenken für den Betrachter unabdingbar ist, will er es ganz begreifen. Dies ist das Dilemma aller kulturellen Ausdrucksformen, ganz besonders aber der bildenden Künste, denen im Laufe dieses Jahrhunderts ein kritisches, oftmals manipulatives Schrifttum von solch überwältigendem Umfang zugesetzt hat, daß die Werke in ihrer Substanz Schaden zu nehmen drohen. Es können nur allzuleicht verzerrende Konfrontationen heraufbeschworen werden, läßt man die emotionalen sowie die formalen, technischen und historischen Diskursebenen außer acht. Wie sollen wir als Individuen, die – wenn wir das Postulat Duchamps gelten lassen – das Kunstwerk durch unsere Betrachtung erst vollenden, entscheiden, welche die einzelnen Werke sind, die eine weitreichende Geltung im Diskurs über Kunst verdienen? Ausstellungen wie diese sind Vorschläge zur gedanklichen Neuordnung der riesigen Menge Materials, das für sich in Anspruch nimmt, zum anerkannten Kanon der Kunst dieses Jahrhunderts zu zählen. Kunstwerke haben nachgewiesenermaßen eine eigentümliche Neigung, einen bedeutungsvollen Dialog miteinander zu führen, was den Gedanken nahelegt, daß die legitimste Form der Kunstkritik die Ausstellung ist, die sich selbst als sinnhafte und durchdachte Gegenüberstellung einzelner Kunstwerke definieren ließe. Vergleichbar den wechselnden Konstellationen der Sterne oder der zufälligen oder auch organisierten Begegnung einzelner Personen diskutieren Kunstwerke miteinander, wenn sie sich in einer öffentlichen Ausstellung gegenübertreten: Sie tauschen sich aus, beleben, befördern und degradieren sich sogar gegenseitig als »zweckdienliche« Bilder in unserer Vorstel-

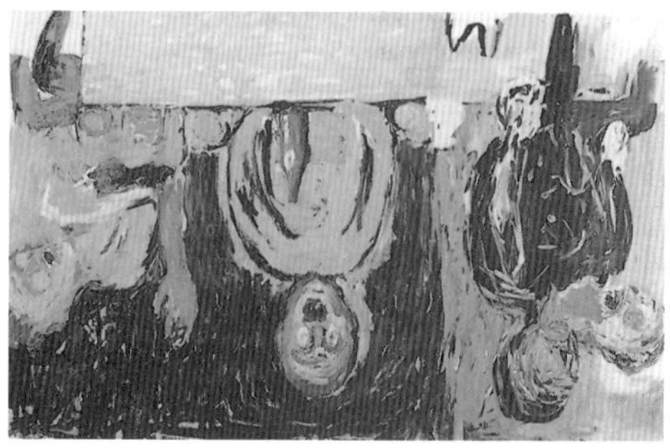

Abb. 6 Georg Baselitz, *Nachtessen in Dresden*, 1983. Kunsthaus Zürich

5 Siehe John Richardson, *The Life of Picasso*, Vol. II, 1907–1917, London 1996, S. 106.

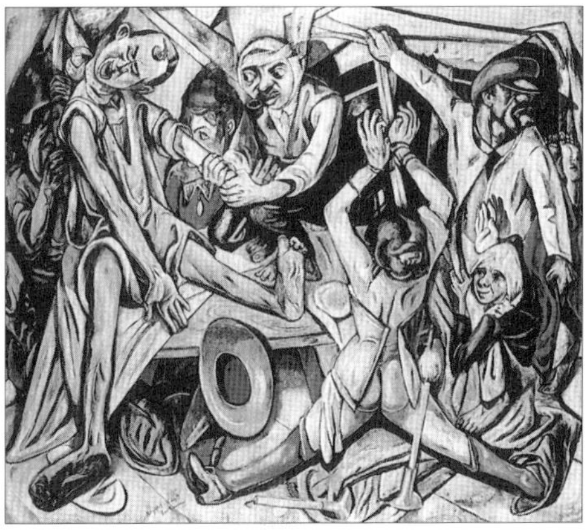

Abb. 7 Max Beckmann, *Die Nacht*, 1918–1919.
Kunstsammlung Nordrhein-Westfalen, Düsseldorf

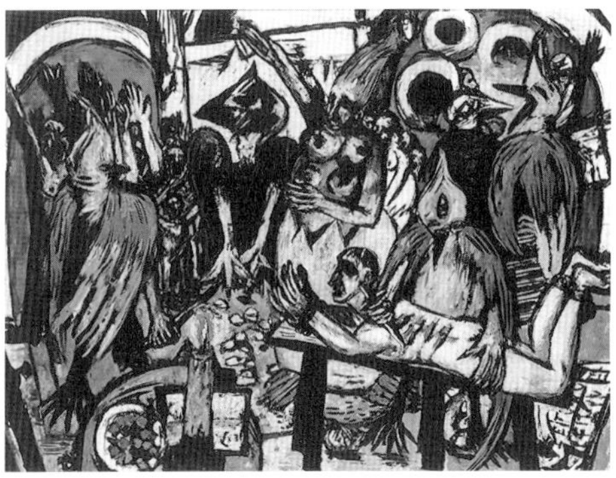

Abb. 8 Max Beckmann, *Hölle der Vögel*, 1938.
The St. Louis Art Museum

lung. Wie »großartig« wäre es – um zu Gertrude Stein zurückzukehren –, Picassos *Demoiselles d'Avignon* und Kirchners *Potsdamer Platz*, Picassos *Drei Tänzer* und Beckmanns *Apachentanz* (1938), de Koonings *Woman I* (1950–1952) (siehe Abb. 12) und Bacons *Three Studies for Figures at the Base of a Crucifixion* (1944) miteinander zu konfrontieren oder in diesem Zusammenhang über Georg Baselitz' *Nachtessen in Dresden* (1983) zu spekulieren, das die Künstler der »Brücke« beim Letzten Abendmahl zeigt, während dessen sie womöglich darüber diskutieren, nicht nur Edvard Munch, sondern auch Henri Matisse als Ehrenmitglied in ihre Gruppe aufzunehmen (Abb. 6).

Die Geschichte selbst wird durch solche Gegenüberstellungen konkret. Max Beckmann schrieb 1912, noch vor seiner katastrophalen, letztlich aber kathartischen Erfahrung als Sanitäter im Ersten Weltkrieg, sein Ziel sei es, »das Unsichtbare durch Wirklichkeit sichtbar zu machen«.[6] Beckmann war ein archetypischer Künstler der zersplitterten Wirklichkeit des 20. Jahrhunderts, schonungslos in seiner Suche nach einem angemessenen bildlichen Ausdruck für den inneren Zustand des Menschen. Bereits sehr früh veranschaulichten Bilder wie *Die Nacht* (1918–1919) die äußerste Unmenschlichkeit, die Menschen sich gegenseitig zufügen können (Abb. 7). Es zeigt eine Szene schier unbeschreiblicher sadistischer Folter und Qual und ist ein eindringliches Zeugnis der zunehmenden Verrohung der Gesellschaft, die eine erschreckende Folge des Ersten Weltkriegs war. Eine weitere Steigerung, sofern überhaupt möglich, ist Beckmanns allegorisches Meisterwerk *Hölle der Vögel* (1938) – der vielleicht eindringlichste und direkteste Protest gegen totalitäre Verfolgung in der Geschichte der modernen Malerei (Abb. 8). Es zeigt aufgeplusterte, fetischistisch gewandete Vögel, die ihr verängstigtes, bereits mit Wunden übersätes Opfer aufs unsagbar übelste zurichten, während im Hintergrund die Menge die Folterer anfeuert. Picassos *Guernica* ist eine einzigartige Auseinandersetzung mit der Zeitgeschichte und speziell mit dem durch den Spanischen Bürgerkrieg ausgelösten europäischen Trauma; Beckmanns ein Jahr später entstandenes Meisterwerk erweist sich als eine in noch stärkerem Maße kathartische Konfrontation mit den Schrecken der Folter. Die Frage muß lauten, inwiefern es Künstlern, und insbesondere Malern, möglich war, sich den Problemen der Geschichte dieses Jahrhunderts zu stellen – der Katastrophengefahr an den verschiedensten Fronten, bis hin zur Denkbarkeit einer gänzlichen Auslöschung der abendländischen Kulturtradition. Werden die Werke von Picasso, Lehmbruck, Beckmann, Dix, Sironi, Dalí, Chagall oder auch Fautrier als Metaphern der Katastrophe dieser Aufgabe gerecht, oder sind sie letztlich Kitsch? Ist es ein eigentümliches Gebot der Kunst, »sich der Geschichte zu stellen«, wie dies jüngst eine Ausstellung in Paris nahelegte?[7] Inwiefern kann Kunst die Fragen der Geschichte mit denen der Situation des einzelnen Menschen verschränken? Im 19. wie im 20. Jahrhundert scheint die Antwort nur in seltenen Momenten auf. Denkwürdige Werke wie Goyas *3. Mai 1808* oder Géricaults *Floß der Medusa* oder auch Manets *Erschießung Kaiser Maximilians* sind komplexe zeitgeschichtliche Historienbilder, sie sind allerdings auch allesamt Ausnahmen, setzen sie sich doch im Unterschied zu jenen positivistischen Verklärungen des Triumphes, für die es Vorbilder in Hülle und Fülle gibt, mit der Realität des Krieges und der Grausamkeit auseinander. Erlaubt die Einfachheit von Fautriers *Otages* (Geiseln) (1943–1945) es uns, ebenso tiefgründige Schlüsse über Politik zu ziehen wie die komplexen Allegorien der Triptychen Beckmanns? Kunst, die den Opfern und den Besiegten angemessene Hochachtung frei von Pathos und Sentimentalität erweist, ist erstaunlich selten. Das gilt insbesondere in einer Zeit nahezu unentrinnbarer und in der Regel sekundenschneller Kommunikation, die die Greuel der Schlachtfelder und andere For-

6 Max Beckmann, »Gedanken über zeitgemäße und unzeitgemäße Kunst«, in: *Pan*, II, März 1912, S. 499–502.
7 *Face à l'histoire 1933–1996. L'artiste moderne devant l'événement historique*, Ausst.Kat. Centre Georges Pompidou, Paris 1996.

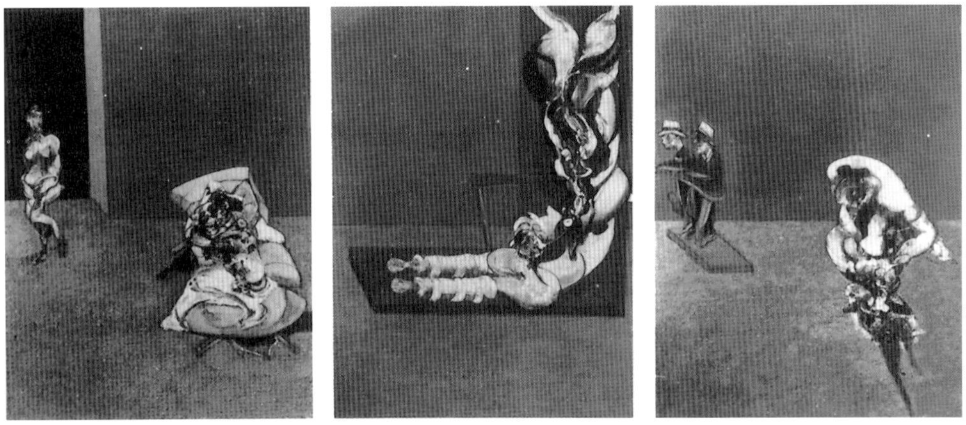

Abb. 9 Francis Bacon, *Crucifixion* (Kreuzigung), 1965. Staatsgalerie Moderner Kunst, München

men der Grausamkeit ins Wohnzimmer bringt. In unserem »Musée imaginaire« wäre eine Konfrontation von *3. Mai 1808* mit *Guernica*, der Schrecken des *Floß der Medusa* mit denen der *Hölle der Vögel* denkbar. Aber läßt sich die Geschichte unseres Jahrhunderts aus weniger ambitionierten Werken, aus einem Stilleben oder einem Porträt ableiten? Inwiefern lassen sich die die Wahrnehmung betreffenden Entwicklungen des Kubismus mit entsprechenden »Fortschritten« in der Wissenschaft in Verbindung bringen? Welchen Zusammenhang gab es zwischen Einsteins komplexer Relativitätstheorie (1905 erstmals vorgelegt) und der Diskussion der »vierten Dimension« in zeitgenössischen Künstlerkreisen? Bezieht unsere Kultur ihre Hauptenergie aus gesellschaftlichen, wirtschaftlichen und politischen Realitäten, die in diesem Jahrhundert vielfach in Krieg und Massenvernichtung kulminierten, oder zieht sie ihre Kraft aus wissenschaftlichen und künstlerischen Neuerungen, die sich jeweils auf ihre Art durch maßgebende Werke in bestimmten Schlüsselmomenten der Geschichte aufprägen?

Es sind dies allesamt rhetorische Fragen, die zu stellen es dennoch lohnt: Worin liegt der Sinn jener metaphorischen Verzerrungen der sichtbaren Wirklichkeit, die sich der Geschichte entgegenzustemmen scheinen – exemplarisch verkörpert in Picassos *Demoiselles* oder seiner *Femme nue assise*. Worin liegt die wahre Bedeutung dieser Bilder im Sinne ihrer Poetik? Wie haben sie sich unserem zu Ende gehenden Jahrhundert eingeprägt? Wenn wir durch diese Ausstellung gehen – oder die Abbildungen in der besonderen Reihenfolge betrachten, in der sie im vorliegenden Buch angeordnet sind –, was sind dann die kristallisierten Erinnerungen an vergangene oder verlorengegangene Zeiten, die sie evozieren? Welche absoluten Werte und zeitgebundenen Erinnerungen sind in diesen verzerrten Darstellungen enthalten, die für ihre eigene Zeit sprechen und selbst überragende Leistungen der Kultur sind, zu der sie gehören? Bacons sogenannte »Kreuzigungen« wecken gleichzeitig Erinnerungen an die antike Kultur des griechischen Dramas, an die christliche Bildwelt und an ihre eigene Kultur des Existentialismus, die inzwischen ebenfalls zu einer Episode der Kulturgeschichte geworden ist. Wenn wir sein herausragendes Kreuzigungstriptychon von 1965 betrachten, das sich heute in München befindet, können wir darin eine Entfremdung vom gewaltsamen Tod erkennen (Abb. 9). Wir gleichen den Figuren rechts und links, die den toten, möglicherweise ermordeten Körper betrachten, als handle es sich um einen Zuschauersport oder um etwas, von dem man sich unberührt wieder abwenden kann. Es ist ein Drama von ähnlich nachhaltiger Wirkung wie Beckmanns – ebenfalls in München befindliches – Triptychon *Versuchung* (1936–1937), in dem die dichtgedrängten Figuren, jede gefangen in ihrer eigenen Welt,

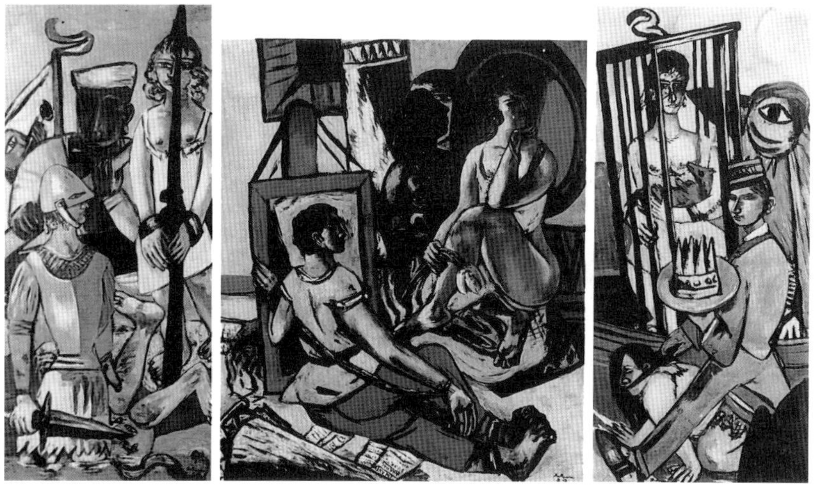

Abb. 10 Max Beckmann, *Versuchung*, 1936–1937. Bayerische Staatsgemäldesammlungen, Staatsgalerie Moderner Kunst, München

aneinander vorbeigehen, ohne sich auch nur eines flüchtigen Blickes zu würdigen (Abb. 10). Diese ambitionierten Werke verkörpern Metaphern und Erinnerungen, die im Gedächtnis haftenbleiben, und dienen genauso als moralisches Memento der häßlichen Wahrheit, wie dies ein christlicher Kruzifix in weniger säkularen Zeiten als den unseren getan hätte. Der Künstler zwingt uns, die in ihrem Bordell gefangenen Damen anzuschauen und nicht wegzusehen. Das Prinzip, Erinnerung einzufangen, wurde aufs treffendste beschrieben von dem bedeutenden Kunsthistoriker und Philosophen Aby Warburg, dessen Ausführungen, obwohl sie sich auf die Ikonographie der Renaissance bezogen, ebensogut das geheime oder hermetische Programm eines Großteils der expressiven Bildsprache von heute beschreiben könnten:

> In der Region der orgiastischen Massenergriffenheit ist das Prägewerk zu suchen, das dem Gedächtnis die Ausdrucksformen des maximalen inneren Ergriffenseins, soweit es sich gebärdensprachlich ausdrücken läßt, in solcher Intensität einhämmert, daß diese Engramme leidschaftlicher Erfahrung als gedächtnisbewahrtes Erbgut überleben und vorbildlich den Umriß bestimmen, den die Künstlerhand schafft, sobald Höchstwerte der Gebärdensprache durch Künstlerhand im Tageslicht der Gestaltung hervortreten wollen.[8]

Die Vorstellung vom – durch Warburgs »Mnemosyne« repräsentierten – sozialen Gedächtnis als Analogon einer idealen Ausstellung ist ohne Zweifel eine kreative Art und Weise, in der wir als Kunstbetrachter jene aufgesplitterten und entfremdeten Darstellungen verarbeiten sollten, die so eindringlich Zeugnis von unserem Jahrhundert ablegen. Diese Bilder zeigen das ganze Spektrum des Empfindens und der Wirklichkeit, das uns als Individuen ebenso erfaßt wie unsere Geschichte. Ein unvergeßliches Beispiel ist Boccionis *Dynamismus eines menschlichen Körpers* von 1913 (Kat. 18), entstanden am Vorabend des Ersten Weltkriegs, als zahlreiche Künstler in Europa den Krieg als befreiende Erfahrung für die Menschheit ansahen. Ebenso sinnträchtig ist die in Baselitz' *Die großen Freunde* von 1965 (Kat. 74) veranschaulichte Welt, die persönliche Befreiung und verbissenen Heroismus nur in der Niederlage zuläßt. In diesem Bild, zwanzig Jahre nach dem Ende des Zweiten Weltkriegs gemalt, finden wir uns immer noch in einer Welt törichter, kleinköpfiger Helden, die breitbeinig in einer verbrannten Landschaft stehen, in der Menschlichkeit nur in der Niederlage und der Zerstörung möglich erscheint. Solche Bilder halten Standpunkte fest und machen jedes einzelne Gemälde zu einem wertvollen Zeugnis der Geschichte, aus dem wir soviel Information wie möglich über unsere jüngste Vergangenheit ziehen sollten, als handelte es sich um das einzige erhaltene

8 Aby Warburg zit. bei Ernst H. Gombrich, *Aby Warburg. Eine intellektuelle Biographie*, Hamburg 1992, S. 331.

Dokument. Es ist sinnvoll, über solche »Meisterwerke« zu reflektieren, als wären sie Teile eines archäologischen Puzzles, aus denen wir eine fiktive Realität zu rekonstruieren in der Lage sein sollten. In diesem Sinne ermöglichen uns die Gemälde Picassos – nicht nur *Guernica*, sondern auch etwa *Le Baiser* (Der Kuß) von 1969 (Kat. 70) – die Rekonstruktion der erotischen Melancholie, der Enttäuschungen ebenso wie der Freuden des Alters und des Verfalls, die in einem expressiven Sinn ebenfalls ein Spiegelbild der Geschichte bieten. Es ist allem voran die Mehrdeutigkeit der Geschichte, eine auf den Kopf gestellte Welt, die durch Kunst der verschiedensten Art, im besonderen aber durch die fragmentierte und zersplitterte Malereitradition dieses Jahrhunderts, widergespiegelt wird. Jedes Meisterwerk stellt einen eingefrorenen Augenblick der Zeit und mithin der Geschichte dar – es hat seinen Platz auf einer imaginären Landkarte, die dazu dient, Geschichte in Erinnerung zu behalten.

Georg Baselitz, der in dieser Ausstellung einen Kulminationspunkt einer gestisch-expressiven Maltradition darstellt, beschwört die Vieldeutigkeit der Malerei: »Das Bild ist zweideutig, weil hinter der Leinwand mehr ist, als man meinen könnte.«[9] Es gibt etwas in einem Gemälde – seine Farbe, sein Aufbau, sein kompositorischer Aspekt –, das es ihm ermöglicht, im Unterschied zur Photographie gleichzeitig zu verklären und Melancholie auszudrücken. Natürlich gilt dies nicht ausschließlich für die Kunst dieses Jahrhunderts, weder unter dem Gesichtspunkt der Komplexität noch unter dem des Beziehungsreichtums. Aber es ist die entscheidende Strategie, mit deren Hilfe Künstler seit *Les Demoiselles d'Avignon* versucht haben, jenen Eindruck eines uneindeutigen Zeitbezugs zu steigern, dem Kunstwerke erst ihre Lebendigkeit verdanken. Zu diesem Zweck wurden immer einfallsreichere Formen der Verzerrung sowohl des Dargestellten wie auch der Darstellungsmethode entwickelt, die dem einzelnen Werk jeweils einen Eindruck von Gezieltheit, Notwendigkeit und Einzigartigkeit des Ausdrucks verliehen haben. Jedes Meisterwerk erzeugt diese lebendige Empfindung, in einen Abgrund zu blicken, in den – wie der erfindungsreiche Wissenschaftler auf der Suche nach neuen Techniken, um die Welt zu beherrschen – kein Mensch zuvor geblickt hat.

Nach Gertrude Steins (möglicherweise erfundener) Darstellung hat Picasso einmal gesagt:

> daß derjenige, der etwas erschafft, gezwungen ist, es häßlich zu machen. Durch das Bemühen, das Große zu schaffen, und durch den Kampf, dieses Große zu schaffen, ergibt sich immer eine gewisse Häßlichkeit; die Nachfolger können daraus etwas Schönes machen, weil sie wissen, was sie tun, da es ja bereits erfunden ist; aber da der Erfinder nicht weiß, was er erfinden wird, muß das, was er macht, unweigerlich seine Häßlichkeit haben.[10]

Häßlichkeit hat selbst für den abgebrühtesten Betrachter offensichtlich etwas Beunruhigendes. Stein gibt wieder, was der russische Sammler Sergej Schtschukin beim Anblick der *Demoiselles* gesagt haben soll: »Welch ein Verlust für die französische Kunst!«[11] In dem Augenblick war es, als sei das ganze Unternehmen Kunst für Picasso zu Ende. Nur wenige, die mit Kunst zu tun haben, haben nie diese Erfahrung gemacht.

Das Schöne und, damit verbunden, die Notwendigkeit des Häßlichen ist ein Leitmotiv der modernen Malerei und Skulptur, das auch heute noch der Kunst eine eigentümliche Spannung und ein besonderes Widerstandspotential verleiht. Mindestens zwei, drei Mal in diesem Jahrhundert neigten Künstler dazu, vor radikalen, brisanten Positionen zurückzuschrecken und sich auf eine scheinbar konservative, klassische Haltung zurückzuziehen. Als Picasso 1923 *Die Panflöte* malte (Abb. 11), reihte er sich ein in eine übergreifende klassizistische Tendenz, die bereits vor dem Ende des Ersten Weltkriegs eingesetzt

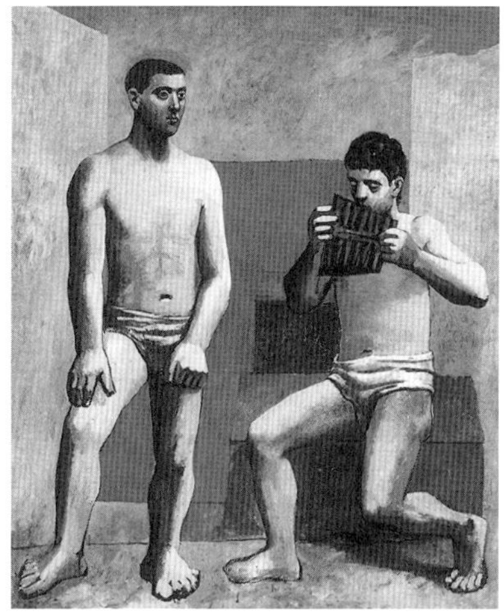

Abb. 11 Pablo Picasso, *La Flûte de Pan* (Die Panflöte), 1923. Musée Picasso, Paris

9 Georg Baselitz, »Warum das Bild ›Die großen Freunde‹ ein gutes Bild ist« (Manifest), Berlin 1966.
10 Stein, *Picasso* (Anm. 1), S. 14.
11 Ebd., S. 23

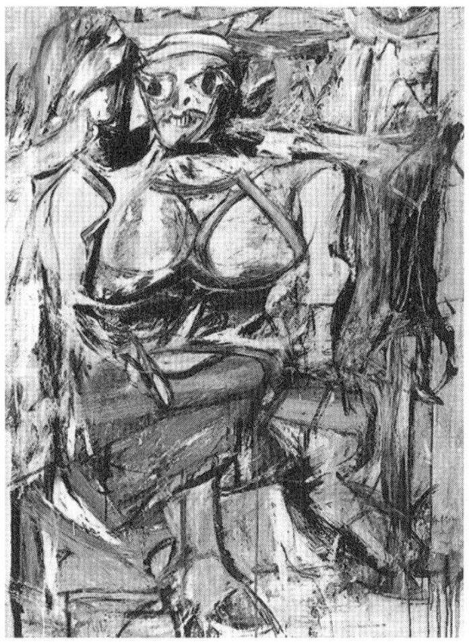

Abb. 12 Willem de Kooning, *Woman I*, 1950–1952. The Museum of Modern Art, New York

hatte, als ein Großteil der europäischen Malerei eine »Rückkehr zur Ordnung« herbeizusehnen schien.[12] Es war ein neuer Realismus, der ganz bewußt formale Neuerungen in der Malerei oder Skulptur zurückstellte und in dem das Häßliche bestenfalls in einer schroffen Charakterisierung des Sujets aufschien. Gegen Ende der dreißiger Jahre, als Europa in den Würgegriff des Faschismus und anderer Formen der Diktatur geriet, war Arkadien aufs neue deplaziert: Die kreativen Kräfte gingen in ein reales oder inneres Exil, das Potential für eine sich in Bildern kristallisierende innovative Kultur war erschöpft. Es gab jedoch Europäer, die in die USA emigrierten und dort in jüngeren Amerikanern das Bedürfnis zu wecken vermochten, im Rahmen der surrealen und abstrakten Tradition fortzufahren. Allerdings kam auch die figurative Tradition zum Tragen in den frühen Werken Jackson Pollocks und vor allem in den misogynen Absonderungen in Gestalt der Frauen-Bilder de Koonings (Abb. 12), die genauso in ihrem Ausdruck der Sexualität gefangen sind wie die gepeinigten männlichen Figuren bei Bacon.

Trotz aller Launen der politischen Geschichte hat die Malerei für sich immer wieder Wege gefunden, die sie durch die Hölle hindurch weiterführten. In Worten, die eines Bataille oder Artaud würdig wären, spottete Warburg darüber, daß

> hedonistische Ästheten die wohlfeile Zustimmung des kunstgenießenden Publikums [gewinnen], wenn sie solchen Formenwechsel aus der Pläsierlichkeit der dekorativen größeren Linie erklären. Mag wer will sich mit einer Flora der wohlriechenden und schönsten Pflanzen begnügen, eine Pflanzenphysiologie des Kreislaufs und des Säftesteigens kann sich aus ihr nicht entwickeln, denn diese erschließt sich nur dem, der das Leben im unterirdischen Wurzelwerk untersucht.[13]

Die unterirdischen Wurzeln der Kunst, die nach unserem heutigen Verständnis die Moderne ausmachen, sind mannigfaltig und erscheinen oftmals unvereinbar – manche reichen tief, andere liegen näher an der Oberfläche der Zeit. Man könnte die Metapher weiter ausspinnen und das Zusammentragen von Meisterwerken unter einem Dach, in einem einzigen Buch, mit einem Garten vergleichen, in dem verschiedene Arten wachsen, voller verblüffender Formen und Farben und der ganzen Fülle gegenseitiger Befruchtung. Der Garten ist ummauert, und außerhalb der Mauer gibt es andere Welten der Kreativität. Solange wir aber im Garten sind, genügt es, ausschließlich ihn zu betrachten. Kein Kunstwerk ist in der Lage, die Probleme der Welt zu lösen. Kunst kann nur innerhalb der Grenzen des ummauerten Gartens gedeihen und verstanden werden. Allein der hermetische Charakter der Kunst kann das einzelne Meisterwerk zu einem lohnenden Gegenstand der Betrachtung machen. Im Bereich der Darstellung der Wirklichkeit hat dieses Jahrhundert in der Malerei und Plastik nicht so sehr Verzerrungen hervorgebracht als vielmehr Zeichen der Fragmentierung; eine auf dem Kopf stehende Welt, die dennoch einen gewissen Realitätsbezug, eine Andeutung des Motivs und einen Sinn für Ornament und Stil wahrt – allesamt Mittel, um Tatsachen beschreiben oder bezeichnen zu können. Eben dies verbindet das kubistische Werk und das Spätwerk Picassos, dies verleiht den Werken von Fautrier, Giacometti, Bacon, de Kooning und Lucian Freud eine gemeinsame Stoßrichtung. Das Werk all dieser Künstler spiegelt auf höchstem Niveau die Gewalt der Geschichte, des Krieges und seiner gesellschaftlichen und psychologischen Folgen wider. In einem Text über die *Otages* von Fautrier bezeichnete André Malraux diese als Hieroglyphen des Schmerzes (Abb. 13):

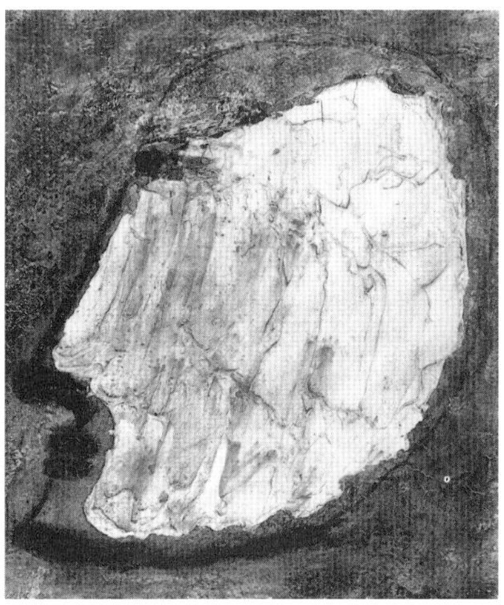

Abb. 13 Jean Fautrier, *Tête d'Otage no. 10* (Geiselkopf Nr. 10), 1943. Privatsammlung Genf

> Die moderne Kunst wurde zweifellos an dem Tag geboren, als die Idee der Kunst und die Idee des Schönen voneinander getrennt wurden. Vielleicht bei Goya ... Eine unbedeutendere, aber einzigartige Revolution hat in unserem 20. Jahrhundert stattgefunden: Genauso, wie wir ein Kunstwerk nicht mehr losgelöst von seiner geschichtlichen Wirkung sehen können, haben wir uns – ob wir es nun eingestehen wollen oder nicht – angewöhnt, bestimmte Gemälde unter dem Gesichtspunkt des künstlerischen Werdegangs ihres Erschaffers zu

12 Der Ausdruck »Le Retour à l'ordre« wurde erstmals von Jean Cocteau 1917 in einem gleichnamigen Artikel verwendet.
13 Warburg zit. bei Gombrich (Anm. 8), S. 331.

> betrachten. Nicht ohne Grund hat Picasso diese Gemälde mit Datierungen anstelle von Titeln versehen ... Sofern also jede einzelne *Geisel* ein gültiges Gemälde ist, ist die Bedeutung der *Geiseln* in ihrer Vollzähligkeit untrennbar von dem Raum, in dem man sie versammelt sieht, wo sie gleichzeitig die Verdammten einer übergreifenden Hölle sind und ein Moment angehaltener Entwicklung.[14]

Vielleicht kann man sagen, daß durch das Zusammentragen von »Meisterwerken«, die jeweils eine Fülle weiterer assoziativer Erinnerungen und Anklänge mit sich tragen, dem Garten in Gestalt der Ausstellung die Bedeutung einer Metapher für das Dasein schlechthin zuwächst.

> Ich habe immer gehofft, die Dinge so unmittelbar und roh herüberzubringen, wie es in meiner Macht steht, und es kann sein, wenn etwas unmittelbar rüberkommt, daß die Leute das bestürzt. Denn wenn du jemandem etwas sehr direkt ins Gesicht sagst, sind die Leute manchmal beleidigt, obwohl es sich um eine Tatsache handelt. Weil die Leute sich eben durch Tatsachen oder das, was früher einmal »Wahrheit« genannt wurde, oft beleidigt fühlen.

So Francis Bacon.[15] Auch de Kooning war

> nicht daran interessiert, ein gutes Bild zu malen. Ich arbeitete nicht mit der Absicht der Vollendung daran, sondern um zu sehen, wie weit man gehen kann – allerdings nicht mit der Absicht, dies dann auch tatsächlich zu tun. Voller Unruhe und sich der Angst, oder auch der Ekstase, hingebend, wie die Göttliche Komödie, als wäre man ein Schauspieler: zu sehen, wie lange man es auf der Bühne mit dem imaginären Publikum aushält ...[16]

Es ist dieses Gefühl einer ständigen Aufführung, durch das sich das einzigartige Kunstwerk im Zwischenbereich zwischen dem Absoluten und dem Ephemeren angesiedelt findet. Lucian Freud schrieb bereits 1954 (wobei sich sein Standpunkt seither kaum geändert haben dürfte):

> Bei der Schaffung eines Kunstwerks tritt nie ein Augenblick höchsten Glücks ein. Das Versprechen dieses Momentes ist spürbar im Akt des Schaffens, verschwindet aber gegen Vollendung des Werks. Denn dann wird dem Maler bewußt, daß er lediglich ein Bild malt. Bis dahin hatte er fast zu hoffen gewagt, das Bild würde mit einem Mal zum Leben erwachen.[17]

Es ist der Kampf mit der grundlegenden Unmöglichkeit des Realismus, dem sich Künstler gegenübersehen, wenn sie versuchen, das Spiegelbild wiederzugeben, das sie im zersprungen Zerrspiegel zu sehen glauben. De Kooning bringt es sogar zustande, über sich selbst und über andere zu lachen: »Die Kubisten – wenn man es sich heute überlegt, ist es so albern, einen Gegenstand aus einer Vielzahl von Blickwinkeln zu betrachten.«[18]
Es ist die »Dummheit« der Kunst oder besser: die Unmöglichkeit der Darstellung, die Vergleiche zwischen den verschiedenen in unserem Jahrhundert entwickelten Möglichkeiten so unendlich faszinierend machten. Wenn wir uns ein Gemälde von Georg Baselitz ansehen, wissen wir, daß die Welt nicht auf dem Kopf steht, genauso wie wir wissen, daß die Violine im Stilleben von Braque nicht durch eine Perspektive mit mehreren Blickwinkeln gebrochen ist. Wir wissen, daß weder Picassos noch Kirchners Prostituierte Köpfe in Form afrikanischer Masken haben oder aus jenen langgezogenen, stechenden Pinselstrichen aufgebaut sind. In der Darstellung der Wirklichkeit im 20. Jahrhundert werden wir ständig konfrontiert mit dem, was man als eine pathetische Täuschung bezeichnen könnte. Die Verzerrungen im Spiegel, Interpretationen der Realität vom Kubismus bis heute, sind allesamt mehr oder weniger heroische Versuche, die Täuschung zu überwinden. Der Künstler kann bestenfalls hoffen, eine bildliche Entsprechung für Emotionen zu finden – für das Lachen, für den Schrei, für den Abgrund als solchen. Für Baselitz beginnt der Versuch eines Realismus mit der Vorstellung vom

14 André Malraux, Vorwort im Katalog zur Ausstellung von Jean Fautrier in der Galerie René Drouin, Paris 1945; engl. in: Kristine Stiles und Peter Selz (Hrsg.), *Theories and Documents of Contemporary Art*, Berkeley 1996, S. 191.
15 Francis Bacon, Interview mit David Sylvester (1966), ebd., S. 201.
16 Willem de Kooning, Interview mit David Sylvester (1963), ebd., S. 198f.
17 Lucian Freud, »Some Thoughts on Painting« (1954), ebd., S. 221.
18 De Kooning (Anm. 16), S. 197.

Pandämonium und verwandelt sich in die Frage von Ornament und Motiv. Antonin Artaud, von dem sich der junge Baselitz hatte anregen lassen, meinte wohl mit mehr als nur einem Anflug von dichterischer Freiheit, daß

> eine Ausstellung von Gemälden van Goghs immer ein historisches Ereignis ist, nicht in der Geschichte gemalter Dinge, sondern in der Geschichte schlechthin.
> Denn es gibt keine Hungersnot, keine Epidemie, keinen Vulkanausbruch, kein Erdbeben, keinen Krieg, der die Atome der Luft umlenkt, der der grimmigen Fratze der Fama fatum, des neurotischen Schicksals der Dinge, den Hals umdreht,
> wie ein Gemälde von van Gogh – hinaus ans Sonnenlicht gebracht und unmittelbar darauf wieder, wahrnehmbar für Auge,
> Gehör, Tastsinn,
> Geruchssinn,
> an den Wänden eines Ausstellungssaals aufgehängt –
> endlich neu in die gegenwärtige Wirklichkeit entlassen, wieder in den Kreislauf eingeführt.[19]

Die Zeiten haben sich verändert in dem halben Jahrhundert seit 1947, als Artaud angesichts des Spiegels der van Goghschen Wirklichkeit derart in Verzückung geraten konnte. Wir sind nicht mehr leicht zu schockieren. Die großen Schocks in der Auseinandersetzung mit der Realität im 20. Jahrhundert, der Schock des Kubismus, der Schock des gestischen Expressionismus, der Schock der *Demoiselles* und von *Guernica*, der Schock des ausgezehrten Realismus von Giacomettis *Diego* und *Annette*, der Schock von Bacons morbiden »Kreuzigungen«, der Schock von Baselitz' »Welt auf dem Kopf« – sie alle haben sich verflüchtigt, so vertraut sind uns heute diese Bilder. Wir setzen uns lieber dem Abseitigen und Ausgefallenen in der Kunst des 20. Jahrhunderts aus, wir bezweifeln das Vorhandensein einer großen Tradition, bezweifeln, ob das singuläre Meisterwerk Träger der Idee der Kunst sein kann. In diesem sogenannten »postmodernen« Zeitalter sind wir mit Bildern übersättigt – häufig Reproduktionen –, und wir müssen Wege finden, unseren Blick an der Quelle zu erfrischen. Dies erfordert die Konfrontation des einzigartigen Kunstwerks mit ausgesuchten, ihm ebenbürtigen Beispielen, die es uns ermöglichen könnte, die Energie in uns aufzunehmen, die sich in der Spannung zwischen Bildgegenstand und Bildfläche, zwischen Farbe und Form, zwischen Vorstellung und Machart, zwischen dem Intellektuellen und dem Erotischen und schließlich zwischen Zeitgenossenschaft und Tradition bildet. All dies stellt kein moralisches Gebot dar, sondern vielmehr einen Luxus, und zwar nicht im Sinne von etwas, das man sich leistet, sondern im Sinne einer Option unter vielen, also eine mögliche Methode, durch den zerbrochenen Spiegel zu uns selbst und zu einer besseren Kenntnis unseres Selbst zu gelangen. Lassen wir daher zum Abschluß, bei aller Hochachtung vor Tatlin (Kat. 243), noch einmal Gertrude Stein erzählen:

> Als ich in Amerika war, reiste ich zum erstenmal ziemlich viel mit dem Flugzeug, und als ich auf die Erde hinunterschaute, sah ich alle die Linien des Kubismus, die zu einer Zeit entstanden waren, als noch kein Maler in einem Flugzeug aufgestiegen war. Ich sah dort unten auf der Erde Picassos vermischte Linien, sah sie kommen und gehen, sich entwickeln und sich zerstören; ich sah Braques einfache Lösungen, ich sah Massons umherschweifende Linien, ja, ich sah das, und wieder einmal erkannte ich, daß ein schöpferischer Mensch zeitgenössisch ist; er versteht, was zeitgenössisch ist, wenn die Zeitgenossen es noch nicht wissen; er ist eben zeitgenössisch, und da das zwanzigste Jahrhundert ein Jahrhundert ist, welches die Erde sieht, wie noch keiner sie geschaut, hat die Erde eine Großartigkeit, die sie noch nie gehabt hat, und da sich im zwanzigste Jahrhundert alles zerstört und nichts fortgesetzt wird, hat das zwanzigste Jahrhundert eine ihm eigene Großartigkeit, und Picasso ist von diesem Jahrhundert; er hat diese seltsame Eigenart einer Erde, die man noch nie gesehen hat, und der zerstörten Dinge, die wie nie zuvor zerstört worden sind. So hat Picasso also seine Großartigkeit.
>
> Ja. Danke.[20]

19 Antonin Artaud, »Van Gogh: The Man Suicided by Society«, in: *Antonin Artaud Anthology*, hrsg. v. Jack Hirschman, San Francisco 1965, Teil 2: 1943–1949, S. 140.
20 Stein, *Picasso* (Anm. 1), S. 53f.

Das Porträt im 20. Jahrhundert

SHEARER WEST

Masken oder Identitäten?

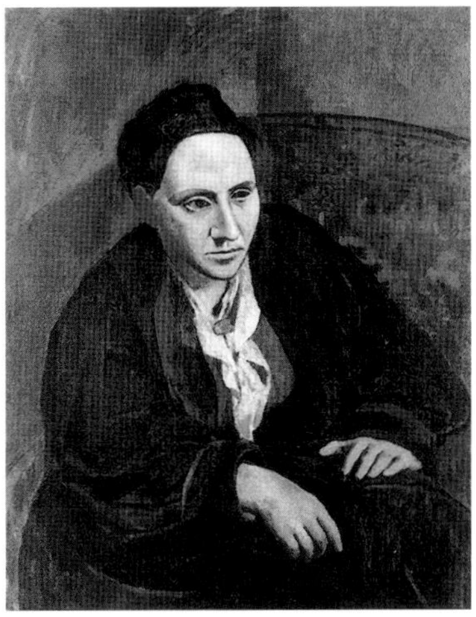

Abb. 1 Pablo Picasso, *Portrait de Gertrude Stein*, 1906. The Metropolitan Museum of Art, New York

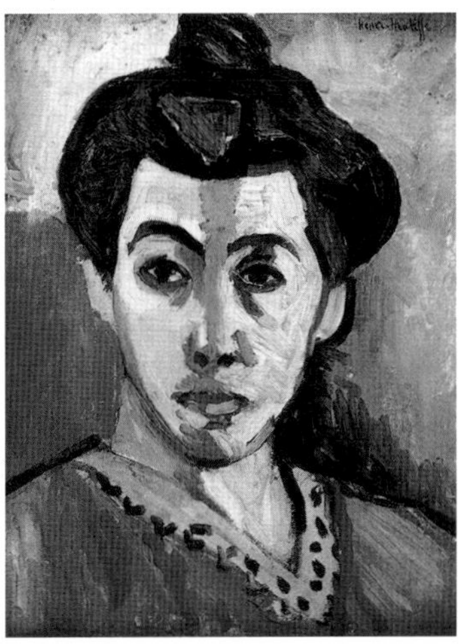

Abb. 2 Henri Matisse, *Portrait de Madame Matisse / La raie verte*, 1905. Statens Museum for Kunst, Kopenhagen

Zu den wenigen Porträts des frühen 20. Jahrhunderts, auf die in Standardwerken zur Geschichte der Moderne näher eingegangen wird, gehören Picassos Bildnis von Gertrude Stein und das Porträt, in dem Matisse seine Frau mit grün schattiertem Nasenrücken darstellte (Abb. 1 und 2). Diese Werke werden in der Regel als Beitrag zur Herausbildung ikonoklastischer Kunstrichtungen und wegen ihres Bruchs mit traditionellen Vorstellungen von Form und Farbe erörtert, während sie in ihrer Eigenschaft als Porträt eher beiläufig behandelt werden. Für diese Gewichtung gibt es gute Gründe. Jeder Versuch, dem Porträt innerhalb der Geschichte der modernen Kunst eine klare Rolle zuzuweisen, mündet unweigerlich in Mißerfolg und Verwirrung. In der Theorie hat das Porträt in der Entwicklung der Moderne offenbar wenig Platz, ist es doch an Konventionen der gegenständlichen Darstellung gebunden und der schöpferischen Freiheit, die der Avantgarde zugeschrieben wird, scheinbar nicht zugänglich. Das auf Universalität und Abstraktion abhebende Programm der Moderne ist dem Gelegenheitscharakter und der Spezifität des Porträts auf eine Weise fremd, wie es dies dem Landschaftsbild, dem Stillleben oder anderen Gattungen figurativer Malerei nicht ist. Paradoxerweise jedoch hat das Porträt in einem Zeitalter der Massenkultur, mit seiner Rhetorik der Universalität und Unbestimmtheit, maßgeblich zu einer Neubewertung der Phänomenologie der gegenständlichen Darstellung und der interpretierenden Rolle des Künstlers beigetragen. Obgleich nur wenige Künstler der Moderne ausschließlich Porträtisten im herkömmlichen Sinne waren, widmeten sich viele im Laufe ihres Schaffens sporadisch oder auch häufiger dem Porträt. Eine Standortbestimmung des Porträts im 20. Jahrhundert wird zudem erschwert durch die vielen Formen, die es annahm: Während es Picasso gelang, dem Gesicht Gertrude Steins die Züge iberischer Plastik einzuschreiben, produzierten andere Künstler weiterhin schmeichelhafte Konferenzraumporträts von Firmenvorständen oder kitschige Darstellungen von Sportlern und Filmstars. Diese Vielfalt von Funktionen macht es noch wichtiger, das Porträt unter dem Aspekt der Moderne zu untersuchen. Inwiefern sich moderne Porträts auf stilistische und ikonographische Traditionen stützen, inwiefern sie Vorstellungen davon, was öffentlich und was privat ist, in Frage stellen, inwiefern sie Identität ergründen oder verfälschen und sich die Zerbrechlichkeit des leiblichen Ich zunutze machen – all dies markiert den Rahmen, in dem der Beitrag des Porträts zur Kunst des 20. Jahrhunderts anzusiedeln ist.

Der Begriff des Porträts beruht auf dessen gegenständlichem Moment – auf dessen Fähigkeit, etwas Spezifisches oder Wesentliches über eine ganz bestimmte Person aufzuzeichnen oder anzudeuten. Von daher scheint sich das Porträt dem Hang der modernen Abstraktion zu einer nichtmimetischen, ja sogar gegenstandslosen Form der Darstellung zu widersetzen. Es gibt jedoch eine Reihe von »Porträts« im 20. Jahrhundert, die teilweise oder zur Gänze abstrahiert oder zumindest nicht gegenständlich sind: die »Poster Portraits« von Charles Demuth, Picassos synthetisch-kubistische Hommagen an Eva Gouel als »Ma Jolie«, Louise Bourgeois' als Selbstbildnis angelegte Torsoskulptur mit ihren Anklängen an Genitalien. Zudem gibt es Porträts, die zwar gegenständlich sind, sich aber dem Abbildprinzip verweigern: etwa die »Objekt-Porträts« von Francis Picabia (Abb. 3), Giorgio de Chiricos *Selbstbildnis* von 1913, in dem er sich durch ein Ei, einen rätselhaften Gipsfuß und Fabrikschlote definiert (Abb. 4), oder Hans Arps Relief-»Porträt« von Tristan Tzara (1916). Desgleichen fanden all die stilistischen Eigentümlichkeiten des Fauvismus, des Kubismus und des Expressionismus Eingang in das Porträt, wodurch dessen anerkannte Fähigkeit, Ähnlichkeit einzufangen, zugleich gesteigert und verkompliziert wurde. In gewisser Weise könnte man sagen, daß die Porträts eines kanonischen Künstlers wie Picasso dessen stilistische Experimente katalogisieren; darauf deutet auch die leicht ironische Verwendung von Bezeichnungen wie »Marie-Thérèse«- oder »Dora-Maar«-Periode hin. Picassos Porträts nehmen den Betrachter oft mit ihrem Humor und ihrer stilistischen Reflektiertheit gefangen. So malte er sein *Selbstbildnis* von 1972 als Tribut an die eigene Vergangenheit in einem kubistischen Stil und nutzte ihn zugleich, um die Spuren anschaulich zu machen, die das Alter auf seinem Gesicht hinterlassen hatte (Kat. 85). Die Spannungen zwischen Stilexperimenten und individualisierender Darstellung lassen sich jedoch nicht abstreiten, und das deskriptive und referentielle Moment des Porträts im 20. Jahrhundert hat selbst den radikalsten stilistischen Abweichungen von den etablierten Traditionen des enthüllenden oder verklärenden mimetischen Porträts Schranken auferlegt.

Referentialität nimmt im modernen Porträt häufig die Form von Realismus an und wird des öfteren (und vielfach ungenau) mit einem antimodernen Traditionalismus in Verbindung gebracht. Es ist unbestritten, daß versierte Porträtmaler wie de Chirico und Beckmann moderne Tendenzen in der Kunst zeitweise vehement ablehnten, und selbst Einzelgänger wie Modigliani, Matisse und Stanley Spencer schufen Porträts, die bewußt an alte Meister der süd- oder nordeuropäischen Renaissance angelehnt waren. Ebenso wuchs in einer der stilistisch konservativsten Epochen der Kunst des 20. Jahrhunderts – der Zeit zwischen den beiden Weltkriegen – dem Porträt eine tonangebende Rolle zu. In eben dieser Zeit bezog zum Beispiel Otto Dix wieder Hintergrund und Umgebung in seine Porträts ein und stellte etwa den Urologen Hans Koch mit einer Spritze und grausigem chirurgischem Gerät, die Journalistin Sylvia von Harden mit ihrem Monokel und einem Cocktail (Abb. 5) und den Photographen Hugo Erfurth zusammen mit seinem Schäferhund dar (Kat. 99). Derlei Attribute, die Aufschluß über den Charakter oder die gesellschaftliche Stellung des jeweiligen Modells geben, waren ein fester Bestandteil der Geschichte der Porträtkunst früherer Jahrhunderte, in denen Rang und Stand die Hauptbeweggründe für Porträtaufträge bildeten. So gesehen, knüpften Dix' Porträts an die Tradition derjenigen von Hans Holbein, Frans Hals oder John Singer Sargent an.

Doch ungeachtet des fortbestehenden Zusammenhangs zwischen dem Porträt und einem akademischen, realistischen oder klassischen Stil wurden der Realismus und die Traditionen der Porträtmalerei immer wieder untergraben. Im Einklang mit dem herkömmlichen Bemühen der Porträtkunst um »Ähnlichkeit« machten zahlreiche moderne Künstler Porträts »nach dem lebenden Modell«, wobei sie sich häufig auf Dutzende von Sitzungen stützten. Ein solcher Künstler war Giacometti, der seine wenigen Modelle zu endlosen Sitzungen zwang, in denen er seine Darstellungen immer wieder überarbeitete. Doch statt den Realismus seiner Darstellung zu steigern, verliehen Giacomettis eingehende Studien seinen Werken vielmehr etwas Verstörendes, Fremdartiges, das den Charakter und die äußere Erscheinung des Modells eher unbestimmbar als faßbar macht (Kat. 106). Dieses verfremdende Moment findet sich auch im figurativen Werk von

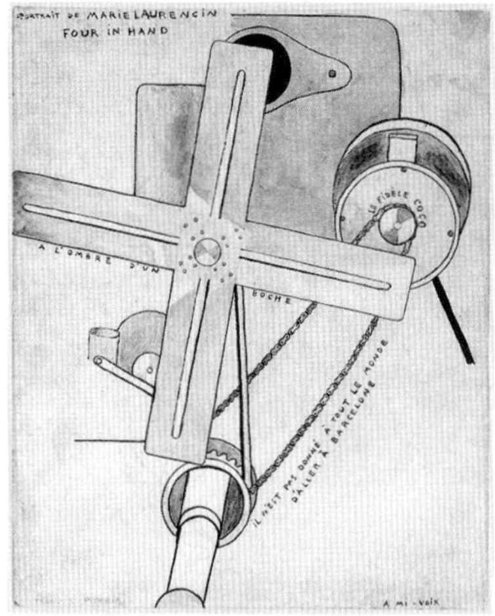

Abb. 3 Francis Picabia, *Portrait de Marie Laurencin. Four in Hand*, 1916–1917. Musée National d'Art Moderne, Centre Georges Pompidou, Paris

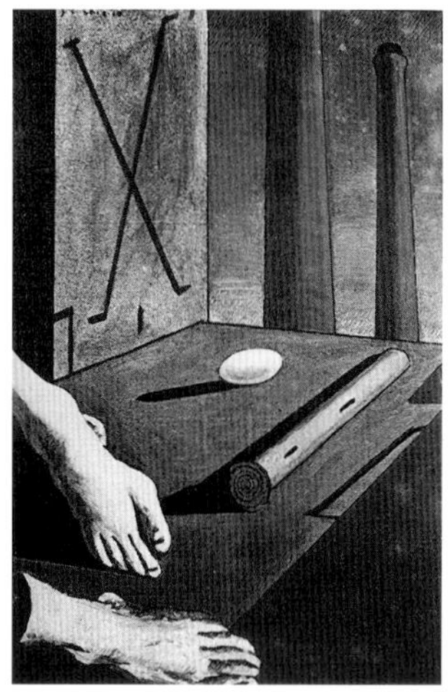

Abb. 4 Giorgio de Chirico, *Metaphysische Komposition (Metaphysisches Selbstbildnis)*, 1913. The Alex Heilman Family Foundation, New York

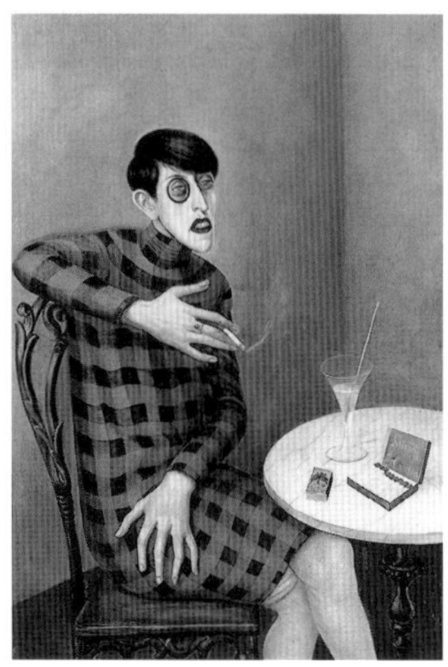

Abb. 5 Otto Dix, *Bildnis der Journalistin Sylvia von Harden*, 1926. Musée National d'Art Moderne, Centre Georges Pompidou, Paris

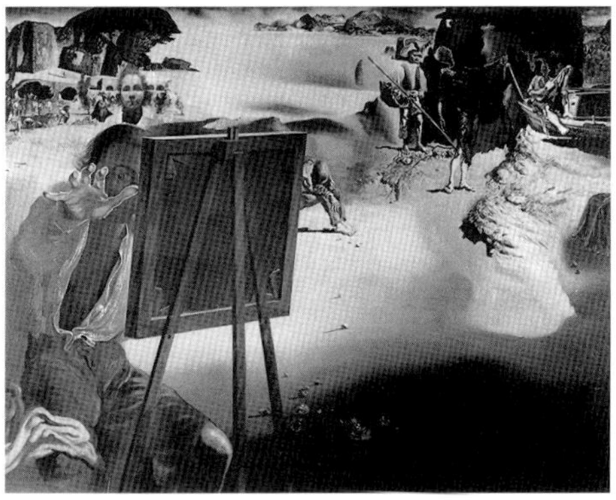

Abb. 6 Salvador Dalí, *Impressions d'Afrique*, 1938. Museum Boijmans Van Beuningen, Rotterdam

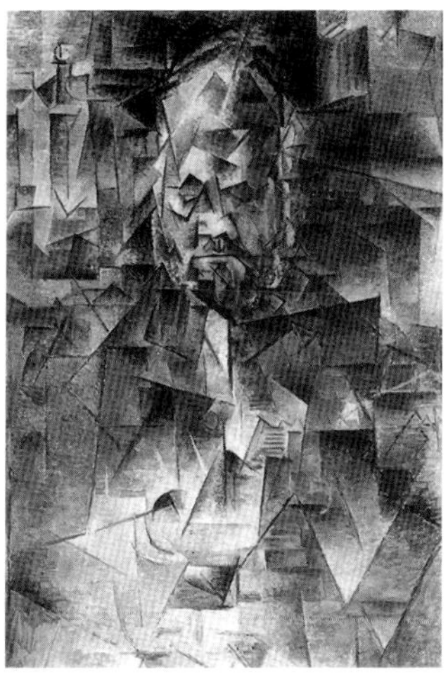

Abb. 7 Pablo Picasso, *Portrait d' Ambroise Vollard*, 1910. Puschkin-Museum, Moskau

Georg Baselitz, der seine Sujets auf den Kopf gestellt malt, um den Betrachter zu einer objektiveren Einstellung zu zwingen, auch wenn sich seine Studien eindeutig auf bestimmte Einzelpersonen beziehen (Kat. 112). Die Brüche im realistischen Porträt treten nirgendwo so offen zutage wie im Werk von Dalí, der seine Frau Gala mit minuziösem Realismus darstellte, sie aber in einer Umgebung ansiedelte, die seine eigene paranoide Sicht des Universums widerspiegeln sollte.[1] Gala war mithin gleichzeitig die Frau, die Dalí kannte, wie auch eine Emanation seines Selbst und seiner gestörten Imagination (Abb. 6).

Diesem Eindringen des Privatlebens und der persönlichen Obsessionen des Künstlers in das Porträt kommt möglicherweise größere Bedeutung zu als irgendeinem stilistischen Radikalismus, wenn es darum geht, zu erklären, auf welche Weise das moderne Porträt mit der Tradition bricht. Künstler haben zwar schon vor dem 20. Jahrhundert häufig sich selbst und Personen aus ihrem Umkreis gemalt, es sind aber die eingehende Beschäftigung mit dem eigenen Ich und die Ausbreitung privater, oft sexueller Phantasien vor den Augen der Öffentlichkeit, die viele Porträts des 20. Jahrhunderts von den Werken der Vergangenheit unterscheiden. Rein äußerlich betrachtet, wurden einige der außergewöhnlichsten Porträts des 20. Jahrhunderts von Künstlern als Hommage an Freunde, Mäzene oder Kunsthändler gemalt: Kokoschkas Porträts von Adolf Loos und Herwarth Walden (Kat. 77 und 79), Picassos Porträts von Wilhelm Uhde, Ambroise Vollard und Daniel-Henry Kahnweiler (Abb. 7), Matisse' Porträt von Sarah Stein (Kat. 87), Dix' Porträts von Alfred Flechtheim und Mutter Ey. Und Künstler, die sich gemeinsamen Idealen verschrieben hatten, porträtierten einander, um ihre Gruppensolidarität zu bekunden. In England wurde diese Form des kommemorierenden Porträts von den Vortizisten und der Bloomsbury-Gruppe praktiziert, während sich in Frankreich die Surrealisten dieses Prinzip zu eigen machten und die Künstler im Umkreis von Kandinsky (allerdings nicht Kandinsky selbst) sich immer wieder gegenseitig porträtierten, wenn sie sich in Murnau aufhielten.

Häufiger jedoch vergegenwärtigten sich Künstler ihre eigenen Obsessionen durch die Darstellung ihrer Geschlechtspartner. Vor dem 20. Jahrhundert hatten Künstler des öfteren Verhältnisse mit ihren weiblichen Modellen, von denen sie häufig private Porträtzeichnungen oder -aquarelle machten, wie Dante Gabriel Rossetti von Elizabeth Siddal. In ihrem für die Öffentlichkeit bestimmten Werk jedoch verschwand die Identität dieser Frauen meist hinter dem jeweiligen narrativen Zusammenhang, in den die Künstler sie versetzten. So wurde Siddal in Rossettis phantastischen Werken zu Beatrice oder Guinevere, und die Öffentlichkeit außerhalb des engeren Umkreises des Künstlers war sich der Umwandlung, die stattgefunden hatte, nicht bewußt oder nicht in der Lage, sie zu erkennen. Im modernen Zeitalter, mit der wachsenden Medienaufmerksamkeit, die Künstlern zuteil wurde, und mit der Verfügbarkeit von ungestellten ebenso wie gestellten Photographien, wurde es möglich, Modelle zu identifizieren und Darstellungen von ihnen – auch wenn sie noch so intim waren – nicht als private Studien, sondern als öffentliche Porträts zu verstehen. Auf diese Weise hat die Aufwertung des Künstlers im 20. Jahrhundert die Bedeutung des Porträts erweitert, das sich nicht mehr nur in dem Abbild eines namentlich bekannten Modells erschöpft.

Die kunsthistorische Einordnung vieler Werke als Porträts widerspricht bisweilen den Intentionen des Künstlers. So wurde zum Beispiel Picassos sporadischer und inkonsequenter Verwendung des Begriffs »Porträt« kürzlich durch eine umfangreiche Ausstellung seiner Porträts widersprochen, in der jedes halbwegs identifizierbare Bild vertreten

1 Eine erschöpfende Darlegung der semiotischen Mechanismen der Bilder, die Dalí von Gala gemalt hat, bietet Fiona Bradley, »Doubling and Dédoublement: Gala in Dalí«, in: *Art History*, Vol. 17, No. 4, Dezember 1994, S. 612–630.

war, das er im Laufe seines Künstlerlebens von seinen verschiedenen Geliebten gemalt hat.[2] Künstlern selbst ist seit jeher daran gelegen, sich das Etikett »Porträtmaler« vom Leibe zu halten, das für sie zweifellos einen abschätzigen Beiklang hat, pflegte doch die Porträtkunst den Künstler in der Vergangenheit den Launen eines Modells beziehungsweise Auftraggebers auszusetzen und ihm die Freiheit der Interpretation zu versagen. Im 20. Jahrhundert begnügen sich Porträts meist mit den Namen der Dargestellten oder mit einem allgemein gehaltenen Titel, und der Kritiker oder Kunsthistoriker hängt ihnen die Bezeichnung »Porträt« an. Dieser kunsthistorisch-kritische Blick trägt das seine zur Kanonisierung moderner Künstler bei, denn indem er über die Hintergründe des öffentlichen Schaffens dieser Künstler spekuliert, verleiht er den Zufälligkeiten ihres Privatlebens zwingende Bedeutung.

Die von den Künstlerinnen und Künstlern betriebene Erkundung der eigenen Welt hat in Verbindung mit dem Voyeurismus der Öffentlichkeit somit den Boden dafür bereitet, daß private Beziehungen Eingang in eine für die Allgemeinheit bestimmte Kunst finden konnten. Künstler haben diese Möglichkeit durch realistische ebenso wie durch phantastische Visionen von sich und ihren Partnern ausgeschöpft: Chagalls spielerische Verbildlichung seiner Liebe zu seiner Frau Bella, Corinths stolze Selbstdarstellungen als Künstler und Familienvater, Stanley Spencers grüblerische, reservierte Doppelporträts von sich und Patricia Preece als Akte (Kat. 104) sowie Egon Schieles allegorische Darstellung von sich selbst, seiner Frau und seinen fiktiven Kindern als *Die Familie* (Abb. 8) wären als Beispiele zu nennen. Bis zu einem gewissen Grad half diese Enthüllung privater und persönlicher Identitäten Künstlern des 20. Jahrhunderts, ihre eigene Rolle im modernen Industriezeitalter zu bestimmen. Die Metamorphose ihrer Partnerinnen von Modellen zu Porträts ist Teil dieses Prozesses der Selbstdefinition.[3]

Diese Einblicke ins Private und die Intention des Künstlers, sie der Öffentlichkeit vorzuführen, haben den Wandel des Porträts im 20. Jahrhundert vom vermeintlich »objektiven« Bild eines Modells zu einer Form der Identitätsergründung herbeigeführt. Am Anfang des Jahrhunderts war, insbesondere in Wien, wo das Porträt einen Aufschwung erlebte, nicht so sehr die Identität als vielmehr die Psychologie des Individuums wichtig. Im Gefolge Freuds sahen Künstler es als ihre Aufgabe an, das Innenleben des Dargestellten ans Licht zu bringen. Kokoschka hat diese Praxis sehr prägnant beschrieben:

> Wenn ich Porträts male, geht es mir nicht darum, das Äußerliche eines Menschen, den Rang oder Attribute seiner geistlichen oder weltlichen Prominenz oder bürgerlichen Provenienz festzuhalten. Es gehört ins Gebiet der Historie, Dokumente der Nachwelt zu überliefern. Was die Gesellschaft früher an meinen Porträts schockierte, war das, was ich in einem Gesicht, im Mienenspiel, in Gebärden zu erraten suchte, um dies in meiner Bildersprache als Summe eines Lebewesens in einem Gedächtnisbild wiederzugeben.[4]

Während Kokoschkas durchdringende Porträts seiner Geliebten Alma Mahler ihre Kraft einer gestisch-expressiven Malweise verdankten, zog er es ironischerweise vor, zum Gedenken an seine unglückliche Liebe eine hyperrealistische Puppe darzustellen, die als Fetisch die launische Alma ersetzen sollte (Abb. 9). Trotz der Widersprüche innerhalb seines eigenen Denkens entsprach Kokoschkas Auffassung vom Porträt einem Klima, in dem das Unterbewußtsein des Menschen und die verstörenden Dinge, die dieses zutage förderte, zum Untersuchungsgegenstand der Wissenschaft geworden waren. Aufgabe des Porträtisten war es, die »Summe« des komplexen Individuums in einer einheitlichen, aber bedeutungsvollen Visualisierung seines Charakters und seiner Seele herauszuarbeiten.

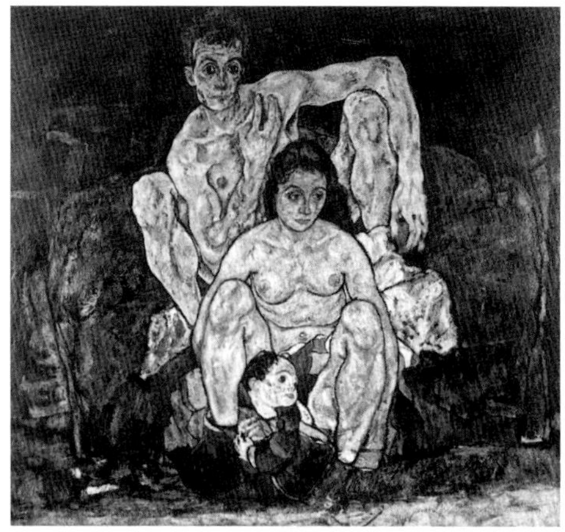

Abb. 8 Egon Schiele, *Die Familie*, 1918. Österreichische Galerie im Belvedere, Wien

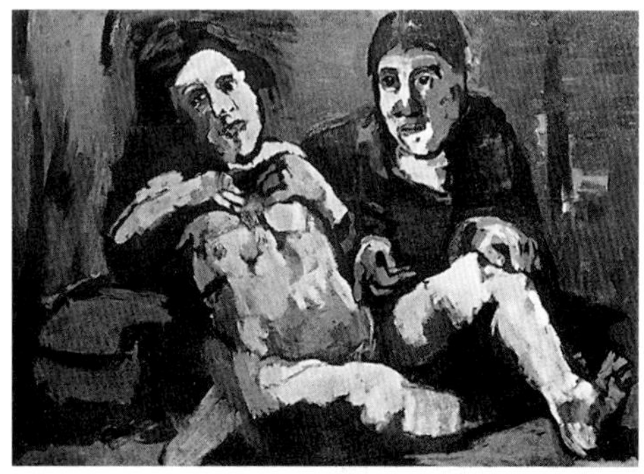

Abb. 9 Oskar Kokoschka, *Mann (Selbstbildnis) mit Puppe*, 1920–1922. Nationalgalerie, Staatliche Museen zu Berlin – Preußischer Kulturbesitz

2 *Picasso and Portraiture: Representation and Transformation*, hrsg. v. William Rubin, Ausst.Kat. The Museum of Modern Art, New York, (Thames and Hudson) London 1996.

3 Eine eingehende Analyse der Art und Weise, wie sich die Geschlechterbeziehungen auf die Kunst des 20. Jahrhunderts ausgewirkt haben, bieten Irit Rogoff, »The Anxious Artist – Ideological Mobilisations of the Self in German Modernism«, in: dies. (Hrsg.), *The Divided Heritage: Themes and Problems in German Modernism*, Cambridge 1990, und Marsha Meskimmon, *The Art of Reflection: Women Artists' Self-Portraiture in the Twentieth Century*, New York 1996.

4 Oskar Kokoschka, *Mein Leben*, München 1971, S. 72.

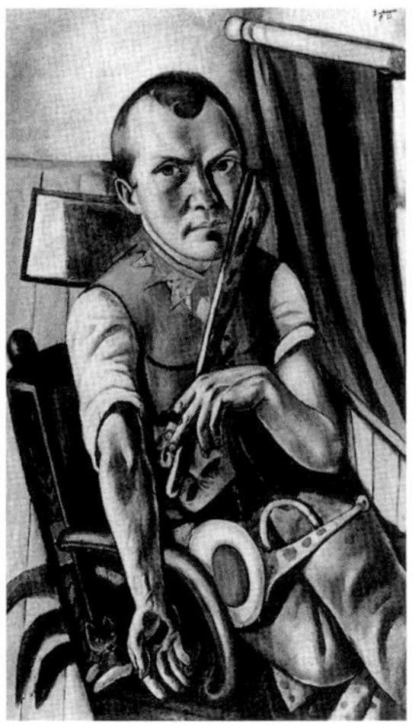

Abb. 10 Max Beckmann, *Selbstbildnis als Clown*, 1921. Von der Heydt-Museum, Wuppertal

Im weiteren Verlauf des Jahrhunderts traten an die Stelle einer Psychologie des Individuums Darstellungen mehrfacher Identitäten. In Porträts ergründeten Künstler verschiedene Erscheinungsweisen ihrer eigenen Person und ihrer Modelle – nicht um die Seele bloßzulegen, sondern um die Komplexität der Natur und der Situation des Menschen hervorzuheben. Künstler schufen des öfteren Selbstbildnisse, in denen sie sich in verschiedenen Rollen oder Masken darstellten: Beckmann, Picasso und Rouault legten sich jeweils die Maske eines Clowns zu, um die brüchigen und tragikomischen Aspekte der menschlichen Erfahrung zu beschwören (Abb. 10). Picasso schlüpfte in die Rolle des gefräßigen Minotaurus, de Chirico assoziierte sich mit den Göttern des Olymp, Beckmann zweifelte die Beständigkeit des menschlichen Daseins an, indem er sich mit Attributen wie Zigaretten, Sektgläsern oder Saxophonen und einem finsteren oder lächelnden, auf den Betrachter gerichteten Blick darstellte (Kat. 89 und 91). Frida Kahlo spielte bewußt auf ihre halb mexikanische Herkunft an, indem sie sich in einem Hochzeitskleid aus Tehuan malte – eine Zurschaustellung ethnischer Identität, die allerdings in Porträts der Moderne eher selten ist (Kat. 103). Stanley Spencers Auslotungen der Identität gerieten zu groß angelegten persönlichen Allegorien in seinen verschiedenen in Cookham entstandenen Bildern, in denen sich fiktive Figuren tummeln, die in den meisten Fällen als Selbstporträts und Porträts von Personen aus seinem unmittelbaren Umkreis identifzierbar sind. Alle diese Künstler versuchten eine Erfahrungs- und Identitätsvielfalt zu suggerieren, indem sie sich verkleideten; und die Rollen ihrer Wahl sowie ihre gezielte Selbstmythologisierung steigerten die Vieldeutigkeit und Eindringlichkeit ihres Werks.

Während das psychologische Moment und die wechselnden Identitäten des Individuums Leitmotive des Porträts im 20. Jahrhundert sind, wird die Individualität häufig durch Typologie unterlaufen. Obgleich Porträts erkenn- und identifizierbare Personen wiedergeben, heben die Künstler durchaus nicht immer das Eigentümliche ihrer Modelle hervor. In zahlreichen Fällen sind die Porträts im 20. Jahrhundert symbolische Darstellungen, in denen die Dargestellten jeweils zu »Motiven« werden. Besonders deutlich ist dies bei Künstlern, die ein und dasselbe Modell in Werkserien dargestellt haben. Matisse' Büsten von Jeannette, Giacomettis Porträts von Annette oder Yanaihara, Modiglianis Modelle sind Wiederholungen von Gesichtern, keine Erkundungen der Individualität (Kat. 86, 58 und 88). Diese Werke werden zu Ikonen eines Stils und wenden ihre realen Modelle in etwas Ästhetisches, auch wenn sie in ihrer wesensmäßigen und äußerlichen Eigenart erkennbar bleiben. Eine zugespitzte Ausprägung finden derlei ikonische Porträts in Andy Warhols Siebdrucken von Marilyn Monroe oder Jackie Kennedy (Abb. 11). Hier übernimmt die mechanische Reproduktion die Aufgabe der Darstellung, wobei die Motivwiederholung und die sich daraus ergebende Entindividualisierung ausdrücklich thematisiert werden. Die Komplexität des modernen Porträts macht sich – trotz einer entgegengesetzten Tendenz, das Innenleben des einzelnen auszuloten – an eben jenem Prozeß der Umwandlung der individuellen in eine stilistische Form fest.

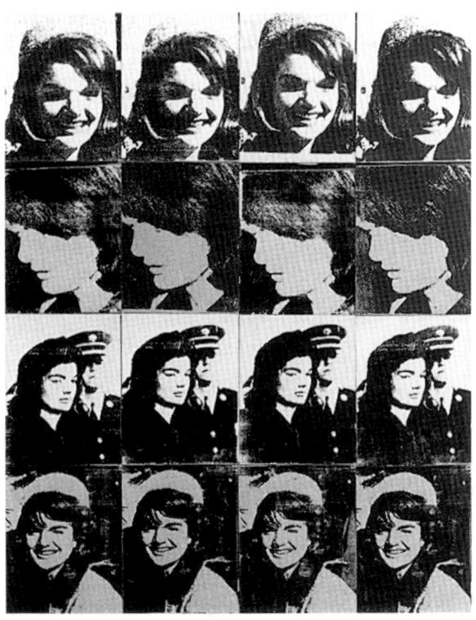

Abb. 11 Andy Warhol, *Sixteen Jackies*, 1964. Walker Art Center, Minneapolis

Während moderne Künstler mit dem Begriff der Identität spielen und sich beim Porträt Tendenzen zu einer verstärkten Individualisierung ebenso wie zur Entindividualisierung beobachten lassen, teilt das Porträt des 20. Jahrhunderts auch viel über den Körper mit. Auch hier wieder stellt das moderne Porträt die Traditionen auf die Probe und macht zugleich Anleihen bei ihnen. Trotz bemerkenswerter Ausnahmen in der Geschichte der Kunst neigte das Porträt in der Zeit vor dem 20. Jahrhundert zu einer Idealisierung des Modells. Der Künstler sah sich folglich nicht nur durch die Konventionen des Porträts selbst, sondern auch durch die Erwartungen des Modells dazu genötigt, zu

»erheben und zu verschönern«, wie Joshua Reynolds es ausdrückte.[5] Die Karikatur war der einzige Bereich, in dem diese Auffassung des Porträts konsequent angefochten werden konnte, wohingegen im 20. Jahrhundert die Überzeichnung, die Verzerrung und die »Häßlichkeit« der karikaturistischen Form zum anerkannten Rüstzeug des Porträtisten geworden sind. In manchen Fällen, wie bei den Porträts Jean Dubuffets, wird die Karikatur sogar zur einzigen Form, in der ein Porträt überhaupt vorstellbar ist. Dubuffets schematische Darstellungen reduzieren den Körper auf das Wesentliche und geben ihn in einer karikaturhaften Vereinfachung wieder, der nicht das Innere des Individuums, sondern die äußere Hülle als Bezugspunkt dient (Kat. 105).

Verzicht auf Verstellung liegt vielen Auffassungen des Körpers im 20. Jahrhundert zugrunde, ein Verzicht, der so weit gehen kann, daß Häßlichkeit statt Schönheit zum angestrebten Ziel des Porträtisten wird. Egon Schiele war einer der ersten, der sich dieses Prinzip zunutze machte. In zahlreichen Aquarellstudien des eigenen abgemagerten und ausgezehrten Körpers verlieh er sich selbst ein abstoßendes Äußeres (Abb. 12). Dies dehnte er auch auf sein Gesicht aus, das er mit finsterem Blick, einem Grinsen oder zu einem Schrei verzerrt darstellte als Gegenreaktion auf die ausdruckslose Maske, die Porträts aus der Zeit vor dem 20. Jahrhundert vielfach kennzeichnete. Seine Darstellungen des nackten Körpers setzen sich mit Sexualität auseinander, sie zeigen den Körper aber zugleich als etwas Unvollkommenes und Häßliches, das seiner Rolle auf der physischen Ebene zwischenmenschlicher Beziehungen überraschend unangemessen ist. Als sich Stanley Spencer und Lucian Freud Schieles Röntgenblick auf den Körper mit seinen purpurfarbenen Adern und geschwollenen Genitalien zu eigen machten, fügten sie die Falten des Alters und die hängenden Fettmassen hinzu, die zwar nur allzu menschlich sind, aber nicht die Seite des Menschen darstellen, die die Modelle der Vergangenheit zu sehen wünschten (Kat. 104 und 113).

Andere Künstler wie Christian Schad und Otto Dix bedienten sich der Ästhetik der Neuen Sachlichkeit, um Modelle darzustellen, deren Gesichter und Körper traditionelle Schönheitsvorstellungen verletzten. In seinem Porträt *Agosta, der Flügelmensch und Rasha, die schwarze Taube* präsentierte Schad kühl und distanziert Figuren aus dem Monstrositätenkabinett mit ausdruckslosem Gesicht und in einer traditionellen Pose, die bei Agosta einen scharfen Kontrast zu dem entstellten Körper bildet (Abb. 13). Dix' Porträts seiner eher unansehnlichen Eltern bewegen sich wiederum im Grenzbereich der Karikatur und kommen einer Persiflage auf das häusliche Leben der Arbeiterklasse nahe (Abb. 14). Diese Darstellungen der Häßlichkeit waren mehr als bloße Provokation. Den betreffenden Werken ging es um eine Auslotung der Grenzen des Porträts und seines Potentials, die Möglichkeiten der Kunst zu erweitern, anstatt sie einzuengen. Wenn Francis Bacon immer wieder George Dyer und Isabel Rawsthorne mit Knollennase, umschatteten Augen, gekrümmtem Kopf und monströsem Mund darstellte, machte er nicht nur die Verflüchtigung des leiblichen Ich sichtbar, sondern bediente sich des Körpers auch als Pforte zur Seele seiner Modelle (Kat. 108 und 109). Die Tatsache, daß sich solche Werke einer einfachen Erklärung entziehen, zeugt von ihrer visuellen Kraft und von ihrer Wirksamkeit als Porträts, die mehr als nur Abbilder sind.

Es ist unbestritten, daß das Porträt im 20. Jahrhundert zugleich aus der Tradition schöpft und diese anficht; es leistet einen Beitrag zum Kanon der Moderne und zeichnet sich zugleich durch Merkmale aus, die eine ausschließliche Zuordnung zur Entwicklung der Moderne nicht zulassen. Tatsächlich läßt sich das Porträt aufgrund seiner Tendenz, sich der Abstraktion zu verweigern, nicht reibungslos in ein der Moderne verpflichtetes Pro-

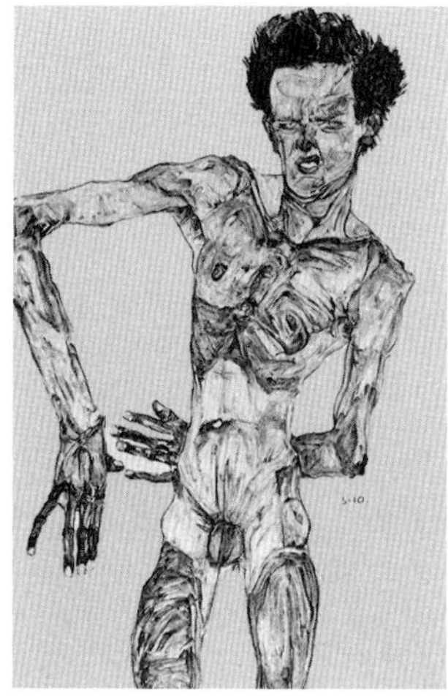

Abb. 12 Egon Schiele, *Selbstbildnis,* 1910. Albertina, Wien

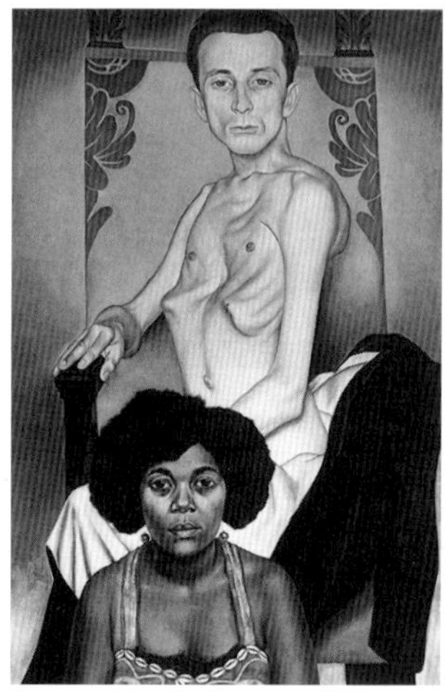

Abb. 13 Christian Schad, *Agosta, der Flügelmensch und Rasha, die schwarze Taube,* 1929. Privatbesitz

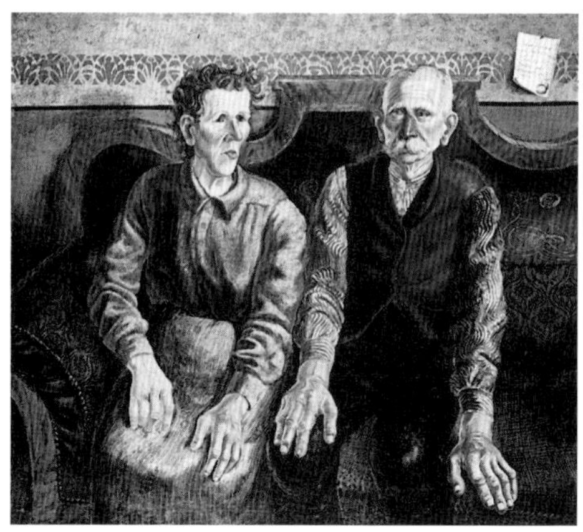

Abb. 14 Otto Dix, *Die Eltern des Künstlers II,* 1924. Niedersächsisches Landesmuseum, Hannover

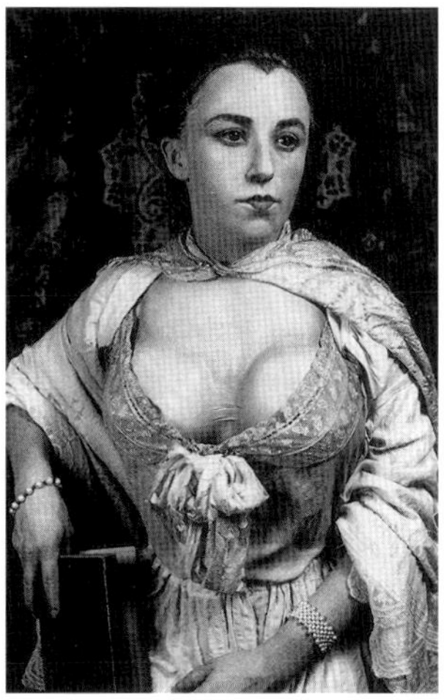

Abb. 15 Cindy Sherman, *Untitled, # 183,* 1988. Raymond Learsy, Sharon, Connecticut

gramm einfügen, auch wenn es Künstler angezogen hat, die zu verschiedenen Zeiten in vielen verschiedenen Stilen gearbeitet haben. Man könnte sagen, daß das Porträt seinen Platz erst fand, als die Postmoderne der gegenständlichen Darstellung wieder zu neuer Bedeutung für die Avantgarde-Kunst verhalf. Schwankende Identität und Rollenvielfalt spielen im postmodernen Bewußtsein eine wichtige Rolle, und das Porträt ermöglicht es den Künstlern, mit diesen Ideen zu experimentieren. Das mag ein Grund sein, weshalb der Photographie in der Kunst der Moderne nur marginale Bedeutung zukam, während die Postmoderne sie zu ihrem vorrangigsten Instrument auserkoren hat. Eine postmoderne Künstlerin wie Cindy Sherman spielt mit Vorstellungen von Geschlechteridentität, indem sie sich selbst in ihren Photos in der Pose von Filmstars und von Frauen aus berühmten Gemälden darstellt (Abb. 15), während Robert Mapplethorpe bei seinen Photos von prominenten Personen sozusagen kosmetisch vorging, indem er den Porträtierten ein Aussehen nach seinem Belieben verlieh.[6] Die Erkenntnis, daß die Photographie ein verfremdendes und verstörendes ebenso wie ein entlarvendes und analytisches Medium sein kann, brachte die Malerei und die Plastik der Nachkriegszeit bezogen auf das Porträt um ihre Vorrangstellung. Als Folge verkamen die Porträtmalerei und Porträtplastik größtenteils zu einem erschöpften Akademismus.

Der öffentliche Charakter des Porträts hat wieder an Bedeutung gewonnen, haben doch die Medien heute das Privatleben prominenter Personen – seien sie Künstler, Entertainer oder Politiker – restlos in Besitz genommen. Die Privatsphäre berühmter Menschen ist nicht mehr etwas, das ins Licht der Öffentlichkeit gerückt wird, sondern sie ist als Gemeingut bereits völlig vereinnahmt. Aus diesem Grund ist der Porträtmalerei am Ende des Jahrhunderts weitgehend das Geheimnisvolle abhanden gekommen, während die Photographie paradoxerweise dem Gesicht und dem Körper eines Menschen eine neue Rätselhaftigkeit verleiht. Dadurch, daß sie alles zeigt, macht die Photographie verstärkt bewußt, wie wenig wir im Grunde über die dargestellte Person wissen. Es war jedoch die Moderne in all ihren Ausprägungen, die das Porträt von den Konventionen der Idealisierung befreite, die den Realismusbegriff problematisierte und die es Künstlern ermöglichte, sich selbst und ihre Modelle nach ihrem eigenen Bild zu formen.

5 Joshua Reynolds, *Discourses on Art,* hrsg. v. Robert Wark, New Haven und London 1981.
6 Zahlreiche weitere Beispiele finden sich in: *Das Selbstportrait im Zeitalter der Photographie. Maler und Photographen im Dialog mit sich selbst,* hrsg. v. Erika Billeter, Ausst.Kat. Musée Cantonal des Beaux-Arts, Lausanne, (Benteli) Bern 1985.

Realität – Deformation

PABLO PICASSO (Kat. 1–3, 8, 11, 13, 37, 46–47, 70–72)
HENRI MATISSE (Kat. 4–6, 32–33)
CONSTANTIN BRANCUSI (Kat. 7)
GEORGES BRAQUE (Kat. 9–10, 12)
ROBERT DELAUNAY (Kat. 14)
FERDINAND LÉGER (Kat. 15, 36)
UMBERTO BOCCIONI (Kat. 16–18)
GIACOMO BALLA (Kat. 19–20)
FRANZ MARC (Kat. 21)
ERNST LUDWIG KIRCHNER (Kat. 22–23, 25)
WILHELM LEHMBRUCK (Kat. 24, 28)
EMIL NOLDE (Kat. 26–27)
OSKAR KOKOSCHKA (Kat. 29–30)
LOVIS CORINTH (Kat. 31)
PIERRE BONNARD (Kat. 34)
CLAUDE MONET (Kat. 35)
ARISTIDE MAILLOL (Kat. 38)
GIORGIO DE CHIRICO (Kat. 39)
OSKAR SCHLEMMER (Kat. 40, 42)
MARIO SIRONI (Kat. 41)
KASIMIR MALEWITSCH (Kat. 43)
ALEXANDER DEINEKA (Kat. 44)
MAX BECKMANN (Kat. 45, 48, 50)
JOSÉ CLEMENTE OROZCO (Kat. 49)
JACKSON POLLOCK (Kat. 51)
JEAN FAUTRIER (Kat. 52–55)
ALBERTO GIACOMETTI (Kat. 56–59)
JEAN DUBUFFET (Kat. 60–63)
WILLEM DE KOONING (Kat. 64–65)
FRANCIS BACON (Kat. 66–68)
ASGER JORN (Kat. 69)
LUCIAN FREUD (Kat. 73)
GEORG BASELITZ (Kat. 74–76)

Bei den Maßangaben steht Höhe vor Breite vor Tiefe.

Die auf Tafel 10, 23, 24, 36, 48, 76, 89, 157, 161, 190, 249, 309, 321, 384 abgebildeten Werke werden nicht in der Ausstellung gezeigt oder sind durch andere Werke ersetzt.

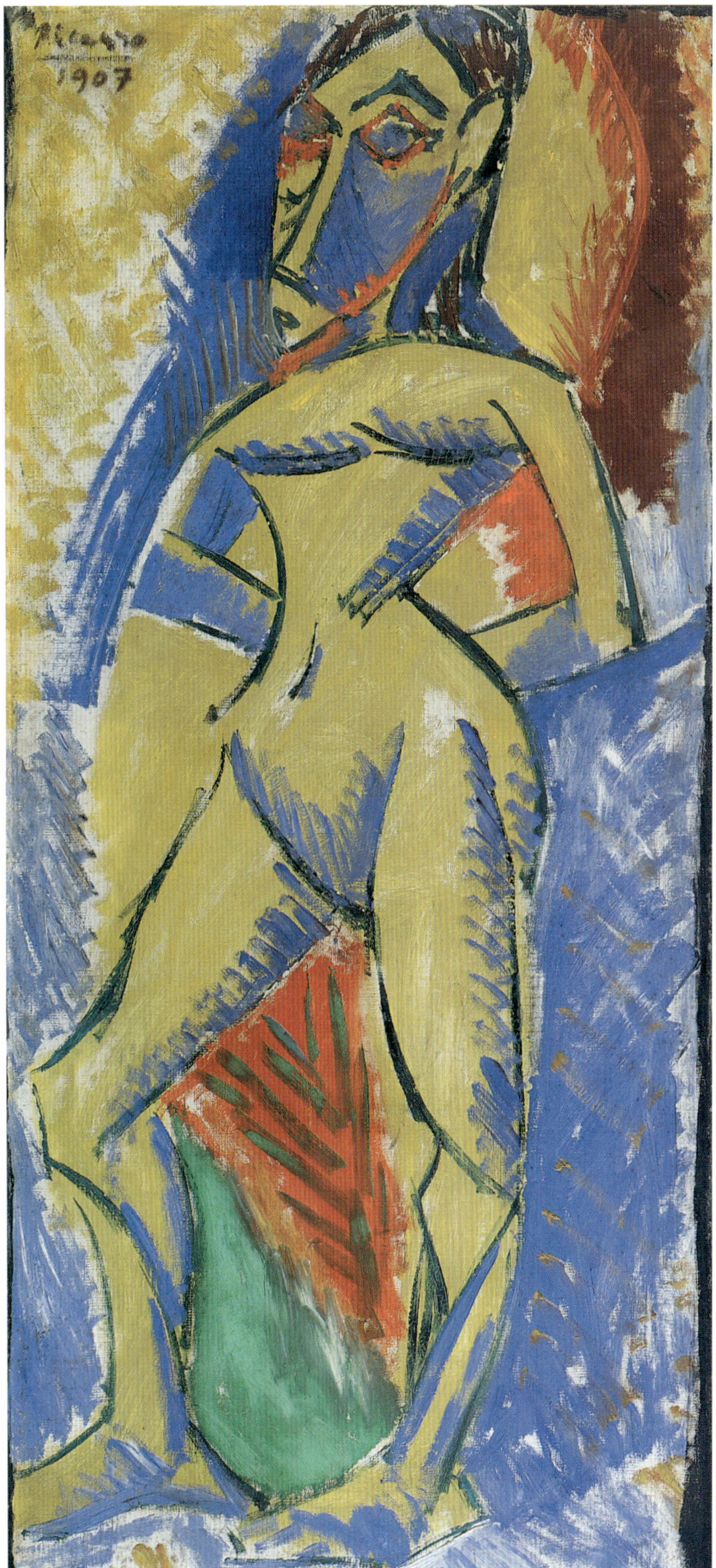

1 PABLO PICASSO, *Femme nue (L'Etude pour Les Demoiselles d'Avignon)* /
Akt (Studie für *Demoiselles d'Avignon*), 1907
Öl auf Leinwand, 93 x 43 cm
Civico Museo d'Arte Contemporanea, Mailand

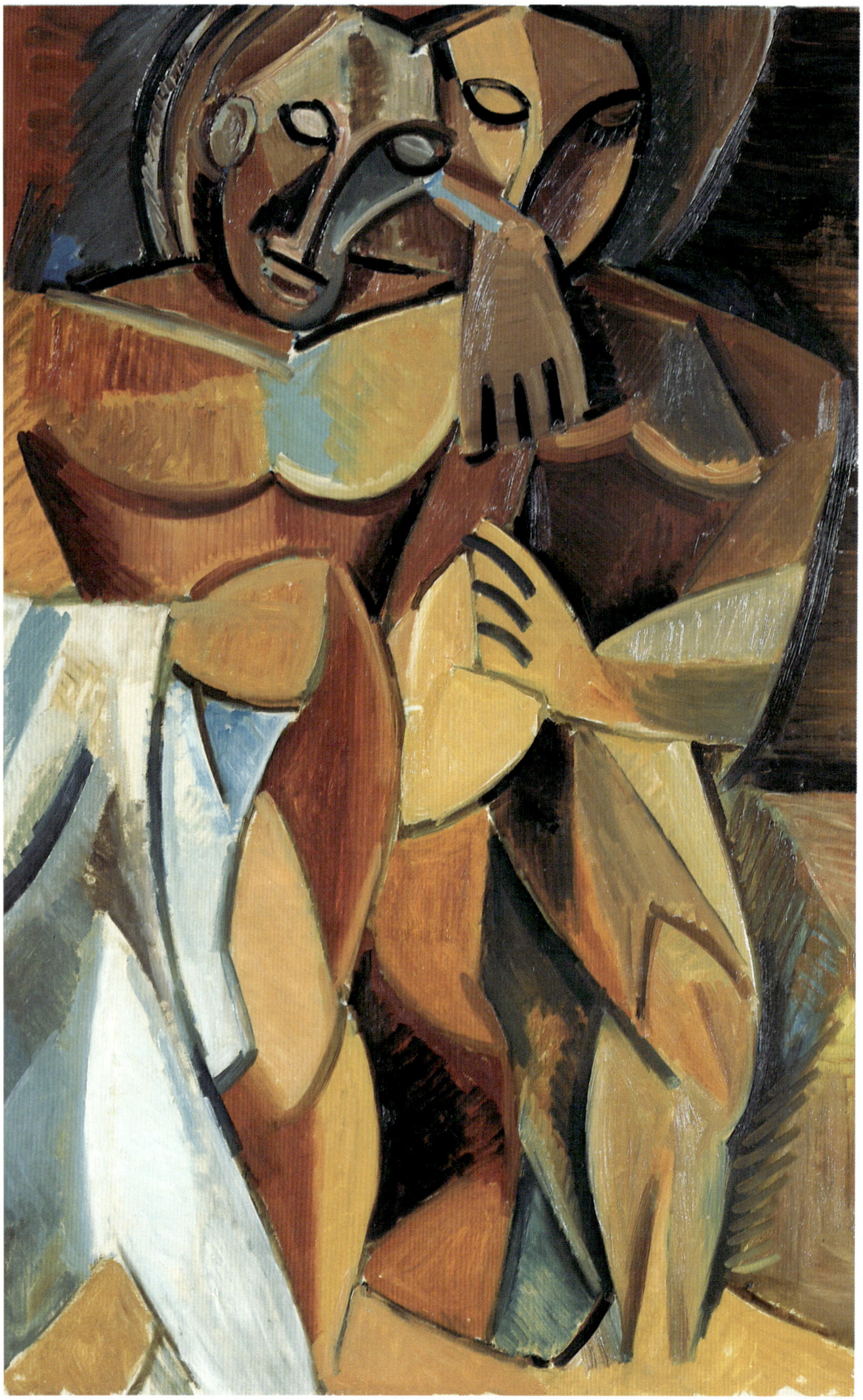

2 PABLO PICASSO, *L'Amitié* / Freundschaft, 1908
Öl auf Leinwand, 152 x 101 cm
Staatliche Eremitage, St. Petersburg

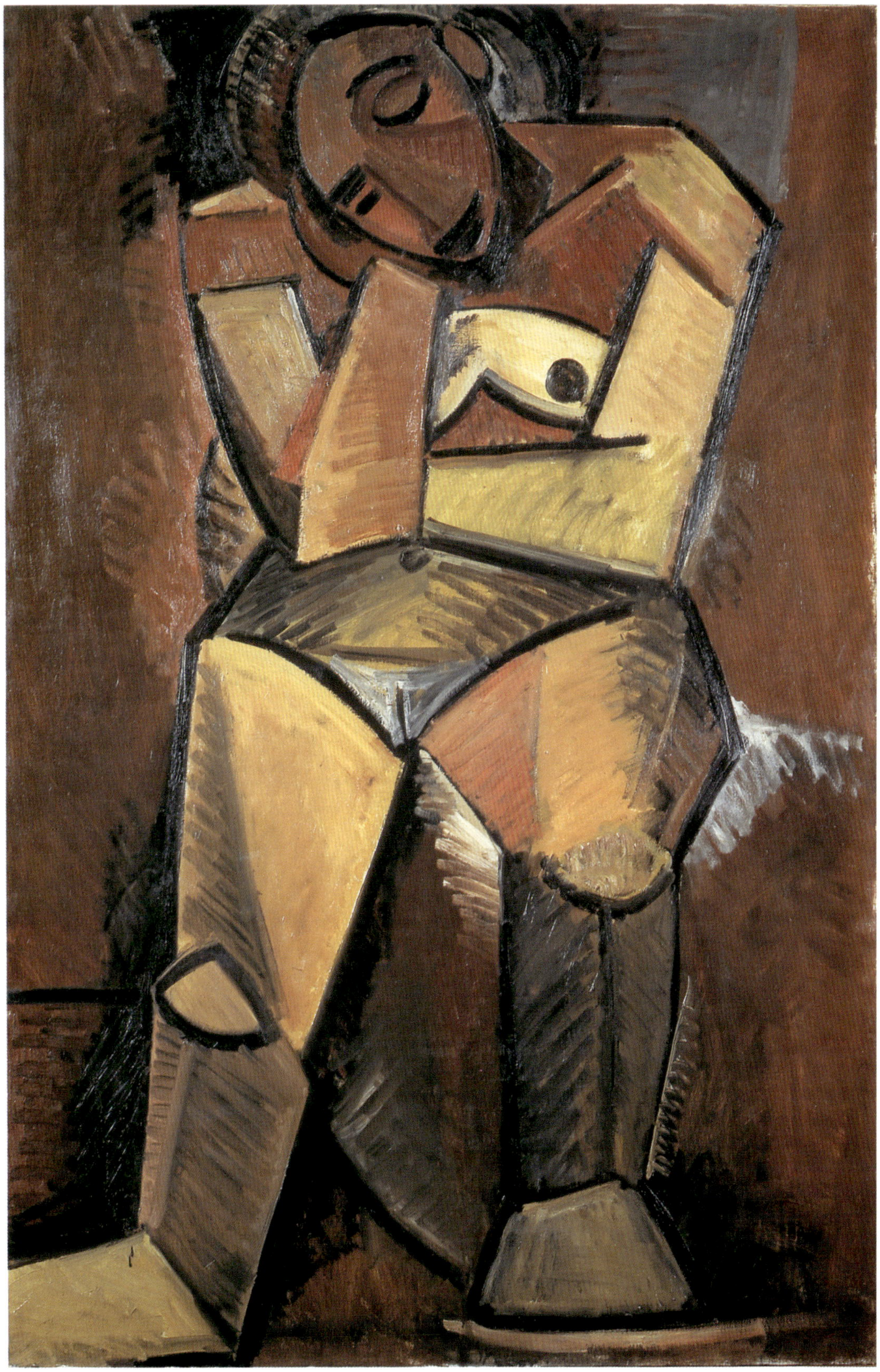

3 PABLO PICASSO, *Femme nue assise* / Sitzender weiblicher Akt, 1908
Öl auf Leinwand, 150 x 99 cm
Staatliche Eremitage, St. Petersburg

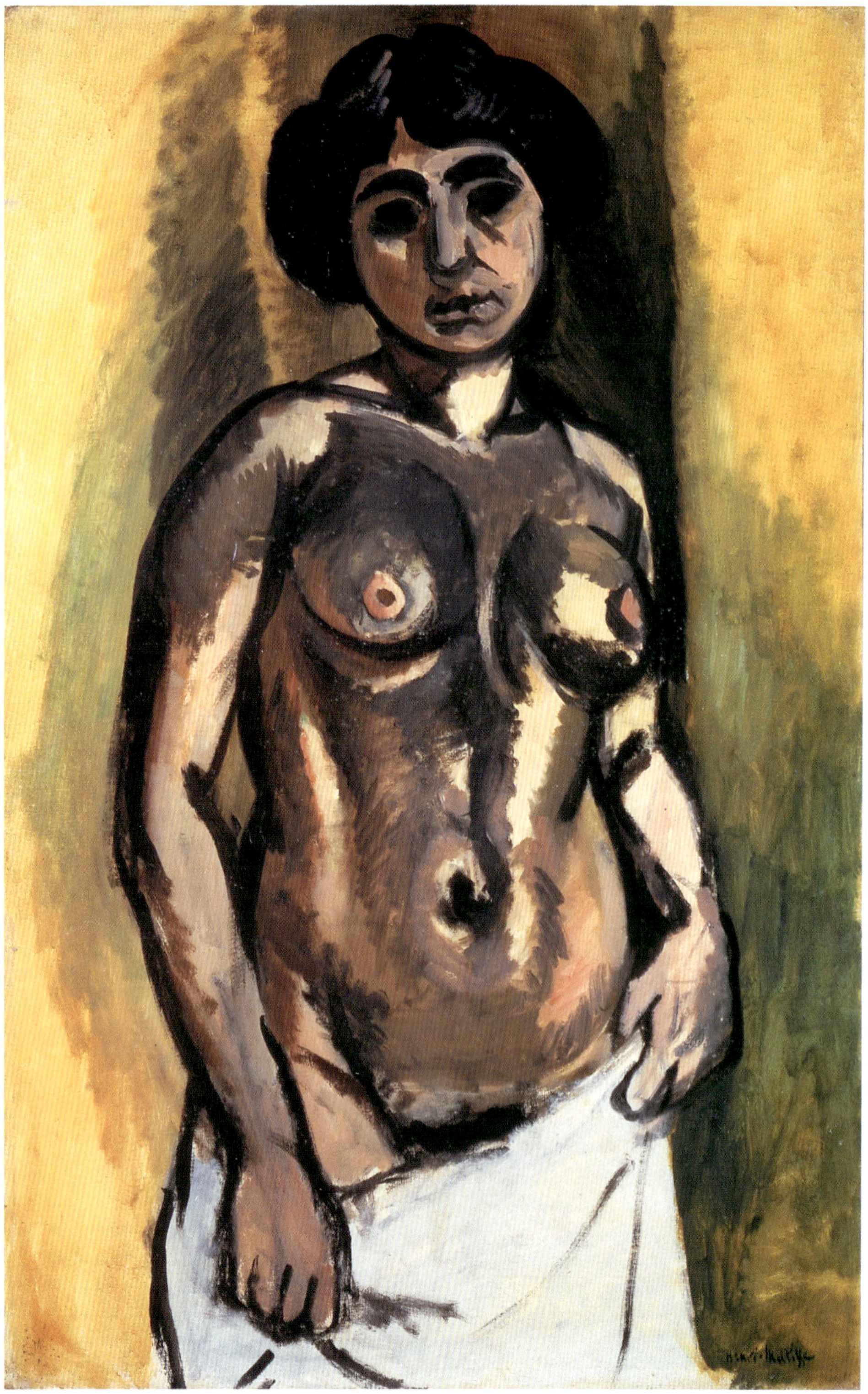

4 HENRI MATISSE, *Nu, noir et or* / Akt, schwarz und gold, 1908
Öl auf Leinwand, 100 x 65 cm
Staatliche Eremitage, St. Petersburg

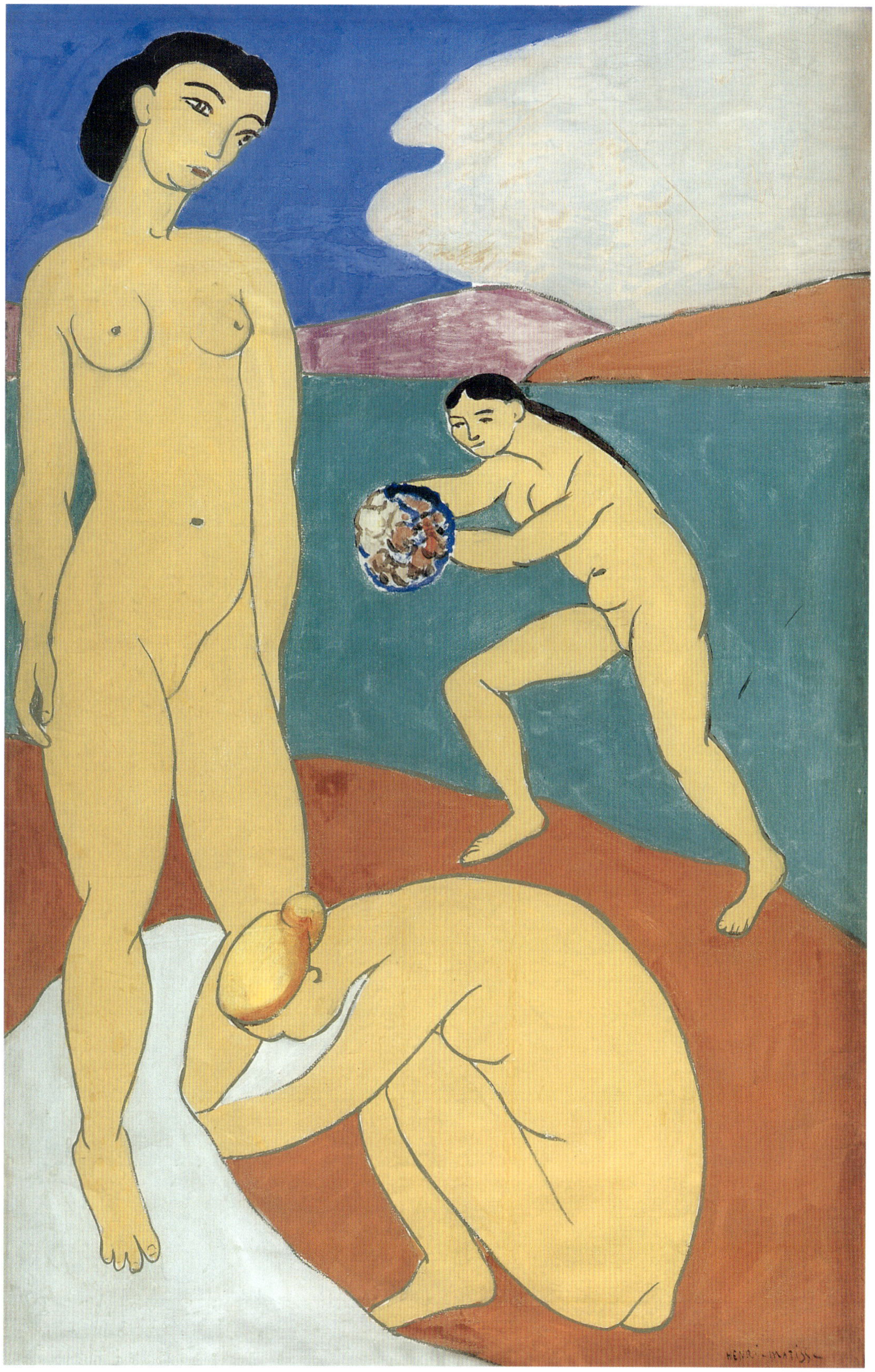

5 HENRI MATISSE, *Le Luxe II*, ca. 1907–1908
Tempera auf Leinwand, 209,5 x 139 cm
Statensmuseum for Kunst, Kopenhagen

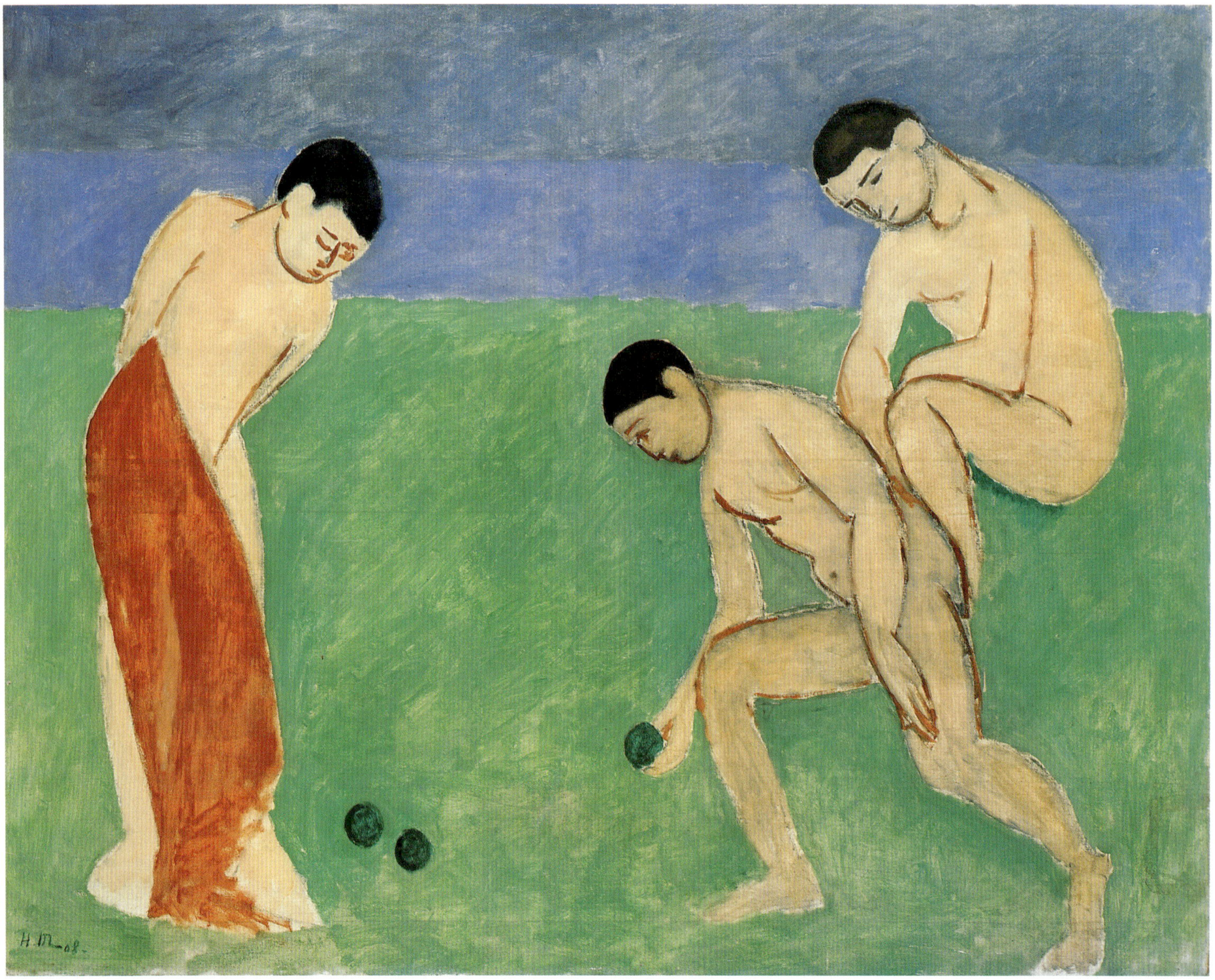

6 HENRI MATISSE, *Joueurs de boules (Jeu de balles)* /
Boules-Spieler (Ballspiel), 1908
Öl auf Leinwand, 113,5 x 145 cm
Staatliche Eremitage, St. Petersburg

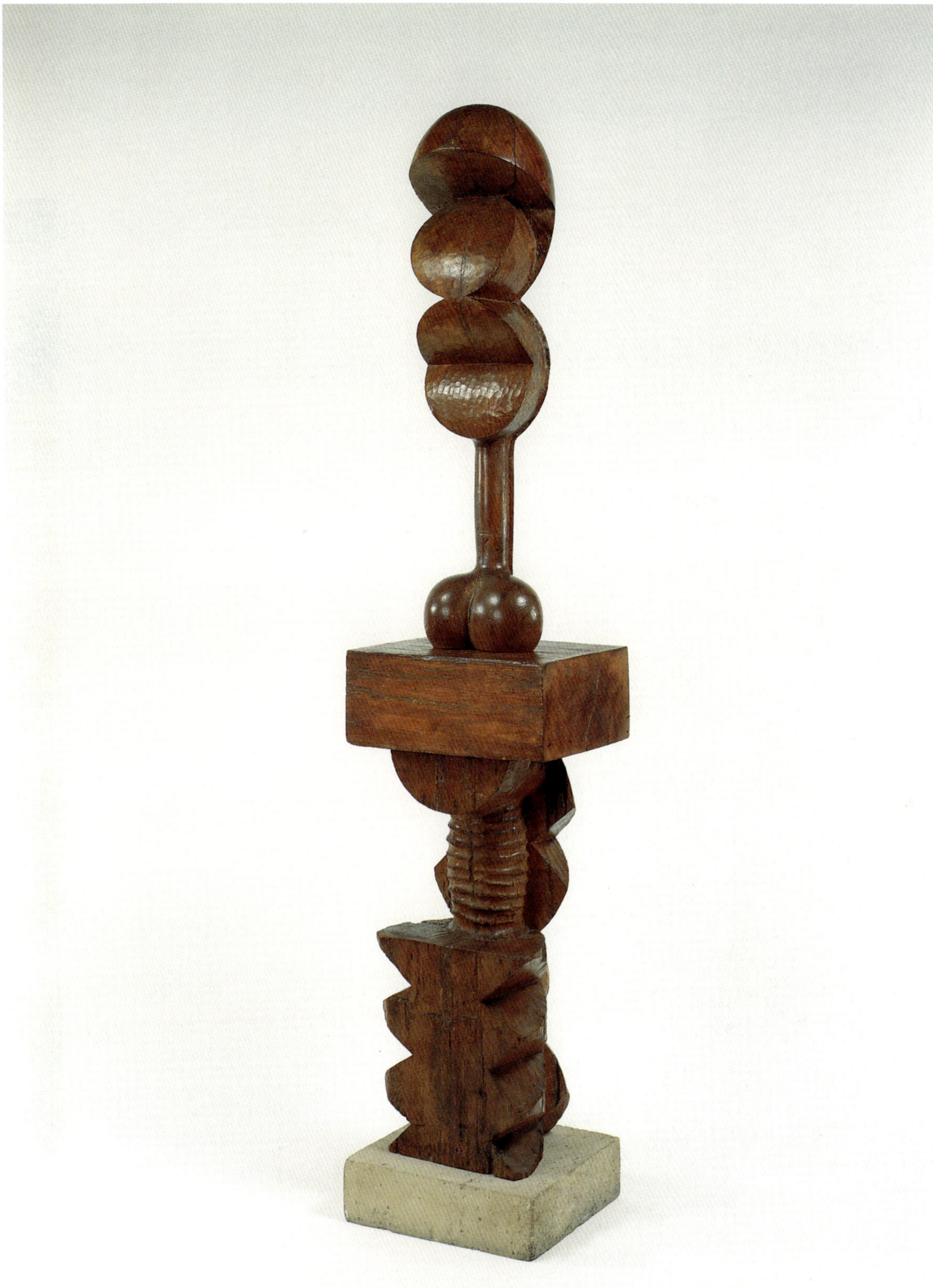

7 CONSTANTIN BRANCUSI, *Adam et Eve*, 1916–1921
Holz, Höhe 227 cm
Solomon R. Guggenheim Museum, New York

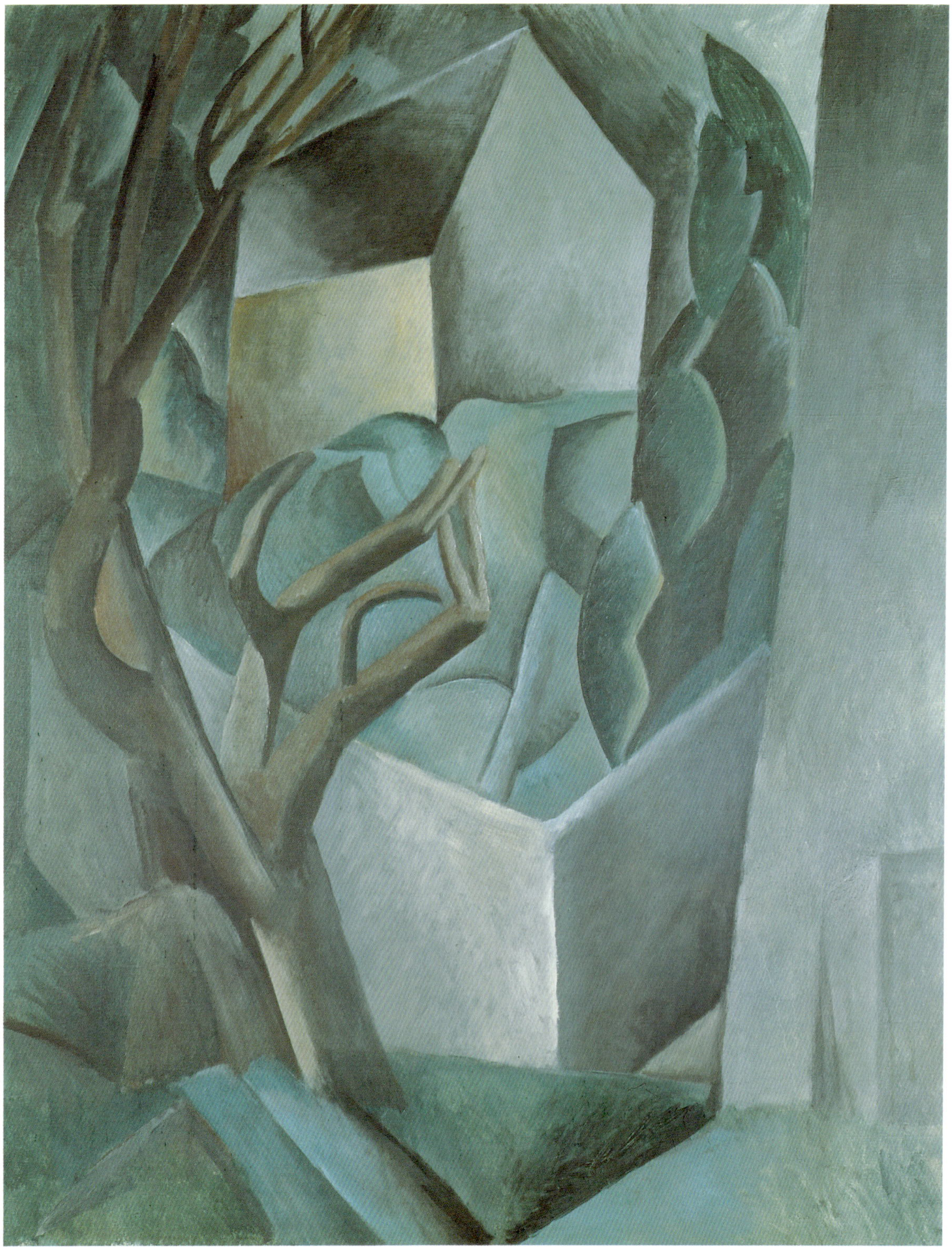

8 PABLO PICASSO, *Maisonette dans un jardin (Maisonette et arbres)* /
Haus im Garten (Landhaus mit Bäumen), 1909
Öl auf Leinwand, 92 x 73 cm
Staatliches Puschkin-Museum, Moskau

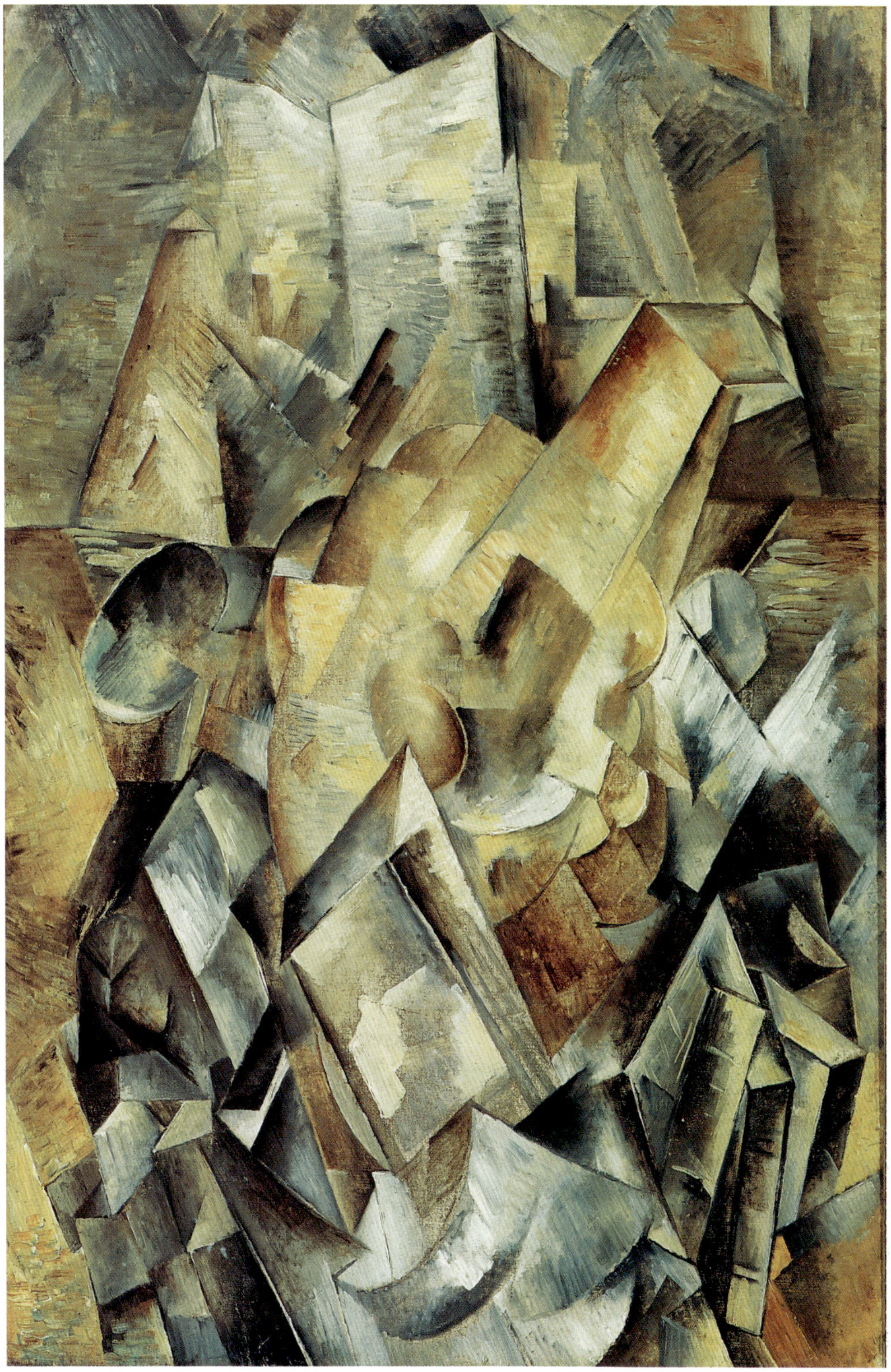

9 GEORGES BRAQUE, *Nature morte à la mandola et au métronome /*
Stilleben mit Mandoline und Metronom, 1909
Öl auf Leinwand, 81 x 54 cm
Privatsammlung

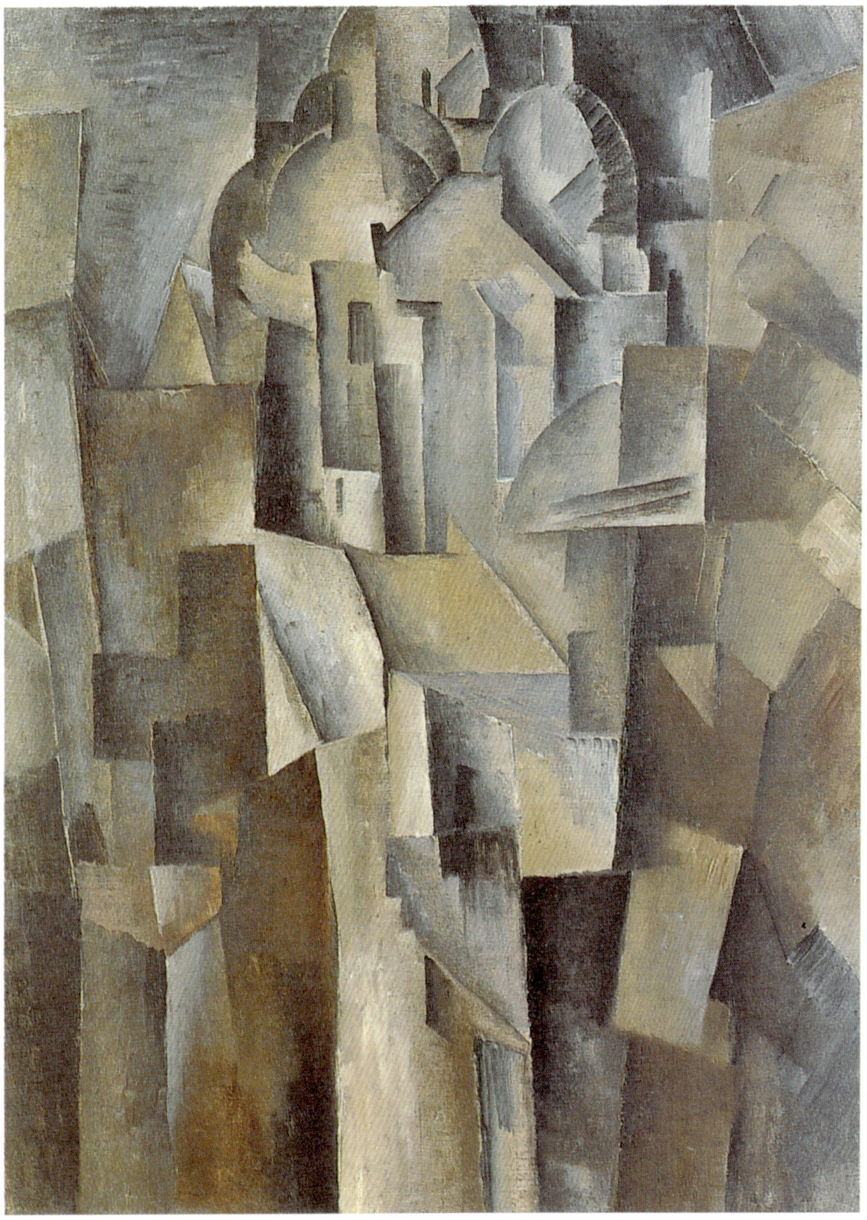

10 GEORGES BRAQUE, *Le Sacré-Cœur*, 1909–1910
Öl auf Leinwand, 55 x 40,5 cm
Musée d'Art Moderne, Villeneuve-d'Ascq;
Schenkung von Geneviève und Jean Masurel

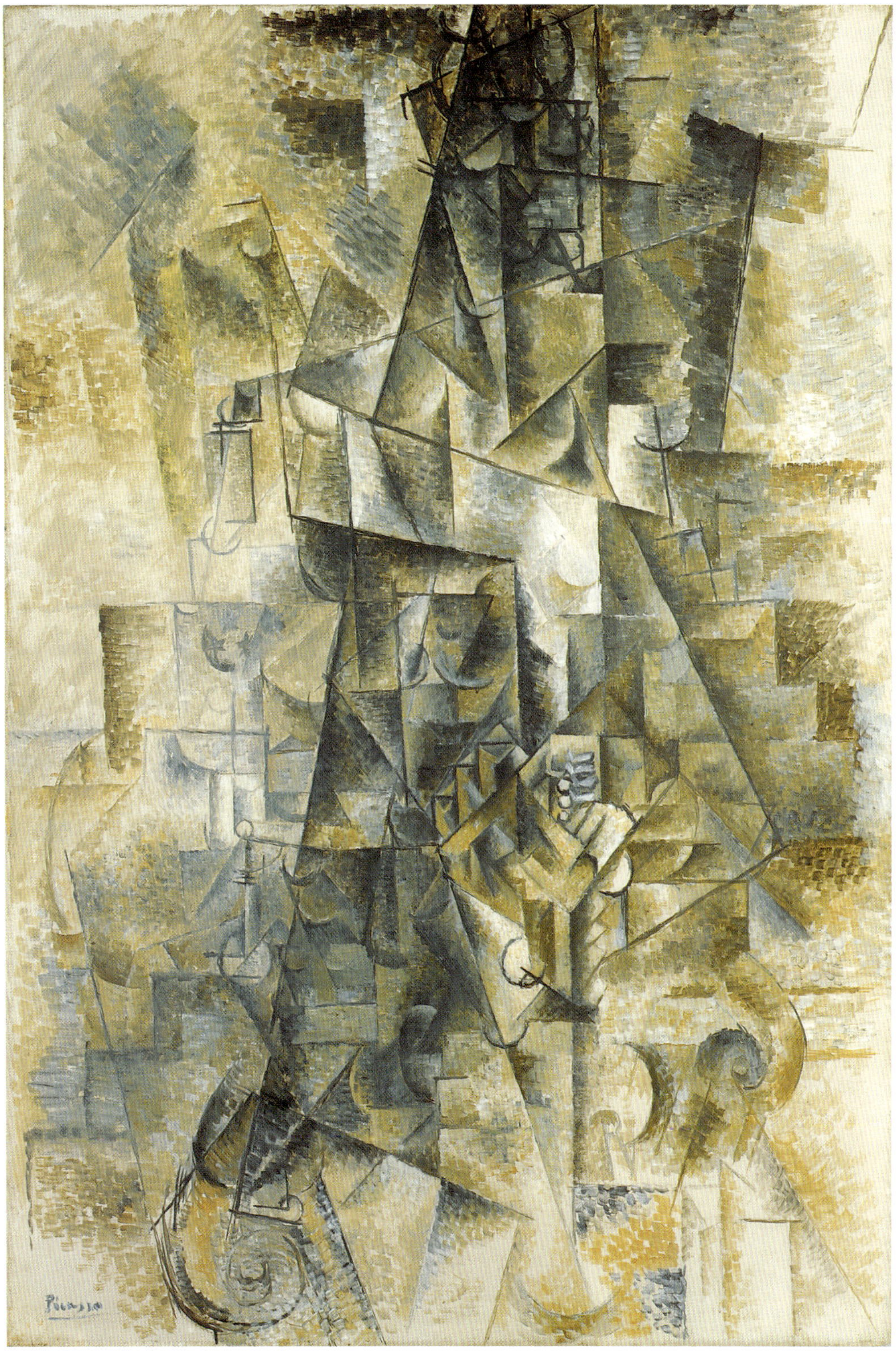

11 PABLO PICASSO, *L'Accordéoniste* / Akkordeonspielerin, 1911
Öl auf Leinwand, 130 x 89,5 cm
Solomon R. Guggenheim Museum, New York;
Schenkung Solomon R. Guggenheim, 1937

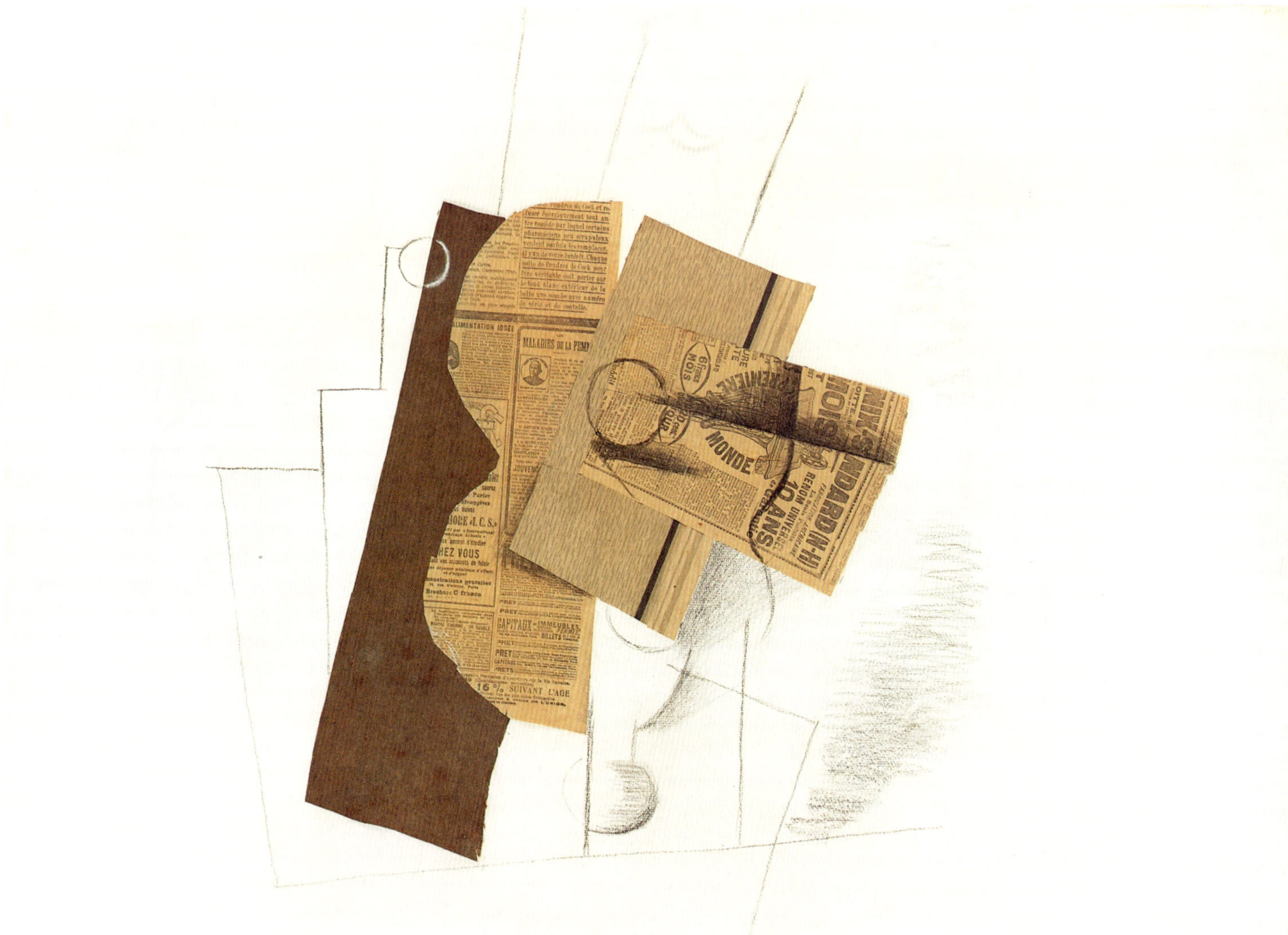

12 GEORGES BRAQUE, *Bouteille et Verre, Standard* /
Flasche und Glas, Standard, 1913
Papier collé, Holzimitat, Kohle auf Karton, 72 x 101 cm
Privatsammlung

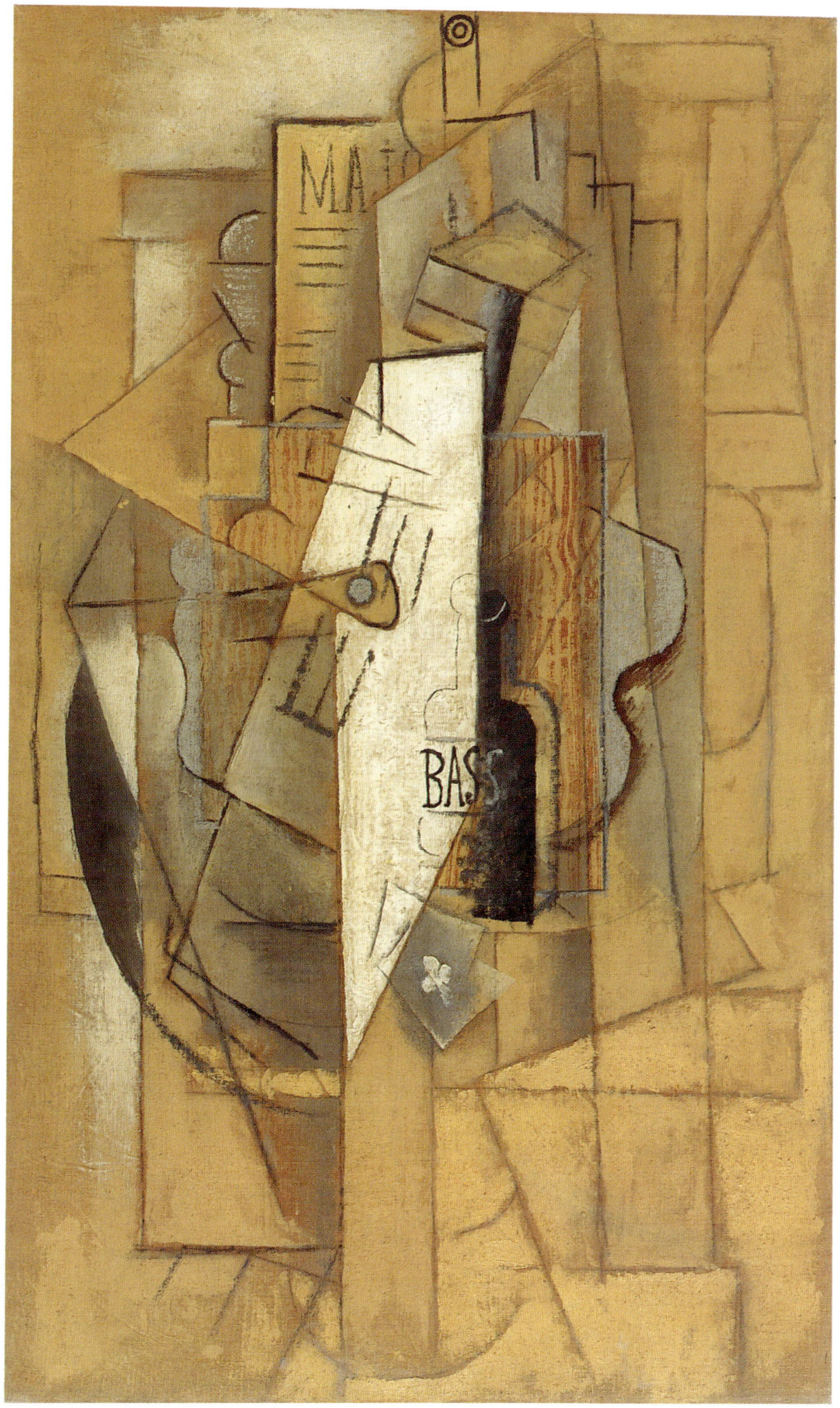

13 PABLO PICASSO, *La Bouteille de Bass* / Die Bass-Flasche, 1913
Öl auf Leinwand, 108 x 65,5 cm
Civico Museo d'Arte Contemporanea, Mailand

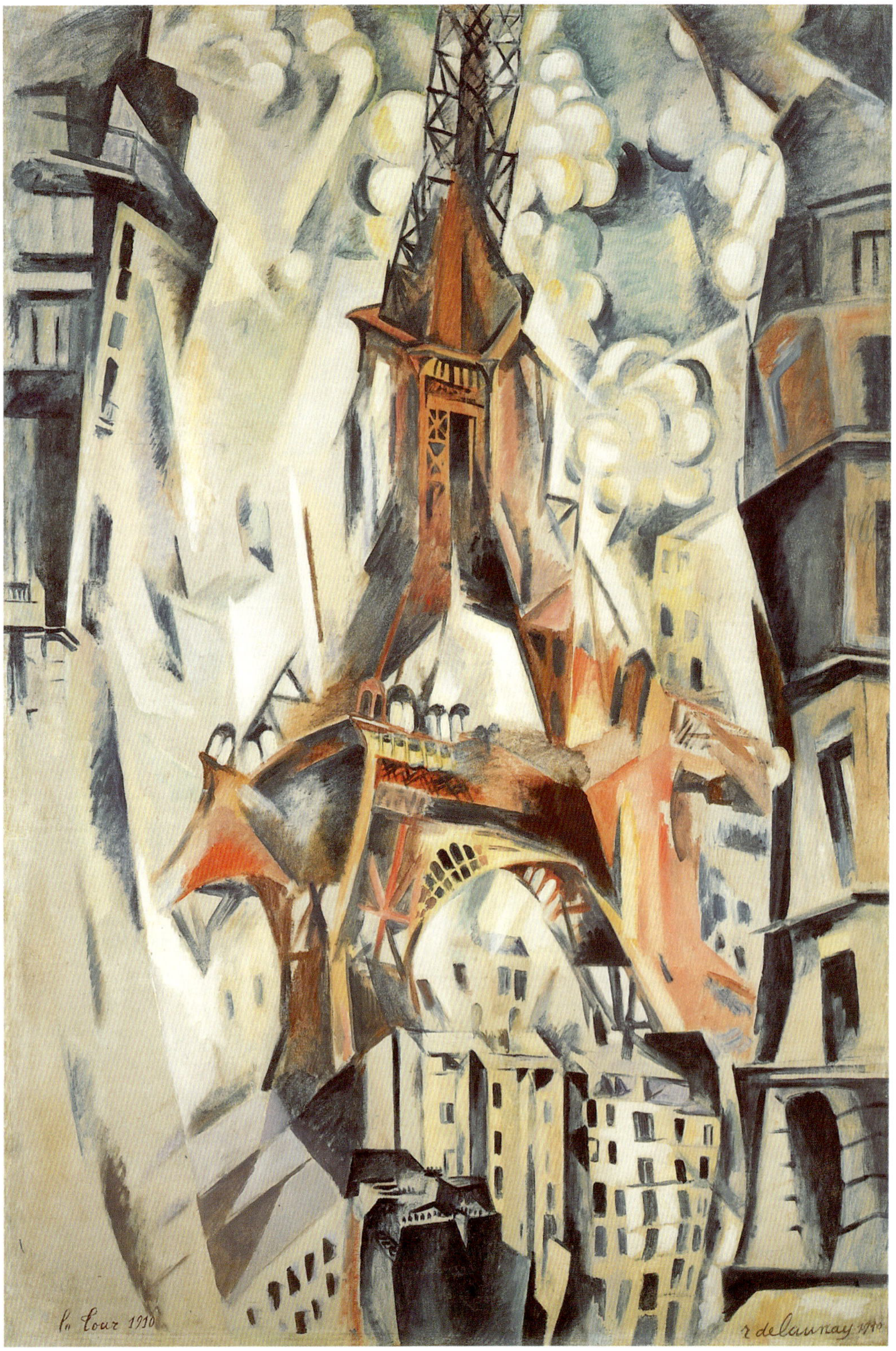

14 ROBERT DELAUNAY, *Tour Eiffel*, 1910
Öl auf Leinwand, 198 x 136 cm
Solomon R. Guggenheim Museum, New York

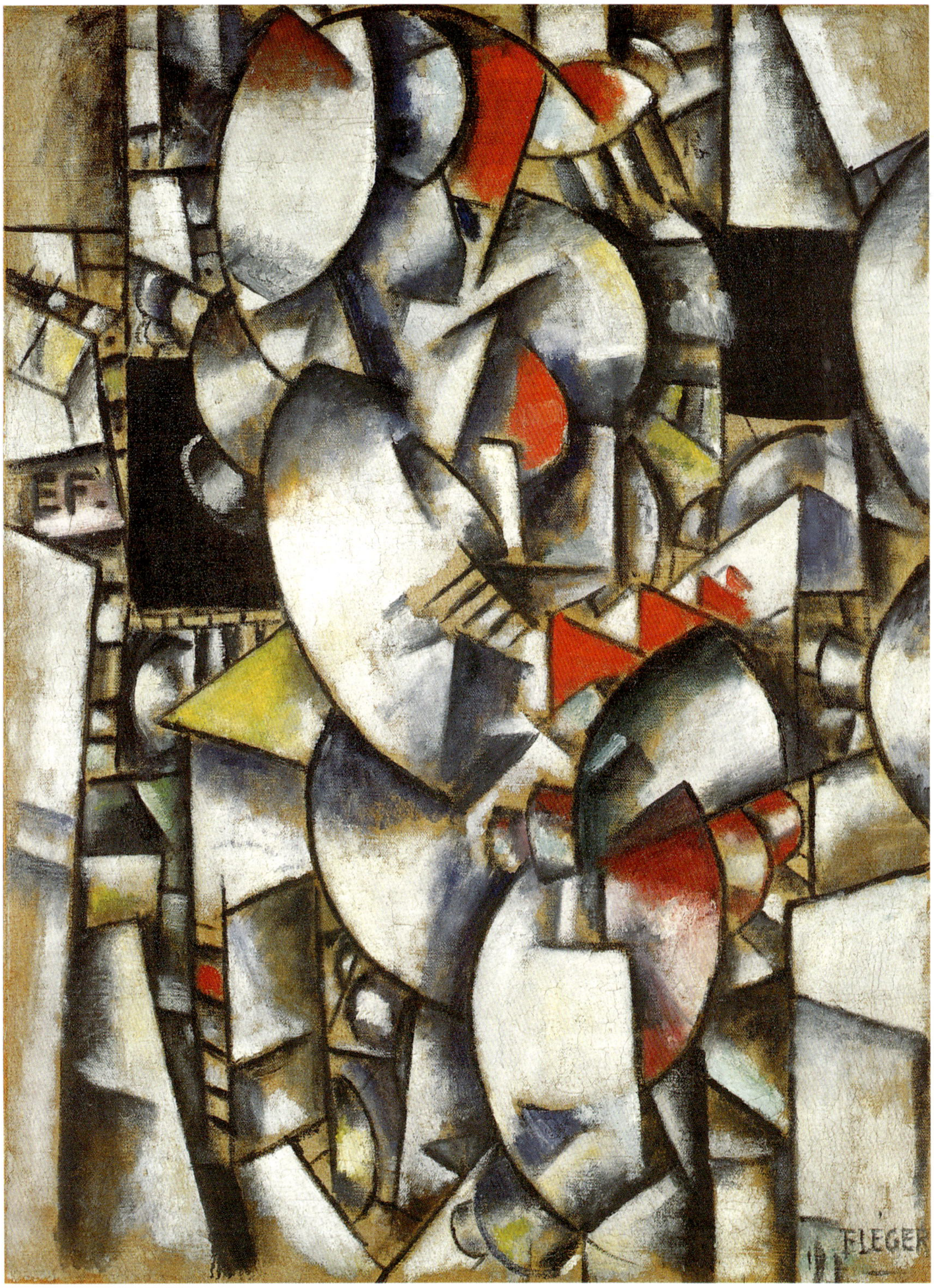

15 FERNAND LÉGER, *Modèle nu dans l´atelier* /
Aktmodell im Atelier, 1912–1913
Öl auf Rupfen, 128 x 96 cm
Solomon R. Guggenheim Museum, New York

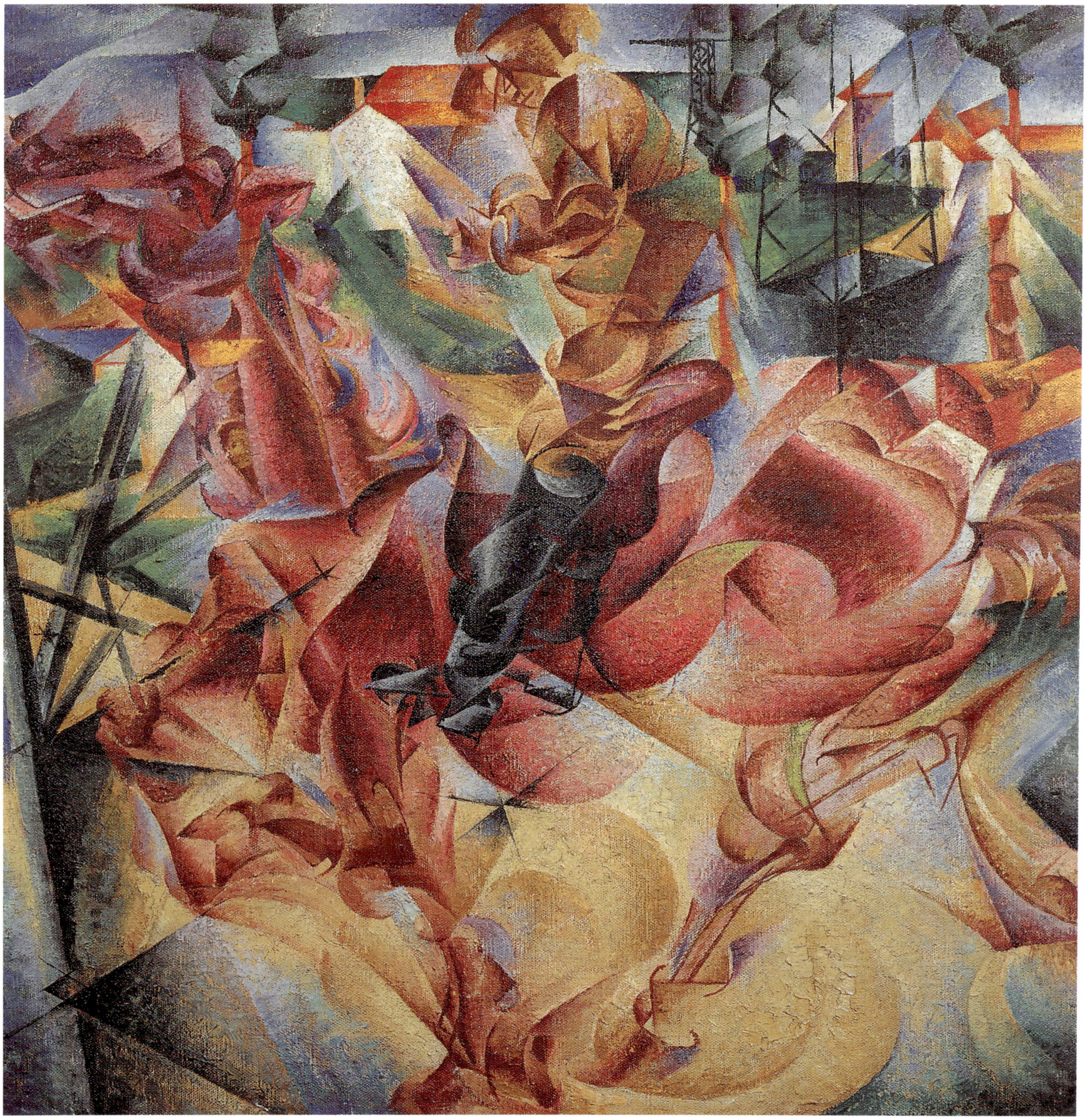

16 UMBERTO BOCCIONI, *Elasticità* / Elastizität, 1912
Öl auf Leinwand, 100 x 100 cm
Civico Museo d'Arte Contemporanea, Mailand

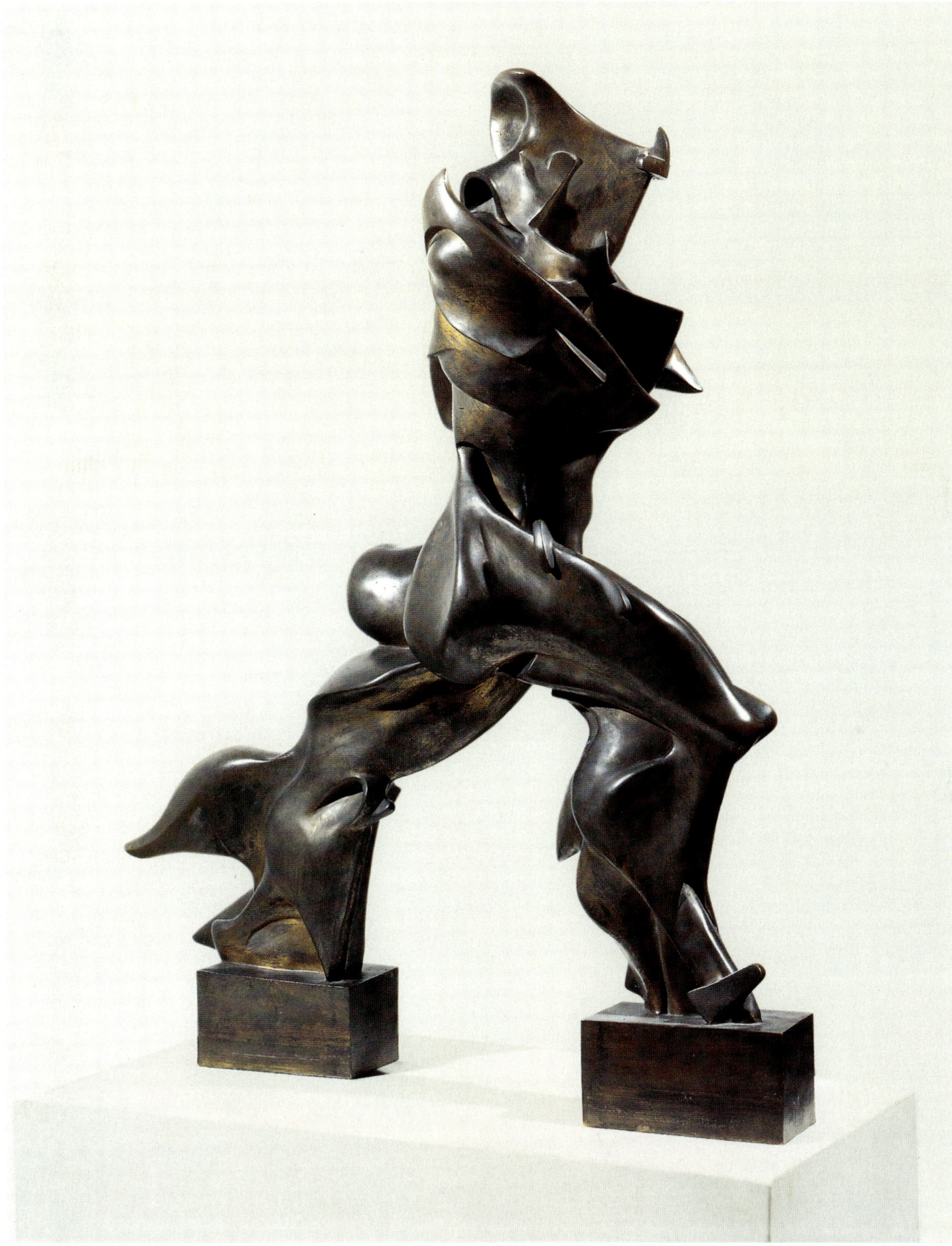

17 UMBERTO BOCCIONI, *Forme uniche della continuità nello spazio* /
Einzigartige Formen der Kontinuität im Raum, 1913
Bronze, 114 x 84 x 37 cm
Civico Museo d'Arte Contemporanea, Mailand

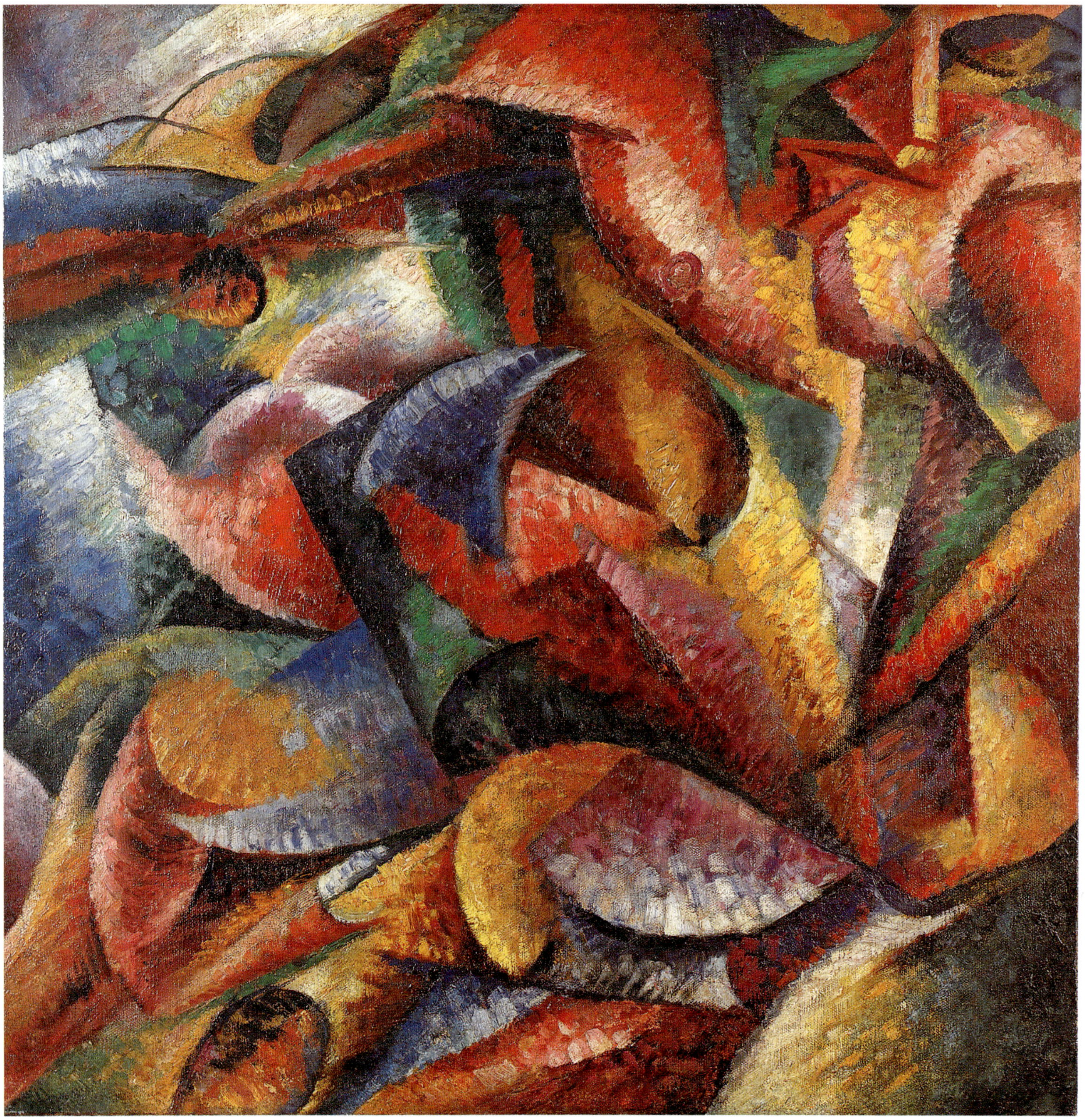

18 UMBERTO BOCCIONI, *Dinamismo di un corpo umano* /
Dynamismus eines menschlichen Körpers, 1913
Öl auf Leinwand, 100 x 100 cm
Civico Museo d'Arte Contemporanea, Mailand

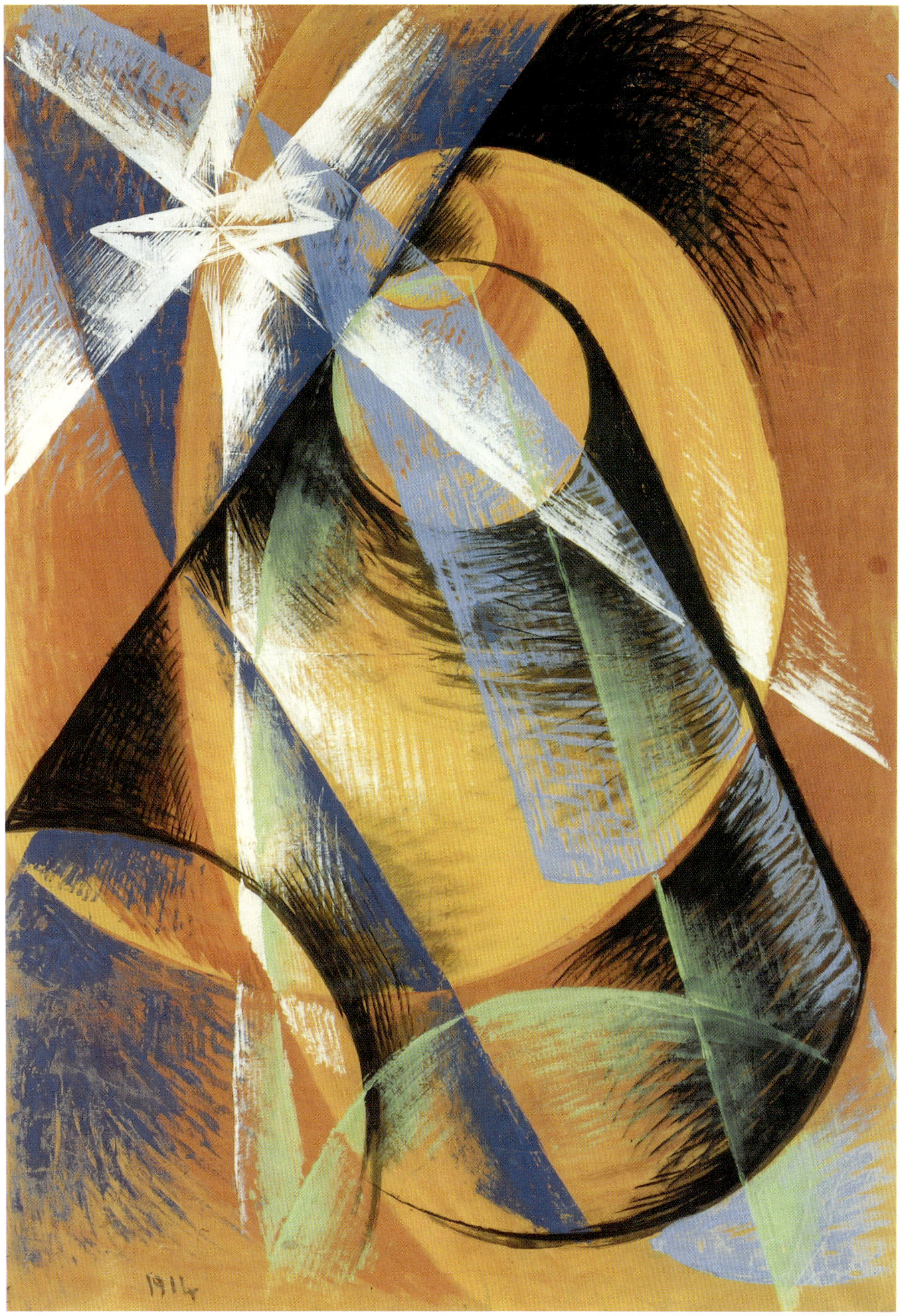

19 GIACOMO BALLA, *Mercurio passa davanti al sole visto dal cannocchiale* /
Merkur zieht an der Sonne vorbei, durch das Fernrohr gesehen, 1914
Tempera auf Karton auf Leinwand, 143 x 100 cm
Museum moderner Kunst, Stiftung Ludwig Wien

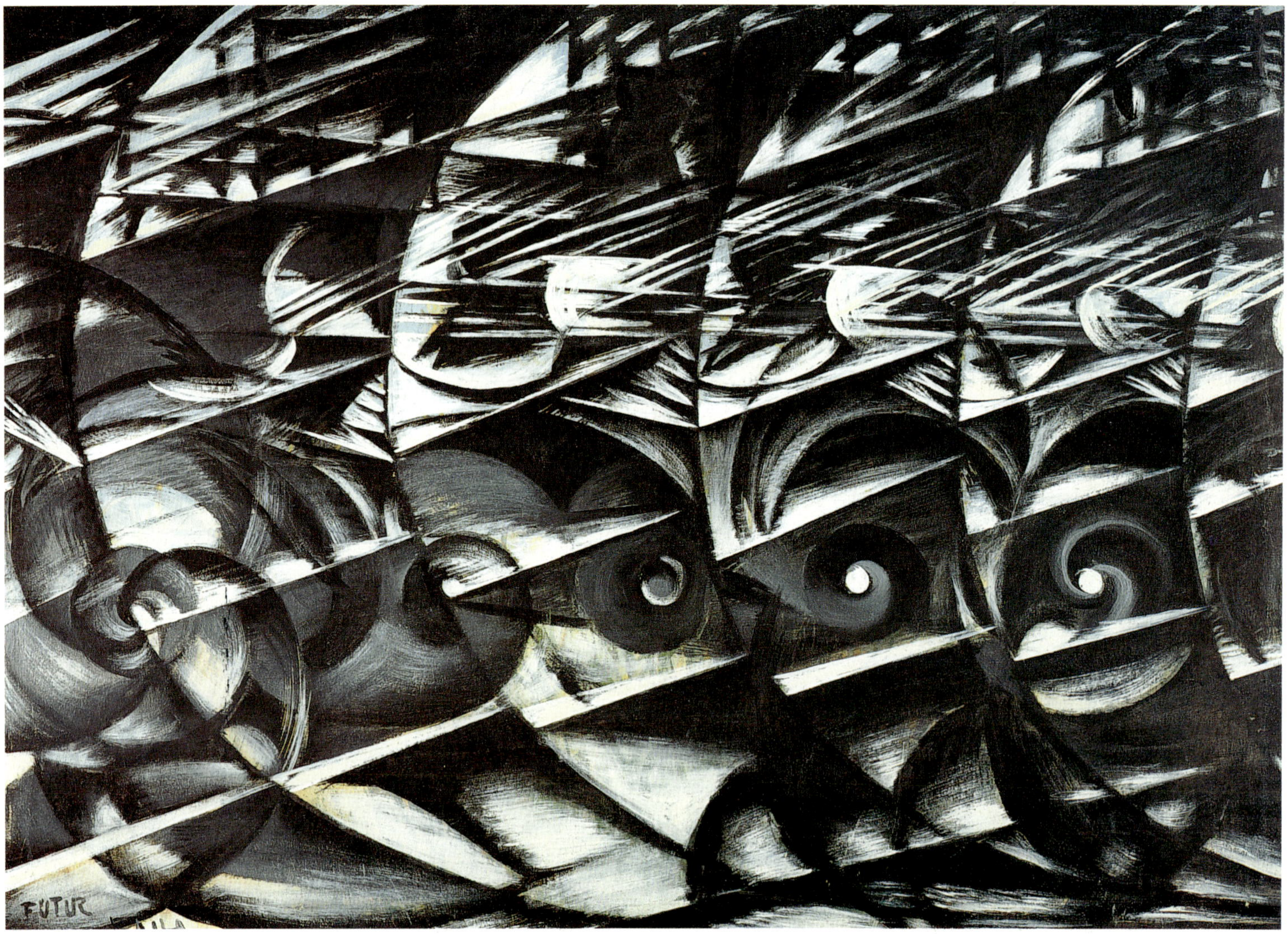

20 GIACOMO BALLA, *Velocità astratta (è passata l'automobile)* /
Abstrakte Geschwindigkeit (das Automobil ist vorübergefahren), 1913
Öl auf Leinwand, 78 x 108 cm
Privatsammlung

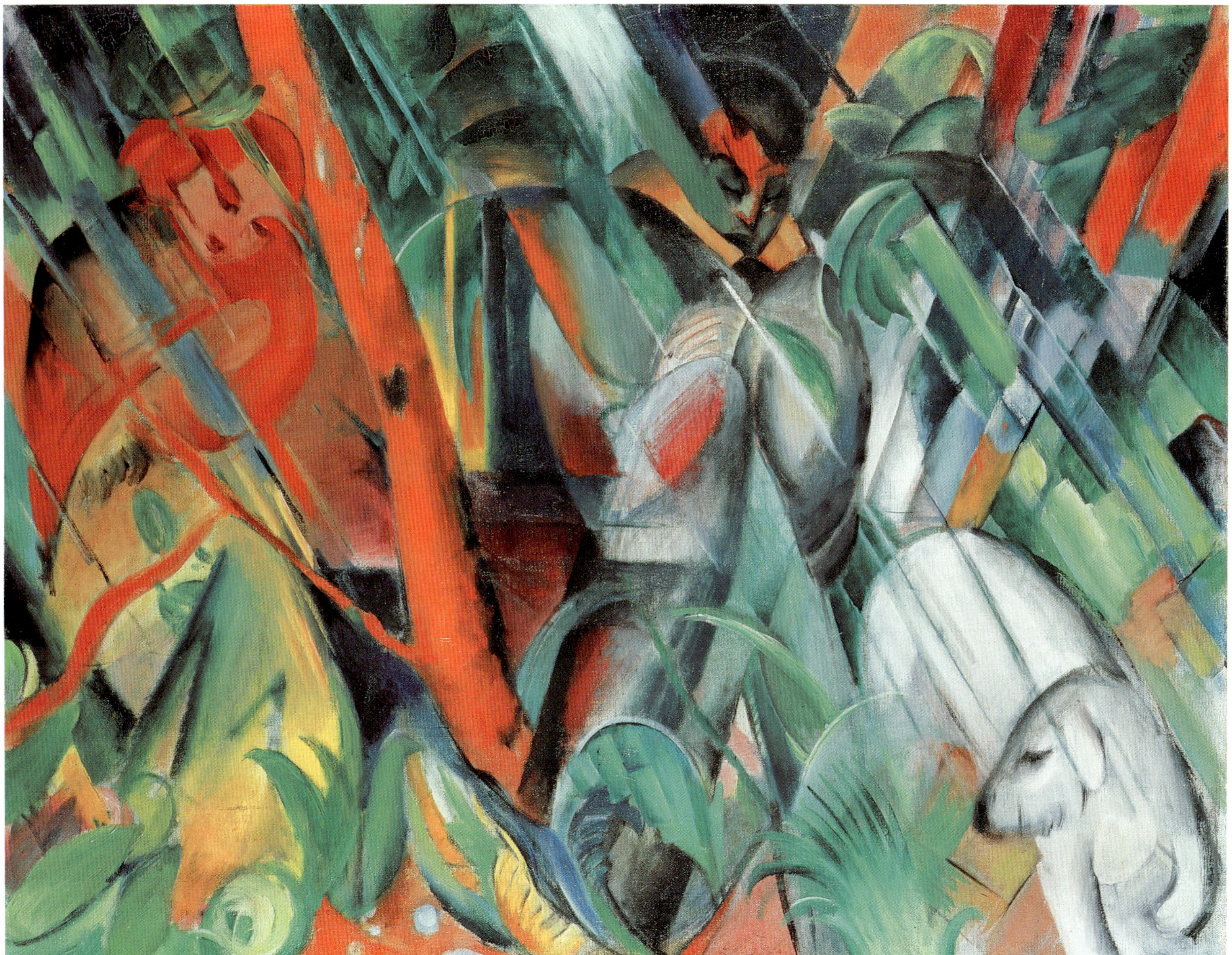

21 FRANZ MARC, *Im Regen*, 1912
Öl auf Leinwand, 81 x 105,5 cm
Städtische Galerie im Lenbachhaus, München

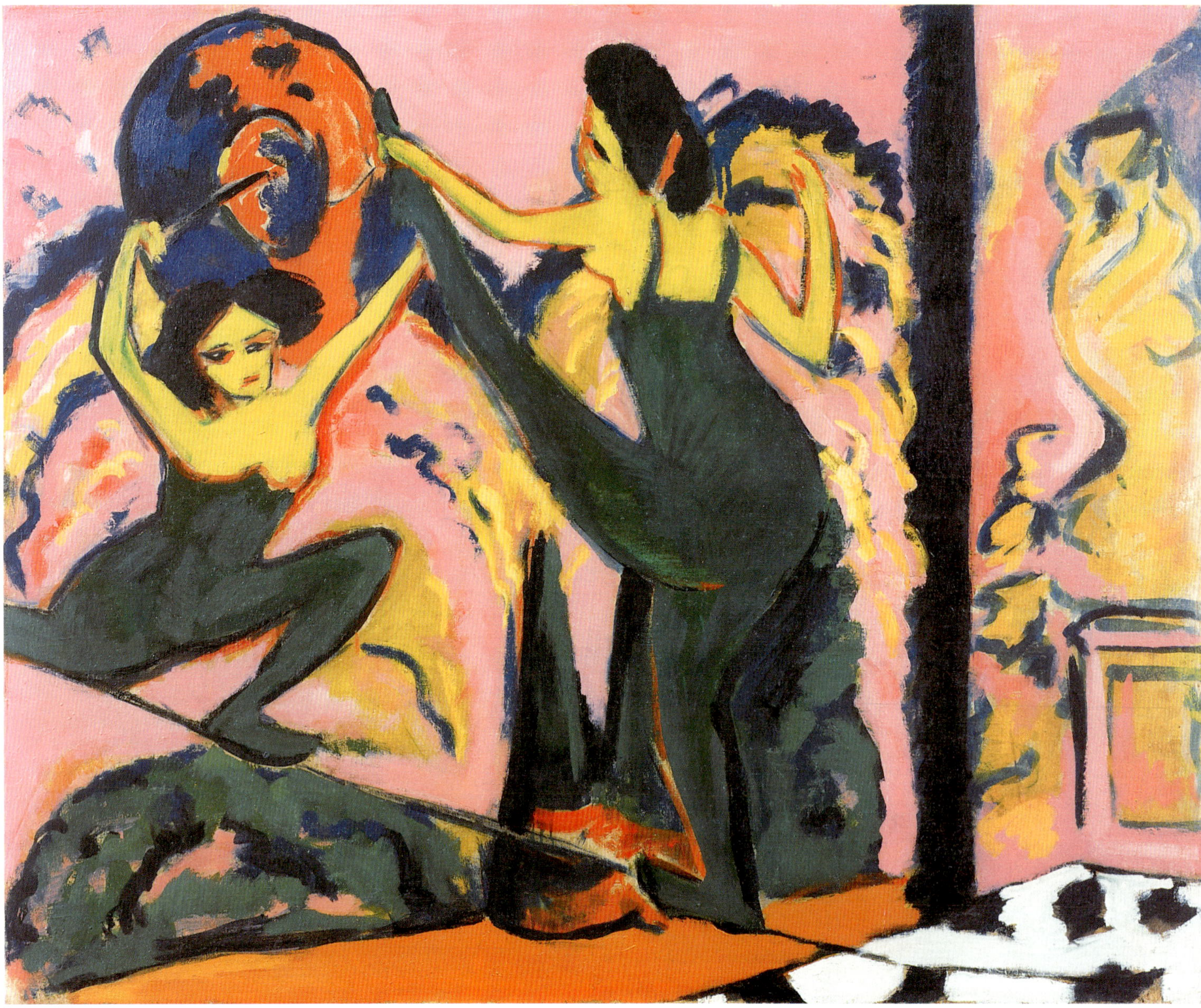

22 ERNST LUDWIG KIRCHNER, *Drahtseiltanz*, 1909
Öl auf Leinwand, 120 x 149 cm
Privatsammlung

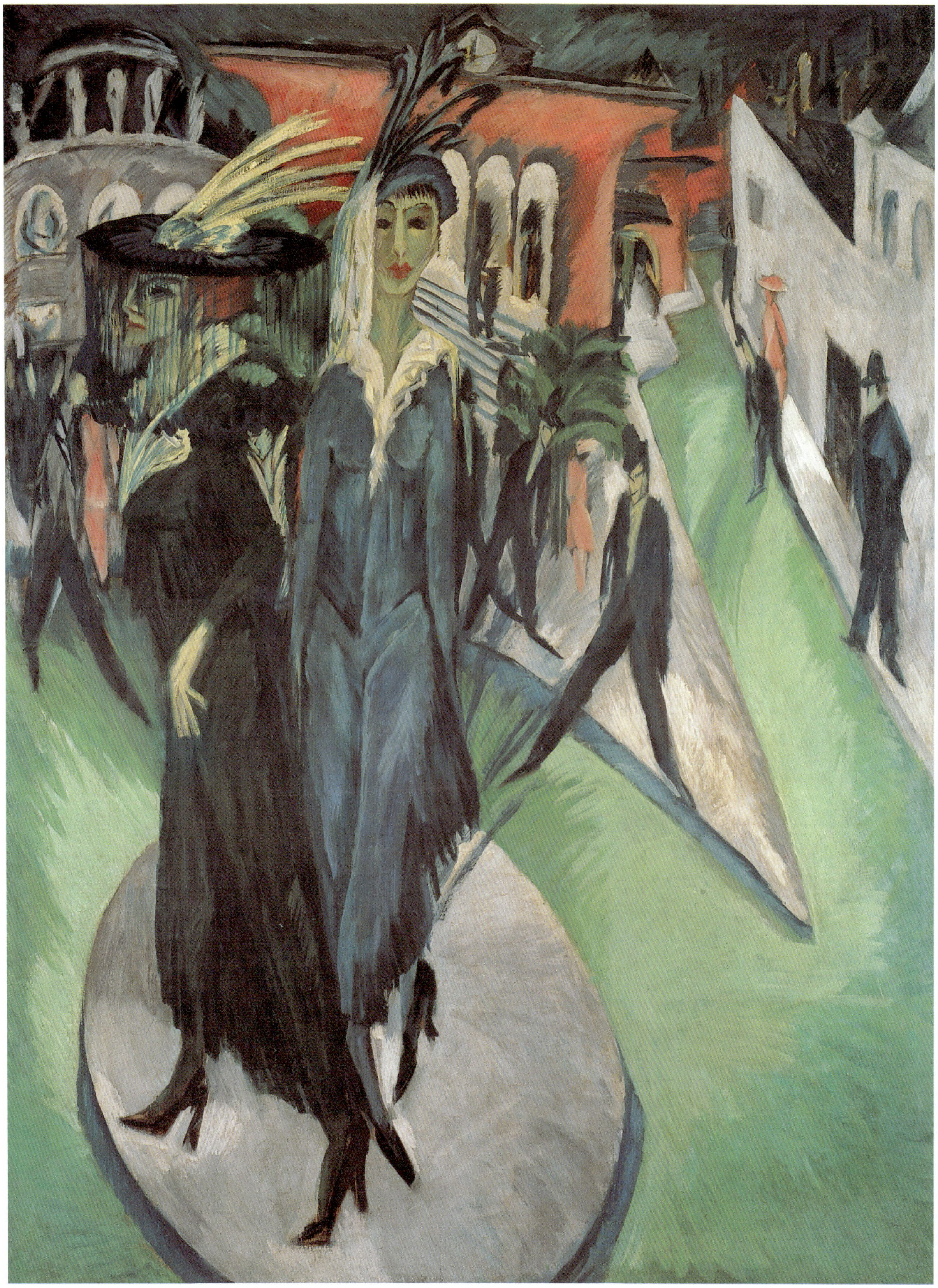

23 ERNST LUDWIG KIRCHNER, *Potsdamer Platz*, 1914
Öl auf Leinwand, 200 x 150 cm
Nationalgalerie, Staatliche Museen zu Berlin – Preußischer Kulturbesitz

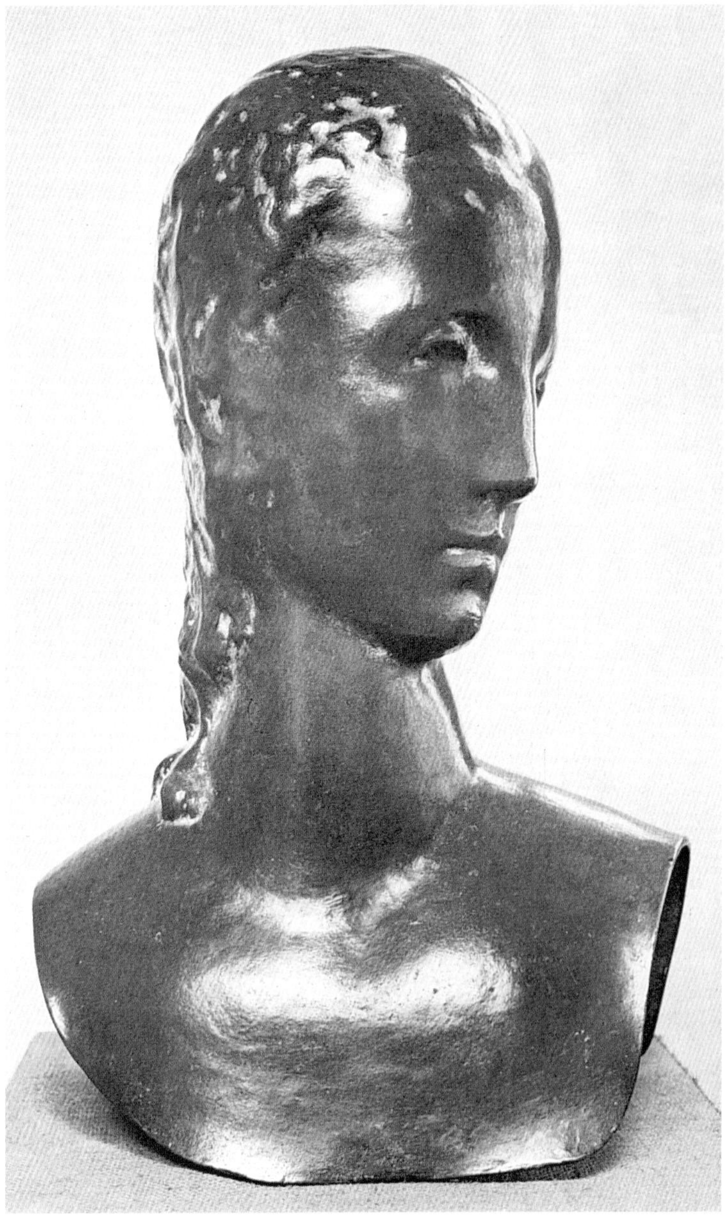

24 WILHELM LEHMBRUCK, *Mädchenkopf, sich umwendend*, 1913–1914
Kunststein, Höhe 41 cm
Nationalgalerie, Staatliche Museen zu Berlin – Preußischer Kulturbesitz

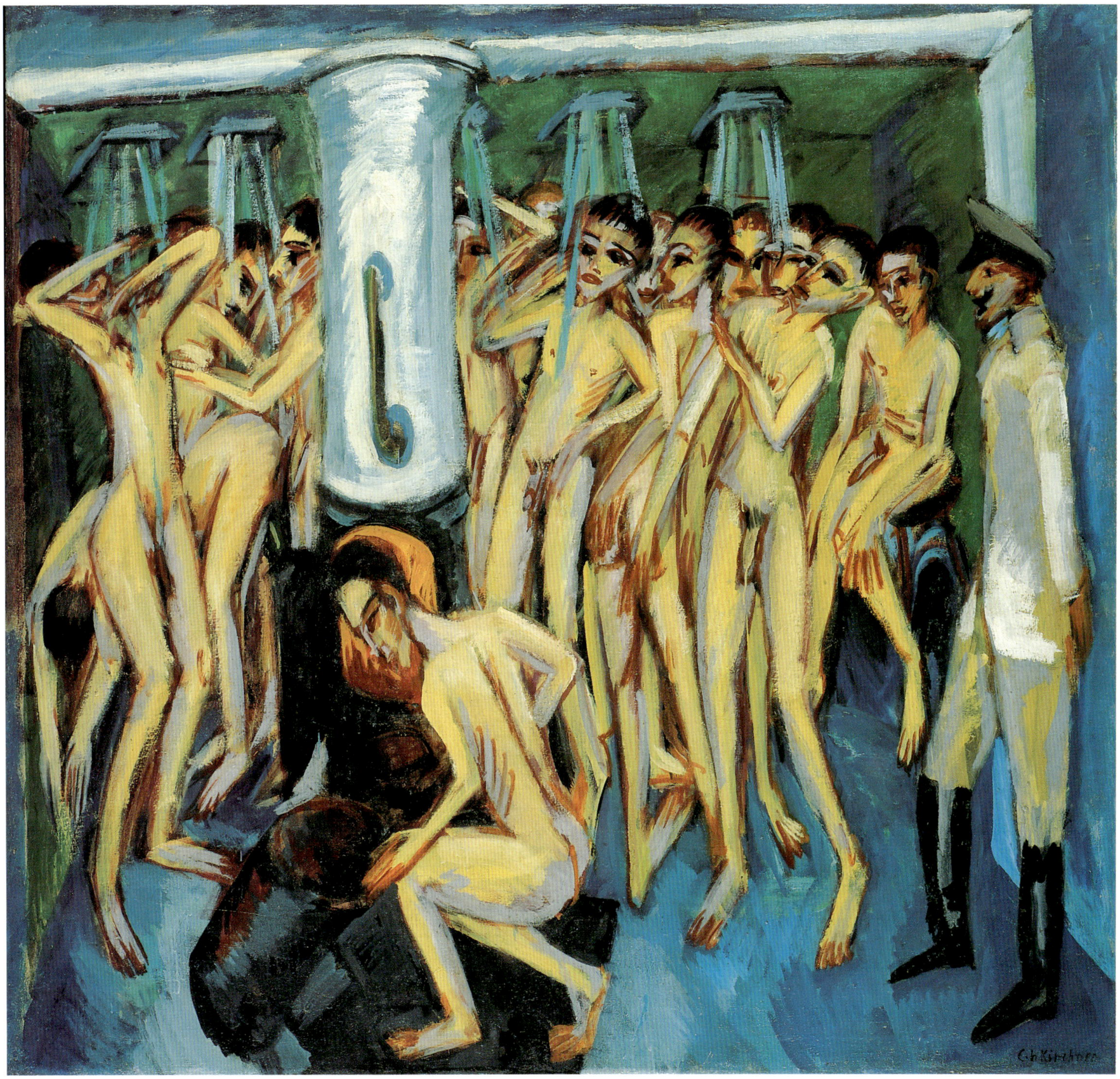

25 ERNST LUDWIG KIRCHNER, *Das Soldatenbad*, 1915
Öl auf Leinwand, 140 x 153 cm
Solomon R. Guggenheim Museum, New York

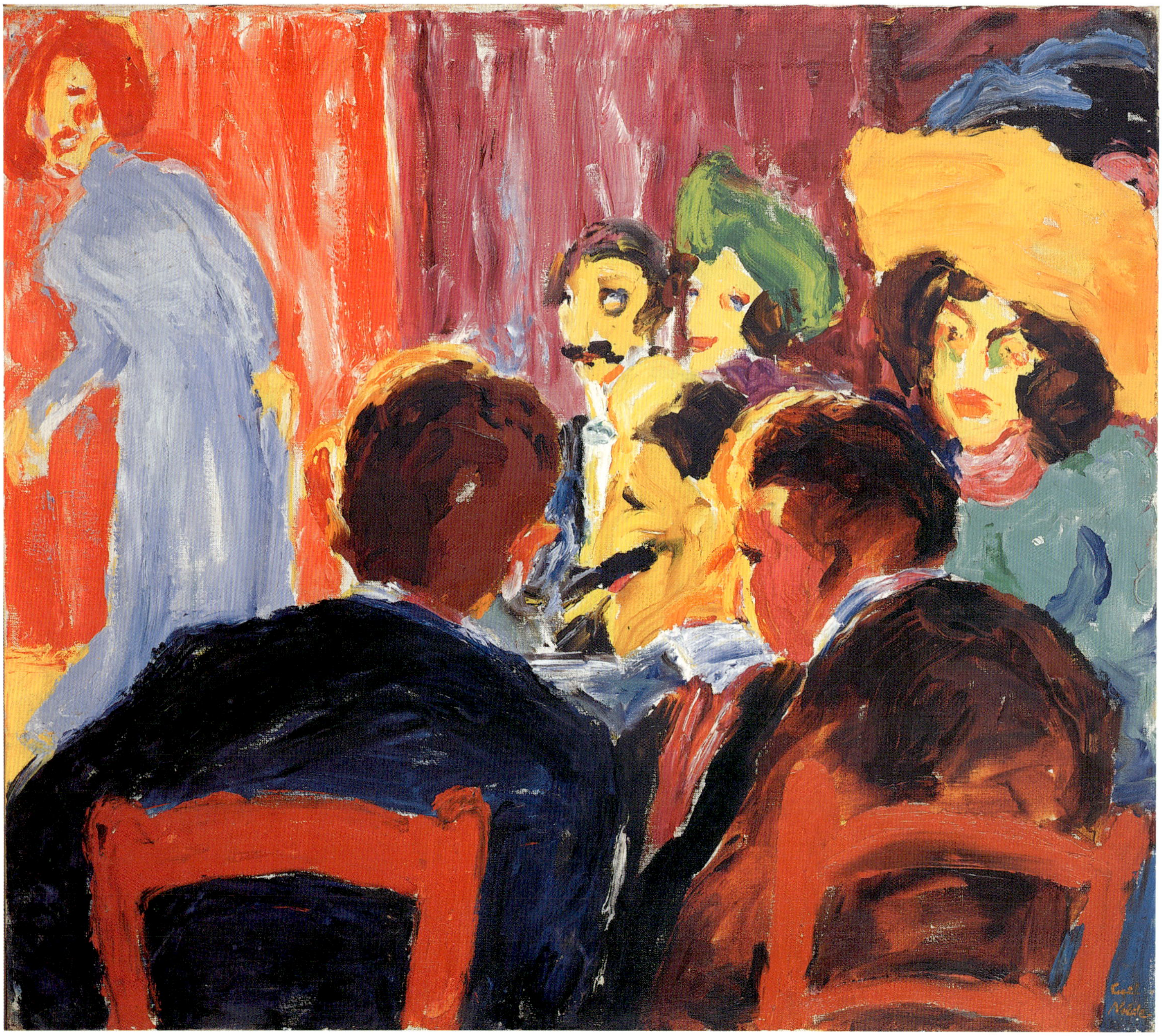

26 EMIL NOLDE, *Publikum im Cabaret*, 1911
Öl auf Leinwand, 86 x 99 cm
Stiftung Seebüll Ada und Emil Nolde

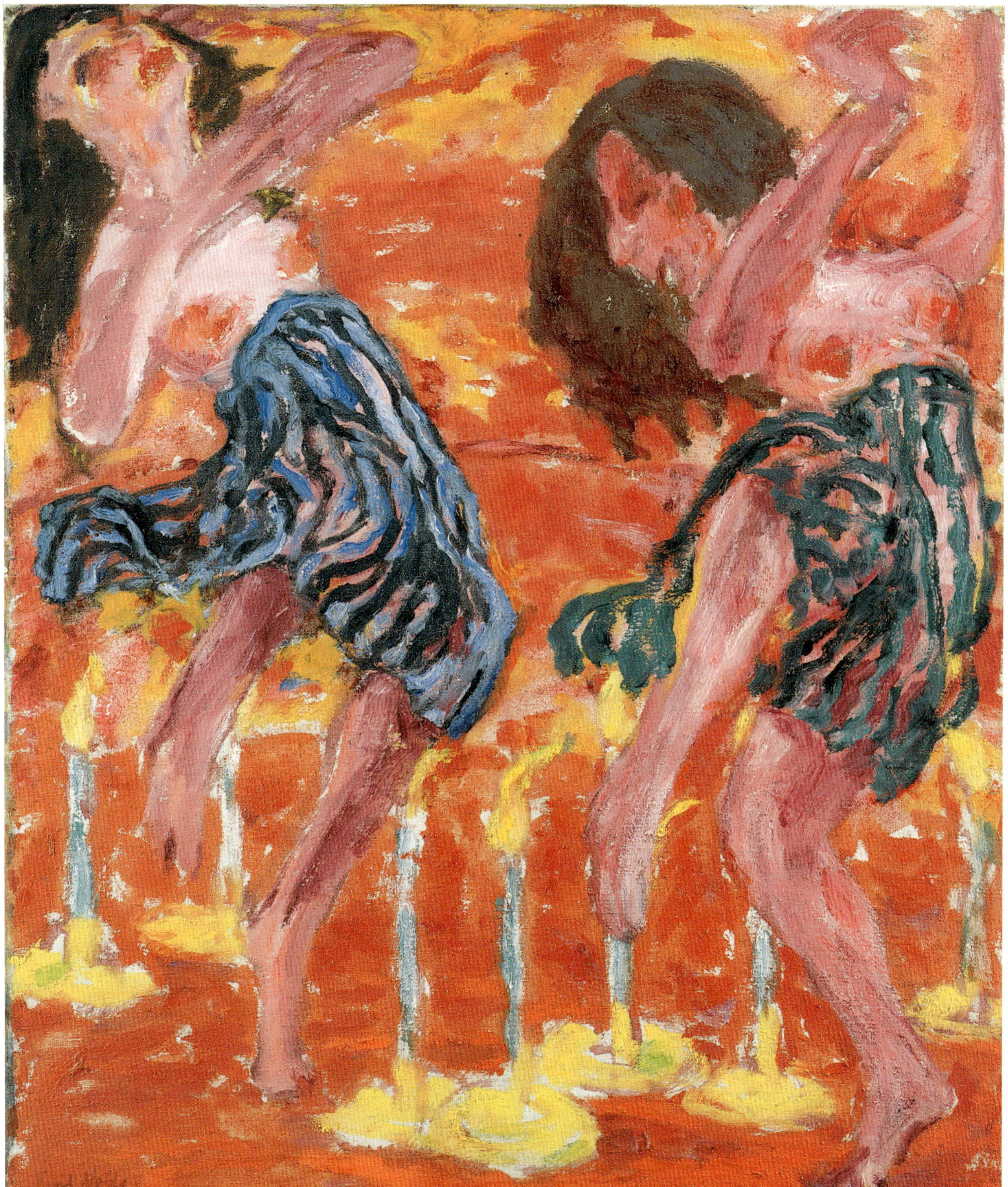

27 EMIL NOLDE, *Kerzentänzerinnen*, 1912
Öl auf Leinwand, 100,5 x 86,5 cm
Stiftung Seebüll Ada und Emil Nolde

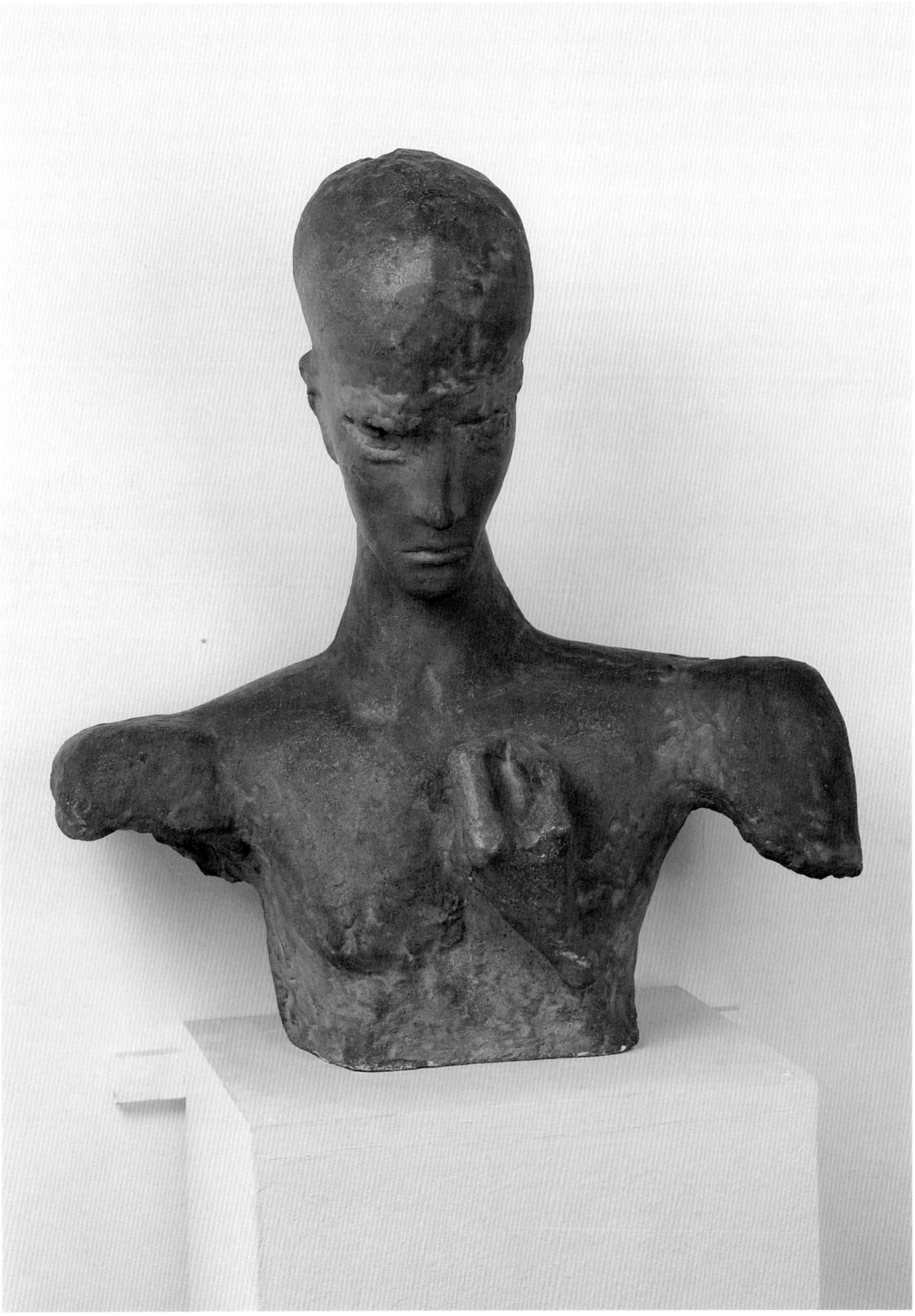

28 WILHELM LEHMBRUCK, *Kopf eines Denkers (mit Hand)*, 1918
Steinguß, 64,5 x 57 x 30 cm
Museum am Ostwall, Dortmund

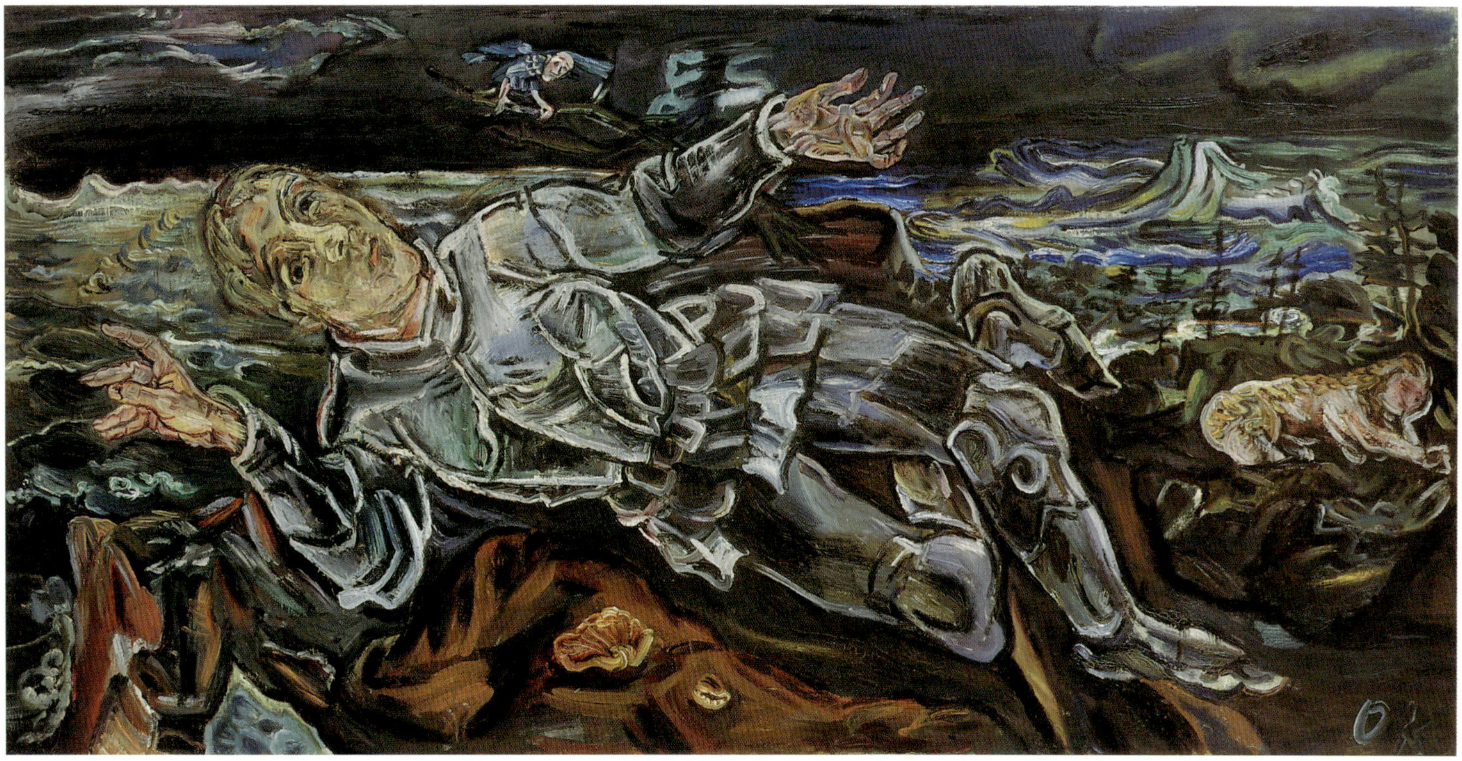

29 OSKAR KOKOSCHKA, *Irrender Ritter*, 1915
Öl auf Leinwand, 89,5 x 180 cm
Solomon R. Guggenheim Museum, New York

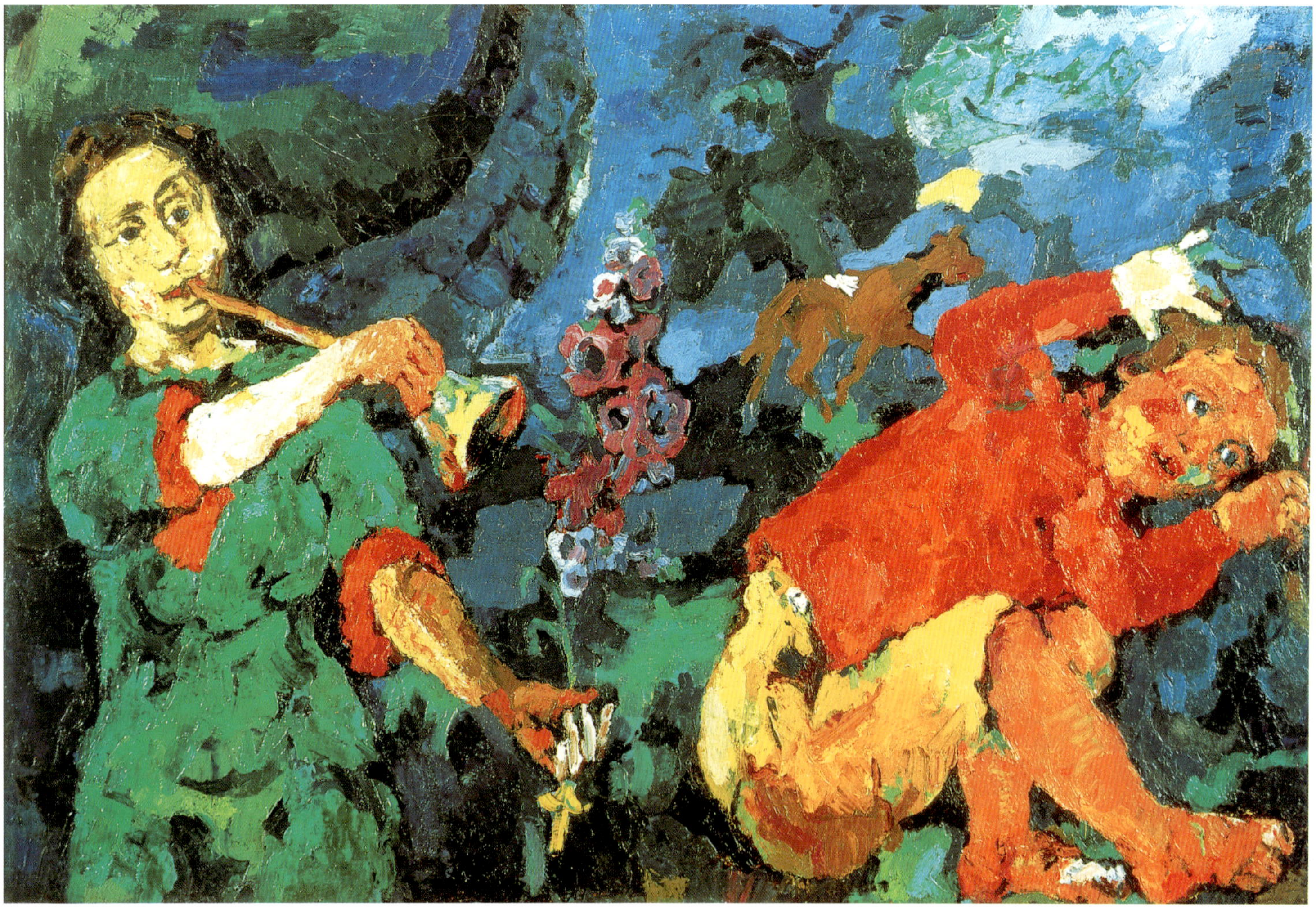

30 OSKAR KOKOSCHKA, *Die Macht der Musik*, 1918
Öl auf Leinwand, 100 x 151,5 cm
Stedelijk Van Abbemuseum, Eindhoven, Holland

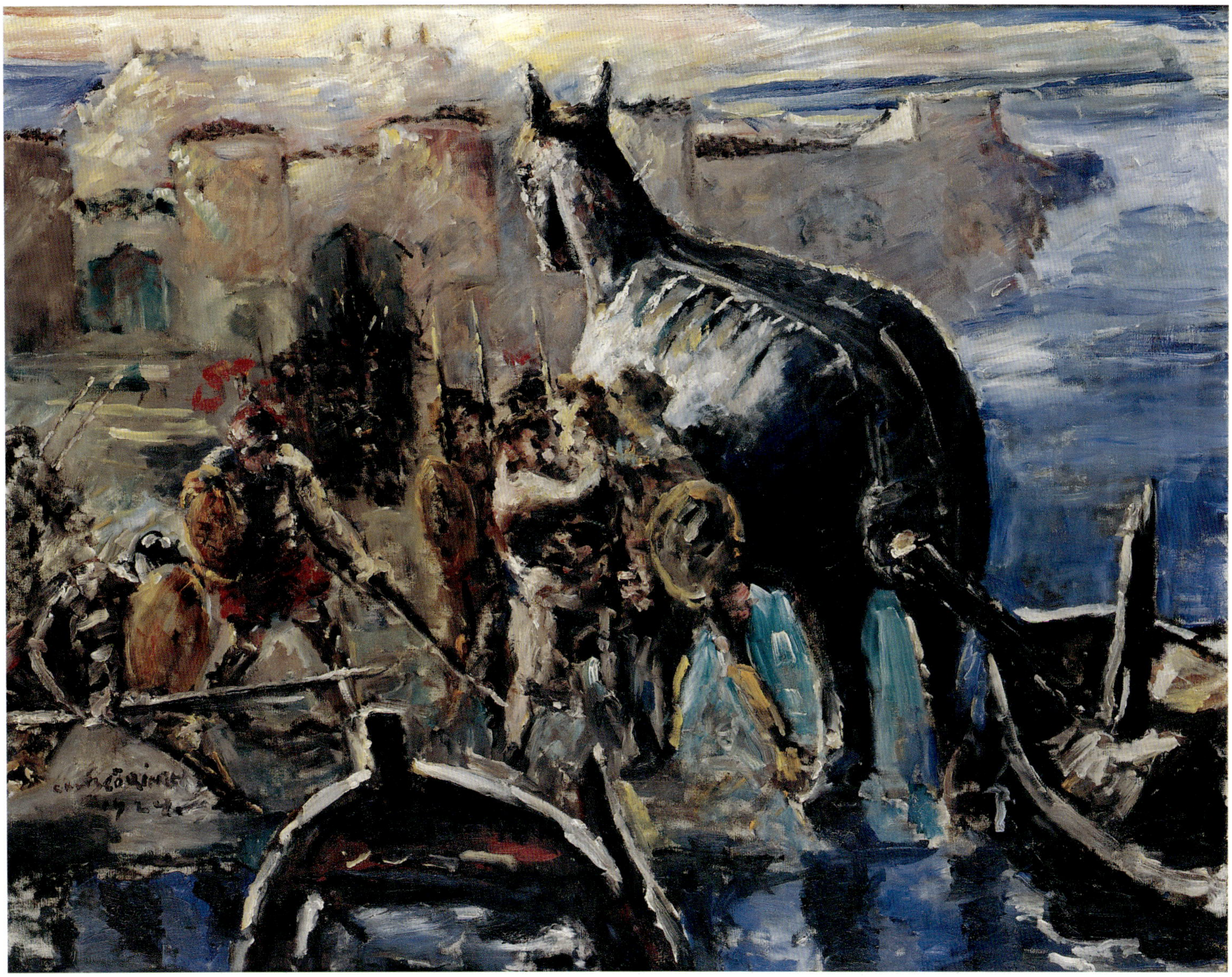

31 LOVIS CORINTH, *Das Trojanische Pferd*, 1924
Öl auf Leinwand, 105 x 135 cm
Nationalgalerie, Staatliche Museen zu Berlin – Preußischer Kulturbesitz

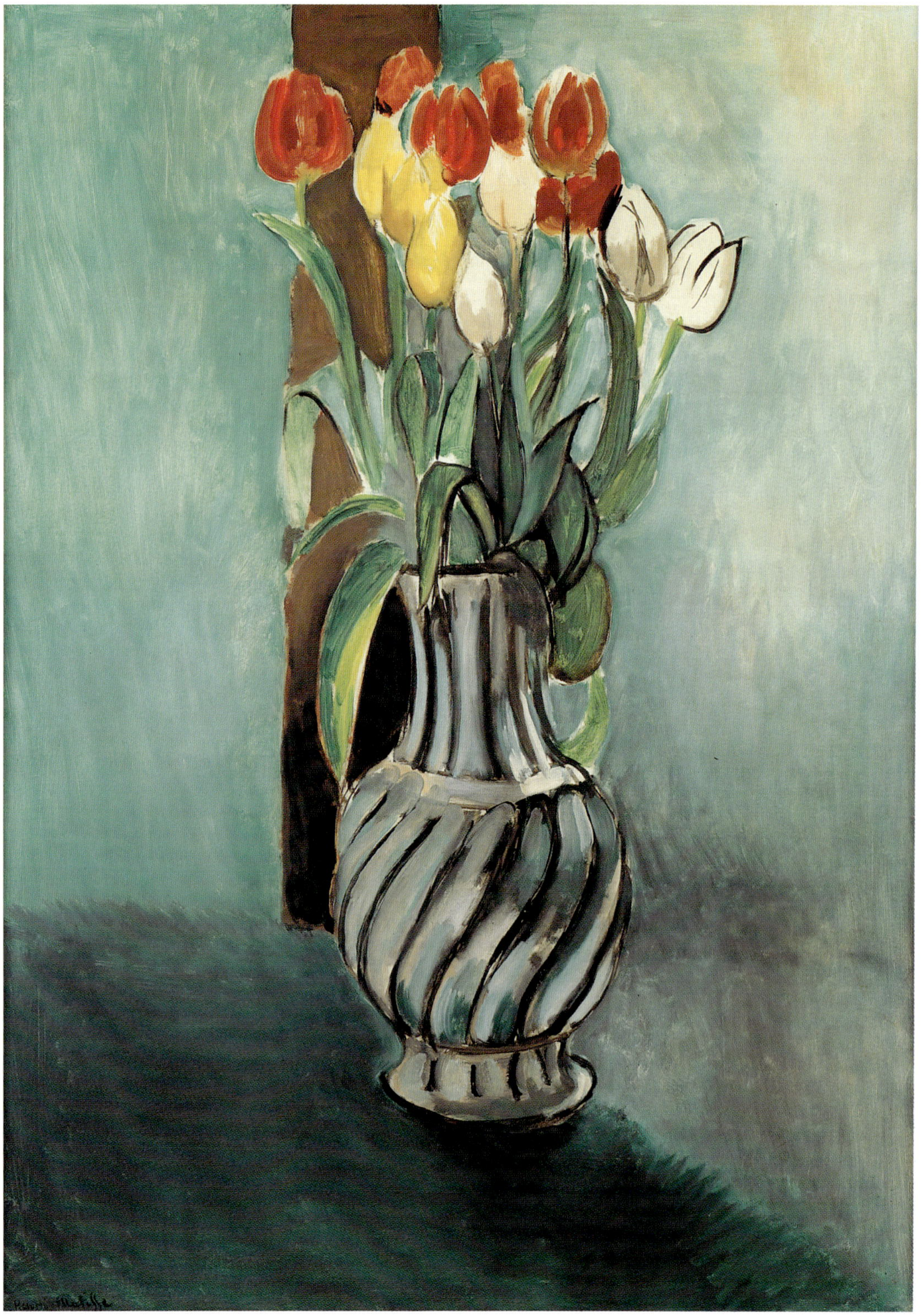

32 HENRI MATISSE, *Les Tulipes* / Die Tulpen, 1914
Öl auf Leinwand, 100 x 73 cm
Sammlung Joseph Hackmey

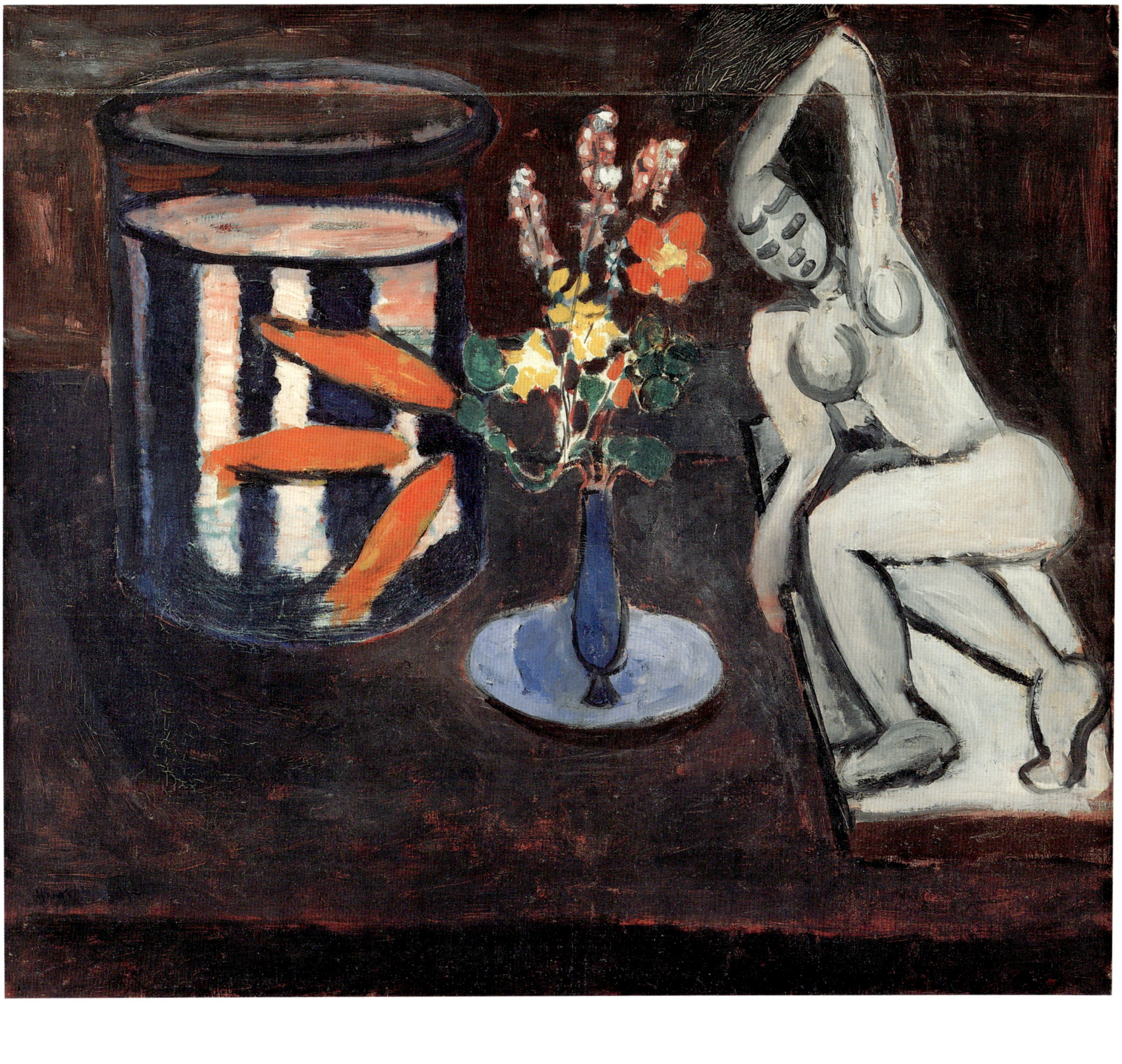

33 HENRI MATISSE, *Les Poissons rouges* / Die Goldfische, 1912
Öl auf Leinwand, 82 x 93,5 cm
Statensmuseum for Kunst, Kopenhagen

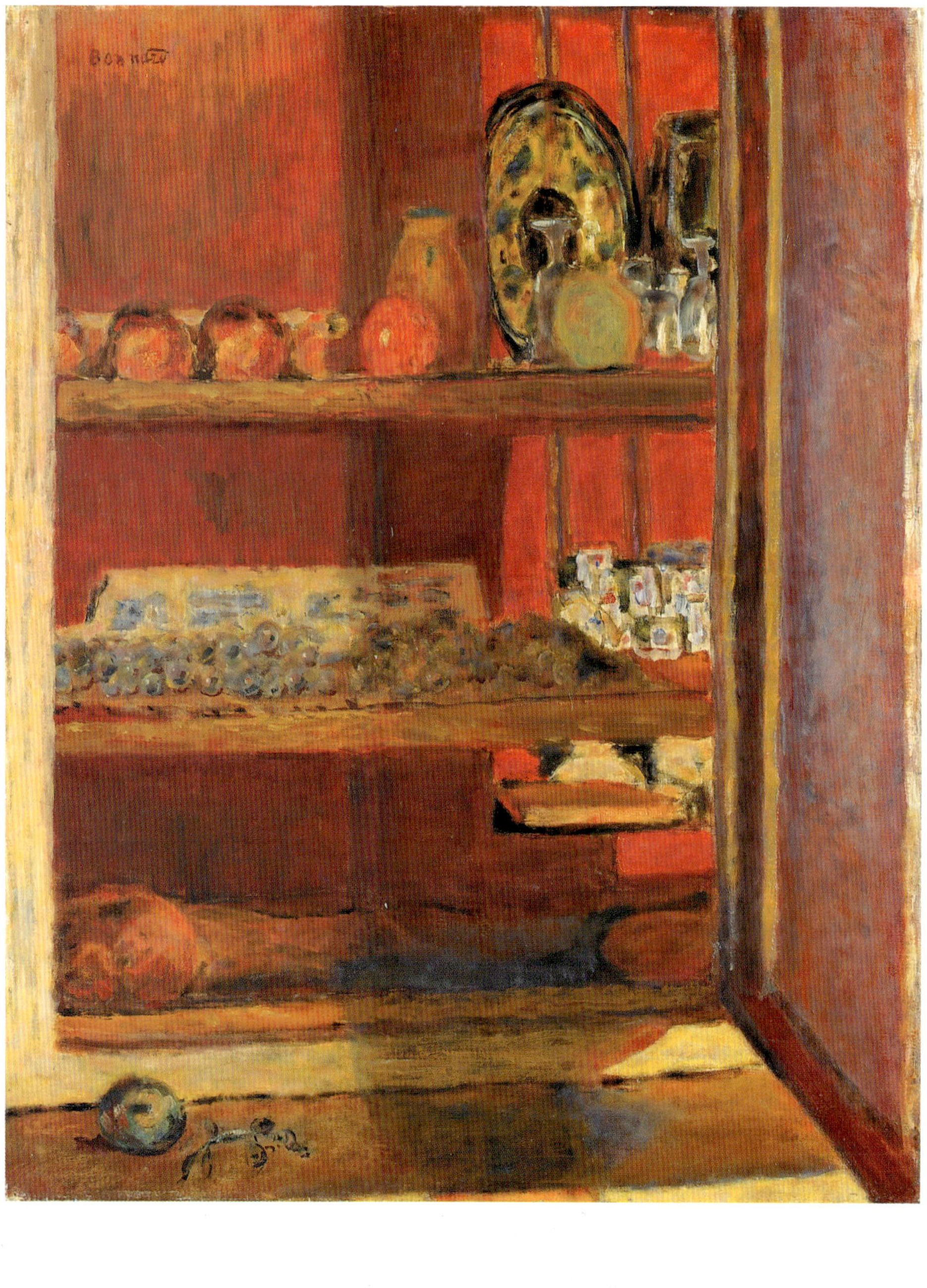

34 PIERRE BONNARD, *Le buffet rouge /*
Der rote Schrank, ca. 1930
Öl auf Leinwand, 81,5 x 65 cm
Privatsammlung, New York

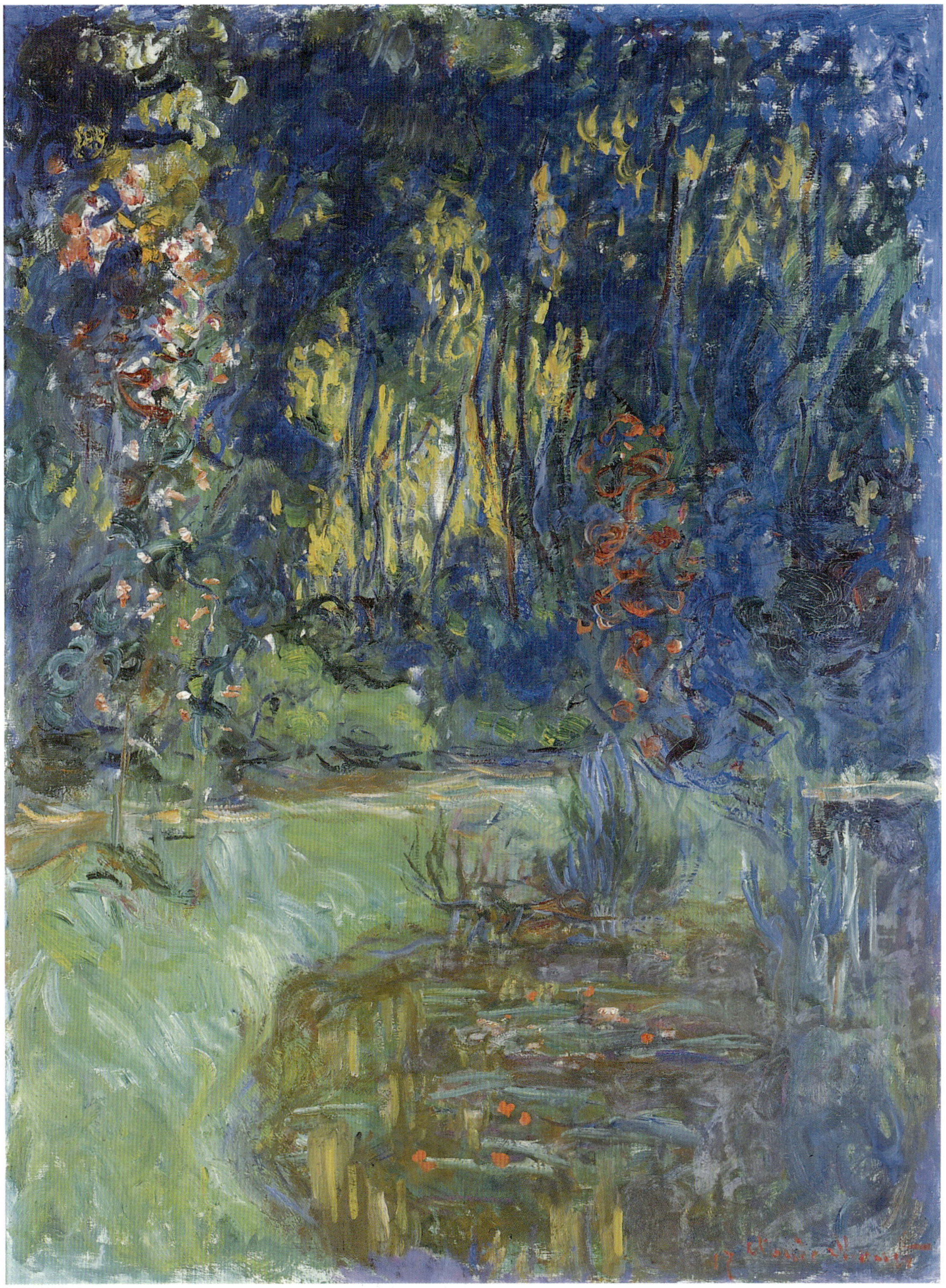

35 CLAUDE MONET, *Un coin de l'étang de Giverny* /
Ein Winkel am Teich von Giverny, 1918–1919
Öl auf Leinwand, 117 x 83 cm
Musée de Grenoble

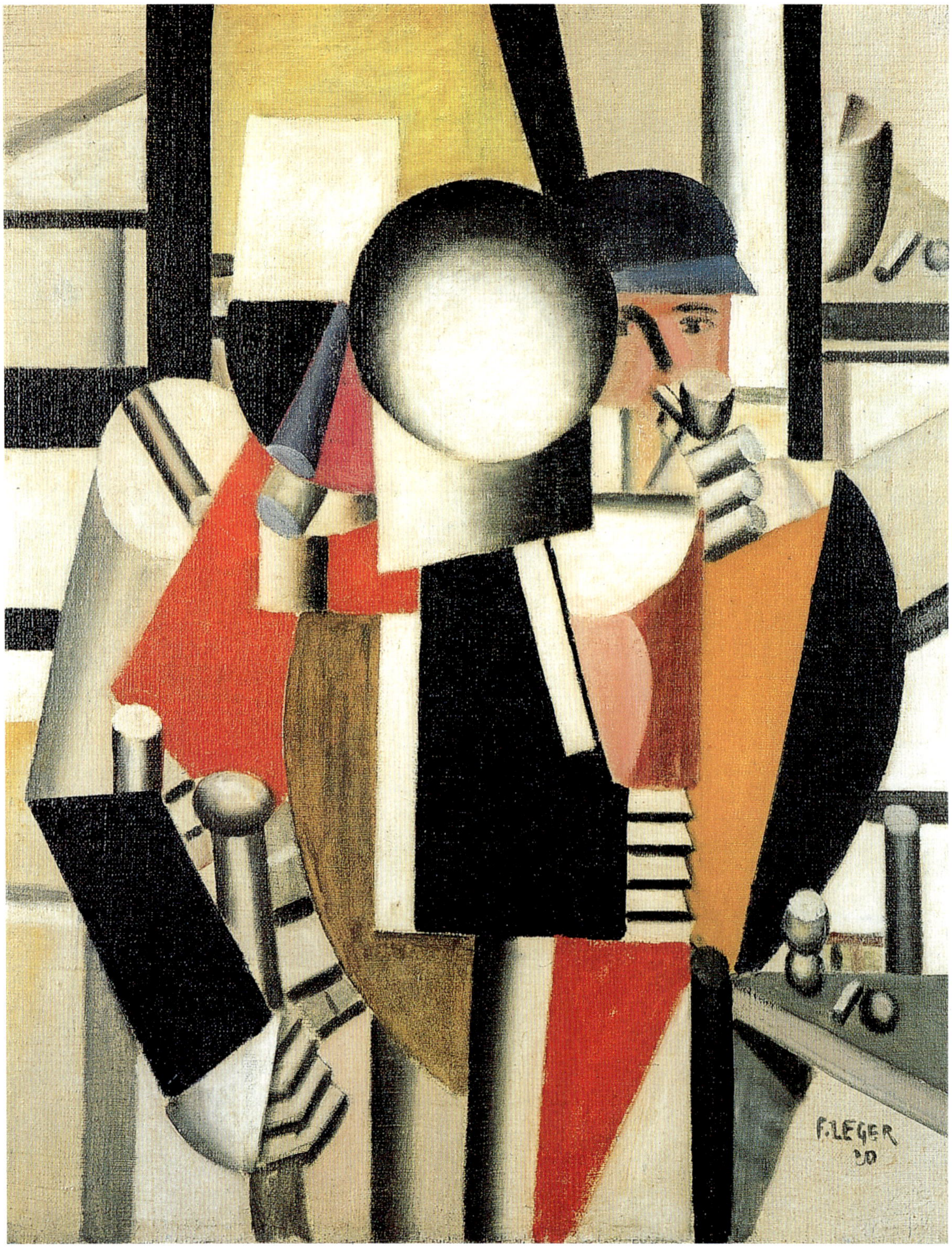

36 FERNAND LÉGER, *Les trois camarades* / Die drei Kameraden, 1920
Öl auf Leinwand, 92 x 73 cm
Stedelijk Museum, Amsterdam

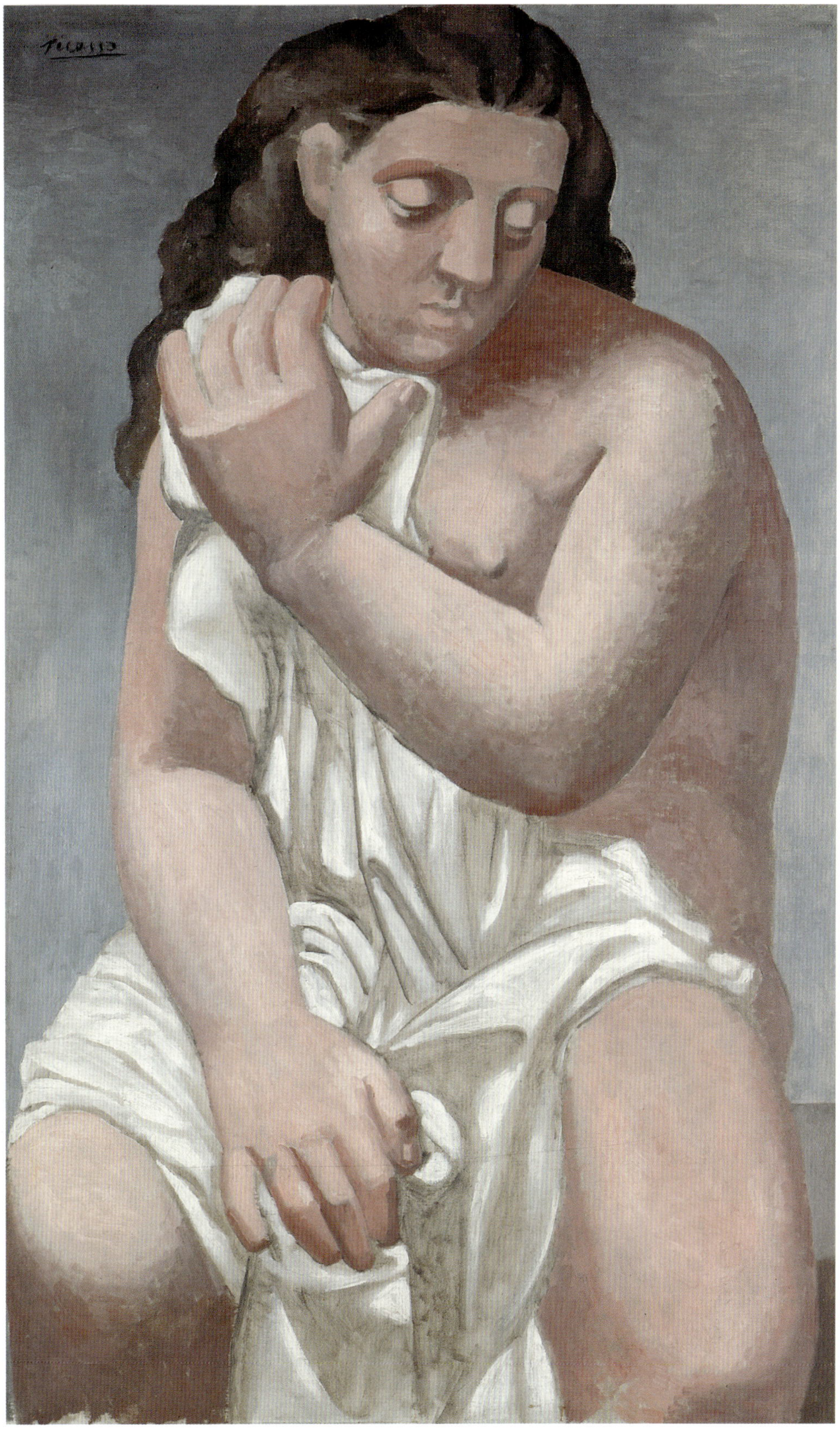

37 PABLO PICASSO, *Grand nu à la draperie* / Grosser Akt mit Draperie, 1923
Öl auf Leinwand, 155 x 95 cm
Musée de l'Orangerie, Paris; Sammlung Jean Walter und Paul Guillaume

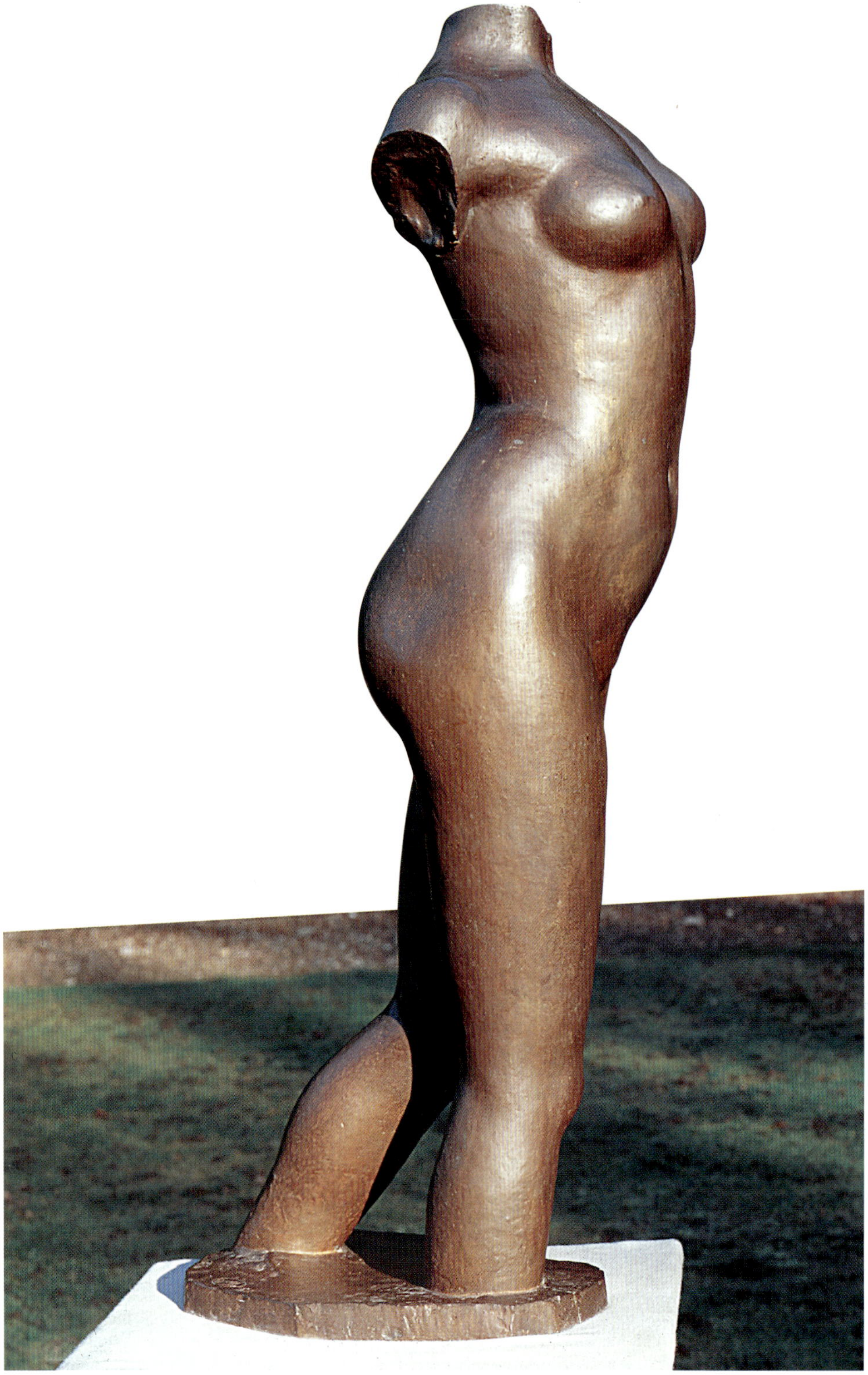

38 ARISTIDE MAILLOL, *Torse de l'Ile-de-France* /
Torso der Ile-de-France, 1921
Bronze, Höhe 120 cm
Musée Maillol, Paris

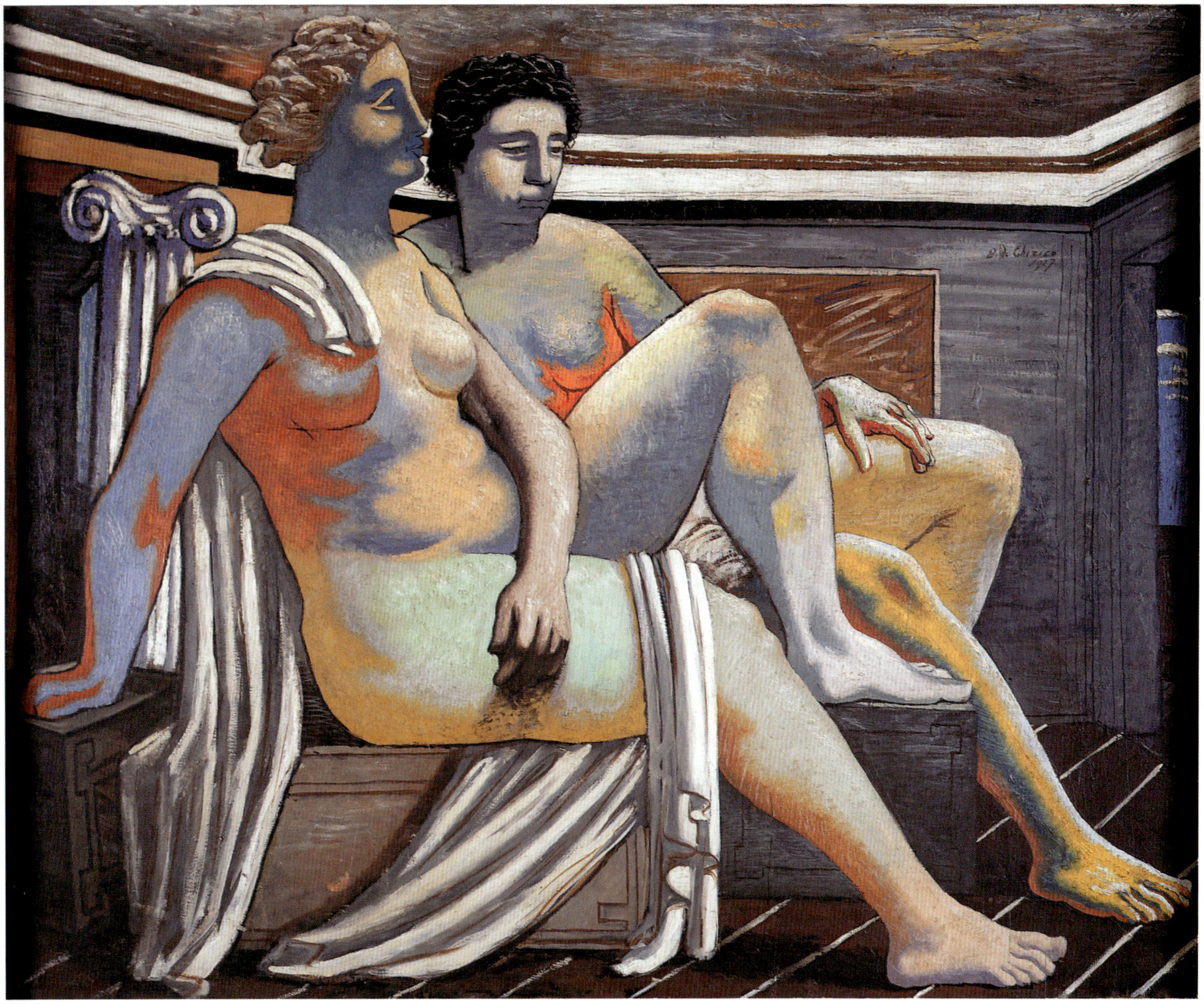

39 GIORGIO DE CHIRICO, *Figure mitologiche / Nus antiques /*
Mythologische Figuren / Antike Akte, 1927
Öl auf Leinwand, 130 x 162 cm
Privatsammlung, Courtesy Gallery dello Scudo, Verona

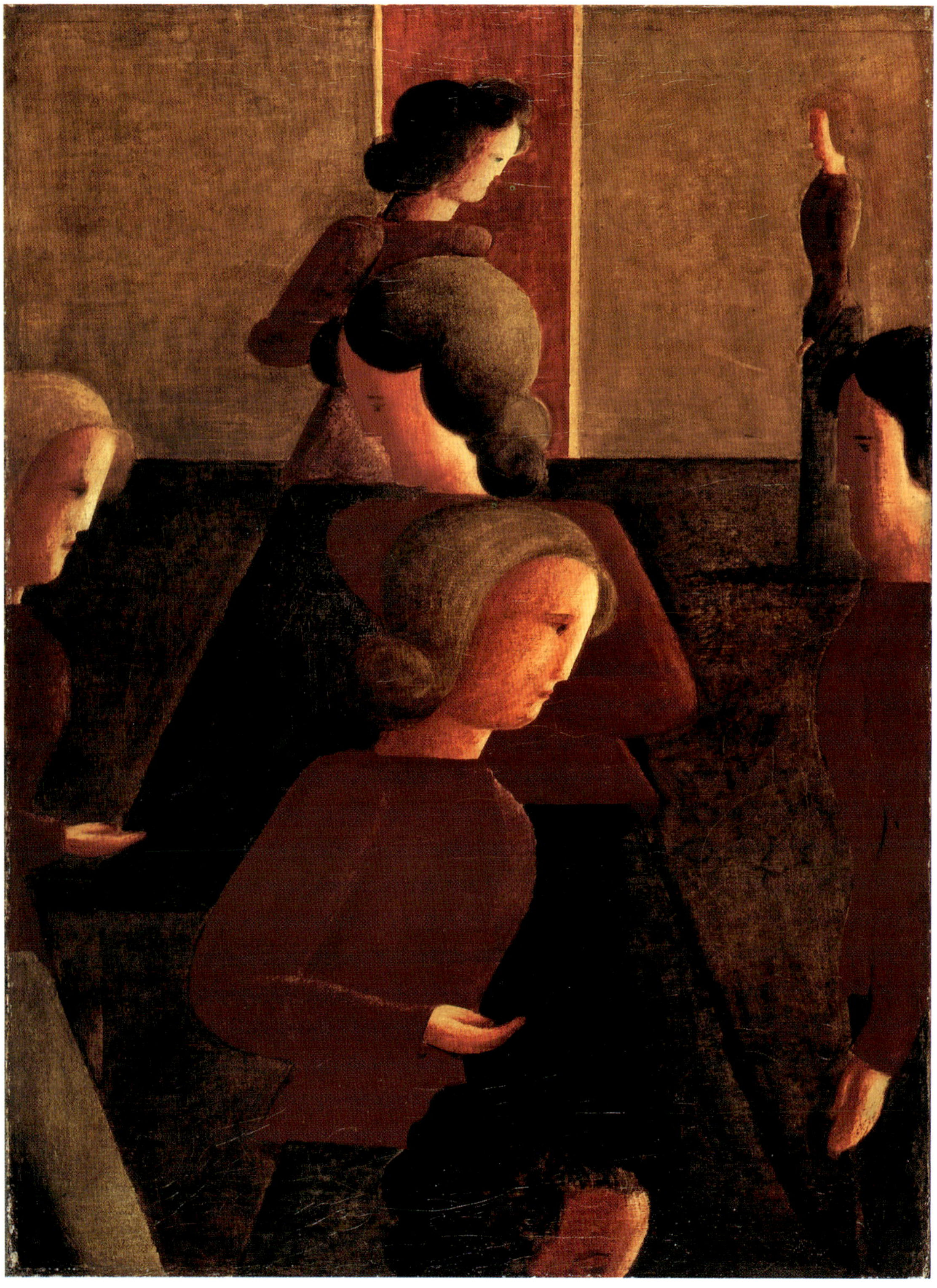

40 OSKAR SCHLEMMER, *Gegeneinander im Raum*, 1928
Öl auf Leinwand, 99,5 x 74,5 cm
Sprengel Museum Hannover

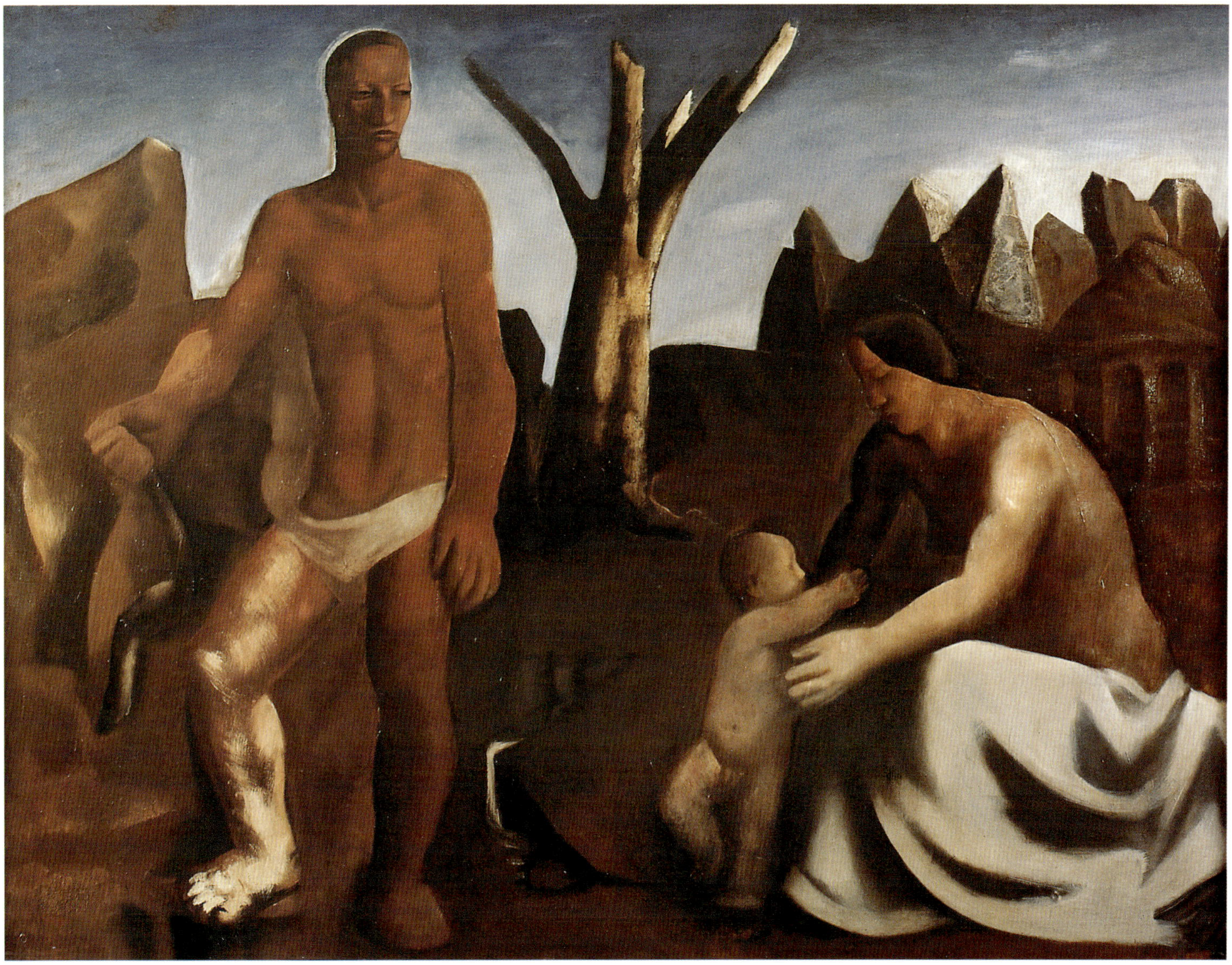

41 MARIO SIRONI, *La Famiglia*, 1929
Öl auf Leinwand, 167 x 210 cm
Courtesy Claudia Gian Ferrari, Mailand

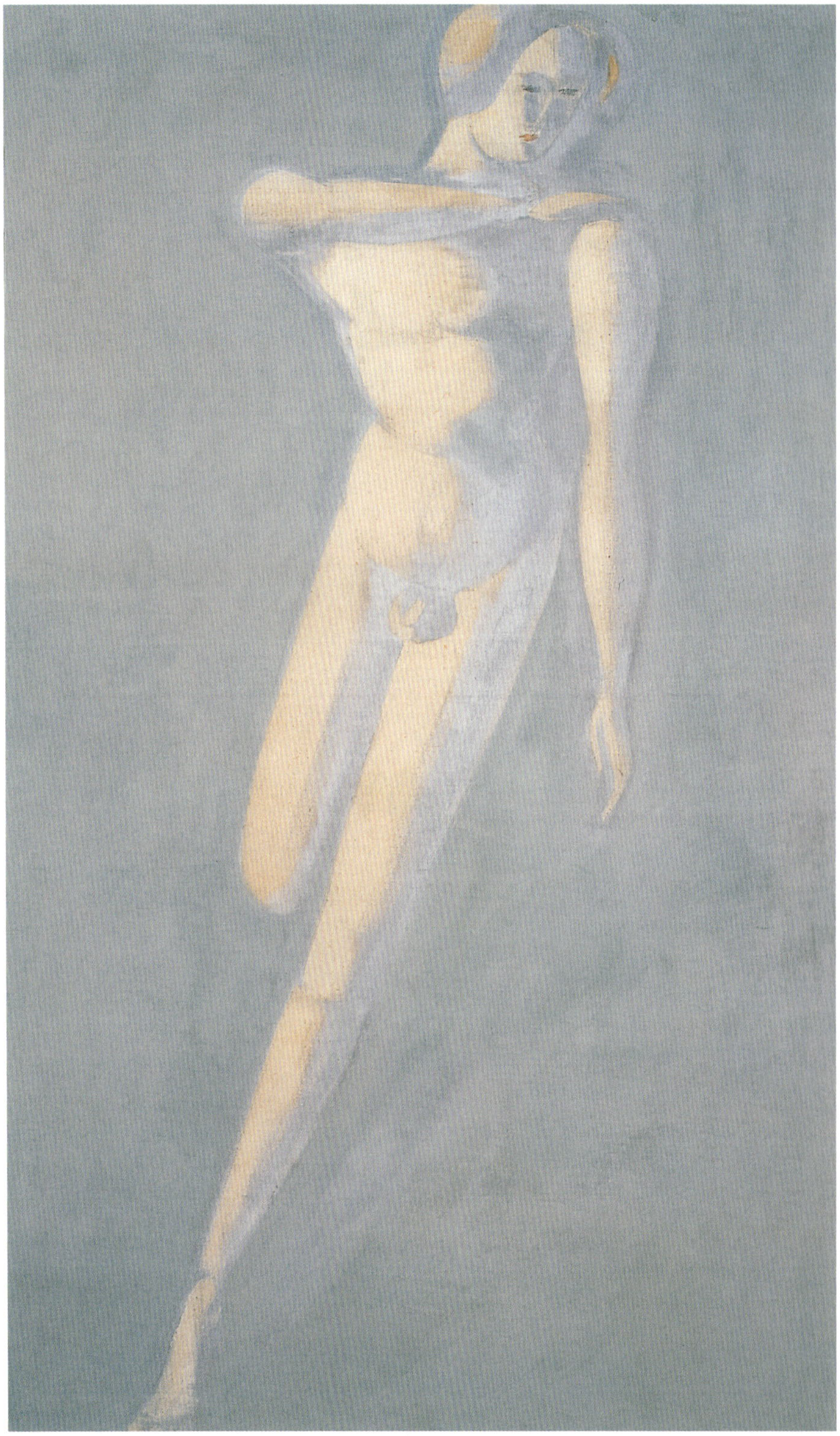

42 OSKAR SCHLEMMER, *Einzelfigur, schräg*, 1928
Öl und Tempera auf Leinwand, 146,5 x 90 cm
Staatsgalerie Stuttgart

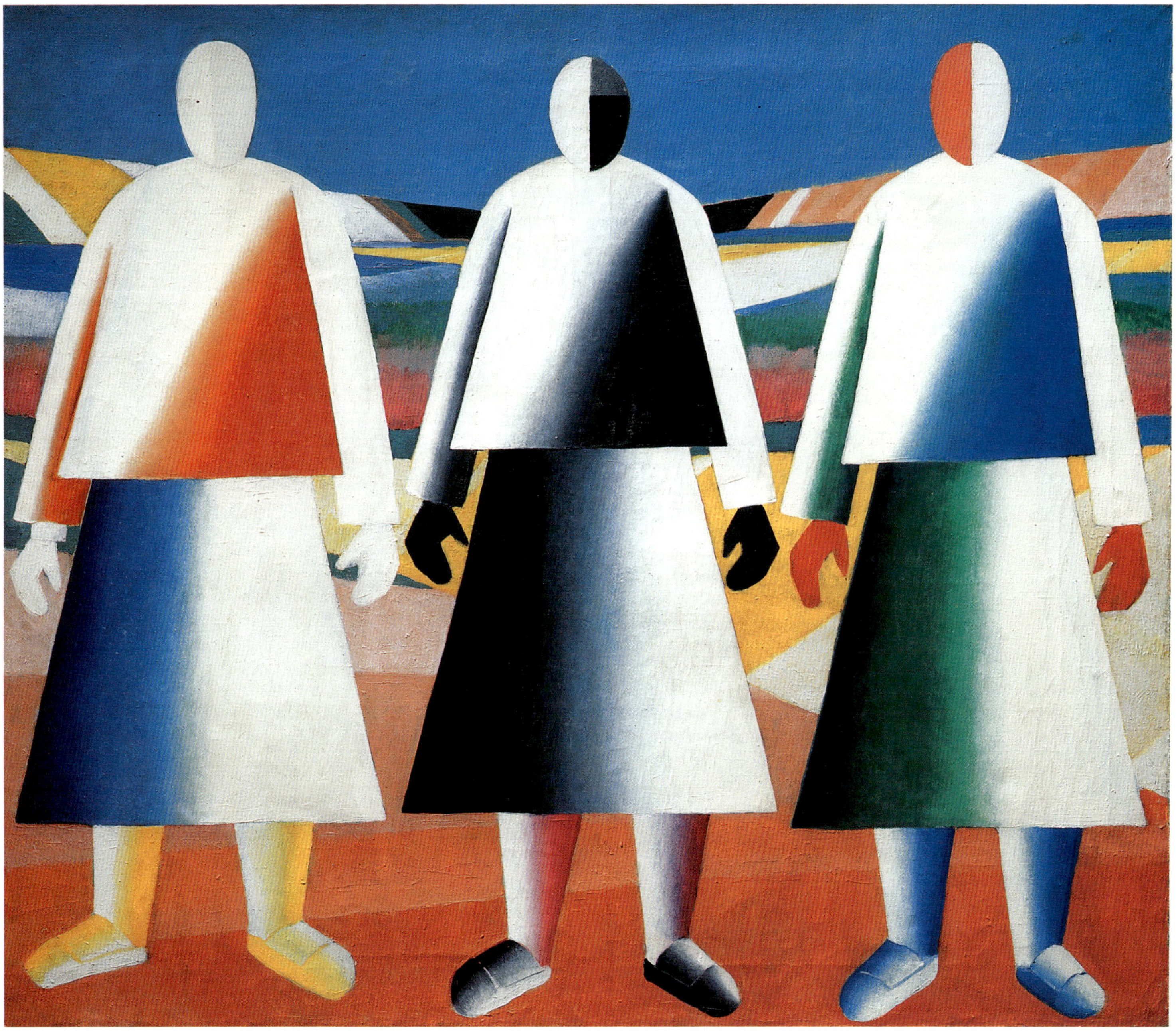

43 KASIMIR MALEWITSCH, *Mädchen auf dem Feld*, 1928–1932
Öl auf Leinwand, 106 x 125 cm
Staatliches Russisches Museum, St. Petersburg

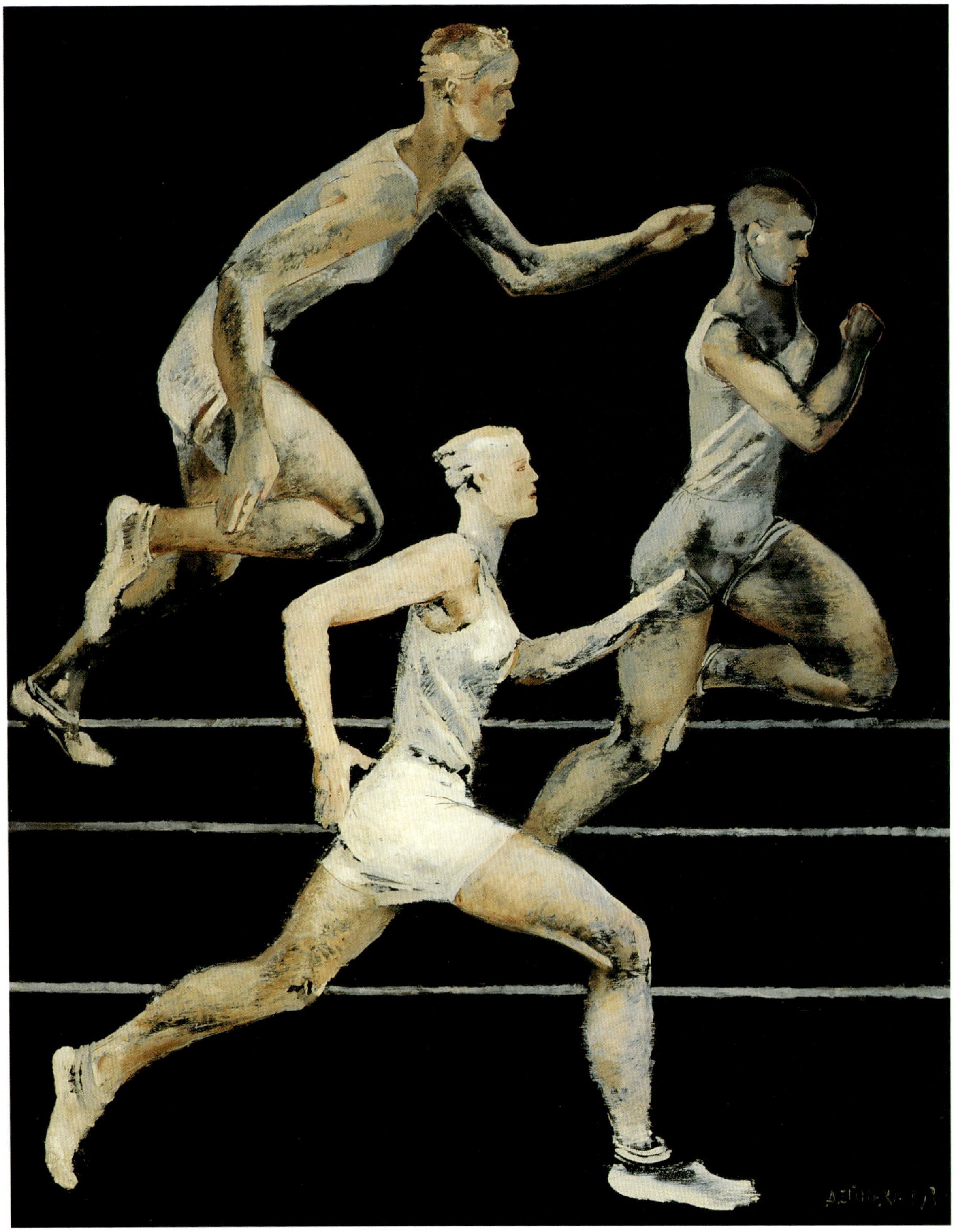

44 ALEXANDER DEINEKA, *Das Rennen*, 1930
Öl auf Sperrholz, 150 x 120 cm
Galleria Internazionale d'Arte Moderna, Ca'Pesaro, Venedig

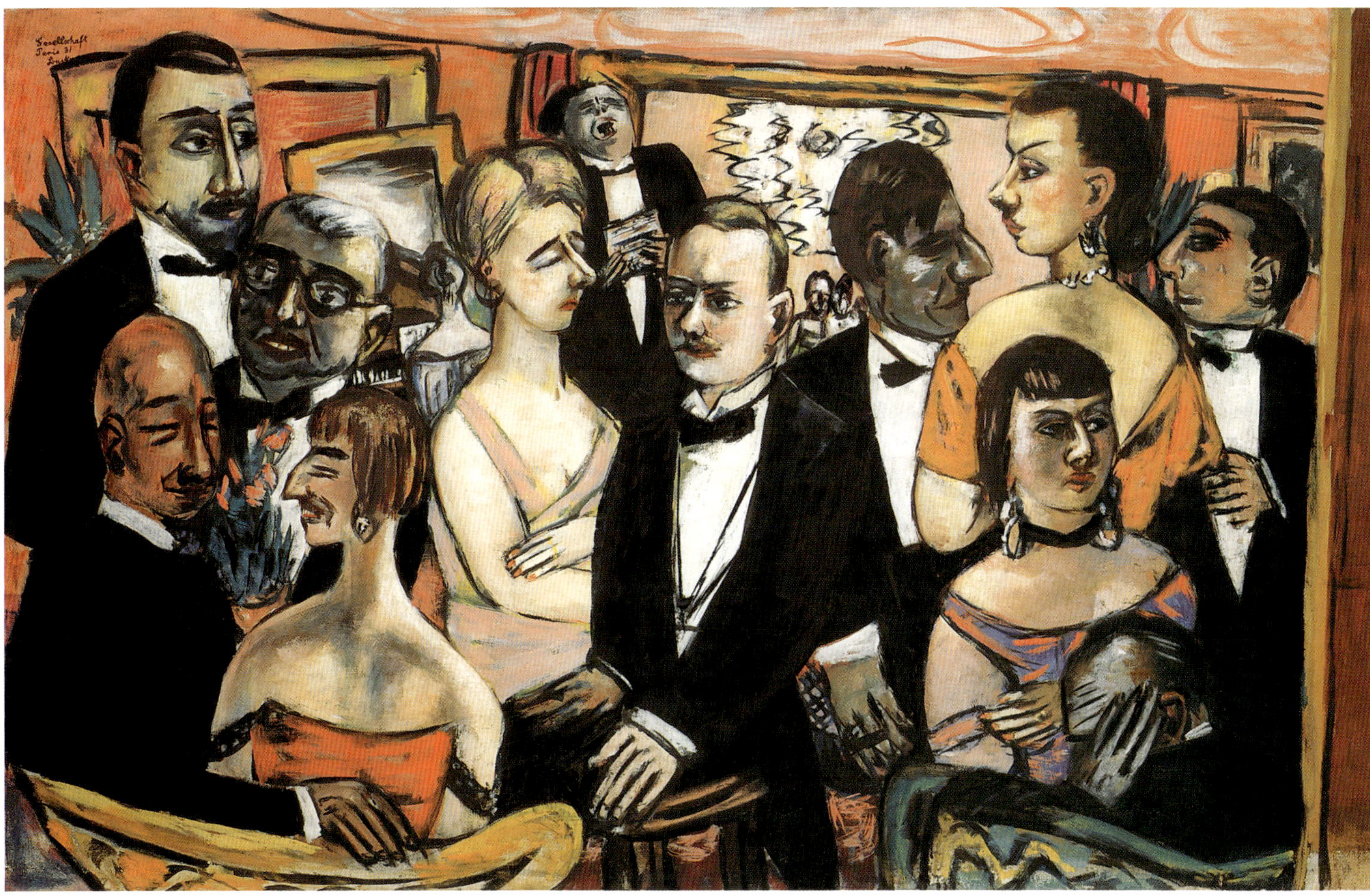

45 MAX BECKMANN, *Gesellschaft Paris*, 1931
Öl auf Leinwand, 110 x 176 cm
Solomon R. Guggenheim Museum, New York

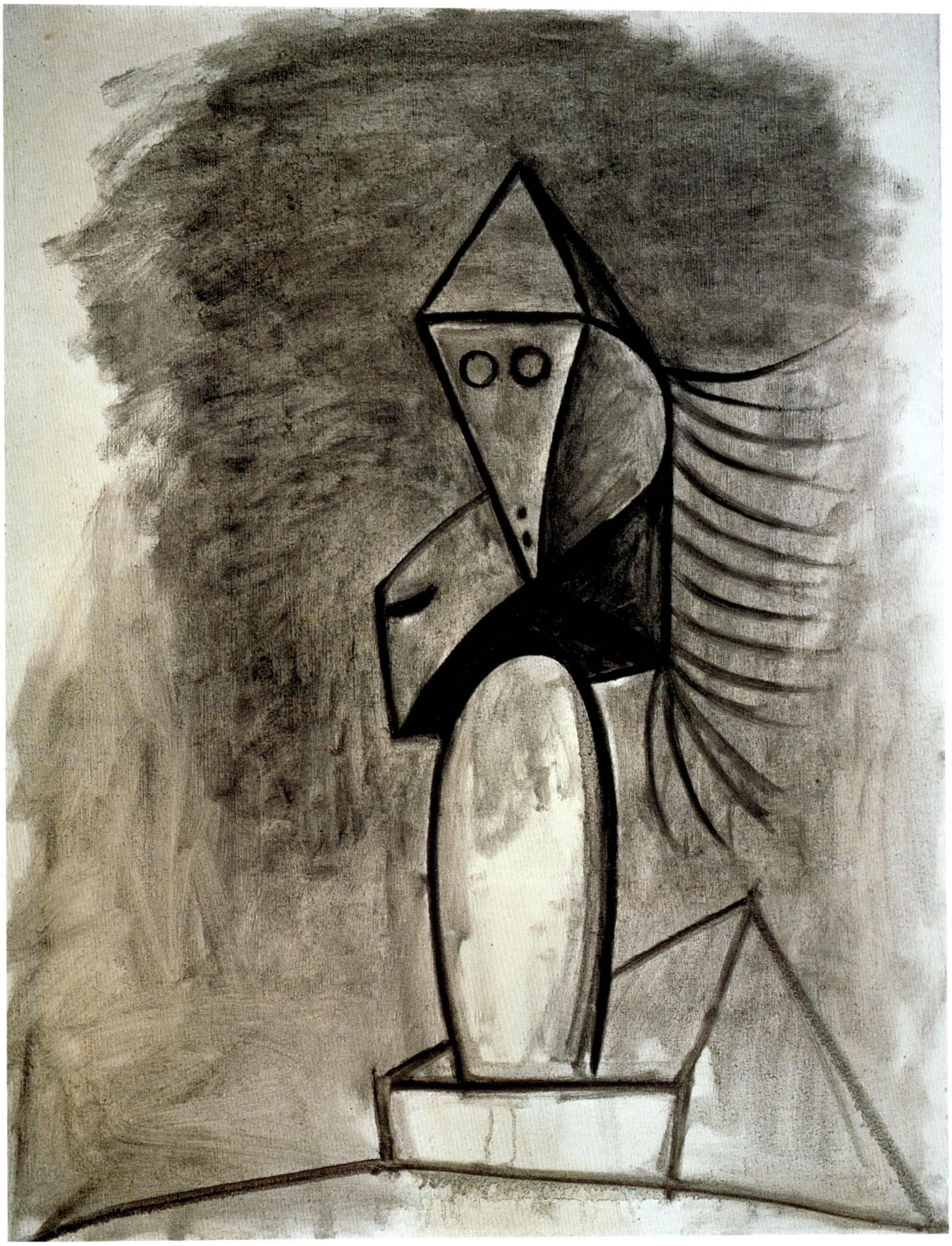

46 PABLO PICASSO, *Tête de femme* / Frauenkopf, 1944
Öl auf Leinwand, 92 x 73 cm
Privatsammlung

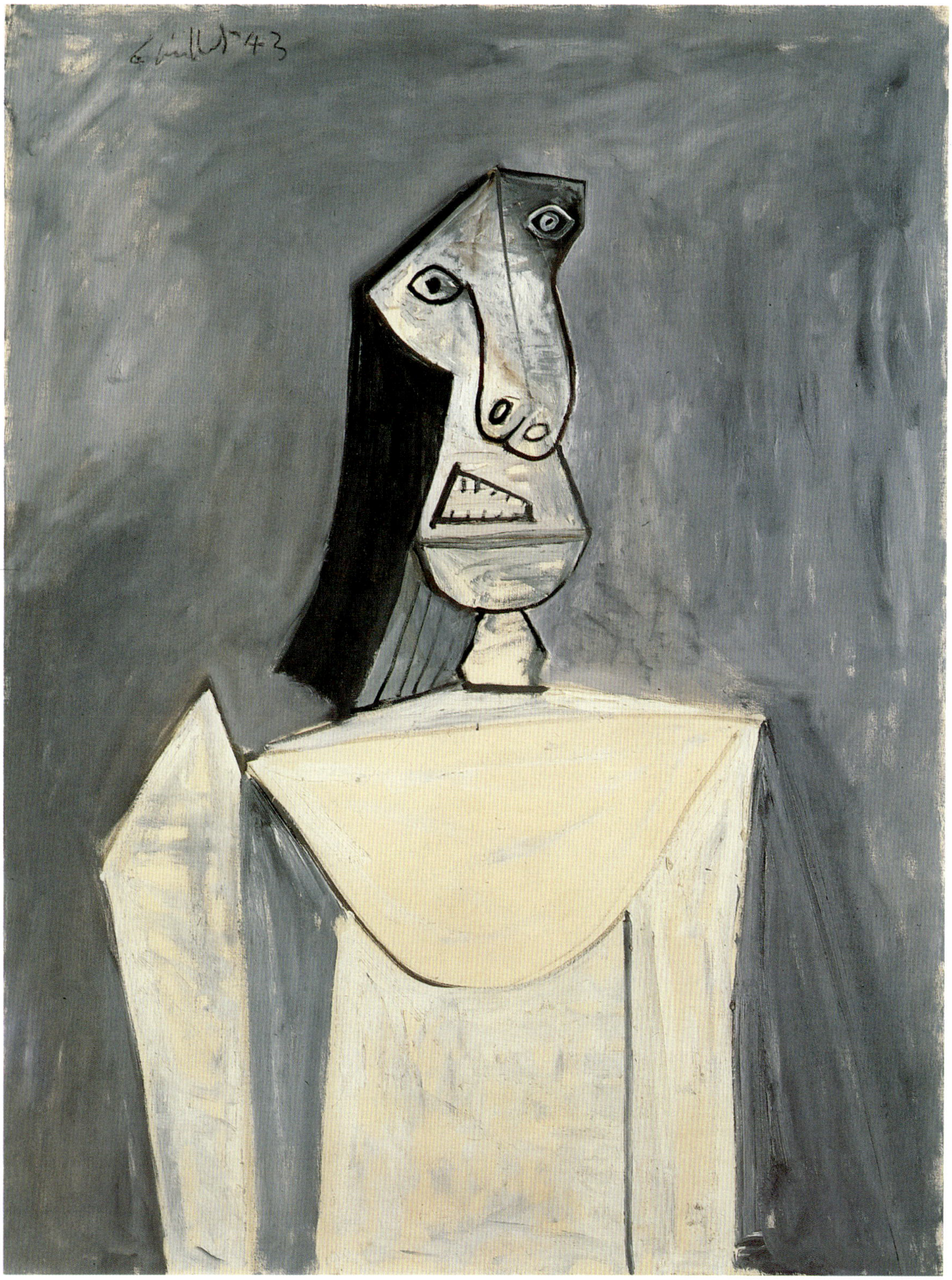

47 PABLO PICASSO, *Buste de femme sur fond gris* /
Brustbild einer Frau auf grauem Grund, 1943
Öl auf Leinwand, 116 x 89 cm
Privatsammlung

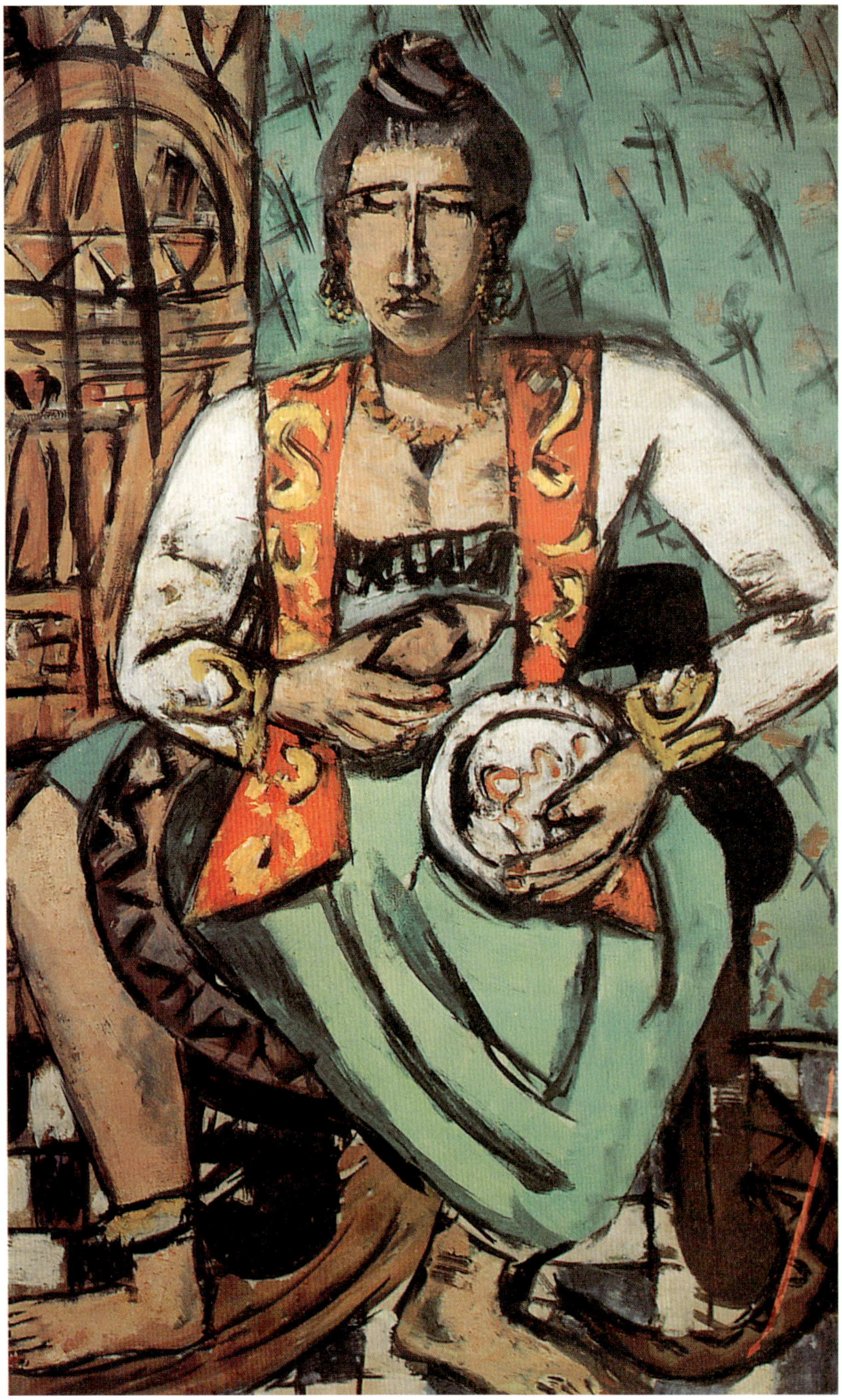

48 MAX BECKMANN, *Frau mit Schlange*, 1940
Öl auf Leinwand, 145,5 x 91 cm
Privatsammlung

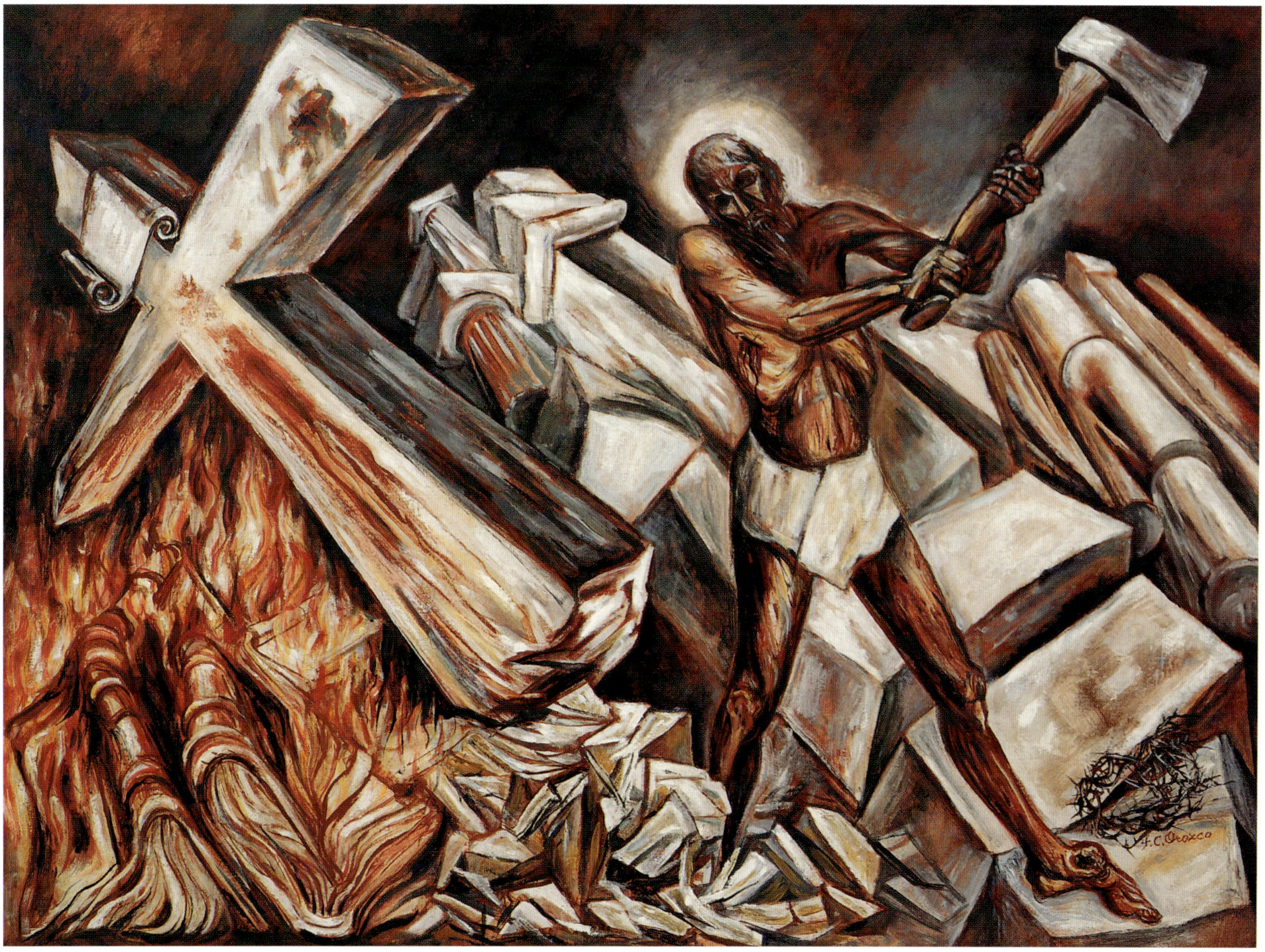

49 JOSÉ CLEMENTE OROZCO, *Christ destruye su cruz* /
Christus zerstört sein Kreuz, 1943
Öl auf Leinwand, 93 x 130 cm
INBA; Museo de Arte Alvar Y Carmen T. de Carillo Gil

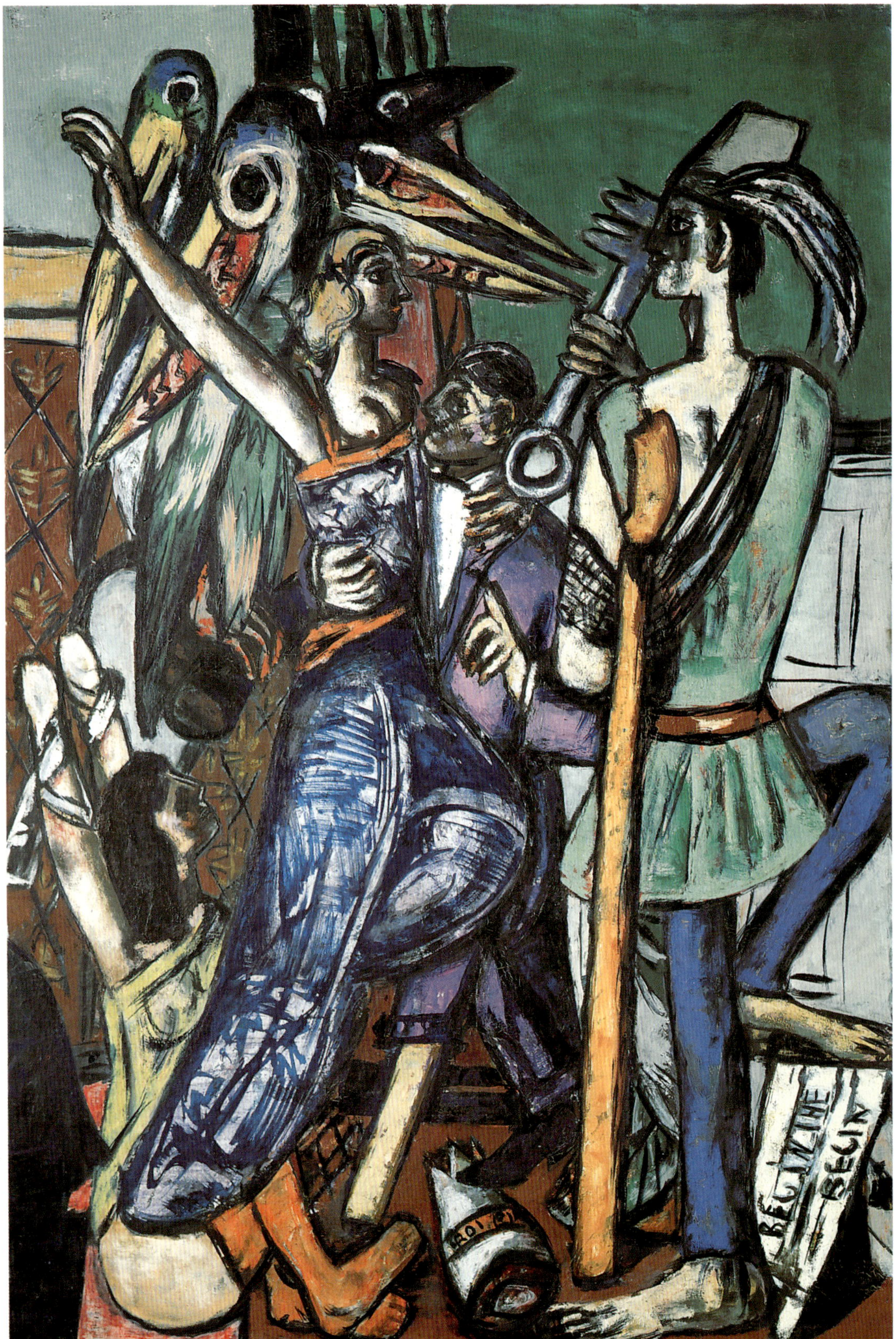

50 MAX BECKMANN, *Begin the Beguine*, 1946
Öl auf Leinwand, 178 x 121 cm
University of Michigan, Museum of Art, Ann Arbor

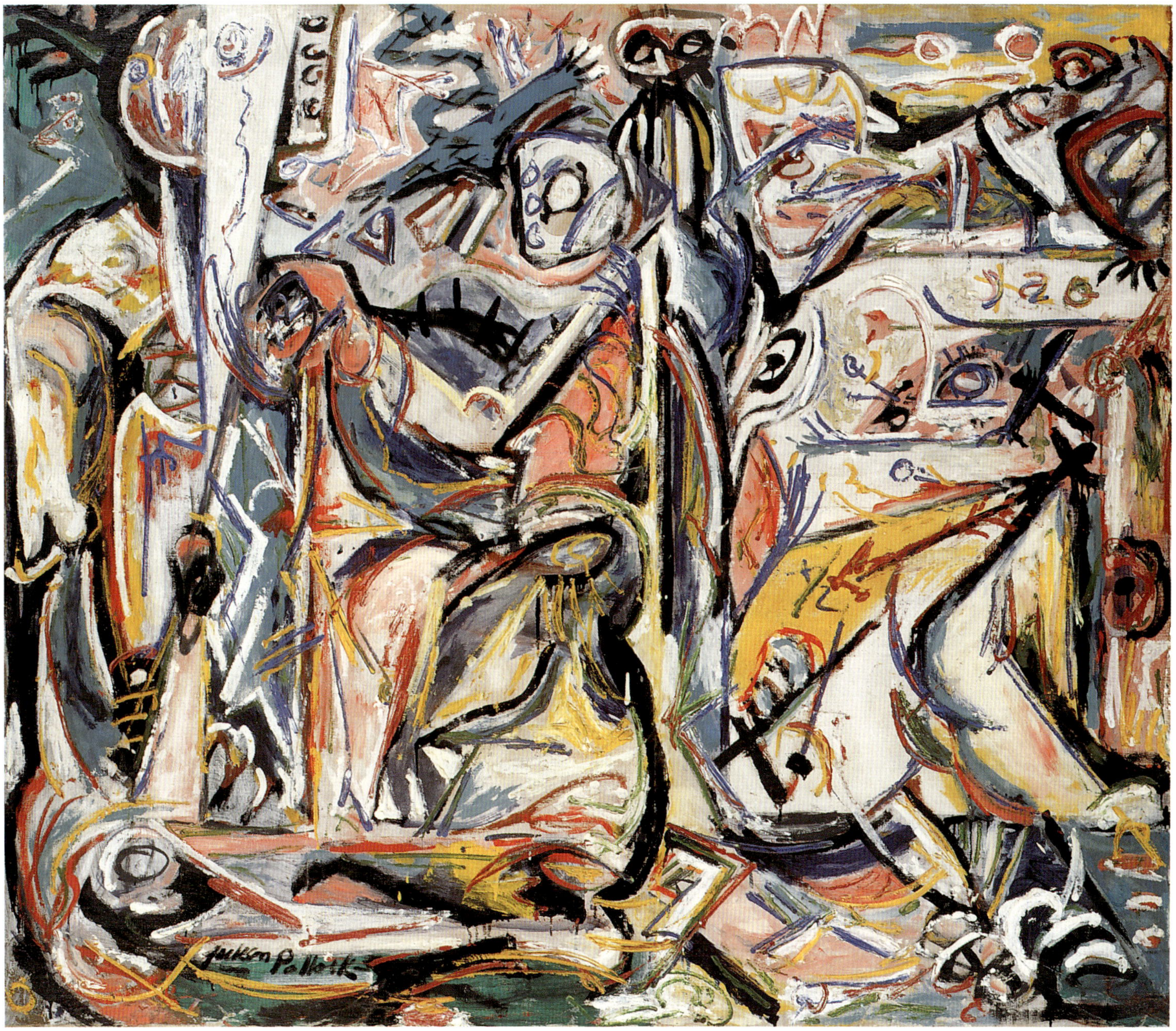

51 JACKSON POLLOCK, *Circumcision* / Beschneidung, 1946
Öl auf Leinwand, 142 x 168 cm
Peggy Guggenheim Collection, Venedig

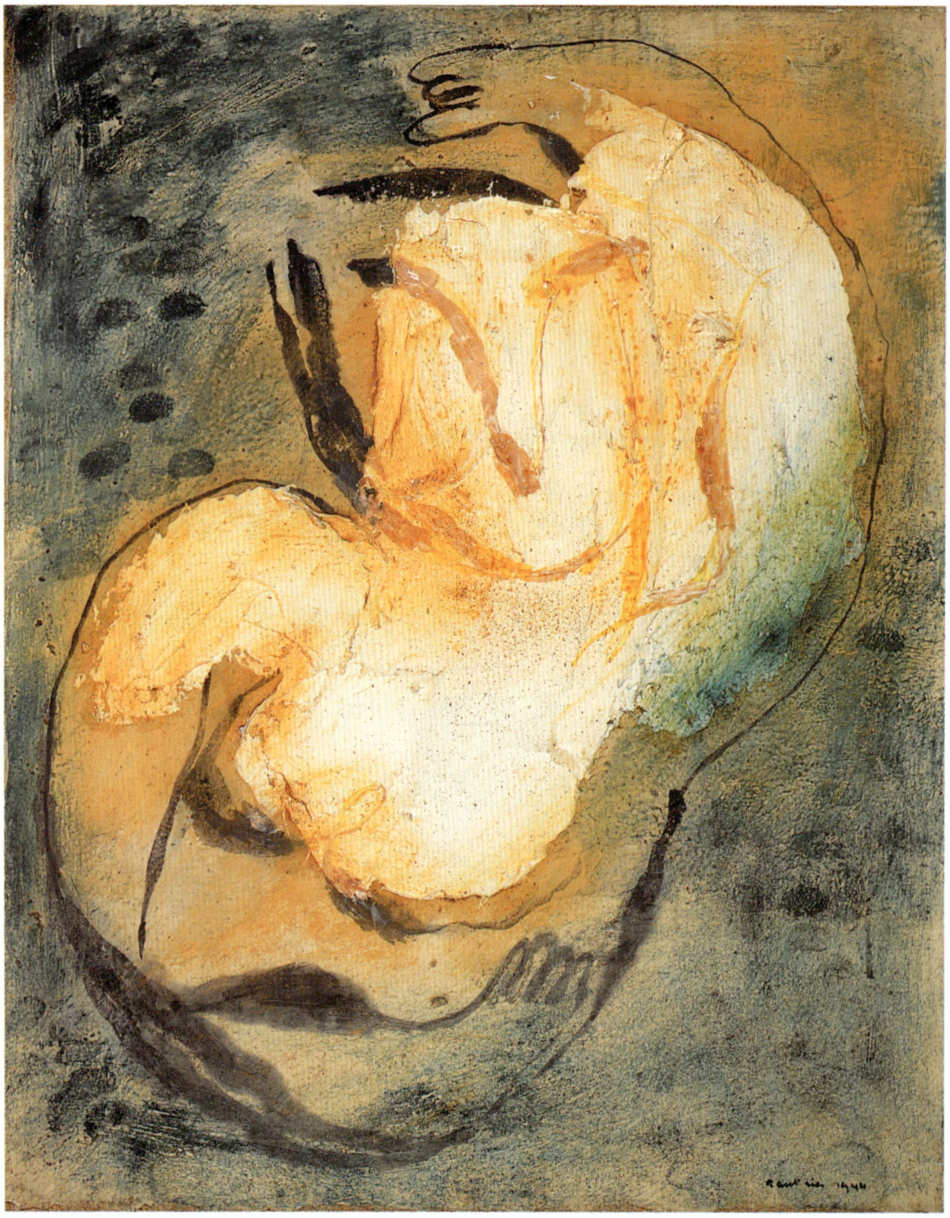

52 JEAN FAUTRIER, *La Jolie Fille* / Das hübsche Mädchen, 1944
Öl auf Papier auf Leinwand, 62 x 50 cm
Privatsammlung

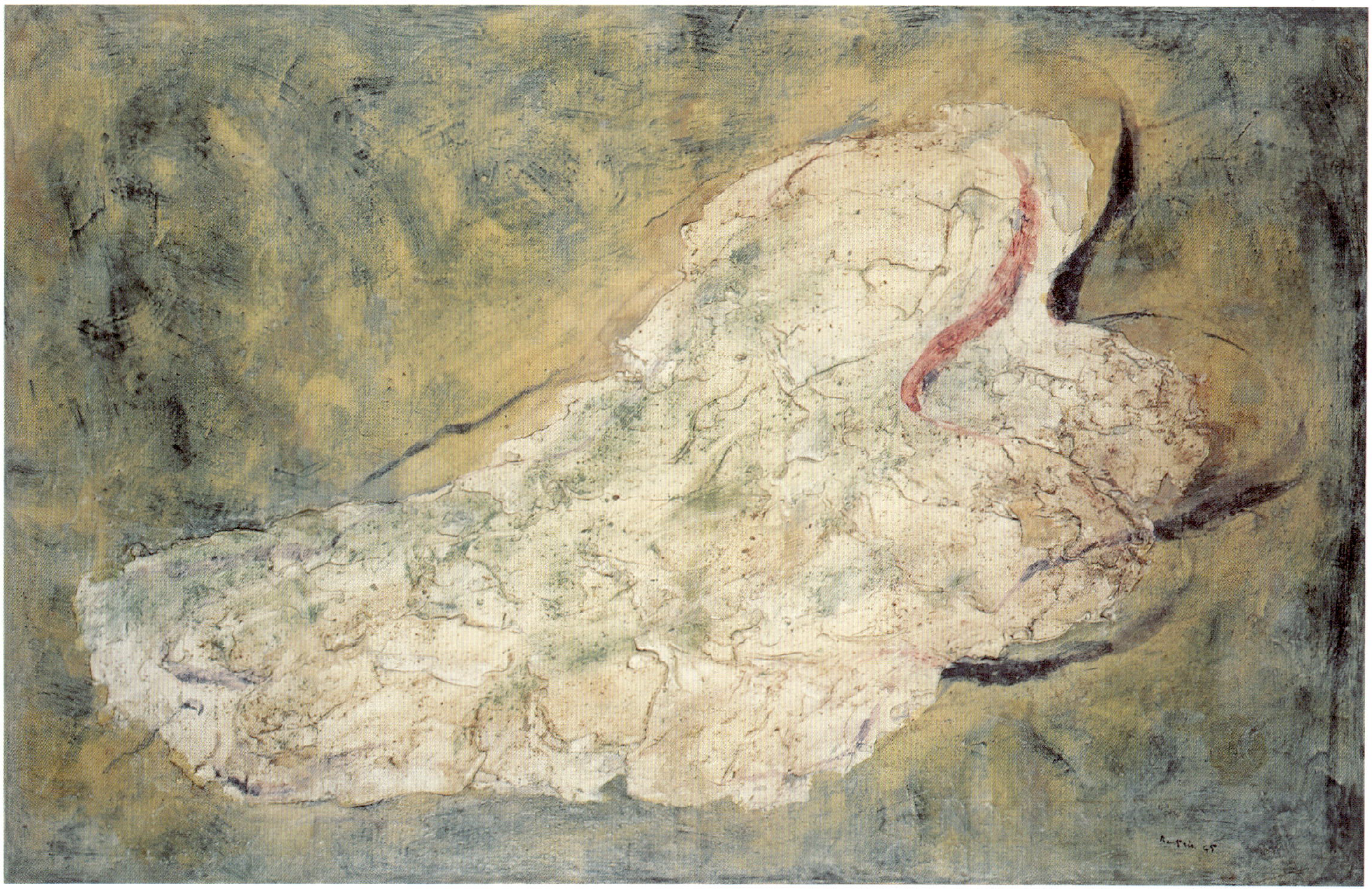

53 JEAN FAUTRIER, *La Juive* / Die Jüdin, 1943
Öl auf Papier auf Leinwand, 73 x 115,5 cm
Musée d'Art Moderne de la Ville de Paris

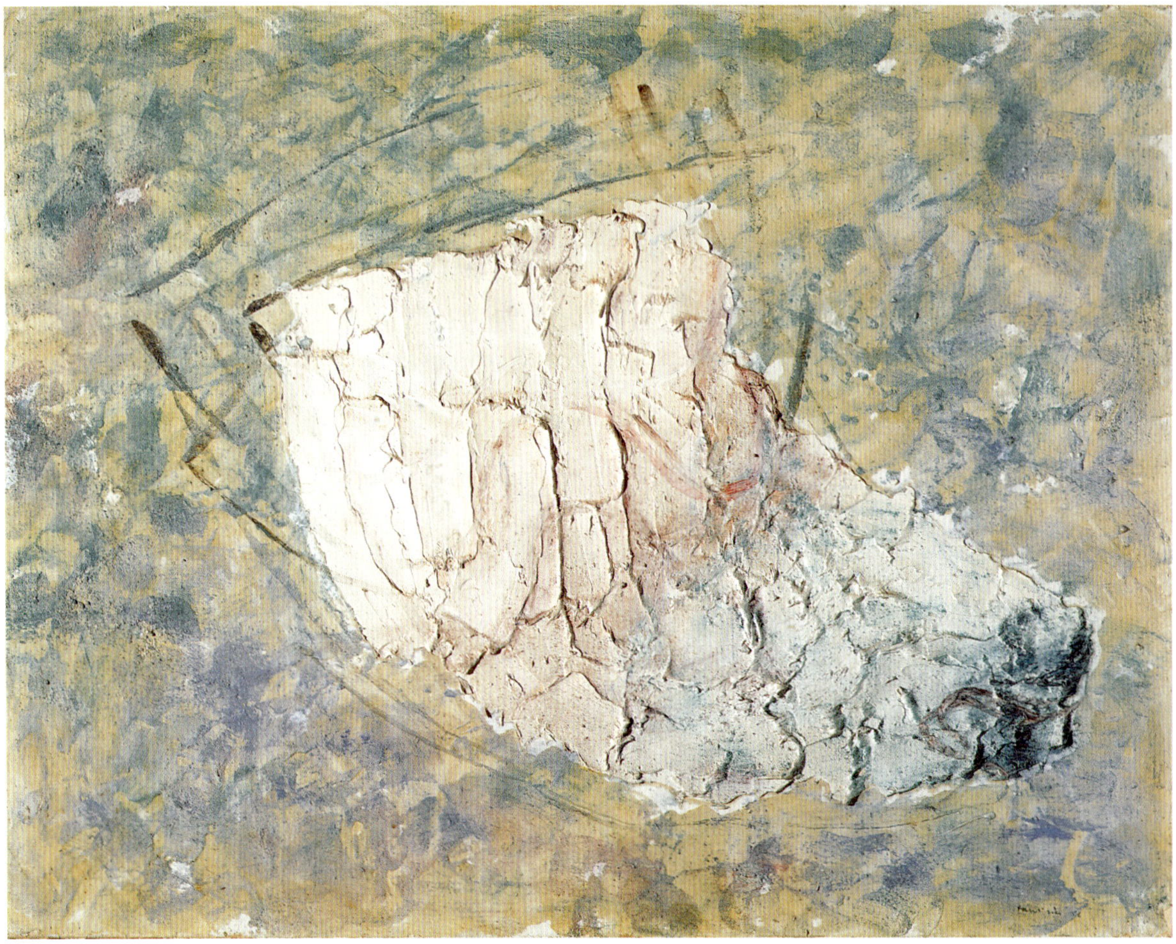

54 JEAN FAUTRIER, *Mademoiselle*, 1956
Öl auf Papier auf Leinwand, 89 x 116 cm
Privatsammlung, Berlin

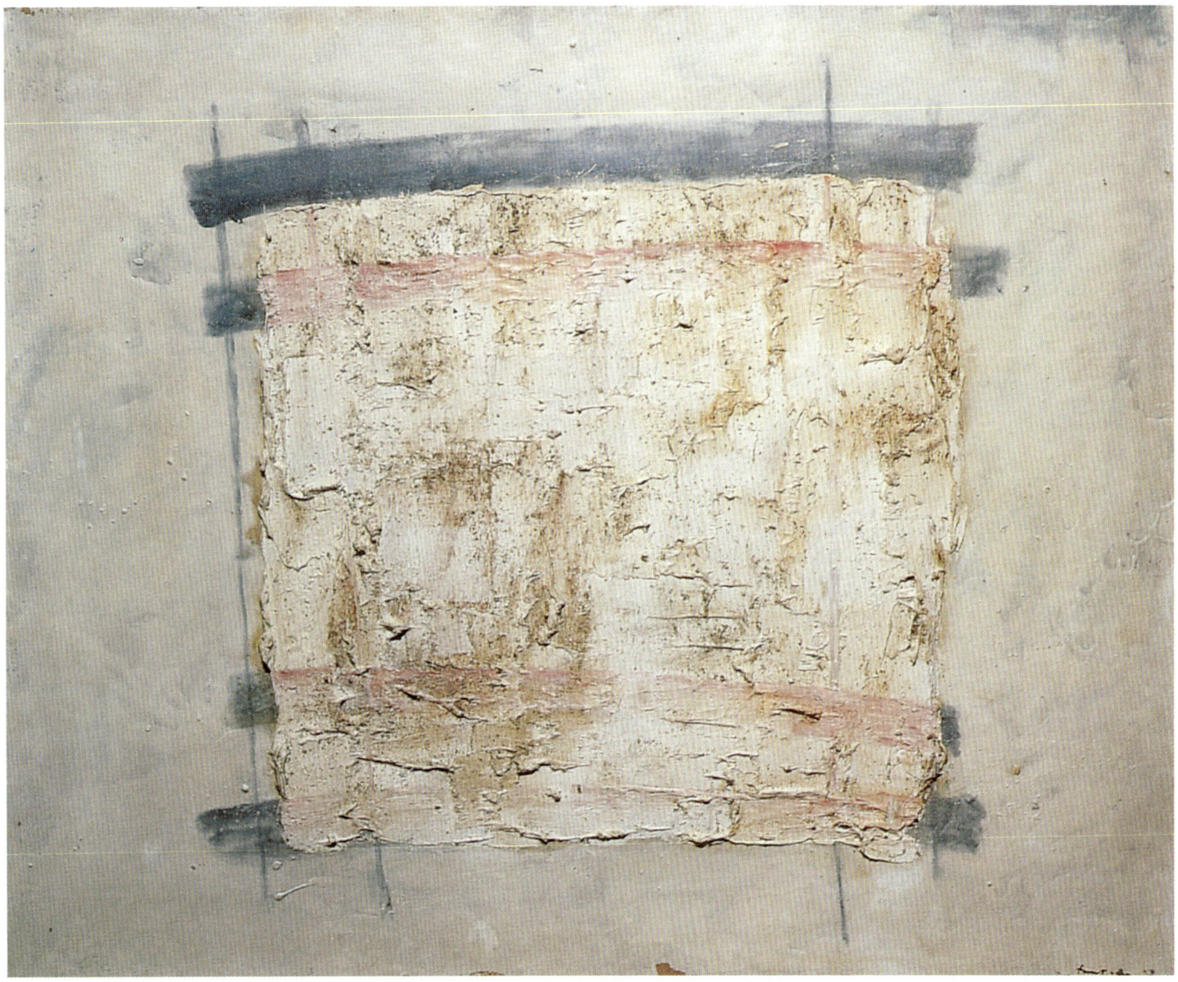

55 JEAN FAUTRIER, *Croisillons* / Sprossen, 1958
Öl auf Papier auf Leinwand, 81 x 100 cm
Privatsammlung, Berlin

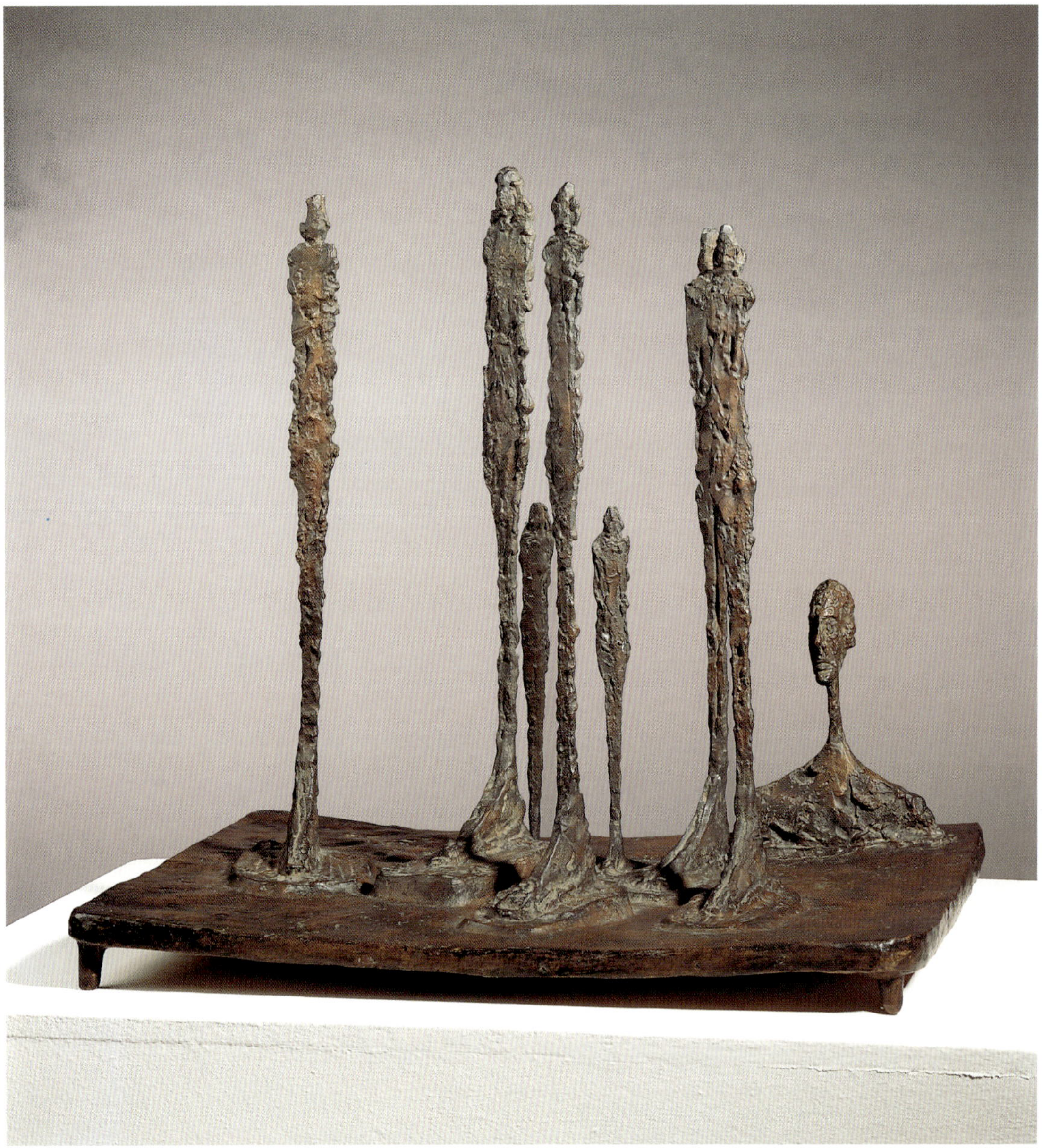

56 ALBERTO GIACOMETTI, *La Forêt* / Der Wald, 1950
Bronze, 57 x 61 x 49,5 cm
Alberto Giacometti-Stiftung, Kunsthaus Zürich

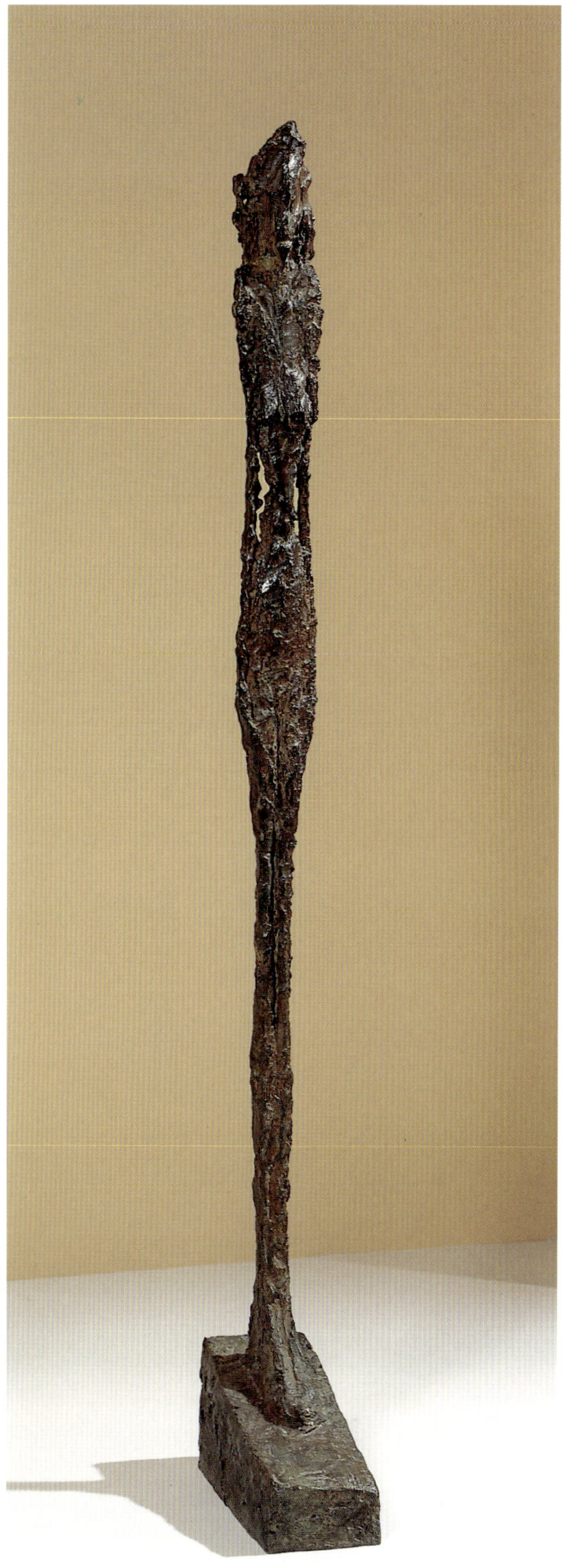

57 ALBERTO GIACOMETTI, *Femme debout (Leoni)* /
Stehende Frau (Leoni), 1947
Bronze, 135 x 14,5 x 35,5 cm
Privatsammlung

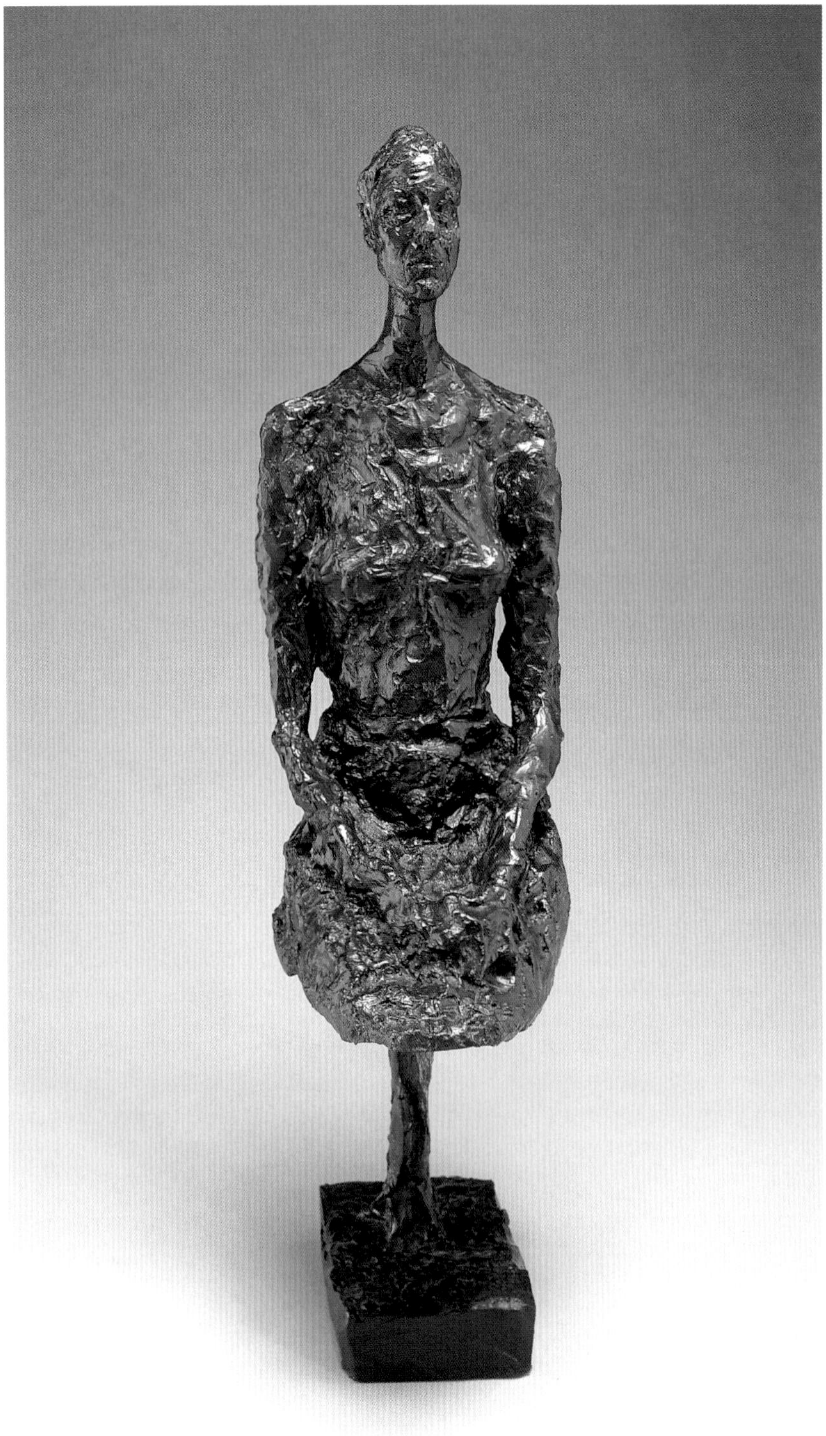

58 ALBERTO GIACOMETTI, *Grande Femme Assise (Annette Assise)* /
Große sitzende Frau (Annette sitzend), 1958
Bronze, Höhe 82,6 cm
Courtesy Sotheby's

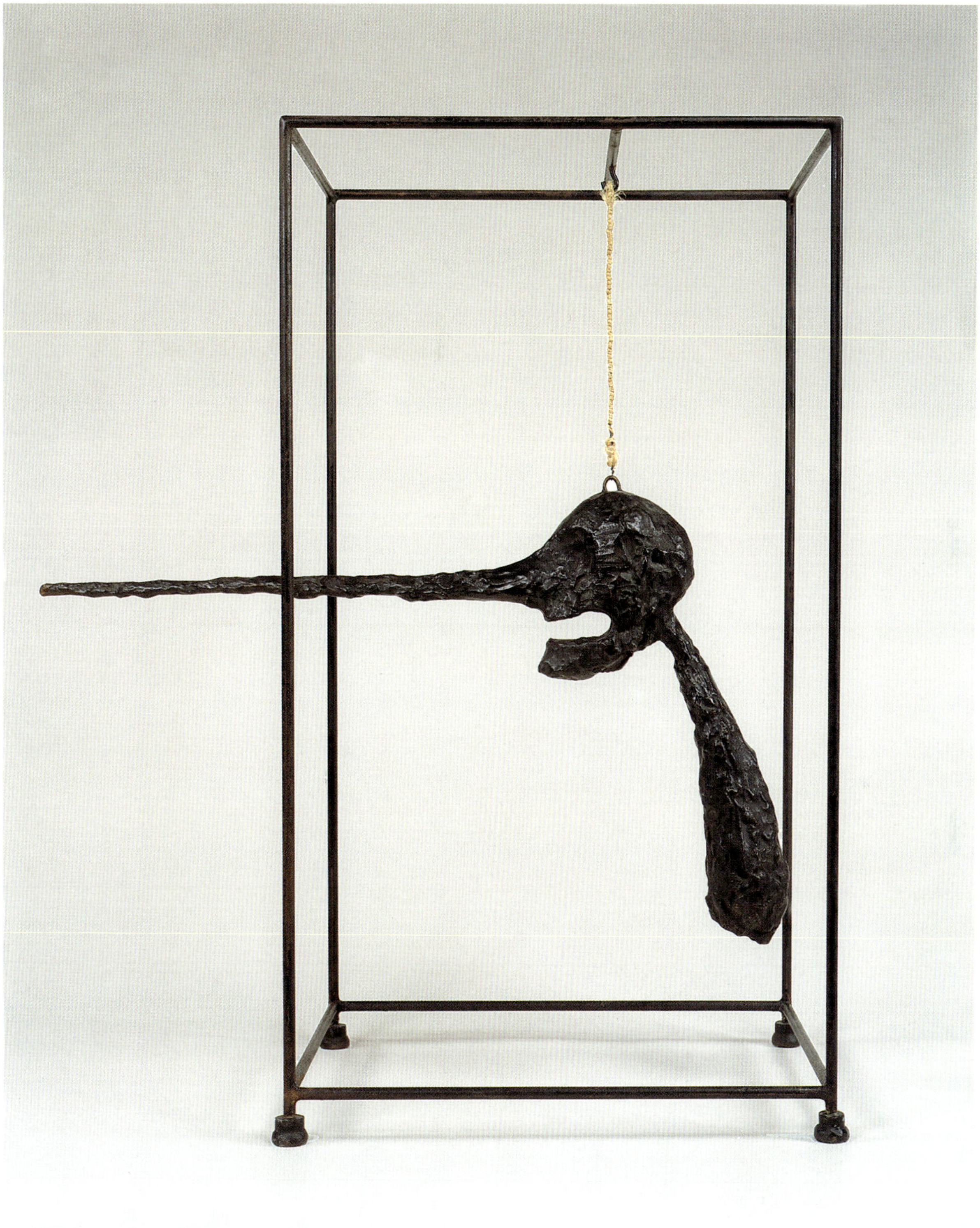

59 ALBERTO GIACOMETTI, *Le nez* / Die Nase, 1947
Bronze, 82 x 73 x 37 cm
Solomon R. Guggenheim Museum, New York

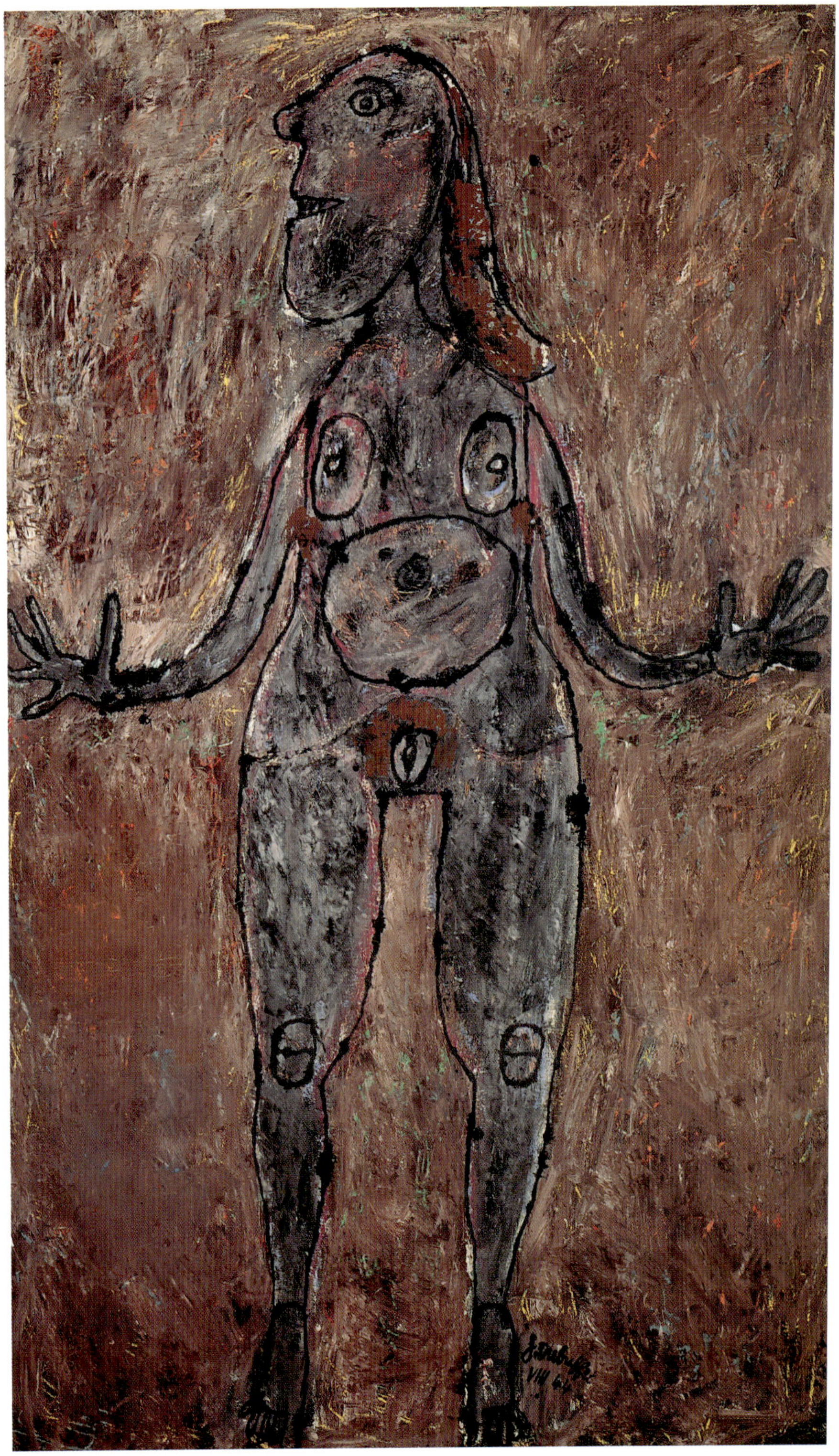

60 JEAN DUBUFFET, *Grand nu charbonneux* /
Großer pechschwarzer Akt, 1944
Öl auf Leinwand, 162 x 97 cm
Sammlung Linda und Harry Macklowe, New York

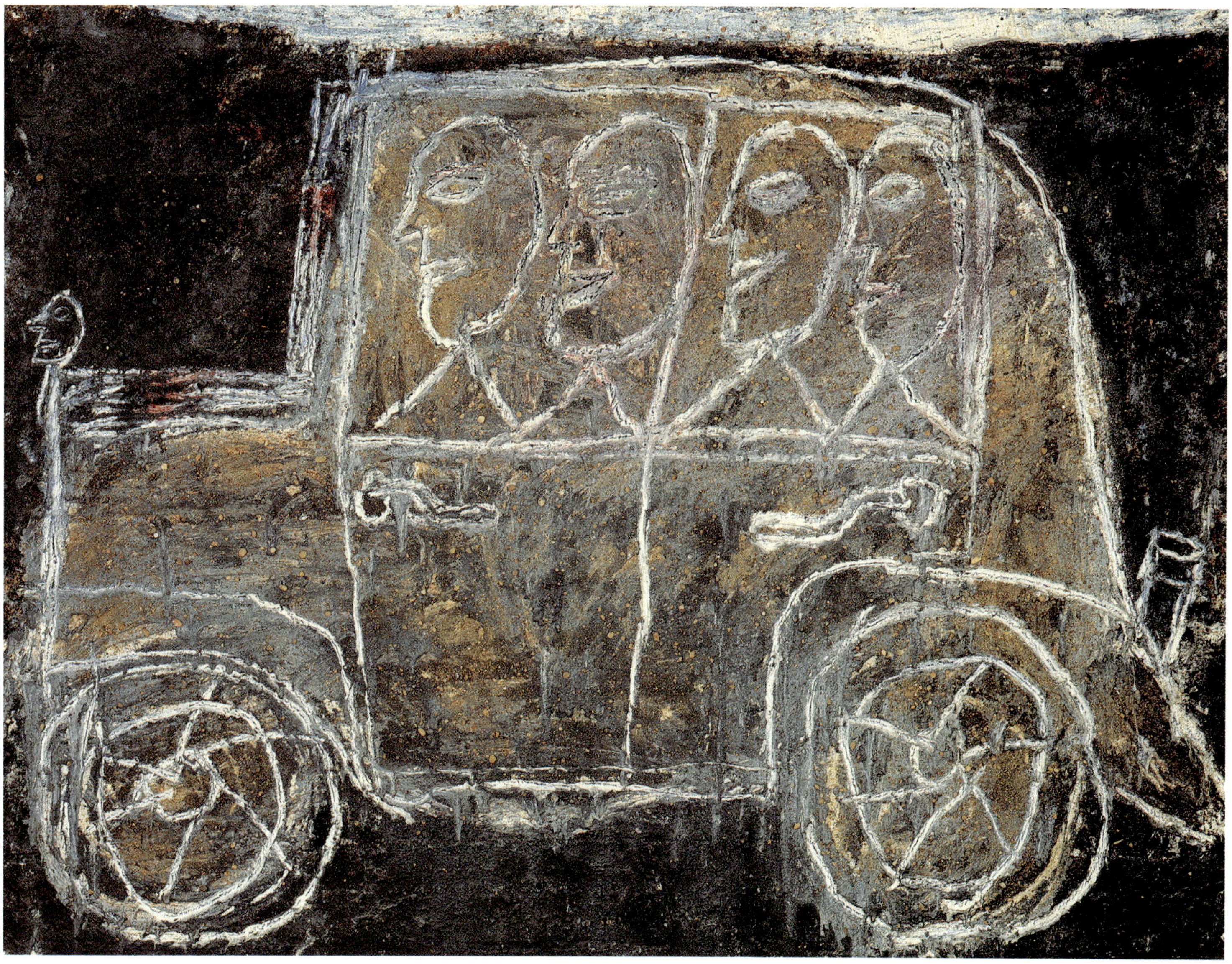

61 JEAN DUBUFFET, *Touring Club* / Reiseclub, 1946
Farbpaste auf Leinwand, 97 x 130 cm
Sammlung Richard S. Zeisler, New York

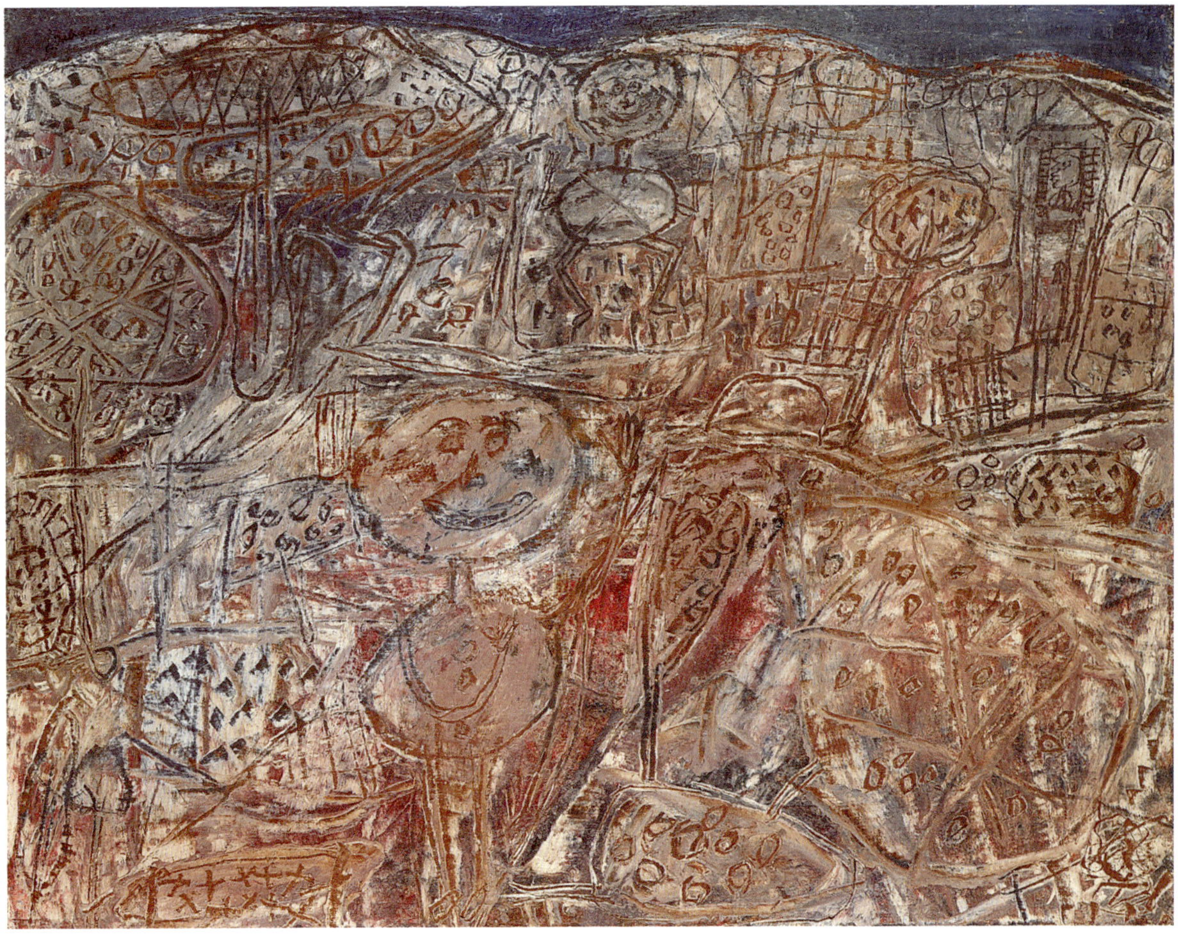

62 JEAN DUBUFFET, *Crépuscule de l'esprit* /
Dämmerung des Geistes, 1949
Öl auf Leinwand, 89 x 116 cm
Privatsammlung, Berlin

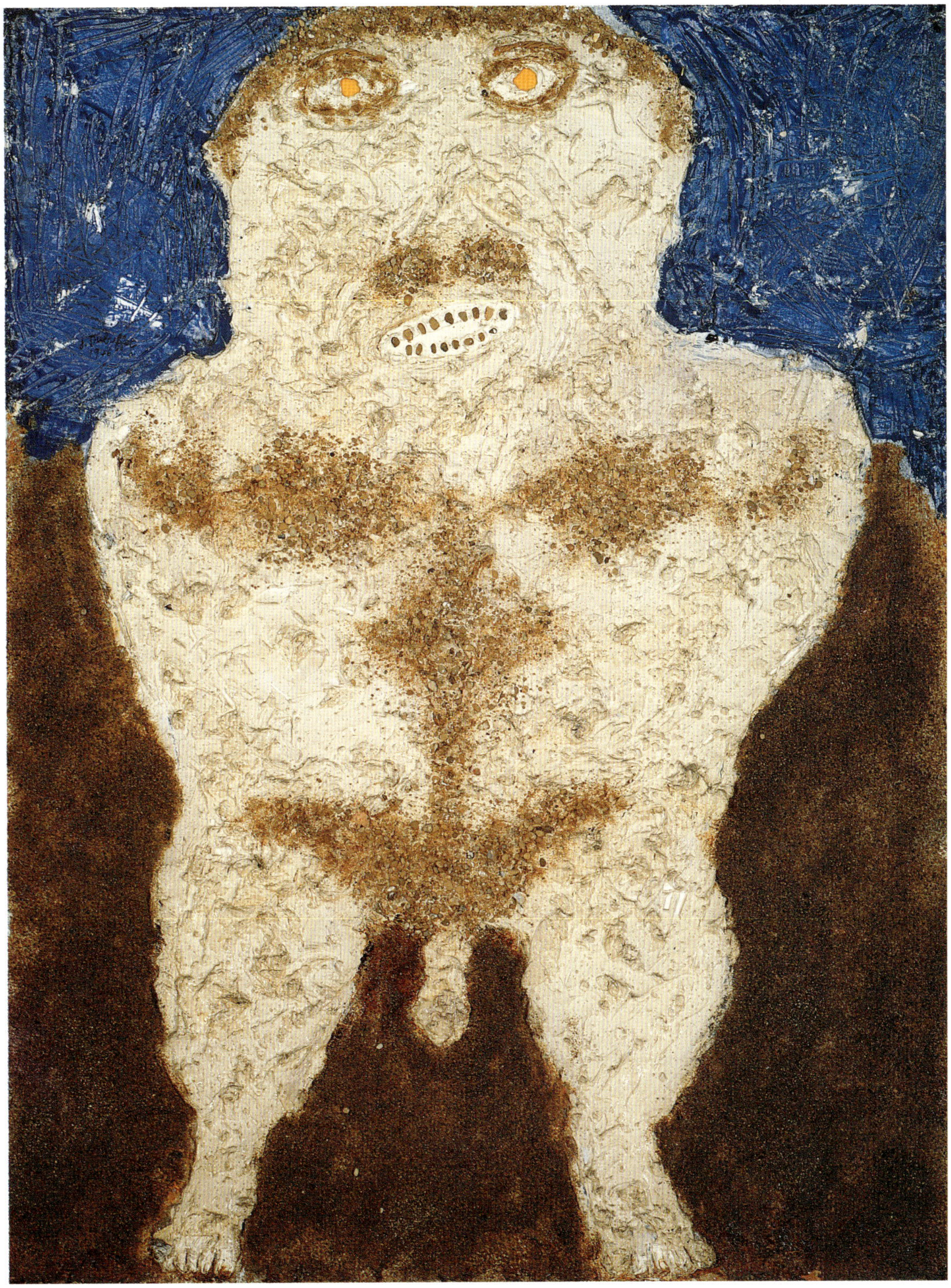

63 JEAN DUBUFFET, *Volonté de puissance* / Wille zur Macht, 1946
Öl auf Leinwand, 116 x 89 cm
Solomon R. Guggenheim Museum, New York;
Schenkung Solomon R. Guggenheim

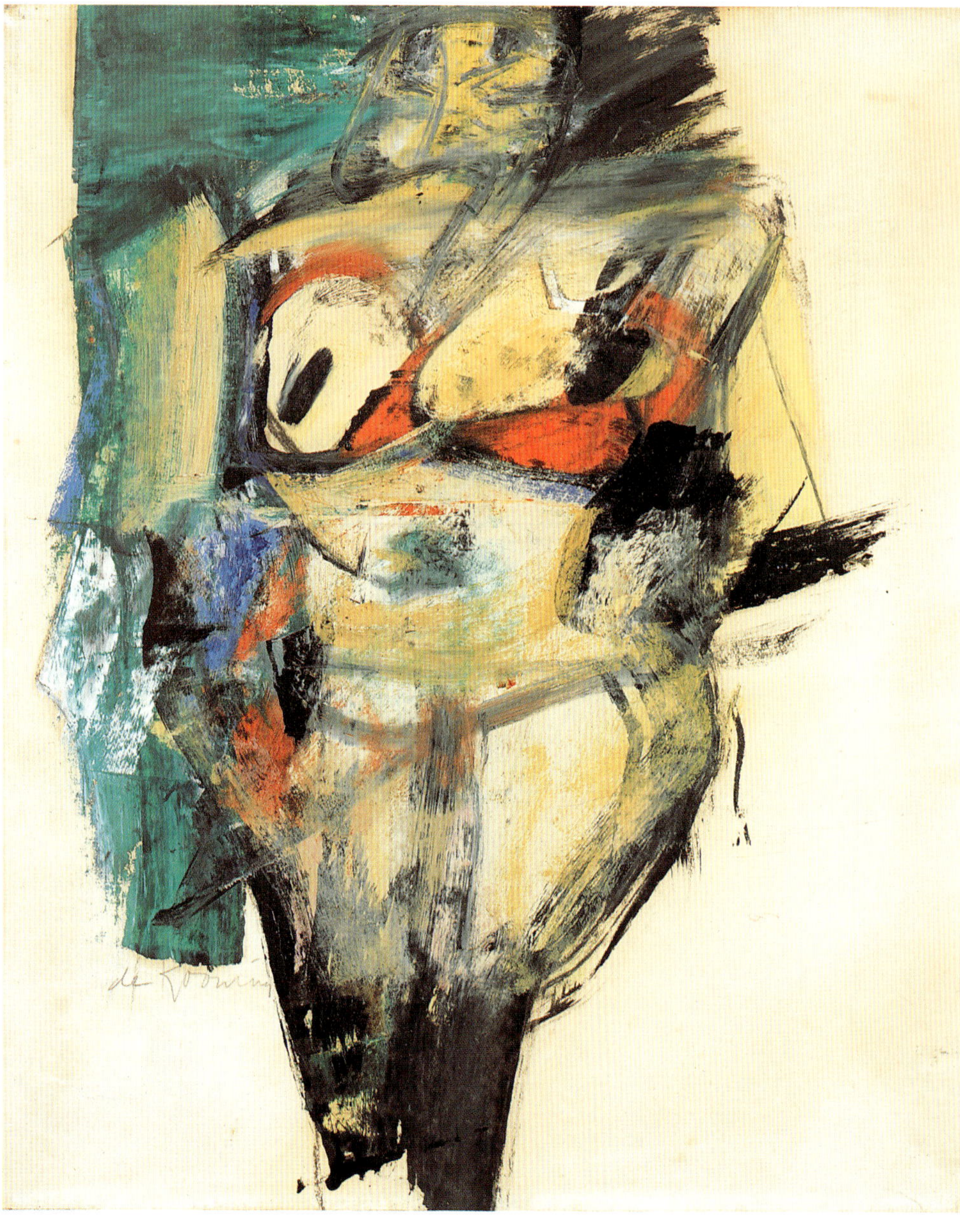

64 WILLEM DE KOONING, *Woman* / Frau, 1952–1953
Öl auf Papier auf Leinwand, 57 x 48,5 cm
Aaron I. Fleischman

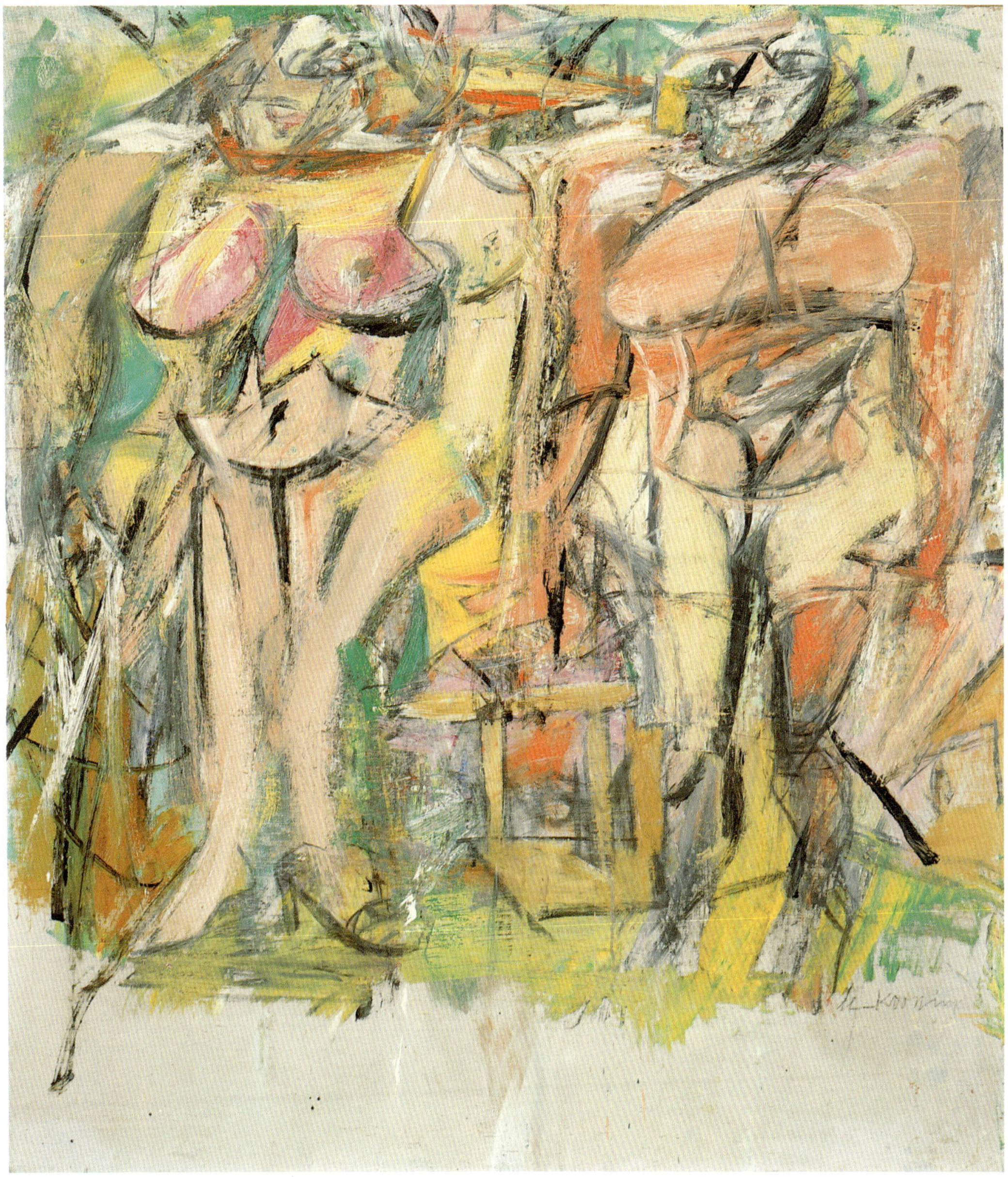

65 WILLEM DE KOONING, *Two Women in the Country* /
Zwei Frauen auf dem Land, 1954
Öl, Emaillefarbe und Kohle auf Leinwand, 117 x 103,5 cm
Hirshhorn Museum and Sculpture Garden, Smithsonian Institution;
Schenkung Joseph H. Hirshhorn, 1966, Washington D.C.

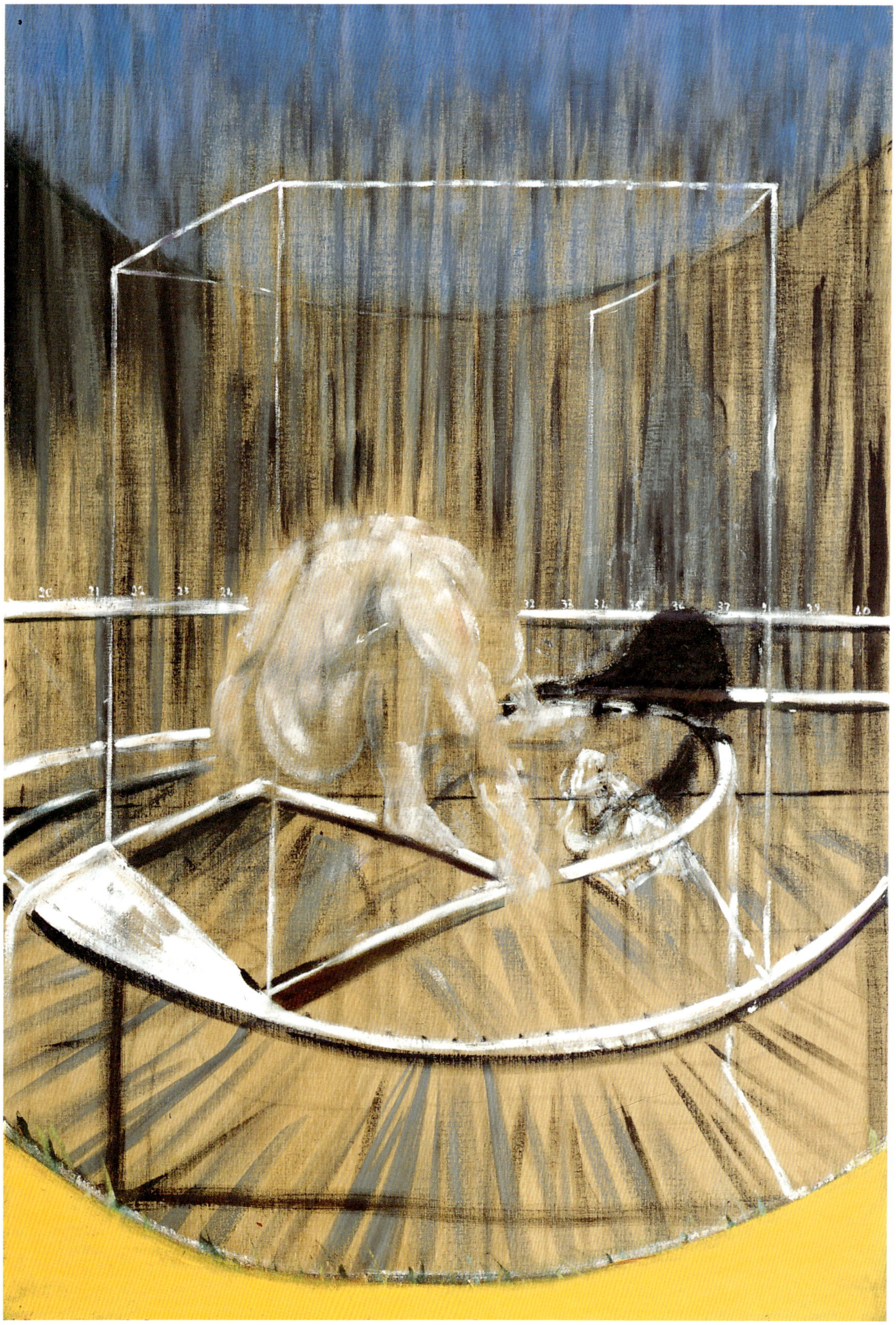

66 FRANCIS BACON, *Study for Crouching Nude* /
Studie für kauernden Akt, 1952
Öl auf Leinwand, 198 x 137 cm
Detroit Institute of Arts; Schenkung Dr. Wilhelm R. Valentiner

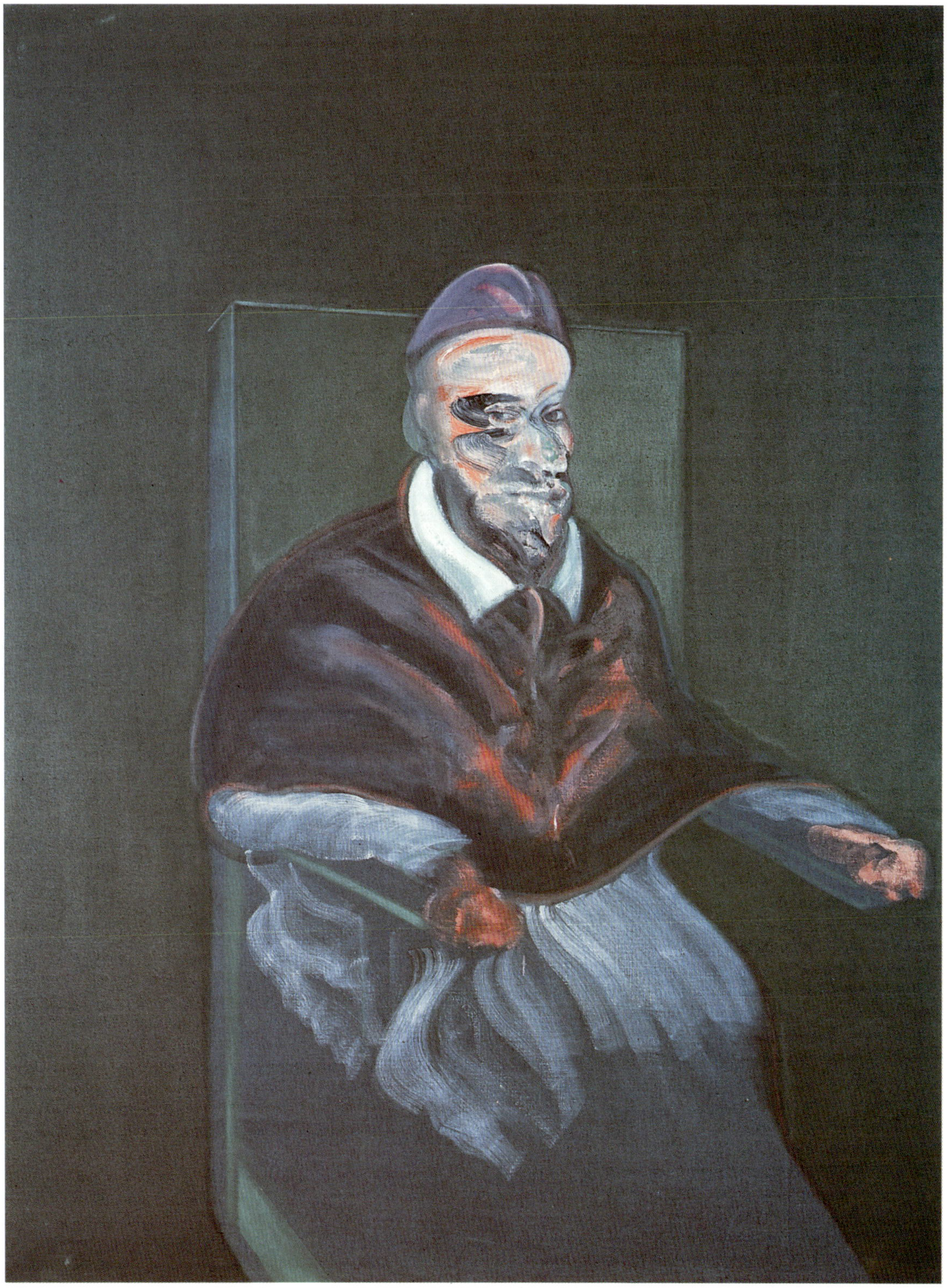

67 FRANCIS BACON, *Study for Portrait of Pope Innocent X by Velázquez /*
Studie für ein Bildnis Papst Innozenz X. von Velázquez, 1959
Öl auf Leinwand, 151 x 119 cm
Dingwall Investments S.A.

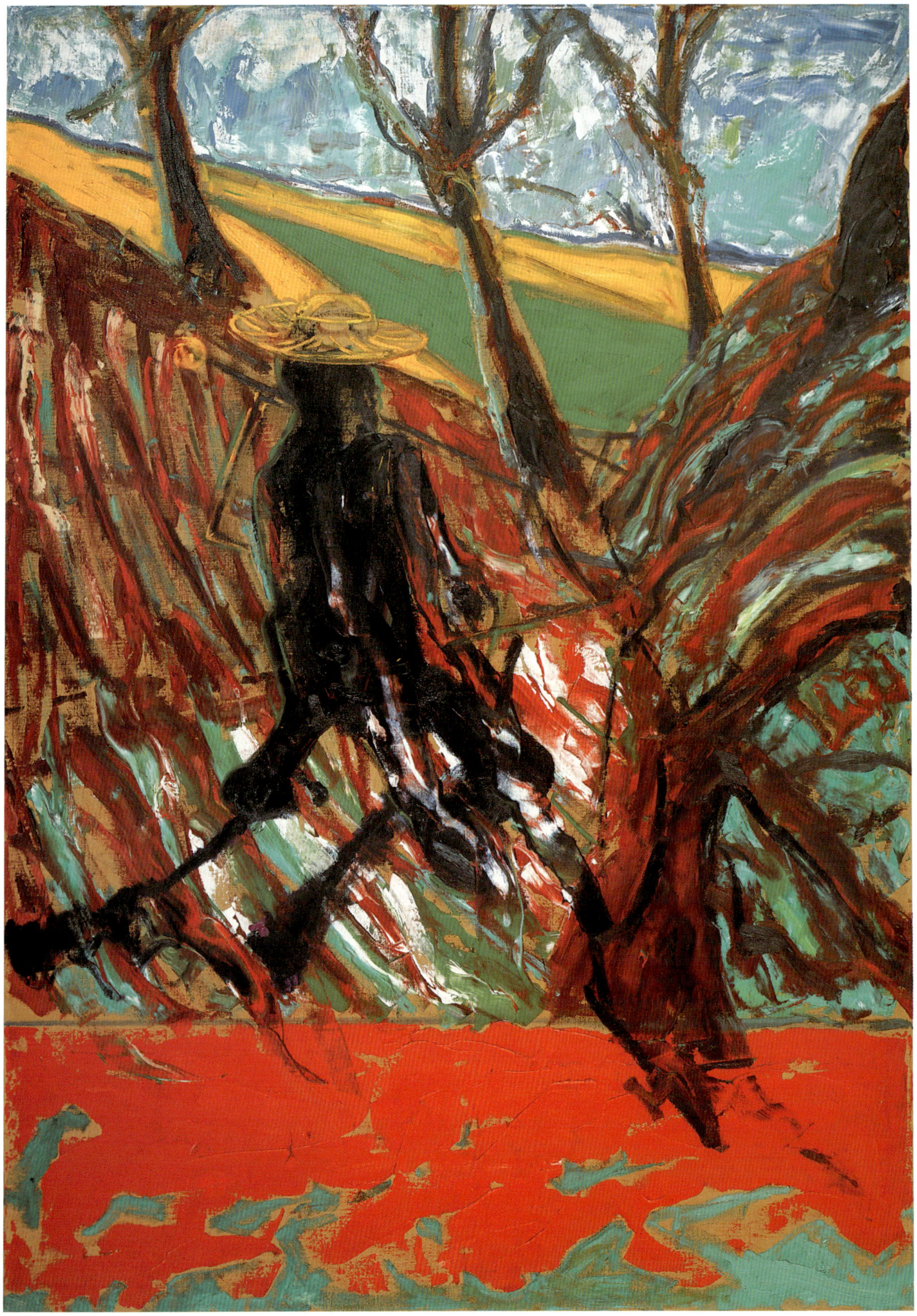

68 FRANCIS BACON, *Study for Portrait of van Gogh VI* /
Studie für ein Bildnis von van Gogh VI, 1957
Öl auf Leinwand, 198 x 142 cm
Sammlung des Arts Council, Hayward Gallery, London

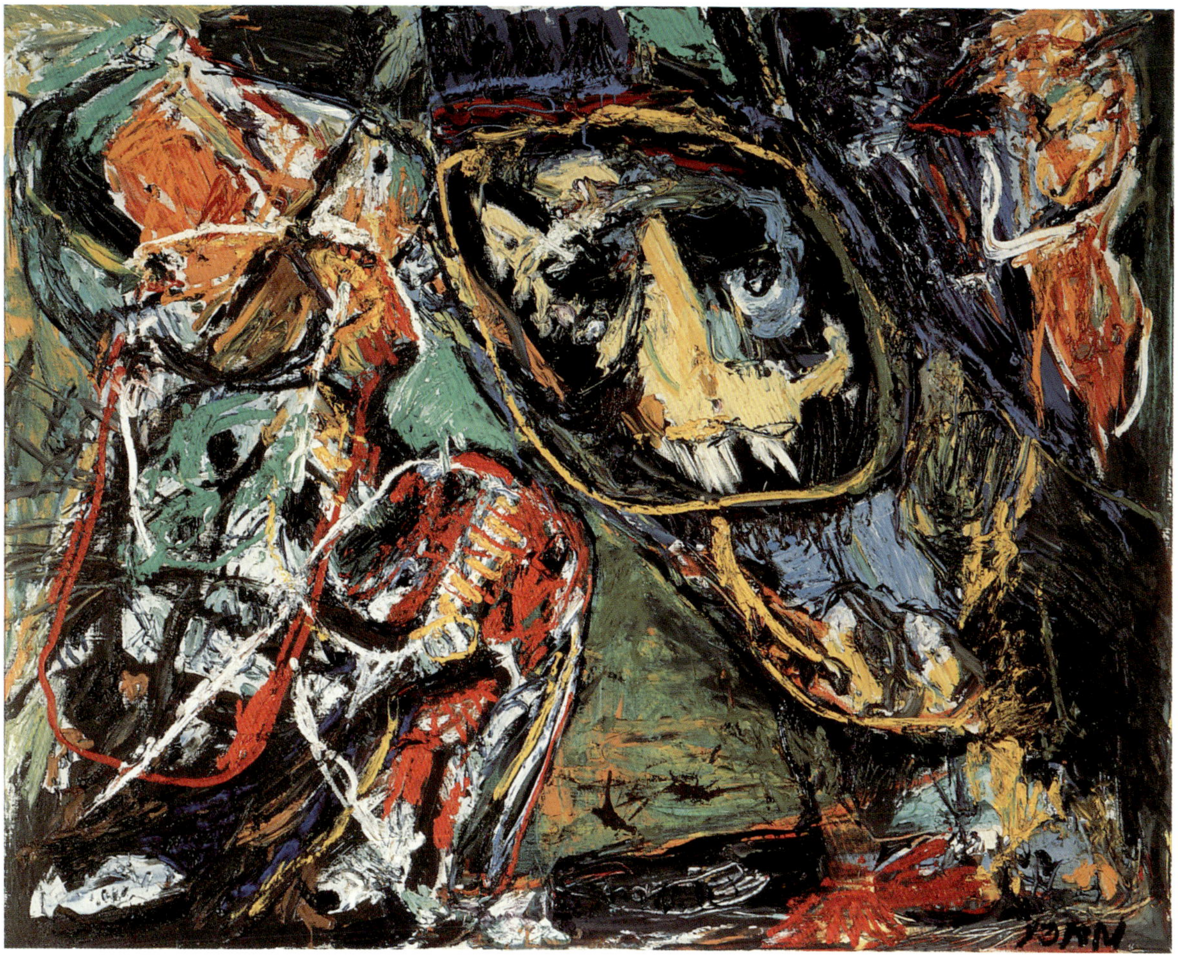

69 ASGER JORN, *Verlust der Mitte*, 1958
Öl auf Leinwand, 114 x 145 cm
Museum van Hedendaagse Kunst, Gent

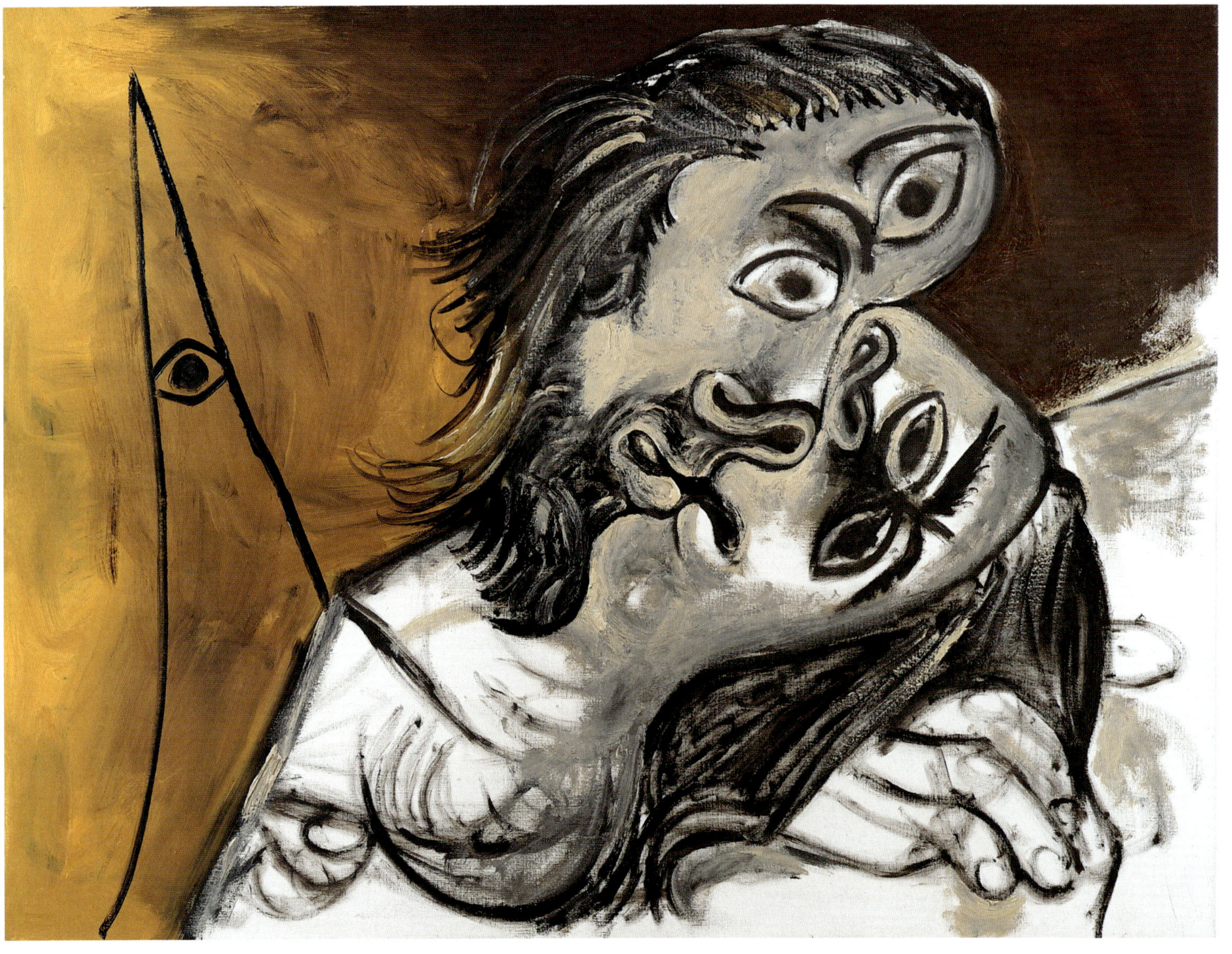

70 PABLO PICASSO, *Le Baiser* / Der Kuß, 1969
Öl auf Leinwand, 97 x 130 cm
Gilbert de Botton Family Trust

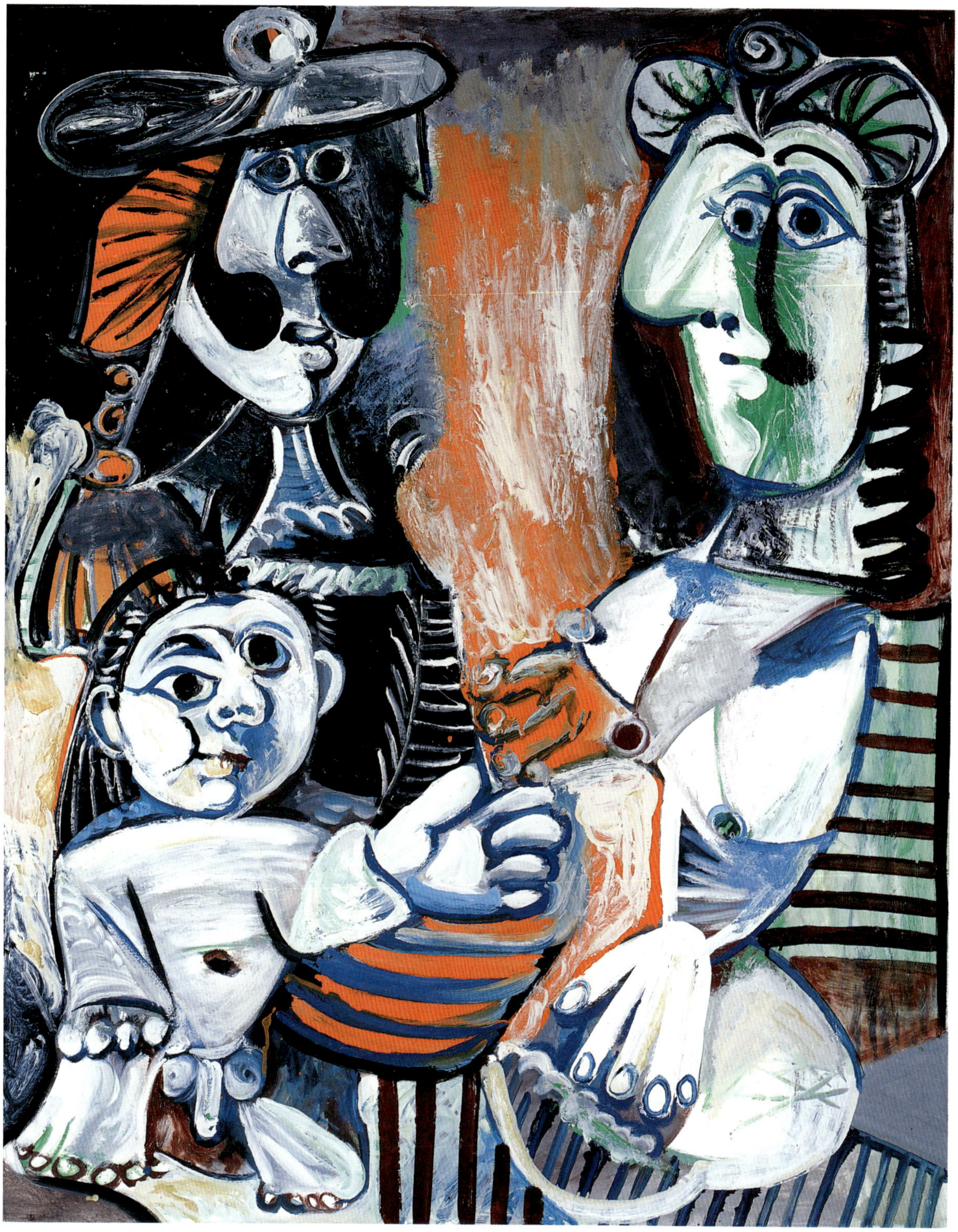

71 PABLO PICASSO, *La Famille*, 1970
Öl auf Leinwand, 162 x 130 cm
Musée Picasso, Paris

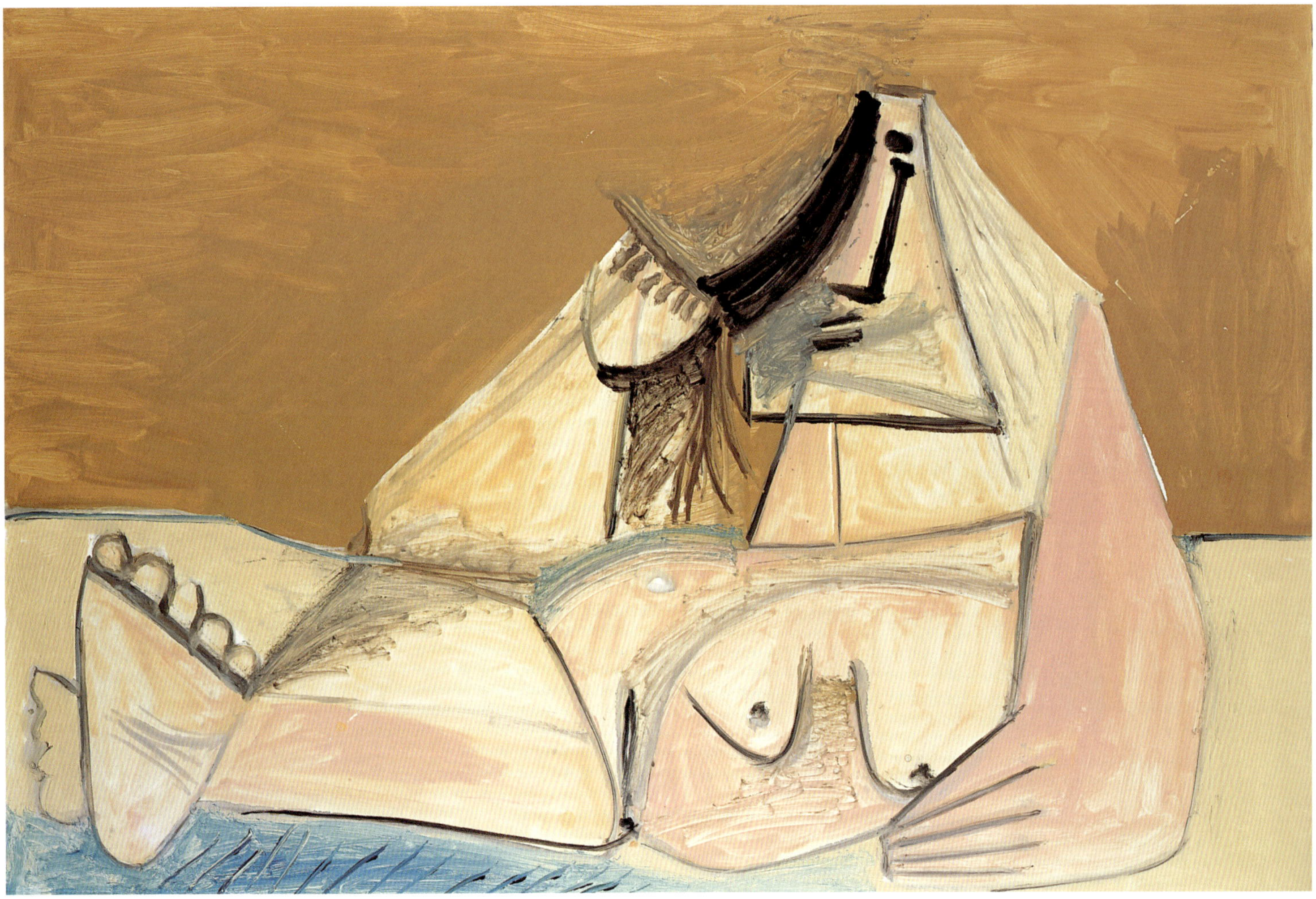

72 PABLO PICASSO, *Nu allongé* / Liegender Akt, 1970
Öl auf Leinwand, 130 x 195 cm
Gilbert de Botton Family Trust

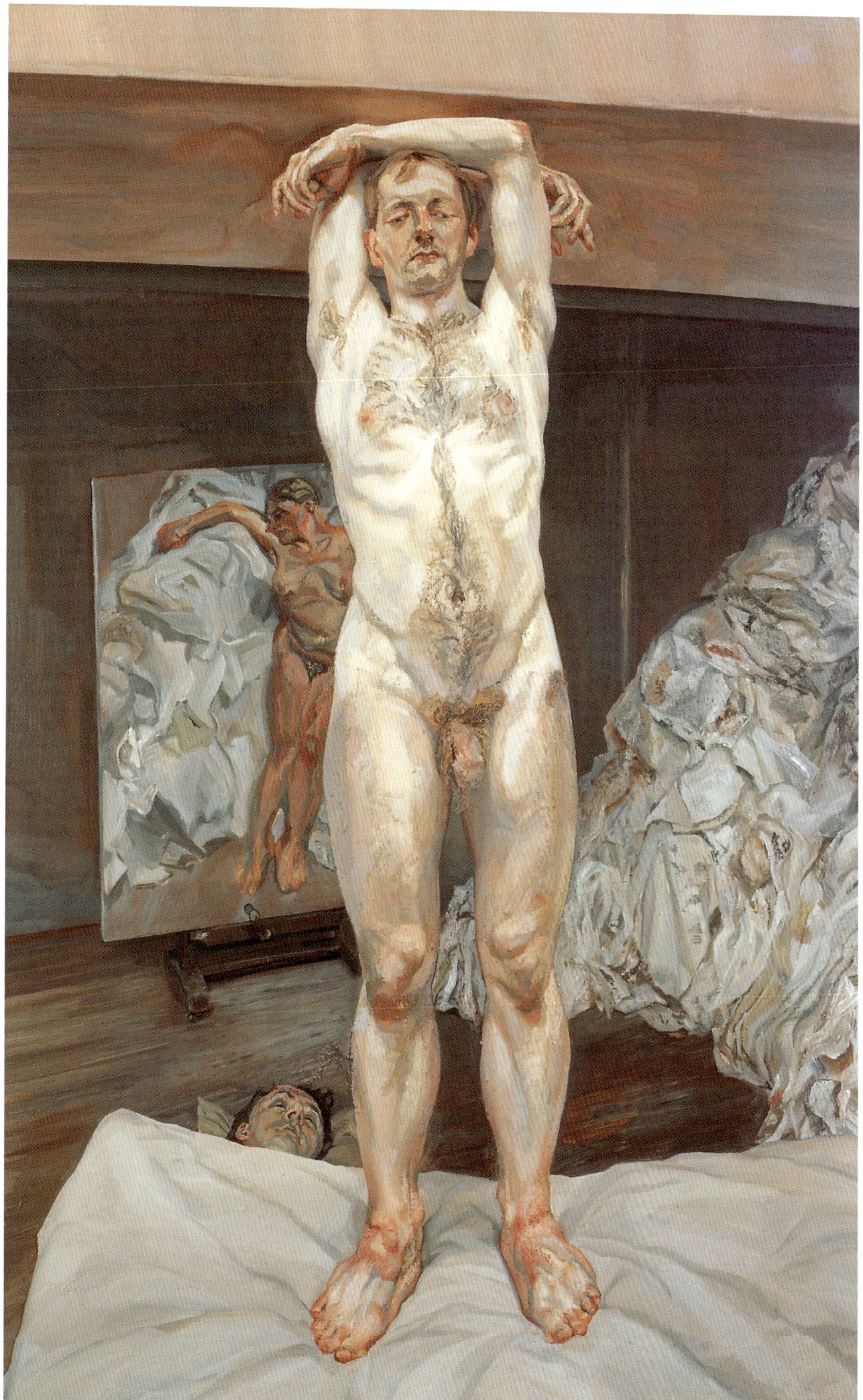

73 LUCIAN FREUD, *Two Men in the Studio* /
Zwei Männer im Atelier, 1987–1989
Öl auf Leinwand, 185,5 x 121 cm
Privatsammlung

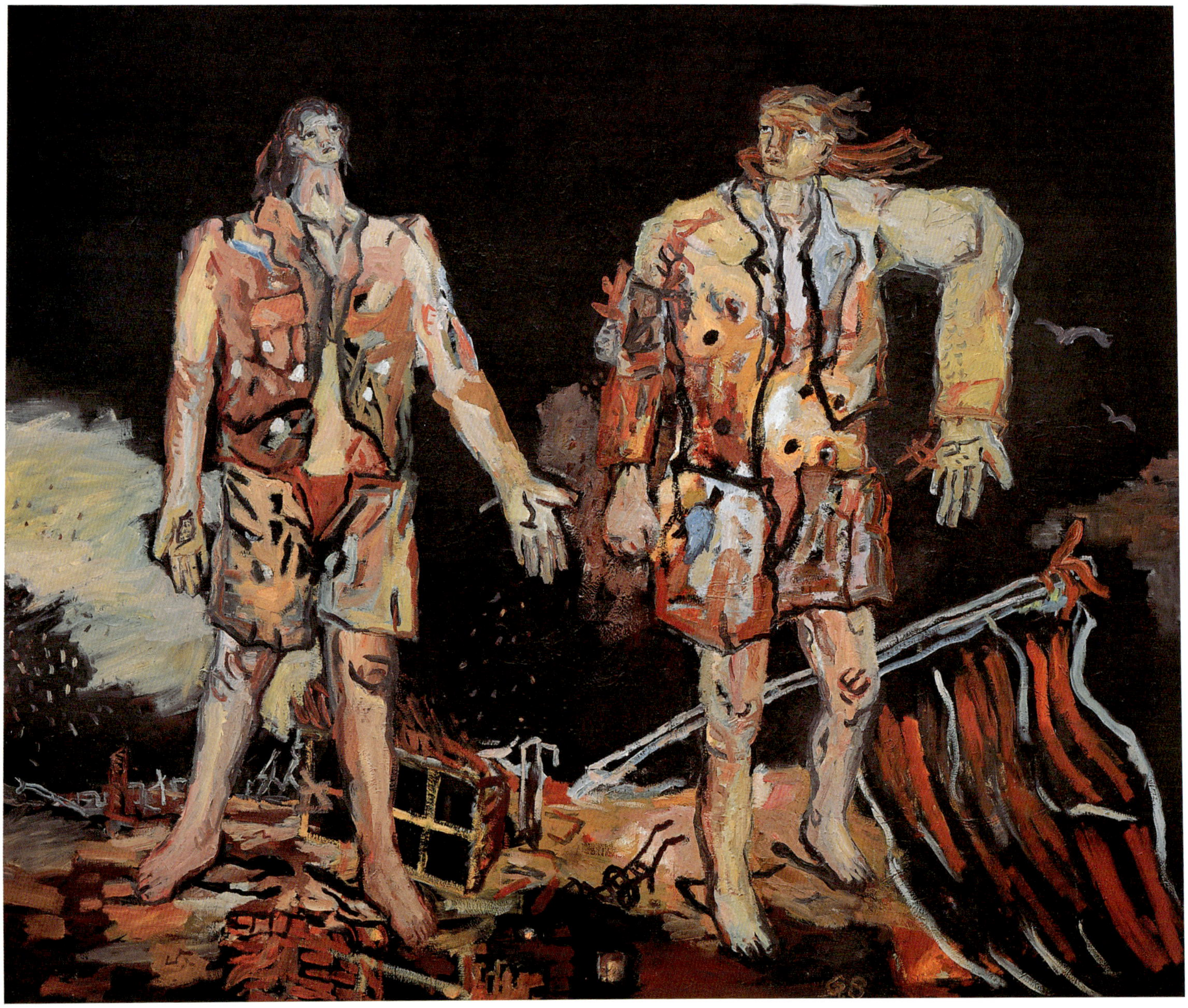

74 GEORG BASELITZ, *Die großen Freunde*, 1965
Öl auf Leinwand, 250 x 300 cm
Museum Ludwig; Sammlung Ludwig, Köln

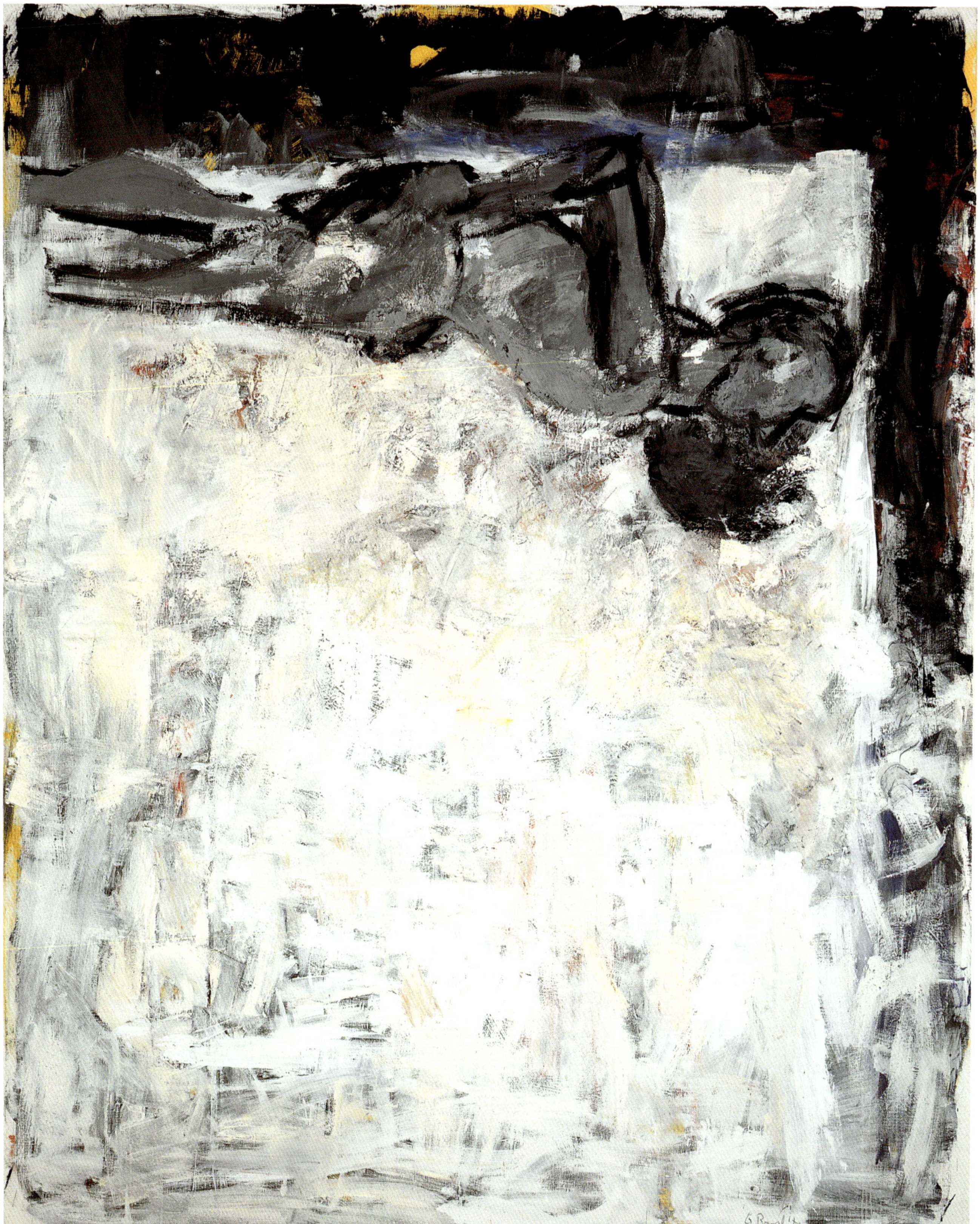

75 GEORG BASELITZ, *Strandbild 2*, 1980
Tempera auf Leinwand, 250 x 200 cm
Privatsammlung

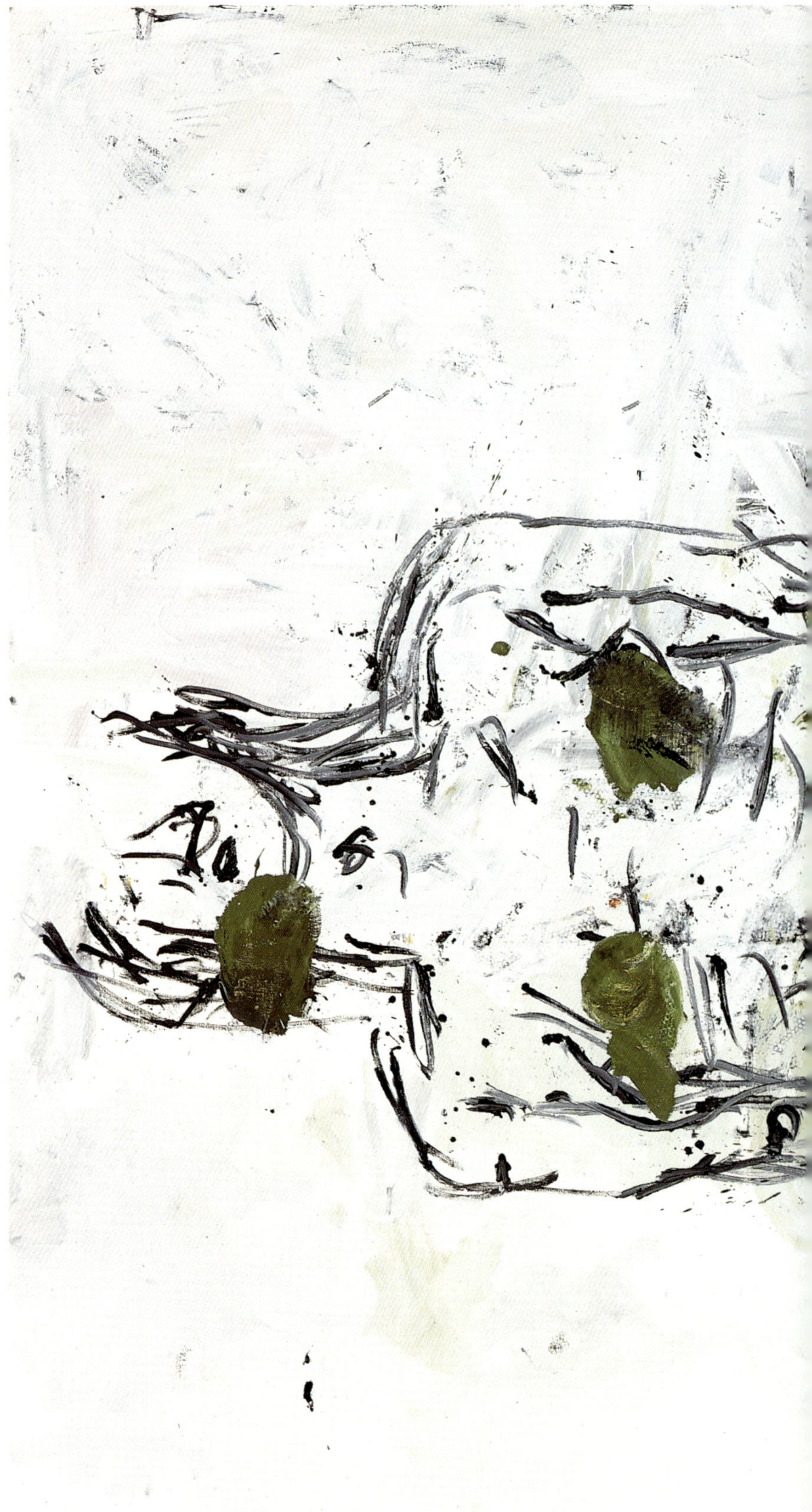

76 GEORG BASELITZ, *Bildzwei*, 1991
Öl auf Leinwand, 280 x 450 cm
Privatsammlung

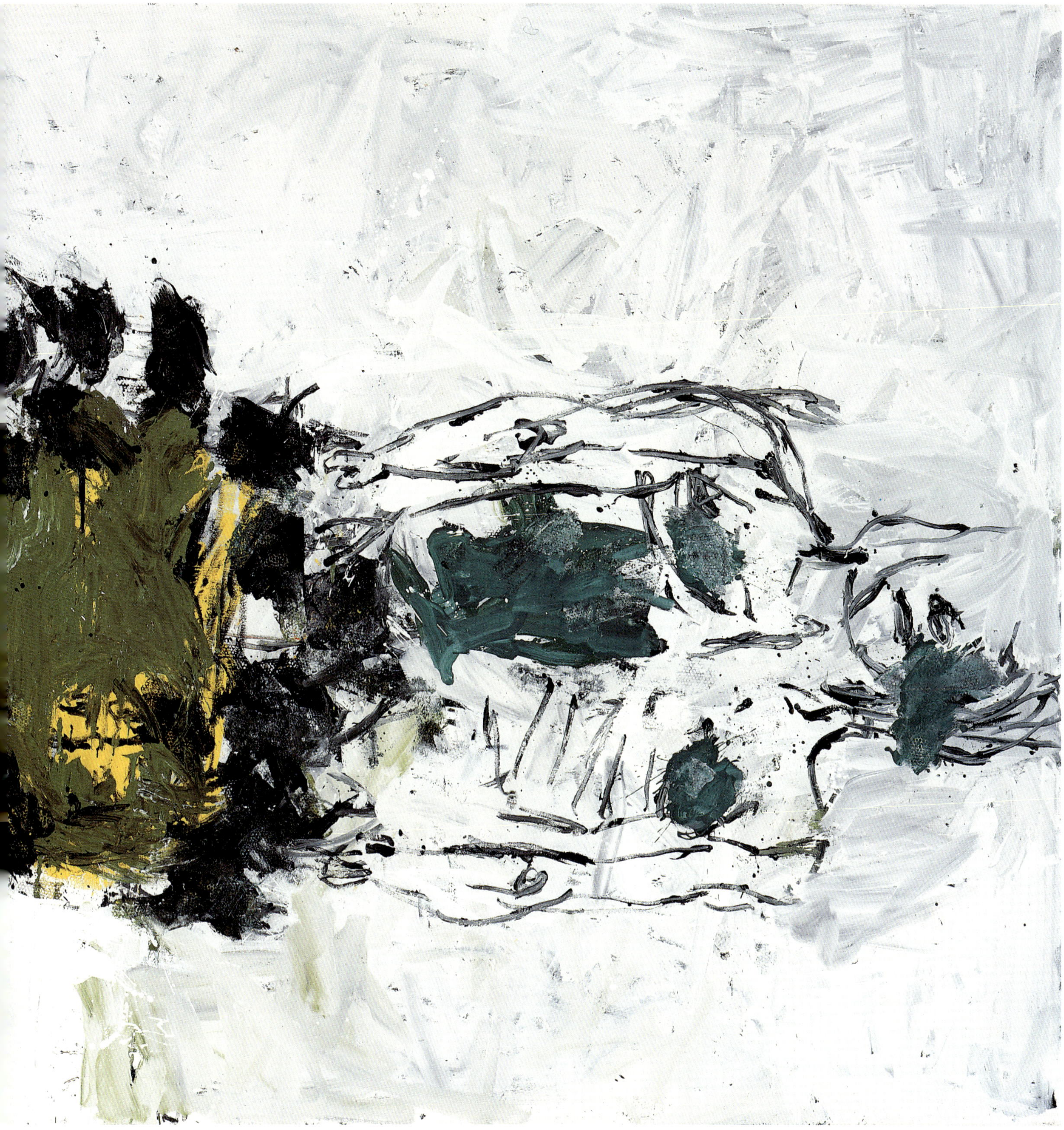

Das Porträt im 20. Jahrhundert

OSKAR KOKOSCHKA (Kat. 77–79)
EGON SCHIELE (Kat. 80)
PABLO PICASSO (Kat. 81–85)
HENRI MATISSE (Kat. 86–87)
AMEDEO MODIGLIANI (Kat. 88)
MAX BECKMANN (Kat. 89–91)
LOVIS CORINTH (Kat. 92)
ERNST LUDWIG KIRCHNER (Kat. 93)
ALEXANDER RODTSCHENKO (Kat. 94)
GIORGIO DE CHIRICO (Kat. 95–97)
OTTO DIX (Kat. 98–99)
CHRISTIAN SCHAD (Kat. 100–101)
FRIDA KAHLO (Kat. 102–103)
STANLEY SPENCER (Kat. 104)
JEAN DUBUFFET (Kat. 105)
ALBERTO GIACOMETTI (Kat. 106–107)
FRANCIS BACON (Kat. 108–109)
DAVID HOCKNEY (Kat. 110)
R. B. KITAJ (Kat. 111)
GEORG BASELITZ (Kat. 112)
LUCIAN FREUD (Kat. 113)
ANDY WARHOL (Kat. 114–115)
GERHARD RICHTER (Kat. 116–117)
CHUCK CLOSE (Kat. 118)
JOSEPH BEUYS (Kat. 119)
THOMAS RUFF (Kat. 120)
JEFF KOONS (Kat. 121)

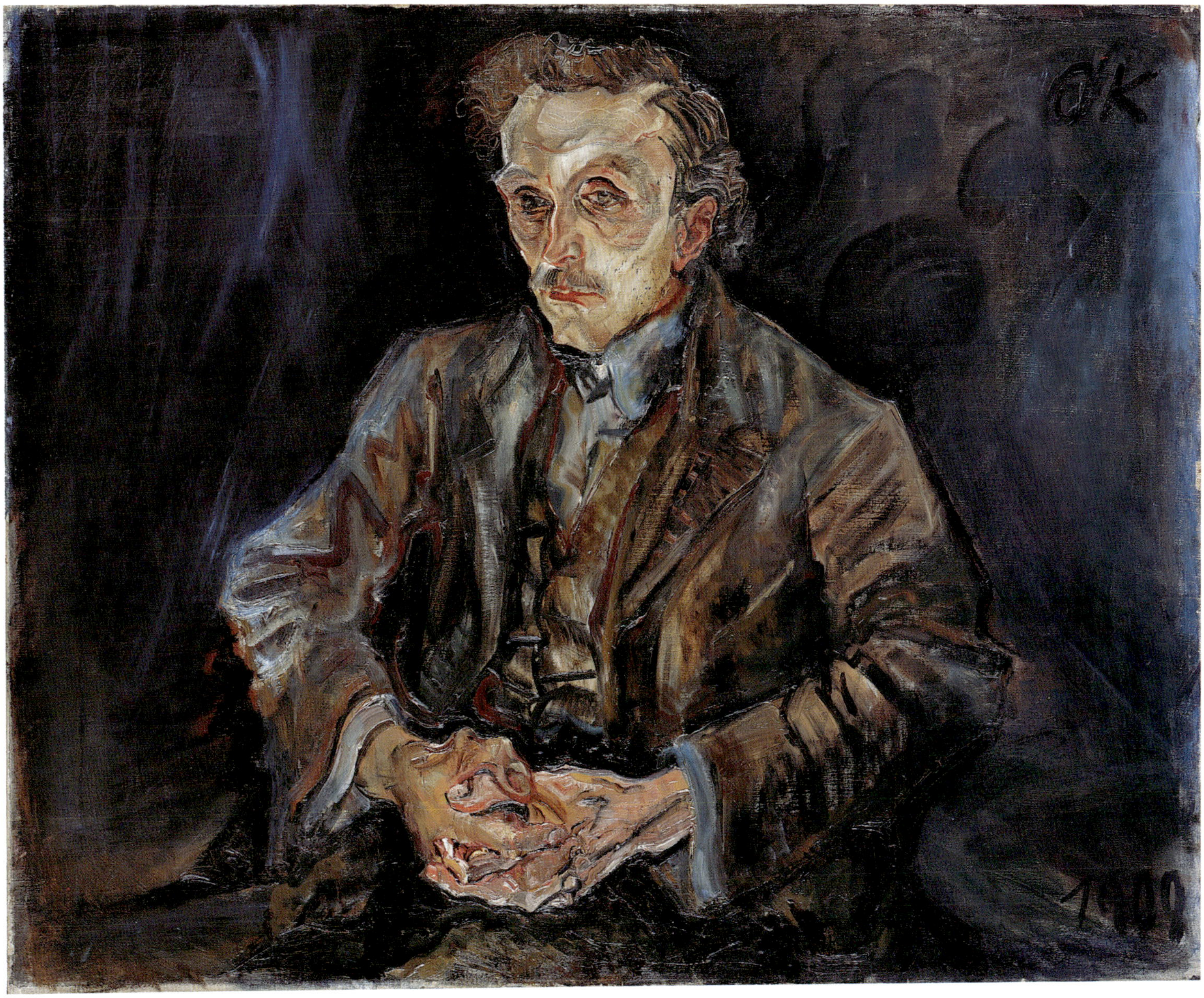

77 OSKAR KOKOSCHKA, *Bildnis Adolf Loos*, 1909
Öl auf Leinwand, 74 x 91 cm
Nationalgalerie, Staatliche Museen zu Berlin – Preußischer Kulturbesitz

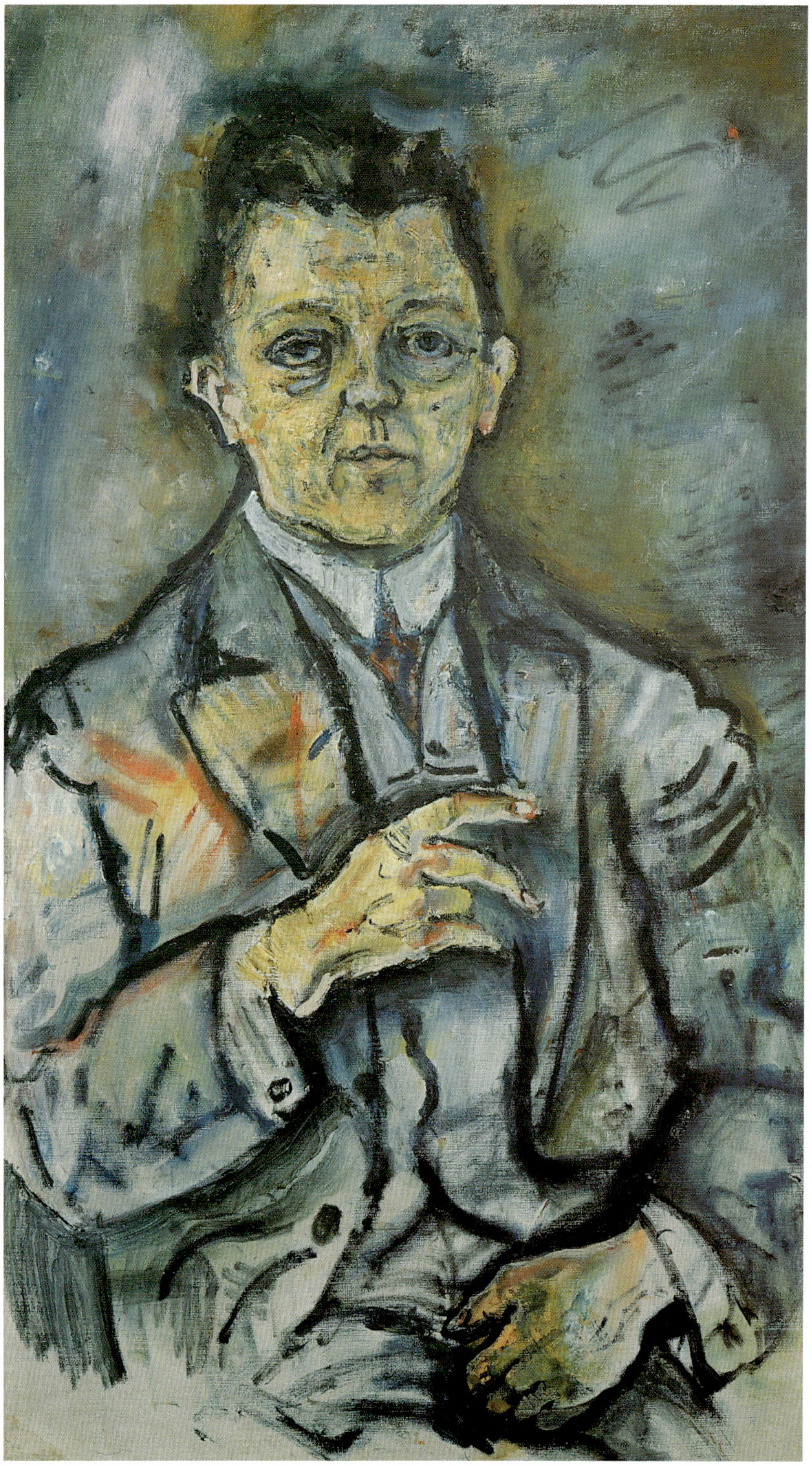

78 OSKAR KOKOSCHKA, *Bildnis William Wauer*, 1910
Öl auf Leinwand, 94 x 53,5 cm
Stedelijk Museum, Amsterdam

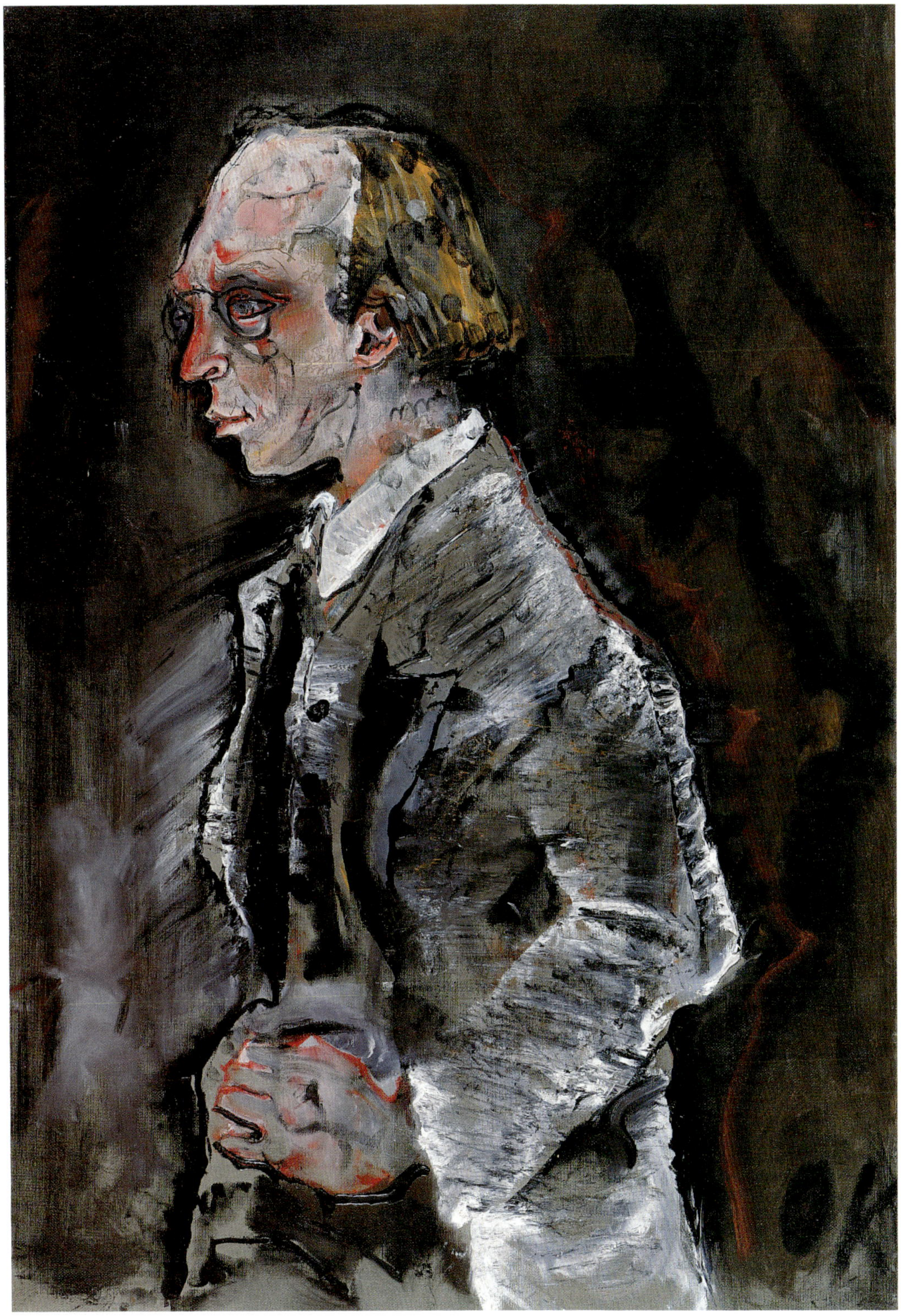

79 OSKAR KOKOSCHKA, *Bildnis Herwarth Walden*, 1910
Öl auf Leinwand, 100 x 69,5 cm
Staatsgalerie Stuttgart

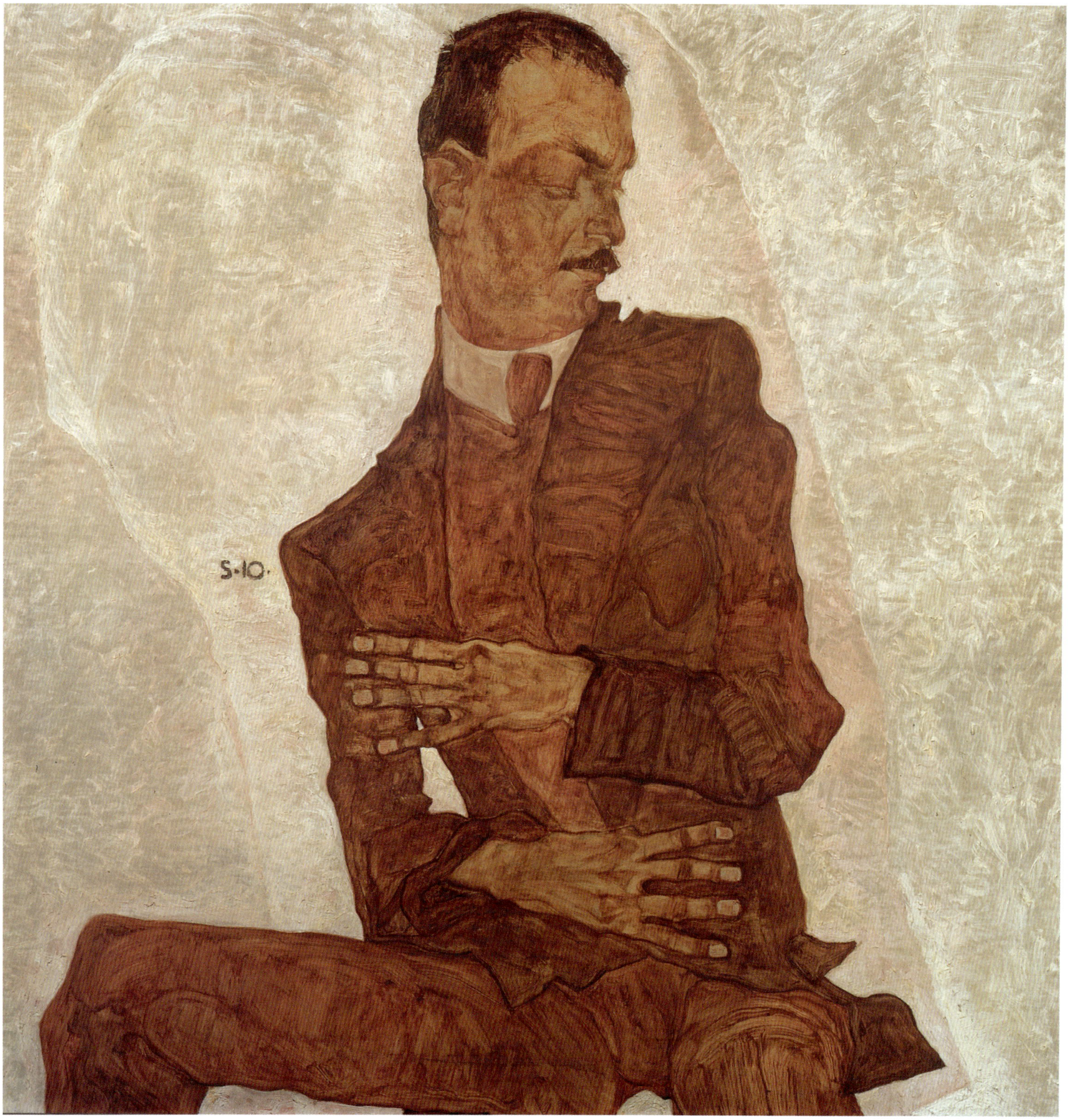

80 EGON SCHIELE, *Bildnis Arthur Roessler*, 1910
Öl auf Leinwand, 99,5 x 100 cm
Historisches Museum der Stadt Wien

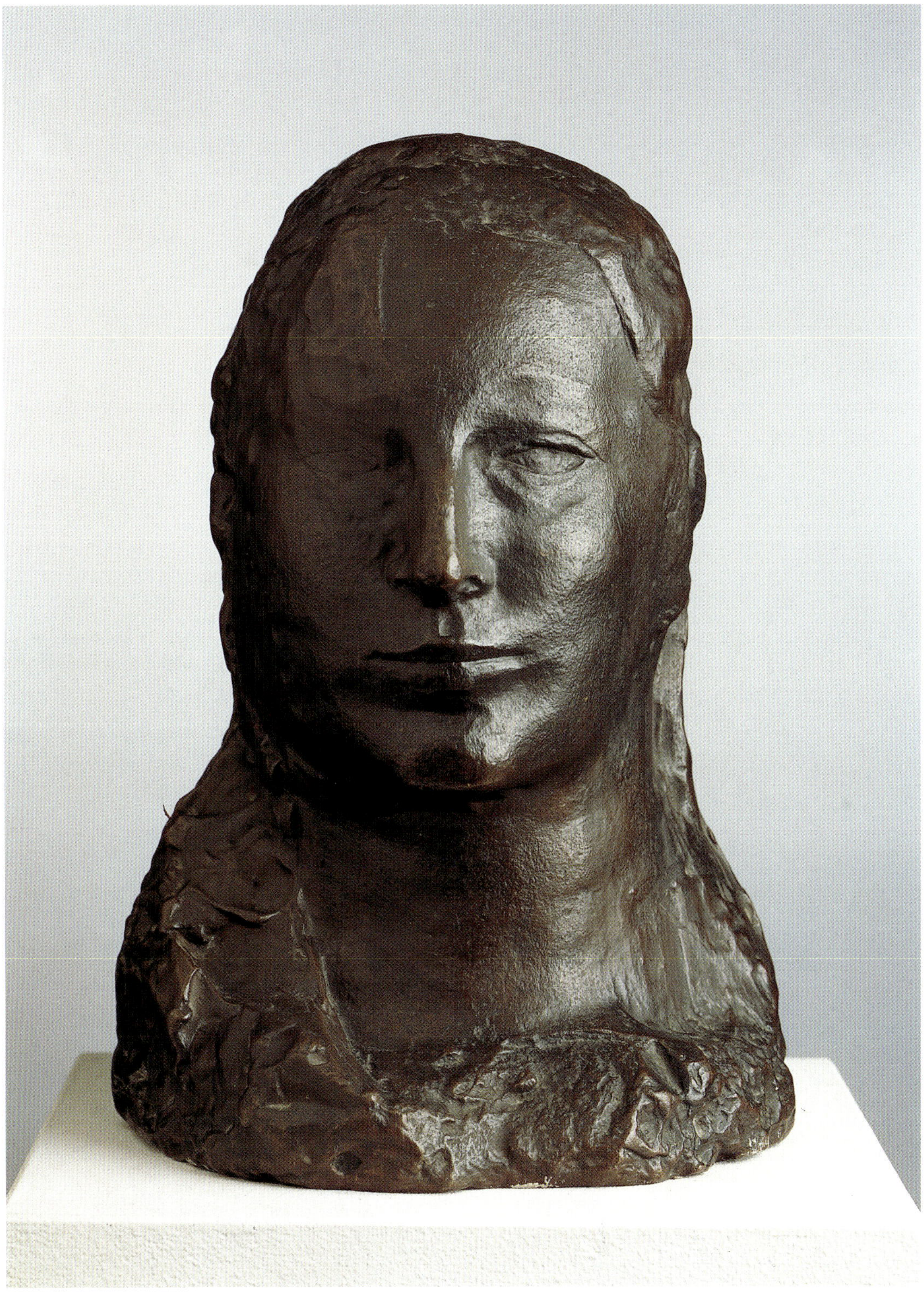

81 PABLO PICASSO, *Tête de femme (Fernande)* /
Frauenkopf (Fernande), 1909
Bronze, 35,5 x 24,5 x 24,5 cm
Kunsthaus Zürich

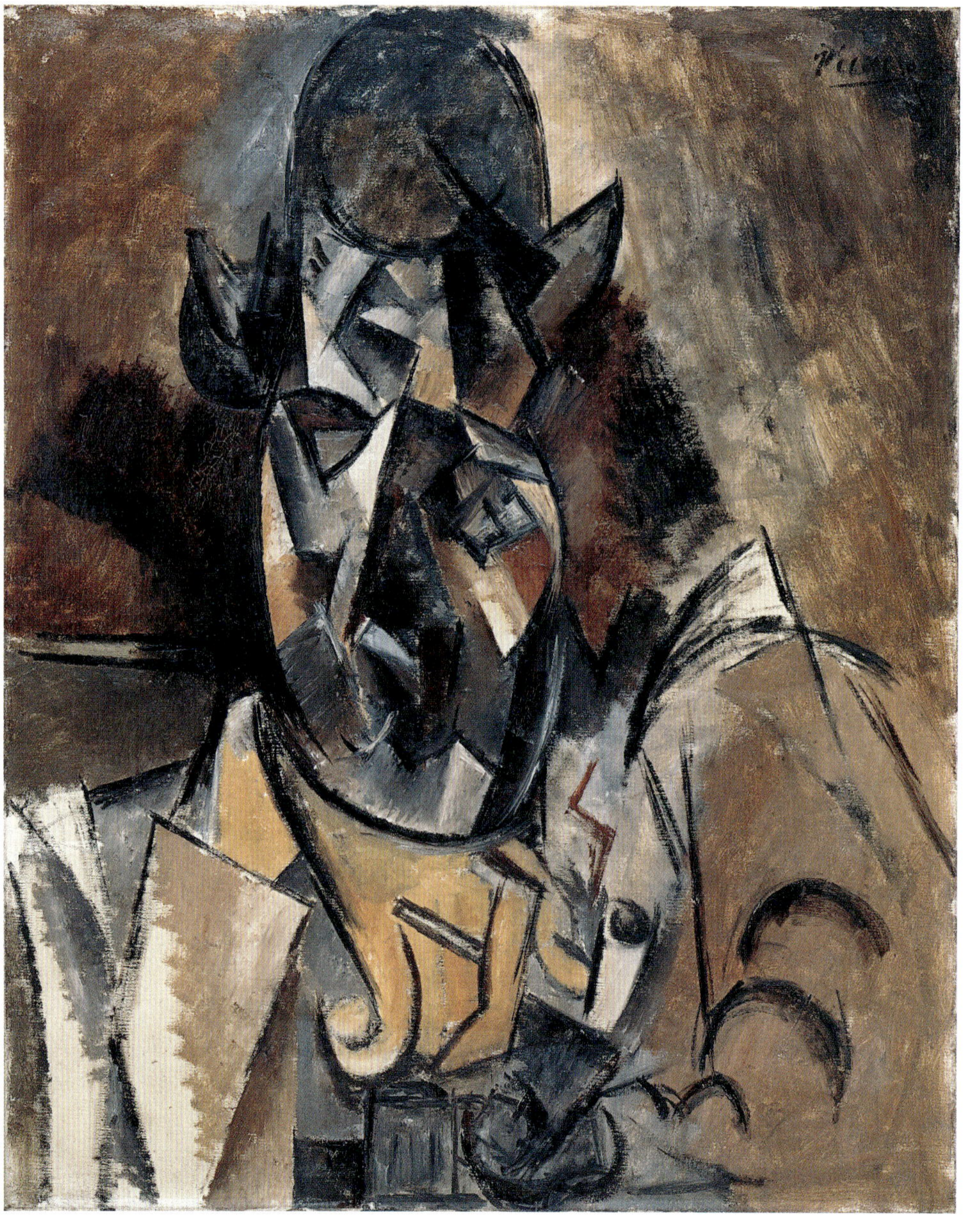

82 PABLO PICASSO, *Portrait de Georges Braque*, 1909–1910
Öl auf Leinwand, 61 x 50 cm
Staatliche Museen zu Berlin, Nationalgalerie; Leihgabe der
Sammlung Berggruen in den Staatlichen Museen zu Berlin

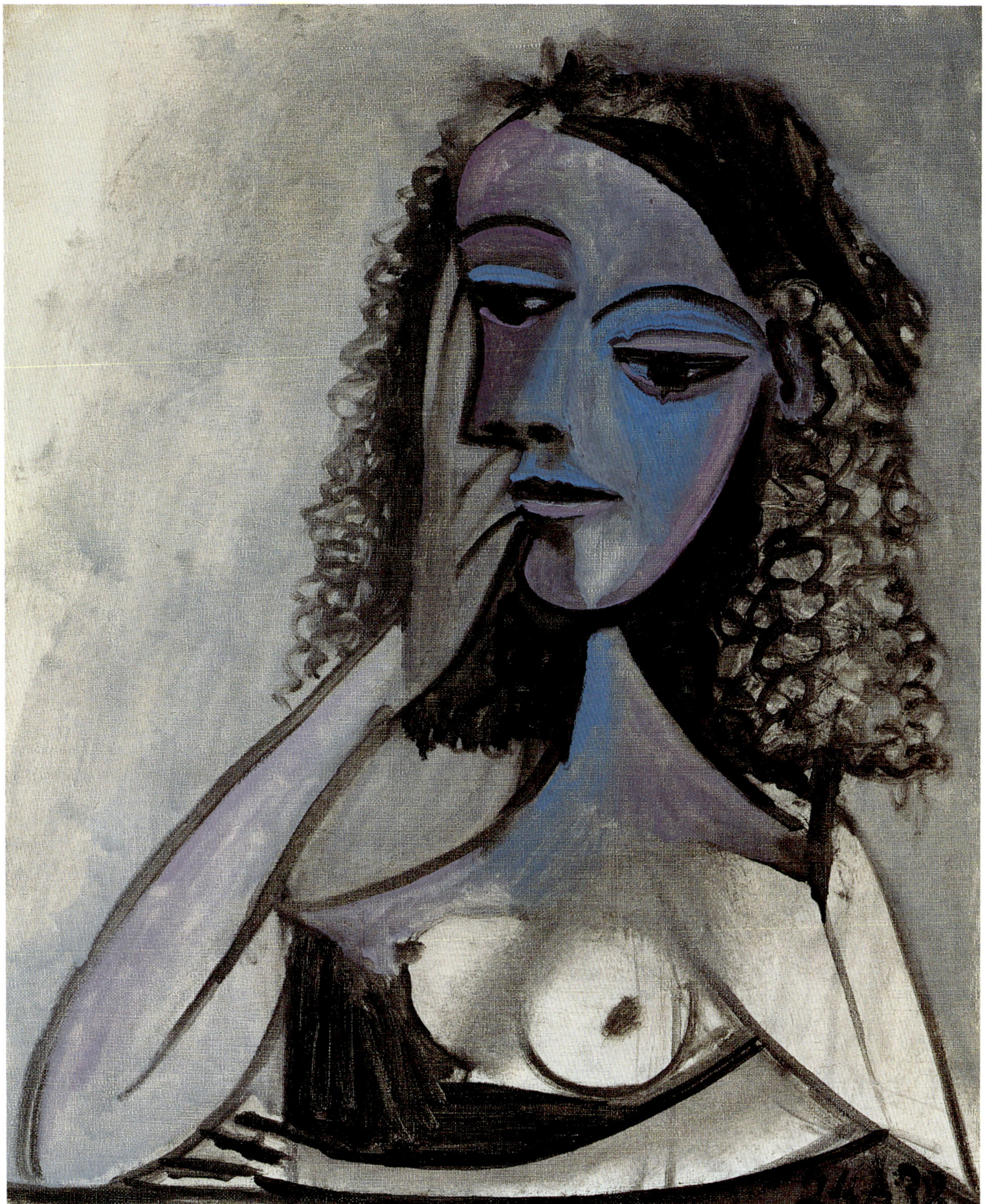

83 PABLO PICASSO, *Portrait de Nusch Eluard*, 1938
Öl auf Leinwand, 55 x 46 cm
Sammlung A. Rosengart

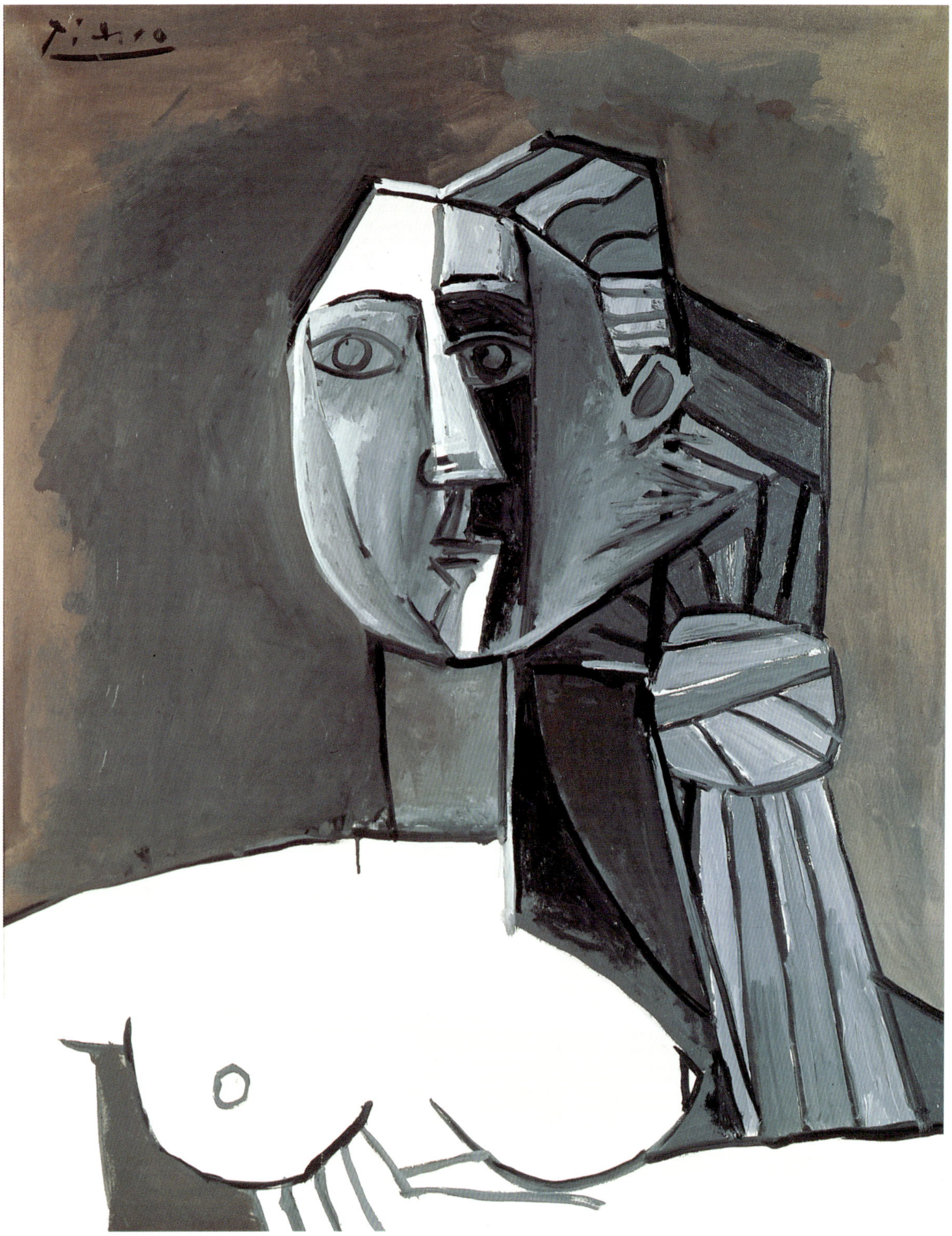

84 PABLO PICASSO, *Buste de femme (Portrait de Françoise Gilot)* /
Brustbild einer Frau (Bildnis Françoise Gilot), 1953
Öl auf Leinwand, 81 x 65 cm
Sammlung A. Rosengart

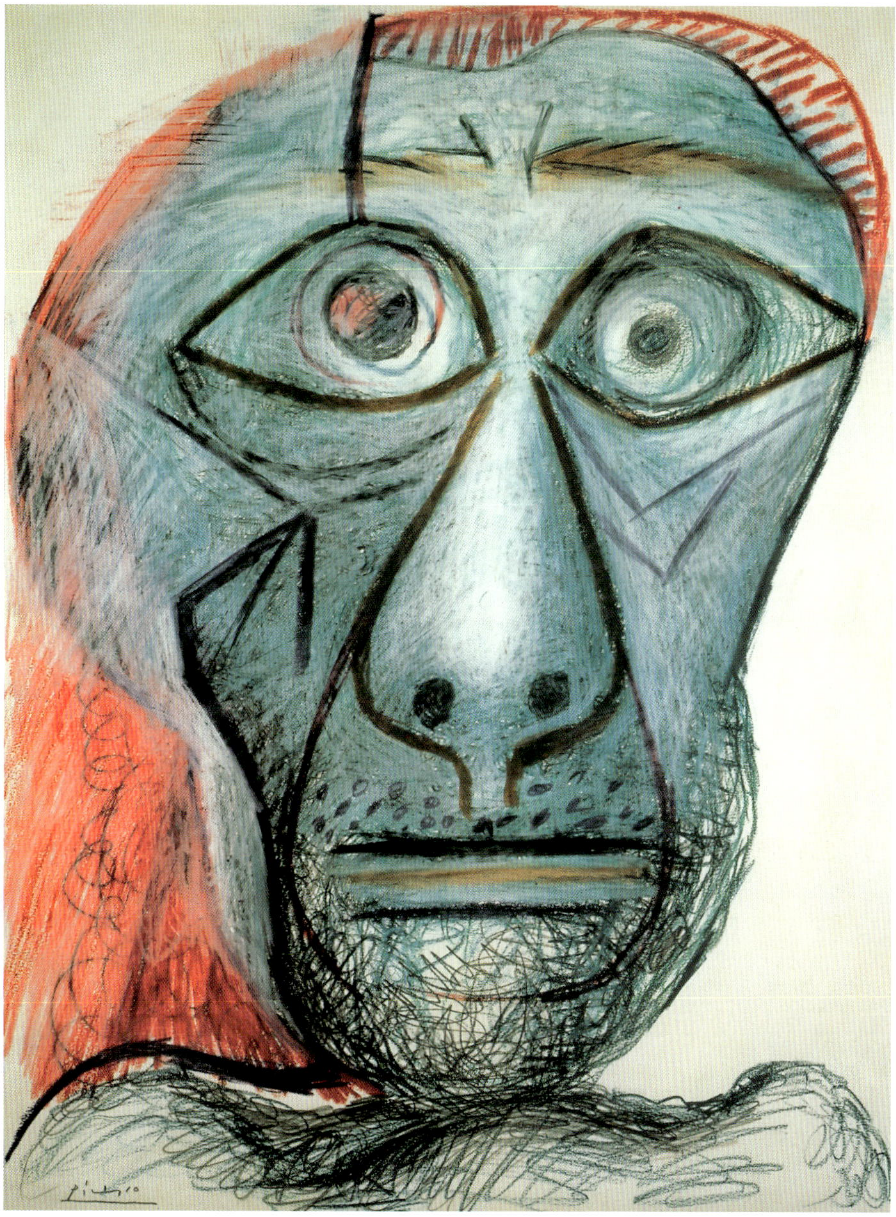

85 PABLO PICASSO, *Autoportrait* / Selbstbildnis, 1972
Farbstift auf Papier, 66 x 50,5 cm
Courtesy Fuji Television Gallery, Tokyo

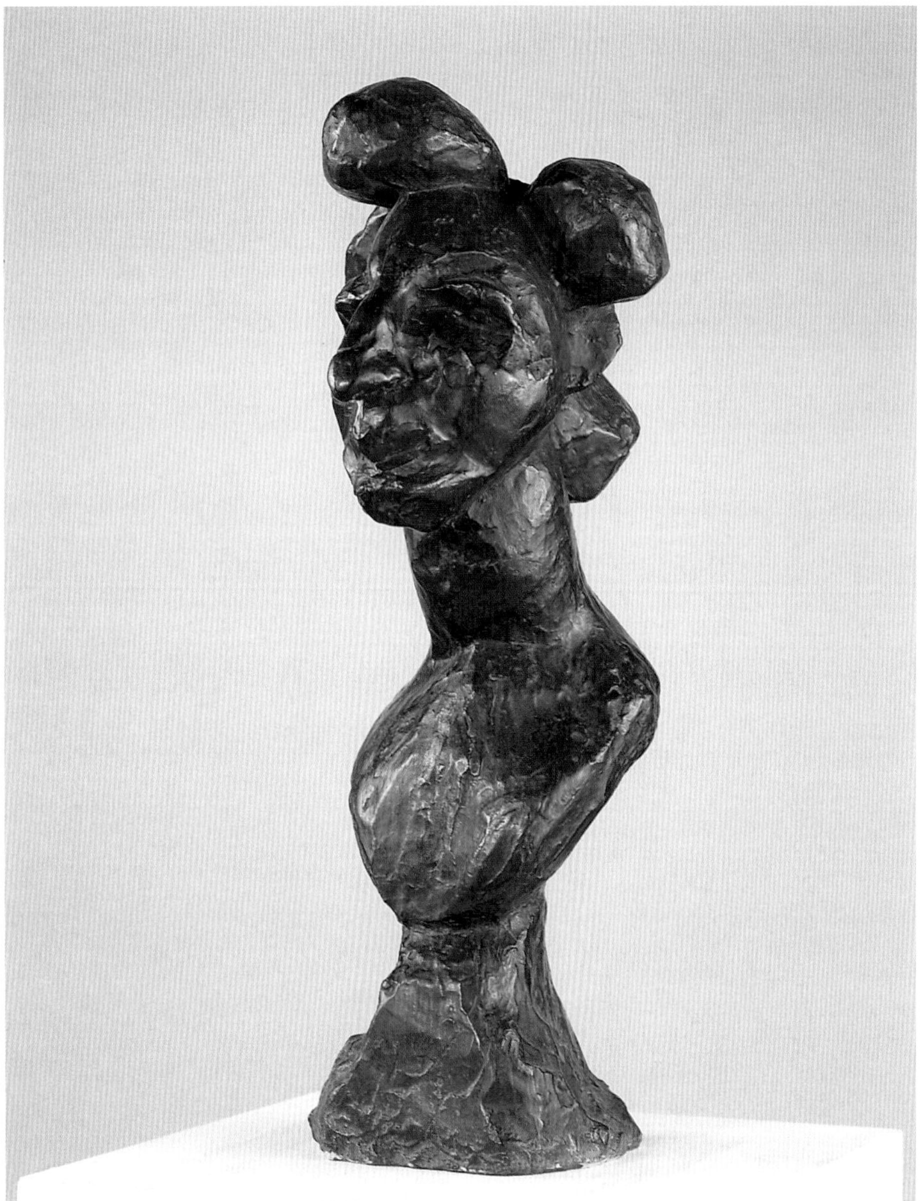

86 HENRI MATISSE, *Jeannette IV*, 1911
Bronze, 61,5 x 27,5 x 29 cm
Musée de Grenoble

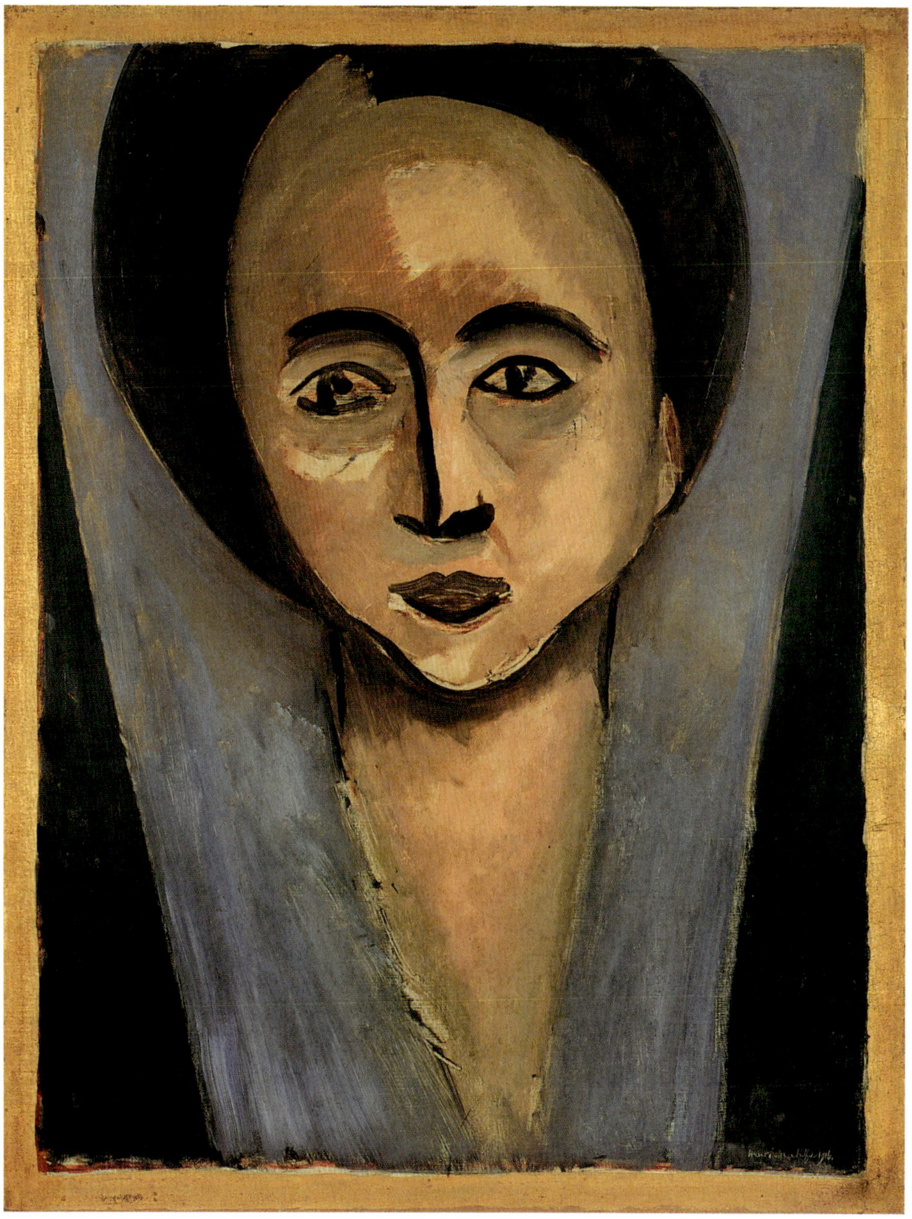

87 HENRI MATISSE, *Portrait de Sarah Stein*, 1916
Öl auf Leinwand, 72,5 x 56,5 cm
San Francisco Museum of Modern Art;
Memorial Collection Sarah und Michael Stein,
Schenkung Elise S. Haas

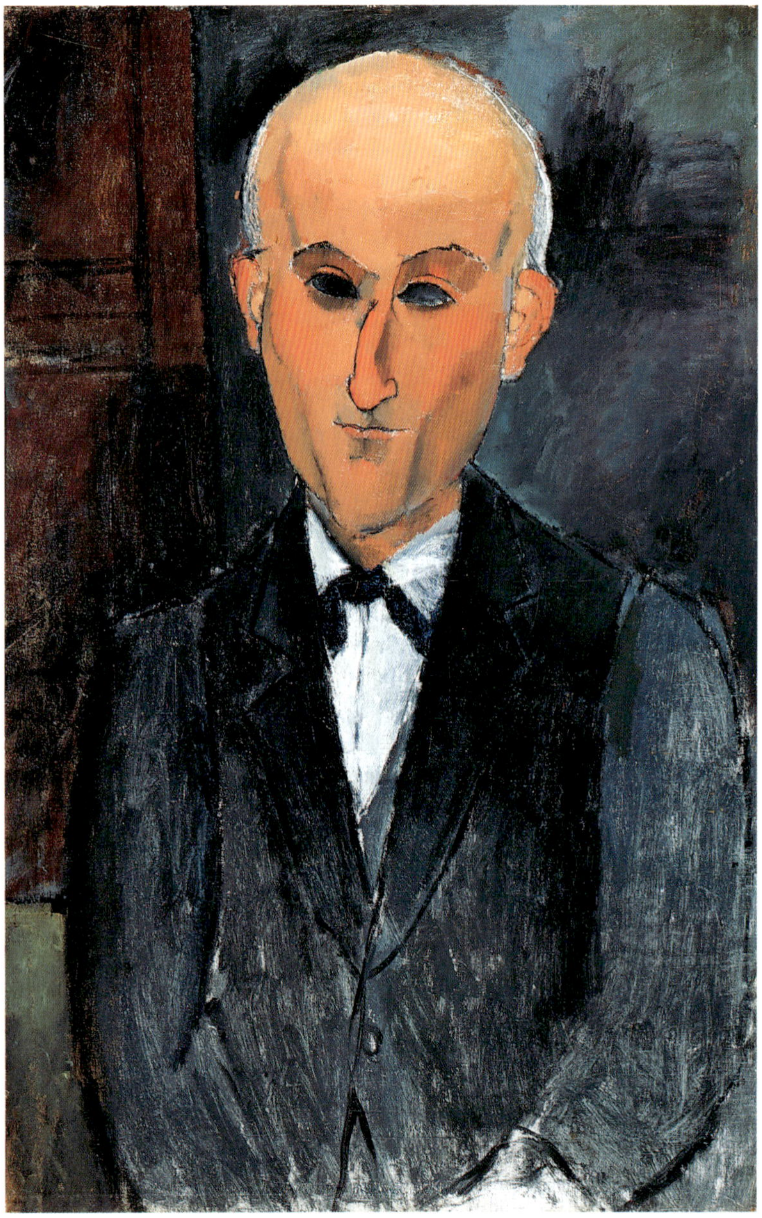

88 AMEDEO MODIGLIANI, *Portrait de Max Jacob*, ca. 1920
Öl auf Leinwand, 93 x 60 cm
Cincinatti Art Museum; Schenkung Mary E. Johnston

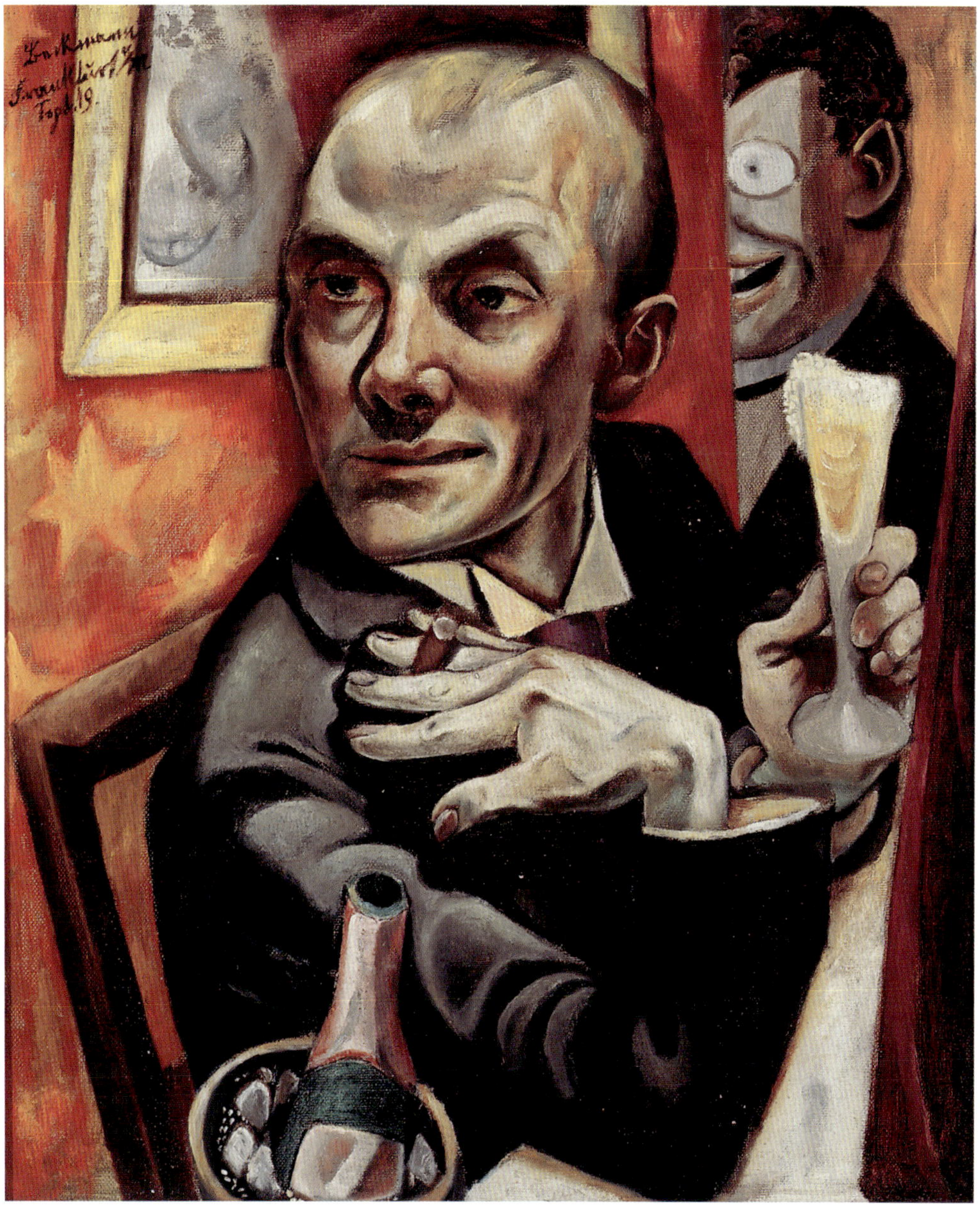

89 MAX BECKMANN, *Selbstbildnis mit Sektglas*, 1919
Öl auf Leinwand, 65 x 55 cm
Privatsammlung

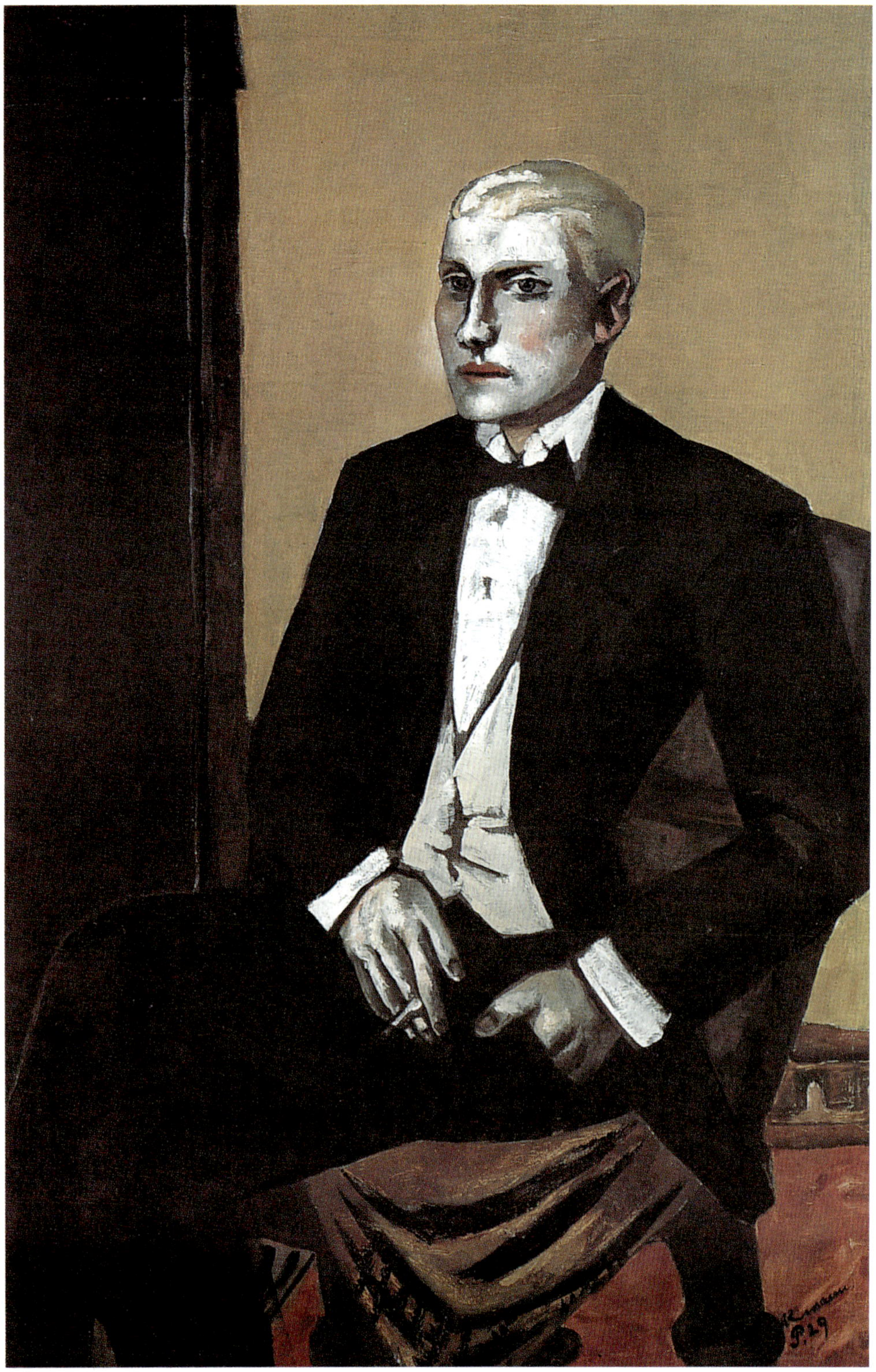

90 MAX BECKMANN, *Junger Argentinier*, 1930
Öl auf Leinwand, 140 x 69,5 cm
Bayerische Staatsgemäldesammlungen, München,
Staatsgalerie moderner Kunst

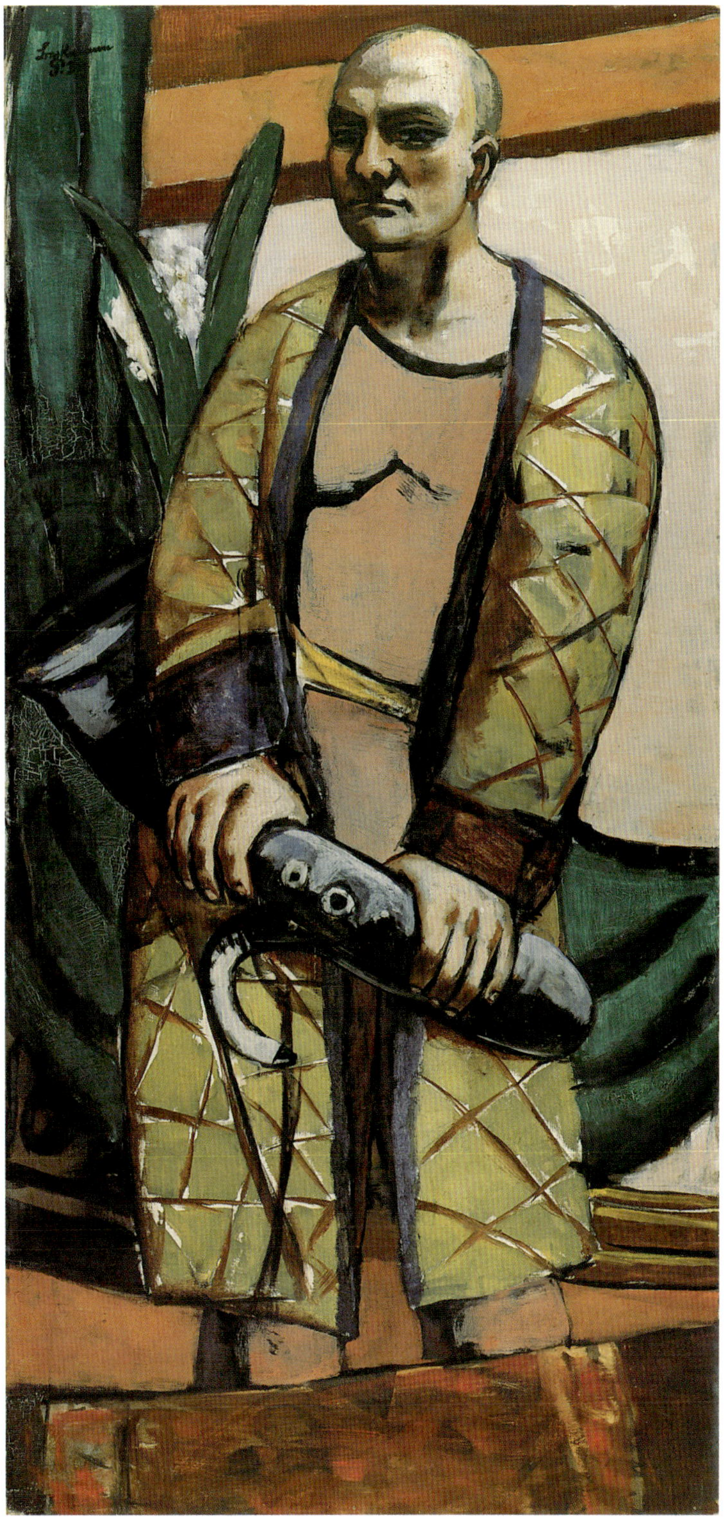

91 MAX BECKMANN, *Selbstbildnis mit Saxophon*, 1930
Öl auf Leinwand, 140 x 69,5 cm
Kunsthalle Bremen

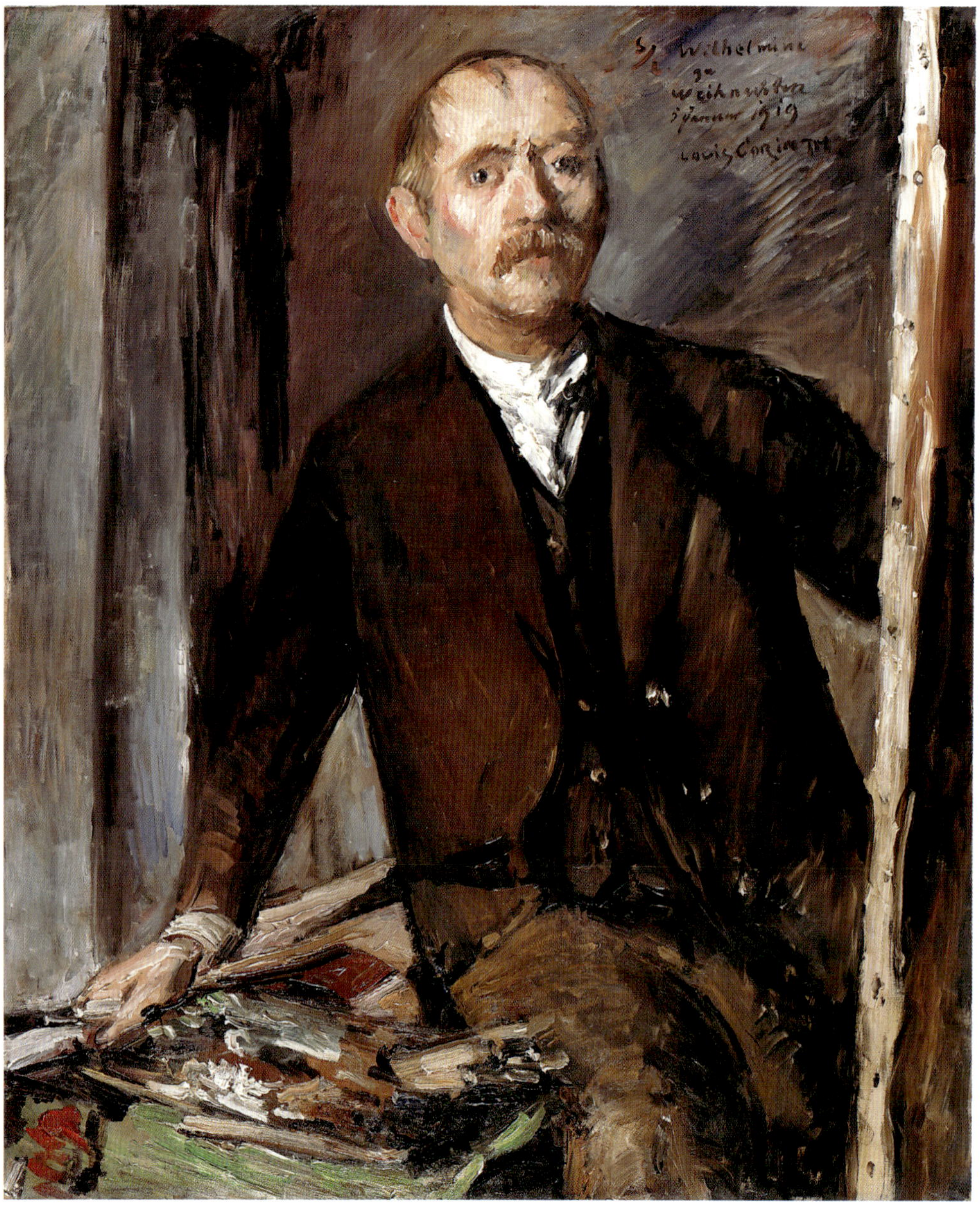

92 LOVIS CORINTH, *Selbstporträt vor der Staffelei*, 1919
Öl auf Leinwand, 126 x 106 cm
Nationalgalerie, Staatliche Museen zu Berlin – Preußischer Kulturbesitz

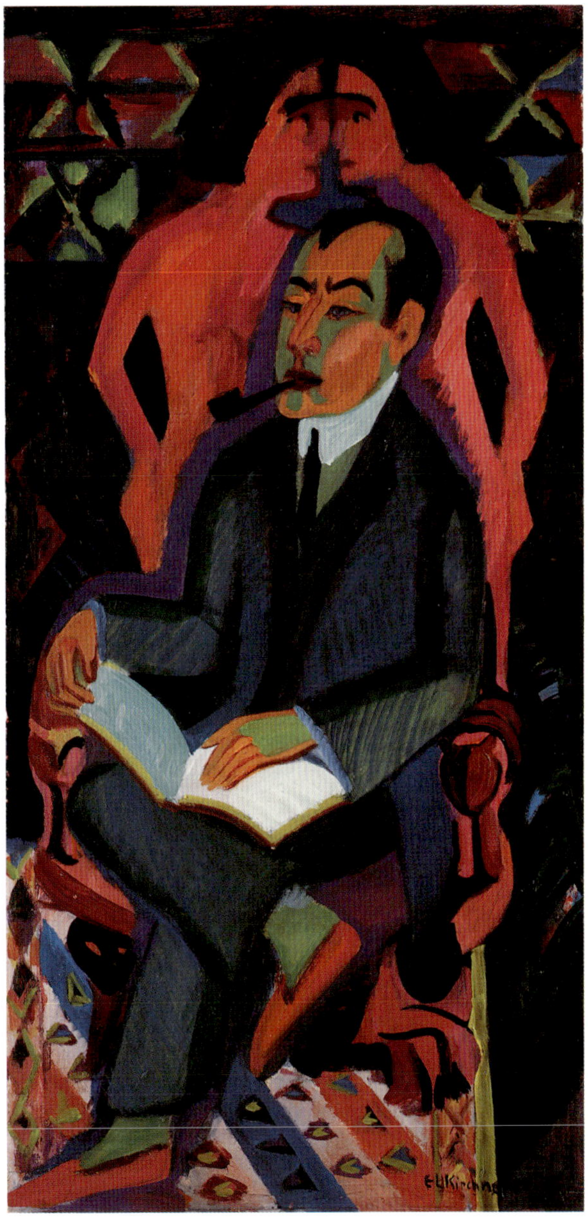

93 ERNST LUDWIG KIRCHNER, *Bildnis Manfred Schames*, 1925–1932
Öl auf Leinwand, 151 x 75 cm
Schleswig-Holsteinisches Landesmuseum, Schloß Gottorf,
Stiftung und Sammlung Rolf Horn

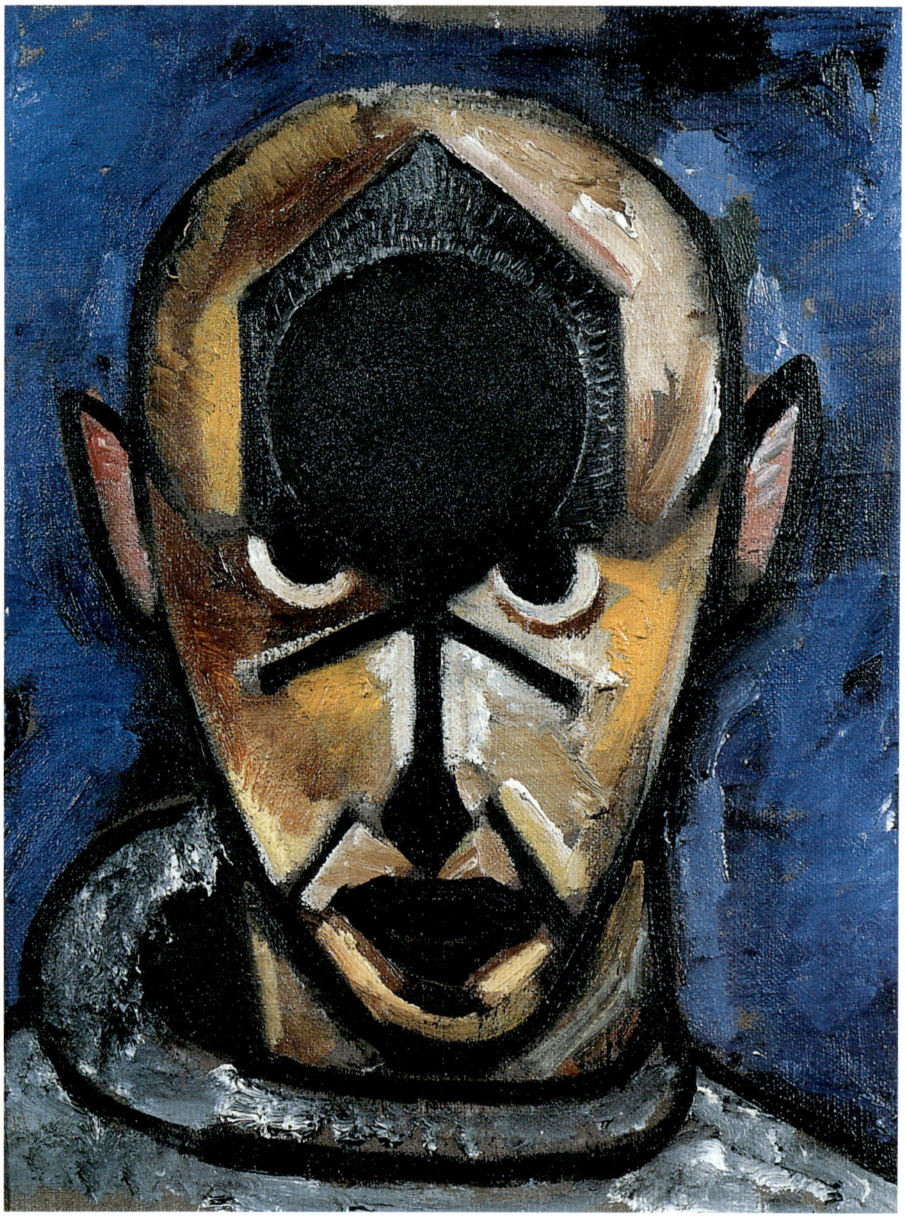

94 ALEXANDER RODTSCHENKO, *Selbstbildnis*, 1920
Öl auf Leinwand, 49 x 37,5 cm,
Archiv A. Rodtschenko und W. Stepanowa, Moskau

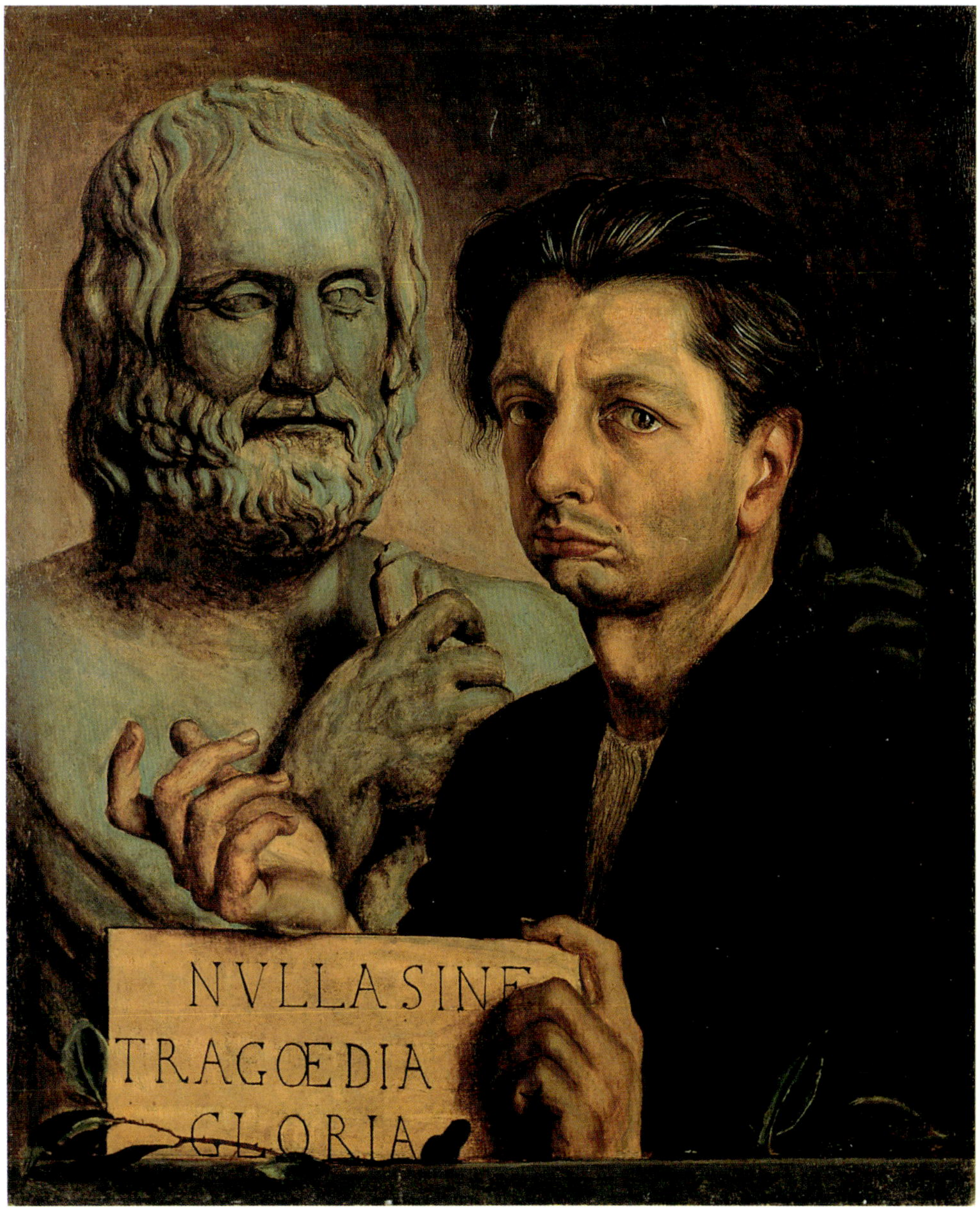

95 GIORGIO DE CHIRICO, *Autoritratto con busto d'Euripide* /
Selbstbildnis mit Büste des Euripides, 1922–1923
Tempera auf Leinwand, 59,5 x 49,5 cm
Privatsammlung, Courtesy Galleria dello Scudo, Verona

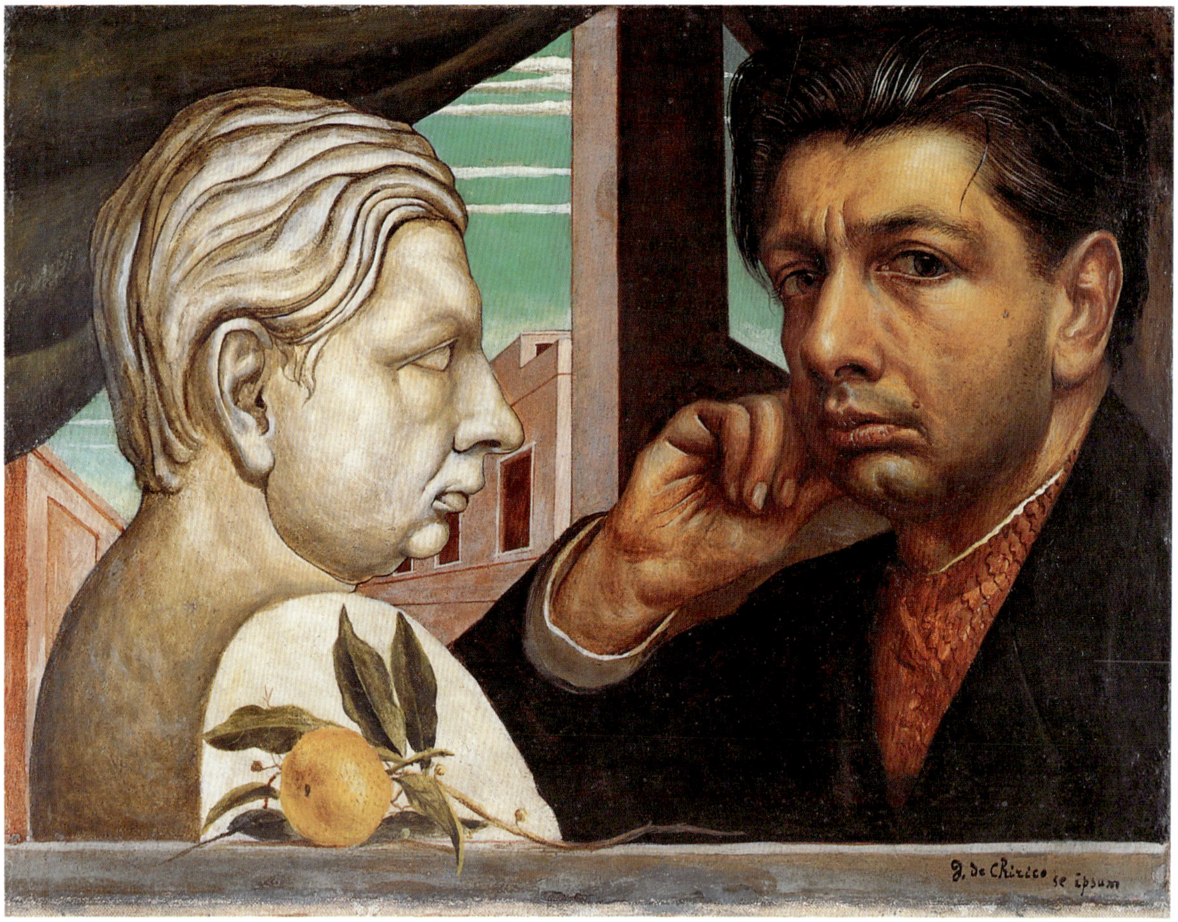

96 GIORGIO DE CHIRICO, *Autoritratto* / Selbstbildnis, ca. 1922
Öl auf Leinwand, 38,5 x 51 cm
The Toledo Museum of Art; Ankauf mit Mitteln des Libbey Endowment,
Schenkung Edward Drummond Libbey

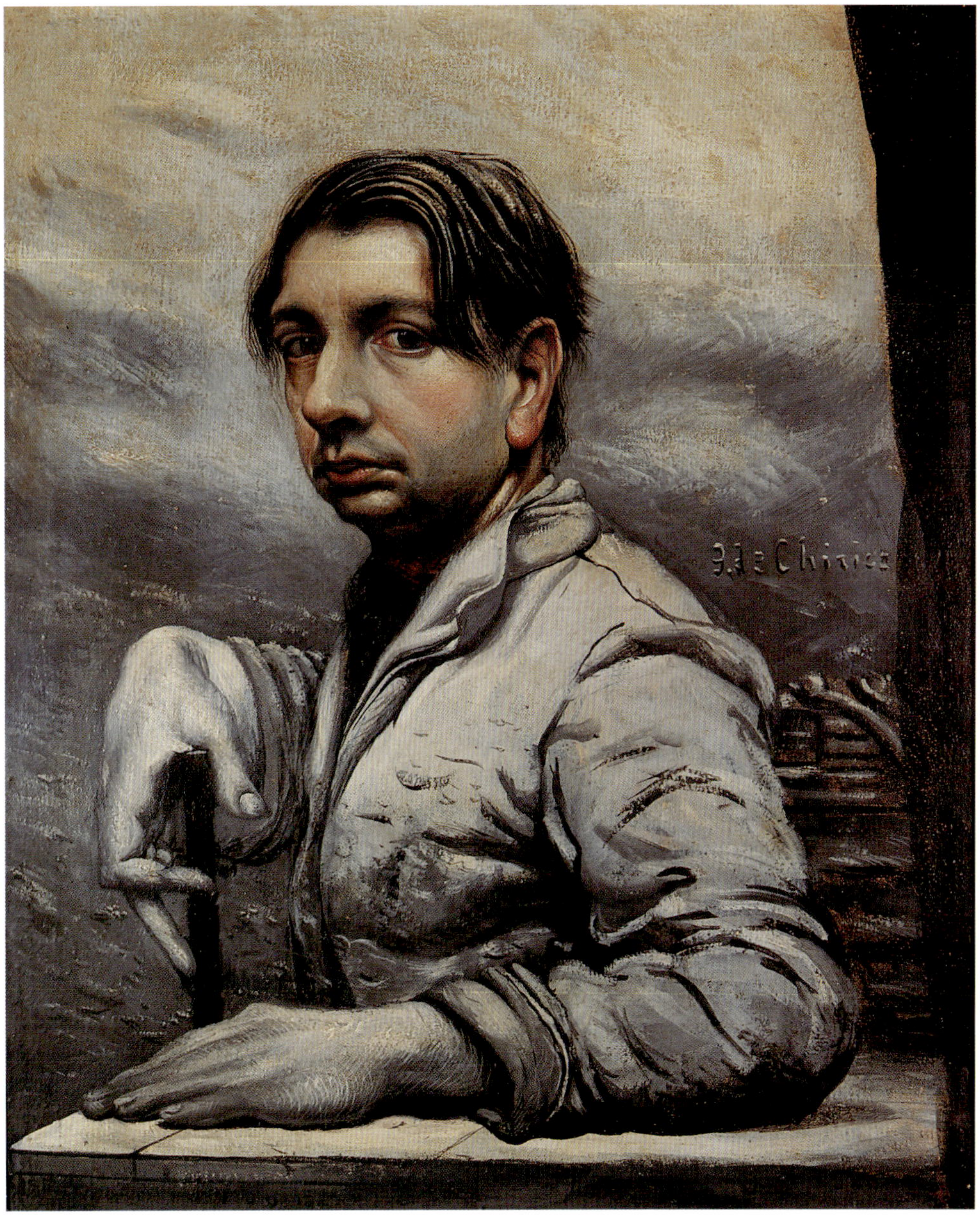

97 GIORGIO DE CHIRICO, *Autoritratto* / Selbstbildnis, 1924
Tempera auf Leinwand, 75 x 62 cm
Sammlung Giovanni Deana, Venedig

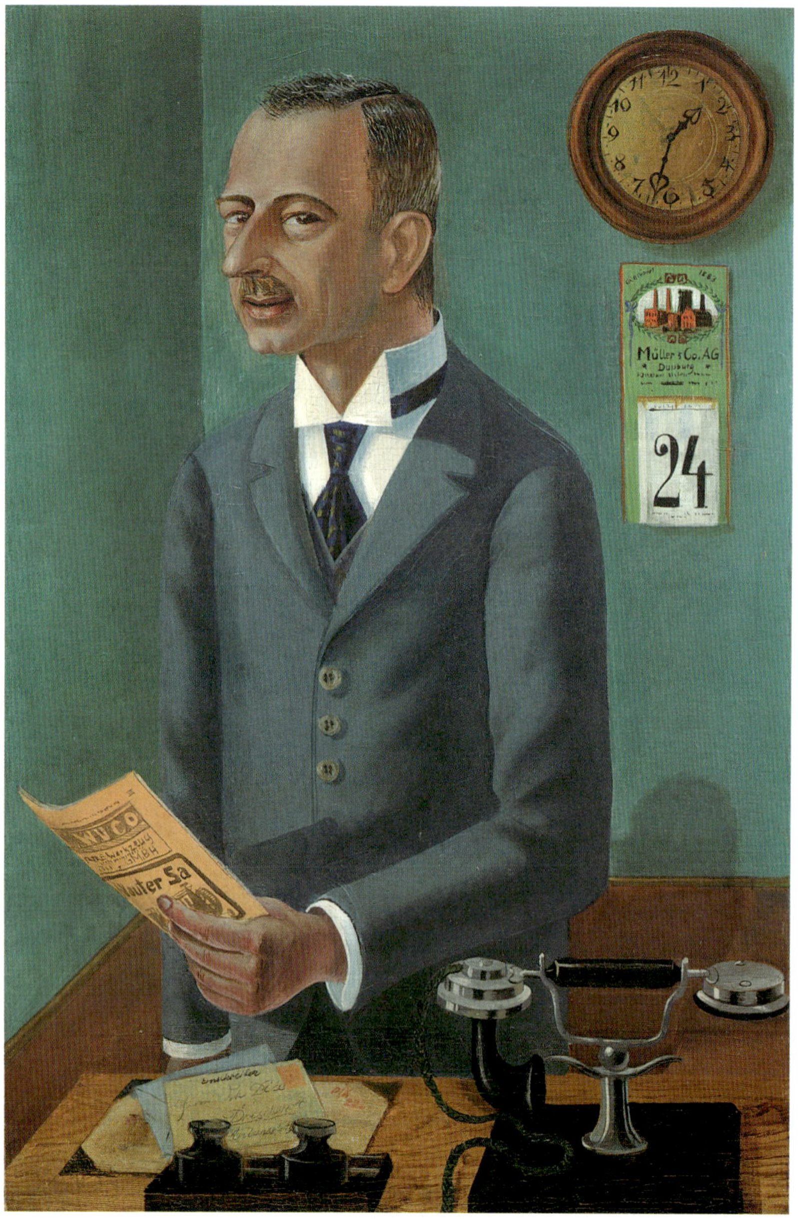

98 OTTO DIX, *Der Geschäftsmann Max Roesberg, Dresden*, 1922
Öl auf Leinwand, 94 x 63,5 cm
The Metropolitan Museum of Art, New York;
Schenkung Lila Acheson Wallace, 1992

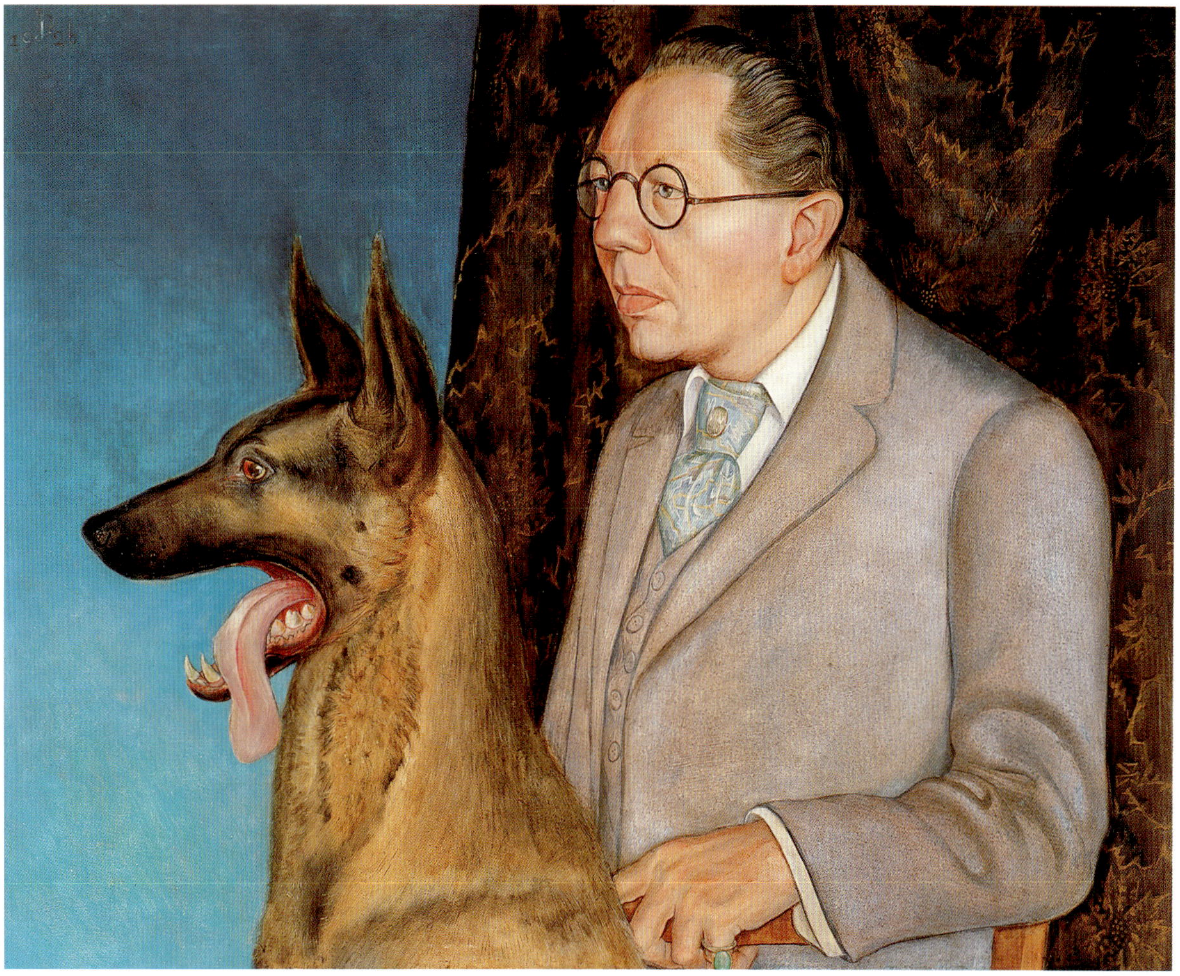

99 OTTO DIX, *Hugo Erfurth mit Hund*, 1926
Tempera und Öl auf Holz, 80 x 100 cm,
Fundación Colección Thyssen-Bornemisza, Madrid

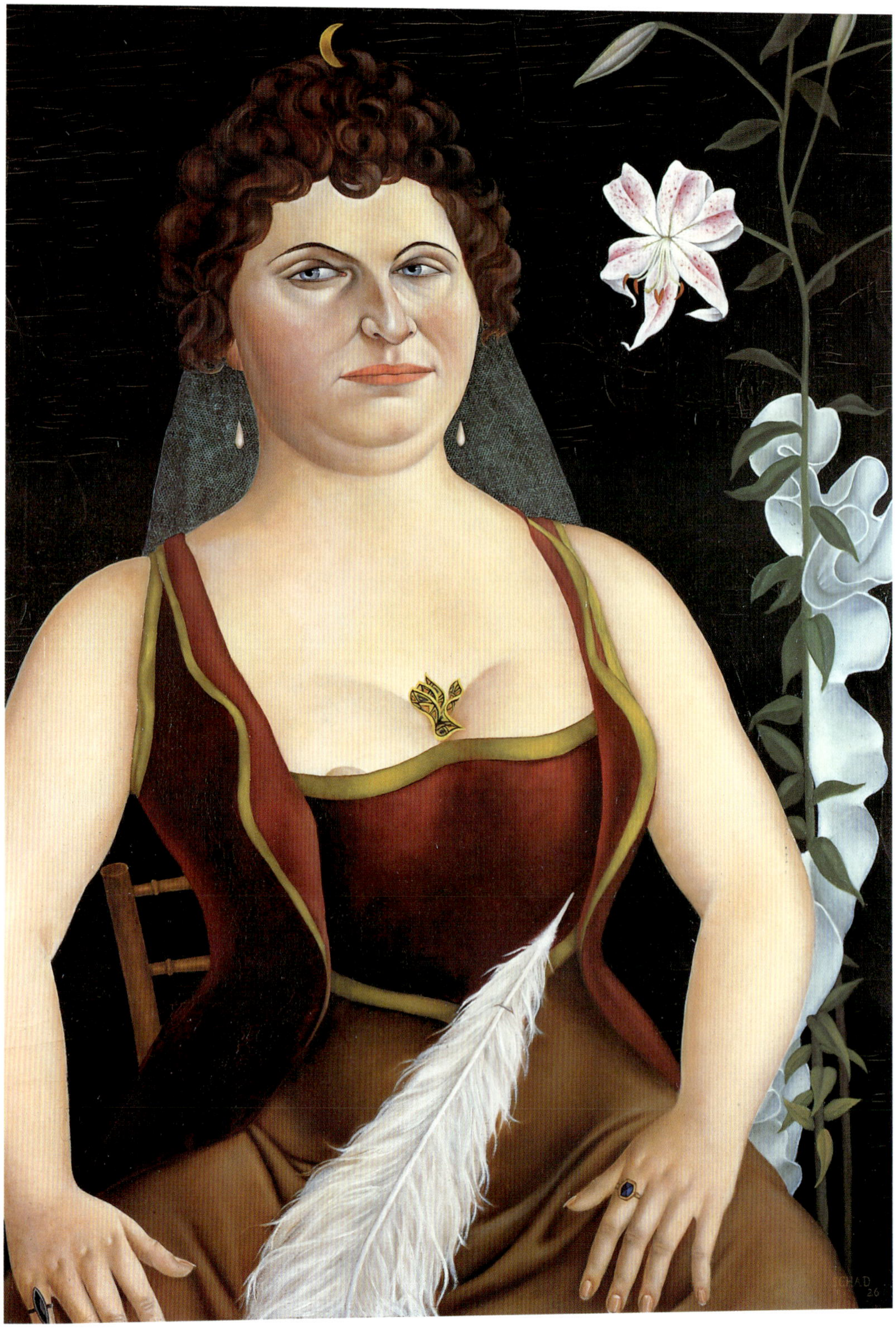

100 CHRISTIAN SCHAD, *Triglion (Reichsgräfin Triangi-Taglioni)*, 1926
Öl auf Leinwand, 115 x 86 cm
Privatsammlung

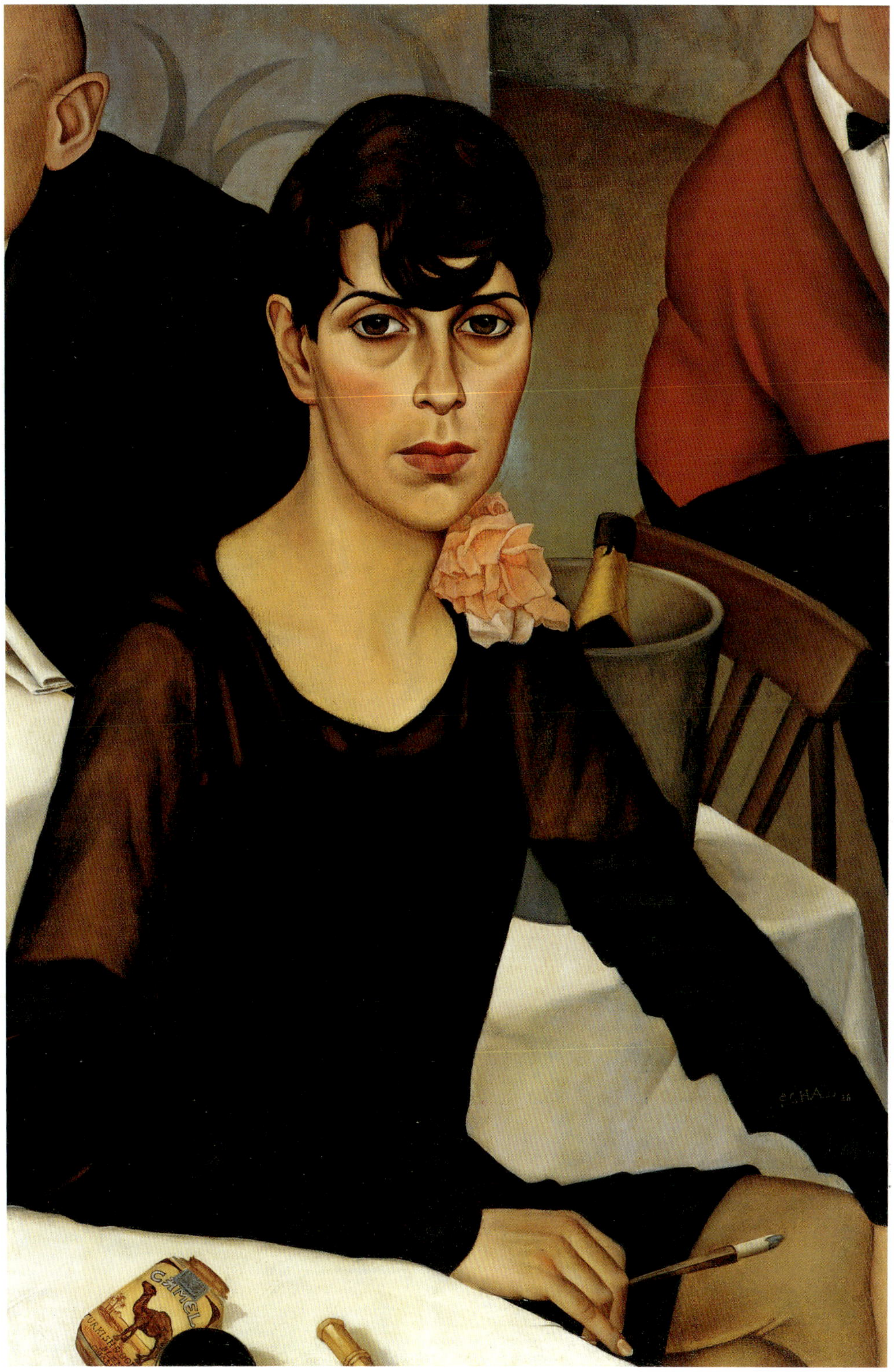

101 CHRISTIAN SCHAD, *Sonja*, 1928
Öl auf Leinwand, 90 x 60 cm
Nationalgalerie, Staatliche Museen zu Berlin – Preußischer Kulturbesitz

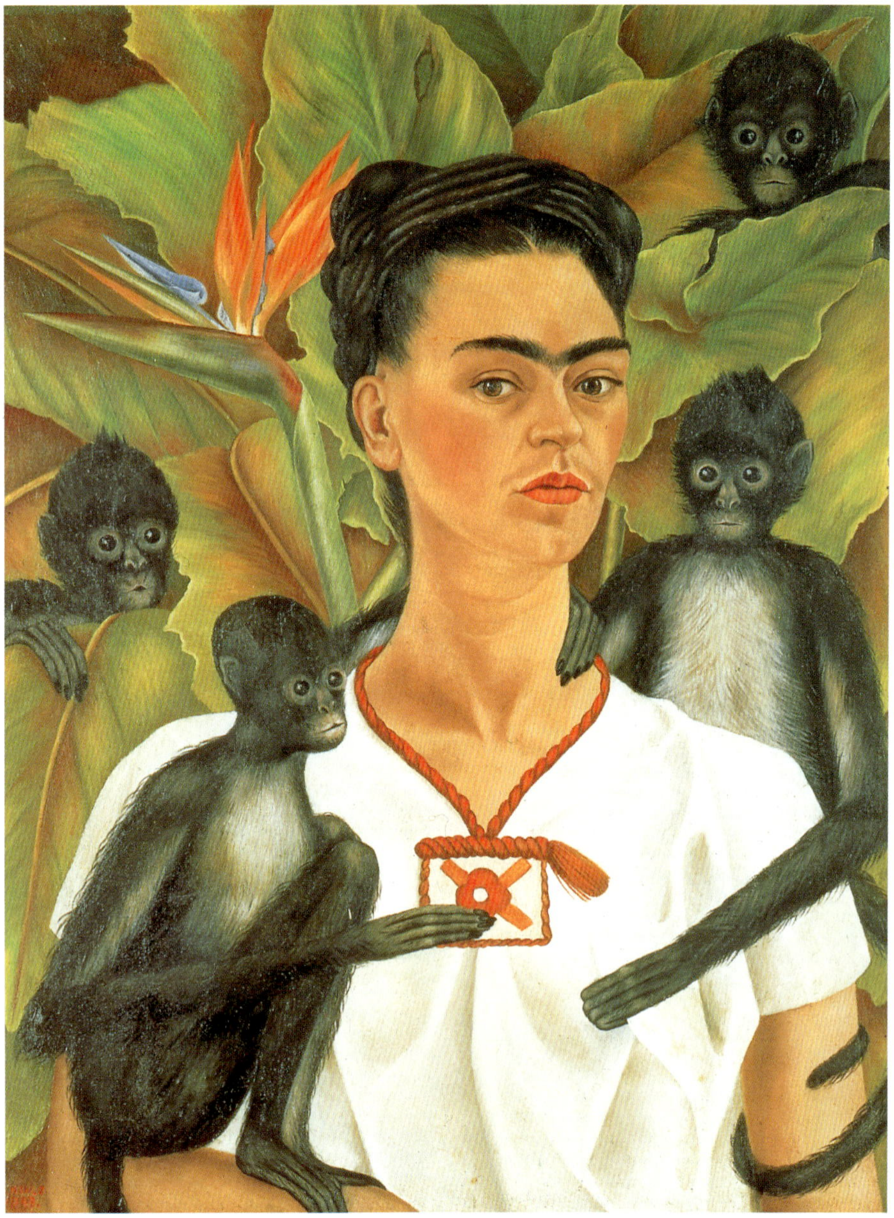

102 FRIDA KAHLO, *Autorretrato con Monos* / Selbstbildnis mit Affen, 1943
Öl auf Leinwand, 81,5 x 63 cm
Collection Jacques und Natasha Gelman; Courtesy Centro Cultural/Arte Contemporáneo, A.C., Mexico City

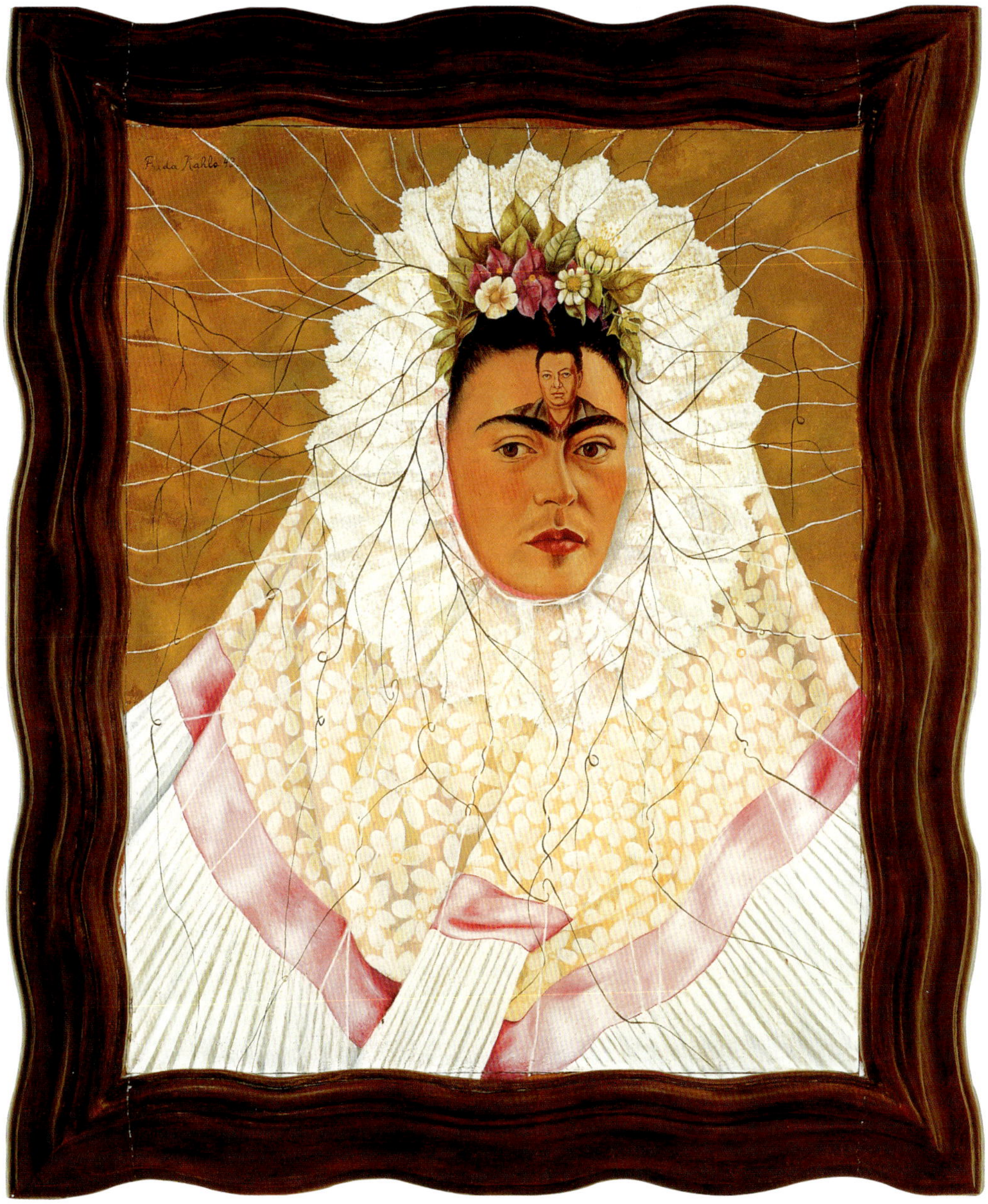

103 FRIDA KAHLO, *Diego en mi pensiamento* / Diego in meinen Gedanken, 1943
Öl auf Spanplatte, 76 x 61 cm
Collection Jacques und Natasha Gelman; Courtesy Centro Cultural/Arte
Contemporáneo, A.C., Mexico City

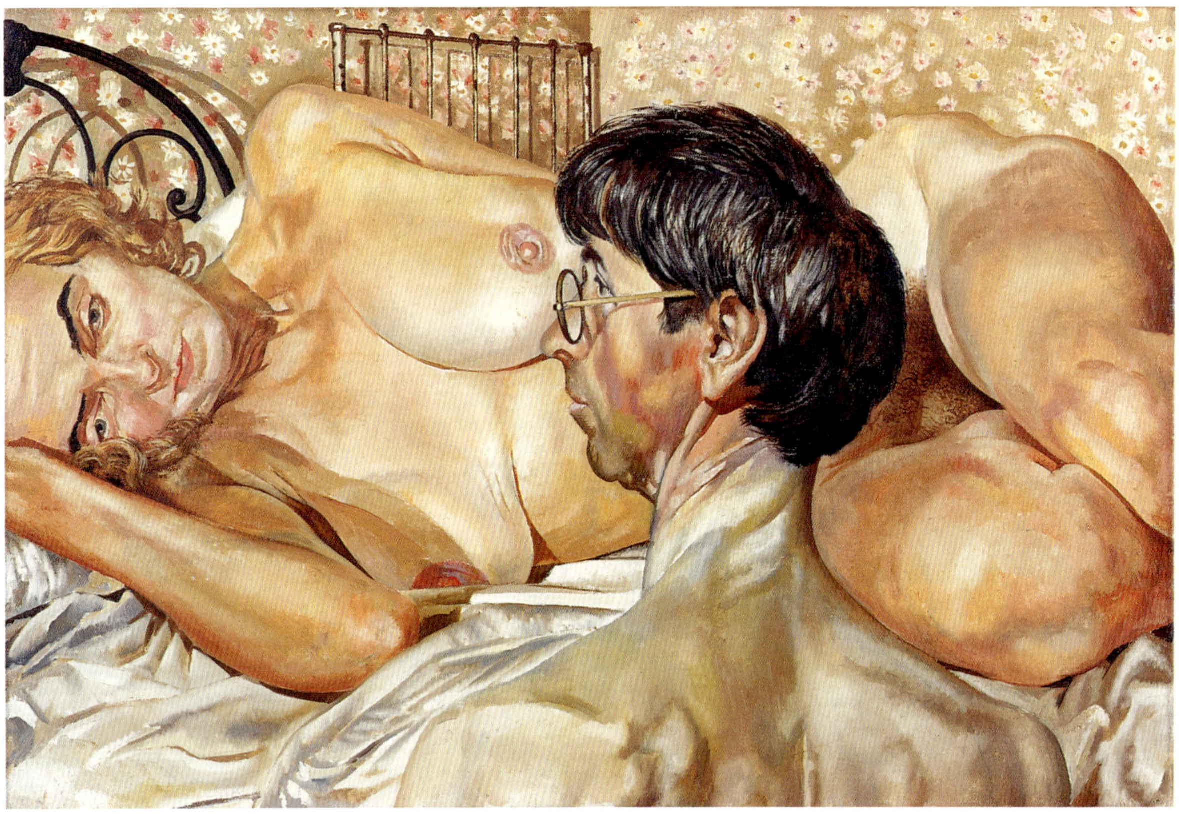

104 STANLEY SPENCER, *Self-Portrait with Patricia Preece*, 1936
Öl auf Leinwand, 61 x 91 cm
Syndics of the Fitzwilliam Museum, Cambridge

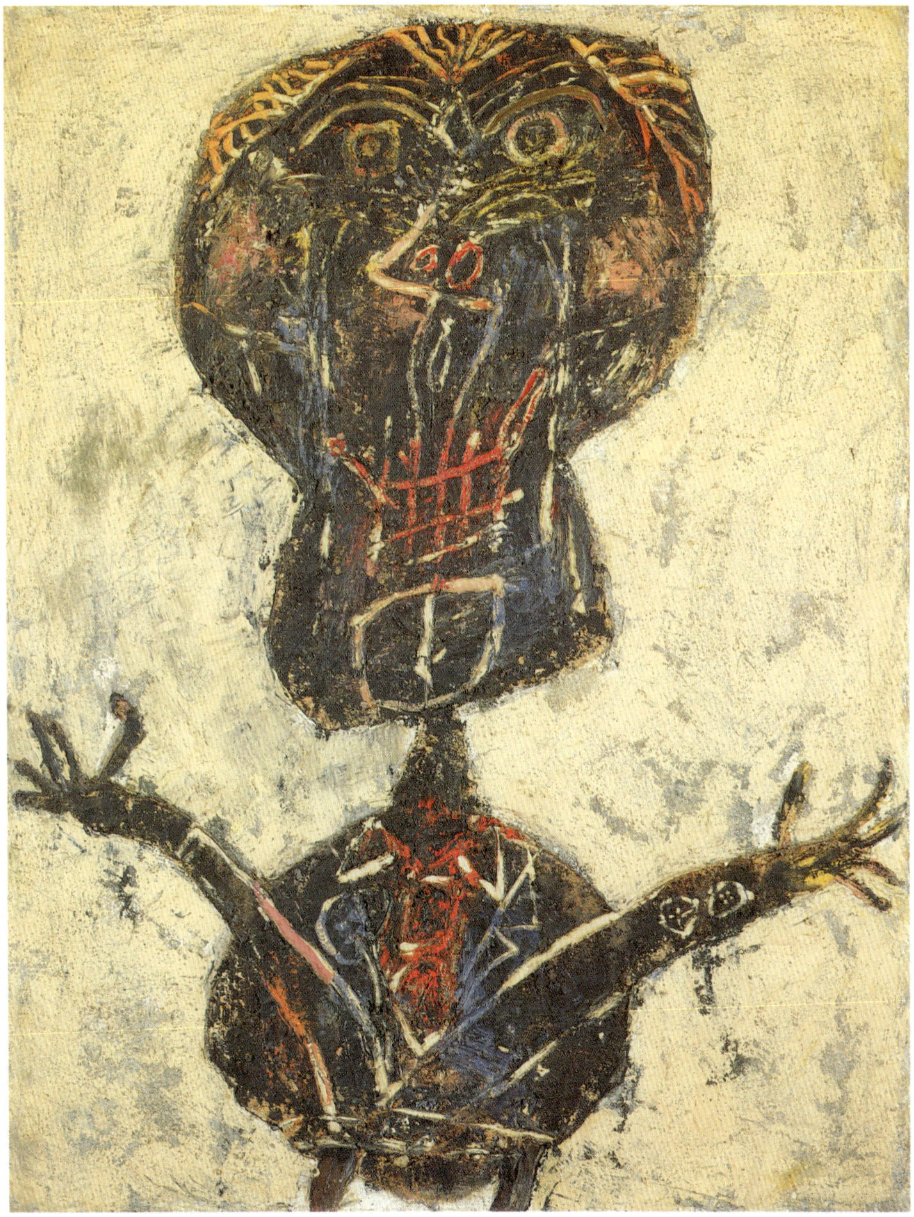

105 JEAN DUBUFFET, *Bertelé bouquet fleuri, Portrait de parade* /
Bertelé als blühender Strauß, Prachtporträt, 1947
Öl, Gips und Sand auf Leinwand, 116 x 89 cm
National Gallery of Art, Wahington D.C.; The Stephen Hahn Family Collection
(teilweise und versprochene Schenkung)

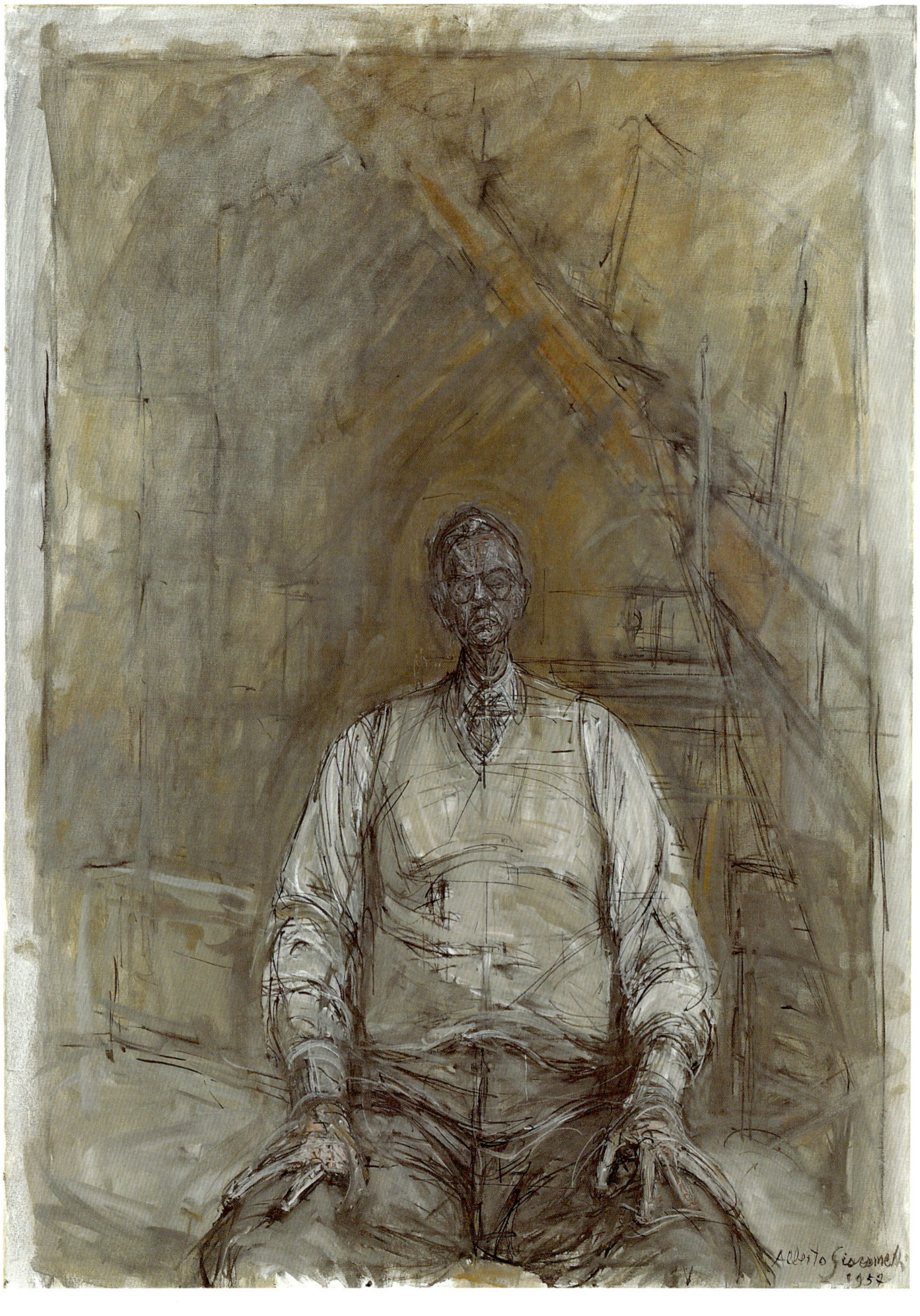

106 ALBERTO GIACOMETTI, *Portrait de G. David Thompson*, 1957
Öl auf Leinwand, 100 x 73 cm
Alberto Giacometti-Stiftung, Kunsthaus Zürich

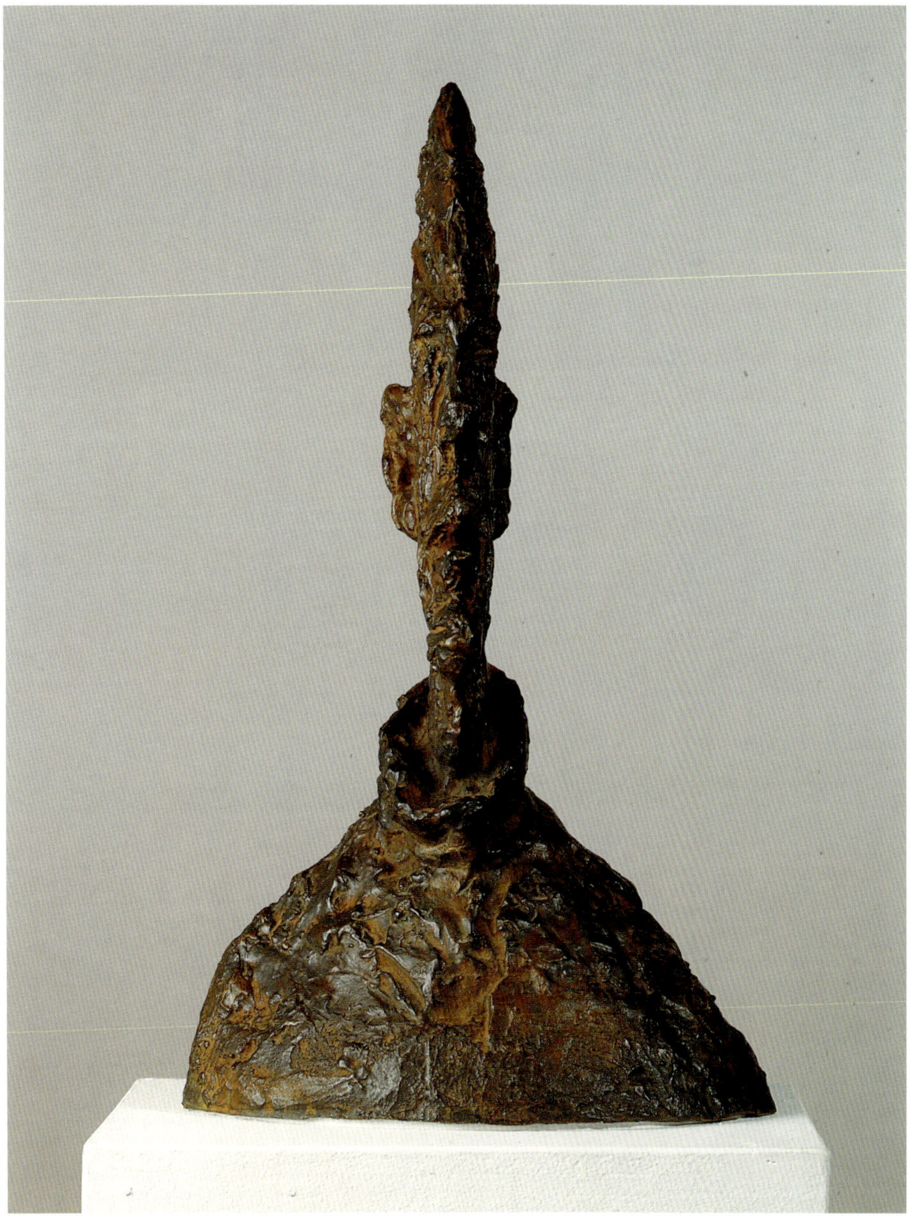

107 ALBERTO GIACOMETTI, *Grande tête de Diego* / Großer Kopf Diego, 1954
Bronze, 65 x 39 x 22 cm
Alberto Giacometti-Stiftung, Kunsthaus Zürich

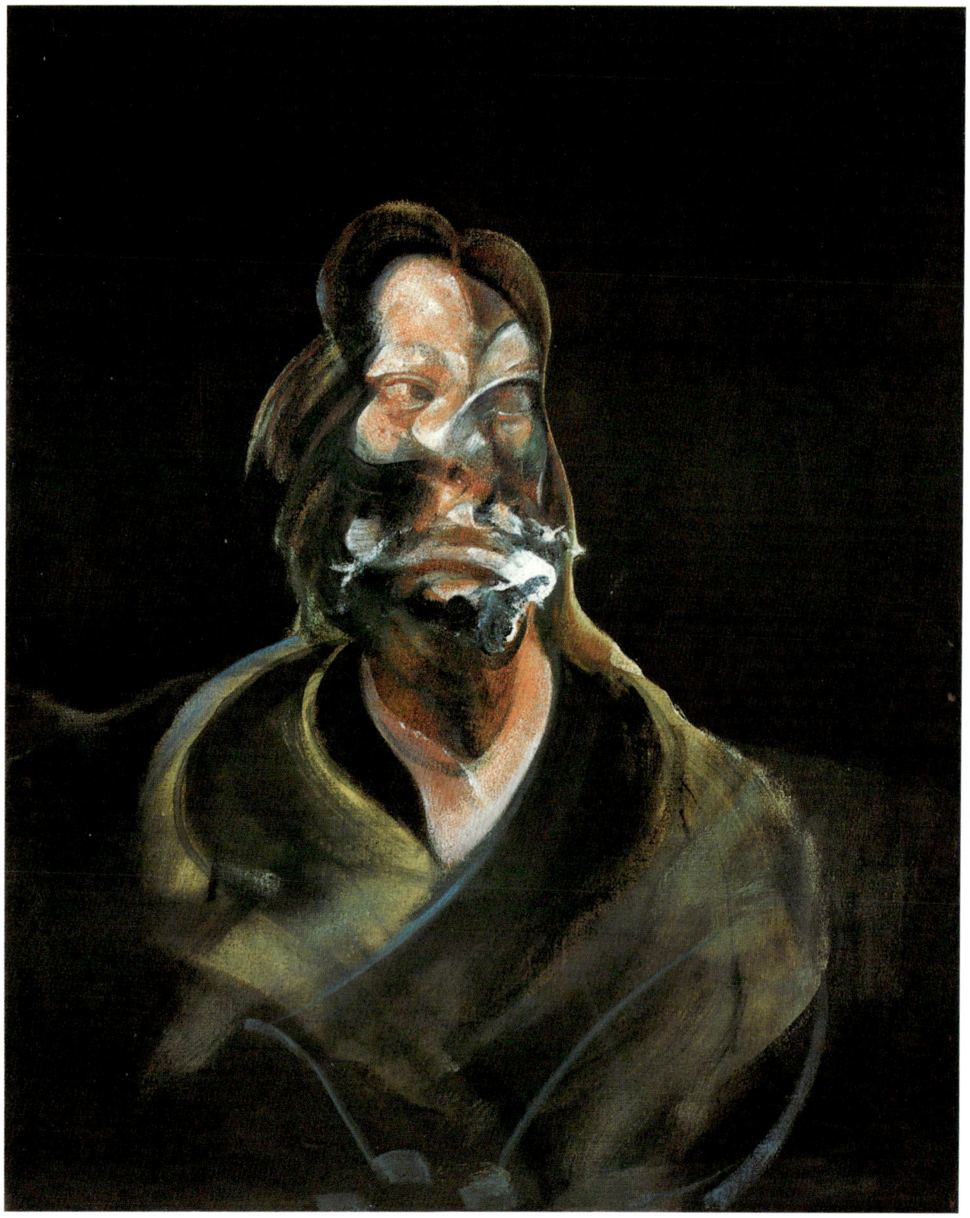

108 FRANCIS BACON, *Portrait of Isabel Rawsthorne*, 1966
Öl auf Leinwand, 67 x 46 cm
Tate Gallery, London; Ankauf 1966

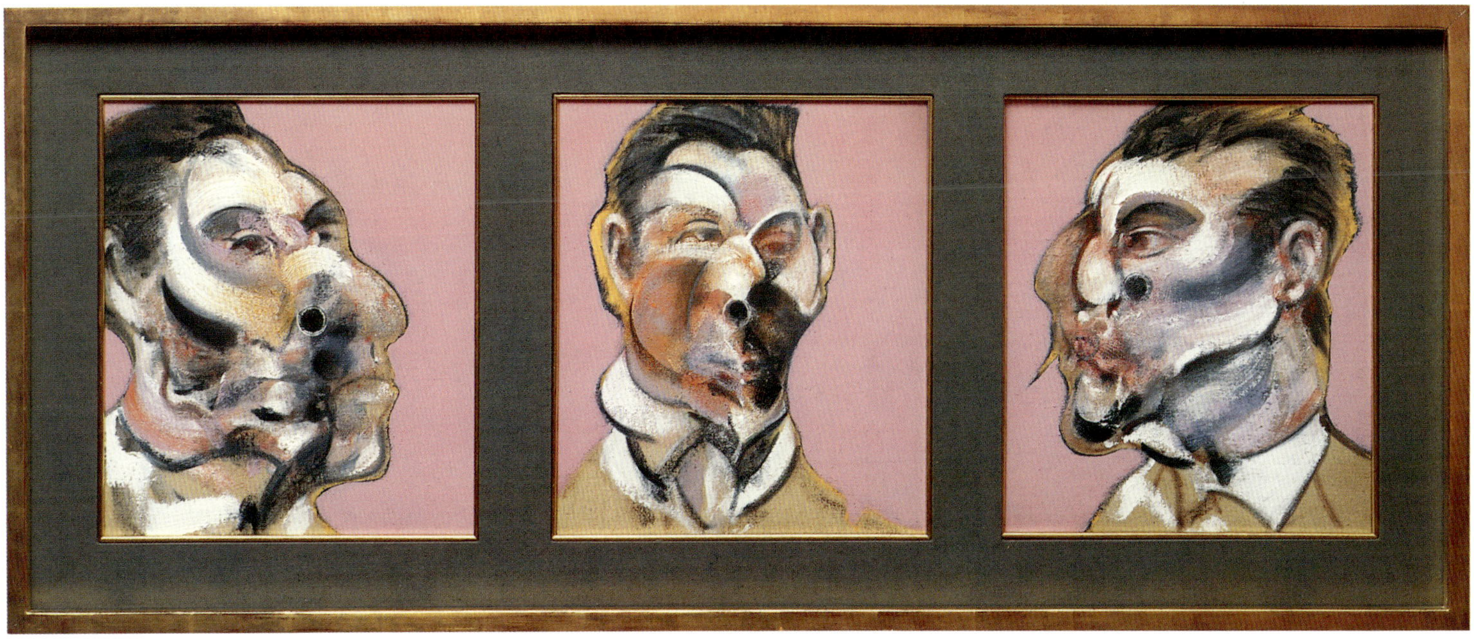

109 FRANCIS BACON, *Three Studies of George Dyer*, 1969
Öl auf Leinwand, 3 Tafeln, je 36 x 30,5 cm
Louisiana Museum of Modern Art, Humlebæk, Dänemark;
Schenkung New Carlsberg Foundation

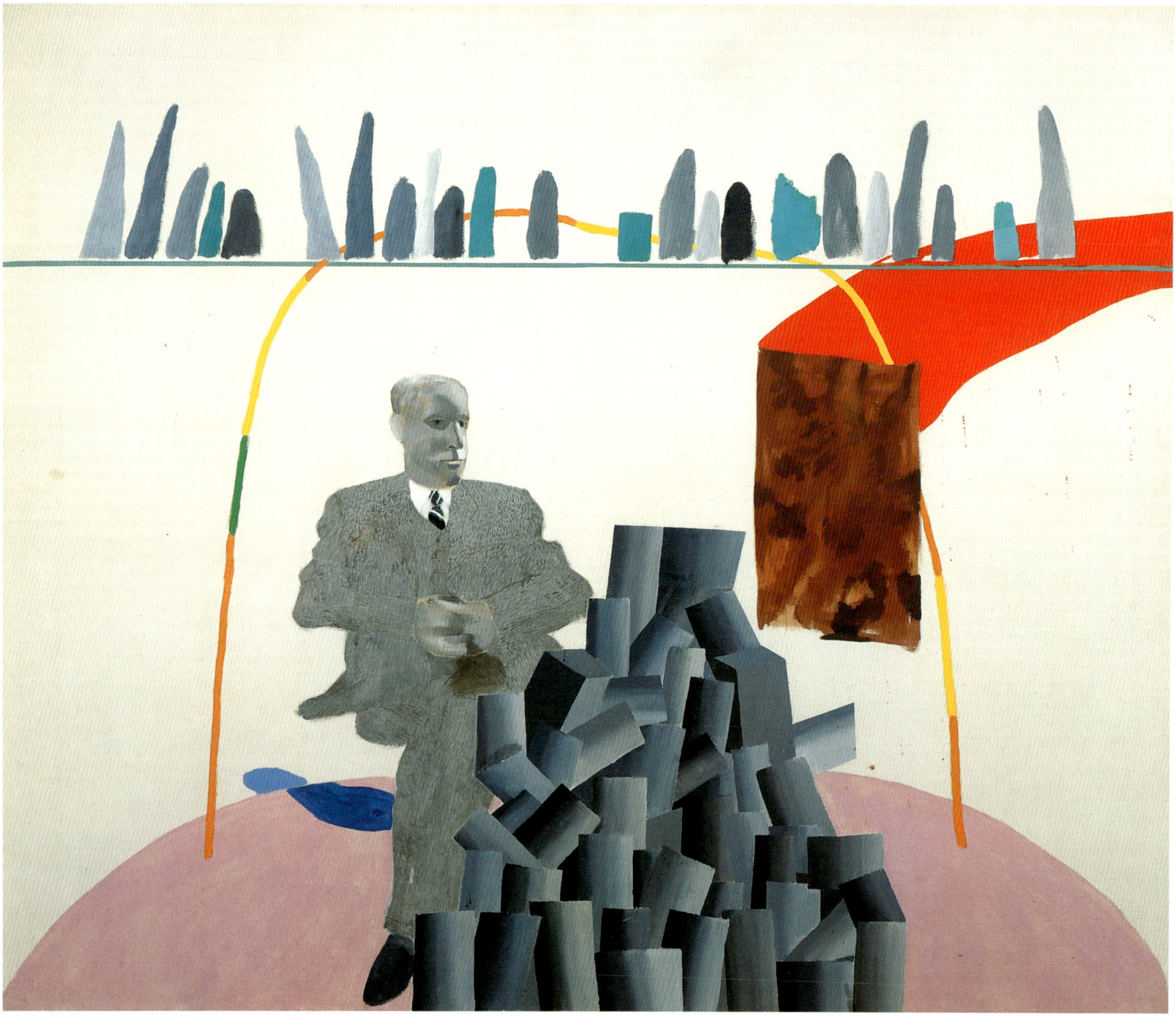

110 DAVID HOCKNEY, *Portrait Surrounded by Artistic Devices /*
Porträt umgeben von künstlerischen Geräten, 1965
Acryl auf Leinwand, 152,5 x 183 cm
Sammlung des Arts Council, Hayward Gallery, London

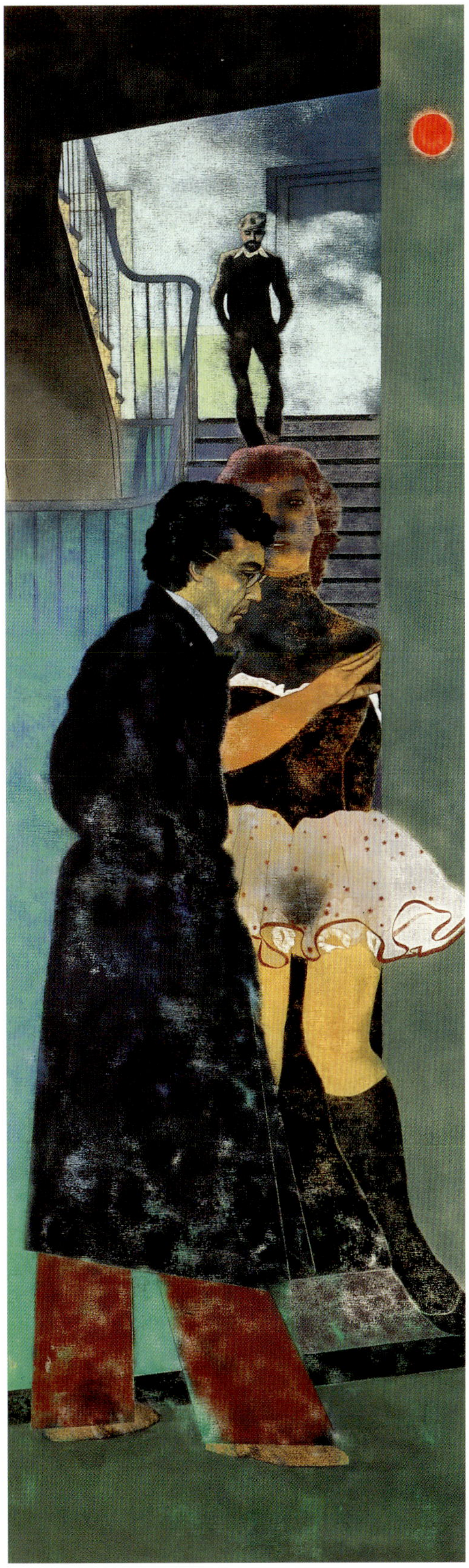

111 R. B. KITAJ, *Smyrna Greek (Nikos)* /
Grieche aus Smyrna (Nikos), 1976–1977
Öl auf Leinwand, 244 x 76 cm
Fundación Colección Thyssen-Bornemisza, Madrid

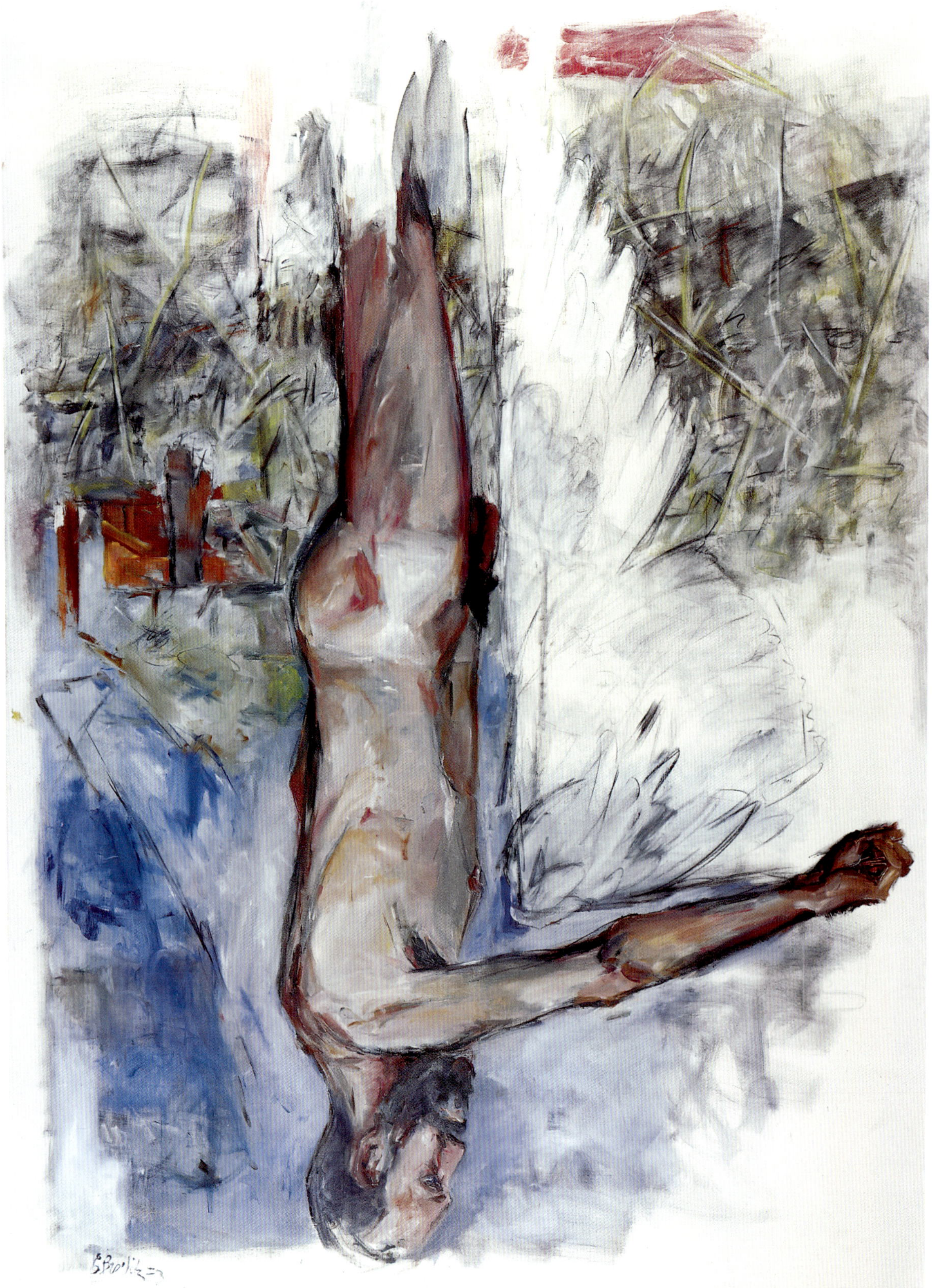

112 GEORG BASELITZ, *Dreieck zwischen Arm und Rumpf*, 1973
Öl auf Leinwand, 250 x 180 cm
Galerie Thomas, München

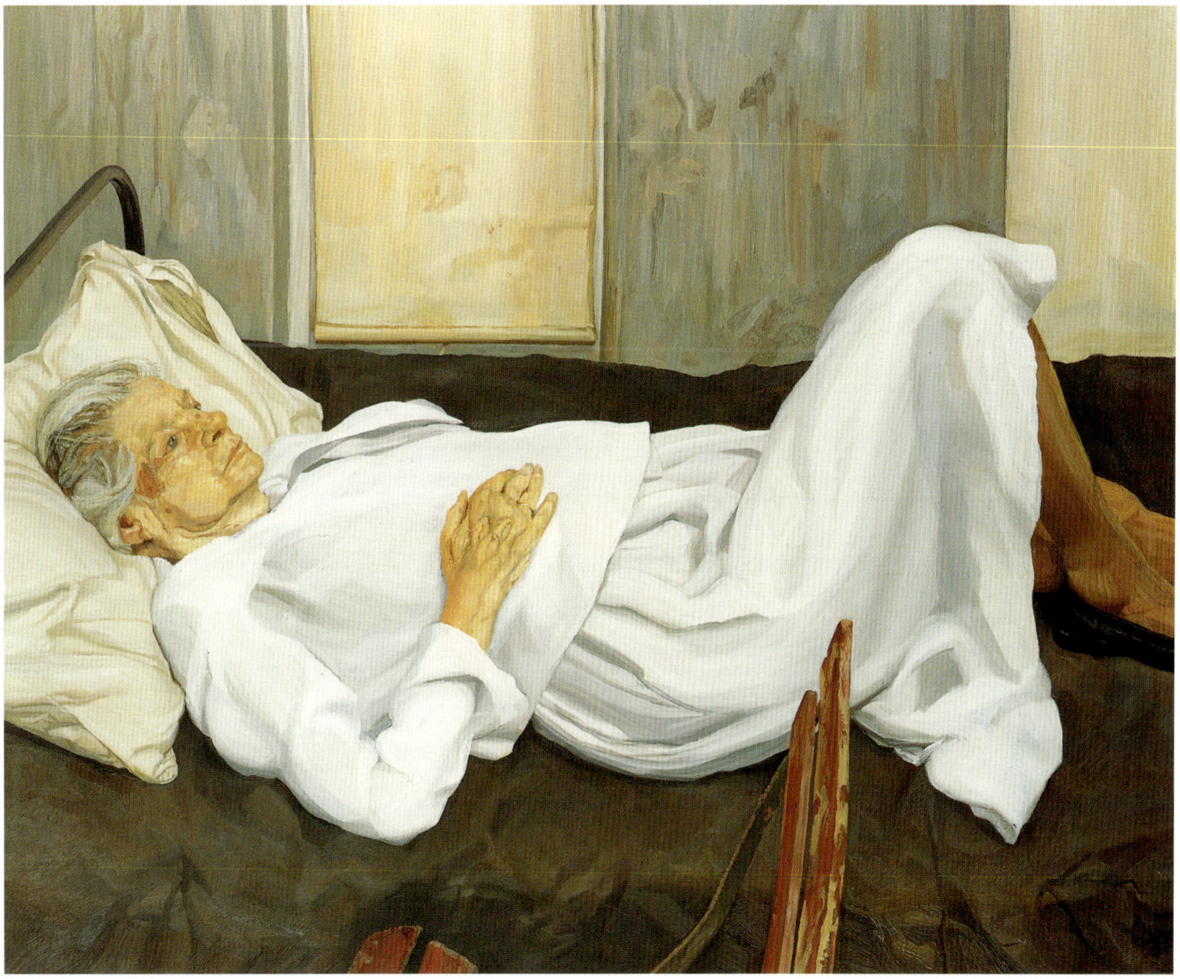

113 LUCIAN FREUD, *The Painter's Mother /*
Die Mutter des Künstlers, 1982–1984
Öl auf Leinwand, 105,5 x 127,5 cm
James Kirkman Ltd., London

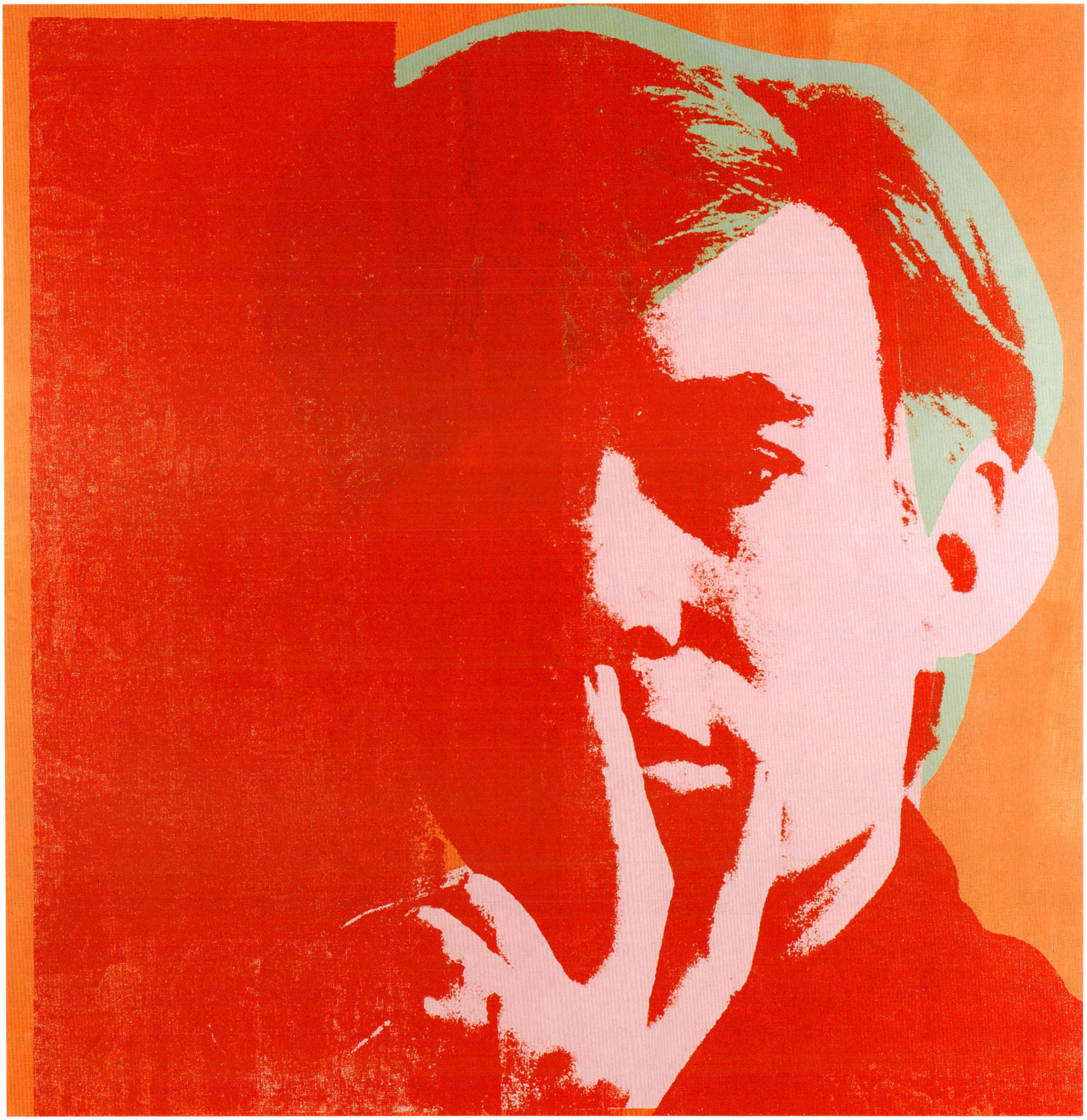

114 ANDY WARHOL, *Self-Portrait*, 1967
Acryl auf Leinwand, 183 x 183 cm
Bayerische Staatsgemäldesammlungen, München,
Staatsgalerie moderner Kunst

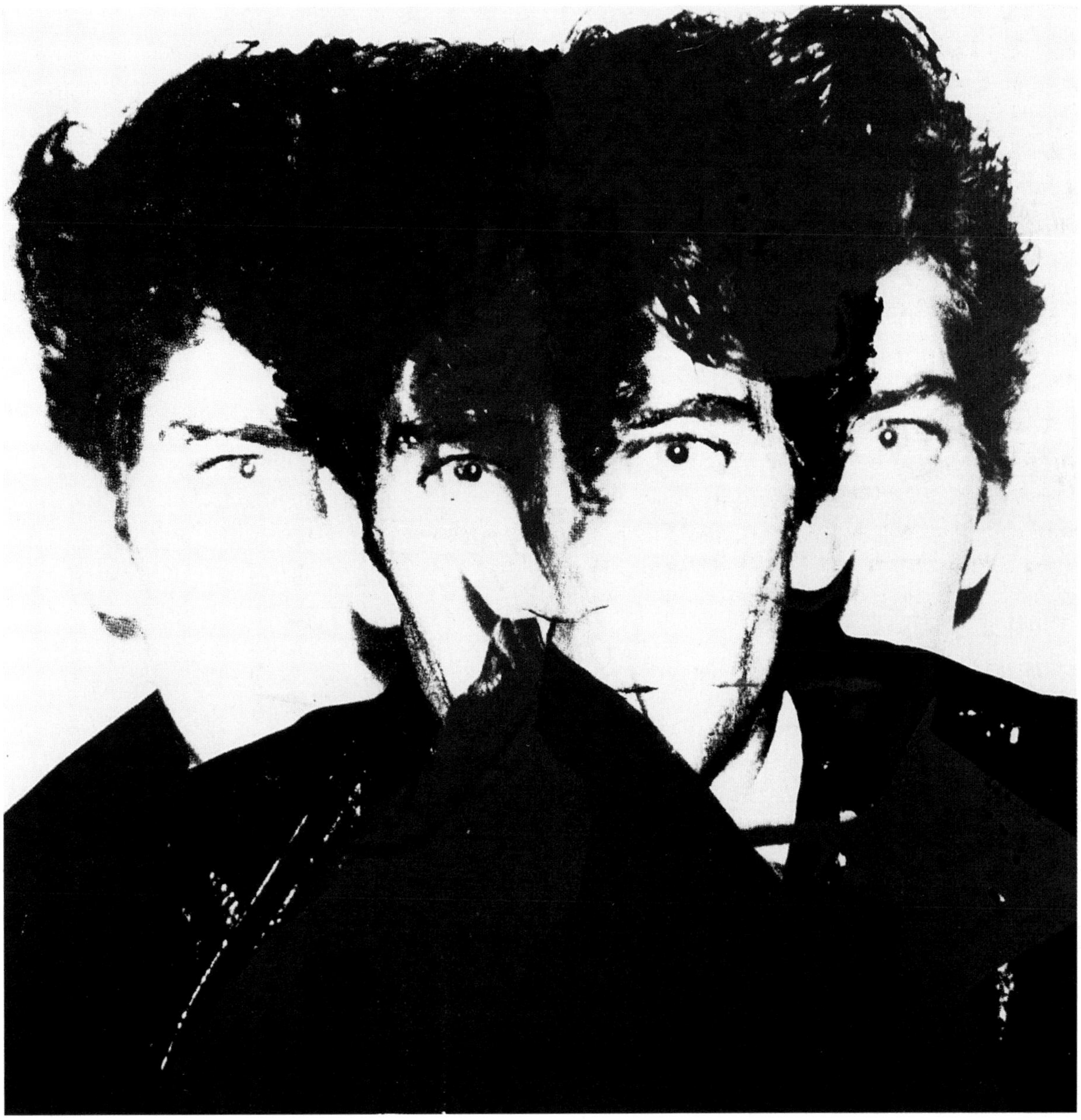

115 ANDY WARHOL, *Robert Mapplethorpe*, 1983
Acryl und Siebdruckfarbe auf Leinwand, 101,5 x 101,5 cm
Sammlung der Andy Warhol Foundation for the Visual Arts, Inc.

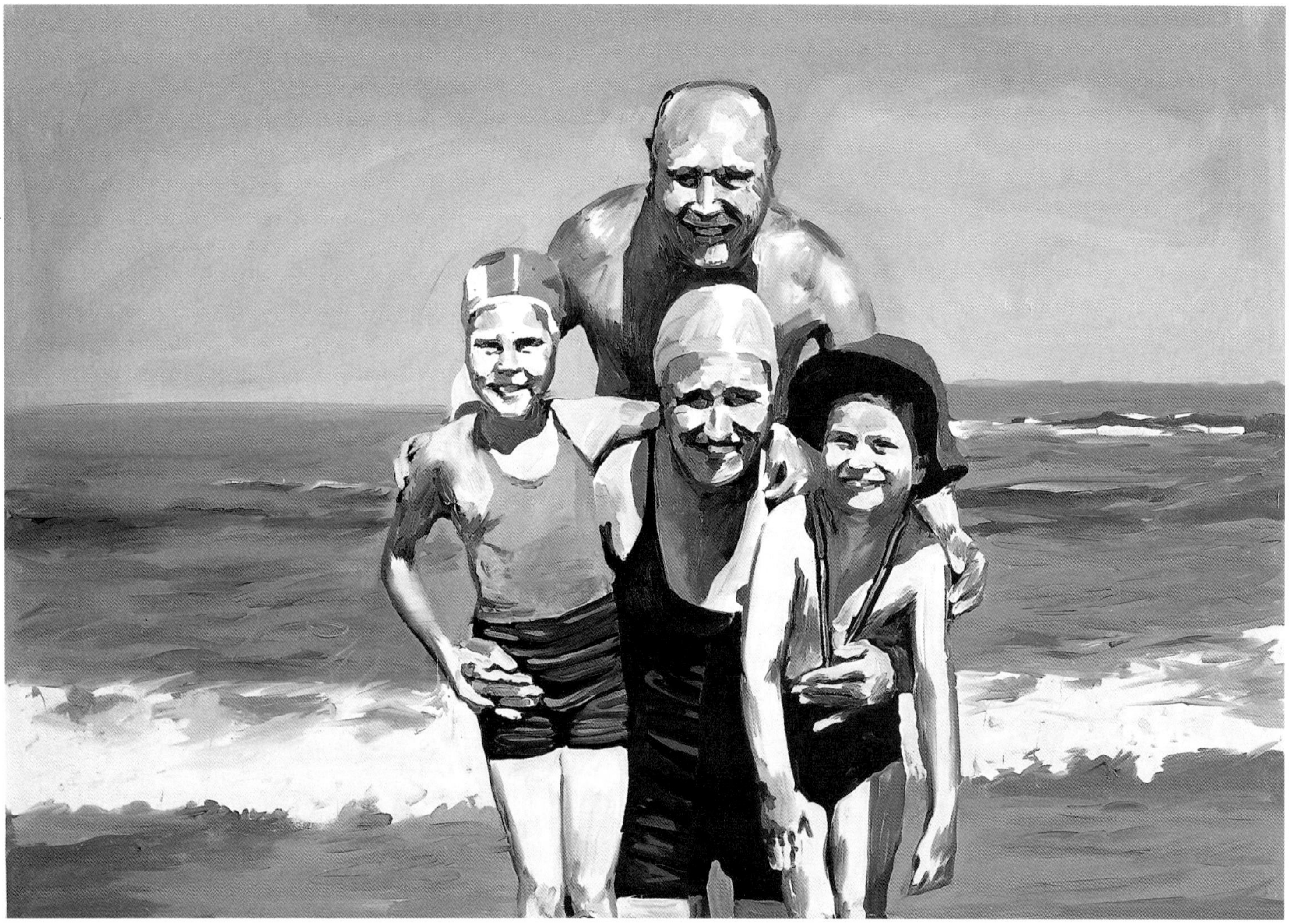

116 GERHARD RICHTER, *Familie am Meer*, 1964
Öl auf Leinwand, 150 x 200 cm
Kunstmuseum Bonn, Dauerleihgabe Sammlung Grothe

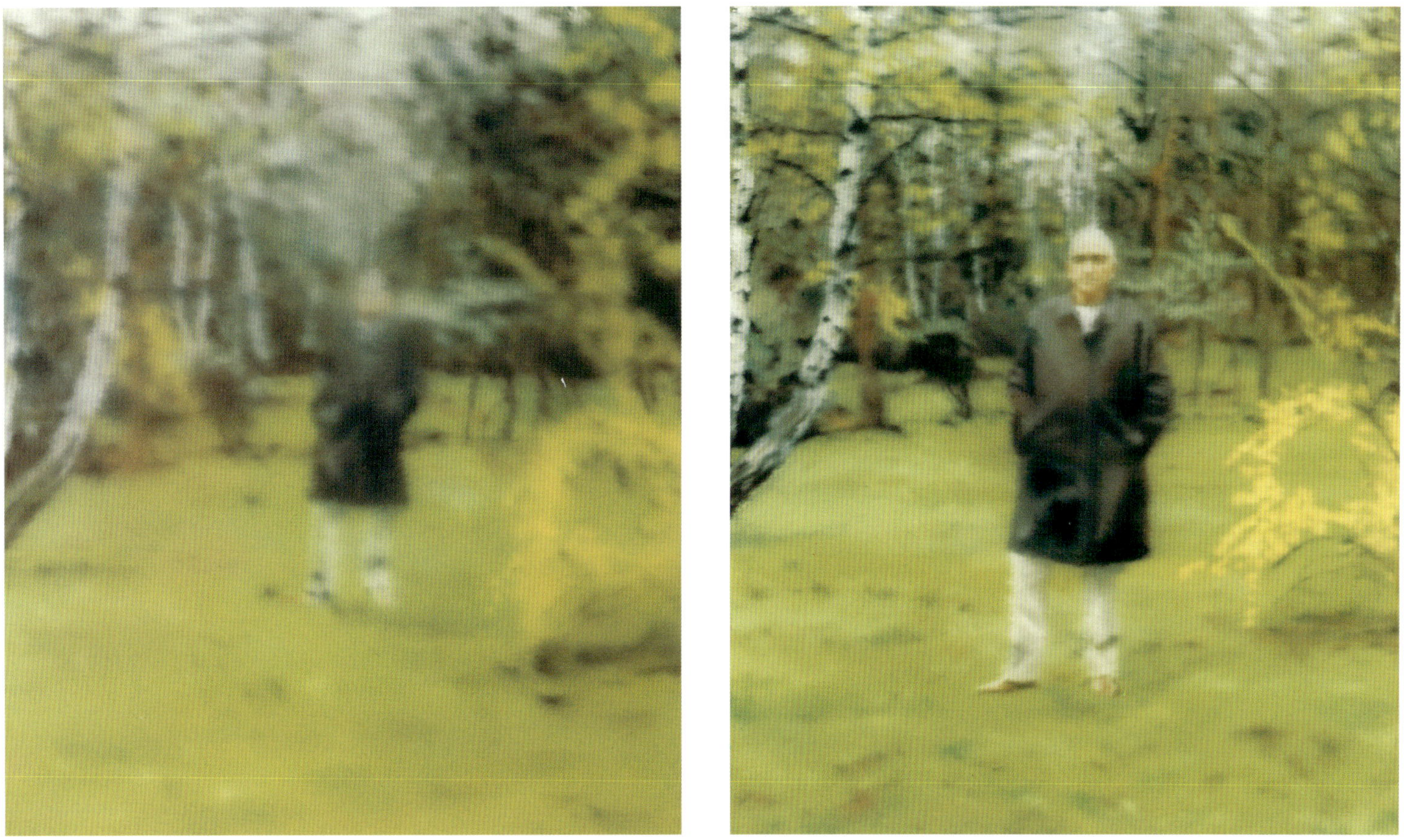

117 GERHARD RICHTER, *Porträt Kühn*, 1970
Öl auf Leinwand, 2 Tafeln, je 60 x 50 cm
Privatsammlung, Courtesy Massimo Martino S.A., Mendrisio

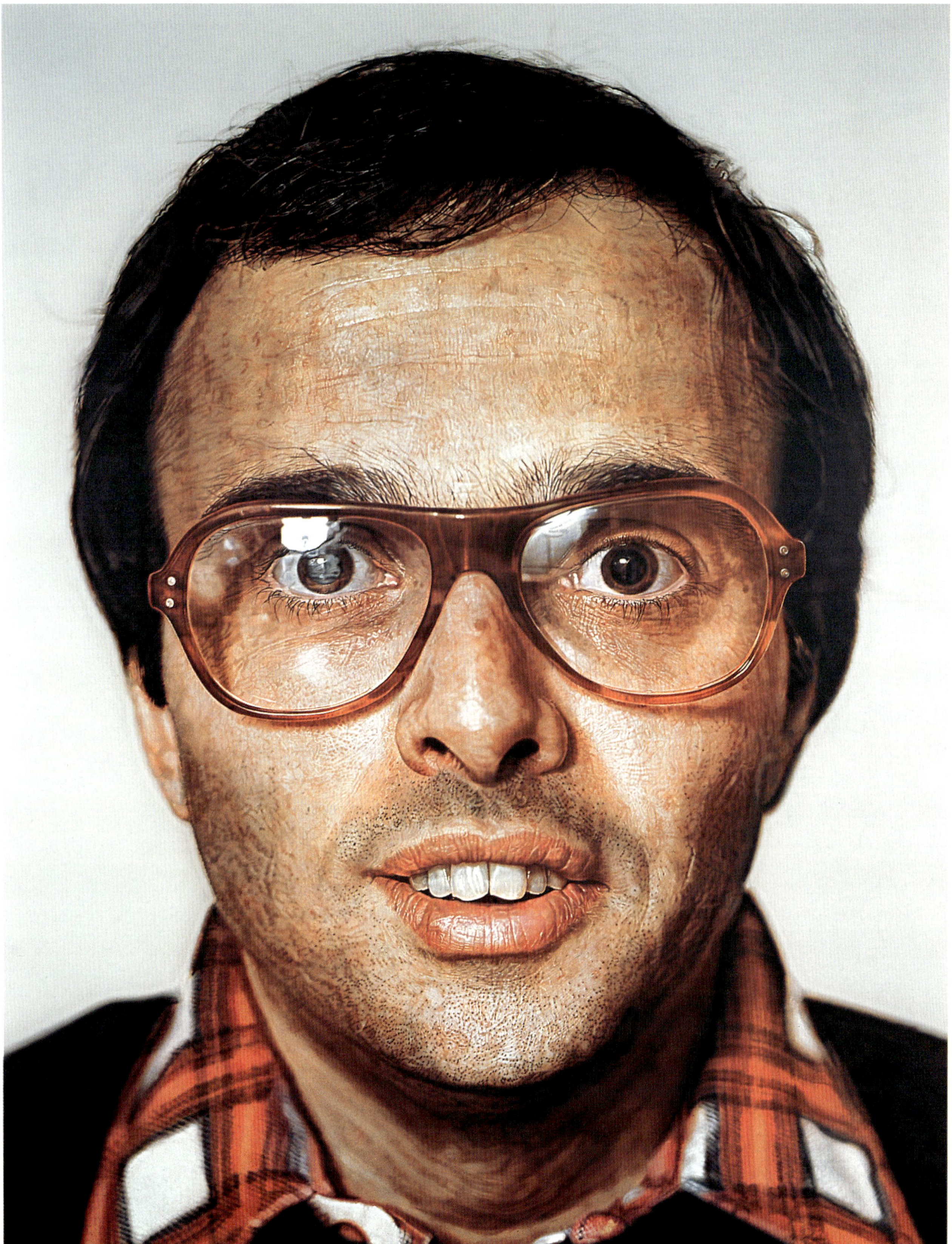

118 CHUCK CLOSE, *Mark*, 1979
Acryl auf Leinwand, 275 x 213,5 cm
Privatsammlung, Courtesy Pace Wildenstein

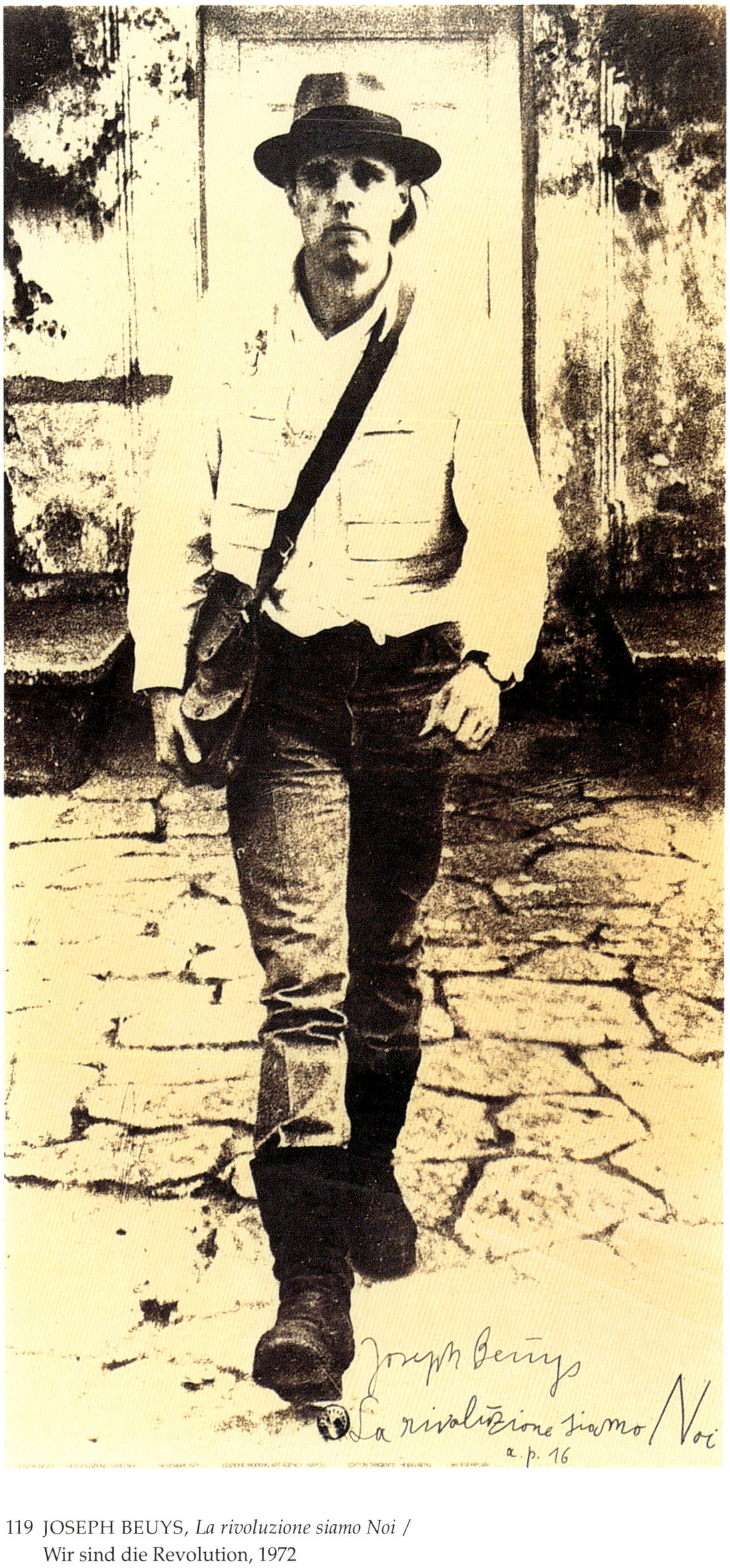

119 JOSEPH BEUYS, *La rivoluzione siamo Noi* /
Wir sind die Revolution, 1972
Lichtpause auf Polyesterfolie, 191 x 100 cm
Edition Staeck

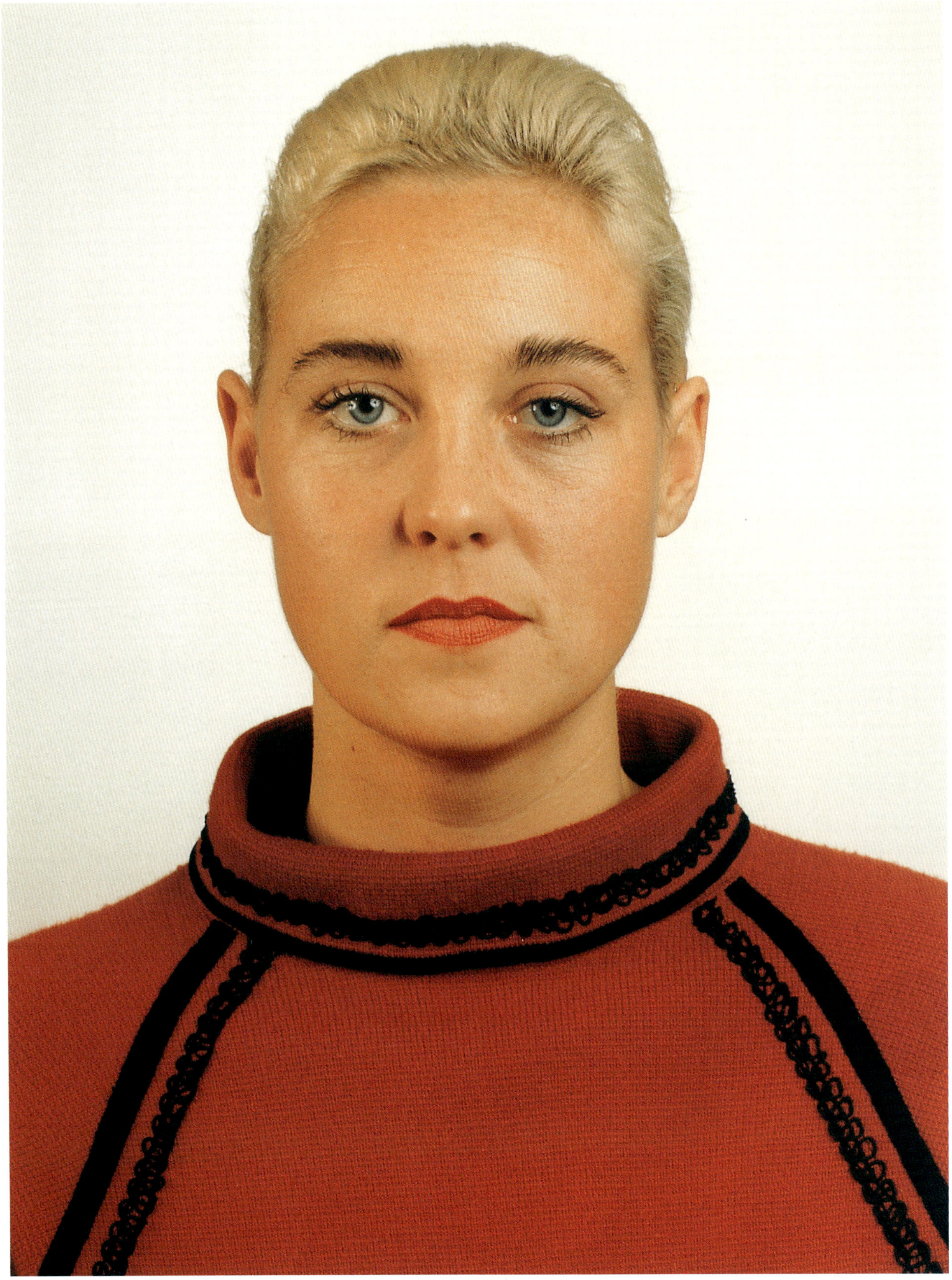

120 THOMAS RUFF, *Porträt (Sabine Weirauch)*, 1988
Farbphotographie, 205 x 166 cm
Besitz des Künstlers

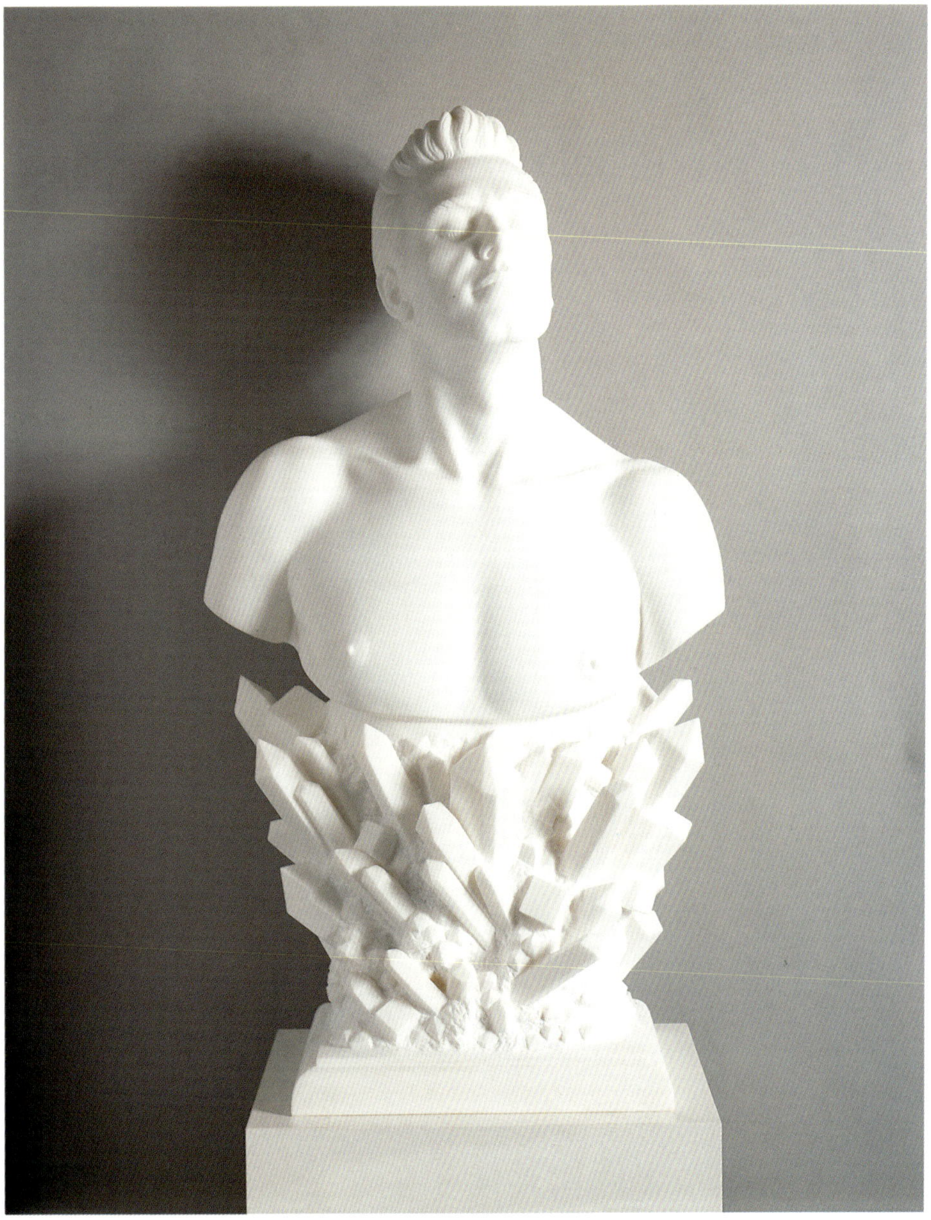

121 JEFF KOONS, *Self-Portrait*, 1991
Marmor, 95 x 52 x 37 cm
Sammlung Caldic, Rotterdam

Abstraktion – Spiritualität

ANNA MOSZYNSKA

Reinheit und Glaube – Die Lockung der Abstraktion

Über das gesamte Jahrhundert hinweg hat sich gezeigt, daß der Lockung der Abstraktion schwer zu widerstehen ist. Das Bedürfnis, der Welt des äußeren Scheins den Rücken zu kehren, sie abzustreifen und zu einem Wesenskern zu gelangen, hat sich als dermaßen stark erwiesen, daß es Künstlern auch heute noch, am Ende des Jahrhunderts, schwerfällt, die Herausforderung der Abstraktion zu ignorieren. Doch das Vermögen, eine Reinheit oder Essenz zu erfassen, hat sich als ebensoschwer greifbar erwiesen wie die Begrifflichkeit, die sich darum rankt. Abstrakte Kunst widersetzt sich oft den interpretativen Möglichkeiten der Sprache. Da schwer zu definieren, wird sie entweder als sperrig und unergründlich angesehen und lediglich unter dem Gesichtspunkt ihres formalen Erscheinungsbildes abgehandelt, oder aber das Augenmerk richtet sich auf die übergreifenden Bedeutungszusammenhänge des Werks, die sich in einem eigenen Kanon von Künstlerstatements und -texten angedeutet finden. Die Geschichte der abstrakten Kunst läßt sich, so oder so, als eine Aneinanderreihung von Versuchen verstehen, sich mit ihrer in sich geschlossenen Selbstreferentialität auseinanderzusetzen, und zugleich als Suche nach einer formalen Ausdrucksform, die über die Grenzen der gegenständlichen Darstellung hinausgeht.

Rückblickend lassen sich am Ende des Jahrhunderts drei Schlüsselperioden herausstellen, in denen die Abstraktion in der Entwicklung der abendländischen Kunst eine entscheidende Rolle spielte: in etwa die Zeit von 1910 bis 1930 in Europa, 1940 bis 1950 in Amerika und 1955 bis 1970 beiderseits des Atlantiks. Diese Art der Darstellung zeigt zwar zwangsläufig länder-, zeit- und technikspezifische Unterschiede auf, dennoch aber zeichnet die abstrakten Werke in dieser Ausstellung eine auffallende Einheitlichkeit aus. Unser Interesse gilt hier einem bestimmten historischen »Augenblick«, in dem das Projekt der Moderne seine maßgebliche Ausprägung fand und in dem Periodizität und Teleologie zusammentreffen können.[1] Der vorliegende Beitrag umreißt eine Reihe ineinandergreifender Themen, die zugleich eine Kontinuität über die Epoche der Moderne hinweg nahelegen: die Vorstellung von einem Neuanfang und ein Endzeitbewußtsein, den Ruf nach Reinheit und Spiritualität, die Herausforderung des Raums und schließlich den Antagonismus von Präsenz und Transzendenz.

Neuanfänge und Endzeitgefühle

Die Vorstellung von einem Neuanfang in der künstlerischen Praxis hatte sich bereits lange vor dem ersten abstrakten Gemälde angekündigt. Die Denkbarkeit einer gegenstandslosen Form war innerhalb der Musik- und Literaturtheorie der frühen Romantik vorweggenommen worden, eine Vorahnung des Neuen in den bildenden Künsten scheint jedoch erst im Zuge der Entwicklung des Symbolismus in den letzten Jahrzehnten des 19. Jahrhunderts auf. Im symbolistischen Denken, das stark vom platonischen Idealismus geprägt war, sollten Formen und Farben ohne den Umweg über literarische Mittel unmittelbar mit dem Betrachter kommunizieren. So meinte Albert Aurier 1891 in

1 Zur Fortführung der Abstraktion in der sogenannten Postmoderne siehe Arthur C. Danto, »Post-Historical Abstract Painting«, erster Teil einer dreiteiligen Untersuchung über »The New Forms of Abstraction«, in: *Tema Celeste*, Nr. 32/33, Herbst 1991, S. 54f. Siehe auch die verschiedenen Standpunkte in: *Abstraction*, hrsg. v. Andrew Benjamin, Sondernummer des *Journal of Philosophy and the Visual Arts*, Nr. 5, 1995.

einem Artikel über Gauguin: »Der normale und endgültige Zweck der Malerei ebenso wie der anderen Künste kann niemals die direkte Darstellung von Gegenständen sein. Ihr Ziel ist es vielmehr, Ideen auszudrücken durch ihre Übersetzung in eine eigene Sprache.«[2] Dennoch sollte es weitere zwanzig Jahre dauern, ehe bildende Künstler in der Entwicklung einer völlig abstrakten Kunst wirklich vorankamen. Und selbst dann kristallisierte sich der Schritt zu einer von Grund auf neuen Formensprache im bahnbrechenden Werk von Kandinsky, Mondrian und Malewitsch (wie auch in dem von Robert Delaunay und Franz Kupka) erstaunlich langsam heraus. Es gab eine Angst davor, die Dinge zu überstürzen – der Lockung der Abstraktion zu verfallen, ohne deren Konsequenzen voll und ganz zu erfassen. So vollzog sich Mondrians Übergang vom Kubismus zum »rein plastischen« Ausdruck quälend langsam. Seine *Komposition* von 1916 war eines von lediglich zwei Gemälden, die in einem Zeitraum von zweieinhalb Jahren, vom Sommer 1914 bis Ende 1916, entstanden, in dem er sich mit den Folgen der Abkehr von den Illusionen der realen Welt zwecks Erlangung einer Reinheit der Form herumschlug (Abb. 1).[3] Für Mondrian war der Neo-Plastizismus etwas völlig Neues, ein Bruch, zugleich aber ein notwendiges Ergebnis der Entwicklung der Kunst.

Ein ähnliches Fortschrittsdenken Hegelscher Prägung liegt Kandinskys Behauptung zugrunde, daß die Abstraktion »keineswegs eine Abkehr von jeder Form von Harmonie und Schönheit war, sondern vielmehr deren organische, unveränderliche und natürliche Fortführung«.[4] Zugleich verraten allerdings seine Gemälde von 1913, daß es ihm durchaus darum zu tun war, einen Bruch zu vollziehen. Die abstrakten Formen der *Komposition VI* (Kat. 123) gehen auf das früher entstandene Hinterglasbild *Sintflut (zu Komposition VI)* zurück (Abb. 2). Obgleich nur Spuren des früheren Sintflutmotivs zu sehen sind (hinzuweisen wäre auf die Bootsform links unten), ist das thematische Moment des Ölgemäldes eines der Katastrophe, die zugleich ein Ende prophezeit und einen Anfang ankündigt. Die das Werk durchziehende apokalyptische und eschatologische Vorstellung von der Sintflut als Reinigungsvorgang unterstreicht Kandinskys eigene Bezeichnung der *Komposition VI* als einen »Hymnus der neuen Entstehung, die dem Untergang folgt«.[5]

Das Prinzip der Verschränkung des ganz Neuen und des ganz Alten taucht in der Geschichte der abstrakten Kunst in anderer Form immer wieder auf. Brancusis Eiform, die das formale Grundelement von *Schlummernde Muse* (1917–1918) bildet, begegnet in anderen Werken als Metapher für den Schrei des Neugeborenen (Kat. 153). Die Rückkehr zu den Wurzeln legt bei Brancusi eine Rückkehr zur Geburt nahe: die Formierung der neuen Bezugspunkte zu einem Zyklus der Erneuerung, exemplarisch verkörpert durch die sich wiederholenden »dicken Bäuche« der *Endlosen Säule* (erste Fassung 1918) (Abb. 3). Wie Brancusis Verwendung von geschnitzten oder gemeißelten Sockeln beweist, konnte der Reiz der elementaren Form seine Rechtfertigung auch im »Primitiven« finden – eine wichtige Inspirationsquelle für weite Teile der Plastik in den zwanziger und dreißiger Jahren, wie sich an den figurativen Bildwerken von Picasso, Henri Gaudier-Brzeska und Jacob Epstein ebenso ablesen läßt wie an den stärker abstrahierten Arbeiten von Henry Moore und Barbara Hepworth. Der Reiz des »Primitiven« geht weit über den Bereich des rein Abstrakten hinaus. Dennoch ertönt im Verlauf des Jahrhunderts in der Praxis ebenso wie in der Theorie der Abstraktion immer wieder der Ruf, noch einmal ganz von vorn anzufangen, zu den Ursprüngen zurückzukehren.

Offensichtlich blüht die Abstraktion angesichts der drohenden Apokalypse. Nicht zufällig fielen zwei ihrer wichtigsten Perioden zeitlich mit den beiden Weltkriegen und der

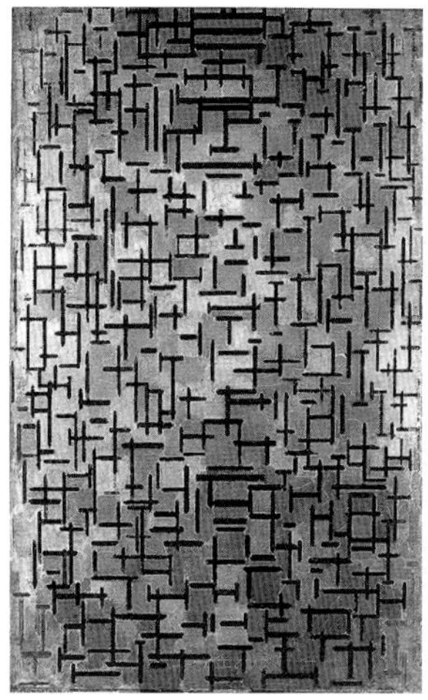

Abb. 1 Piet Mondrian, *Komposition*, 1916. Solomon R. Guggenheim Museum, New York

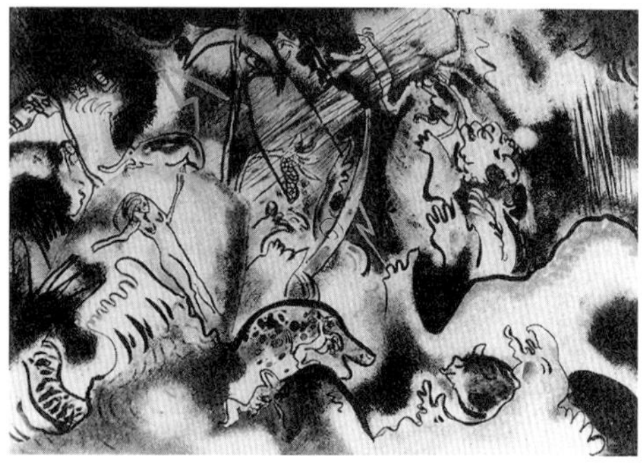

Abb. 2 Wassily Kandinsky, *Sintflut (zu Komposition VI)*, 1911. Verschollen

2 Albert Aurier, »Symbolism in Painting: Paul Gauguin« (1891), in: Hershel B. Chipp (Hrsg.), *Theories of Modern Art: A Source Book by Artists and Critics*, Berkeley und Los Angeles 1968, S. 90.

3 Das Ausgangsmotiv für die *Komposition* war der Kirchturm in Domberg. Nach und nach wurden die Details weggelassen, bis in der letzten Skizze nur noch Andeutungen der Bogenfenster und der abgestuften Strebepfeiler übrig waren. Beim Gemälde wurde schließlich auf sämtliche gotischen Details verzichtet.

4 Wassily Kandinsky, »Whither the New Art?« (ursprüngliche Fassung russisch, Odessa 1911), in: *Wassily Kandinsky: Collected Writings on Art*, hrsg. v. Kenneth C. Lindsay und Peter Vergo, Bd. I, London 1982, Bd. I, S. 102.

5 Wassily Kandinsky, »Komposition 6« (Berlin 1913), in: Erika Hanfstaengl, *Wassily Kandinsky. Zeichnungen und Aquarelle*, 2. Aufl. München 1981, S. 172. Näheres über den apokalyptischen Motivstrang in Kandinskys Werk bei Sixten Ringbom, *The Sounding Cosmos*, Åbo 1970.

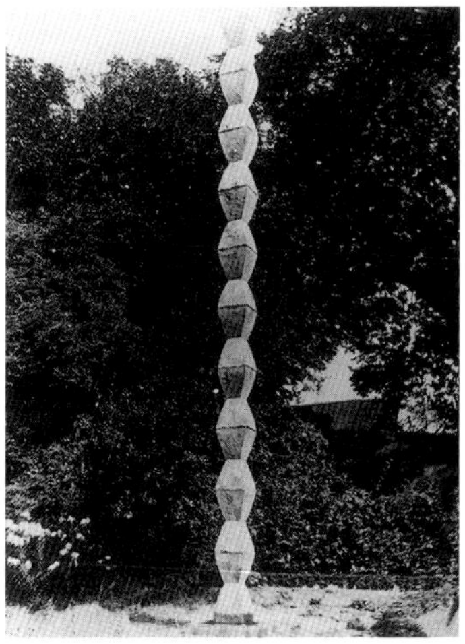

Abb. 3 Constantin Brancusi, *La Colonne sans fin* (Die Endlose Säule), 1920. Musée National d'Art Moderne, Centre Georges Pompidou, Paris

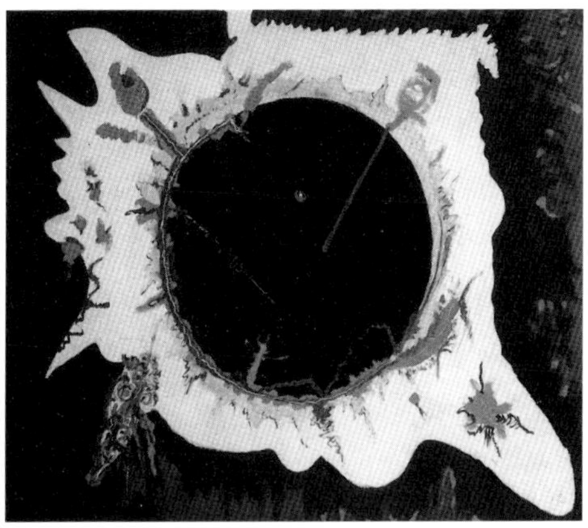

Abb. 4 Barnett Newman, *Pagan Void* (Heidnische Leere), 1946. Sammlung Annalee Newman, New York

russischen Revolution zusammen. In Europa entwickelte sich Kandinskys apokalyptische Malerei und Mondrians Sehnsucht nach der Utopie um den Ersten Weltkrieg herum, so wie sich die Entstehung des Abstrakten Expressionismus in den USA vor dem Hintergrund des Zweiten Weltkrieges vollzog. In Zeiten dramatischen Aufruhrs wurden Künstler dazu getrieben, nach einem Sinn in einer scheinbar sinnlosen, von menschlichen Greueltaten beherrschten Welt zu suchen. Es war Barnett Newman, der dem Bedürfnis, noch einmal von vorn anzufangen, Ausdruck verlieh. Aus seiner Sicht schloß die Auseinandersetzung mit der »moralischen Krise ... einer Welt, die in Scherben lag«, eine moralische Krise ein in bezug auf »die Frage, was zu malen ist«[6], und die unmittelbare Antwort bestand in einer Rückkehr zu Uranfängen. Spermien penetrieren ein Ei in *Pagan Void* von 1946 (Abb. 4), während verschiedene Zeichnungen von 1944–1946 eine kreisrunde Form inmitten eines verschleierten Dunkels zeigen. Immer wieder gibt es Anspielungen auf den Ursprung der Welt schlechthin, auf das biblische Buch der *Genesis*: die Trennung aller Materie und die Teilung des Universums in Licht und Finsternis. In diesem plasmatischen Chaos gibt es noch Hoffnung auf Ordnung, und deren Entdeckung im Bereich der Malerei bringt Newman zu dem, was zweifellos als die Bedeutung von *Onement I* (1948) und anderen »zip«-Bildern mit ihren beziehungsreichen Titeln wie *The Command* (Der Befehl, 1946) und *Day One* (Tag Eins, 1951–1952) anzusehen ist. Im späteren Schaffen des Künstlers verweisen diese zurück auf die Augenblicke der Schöpfung und den Willen des Schöpfers. Einer in diesem Sinn verstandenen Abstraktion geht es offenbar um das Absolute und das Grundsätzliche – sie ist keine esoterische, sondern eine transzendente Kunst.

Für viele der Abstrakten Expressionisten in den frühen vierziger Jahren war ein spezifisch Nietzscheanischer Impuls der Ansporn für eine Rückkehr zu anderen Anfängen, nämlich zu archaischer Kunst, da sich diese mit den Symbolen der »primitiven Ängste und Motivationen«[7] zu beschäftigen schien, die nach ihrem Empfinden die Angst ihrer eigenen Zeit widerspiegelte. Die Kunst der amerikanischen Ureinwohner lieferte ein einheimisches Vorbild, denn – wie Newman darlegte – diente diesen Künstlern eine geometrische Form nicht notwendigerweise zur Darstellung eines Kopfes oder eines Torsos, sondern vielmehr als »ein zauberkräftiges ›Vehikel‹, das übermächtige Empfindungen transportiert«.[8] Auch Pollock stand hier in einer Dankesschuld: Seine Tropftechnik verdankt dem Beispiel der Sandmalerei der Ureinwohner des amerikanischen Westens ebensoviel wie experimentierfreudigen zeitgenössischen Künstlern wie David Alfaro Siqueiros und Hans Hofmann oder den kleinformatigen Wirbeln von Janet Sobel. Den Anspruch, etwas Neues zu machen, erhob Pollock gleichwohl in beziehungsreichen Worten 1951 im Rahmen eines Rundfunkinterviews: »Nach meinem Dafürhalten kann der moderne Maler seine Zeit, das Flugzeug, die Atombombe, das Radio, nicht mit den alten Mitteln der Renaissance oder irgendeiner anderen vergangenen Kultur ausdrücken. Jede Zeit findet ihre eigene Technik.«[9] Dennoch war seine künstlerische Praxis verankert in einem alten Spannungsgefüge, das Nietzsche auf den Begriff gebracht hatte: Dionysische Urkraft wird entfesselt durch die hingeschleuderte Farbe, selbst wenn das Endergebnis eine ausgleichende apollinische Kontrolle suggeriert (Kat. 163, 164 und 166). Anfang und Ende, Chaos und Ordnung gehören zusammen, indem die Oberflächenspannung bis zum Äußersten getrieben und dennoch vor der Unordnung bewahrt wird. Pollocks Tropfbilder sind, obwohl ihnen Kandinskys rudimentäre figurative Bezüge gänzlich fehlen, nach wie vor auf die Energien des Körpers bezogen und zeigen, wie die Abstraktion stets mit Bezugnahme auf etwas anderes operiert. Wie kognitive

6 Barnett Newman, »Response to Reverend Thomas F. Mathews« beim First International Congress on Religion, Architecture and the Visual Arts, New York 1967; dt. »Stellungnahme für Reverend Thomas F. Mathews«, in: *Barnett Newman. Schriften und Interviews 1925–1970*, hrsg. v. John O' Neill, Bern 1996, S. 315.

7 Mark Rothko und Adolph Gottlieb, »The Portrait and the Modern Artists«, Abschrift einer vom Sender WNYC am 13. Oktober 1943 ausgestrahlten Rundfunksendung. In jüngerer Zeit hat David Anfam Überlegungen über die amerikanische Suche nach Neuanfängen angestellt; mit ihm habe ich mich auch über andere Ideen im vorliegenden Beitrag ausgetauscht. Siehe seinen Aufsatz »Der Anfang am Ende: Die Extreme des Abstrakten Expressionismus«, in: *Amerikanische Kunst im 20. Jahrhundert*, hrsg. v. Christos M. Joachimides und Norman Rosenthal, Ausst.Kat. Martin-Gropius-Bau, Berlin, (Prestel) München 1993, S. 97–105.

8 Zit. bei Harold Rosenberg, *Barnett Newman*, New York 1978, S. 41.

Psychologen und Phänomenologen wie Maurice Merleau-Ponty und Gaston Bachelard dargelegt haben, ist das Erzeugen von Bildern immer auf irgendeine Weise referentiell. Zum amerikanischen Streben nach dem Neuen gehörte auch eine Rhetorik der Ablehnung aller vorausgegangenen Kunst, und dies setzte sich fort bis in die sechziger Jahre hinein, als nachfolgende Künstler sowohl den Abstrakten Expressionismus wie auch die geometrische Komposition europäischer Prägung verwarfen. In diesem letzten Punkt nahm insbesondere Donald Judd kein Blatt vor den Mund: »Von mir aus könnte dieser ganze Kram einfach verschwinden«, wobei er vor allem gegen den »Effekt von Ordnung und Qualität der traditionellen europäischen Malerei ... einiges einzuwenden« hatte.[10] Statt dessen wartete die Minimal Art mit einer, wie Frank Stella es nannte, »nicht-relationalen« Kunst auf, der es nicht darum gehen sollte, die einzelnen Teile in einem komplexen, wenngleich ausgewogenen Gefüge zum Ganzen in Beziehung zu setzen, sondern um eine einfache Gestalt: »ein bestimmtes *Ganzes* ... und vielleicht gar keine Teile oder nur sehr wenige«, so Judd.[11] Doch ungeachtet der Ablehnung vergangener Kunst bei dieser Suche nach der einfachen, unverfälschten Form geht das minimalistische Streben nach Reinheit und Einheit (wie auch immer die phänomenologische Erfahrung für den Betrachter aussehen mag) letzten Endes auf Platon zurück.[12] Bei aller Rhetorik stellen die »Black Paintings« von Stella, wie etwa *Getty Tomb* von 1959 (Kat. 162), eine Variante der europäischen monochromen Malerei dar, wie sie sich etwa im Werk von Alexander Rodtschenko findet. Obgleich wir in Stellas Malerei keiner gänzlich undifferenzierten Bildoberfläche begegnen, sondern vielmehr einer, die eine gewisse Ordnung aufweist und biaxial symmetrisch, linear und minimal gemustert ist, besteht seine spezifische Neuerung nicht in dem Prinzip einer weitgehenden Gleichförmigkeit der Bildoberfläche, sondern in der kompromißlosen, in riesigem Format vollzogenen Verwerfung von persönlicher »Handschrift« und illusionistischer Tiefenwirkung.

Ebenso wie die Rhetorik der Neuanfänge regelmäßig wiederkehrt, drängt sich die Vorstellung vom »Ende der Malerei« im Laufe der Geschichte der abstrakten Kunst immer wieder in den Vordergrund. Sie hat ihren Ursprung in Rußland unmittelbar nach der Revolution, und zwar in den ersten Erkundungen der monochromen Malerei, die Kasimir Malewitsch 1918 mit seinen »Weiß-auf-Weiß«-Gemälden unternahm (Kat. 131).[13] Entstanden im Rahmen seines suprematistischen Projektes, stellten diese Bilder eine logische Erweiterung der spirituellen Anliegen seines Schaffens dar. Bei Alexander Rodtschenko jedoch stießen sie auf eine heftige Gegenreaktion: Er konterminierte sie nicht nur mit seinen eigenen »Schwarz-auf-Schwarz«-Gemälden (Kat. 142), die ebenso wie Malewitschs weiße Bilder immer noch eine erkennbare abstrakte Form in einer einheitlichen Farbe aufwiesen, sondern schuf in der Folge außerdem drei rein monochrome Bilder für eine Ausstellung 1921 (Kat. 143). Dazu erklärte er später:

> Ich habe die Malerei zu ihrem logischen Ende gebracht und habe drei Bilder ausgestellt: ein rotes, ein blaues und ein gelbes, und dies mit der Feststellung: Alles ist zu Ende. Es sind die Grundfarben. Jede Fläche ist eine Fläche, und es soll keine Darstellungen mehr geben.[14]

Als Konsequenz dieser Geste wandte Rodtschenko sich ganz von der Malerei ab und verlegte sich auf gebrauchskünstlerische Gestaltung.

Die Faszination der monochromen Malerei besteht darin, daß ungeachtet der äußeren Ähnlichkeit (eine mit einer einzigen Farbe überzogene Leinwand) jene Künstler, die sich zu verschiedenen Zeitpunkten ihrer Laufbahn aktiv mit ihr auseinandergesetzt haben (neben Malewitsch und Rodtschenko sind Wladislaw Strzeminski, Robert Rauschen-

9 Jackson Pollock, aus einem 1958 erschienenen Interview mit William Wright, in: Francis V. O'Connor und Eugene V. Thaw (Hrsg.), *Jackson Pollock: Catalogue Raisonné of Paintings, Drawings, and Other Works*, Bd. 4, New Haven 1978, S. 238.
10 Bruce Glaser, »Questions to Stella and Judd«, in: *Art News*, Vol. 65, Nr. 5, September 1965; dt. in: *Minimal Art. Eine kritische Retrospektive*, hrsg. v. Gregor Stemmrich, Dresden und Basel 1995, S. 38.
11 Ebd., S. 40.
12 Nach Platon fand sich absolute, natürliche Schönheit in etwas, das »gerade«, und in etwas, das »rund« ist, »und aus diesen wiederum die Flächen und Körper, welche gedreht werden oder durch Richtschnur und Winkelmaß bestimmt«. Platon, *Philebos*, in: ders., *Sämtliche Werke*, Band V, Hamburg 1959, S. 122.
13 Genaugenommen wurde das erste eigentlich monochrome Gemälde 1883 in Paris ausgestellt, und zwar als anarchistische Geste des Malers Alphonse Allais (1885–1905), der während der alljährlichen Ausstellung von »Art Incohérent« ein großes weißes Blatt Papier mit dem Titel *Erste Kommunion anämischer junger Mädchen im Schnee* präsentierte. In ähnlichem Geist stellte er im darauffolgenden Jahr zwei weitere monochrome Bilder aus. Siehe *Post Impressionism: Cross Currents of European Painting*, Ausst.Kat. Royal Academy of Arts, London 1979, S. 26, Kat.-Nr. 2.
14 Alexander Rodtschenko, »Arbeit mit Majakowski« (1939), zit. nach: *Von der Malerei zum Design. Russische konstruktivistische Kunst der Zwanziger Jahre*, Ausst.Kat. Galerie Gmurzynska, Köln 1981, S. 190f.

berg, Ad Reinhardt, Ellsworth Kelly, Lucio Fontana, Yves Klein, Piero Manzoni, Heinz Mack, Günther Uecker, Robert Ryman, Armando und Allan Charlton dazu zu zählen), dies aus grundverschiedenen Zielvorstellungen heraus taten. Bei Malewitsch und anderen kann man eine dem Werk zugrundeliegende metaphysische Dimension ausmachen (zumindest ist die Suche nach Reinheit ein tragendes Moment), während es bei Rodtschenko, Rauschenberg und Ryman ein entgegengesetztes Bedürfnis gibt, jeden derartigen Anspruch zu verwerfen zugunsten dessen, was Robert Storr bei Ryman als »eine totale Konzentration auf die sensorischen Gegebenheiten« beschrieben hat.[15] Weitere Interpretationen der monochromen Malerei zielen auf eine übergreifende Auseinandersetzung mit der Malerei schlechthin. So zeigte der These von Yve-Alain Bois zufolge die Geste Rodtschenkos, daß die Malerei nur eine reale Existenz haben kann, wenn sie ihr Ende behauptet, während Ryman wiederum nach Bois kein Postmodernist ist, sondern »der Grabwächter der modernen Malerei, um das Ende wissend und zugleich um die Unmöglichkeit, zu diesem Ende hinzugelangen, ohne es zu erarbeiten«.[16] Wenn sich Bois' Worte apokalyptisch anhören, so muß man sich darüber im klaren sein, daß der gesamten Geschichte der abstrakten Kunst diese Dimension innewohnt. Ironischerweise wird, allen Rufen nach einem Ende der Malerei zum Trotz, dieses Ende ständig hinausgeschoben.

Die Ereignislosigkeit, die dem monochromen Bild von Natur aus anhaftet, führt darüber hinaus zu einem faszinierten Interesse für die Leere – ein Interesse, das bereits der symbolistische Dichter Stéphane Mallarmé vorweggenommen hatte, dessen »page blanche« oder leere Seite für die absolute Leere steht, über die der Dichter und der Mathematiker nur spekulieren kann (Abb. 5).[17] Die Analogie zur Kunst besteht darin, daß die Leere, die uns auf der weißen Seite umfängt, der »Geist« in der abstrakten Kunst ist: etwas, das zugleich da ist und nicht da ist, etwas, das sich nicht auf einen stofflichen Kern zurückführen läßt – ein Interesse für »bedeutungsvolle Stille«[18], das sich von Mallarmé bis Brice Marden nachzeichnen läßt. Die Schwierigkeit, diesen Geist dingfest zu machen, ist es, um die sich der Diskurs der abstrakten Kunst immer wieder dreht. Jean-François Lyotard deutete dies an, als er meinte, daß »sich das Kunstobjekt nicht länger Vorbildern unterwirft, sondern die Tatsache darzustellen versucht, daß es ein Undarstellbares gibt«. Er wies darauf hin, daß gerade die »Zielsetzung, vom Unbestimmten Zeugnis abzulegen, eines nach dem anderen die Hindernisse aus dem Weg räumt, welche die Theoretiker in ihren Schriften und die Maler selbst in ihren Manifesten errichtet hatten«.[19] So steht man seines Erachtens bei der Begegnung mit Werken Newmans vor folgendem Problem: »Was soll man sagen, was nicht schon vorgegeben ist?« Der trefflichste Kommentar ist keine Beschreibung, sondern ein Ausruf der Überraschung: »Ach, sieh an«, Bekundungen »eines Empfindens des ›siehe da‹ (voilà)«.[20] Es ist dieses Empfinden, das nach Lyotard das Erhabene definiert.

Auf der Suche nach dem Geistigen

Einer der Hauptbeweggründe für die Entstehung der abstrakten Kunst war das von vielen Künstlern in der Epoche der Moderne nachhaltig verspürte Bedürfnis, sich von der Welt der Dinge abzuwenden, also von dem, was in den Worten Kandinskys als »seelenlos-materielles Leben« des 19. Jahrhunderts empfunden wurde oder, nach der Formulierung Malewitschs, als das weltliche künstlerische Erbe »des *müllbeladenen Morasts der akademischen Kunst*«.[21] Bezüge zu weltlichem Materialismus auszumerzen wurde zu einem zentralen Ziel der abstrakten Künstler und führte sowohl zu einer Suche nach for-

Abb. 5 Seite aus Stéphane Mallarmé, *Un coup de dés jamais n'abolira le hasard*

15 Robert Storr, *Robert Ryman*, Ausst.Kat. Tate Gallery, London, und Museum of Modern Art, New York, 1993, S. 238.

16 Yve-Alain Bois, »Painting: The Task of Mourning«, in: ders., *The End of Painting*, Cambridge, Mass., und London 1990, S. 232. Siehe auch Thierry de Duve, »The Monochrome and the Blank Canvas«, in dessen Essayband *Kant after Duchamp*, Cambridge, Mass., und London 1996, S. 199–279.

17 Siehe Stéphane Mallarmé, »Un coup de dés jamais n'abolira le hasard«, in: ders., *Œuvres complètes*, Paris 1970, insbes. S. 457 (siehe oben, Abb. 5). Ausführlicher hierzu Dee Reynolds, *Symbolist Aesthetics and Early Abstract Art*, Cambridge, Mass., 1995.

18 Stéphane Mallarmé, »Sur Poe«; zit. bei Frederick A. Karl, *Modern and Modernism. The Sovereignty of the Artist. 1825–1925*, New York 1985, S. 16.

19 Jean-François Lyotard, »The Sublime and the Avantgarde«, in: *The Lyotard Reader*, hrsg. v. Andrew Benjamin, Oxford und Cambridge, Mass., 1989, S. 206f.

20 Jean-François Lyotard, »Der Augenblick, Newman«, in: ders., *Philosophie und Malerei im Zeitalter ihres Experimentierens*, Berlin 1986, S. 9f.

21 Wassily Kandinsky, »Über die Formfrage« (1912), in: *Kandinsky: Essays über Kunst und Künstler*, hrsg. v. Max Bill, Stuttgart 1955, S. 44, und Kasimir Malewitsch, »From Cubism and Futurism to Suprematism: The New Realism in Painting« (3. Fassung, 1916), in: John Bowlt (Hrsg.), *Russian Art of the Avant-Garde. Theory and Criticism 1902–1934*, rev. Ausgabe, London 1988, S. 118.

maler Reinheit wie auch zur Erwägung von Möglichkeiten, die innere Seele zum Ausdruck zu bringen. Ein diesem Streben zugrundeliegendes Moment war die große Krise des religiösen Glaubens. Die darauf folgende Verschiebung hin zum Pragmatismus und Positivismus, die im 19. Jahrhundert weite Bereiche des philosophischen und intellektuellen Forschens prägte, leistete im 20. Jahrhundert wiederum der Suche nach einem geistigen Sinn Vorschub.

Doch wo war ein Vorbild für die bildenden Künste zu finden in einer post-Nietzscheanischen Welt, in der Gott für tot und das herkömmliche Christentum für moribund erklärt worden war? Dieses Dilemma beschränkte sich nicht auf Malerei und Skulptur, denn, wie George Steiner es 1974 formulierte: »Die politische und philosophische Geschichte des Abendlandes im Verlauf der letzten 150 Jahre kann als eine Folge von Versuchen verstanden werden, die ... Leere zu füllen, die durch die Aushöhlung der Theologie und anderer Erklärungssysteme entstanden war.«[22] Im Grunde gab es keinen Mangel an Optionen, und das Geistige im weitesten Sinne wurde für zahlreiche Künstler zum Rückgrat ihrer Auseinandersetzung mit der Abstraktion, die ein ideales Ausdrucksmittel für das unablässige menschliche Streben nach Transzendenz bot.[23] »Mit hineingezogen in das unentwirrbare Wechselspiel der flüchtigen Erscheinungen«, so formulierte es Wilhelm Worringer 1908, »kennt die Seele hier nur *eine* Glücksmöglichkeit, ein Jenseits der Erscheinung, ein Absolutes zu schaffen, in dem sie von der Qual des Relativen ausruhen kann.«[24] Anderen (wie etwa Tatlin, Rodtschenko, Tinguely, Judd und Stella) sollte eine derartige Hingabe an das Geistige ein Greuel sein.

Kandinsky und Mondrian beriefen sich auf ein breites Spektrum von philosophischen Quellen, um ihren Vorstoß in die gegenstandslose Kunst zu untermauern. Zudem wurden sie zutiefst beeinflußt von den quasireligiösen Lehren unter anderem der Theosophen[25] sowie durch ihre eigene religiöse Erziehung (Kandinsky im russisch-orthodoxen Glauben und Mondrian als Kalvinist). In Mondrians Schriften ist immer wieder vom »Reinen« und vom »Universalen« sowie von dem Begriff des »objektiven Sehens« die Rede. Sein anhaltendes Interesse an der Begrifflichkeit des Absoluten, wie sie sich im platonischen Denken und in der idealistischen Philosophie des 19. Jahrhunderts ausformuliert findet, schlägt sich zwangsläufig nieder in seiner Kunst. Die Eindringlichkeit der kühnen schwarzen, sich kreuzenden Linien in seinen Kompositionen der zwanziger und dreißiger Jahre, die Klarheit und Leuchtkraft der abgegrenzten weißen Rechtecke und Quadrate und die isolierten, aber beziehungsreichen, sorgfältig ausbalancierten Primärfarbenpartien bieten uns klassische Beispiele des Mondrianschen Neo-Plastizismus (Kat. 150–152). Als Gegengewicht zu den rein weißen Partien auf der Leinwand bewirkt das Verhältnis der sich kreuzenden Linien eine beruhigende Stabilität: ein Moment der »Ruhe« innerhalb der Komposition, das durch die lotrechte Kreuzung der Vertikalen und Horizontalen erzielt wird. Die resultierende Harmonie läßt sich auf die rationalistische Philosophie, auf den Mystizismus oder auf die Geometrie zurückführen.

In Mondrians Aussage: »Die Kunst – als eine der Offenbarungen der Wahrheit – hat jene Wahrheit der Gegensätzlichkeit immer zum Ausdruck gebracht, aber erst in unserer Zeit schöpferisch verwirklicht«[26], klingt die Auffassung Hegels an, daß der Geist seinem Wesen nach rational und seine Struktur dialektisch sei. Allerdings ließ sich gemäß der eher mystischen Denkrichtung der Theosophie (über die Mondrian ebenfalls im Bilde war) die Vertikale laut Madame Blavatsky auch mit dem »männlichen Prinzip« und die Horizontale mit dem »weiblichen Prinzip« gleichsetzen, während wiederum das Kreuz der beiden sich schneidenden Linien die einheitliche mystische Auffassung von Leben

22 Zit. bei Mark A. Cheetham, *The Rhetoric of Purity: Essentialist Theory and the Advent of Abstract Painting*, Cambridge, Mass., 1991, S. 110.

23 Siehe Roger Lipsey, *An Art of Our Own: The Spiritual in Twentieth Century Art*, Boston 1988; Maurice Tuchman et al., *The Spiritual in Art: Abstract Painting 1890–1985*, Ausst.Kat. Los Angeles County Museum of Art, (Abbeville) New York 1986.

24 Wilhelm Worringer, »Von Transzendenz und Immanenz in der Kunst«, in: *Zeitschrift für Ästhetik und Allgemeine Kunstwissenschaft*, III, 1908; seit der 3. Aufl. (1910) Anhang zu seiner Schrift *Abstraktion und Einfühlung. Ein Beitrag zur Stilpsychologie* (1908), Dresden 1996, S. 188.

25 Mit der Gründung der Theosophischen Gesellschaft 1875 in New York und deren Neugründung in Indien durch Madame Blavatsky und H. S. Olcott wollte eine Gruppe von Menschen mit spiritualistischen Interessen ein Zeichen gegen den Materialismus des 19. Jahrhunderts setzen. Der Einfluß der Gesellschaft war europaweit beträchtlich.

26 Piet Mondrian, »Die neue Gestaltung in der Malerei« (1917), in: H. L. C. Jaffé, *Mondrian und De Stijl*, Köln 1967, S. 60.

und Unsterblichkeit darstellte. Wenn das Kreuz dem idealen Quadrat einbeschrieben ist, ist es »das Fundament des Okkultistischen«, denn »innerhalb seines mystischen Bezirks liegt der Schlüssel, der die Tür zu jeder Natur- ebenso wie zu jeder Geisteswissenschaft aufschließt«.[27] Im Hinblick auf die Geometrie bekannte sich Mondrian in seiner Abhandlung »Die neue Gestaltung in der Malerei« (1917) zu Aristoteles' Begriff des Absoluten der Mathematik, in der Praxis jedoch diente ihm die Geometrie lediglich als Brücke zum Emotiven oder Transzendentalen. Die Tatsache, daß er sich bei seinen Gitterlinien von seiner Intuition leiten ließ und sie optisch justierte, wurde von späteren Kritikern übersehen, die die Strenge der geometrischen Abstraktion auf Kosten ihres geistigen Potentials überbewerteten.[28]

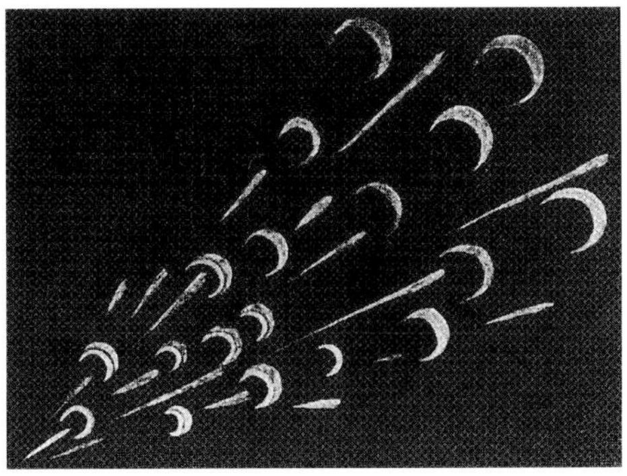

Abb. 6 *Plötzlicher Schreck*, »Gedankenform« aus: Annie Besant und C. W. Leadbeater, *Thought-Forms*, 1901

Wesentlich für ein Verständnis des Geistigen in der Kunst des frühen 20. Jahrhunderts ist die Rolle der Farbe. In seiner einflußreichen Schrift *Über das Geistige in der Kunst* (1912) ging Kandinsky auf die physische und psychische Wirkung der Farbe ein und meinte, daß »die Farbenharmonie nur auf dem Prinzip der zweckmäßigen Berührung der menschlichen Seele ruhen muß«.[29] Auch ihm gab die Theosophie einen Schlüssel an die Hand. In Rudolf Steiners *Theosophie* (1904) hatte Kandinsky gelesen, daß »jede Farbe, jede Wahrnehmung von Licht für einen geistigen Klang steht«[30]; und in dem 1901 erschienenen Buch *Thought-Forms* von Annie Besant und C. W. Leadbeater stieß er auf die Lehre der Schwingungen, wonach Gedanken und Gefühle, die von einer Person ausströmen, für den Eingeweihten in Farben und Formen sichtbare Gestalt annehmen (Abb. 6). Eine Reihe anderer Maler von Franz Marc, Robert Delaunay und Franz Kupka bis zu den amerikanischen Synchromisten wurde ebenfalls in der Zeit kurz vor dem Ersten Weltkrieg unmittelbar von den Farbtheorien der Theosophen beeinflußt, es war jedoch die Tatsache, daß Farbe sowohl als etwas Physisches wie auch als etwas Metaphysisches verstanden werden konnte – als etwas, das zugleich höchst empirisch ist, sich aber nicht ohne weiteres in Begriffe fassen läßt –, die eine besonders starke Faszination auf abstrakte Künstler nachfolgender Generationen wie Barnett Newman, Mark Rothko, Ellsworth Kelly, Yves Klein, Agnes Martin, Dan Flavin und James Turrell, um nur einige zu nennen, ausübte.

Im Nordamerika der Nachkriegszeit wich die neuplatonische philosophische Rhetorik der frühen abstrakten Kunst europäischer Prägung weitgehend einer noch stärker nach innen gewandten, intuitiven Gegenbewegung, die vom Surrealismus und von C. G. Jungs Lehre vom kollektiven Unbewußten genährt wurde. Plotins Auffassung, wonach sich der Künstler auf »seine inneren Gaben«[31] verlassen kann, bekam nun eine andere Wendung, insofern der Kandinskysche Expressionismus in Form der Farbfeldmalerei von Rothko, Still und Newman weitergeführt wurde, die kraft ihres Formats und ihrer Farbe sowie einer schlichten, aber äußerst eindringlichen räumlichen Organisation den Betrachter gefangennimmt. Die intellektuelle Inspiration verlagerte sich auf Nietzsche und auf nachfolgende Theorien des Geistes sowie auf den zeitgenössischen französischen Existentialismus mit seiner Betonung des Sich-selbst-Überantwortetseins und der individuellen Eigenverantwortlichkeit des Handelns.[32] Der Einfluß Sartres ist in Künstlerstatements aus jener Zeit sowie in weiten Bereichen der zeitgenössischen Kunstkritik unschwer auszumachen. Die Betonung der Eigenverantwortung, die Wendung nach innen hatte jedoch ihren Preis: Rothko, Gorky und de Staël begingen Selbstmord, Kline, Pollock und Wols starben frühzeitig. In dieser von Auschwitz und Hiroshima überschatteten Zeit schrecklicher Zweifel an der Natur des Menschen bot der esoterische Spiritualismus offenbar nicht mehr die Inspiration wie noch zuvor.

27 Mme. Blavatsky, »Isis Unveiled« (1877), zit. bei Robert R. Welsh, »Mondrian and Theosophy«, in: *Piet Mondrian 1872–1944*, Ausst.Kat. Solomon R. Guggenheim Museum, New York 1971, S. 49.

28 Es ist erwähnenswert, daß Rosalind Krauss 1978 im Rahmen eines Versuchs, den Widerspruch zwischen den Bestrebungen der Wissenschaft und denen des Spiritualismus durch eine strukturalistische Analyse sogenannter »grids« (Gitter) zu überbrücken, erklärte: »Wir empfinden es als äußerst peinlich, *Kunst* und *Geist* in einem Satz zu nennen.« Siehe Krauss, »Grids«, in: dies., *The Originality of the Avantgarde and Other Modernist Myths*, Cambridge, Mass., 1985, S. 12. Mehr als zehn Jahre danach, sind Auseindersetzungen mit dem Spirituellen in der abstrakten Kunst heute üblicher geworden; siehe Anm. 23.

29 Wassily Kandinsky, *Über das Geistige in der Kunst*, München 1912, 10. Aufl. Bern 1973, S. 64. Die musikalische Metapher, die diesem Zitat zugrunde liegt, ist symptomatisch für die fundamentale Rolle, die der Musik bei der Entstehung und Weiterentwicklung der abstrakten Kunst zukam. Siehe Anna Moszynska, *Abstract Art*, London 1990, S. 38–43.

30 Zit. bei. Rose-Carol Washton Long, *Kandinsky: The Development of an Abstract Style*, Oxford 1980. Kandinsky las das Buch von Annie Besant und C. W. Leadbeater in der 1908 unter dem Titel *Gedankenformen* in Leipzig erschienenen deutschen Ausgabe.

31 Aus einem ausführlicheren Plotin-Zitat, das in der ersten Nummer der Zeitschrift *De Stijl* (1918) abgedruckt wurde. Siehe H. L. C. Jaffé, *The Dutch Contribution to Modern Art* (1956), Nachdruck Cambridge, Mass., 1986, S. 113.

32 Zu einer näheren Betrachtung über Theorien des Geistes siehe den Beitrag von Arthur C. Danto in diesem Buch.

Auch weiterhin diente das Geistige als Bezugspunkt, allerdings betrifft dies, durchaus nicht ohne Vorbehalte, eher konventionelle Formen des Glaubens. So malte Rothko Bilder für eine (nicht konfessionsgebundene) Kapelle in Texas (Abb. 7), während Newman, abgesehen davon, daß er eine Synagoge entwarf, auch eine Bildserie *The Stations of the Cross* (Die Kreuzwegstationen, 1958–1966) über das Thema des Lema Sabachtani (»Warum hast du mich verlassen?«) schuf. Es blieb der »Art Sacré«-Bewegung in Frankreich überlassen, eine eindeutiger katholisch geprägte Aufarbeitung der Nachwirkungen des Krieges einzubringen, die es Malern wie Jean Bazaine und Alfred Manessier ermöglichte, abstrakte Leinwandbilder und Glasmalereien mit sakralem Inhalt zu schaffen (Abb. 8).

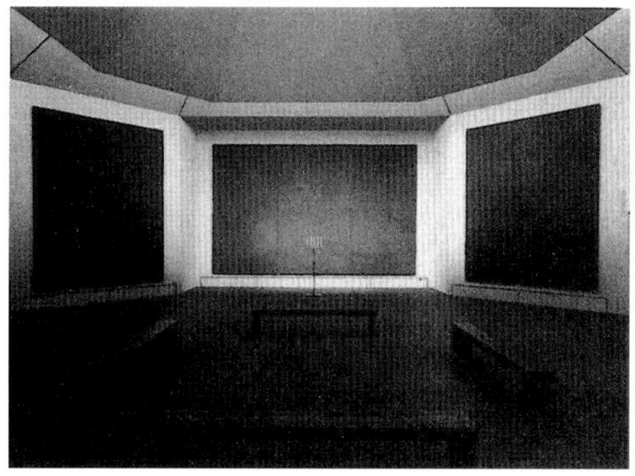

Abb. 7 Die Rothko-Kapelle, Houston, Texas; 1971 eingeweiht

Als neuer Schwerpunkt schälte sich in dieser Zeit in Amerika ein Sinn für das Erhabene heraus. Barnett Newman hatte diesen 1948 in seinem Aufsatz »The Sublime Is Now« in den Mittelpunkt seiner Überlegungen gestellt. Bei Kant, auf den er sich bezieht, heißt es über das Erhabene:

> Aber in dem, was wir an ihr [der Naturschönheit] erhaben zu nennen pflegen, ist so gar nichts, was auf besondere objektive Prinzipien und diesen gemäße Formen der Natur führte, daß diese vielmehr in ihrem Chaos oder in ihrer wildesten regellosesten Unordnung und Verwüstung, wenn sich nur Größe und Macht blicken läßt, die Ideen des Erhabenen am meisten erregt.[33]

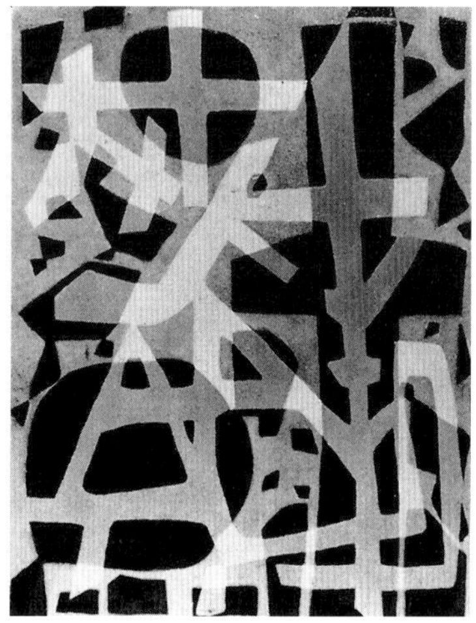

Abb. 8 Alfred Manessier, *Pour la fête du Christ Roi* (Zum Christkönigsfest), 1952. Sammlung David Thompson, Pittsburgh

Newman übertrug, in Anknüpfung an Edmund Burke, die Idee des Erhabenen auf die Kunst statt auf die Natur und hob nachdrücklich ihre Bedeutung für die Gegenwart hervor. Man kann mit gewissem Recht behaupten, daß, wie schon der Titel seiner Stahlskulptur *Here Now* (1965–1966) andeutet, ein Streben nach Unmittelbarkeit in seine Kunst hineinwirkte, zugleich jedoch scheint seine Malerei ebenso einem erhabenen Moment der Totalität in Verbindung mit einem paradoxen Gefühl der »Leere« Platz einzuräumen. So wird bei Newmans *The Promise* von 1949 unsere Aufmerksamkeit gefesselt durch das weite Farbfeld, das sich von einem zentralen Betrachterstandpunkt aus in beide Richtungen erstreckt (Abb. 9). Der Blick wird jedoch zugleich angezogen von dem schmalen Feld, das, ein wenig neben der Mitte angeordnet, von zwei hellen »zips« begrenzt wird. Das Auge zieht es zu dieser vertikalen, schmalen »Lücke«, die lockt wie ein Tor, das sich oben und unten über die Grenze des Bildrandes hinaus in die Unendlichkeit erstreckt und das uns hineinzieht, indem es uns aufs nachhaltigste unsere körperliche Gegenwart und unsere Unfähigkeit bewußt macht, physisch dort zu »sein«. Nur der Geist oder die Vorstellungskraft ist frei. Der Theologe Mark Taylor hat diesen Effekt mit der aphairetischen Theologie in Verbindung gebracht, einer Tradition, in der das Abstreifen alles Nebensächlichen und ein Streben nach Reinheit und Unmittelbarkeit eine wesentliche Rolle spielen.[34] Der Neuplatoniker Speusippos entwickelte die Aphairese als eine Methode der Negation. Sie vollzieht sich durch das Subtrahieren oder Abstrahieren bestimmter Eigenschaften einer Entität, und zwar fortschreitend von Volumen zu Fläche zu Linie zu Punkt. Ihr Ziel ist es letztlich, zu dem wesenhaften Einen zu gelangen, das dem Vielen zugrunde liegt, aus dem sich die Erscheinungswelt zusammensetzt, und als solches geht es bei ihr um ein Abstreifen der Welt des äußeren Scheins. Diese Methode erlaubt dem Eingeweihten, sich der Reinheit des Ursprungs zu nähern – jenem »Dunkel«, das die Mystiker als göttlich ansahen. Nach kabbalistischem Denken ist Gott verborgen. Damit die Schöpfung sich vollziehen kann, muß sich Gott, der einst das Universum ausfüllte, in einen Punkt zurückziehen. Anwesenheit und Abwesenheit werden folglich gleichzeitig erlebt: ein Effekt, der der dualen Erfahrung der Malerei Newmans entspricht.

33 Immanuel Kant, *Kritik der Urteilskraft* (1790), Erster Teil, I. Abschnitt, 2. Buch: »Analytik des Erhabenen«, Paragr. 23, Frankfurt a. M. 1977, S. 167.
34 Mark C. Taylor, *Disfiguring: Art, Architecture, Religion*, Chicago 1992, S. 86–93.

Abb. 9 Barnett Newman, *The Promise* (Das Versprechen), 1949. Sammlung Carter Burden, New York

Die schwarzen Bilder, an denen Ad Reinhardt in seiner Spätzeit unablässig arbeitete, lassen sich ebenfalls dieser aphairetischen Tradition zuordnen.[35] Eines der Ziele Reinhardts war es, die spirituelle Kunst innerhalb einer säkularen Massenkultur wiedererstehen zu sehen. Sein *Abstract Painting* von 1956 (Kat. 160) veranschaulicht die Bedeutung von Schwarz für den Künstler als »Abwesenheit von Farbe«, »negative Anwesenheit«, »Dunkelheit«, »Sichbefreien«, »Nichtsein«, »Entmaterialisierung«.[36] Abwesenheit von Farbe funktioniert jedoch gleichzeitig als verborgene Anwesenheit, während Abwesenheit von Form die Anwesenheit göttlicher Formlosigkeit anzeigt. Reinhardts »Black Paintings« sind äußerst komplex, denn sie sind weder ganz ohne Farbe noch formlos, sondern aus verschiedenen Farbtönen und, in manchen Fällen, kreuzähnlichen Motiven aufgebaut. Wie dieser nachhallende christliche Bezug andeutet, war sich der Künstler bewußt, daß Dunkelheit als solche als zutiefst spirituell empfunden werden kann. Der heilige Johannes vom Kreuz sprach von der »dunklen Nacht der Seele«, Meister Eckart vom »Göttlichen Dunkel«, während Lao Tse meinte: »Das Tao ist unklar und dunkel«.[37] Der Gedanke, daß Dunkelheit unter Umständen zu einem inneren Sehen führen kann, kann als ein Ausgangspunkt der »schwarzen« Werke von Malewitsch, Newman, Rothko und Serra ebenso wie von denen Reinhardts angesehen werden.

Obgleich Rothko eine Reihe von Werken für die Menil-Kapelle in Houston, Texas, schuf[38] und obwohl er, wie Newman, im jüdischen Glauben erzogen worden war, stand er dem Spirituellen eher skeptisch und ambivalent gegenüber. Seine späten Bilder blieben unbetitelt, so daß beziehungsreiche Anspielungen wie bei Newman wegfielen, und auch in seinen Äußerungen zu diesem Thema legte er sich nicht fest: »Wenn die Leute auf geistliche Erfahrungen aus sind, werden sie diese hier finden«, sagte er in den fünfziger Jahren, »wenn sie auf profane Erfahrungen aus sind, werden sie auch die finden. Ich bin da neutral.«[39] Im Banne Nietzsches sollte sich Rothko schwertun, viel Hoffnung im Bereich des Spirituellen zu finden. In einem Vortrag am Pratt Institute 1958 ging er auf die, wie er sie nannte, »wunderbaren Bücher *Furcht und Zittern* und *Die Krankheit zum Tode*« von Sören Kierkegaard ein und meinte in diesem Zusammenhang, daß das, was Abraham mit der Opferung seines Sohnes Isaak zu tun bereit war, »jedes Verständnis überstieg. Es gab keine höhere Instanz, die einen solchen Akt entschuldigte«, und er zog einen Vergleich zwischen diesem Opfer und der Rolle des Künstlers.[40]

Und doch: es gibt einen Anflug des Unendlichen in den Farbschleiern, die sich quer über Rothkos Leinwände der fünfziger Jahre spannen, die den Blick versperren und dennoch andeuten, daß noch etwas hinter den sanft vibrierenden Texturen mit ihren ausgefransten Rändern und suggestiven Schichten existiert (Kat. 177). Gerade die sich verschiebenden Grenzen der großen, geschlossenen Formen scheinen die Notwendigkeit für uns zu unterstreichen, uns zu verlieren in der Betrachtung dessen, was nie ein Teil von uns sein kann und was nicht in irgendeinem narrativen oder biblischen Sinn zu deuten, sondern nur in einer vollständigen Einswerdung von Objekt und Subjekt, von Innen und Außen optisch zu erleben ist. Was Jacques Derrida in seinem 1990 erschienenen Buch *Mémoires d'aveugle* über Skepsis sagt, mag erhellend sein: Es ist »der Unterschied zwischen ›glauben, zu *sehen*‹ [croire voir], und ›dazwischen sehen‹, ›flüchtig erblicken‹ [entrevoir] – oder nicht. Noch ehe der Zweifel jemals zum System wird, hat Skepsis mit den Augen zu tun«.[41] Eine solche Malerei kann, so hat der Theologe David Jasper dargelegt, eine alternative Hermeneutik anbieten, denn sie legt die unmögliche Möglichkeit eines vom Wissen losgelösten Sehens nahe.[42]

35 Wie Mondrian wurde Reinhardt im protestantischen Glauben erzogen und von der Theosophie beeinflußt. Seine Freundschaft mit dem Mönch Thomas Merton förderte eine religiöse Sicht, die östliche und westliche Mystik zu einer »via negativa« verschmolz .

36 Ad Reinhardt, undatierte Notizen über »Schwarz«, veröffentlicht als »Black as Symbol and Concept«, in: *Art-as-Art: The Selected Writings of Ad Reinhardt*, hrsg. v. Barbara Rose, New York 1975, S. 95 und 97 f.; vgl. »Schwarz« (1967), in: *Ad Reinhardt. Schriften und Gespräche*, hrsg. v. Thomas Kellein, München 1984, S. 226–242.

37 Reinhardt, ebd., S. 95 und 98; dt. S. 227. Erwähnenswert ist, daß Reinhardts »Black Paintings« zugleich von dem mit dem monochromen Bild verbundenen Anliegen zeugen, immer wieder das Ende durchzuspielen, denn trotz Versuchen in mehr als fünfzig Gemälden dieses Typs gelang es Reinhardt nicht, das *eine* endgültige Bild zu malen. Es blieb anderen überlassen, die Herausforderung anzunehmen.

38 Siehe David Anfam, »Dark Illumination: The Context of the Rothko Chapel«, in: *Mark Rothko: The Chapel Commission*, Ausst.Kat. The Menil Collection, Houston 1996, wo der Autor die Ansicht vertritt, Rothko habe bei diesen Werken nach wie vor, ja mehr denn je, Spiritualität angestrebt.

39 Zit. bei Taylor, *Disfiguring* (Anm. 34), S. 94. Siehe auch James E. B. Breslin, *Mark Rothko: A Biography*, Chicago und London 1993, S. 484, über Rothkos zwiespältige Einstellung zum Spirituellen.

40 Vortrag am Pratt Institute 1958, zit. bei Irving Sandler, *Mark Rothko: Paintings 1948–1969*, Ausst.Kat. Pace Gallery, New York 1983, S. 11.

41 Jacques Derrida, *Mémoires d'aveugle*, Paris 1990, S. 1.

42 David Jasper, unveröffentlichter Vortrag zum Thema »Theologie und der amerikanische Abstrakte Expressionismus«, gehalten im April 1995 vor der Art and Christianity Enquiry at St Alban's Centre, St Alban's.

Die Herausforderung des Raums

Wie in weiten Teilen der Kunst des 20. Jahrhunderts liegt dem Bildraum in der abstrakten Kunst eine gänzlich andere Raumordnung zugrunde als jene, die seit der Renaissance die Kunst geprägt hatte. Cézanne hatte als Wegbereiter die Möglichkeit aufgezeigt, das natürliche Sehen die Rolle des konventionelleren monokularen und binokularen Sehens übernehmen zu lassen, um die durch den wechselnden Blickpunkt des Künstlers selbst enthüllte »Wahrheit« in die Bildfläche einzubauen. Die Weichen zu einem Wandel wurden allerdings ebenso in der Literatur und der Musik des ausgehenden 19. Jahrhunderts gestellt, als das Unbehagen an der Wirklichkeit die Suche nach einem neuen ästhetischen Raum auslöste. Mallarmés leere Seite gab nicht nur ein Modell für die »Tabula rasa« in der Malerei vor, das zur Monochromie führte, sondern deutete auch auf eine Furcht vor der Leere hin und nahm die von einem Horror vacui genährte bildfüllende »All-over«-Raumkonzeption vorweg, die sich in Kandinskys Gemälden der Vorkriegszeit sowie in späteren Werken von Pollock, Twombly und anderen Künstlern findet. Doch parallel zu den fragmentierten, collagierten Räumen, die einem in der Literatur der Moderne – etwa in den Texten von James Joyce und T. S. Eliot – begegnen, trat in den Werken von Malewitsch, Mondrian und späteren geometrisierenden Malern ein kompensierendes Bedürfnis nach einer regulierenden Ordnung zutage.

Der, über das Jahrhundert hinweg gesehen, vielleicht wichtigste Impuls in der Entwicklung des abstrakten Bildraums war der Drang zur Fläche. »Die Abwendung vom Gegenständlichen und einer der ersten Schritte in das *Reich des Abstrakten*«, so meinte Kandinsky 1912, war »das *Ausschließen der dritten Dimension*«[43], und bereits 1908 hatte Wilhelm Worringer in seiner Schrift *Abstraktion und Einfühlung* erklärt: »So ist der Raum also der größte Feind alles abstrahierenden Bemühens, und er mußte also in erster Linie in der Darstellung unterdrückt werden.«[44] Wieder war ein umfassender Bewußtseinswandel vonnöten, ehe diese Position in der Praxis realisierbar wurde. Abgesehen vom Verdienst Cézannes gab es andere Entwicklungen, die entscheidend hierzu beitrugen: die Erfindung der Photographie, die zu einem Umdenken in bezug auf die räumliche Darstellung zwang, der Verzicht auf die lineare Erzählung, die vom Symbolismus vollzogene imaginative »Wendung nach innen« in Abkehr von Bestrebungen, die Außenwelt darzustellen, neue optische Lehren und Theorien der Farbe und nicht zuletzt das wachsende öffentliche Bewußtsein von einer Revolution in der Physik, die mit der Relativitätstheorie und der Spaltung des Atoms verbunden war. Und auch dann beschränkte sich das Anliegen der Künstler nicht auf die Abstraktion, sondern wurde Teil des Programms der Moderne schlechthin. Picassos kubistische Gemälde von 1911 bewegen sich an der Grenze zum Abstrakten, und Matisse' *Balkontür in Collioure* von 1914 zeigt, wie überaus nahe er in diesem Stadium seines Schaffens einem Verzicht auf illusionistische Raumtiefe kam (Abb. 10). Letzten Endes hätte für beide Künstler eine Hinwendung zur völligen Abstraktion eine Abweichung von ihrem individuellen Kurs bedeutet.

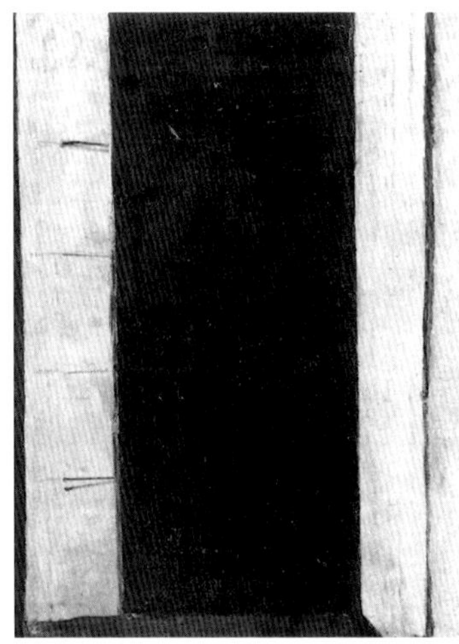

Abb. 10 Henri Matisse, *Porte-fenêtre à Collioure* (Balkontür in Collioure), 1914. Musée National d'Art Moderne, Centre Georges Pompidou, Paris

Für andere Künstler lag die formale Wahl, vereinfacht gesagt, zwischen einem »Rechteckgitter« oder einem weniger leicht meßbaren »Feld«. Bei letzterem finden wir, insbesondere in der Form, in der es sich nach dem Zweiten Weltkrieg entwickelte, die Möglichkeit einer sinnlichen, imaginativen und weiten Landschaft der Seele. Wie die jeweilige Wahl ausfiel, hing auch davon ab, wie der einzelne Künstler den abstrakten Bildraum auffaßte – als etwas Geistiges, Konkretes, Reales oder Imaginäres. Nachdem allerdings die Dreidimensionalität einmal verworfen war, war die erste Frage die, wie die Bildfläche mit Energie aufzuladen sei. Verschiedene Lösungen boten sich an. Mon-

43 Kandinsky, *Über das Geistige in der Kunst* (Anm. 29), S. 64.

44 Worringer, *Abstraktion und Einfühlung* (Anm. 24), S. 75f.

drian erzeugte ein Gefühl des »dynamischen Gleichgewichts«, indem er, um eine Starre zu vermeiden, die lineare Komposition seiner Rechteckgitter optisch ausrichtete. Kandinsky stellte in seinen Gemälden von 1913 eine visuelle Komplexität her, indem er sich einer geringen Raumtiefe mit einer zentrifugalen Dynamik bediente, bei der man sich an Yeats' Wort von der »haltlosen Mitte« erinnert fühlt. Delaunays *Disques* (Scheiben) wiederum bieten eine ruhigere Zentrierung, die durch Farbresonanzen aktiviert wird (Kat. 125). Und in Rußland erkundeten Malewitsch und Michail Matjuschin, angetrieben von ihrer Suche nach dem Geistigen, die Möglichkeiten der vierten Dimension.

Malewitschs suprematistisches Gemälde *Blaues Dreieck und schwarzes Rechteck* von 1915 schafft eine ungeheure Spannung zwischen zwei einfachen, sich überschneidenden geometrischen Formen, die, ansonsten ohne Verankerung, im weißen Raum des Bildgrundes treiben (Kat. 126). Dieser Effekt mag auf seine Vertrautheit mit der »Hyperraum«-Philosophie von Charles Howard Hinton und P. D. Ouspensky zurückzuführen sein, die ein durch einen Prozeß der höheren Intuition erlangtes Verständnis der über Zeit und Bewegung hinausgehenden vierten Dimension beinhaltete, sowie auf seine Kenntnis des 1912 erschienenen Buches *Man the Square* von Claude Bragdon, in dem einige dieser Ideen erläutert werden (Abb. 11).[45] Er läßt sich aber auch, weniger mystisch, erklären durch Malewitschs Rückgriff auf eine – nichteuklidische – axonometrische Perspektive, wie sie in Zeichnungen zu sehen und in zahlreichen seiner suprematistischen Gemälde von 1915 sicherlich impliziert ist, wobei der Fluchtpunkt ins Unendliche verlagert und Rechtecke in Gruppen paralleler Linien auf der Bildoberfläche umgewandelt werden. Wie dem auch sei, Malewitsch und Matjuschin erörterten zweifellos die Notwendigkeit, ihr »Raumbewußtsein« zu schärfen und die Tyrannei des dreidimensionalen Raums abzuschütteln, die Matjuschin in einer interessanten Metapher als »die ärgerlichen Gitterstäbe eines Käfigs« beschrieb, »in dem der menschliche Geist gefangen ist«.[46] Die zweidimensionalen, farbigen Gitterstäbe seines eigenen Gemäldes *Bewegung im Raum* von 1918 (Kat. 139) sind in die Diagonale gekippt und reichen beiderseits über die Ränder der Bildfläche hinaus, als versuchten sie zur Unendlichkeit zu gelangen. In Malewitschs »Weiß auf Weiß« spiegelt sich offenbar seine Auseinandersetzung mit dem Weiß als die »weiße Tiefe, die freie Unendlichkeit« und sein früheres, an Ouspensky anknüpfendes Interesse für die »Leere« wider. Er wies dem Weiß allerdings auch eine Rolle in Zusammenhang mit der Raumfahrt zu, indem er die Flugbahn von Satelliten im Weltraum vorwegnahm und seine »Fliegergenossen« dazu aufrief, ihm »in die Tiefe« nachzuschweben.[47]

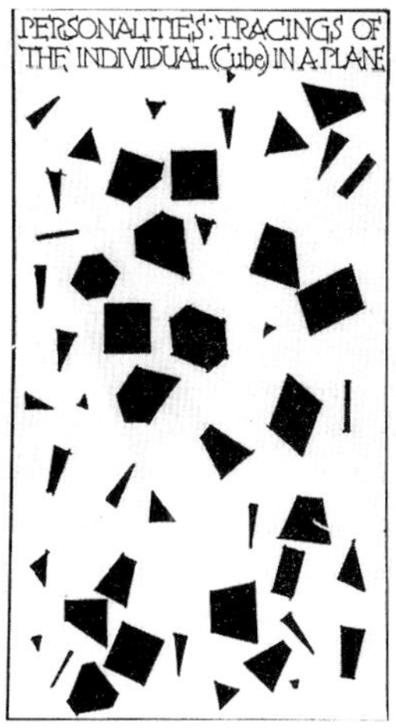

Abb. 11 Seite aus Claude Bragdon, *Man the Square*, 1912

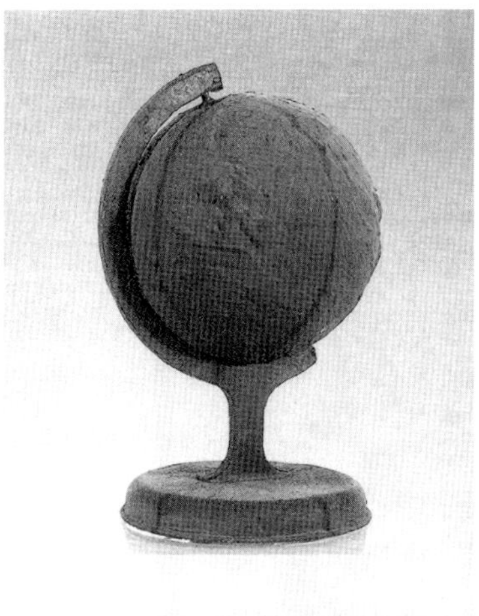

Abb. 12 Yves Klein, *RP 7, Blauer Globus*, 1957. Privatbesitz

Die Faszination, die vom Weltraum oder Kosmos ausging, ist auch bei anderen Künstlern der Revolutionszeit spürbar (etwa bei El Lissitzky, Gustav Kluzis und Ilja Tschaschnik), sie wirkt aber auch in die europäische abstrakte Kunst der späten fünfziger und sechziger Jahre hinein mit den unterschiedlichen Programmen von Yves Klein, Lucio Fontana, Victor Vasarely, Günther Uecker und den übrigen Künstlern der Gruppe »Zero« – also in eine Zeit, in der die Raumfahrt Realität geworden war. Yves Kleins Schwammbilder zum Beispiel wecken Erinnerungen an Mondkrater, und als Juri Gagarin 1961 verkündete, daß die Welt vom All aus blau aussehe, fühlte Klein sich bestätigt, da er einige Jahre zuvor einen Schulglobus blau eingefärbt hatte (Abb. 12).

Während man sagen kann, daß sich mit der Frage des Raums in weiten Bereichen der europäischen abstrakten Kunst und Kunsttheorie eine utopische und technologische Konnotation verband, forcierte die formalistische Kritik in Amerika um die Mitte des Jahrhunderts einen anderen Schwerpunkt. Obgleich es bis zu diesem Zeitpunkt bereits

45 Als Malewitsch 1915 im Rahmen der *Letzten Futuristischen Bilderausstellug 0,10* seine Gemälde zeigte, versah er einige der Werke mit dem Untertitel »Farbflächen in der vierten Dimension«. Näheres hierzu bei Linda Dalrymple Henderson, »The Merging of Time and Space: The Fourth Dimension in Russia«, in: *The Structurist*, Vol. 15, 1976, und dies., *The Fourth Dimension and Non-Euclidean Geometry in Modern Art*, Princeton 1983.
46 Michail Matjuschin, Vorwort zu *Troe*, September 1913; zit. bei Henderson, »The Merging of Time and Space« (Anm. 45), S. 101.
47 Kasimir Malewitsch, »Suprematismus« (im Katalog zur *10. Staatlichen Ausstellung: Gegenstandsloses Schaffen und Suprematismus*, Moskau 1919), in: Hubertus Gaßner und Eckhart Gillen (Hrsg.), *Zwischen Revolutionskunst und Sozialistischem Realismus*, Köln 1979, S. 81.

ausgearbeitete formalistische Theorien gab, ist es eine außergewöhnliche Ironie der Geschichte, daß ein einzelner Mensch, nämlich Clement Greenberg, nicht nur etwa zwanzig Jahre lang die Kunstkritik beherrschte, sondern daß seine Kritik geradezu die Richtung vorgab, in die sich die amerikanische abstrakte Kunst entwickeln sollte. Von seinem 1940 erschienenen Aufsatz »Towards a Newer Laocoon« an vertrat Greenberg die Auffassung, die Geschichte der Avantgarde-Malerei sei eingebettet in eine Entwicklung hin zur Betonung der Flächigkeit und der Oberfläche. Die, wie er sie nannte, »fiktiven Tiefenebenen« sollten überwunden werden durch eine Reduktion auf die Zweidimensionalität des Objekts, denn sobald die Bildebene so verstanden werden konnte, daß sie sich zu einer Deckungsgleichheit mit »der einen realen, materiellen Ebene der wirklichen Leinwandfläche« hin bewegt, wäre die Malerei imstande, ihre eigene »Reinheit« als Gattung zu erlangen – und sich so von den anderen Künsten abzugrenzen, insbesondere von der Literatur[48] (und, wie er später außerdem meinte, von der Plastik). Für Greenberg bestand die Abstraktion allerdings nicht in der Negation der Gegenständlichkeit als solcher, sondern in der Ablehnung eines Raums, in dem erkennbare Gegenstände untergebracht sein können.[49]

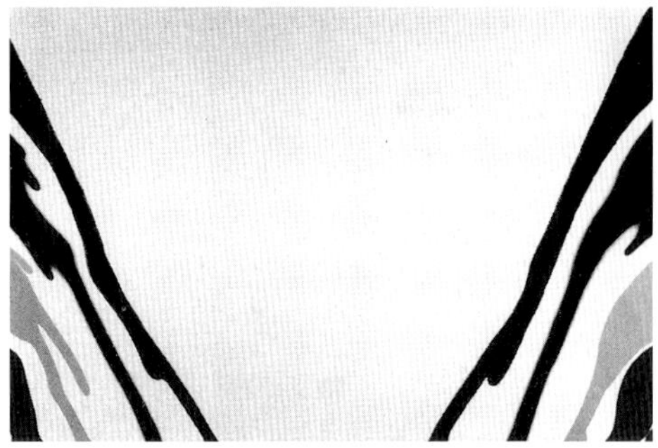

Abb. 13 Morris Louis, *Gamma Gamma*, 1959/60. Kunstsammlung Nordrhein-Westfalen, Düsseldorf

Obgleich Greenberg seine kritischen Thesen auch auf europäische abstrakte Künstler wie Mondrian und Kandinsky anwandte, kam sein Einfluß am eindeutigsten in der amerikanischen Kunst seiner Zeit zum Tragen. Seine Betonung des »All-over«-Charakters der Malerei zum Beispiel diktierte die Bedingungen, unter denen nach 1948 über Pollocks Malerei diskutiert wurde, und später war der Nachdruck, den er auf das »Optische« legte, gleichermaßen wichtig, was 1959 in einer Besprechung des Werkes von Barnett Newman kulminierte, in der Greenberg unter völliger Ausklammerung jeglicher »Inhalte« ausschließlich auf die Farbe und das Licht einging. Angesichts dessen finden sich in der amerikanischen abstrakten Malerei der sechziger Jahre nur sehr wenige illusionistische Effekte. Vielmehr lassen sich die atmende Offenheit der Farbe, die völlige Flachheit der Form (die so weit geht, daß das Pigment tatsächlich das Gewebe der ungrundierten Leinwand durchtränkt) und die Ausmerzung jeglichen Bezugs zur Welt außerhalb des Gemäldes selbst – etwa in Morris Louis' *Gamma Gamma* von 1959/60 (Abb. 13) – mit der Dominanz der formalistischen Kritik in dieser Zeit in Zusammenhang bringen.

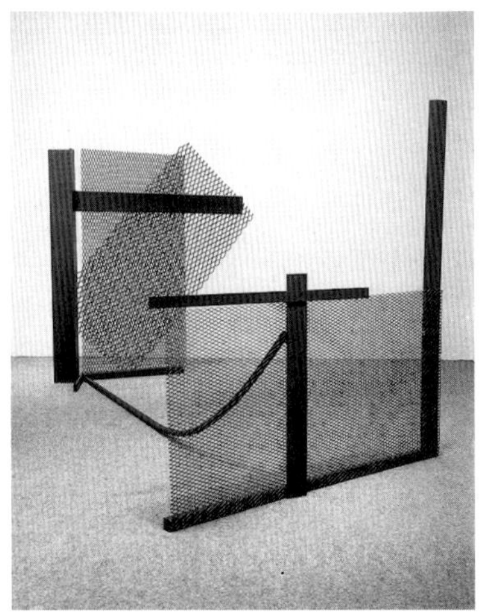

Abb. 14 Anthony Caro, *Carriage* (Wagen), 1966. Sammlung Mr. und Mrs. Raymond D. Nasher

Die Vorrangstellung, die Greenberg in seinen kritischen Schriften der Malerei einräumte, erschwerte zwangsläufig die Auseinandersetzung mit der Skulptur. Bisweilen wurden Analogien zu den zweidimensionalen Künsten gezogen: So hieß es über die plastischen Werke von Julio González ebenso wie die von David Smith, sie erkundeten Möglichkeiten eines »Zeichnens im Raum«.[50] Ein Großteil des Diskurses um die abstrakte Plastik jedoch konzentriert sich auf die Frage des »wirklichen« Raums. Malewitschs Rivale Wladimir Tatlin verwendete als erster die Losung »reale Materialien im realen Raum« und setzte das, was Picassos *Gitarre* aus Metallblech 1912/13 angedeutet hatte, in vollends abstrakte Formkonstruktionen um, die er – bei seinen »Eck-Konterreliefs« – quer über die Ecke eines »wirklichen« Raums spannte (Kat. 135). Während andere russische Konstruktivisten in dieser Richtung weiterarbeiteten, trat die Betonung des »Realen« erneut in der europäischen kinetischen Kunst der fünfziger und sechziger Jahre zutage (so etwa im Werk Tinguelys) sowie in der amerikanischen Minimal Art.

Bezeichnenderweise hielt Greenberg nicht viel von der bildhauerischen Richtung des minimalistischen Objektes, das die Logik seiner eigenen Theorie auf die Dreidimensionalität übertrug. Er bevorzugte die eher konstruierten und gegliederten Formen von

48 Clement Greenberg, »Towards a Newer Laocoon« (1940), zit. nach der dt. Übersetzung in: *Clement Greenberg. Die Essenz der Moderne. Ausgewählte Essays und Kritiken*, hrsg. v. Karlheinz Lüdeking, Dresden 1997 (in Vorbereitung).
49 Zu einer neueren Diskussion von Greenbergs Standpunkt in dieser Frage siehe Andrew Benjamin, *What is Abstraction?*, London 1996, S. 16f.
50 Siehe Lucy Lippard, *Eva Hesse*, New York 1976, S. 192, wo die Autorin eigens auf diese Tendenz eingeht.

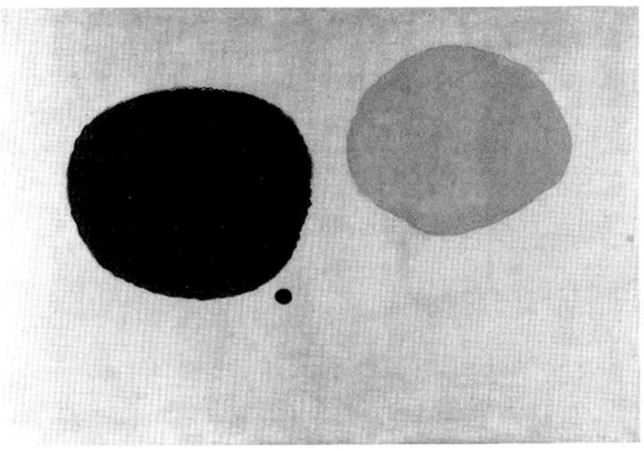

Abb. 15 Joan Miró, ohne Titel, 1930. The Menil Collection, Houston

Anthony Caro (Abb. 14). Die Künstler selbst jedoch machten in bezug auf ihren Umgang mit dem Raum kühne Ansprüche geltend, und sie hoben die materielle Präsenz des minimalistischen Objekts hervor, die ihrer Ansicht nach der Betonung des Optischen in der neueren Malerei vorzuziehen sei. So schrieb Donald Judd:

> Drei Dimensionen sind wirklicher Raum. Dadurch ist Schluß mit dem Problem des Illusionismus und des buchstäblichen Raums, Raum in und um Markierungen und Farben – dies bedeutet die Befreiung von einem der augenfälligsten Relikte der europäischen Kunst, gegen das am meisten einzuwenden ist ... Tatsächlicher Raum ist aus sich selbst heraus viel kraftvoller und spezifischer als Farbe auf einer ebenen Oberfläche.[51]

Der Raum, den das minimalistische Objekt einnimmt, ist ein mathematisch umschriebener Raum: Fluoreszierende Leuchtstoffröhren, Stahlplatten, Eisenkästen markieren eine spezifische Geometrie an der Wand und auf dem Boden unter Widerspiegelung des industriellen Charakters ihres Materials und ihrer Fertigung. Tatsächlich revidiert diese pragmatische Konzentration auf das Wirkliche, die in den minimalistischen Arbeiten von Donald Judd, Carl Andre und Dan Flavin (Kat. 181–189) – sowie auf andere Weise in denen von Robert Smithson, Richard Serra, Jean Tinguely, Anthony Caro und Richard Long – zu beobachten ist, den früheren Stellenwert der Metaphysik; in ihr kristallisiert sich die allgemeinere, in den späten fünfziger Jahren einsetzende Tendenz zu einer Kunst des Wirklichen.[52]

Bei aller scheinbaren Dominanz des Geformten, Geordneten, Strukturierten oder mathematisch Kontrollierten innerhalb der abstrakten Kunst ist jedoch ebenso eine vollkommen andere Auffassung des abstrakten Raums denkbar, die nicht nur Greenbergs formalistische Betonung des Optischen verwirft[53], sondern auch eine Anfechtung der rationalistischen Form darstellt. Dabei werden vielmehr Qualitäten wie Formlosigkeit und Imagination in den Vordergrund gerückt und dem dionysischen Impuls Vorrang vor dem apollinischen eingeräumt.[54] So konnte Georges Bataille in einem Text aus dem Jahr 1930 Joan Mirós neueste Gemälde im Sinne der »Spuren« ihres Aktes beziehungsweise ihres »Unheils« erörtern, bei dem »die Demontage so weit getrieben [wurde], daß nur noch einige gestaltlose Flecken blieben«[55] (Abb. 15). Batailles Definition des »informe« (Gestaltlosen) als eines Begriffs, der dazu dient, »die Forderung schlechthin zu entkräften, daß alles eine Form haben muß«, und statt dessen postulierte, daß das Universum »gar nichts gleicht ... nur formlos ist ... irgendwie einer Spinne oder einem Speichelauswurf verwandt«[56], bot ein Modell für die Deutung anderer Maler, die einen ähnlich chaotischen, demontierten Raum schaffen: Kandinsky ebenso wie Miró, Riopelle ebenso wie Pollock, Michaux ebenso wie Gorky, Tobey ebenso wie Rothko, Twombly ebenso wie Sam Francis. In diesem Sinn konnte Roland Barthes von Cy Twomblys »Weisheit« sprechen, die ihn dazu veranlaßt habe, ein zeitliches oder ereignishaftes Moment in seinen diffusen Bildraum einzubringen, das von der mythischen Erzählung grundverschieden sei[57], während Rosalind Krauss wiederum im charakteristischen Gestus der Tropfbilder Pollocks »eine Thematik des Sexuellen und Rivalisierenden« ausmachen konnte, »die als Gegenkraft zur nachgerade ›ozeanischen‹ Situation der Ästhetik der Moderne die Aggressivität und Formlosigkeit des von ihr Verdrängten wieder ins Spiel bringen wird«.[58]

Indem er die Möglichkeit ausschloß, daß der Bildraum *an sich* ein Ort imaginativen Raums sein konnte, widersprach Greenbergs Formalismus zugleich der Möglichkeit einer anderen, fruchtbaren Art von Interaktion zwischen Werk und Betrachter, einer Interaktion, die kraft neuer Formen des Bedeutens auch die Grenzen der Logik und der Erfahrung in Frage stellen konnte. Kandinskys in seinen *Rückblicken* geschilderte Erinne-

51 Donald Judd, »Specific Objects« (1965), dt. in: *Minimal Art* (Anm. 10), S. 68.
52 Eine Ausnahme bildet hier möglicherweise Dan Flavin, der durch die Verwendung von fluoreszierendem Licht häufig das architektonische Umfeld entmaterialisiert und, entgegen seiner erklärten Absicht, eine metaphysische Wirkung hervorruft. Hinsichtlich des »Wirklichen« ist auf den Einfluß des russischen Konstruktivismus auf die spätere amerikanische Kunst hinzuweisen; siehe Maurice Tuchman, »The Russian Avant-garde and the Contemporary Artist«, in: *The Avant-garde in Russia, 1910–1930: New Perspectives*, Ausst.Kat. Los Angeles County Museum of Art, 1980, S. 118–121; dt. in: *Minimal Art* (Anm. 10), S. 528–540.
53 Siehe Clement Greenberg, »Modernist Painting« (1965), in: *Clement Greenberg. The Collected Essays and Criticism*, hrsg. v. John O'Brian, Chicago und London 1986, Bd. 1, S. 38.
54 In dieser Ausstellung sind Werke eines Großteils der in den nachfolgenden Absätzen besprochenen Künstler unter den Oberbegriffen »Realität«, »Sprache« und »Traum« zu sehen.
55 Georges Bataille, »Joan Miró: Peintures récentes« (1930), dt. in: *Joan Miró. Arbeiten auf Papier*, Ausst.-Kat. Kestner-Gesellschaft, Hannover 1989, S. 56.
56 Georges Bataille, *Encyclopédie acéphalica* (1947), wieder in: ders., *Dictionnaire: Comprising the Critical Dictionary and Related Texts*, London 1995, S. 51f.
57 Roland Barthes »Cy Twombly: The Wisdom of Art«, in: *Cy Twombly*, Ausst.Kat. Whitney Museum of American Art, New York 1979, S. 13 und 22.
58 Rosalind Krauss, *The Optical Unconscious*, Cambridge, Mass., 1993, S. 308.

rung daran, wie er beim Besuch von Bauernhäusern im Gouvernement Wologda gelernt habe, »im Bilde mich zu bewegen, im Bilde zu leben«[59], legt nahe, daß auch der Betrachter auf ähnliche Weise den Raum seiner Bilder betreten und so die Grenzen seines Ich überschreiten kann.

Die Privilegierung des Imaginären in Verbindung mit dem Ungeformten wurde in Europa nach dem Zweiten Weltkrieg in den Schriften von Gaston Bachelard noch weitergetrieben. »Wir wollen immer«, so schrieb er 1942, »daß unsere Einbildungskraft die Fähigkeit sei, Bilder zu formen. Nun, sie ist vielmehr die Fähigkeit, Bilder, die uns die Wahrnehmung liefert, ins Ungeformte zu überführen ... Der der Einbildungskraft entsprechende Grundbegriff ist nicht ›Bild‹, sondern ›eingebildet‹ [imaginaire].«[60] Während sich dieser Begriff des »Imaginären« auf die Beschäftigung mit solchen Werken übertragen ließ, die sich auf dem Grat zwischen Gegenständlichkeit und Abstraktion bewegten (wie die Gemälde von Wols, Jean Fautrier, einigen der COBRA-Künstler und gelegentlich sogar Jean Dubuffet), ergaben sich aus Bachelards Überlegungen zu »la pâte«, als Urmaterie, unmittelbare Bezüge zum abstrakten Bildraum.[61] Die nichtoptischen, »aufgebauten« stofflichen Oberflächen europäischer abstrakter »matière«-Malerei, die sich im Werk von Antoni Tàpies und Alberto Burri (Kat. 245, 289 und 290) sowie in dem der oben erwähnten Künstler finden, lassen auf den weitreichenden Einfluß der Ideen von Bachelard schließen und boten eine Alternative zu der verstärkten Flachheit und optischen Ausrichtung der amerikanischen Malerei.

Doch auch in Amerika selbst wurde ein Gegenrezept zu Greenbergs Formalismus angeboten, und zwar in den Schriften von Robert Rosenblum. Dessen 1975 erschienenes Buch *Modern Painting and the Northern Romantic Tradition* reihte das Werk von Barnett Newman, Mark Rothko und Clyfford Still in die romantische Tradition des Erhabenen ein. Bei einem Vergleich von Stills Werk mit dem des im 19. Jahrhundert tätigen amerikanischen Landschaftsmalers Augustus Vincent Tack meinte Rosenblum, Stills zerklüftetes Gemälde *Untitled* von 1957 (Abb. 16) könne ebenso von den »erhabenen Unwettern und den Bergen des amerikanischen Westens« inspiriert worden sein.[62] Seine Ansiedlung des Abstrakten Expressionismus in der Nachfolge der Malerei der Romantik stellte eine wichtige kritische Alternative zu Greenberg dar, zudem klangen in dem hohen Stellenwert, den er dem Erhabenen zuwies, Newmans eigene Anliegen an, während darin zugleich andere, neuere Thematisierungen des Unbestimmten vorweggenommen sind. Denn es ist eben gerade die Beschäftigung mit Dingen, die jenseits der begrenzten Wahrnehmung liegen und als solche mit dem Erhabenen verknüpft sind, die Beschäftigung mit dem unbestimmten Raum, mit dem Prärationalen, mit der »Chora«, die in der heutigen Kunstkritik zu einem zentralen Thema geworden ist.[63] Anstatt auf die teleologische Stoßrichtung des Formalismus beruft sich diese Kritik auf das Unbewußte und die Psychoanalyse als Modelle, mit denen die abstrakte Kunst zu prüfen sei, und bekennt sich im Zuge dessen zu einer offeneren, unorthodoxen Methode, sich mit ihr auseinanderzusetzen.

Präsenz oder Transzendenz

In der Geschichte der abstrakten Kunst gibt es von jeher eine Dichotomie zwischen denen, die behaupten, abstrakte Kunst handle von Transzendenz, und denen, die glauben, sie handle von Präsenz, von ihrer eigenen autonomen Existenz. Dieser Dichotomie liegt ein jeweils verschiedener philosophischer, historischer und sozialer Standpunkt zugrunde, sie spiegelt aber auch übergreifende, regelmäßig wiederkehrende Problem-

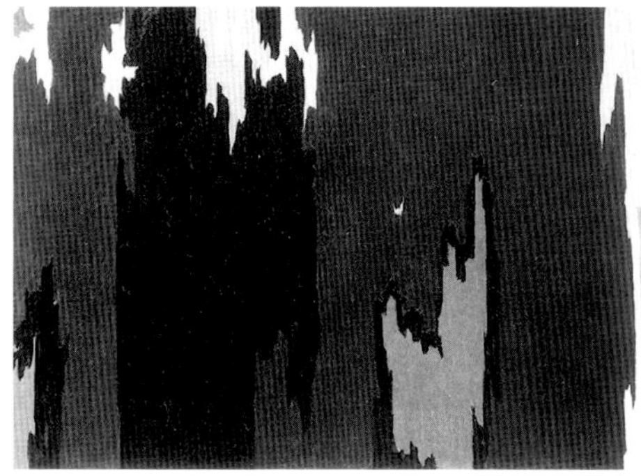

Abb. 16 Clyfford Still, *Untitled*, 1957. Whitney Museum of American Art, New York

59 Kandinsky, »Rückblicke«, in: *Kandinsky. Die gesammelten Schriften*, hrsg. v. Hans K. Roethel und Jelena Hahl-Koch, Bern 1980, S. 37.
60 Gaston Bachelard, *L'Eau et les rêves*, Paris 1942, zit. nach Jean-Clarence Lambert, *Cobra*, London 1983, S. 17f.
61 Bachelard stellte seine Überlegungen über »la pâte« als Urmaterie in Vorlesungen am Collège de France in Paris sowie in seinen beiden Schriften *L'Eau et les rêves* (1942) und *La Terre et les rêveries de la volonté* (1947) an; siehe Sarah Wilson, »Paris Post War: In Search of the Absolute«, in: *Post-War Paris: Existentialism 1945–55*, Ausst.Kat. Tate Gallery, London 1993, S. 25–52.
62 Robert Rosenblum, *Modern Painting and the Northern Romantic Tradition, Friedrich to Rothko*, London 1975, S. 200.
63 Der Begriff »Chora« geht auf Julia Kristeva zurück und beschwört, nach Lacanscher Terminologie, den nichtdarstellbaren Ort der Mutter, das heißt das, was der Benennung und jeder einheitlichen Form vorgeordnet ist, was vielmehr das radikal Unbestimmte darstellt; siehe Kristeva, *Revolution in Poetic Language*, New York 1984, sowie Jacques Derrida, *Chora*, Paris 1993.

stellungen innerhalb der Kunst der Moderne im allgemeinen wider – namentlich die gegensätzlichen Forderungen einer gesellschaftlichen Funktion der Kunst auf der einen und ihres Selbstzwecks auf der anderen Seite.[64] Dieses Problem wird noch verkompliziert durch die Beziehung des modernen Künstlers zur Avantgarde. »Das avantgardistische Forschen«, so Lyotard, »ist funktional … oder ontologisch … außerhalb des Systems angesiedelt, und seine Funktion besteht per Definition darin, alles zu dekonstruieren, was zur Ordnung gehört, zu zeigen, daß diese ganze ›Ordnung‹ etwas anderes verbirgt, das verdrängt wird.«[65] Inwiefern die Abstraktion als »systemfeindlich« aufgefaßt werden kann und was sie möglicherweise verdrängt, das sind Fragen, die ebenfalls gestellt werden müssen.

Zum zentralen Anliegen für viele Künstler wurde die Bestimmung dessen, was real und konkret war. Seit den Zeiten von Kant und Schiller hatten Philosophen einer Kunst das Wort geredet, die von der realen Welt losgelöst, der realen Welt gegenüber interesselos sei. Sobald Künstler dazu übergingen, die Mimesis aufzugeben zugunsten des Bildes als Ding an sich, wurden naturalistische Bezüge zum Tabu für jene, die an die Reinheit der abstrakten Kunst glaubten. Anfang der zwanziger Jahre kam es zu einer Polarisierung zwischen denen, die autonome abstrakte Formen konstruieren wollten, und denen, die an den eher empirischen Prozeß des »Abstrahierens von« der Natur glaubten. So postulierte Kurt Schwitters in der ersten, 1923 erschienenen Nummer der Zeitschrift *Merz*, das Bild »bezieht sich nicht nach außen hin«, weshalb »ein konsequentes Kunstwerk abstrakt sein« müsse.[66] Schließlich trat im Sprachgebrauch verschiedener Künstler an die Stelle des eher verblümten Wortes »abstrakt« der Begriff »konkret«, so daß es im 1930 in Paris veröffentlichten Manifest der Gruppe »Art Concret« heißen konnte:

> Das Gemälde sollte vollständig aus rein plastischen Elementen konstruiert sein, das heißt aus Flächen und Farben. Ein bildnerisches Element hat keine andere Bedeutung, die über es hinausginge, infolgedessen hat das Gemälde keine andere Bedeutung als sich selbst.[67]

Diese theoretische Haltung fundamentierte unweigerlich einen ganzen Zweig der abstrakten Kunst beiderseits des Atlantiks, der metaphysische ebenso wie Wirklichkeitsbezüge im Kunstwerk gleichermaßen ablehnte. Frank Stellas Feststellung »Man sieht, was man sieht«[68] knüpft an diese früheren Positionen an und stützt sich zugleich auf spätere Theorien über das Wesen der Wahrnehmung und die Phänomenologie.[69]

Ein solcher Standpunkt war jedoch offensichtlich unvereinbar mit Vorstellungen vom »Engagement« des Künstlers – ein Dilemma, das bei Kandinsky und Mondrian besonders deutlich zutage tritt. Beide waren stark beeinflußt vom platonischen Denken und glaubten fest daran, durch ihre Kunst gesellschaftliche und politische Veränderungen bewirken zu können.[70] Mondrian behauptete aber auch: »Kunst ist interesselos, und aus diesem Grund ist sie frei.«[71] Doch wie kann Kunst gleichzeitig interesselos und politisch wirksam sein?[72] Paradoxerweise stellte sich die Betonung der Freiheit in der abstrakten Kunst am Ende als Rückzug in den Glauben an einen zukünftigen Wandel dar. Beide Künstler verlegten sich, wie Mark Cheetham dargelegt hat[73], auf eine Suche nach dem Absoluten, die unter dem Banner der Freiheit den tatsächlichen historischen Umständen ihrer Zeit nicht angemessen Rechnung tragen konnte. Bei Kandinsky führte die Betonung einer inneren, geistigen Entwicklung schließlich zu einer Aushöhlung äußerer, menschlicher Anliegen. Obgleich er der Überzeugung war, daß die Kunst die Gesellschaft führen könnte und sollte, konnte er sich dies letztlich nur im Sinne eines Glaubens an eine ahistorische Hinwendung zum Ich vorstellen. Mondrian wiederum wagte sich

64 Im 19. Jahrhundert finden sich verschiedene Beispiele für diese Dichotomie, in Frankreich etwa zwischen Courbets Realismus und Mallarmés Symbolismus und in Rußland zwischen der Philosophie der »Peredwischniki« (Wanderer) und der der Gruppe »Mir iskusstwa« (Welt der Kunst).

65 Jean-François Lyotard, »On Theory: An Interview«, in: *Driftworks*, hrsg. v. Roger McKeon, New York 1984, S. 29.

66 »Holland Dada« (1923), zit. bei John Elderfield, *Kurt Schwitters*, Düsseldorf 1987, S. 94. Es war Schwitters' Betonung der Autonomie, die letztlich zu seinem Ausschluß aus Dada führte.

67 Theo van Doesburg, »La base de la peinture concrète«, in: *Art Concret*, Nr. 1, April 1930; zit. nach: *Tendenzen der Zwanziger Jahre*, Ausst.Kat. Neue Nationalgalerie u.a.O., Berlin 1977, S. 1/191 . Weitere Unterzeichner des Manifests waren Carlsund, Hélion, Tutundjian und Wantz. Van Doesburg erklärte weiterhin: »Wir sprechen daher von konkreter und nicht von abstrakter Malerei, weil nichts konkreter, nichts wirklicher ist als eine Linie, eine Farbe, eine Fläche.« (»Commentaires sur la base de la peinture concrète«, in: *Art Concret*, Nr. 1, April 1930).

68 Glaser, »Questions to Stella and Judd« (Anm. 10), dt. S. 47.

69 Siehe z. B. Maurice Merleau-Ponty, *The Primacy of Perception and Other Essays on Phenomenological Psychology, the Philosophy of Art History and Politics*, hrsg. v. James M. Edie, Evanston, Ill., 1964.

70 Kandinsky lehnte die seiner Ansicht nach wirklichkeitsfernen Ideale des »L'art pour l'art«-Gedankens ebenso ab wie die »praktischen, zweckgerichteten« Anliegen des Konstruktivismus. Gleichwohl sah er es als ein Hauptziel seines künstlerischen Projekts an, ein möglichst breites Publikum anzusprechen. Siehe Cheetham (Anm. 22), S. 98f.

71 Piet Mondrian, »Liberation from Oppression in Art and Life« (1939/40), in: *The New Art – The New Life: The Collected Writings of Mondrian*, London 1987, S. 327.

72 Interessanterweise entspricht diese Frage der gleichzeitig mit Blick auf die politischen Umstände im stalinistischen Rußland geführten Auseinandersetzung innerhalb des Surrealismus über die Frage, was Vorrang habe: die geistige oder die materialistische Revolution.

73 Cheetham (Anm. 22); siehe insbes. Kap. 4, »Purity as Aesthetic Ideology«, S. 102–138.

mit seinem Anspruch, Kunst solle die Gesellschaft befreien, weiter in den öffentlichen Bereich der Politik vor als Kandinsky, scheiterte jedoch nicht nur kläglich mit seiner Ambition, die Politik durch die Kunst zu verändern, sondern machte sich schließlich eine Haltung zu eigen, die beunruhigende Implikationen hatte. In Zusammenhang mit Ausführungen über den Faschismus meinte er noch 1939: »Die Kunst ist dabei, sich von einengenden Zwängen zu befreien, die den reinen Ausdruck des Lebens verschleiern«.[74] Diese Rhetorik der Reinheit, deren sich auch Kandinsky bediente, ist in die Nähe nationalsozialistischer Reinheitsbestrebungen gerückt worden[75], und tatsächlich schien der Absolutheitsanspruch der Kunst Mondrians jegliche Möglichkeit einer Alternative, einer Berücksichtigung des Anderen auszuschließen.

Die Frage des Engagements wurde zwangsläufig dringlicher in Zeiten gesellschaftlicher Unruhe, namentlich zur Zeit der russischen Revolution. Der Meinungsstreit, der sich zwischen Malewitsch und Tatlin im Hinblick darauf entspann, ob die Kunst der Verfeinerung des Geistes (beziehungsweise der Seele) oder der Reform der Gesellschaft dienen solle, illustriert das Dilemma, das sich nicht auf die abstrakte Kunst beschränkte. Sollte man als Künstler überhaupt weitermalen, oder sollte man sich von der Staffelei abwenden und sich ins »Leben« hineinbegeben? Tatlin war an einer Beschäftigung mit dem Wirklichen gelegen, doch die »Eck-Konterreliefs« bezeugten dies letztlich unzulänglich, ähnelten nach wie vor zu sehr Kunst. Sein eigener Versuch, mit dem *Denkmal der III. Internationale* von 1920 konkreter gesellschaftlich zu wirken (siehe Abb. 2, S. 544), war ebenso zum Scheitern verurteilt wie sein Projekt für ein Fluggerät – der *Letatlin* (1929–1932) (Kat. 243) –, besaß aber eine große Symbolkraft für andere Künstler, die sich mit der Rolle des Künstlers als Produzenten auseinandersetzten. So blieb es Alexander Rodtschenko, Ljubow Popowa und anderen überlassen, einen Schritt weiterzugehen und – im Bereich Bekleidung, Bühnenbildgestaltung, Architektur und Typographie – tatsächlich Gebrauchskunst hervorzubringen, die oft in gelungener Form ein abstraktes Formenvokabular mit funktionalistischen Zwecken verband (Abb. 17). Allerdings warf diese Entwicklung zwangsläufig auch die Frage nach dem Status der Kunst auf. Rodtschenko meinte dazu: »Kunst, die keine Rolle im Leben spielt, wird in das archäologische Museum der Altertümer weggesperrt.«[76]

Bei Malewitsch ist die Situation paradox. Obgleich er an der Überzeugung festhielt, daß der Suprematismus keine praktischen Zwecke kenne, sondern vielmehr universale Harmonie, kosmische Ausgewogenheit, das Nichts widerspiegele, wuchs seinem Schaffen posthum eine gesellschaftliche Rolle zu. Seine späteren dreidimensionalen »Architektona«, eine Weiterentwicklung dessen, was ihn in der Malerei beschäftigt hatte, lassen sich sowohl als abstrakt wie auch als mimetisch auffassen – als Künder einer zukünftigen, universalen Ordnung auf der Grundlage des Suprematismus und der Gegenstandslosigkeit wie auch als Fetische der Ungegenständlichkeit, die Manifestationen einer geistigen Welt waren. Auf dem Höhepunkt der Stalin-Ära im Jahr 1935 wurde das schwarze Quadrat, das feierlich vorne an Malewitschs Leichenwagen prangte und auf sein Grab gelegt wurde (Abb. 18), zu einem Kultobjekt für eine kleine Gruppe von Künstlern, die sein Werk als zukunftsweisend verehrten und die erzieherischen Möglichkeiten einer solchen Kunst als Mittel zur Weltveränderung erkannten. Auf diese Weise zeigt die russische Kunst der Revolutionszeit eine weitere Dialektik auf, die sich wie ein roter Faden durch die Geschichte der abstrakten Kunst zieht: den Gegensatz zwischen einem Glauben an einen transzendenten Bereich und einem Bekenntnis zur Präsenz, zu den Erfordernissen des Hier und Jetzt.

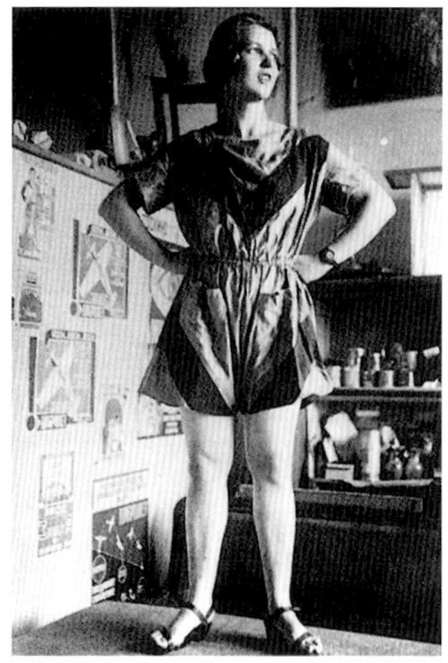

Abb. 17 Wawara Stepanowa, Sportkleidung, getragen von E. Schemtschuschinaja. Photo: Alexander Rodtschenko

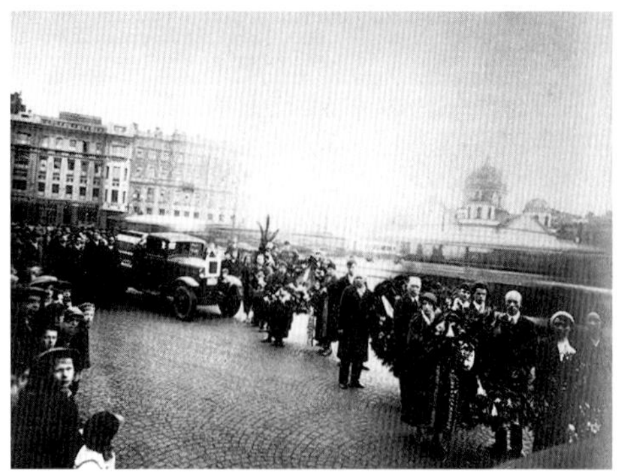

Abb. 18 Trauerzug zum Begräbnis von Kasimir Malewitsch, Leningrad 1935.

74 Mondrian, *The New Art* (Anm. 71), S. 324.
75 Siehe Cheetham (Anm. 22), S. 136; vgl. auch Taylor, *Disfiguring* (Anm. 34), S. 132, für ähnliche Betrachtungen zur Kunst und Architektur der Moderne.
76 Alexander Rodtschenko, »Slogans« (1920–1921), zit. in: *Alexander Rodchenko*, Ausst.Kat. Museum of Modern Art, Oxford 1979, S. 129.

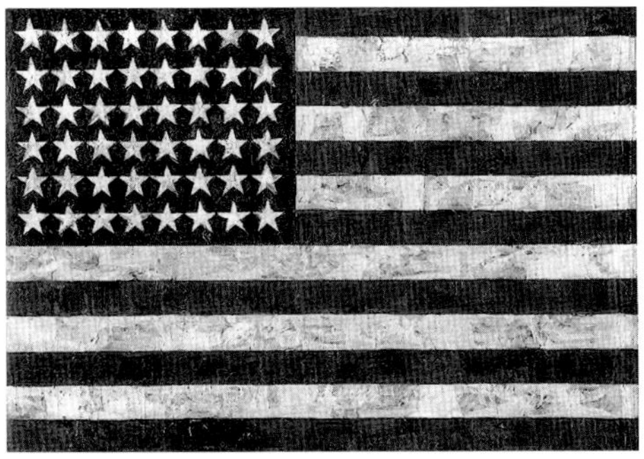

Abb. 19 Jasper Johns, *Flag* (Flagge), 1954–1955. The Museum of Modern Art, New York

Vom konkret Politischen her entbehrt es nicht der Ironie, daß die abstrakte Kunst stillschweigend zur Untermauerung zweier entgegengesetzter Ideologien herangezogen wurde, nämlich des Leninschen Kommunismus in der unmittelbaren nachrevolutionären Ära und des amerikanischen Kapitalismus in der Zeit des Kalten Krieges. Mit dem Wandel der historischen Realitäten und der Herrschaft eines rigiden Sozialistischen Realismus in der Sowjetunion wurde der amerikanische Abstrakte Expressionismus – in den fünfziger Jahren staatlicherseits fleißig gefördert durch eine Reihe von Wanderausstellungen – allmählich als etwas aufgefaßt, mit dessen Hilfe sich die heilsame »Freiheit« der amerikanischen Kultur und Politik beschwören ließ.[77] Doch wie auch immer ihr Werk instrumentalisiert wurde – die Situation für Künstler war in Amerika eine von Grund auf andere als die, mit der sich Künstler im nachrevolutionären Rußland konfrontiert sahen. Nach äußerster Enttäuschung über die Ereignisse in den dreißiger Jahren war Politik etwas, das die meisten Abstrakten Expressionisten aus ihrem Werk gerade ausklammern wollten. Ihre Suche nach »tragischen und zeitlosen« Inhalten führte sie statt dessen weg vom Zeitgeschehen.[78] Der Abstrakte Expressionismus wollte, wenn man so will, eine Entsprechung zur Conditio humana schaffen: ein kollektives Gefühl der »Ergriffenheit vor der Leere«. Dies verhinderte jedoch nicht, daß die abstrakte Malerei als eine Domäne der Freiheit dargestellt werden sollte, als das greifbare Symbol eines »Individuums, das in seinem Werk Freiheit verwirklicht und ohne Rückhalt sich selbst einbringt«.[79]

Das Bestreben, die abstrakte Kunst für ideologische Zwecke einzuspannen, zeugt von der Tatsache, daß es in der Epoche der Moderne unabhängig davon, ob sich die abstrakten Künstler am Ende auf die Seite der Autonomie oder auf die des Engagements schlugen, eine stillschweigende Überzeugung gab, daß Kunst zumindest potentiell gesellschaftlich zu wirken vermag. Entsprechend dem fruchtbaren Wirken der Natur mußte selbst die »Art Concret« irgendeine Bedeutung haben, irgend jemandem etwas sagen. So gesehen, kann die Minimal Art als ein Wendepunkt in den Leitgedanken der Moderne aufgefaßt werden. Denn obgleich der Minimalist Donald Judd 1970 eine avantgardistische, oppositionelle Rolle für die zeitgenössische amerikanische Kunst reklamierte, indem er behauptete, sie sei »gegen vieles in dieser Gesellschaft gerichtet«[80], hatte der Künstler und Kritiker Brian O'Doherty bereits festgestellt, daß der Minimalismus als solcher das attackierte, »was zur Illusion des Avantgardismus geworden ist«, und statt dessen »eine Art intellektuelle Kennerschaft des Nicht-Engagements« entwickelt hatte.[81]

Mit Blick auf die Epoche als Ganzes findet sich das heroische Element der modernen abstrakten Kunst vielleicht am prägnantesten auf den Punkt gebracht in den gesellschaftlich-ästhetischen Betrachtungen Herbert Marcuses: »Kunst vermag vielleicht nicht die Welt zu verändern«, aber »sie kann dazu beitragen, das Bewußtsein jener Männer und Frauen zu verändern, die die Welt verändern könnten.«[82] Dieser Glaube an die Möglichkeit eines Wandels ist jedoch ebenso wie andere eher hehre Bekenntnisse zum Erhabenen, zum Geistigen, zur Reinheit – kurzum zu den »großen Metaerzählungen«, auf denen die Ästhetik der Moderne fußte – am Ende des Jahrtausends zunehmend ins Wanken geraten.

Abstraktion und Gegenständlichkeit standen sich im Laufe der Geschichte der Moderne immer feindlich gegenüber, der Antagonismus wird im Rahmen des Vermächtnisses der Spätmoderne jedoch noch hartnäckiger und produktiver. Die gezielte Konfrontation von Abstraktion und Gegenständlichkeit innerhalb eines einzelnen Werkes dürfte auf Jasper Johns zurückgehen, dessen *Flags* (Abb. 19) viele veranlaßt haben, sich den Kopf über das

77 Siehe Serge Guilbaut, *How New York Stole the Idea of Modern Art*, Chicago und London 1983 (dt. *Wie New York die Idee der modernen Kunst gestohlen hat*, Dresden 1997), sowie die Materialien in: Francis Frascina (Hrsg.), *Pollock and After. The Critical Debate*, New York 1985.

78 In der Frage der Politik waren die Positionen naturgemäß nicht eindeutig. Barnett Newman etwa meinte, daß seine Malerei, richtig verstanden, »das Ende eines jeglichen Staatskapitalismus und Totalitarismus bedeuten« würde (Newman, Interview mit Dorothy Seckler von 1962; in: *Newman. Schriften und Interviews* ([Anm. 6], S. 250), während Ad Reinhardt neben seiner künstlerischen Tätigkeit in den frühen vierziger Jahren als Karikaturist und Illustrator für die kommunistische Zeitschrift *The New Masses* seine eigenen politischen Ziele verfolgte.

79 Meyer Schapiro, »The Nature of Abstract Art« (1937), in: ders., *Modern Art – Nineteenth and Twentieth Centuries*, New York 1985, S. 218.

80 Donald Judd, »The Artist and Politics: A Symposium«, in: *Artforum*, September 1970, zit. bei Anna C. Chave, »Minimalism and the Rhetoric of Power«, in: *Arts Magazine*, Vol. 64, No. 5, Januar 1990, S. 54; dt. in: *Minimal Art* (Anm. 10), S. 656.

81 Brian O'Doherty, »Minus Plato«, in: *Art and Artists*, September 1966, zit. bei Chave (Anm. 80), S. 657.

82 Herbert Marcuse, *The Aesthetic Dimension*, London 1979, S. 32.

Thema zu zerbrechen. Gerhard Richter und Sigmar Polke wiederum haben in ihren Bildern die Dichotomie problematisiert, wobei sich Richter frei zwischen beiden Optionen hin und her bewegt (Kat. 312–314), während Polke beide miteinander verbindet (Abb. 20). Anselm Kiefer hat in seiner Malerei den enormen Beitrag der Abstraktion zur räumlichen Komposition aufgezeigt und dies in Einklang gebracht mit einem Bedürfnis, Geschichte unter anderem durch palimpsestartige Überlagerung zu beschwören (Kat. 397–399). Die Abstraktion erscheint heute mehr denn je als nur eine von vielen Sprachen, deren sich Künstler bedienen können.

Seit der zweiten Hälfte der achtziger Jahre haben immer mehr Künstler und Theoretiker der Abstraktion so etwas wie einen Wendepunkt konstatiert, und tatsächlich erscheint es bei aller etwaigen Nostalgie nicht länger möglich, die heutige Situation in einer nahtlosen Kontinuität zur früheren, »historischen Phase« der Abstraktion zu sehen. Die amerikanische abstrakte Malerei der achtziger Jahre zum Beispiel verfiel im Rückblick auf die Geschichte der Abstraktion entweder der Ironie oder der Nostalgie. Die Aushöhlung der Signifikate durch die Vorherrschaft dessen, was Jean Baudrillard auf Begriffe wie Simulation, Mikrochip-Technologie und televisuelle Kommunikation gebracht hat, wurde zu einem Leitthema im Werk und in den Schriften von Peter Halley (Abb. 21). Die Geometrie wurde in seiner Malerei zu einem ironischen Paradigma der Einengung und in seinen Schriften schließlich zu einem solchen der Redundanz: »Nun, da wir von der Geometrie hingerissen sind, ist die geometrische Kunst verschwunden.«[83]

In jüngerer Zeit haben sich amerikanische Künstler wie etwa David Reed, Fabian Marcaccio, Lydia Dona, Jonathan Lasker und Stephen Ellis in einer Form auf frühere abstrakte Kunst besonnen, die auf eine Kontinuität, allerdings eine alles andere als nahtlose, schließen läßt (Abb. 22). Im Rahmen dieses Engagements wird das Risiko nicht gescheut. Statt einen unverfälschten teleologischen Fortschritt nach Hegelschem Muster innerhalb des Projektes der Abstraktion zu postulieren, scheint sich diese neuere Malerei oftmals auf die »rhizomatische« Möglichkeit der Lateralität oder auf Vorstellungen von der »Wunschmaschine« zu beziehen – Modelle, die den Schriften von Gilles Deleuze entlehnt sind. Wie Lydia Dona es formuliert:

> Die zusammengebrochenen Kategorien zentraler paradigmatischer Strukturen der Moderne – Selbstreferentialität, Homogenität, Oberflächenbeschaffenheit und Faktur sowie die Modalitäten des heroischen, durch schieres Format artikulierten Gestus – weichen dem, was ich den »Virus des Exzesses« nenne.[84]

In der jüngeren europäischen Malerei, etwa in den Gemälden von Gary Hume, Ian Davenport und Fiona Rae, wird die abstrakte Bildsprache ähnlichen Korrekturen unterzogen, und es wird wahlweise mit Kombination, Zitat, Brechung sowie mit dem Wechselspiel zwischen Abstraktem und Realem gearbeitet. Nach Auffassung des Künstlers Olivier Mosset werden die interessantesten Formen abstrakter Kunst von jenen betrieben, »die die Abstraktion in Frage stellen und dekonstruieren: jene Maler, deren kühle Abstraktionen ›die humanistischen und metaphysischen Ansprüche der klassischen abstrakten Kunst‹ zurückweisen«, während wiederum im Falle Gerwald Rockenschaubs die Malerei aufgegeben wurde zugunsten anderer Formen der Erkundung des Raums und seiner Grenzen.[85]

Obgleich die Grenzen zwischen den Gattungen mittlerweile zunehmend verwischt sind, haben sich die Bemühungen speziell in der Plastik darauf verlagert, das zu beschwören oder zu ersetzen, was im Zuge des abstrakten Projektes der Moderne verlorengegangen war: ein Bewußtsein des Körpers und das Moment der Erinnerung. Das Werk von Eva

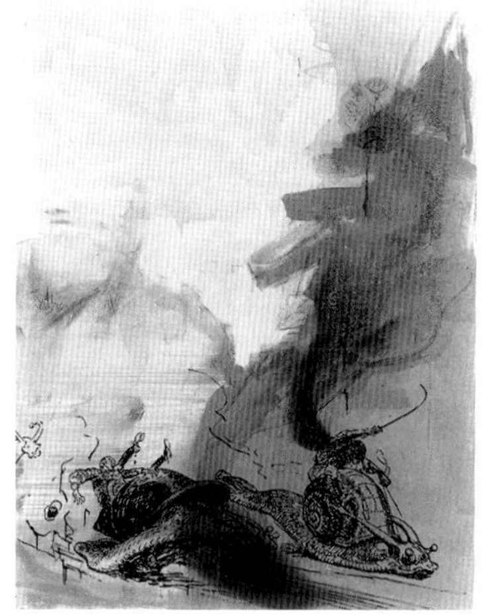

Abb. 20 Sigmar Polke, *Schnecken*, 1982. Privatsammlung

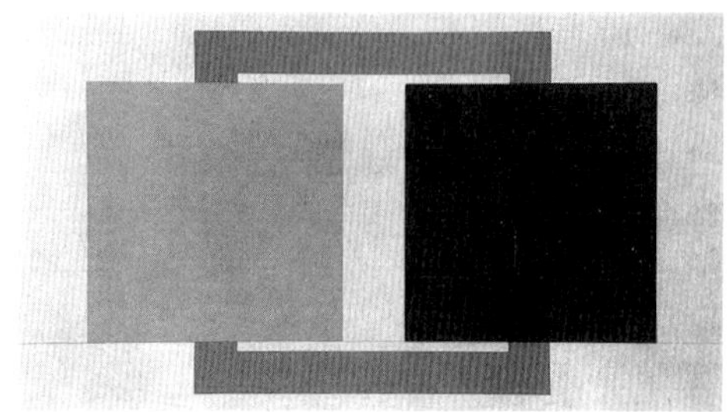

Abb. 21 Peter Halley, *Two Cells with Circulating Conduit* (Zwei Zellen mit Umlaufrohr), 1988. Sammlung Goetz, München

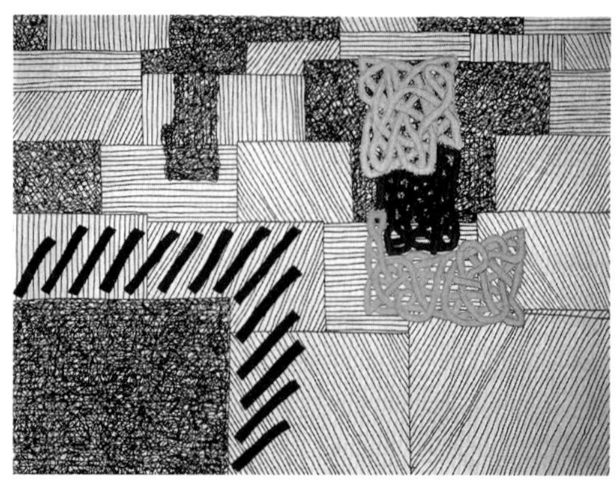

Abb. 22 Jonathan Lasker, *Artistic Painting* (Künstlerisches Gemälde), 1993. Galerie Buchmann, Basel

83 Peter Halley, »Deployment of the Geometric« (1984), in: *Peter Halley: Collected Essays*, Zürich und New York 1988, S. 130.
84 Lydia Dona, »Reluctance, Ambivalence and the Infra-Language«, in: *Abstraction* (Anm. 1), S. 90.
85 Olivier Mosset, »Reconstructing Abstraction«, in: *Tema Celeste*, Nr. 32/33, Herbst 1991, S. 78.

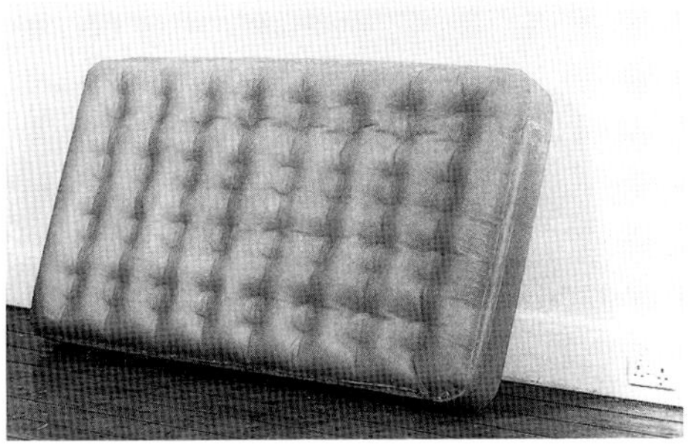

Abb. 23 Rachel Whiteread, *Untitled (Convex)*, 1993.
Photo: Prudence Cumming Associates

Hesse aus den sechziger Jahren stellt sowohl eine Fortführung wie auch eine Gegenreaktion auf die Minimal Art dar und nimmt insofern Themen vorweg, mit denen sich neuere plastische Arbeiten beschäftigen. Ihre *Accessions* von 1967–1968 verwenden den vertrauten minimalistischen Kasten, unterlaufen jedoch dessen Einheit als Objekt und dessen maschinengefertigte Präzision durch ein durchlöchertes Äußeres und ein organisch wirkendes Inneres (Kat. 194 und 195). Daß die Schläuche von Hand durchgezogen und abgeschnitten wurden, steht ebenfalls im Widerspruch zur Fabrikästhetik des Minimalismus. An diese hintergründige Beschwörung des Körpers und eines eindringlichen, erinnerten Raums haben seither Künstler wie Richard Deacon, Alison Wilding, Rebecca Horn, Rachel Whiteread und Alain Kirili eindrucksvoll angeknüpft mit Arbeiten, in denen indirekte Anspielungen auf den Körper und auf den Raum, den dieser ex negativo einnimmt, sich implizit gegen die eher metaphysischen Ideale der der Moderne verpflichteten abstrakten Kunst richten (Abb. 23). Es ließe sich die These vertreten, daß das Vermächtnis des Feminismus mit seiner Aufwertung des Somatischen ebenso wie mit seiner psychoanalytischen Kritik an Freudschen Deutungen des Geistes eine der wenigen »Ideen« am Ende des 20. Jahrhunderts darstellt, die die abstrakte Kunst auf ähnliche Weise zu aktivieren vermögen wie in früheren Zeiten dieses Jahrhunderts die hehren Ideale der Vergangenheit.

Die »neuen« Strömungen in der abstrakten Kunst spiegeln zwangsläufig den breiteren Kontext wider, nämlich die allgemeine Infragestellung der Legitimität älterer Glaubenssysteme vor dem Hintergrund der anerkannten Möglichkeiten theoretischer Alternativen, die heute angeboten werden. Am Ende dieses Jahrhunderts erleben wir gleichzeitig eine nostalgische Sehnsucht nach den eher utopischen Visionen früherer Epochen der Abstraktion und eine ironische Distanzierung von ihnen. Was dies für die abstrakte Kunst in der Zukunft bedeutet, muß sich erst noch herausstellen.

Abstraktion – Spiritualität

WASSILY KANDINSKY (Kat. 122–124)
ROBERT DELAUNAY (Kat. 125)
KASIMIR MALEWITSCH (Kat. 126–132)
WLADIMIR TATLIN (Kat. 133–135)
LJUBOW POPOWA (Kat. 136–138)
MICHAIL MATJUSCHIN (Kat. 139)
OLGA ROSANOWA (Kat. 140–141)
ALEXANDER RODTSCHENKO (Kat. 142–147)
NAUM GABO (Kat. 148)
PIET MONDRIAN (Kat. 149–152)
CONSTANTIN BRANCUSI (Kat. 153–154)
JULIO GONZÁLEZ (Kat. 155)
DAVID SMITH (Kat. 156)
BARNETT NEWMAN (Kat. 157–159)
AD REINHARDT (Kat. 160)
CLYFFORD STILL (Kat. 161)
FRANK STELLA (Kat. 162)
JACKSON POLLOCK (Kat. 163–164, 166)
WILLEM DE KOONING (Kat. 165)
YVES KLEIN (Kat. 167, 178–179)
LUCIO FONTANA (Kat. 168–171)
CY TWOMBLY (Kat. 172)
PIERO MANZONI (Kat. 173–175)
ELLSWORTH KELLY (Kat. 176)
MARK ROTHKO (Kat. 177, 180)
DONALD JUDD (Kat. 181–182)
CARL ANDRE (Kat. 183–185)
DAN FLAVIN (Kat. 186–189)
JAMES TURRELL (Kat. 190)
RICHARD SERRA (Kat. 191–193)
EVA HESSE (Kat. 194–195)
RICHARD LONG (Kat. 196)
EDUARDO CHILLIDA (Kat. 197)
ROBERT RYMAN (Kat. 198–199)
GÜNTHER FÖRG (Kat. 200–205)

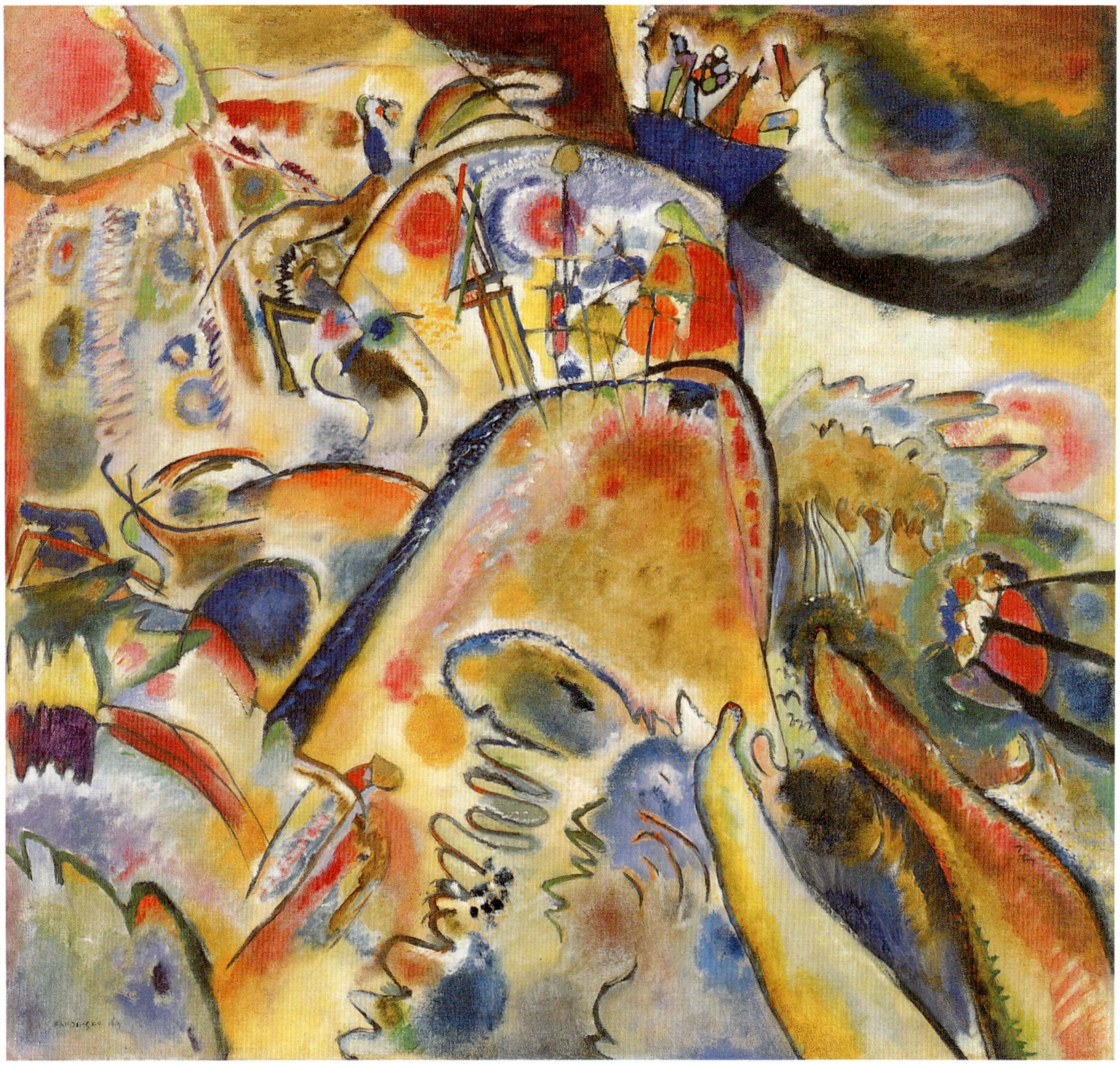

122 WASSILY KANDINSKY, *Kleine Freuden*, 1913
Öl auf Leinwand, 110 x 120 cm
Solomon R. Guggenheim Museum, New York

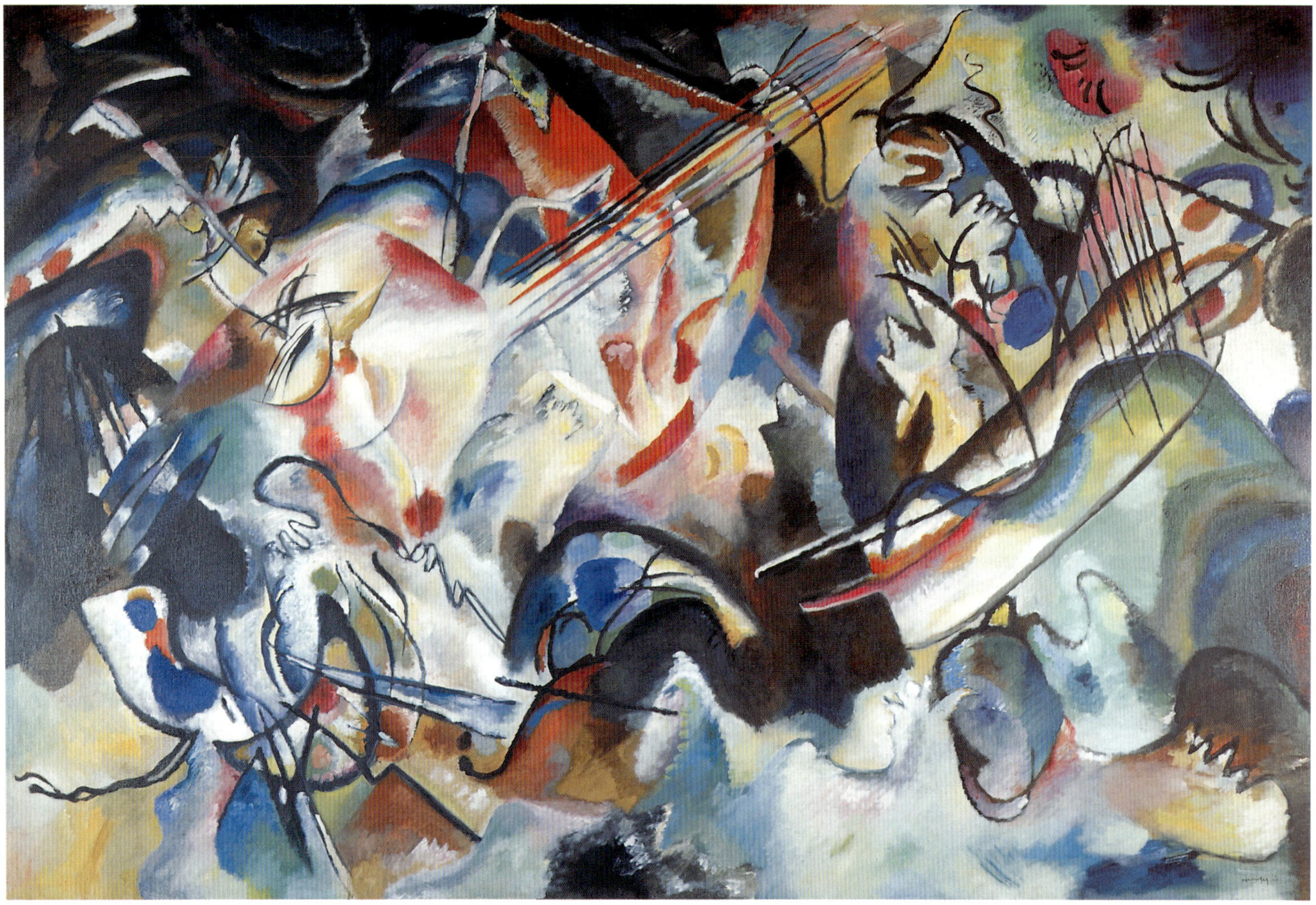

123 WASSILY KANDINSKY, *Komposition VI*, 1913
Öl auf Leinwand, 195 x 300 cm
Staatliche Eremitage, St. Petersburg

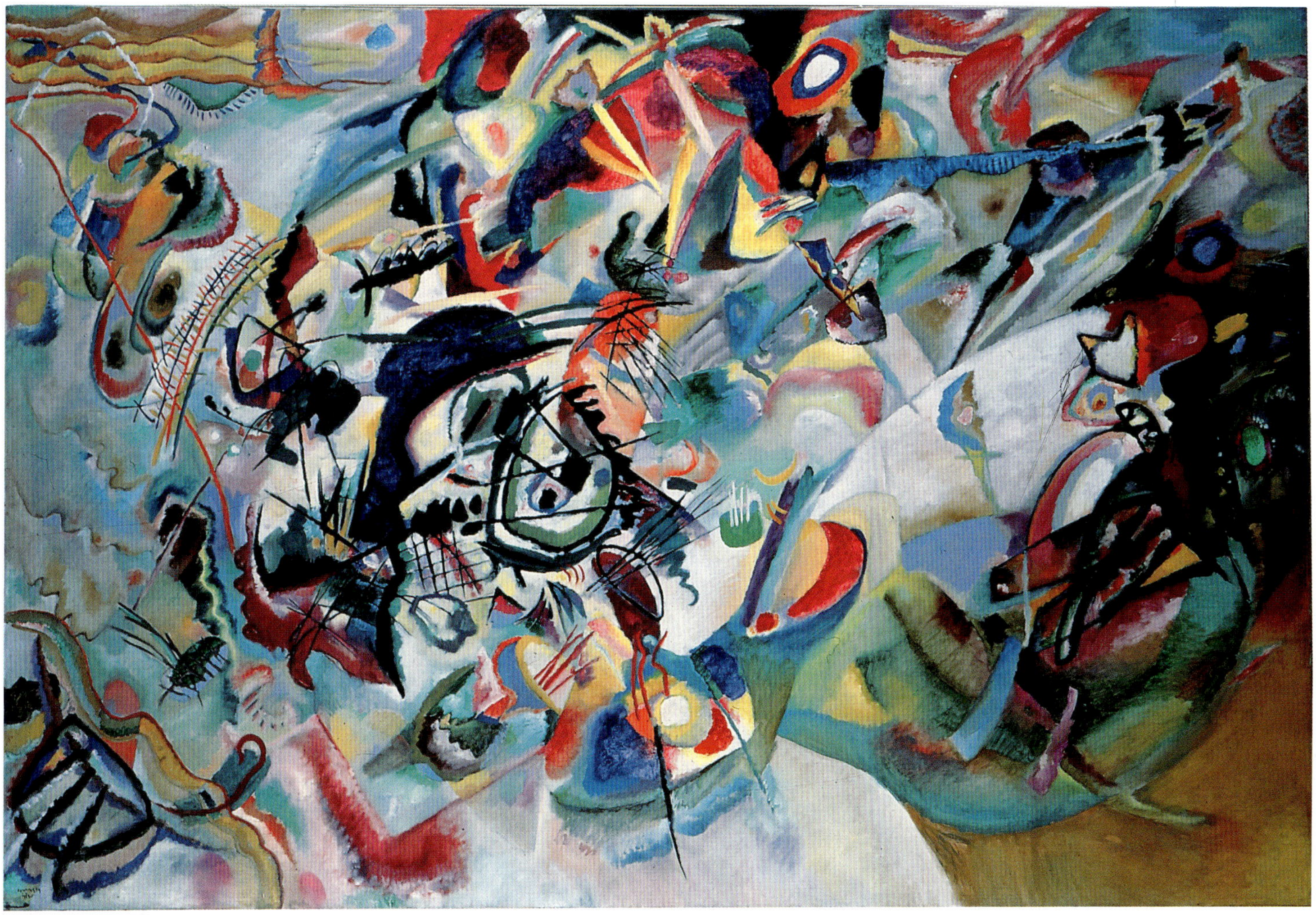

124 WASSILY KANDINSKY, *Komposition VII*, 1913
Öl auf Leinwand, 200 x 300 cm
Staatliche Tretjakowgalerie, Moskau

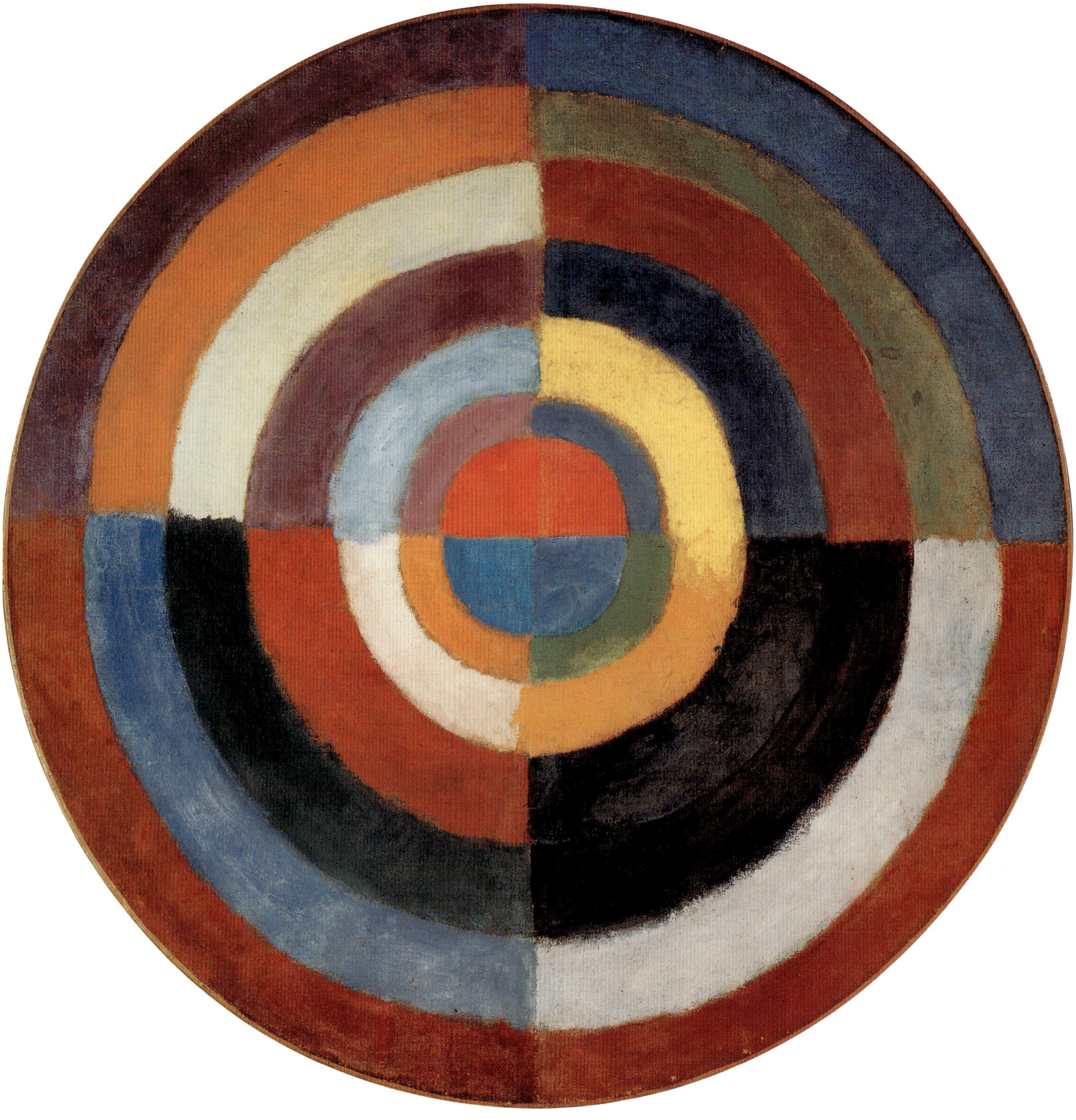

125 ROBERT DELAUNAY, *Premier disque* / Erste Scheibe, 1912
Öl auf Leinwand, Durchmesser 135 cm
Privatsammlung Schweiz

126 KASIMIR MALEWITSCH, *Suprematismus*, 1915
Öl auf Leinwand, 66,5 x 57 cm
Stedelijk Museum, Amsterdam

127 KASIMIR MALEWITSCH, *Schwarzes Quadrat*, zwanziger Jahre
Öl auf Leinwand, 110 x 110 cm
Staatliches Russisches Museum, St. Petersburg

128 KASIMIR MALEWITSCH, *Schwarzer Kreis*, zwanziger Jahre
Öl auf Leinwand, 110 x 110 cm
Staatliches Russisches Museum, St. Petersburg

129 KASIMIR MALEWITSCH, *Schwarzes Kreuz*, zwanziger Jahre
Öl auf Leinwand, 110 x 110 cm
Staatliches Russisches Museum, St. Petersburg

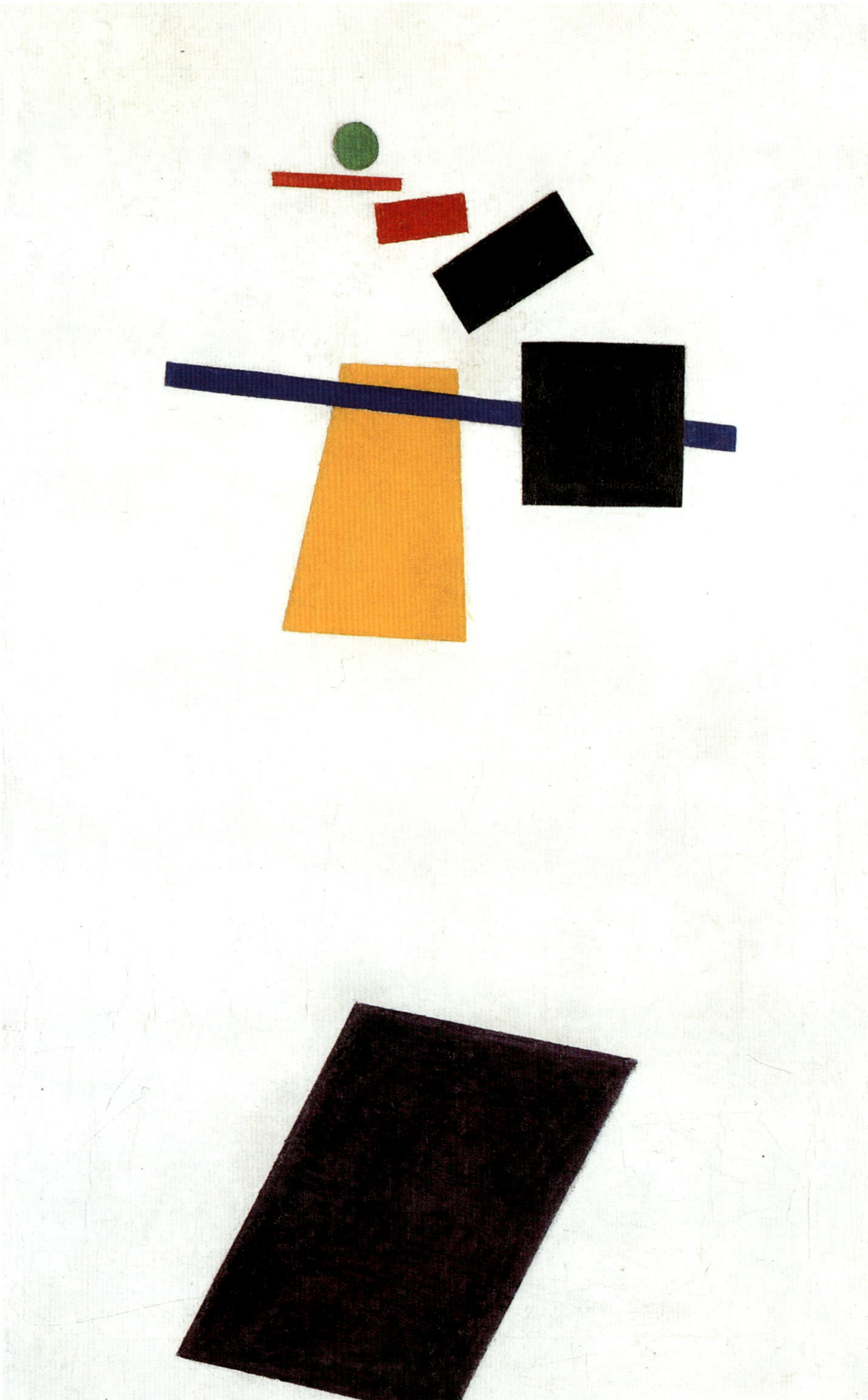

130 KASIMIR MALEWITSCH, *Suprematismus: Malerischer Realismus eines Fußballspielers*, 1915
Öl auf Leinwand, 70 x 44 cm
Stedelijk Museum, Amsterdam

131 KASIMIR MALEWITSCH, *Suprematistisches Bild (Schallwellen)*, 1917–1918
Öl auf Leinwand, 97 x 70 cm
Stedelijk Museum, Amsterdam

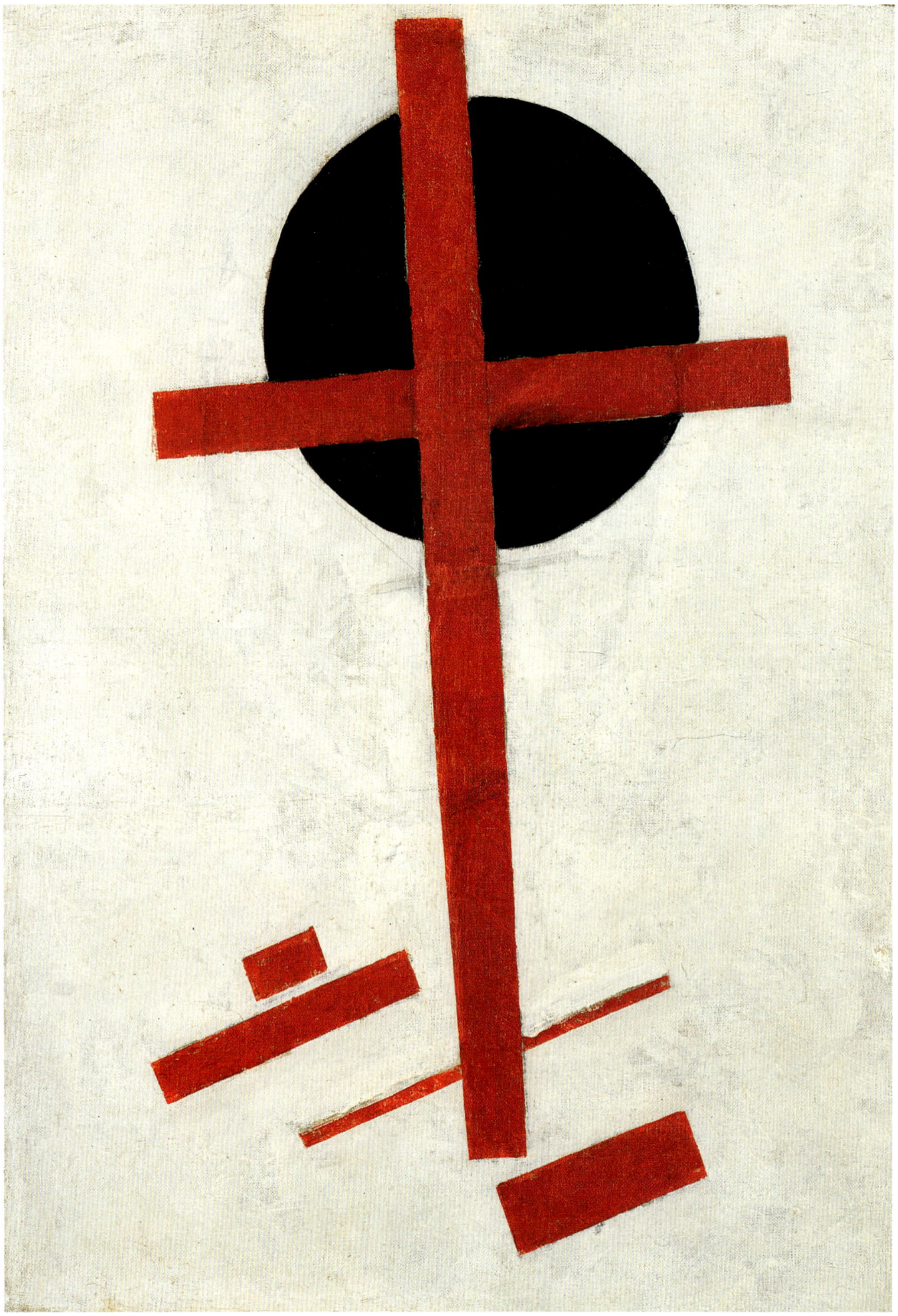

132 KASIMIR MALEWITSCH, *Suprematismus*, 1921–1927
Öl auf Leinwand, 72,5 x 51 cm
Stedelijk Museum, Amsterdam

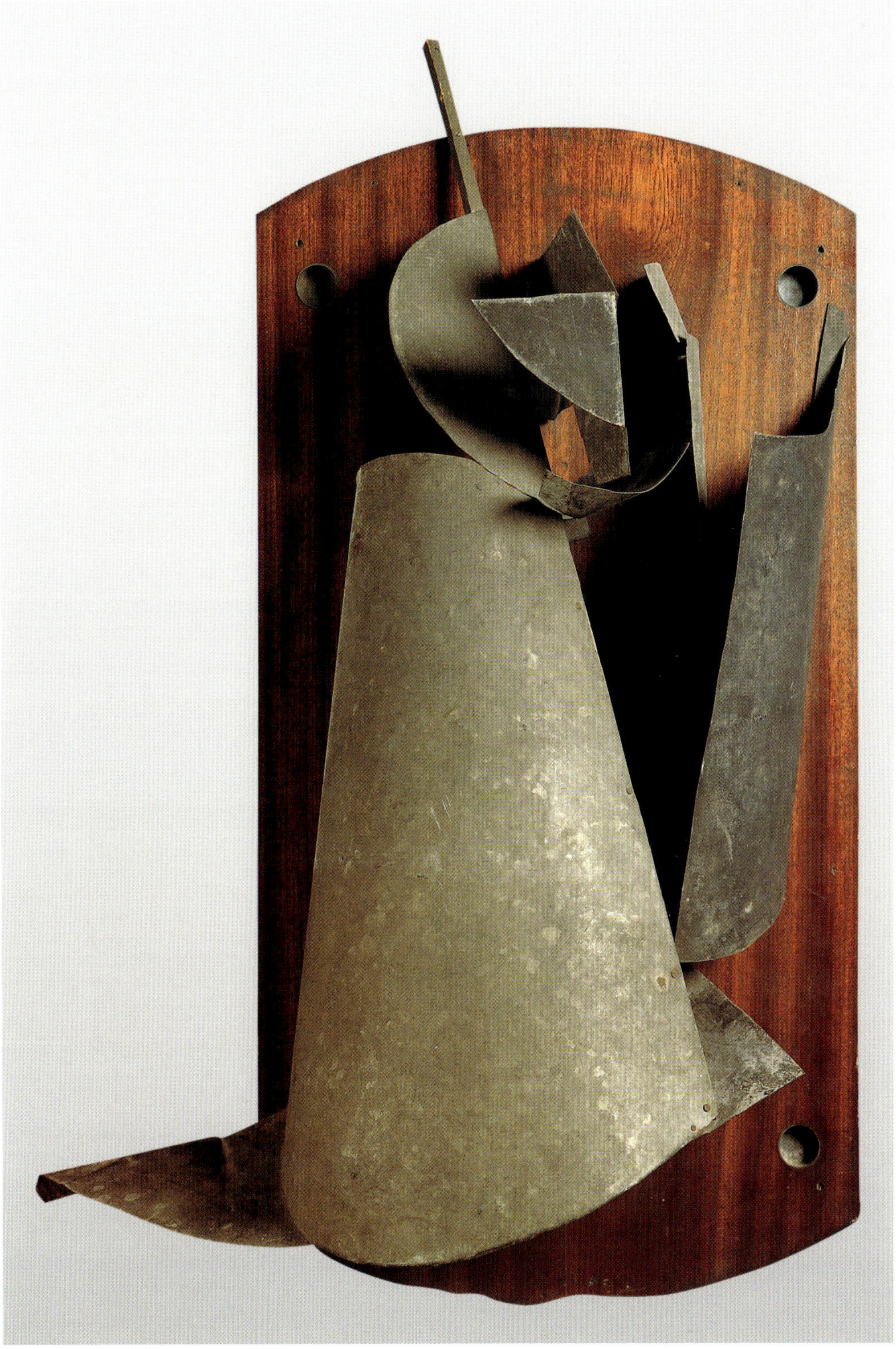

133 WLADIMIR TATLIN, *Konterrelief*, 1916
Zink, Palisander, Fichte, 100 x 64 x 27 cm
Staatliche Tretjakowgalerie, Moskau

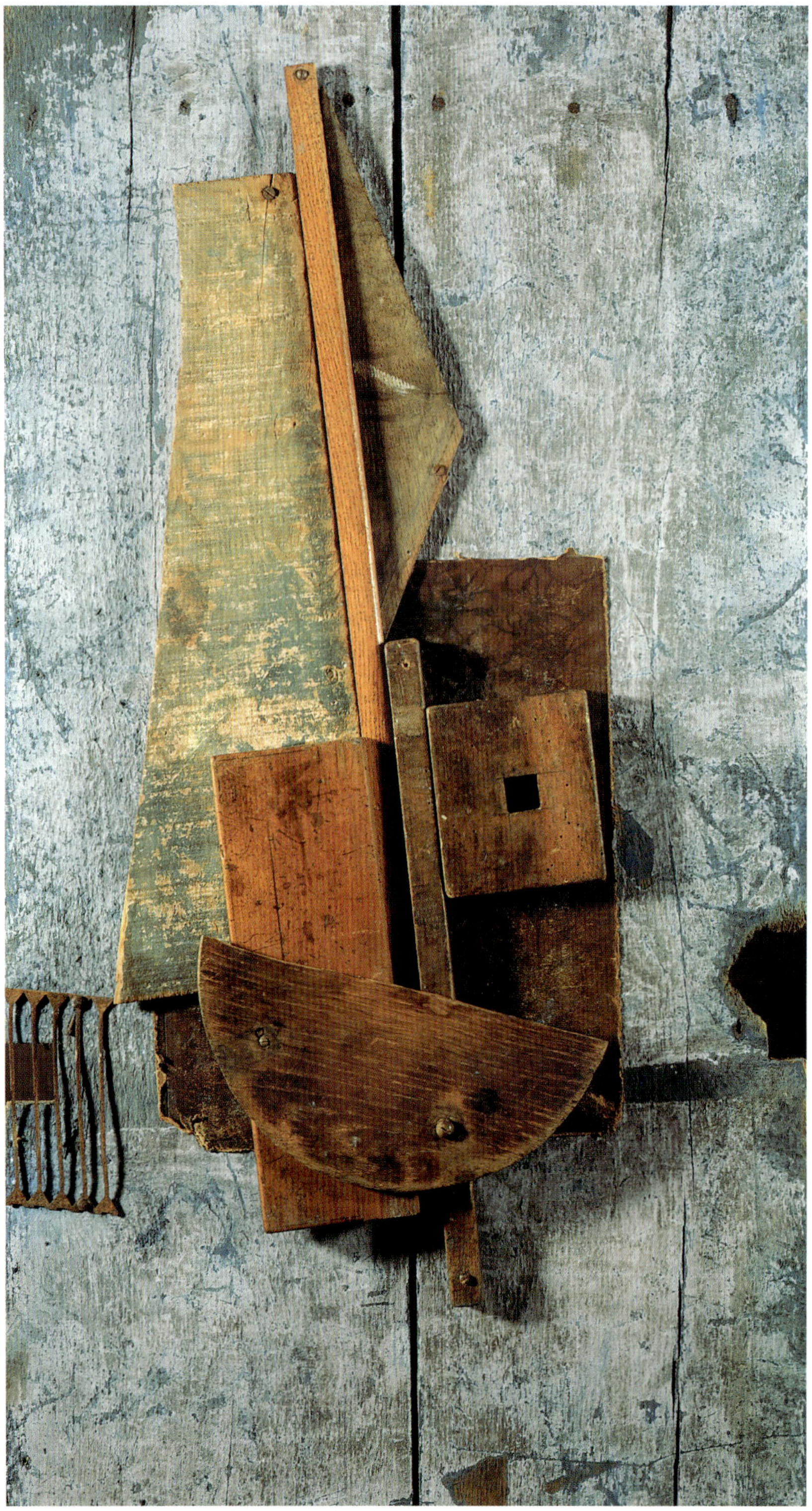

134 WLADIMIR TATLIN, *Blaues Konterrelief*, 1914
Verschiedene Materialien, 79,5 x 44 x 7,5 cm
Privatsammlung

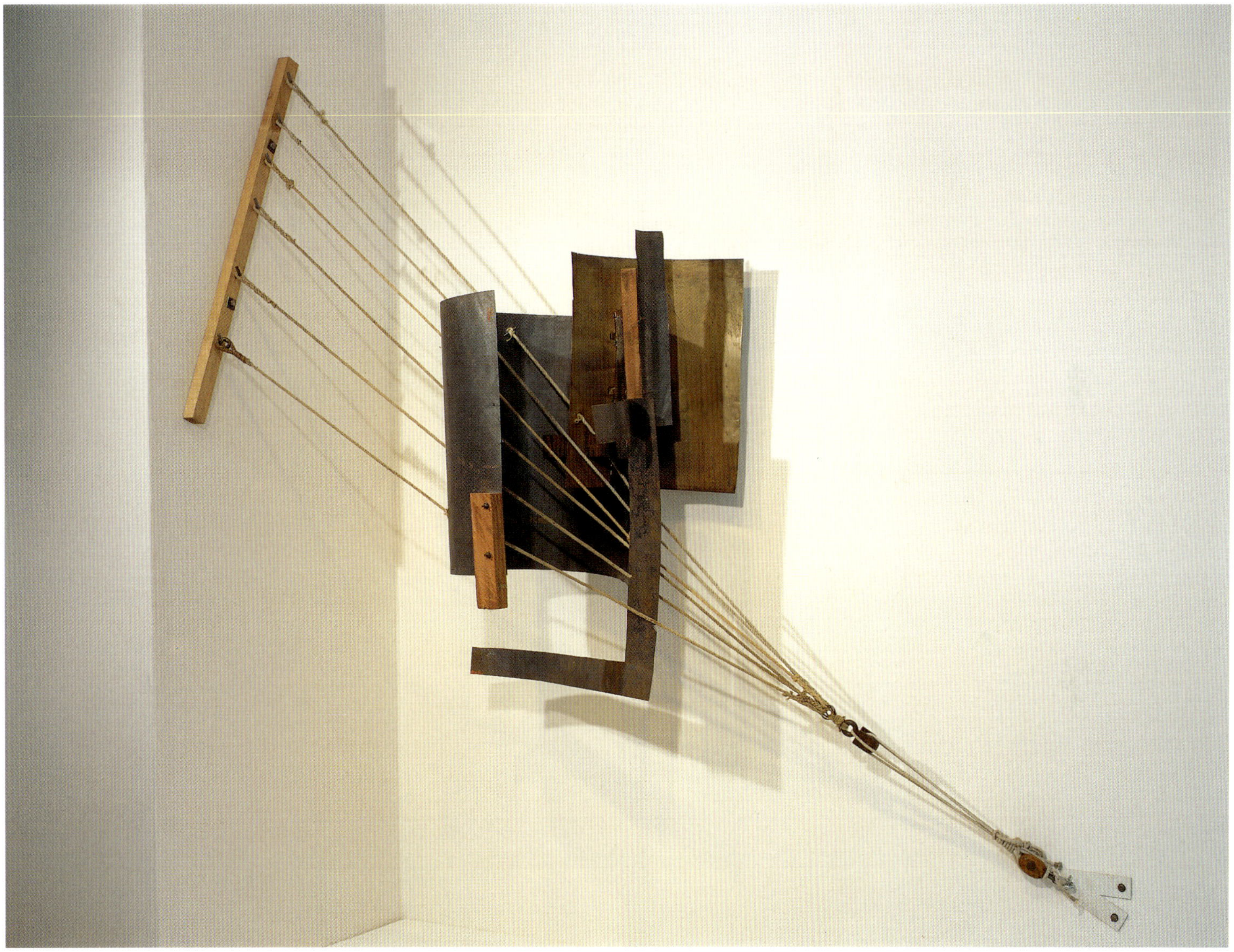

135 WLADIMIR TATLIN, *Eck-Konterrelief*, 1915–1925
Verschiedene Materialien, 71 x 118 cm
Staatliches Russisches Museum, St. Petersburg

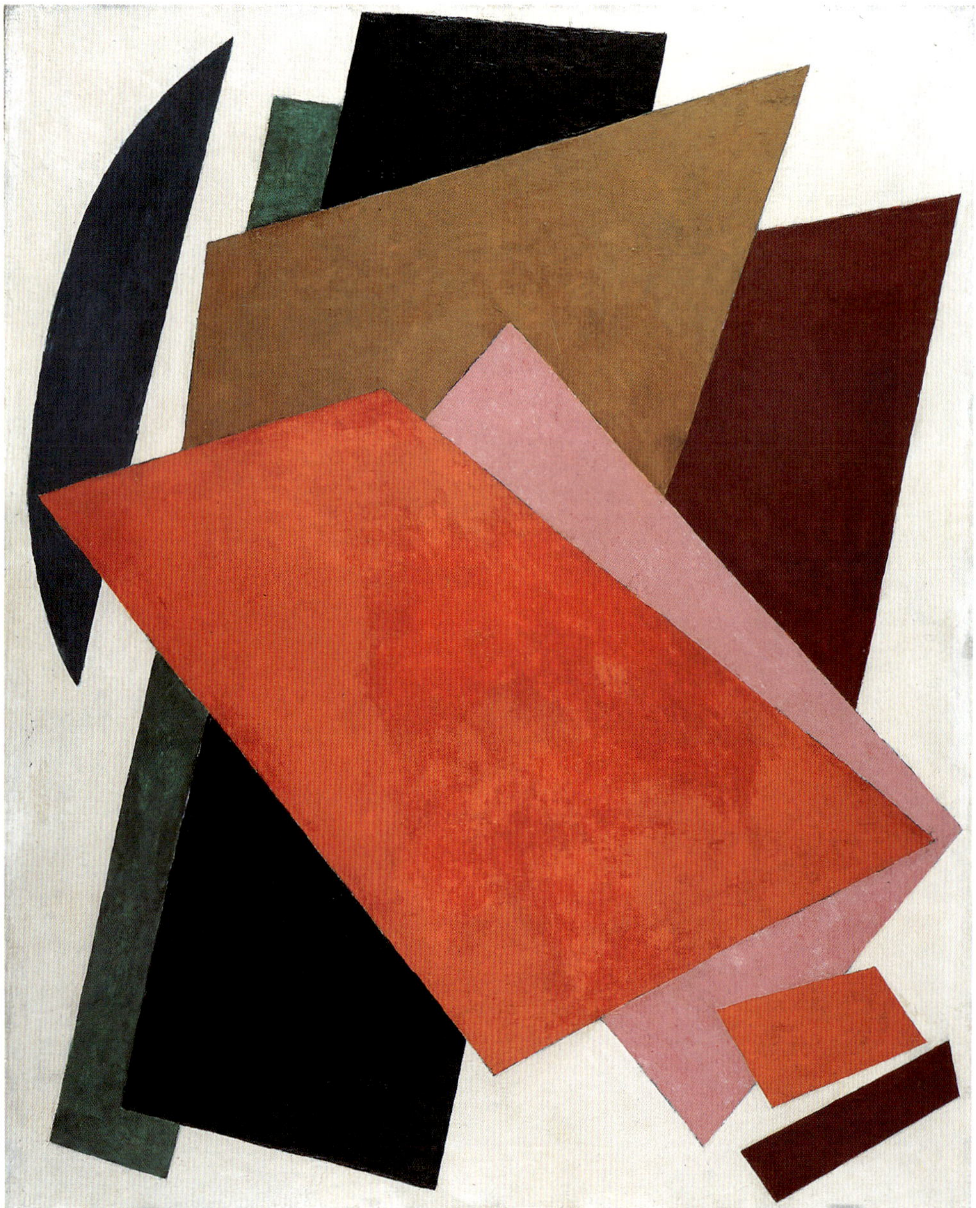

136 LJUBOW POPOWA, *Malerische Architektonik*, 1917
Öl auf Leinwand, 106 x 88 cm
A.F. Kowalenko-Kunstmuseum, Krasnodar

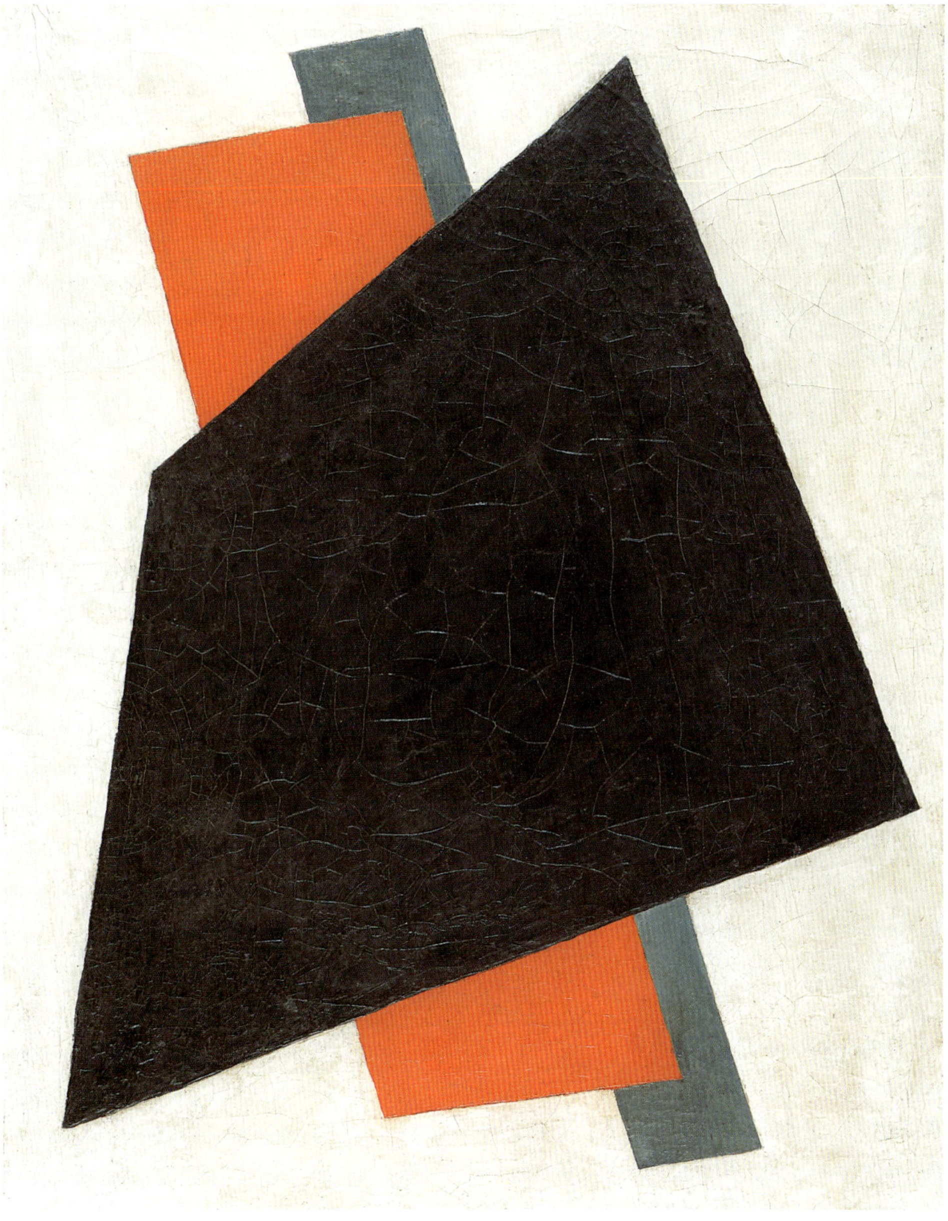

137 LJUBOW POPOWA, *Malerische Architektonik: Schwarz, Rot, Grau*, 1916
Öl auf Leinwand, 89 x 71 cm
Staatliche Tretjakowgalerie, Moskau

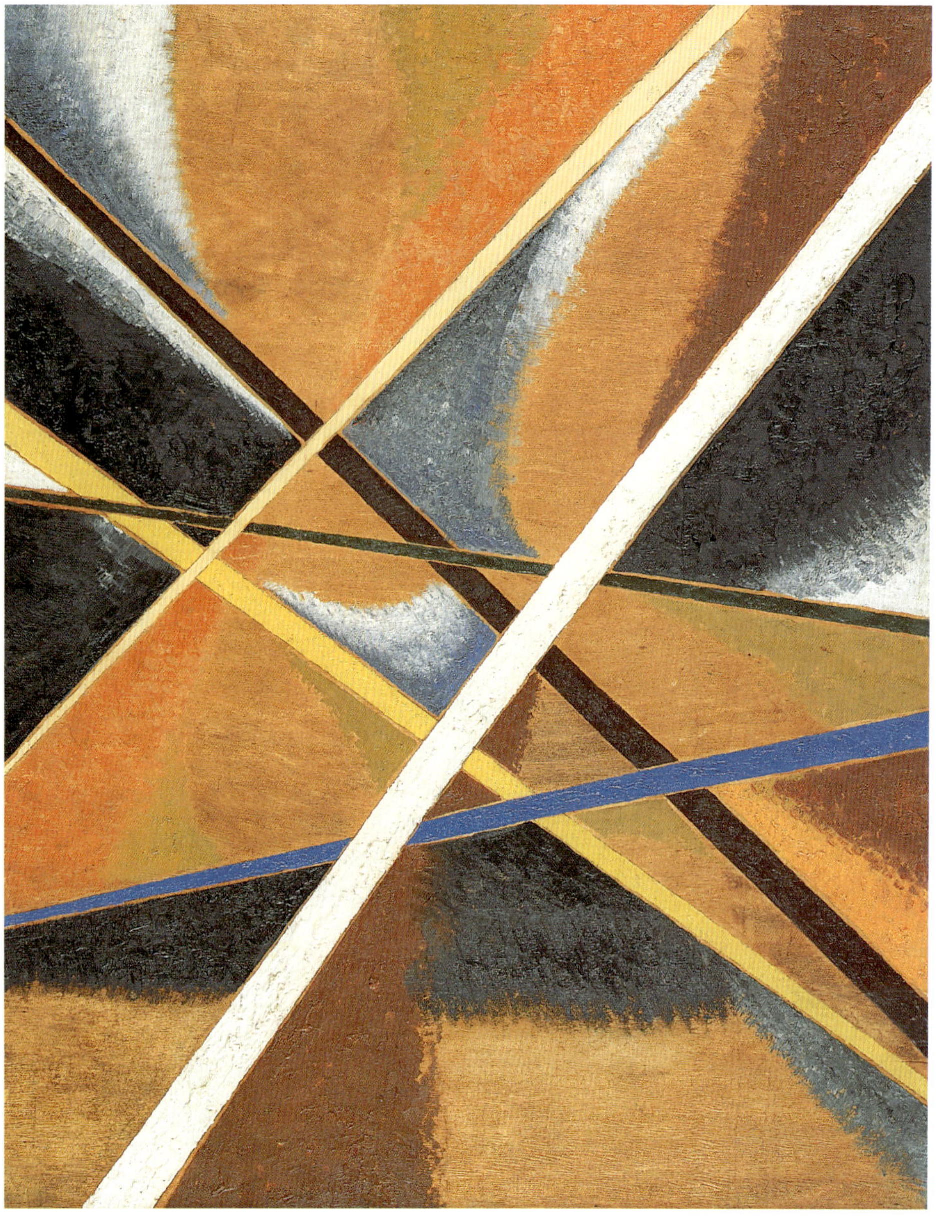

138 LJUBOW POPOWA, *Raum-Kraft-Konstruktion*, 1921
Öl auf Sperrholz, 83,5 x 64,5 cm
Staatliche Tretjakowgalerie, Moskau

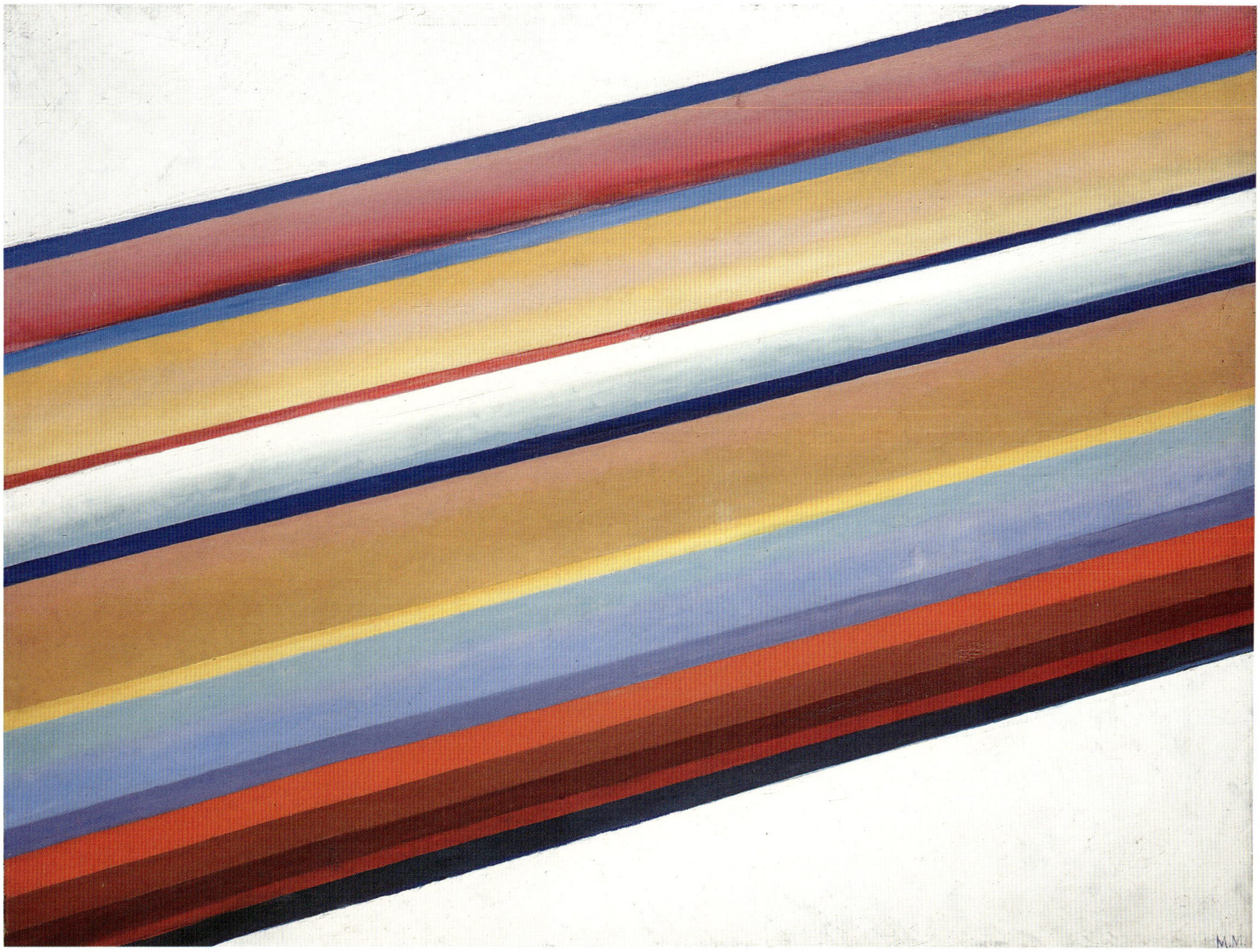

139 MICHAIL MATJUSCHIN, *Bewegung im Raum*, 1918
Öl auf Leinwand, 124 x 168 cm
Staatliches Russisches Museum, St. Petersburg

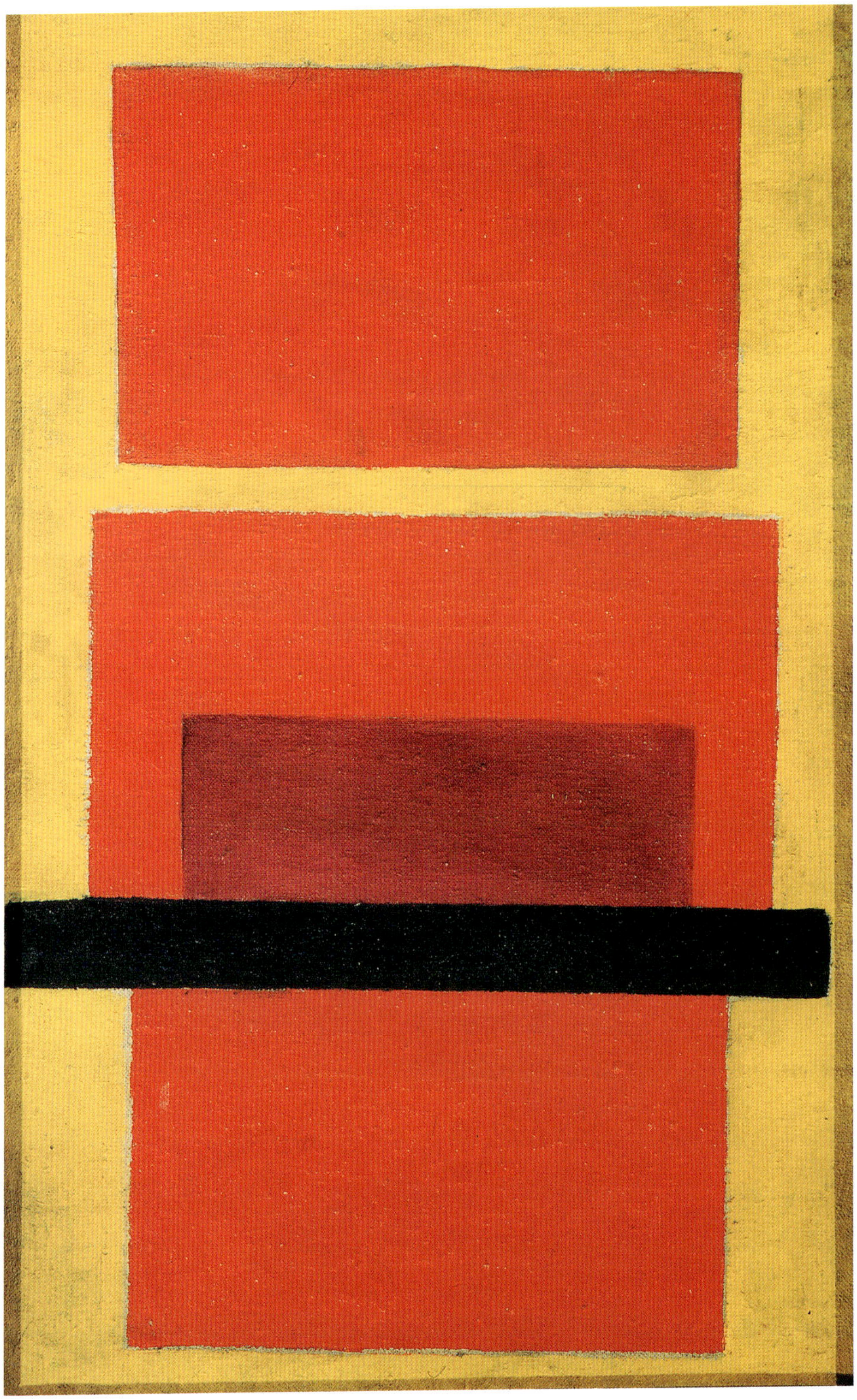

140 OLGA ROSANOWA, *Ungegenständliche Komposition*, 1918
Öl auf Leinwand, 62,5 x 40,5 cm
Staatliches Russisches Museum, St. Petersburg

141 OLGA ROSANOWA, *Grüner Streifen*, 1917–1918
Öl auf Leinwand, 71,5 x 49 cm
Freilichtmuseum für Architektur und Kunst, Rostow-Jaroslawski

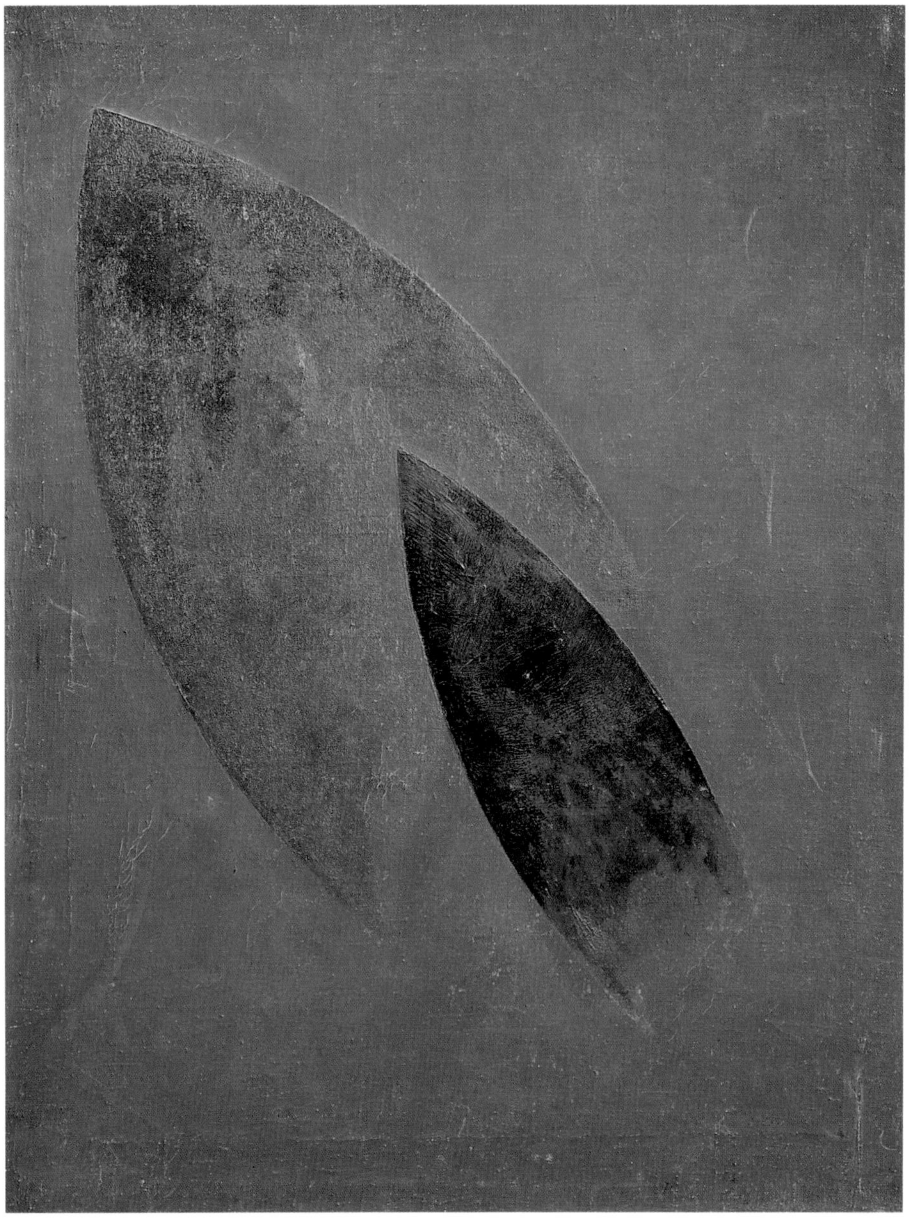

142 ALEXANDER RODTSCHENKO, *Schwarz auf Schwarz*, 1918
Öl auf Leinwand, 82 x 65 cm
Staatliches Russisches Museum, St. Petersburg

143 ALEXANDER RODTSCHENKO, *Reine rote Farbe, reine gelbe Farbe, reine blaue Farbe (Triptychon aus glatten Farben)*, 1921
Öl auf Leinwand, 3 Tafeln, je 62,5 x 52 cm
Archiv A. Rodtschenko und W. Stepanowa, Moskau

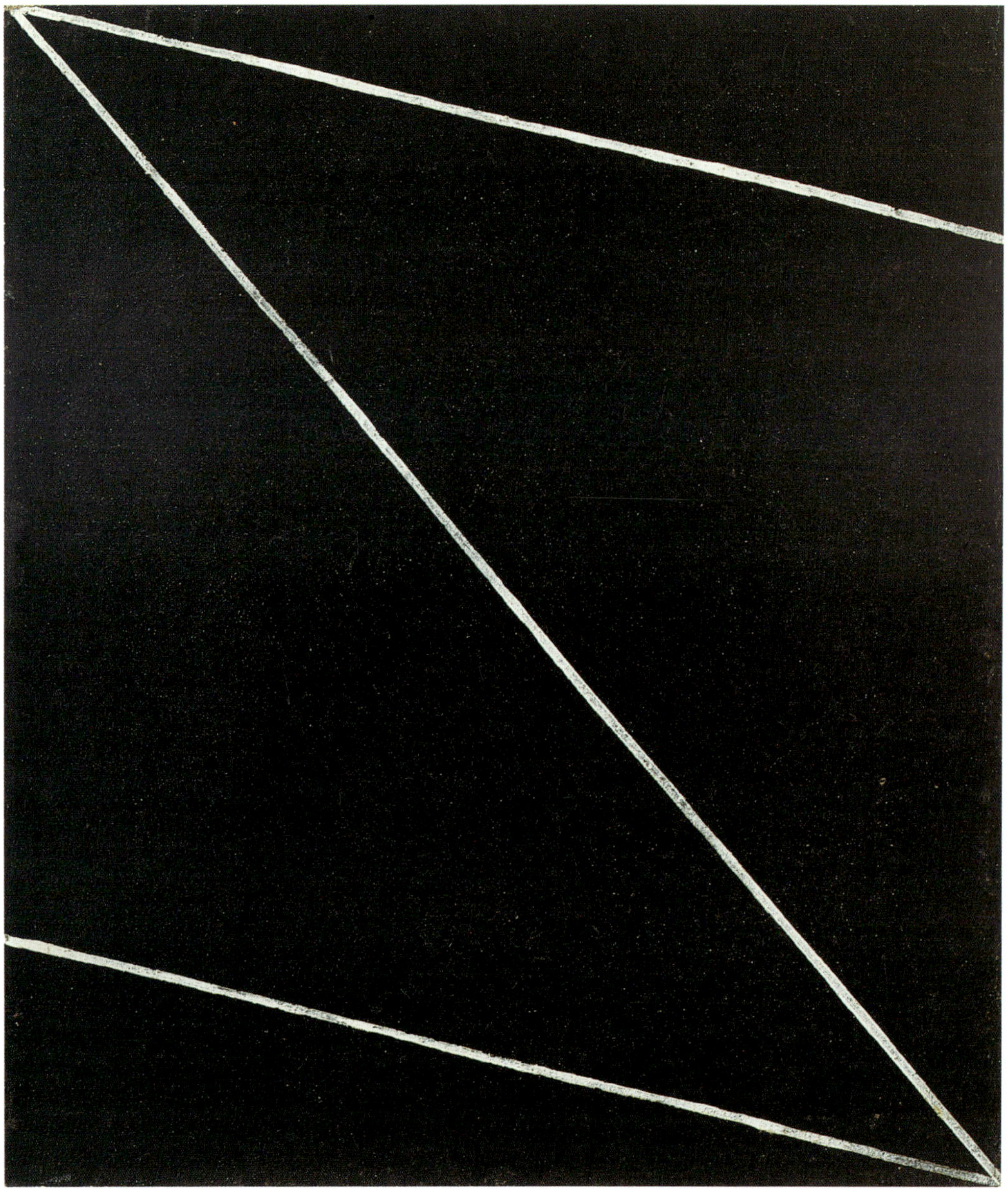

144 ALEXANDER RODTSCHENKO, *Linie*, 1920
Öl auf Leinwand, 58,5 x 51 cm
Privatsammlung Courtesy Annely Juda Fine Art, London

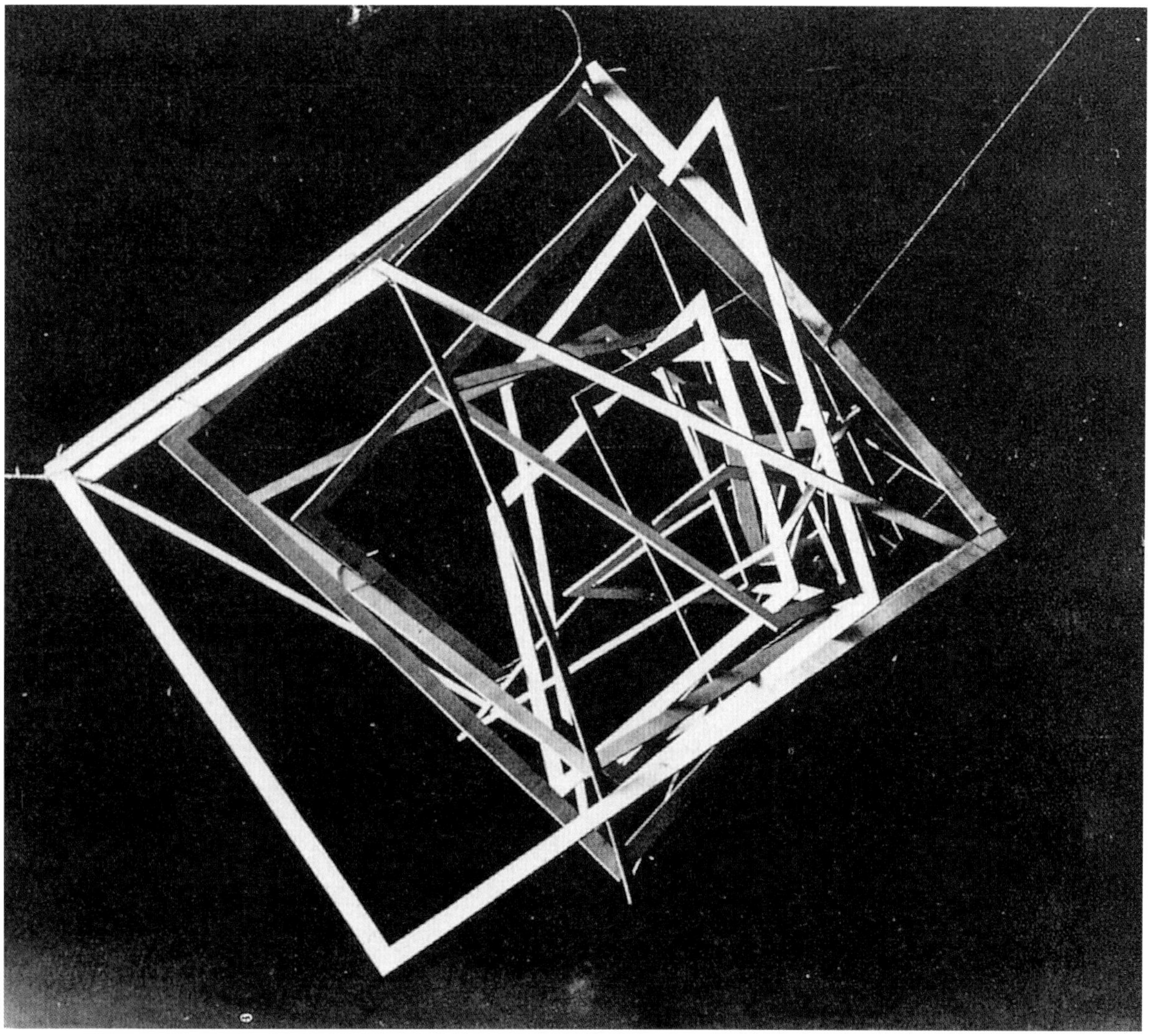

145 ALEXANDER RODTSCHENKO, *Hängekonstruktion Nr. 11*, 1920–1921/
Rekonstruktion 1995
Eloxiertes Aluminium, 130 x 85 x 85 cm
Berlinische Galerie, Landesmuseum für Moderne Kunst,
Photographie und Architektur

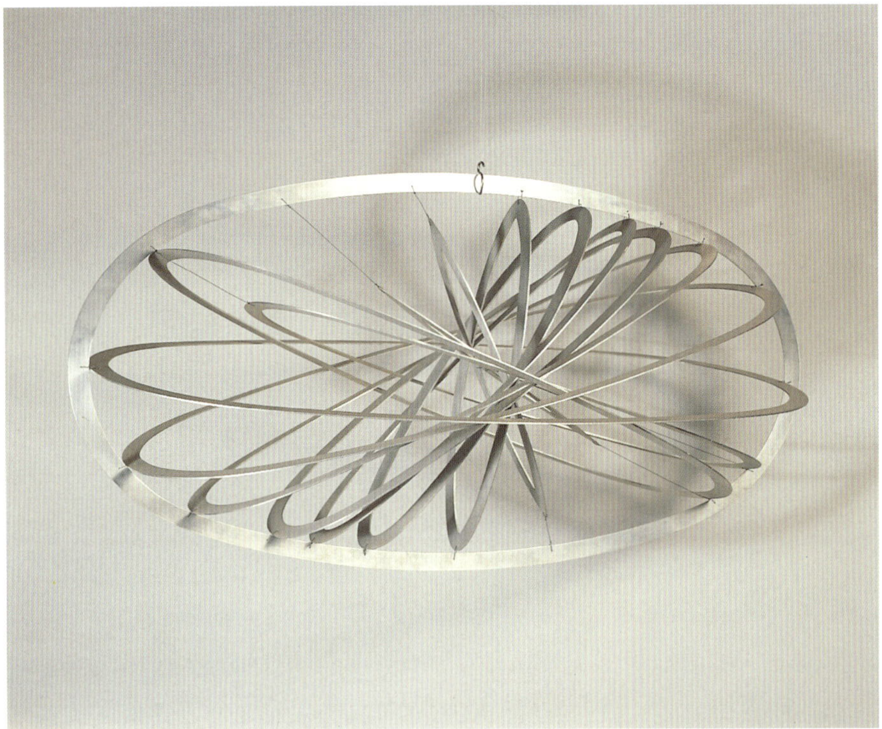

146 ALEXANDER RODTSCHENKO,
Hängekonstruktion Nr. 12,
1920/Rekonstruktion 1973
Aluminum, 85 x 55 x 47 cm
Galerie Gmurzynska, Köln

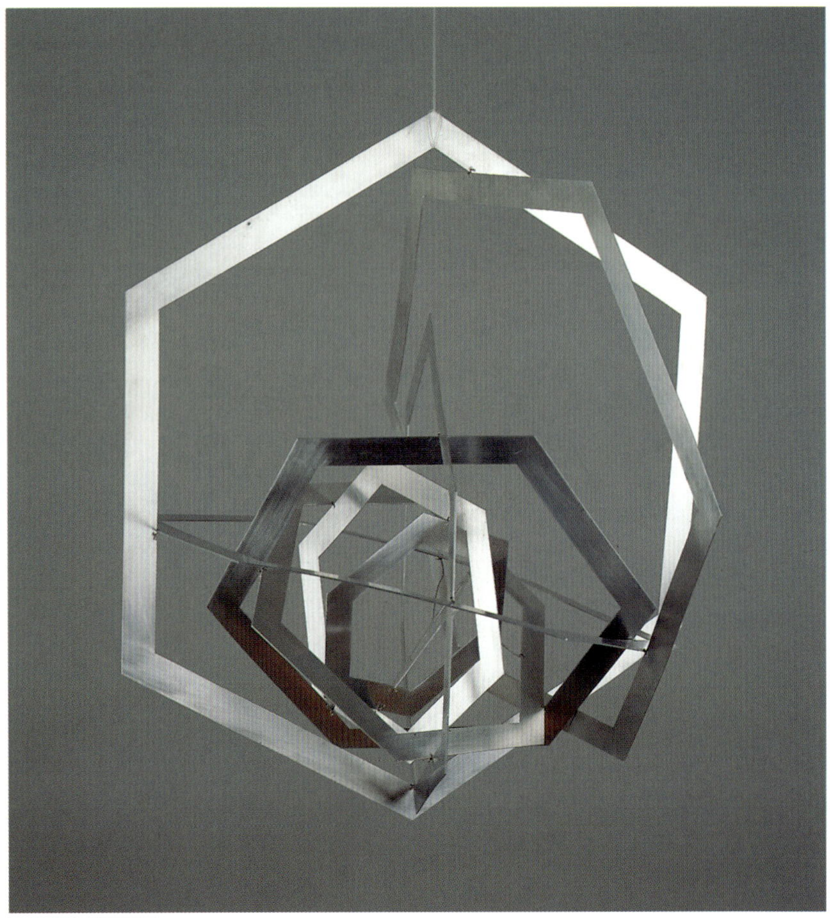

147 ALEXANDER RODTSCHENKO,
Hängekonstruktion Nr. 10,
1920/Rekonstruktion1982
Aluminium, 59 x 68 x 59 cm
Galerie Gmurzynska, Köln

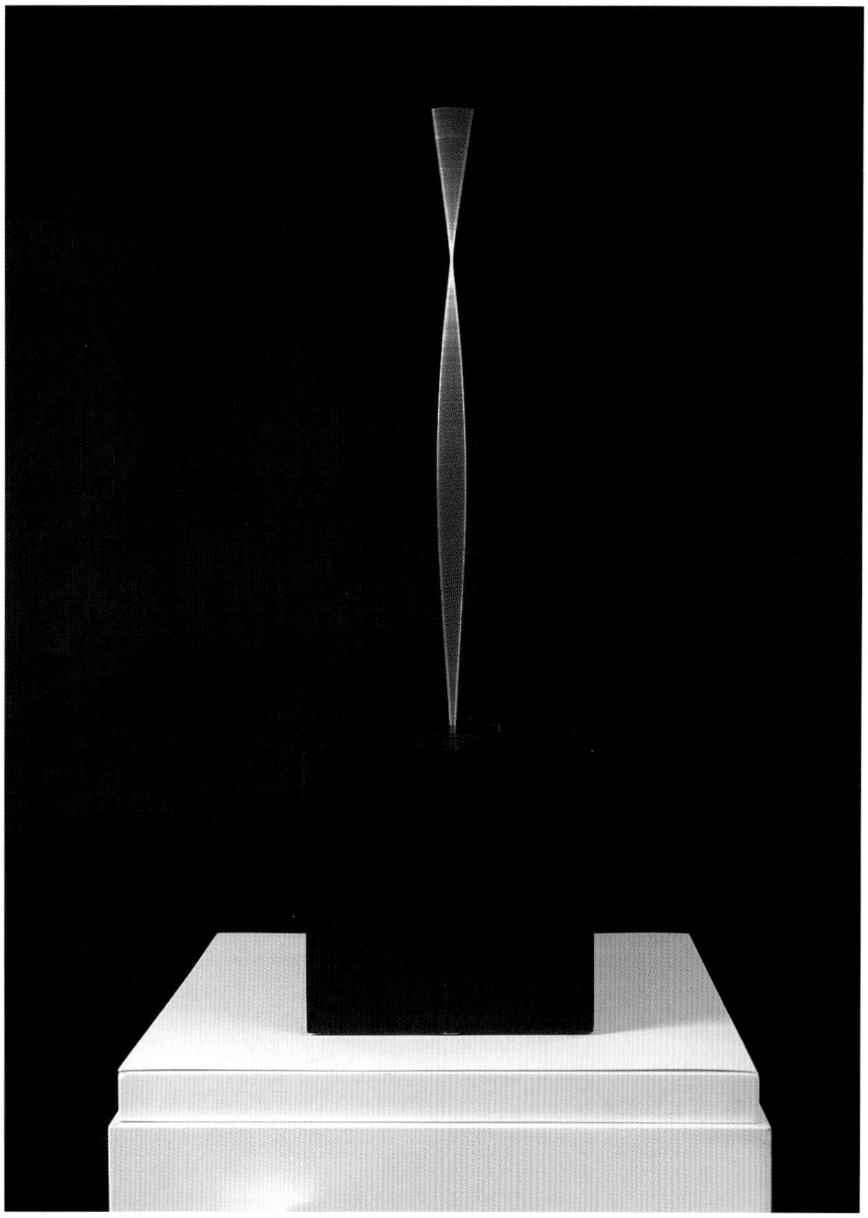

148 NAUM GABO, *Kinetische Konstruktion*, 1919–1920/
Rekonstruktion 1985
Metallstab mit elektrischem Motor, Höhe 61,5 cm
Berlinische Galerie, Landesmuseum für Moderne Kunst,
Photographie und Architektur

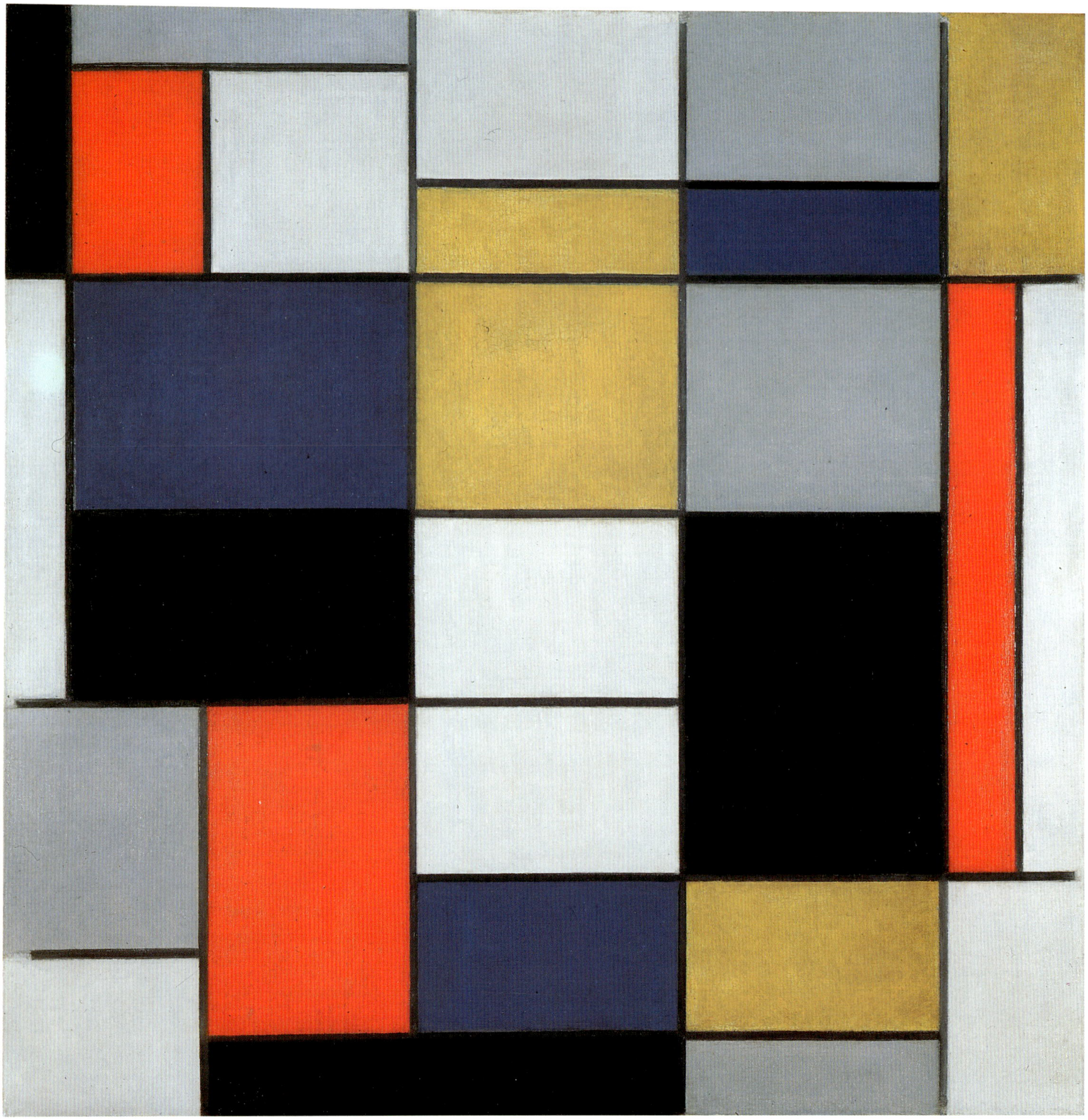

149 PIET MONDRIAN, *Composition A*, 1920
Öl auf Leinwand, 91 x 91 cm
Galleria Nazionale d'Arte Moderna, Rom

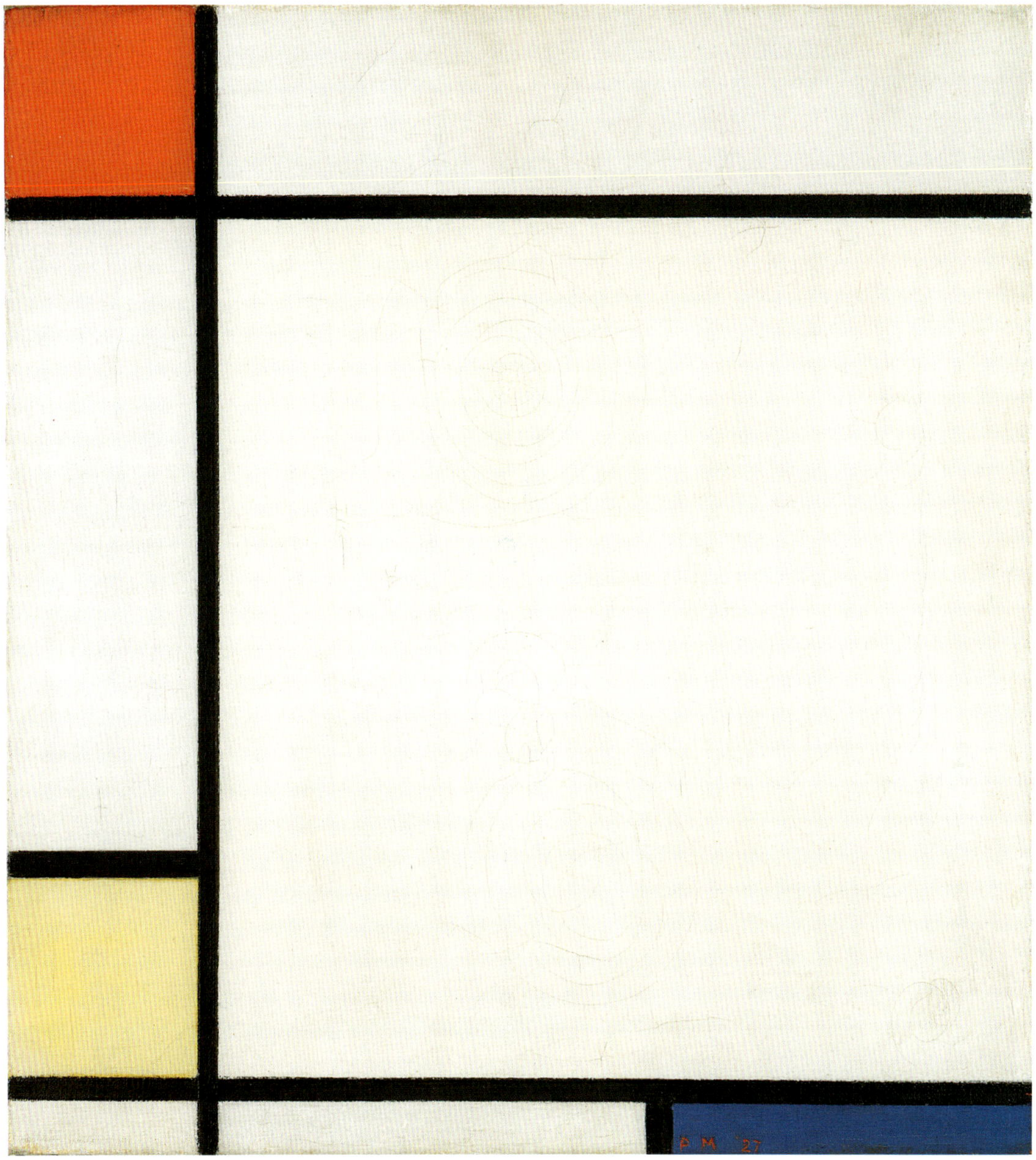

150 PIET MONDRIAN, *Composition avec rouge, jaune et bleu* /
Komposition mit Rot, Gelb und Blau, 1927
Öl auf Leinwand, 38 x 35 cm
Courtesy Annely Juda Fine Art, London

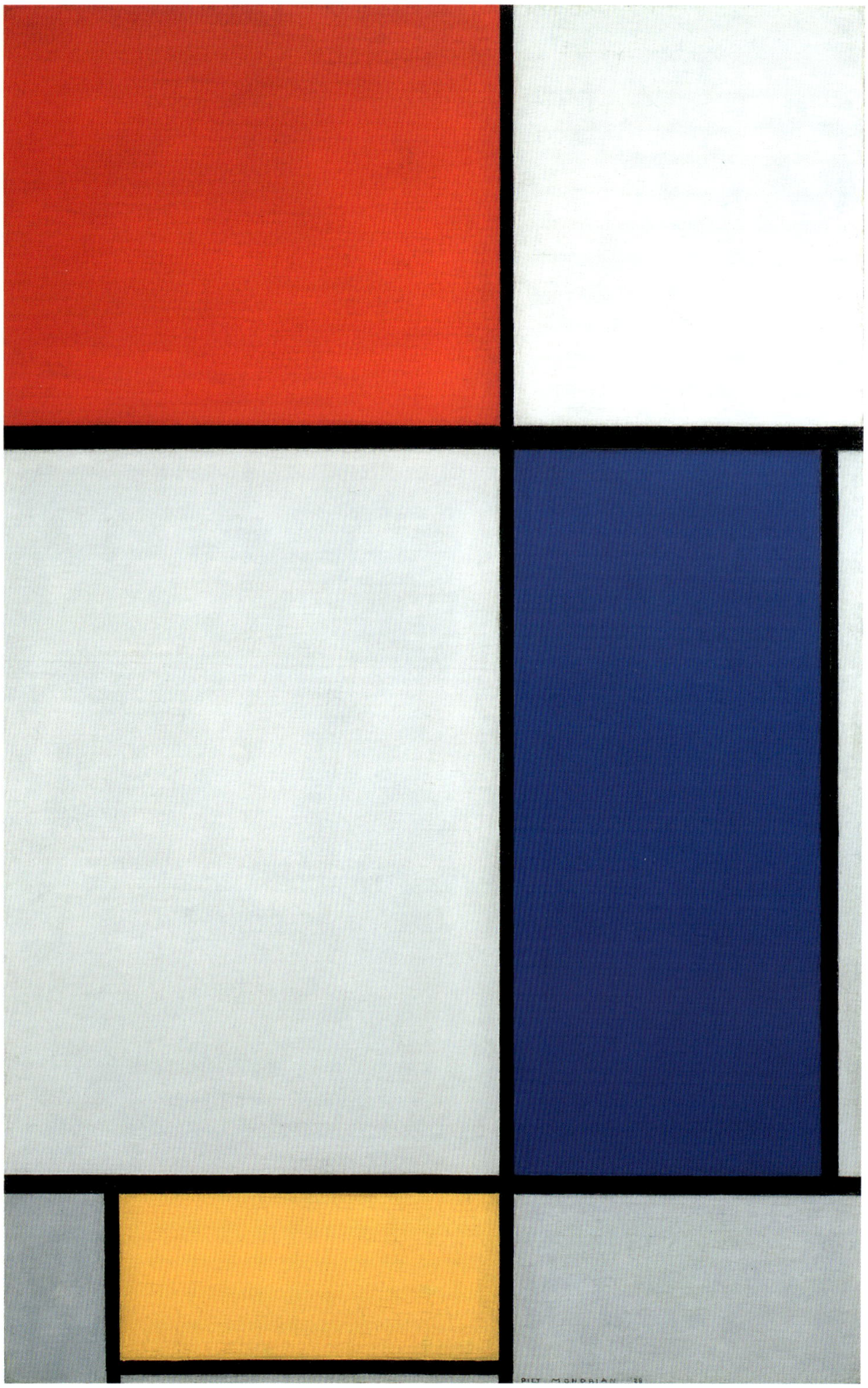

151 PIET MONDRIAN, *Composition avec rouge, jaune et bleu* /
Komposition mit Rot, Gelb und Blau, 1928
Öl auf Leinwand, 124 x 80 cm
Sammlung Stefan T. Edlis

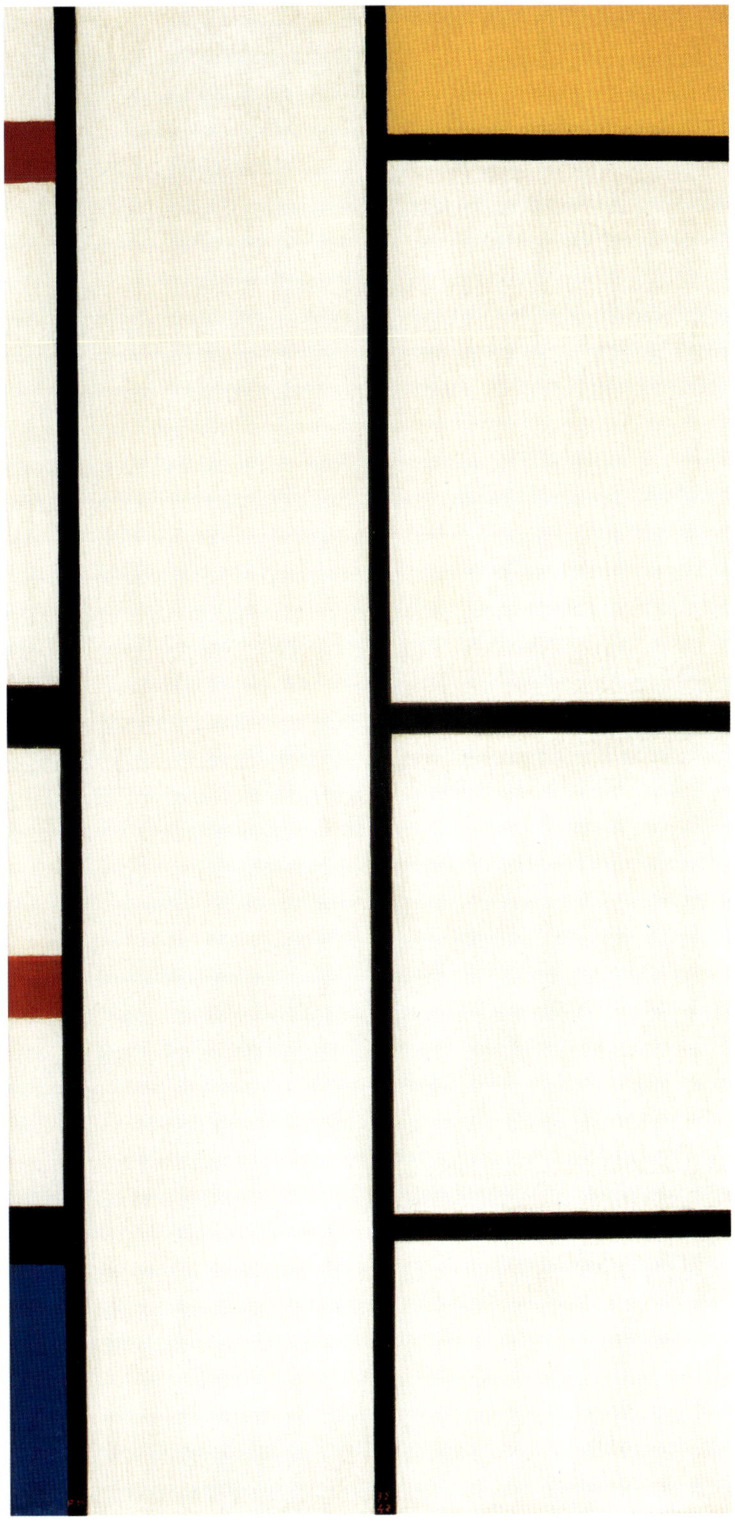

152 PIET MONDRIAN, *Composition avec rouge, jaune et bleu* /
Komposition mit Rot, Gelb und Blau, 1935–1942
Öl auf Leinwand, 101 x 51 cm
Privatsammlung; Christie's, New York

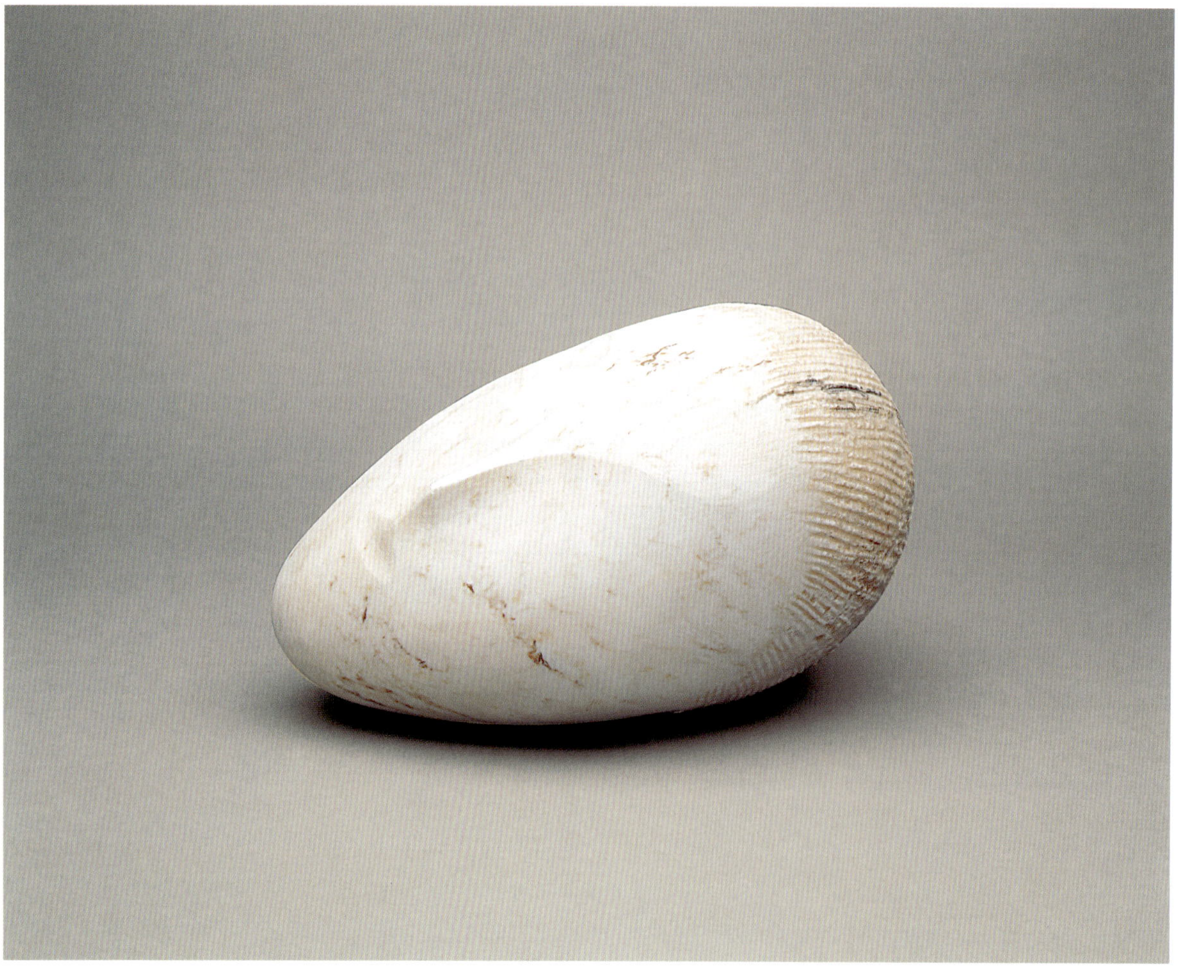

153 CONSTANTIN BRANCUSI, *Muse endormie (III), Etude* /
Schlummernde Muse (III), Studie, 1917–1918
Marmor, 18,5 x 29,5 cm
Privatsammlung

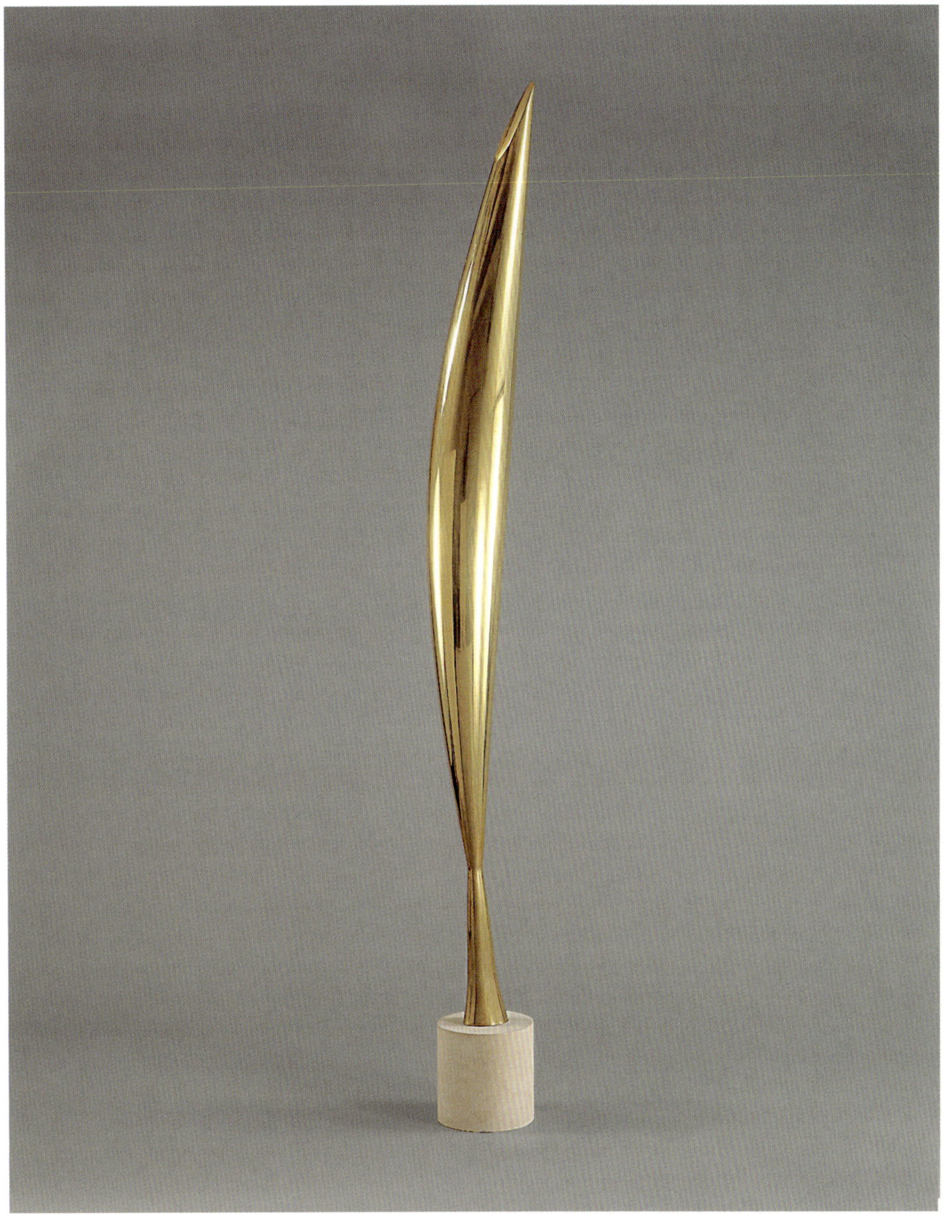

154 CONSTANTIN BRANCUSI, *Oiseau dans l'espace* / Vogel im Raum, 1927
Bronze, Vogel: 184 x 45 cm, Sockel: 18 cm
National Gallery of Art, Washington D.C.; gestiftet in liebender Erinnerung an ihren Ehemann, Taft Schreiber, Rita Schreiber

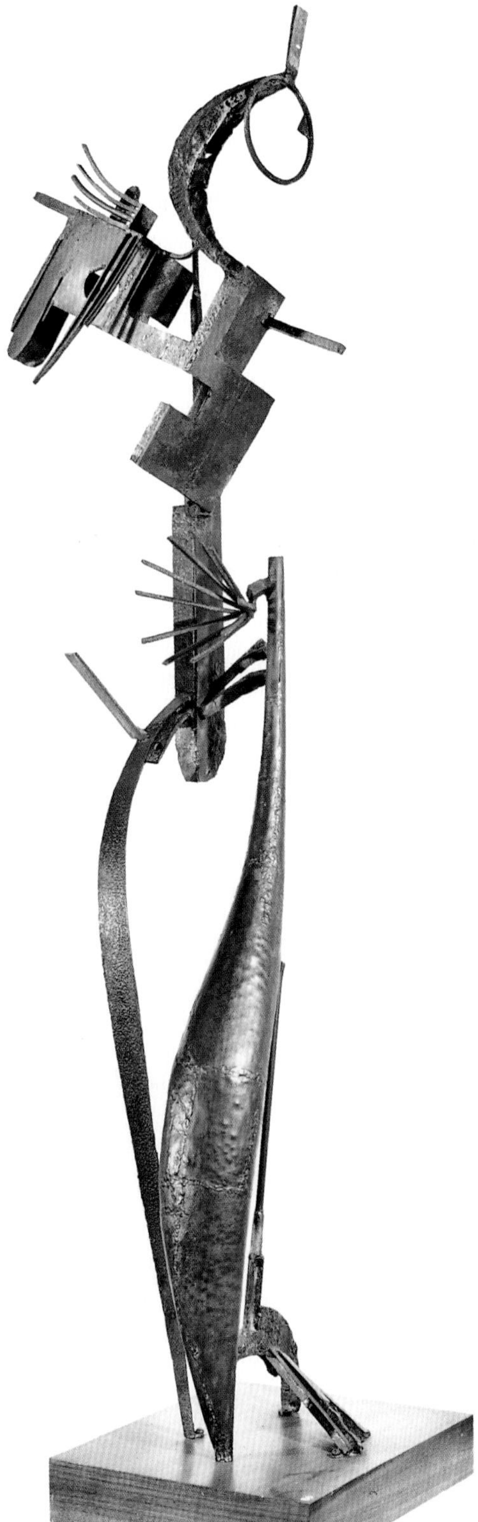

155 JULIO GONZÁLEZ, *La Femme au miroir* / Die Frau mit Spiegel, 1936
Bronze, 204 x 67 x 36 cm
Nachlaß Julio González, Paris; Courtesy Galerie de France, Paris

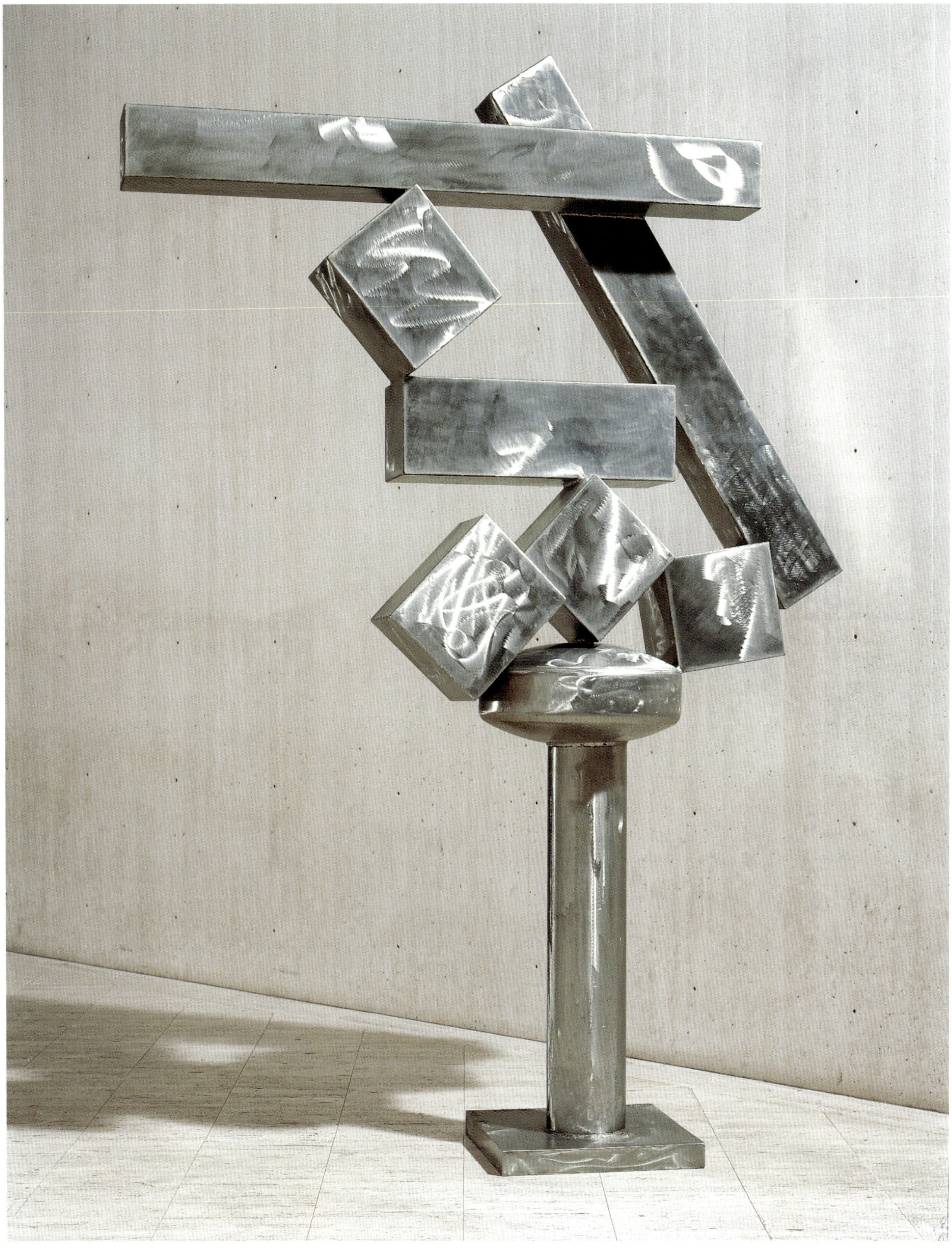

156 DAVID SMITH, *Cubi XVIII*, 1964
Rostfreier Stahl, 294 x 152 x 55 cm
Museum of Fine Arts, Boston;
Schenkung Susan W. und Stephen D. Paine

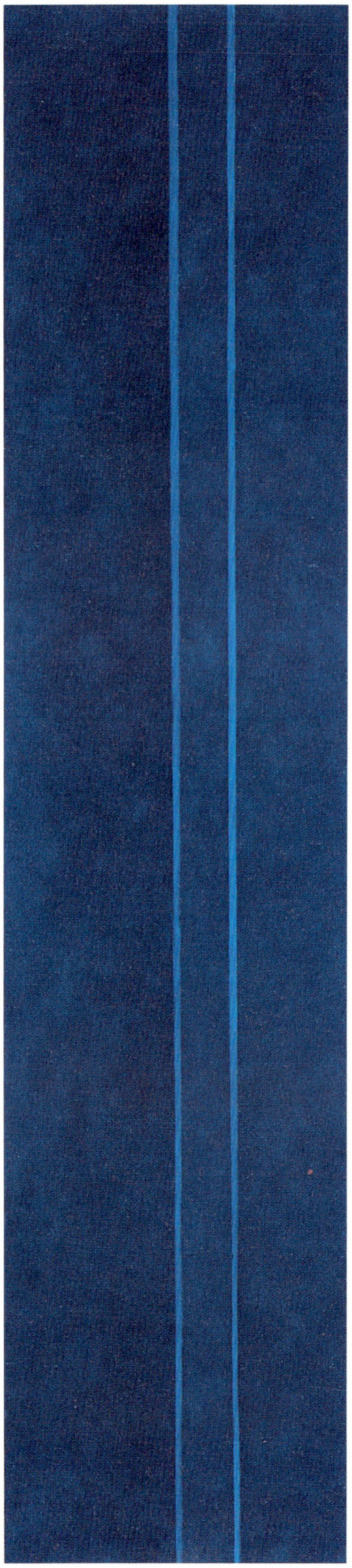

157 BARNETT NEWMAN, *By Two's* /
Paarweise, 1949
Öl auf Leinwand, 168 x 40,5 cm
Privatsammlung

158 BARNETT NEWMAN, *White Fire I* / Weißes Feuer I, 1954
Öl auf Leinwand, 122 x 152 cm
Sammlung Joseph Hackmey

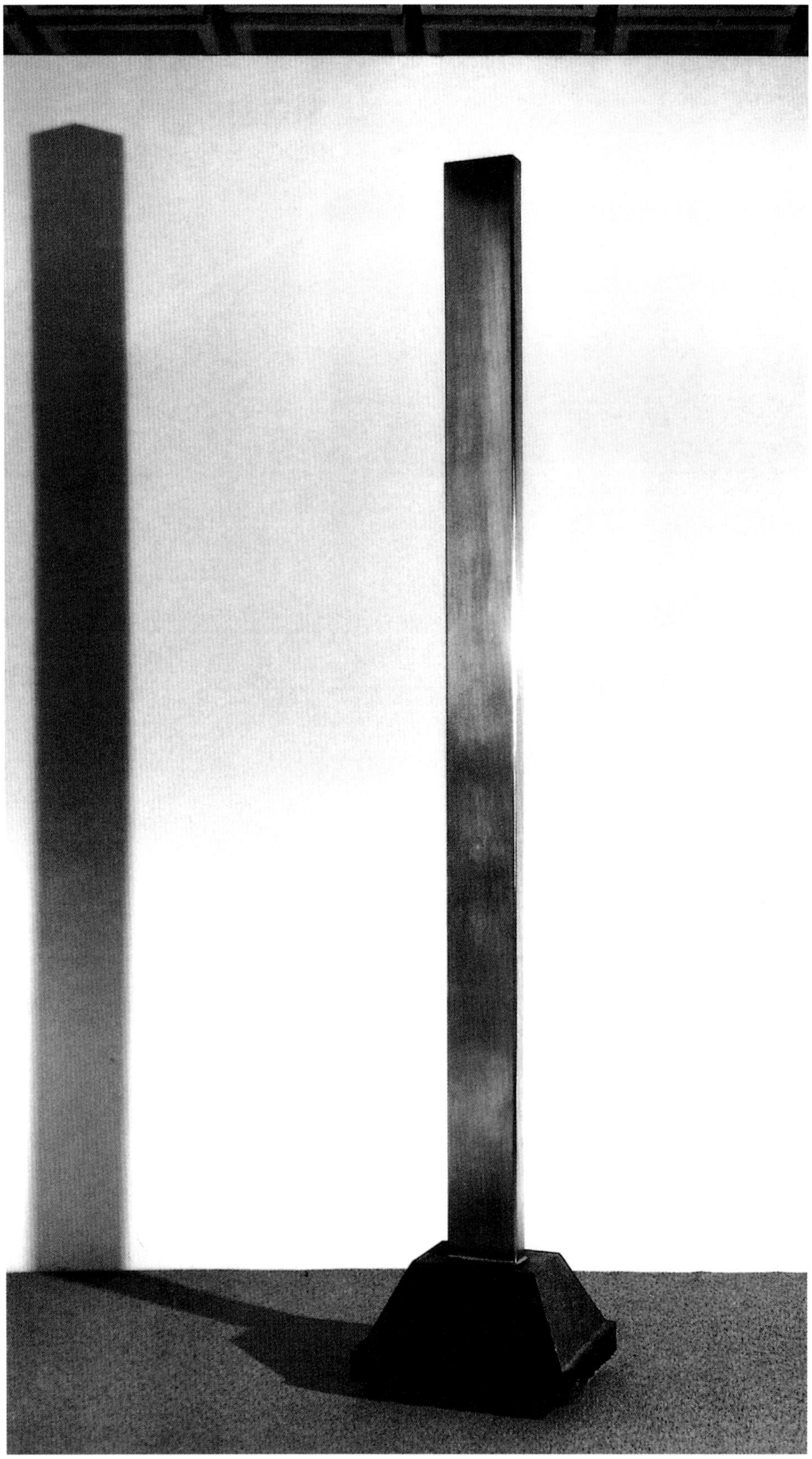

159 BARNETT NEWMAN, *Here III* / Hier III, 1965–1966
Rostfreier und Corten-Stahl, 318 x 60 x 47 cm
Whitney Museum of American Art, New York

160 AD REINHARDT, *Abstract Painting* / Abstraktes Bild, 1956
Öl auf Leinwand, 152 x 152 cm
Sammlung Onnasch

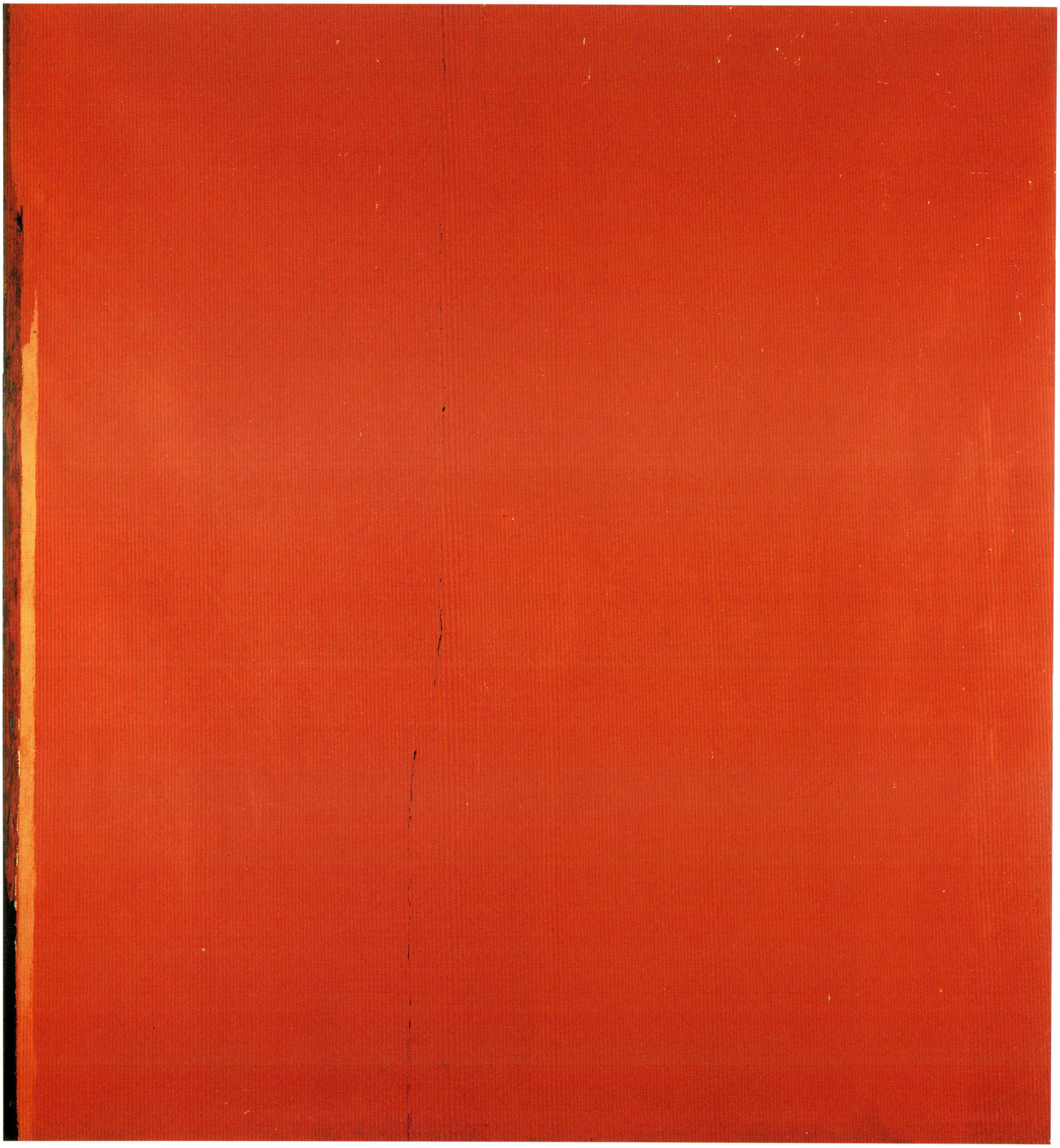

161 CLYFFORD STILL, *1955-D*, 1955
Öl auf Leinwand, 296 x 282 cm
Courtesy Gagosian Gallery

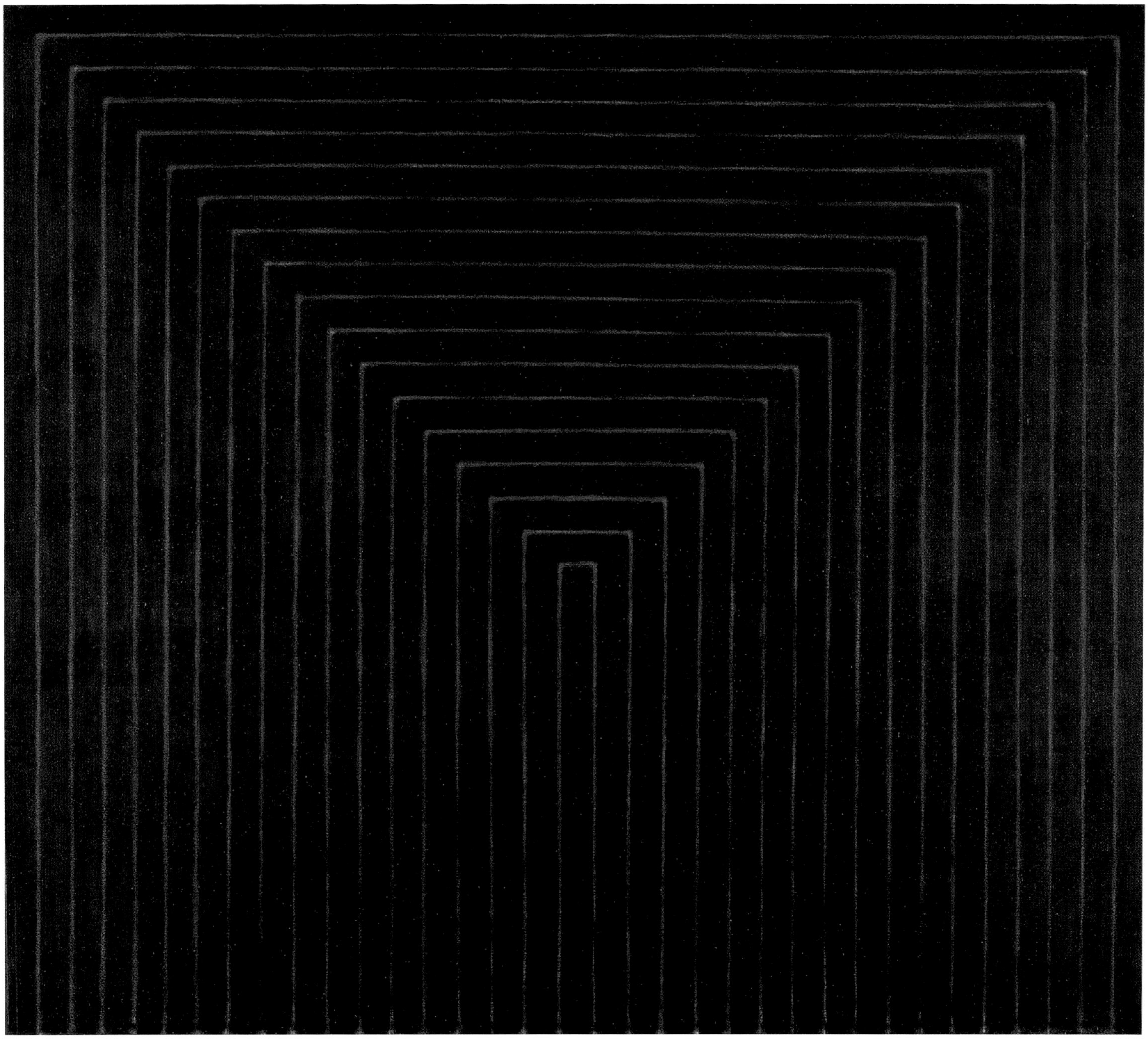

162 FRANK STELLA, *Getty Tomb, 2nd version* /
Grabmal Getty, 2. Version, 1959
Öl auf Leinwand, 213 x 244 cm
Los Angeles County Museum of Art; Ankauf mit Mitteln des Contemporary Art
Council Fund

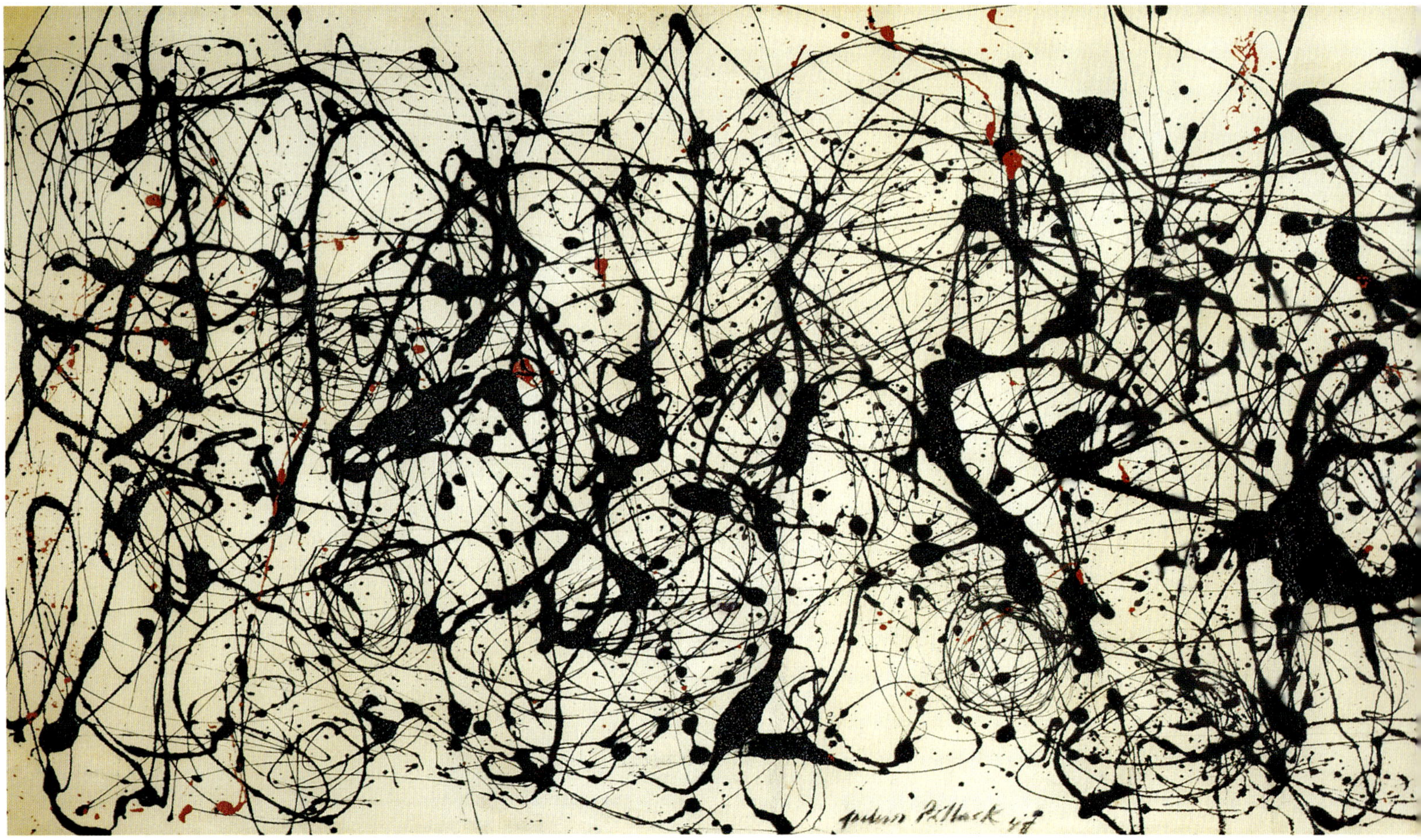

163 JACKSON POLLOCK, *Number 7 A*, 1948
Öl und Emaillefarbe auf Leinwand, 91,5 x 343 cm
A. Alfred Taubmann

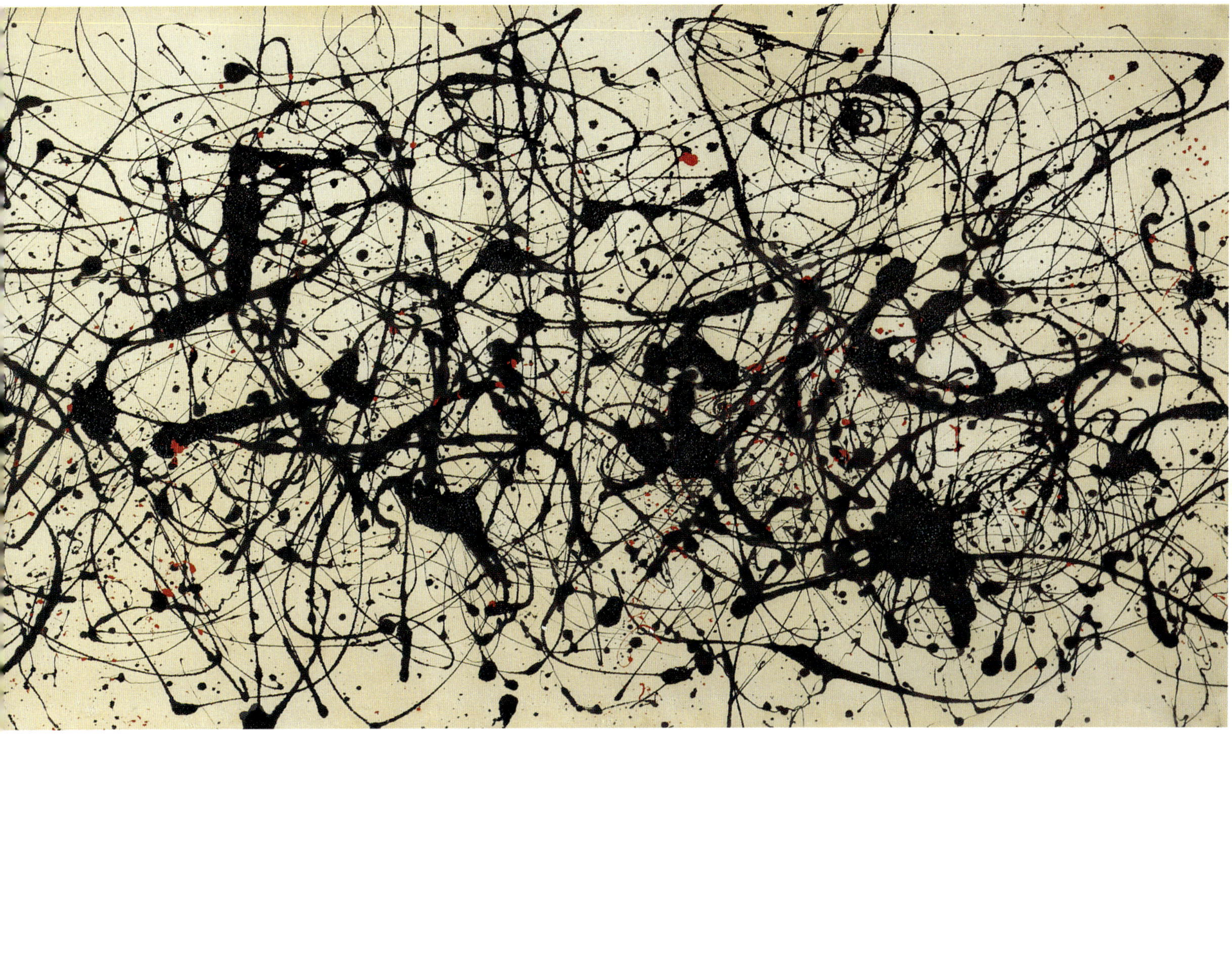

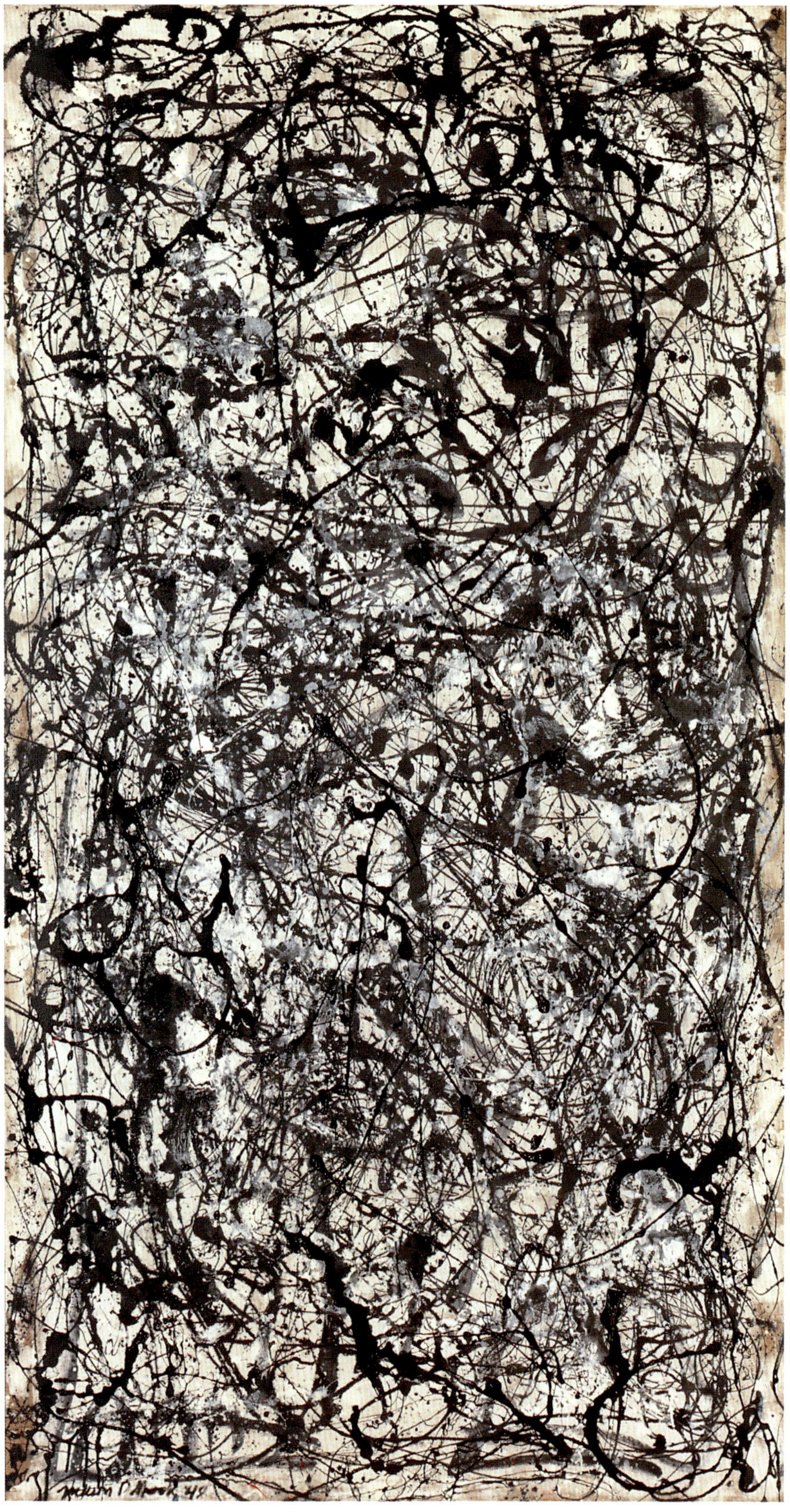

164 JACKSON POLLOCK, *Number 26 A »Black and White«*, 1948
Emaillefarbe auf Leinwand, 205 x 122 cm,
Musée National d'Art Moderne,
Centre Georges Pompidou; Schenkung (1984)

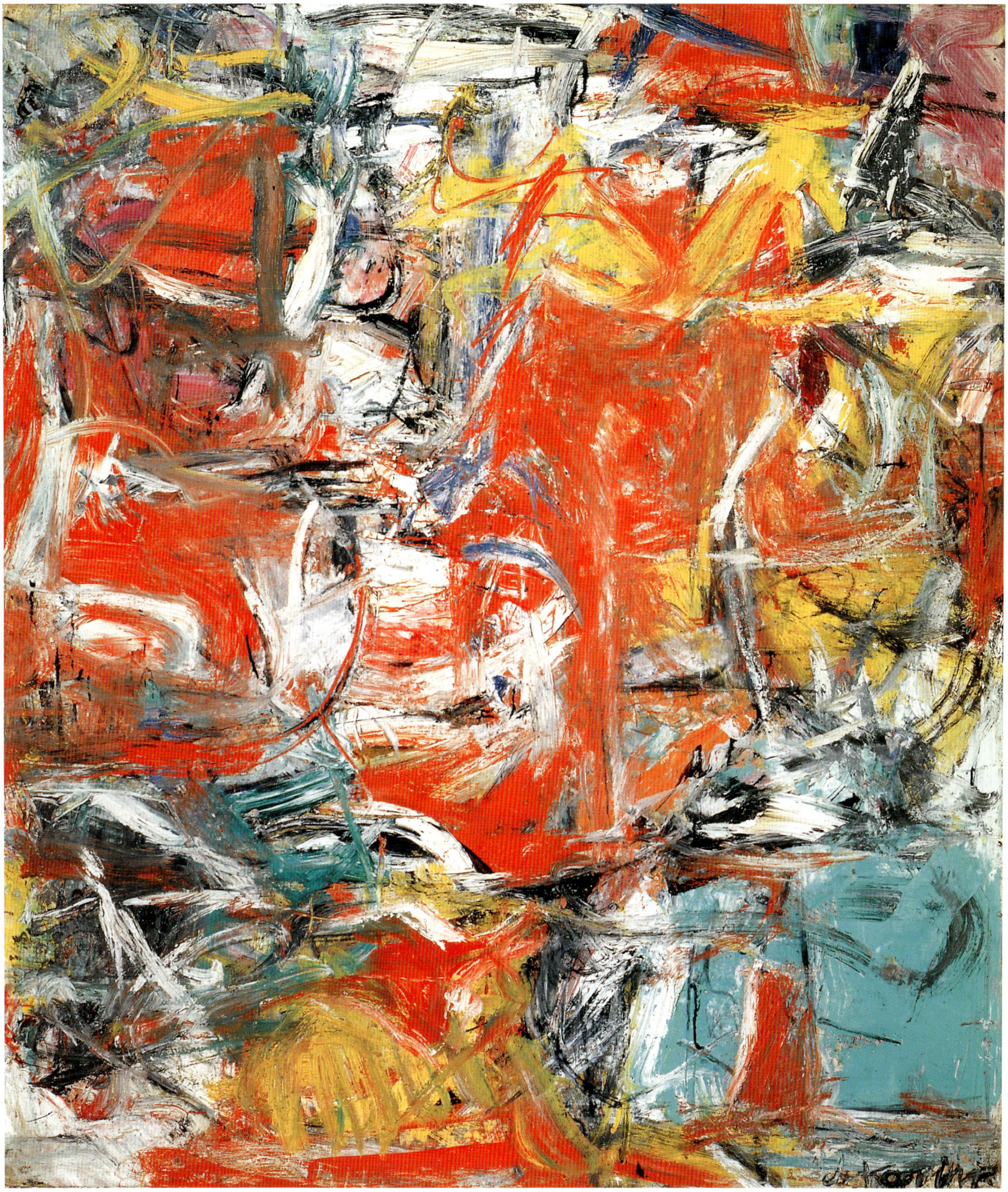

165 WILLEM DE KOONING, *Composition*, 1955
Öl, Emaillefarbe und Kohle auf Leinwand, 201 x 176 cm
Solomon R. Guggenheim Museum, New York

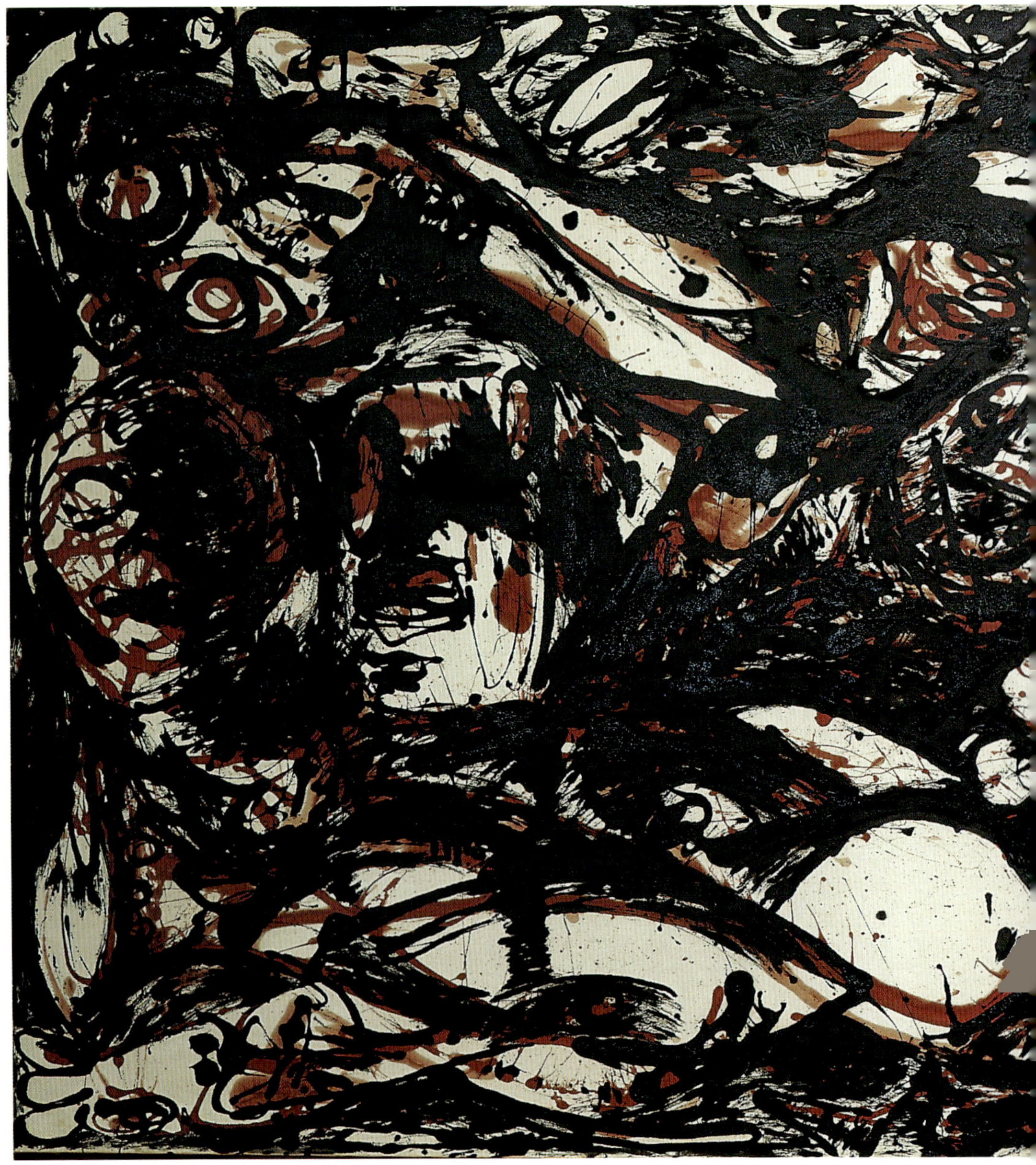

166 JACKSON POLLOCK, *No. 11*, 1951
Öl auf Leinwand, 146 x 352 cm
Privatsammlung

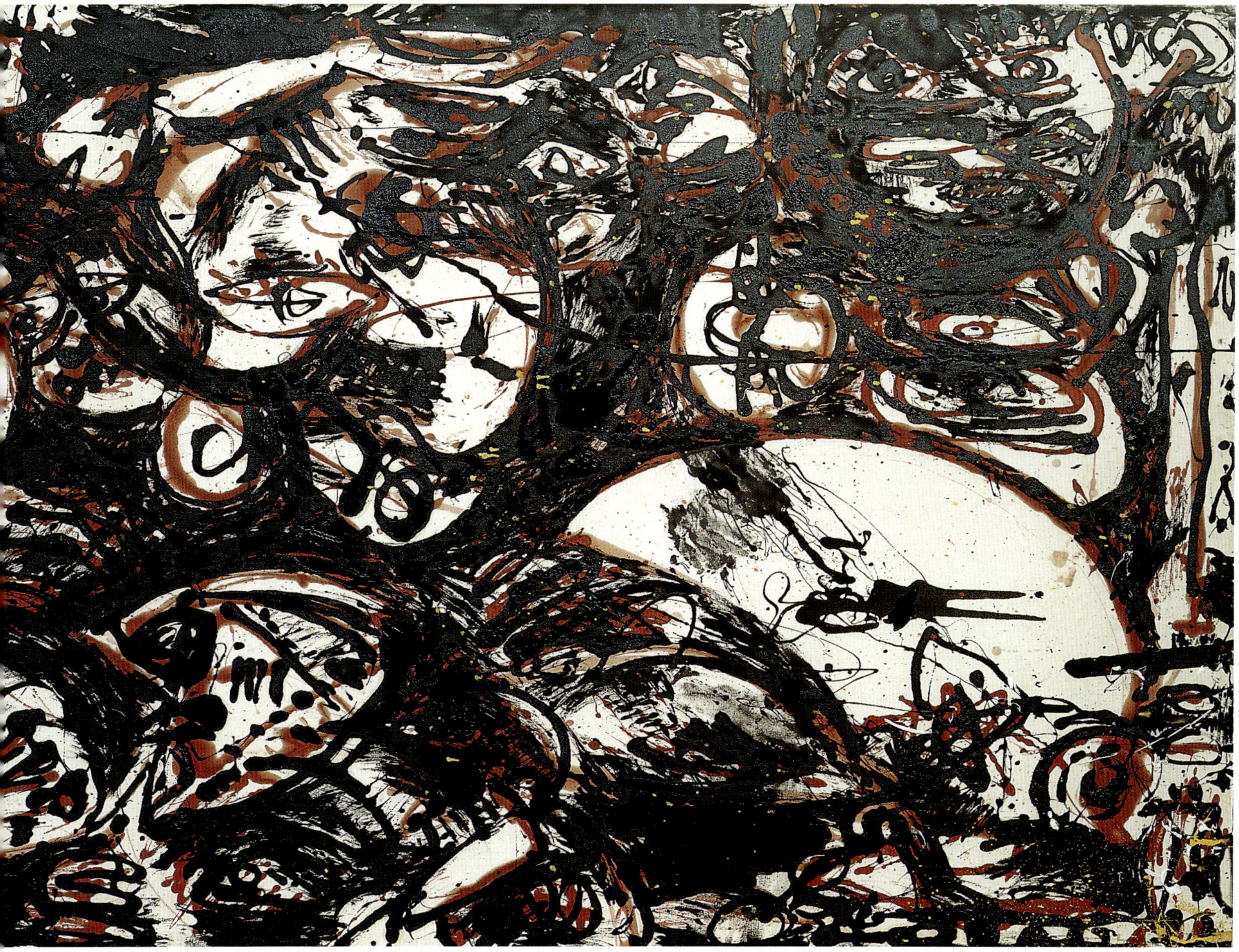

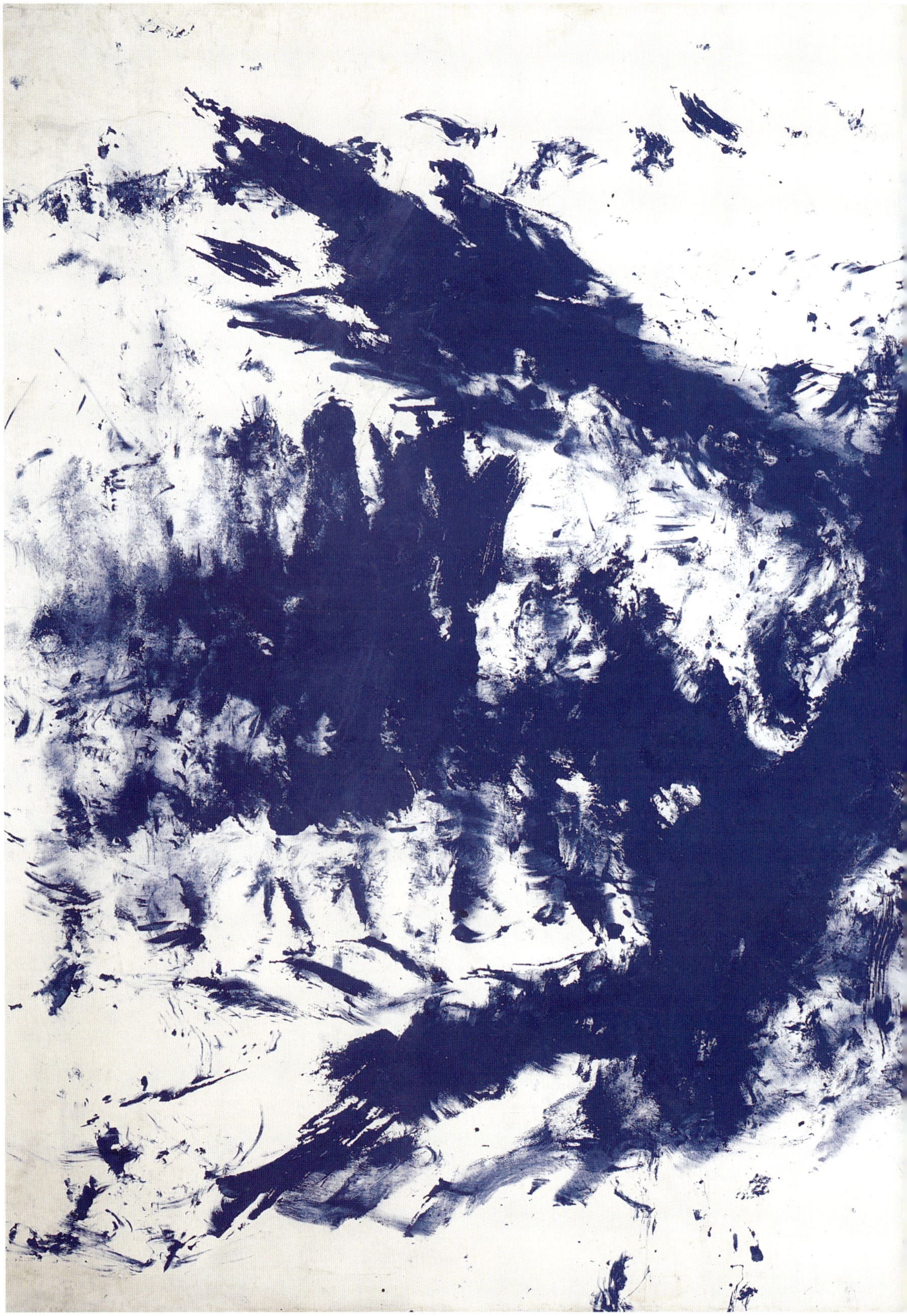

167 YVES KLEIN, *La grande Anthropométrie bleue, ANT 105* / Große blaue Anthropometrie, ANT 105, ca. 1960
Blaues Farbpigment und synthetisches Bindemittel auf Papier auf Leinwand, 280 x 428 cm
Courtesy Galerie Gmurzynska, Köln

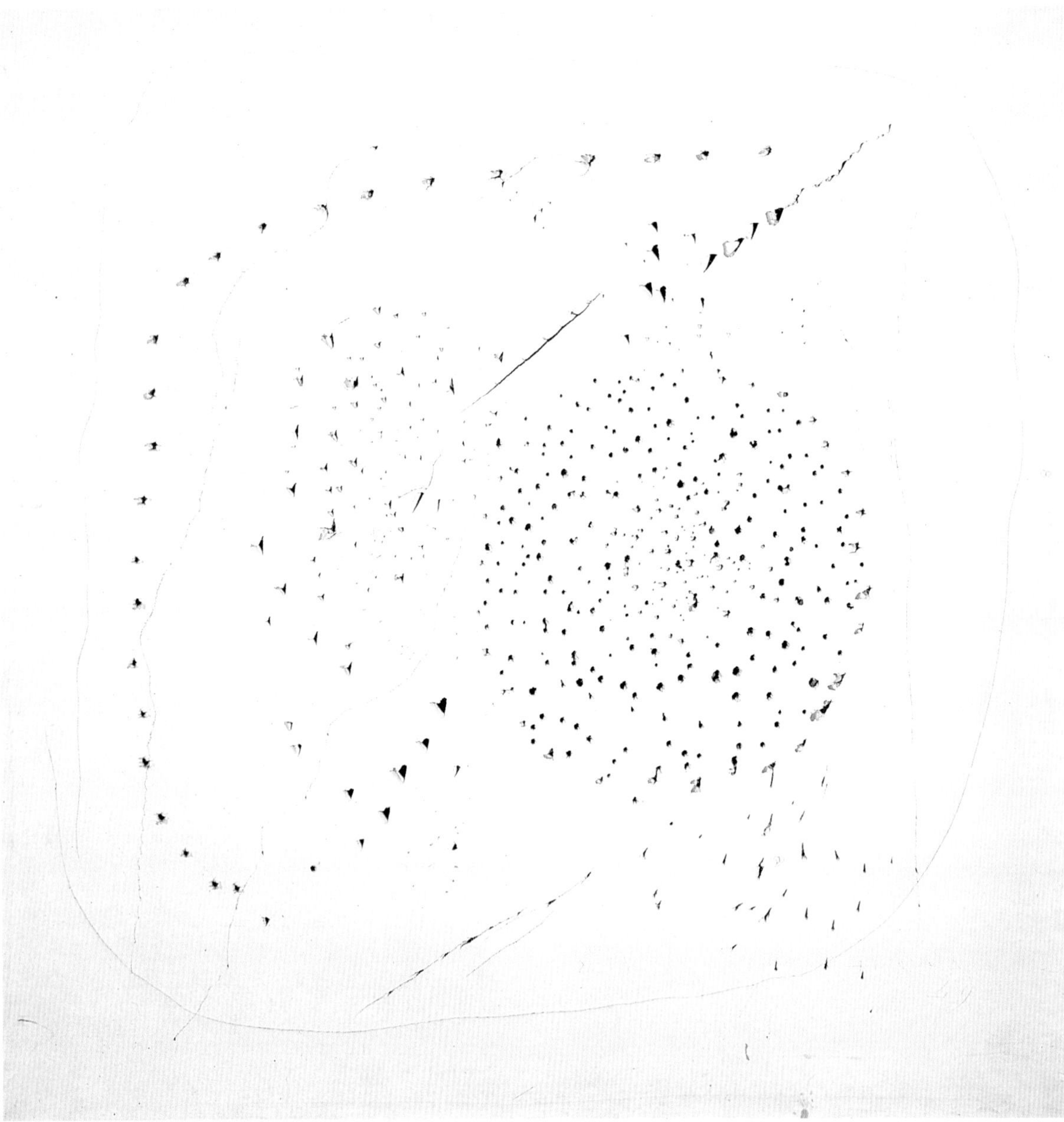

168 LUCIO FONTANA, *Concetto spaziale* / Raumkonzept, 1949
Öl auf Papier auf Leinwand, 100 x 100 cm
Fondazione Lucio Fontana, Mailand

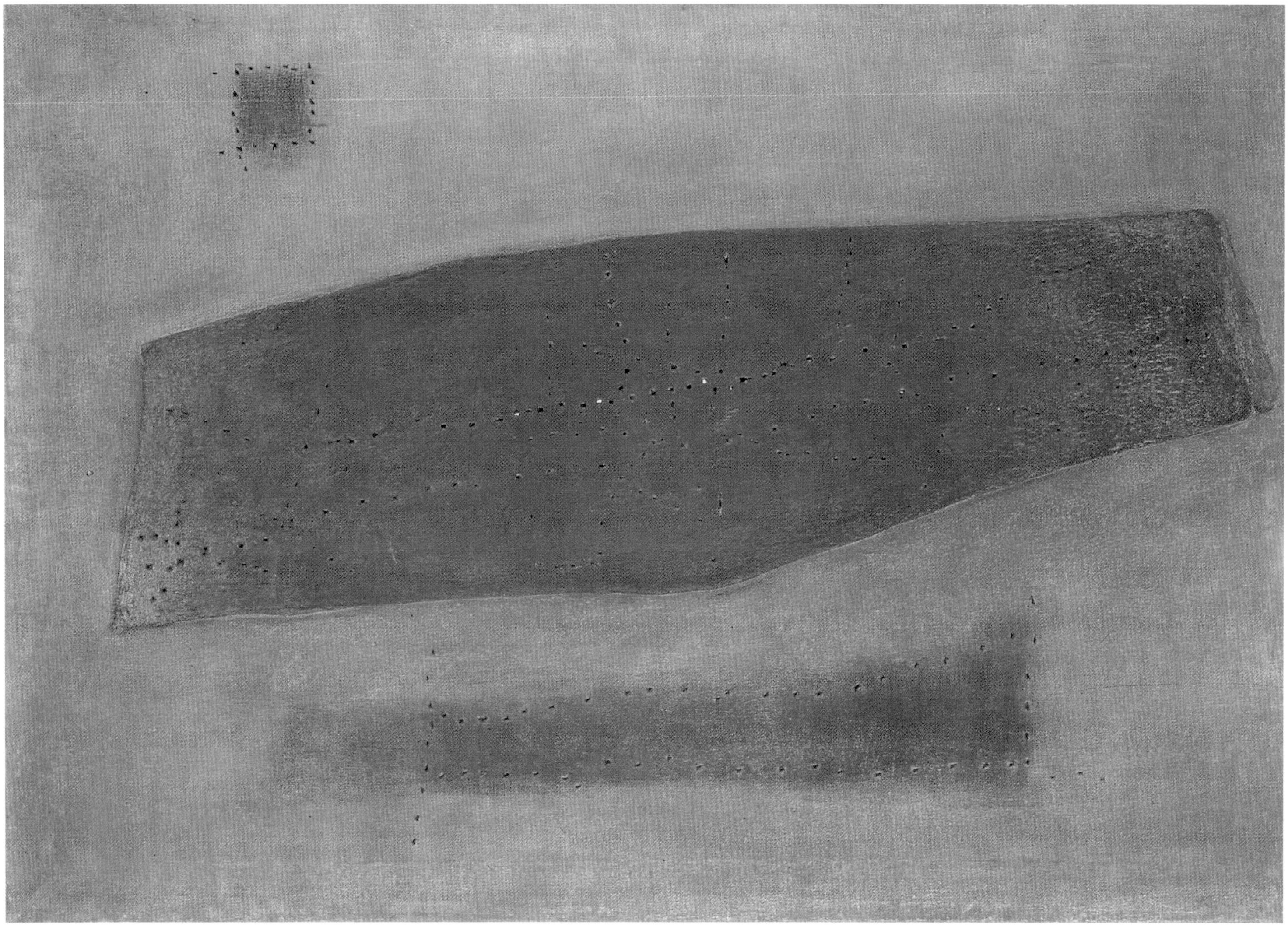

169 LUCIO FONTANA, *Concetto spaziale (La bara del marinaio)* /
Raumkonzept (Die Bahre des Matrosen), 1957
Verschiedene Techniken auf Leinwand, 114 x 164 cm
Civico Museo d'Arte Contemporanea, Mailand

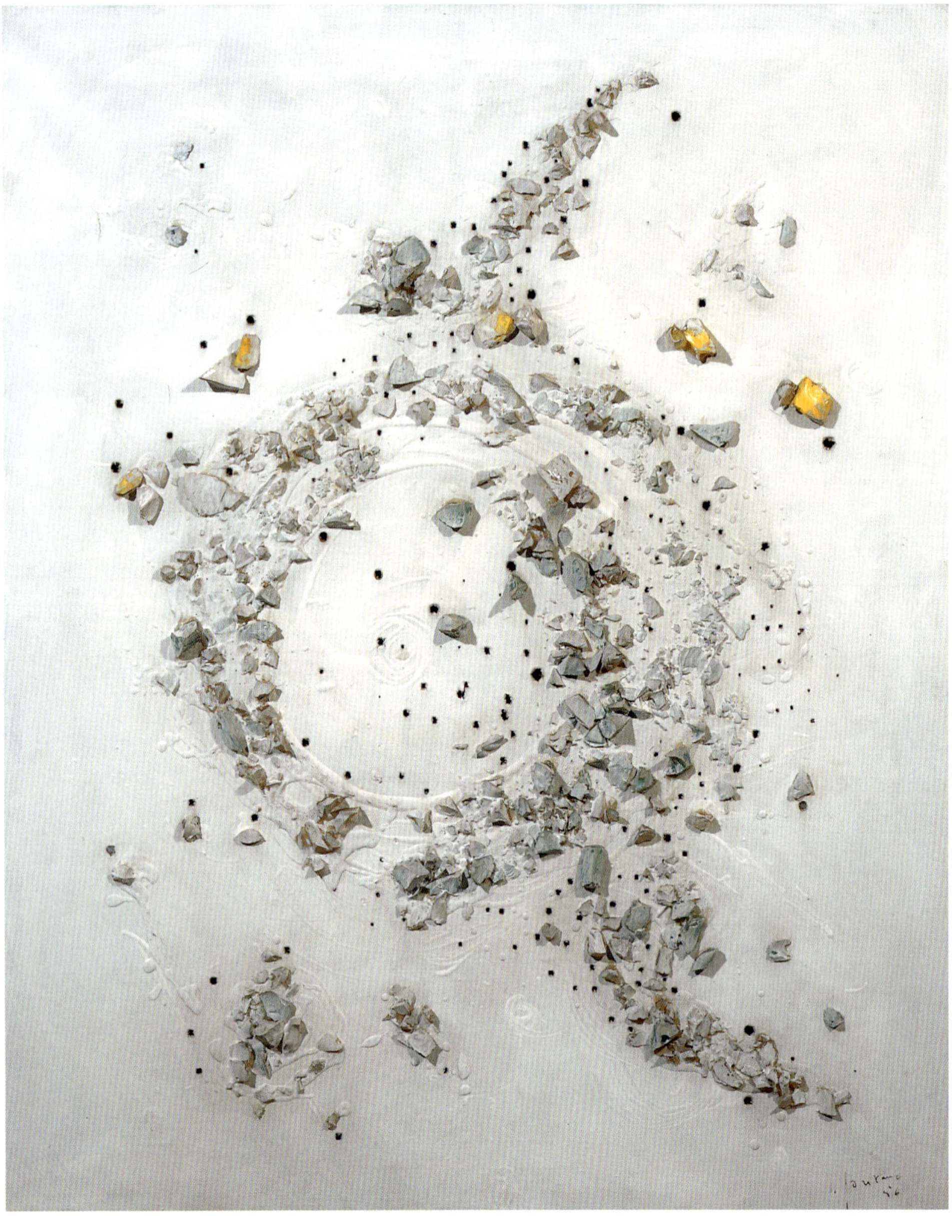

170 LUCIO FONTANA, *Concetto spaziale* / Raumkonzept, 1956
Öl auf Leinwand, 80 x 65 cm
Civico Museo d'Arte Contemporanea, Mailand

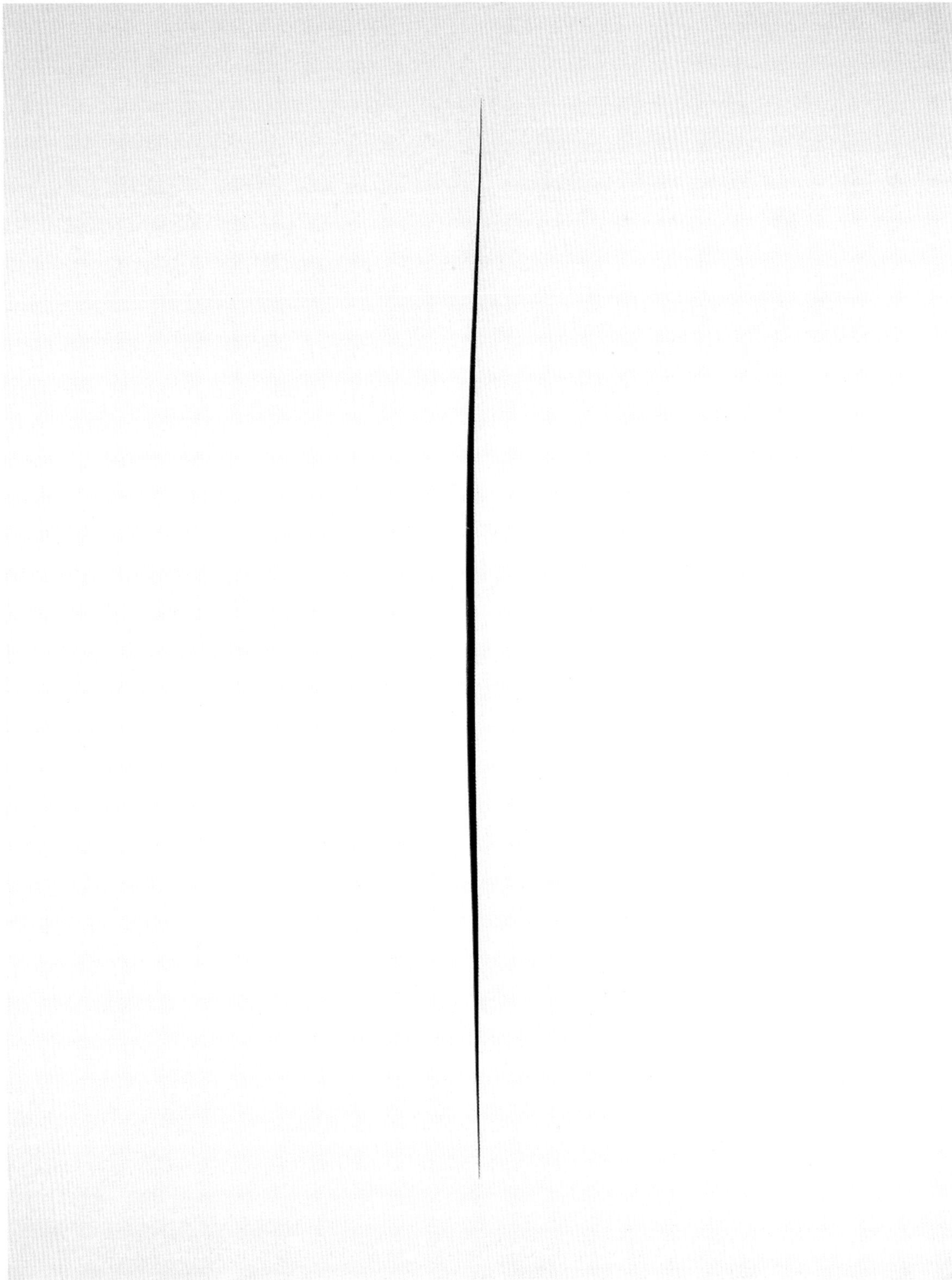

171 LUCIO FONTANA, *Concetto spaziale. Attesa* / Raumkonzept.
Erwartung, 1960
Acryl auf Leinwand , 116 x 89 cm
Museo Nacional Centro de Arte Reina Sofía, Madrid

172 CY TWOMBLY, *Panorama*, 1955
Wandfarbe, Buntstift, Kreide auf Leinwand, 254 x 340,5 cm
Privatsammlung

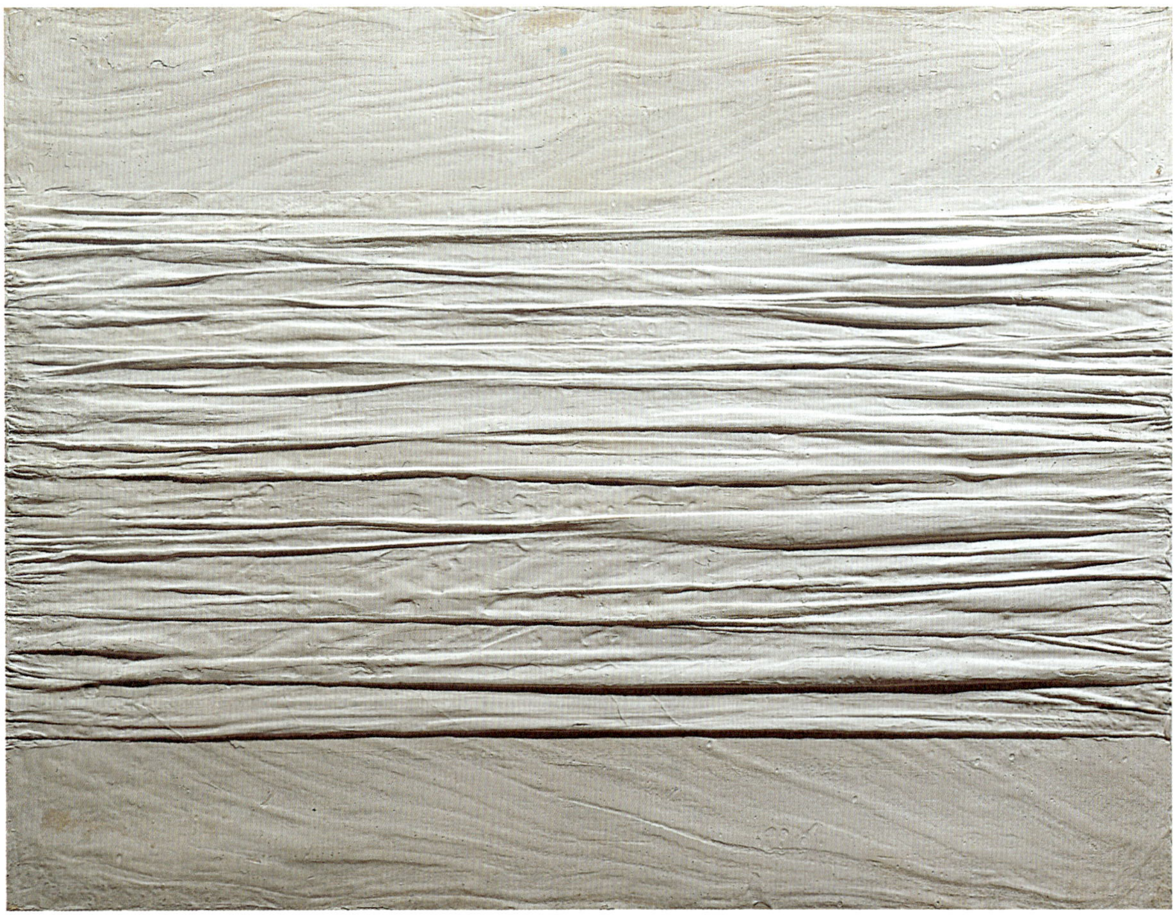

173 PIERO MANZONI, *Achrome*, 1958
Kaolin auf Leinwand, 60 x 80 cm
Civico Museo d'Arte Contemporanea, Mailand

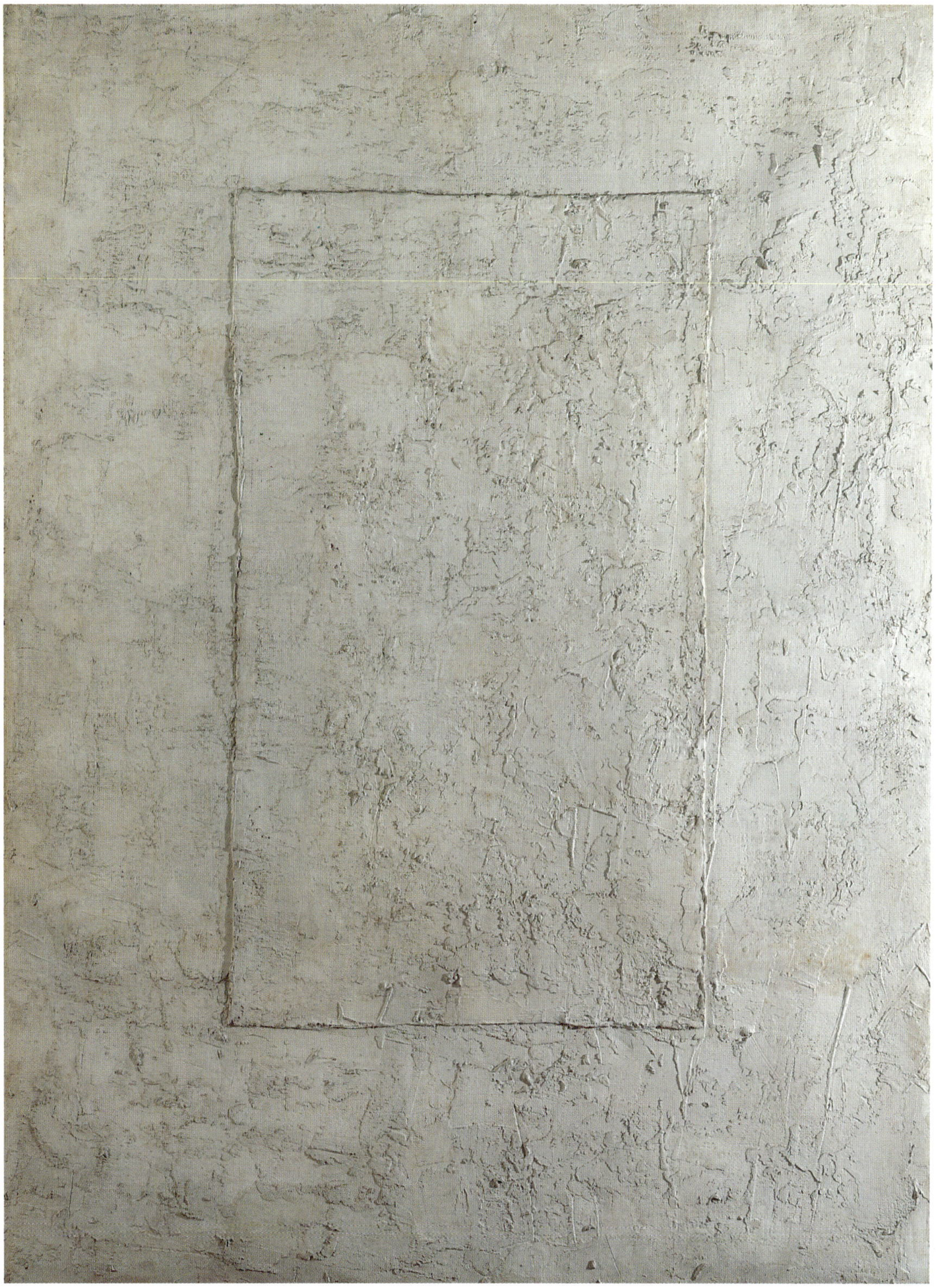

174 PIERO MANZONI, *Achrome*, 1958
Kreide auf Leinwand, 130 x 97 cm
Civico Museo d'Arte Contemporanea, Mailand

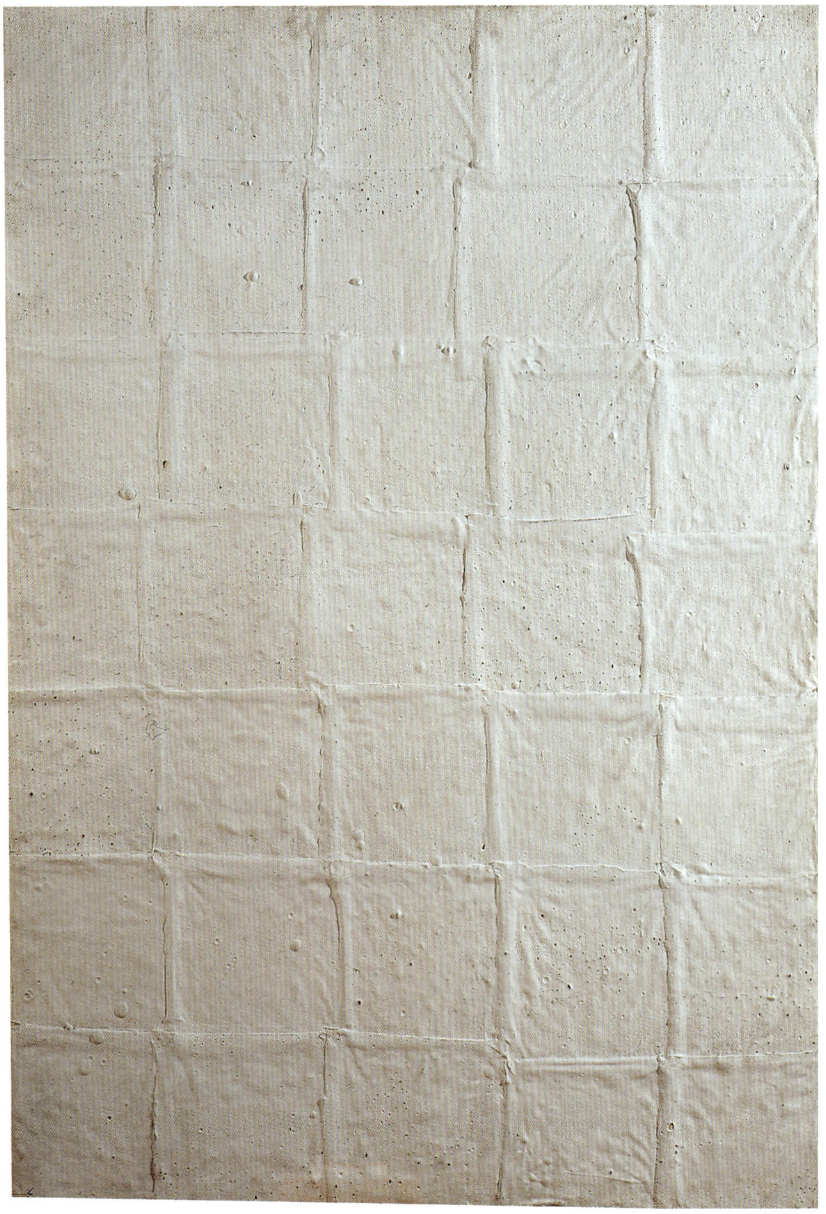

175 PIERO MANZONI, *Achrome*, 1959
Kaolin auf Leinwand, 100 x 70 cm
Civico Museo d'Arte Contemporanea, Mailand

176 ELLSWORTH KELLY, *Black over White* / Schwarz über Weiß, 1966
Öl auf Leinwand, 2 Tafeln, insgesamt 218,5 x 203 cm
Privatsammlung

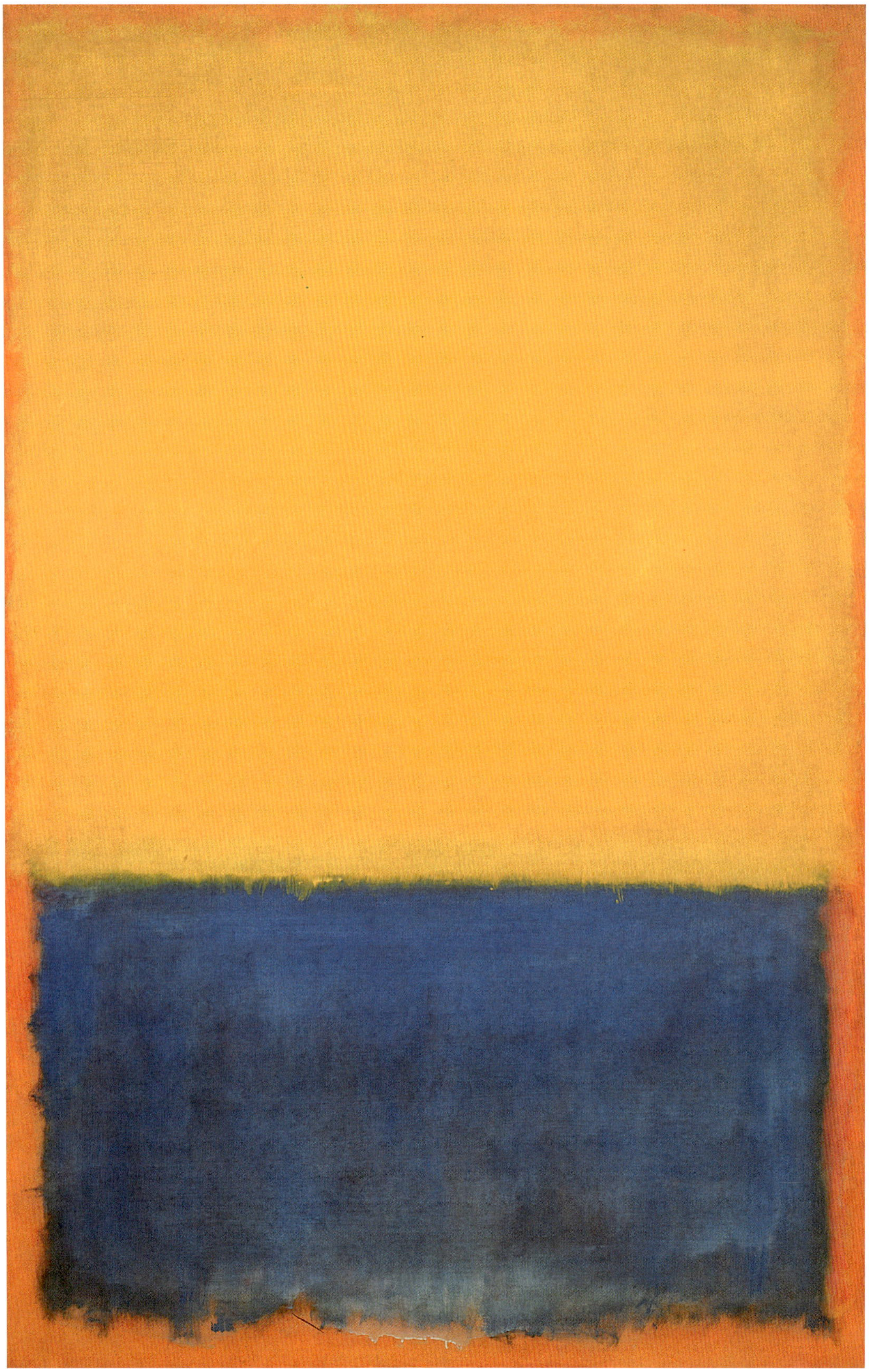

177 MARK ROTHKO, *Untitled (Yellow, Blue on Orange)* / Ohne Titel (Gelb, Blau auf Orange), 1955
Öl auf Leinwand, 260 x 169,5 cm
The Carnegie Museum of Art, Pittsburgh; Fellows Fund, Women's
Committee Acquisition Fund und Patrons Art Fund, 1974

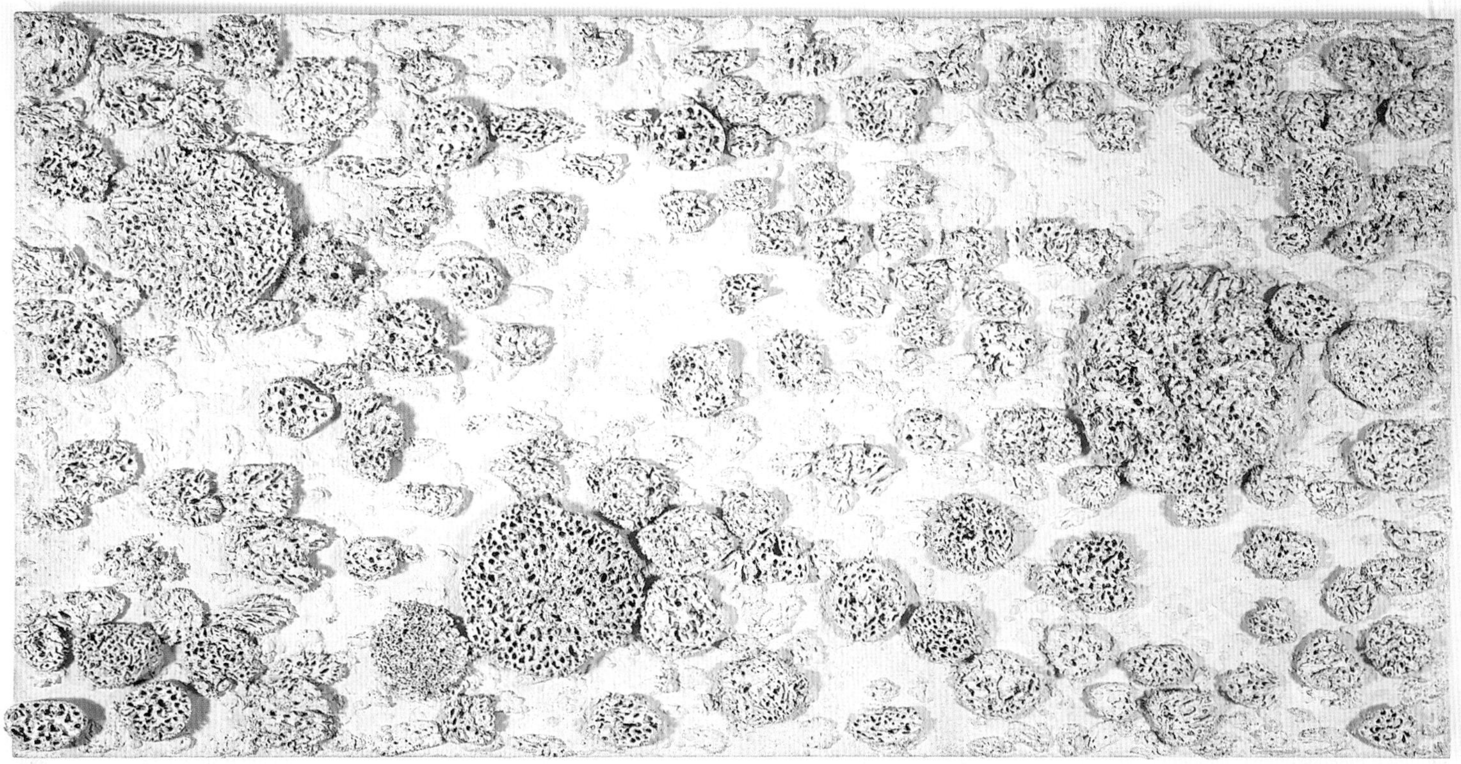

178 YVES KLEIN, *RE 23, 1957*, 1957
Weiße Pigmente, Kasein und Schwämme auf Brett, 100 x 200 cm
Courtesy Blondeau Fine Art Services SA, Geneva

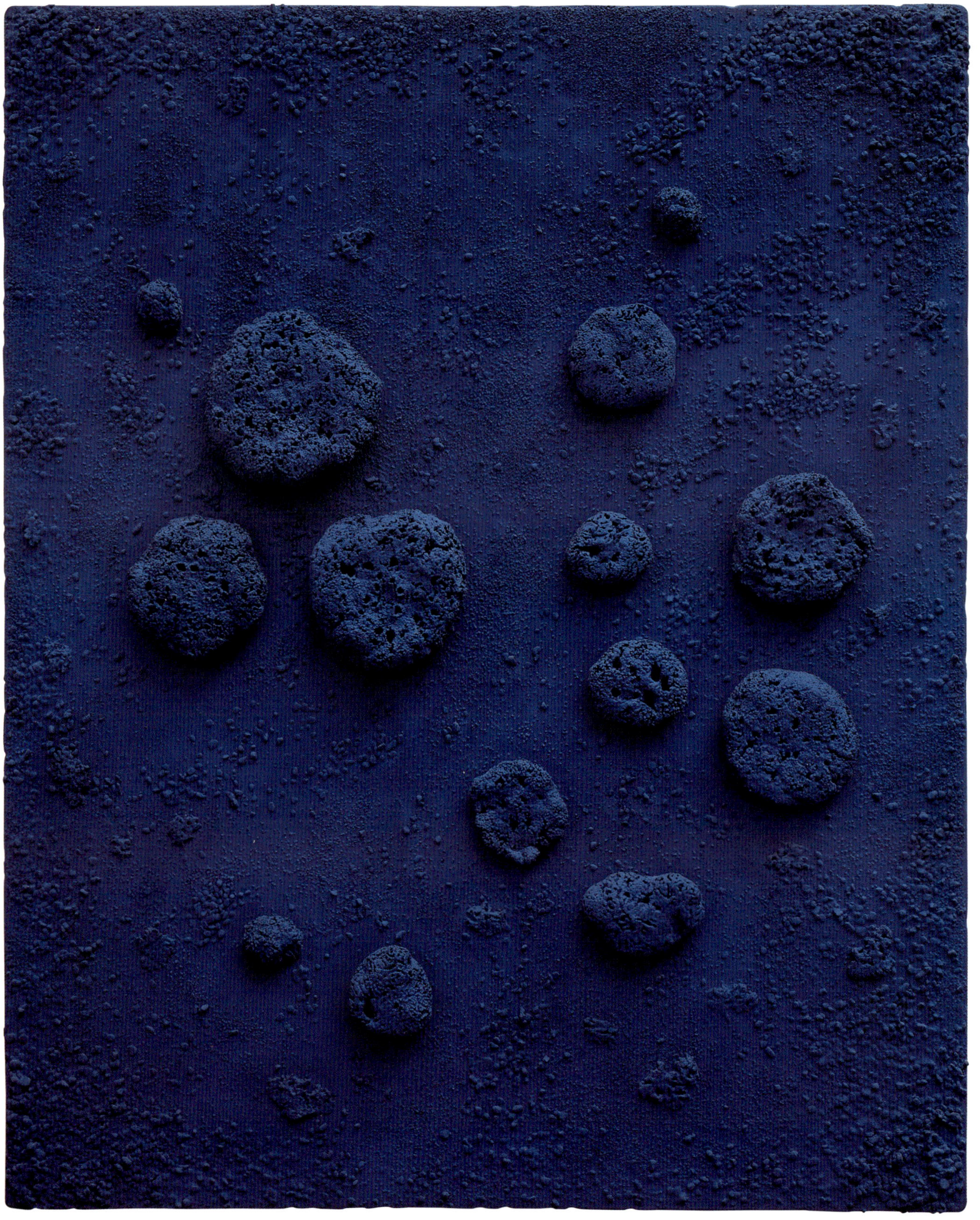

179 YVES KLEIN, *L'Accord bleu, RE 10* / Blaues Akkord, RE 10, 1960
Schwämme, Kiesel, Pigmente in künstlichem Harz auf Sperrholz,
196 x 163 x 13,5 cm
Stedelijk Museum, Amsterdam

180 MARK ROTHKO, *Orange, Brown* / Orange, Braun, 1963
Öl auf Leinwand, 226 x 178 cm
Detroit Institute of Arts;
Ankauf der Founders Society, W. Hawkins Ferry Fund

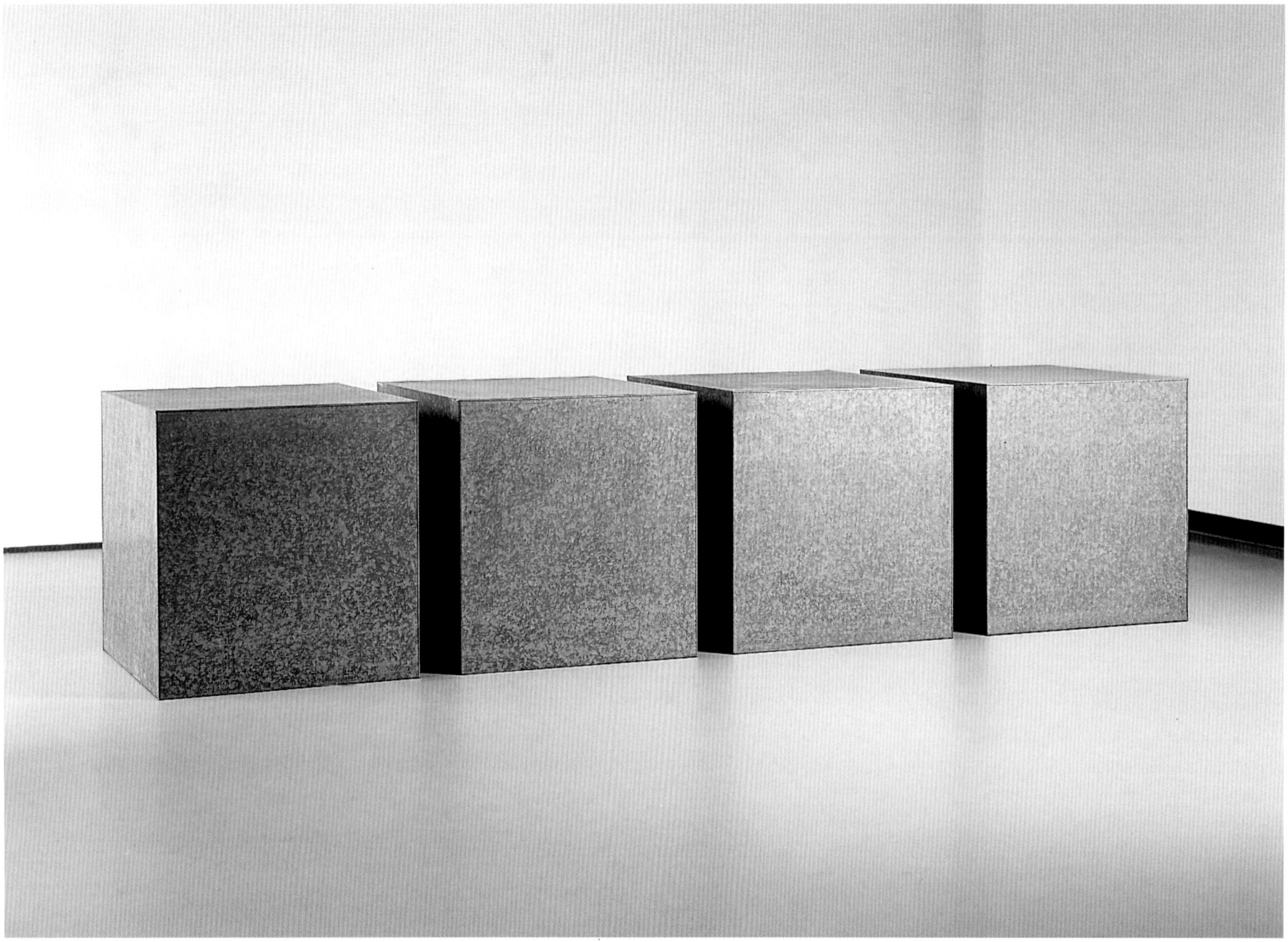

181 DONALD JUDD, *Untitled (Galvanized Iron 17 January 1973)* /
Ohne Titel (Galvanisiertes Eisen 17. Januar 1973), 1973
Galvanisiertes Eisen, 4 Teile, je 102 x 102 x 102 cm
Museum Boijmans Van Beuningen, Rotterdam

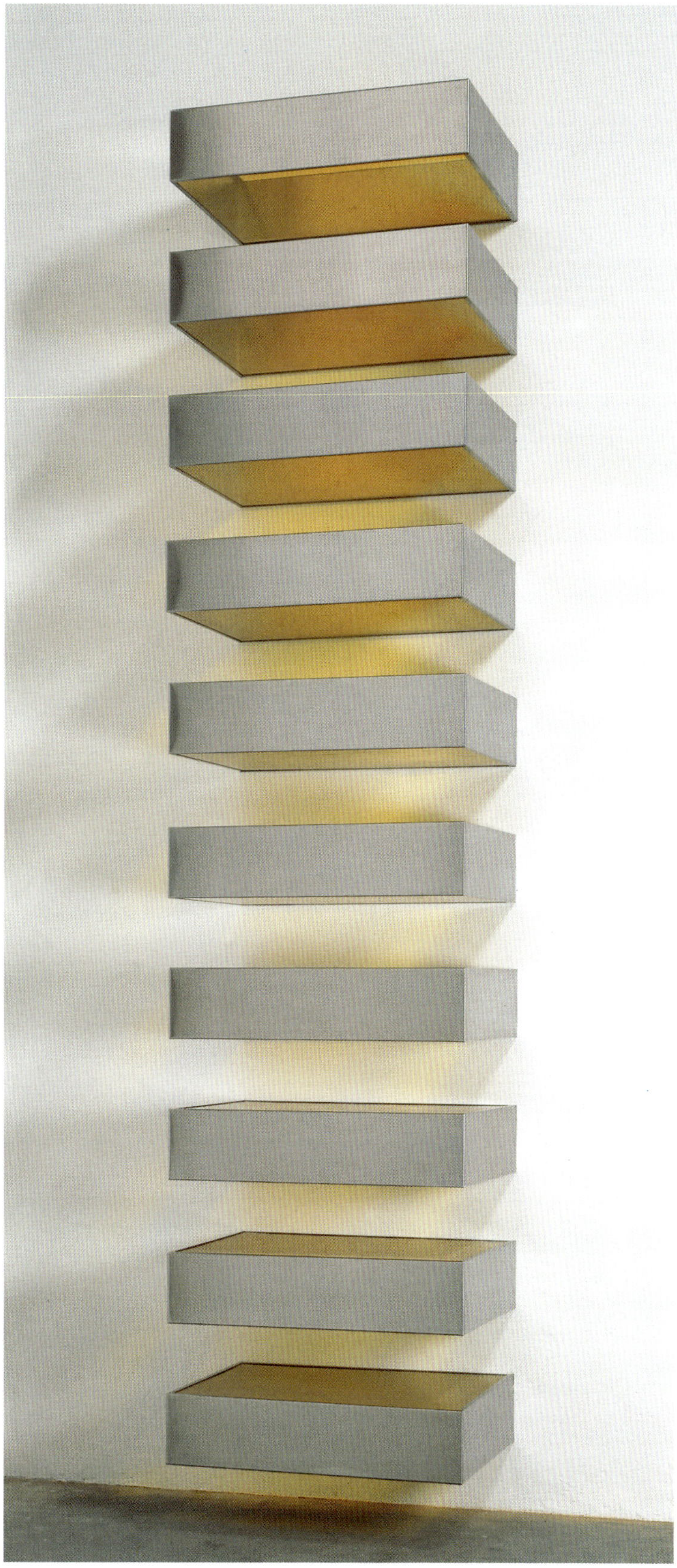

182 DONALD JUDD, *Untitled*, 1968
Plexiglas und Edelstahl, 10 Einheiten, je 23 x 101,5 x 79,
Gesamthöhe 437 cm
Sammlung Froehlich, Stuttgart

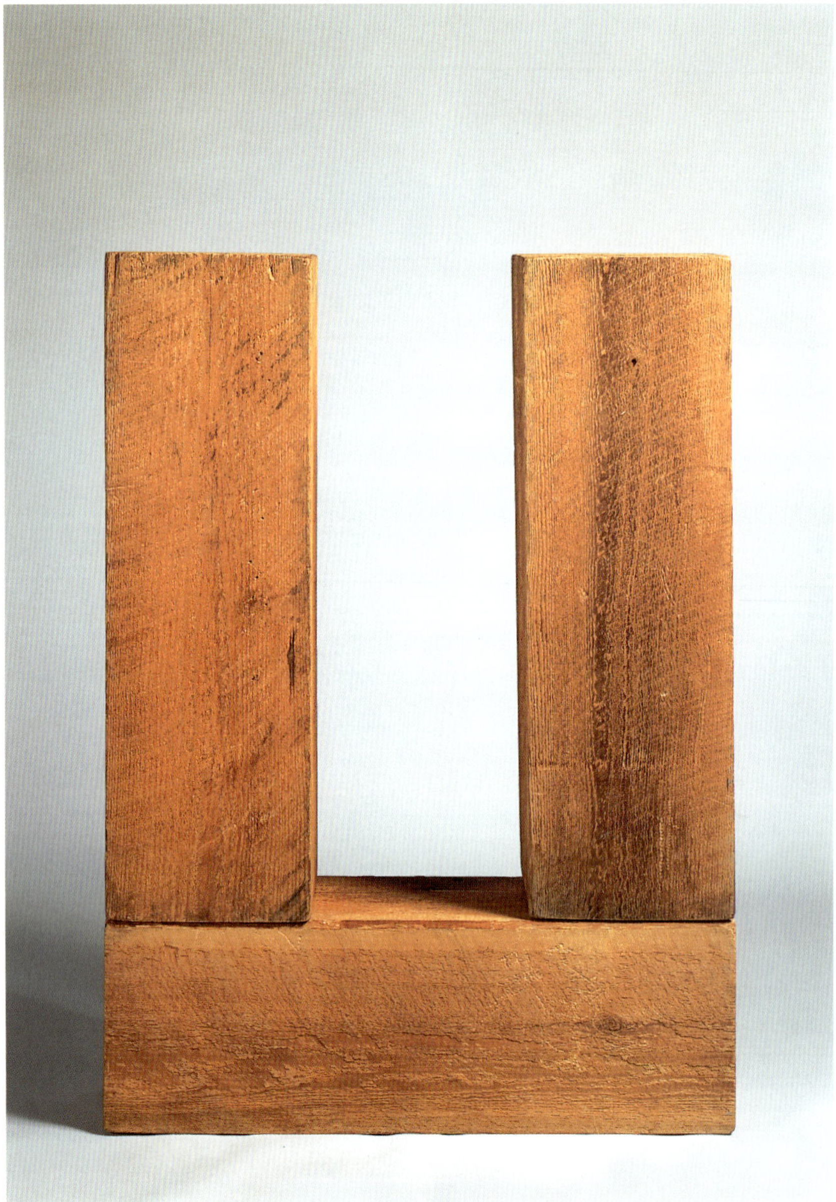

183 CARL ANDRE, *Posts on Threshold (Element Series)* /
Pfosten auf Schwelle (Element Serie), 1960/1971
Rotzeder, 3 Einheiten, je 30,5 x 91, 5 x 30,5 cm,
Gesamtgröße 122 x 91,5 x 30,5 cm
Sammlung Froehlich, Stuttgart

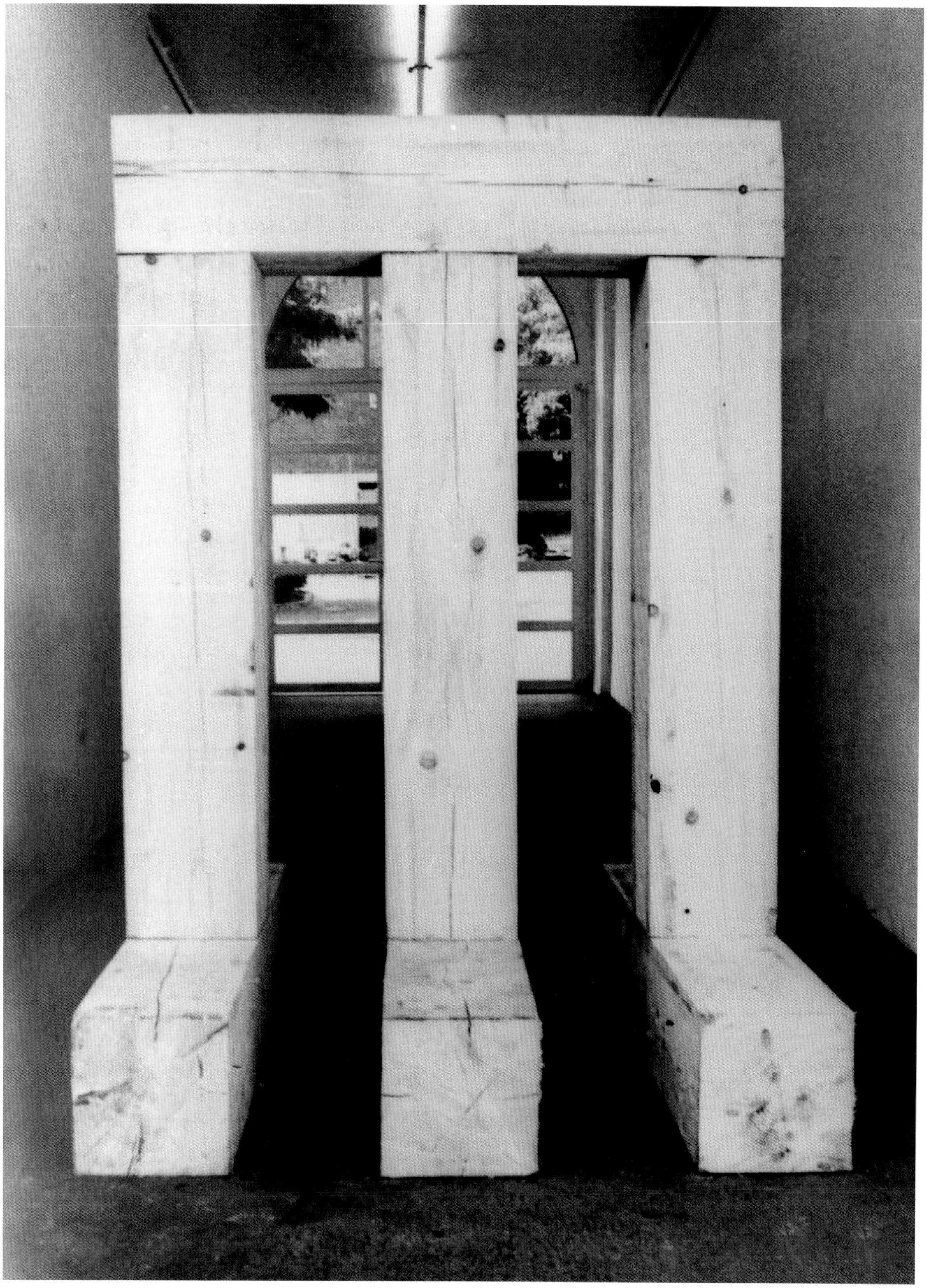

184 CARL ANDRE, *Henge on 3 Right Thresholds (Meditation on the year 1960)* /
»Henge« auf 3 geraden Schwellen (Meditation über das Jahr 1960), 1971
Holz, 210 x 150 x 150 cm
Sammlung Herbert, Gent

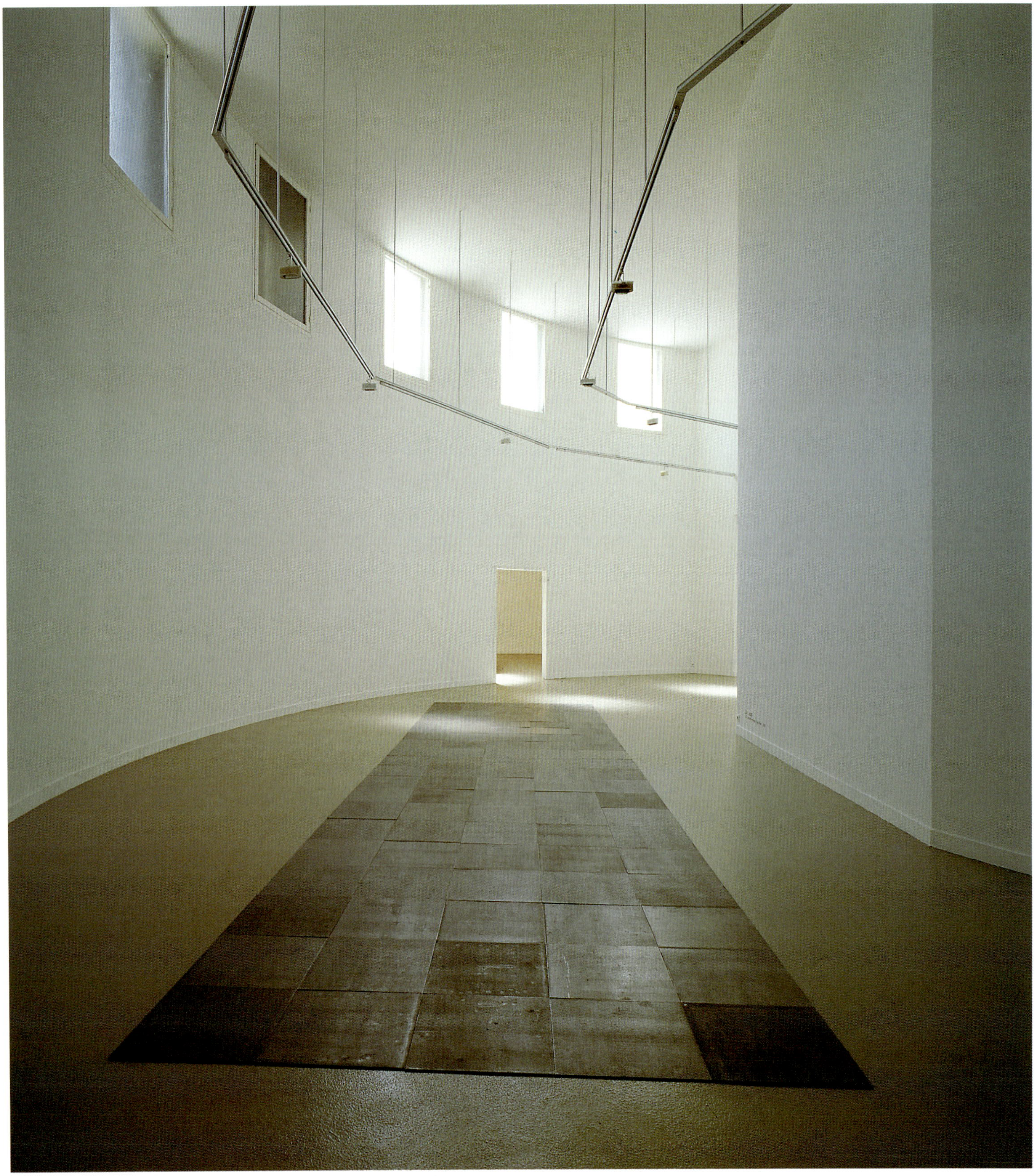

185 CARL ANDRE, *5 x 20 Altstadt Rectangle* / 5 x 20 Altstadt-Rechteck, 1967
Gewalzte Stahlplatten, 100 Platten, je 0,5 x 50 x 50 cm, Gesamtgröße 2,50 x 10 m
Solomon R. Guggenheim Museum, New York; Sammlung Panza,
Schenkung Graf Panza

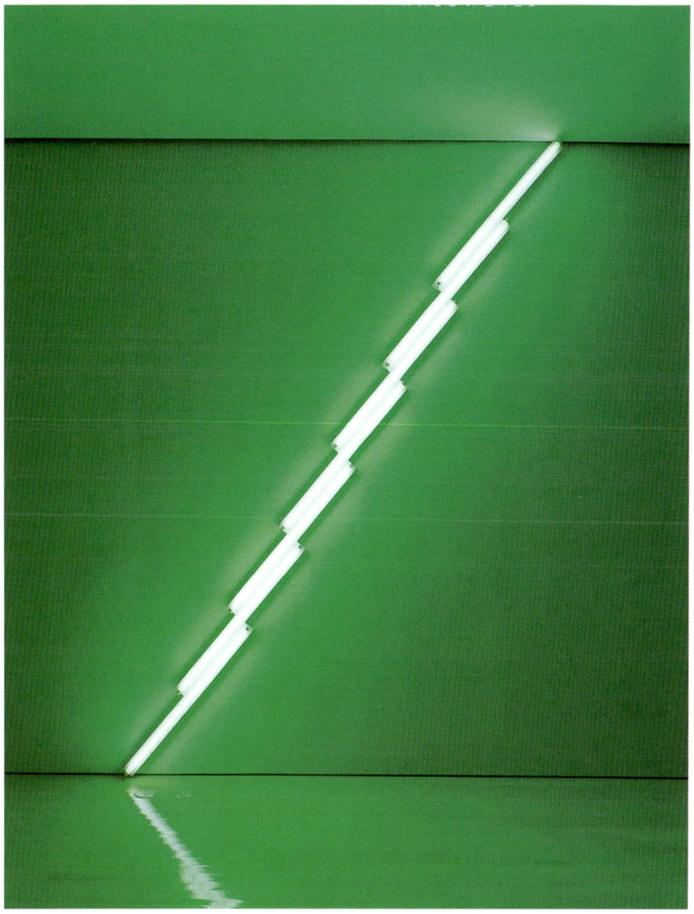

186 DAN FLAVIN, *Untitled*, 1975
7 Leuchtstoffröhren, Höhe 427 cm
Solomon R. Guggenheim Museum, New York;
Sammlung Panza, Dauerleihgabe

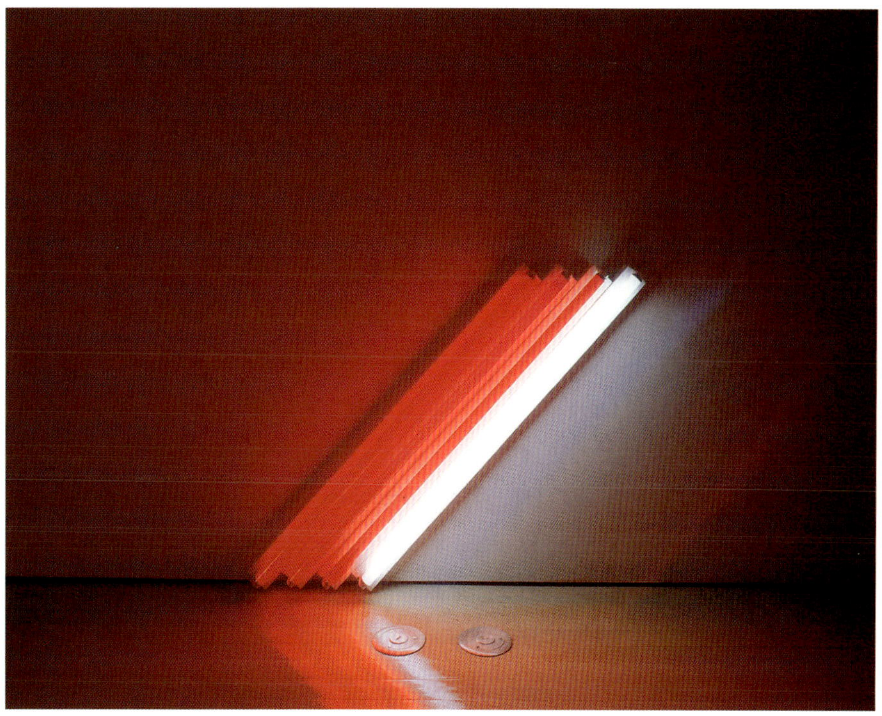

187 DAN FLAVIN, *Untitled (to the citizens of the Swiss cantons)* / Ohne Titel
(den Bürgern der Schweizer Kantone), 1987
4 Leuchtstoffröhren, je 122 cm
Solomon R. Guggenheim Museum, New York,
Sammlung Panza, Dauerleihgabe

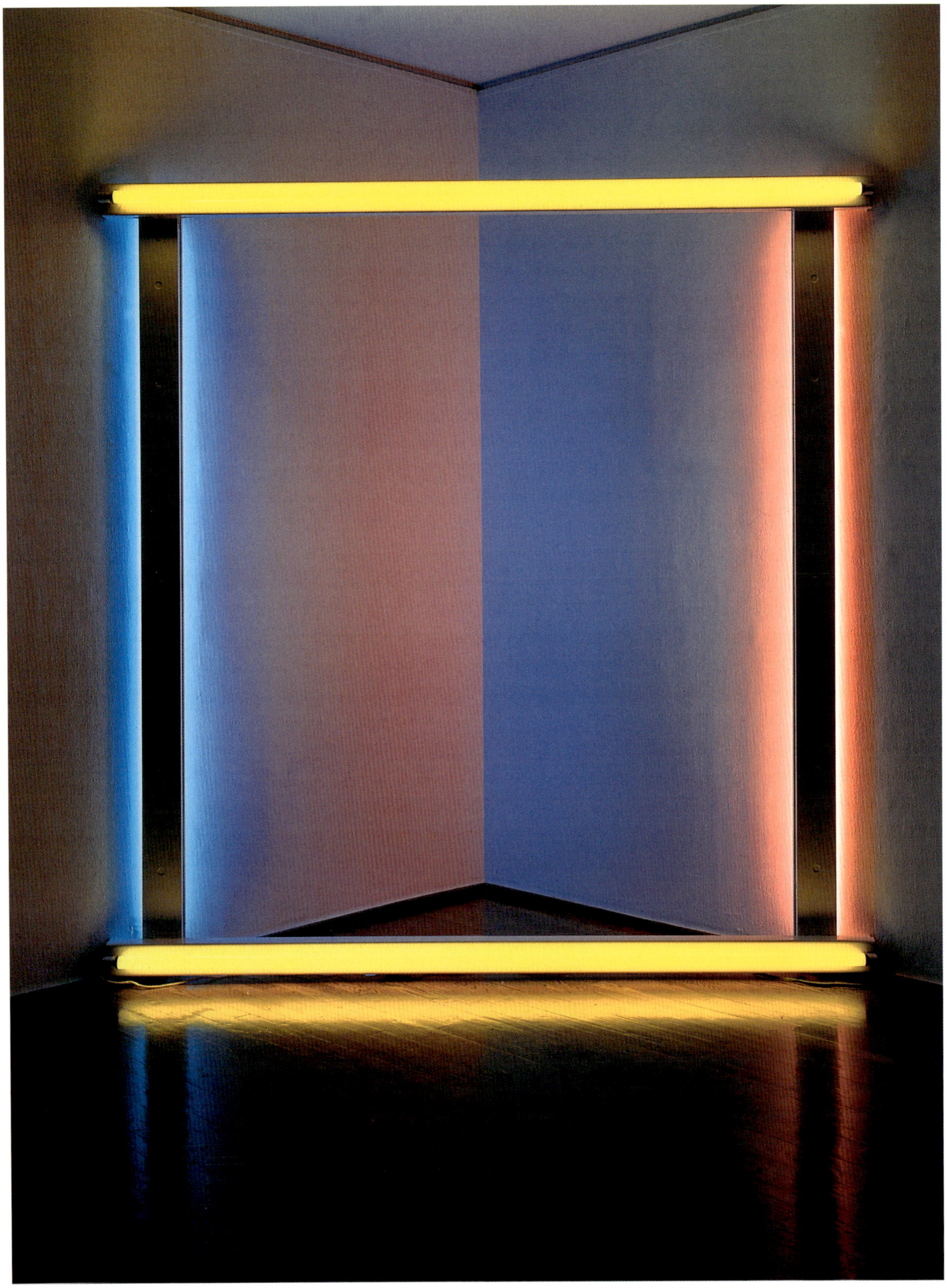

188 DAN FLAVIN, *Untitled (for Donna)*, 1971
Leuchtstoffröhren, 244 x 244 cm
Sammlung Froehlich, Stuttgart

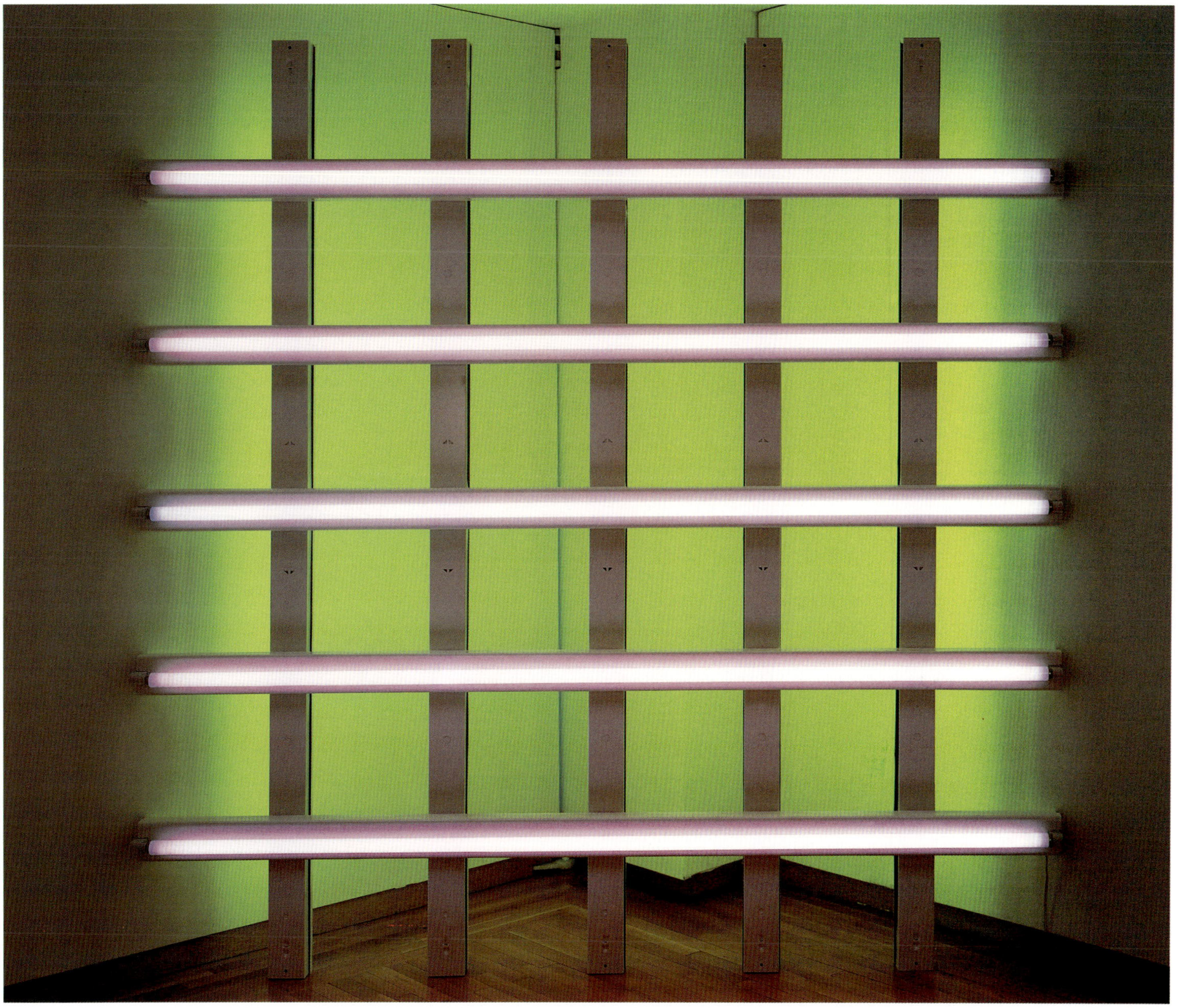

189 DAN FLAVIN, *Untitled*, 1987
Leuchtstoffröhren, 244 x 244 x 25,5 cm
Sammlung Onnasch

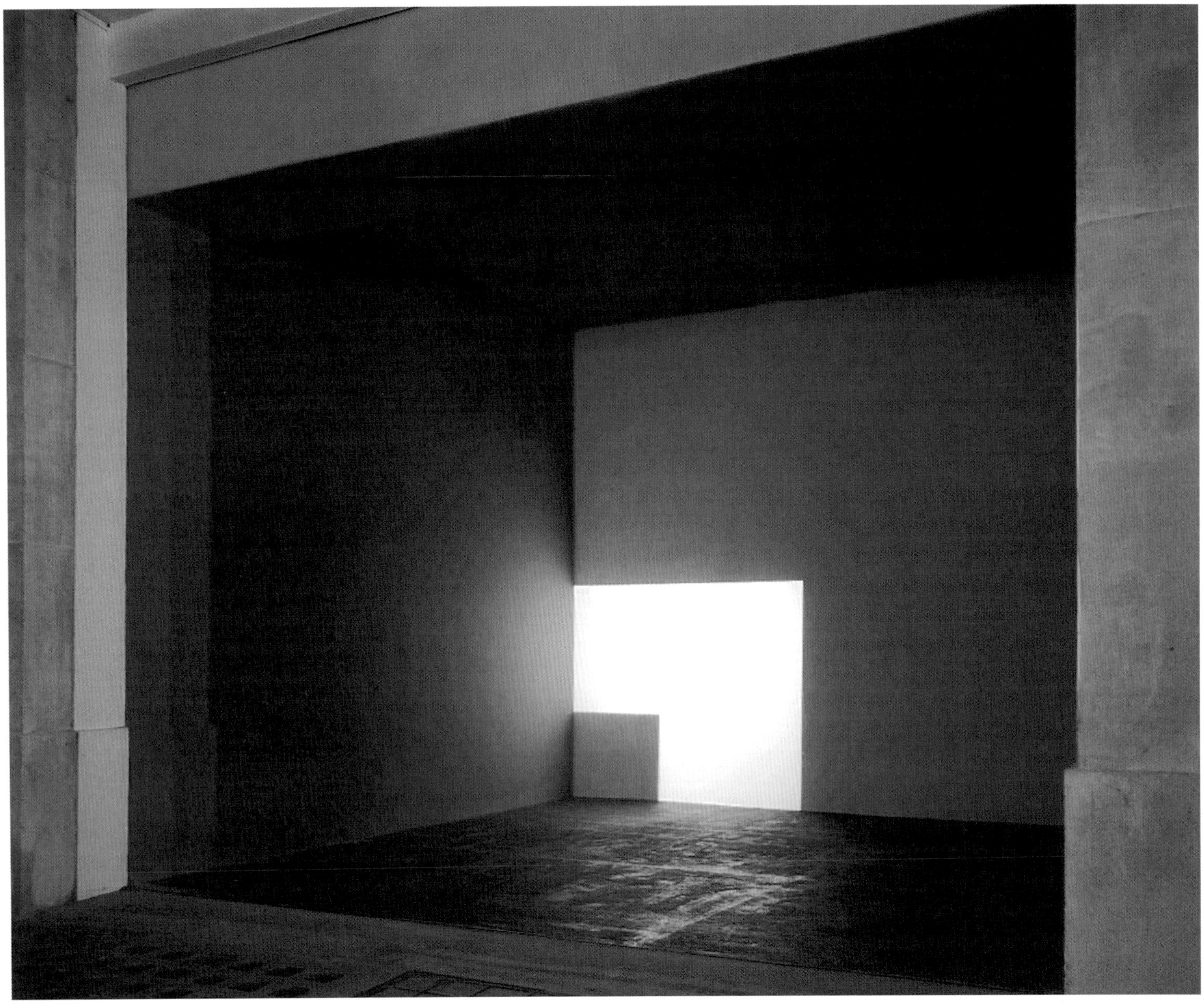

190 JAMES TURRELL, *Porter Powell* / Pförtner Powell, 1967
Lichtprojektion, Größe variabel
Der Künstler, Courtesy Michael Hue-Williams Fine Art, London

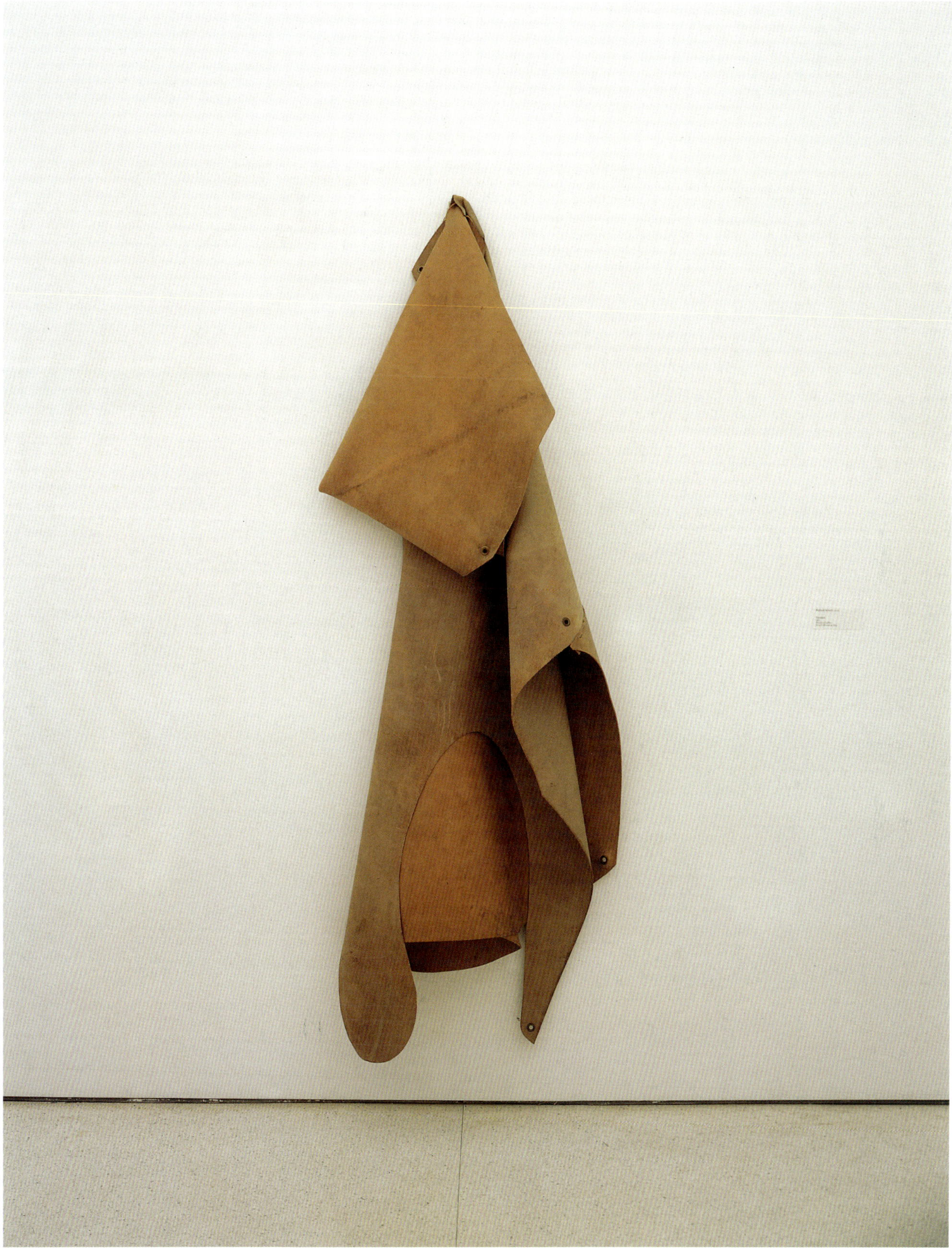

191 RICHARD SERRA, *Template* / Schablone, 1967
Vulkanisiertes Gummi, Höhe ca. 245 cm
Solomon R. Guggenheim Museum, New York; Sammlung Panza,
Schenkung Graf Panza, 1991

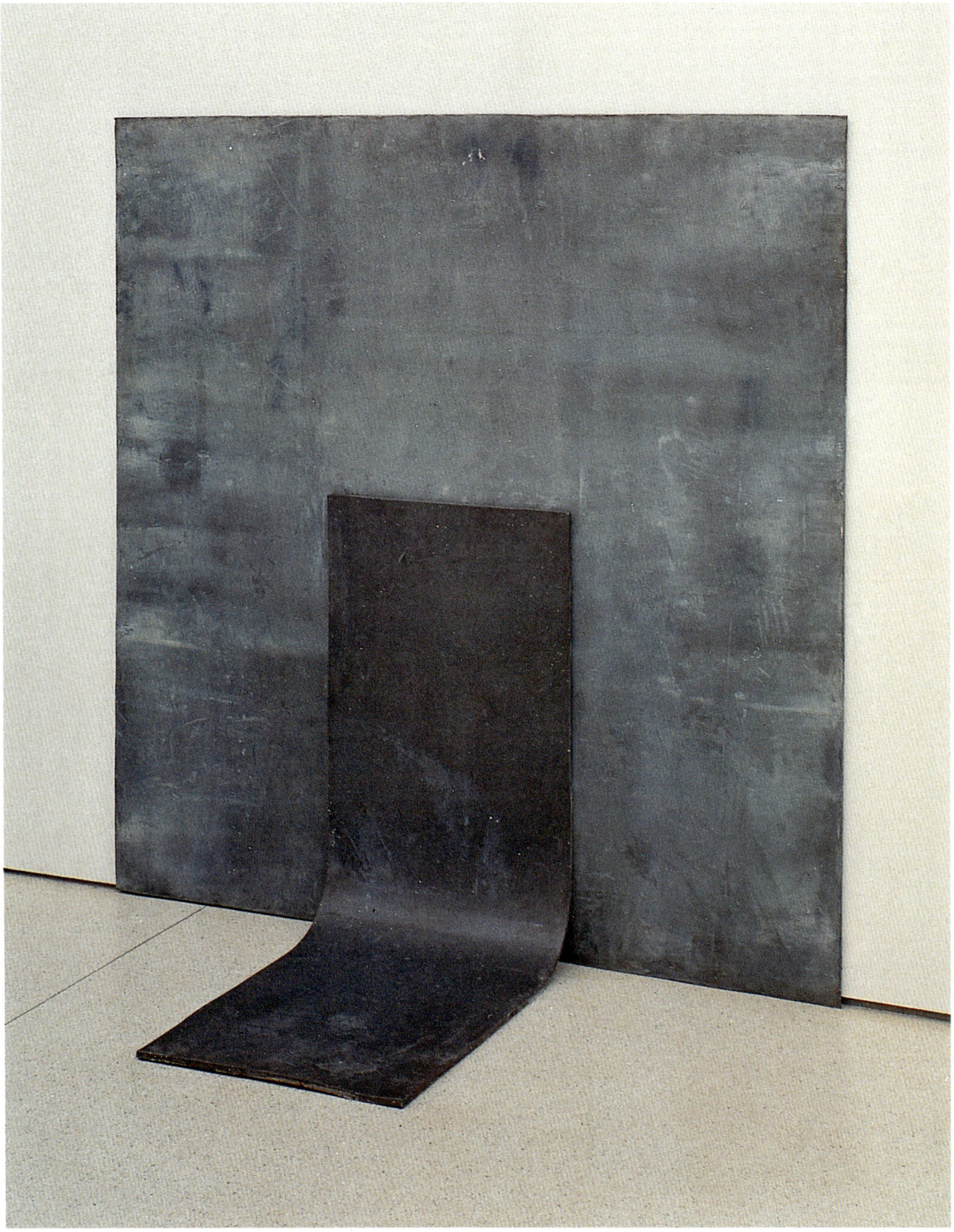

192 RICHARD SERRA, *Right Angle Prop* / Rechtwinklige Stütze, 1969,
Bleiantimon, 183 x 183 x 86,5 cm
Solomon R. Guggenheim Museum, New York; Ankauf mit Mitteln
der Theodoron Foundation, 1969

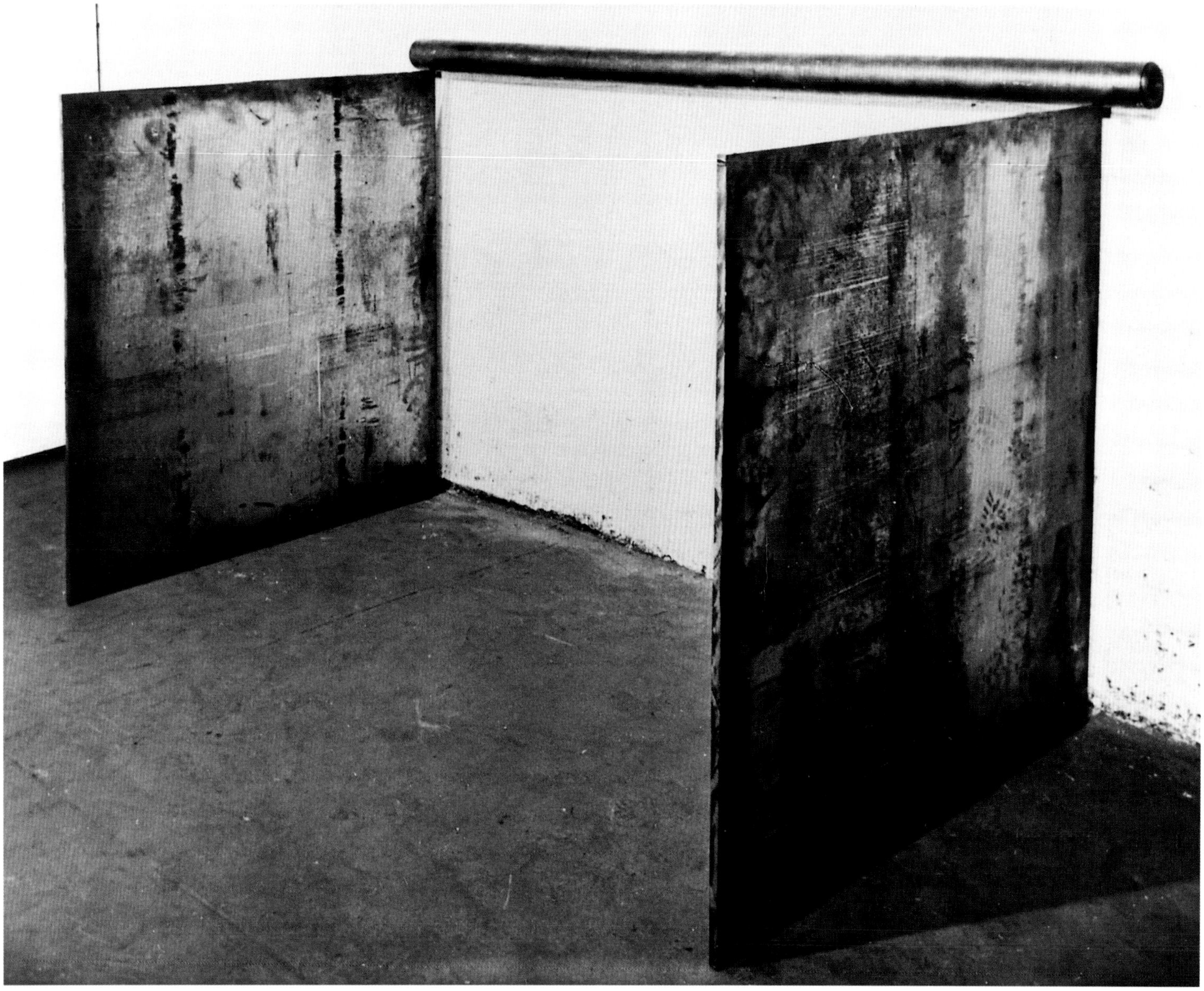

193 RICHARD SERRA, *No. 5* / Nr. 5, 1969
Bleiantimon, 132 x 213 x 122 cm
Sammlung Onnasch

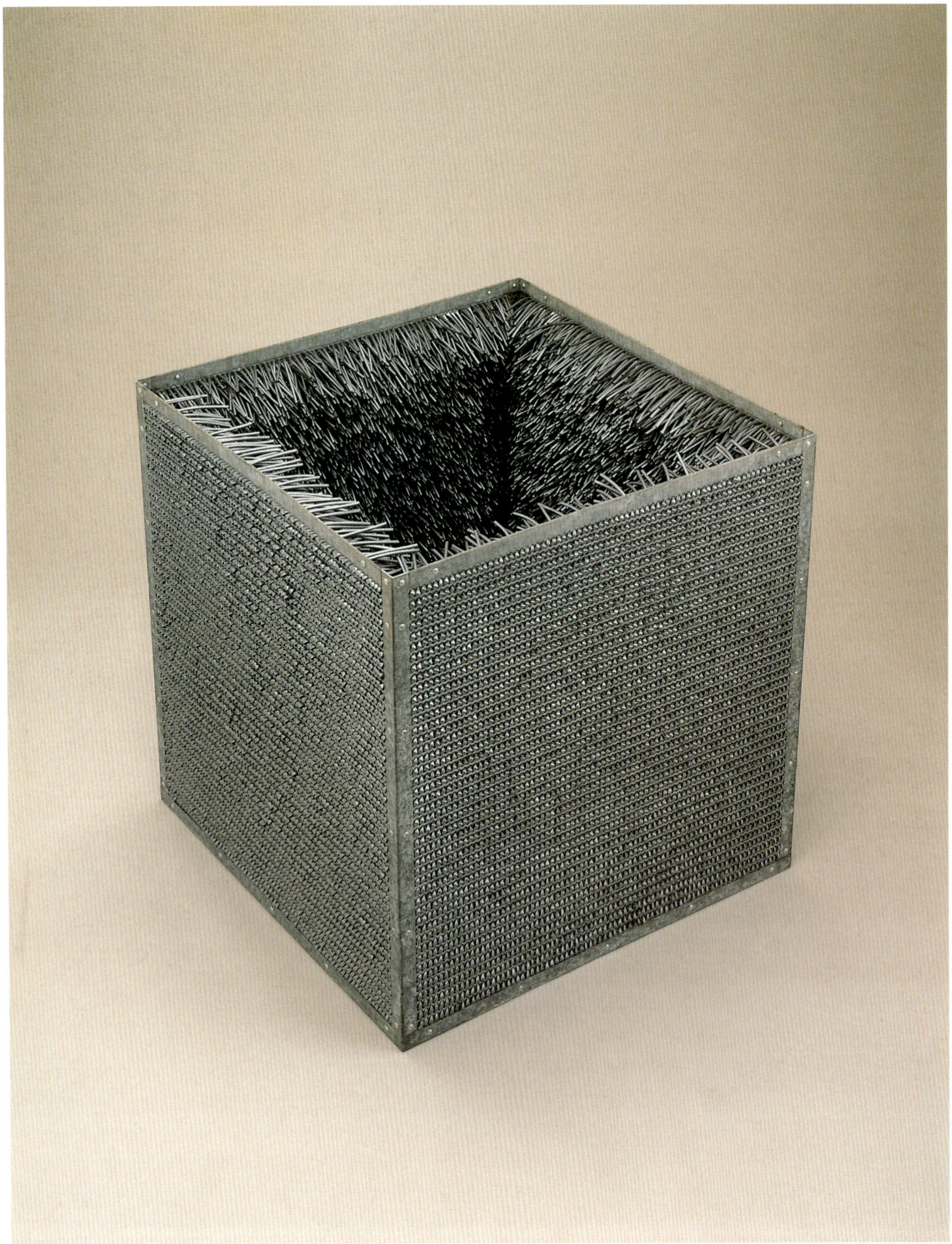

194 EVA HESSE, *Accession II* / Zuwachs II, 1967
Galvanisierter Stahl und Plastikröhren, 78 x 78 x 78 cm
Detroit Institute of Arts; Ankauf der Founders Society,
Friends of Modern Art Fund und Miscellaneous Gifts Fund

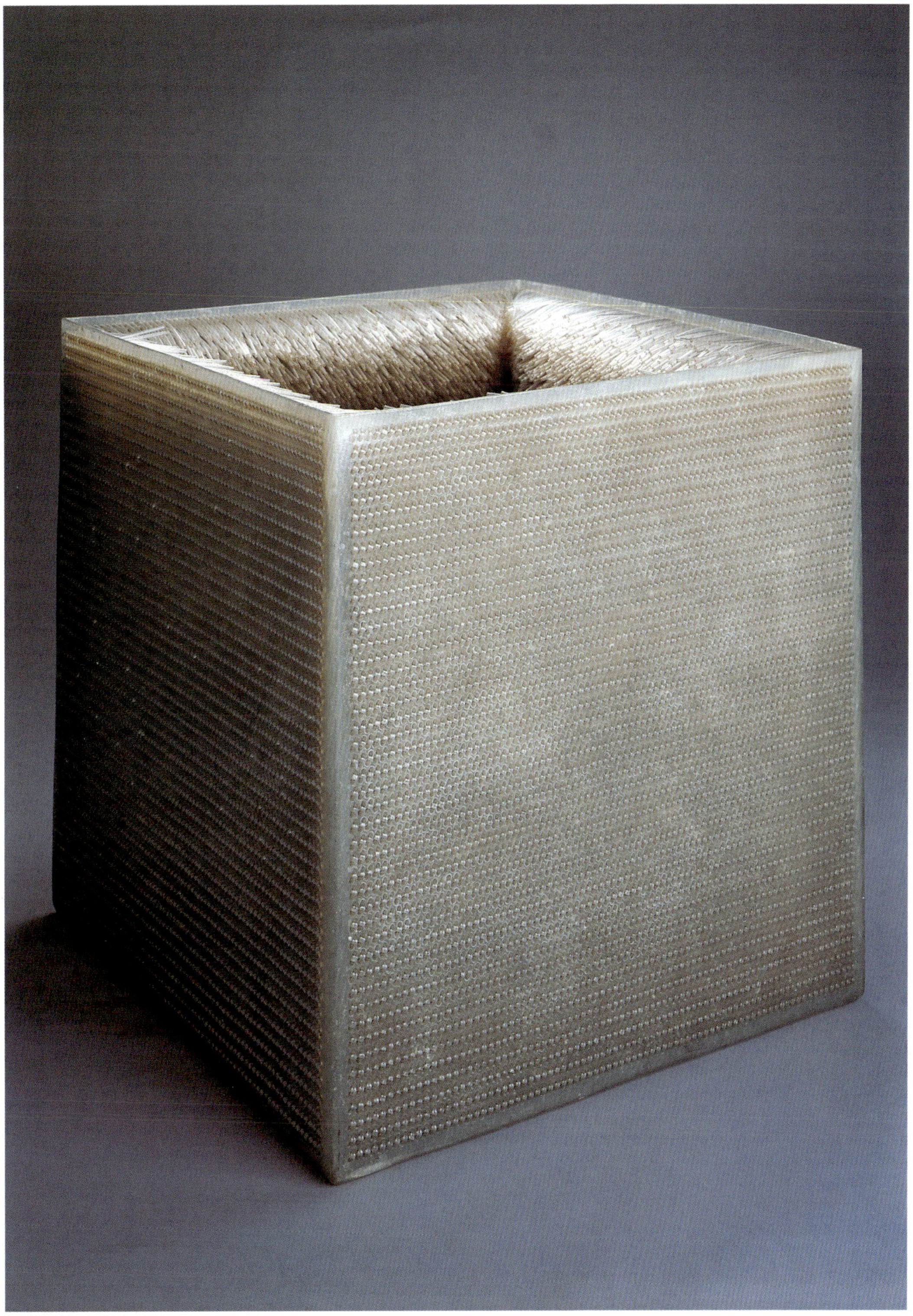

195 EVA HESSE, *Accession III* / Zuwachs III, 1967–1968
Fiberglas und Plastikröhren, 80 x 80 x 80 cm
Museum Ludwig, Köln

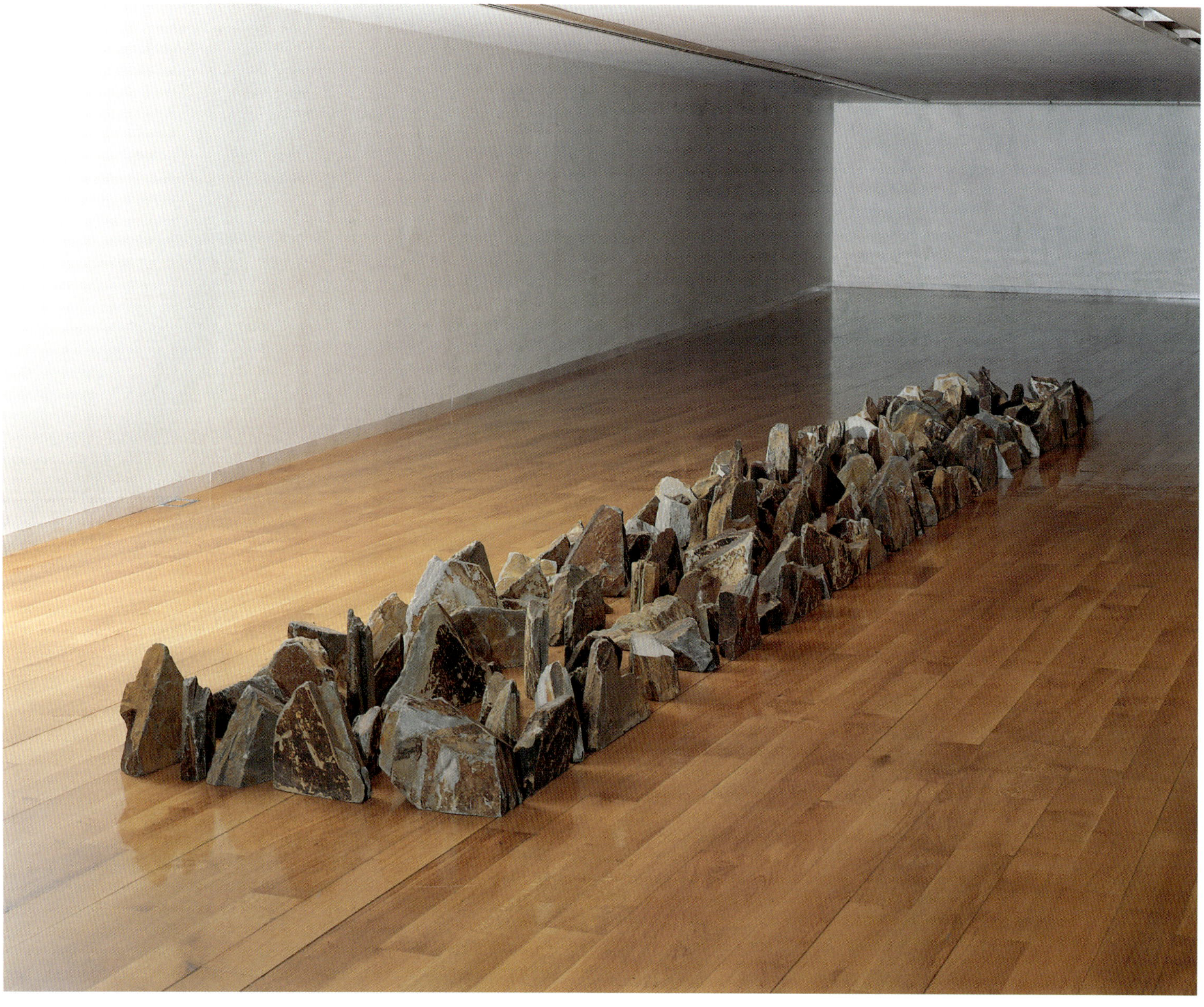

196 RICHARD LONG, *Standing Stone Line* / Linie stehender Steine, 1987
Cornwall-Schiefer, 116 x 940 cm
Sammlung des Centro Galego de Arte Contemporánea;
Leihgabe der ARCO Foundation

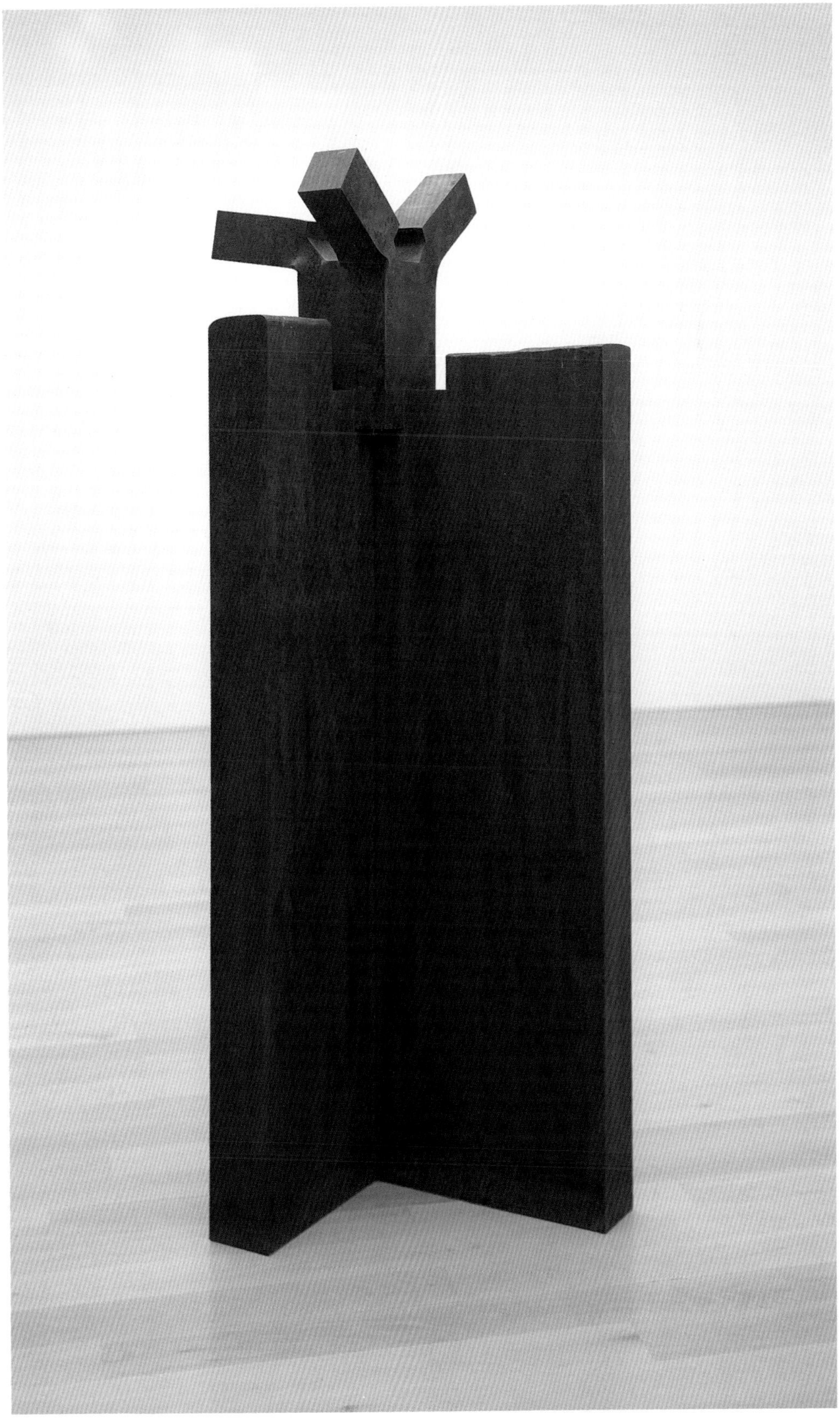

197 EDUARDO CHILLIDA, *Txoko*, 1989
Stahl, 180 x 78 x 66 cm
Sammlung des Künstlers; Courtesy Annely Juda Fine Art, London

198 ROBERT RYMAN, *Mayco*, 1965
Öl auf Leinen auf Leinwand, 192 x 192 cm
Privatsammlung

199 ROBERT RYMAN, *Exeter*, 1968
Öl auf Leinen mit Klebestreifenrahmen, 250 x 250 cm
Privatsammlung

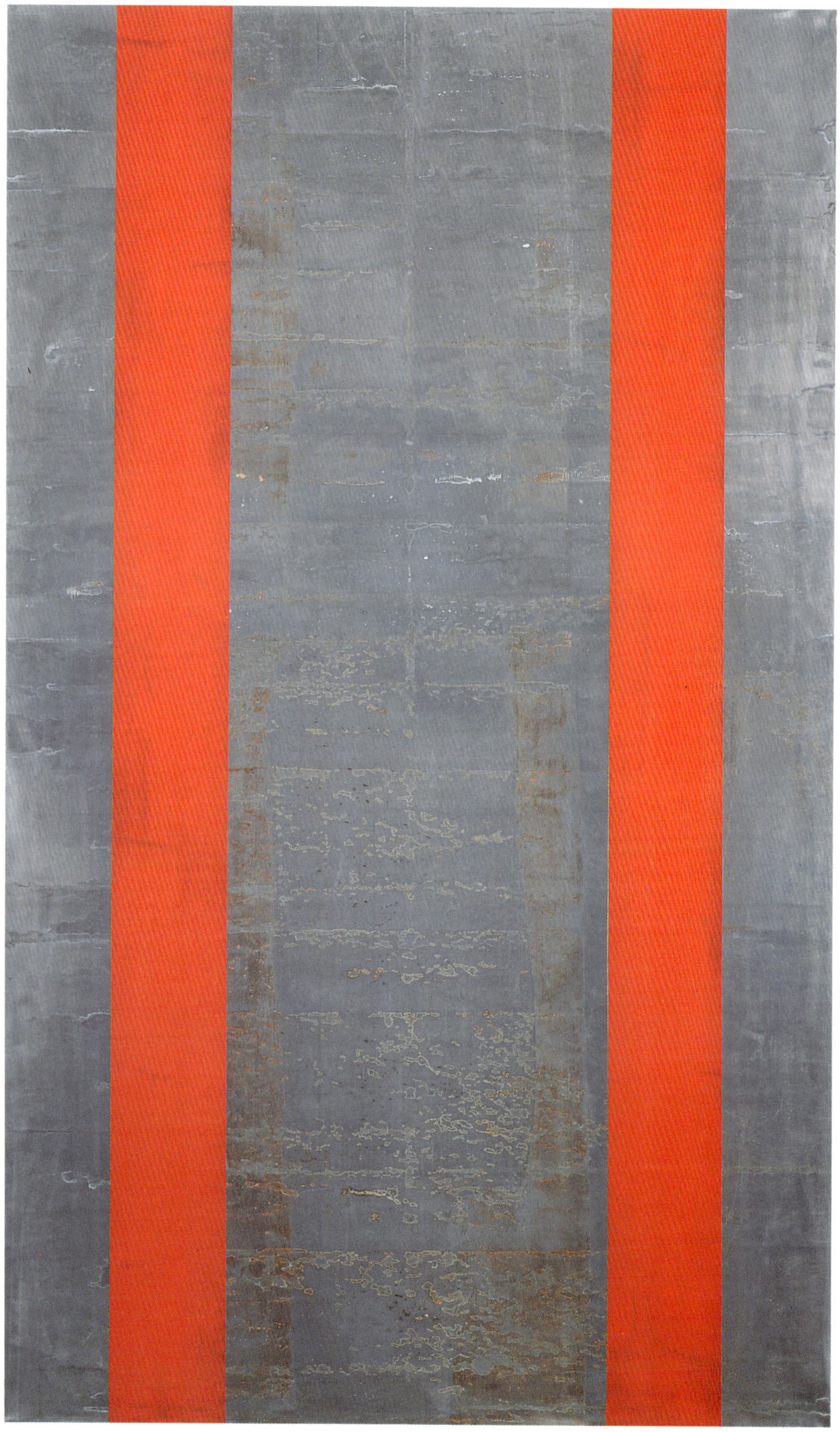

203 GÜNTHER FÖRG, Ohne Titel (fg 00035), 1990
Acryl auf Blei, 180 x 110 cm
Sammlung Gräßlin, St. Georgen

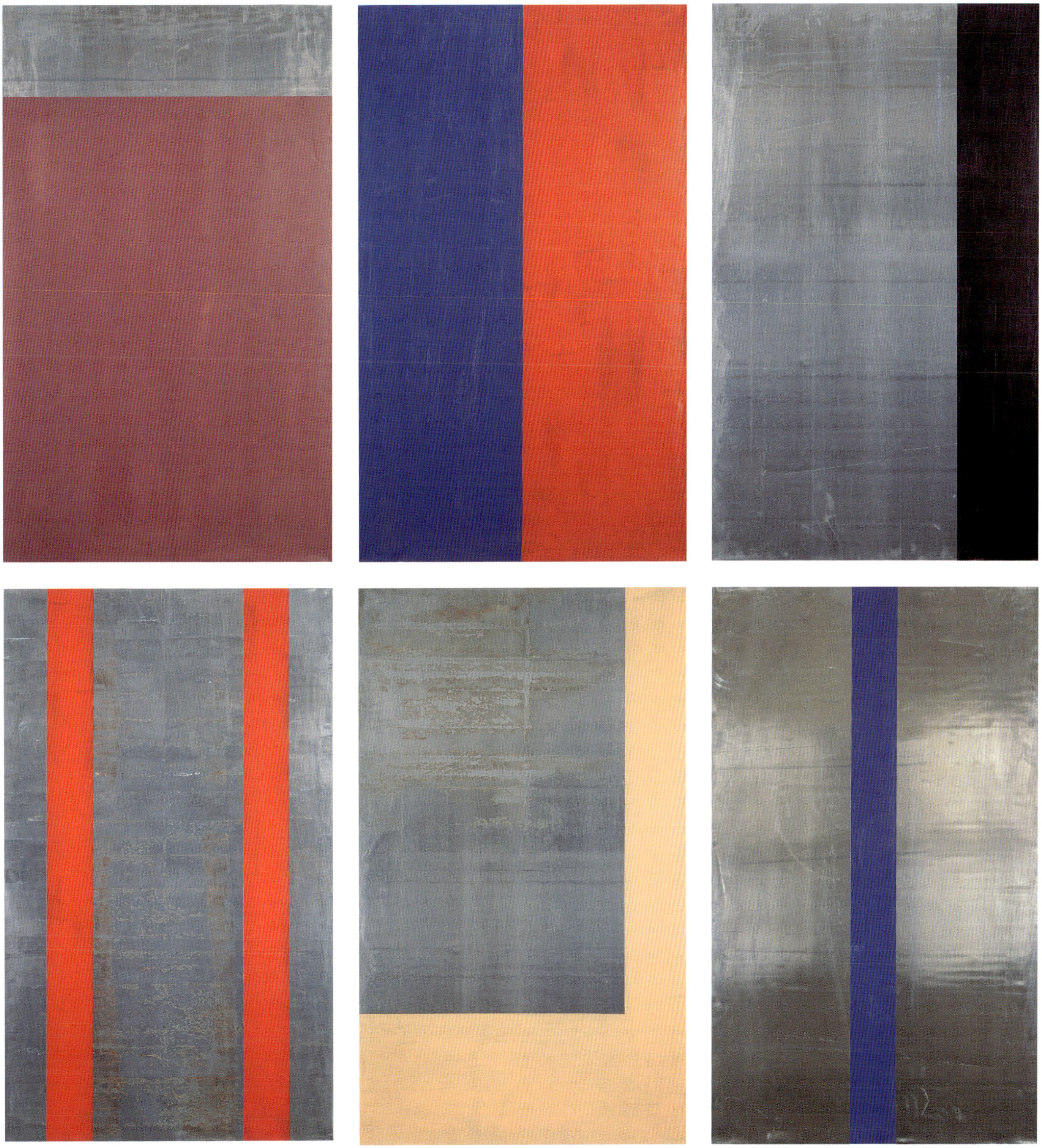

200–205 GÜNTHER FÖRG, Ohne Titel
(fg 00034, fg 00036, fg 00032, fg 00035, fg 00030, fg 00026), 1990
Acryl auf Blei, 180 x 110 cm
Sammlung Gräßlin, St. Georgen

Sprache – Material

BROOKS ADAMS

Wie Rauch – Duchamps Hinterlassenschaft

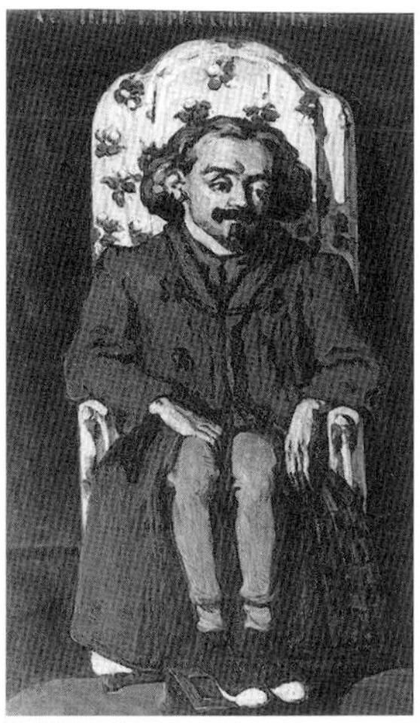

Abb. 1 Paul Cézanne, *Bildnis des Malers Achille Empéraire*, um 1868–1870. Musée d'Orsay, Paris

Abb. 2 Jasper Johns, *False Start* (Fehlstart), 1959. Privatsammlung

Prolog

Am Anfang war der frühe Cézanne: Die schablonenartigen Buchstaben, die in dem Porträt des zwergwüchsigen Malers Achille Empéraire den Namen des Dargestellten nennen (Abb. 1), deuten weit in die Zukunft als ein Vorbild für Jasper Johns' Verwendung von Schriftschablonen mit den Namen von Farben (Abb. 2). Schablonierte Schriftzüge in einem Gemälde waren an sich weder um 1870 noch um 1960 etwas Neues, entscheidend ist in beiden Fällen vielmehr, daß ihre unartikulierte, standardisierte, industrialisierte und vorproduzierte Erscheinungsform bewußt eingesetzt wird, um den Kontext der »belle peinture« zu unterstreichen – und zu untergraben. Kindlich, plump, intellektuell versiert und künstlerisch geschickt, verweisen sie zugleich auf die Tradition der Porträtmalerei des 16. Jahrhunderts und auf das strikt Handwerkliche: Sie verbreiten einen Anschein der gewerblichen Arbeit des Schildermalers. Die schablonierte Schrift ist symptomatisch für eine verbal-konzeptuelle Linie, die sich durch die Kunst des 20. Jahrhunderts hindurchzieht.

I. Duchamp und das Konzept des 20. Jahrhunderts

Duchamp steht am Ursprung der Moderne wie der Postmoderne. Sein Werk war in den zehner, zwanziger und dreißiger Jahren von Bedeutung für die Entstehung von Dada, Maschinenkunst und Surrealismus, in den sechziger und siebziger Jahren für das Aufkommen von Pop Art und Konzeptkunst, in den achtziger Jahren für die hochkonzeptualistische Malerei und Skulptur von Künstlern wie David Salle und Jeff Koons.

Duchamps Werk bietet sich an als ein Paradigma für dieses Jahrhundert, das sich beständig selbst bespiegelte und auf sich selbst zurückkam. Duchamp war anfangs ein Kind des späten 19. Jahrhunderts, gegenwärtig wird er wiedergeboren als ein Kind auch des späten 20. Jahrhunderts. Anhand seiner Kunst läßt sich sowohl die These als auch die Antithese des progressiv-modernistischen Arguments des 20. Jahrhunderts begründen. In dieser Hinsicht kann man ihn mit Francis Picabia, Max Ernst, Giorgio de Chirico, René Magritte und George Grosz vergleichen: Diese epochalen modernen Künstler waren alle tatsächlich schon postmodern geworden, lange bevor ihre eigenwilligen Spätstile in den fünfziger Jahren in Erscheinung traten – und bevor in denselben fünfziger Jahren jene hybride, historizistische Bewegung, die später den Namen Postmoderne erhielt, angeblich erstmals in Arbeiten von Jasper Johns, Robert Rauschenberg und Andy Warhol aufkeimte. In Duchamps Fall beginnt die Postmoderne bereits 1912 in seinen kubistischen Scharaden, die ebenso wie auch Grosz' düster-prismatische Stadtbilder eine neue Wendung ankünden, welche man einen »Kubismus der Grausamkeit« nennen könnte.[1]

In Duchamps Werk gibt es auch keinen Fortschritt. Es stieg wie eine Rakete zu einem frühen radikalen Höhepunkt auf, versank dann in einer Art Dauerschlaf und erschien danach nur noch einmal, um in der vergifteten Spätblüte *Etant donnés* (1946–1966) zu einer Art Symbolismus zurückzukehren (siehe Abb. 12 und 13). Schon seit langem ist

1 Vgl. Brooks Adams, »The Master of Identified Debris«, in: *George Grosz: Berlin – New York*, Ausst.Kat. Associated American Artists, New York 1995, S. 8.

bekannt, daß Duchamps Werk, vor allem die frühen Gemälde, dem späten Symbolismus zuzurechnen ist. Die Ideen zu seinen Bräuten und Akten kamen ihm bei seinem Aufenthalt in München im Sommer 1912, und Bilder wie beispielsweise *Vierge* (Juli 1912) und *Mariée* (August 1912) (Abb. 3) haben ihre Heimat in der Gesellschaft von Franz von Stucks Sirenen, Loïe Fullers Ausdruckstänzen und all den anderen Femmes fatales und »Hommes blessés« des Fin de siècle – darunter nicht zuletzt Kandinskys Ritter und Damen, von denen viele auf Glas gemalt sind. Heute erscheint Duchamps Münchener Zeit auch als ein Vorläufer von Jeff Koons' bayrischen Flitterwochen in den späten achtziger und frühen neunziger Jahren, als einige seiner rokokoeskesten, teils quasi-pornographischen Skulpturen entstanden.

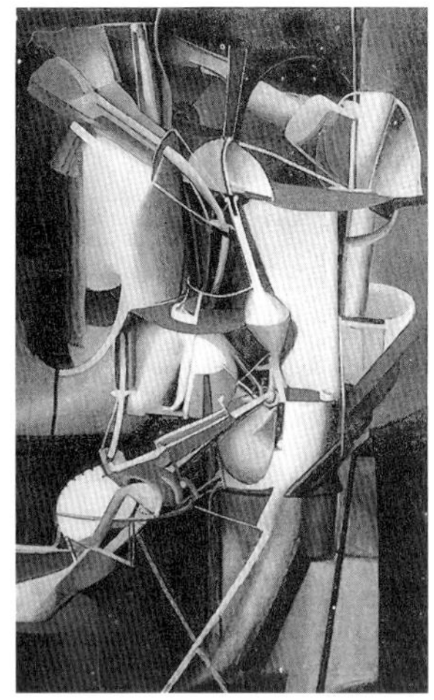

Abb. 3 Marcel Duchamp, *Mariée* (Braut), 1912. Philadelphia Museum of Art

In Duchamps Laufbahn gibt es nichts, das man als einen Spätstil bezeichnen könnte, mit der großen Ausnahme von *Etant donnés*. In dieser Hinsicht unterscheidet er sich zweifellos von Picabia, dessen eigenwillig-unorthodoxe späte Arbeiten (z. B. die Palimpseste und die Farbpunkte) lange mißachtet wurden, dann aber in den achtziger Jahren einen größeren Einfluß auf junge Künstler ausübten als die frühen, klassisch-modernen Bilder. Bei Duchamp interessieren dagegen mehr die Neuinterpretationen des Frühwerks, die im Laufe der Zeit von verschiedenen theoretischen Standpunkten aus vorgelegt wurden. Aus Sicht der Modernisten war Duchamp früh zur Reife gekommen, haben seine Arbeiten sich jedoch nach 1920 in verschiedenen Zufallsaktionen, tendenziell fetischistischen Beschäftigungen und Geheimlehren verloren.

Die postmoderne Sensibilität bevorzugt dagegen die unbeschreiblich subtilen poetischen Gesten und Untätigkeiten seiner späteren Laufbahn, sein eigenwilliges Verstummen und sogar sein »Scheitern«. (Dies zeigte sich unter anderem in der sogenannten »Abject Art« der frühen neunziger Jahre: Mike Kelleys »pathetische« Skulpturen aus gefundenen oder gekauften Stofftieren zum Beispiel bringen in die Idee des Ready-made ein gewisses komisches Pathos ein.) Auch früher als banal angesehene Praktiken wie Mode, Dekoration, Handwerksarbeit, Manieriertheit in »seriöser« Kunst und bloße Albernheit erscheinen am Ende des Jahrhunderts nun als Leitsterne am ästhetischen Firmament.

Duchamp gab dem Wort »Künstler« im 20. Jahrhundert eine neue Bedeutung. Seine Rollen, ob im Atelier oder außerhalb, waren zahllos und wurden immer mehr, und sie müssen als ein Bestandteil seines Gesamtwerks angesehen werden: Duchamp als Künstler bedeutet Duchamp als Maler, Bildhauer, Glasmaler, Bastler, Installationskünstler, Teamarbeiter mit anderen Künstlern, traumatisierter jüngerer Bruder von Künstlern, Ausstellungsarchitekt, Kunsthändler, Berater von Sammlern, Kurator, Mittelsmann, Schachspieler, Glücksspieler, Androgyner, Liebhaber mönchischer Zurückgezogenheit, Spätentwickler, Frühentwickler, Genie, Versager, Muse, Vaterfigur, Frauenheld, gallischer »coq«, Feminist, Förderer von Künstlerinnen, Vorbild für homosexuelle Künstler und Transvestiten, Wehrdienstflüchtiger, Botschafter (und Verräter) der französischen Kultur, Verzögerer, professioneller Nichtstuer, und so weiter.

Duchamp war ein großer »allumeur«: Von seinem ersten Erscheinen in der informellen Hofgesellschaft des Arensbergschen Salons, wo um 1916 herum Dada New York das Licht der Welt erblickte, bis zu seiner späten Apotheose in den fünfziger und sechziger Jahren als Guru der Avantgarde an der Ost- wie der Westküste der USA wirkte er als Katalysator und ließ sich seinerseits anregen von seinen verschiedenen Mäzenen (vor allem Katherine Dreier), Adepten (z. B. der kaum bekannte New Yorker Dadaist John Covert, ein Cousin der Arensbergs, der nur etwa zehn Jahre lang Kunst machte, bevor er in die familieneigene Firma Vesuvius Crucible in der Nähe von Pittsburgh einstieg),

Freunden und Geliebten (darunter die frühere Schauspielerin und berühmte Keramikkünstlerin Beatrice Wood, die heute, 104 Jahre alt, im kalifornischen Ojai lebt).[2]
Duchamps früher Kontakt mit New York ging der seismischen Energieverlagerung von Paris nach New York um fast zwanzig Jahre voraus, die für gewöhnlich auf die Emigration der Surrealisten während des Zweiten Weltkriegs zurückgeführt wird. Duchamps Teilnahme an Dada New York unterminiert diese Chronologie und intensiviert zugleich den Gedanken eines nahezu kontinuierlichen ästhetischen Austauschs zwischen Europa und den USA sowie dem größten Teil der restlichen Welt.

II. Das Paradox der Malerei

Duchamp, der bekanntlich die Malerei an den Nagel hängte, ist unauflöslich mit der Geschichte der Malerei im 20. Jahrhundert verbunden und zugleich eine beständige Quelle ihrer Weiterentwicklung. Ist das ein konservativer Standpunkt? Es scheint der in dieser Ausstellung angelegten Tendenz zur Untergliederung zu widersprechen, die Duchamps Bedeutung hauptsächlich in bezug auf Objektkunst und allgemein auf den Konzeptualismus sieht, während Kandinsky als der wichtigste Urheber der Abstraktion allein am entgegengesetzten Ende des Kraftfelds der Moderne steht. Fraglos wirkte sich Duchamps Beispiel auch auf die Entwicklung der Photographie, der Videokunst, der Performance und selbst der Literatur (z. B. die »Oulipo«-Zufallsstrategien in Werken von Raymond Queneau, Georges Perec und Harry Matthews) in diesem Jahrhundert aus, wie auch auf ungezählte anarchistische oder sexuell subversive ästhetische Ausdrucksformen (so reklamieren z. B. hochgesinnte Transvestiten Duchamp als einen ihrer Schutzpatrone); und sein unorthodoxer Umgang mit Materialien verschaffte allen Kunstformen, nicht zuletzt der Malerei, eine beispiellose Freiheit, die Zufallsprozesse und alle erdenklichen Substanzen ästhetisiert und ihnen zugleich eine wesentliche Bedeutung zuerkennt. Bekanntlich spielte Duchamp eine wichtige Rolle für jene phänomenologische Tendenz, die sich bis zum Ende der sechziger Jahre so weit verbreitet hatte, daß die Kritikerin Lucy Lippard und andere von einer »Entmaterialisierung der Kunst« sprachen. Andererseits läßt sich argumentieren, daß er zugleich ein maßgebliches Vorbild für das war, was man die »Rematerialisierung der Kunst« nennen könnte – beispielsweise in den Arbeiten von Joseph Beuys und in der Arte Povera. So scheint es, daß die Duchampsche Revolution, anders als oft über ihn (und von ihm selbst) behauptet, ihre Bedeutung primär in dem Kontext besitzt, den er als »retinale« Kunst bezeichnete. Hiermit meine ich nicht nur die Neuinterpretation des konsumeristischen Ready-made in der Pop Art, sondern die letzten vierzig Jahre der abstrakten Kunst überhaupt, insbesondere das, was Robert Rosenblum als die »gefundene Abstraktion«[3] bezeichnet, in Arbeiten so verschiedener Künstler wie Ellsworth Kelly, Peter Halley und Andy Warhol, dessen »Rorschach«-Bilder aus den achtziger Jahren vielleicht das typische Beispiel hierfür sind.

III. Das Wort

Duchamp, der Anfang dieses Jahrhunderts eine Ausbildung als Zeitschriftenillustrator gemacht hatte, bildet zusammen mit den kubistischen Collage-Künstlern, Kurt Schwitters und Dada Berlin ein notwendiges Bindeglied zwischen der Tradition der gedruckten Satire des 19. Jahrhunderts und dem gesamten Pop-Phänomen Mitte des 20. Jahrhunderts. Von Duchamp ist es nur ein Katzensprung bis zu Johns, Rauschenberg und Warhol, die das gedruckte oder schablonierte Wort und alle Arten von »Tagesereignissen« in Form von gemalten oder serigraphierten Zeitungsphotos und Schlagzeilen einsetzten –

2 Zu John Covert vgl. Francis M. Naumann und Beth Venn, *Making Mischief: Dada Invades New York*, Ausst.Kat. Whitney Museum of American Art, New York 1996, S. 198. Zu Beatrice Wood vgl. *Beatrice Wood: A Centennial Tribute*, hrsg. v. Francis Naumann, Ausst.Kat. American Crafts Museum, New York 1997.
3 Robert Rosenblum, »Warhol as an Abstract Artist«, Vortrag in der New York Studio School of Drawing, Painting and Sculpture, 21. Mai 1996.

z. B. *A Boy for Meg* (1961) und *129 Die in Jet (Plane Crash)* (1962), Warhols Bilder von Titelseiten der *New York Post* und des *New York Mirror* (Abb. 4) – in ihren mal bizarren, mal bissigen Parodien des Abstrakten Expressionismus, der epochalen amerikanischen »Aktions«-Malerei.

Duchamps erste Museumsretrospektive fand 1963 im Pasadena Art Museum statt; sie wurde zum Auslöser einer neuen regionalen Welle der Duchampophilie, die wiederum erhebliche Auswirkungen zeitigte auf die Entwicklung des Worts und seiner manchmal sehr schonungslosen Verwendung in der kalifornischen Kunst – in einem Wort, Bruce Nauman. Naumans Skulptur gewordene Wortspiele aus den späten sechziger Jahren (z. B. *From Hand to Mouth*, 1967) (Abb. 5) und seine späteren Neon-Wortreliefs und Videos sind direkte Nachkommen des mit Johns gekreuzten »Westküsten-Duchamp«.[4]

Auf der anderen Seite des Globus, in Belgien, finden wir in einer Brüsseler Gasse Marcel Broodthaers, der mit seinen schrulligen und widersprüchlichen Prägeschildern auf Duchamps Spuren wandelt (Kat. 271–282). (Das definitive Vorbild für ein solches Auseinanderdriften von Wort und Bild, ebenfalls aus Belgien, nämlich René Magrittes *La trahison des images*, die Abbildung einer Pfeife mit der berühmten paradoxen Unterschrift »Ceci n'est pas une pipe« [Dies ist keine Pfeife], ist eindeutig Duchampsch.) Duchamps wie Broodthaers' krypto-archäologische Zeichen vermitteln zugleich etwas idiosynkratisch Persönliches und den Anflug einer eigenartigen, heiter-nostalgischen Sympathie für das alte Europa und für Städte wie Brüssel oder Rouen. So ließ Duchamp beispielsweise an dem Haus seiner Eltern in Rouen eine Plakette anbringen, auf der steht: »Ici a vécu, entre 1905 et 1925, une famille d'artistes normande ...« (Hier lebte zwischen 1905 und 1925 eine Künstlerfamilie aus der Normandie ...). (Tatsächlich eine gewisse Übertreibung: Die verschiedenen Familienmitglieder lebten zu keiner Zeit alle zusammen als Künstler in diesem Haus.) Broodthaers' permanent fortgeführtes, vielgestaltiges Installationsprojekt zur Ikonographie der Adler, das unter dem Namen *Musée d'Art Moderne, Département des Aigles* firmiert (Kat. 274), ist zugleich eine Parodie der museologischen Methode und eine zutiefst satirische Hommage an solche antiquierten und bombastischen Institutionen wie das Brüsseler Musée de la Dynastie mit seinen ungewollt komischen Genealogien und Prunkstücken des nationalen Pomps.

In den Arbeiten des amerikanischen Konzeptkünstlers Joseph Kosuth, der seit einigen Jahren im belgischen Gent lebt, finden wir zahlreiche Beispiele dieser Art des post-Duchampschen Umgangs mit Zeichen, Bedeutungen, Epistemologien und Methodologien – von seinen Bildern mit lexikalischen Wortdefinitionen aus den mittleren und späten sechziger Jahren bis hin zu seinen didaktischen und »kuratorischen« Installationen aus den späten achtziger und frühen neunziger Jahren, wie *Das Spiel des Unsagbaren: Ludwig Wittgenstein und die Kunst des 20. Jahrhunderts* in der Wiener Secession 1989, die Texte, Archivbilder und aus Museen entliehene Kunstwerke umfaßten.

Der Duchampscheste von allen ist aber Lawrence Weiner, der seine mehrdeutigen Mitteilungen manchmal auf Glas schreibt. Sein *HERE THERE & EVERYWHERE* (1989), das im Herbst 1996 im ebenerdigen Schaufenster des Whitney Museum installiert war (Abb. 6), traf sich in einer glücklichen Fügung mit der Ausstellung *Making Mischief: Dada Invades New York* im selben Museum in diesem Winter, in der unter anderem die schwedische Rekonstruktion von Duchamps *Großem Glas* gezeigt wurde.

Bei den Künstlern einer jüngeren Generation haben wir Christopher Wool mit seinen großen schablonierten Schrift-Gemälden, in denen schwarze Buchstabenfolgen sich unbeirrbar über weiße Leinwände hinziehen, wobei die Leinwandränder unvermeid-

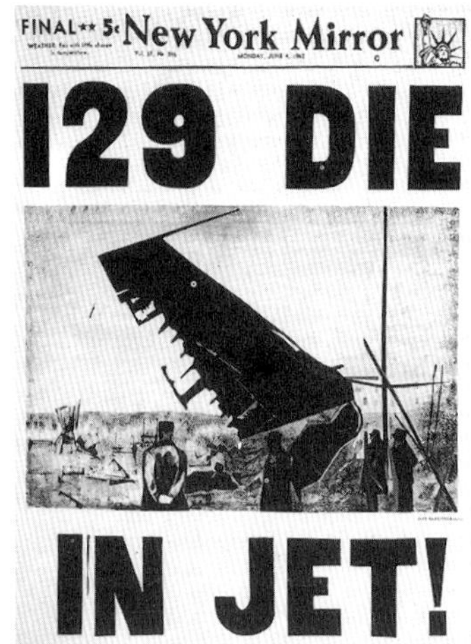

Abb. 4 Andy Warhol, *129 Die in Jet (Plane Crash)*, 1962. Museum Ludwig, Köln

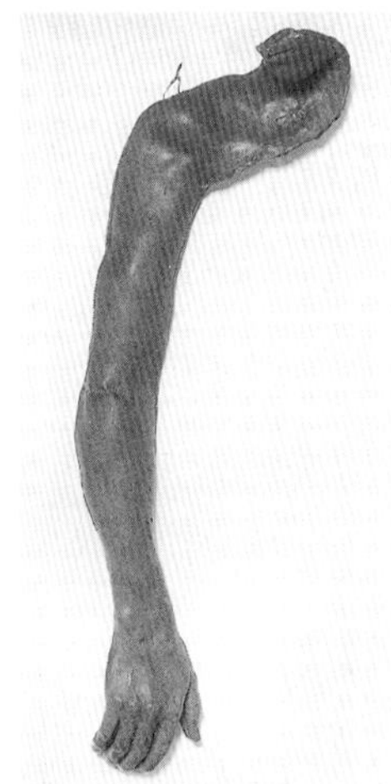

Abb. 5 Bruce Nauman, *From Hand to Mouth* (Von der Hand in den Mund), 1967. Hirshhorn Museum and Sculpture Garden, Smithsonian Institution, Washington, D.C.

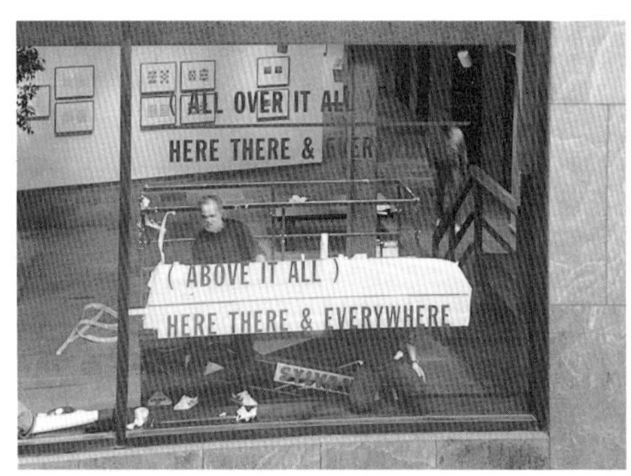

Abb. 6 Lawrence Weiner, *HERE THERE & EVERYWHERE*, 1989. Installation zur Whitney Biennale im Whitney Museum of American Art, New York 1996

4 Vgl. Bonnie Clearwater (Hrsg.), *West Coast Duchamp*, Miami Beach 1991.

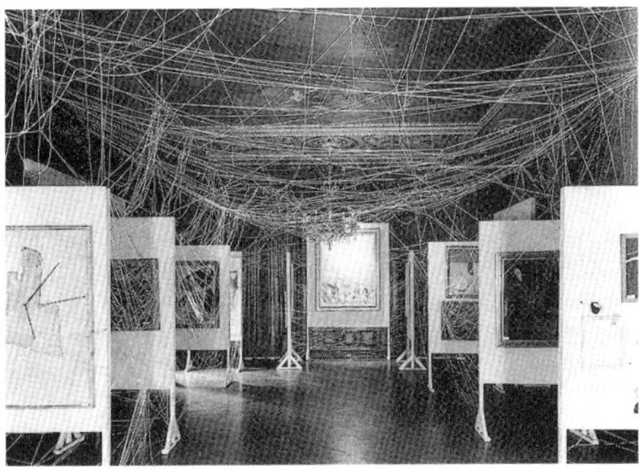

Abb. 7 Marcel Duchamp, Fadenverspannung in der Ausstellung *First Papers of Surrealism*, New York 1942

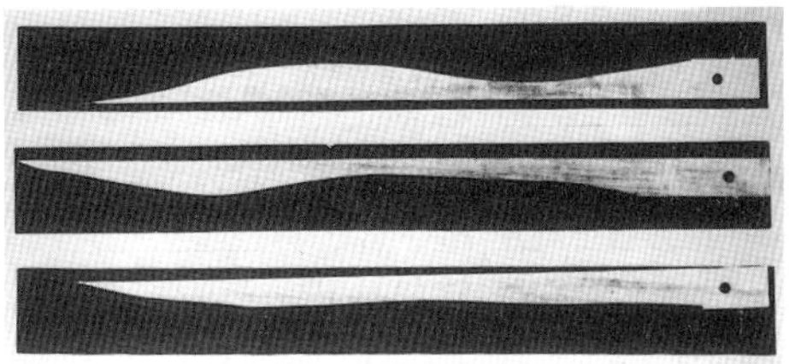

Abb. 8 Marcel Duchamp, *3 stoppages-étalon*, 1913–1914. The Museum of Modern Art, New York

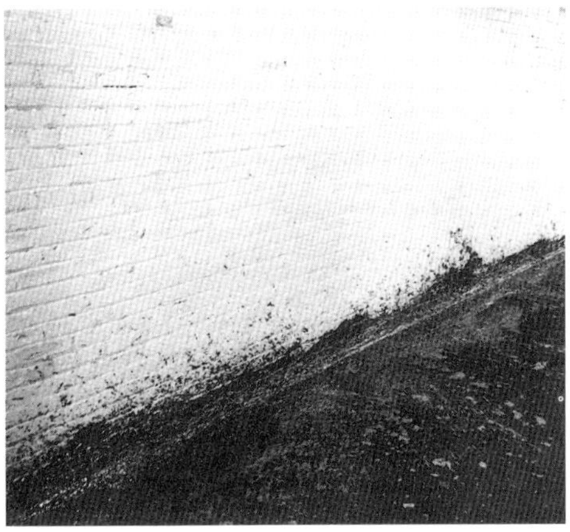

Abb. 9 Richard Serra, *Splashing*, 1968. Realisiert im Castelli Warehouse, New York (zerstört). Photo: Peter Moore

liche, jedoch willkürliche Trennungen erzeugen, welche den Wortbedeutungen in die Quere kommen oder zumindest das Lesen verlangsamen und so das Auge und den Verstand zwingen, zum Ausgleich sozusagen einen höheren Gang einzulegen. Daneben macht Wool von Rollen gedruckte Pattern-Bilder, als deren Vorläufer nicht nur Warhols Tapeten gelten können, sondern auch ein florales Ornament von Duchamp, das seine Freundin und Mäzenin Katherine Dreier 1946 für den Aufzug in ihrem Haus in Milford, Connecticut, in Auftrag gegeben hatte, wo es möglichst mit den umgebenden Tapeten harmonieren sollte.[5]

Duchamp und das politisch korrekte Wort: Unter den vielen jungen Künstlern in New York Anfang der neunziger Jahre, die sich an ihrer Identität abarbeiten, finden wir Glenn Ligon, in dessen schablonierten Tuschzeichnungen schwer lesbare, aus fremden Quellen angeeignete Texte erscheinen, die auf seine Hautfarbe, in neueren Arbeiten auch auf seine Homosexualität anspielen. Ligons Texte wirken als Schleier, als Verkleidung oder als semantisches Alter ego, wodurch Duchamp, Conditio sine qua non aller bedeutungsvollen Indirektheiten, auch noch in den Diskurs der Rassen- und Geschlechterpolitik des ausgehenden Jahrhunderts eingegangen ist.

IV. Zur Abstraktion, Fundstücke

Duchamps Bezug zur Abstraktion tritt zwar nur phasenweise in Erscheinung, ist jedoch für die Kunst des 20. Jahrhunderts ebenso bedeutend wie sein Bezug zum Wort und zum Objekt. Duchamps Biograph Calvin Tomkins weist darauf hin, daß der rechte Teil von *Tu m'* (1918) (siehe Abb. 11) einem abstrakten Gemälde von Kandinsky ähnelt.[6] Hierzu könnte man ergänzen, daß die von links zur Mitte fortschreitende Kaskade von Farbflächen Kandinskys Hard-Edge-, Bauhaus- und Pariser Stile der zwanziger und dreißiger Jahre vorwegnimmt. Duchamps Einfluß auf den Abstrakten Expressionismus? Das labyrinthisch aufgespannte Gewirr aus ungefähr einer Meile Schnur, das er 1942 für die Ausstellung *First Papers of Surrealism* in einem New Yorker Privathaus installierte (Abb. 7), erscheint als ein dreidimensionaler Vorläufer des »All-over«-Kompositionsstils, den Jackson Pollock einige Jahre später in seinen abstrakten »Drip Paintings« einführte. (Die Kunsthistorikerin Romy Galan hat bereits den Einfluß von Duchamps Schnurinstallation auf Mattas Arbeiten aus den vierziger Jahren festgestellt.[7] Warum nicht bis in die achtziger Jahre gehen, um Warhols *Yarn*-Siebdruckbilder als doppelte Anspielungen auf Pollock *und* Duchamp zu identifizieren?)

Ein Sprung in die sechziger Jahre, zum Postminimalismus: Richard Serras frühe Bleiskulpturen lassen sich zu Johns' Grisaille in Beziehung setzen, zu John Cages Zufallsoperationen, und damit natürlich auch zu Duchamps *3 stoppages-étalon* (1913–1914), deren zufällige Konturen er erzeugte, indem er einen ein Meter langen Faden aus einem Meter Höhe herabfallen ließ (Abb. 8). Serras wirbelnde Schichten aus hingeschleudertem Blei sind im Grunde hochgradig materialistische Verkörperungen der *Stoppages* (Abb. 9). Brice Marden entwickelte dagegen ein eher quecksilbriges Element aus Duchamps Alchemie von Glamour und Negation. Die sehr fein nuancierten Graustufen in seinen monochromen Gemälden aus dieser Zeit deuten zumindest indirekt auf das Duchampsche Privileg des dandyistischen Understatements – etwas, das Marden zweifellos als Assistent in Robert Rauschenbergs Atelier Mitte der sechziger Jahre verinnerlicht hat.

In neuerer Zeit ist auch Philip Taaffe gewissermaßen zum Duchampianer geworden: In dem gigantischen *Megalopolis*, einem neun Meter langen Bild, das Taaffe für seine Ausstellung in der Wiener Secession im Herbst 1996 malte, finden wir – zwischen phanta-

5 Der von Duchamp ausgemalte Aufzug ist abgebildet in: *Marcel Duchamp*, hrsg. v. Anne d'Harnoncourt und Kynaston McShine, Ausst.Kat. Philadelphia Museum of Art und The Museum of Modern Art, New York, 1973; 2. Aufl. München 1989, S. 24.
6 Vgl. Calvin Tomkins, *Duchamp. A Biography*, New York 1996, S. 202.
7 Vgl. Romy Galan, »Matta, Duchamp et le mythe: Un nouveau paradigme pour la dernière phase du surréalisme«, in: *Matta*, Ausst.Kat. Musée National d'Art Moderne, Centre Georges Pompidou, Paris 1985, S. 37–51.

stisch komplex geschichteten Bildelementen, Abstraktionen, Zitaten und Anspielungen, die von Warhol bis Klimt reichen – den bislang wohl monumentalsten Verweis auf Duchamps *Stoppages* in Gestalt einiger unregelmäßig geformter Säulen, die hier für neue urban-tribale Rhythmen stehen.

Nachträglich könnte man selbst von den späten, Tiepoloesken Bildern Willem de Koonings sagen, daß auch sie eine Spur von Duchampscher Transparenz enthalten. De Kooning sah das *Große Glas* vermutlich erstmals zwischen 1943 und 1946, als es als Leihgabe im Museum of Modern Art in New York stand (Abb. 10). Jedenfalls antwortete er in einem 1965 in *Art News* erschienenen Artikel von Thomas Hess auf die Frage nach der Zukunft, daß er nicht wisse, in welche Richtung er fortfahren würde, doch er wäre »auf demselben Zug wie Marcel Duchamp«.[8] Eine entfernte Erinnerung an das *Große Glas* hat sich offenbar bis in de Koonings Bilder aus den achtziger Jahren erhalten. In diesen großen Alterswerken mit ihrem weißen, durchscheinenden Grund und den euphorisch schwindelerregenden Andeutungen von Flux und Apotheose gelingt es ihm, eine Illusion von Drei- und sogar Vierdimensionalität auf die Leinwand zu bannen – eben das, was auch Duchamps Ziel war. (Duchamp bezeichnete dies einmal mit dem Wort »inframince« [infra-dünn] – ein unbeschreiblich subtiles Verhältnis zwischen Raum und Sinneswahrnehmung, wie z. B. das Gefühl der Dicke eines Blatts Papier.) Und wie das *Große Glas* sind de Koonings späte Bilder transparente und doch unermeßliche Allegorien des Begehrens.

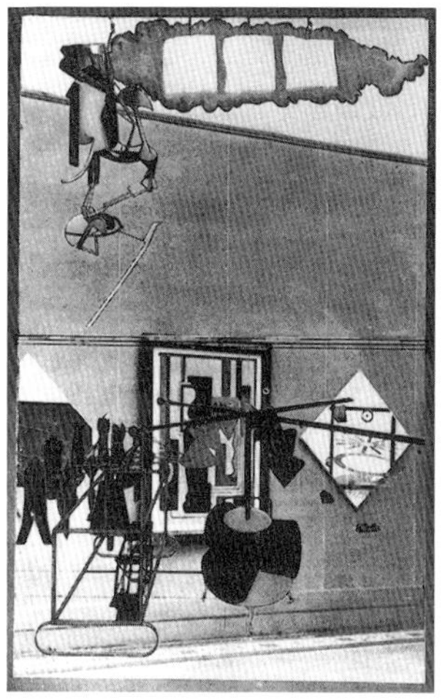

Abb. 10 Marcel Duchamp, *La Mariée mise à nu par ses célibataires, même* (Das große Glas), 1915–1923. Philadelphia Museum of Art

Heute ist es aber *Tu m'*, Duchamps letztes Gemälde, das oftmals als *das* wesentliche Werk erscheint, das in seiner gegenwärtigen Bedeutung selbst das *Große Glas* übertreffen könnte (Abb. 11). *Tu m'* ist ein Paradigma für nahezu alle neueren abstrakten Orchestrierungen von gegenständlicher Bildlichkeit und/oder tatsächlichen Gegenständen (und umgekehrt), unter anderem Arbeiten von Johns, Kelly, Warhol, Lichtenstein, Richter, Salle, Halley, Koons und Taaffe. (Es ist z. B. der klassische Bezugspunkt für Johns' *According to What* von 1964, ein mehrtafeliges Gemälde, in dem auf einem herausklappbaren Teilstück Duchamps Profil dargestellt ist.) Duchamps Verwendung der Trompe-l'œil-Technik in Verbindung mit tatsächlichen Gegenständen und angeeigneter Schildermalerei machen *Tu m'* in der Tat zu einem Prototyp der postmodernen Malerei in allen ihren Erscheinungsformen, zugleich figurativ und abstrakt, profan und geheimnisvoll, fort- und rückschrittlich.

V. Die Poetik des Ortes

Die ortsspezifische Eigenwilligkeit von *Tu m'* und seine essentielle Kompaktheit und Vollständigkeit machen es auch zu einer Deklaration der Tatsachen – gewissermaßen eine Mischung von Resümee und Prospekt. Als Auftragsarbeit, die für einen Ort über einem Bücherregal in Katherine Dreiers erstem Haus in Reading, Connecticut, bestimmt war, kann man das Gemälde auch allgemein als einen Modellfall der modernen Ortsspe-

8 Zitiert in Tomkins (Anm. 6), S. 438.

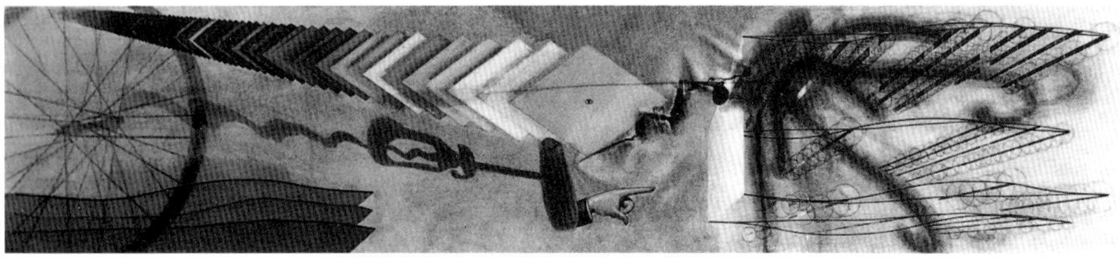

Abb. 11 Marcel Duchamp, *Tu m'*, 1918. Yale University Art Gallery, New Haven, Connecticut

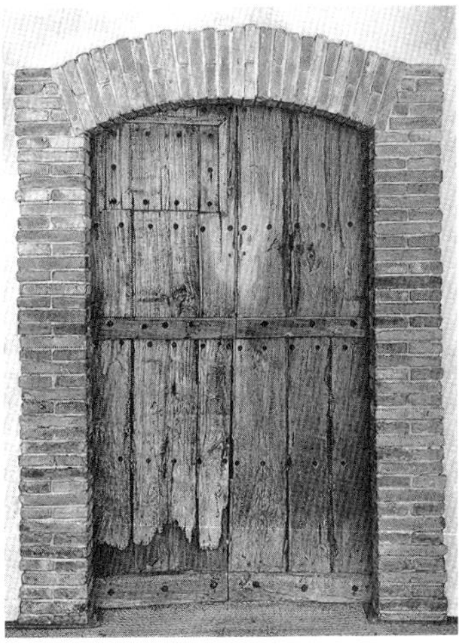

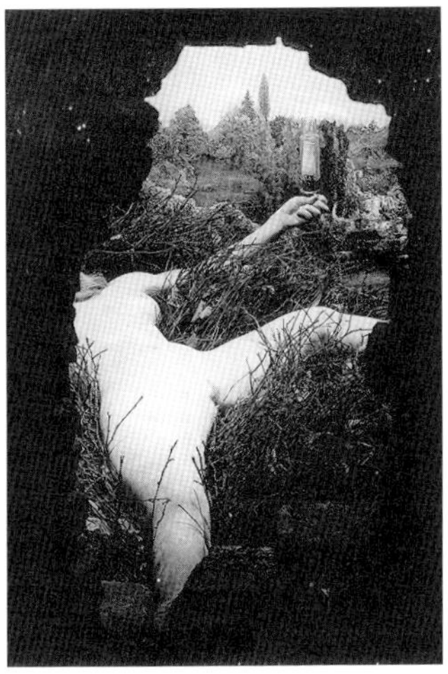

Abb. 12 und 13 Marcel Duchamp, *Etant donnés: 1° la chute d'eau, 2° le gaz d'éclairage* (Gegeben sei: 1. der Wasserfall, 2. das Leuchtgas), 1946–1966. Philadelphia Museum of Art

zifität betrachten. Robert Smithsons entropische Earth Art wurzelt in einem Duchampianismus, der in den sechziger Jahren weit verbreitet war – wie Smithson selbst in den siebziger Jahren schrieb: »Duchamps Objekte sind wie Reliquien, wie die Reliquien eines Heiligen, oder so ähnlich. Er war offenbar auf einer Art spiritueller Suche nach dem Gewöhnlichen. Er war ein Woolworth-Spiritualist, so könnte man es vielleicht sagen ... im Grunde sehe ich Duchamp als eine Art Priester. Er machte aus einem Urinal ein Taufbecken.«[9]

Tatsächlich erscheint das unter dem Namen *Fountain* bekannte, berühmt-berüchtigte Ready-made, das unter dem Pseudonym »R. Mutt« zur Ausstellung der Society of Independent Artists in New York 1917 eingereicht wurde – Duchamp war der Leiter des Hängekomitees für diese Ausstellung –, historisch gesehen als eine veritable Allegorie der Verwandlung und des Verschwindens (siehe Abb. 5, S. 520). Das Objekt, das vom Ausstellungskomitee abgelehnt wurde und dann verlorenging (alle später gezeigten Versionen waren Rekonstruktionen), unterwanderte und unterminierte den Sinn der Kunst und die Praxis der künstlerischen Arbeit für den Rest des Jahrhunderts. Es ist offensichtlich die »weiße Eminenz« hinter so verschiedenen Hervorbringungen der Malerei wie Ellsworth Kellys *Toilette* (1949) – ein in Paris entstandenes, quasi-abstraktes Gemälde, das auf der Oberansicht eines öffentlichen Pissoirs beruht – und Warhols *Oxidation Paintings* oder »Pißbildern« aus den späten siebziger Jahren, und hinter neueren Skulpturen wie Robert Gobers »Sinks« (Spülbecken) aus den frühen achtziger Jahren und, noch unmittelbarer, seinen *Three Urinals* von 1988.

Duchamps revolutionäre Latrine ist nur ein Beispiel des enormen, fast archäologischen Sinnes für Situation und Ort, der sein Werk prägt und vielen spezifischen, profanen Objekten eine Art esoterischer, peripatetischer, promiskuitiver Poesie verleiht. Für mich liegt beispielsweise das Besondere einer Arbeit wie *In advance of the broken arm* (Kat. 207) weniger in dem Umstand, daß es eine Schneeschaufel ist, die in einem Museum hängt (vor kurzem sah ich eine 1964 hergestellte Replik in der Ausstellung *Dada Invades New York* im Whitney Museum), sondern darin, daß Duchamp das originale Exemplar 1915 in einem Eisenwarenladen auf der Columbus Avenue kaufte, in der Nähe seiner Wohnung in der West Side von Manhattan (siehe Abb. 10, S. 549) – wo ich heute lebe. Ausgehend von diesem Identifikationspunkt begann ich, frei über andere, spätere Künstler aus der »Nachbarschaft« zu assoziieren und über diverse, beabsichtigte und unbeabsichtigte, Duchampianismen, wie Lucas Samaras in seinen mehrdeutigen Duchampschen Erscheinungsweisen oder Richard Estes, den Hyperrealisten, der in den siebziger Jahren einen Eisenwarenladen auf der Columbus Avenue malte.

Duchamps Ortsspezifität erreichte ihren Höhepunkt in dem verwirrenden und verborgenen *Etant donnés* (Abb. 12 und 13). Die Arbeit ist in einem eigenen Raum im Philadelphia Museum of Art fest installiert; zudem muß man, um sie zu sehen, auch selbst an einem festen Punkt stehen: Sie erfordert einen präzise bestimmten Blickpunkt, genau vor einem alt und schäbig aussehenden doppelten Guckloch. Wenn man sich exakt dort hinstellt, erhält man Einblick in eine verlockende, jahrmarkthafte Szene, die deutlich an ein populäres Phänomen des 19. Jahrhunderts erinnert – das mechanische Panorama. So betritt man diese »Privatkapelle« als eine Art Pilger, doch heraus kommt man als Voyeur.[10]

Etwas von Duchamps unterschwelliger Poetik des Ortes hat sich auch auf einige heutige Künstler übertragen, die in einem allgemeineren Sinn unter dem Einfluß dieses Meisters stehen. Die Grundrißzeichnungen in einigen von Jasper Johns' Gemälden aus den letzten

9 Zitiert in William Camfield, »Duchamp's *Fountain:* Aesthetic Object, Icon, or Anti-Art?«, in: Thierry de Duve (Hrsg.), *The Definitively Unfinished Marcel Duchamp*, Cambridge, Mass., 1993, S. 169.

10 Innerhalb der gegenwärtigen Welle des spezifischen homosexuellen Neo-Konzeptualismus bringt die visuell karge, doch theorieangereicherte Installation *Call to Glory ... or Afternoon Tea with Marcel Duchamp* (1992–1996) von Simon Leung *Etant donnés* mit dem im homosexuellen Jargon sogenannten »Tearoom Sex« in Verbindung. Leung sieht die Gucklöcher in der Tür von *Etant donnés* als eine Anspielung auf die »Glory Holes«, die engen Kabinen in öffentlichen Toiletten als Schauplätze von anonymen Sex zwischen Männern. Im Rahmen einer Installation in der Pat Hearn Gallery im Juli 1996 baute Leung ein an *Etant donnés* erinnerndes Gerüst, das er *Antechamber* nannte; ein Vorhang aus schwarzem Samt stellte den verborgenen Raum hinter der Tür von *Etant donnés* vor, die Andeutung eines Gesichts stand emblematisch für die vielen Gesichter, die sich an die Gucklöcher von Marcel Duchamps letzter Arbeit gepreßt haben.

Jahren – aus dem Gedächtnis vollzogene Improvisationen über das längst abgerissene Haus seiner Großeltern in South Carolina – sind hier ein prominentes Beispiel. Das gleiche gilt für einige metallene Bodenarbeiten des polnischen Bildhauers Miroslaw Balka, in die die Raumaufteilung der engen Warschauer Wohnungen seiner Kindheit unauslöschlich eingezeichnet ist. In vielen Gemälden des jungen Argentiniers Guillermo Kuitca finden sich ebenfalls Grundrisse, die auf die mythopoetischen Erinnerungen des Künstlers an einen wirklichen Ort deuten – in seinem Fall auf eine Wohnung in Buenos Aires. Daß Kuitca beständig in variierender Weise Karten und Pläne einsetzt – z. B. aufgemalt auf vage an Rauschenberg erinnernde Skulpturen aus kleinen Betten, verweist noch deutlicher auf die besondere Bedeutung ortsspezifischer Träume in einer Stadt, die nach Wien die neue Hauptstadt der Psychoanalyse geworden ist. Duchamp, der 1918–1919 einige lehrreiche Monate in Buenos Aires verbrachte, hatte dort Samen der modernen Kunst und des Verlusts ausgesät. Er versuchte, eine Ausstellung kubistischer Malerei zu organisieren, die jedoch nie zustande kam. In dieser Zeit in Buenos Aires erfuhr er auch vom Tod seines Bruders Raymond Duchamp-Villon – zu spät, um zu dessen Begräbnis nach Frankreich zurückzukehren. So befiel ihn offenbar jene Art von blanker Angst, die seither so viele moderne und zeitgenössische Kunstwerke über das Thema des Zuhauses, der Abwesenheit und der Wünsche prägt, darunter auch die neueren Bilder von Kuitca und Johns.

VI. Material

Duchamps Ready-mades veränderten den Lauf der modernen Kunst. Nach seinem Urinal konnten Malerei und Skulptur sich jedes beliebigen Materials bedienen. Und die weitere Geschichte dieses Jahrhunderts kann man als eine Erkundung und eine Explosion der Vorstellung dessen betrachten, was eigentlich Kunst ist.

»Reale Materialien im realen Raum« war das Motto des russischen Konstruktivisten Wladimir Tatlin. Seine »Eckreliefs« (1915) scheinen wie durch ein Wunder in der Luft zu schweben, tatsächlich werden sie aber von straff gespannten Drähten und Seilen gehalten, die ein wenig an die Takelage eines Schiffs erinnern – Tatlin war lange Jahre zur See gefahren (Kat. 135). Sein *Denkmal der III. Internationale* (1919–1920) war als ein enormer kinetischer Wolkenkratzer geplant, dessen diverse drehbare Bestandteile ein Paradigma der Wachstumsspirale und des menschlichen Fortschritts veranschaulichen sollten (siehe Abb. 2, S. 544). Sein Holzmodell für ein Gleitflugzeug, *Letatlin* (1929–1932) – das Wort entstand aus der Kombination des Namens Tatlin mit einem russischen Wort für »fliegen« –, beruhte auf seiner sorgfältigen Beobachtung der Bewegungsabläufe von Insekten (Kat. 243). Das Fluggerät, an dem Tatlin während der letzten dreißig Jahre seines Lebens arbeitete, erscheint aus heutiger Sicht als ein verspätetes Symbol einer Sowjet-Euphorie, die in der Folgezeit noch einige Pionierleistungen der Weltraumfahrt hervorbrachte. In merkwürdig ironischer Weise kam Tatlins hochfliegendes insektenhaftes Objekt später zurück auf die Erde, nämlich in Ilya Kabakovs komisch-trübseliger Installation *Das Leben der Fliegen* (1992) – ein fiktives sowjetisches Provinzmuseum, das ganz der gewöhnlichen Stubenfliege gewidmet ist.

In Kurt Schwitters' Hannoveraner *Merzbau* (1943 zerstört) wurde das Prinzip der Collage zu einem tektonischen Trieb (siehe Abb. 15, S. 551). »Merz« war ein vorgefundenes Wortfragment, das bei Schwitters für eine collagistische Weltsicht stand, aber auch für eine sprachliche Poetik. Die Schnüre und Holzstücke, die er in seinen Collage-Bildern verwendete, stellen einen Versuch dar, nach dem Ersten Weltkrieg die verbliebenen

Trümmer der materiellen Kultur zu bergen. Insofern bedeutete »Merz« auch eine Art Wiederaufbau.

Nach Schwitters' Tod 1948 gewann sein Werk nochmals große Bedeutung für eine neue Nachkriegskünstlergeneration, unter anderen Robert Rauschenberg, Cy Twombly und Jasper Johns. (Twombly hat, wie heute oft erwähnt wird, um 1950 herum Rauschenberg mit Schwitters' Werk bekannt gemacht. Johns dagegen vermied in seinen Arbeiten offensichtliche Bezüge zu Schwitters, nachdem er 1954 auf eine gewisse allgemeine Ähnlichkeit hingewiesen worden war.)

Der Berliner Dadaist Raoul Hausmann erhob »Anspruch« auf die Erfindung der Photomontage. (Tatsächlich hatten die Dadaisten diese Technik von deutschen Heeresphotographen übernommen, die während des Ersten Weltkriegs Ölfarbdrucke von fröhlichen Soldaten in freundlicher Umgebung machten, die Gesichter aber ausschnitten, um andere Porträts einzufügen, die die Porträtierten dann von der Front an ihre besorgten Lieben in der Heimat schickten.) In Hausmanns Händen wurde die Technik zu einem Mittel, das das Maschinenhafte in den Herzen und Köpfen der Nachkriegsmenschheit hervorkehrte (Kat. 224–226). Grosz und Hausmann benutzten beide Photocollagen, um die neue Realität der noch unter dem Schock der Kriegserlebnisse stehenden, fast roboterhaften Veteranen darzustellen, dieser sozusagen kriegsbeschädigten Ready-mades, die in Gesellschaft von Tier-Menschen, manchmal Schweinen ähnlich, durch die Straßen von Berlin strichen.

Max Ernsts frühe Photocollagen waren dagegen eher spielerisch und literarisch: Aus Bildern, die er aus Modekatalogen, Illustrierten und wissenschaftlichen Lehrbüchern ausschnitt, montierte er synkopierte, totemartige Figuren, oft vor dem Hintergrund einer urtümlichen Landschaft. (Später erweiterte er diese Tableaus zu ganzen Collage-Romanen.) Seine erste Dada-Aktion unternahm Max Ernst zusammen mit Johannes Theodor Baargeld im April 1920 im Hof einer Brauereigaststätte in der Innenstadt von Köln. Der Weg dorthin führte durch ein öffentliches Pissoir, in dem ein kleines Mädchen in einem weißen Kommunionskleid stand und obszöne Lieder sang.

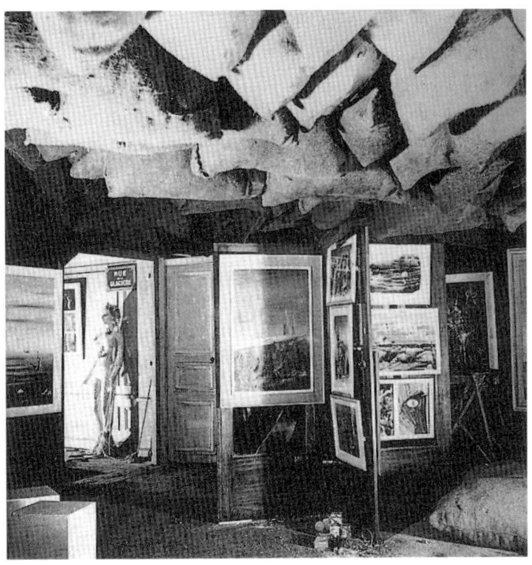

Abb. 14 Von Marcel Duchamp inszenierte »zentrale Grotte« mit Kohlensäcken an der Decke und Drehtüren als Stellwände, *Exposition Internationale du Surréalisme,* Galerie des Beaux-Arts, Paris 1938

In den dreißiger Jahren, der Blütezeit des Surrealismus, trat die dadaistische Methode der fehlenden Zusammenhänge und der unpassenden Orte wieder mehr in den Hintergrund. In der *Exposition Internationale du Surréalisme* in Paris 1938, bei deren Gestaltung und Einrichtung Duchamp mitgewirkt hatte, wurden Kunst, Mode und Theater gänzlich miteinander verflochten; die weibliche Schaufensterpuppe, zuvor ein Sujet der Pittura Metafisica und von dadaistischen Collagen, wurde hier zu einem skulpturalen Modul, an dem die Surrealisten ihre Transvestie- und Vergewaltigungsphantasien ausagierten (Abb. 14). In Berlin arbeitete um diese Zeit Hans Bellmer an seiner *Puppe* – eine Assemblage-Skulptur, die er in verschiedenen Zuständen der Zerstückelung photographierte –, die ihrerseits die wachsende Faszination reflektierte, die in dieser spannungsgeladenen Zeit von der Vorstellung des Lustmords ausging.

Nach dem Krieg, 1946, begann Duchamp mit einer geheimgehaltenen Arbeit, die ihn während der folgenden zwanzig Jahre immer wieder beschäftigte; 1966, als *Etant donnés* beendet war, war wieder Krieg, nun in Vietnam. Doch die zerborstene Ziegelmauer, die unseren Blick durch das Guckloch von *Etant donnés* einrahmt, und die (aus Schweinsleder gefertigte) Figur einer ausgestreckt liegenden nackten Frau mit einer Gaslampe in ihrer Hand vor dem Hintergrund einer verfallenen Landschaft lassen an die postapokalyptische Vision eines Europa in Trümmern denken – ein Europa (die Braut?), das (die) definitiv vergewaltigt wurde.

Im Nachkriegseuropa erschufen unterdessen Künstler einer neuen Generation aus gewöhnlichen Materialien wie z. B. Sackleinen eine Metapher der allgemeinen geistigen Verarmung und der nationalen Sühne. Alberto Burris »Sackbilder« aus den frühen fünfziger Jahren bezeichneten den Ton dieses Trümmervokabulars (Kat. 289 und 290). Die zerrissenen, zerlöcherten und oft notdürftig zusammengenähten Säcke erinnerten an ärmlichste, völlig abgenutzte Kleidungs- und Gepäckstücke. Rauschenbergs frühe Begegnung mit Burris Arbeiten in Italien zu Beginn der fünfziger Jahre beeinflußte die bruchstückhafte Collage-Ästhetik seiner »Combine«-Bilder aus den mittleren fünfziger Jahren (Kat. 246–248). Rauschenberg gab seine Entdeckung an Johns weiter, dessen Arbeiten mit Enkaustik und Zeitungspapier in den fünfziger Jahren eine ähnliche Metaphorik des »armen« Materials und der Erniedrigung des Fleisches andeuten. (Burris Sackleinenästhetik wurde auch als eine Quelle für Julian Schnabels auf Tarpaulin gemalte Bilder aus den späten achtziger Jahren angeführt.[11])

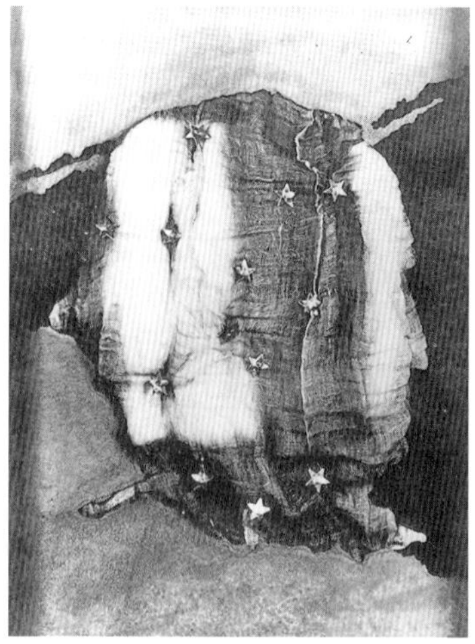

Abb. 15 Marcel Duchamp, *Allégorie de Genre (George Washington)*, 1943. Privatsammlung Paris

Rückblickend scheint es aber so, daß Duchamp einen der ersten Beiträge zu dieser »verwundeten« Collage-Ästhetik leistete. Zehn Jahre zuvor, 1943, war er um ein Bild von George Washington als Titelblatt für die amerikanische Ausgabe der *Vogue* gebeten worden. Die damals entstandene Collage, *Allégorie de Genre* (Abb. 15), zeigt eine amerikanische Flagge aus rotgefleckter Gaze mit aufgesetzten blechernen Sternen, in der man sowohl ein Profil des ersten amerikanischen Präsidenten als auch, in anderer Blickrichtung, die Konturen des Gebiets der Vereinigten Staaten sehen kann. Die Redaktion lehnte diesen Entwurf ab, was kaum überraschen sollte: Man fand ihn nicht nur politisch unpassend, er erinnerte auch zu deutlich an eine gebrauchte Damenbinde – nicht gerade das beliebteste Thema in Modezeitschriften. Heute scheint es, daß *Allégorie de Genre* wahrscheinlich ein Vorbild für Johns' Flaggen- und Landkartengemälde aus den fünfziger Jahren war wie auch für seinen ausgiebigen Gebrauch von Doppelprofilen und anderen visuellen Doppeldeutigkeiten in seinen neueren Arbeiten.

In Spanien nahm Antoni Tàpies sich mit begeistertem Eifer der Assemblage an. Er benutzte gefundene Materialien wie eine Eisenjalousie oder einen aus Beton gegossenen Kübel, der nicht nur nach Gosse roch, sondern auch (im Kontext des francoistischen Spanien) nach sorgfältig verschlüsselten Graffitis auf städtischen Mauern (Kat. 245). Auf diese Alltagsmaterialien setzte Tàpies primitive Zeichen – ein Kreuz, einen Hand- oder Fingerabdruck, die die unausgesprochene, unbeherrschbare Präsenz des »Künstlers« proklamieren. Bis Mitte der sechziger Jahre geriet diese privilegierte Rolle des Materials zum festen Bestandteil eines umfassenderen internationalen Stils, der heute vor allem mit Joseph Beuys' schamanistischen und Überlebens-Requisiten assoziiert wird. (Tàpies' künstlerische Laufbahn begann übrigens zur Zeit von Duchamps erstem spanischen Gastspiel im Sommer 1958 in dem katalanischen Fischerdorf Cadaquès: Die große hölzerne Tür von *Etant donnés* ließ Duchamp aus Spanien kommen; sie ist also ein Element der Alten Welt in seiner postapokalyptischen Verschmelzung von europäischer und amerikanischer Ödnis.)

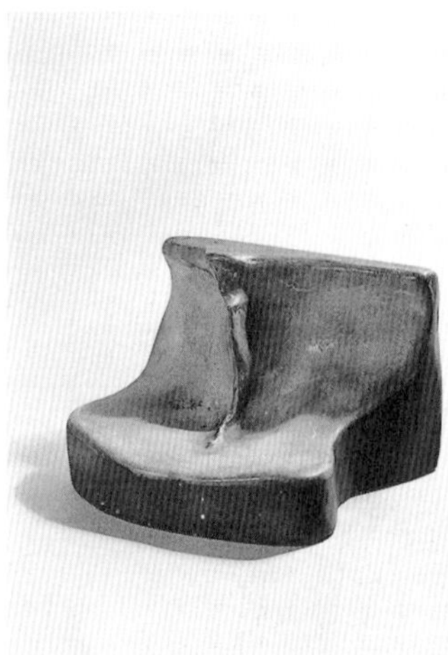

Abb. 16 Marcel Duchamp, *Feuille de vigne femelle* (Weibliches Feigenblatt), 1950. Privatsammlung

In Frankreich arbeitete zu dieser Zeit Yves Klein mit nackten weiblichen Modellen, die er mit blauer Farbe beschmierte und deren Körperabdrücke seine Version von Duchamps *Akt, eine Treppe herabsteigend* wurden; in New York machte Johns einen Abdruck direkt von Duchamps kleiner Skulptur *Feuille de vigne femelle* von 1950 (Abb. 16).[12] (Der kaum entschlüsselbare Abdruck ist nur ein Ereignis unter vielen auf der Bildfläche seines Gemäldes *No* von 1961.) Johns' kleine, stillebenartige Skulpturen von Körperteilen, Bier- und Farbdosen und anderen profanen Gegenständen, die er in den späten fünfziger Jah-

11 Vgl. Brooks Adams, »›Ich hasse Denken.‹ Julian Schnabels neue Bilder«, in: *Parkett*, Nr. 18, Dezember 1988, S. 110–122.

12 Vgl. Roberta Bernstein, »Seeing a Thing Can Sometimes Trigger the Mind to Make Another Thing«, in: Kirk Varnedoe, *Jasper Johns*, Ausst.Kat. The Museum of Modern Art, New York 1996, S. 44.

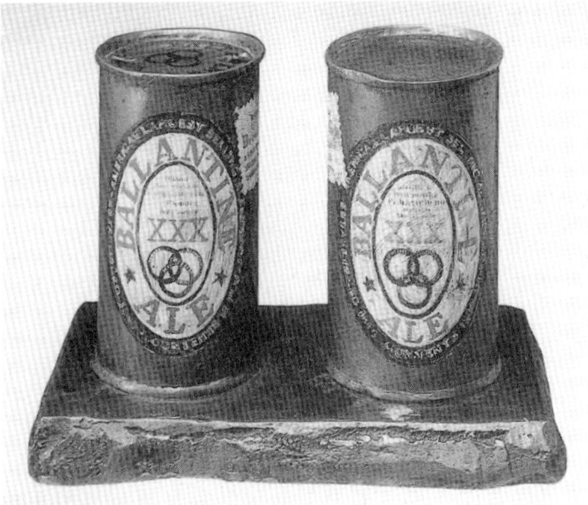

Abb. 17 Jasper Johns, *Painted Bronze*, 1960. Museum Ludwig, Köln

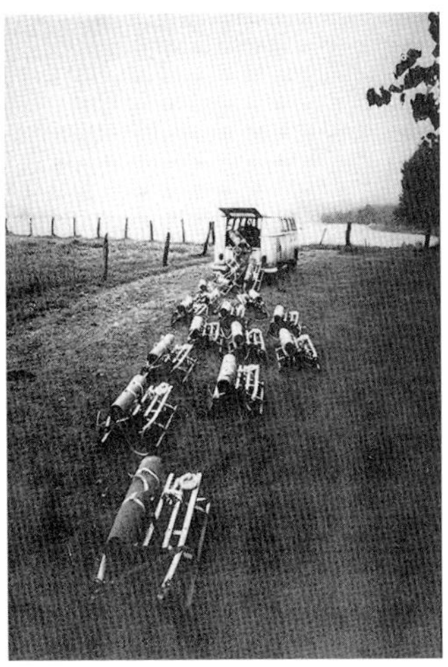

Abb. 18 Joseph Beuys, *Das Rudel*, 1969

ren anfertigte – sie alle sind bis zu einem gewissen Grad inspiriert von Duchamps Multiples aus den frühen fünfziger Jahren, von denen *Feuille de vigne femelle* wohl das bekannteste ist –, werden heute in Beuysschen Museumsvitrinen verehrt, als wären sie Splitter vom Heiligen Kreuz (Abb. 17). Und auch die Bedeutung von Johns' Einfluß auf die Wiederkehr des Körpers-als-Objekt in Happenings, Fluxus-Events, Performances und Videoskulpturen sollte man nicht unterschätzen. (In neuerer Zeit vollführten einige Arbeiten von Jeff Koons die vielleicht eindrucksvollste Überhöhung banaler Gegenstände – z. B. seine Staubsauger in Schauvitrinen aus den frühen und mittleren achtziger Jahren (Kat. 333); unter den Darstellungen von Körperteilen in den frühen neunziger Jahren bilden Kiki Smith' Glasskulpturen von Spermien eine höchst sublime, vergrößernde Materialisierung.)

In Düsseldorf in den späten fünfziger und frühen sechziger Jahren fabrizierte Joseph Beuys – Lehrer, Schamane, Kriegsveteran und modischer Beau – ähnlich verschiedenartige alchemistische Verbindungen von Materialien, Gegenständen und Wörtern. Die Essenzen von Beuys' charakteristischen Zutaten, insbesondere Filz, Fett, Honig, ein toter Hase und ein lebender Kojote, ergaben gemeinsam eine Ideensuppe, die gleichermaßen reichhaltige Gerüche und Tastwahrnehmungen bot. Eine herausragende Beuys-Performance, *Das Schweigen Marcel Duchamps wird überbewertet* – am 11. November 1964 live vom Westdeutschen Fernsehen übertragen –, ist vielleicht vor allem wegen ihrer pointierten Kritik an Duchamps Untätigkeit zu erwähnen: An einer Stelle der Performance kritzelte Beuys deren Titel mit Schokolade auf ein Stück Papier und legte dies in eine Ecke neben eine seiner fettbeschmierten Holzskulpturen. (Die Tradition, Duchamp zu »beschmutzen«, hat sich bis heute erhalten: So zeigt ein karikaturistisches Selbstporträt in dem skatologischen *Pooping on Duchamp* [1996] des amerikanischen figurativen Malers Peter Saul den Künstler, wie er auf R. Mutts heilig-profane *Fountain* scheißt.[13])

Beuys bezog sich jedoch häufig auf das Duchampsche Vorbild der Ready-mades, wie in der Arbeit *Das Rudel* (1969), in der ein echter VW-Bus einen Schwarm echter Schlitten ausspeit, von denen jeder mit einer Taschenlampe, einer aufgerollten Filzdecke und einer kleinen Portion Schweineschmalz versehen ist (Abb. 18). (Als *Das Rudel* zum ersten Mal in Edinburgh im August 1970 gezeigt wurde, fand gleichzeitig eine vierstündige nordische Aktion statt, Beuys' *Celtic (Kinloch Rannoch) Schottische Symphonie*.)

In Italien fand die Beuyssche »révolution matérielle« deutliche Parallelen in den Arbeiten einiger Künstler, die sich mehr oder minder unter den Begriff der Arte Povera fassen lassen. Diese Künstler – unter anderen Pino Pascali, Mario Merz und der in Griechenland gebürtige Jannis Kounellis – hatten in der Person des brillanten, aber früh verstorbenen Piero Manzoni (1933–1963) einen herausragenden Vorläufer. Manzonis kleine stillebenartige Skulpturen zielten ebenso treffsicher nach den Sternen wie in die Gosse; und wie Johns' in Bronze gegossene Bierdosen und Glühbirnen beherrschten auch sie den Trick, wie kleine Bomben auf das Taktgefühl des Publikums niederzugehen: Seine Pappröhren, in denen sich unsichtbare Linien verbergen (Kat. 291 und 294), und, besser noch, seine kleinen, luftdicht verschlossenen Konservendosen mit Künstlerscheiße (Kat. 295) waren unerhörte Provokationen für die Wahrnehmungs- und Vorstellungskräfte der Betrachter. Die eleganteste dieser waghalsigen Waren war aber zweifellos die »Verpackung« von Atemluft des Künstlers (Kat. 296). In allen diesen Fällen müssen wir Manzonis gedruckten Etiketten Glauben schenken: Wer weiß mit Sicherheit, ob sich in den Behältnissen tatsächlich die abgemessenen Teilstücke oder die biologischen Exkremente befinden? So sind wir also aufgefordert, an die quasi-göttliche Fähigkeit des

13 Sauls Gemälde wurde im Oktober 1996 in der George Adams Gallery, New York, ausgestellt.

Künstlers zu glauben, profanen Materialien allein kraft seines Wortes eine schöpferische Bedeutung zu verleihen.

Im nachhinein scheint es, daß Manzonis Materialien erst durch das Charisma der aufgeklebten Etiketten verwandelt wurden – ein typographisches Phänomen, welches wenige Jahre später Marcel Broodthaers in seinen eigenwilligen, unverbesserlich absurden Schildern sehr wirkungsvoll einzusetzen wußte. (Seine Arbeiten aus Muschelschalen [Kat. 266 und 269] sind dagegen im Kontext seiner belgischen Identität und seiner blühenden Patriotismusparodien zu sehen: Muscheln sind bekanntlich das belgische Nationalgericht, ähnlich wie in England »Fish and Chips«, und daher ein nationales Klischee.)

Die Künstler aus dem engeren Kreis der Arte Povera befaßten sich dagegen im allgemeinen mehr mit den inhärenten befreienden Eigenschaften der Materialien selbst. Pino Pascalis lebensgroße Skulpturen von Kanonen und Gewehren aus dem Jahr 1965 zum Beispiel sind Anti-Vietnam-Antimonumente, in denen die aggressiven Aspekte des Themas durch »freundliche« Materialien wie Holz, Gummi, Schrott und Abfälle unterlaufen werden (Kat. 299). (Pascalis Skulpturen arbeiten ebenso wie die von Claes Oldenburg mit dem Wechsel zwischen Weich und Hart.) Mario Merz bahnte unterdessen den Weg für organische Materialien – Installationen aus Pflanzen, Früchten und Gemüse, die während der Dauer einer Galerieausstellung den gesamten Prozeß von Fäulnis und Zersetzung durchmachten. In seiner Skulptur *Iglu von Giap – Wenn der Feind sich zusammenzieht, verliert er an Terrain, wenn er ausschwärmt, verliert er an Schlagkraft* (1968) ruht diese Botschaft in Neonschrift auf einem Hügel aus zusammengepreßtem Lehm (Abb. 19). Merz' Betonung der ursprünglichen Form und deren Kontrastierung mit der modernen Technik der Beschriftung verweist auch auf Parallelen bei amerikanischen Künstlern dieser Zeit, zum Beispiel Keith Sonnier und insbesondere Bruce Nauman, dessen spiralförmige Neonskulptur *The True Artist Helps the World by Revealing Mystic Truths* (1967) ebenfalls eine ursprüngliche Form mit technologisch lichtdurchströmten Wörtern verbindet (Kat. 305). Überhaupt wurde Neon in dieser Zeit kurz nach Dan Flavins bahnbrechenden ersten Leuchtstoffröhren von 1963 zu einer Art Zeitgeist-Material.

Feuer, meistens von einem Propangasbrenner, war Jannis Kounellis' charakteristischer Beitrag zur Rematerialisierung der Kunst in den sechziger Jahren. Kounellis hatte seinen Hintergrund sowohl in der materiellen als auch in der verbalen Tradition der europäischen Kunst des 20. Jahrhunderts. Seine lettristischen Abstraktionen aus den späten fünfziger Jahren erinnern an Schwitters (auch an Manzoni und Johns), die in den siebziger Jahren entstandenen Wandreliefs sind mit ihren Jutesäcken und Eisenplatten eine bewußte Hommage an Burri. Eine von Kounellis' aufsehenerregendsten und verblüffendsten Arbeiten war, daß er 1969 lebendige Pferde in eine römische Galerie stellte (Abb. 20). In den frühen siebziger Jahren ließ er seine Bilder oft von einer Live-Aufführung eines Musikers oder einer Ballerina begleiten. In Kounellis' Verfahrensweise, Holz- und Marmorbruchstücke und selbst rohes Fleisch in Metallregalen auszustellen, äußert sich ebenfalls sein Ziel, die Skulptur zu einer alchemistischen Zusammenkunft unwahrscheinlicher Materialkombinationen zu machen. Zudem spielte er auch eine bedeutende Rolle für die in der Folge weit verbreitete Praxis, die Kunst aus dem Kontext des Museums oder der Galerie zu entfernen und an andere Orte zu überführen – z. B. in ein Hotel in Rom oder in leerstehende Fabrikgebäude in der Innenstadt von Chicago während seiner Retrospektive im dortigen Museum of Contemporary Art 1986.

Von dort, wo sich die Welt der deutschen Musik-Avantgarde mit der spätsurrealistischen Installation und den Fluxus-Happenings traf, kam Nam June Paik. Seine Begabung, aus

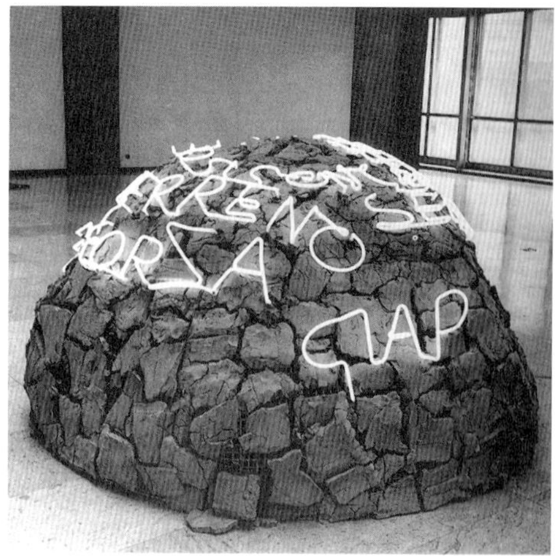

Abb. 19 Mario Merz, *Igloo di Giap – Se il nemico si concentra perde terreno se si disperde perde forza* (Iglu von Giap – Wenn der Feind sich zusammenzieht, verliert er an Terrain, wenn er ausschwärmt, verliert er an Schlagkraft), 1968. Besitz des Künstlers

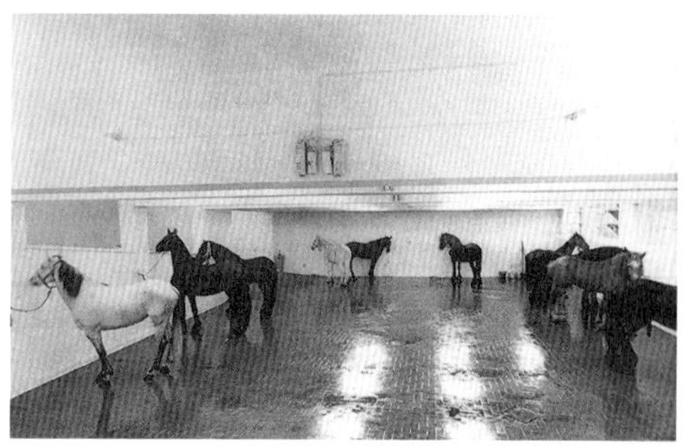

Abb. 20 Jannis Kounellis, *Senza Titolo (Cavalli)* / Ohne Titel (Pferde), Galleria L'Attico, Rom 1969

alten, ausrangierten Fernsehgeräten skulptural und archäologisch beeindruckende Objekte zu machen, begründete bald seinen Ruf als ironischer Materialist, und inzwischen hat er den Status eines Pop-Gurus erreicht. Seine Skulpturen aus den späten fünfziger Jahren sind im Grunde noch surrealistisch: kaputte Schaufensterpuppen, die in Badewannen liegen. Doch die Experimente mit Videoinstallationen, die Paik in den sechziger Jahren unternahm, bemächtigten sich der Idee der Skulptur und schossen sie in eine andere Stratosphäre hinauf, in den Weltraum, per Satellit, bevor sie in Gestalt eines beträchtlich erweiterten Weltbilds wieder auf der Erde landete. (Die privateren Videoskulpturen von Shigeko Kubota, die mit Paik verheiratet ist, gaben der neuen Technik eine wärmere, pastorale Atmosphäre [Abb. 21]. Kubotas aus Video und Holzkonstruktionen kombinierte Landschaften, ihre telegenen, die Treppen herabsteigenden Akte mit ihrer offenkundigen und sehr unmittelbaren Aneignung von Duchamps Themen und Objekten dämpfen und absorbieren die technologische »Hitze« des Fernsehens mit Hilfe von Ummantelungen aus Sperrholz und Spiegeln aus Polyesterfolie.)

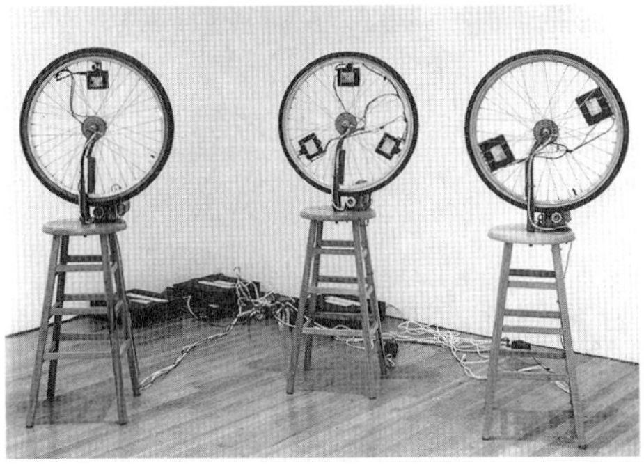

Abb. 21 Shigeko Kubota, *Duchampiana: Bicycle Wheel One, Two and Three* (Fahrrad-Rad eins, zwei und drei), 1990. Besitz der Künstlerin

Die deutschen Maler der Nachkriegszeit waren für die Rematerialisierung der Kunst in den sechziger Jahren nicht weniger wichtig als die Pioniere der neuen Techniken. Mit seinen gemalten Rauchsignalen, flüchtigen Substanzen und okkult-alchemistischen Gesten wurde Sigmar Polke zum Großmagier der Generation der zehn bis fünfzehn Jahre Jüngeren als Beuys. Seine frühen Zeichnungen gehören noch in den Bereich der Pop Art – ironische, graphische Parodien von Konsumkultur und elfenbeintürmernen Prätentionen. Seine Gemälde aus den späten sechziger und den siebziger Jahren auf billigen, buntbedruckten Stoffen profanisierten den geheiligten Bezirk der Malerei mit ihrer Neudefinition dessen, was als »seriöses« Material gelten solle. (In dieser Hinsicht ließ Polke sich vom Beispiel des späten Picabia und seinen Erkundungen der Palimpsest-Form inspirieren.) Polkes oxydierende Abstraktionen in Kunstharz aus den späten achtziger Jahren erwecken nicht nur den Anschein, daß sie ihre Gestalt vor den Augen des Betrachters verändern – sie tun es tatsächlich. Die Idee einer feststehenden Farbe und Form in der Malerei ist seither definitiv aus Polkes magischer Kunst verbannt. Zudem bezieht er seine Materialmetamorphosen auf verschiedene literarische und historische Themen, von *Alice im Wunderland* bis zur Französischen Revolution.

Gerhard Richter ist ein Rematerialist einer anderen, spezifischeren Art. Er kam aus der DDR und hatte in Dresden eine altmodische, akademische Ausbildung erhalten. Doch als er in den Westen kam, machte er sich davon frei. Seine jugendhaft freche Drei-Mann-Kunstbewegung namens »Kapitalistischer Realismus« – zusammen mit Polke und Konrad Fischer (alias Konrad Lueg) – war bekannt für ihre gelegentlichen neo-dadaistischen Aktionen, unter anderem ein legendär gewordenes Happening an dem profansten aller kapitalistischen Orte: in einem Düsseldorfer Möbelgeschäft. Daneben überarbeitete Richter aber auch die abgenutzten Konventionen der romantischen und realistischen Malerei, denen er eine subversive, doch höchst disziplinierte Wendung gab. Seine Popartigen Grisaille-Bilder aus den sechziger Jahren mit ihren ein wenig unscharfen Figuren und Szenen (Kat. 312); die sogenannten »Baader-Meinhof-Bilder« (1988), in denen der düstere, fromme Geist von Eugène Carrière sich durch eine zeitgenössische Zeitungsschlagzeile einzuschleichen scheint; in neuerer Zeit seine neutralen, doch atmosphärischen, in subtilen Farbtönen gehaltenen Landschaften – sie alle lassen unverhohlen ihre photographischen Quellen erkennen. Im Gegensatz dazu äußert sich Richters »anderer« heutiger Malstil in impastoreichen, pseudo-gesturalen Abstraktionen, die den Anschein erwecken, als seien sie photochemisch erzeugt, obwohl in ihrem Malprozeß keine komplizierte Technik eingesetzt ist, sondern einfach Farbe mittels Plastikfolien auf die Leinwand aufgetragen und dann die Folie abgezogen wurde. Unterdessen ist Richters immenser *Atlas* mit Schnappschüssen, Zeitungsausschnitten und Postkarten unablässig angewachsen zu einem Materialarchiv, das eine eindeutig Schwitterssche Stoßrichtung verrät (Abb. 22). Seine sehr verschiedenen, doch auch merkwürdig komplementären Malweisen, die sich in letzter Zeit offenbar etwas annähern, bilden ein vollständiges neues, widersprüchliches, zugleich abstraktes und gegenständliches, direktes und metaphorisches Vokabular für die Malerei des ausgehenden Jahrhunderts – ein ästhetischer Schachzug, wenn man so will, der sich, wie es nun nachträglich scheint, weitgehend schon in Duchamps *Tu m'* angekündigt hatte.

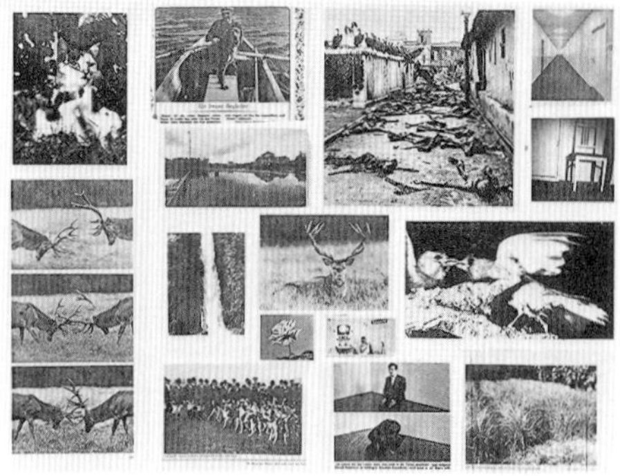

Abb. 22 Gerhard Richter, *Atlas*, Ausschnitte aus verschiedenen Zeitungen von 1965/66

Ilya Kabakov arbeitete in der ehemaligen Sowjetunion offiziell als Illustrator von Kinderbüchern, während er zugleich seine inoffizielle Kunst machte. So brachte er, als er in den Westen kam, eine fieberhafte, fanatisch detaillierte, grandios tragikomische Imagination von jener Art mit, die sich vielleicht am besten in einer Kultur entwickelt, die weitgehend durch die Knappheit von elementaren Konsumgütern bestimmt ist, durch das allgemeine Fehlen von Privatheit, durch Vertrauensverhältnisse auf der Grundlage einer durchschaubaren Doppelzüngigkeit, durch eine bombastisch-romantische Leidenschaft für ihre ungeschlachte Vergangenheit sowie durch eine Bürokratie, deren sich gegenseitig überbietende Exzesse der Macht und der Unfähigkeit oft an die Grenze des Absurden reichten.

Viele von Kabakovs unglaublich detaillierten, beinahe lebensechten Installationen bieten uns einen rekonstruierten Anblick des alltäglichen häuslichen Lebens und des kulturellen Geschehens in der guten alten Sowjetunion. In einem gewissen Sinn sind sie moderne Genrebilder in der Gestalt von hyperrealistischen Dioramen. Sie sind auch eine Art Denkmäler für das Leben in einem untergehenden Reich. Für Kabakovs Installation *Incident at the Museum or Water Music* wurde die Ronald Feldman Gallery in New York 1992 so umgestaltet, daß sie aufs Haar einem baufälligen russischen Provinzmuseum glich. Zu behaupten, daß dieses Museum einmal bessere Tage gesehen hat, wäre noch untertrieben; dennoch wurde hier eine Retrospektive echt-impressionistischer Genrebilder eines unbekannten regionalen Malers gezeigt – der natürlich niemand anders ist als Kabakov selbst. Für die *documenta IX* im selben Jahr baute Kabakov eine freistehende Konstruktion namens *Die Toilette* (Abb. 23), in der er eine etwas enge, doch durchaus gemütliche kleine Einfamilienwohnung zielsicher in dem verfügbaren Raum einer öffentlichen Bedürfnisanstalt einrichtete. (Da hast du's, R. Mutt!) Bei seiner Mammutinstallation im Pariser Centre Pompidou 1995 nahm Kabakovs Imagination epische Proportionen an; sie übersprang hier alle Erinnerungen und Alltäglichkeiten, um zu einer neuen abstrakten Poetik der zerstörten Träume zu gelangen. *C'est ici que nous vivons* (Hier ist es, wo wir leben) war im Grunde eine ideologische Ruine, die sich labyrinthartig im unteren, höhlenartigen Stockwerk des Museums ausbreitete. Der gesamte Raum war in ein scheinbar stadiongroßes Gewirr von verlassenen Einzelräumen verwandelt, unter anderem unaufgeräumte Klassenzimmer, Baustellen, wo Arbeitskleidung und Werkzeuge verstreut herumlagen – manches war offenbar schon von umherstreunenden Individuen »reprivatisiert« worden – und einige unfertige (oder halb abgerissene) gigantische sozialistisch-realistische Monumente. Kabakovs Installationen behaupten oft die fiktive Präsenz ihrer eindeutig vorstellbaren Bewohner. Ob wir uns fragen, welcher Hausmeister in dem baufälligen Museum die Eimer aufstellte, wo es durchs Dach regnet, oder wo die Obdachlosen hin sind, die sich in der zerfallenden Traumstadt von

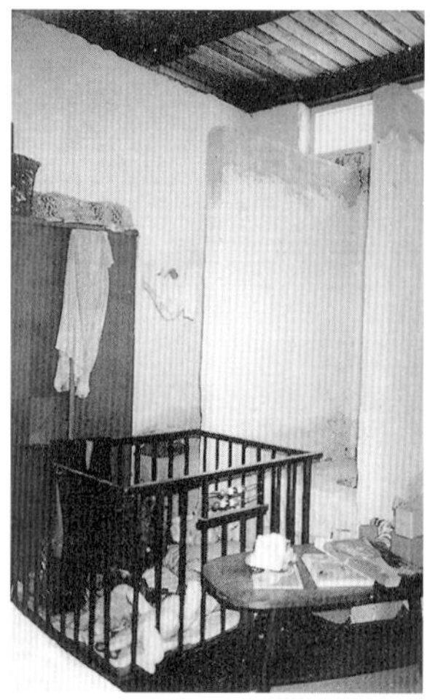

Abb. 23 Ilya Kabakov, *Die Toilette*, Installation zur *documenta IX* in Kassel, 1992

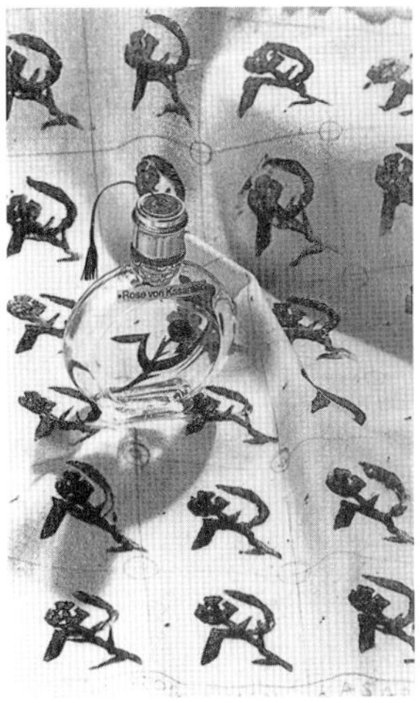

Abb. 24 Rosemarie Trockel, *Die Rose von Kasanlak*, 1986. Besitz der Künstlerin

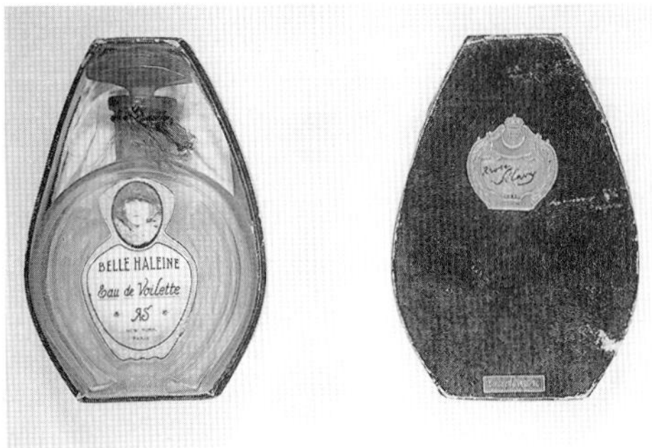

Abb. 25 Marcel Duchamp, *Belle Haleine, Eau de Voilette* (Schöner Atem, Schleierwasser), 1921. Privatsammlung

Beaubourg eingerichtet haben – stets haben wir das Gefühl einer traumartigen Realität, die von unsichtbaren Anderen bevölkert ist. Vielleicht sind sie nur für einen Moment hinausgegangen, für einen Spaziergang oder eine Zigarette. Egal – sie haben uns allen Raum der Welt hinterlassen, und keine Antworten, die ihn ausfüllen.

Immer häufiger scheint es, daß das Verhältnis zwischen Künstler und Betrachter auf den Kopf gestellt wird. Unter den beeindruckendsten Videoinstallationen aus den neunziger Jahren sind einige interaktive Environments, deren alles umspannende Atmosphäre Illusionen von launischem Wetter, kollektiven Erinnerungen und Träumen, kryptischen Botschaften und fremden Passanten erzeugt. Sind Bill Violas immer ehrfurchtsvollere Videoarbeiten die poetischen Agenten einer neuen romantischen Erhabenheit aus virtuellem Feuer, Wasser und Wind, so versetzt Gary Hills *Tall Ships* (1992) uns in eine virtuelle Séance, zu der er uns in einen dunklen Korridor einlädt, in dem anonyme, doch beunruhigend vertraut erscheinende Personen sich plötzlich materialisieren, als wollten sie uns etwas fragen, um sogleich wieder unerklärlich und abrupt zu verschwinden und andere menschliche Schatten an ihre ewig ungeklärte Stelle treten zu lassen.

VII. Verkleidung

Duchamps zwei berühmte Alter ego, R. Mutt und Rrose Sélavy, definierten zwei entgegengesetzte Ausrichtungen der Selbstveränderung in der Kunst des 20. Jahrhunderts. R. Mutt – der Name ist eine dreifache Anspielung: auf das amerikanische Slang-Wort »mutt«, das soviel wie »Promenadenmischung« bedeutet, auf den amerikanischen Sanitärfabrikanten J. L. Mott und auf die populäre amerikanische Comicserie »Mutt and Jeff« – repräsentierte eine funktionelle Vorstellung von neuweltlicher Macho-Kompetenz, wogegen Rrose Sélavy, 1921 von Man Ray photographiert (Kat. 217), für ein polymorphes gallisches Lustprinzip stand – »Eros, c'est la vie.« In ihrer Nachfolge wurde die Kunst dieses Jahrhunderts von zahllosen konstruierten Selbstbildern und sexuell zweideutigen Ersatzidentitäten bevölkert. In eine Aufzählung neuerer Beispiele müßte unter anderem das Seepferdchen aufgenommen werden – ein nachgewiesenermaßen zwittriges Tier, das in Jasper Johns' Gemälde *Summer* (1985) als ein ultra-kryptisches Körper-Double des Künstlers erscheint.[14] Ein schmuckvolleres, zugleich auch direkter Duchampsches Beispiel wäre Rosemarie Trockels Parfümflasche *Die Rose von Kasanlak*, die nicht nur einen Teil von Trockels eigenem Namen zitiert, sondern auch einen der Namen des Meisters, während sie zugleich eines seiner eher harmlos-komischen Objekte parodiert (Rrose Sélavys Parfüm *Belle Haleine*) und ein in Bulgarien populäres Eau de toilette (und auch den Spitznamen einer bulgarischen Dissidentin aus den siebziger Jahren) (Abb. 24 und 25).

Im Umkreis von Dada Berlin hatten der Photocollagist John Heartfield und der Maler und Zeichner George Grosz – ursprünglich Helmut Herzfeld und Georg Gross – ihre Namen schon früh ins Englische übertragen, eine aufrichtige, aber auch ein wenig humoristische Hommage an den klassischen englischen Geschäftsmann und den klassischen amerikanischen Gangster. Hannah Höch fabrizierte währenddessen Photocollagen, in denen sie Bilder der unabhängigen »Neuen Frau« mit solchen von archaischen und »primitiven« Fetisch-Skulpturen zusammenfügte. Wie Maud Lavin meint, wollte Höch darstellen, daß auch das neue, befreite Selbst an ein neuerlich verdinglichtes Anderes gebunden bleibt.[15]

Max Ernst erschuf sein Alter ego, den Vogel Loplop, in den zwanziger Jahren, und dieser Vogel inspirierte in den dreißiger Jahren René Magritte zu seinen denkwürdigen

14 Vgl. Jill Johnston, *Jasper Johns: Privileged Information*, New York 1996, S. 29.
15 Vgl. Maud Lavin, »Hannah Höch«, in: *Grand Street 58: Disguises*, Herbst 1996, S. 128.

Ersatzwesen – Bilder von grauen, phlegmatisch erscheinenden großstädtischen Tauben als Stellvertreter für bourgeoise belgische Geschäftsleute schlechthin. Später begann Ernst, sich gelegentlich wie ein Vogel zu kleiden und aufzuführen. In einer bekannten Photographie aus dem Jahr 1942, die den Künstler in New York mit seiner Sammlung von Katchina-Puppen zeigt, hat er sein langes, weißes Haar wie einen Federschopf nach vorn gekämmt und trägt ein zeremonielles Federhemd in der Art der indianischen Medizinmänner (Abb. 26).

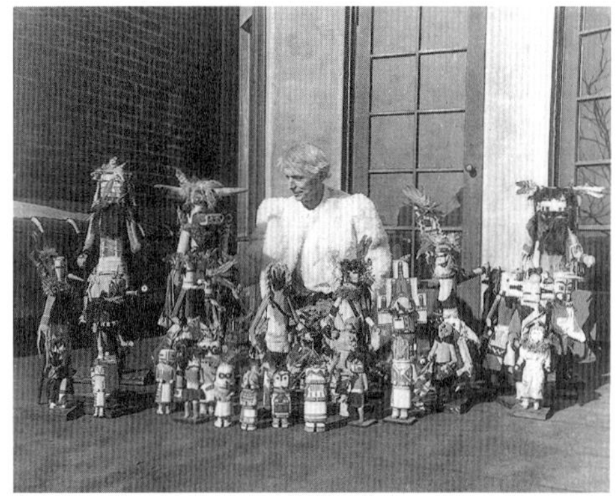

Abb. 26 Max Ernst mit seiner Sammlung von Katchina-Figuren der Hopi, New York 1942

George Grosz, der in den fünfziger Jahren von New York aus mehrmals Berlin besuchte, erzählte gerne die Geschichte, wie er auf dem Ku'damm zusammengeschlagen wurde, als er dort einen großspurigen, mit typischem Akzent sprechenden Texaner imitierte. In seinen letzten Photocollagen finden sich, passend zu dieser fragwürdigen Scharade, Bilder eines Clowns, gekreuzt mit einer Revuetänzerin und einem pummeligen Hundewelpen, die in ihrer eigenwilligen Mischung von Ernsthaftigkeit und Parodie eine Vorahnung von William Wegmans Fortsetzungs-Polaroidroman von Weimaranern in Kleidern zu enthalten scheinen. Selbst der hochgesinnte Kurt Schwitters schlüpfte einmal in die Rolle des Chamäleons: 1942 machte er eine pop-kitschige Collage mit einem Bild des Hollywood-Komikers W. C. Fields in Form einer proto-Koonsschen Holzfigurine.[16] Diese späten, angeblich »zweitrangigen« dadaistischen Arbeiten, die früher als nebensächlich galten, scheinen für die heutige Kunst ebenso relevant wie ihre klassischeren Vorläufer. So wurde zum Beispiel der symbolisch belastete Clown aus Picassos steinzeitlich weit zurückliegender blauen Periode wiederbelebt und hat sich seither zu einem postmodernen Leitmotiv entwickelt. Einen frühen Glanzpunkt erreichte er in Jonathan Borofskys kolossaler Skulptur *The Dancing Clown at 2,845,325* von 1982 – nur eine Zwischenstation in Borofskys Projekt, bis unendlich zu zählen – und seinen vielleicht definitiven Höhepunkt in Bruce Naumans großartigem, beängstigenden *Clown Torture* (1987), einer Videoinstallation mit den Bildern einer Überwachungskamera, die einen Clown zeigt, der auf einer öffentlichen Toilette sitzt (und scheißt?). (Da hast du's, R. Mutt!!)

Auch manche Maler nahmen mit ihrer selbstauferlegten stilistischen Schizophrenie an diesem Nachkriegsspiel der Identitätsscharaden teil – Polke und Richter zählten, wie bereits erwähnt, zu den ersten. Doch auch Roy Lichtenstein hält sein »wirkliches« oder imaginiertes Selbst unter einer undurchdringlichen Comic-Stil-Neutralität vergraben, durch die er nach und nach fast alle »wichtigen« Stile der Moderne gefiltert hat. (Der in Trompe-l'œil-Technik arbeitende Zitatkünstler Mike Bidlo hat in den letzten Jahren gewissermaßen das Gegenteil geleistet, indem er R. Mutts *Fountain* in einer abenteuerlichen Vielfalt »abstrakter« und gegenständlicher Stile zeichnete, und das auf jedem verfügbaren Material, von bloßen Papierfetzen über Hotelbriefbögen bis zu Galerieeinladungen.)

Die Tendenz geht dahin, entweder strikt an einer einmal gewählten Identität festzuhalten oder aber eine solche Vielzahl wechselnder Verkleidungen anzunehmen, daß das Selbst darunter fast völlig unsichtbar wird. Gilbert & George sind den ersten Weg gegangen: Sie führen ihre dadaistische Geschäftsmannpose nun seit beinahe dreißig Jahren vor, in epochalen Performances als »lebende Skulptur« ebenso wie in Photomontagen, in denen sie selbst als mittelalte, nackte Männer noch ihre merkwürdige, roboterhafte Würde bewahren. Auf der anderen Seite hat Cindy Sherman sich zu einer Virtuosin unter den Chamäleons entwickelt. Ihre Thematisierung des »Geschlechterwechsels«, die in feministischen und akademischen Kreisen, wo man sich mit ihren Arbeiten aus den späten siebziger und frühen achtziger Jahren befaßte, so faszinierte, hat schon vor eini-

16 Schwitters' W. C. Fields ist abgebildet in: Stephanie Barron und Sabine Eckmann, *Exiles and Emigrés: The Flight of European Artists from Hitler*, Ausst.Kat. Los Angeles County Museum of Art, 1997, S. 82.

ger Zeit einem weitaus ambitionierteren, kannibalistischen Projekt Platz gemacht, in dem sie praktisch alle denkbaren Rollen, Kostüme, Verwandlungen und Requisiten einsetzt – von altmeisterlichen Porträtsujets (siehe Abb. 15, S. 71) bis zu pornographischen Objekten, mit oft spektakulärem Effekt. Mit ihrem Regiedebüt, dem Spielfilm *Office Killer* (1997) – eine Hommage unter anderem an klassische amerikanische Horror-B-Movies –, ist Sherman nun auf die andere Seite der Kamera gewechselt, wo sie zweifellos ebenso rätselhaft bleiben wird wie vor ihrer eigenen Photolinse.

Um noch einige intellektuell modische aktuelle Wiederentdeckungen zu nennen: Pierre Moliniers bizarre, im Grunde altmodische Transvestiten-Selbstporträt-Photos als französisches Hausmädchen und andere Personen in Strapsen, Netzstrümpfen, hochhackigen Schuhen und in Fesseln; Claude Cahuns photographische Selbstporträts als emanzipierte, vor allem aber narzißtische Garçonne; Skulpturen der exzentrischen Baronesse Elsa von Freytag-Loringhoven (gesehen in der Ausstellung *Dada Invades New York*), die nicht nur manische Assemblage-Porträts von Duchamp machte, sondern auch als eine Art Performance-Künstlerin avant la lettre bekannt wurde, in aus Abfällen gemachten Kleidern und mit Ohrringen aus Thermometern durch die Straßen von New York spazierte und Man Ray und Duchamp einen (heute verlorenen) Film davon drehen ließ, wie sie ihr Schamhaar rasierte.

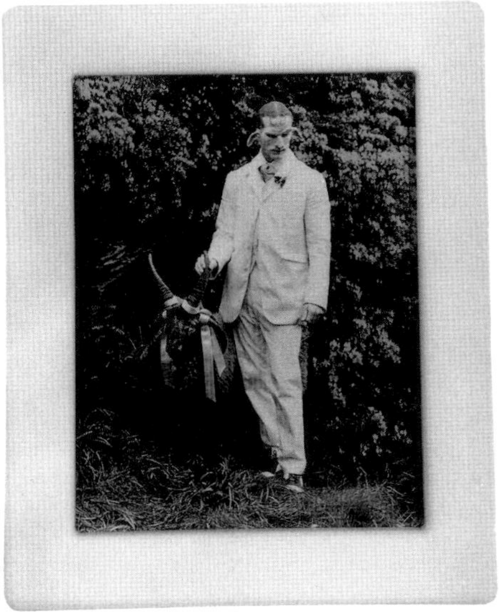

Abb. 27 Matthew Barney, *CR 4: Loughton Manual*, 1994. Privatsammlung, New York

Eine clowneske, rollenspielende Mentalität hat einige der besten Arbeiten in der neuesten Kunst hervorgebracht. Matthew Barneys *Cremaster* ist ein Beispiel. *Cremaster*, konzipiert als eine Serie von fünf Videos – von denen bislang zwei realisiert sind – nebst einer begleitenden Auswahl von requisitenartigen Skulpturen und skurrilen Dokumentarphotographien, führt den symbolistischen Androgynen wieder ein, wiedergeboren als ein exzentrischer, prothetisch aufgerüsteter, orangehaariger Faun in einem weißen Sommeranzug (Abb. 27). Das Wort »Cremaster«, die medizinische Bezeichnung für einen Muskel, der die Hoden bewegt, wird hier zu einer Art Mikro-Makro-Abkürzung für die Idee des neuen, postfeministischen Mannes. In dem bereits fertiggestellten *Cremaster 4* ist Filmmaterial von hochgezüchteten Rennwagen, die über die Isle of Man rasen, zusammengeschnitten mit Bildern von einer anderen, phantastischen Fahrt durch die männliche Geschlechtsanatomie. In ihrem Katalogessay zur Ausstellung *Rrose is a Rrose is a Rrose: Gender Performance in Photography* im Guggenheim Museum 1997 schreibt die Kuratorin Jennifer Blessing zu *Cremaster*: »Es ist, als hätte sich Duchamps *Großes Glas* in ein phantastisches, Disney-haftes, begehbares Bilderbuch verwandelt.«[17] So scheint es, daß in den ausgehenden neunziger Jahren nun das Bild eines steptanzenden Fauns im Aufzug eines altmodischen Varietéunterhalters uns beinahe glauben machen kann, daß das ganze gewaltsame, revolutionäre, widersprüchliche Jahrhundert im Grunde eine große Duchampsch-Beckettsche Burleske gewesen ist.

17 Jennifer Blessing, »Introduction«, in: *Rrose is a Rrose is a Rrose: Gender Performance in Photography*, Ausst.Kat. Solomon R. Guggenheim Museum, New York 1997, S. 86.

Sprache – Material

MARCEL DUCHAMP (Kat. 206–218)
FRANCIS PICABIA (Kat. 219–220)
GEORGE GROSZ (Kat. 221–222)
RAOUL HAUSMANN (Kat. 223–226)
KURT SCHWITTERS (Kat. 227–235)
MAX ERNST (Kat. 236–241)
RENÉ MAGRITTE (Kat. 242)
WLADIMIR TATLIN (Kat. 243)
ANTONI TÀPIES (Kat. 244–245)
ROBERT RAUSCHENBERG (Kat. 246–248)
JEAN TINGUELY (Kat. 249)
EDWARD KIENHOLZ (Kat. 250–252)
JASPER JOHNS (Kat. 253–255)
ANDY WARHOL (Kat. 256–260)
ROY LICHTENSTEIN (Kat. 261–263)
CLAES OLDENBURG (Kat. 264–265)
MARCEL BROODTHAERS (Kat. 266–282)
JOSEPH BEUYS (Kat. 283–285)
NAM JUNE PAIK (Kat. 286–288)
ALBERTO BURRI (Kat. 289–290)
PIERO MANZONI (Kat. 291–296)
JANNIS KOUNELLIS (Kat. 297, 300–302)
PINO PASCALI (Kat. 298–299)
MARIO MERZ (Kat. 303–304)
BRUCE NAUMAN (Kat. 305–307)
SIGMAR POLKE (Kat. 308–311)
GERHARD RICHTER (Kat. 312–314)
HERMANN NITSCH (Kat. 315)
GILBERT & GEORGE (Kat. 316)
LAWRENCE WEINER (Kat. 317–319)
HANNE DARBOVEN (Kat. 320)
JAN DIBBETS (Kat. 321)
ILYA KABAKOV (Kat. 322)
BERTRAND LAVIER (Kat. 323–325)
JENNY HOLZER (Kat. 326)
GARY HILL (Kat. 327)
REINHARD MUCHA (Kat. 328)
MIKE KELLEY (Kat. 329)
ROSEMARIE TROCKEL (Kat. 330–332)
JEFF KOONS (Kat. 333–335)

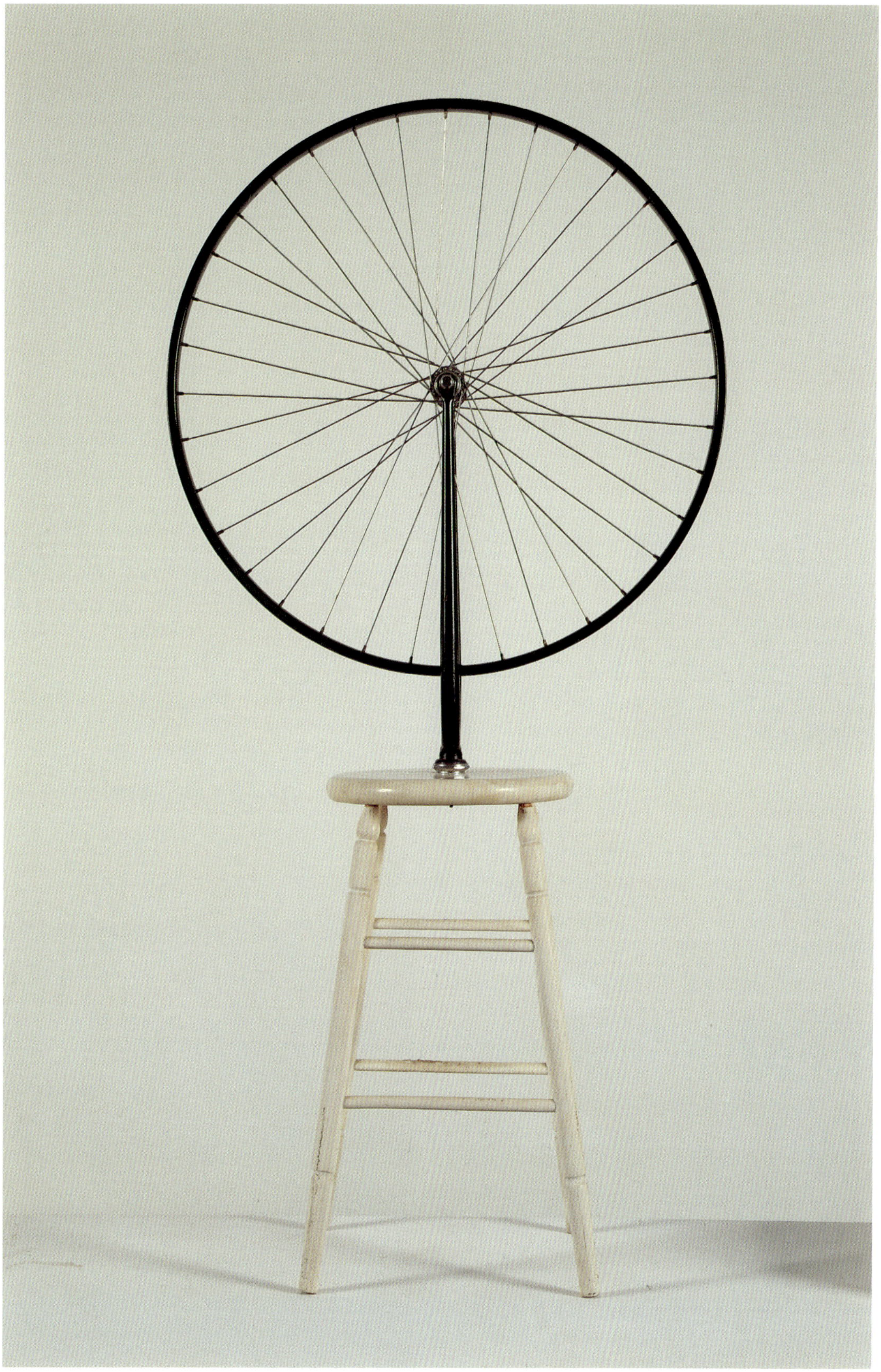

206 MARCEL DUCHAMP, *Roue de Bicyclette* / Fahrrad-Rad, 1913/1964
Ready-made, Höhe 126 cm
Hessisches Landesmuseum, Darmstadt

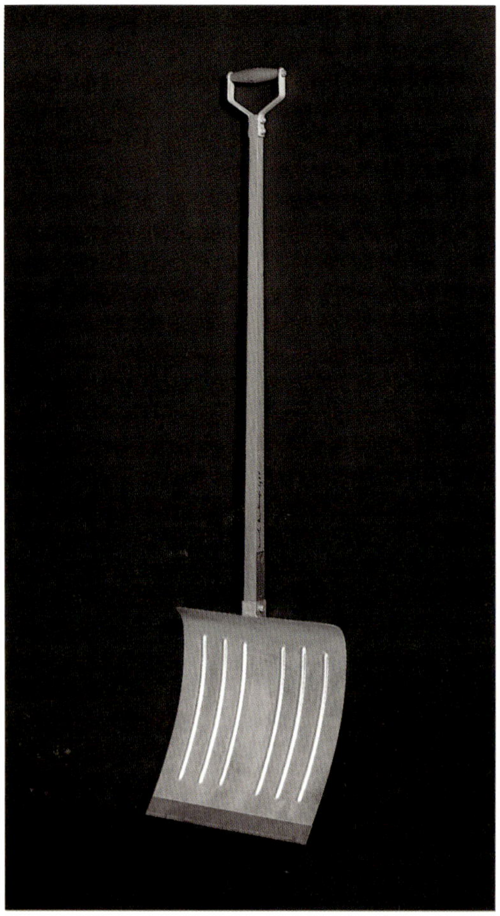

207 MARCEL DUCHAMP, *In advance of the broken arm* /
Dem gebrochenen Arm voraus, 1915/1964
Ready-made, 121 x 35,5 cm
Privatsammlung, New York

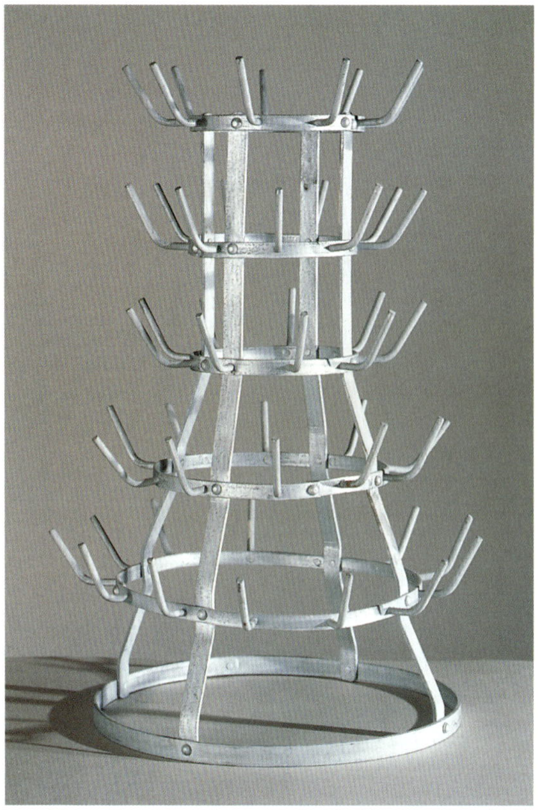

208 MARCEL DUCHAMP, *Egouttoir/Porte bouteilles* /
Flaschentrockner, 1914/1964
Ready-made, Höhe 63 cm, Durchmesser 37 cm
Staatsgalerie Stuttgart

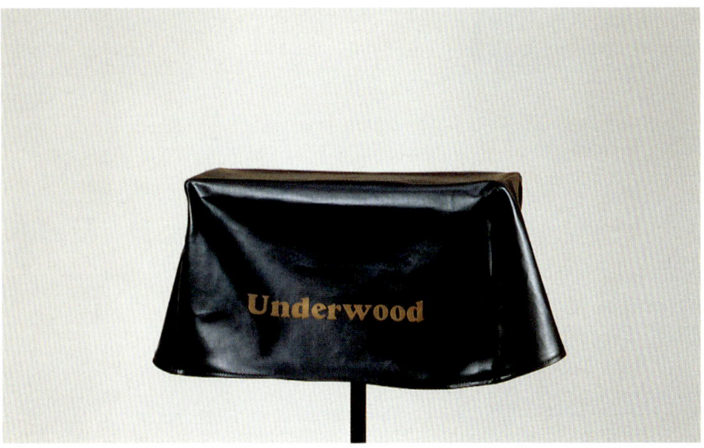

210 MARCEL DUCHAMP,
Faltbarer Reiseartikel, 1916/1964
Ready-made, 24 x 42,5 x 38 cm
Sammlung Ronny van de Velde, Antwerpen;
als Leihgabe im Staatlichen Museum, Schwerin

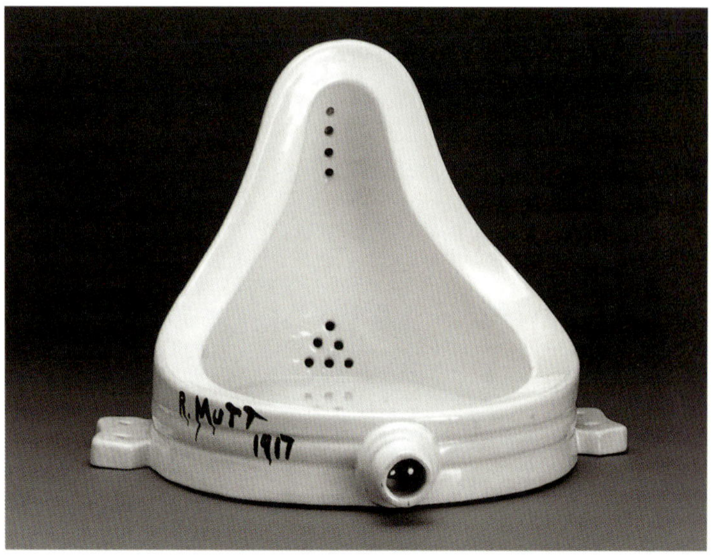

209 MARCEL DUCHAMP, *Fountain* /
Fontäne, 1917/1964
Ready-made, 35,5 x 48 x 61 cm
Privatsammlung

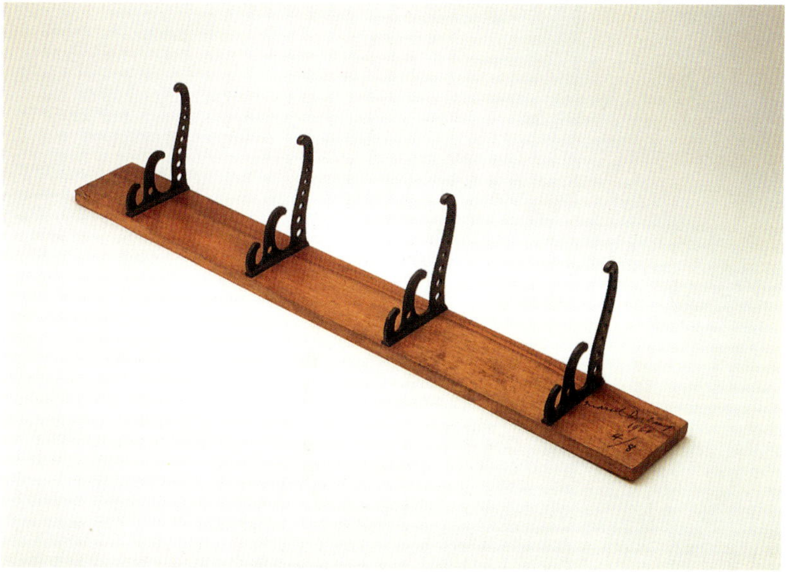

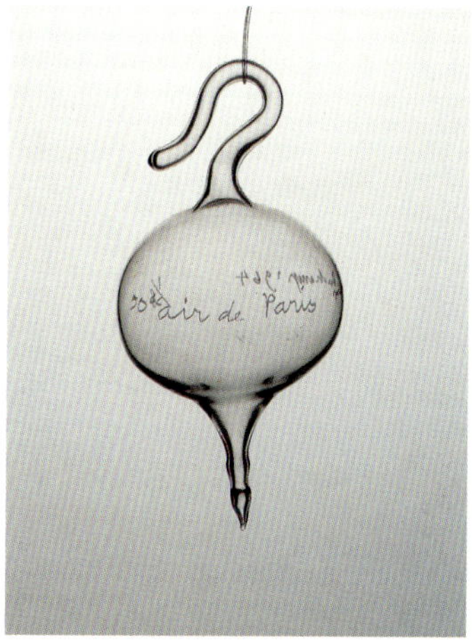

213 MARCEL DUCHAMP, *Air de Paris (50cc)*, 1919/1964
Redy-made, Höhe 13,5 cm
Sammlung Ronny van de Velde, Antwerpen;
als Leihgabe im Staatlichen Museum, Schwerin

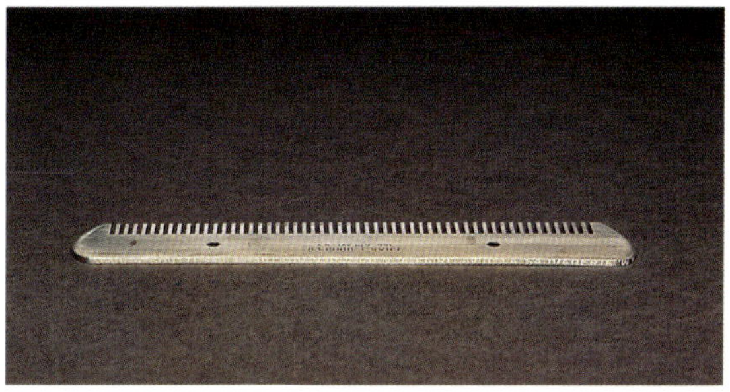

211 MARCEL DUCHAMP,
Stolperfalle, 1917/1964
Ready-made, 12 x 100 cm
Sammlung Ronny van de Velde, Antwerpen;
als Leihgabe im Staatlichen Museum, Schwerin

212 MARCEL DUCHAMP, *Peigne* / Kamm, 1916/1964
Ready-made, 0,3 x 16,5 x 3 cm
Sammlung Ronny van de Velde, Antwerpen;
als Leihgabe im Staatlichen Museum, Schwerin

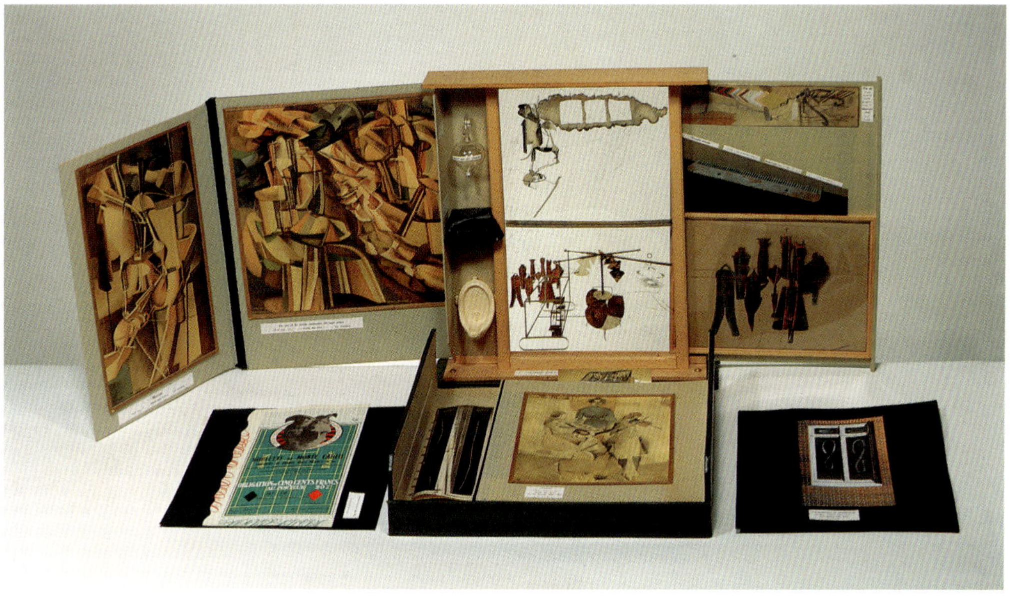

214 MARCEL DUCHAMP, *Boîte-en-valise* /
Schachtel im Koffer, Serie E 1963
Schachtel mit 68 Objekten,
10 x 40 x 40 cm
Sammlung Loïc Malle, Paris

216 MARCEL DUCHAMP, *Tondue par Georges de Zayas /*
Haarschnitt von Georges de Zayas, 1921
(Photographie von Man Ray)
Original-Silberabzug, 12 x 9 cm
Privatsammlung

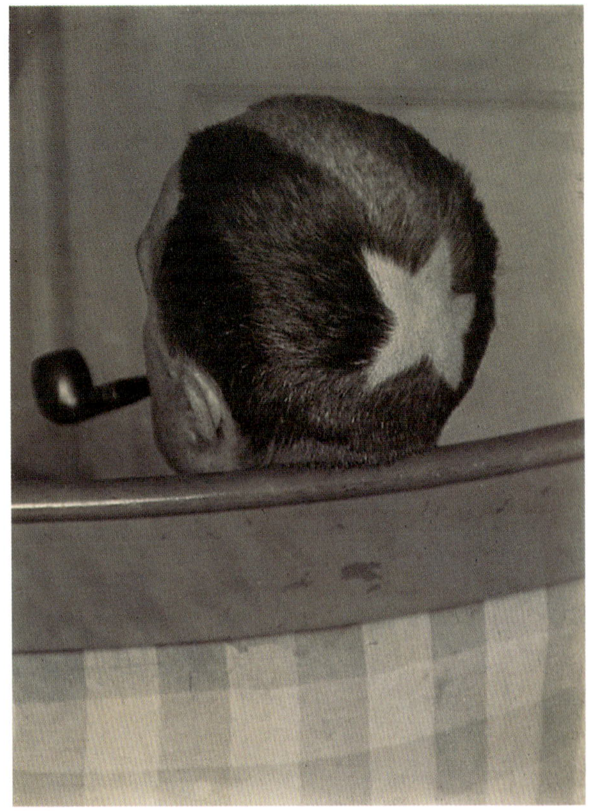

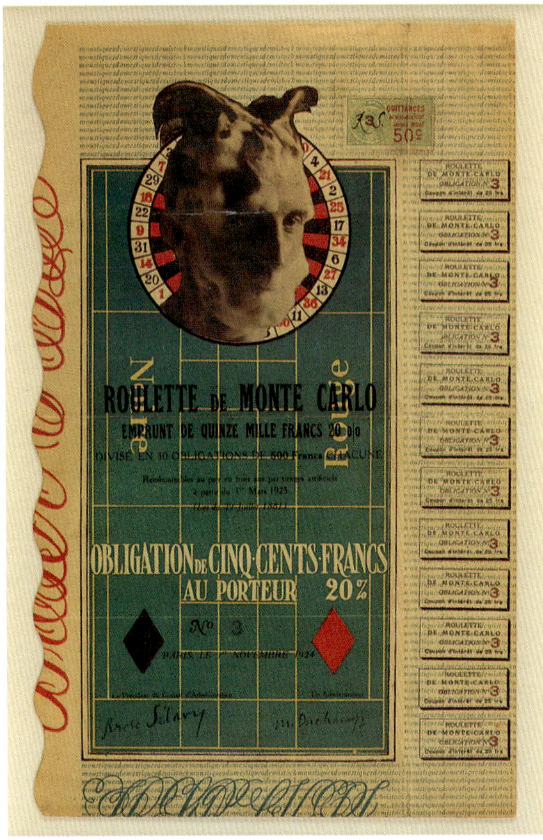

215 MARCEL DUCHAMP,
Obligation pour la Roulette de Monte Carlo /
Obligation für das Roulette von Monte Carlo, 1924
Ready-made: Photocollage auf
farbiger Lithographie, 31 x 19,5 cm
Sammlung Ronny van de Velde, Antwerpen;
als Leihgabe im Staatlichen Museum, Schwerin

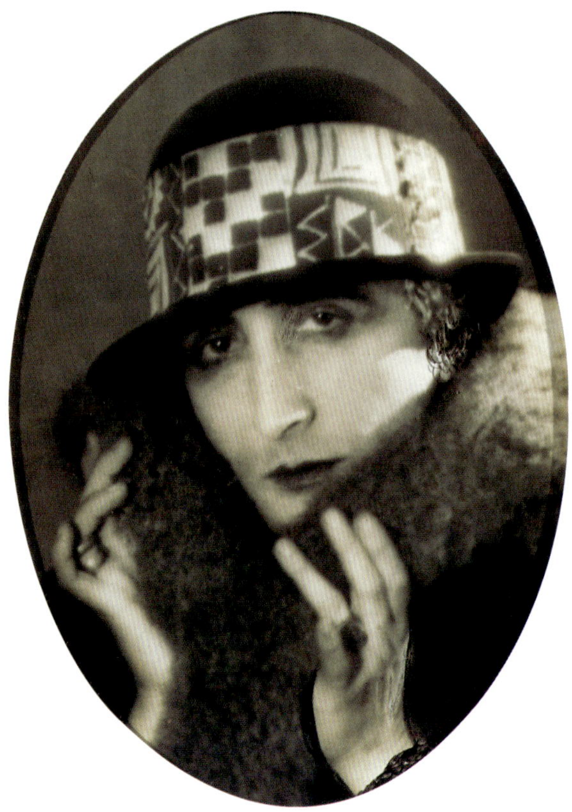

217 MARCEL DUCHAMP, *Rrose Sélavy*, ca. 1920–1921
(Photographie von Man Ray)
Silbergelatinephotographie mit Tinte, 14 x 10 cm
Sammlung Jedermann, N.A.

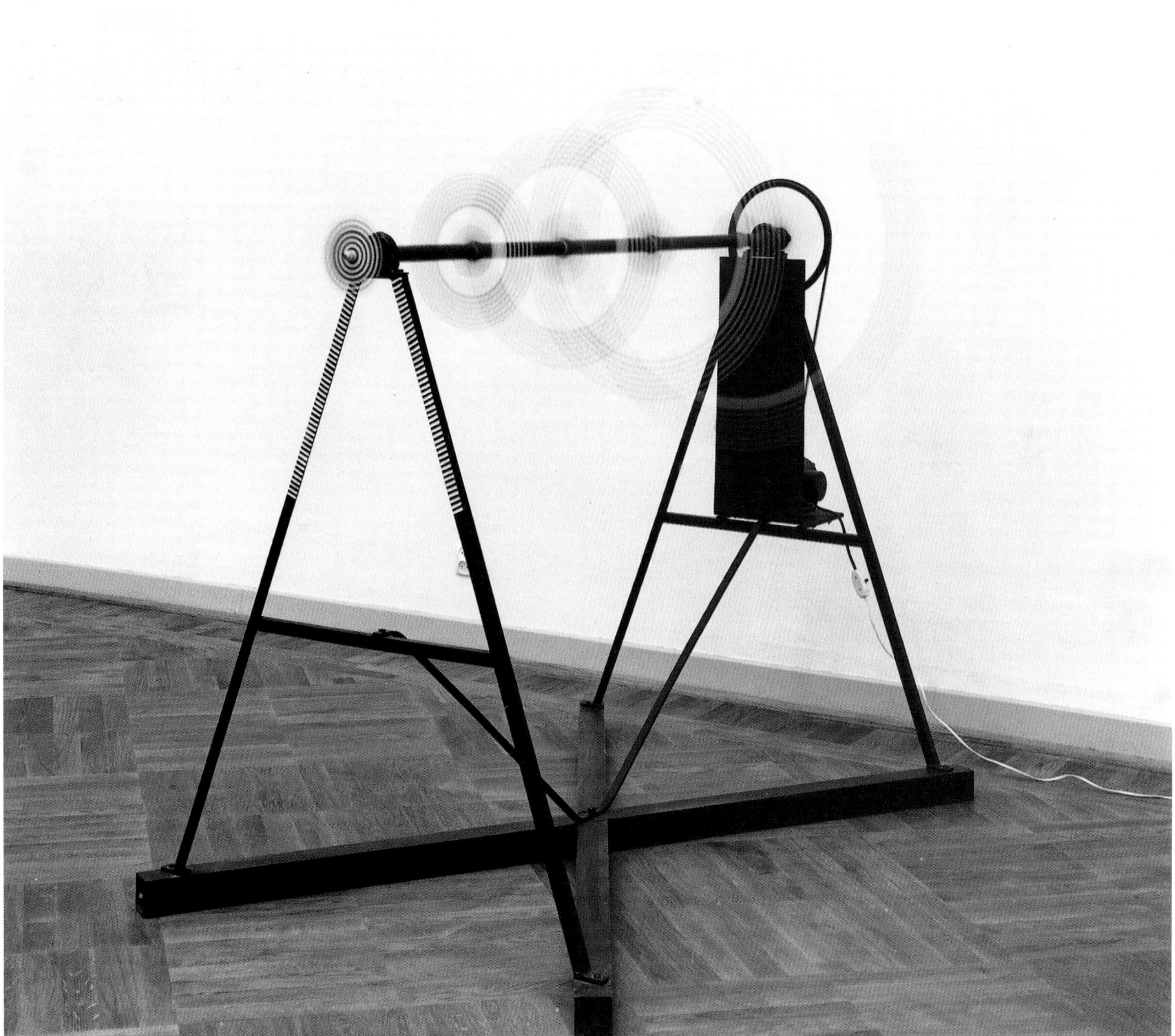

218 MARCEL DUCHAMP,
Rotierende Glasplatten (Präzisionsoptik), 1920/1961
Eisen, Plexiglas, Elektromotor, 171 x 122 x 140 cm
Moderna Museet, Stockholm; Schenkung von P. O. Ultvedt,
Magnus Wibom und Pontus Hultén, 1961

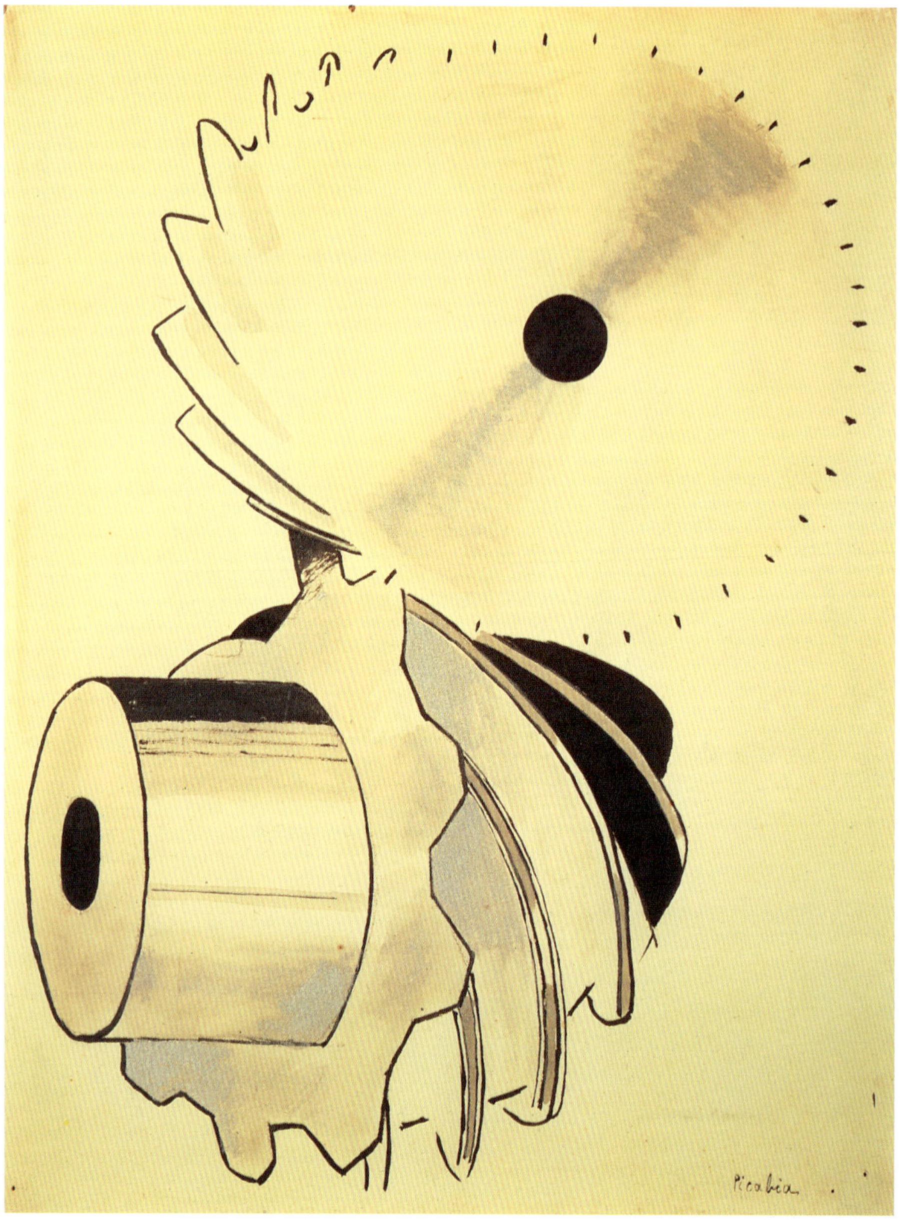

219 FRANCIS PICABIA, *Composition*, 1915–1916
Chinatusche auf Karton, 60 x 45 cm
Sammlung Didier Imbert Art Production, Paris

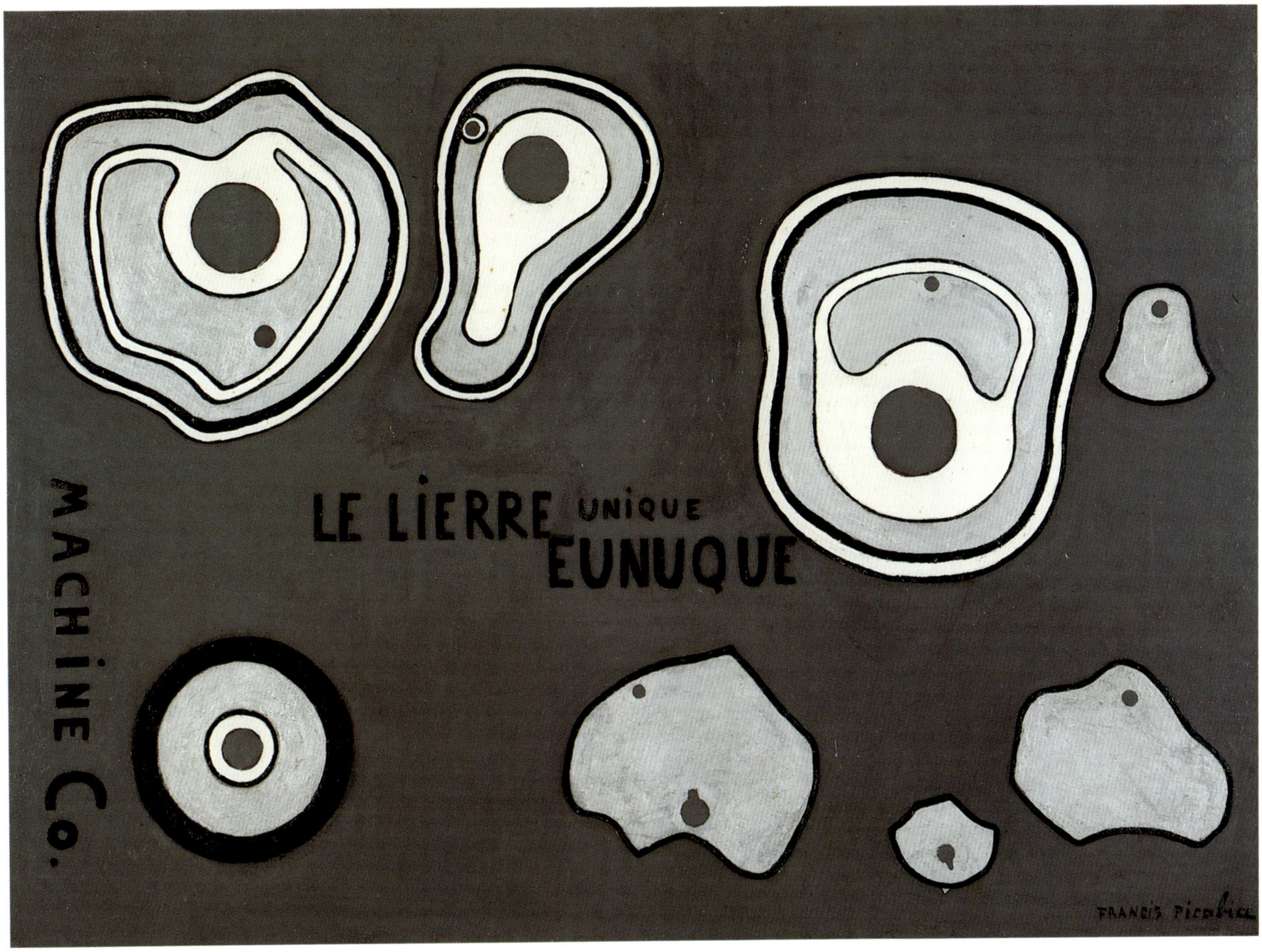

220 FRANCIS PICABIA, *Le lierre unique eunuque* /
Der Efeu, einzig, Eunuch, ca. 1920
Ripolin auf Karton, 75 x 105 cm
Kunsthaus Zürich

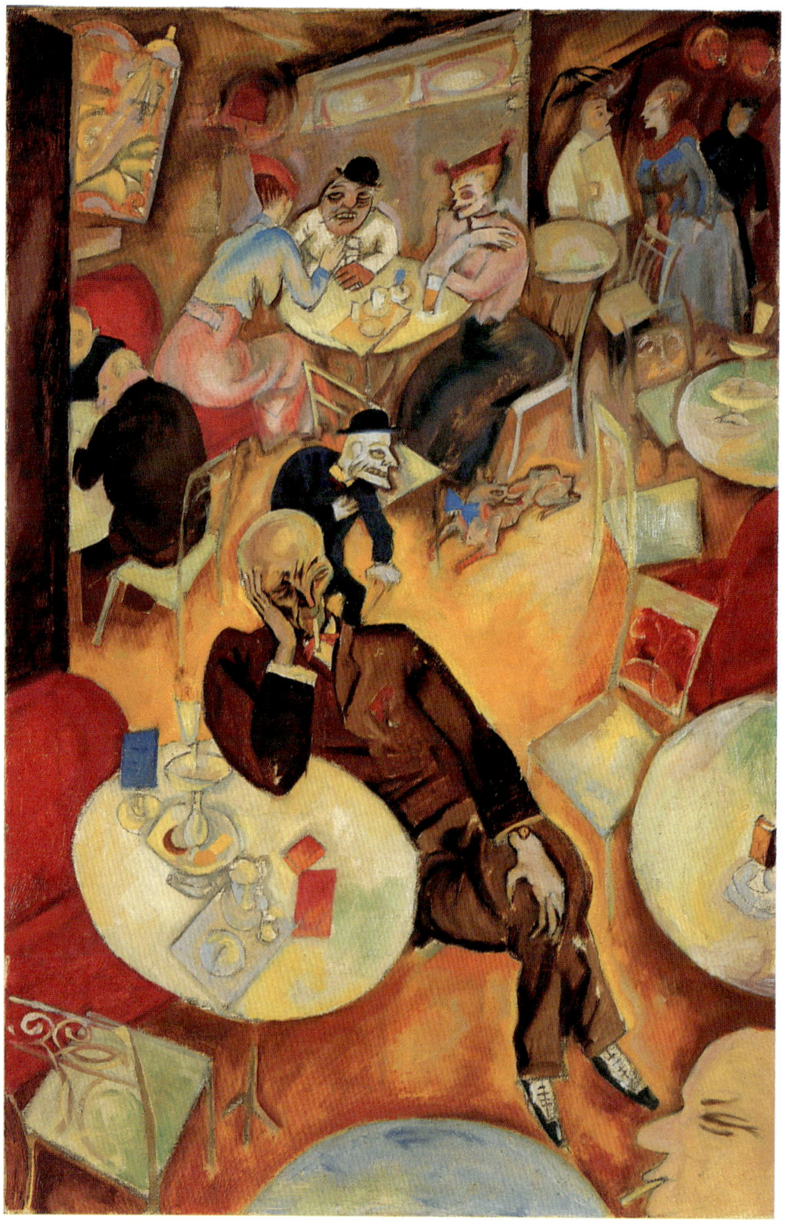

221 GEORGE GROSZ, *Das Kaffeehaus*, 1915
Öl über Kohlezeichnung auf Leinwand, 61 x 40,5 cm
Hirshhorn Museum and Sculpture Garden, Smithsonian Institution, Washington D.C.;
Schenkung Joseph H. Hirshhorn Foundation, 1966

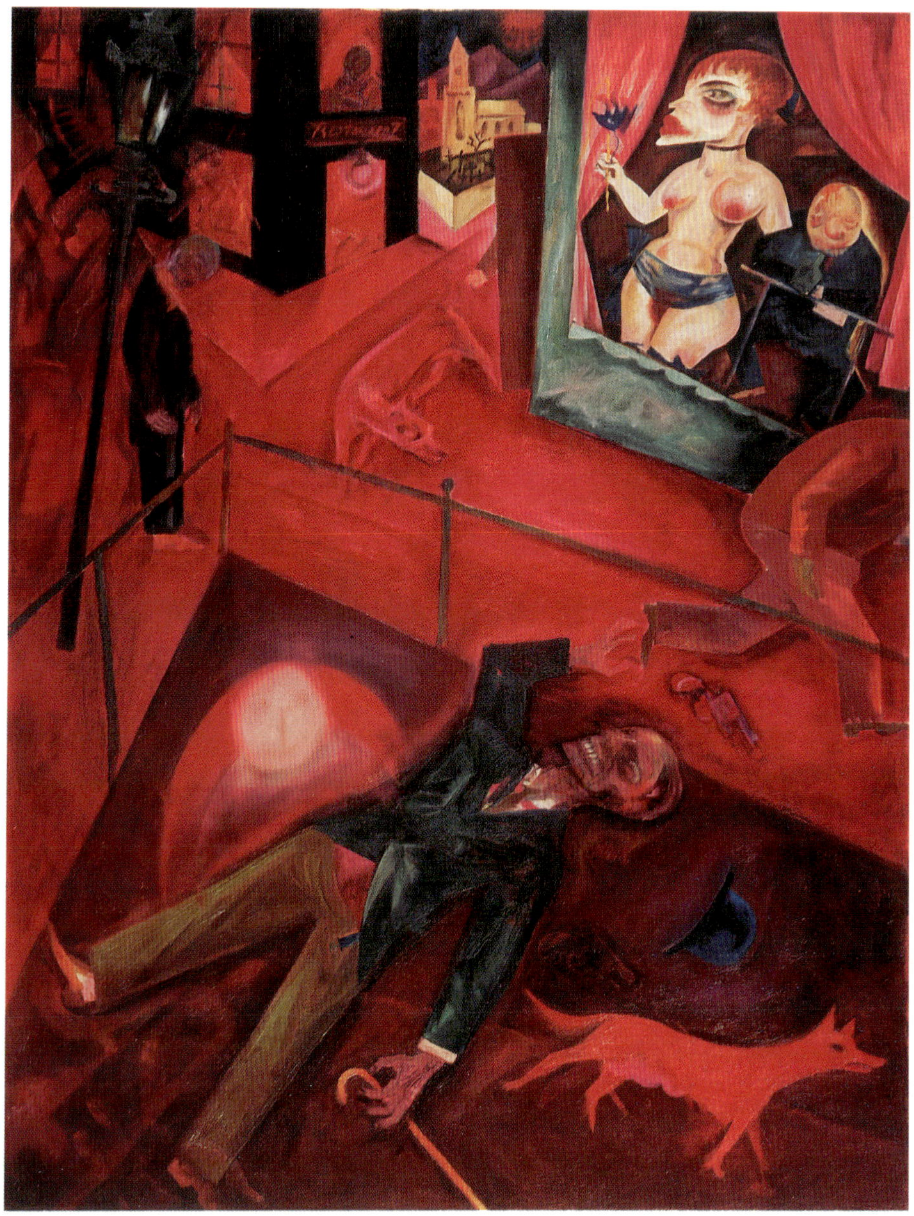

222 GEORGE GROSZ, *Selbstmord*, 1916
Öl auf Leinwand, 100 x 77,6 cm
Tate Gallery, London; Ankauf mit Hilfe des
National Art Collections Fund 1976

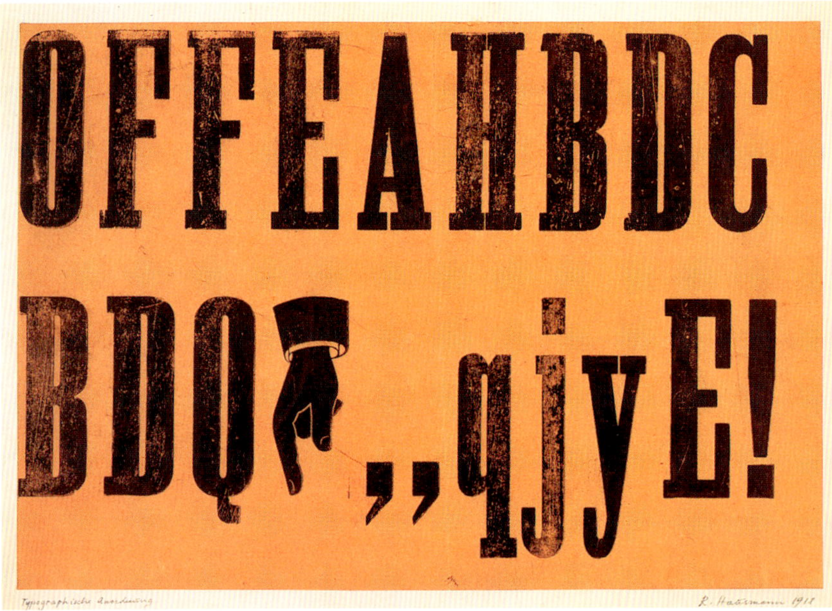

223 RAOUL HAUSMANN, *OFFEAH-Plakatgedicht*, 1918
Typographie auf Papier, 33 x 48 cm
Berlinische Galerie, Landesmuseum für Moderne Kunst, Photographie und Architektur

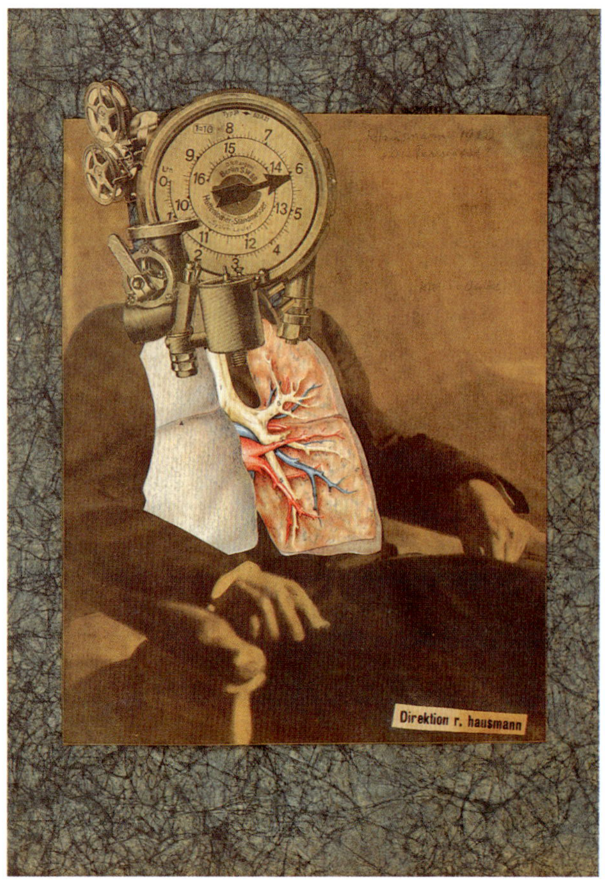

224 RAOUL HAUSMANN, *Selbstporträt des Dadasophen, Festival Dada*, 1920
Collage und Photomontage auf Japanpapier, 36 x 28 cm
Privatsammlung, Courtesy Annely Juda Fine Art, London

225 RAOUL HAUSMANN, *Elasticum*, 1920
Collage und Gouache auf Karton, 31 x 37 cm
Galerie Berinson, Berlin

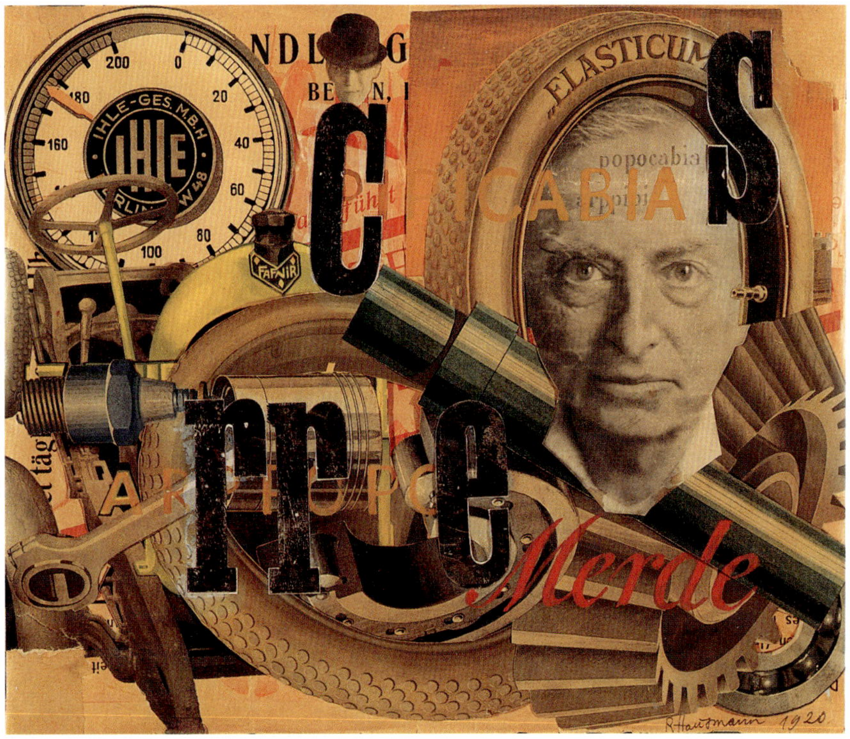

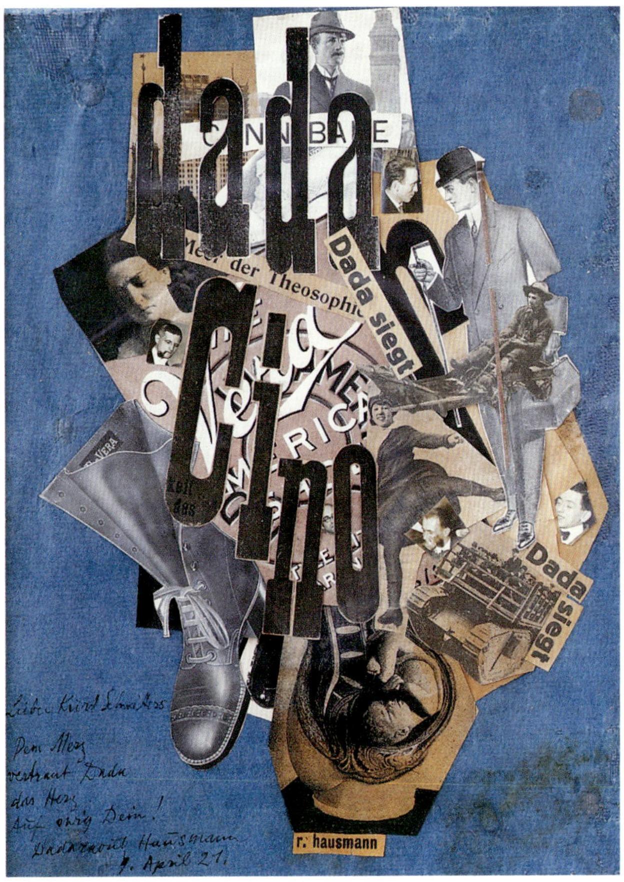

226 RAOUL HAUSMANN, *Dada im gewöhnlichen Leben (dada Cino)*, 1920
Collage und Photomontage auf Papier,
32 x 22,5 cm
Privatsammlung

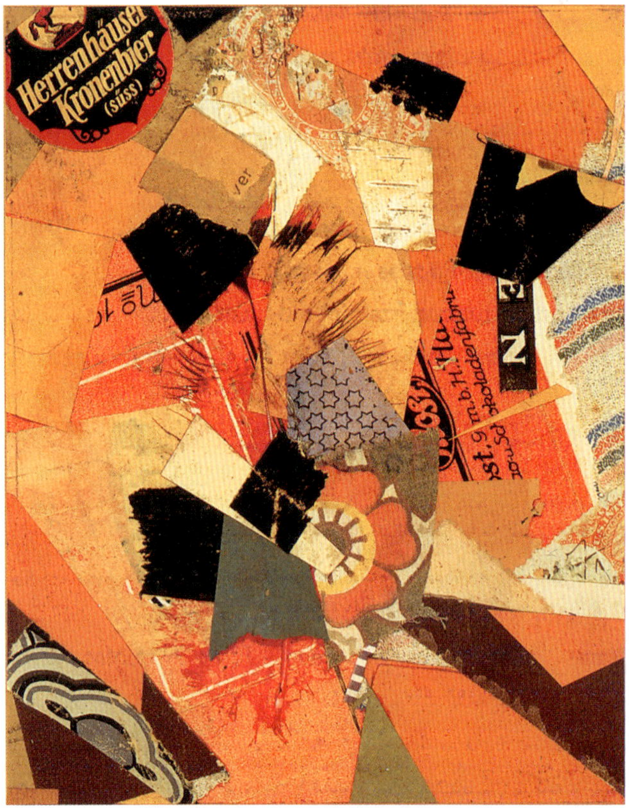

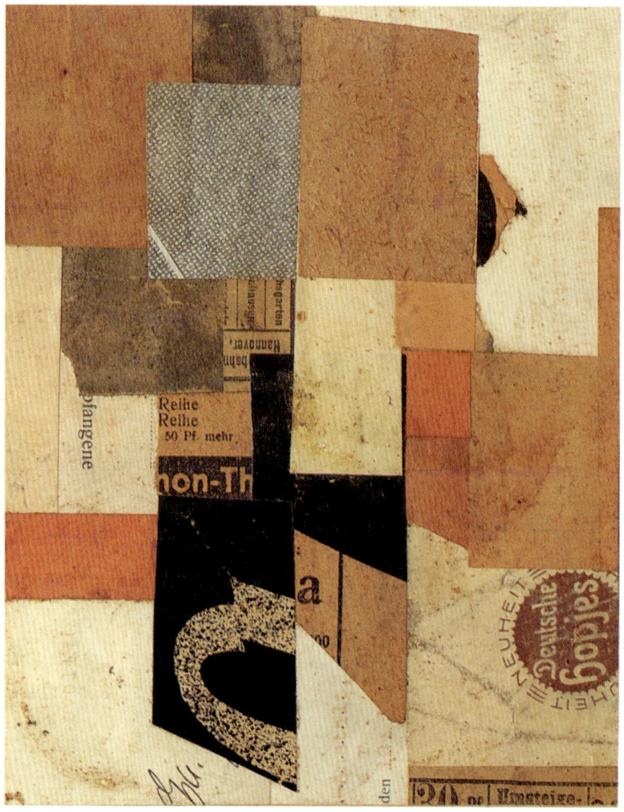

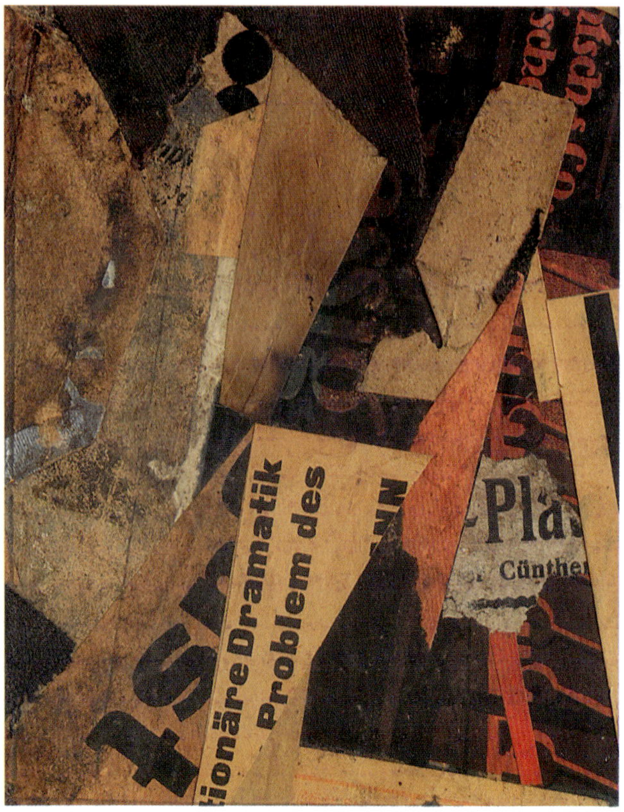

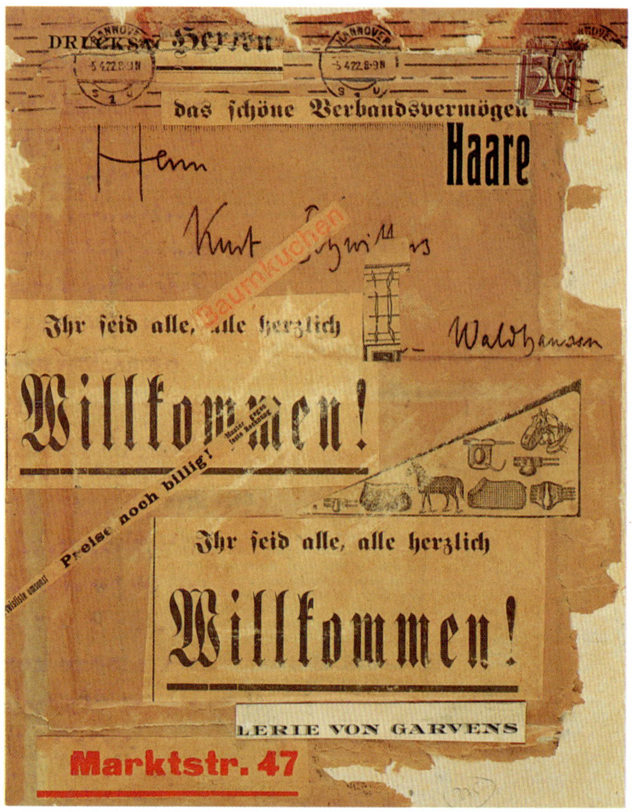

227–230 KURT SCHWITTERS, *Mz 280 Rotfeder (für Lisker)*, 1921; Collage, 18 x 14,5 cm
Museum of Fine Arts, St. Petersburg, Florida; Schenkung der Sammlung Hanna Bekker vom Rath
Tirana, 1920; Collage, 15 x 12 cm; *Merz 221; Dramatik*, 1921; Collage, 15 x 12 cm
Komposition, 1921–1923; Collage mit typographischen Elementen, 17,5 x 13,5 cm;
Privatsammlung

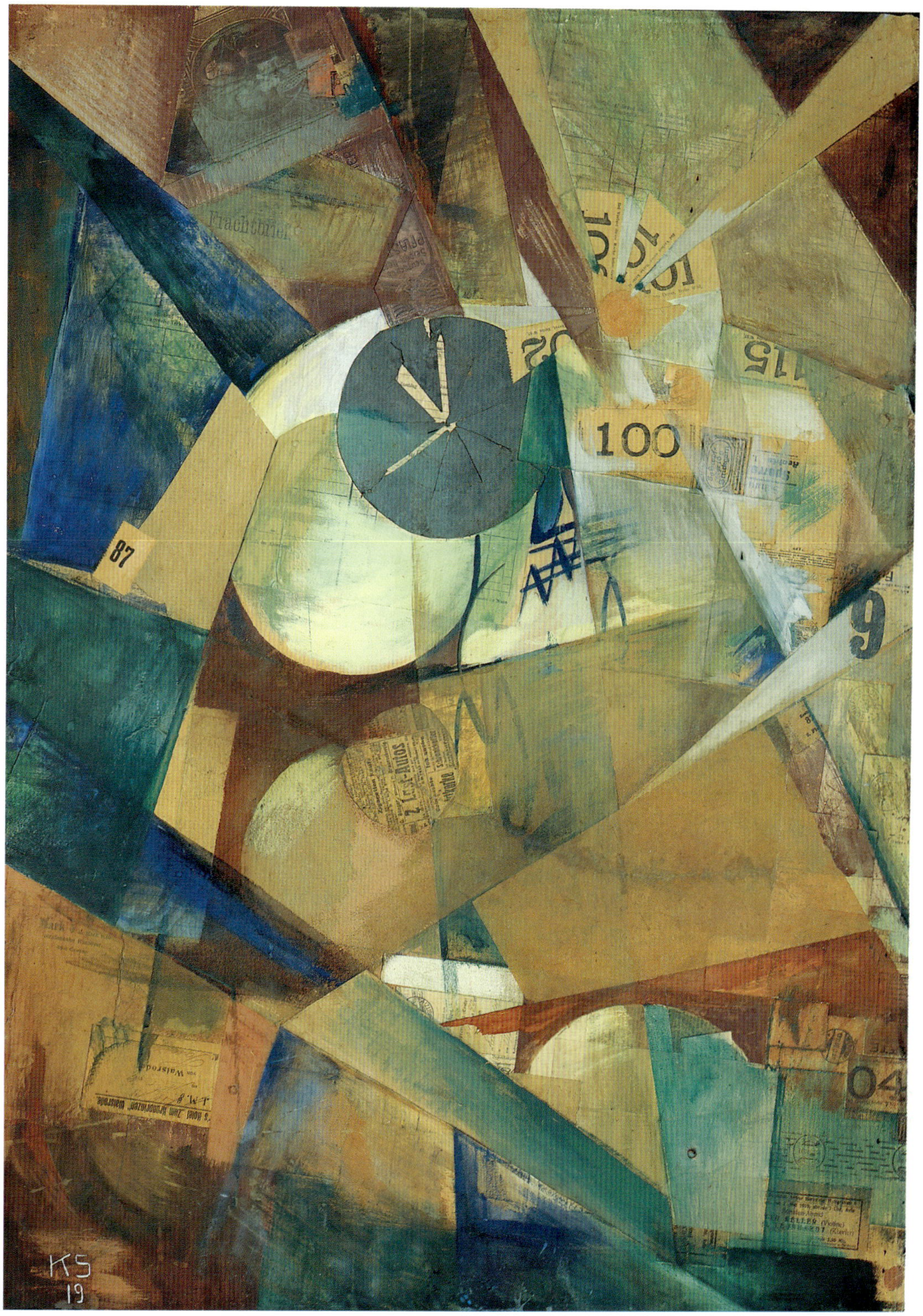

231 KURT SCHWITTERS, *Merzbild 9B. Das große Ichbild*, 1919
Collage und Gouache, 97 x 70 cm
Museum Ludwig; Sammlung Ludwig, Köln

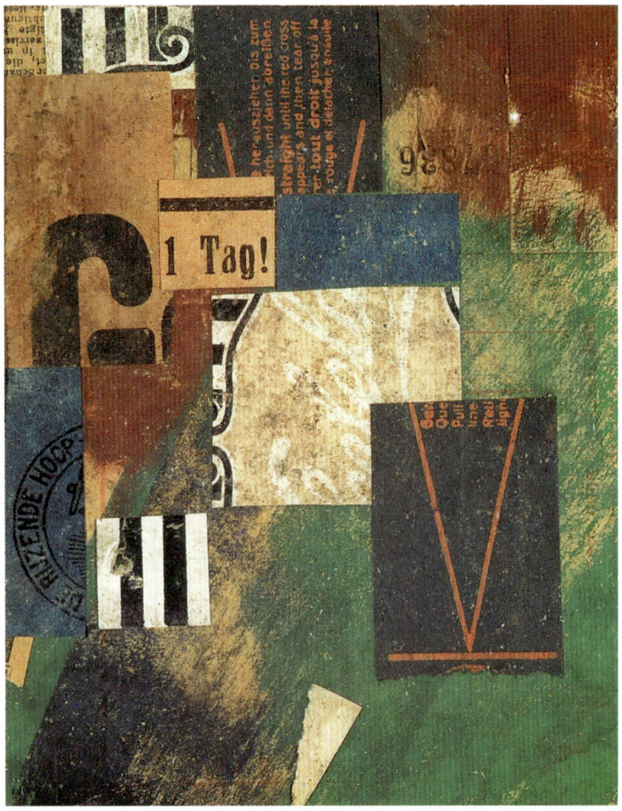

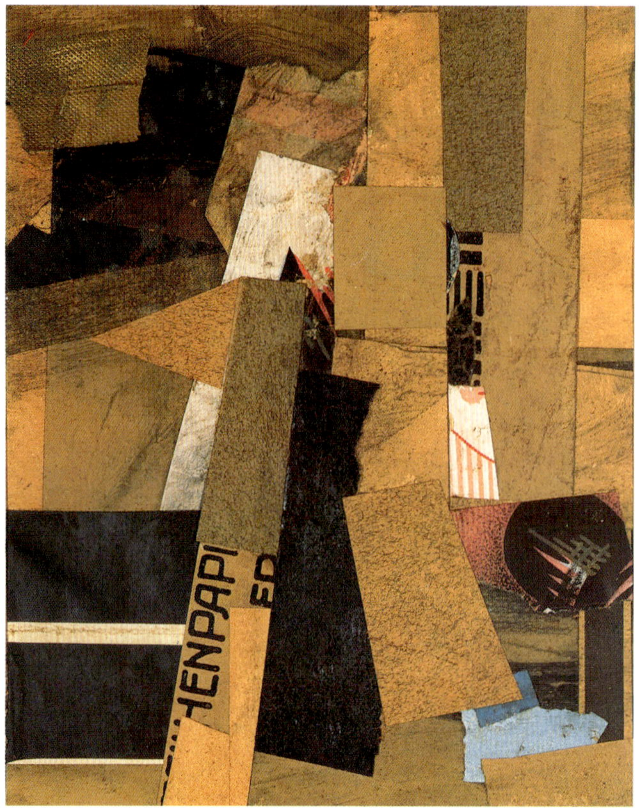

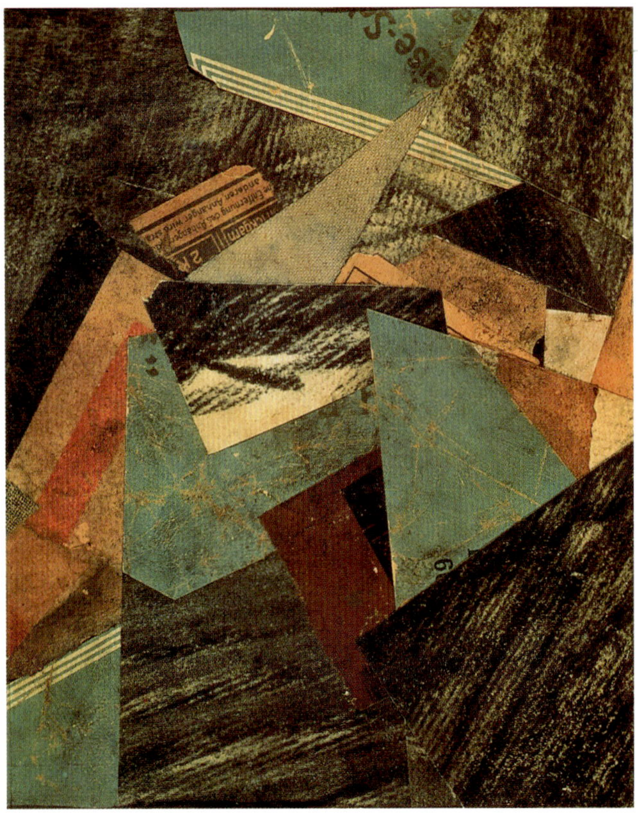

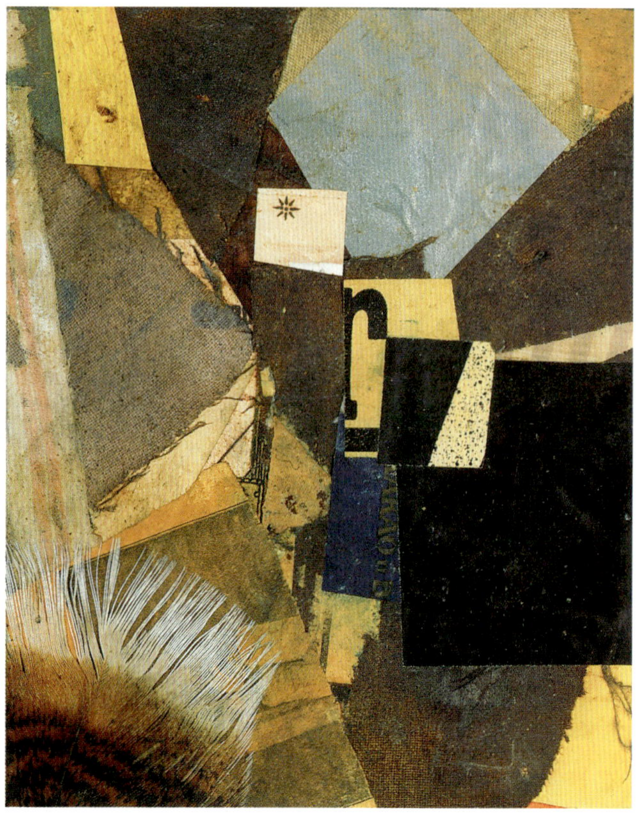

232–235 KURT SCHWITTERS, *Mz 107, Zeichnung 1 Tag*, 1921; Collage mit Gouache auf Papier, 13,5 x 10,5 cm
ohne Titel (mz 478), 1922; Collage, 16,5 x 20,5 cm; *Spitzen*, 1921; Collage auf Bütten mit Feder, 18,1 x 15,4 cm
Merzzeichnung 219, 1921; Collage mit Papier, Textil und Feder, 17,5 x 14 cm
Privatsammlung

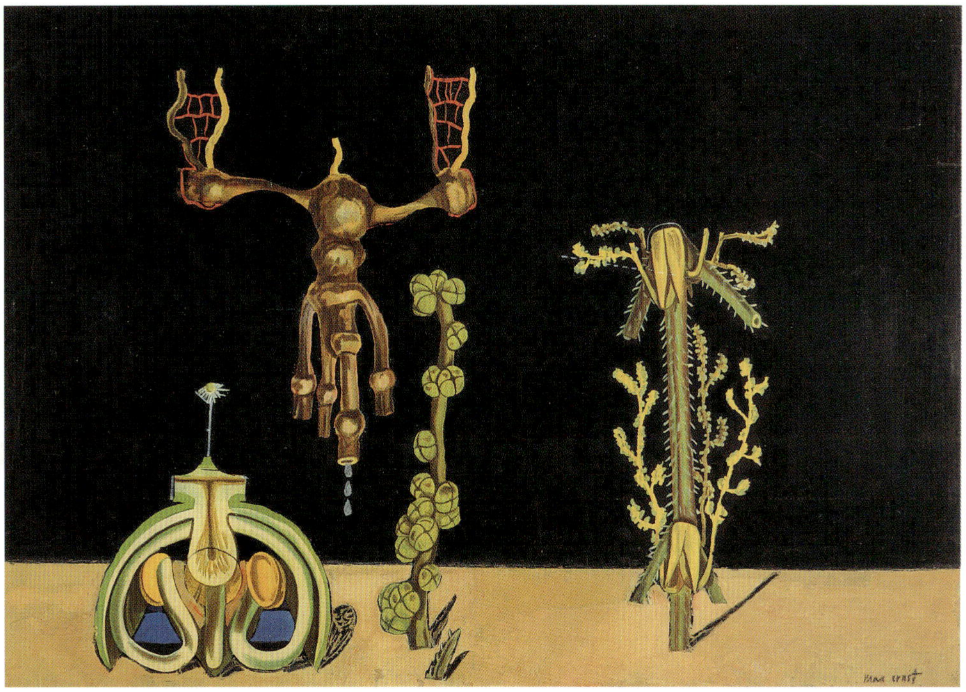

236 MAX ERNST, Ohne Titel, 1921
Gouache, Übermalung eines Druckes, 45,5 x 66 cm
Courtesy Marc Blondeau S.A., Paris

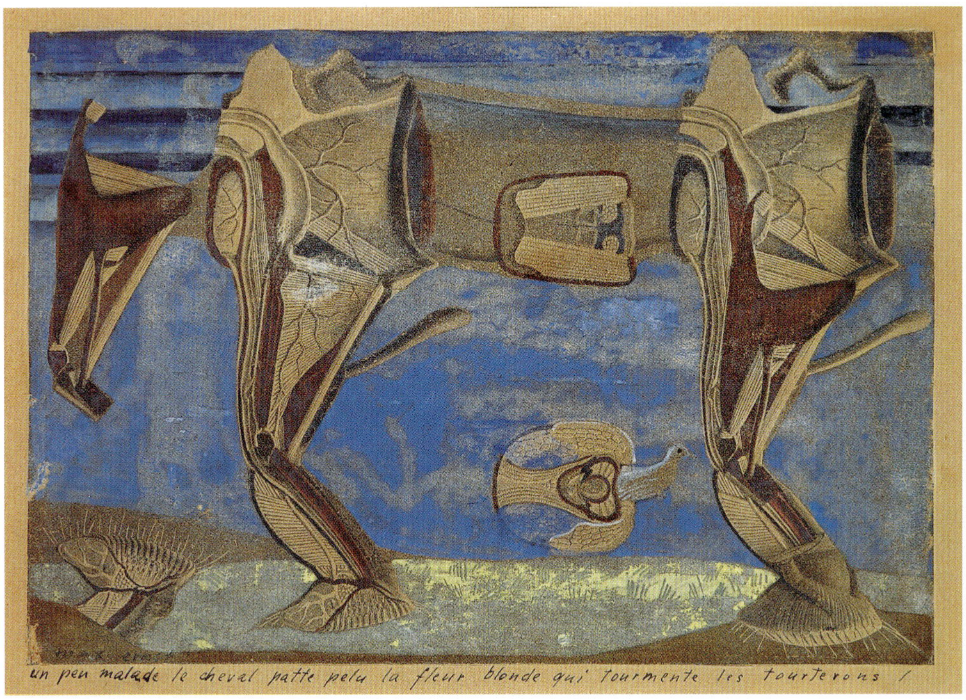

237 MAX ERNST, *un peu malade le cheval patte pelu ... /*
Ein wenig krank das Pferd mit der Pelzpfote ..., 1920
Collage, Graphit, Aquarell auf Papier auf Karton, 28 x 31,5 cm
Galleria Civica d'Arte Moderna e Contemporanea, Turin

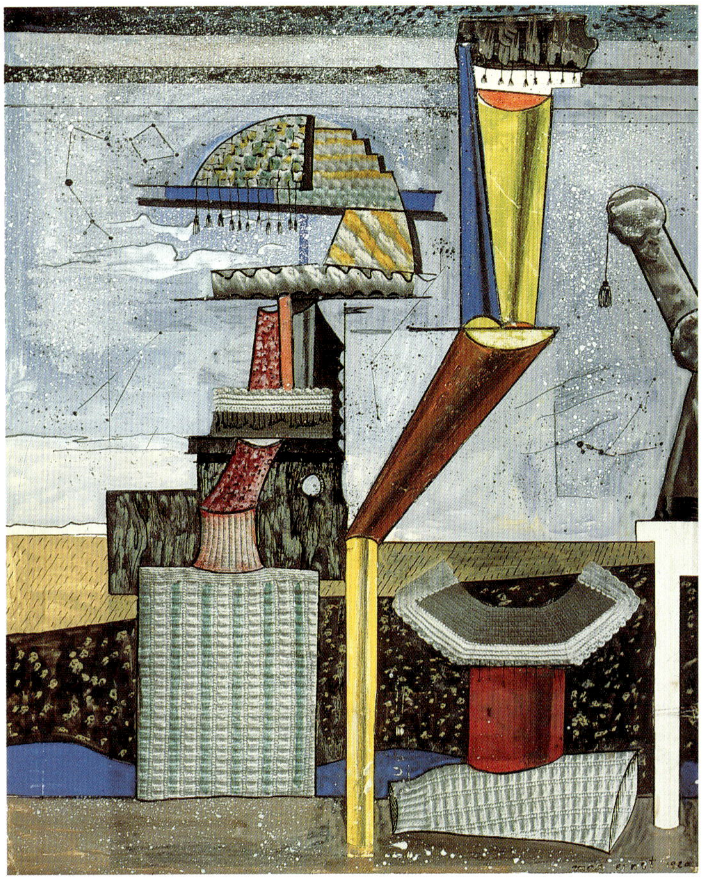

238 MAX ERNST, Ohne Titel, 1920
Gouache, Feder, Tusche und Bleistift,
Übermalung eines Druckes auf
Karton aufgezogen, 30 x 25 cm
Courtesy Marc Blondeau S.A., Paris

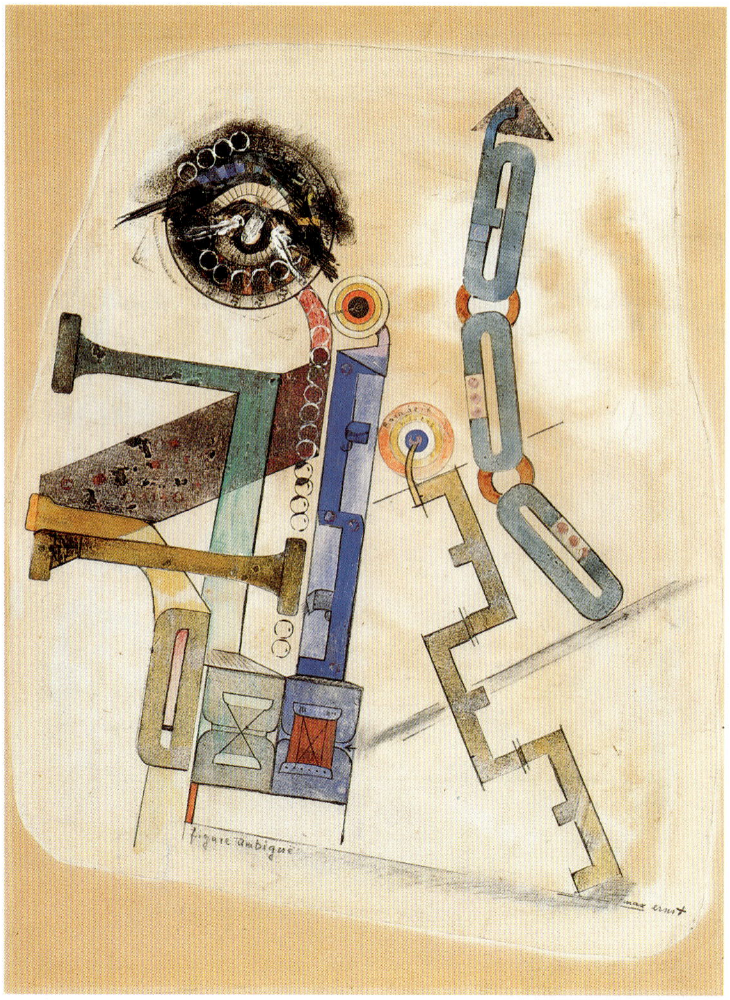

239 MAX ERNST, *figure ambiguë* /
Zweideutige Figur, ca. 1919/1920
Verschiedene Techniken und Materialien
auf Papier, 46 x 35 cm
Privatsammlung

240 MAX ERNST, *Katharina Ondulata*, 1920
Gouache, Bleistift und Tinte
auf bedrucktem Papier, 31,5 x 27,5 cm
Scottish National Gallery of Modern Art, Edinburgh

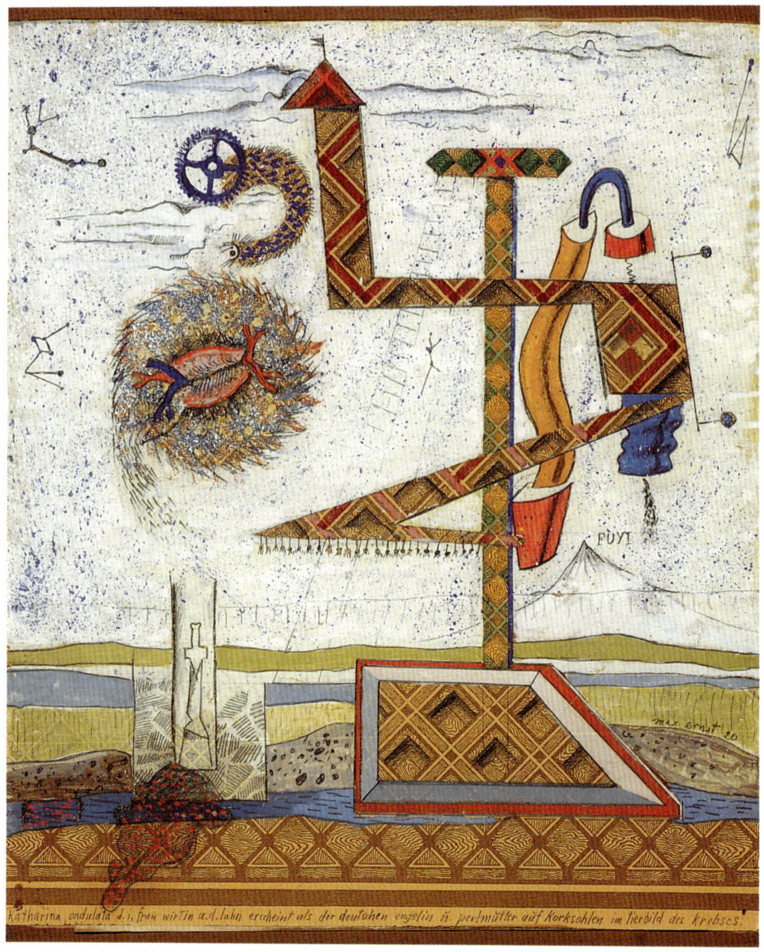

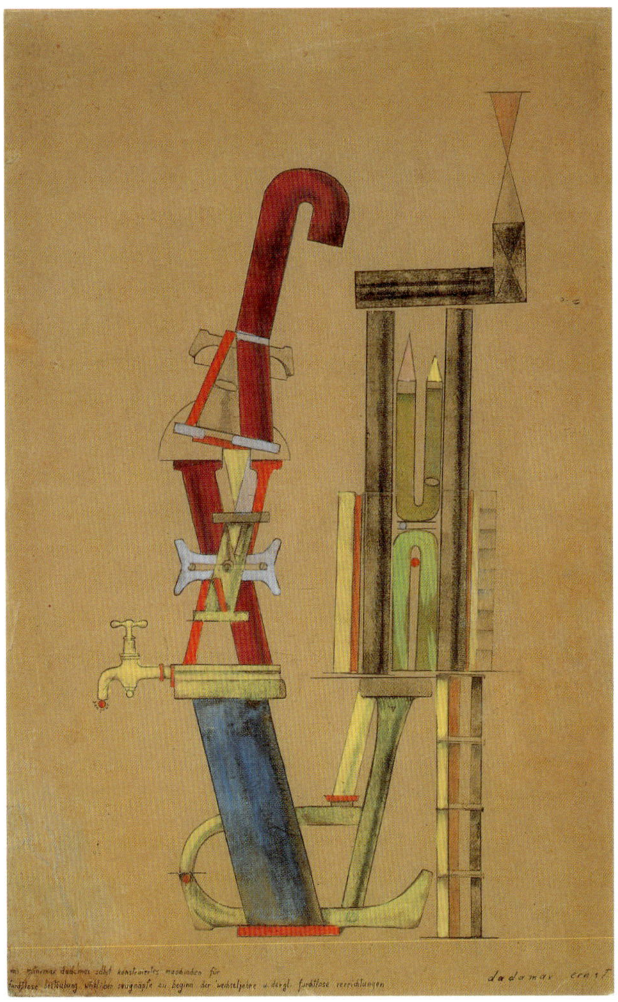

241 MAX ERNST, *von minimax dadamax selbst konstruiertes maschinchen*, ca. 1919/20
Bleistiftdurchreibung von Druckstöcken mit Feder, Tusche, Aquarell und Gouache auf Papier, 49,5 x 31,5 cm
Peggy Guggenheim Collection, Venedig

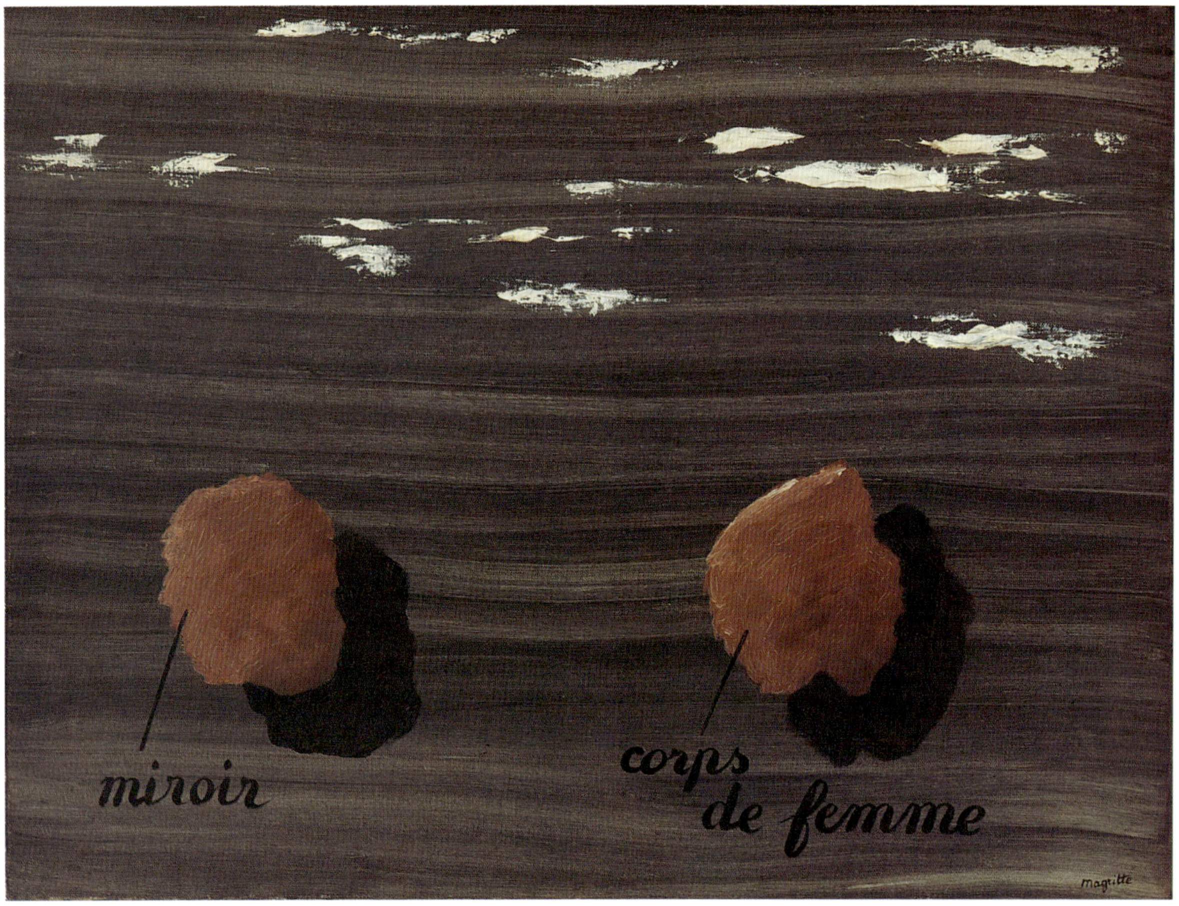

242 RENÉ MAGRITTE, *L'usage de la parole* /
Der Sprachgebrauch, 1928
Öl auf Leinwand, 54 x 73 cm
Sammlung Mis, Brüssel

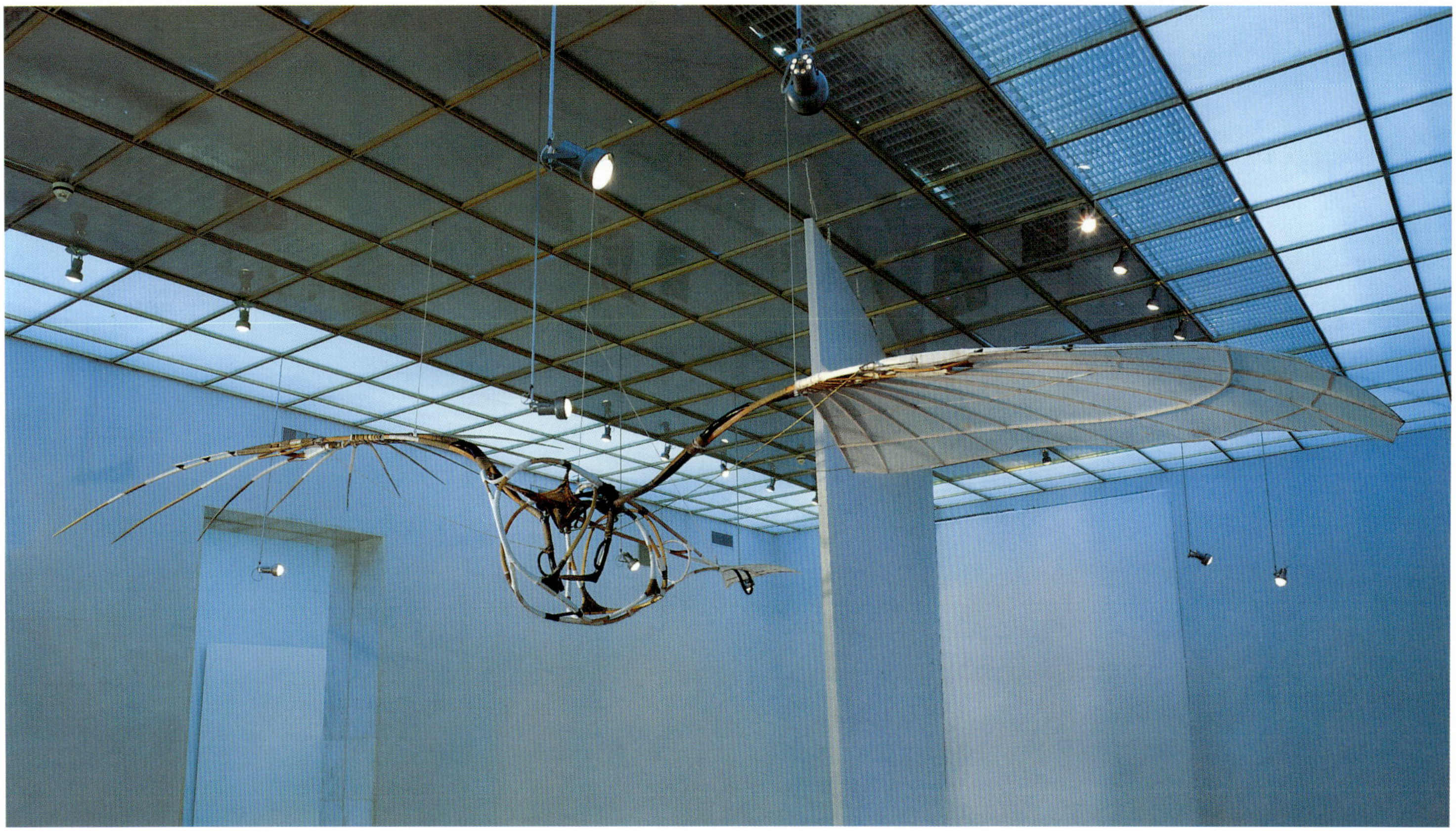

243 WLADIMIR TATLIN, *Letatlin*, 1929–1932
Verschiedene Materialien, 110 x 1070 x 190 cm
Zentrales Staatliches Museum für Luft-
und Raumfahrt, Monino (Gebiet Moskwa)

244 ANTONI TÀPIES, *Pintura amb creu vermella* /
Gemälde mit rotem Kreuz, 1954
Öl auf Leinwand, 195 x 130,5 cm
Kunstmuseum St. Gallen; Leihgabe Sammlung T

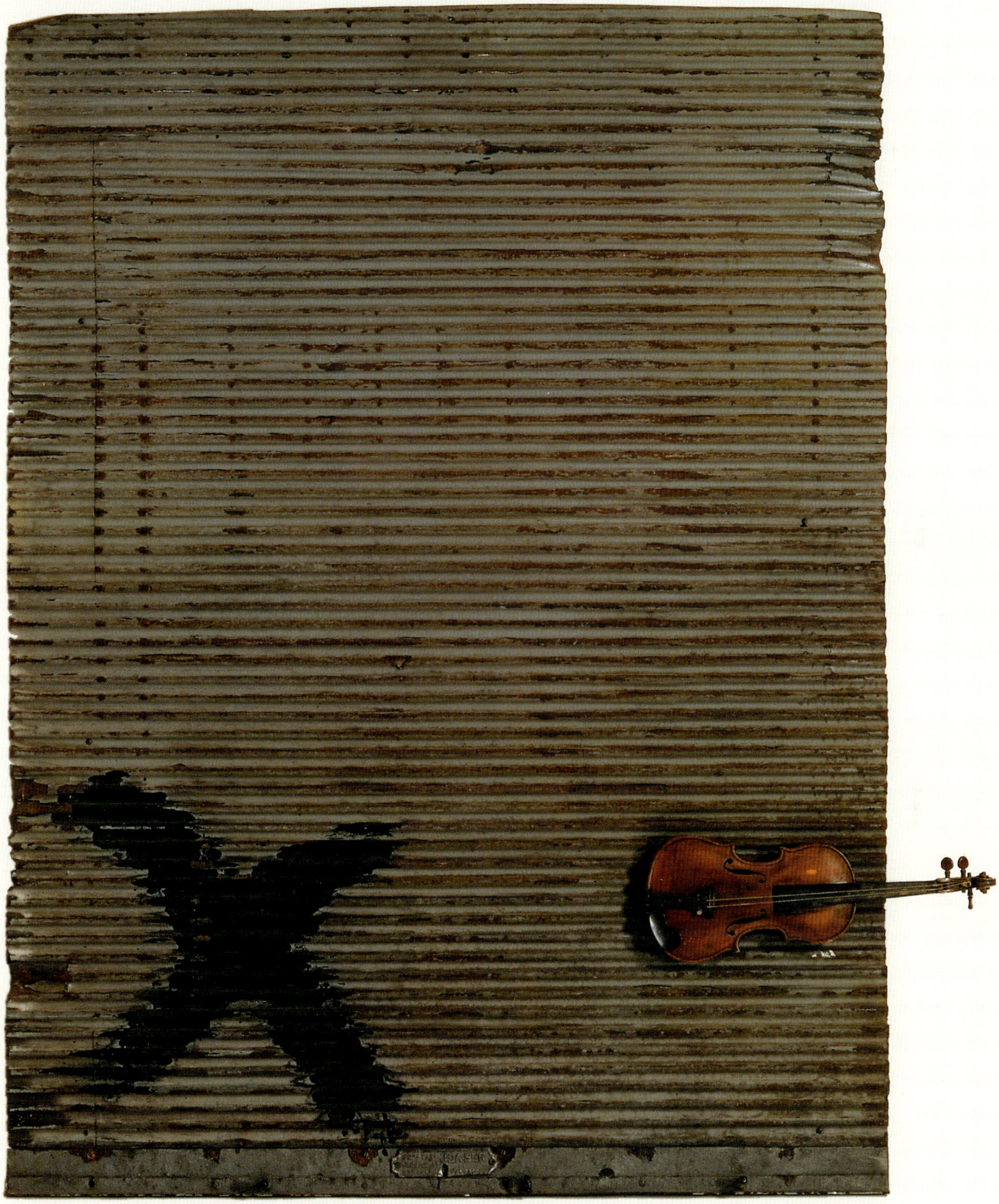

245 ANTONI TÀPIES, *Porta metàl.lica i violí* / Metalltür und Violine, 1956
Farbe und Violine auf Metalltür, 200 x 150 x 13 cm
Fundació Antoni Tàpies, Barcelona

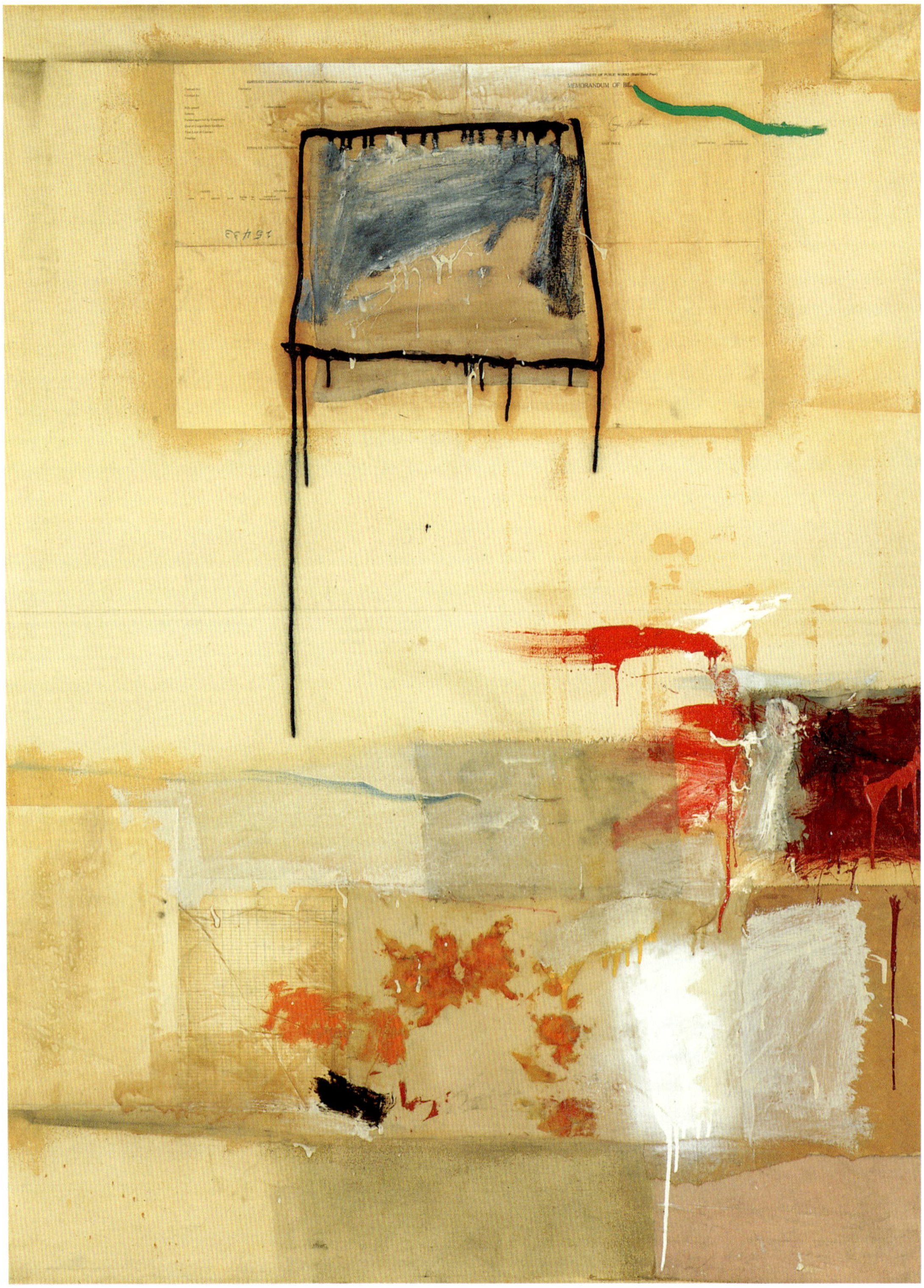

246 ROBERT RAUSCHENBERG, *Memorandum of Bids* / Notiz über Angebote, 1956
Combine Painting: Collage und Mischtechnik auf Papier, 150 x 113 cm
Sammlung Sonnabend, New York

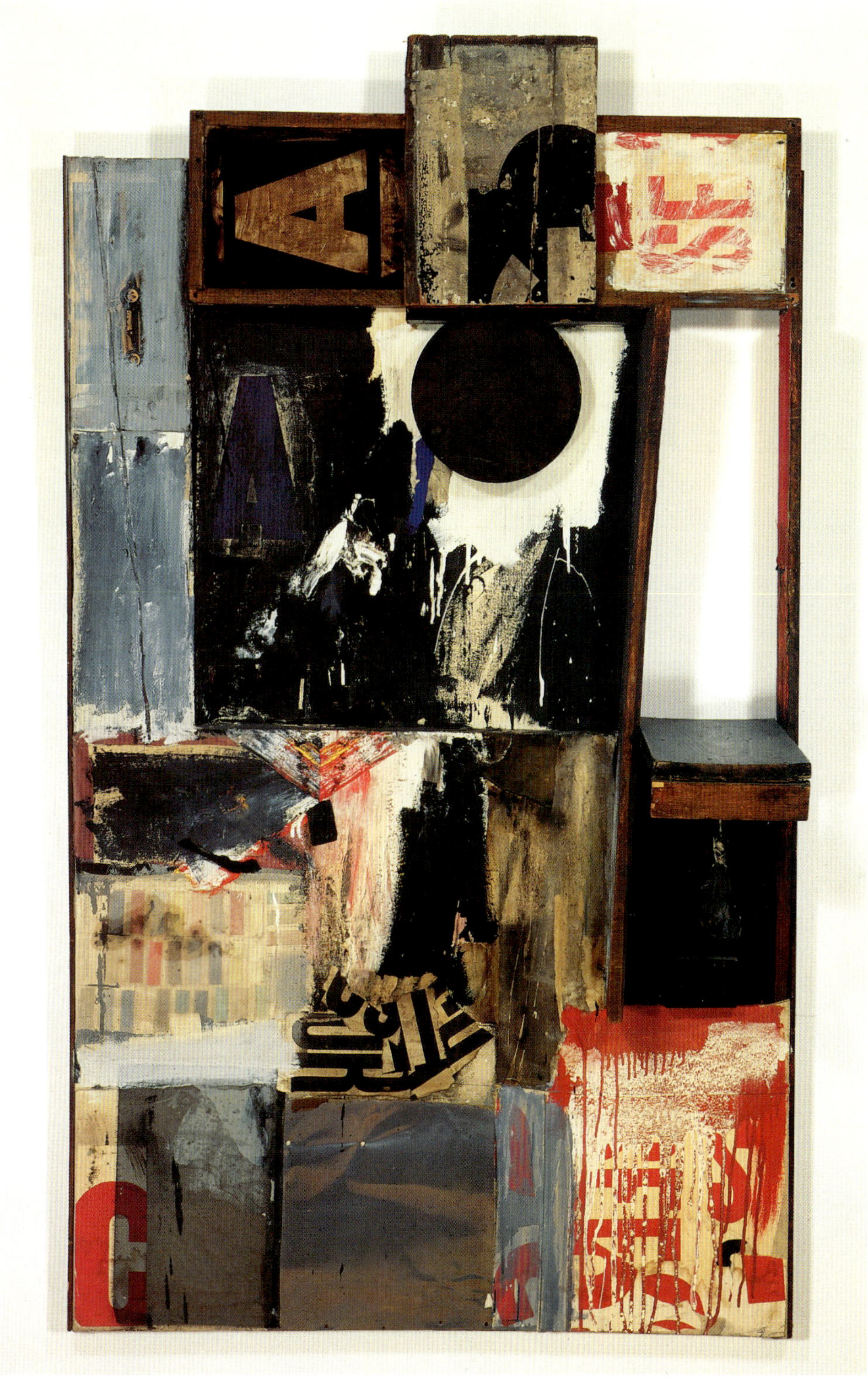

247 ROBERT RAUSCHENBERG, *Magician II* / Zauberer II, 1959
Combine Painting: Collage und Mischtechnik, 166 x 97 x 41 cm
Sammlung Sonnabend, New York

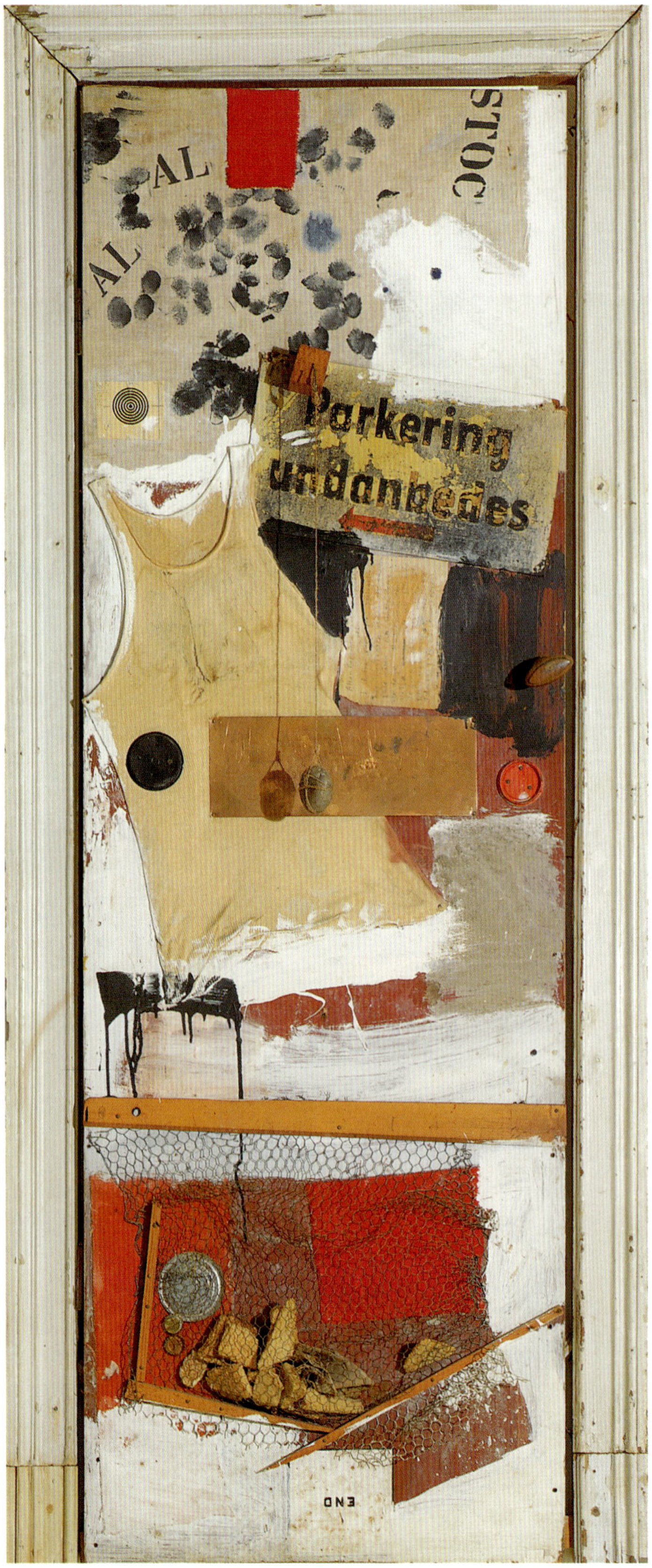

248 ROBERT RAUSCHENBERG, *Door* / Tür, 1961
Combine Painting: Mischtechnik auf Holz, 219 x 94 cm
Privatsammlung, Paris

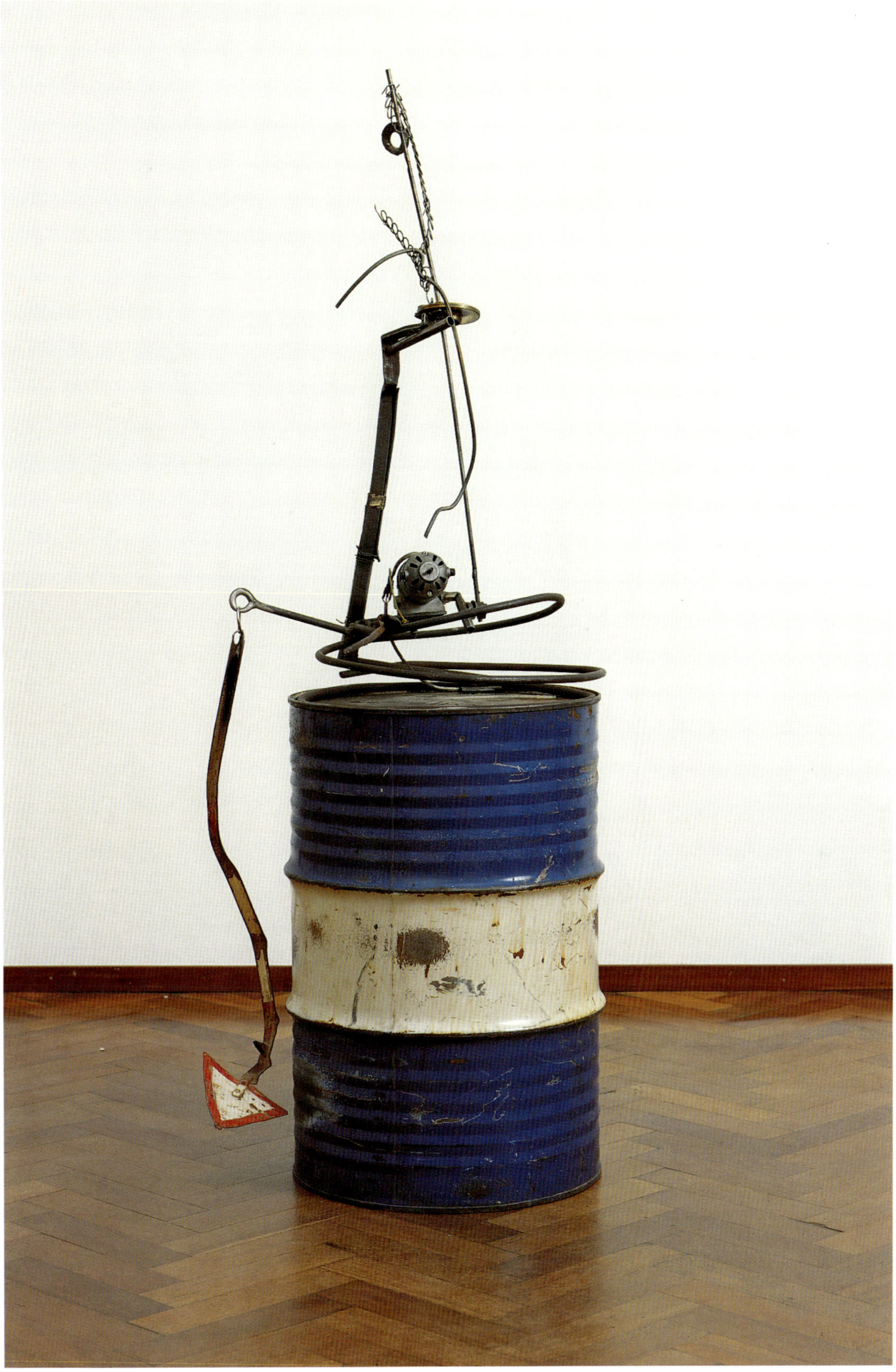

249 JEAN TINGUELY, *Baluba Bleu* / Balouba Blau, 1962
Verschiedene Materialien, Höhe 200 cm, Durchmesser 76 cm
Stedelijk Museum, Amsterdam

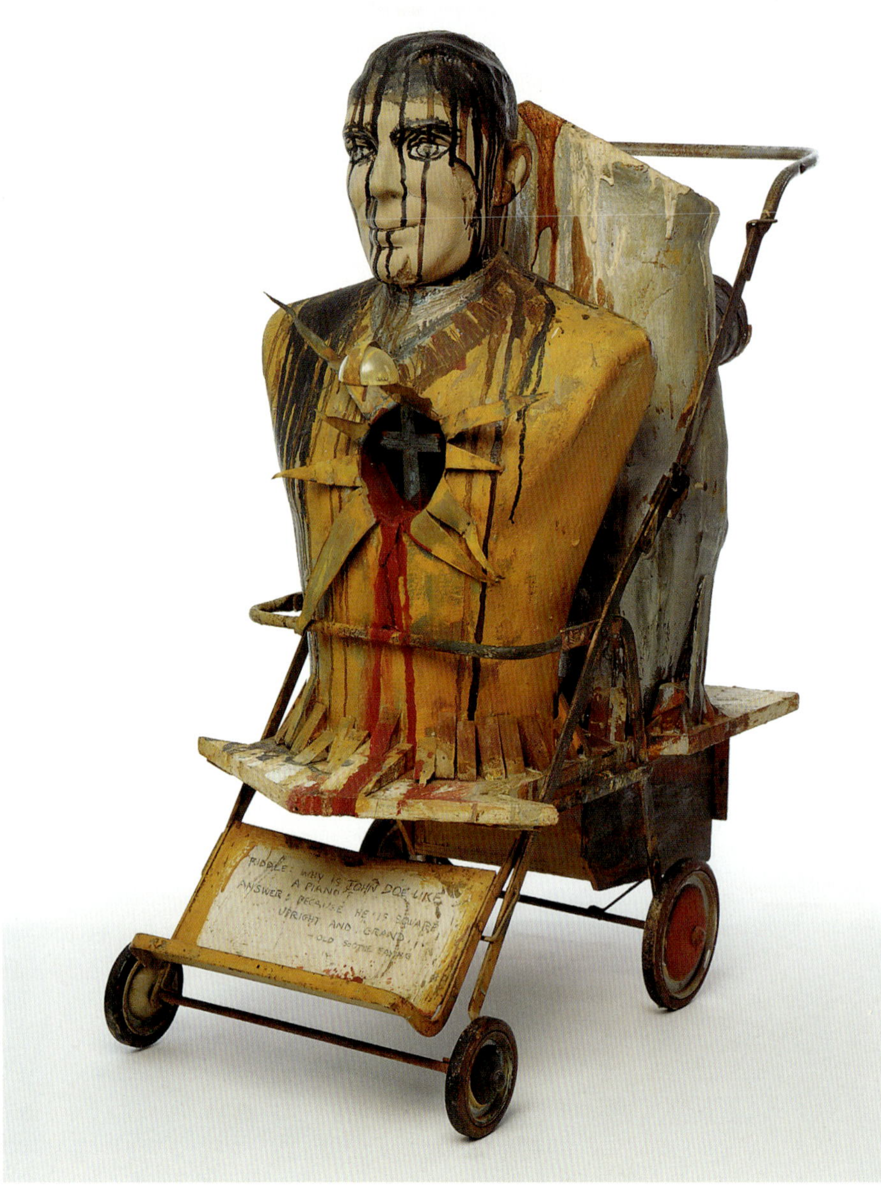

250 EDWARD KIENHOLZ, *John Doe*, 1959
Freistehende Assemblage, verschiedene Materialien, 100 x 50 x 80 cm
The Menil Collection, Houston

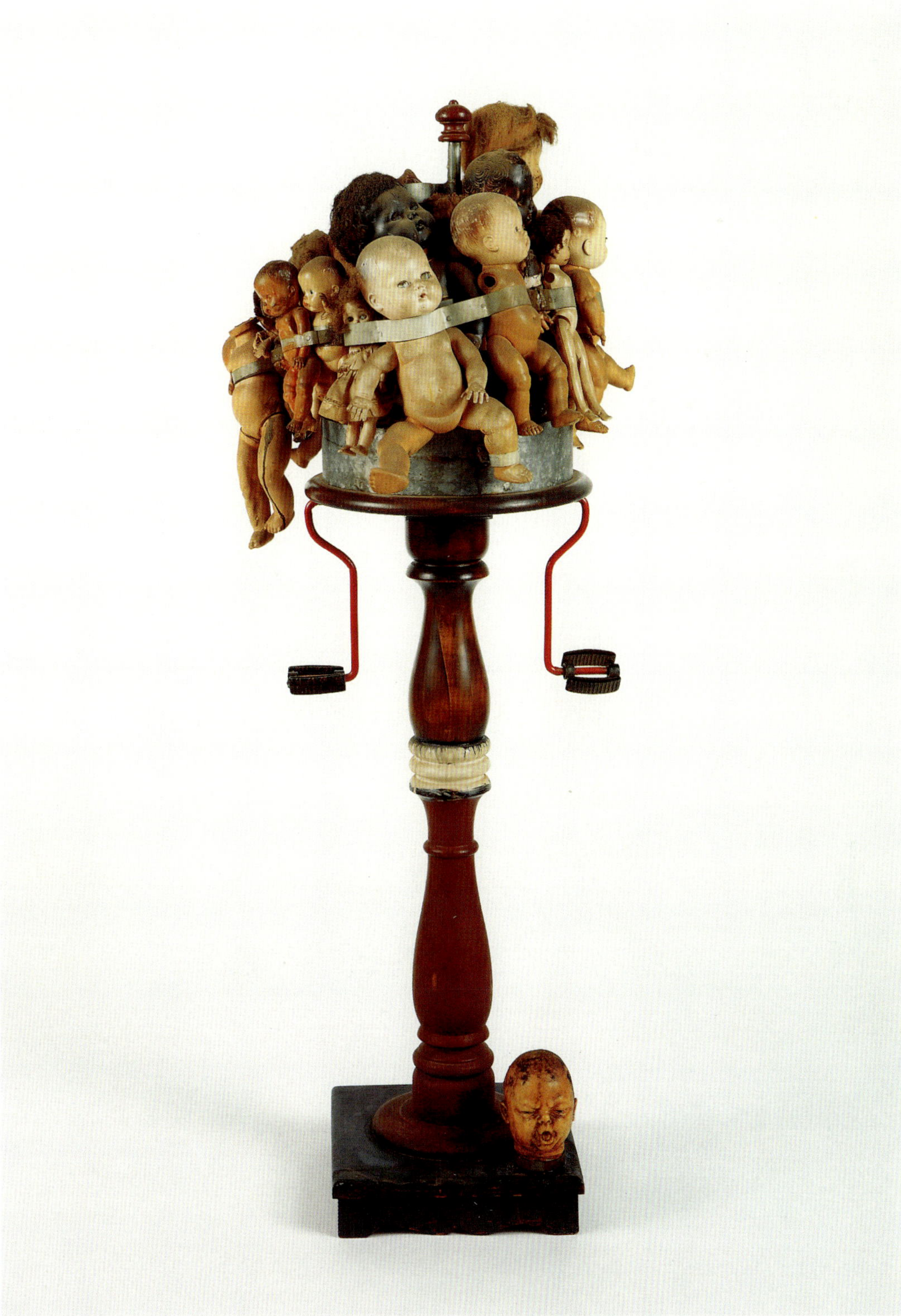

251 EDWARD KIENHOLZ, *The Future As An Afterthought* /
Die Zukunft als eine nachträgliche Idee 1962
Verschiedene Materialien, 137 x 53,5 x 46 cm
Sammlung Onnasch

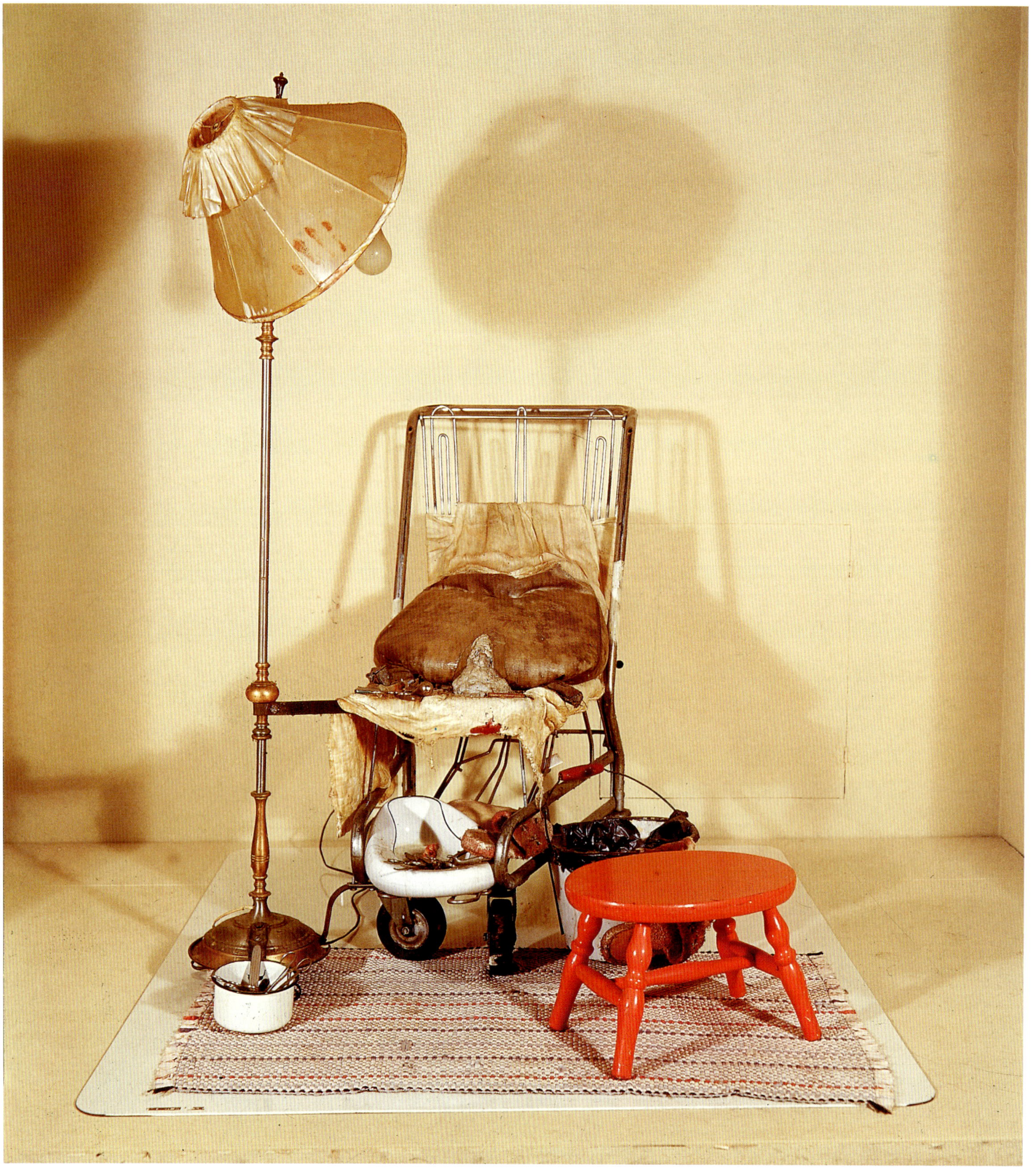

252 EDWARD KIENHOLZ, *The Illegal Operation* / Die illegale Operation, 1962
Verschiedene Materialien und Objekte, 140 x 122 x 137 cm
Betty und Monte Factor, Familiensammlung

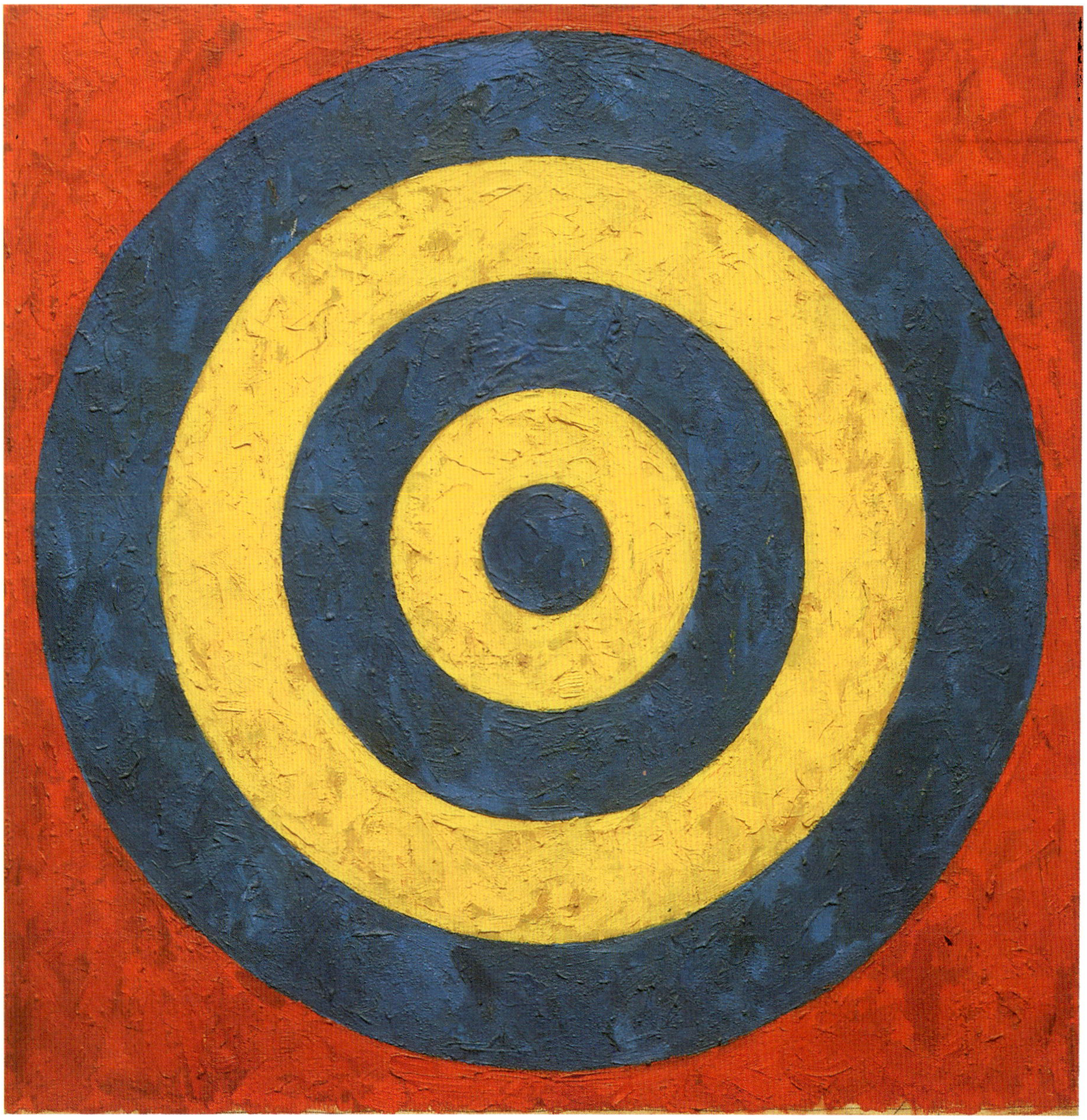

253 JASPER JOHNS, *Target* / Zielscheibe, 1958
Öl und Collage auf Leinwand, 91,5 x 91,5 cm
Besitz des Künstlers; Leihgabe an die National Gallery of Art, Washington D. C.

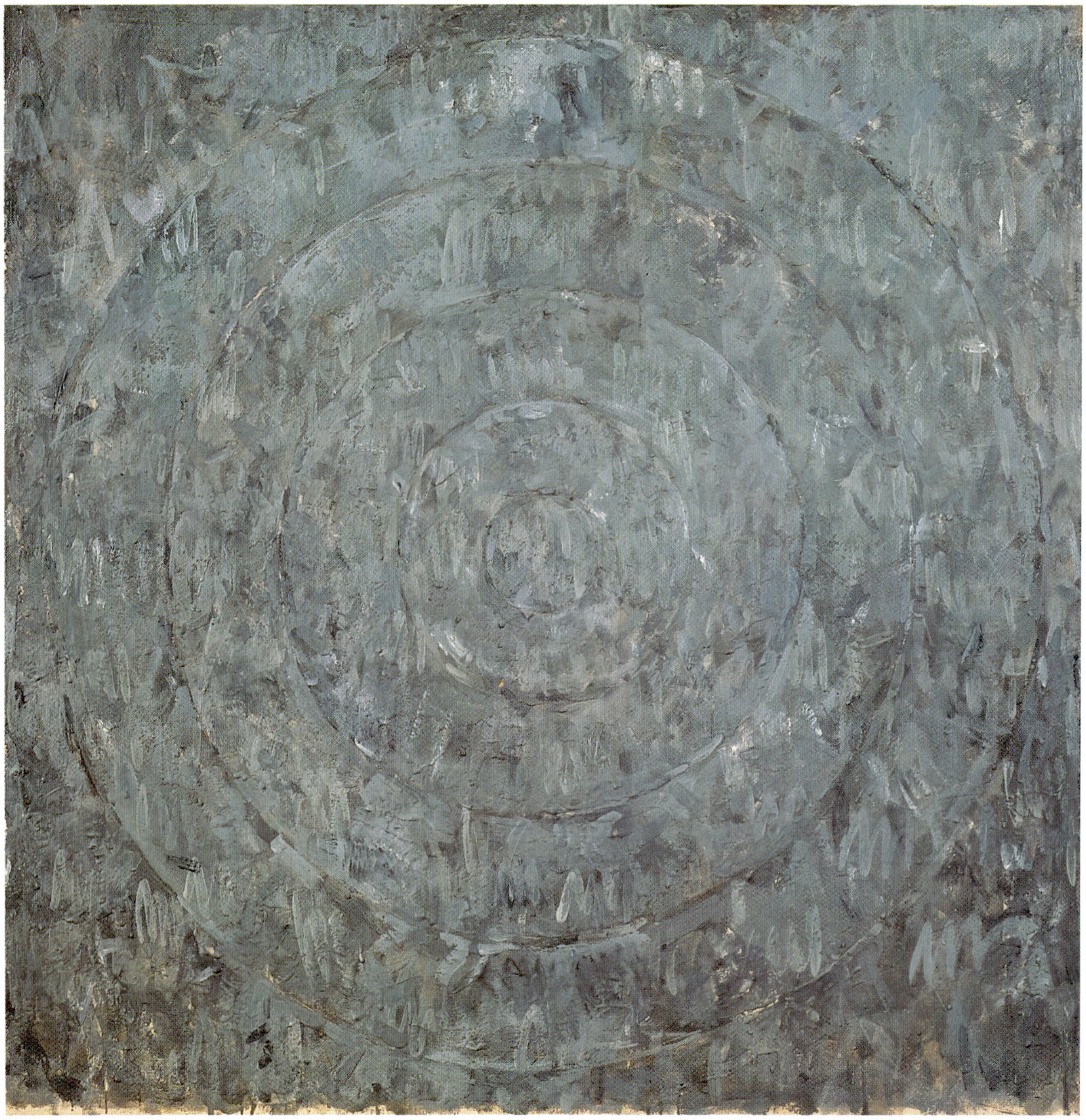

254 JASPER JOHNS, *Grey Target* / Graue Zielscheibe, 1958
Enkaustik und Collage auf Leinwand, 106,5 x 106,5 cm
Sammlung Sonnabend, New York

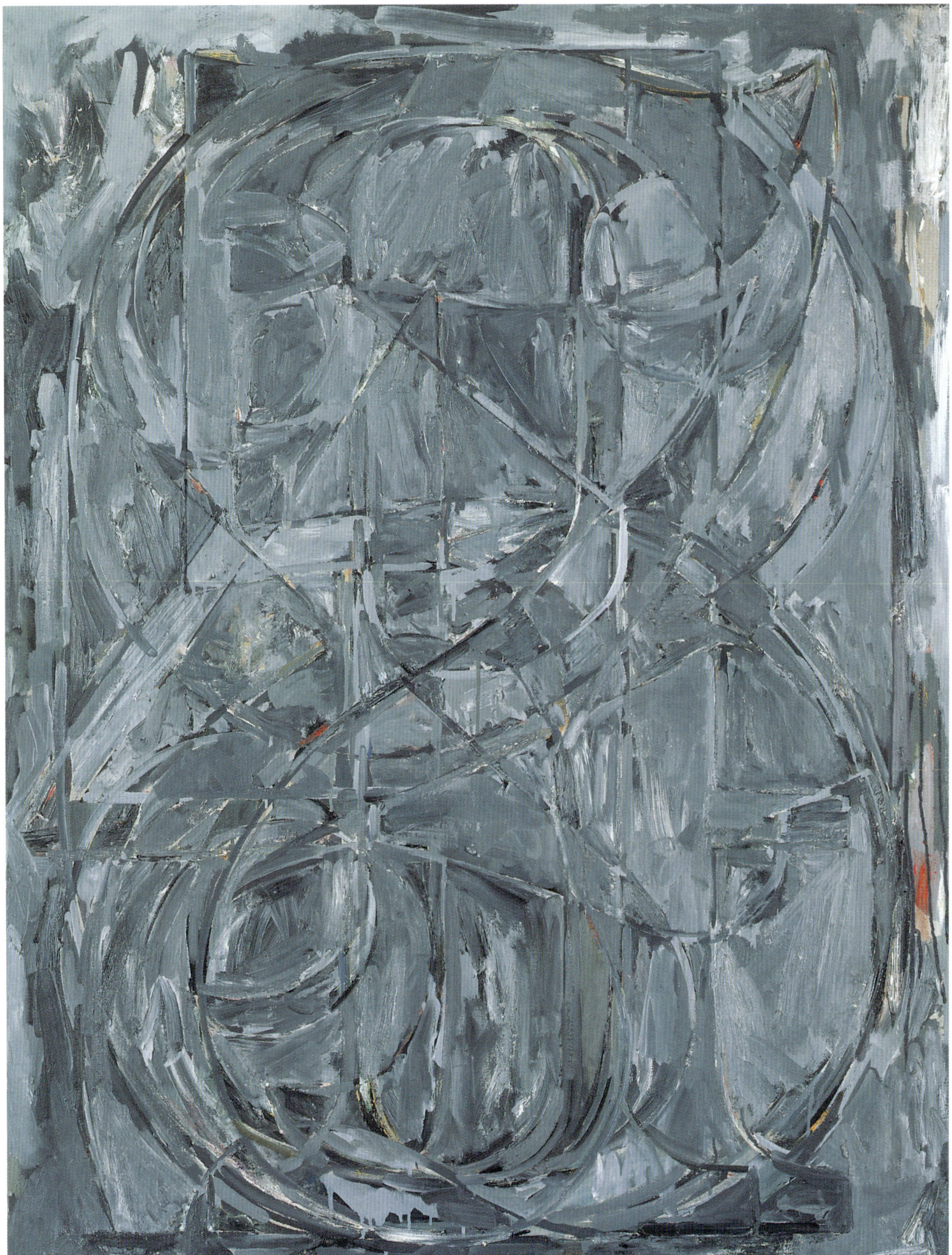

255 JASPER JOHNS, *0 through 9* / 0 bis 9, 1961
Öl auf Leinwand, 137 x 114,5 cm
Sammlung Joseph Hackmey

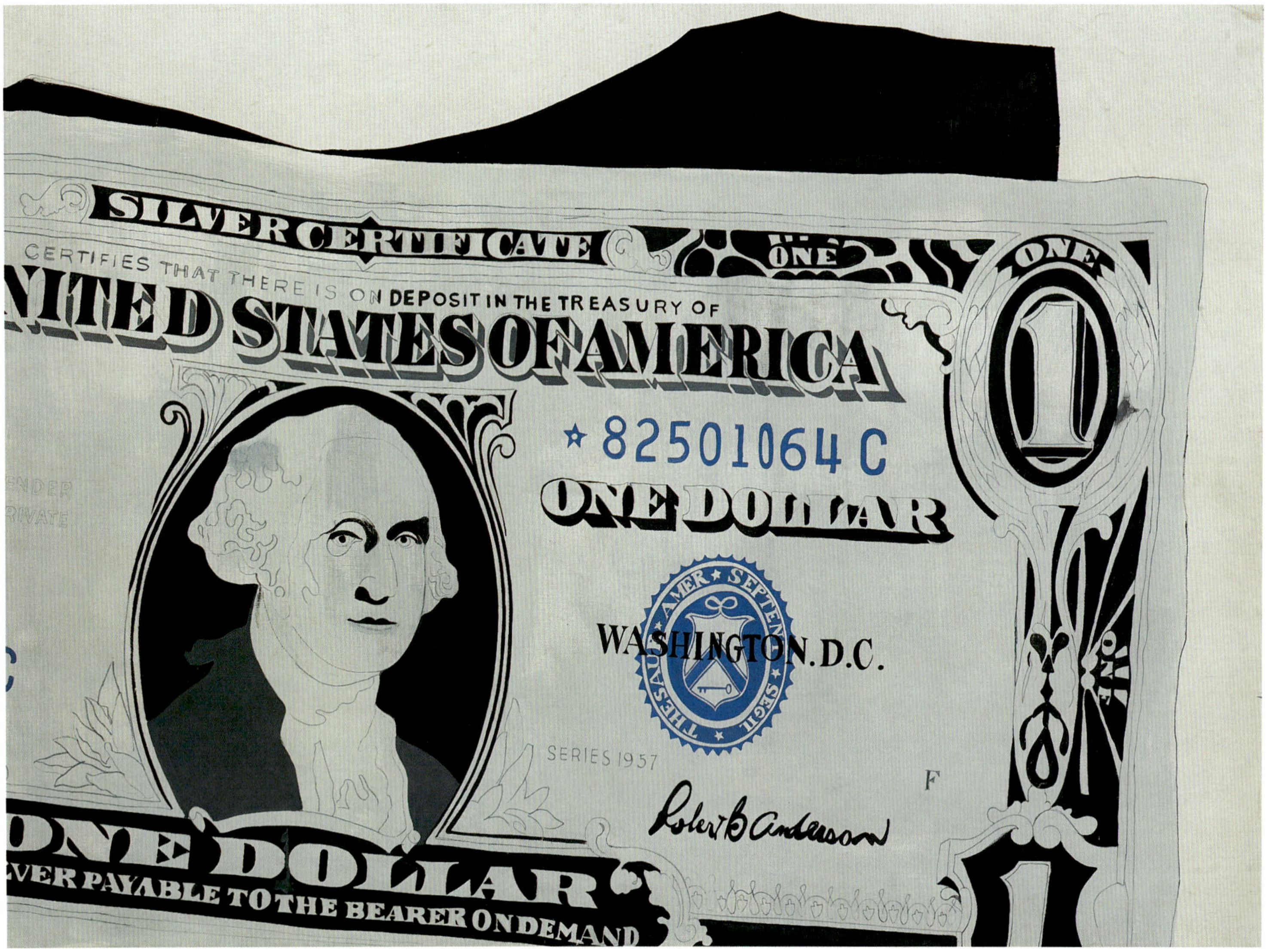

256 ANDY WARHOL, *Silver Certificate* / Silberzertifikat, 1962
Acryl und Bleistift auf Leinwand, 132 x 183 cm
Privatsammlung, Courtesy Galerie Bruno Bischofberger, Zürich

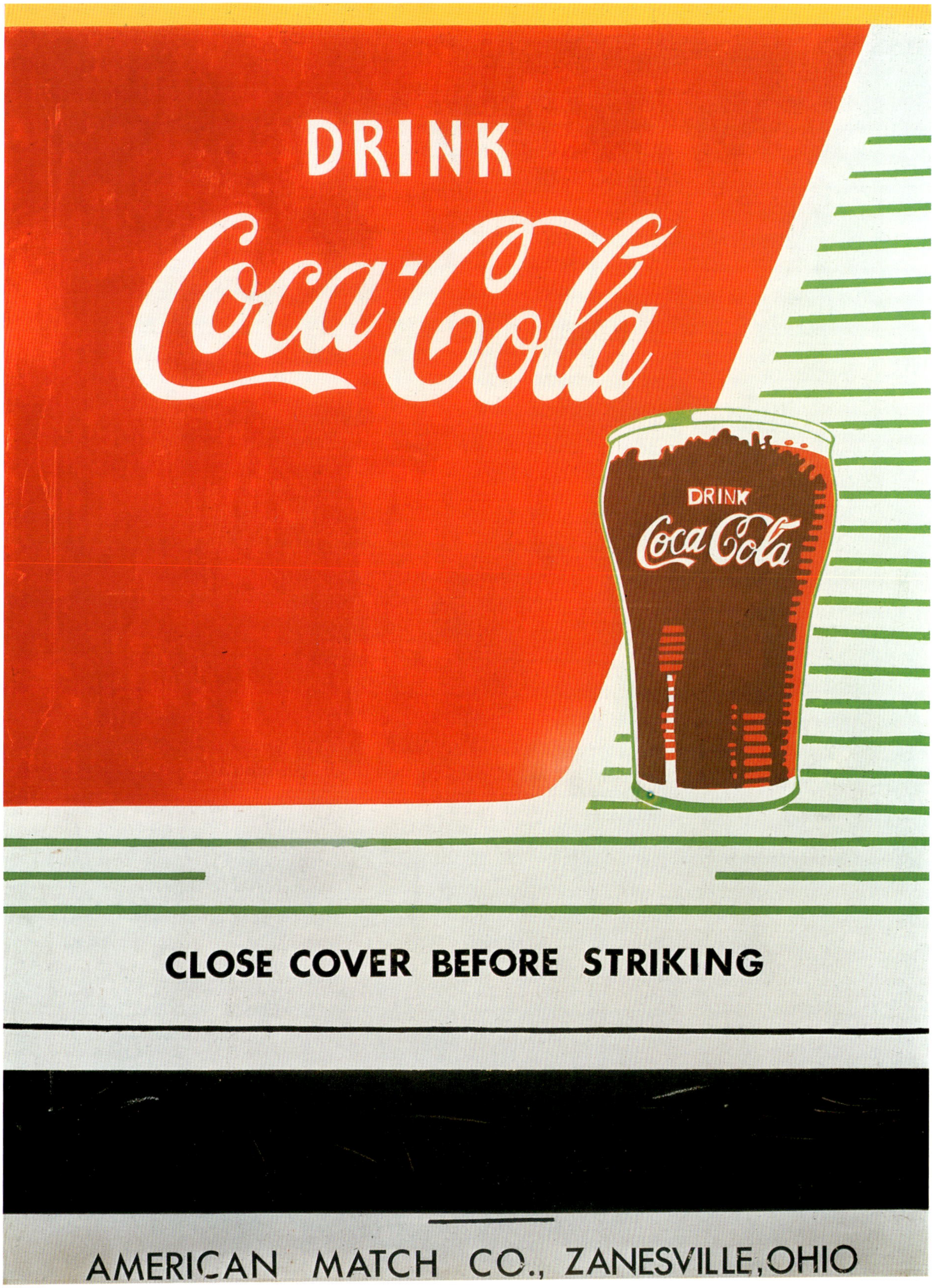

257 ANDY WARHOL, *Close Cover Before Striking (Coca-Cola)* /
Anzünden mit geschlossenem Deckel (Coca-Cola), 1962
Acryl auf Leinwand, 183 x 137 cm
Louisiana Museum of Modern Art, Humlebæk, Dänemark

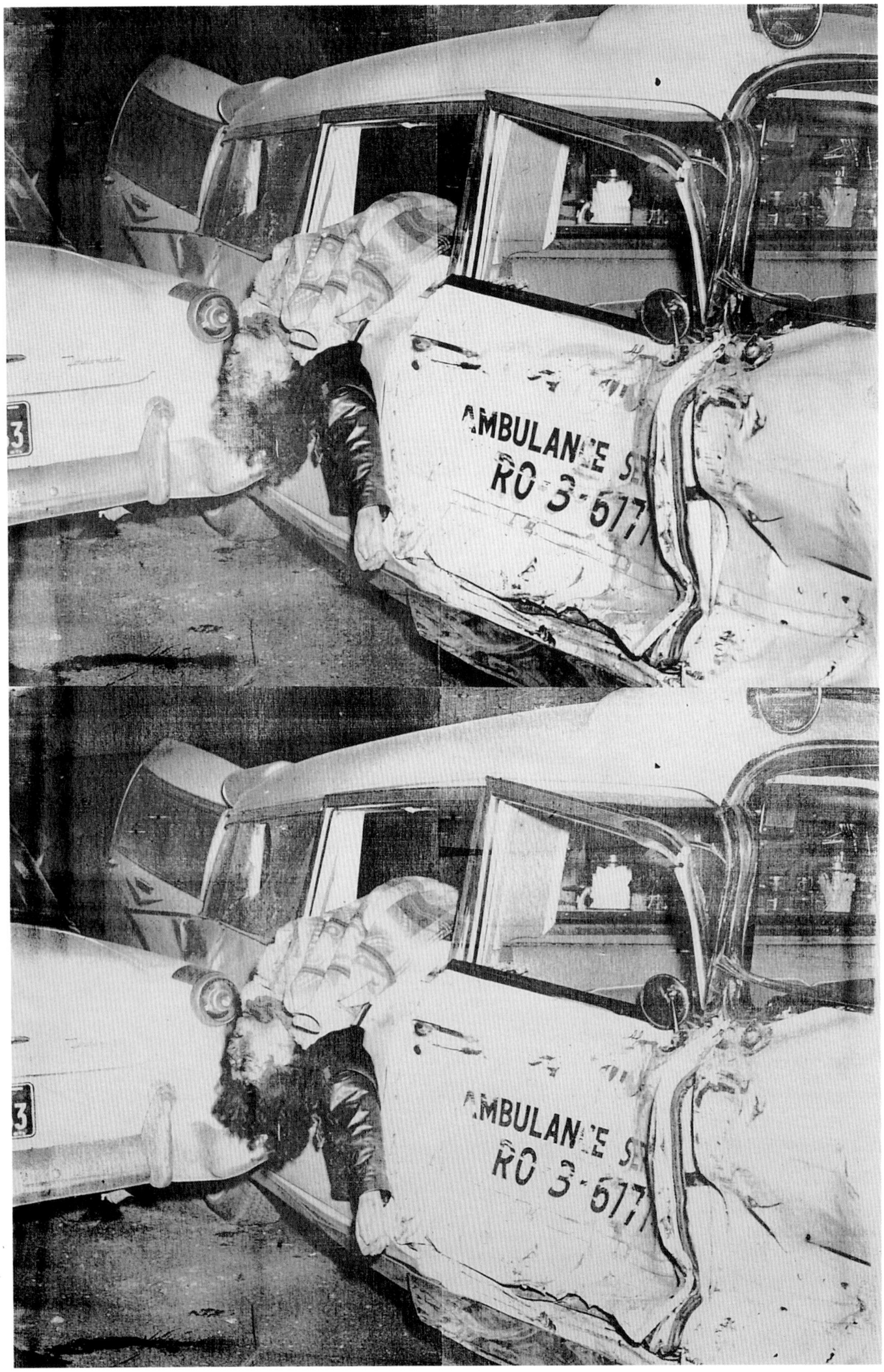

258 ANDY WARHOL, *Ambulance Disaster* / Krankenwagenkatastrophe, 1963
Polymerfarbe und Siebdruck auf Leinwand, 302 x 203 cm
The Andy Warhol Museum; Pittsburgh; Gründungssammlung;
Beitrag des Dia Center for the Arts

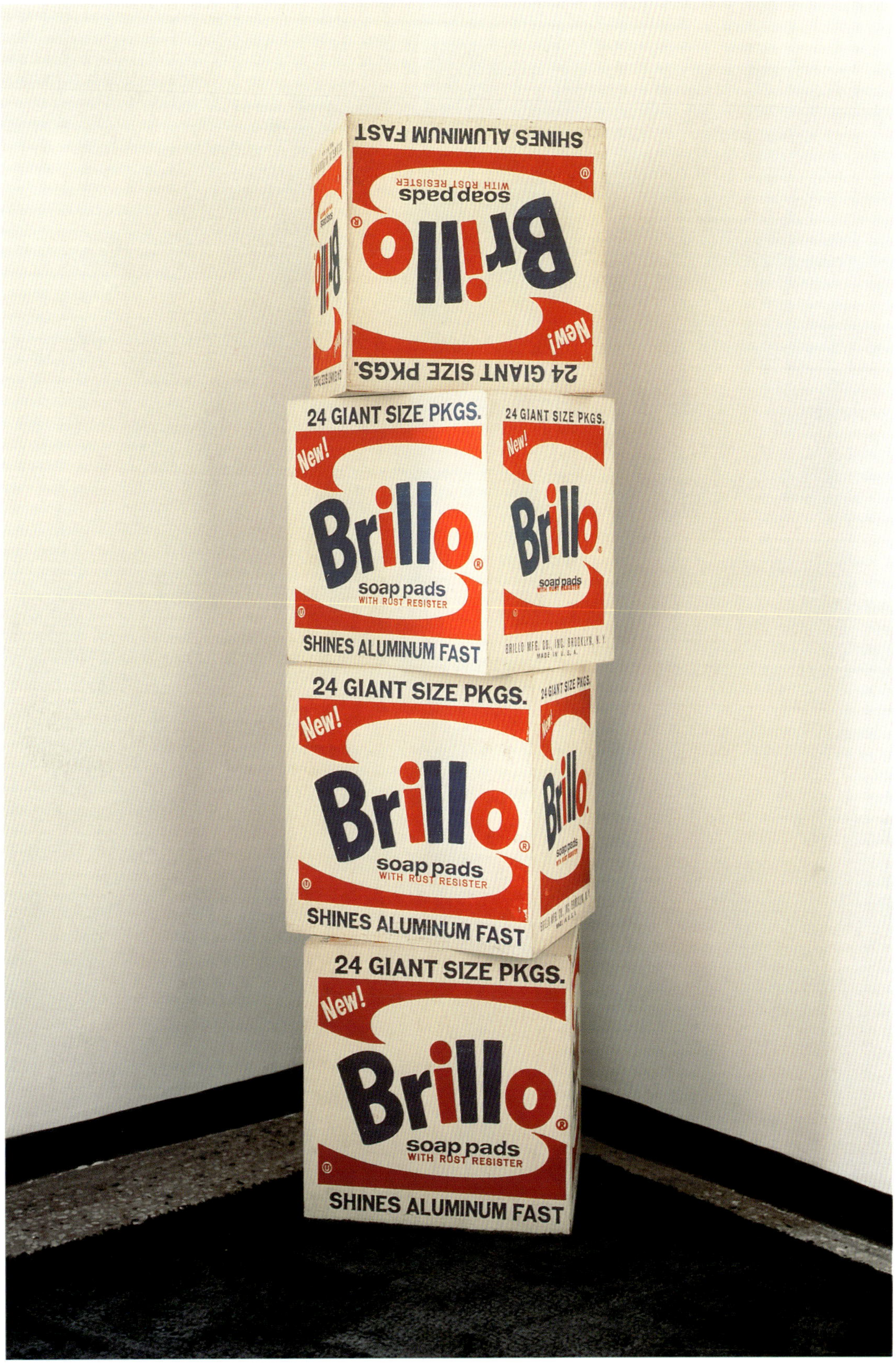

259 ANDY WARHOL, *Brillo Boxes* / Brillo-Schachteln , 1964 und 1968
Serigraphie auf Holz, je 43 x 43 x 35 cm
Sammlung Sonnabend, New York (1)
Max Lang, New York (2), Frits de Kneght (1)

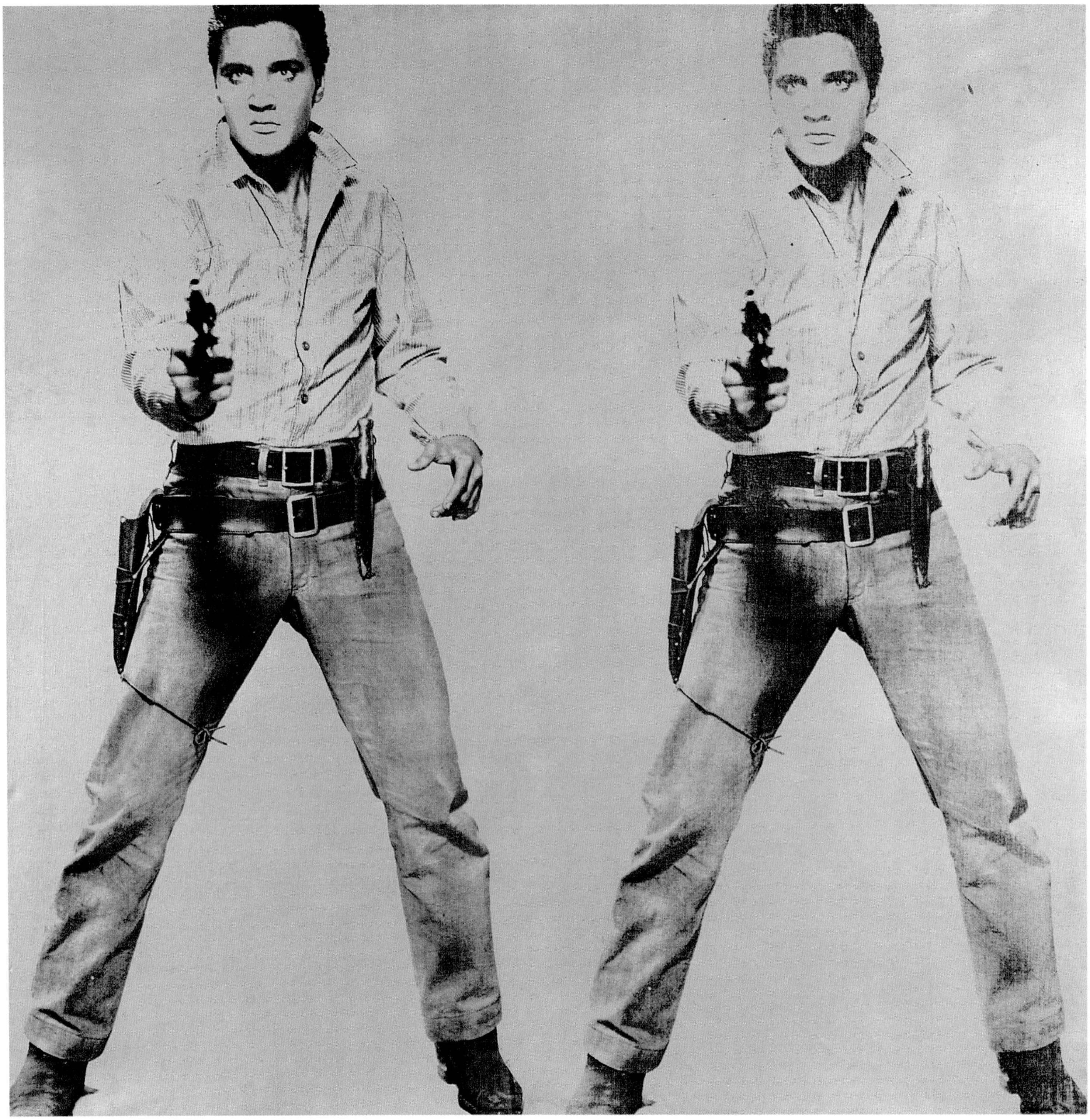

260 ANDY WARHOL, *Double Elvis* / Doppelter Elvis, 1964
Siebdruck auf Silberfarbe auf Leinwand, 207 x 208 cm
Sammlung Froehlich, Stuttgart

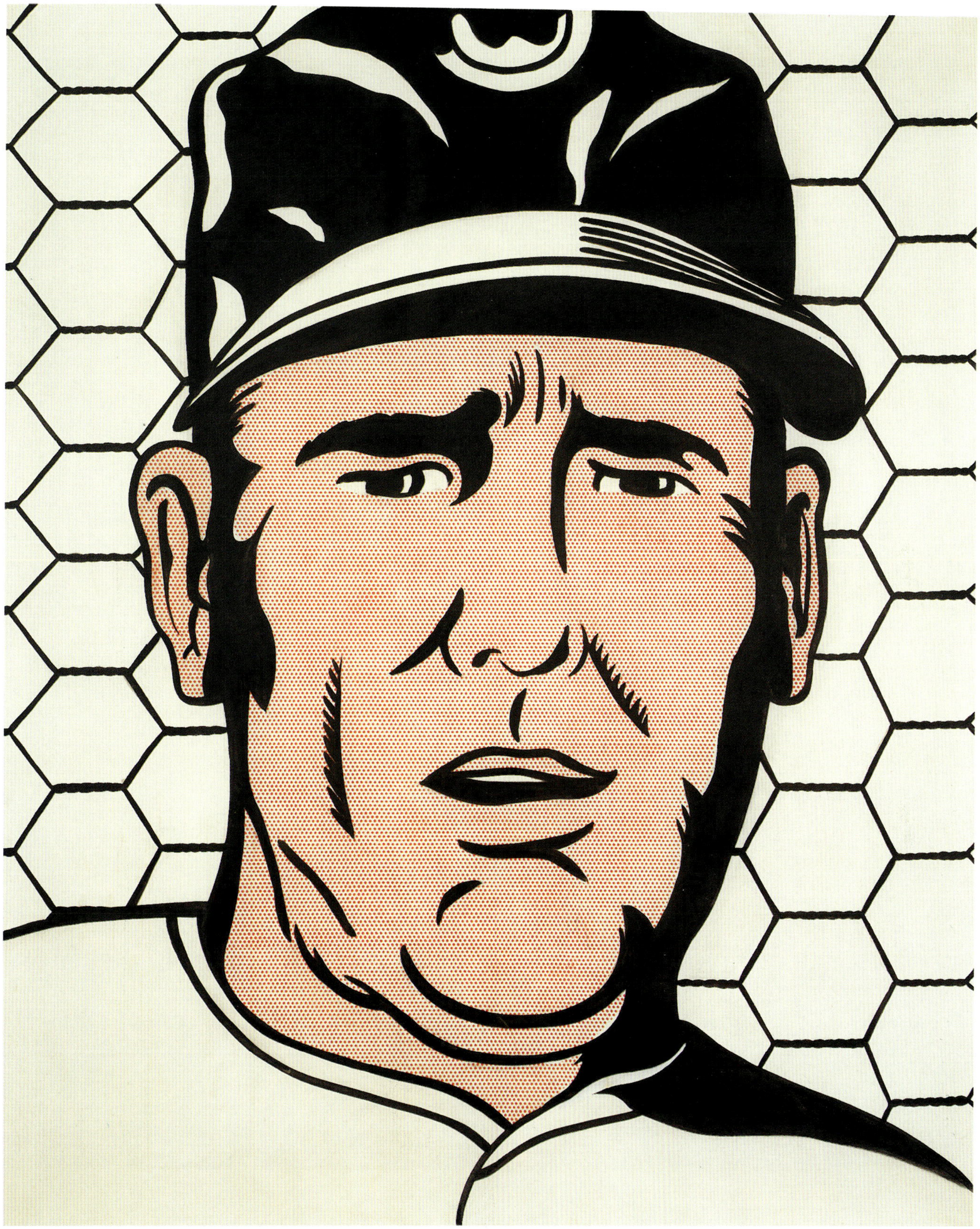

261 ROY LICHTENSTEIN, *Baseball Manager*, 1963
Öl und Magna auf Leinwand, 173 x 142 cm
Courtesy Sammlung Helman, New York

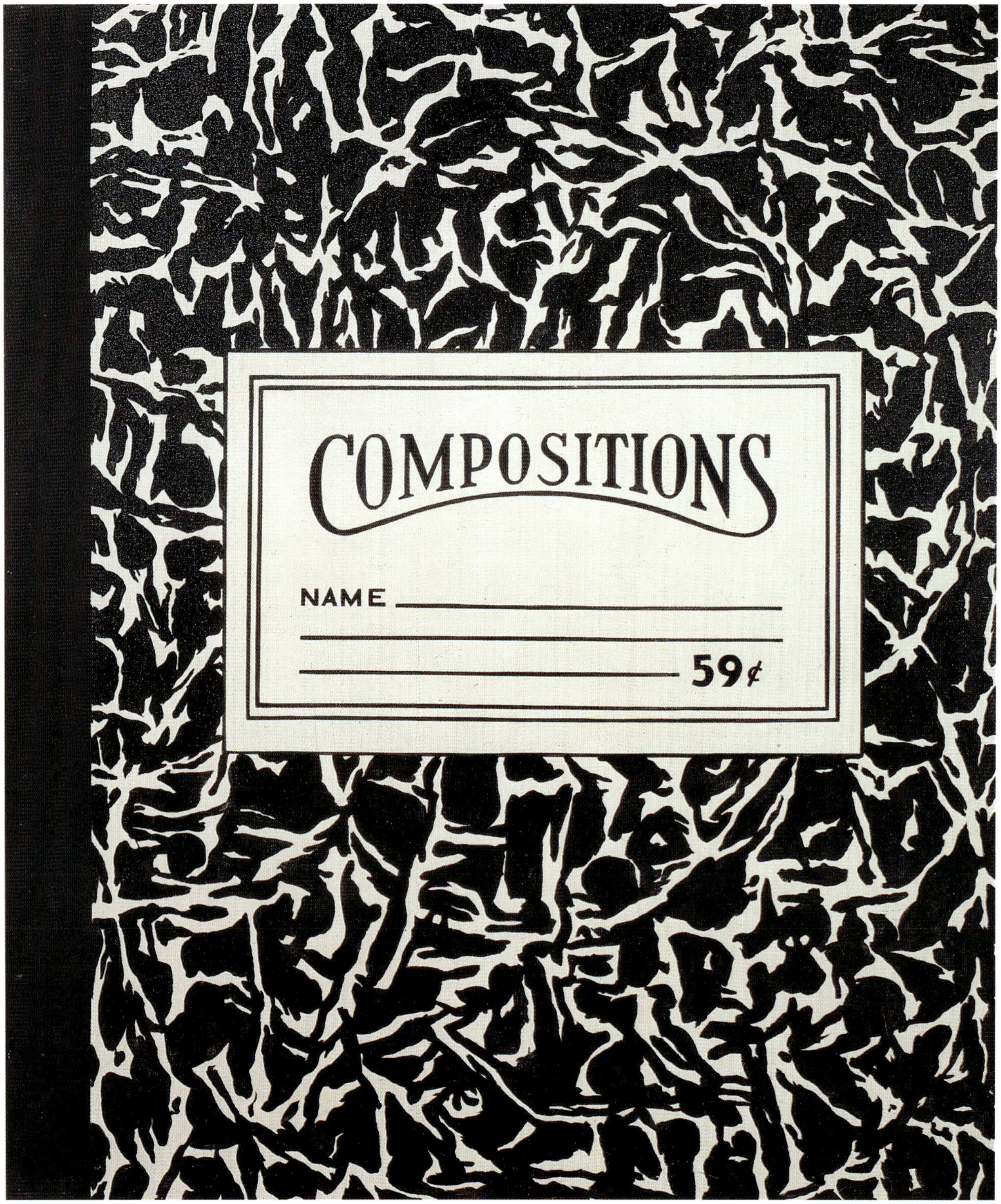

262 ROY LICHTENSTEIN, *Compositions II*, 1964
Öl und Magna auf Leinwand, 137 x 120,5 cm
Sammlung Sonnabend, New York

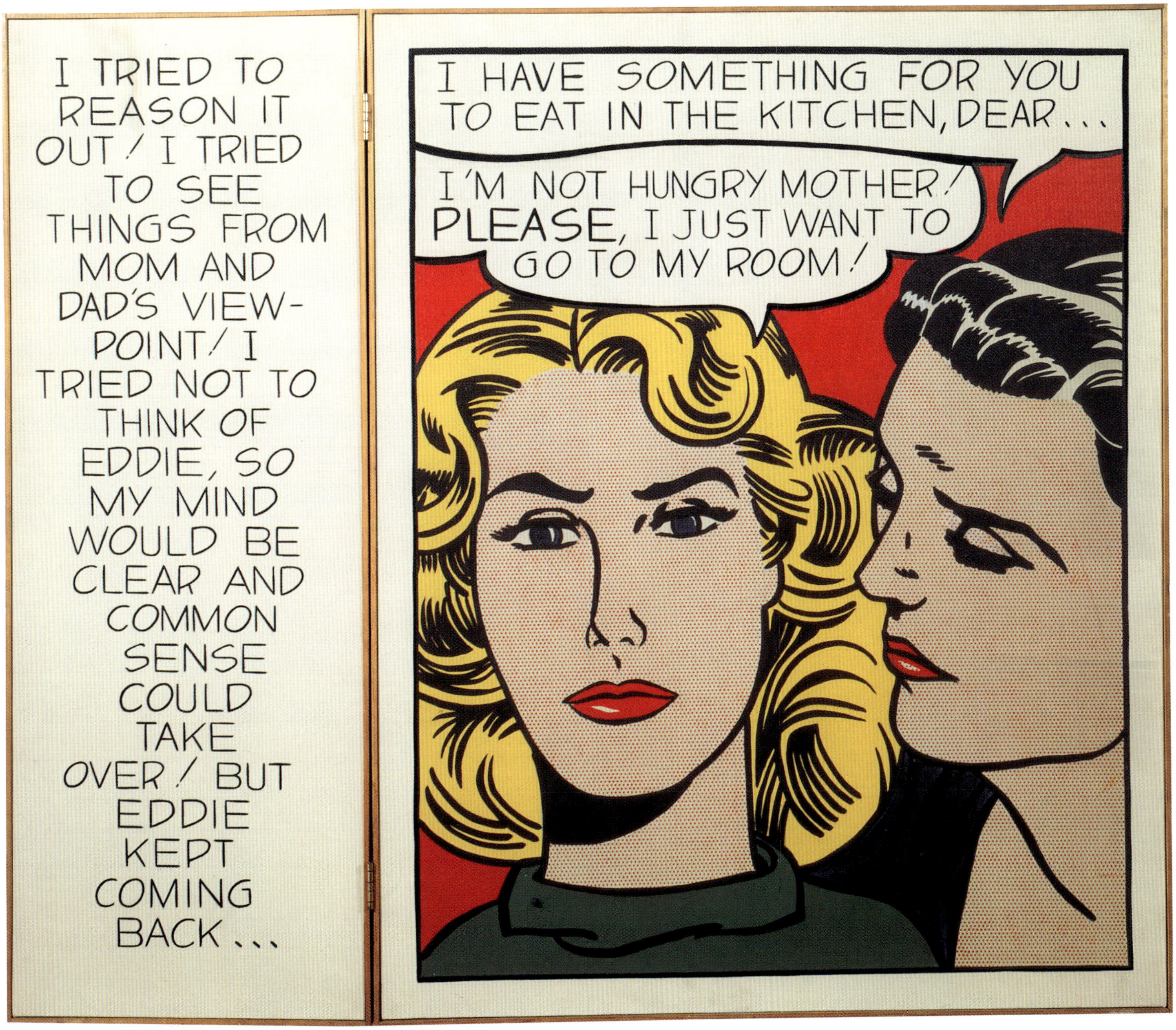

263 ROY LICHTENSTEIN, *Eddie Diptych*, 1963
Magna auf Leinwand, 112 x 132 cm
Sammlung Sonnabend, New York

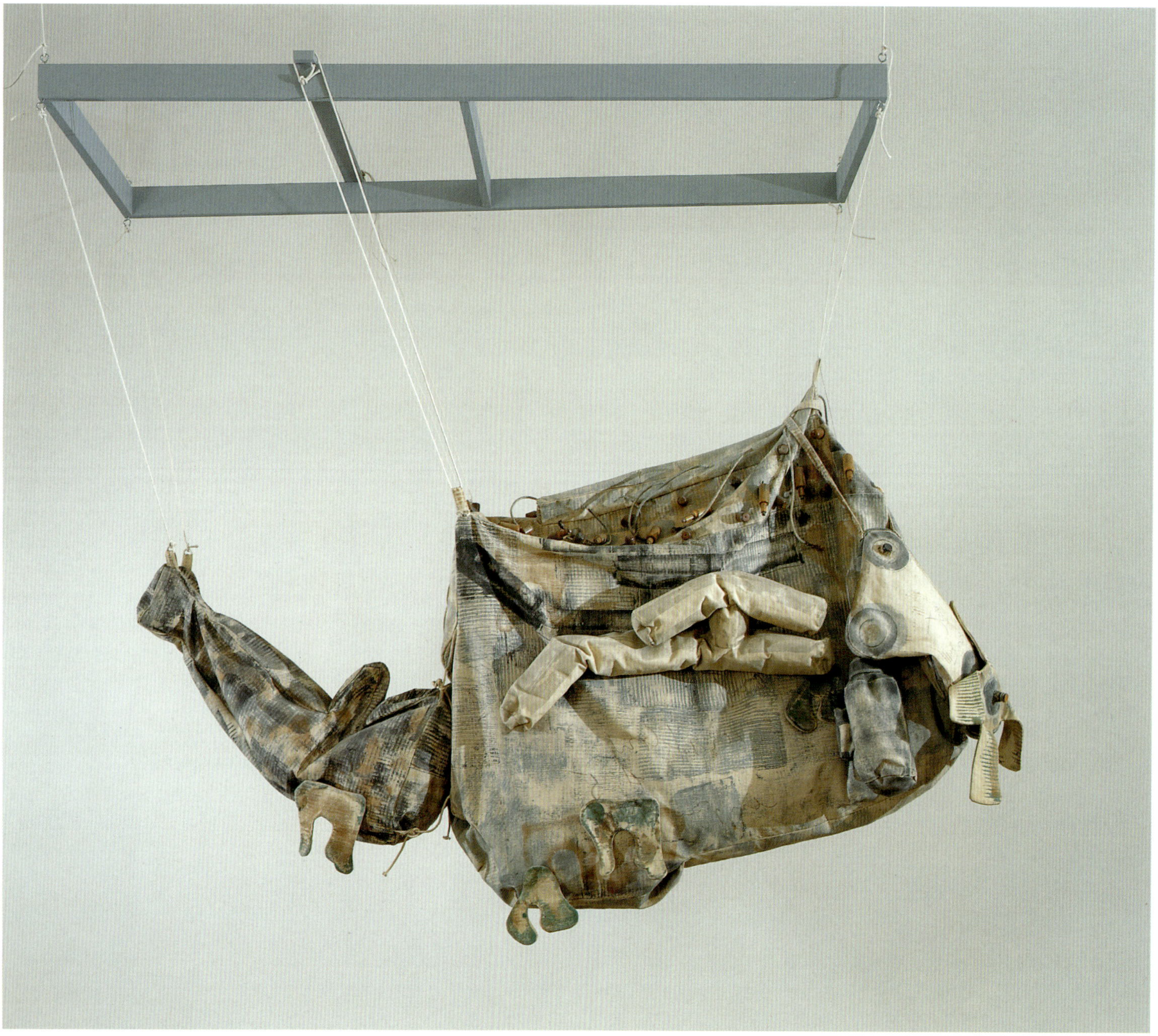

264 CLAES OLDENBURG, *Soft Engine for Airflow with Fan and Transmission, Scale 5* / Weiche Maschine für Airflow mit Ventilator und Getrieberiemen, Größe 5, 1966
Leinwand gefüllt mit Kapok, Spritzlack, Seil und Holzknebel, 134 x 183 x 46 cm
Hirshhorn Museum and Sculpture Garden, Smithsonian Institution, Washington D.C.;
The Regents' Collection Acquisition Program, 1985

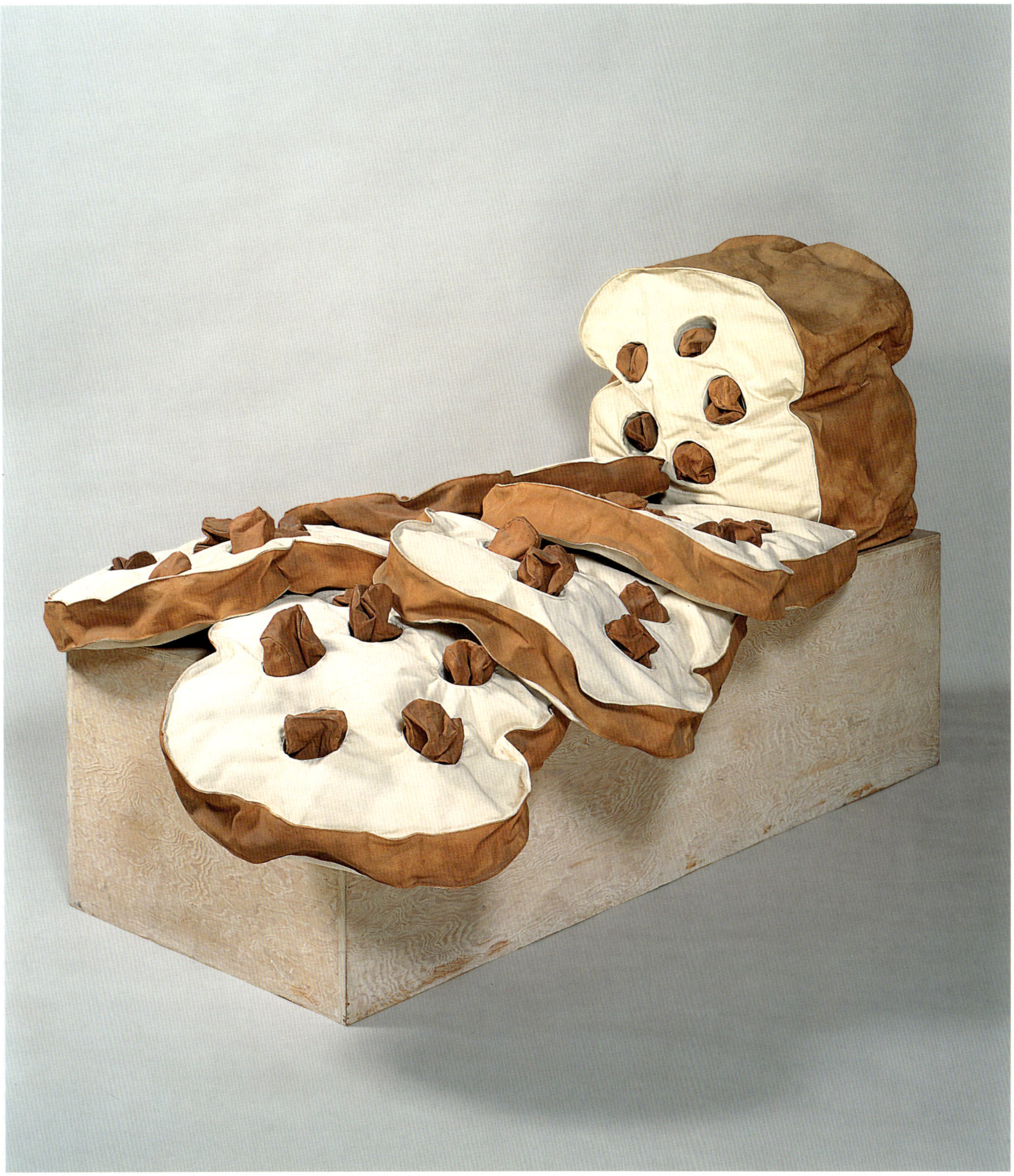

265 CLAES OLDENBURG, *Giant Loaf of Raisin Bread, Sliced /*
Großes Rosinenbrot, geschnitten, 1966–1967
Leinwand und Leinwand verhärtet mit Leim, gefüllt mit
Polyurethanschaum, Acryl, Holzsockel, 101,5 x 244 x 101,5 cm
Courtesy Sammlung Helman, New York

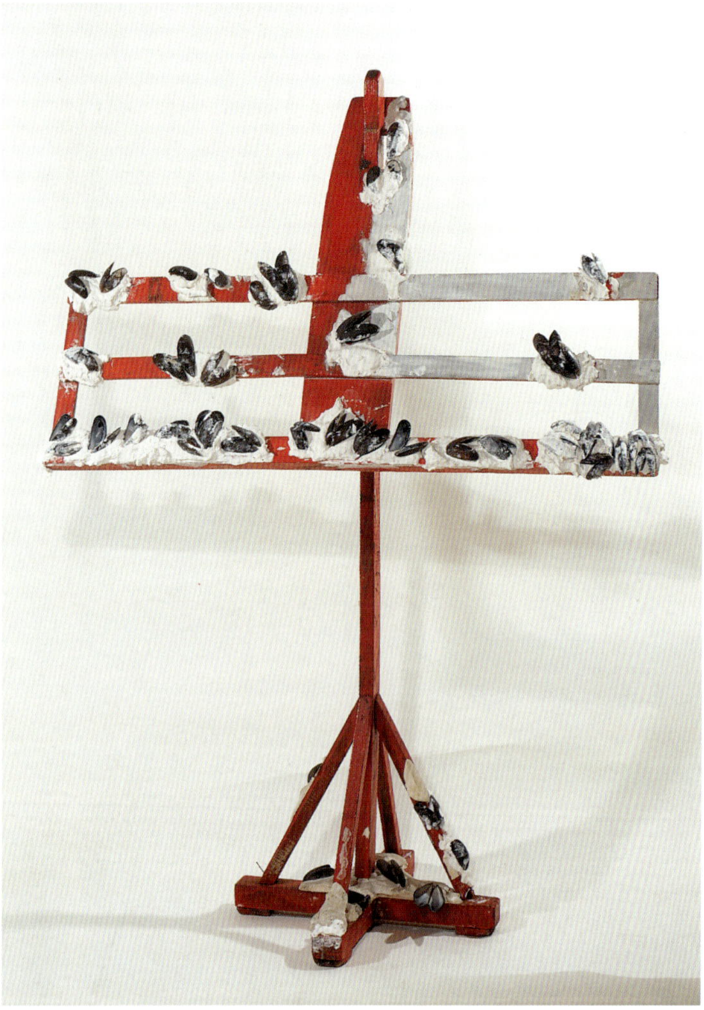

266 MARCEL BROODTHAERS, *Pupitre à musique* / Notenständer, 1964
Holz, Muscheln, Gips, Farbe, 136 x 96 cm
Privatsammlung, Courtesy Galerie Christine et Isy Brachot, Brüssel

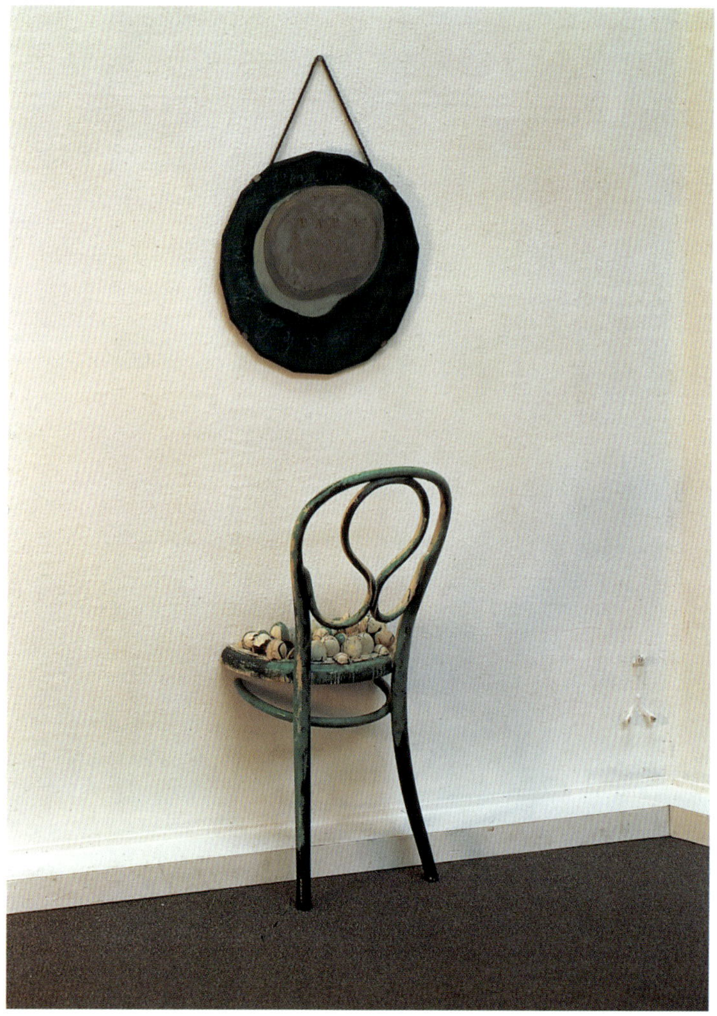

267 Marcel Broodthaers, *Papa* , 1966
Verschiedene Gegenstände,
Stuhl: 89,5 x 42 x 34,5 cm;
Spiegel: Durchmesser 49 cm
Galerie Hauser & Wirth, Zürich

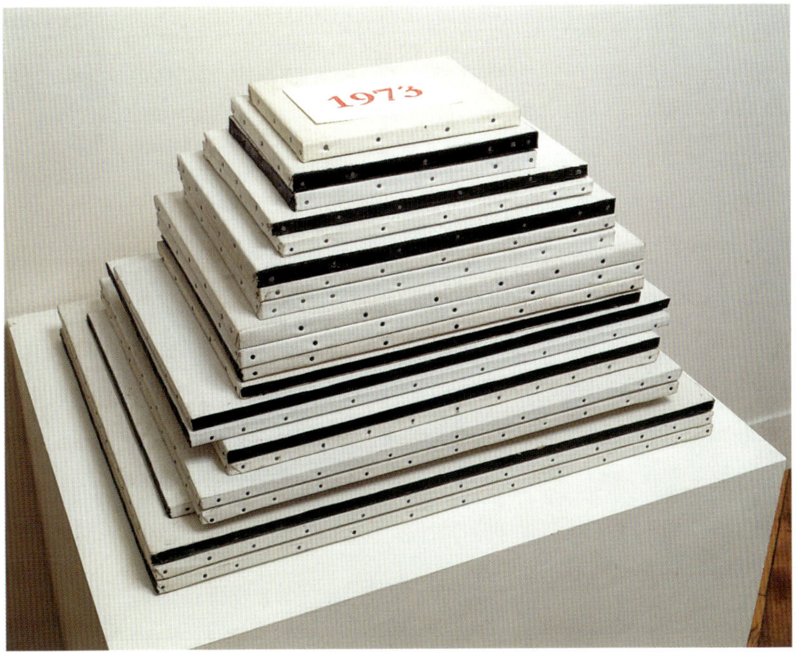

268 MARCEL BROODTHAERS, *Pyramide de toiles* /
Leinwandpyramide, 1973
Leinwände, Farbe, Karte, 40 x 65 x 60 cm
Courtesy Hirschl & Adler Modern, New York

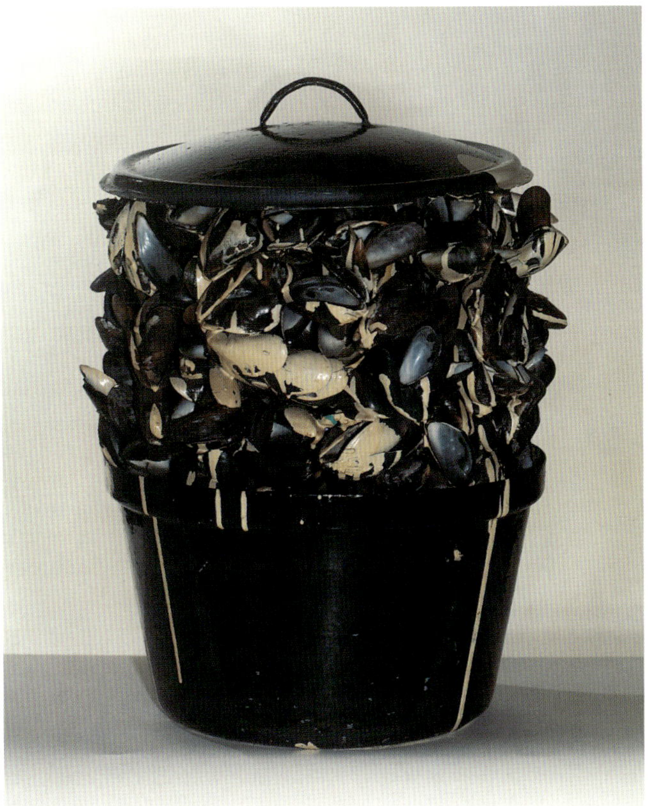

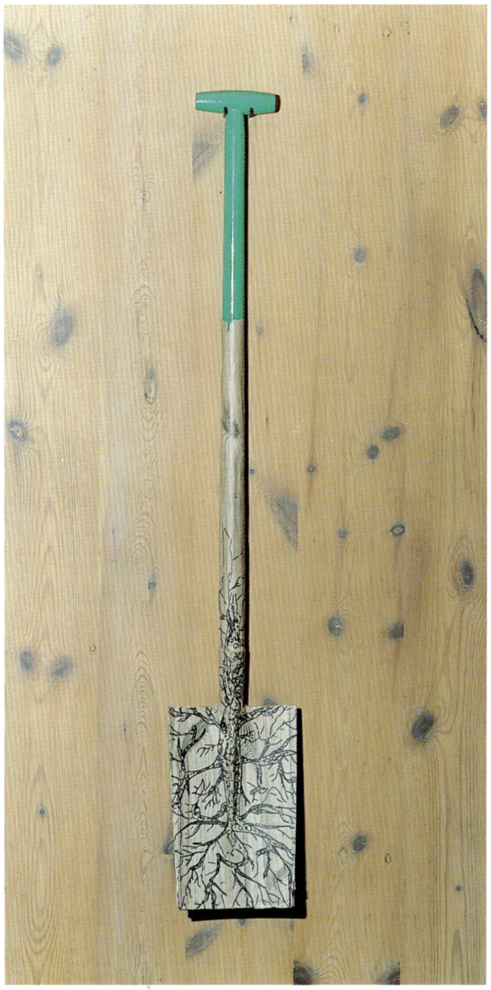

270 MARCEL BROODTHAERS,
Une pelle / Eine Schaufel, 1965
Schaufel, Klebefilm, Farbe,
115 x 19,5 x 5 cm
Sammlung Caldic, Rotterdam

269 MARCEL BROODTHAERS, *Moules sauce blanche* /
Muscheln in weißer Sauce, 1967
Verschiedene Materialien, 48,5 x 37 cm
Privatsammlung, Courtesy Galerie
Christine et Isy Brachot, Brüssel

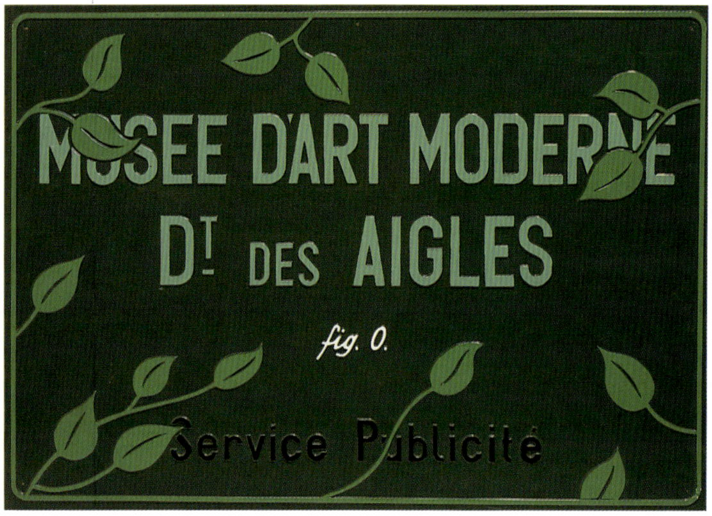

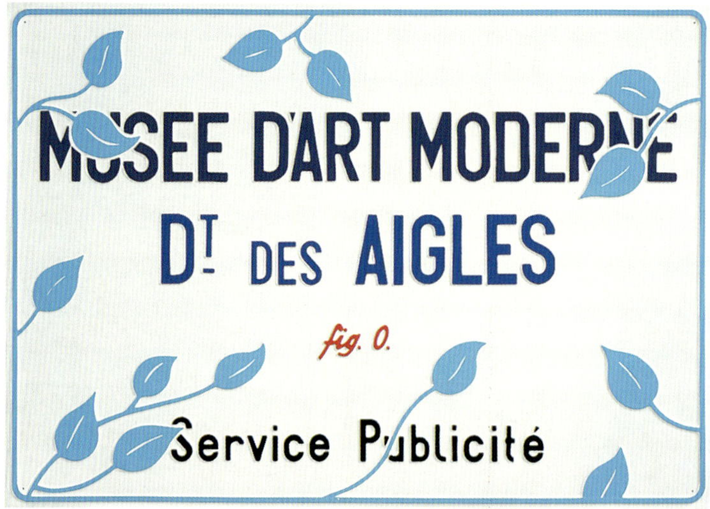

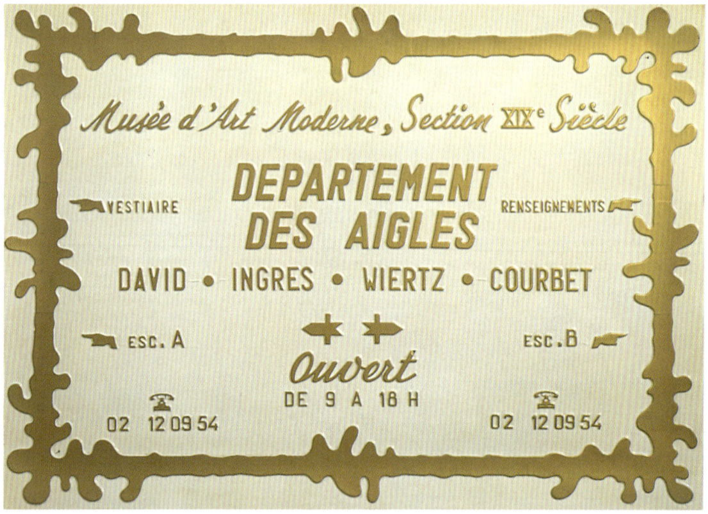

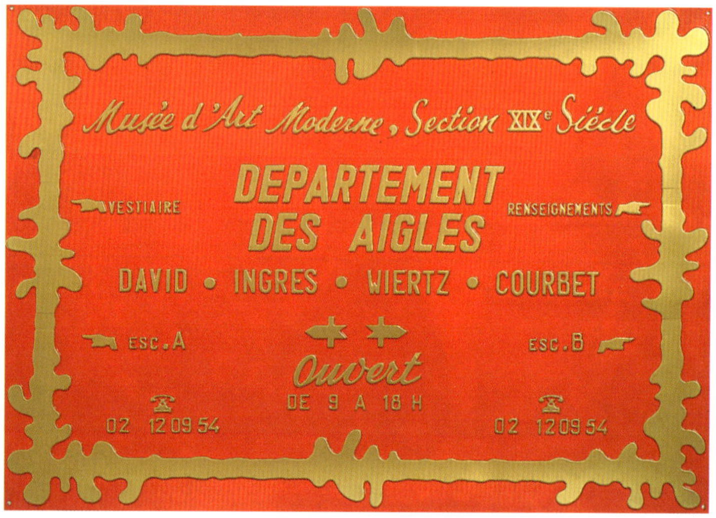

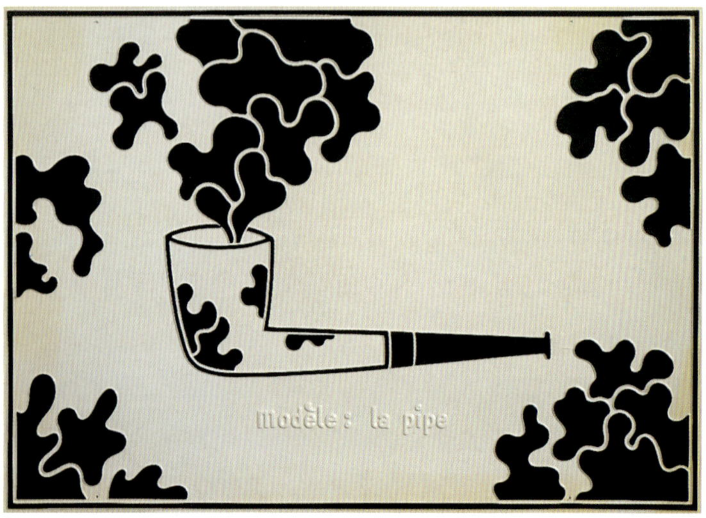

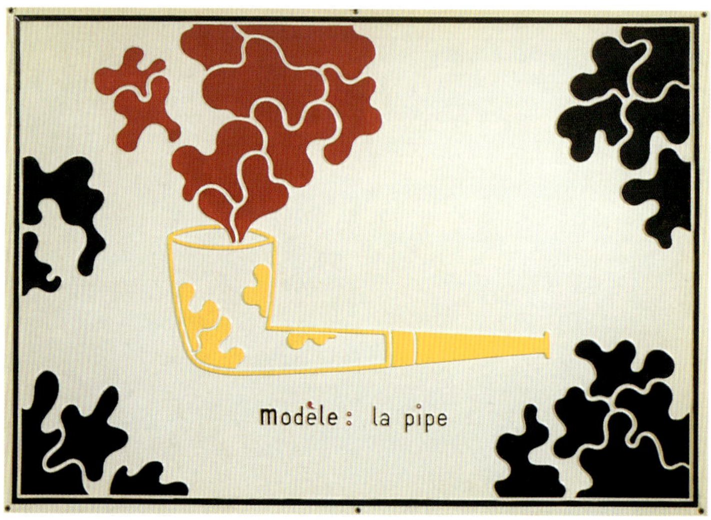

271–276 MARCEL BROODTHAERS, *Service Publicité* / Werbeabteilung, 1971; 84,5 x 121 cm
Département des aigles / Abteilung der Adler, 1968; 84 x 121 cm;
Modèle: La Pipe / Modell: Pfeife, 1969;
84,5 x 121,5 cm und 81,5 x 119,5 cm; Kunststoff
Privatsammlung, Courtesy Jule Kewenig

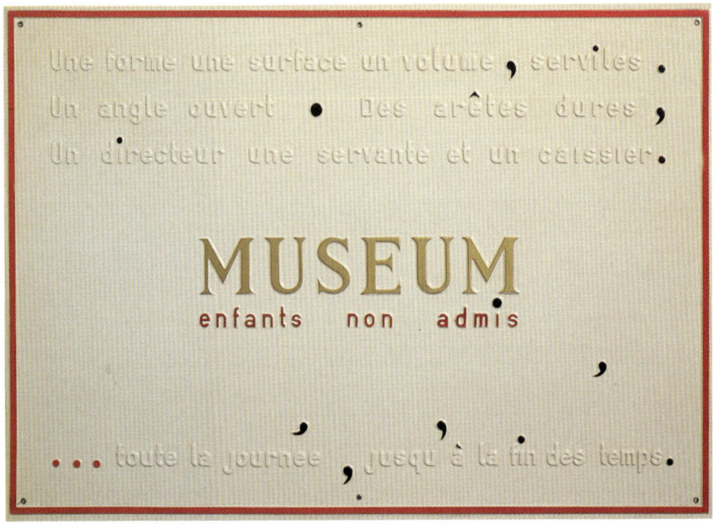

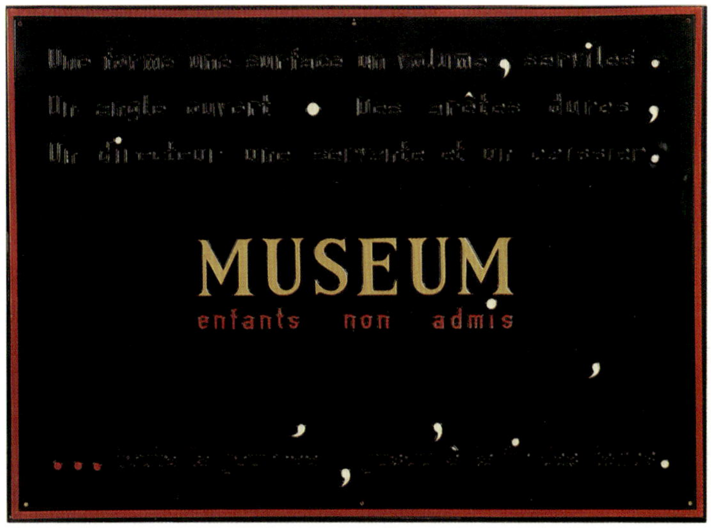

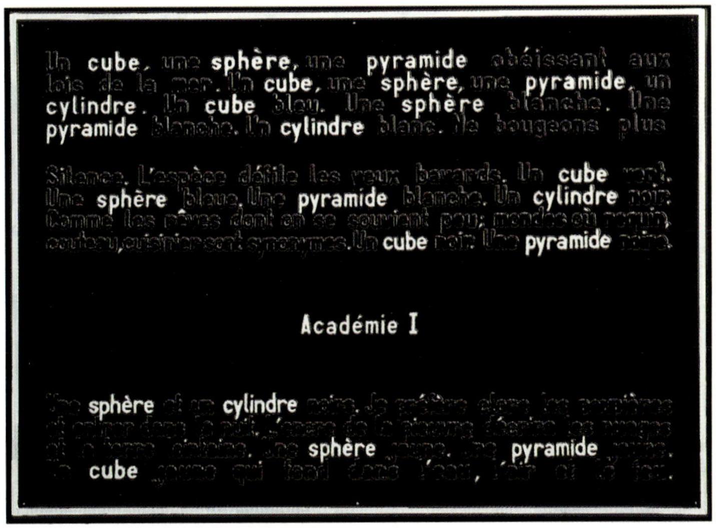

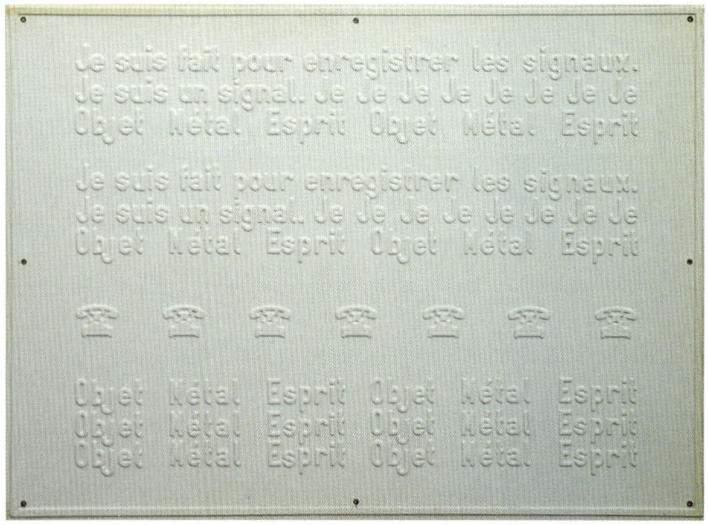

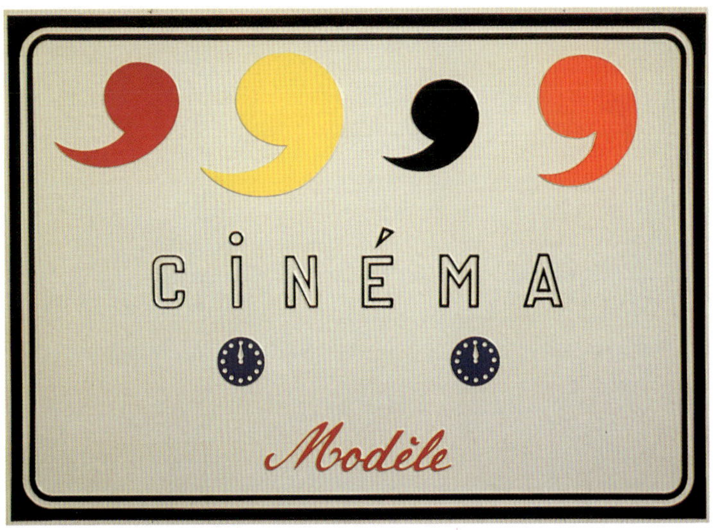

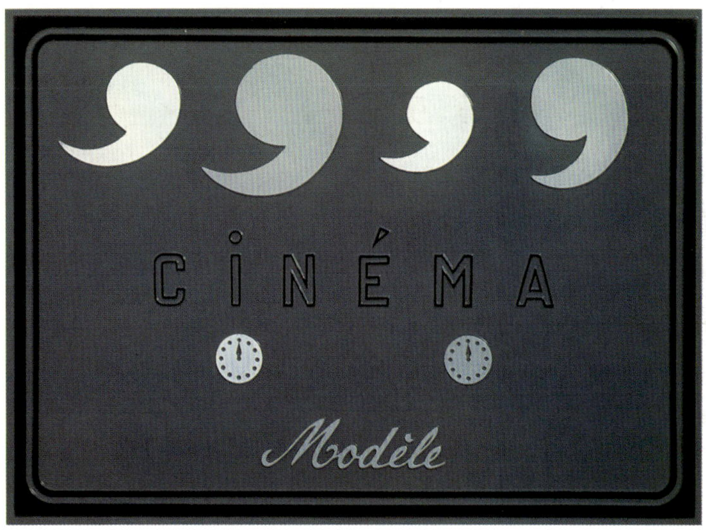

277–282 MARCEL BROODTHAERS, *Museum (Enfants non admis)* / Museum (Kein Zugang für Kinder), 1968; 82 x 119 cm
Académie I, 1968; 87,5 x 120,5 cm; *Téléphone*, 1968; 85,5 x 119,5 cm
Cinéma Modèle / Kinomodell, 1970; 85 x 120 cm; Kunststoff
Privatsammlung, Courtesy Jule Kewenig

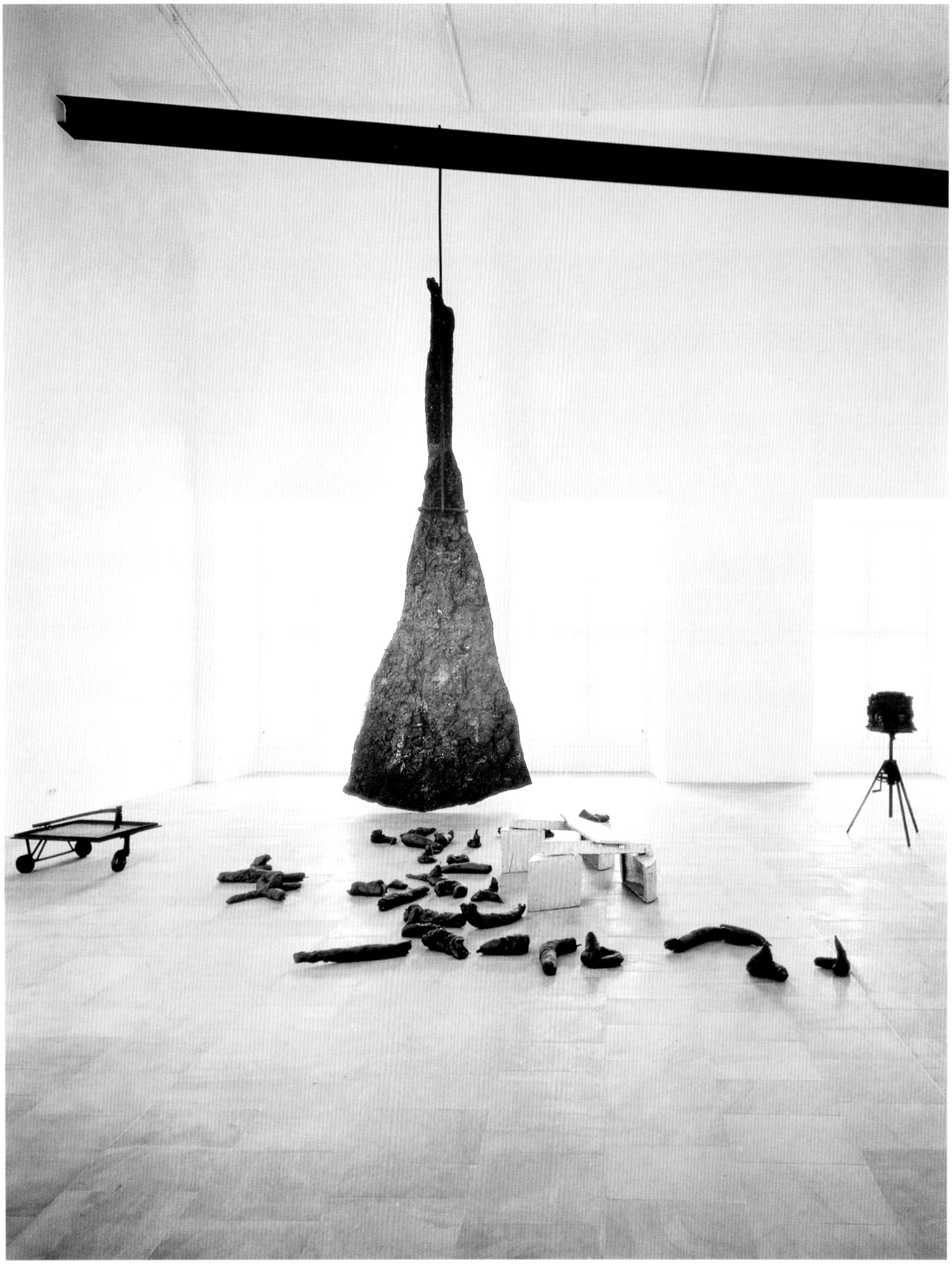

283 JOSEPH BEUYS, *Blitzschlag mit Lichtschein auf Hirsch*, 1958–1987
Bronze, Aluminium, Eisen, Größe variabel (Blitzschlag: 624 x 248 x 50 cm;
Boothia Felix 143 x 75 x 75 cm; Ziege 49 x 72 x 93 cm; Hirsch 48 x 104 x 172 cm)
Privatsammlung

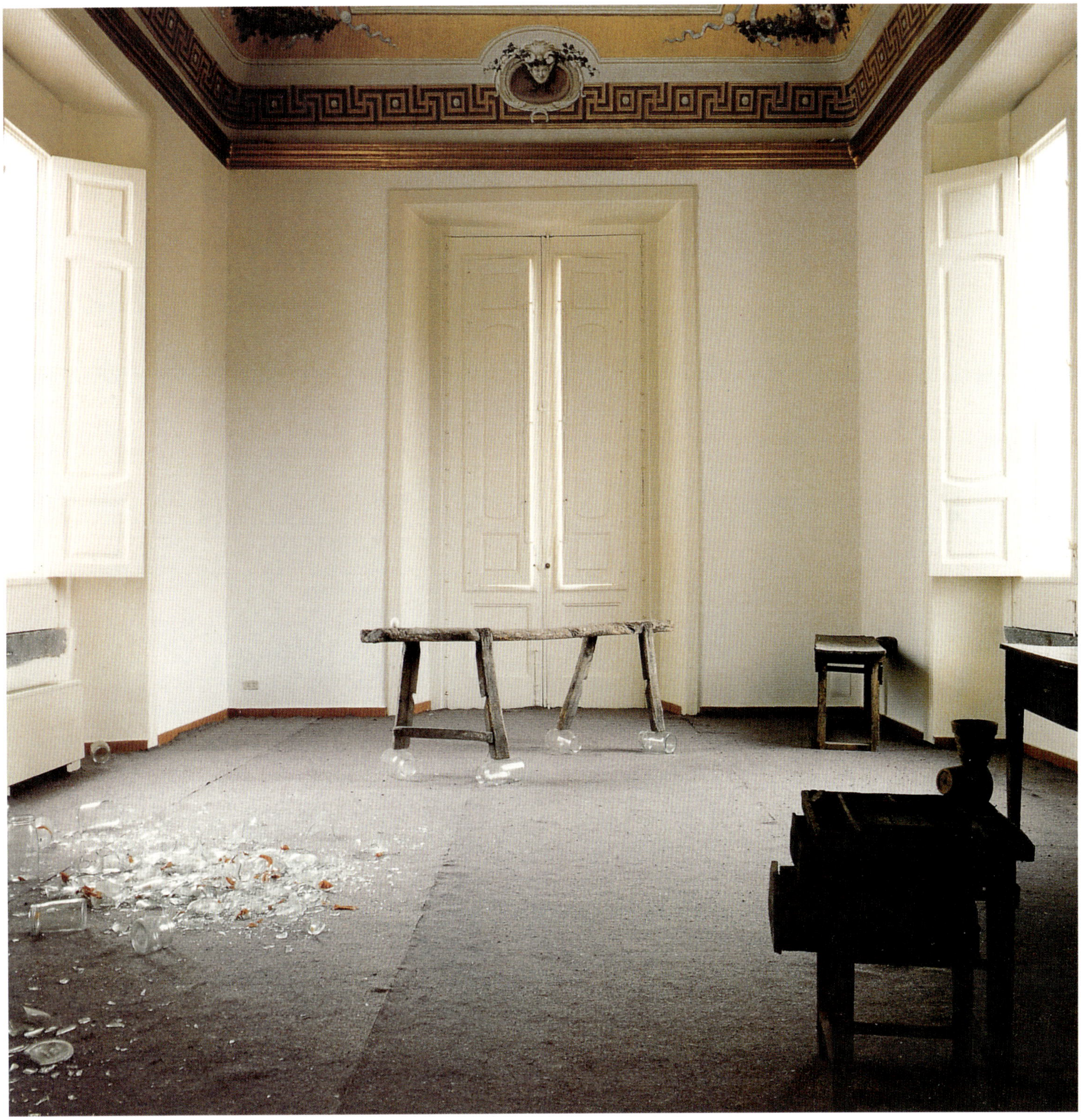

284 JOSEPH BEUYS, *Terremoto in Palazzo* / Erdbeben im Palast, 1981
Installation, verschiedene Materialien und Gegenstände, ca. 500 x 700 cm
Fondazione Amelio; Istituto per l'arte contemporanea, Neapel

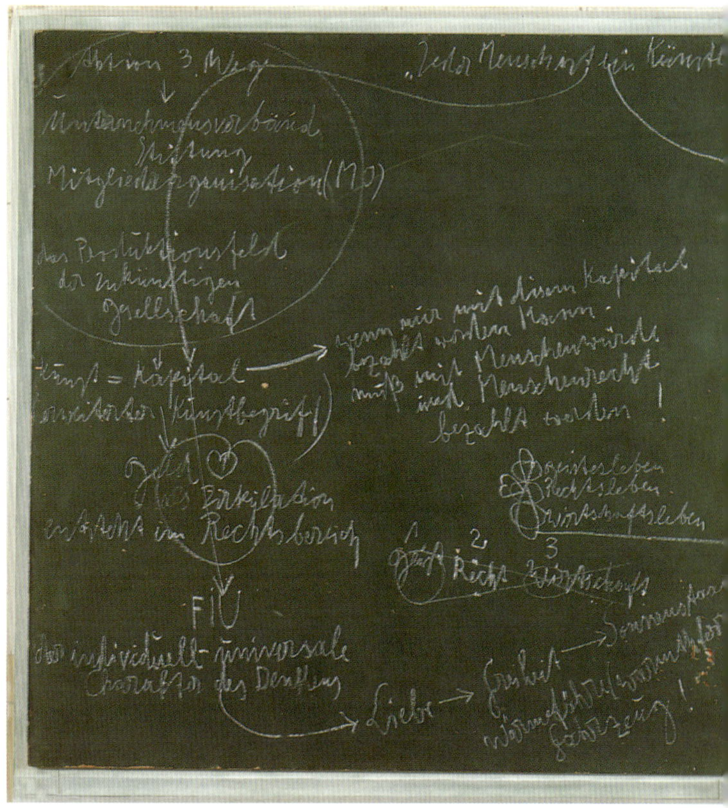

285 JOSEPH BEUYS, *Tafelzeichnungen*
»Aktion Dritter Weg« I-III, 1978
3 Schiefertafeln, Kreide, Spazierstock,
je 133 x 133 cm
Privatsammlung

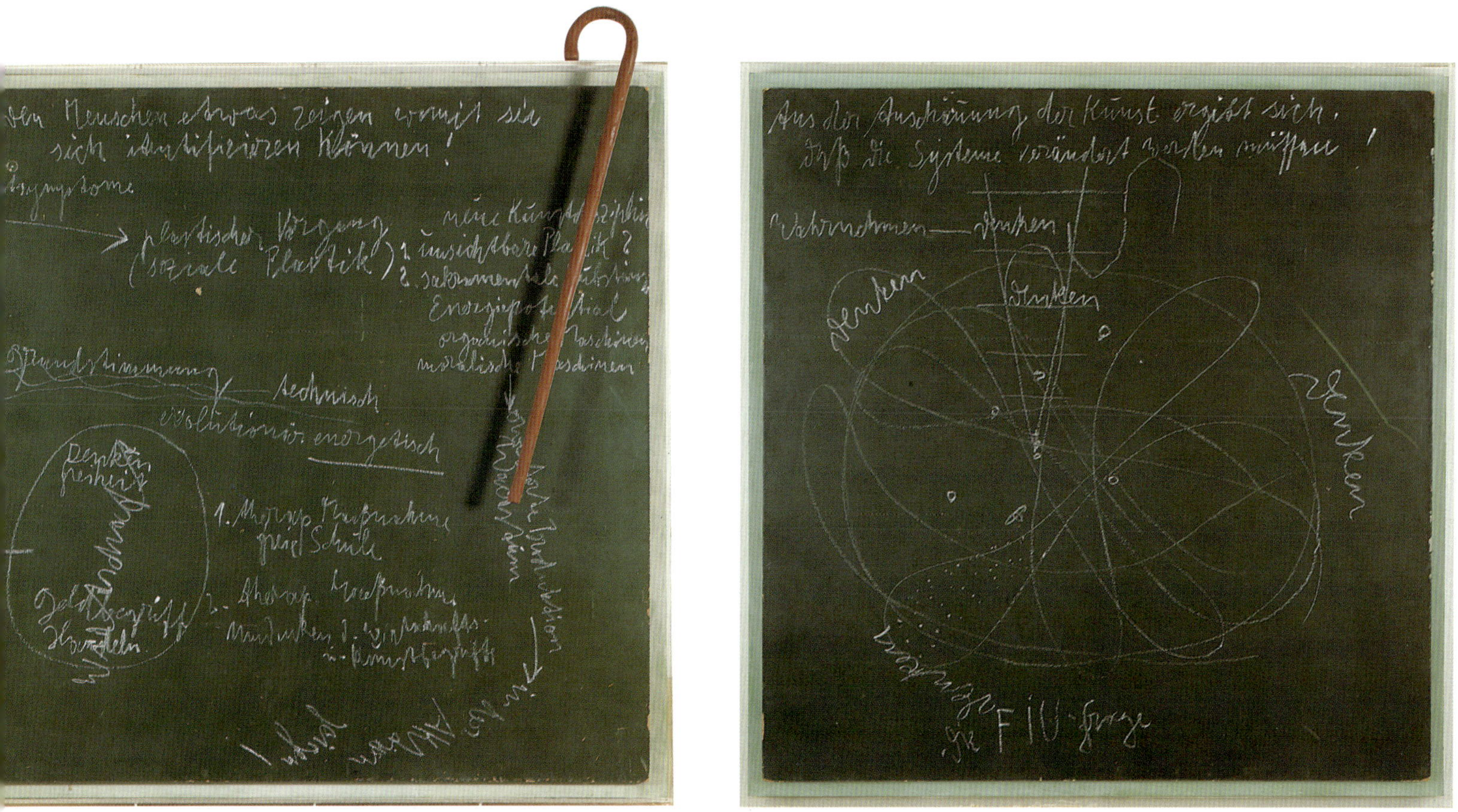
den Menschen etwas zeigen womit sie sich identifizieren können!
plastischer Vorgang (soziale Plastik)
Energiepotential
technisch
evolutionär energetisch
Aus der Anschauung der Kunst ergibt sich: Daß die Systeme verändert werden müssen!
Denken
Denken
Denken

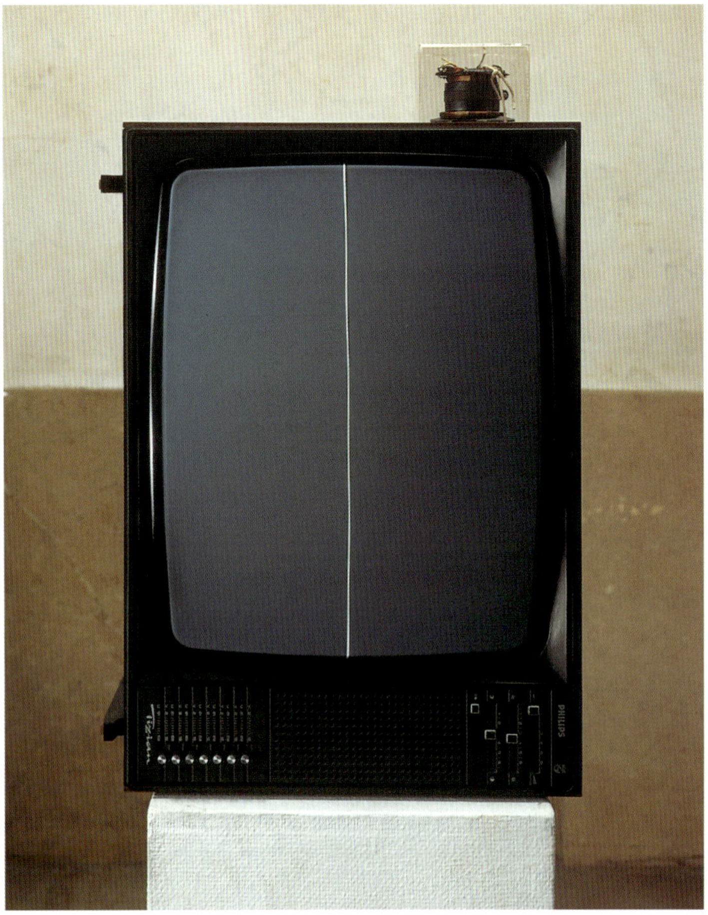

286 NAM JUNE PAIK, *Zen for TV*, 1963–1975
Modifizierter Fernseher, 67 x 49 x 40 cm
Museum moderner Kunst Stiftung Ludwig Wien;
ehemals Sammlung Hahn Köln

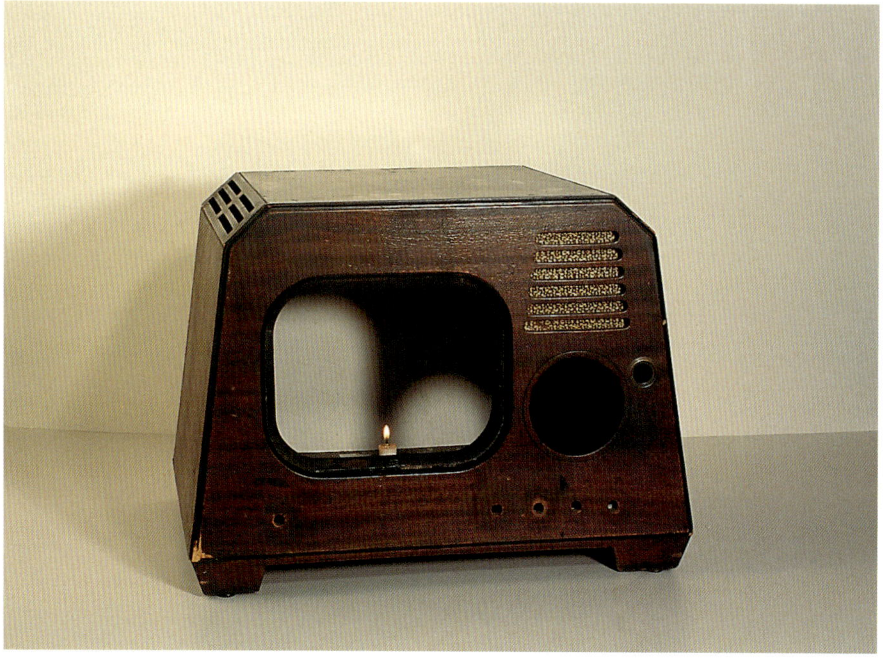

287 NAM JUNE PAIK, *Candle TV* / Kerzen-TV,
Fernsehgehäuse, Kerze, 45 x 60 x 50 cm
Staatsgalerie Stuttgart

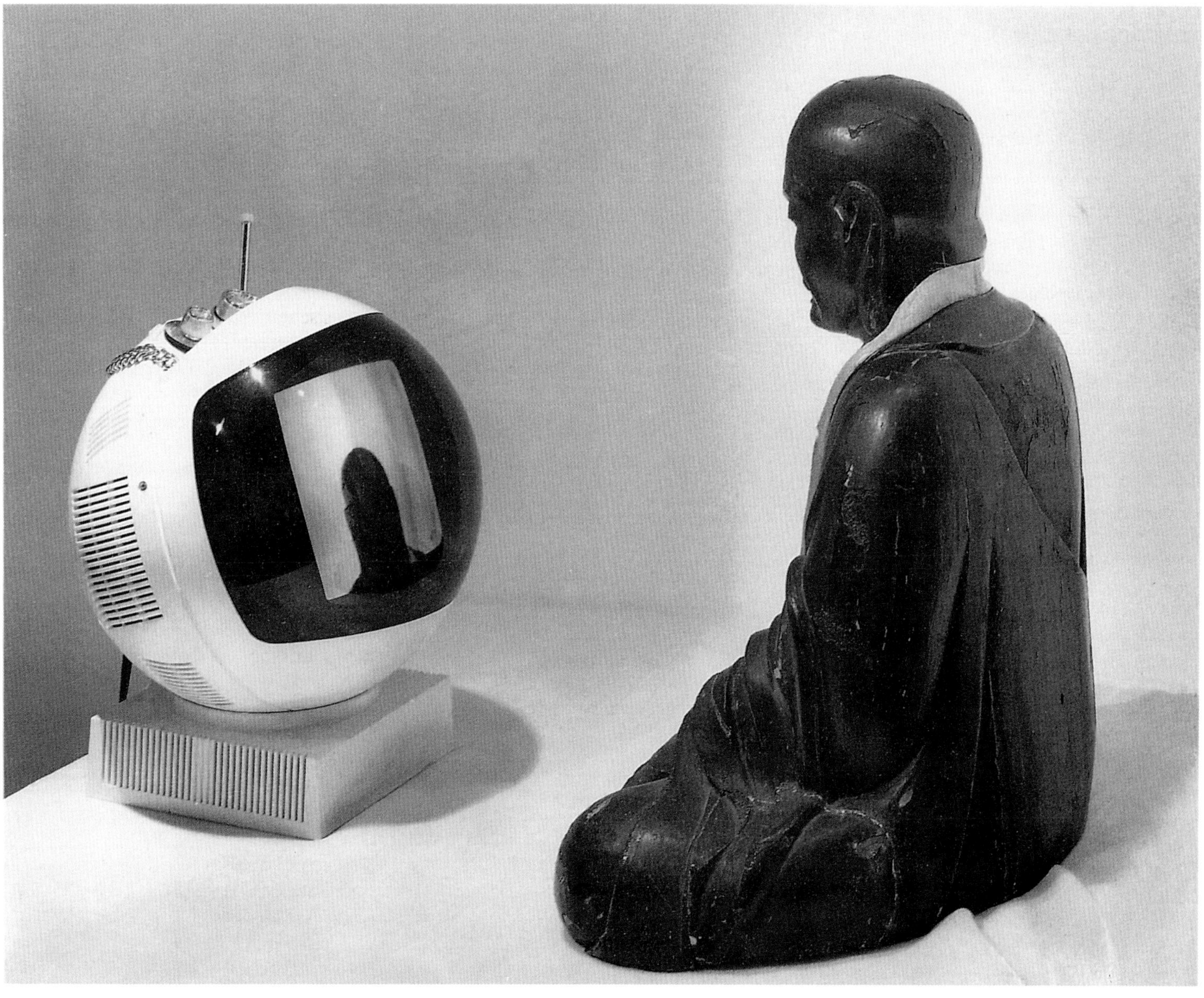

288 Nam June Paik, *TV-Buddha*, 1974
Hölzerne Buddhastatue, Kamera, Monitor, 160 x 21!
Stedelijk Museum, Amsterdam

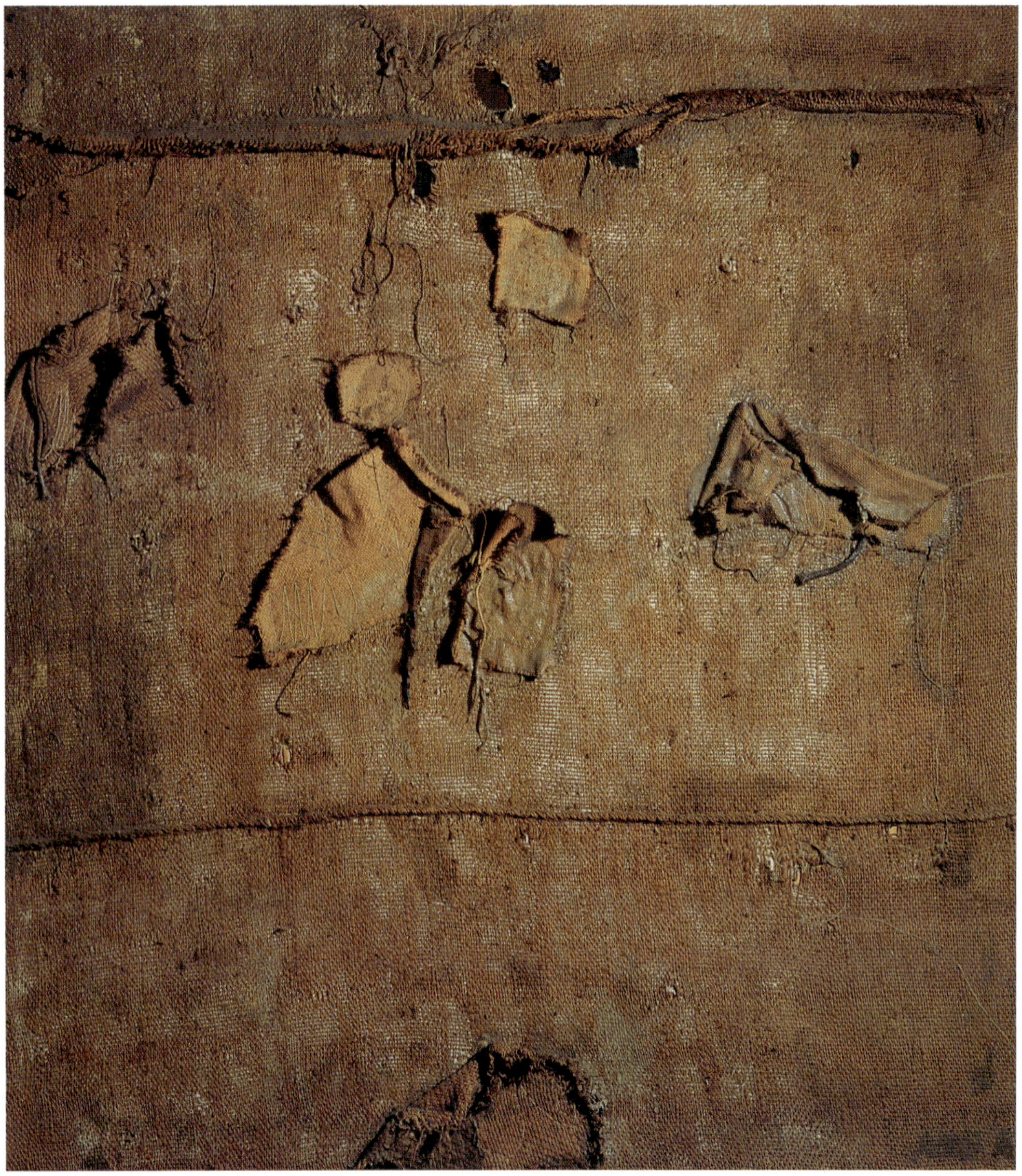

289 ALBERTO BURRI, *Sacco* / Sack, 1952
Sack, Leim auf Leinwand, 120 x 108 cm
Sammlung Fondazione Prada, Mailand

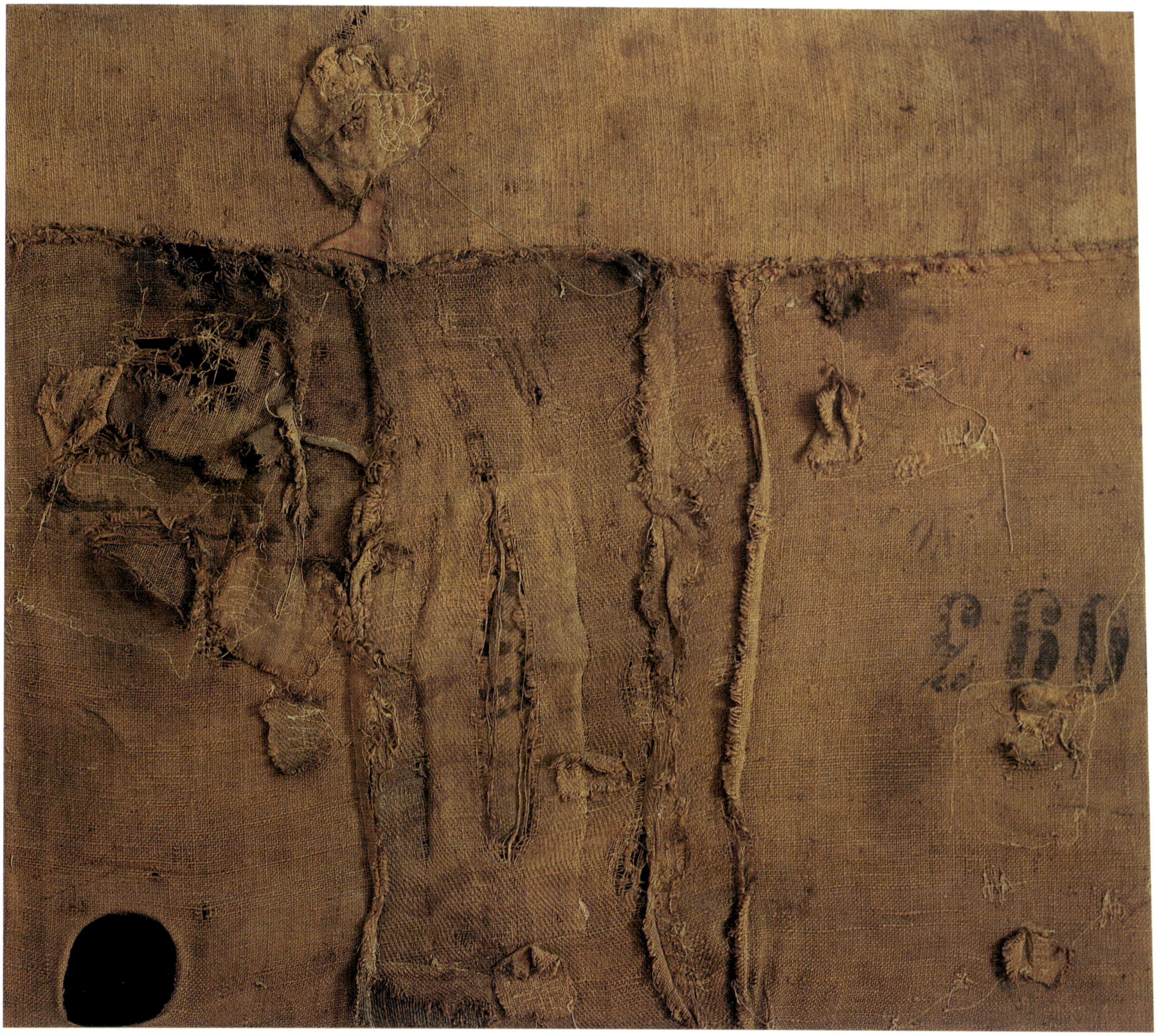

290 ALBERTO BURRI, *Sacco* / Sack, 1958
Sack, Leim auf Leinwand, 130 x 150 cm
Claude Berri, Paris

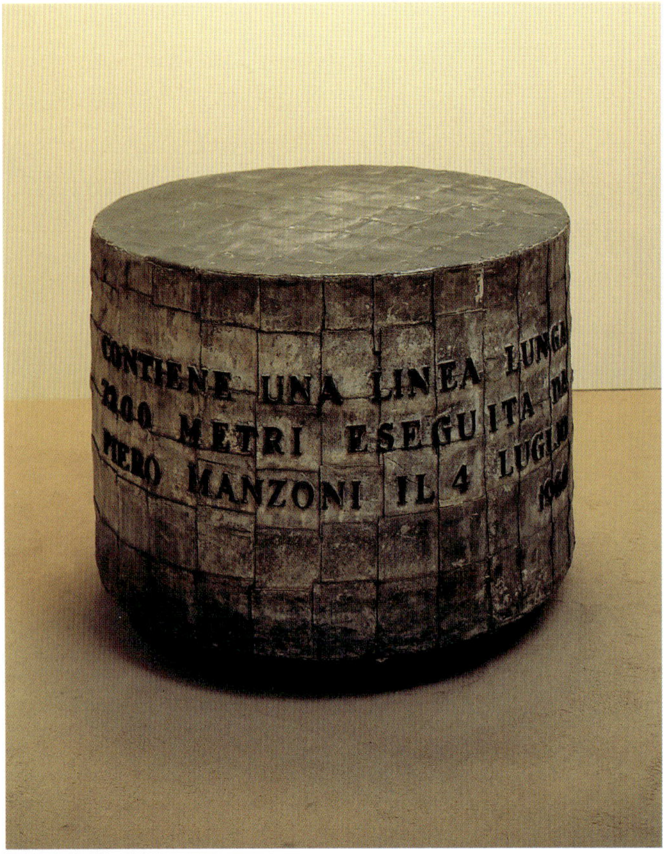

291 PIERO MANZONI, *Linea, m. 7200*, 1960
Tinte auf Papier im Bleizylinder, Höhe 66 cm, ø 96 cm
Herning Kunstmuseum, Dänemark

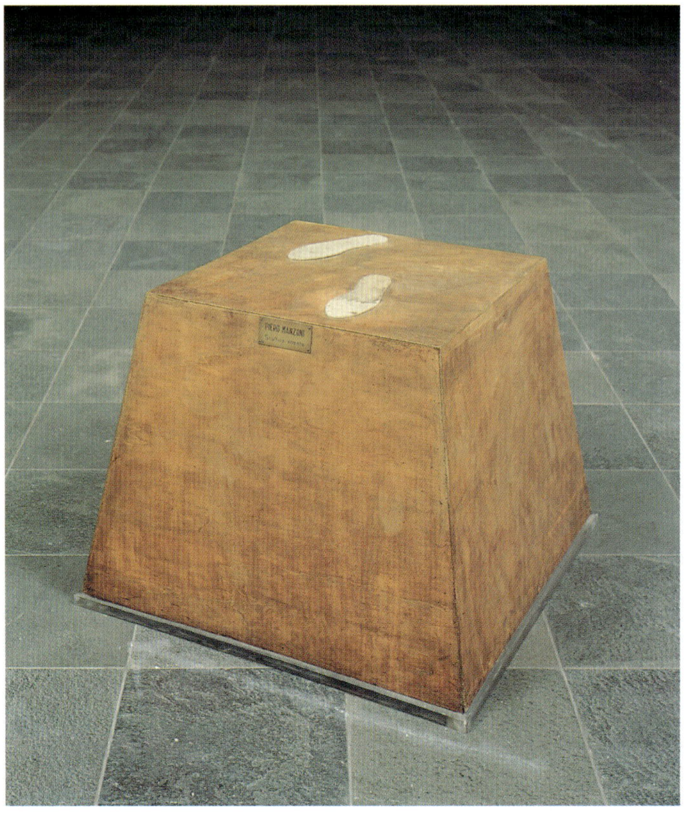

292 PIERO MANZONI, *Base magica* / Magisch
Holz, 80 x 80 x 60 cm
Sammlung Attilio Codognato, Venedig

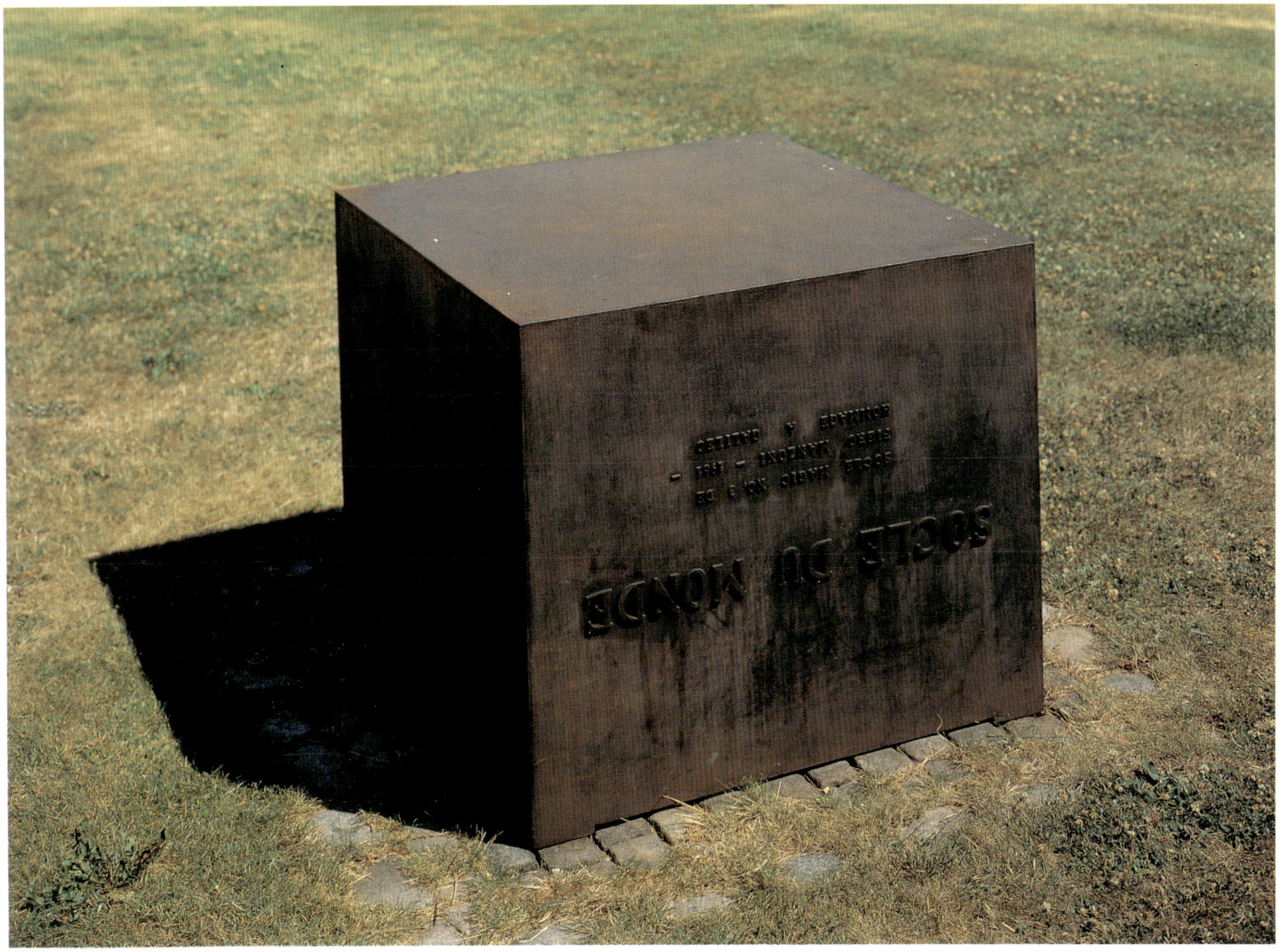

293 MIERO MANZONI, *Socle du monde* / Sockel der Welt, 1961
Eisen, 82 x 100 x 100 cm
Herning Kunstmuseum, Dänemark

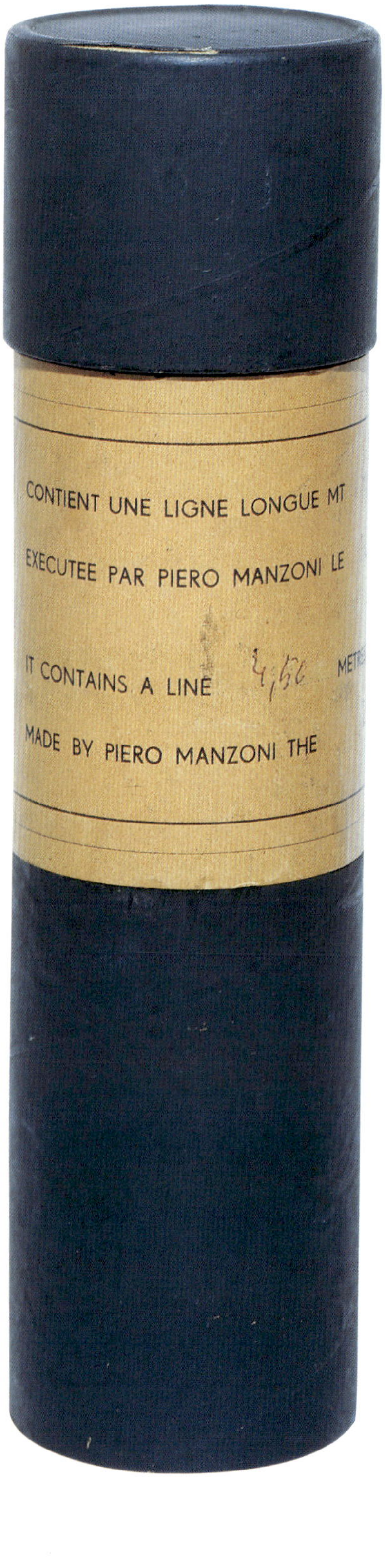

294 PIERO MANZONI, *Linea, m. 4,5*, 1959
Tinte auf Papier in Pappzylinder,
Höhe 22 cm, Durchmesser 6 cm
Sammlung Attilio Codognato, Venedig

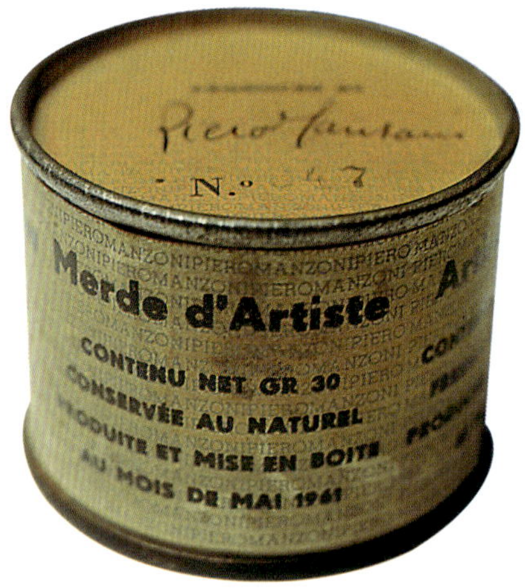

295 PIERO MANZONI, *Merda d'artista, no. 47* /
Künstlerscheiße Nr. 47, 1961
Kot in Metalldose, Höhe 5 cm,
Durchmesser 6,5 cm
Sammlung Attilio Codognato, Venedig

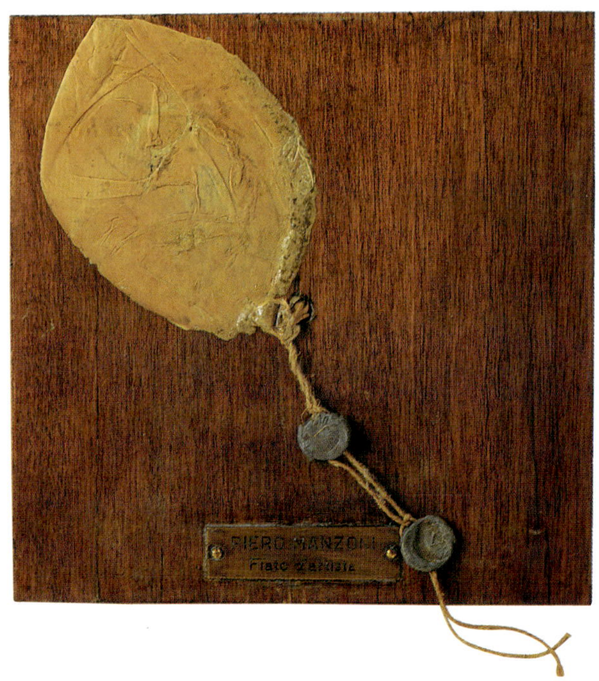

296 PIERO MANZONI, *Fiato d'artista* /
Atem des Künstlers, 1960
Ballon, Wachs, Holz, Metall, 2 x 18 x 18 cm
Sammlung Attilio Codognato, Venedig

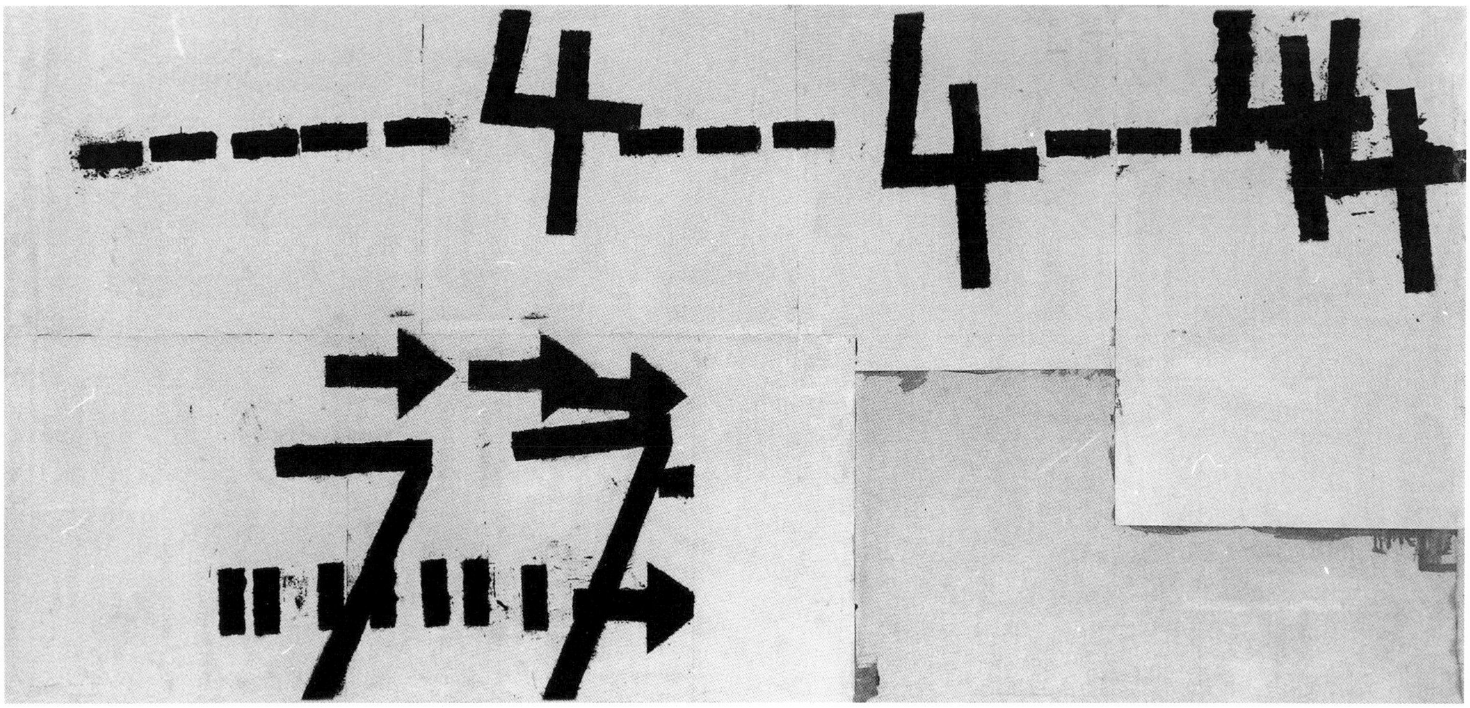

297 JANNIS KOUNELLIS, *Senza titolo* / Ohne Titel, 1960
Collage und Chinatusche auf Papier, 147 x 306 cm
Claude Berri, Paris

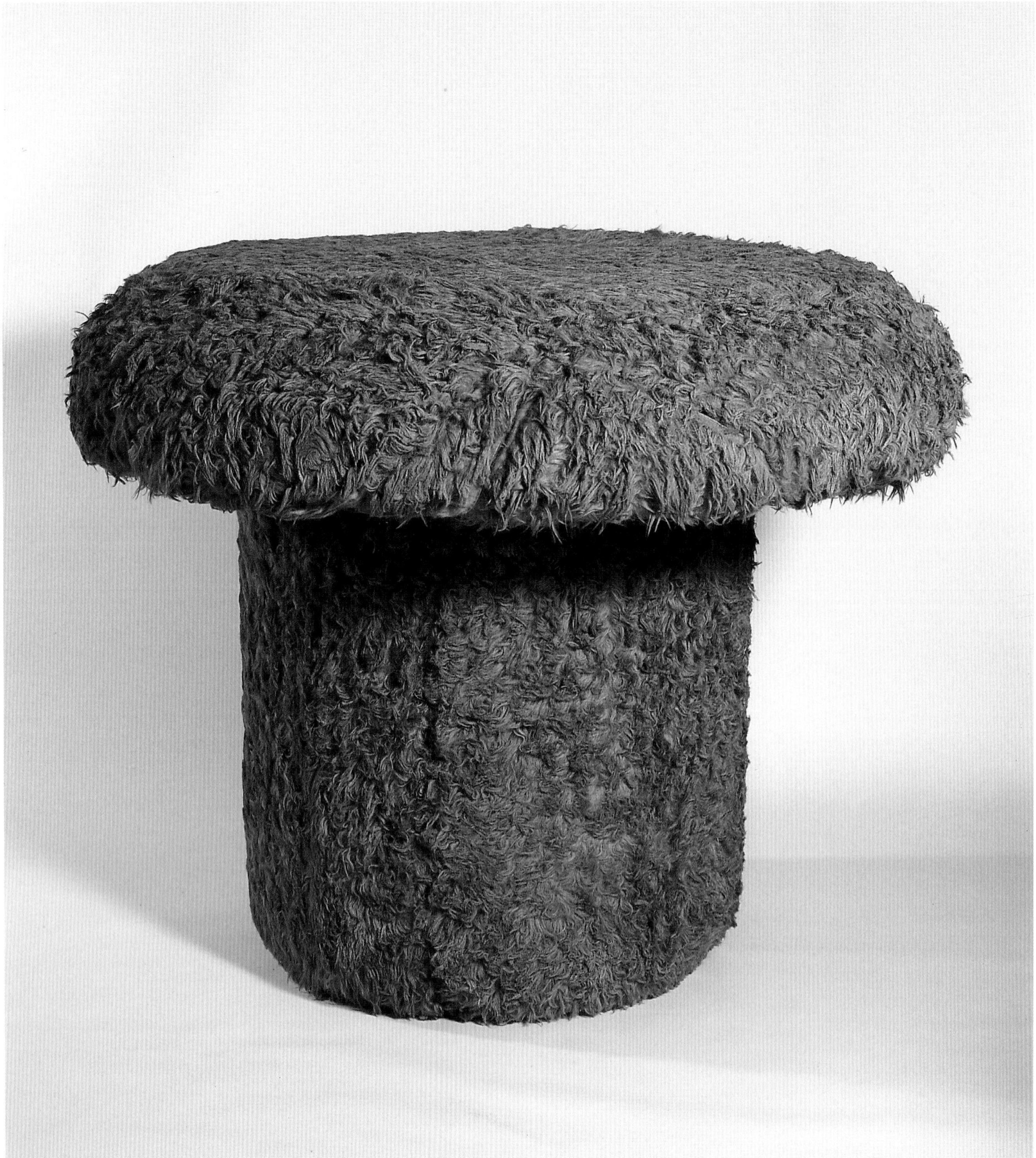

298 PINO PASCALI, *Pelo* / Fell, 1968
Acrylhaar auf hölzernem Unterbau, 120 x 165 x 165 cm
Galleria Nazionale d'Arte Moderna, Rom

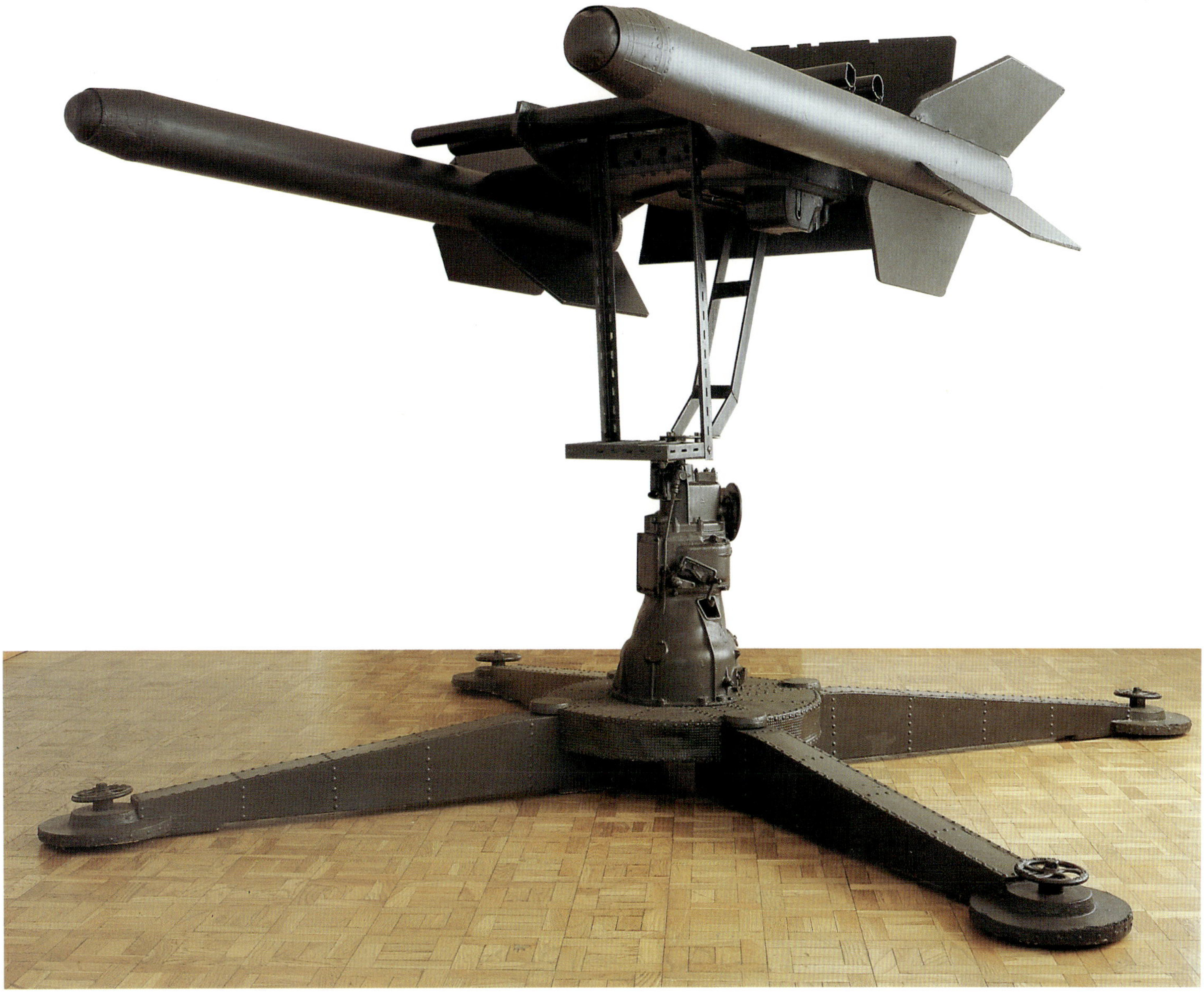

299 PINO PASCALI, *Lanciamissili Uncle Sam and Uncle Tom* /
Raketenwerfer Onkel Sam und Onkel Tom, 1965
Holz, Schrott, Räder, 215 x 300 x 260 cm
Sammlung »La Gaia«, Cuneo

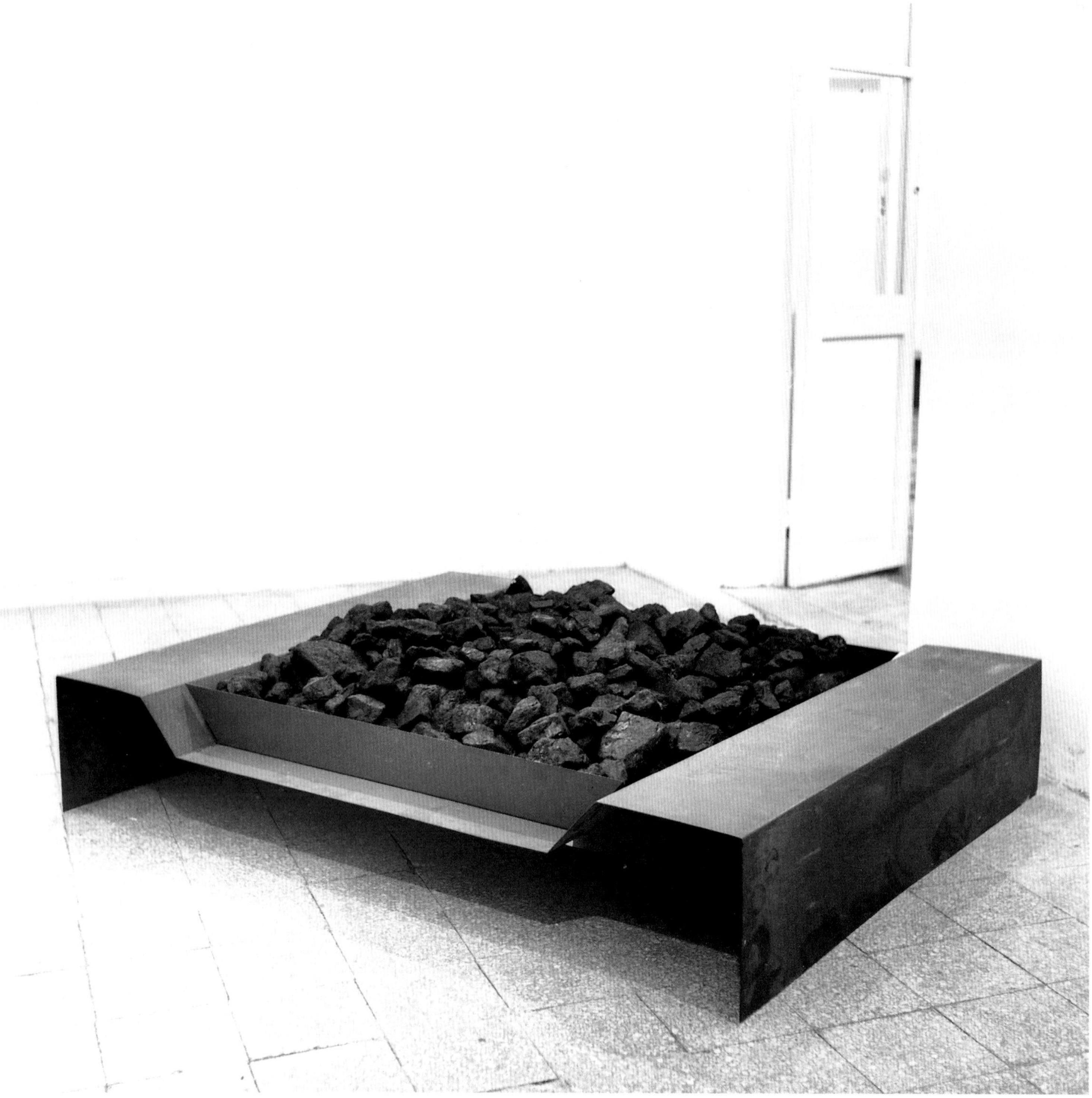

300 JANNIS KOUNELLIS, *Senza titolo*, 1967
Eisenkonstruktion mit Kohle, 28 x 155 x 125 cm
Besitz des Künstlers

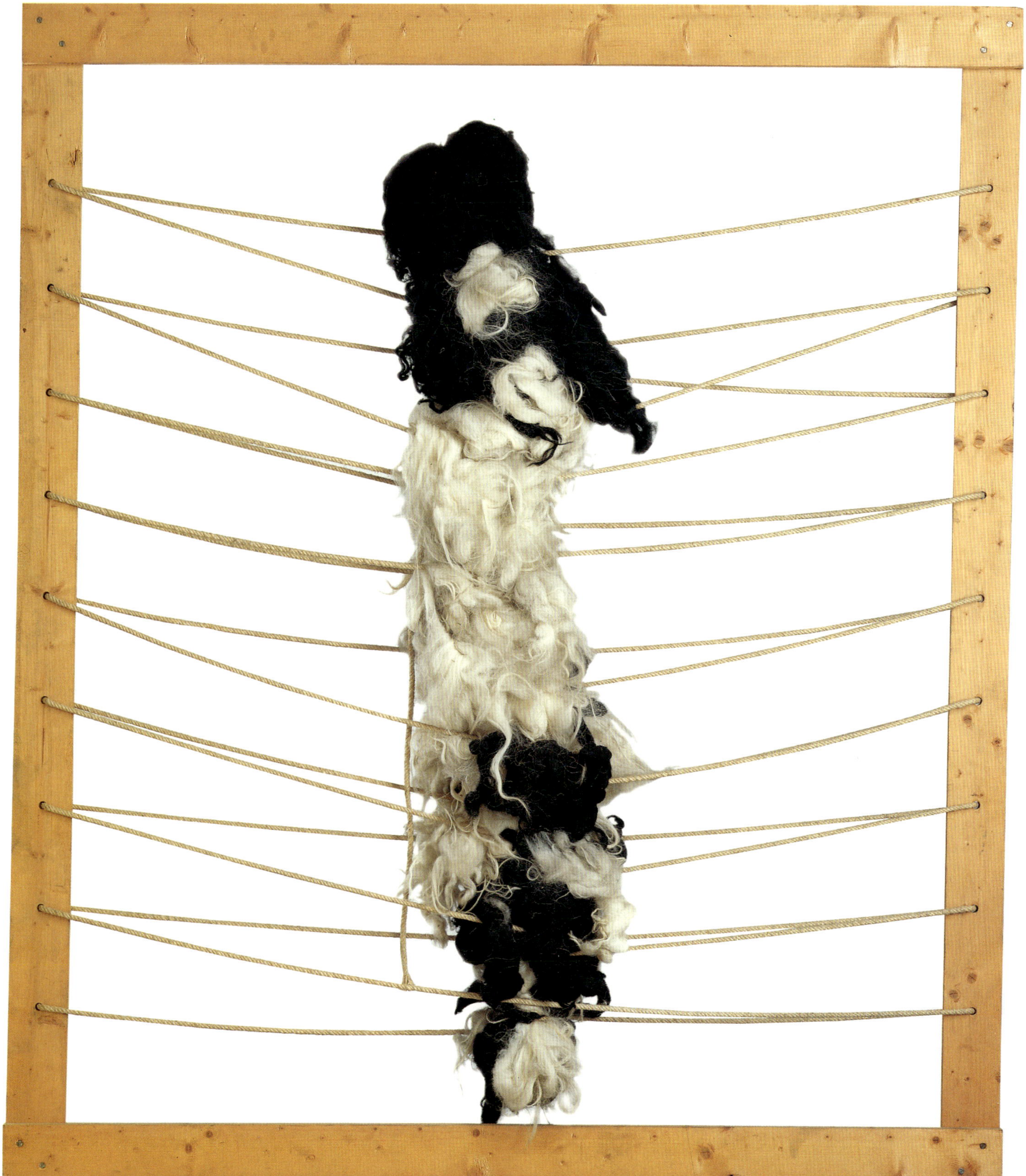

301 JANNIS KOUNELLIS, *Senza titolo*, 1968
Schwarze und weiße Wolle, Holzrahmen, 250 x 200 cm
Galerie Karsten Greve, Köln, Paris, Mailand

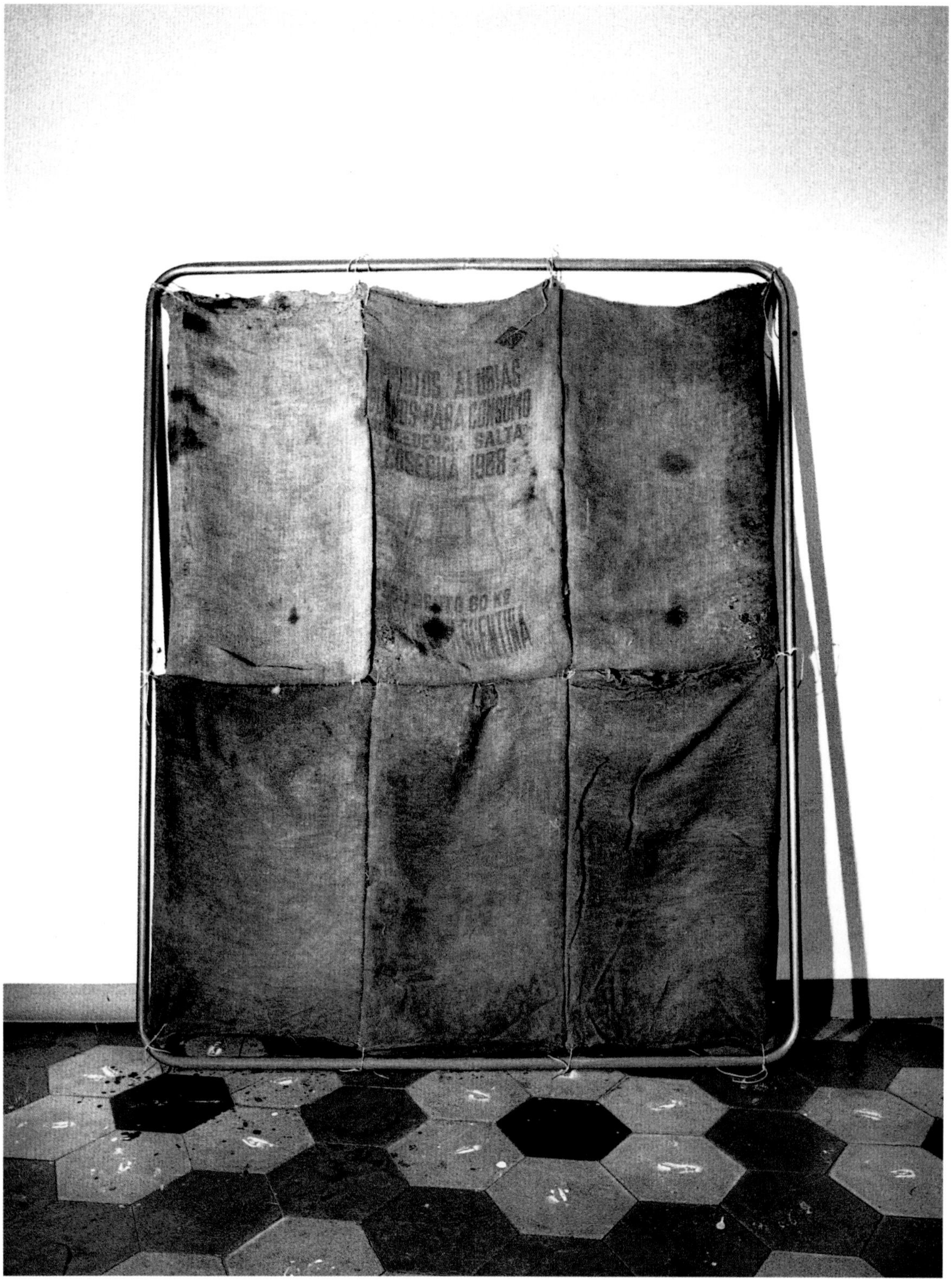

302 JANNIS KOUNELLIS, *Senza titolo*, 1969
Eisenkonstruktion und Sack, 190 x 170 cm
Besitz des Künstlers

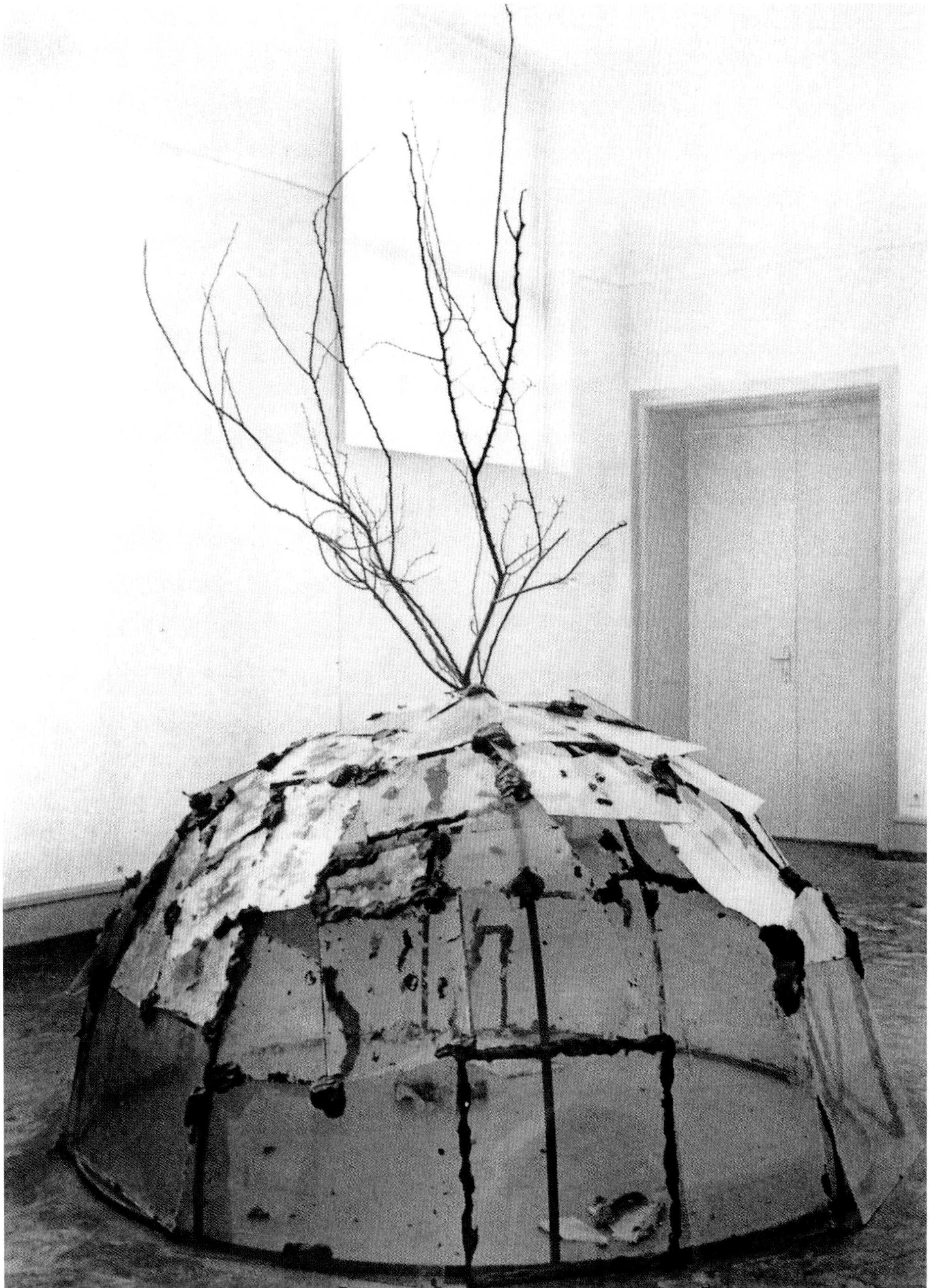

303 MARIO MERZ, *Igloo con albero* / Iglu mit Baum, 1969
Metallröhren, Glas, Gips und Zweig, 150 x 250 cm; mit Zweig 320 cm
Courtesy Galleria Christian Stein

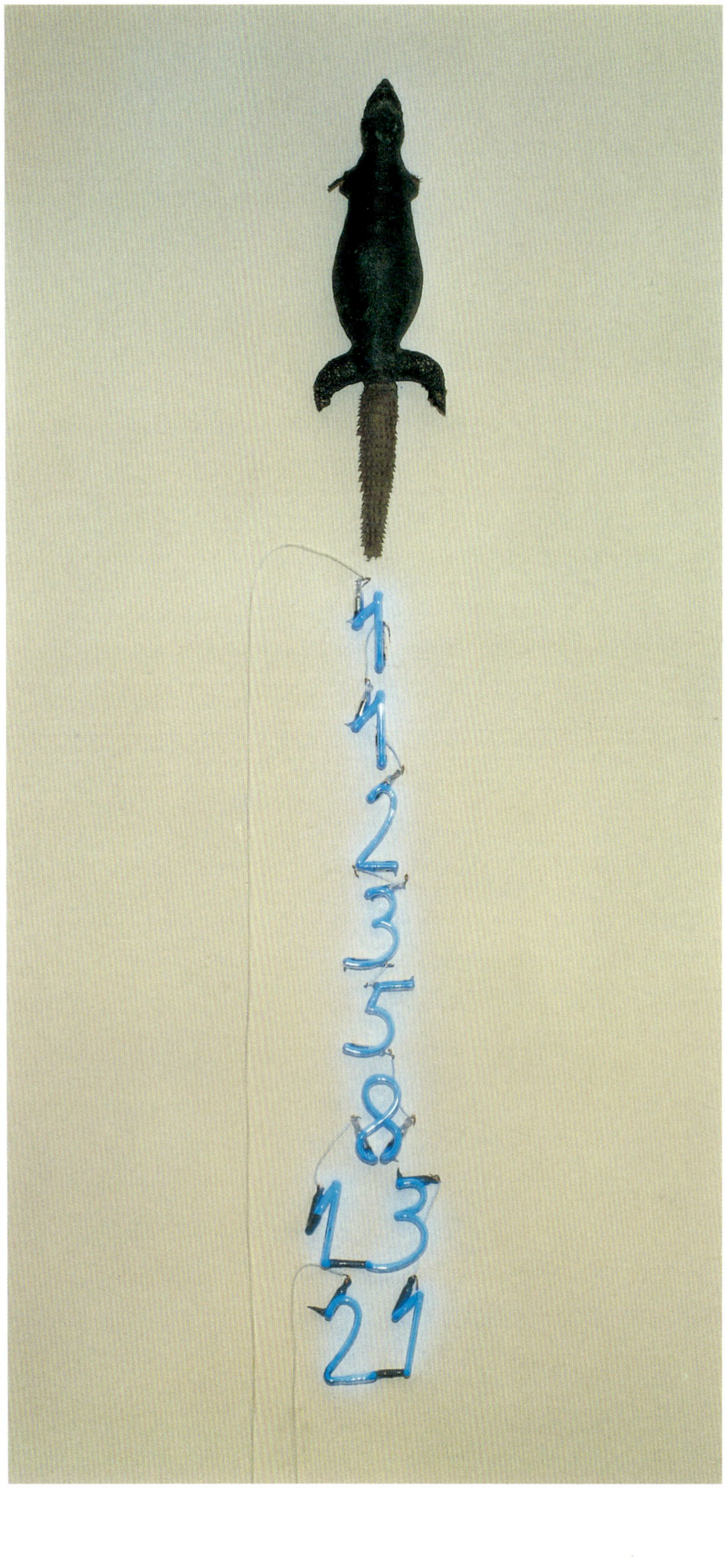

304 MARIO MERZ, *guana*, 1971
Ausgestopfter Iguana, Neonröhren,
Transformator, 220 x 16 x 10 cm
Privatsammlung

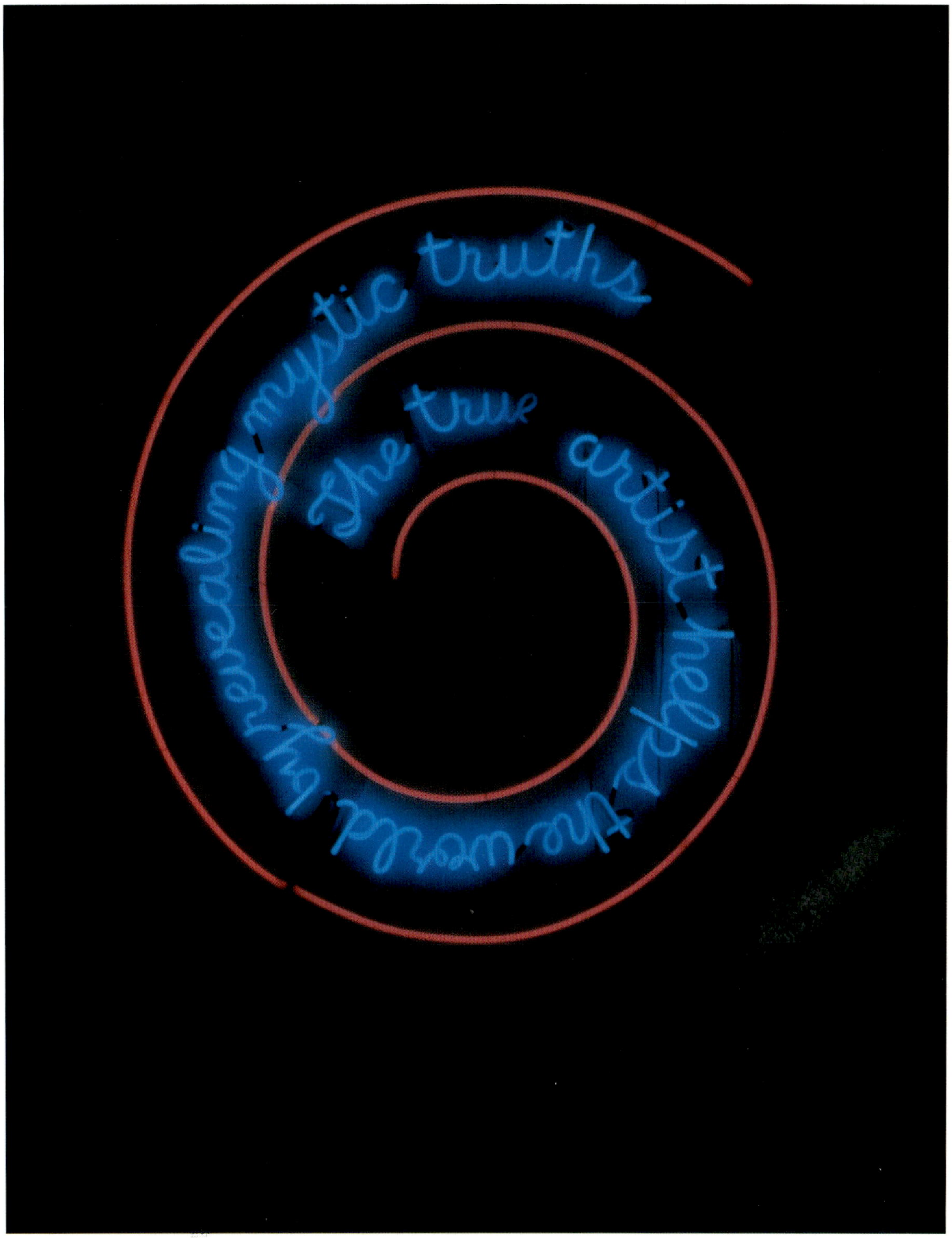

305 BRUCE NAUMAN, *The True Artist Helps the World by Revealing Mystic Truths (Window or Wall Sign)* /
Der wahre Künstler hilft der Welt mystische Wahrheiten aufzuzeigen (Fenster- oder Wand-Zeichen), 1967
Neonröhren, 150 x 140 x 5 cm; Privatsammlung, Courtesy Leo Castelli Gallery

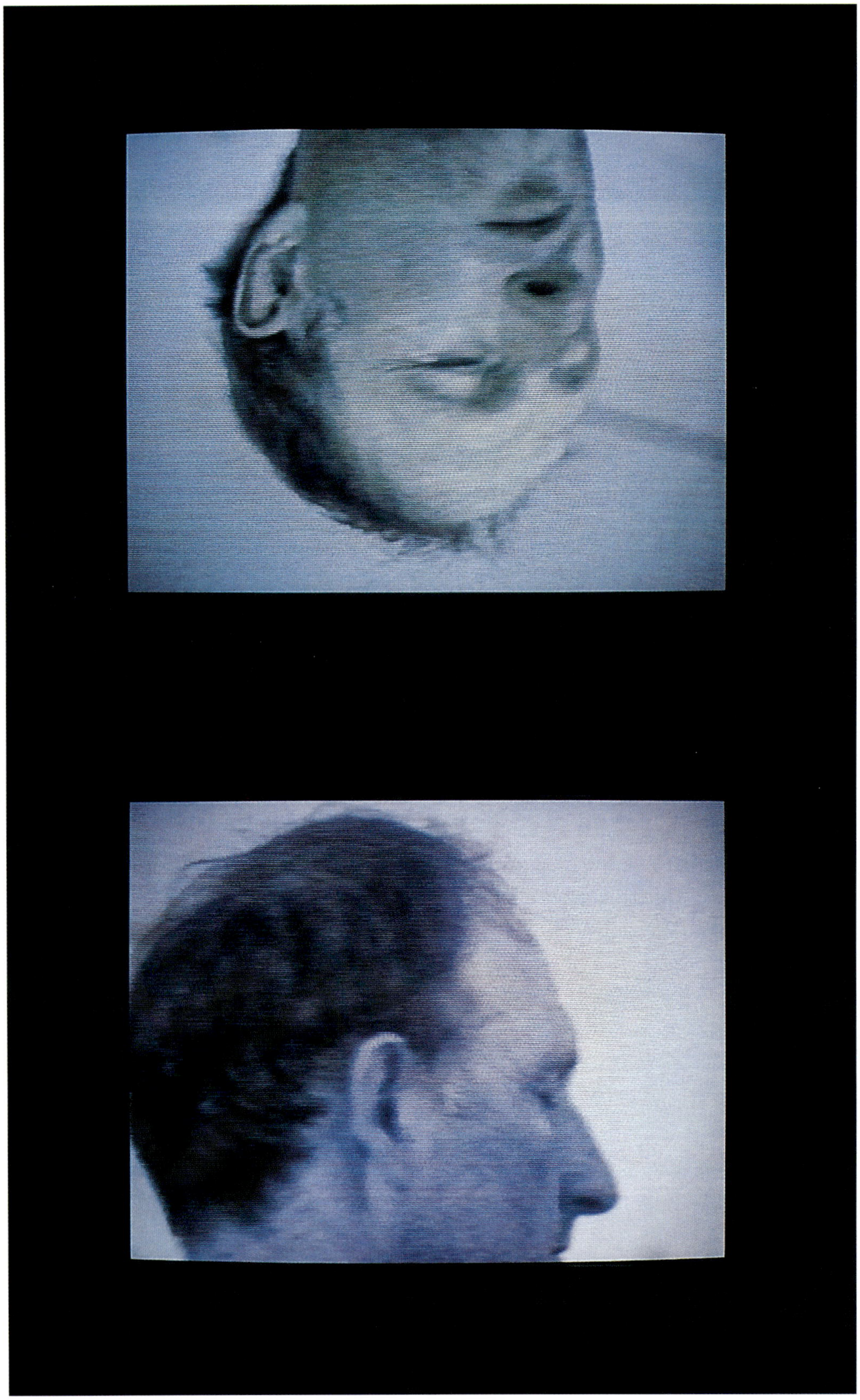

306 BRUCE NAUMAN, *Raw Material with Continuous Shift – MMMM* /
Rohmaterial mit fortlaufenden Wechsel – MMMM, 1991
Videoinstallation, Größe variabel
Sammlung Froehlich, Stuttgart

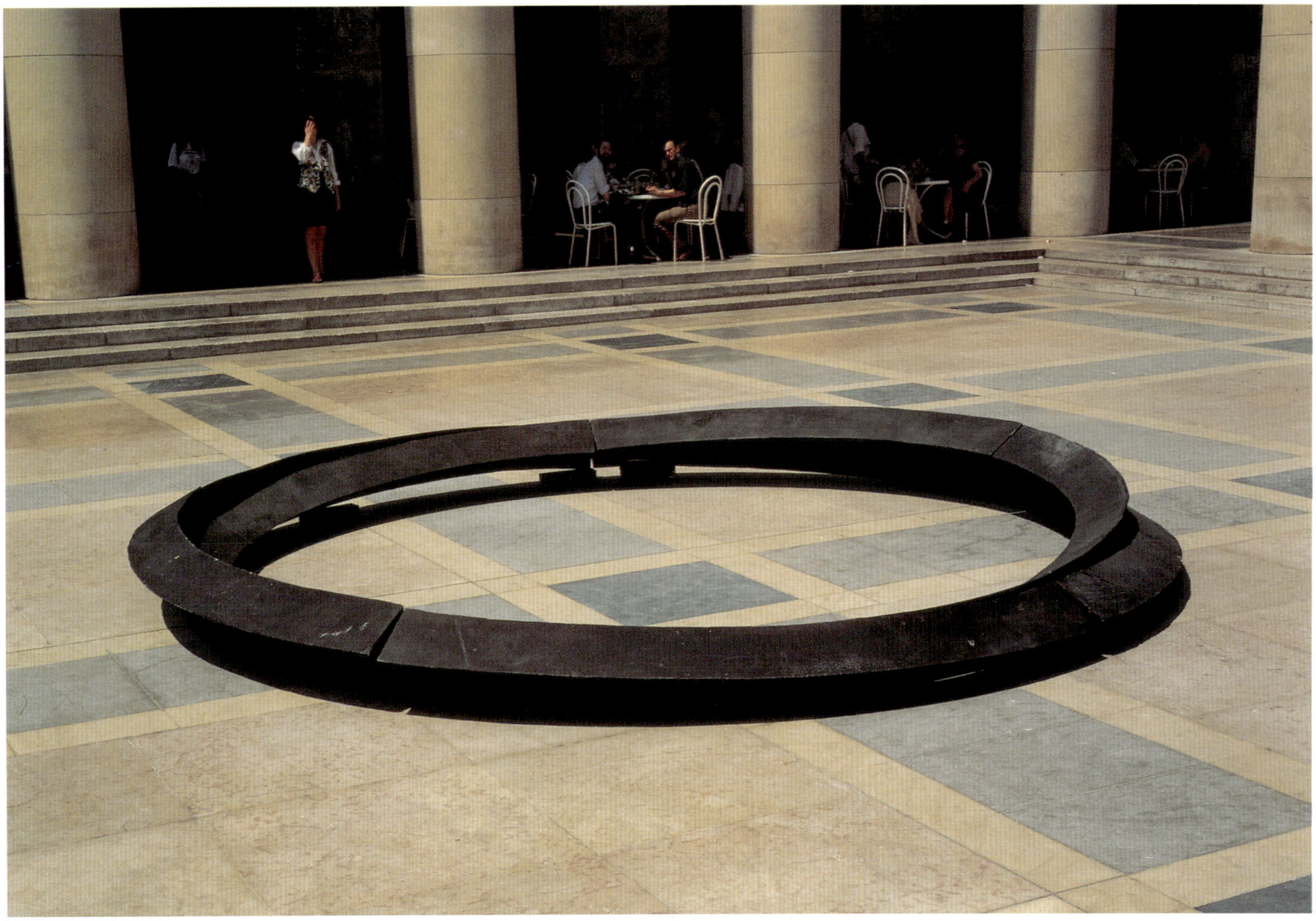

307 BRUCE NAUMAN, *Smoke Rings: 2 Concentric Tunnels Skewed, Non-Communicating /*
Rauchringe: 2 konzentrische Tunnel, schief, ohne Verbindung, 1980
Aluminiumguß, Höhe 53 cm, Durchmesser 4,62 m
The Berardo Collection, Sintra Museum of Modern Art

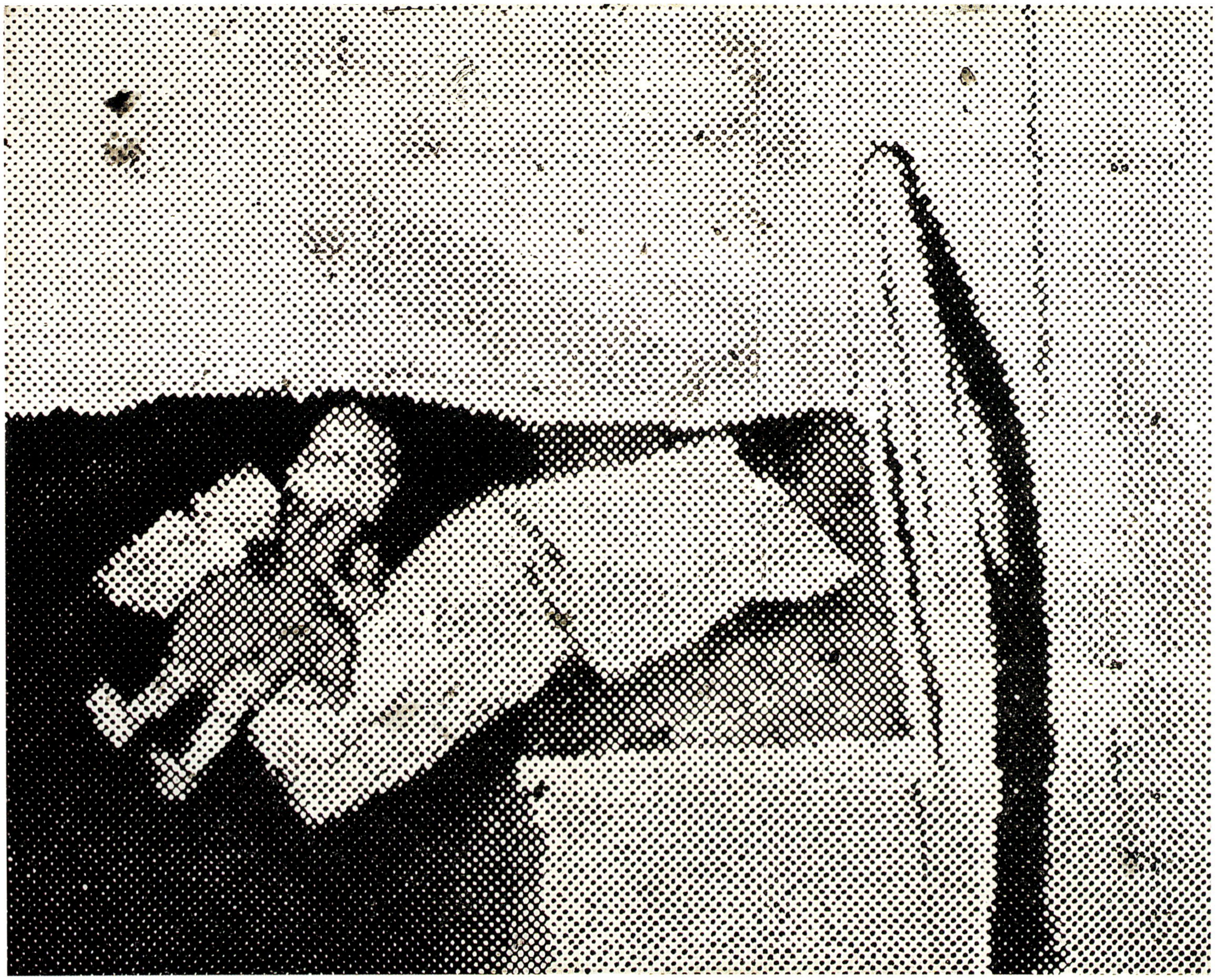

308 SIGMAR POLKE, *Puppe*, 1965
Dispersionsfarbe auf Leinwand, 125 x 160 cm
Privatsammlung

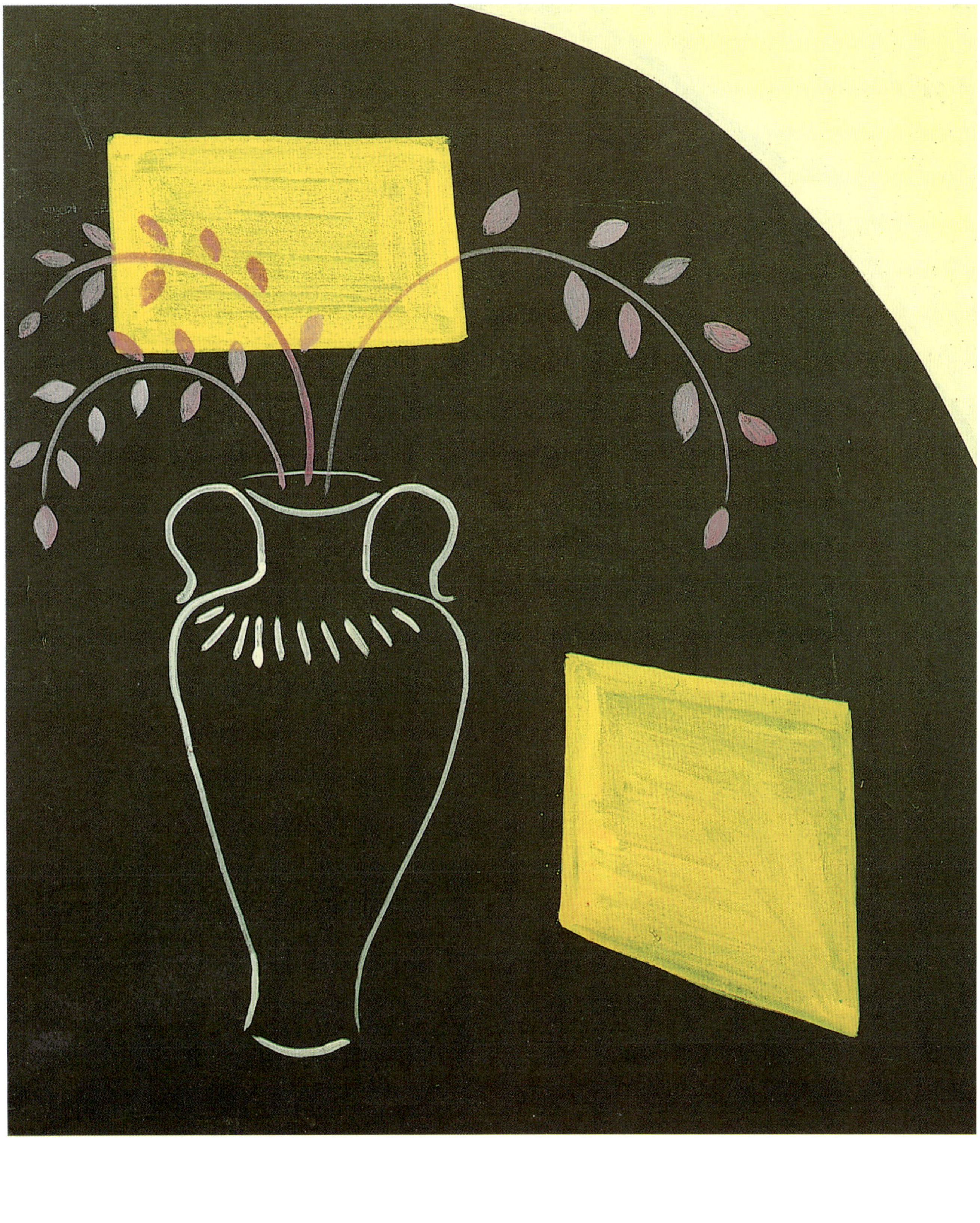

309 SIGMAR POLKE, *Vase I*, 1965
Acryl auf Leinwand, 100 x 90 cm
Sammlung Garnatz

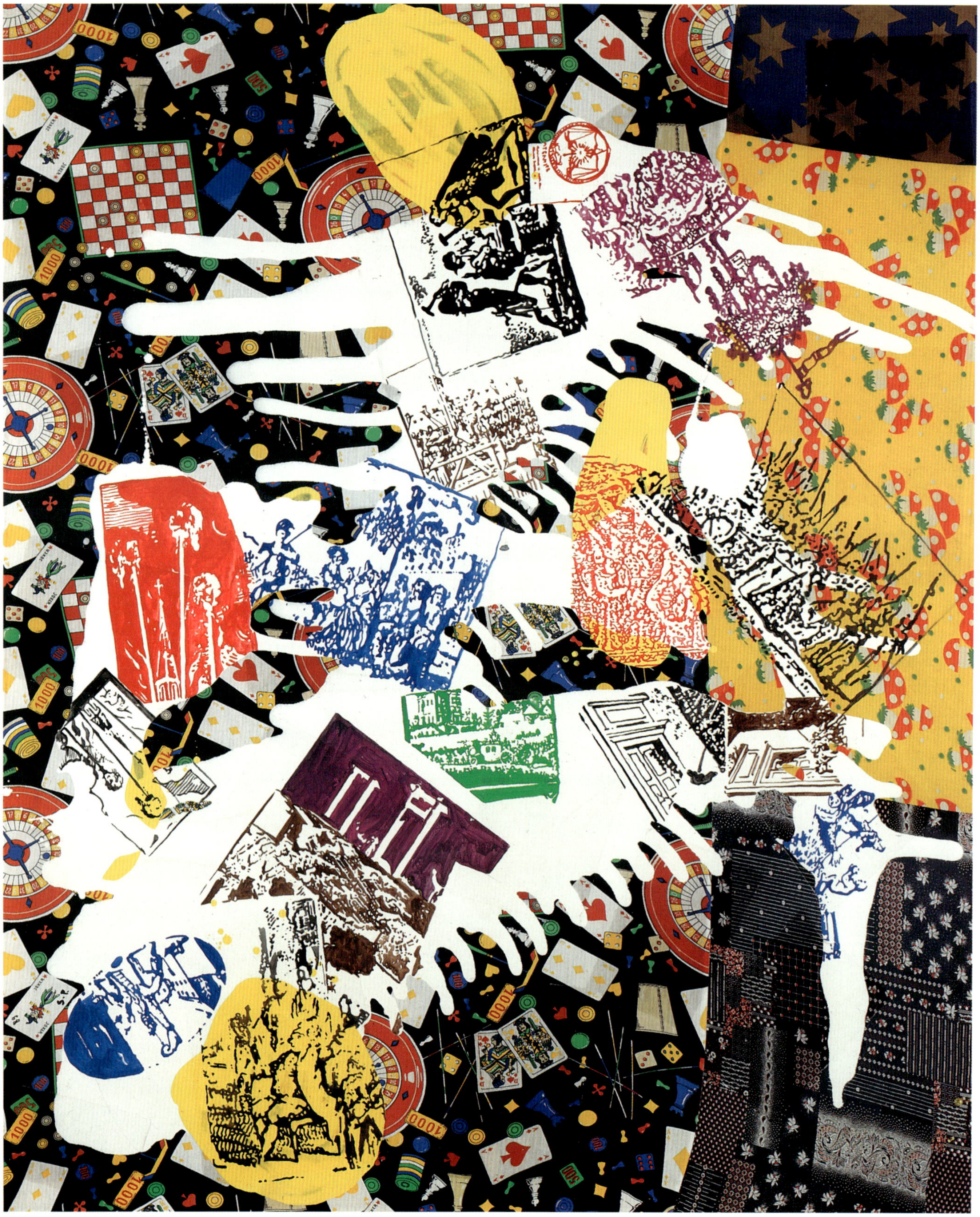

310 SIGMAR POLKE, *Monopoly*, 1989
Verschiedene Materialien auf Stoff, 180 x 150 cm
Didier Guichard, Courtesy Galerie Chantal Crousel

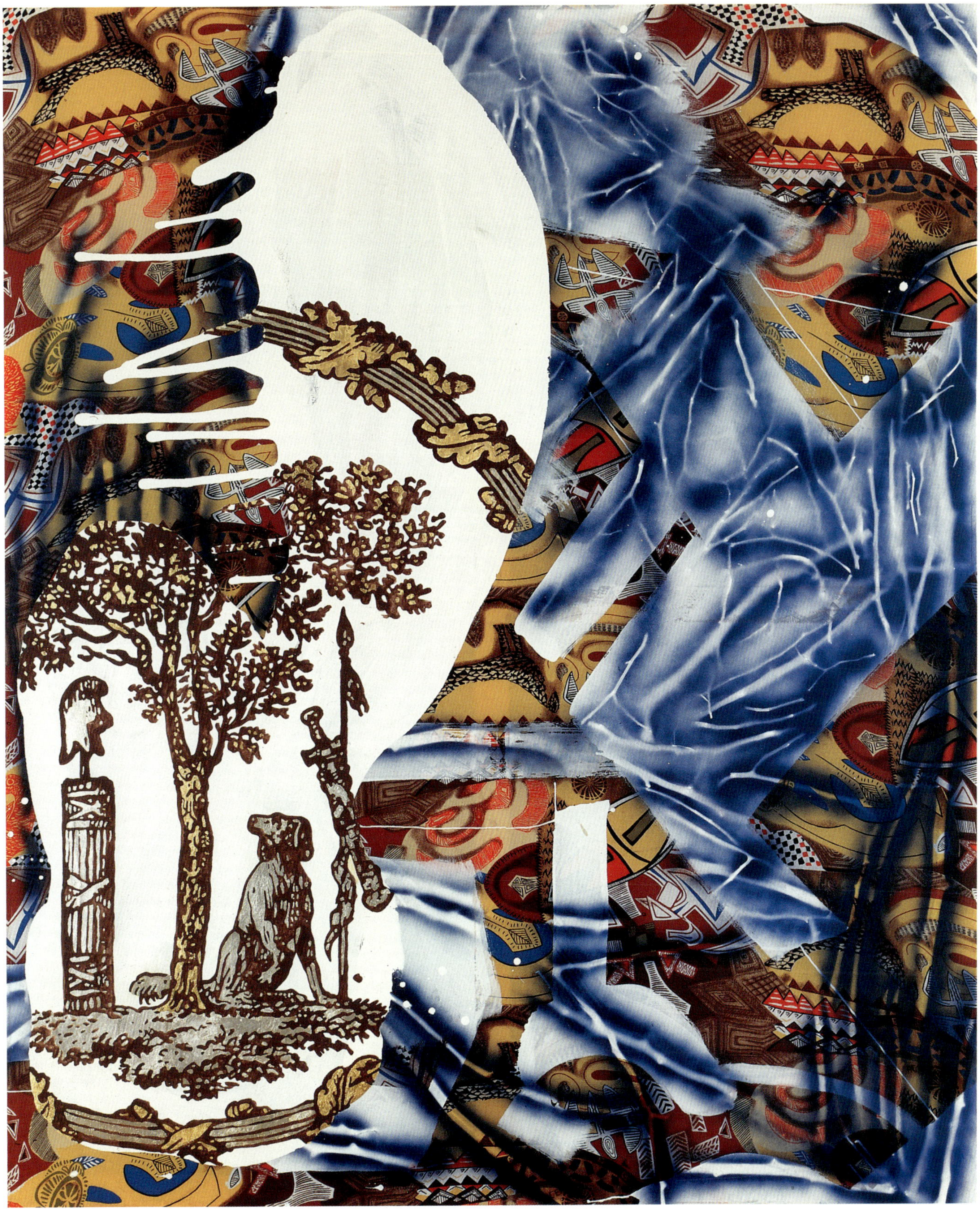

311 SIGMAR POLKE, *Forêt Nationale*, 1989
Verschiedene Materialien auf Stoff, 180 x 150 cm
Sammlung Labeyrie

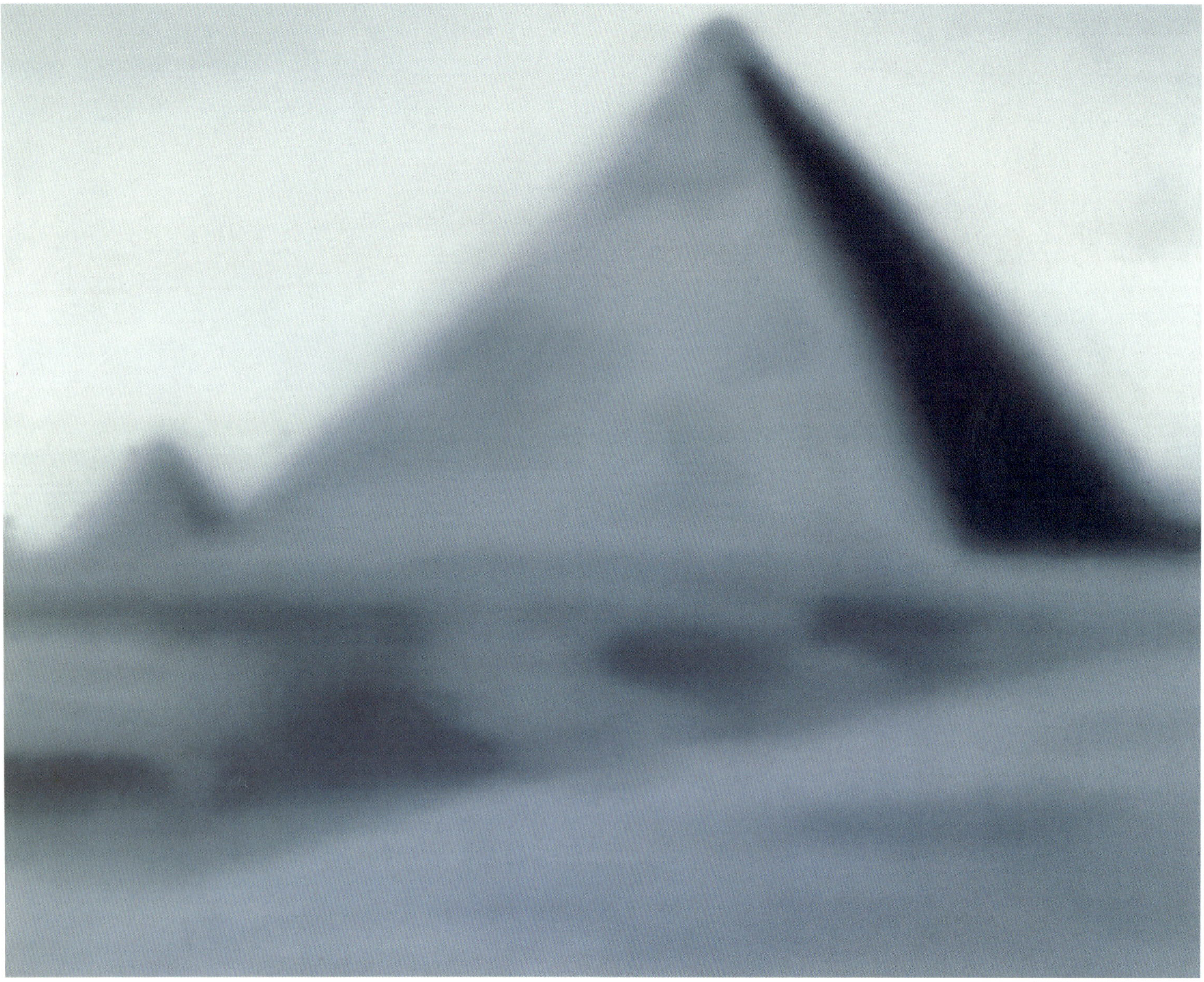

312 GERHARD RICHTER, *Große Pyramide*, 1966
Öl auf Leinwand, 190 x 240 cm
Museum van Hedendaagse Kunst, Gent

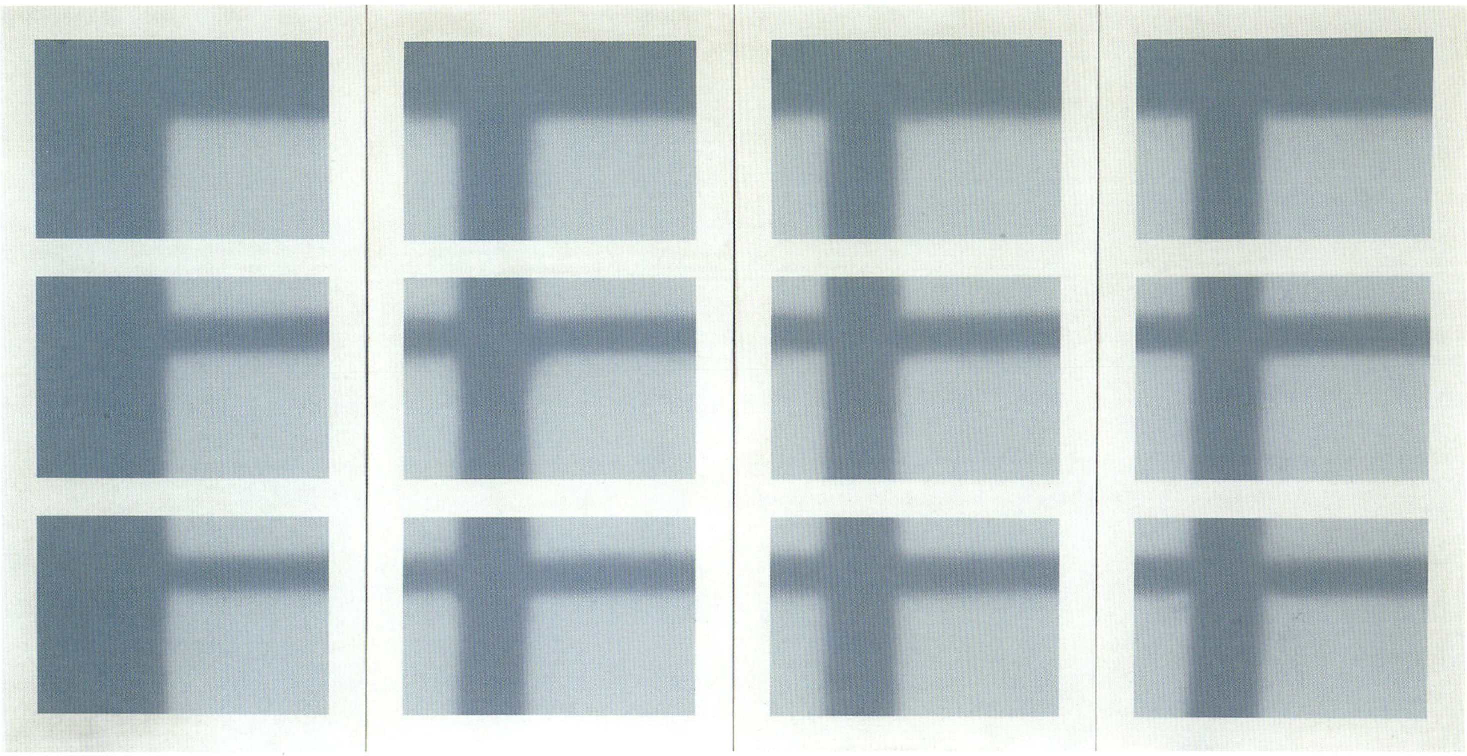

313 GERHARD RICHTER, *Schattenbild 4 >Fenster<, vierteilig*, 1968
Öl auf Leinwand, 200 x 400 cm
Privatsammlung

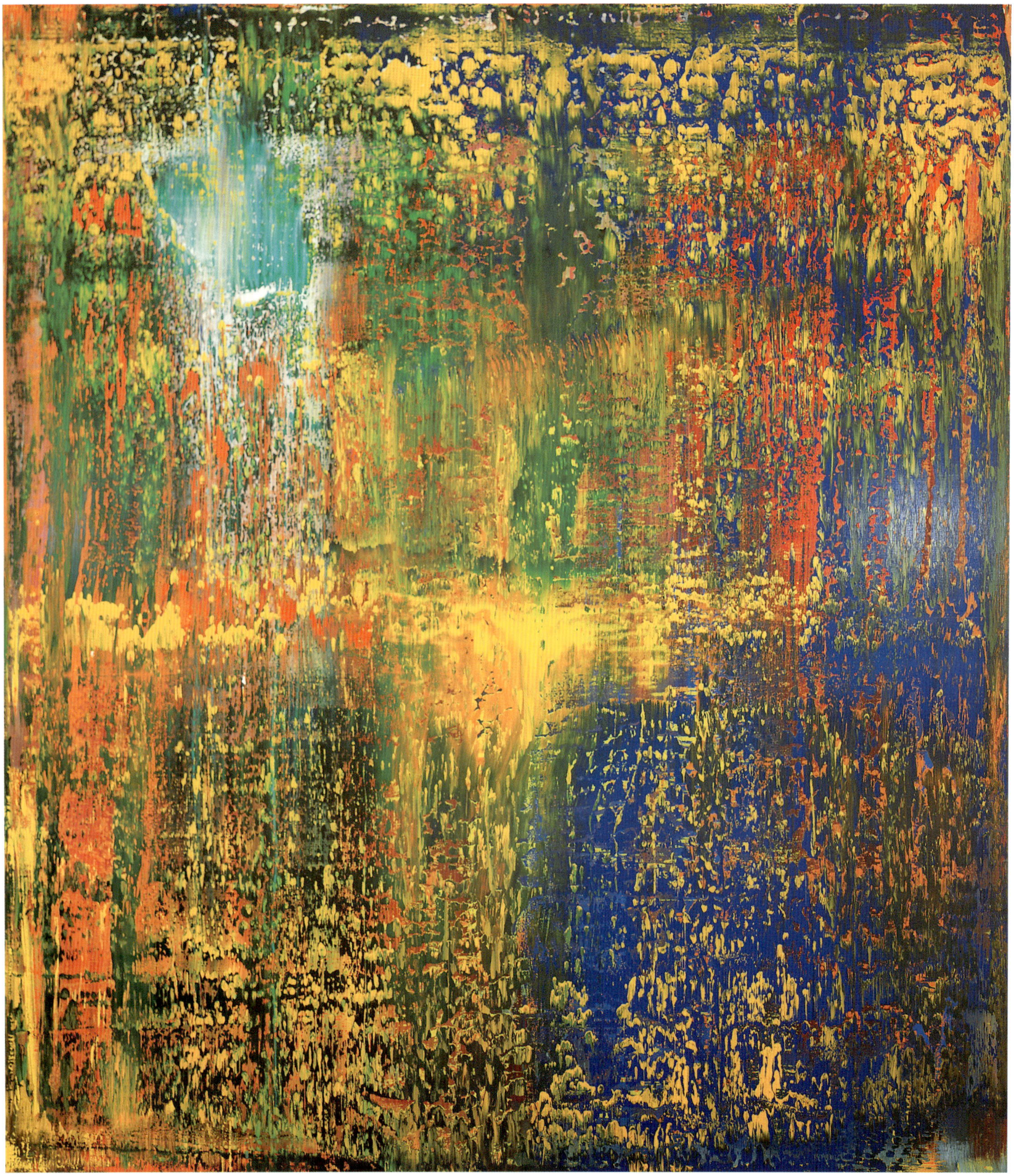

314 GERHARD RICHTER, *Abstraktes Bild*, 1987
Öl auf Leinwand, 225 x 200 cm
Privatsammlung, Belgien

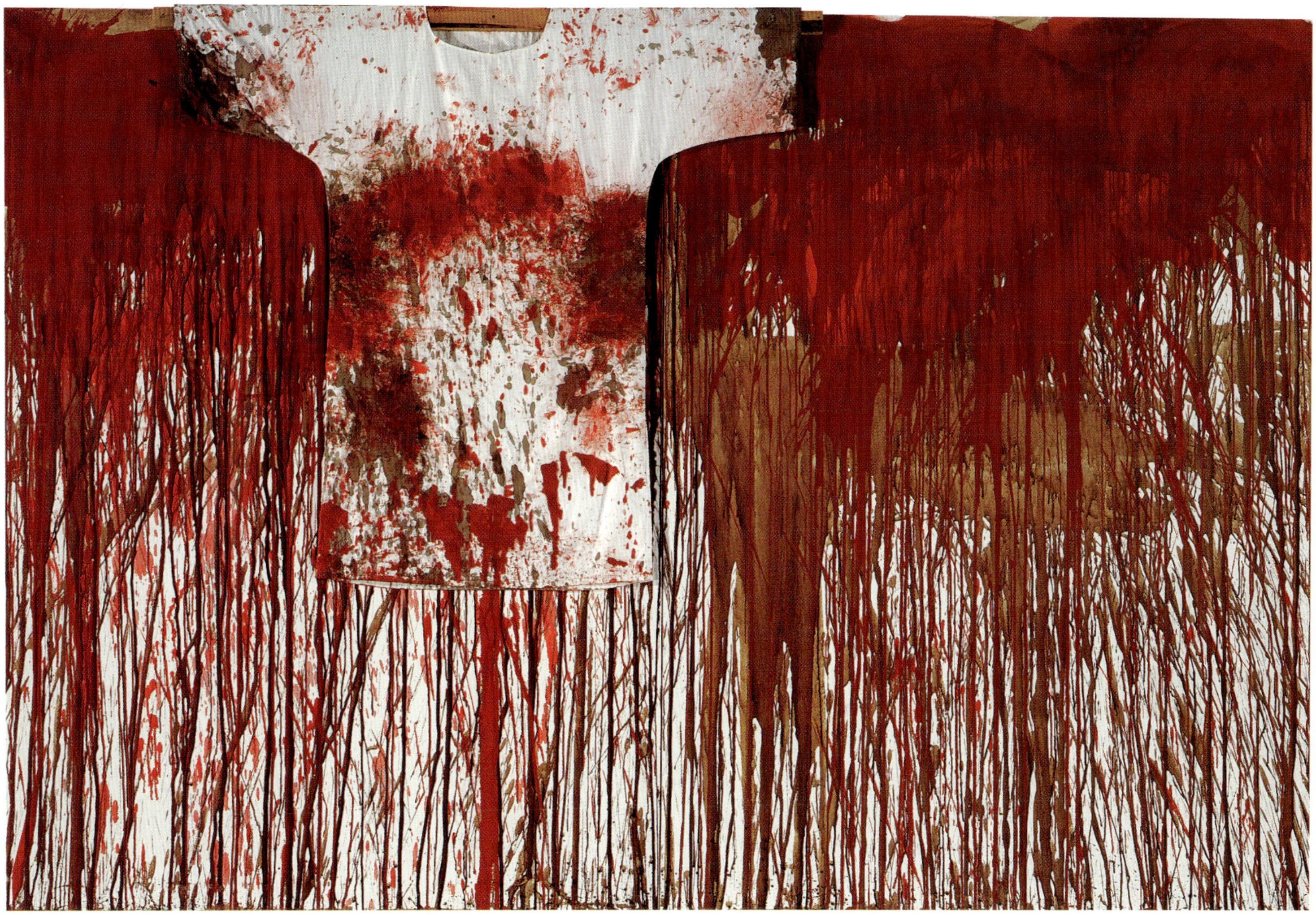

315 HERMANN NITSCH, *Großes Bild mit Malhemd*, 1988
Acryl, Blut auf Leinwand, 200 x 300 cm
Sammlung Essl, Klosterneuburg

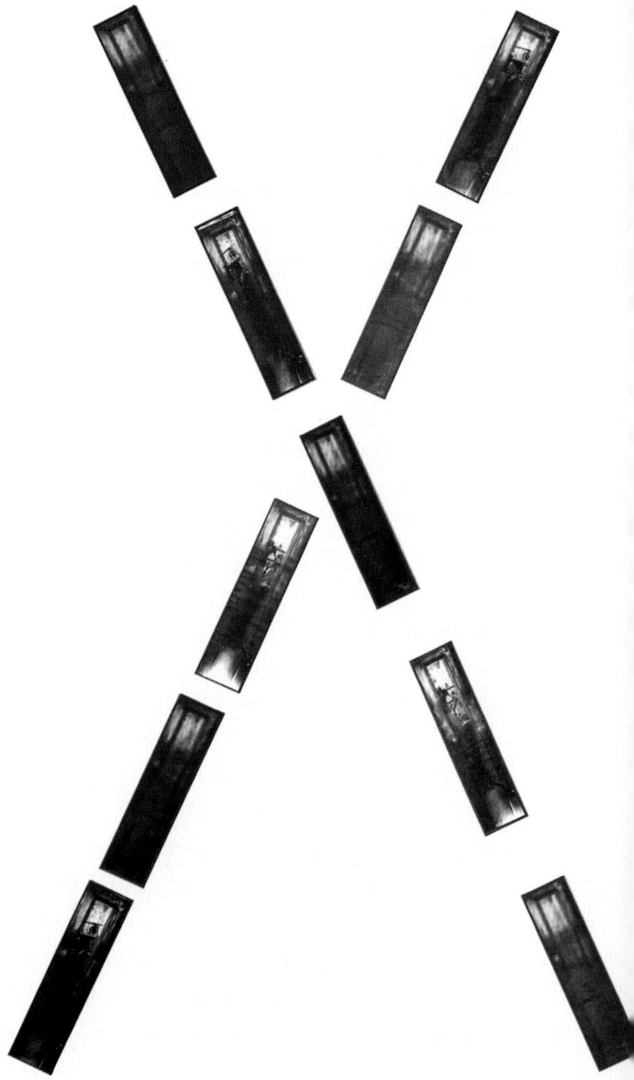

316 GILBERT & GEORGE,
The Secret Drinker / Der heimliche Trinker, 1973
Photographien auf Karton unter Glas,
287 x 648 cm
Privatsammlung, Courtesy Massimo Martino S.A., Mendrisio

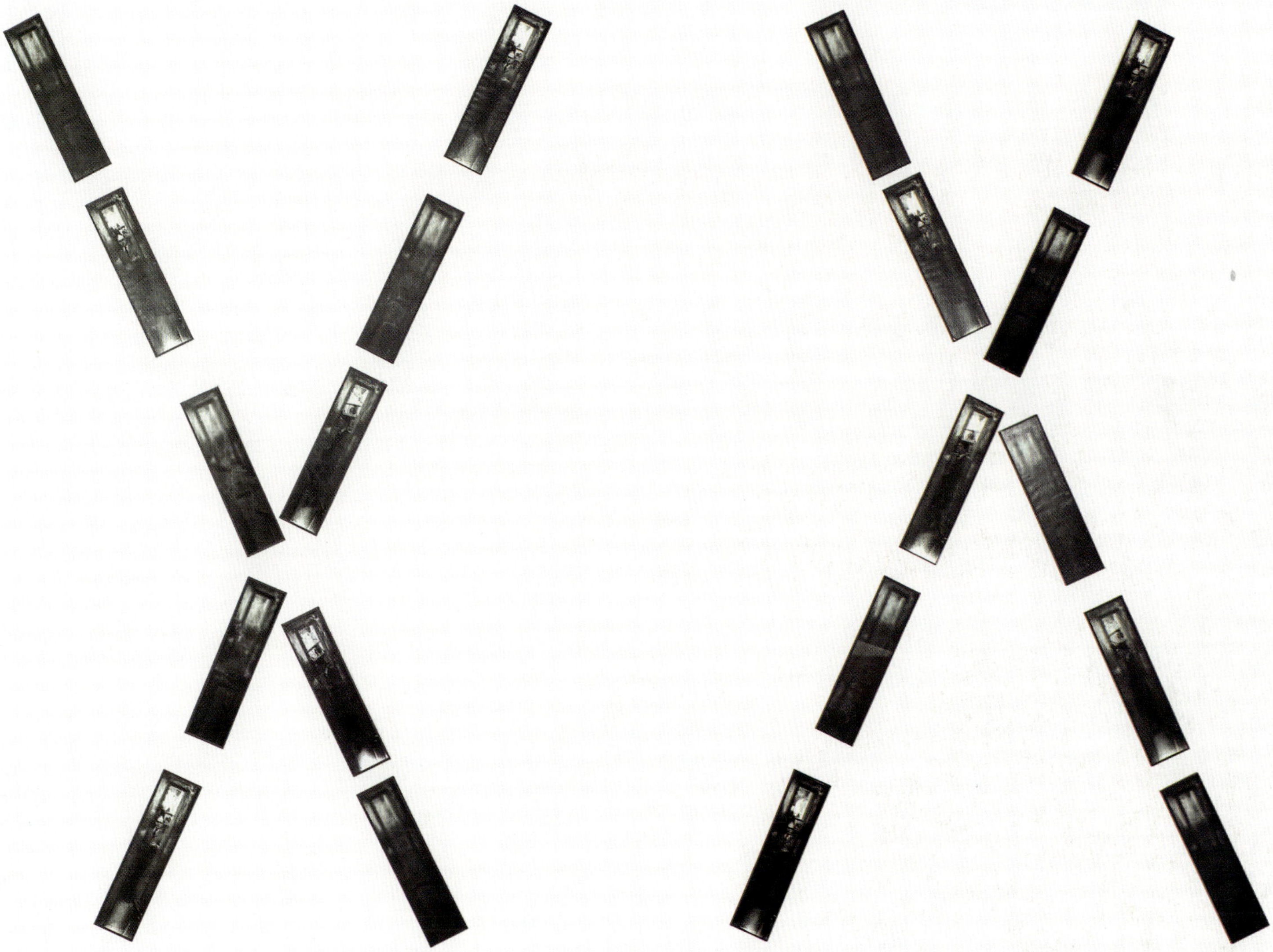

TO THE SEA
ON THE SEA
FROM THE SEA

317–319 LAWRENCE WEINER, *#157*; *#158*; *#159*, 1970
Sprache und die Materialien, auf die sie sich bezieht, Größe variabel
Solomon R. Guggenheim Museum, New York; The Panza Collection

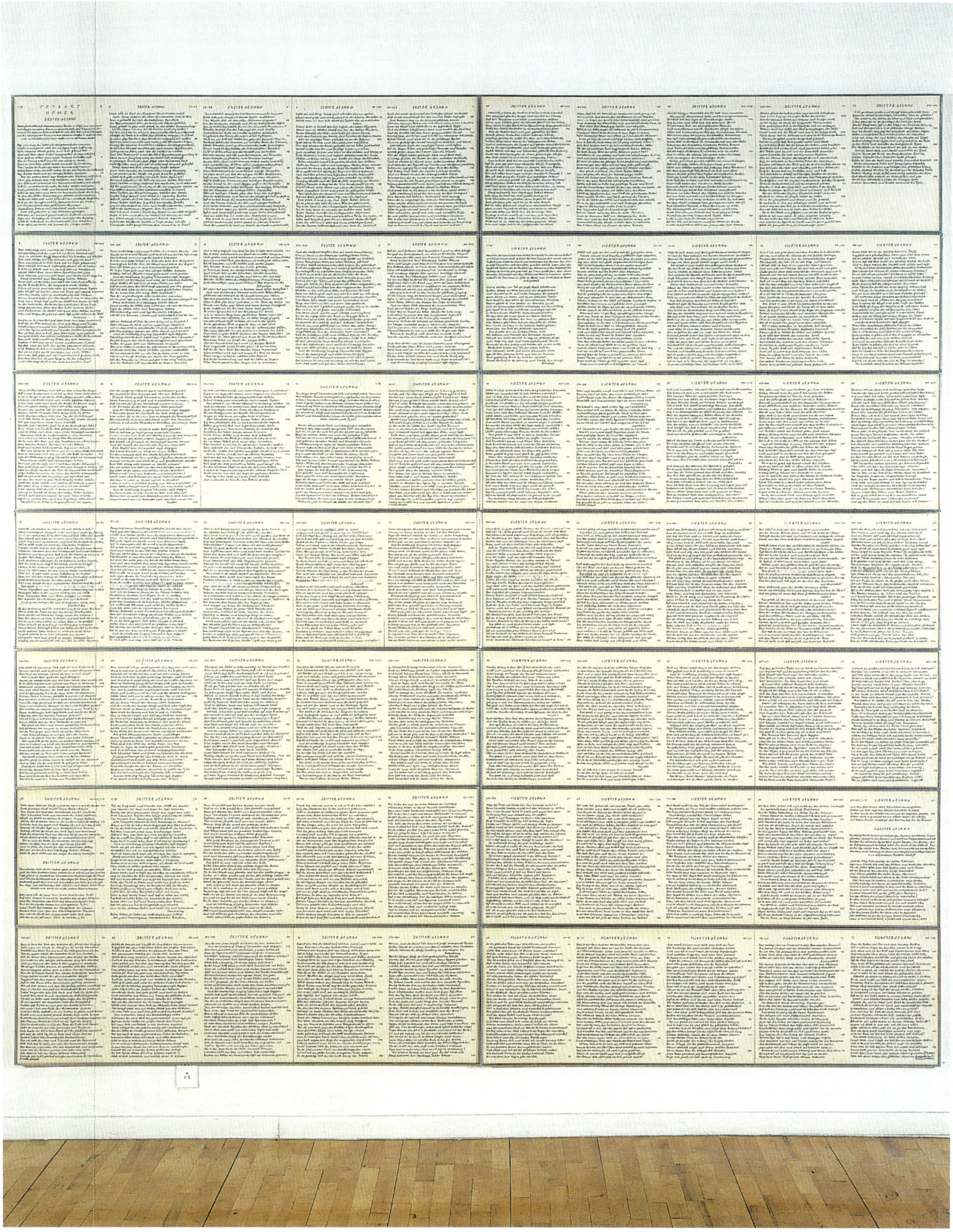

320 HANNE DARBOVEN, *Homer, Odyssee, 1.-5. Gesang*, 1971
Tinte auf Papier, 70 Blätter, je 42 x 29,5 cm
Courtesy Busche Galerie

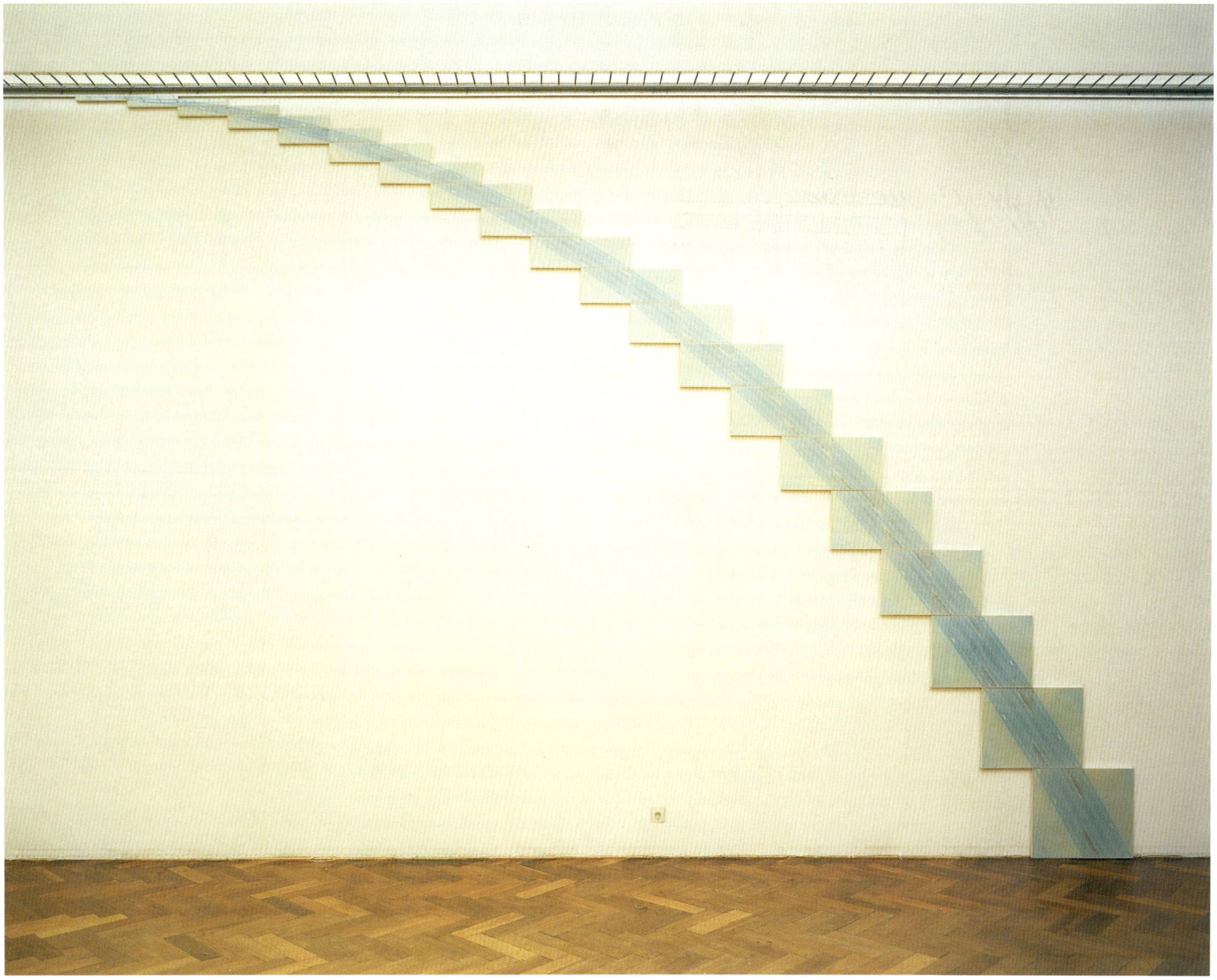

321 JAN DIBBETS, *Comet sea 3° – 60°* / Komet Meer 3° – 60°, 1973
Photographisches Papier auf Faserplatte hinter Perspex, 440 x 600 cm
Stedelijk Museum, Amsterdam

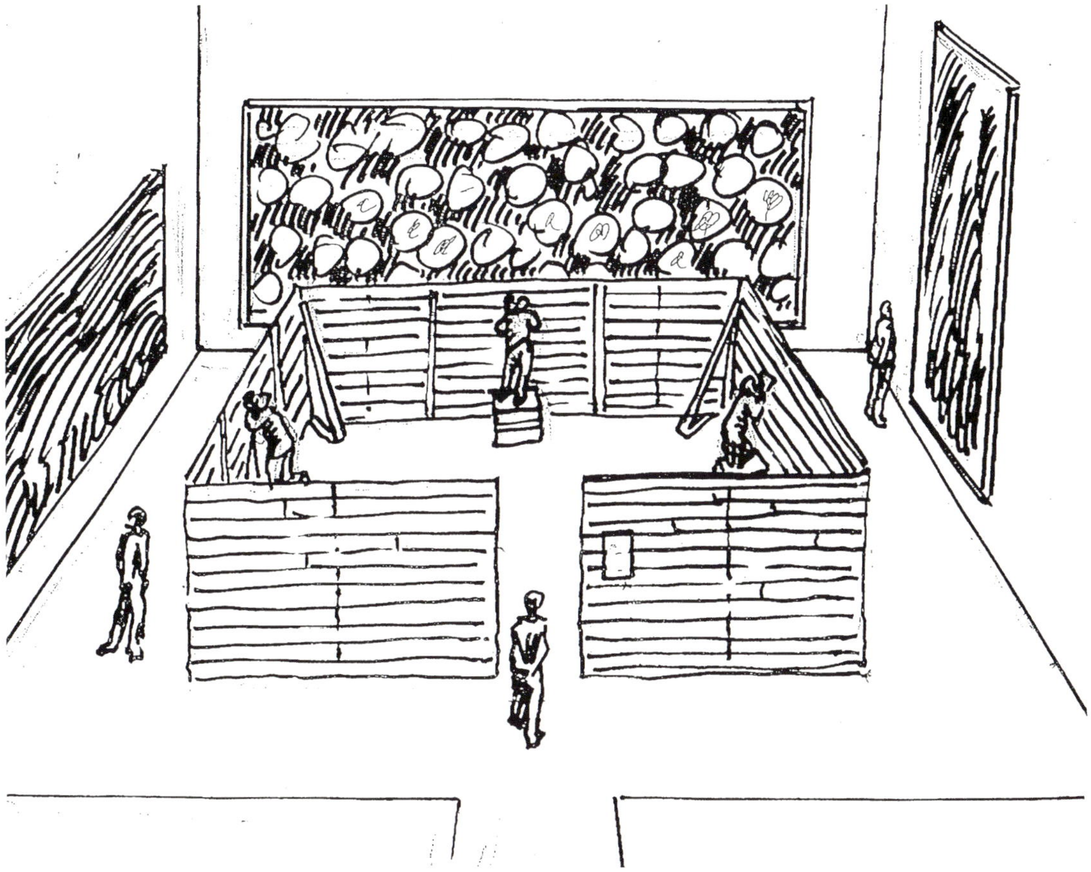

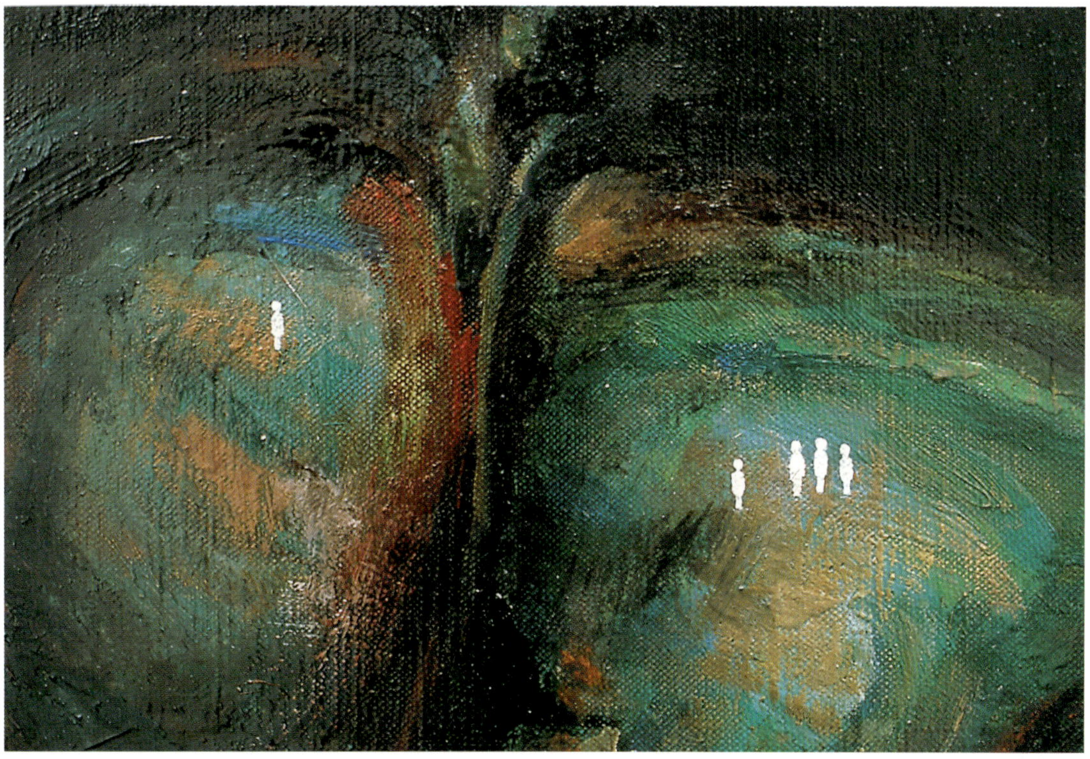

322 ILYA KABAKOV, *Three Nights* / Drei Nächte, 1990
Installation: 3 Gemälde, Leinwand, Öl, verschiedene Materialien, Größe variabel;
Nacht 1: 368 x 226 cm, Nacht 2: 224 x 590 cm, Nacht 3 : 320 x 868 cm
Sammlung Ilya and Emilia Kabakov

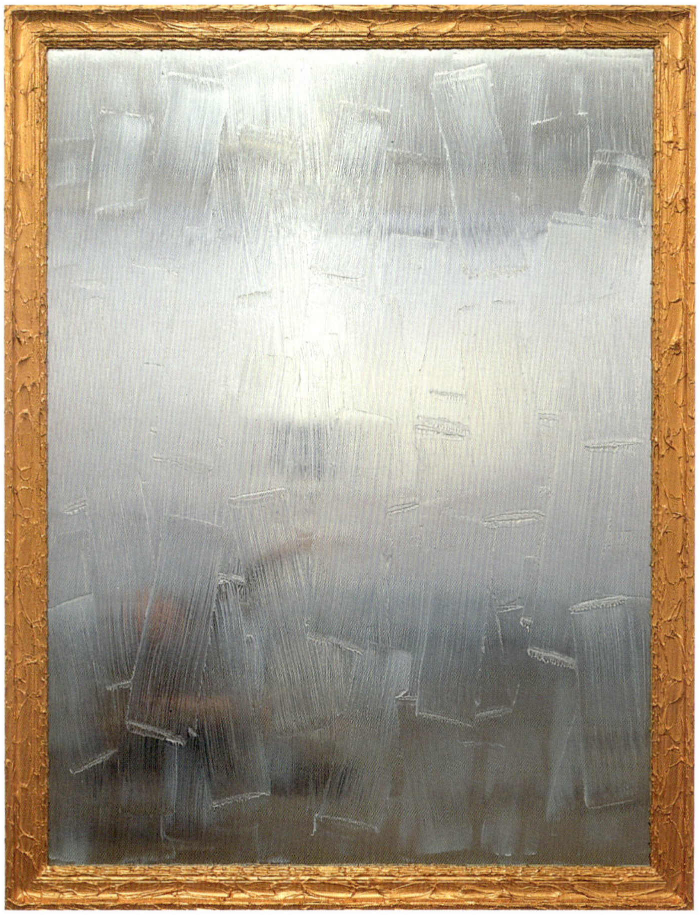

323 BERTRAND LAVIER,
Peinture / Malerei, 1984
Acryl auf Spiegel und Rahmen,
163,5 x 128,5 cm
Sammlung Martine
und Didier Guichard

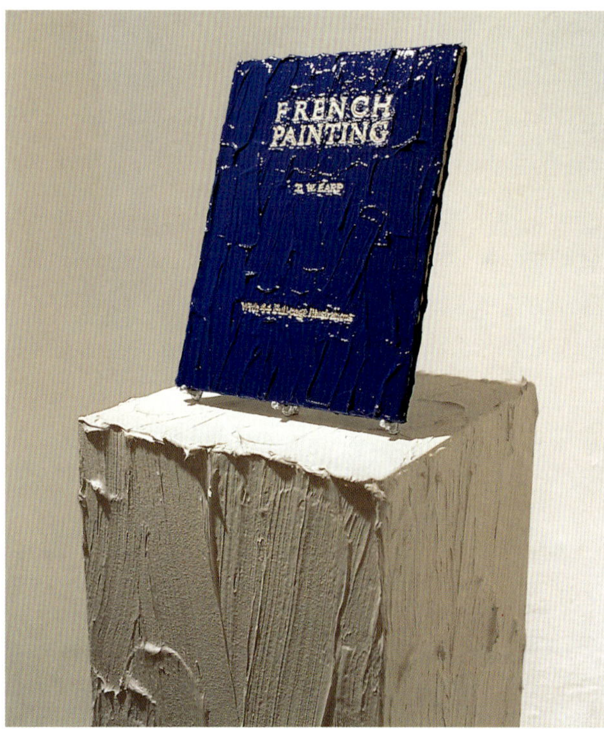

324 BERTRAND LAVIER,
French Painting /
Französische Malerei, 1984
Acryl auf Sockel und Buch,
Höhe 131 cm;
Sockel 25 x 30 cm
Sammlung F. und JPH. Billarant

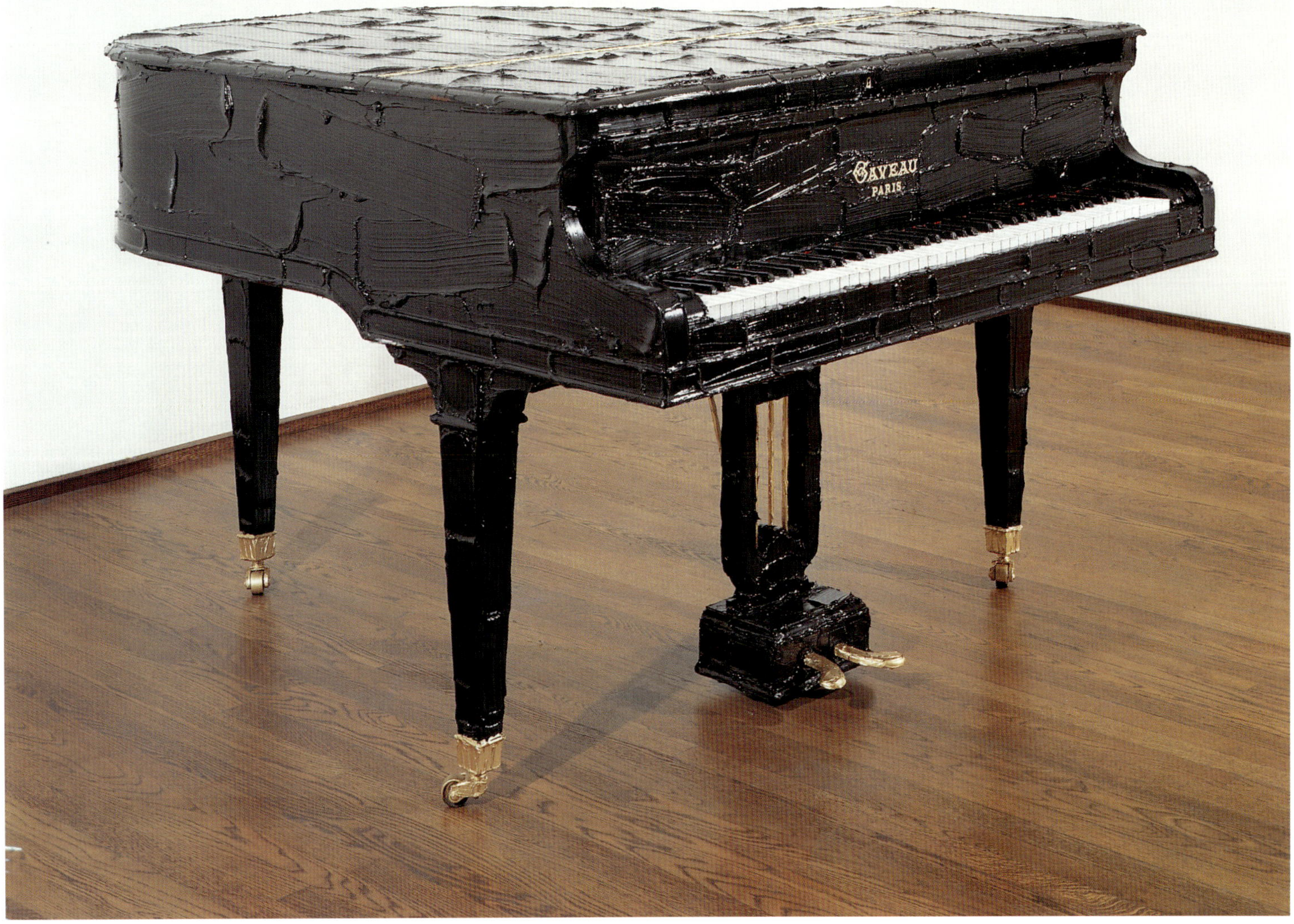

325 BERTRAND LAVIER, *Gaveau*, 1991
Acryl auf Piano, 100 x 144 x 150 cm
Privatsammlung, Turin; Courtesy Galleria Christian Stein

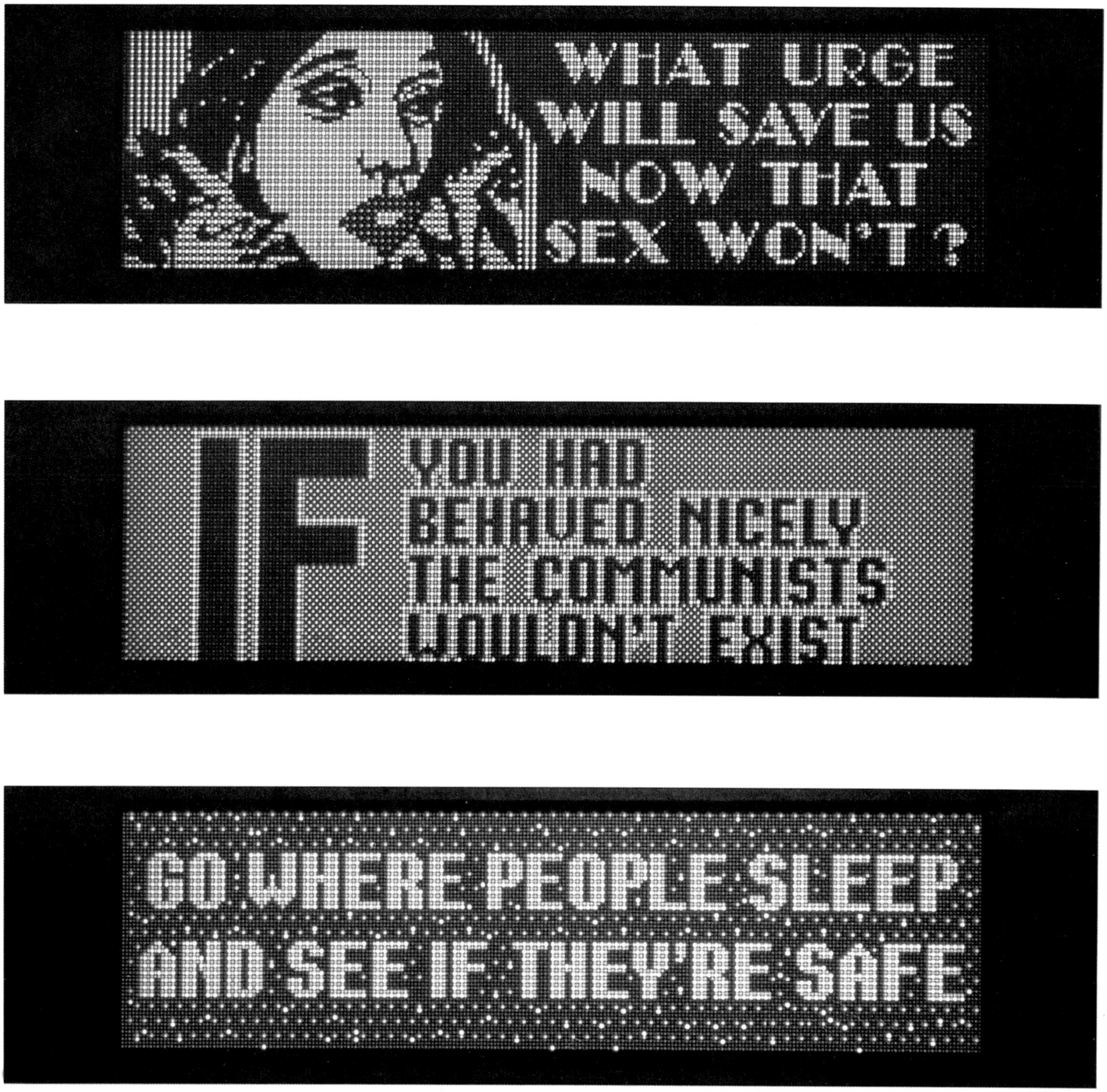

326 JENNY HOLZER, *Survival* / Überleben 1983–1985
LED-signs, Größen variabel
Courtesy Jenny Holzer und Barbara Gladstone Gallery, New York

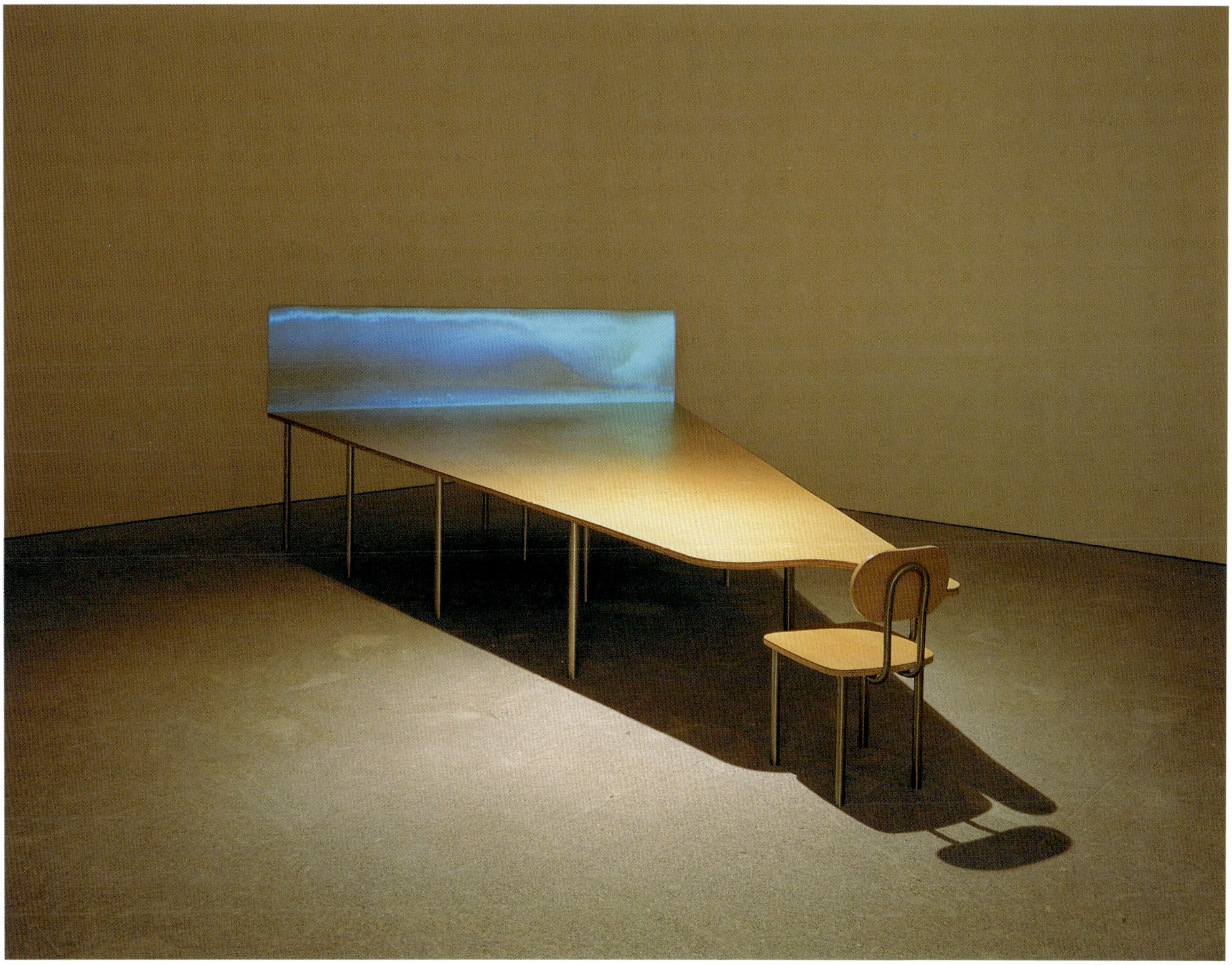

327 GARY HILL, *Learning Curve* / Lernkurve, 1993
Videoinstallation, 135 x 320 x 535 cm
Donald Young Gallery, Seattle

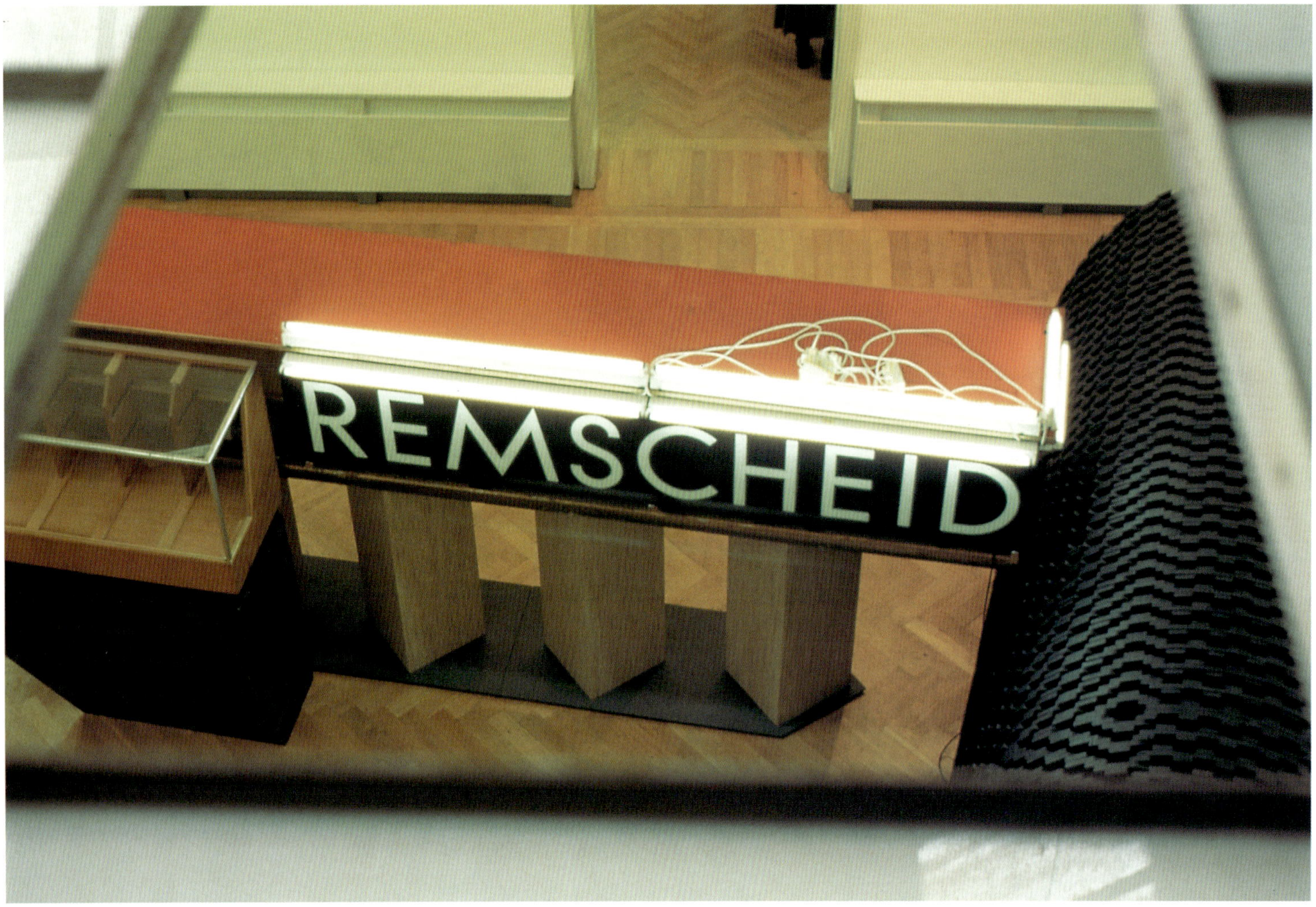

328 REINHARD MUCHA, *Der Bau*, 1980–1984
Verschiedene Materialien, Teil A: 194 x 180 x 59, Teil B: 202 x 470 x 77,
Teil C: 195 x 190 x 700 cm
Sammlung Gräßlin, St. Georgen

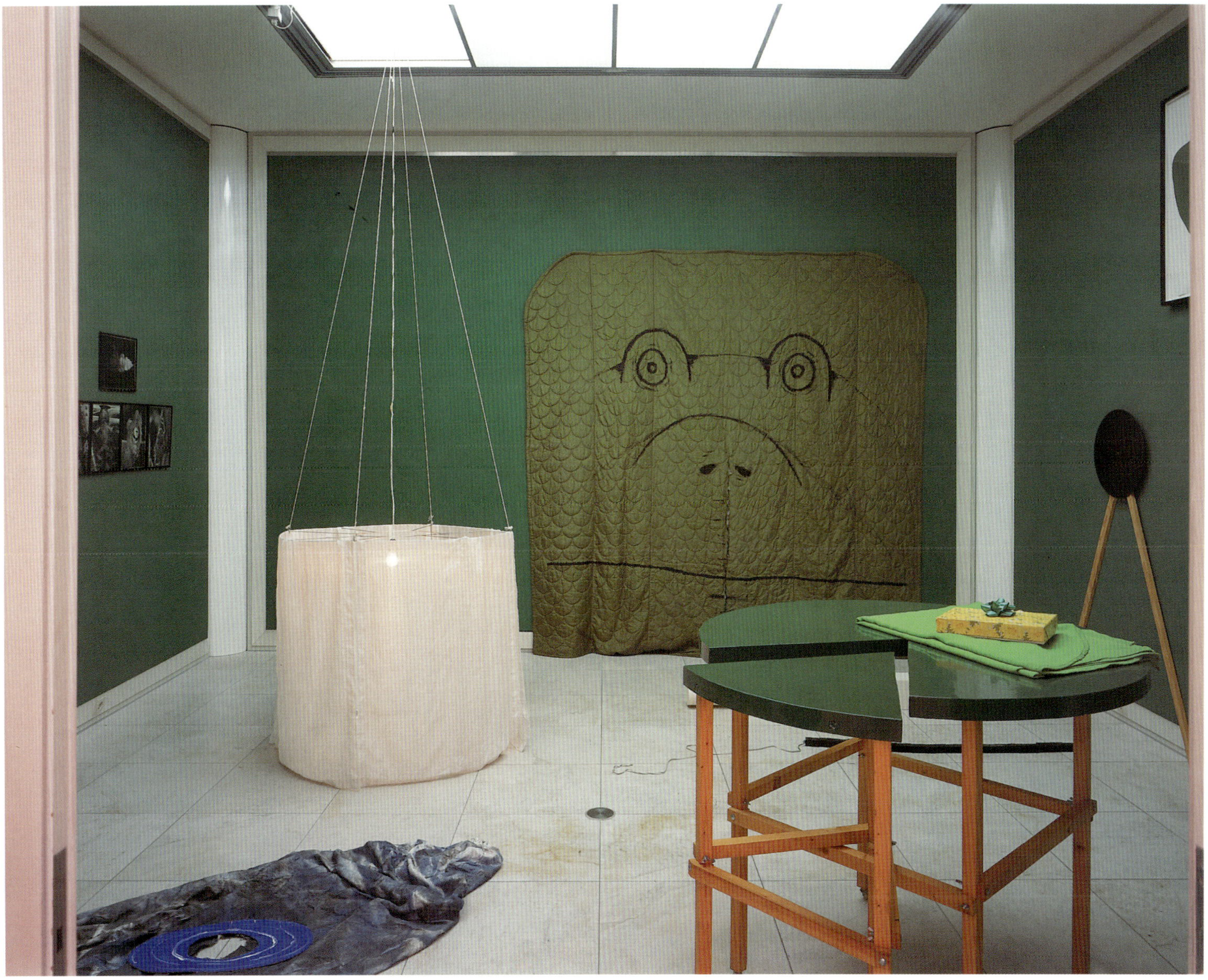

329 MIKE KELLEY, *Confusion* / Durcheinander, 1982–1983
Verschiedene Materialien und Objekte, ca. 5 x 7 m
Städtisches Museum Abteiberg, Mönchengladbach

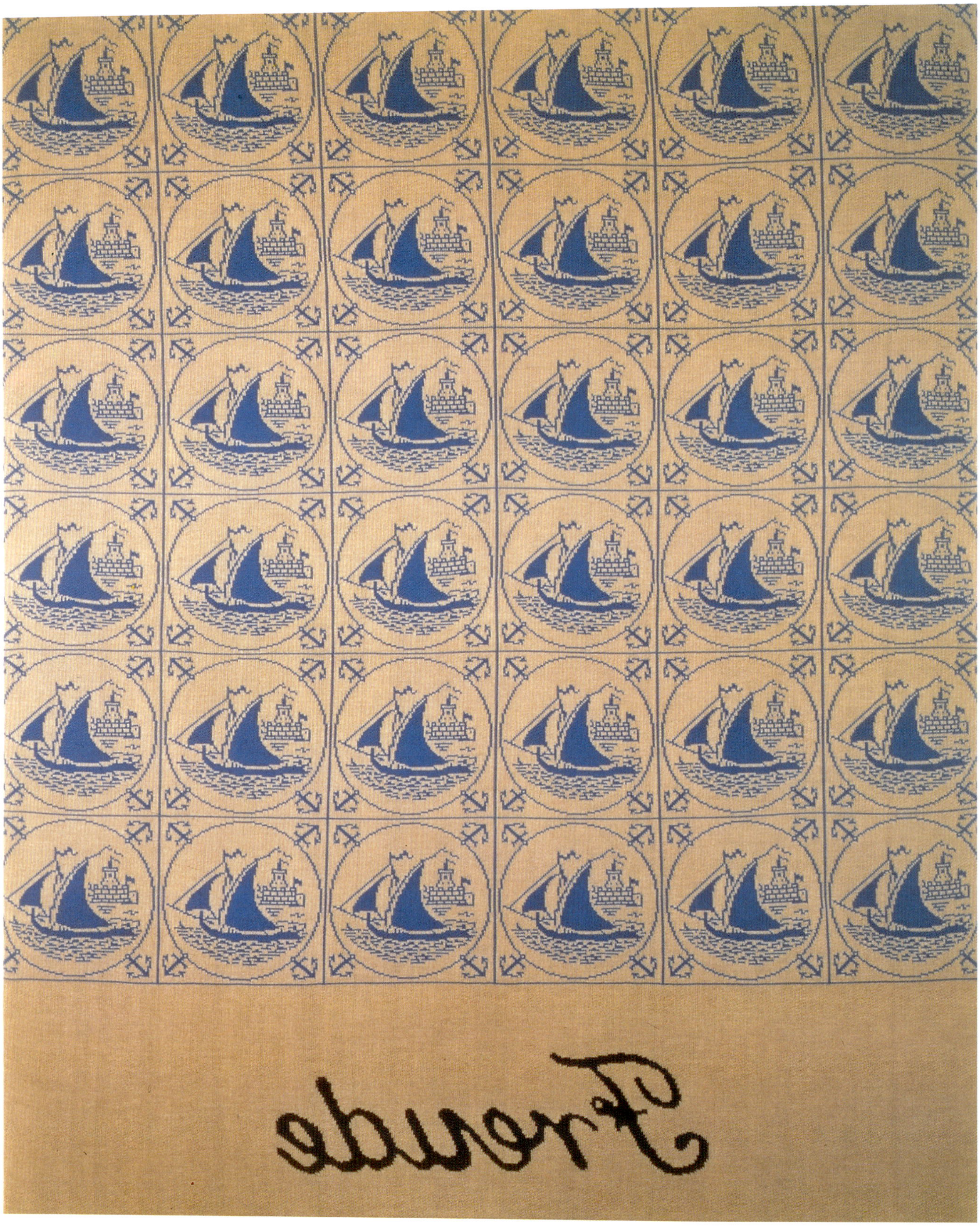

330 ROSEMARIE TROCKEL, *Freude*, 1988
Wolle, 210 x 175 cm
Sammlung Froehlich, Stuttgart

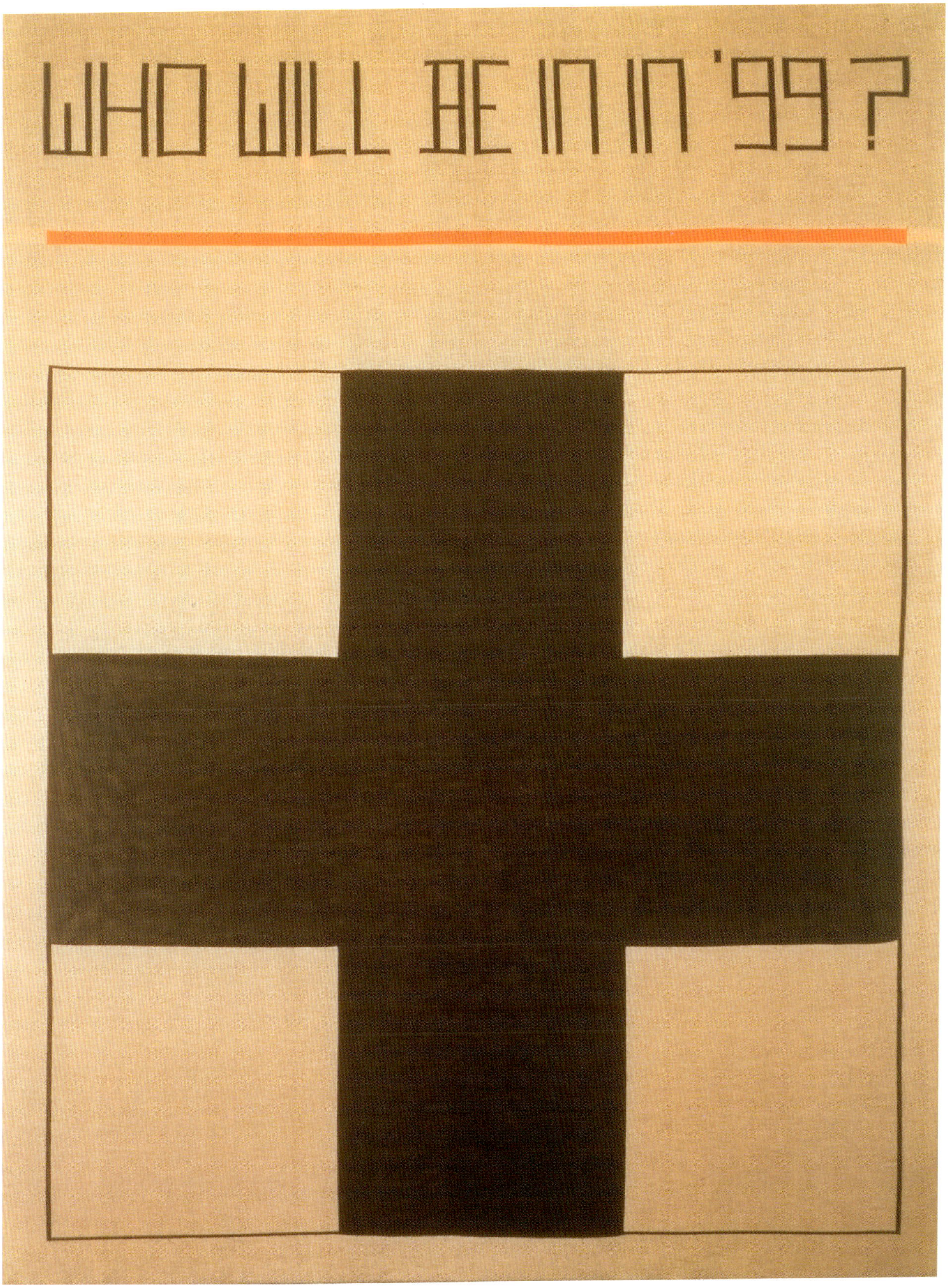

331 ROSEMARIE TROCKEL *Who will be in in '99?* / Wer wird '99 in sein?, 1988
Wolle, 210 x 160 cm
Sammlung Froehlich, Stuttgart

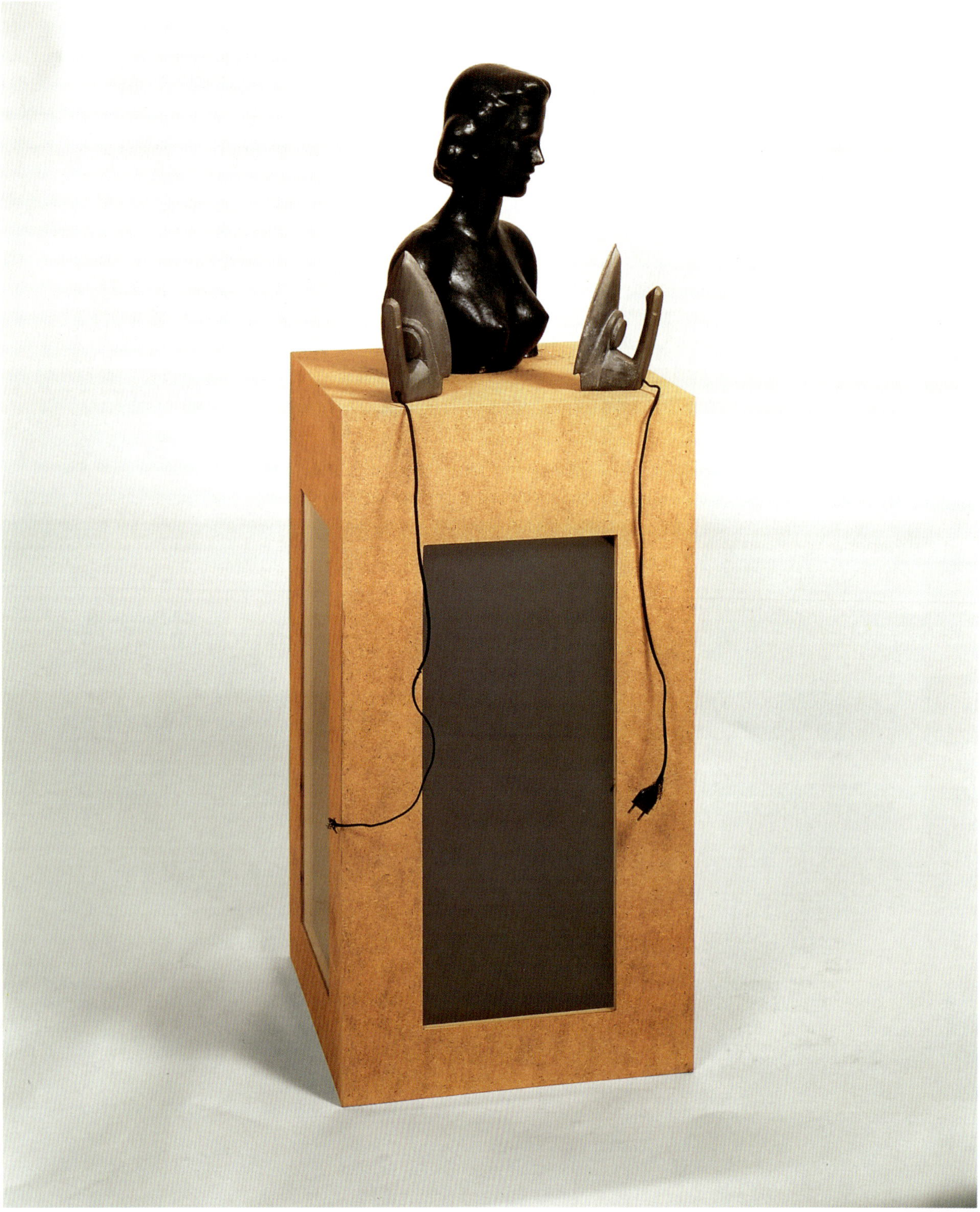

332 ROSEMARIE TROCKEL, ohne Titel, 1988
Wachs, Bügeleisen, Holz, Glas, 148 x 54 x 54 cm
Sammlung Froehlich, Stuttgart

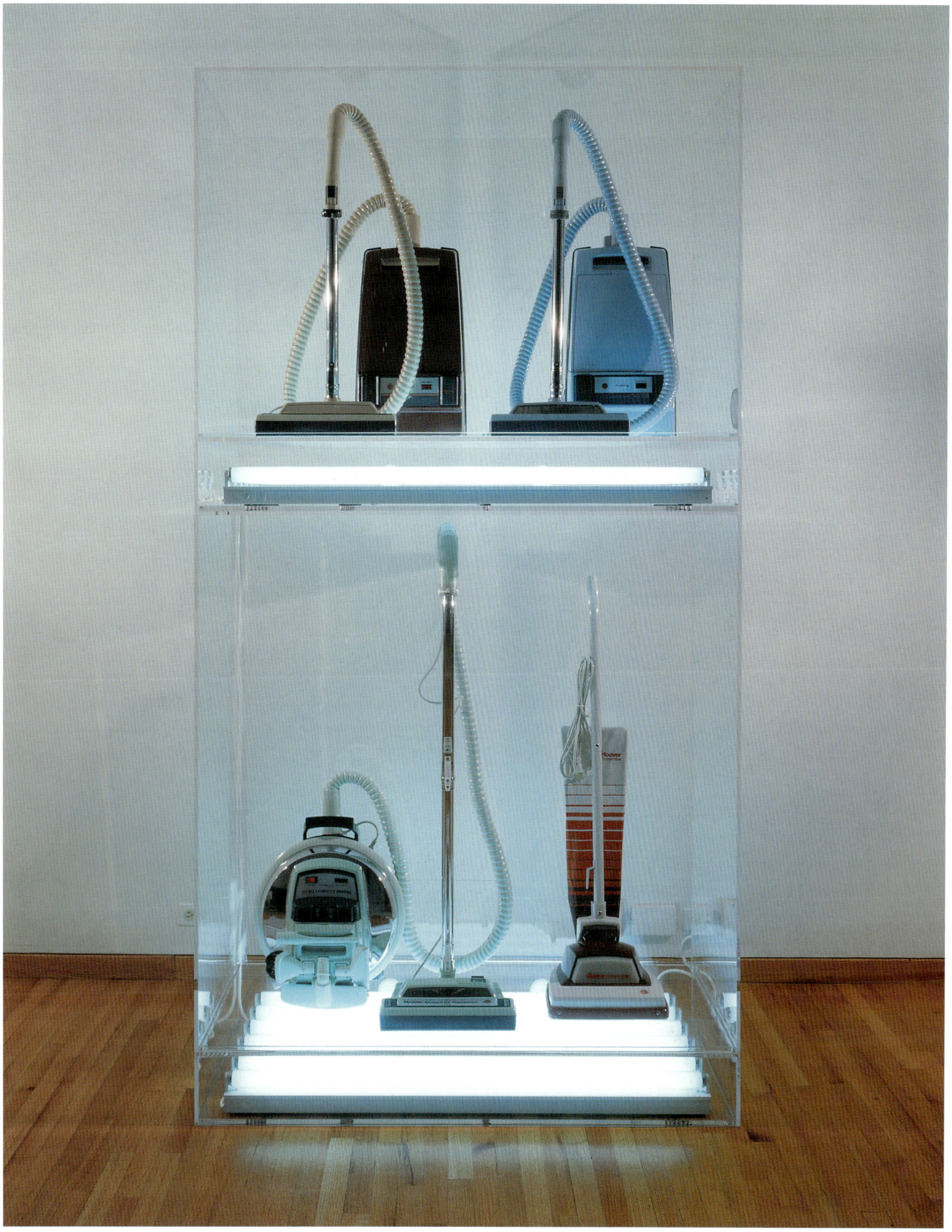

333 JEFF KOONS, *New Hoover Quadraflex, New Hoover Convertible, New Hoover Dimension 900, New Hoover Dimension Doubledecker*, 1981–1986
Staubsauger, Plexiglas, Leuchtstoffröhren, 249 x 133,5 x 70,5 cm
Susan und Lewis Manilow

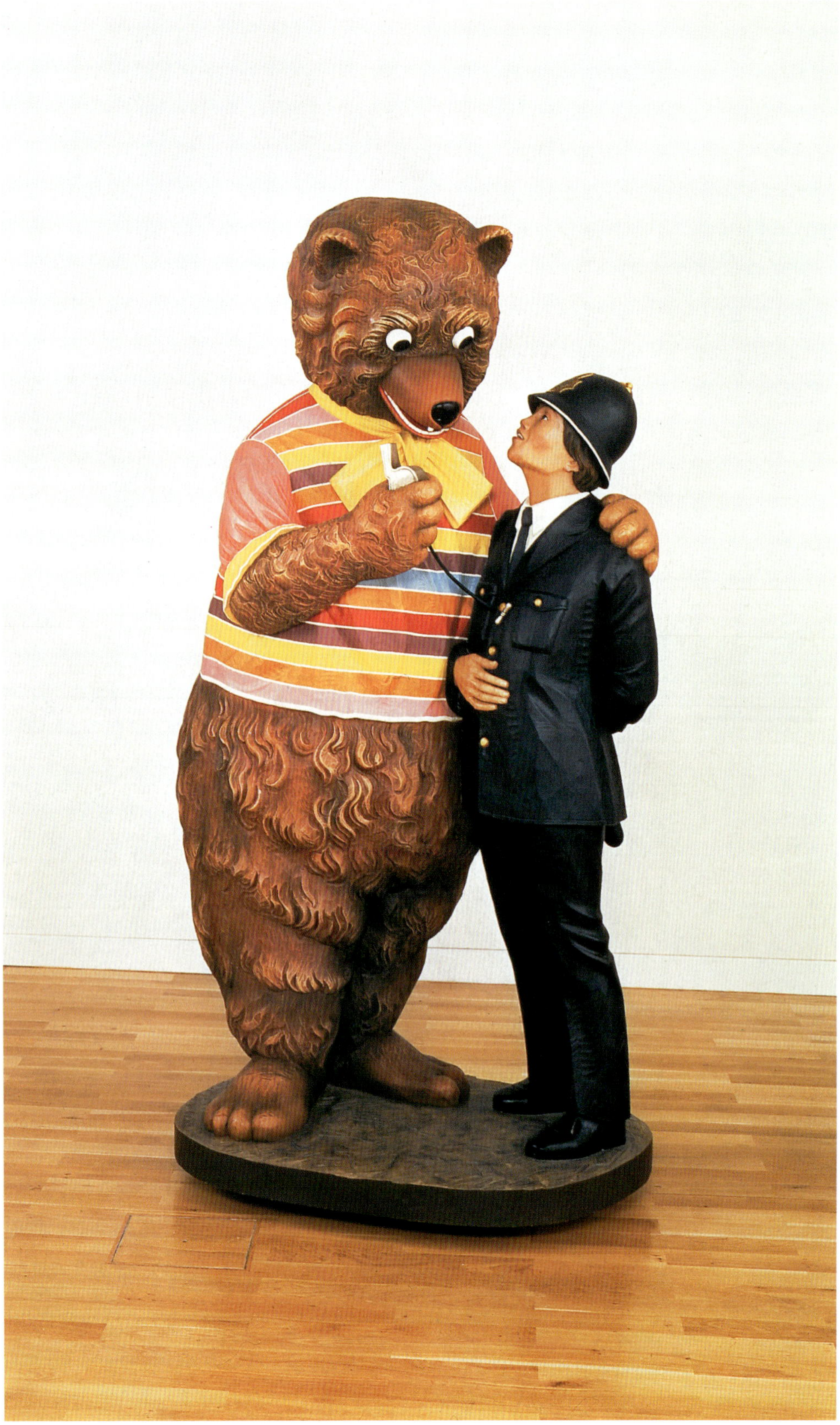

334 JEFF KOONS, *Bear and Policeman* / Bär und Polizist, 1988
Holz, 216 x 109 x 91,5 cm
Kunstmuseum Wolfsburg

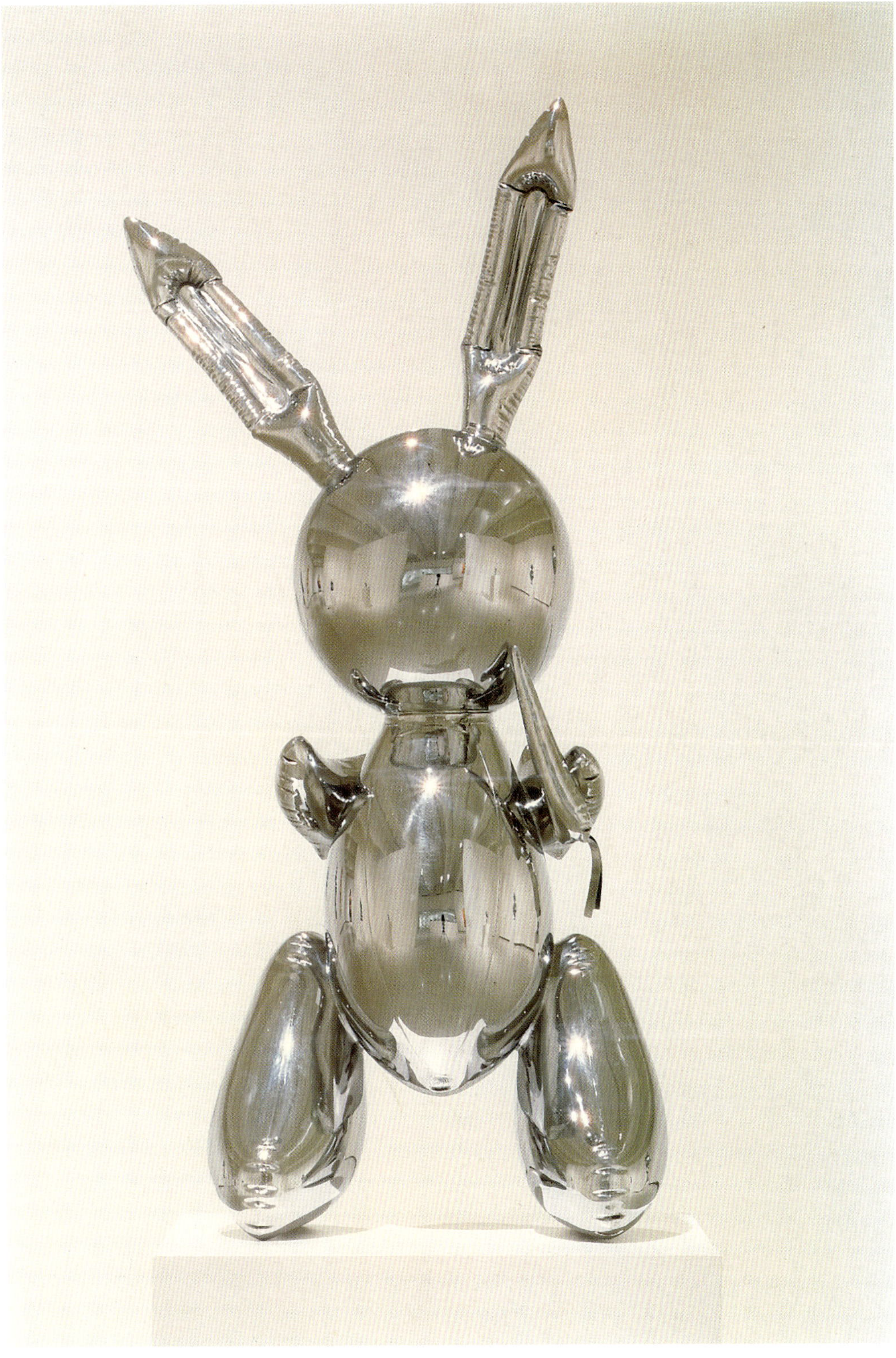

335 JEFF KOONS, *Rabbit* / Kaninchen, 1986
Rostfreier Stahl, 104 x 48,5 x 30,5 cm
Sammlung Eli und Edythe L. Broad, Los Angeles

Traum – Mythos

WIELAND SCHMIED

Magische Realitäten, Traum, Mythos, Fiktion – Von Giorgio de Chirico und Max Ernst bis zu Jannis Kounellis und Katharina Fritsch

I

Diese Ausstellung schlägt vier Wege durch die Kunst des 20. Jahrhunderts vor. Wer diesem Versuch einer ersten Orientierung auf dem komplexen Terrain der Moderne folgen will, darf sich auf das frühe Zeugnis eines engagierten Kenners stützen, des amerikanischen Sammlers und Kritikers James Thrall Soby. Es stammt aus dem Jahr 1941 und steht seinem ersten Buch über die Malerei Giorgio de Chiricos voran:

> Ich glaube, daß in unserem Jahrhundert zumindest drei große Maler vorübergezogen sind: Picasso, dessen gigantische Schritte dem Land ihre unvergängliche Spur einprägten; Marcel Duchamp, der auf einem überaus straff gespannten Drahtseil über die Szene balancierte, in seinen Händen, was Hamlet den »Spiegel und die abgekürzte Chronik des Zeitalters« nannte; und Giorgio de Chirico, der die weite Landschaft nächtens durchschritt, phosphoreszierende Fußspuren hinterlassend. Ich glaube, daß Chirico einen sicheren Weg gegangen ist, auf dem ihm andere Maler immerfort folgen werden.[1]

Der von de Chirico gebahnte Weg, den wir hier mit Bezeichnungen wie »magische Realitäten«, »Traum«, »Mythos« und »Fiktion« zu charakterisieren versuchen, darf weder geradlinig genannt werden, noch wurde er »folgerichtig« beschritten – eine Forderung wie die nach Folgerichtigkeit würde seinem Wesen wohl diametral widersprechen. Von allen Wegen, die diese Ausstellung zu dokumentieren unternimmt, ist er am wenigsten eindeutig zu bestimmen. Wie problemlos erscheint uns daneben die Linie von Picasso zu Bacon, die Verbindung von Mondrian und Newman, und partiell selbst die von Duchamp und Beuys. Mehr als alle anderen Wege ist er ein Weg der Einzelgänger. Jeder der Künstler, der ihn eine Zeit – oder ein Leben lang – gegangen ist, mußte ihn sich immer wieder neu bahnen, als wäre er auf »überwachsenen Pfaden« unterwegs.

Diese fehlende Kohärenz drückt sich schon darin aus, daß Giorgio de Chirico, Carlo Carrà und Giorgio Morandi, die drei Protagonisten einer »Pittura Metafisica«, die ja den Ausgangspunkt dieses Weges markierte, unter diesem Begriff etwas jeweils anderes verstanden und daß die Künstler, die André Breton in Paris um sich versammelte und seit Mitte der zwanziger Jahre als Maler der surrealistischen Bewegung präsentierte, nie durch einen einheitlichen Stil verbunden waren. Von den Künstlern der Pittura Metafisica sagte man, sie hätten einer bestimmten Sicht der Realität, die sie als Geheimnis erlebten, Ausdruck geben wollen, aber wenn das so ist, dann gilt es gewiß nicht für alle im gleichen Maße. Von den Malern des Surrealismus läßt sich nicht einmal diese gleiche Sicht auf die Dinge der Realität behaupten, und so wird als kleinster gemeinsamer Nenner für sie eine verwandte, oder zumindest vergleichbare, Lebens- und Geisteshaltung postuliert. Was sie zweifelsfrei verbindet, ist wohl nur, daß sie sich in Stil, Absicht und Motiven von allen anderen Künstlern der Epoche noch mehr unterscheiden als untereinander.

»Magische Realitäten«, »Traum«, »Mythos«, »Fiktion«: die Begriffe, die wir zur Charakterisierung der verschiedenen Facetten einer bestimmten Traditionslinie innerhalb der modernen Kunst gewählt haben, ließen sich noch ergänzen. Da müßte zuallererst das

1 James Thrall Soby, *The Early Chirico*, New York 1941. Was uns an diesem hellsichtig fixierten Bild Sobys überrascht, ist, daß er nur von drei Wegen – und von drei Künstlern, die sie, anderen voran, gegangen sind – spricht, und nicht von vier. Und dabei war Mondrian, der damals seinen Lebensweg fast schon ausgeschritten hatte, längst im engsten Blickfeld Sobys – nicht nur, daß er selbst im Oktober 1940, der deutschen Okkupation Paris' glücklich entflohen, nach New York gekommen war, sein Werk war seit langem auch in Amerika präsent und begann, auf eine junge Generation amerikanischer Künstler nachhaltigen Einfluß auszuüben.

Unbewußte genannt werden und die im Umkreis des Surrealismus entwickelten Techniken einer automatischen, halbautomatischen oder quasiautomatischen Bildherstellung, die sich alle dem Versuch verdanken, diesem Unbewußten möglichst unmittelbar Ausdruck zu geben. Wir könnten ebenso die von de Chirico – im Anschluß an seine Lektüre Friedrich Nietzsches und Otto Weiningers – ins Spiel gebrachte Bezeichnung »metaphysische Kunst« aufnehmen wie auch das von Apollinaire zuerst verwandte, von Breton detailliert mit Bedeutung aufgeladene Wort vom »Surrealismus« und einer ihm entsprechenden »Surrealität«, wir könnten das »Mysterium« anführen, einen Begriff, den de Chirico in vielen Bildtiteln beschworen hat und der dann für René Magritte zum Lieblingswort wurde, aus dem er den Sinn seiner Arbeit erklärte. Wir könnten schließlich die Lust an der permanenten Verwandlung, zur beständigen Metamorphose der Wesen und der Dinge als wichtiges Kennzeichen einer Kunst benennen, die sich im Namen der Surrealität zur latenten Beziehung, ja zur grundsätzlichen Einheit aller Phänomene bekennt. So hingen für die Surrealisten Realität und Traum, Bewußtsein und Unbewußtes, Banalität und Magie, Außen und Innen untrennbar zusammen, und das ständige Durchdringen der Sphären, ihre unablässige Transformation und Metamorphose, gehört zu ihren immer wiederkehrenden Themen.

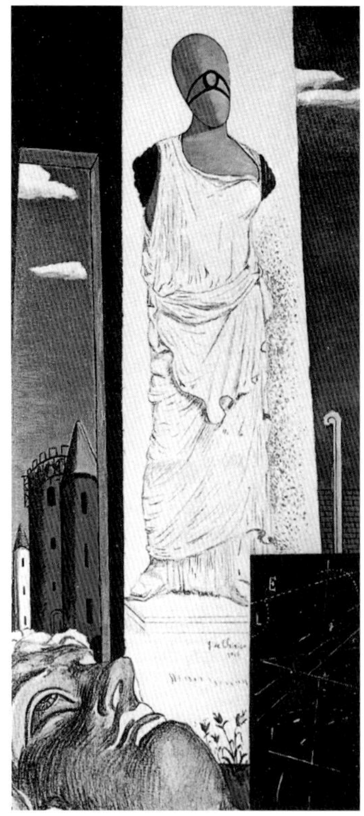

Abb. 1 Giorgio de Chirico, *Voyage sans fin* (Reise ohne Ende), 1914. Wadsworth Atheneum, Hartford, Connecticut

»Traum« und »Mythos«, die hier gewählten Begriffe, zielen nicht nur auf sehr verschiedene Inhalte, sie bezeichnen auch unterschiedliche Perioden der künstlerischen Entwicklung in unserem Jahrhundert. Spielte der Traum im Werk von Rousseau, de Chirico und einigen Surrealisten eine maßgebliche Rolle, so hat sich die dieser Traditionslinie folgende Kunst nach dem Zweiten Weltkrieg einer Aktualisierung des Mythos verschrieben. Das hatte schon Anfang der vierziger Jahre in New York begonnen, als Künstler angesichts einer globalen kriegerischen Bedrohung in der Welt der Mythen, in antiken wie in indianischen Traditionen Antwort auf die sie bedrängenden Fragen suchten. Willi Baumeisters Vertiefung in griechische wie vorderasiatische Mythen wäre daneben als europäische Parallele zu nennen.

Überspitzt ließe sich sagen: Was der Traum für einige Künstler im ersten Drittel des Jahrhunderts bedeutet hat, das sind – nach einer vom Alptraum überschatteten Phase der Kriegsjahre – Mythos und Fiktion für eine andere Gruppe von Künstlern in seinem letzten Drittel. Als Beispiele für eine unter veränderten Vorzeichen neuaufgenommene Beschäftigung mit dem Mythischen seien genannt: Jannis Kounellis, Anselm Kiefer, Enzo Cucchi, Francesco Clemente, Giulio Paolini, Michelangelo Pistoletto und Cy Twombly, indes die Arbeiten von Robert Gober, Katharina Fritsch, Cindy Sherman und Jeff Wall alle mit dem zu tun haben, was wir – in Anlehnung an den angloamerikanischen Sprachgebrauch – Fiktion nennen können, wobei diese »Fiktion« wohl mehr noch als in mythischem Denken ihre Wurzel im Traum hat, bei Cindy Sherman in der Traumfabrik Film, bei Katharina Fritsch im Märchen. Vielleicht sollte das Wort Traum im Zeitalter seiner technischen Produzierbarkeit generell durch Fiktion ersetzt werden, vor allem wenn wir von den virtuellen Realitäten sprechen, die die Kunst erscheinen läßt.

Was die aus der Inspiration des Mythischen schöpfenden Künstler angeht, so gilt: eine solche Aktualisierung des Mythos hat nichts mit der Illustration oder Paraphrasierung antiker Mythen zu tun, wie sie von vielen Künstlern in diesem Jahrhundert versucht wurde, nicht zuletzt durch die Behauptung einer vitalen Klassik bei Pablo Picasso. Sie erscheint vielmehr als das Unternehmen, archaische Denkformen und archaische Weisen der Welterfahrung als genuin künstlerisch, weil essentiell bildhaft zu erkennen und in einem »technischen Zeitalter« neu zu definieren.

II

Natürlich ist jede Postulierung einer eindeutig bestimmbaren Trennungslinie zwischen den Bereichen von Traum und Mythos eine unzulässige Vereinfachung. Denn da gibt es eine Vielfalt von Übergängen und Mischformen wie auch ausgedehnte Grenzzonen. Solche meine ich sowohl im Werk de Chiricos wie seines Bruders Alberto Savinio wahrzunehmen, die sich in der zweiten Hälfte der zwanziger Jahre in offenbarem Widerspruch zu den Surrealisten und ihrem Traumbegriff an die Ausarbeitung einer neuen Mythologie machten. De Chiricos Reminiszenzen an das Thessalien antiker Reisebeschreibungen und Legenden – das auch das Thessalien seiner Kindheit war – haben einen sehr viel diesseitigeren Charakter als die gelegentliche Beschwörung der Fragmente von Säulen, Tempeln und Skulpturen im »metaphysischen« Frühwerk, wo sie zu Versatzstücken einer im Traum versunkenen Wirklichkeit werden. Ist die hier erscheinende Welt nicht überhaupt nur der Traum des abgebrochenen Kopfes einer gestürzten marmornen Statue? De Chiricos Gemälde *Reise ohne Ende* von 1914 scheint eben dies zu besagen (Abb. 1). Darum erscheint auch das von de Chirico später im Zeichen eines »Rappel à l'ordre«[2] und eines Neo-Klassizismus geschaffene Werk nicht innerhalb der metaphysisch-surrealistischen Argumentationslinie dieser Ausstellung, sondern im Kontext des Realismus der zwanziger Jahre (Kat. 39).[3]

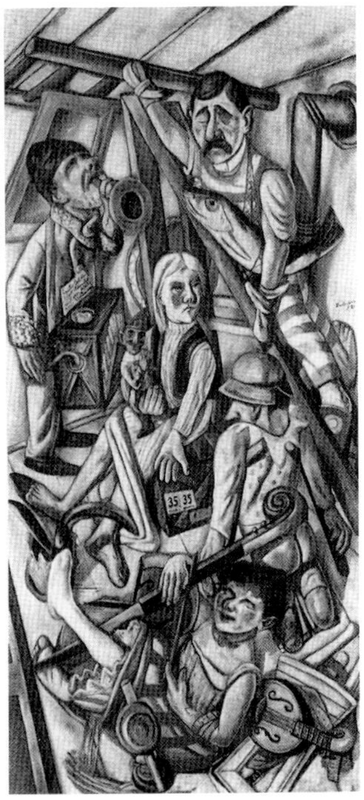

Abb. 2 Max Beckmann, *Der Traum*, 1921. The Saint Louis Art Museum

Aus den gleichen Gründen hat man sich in dieser Ausstellung entschlossen, etwa die Kunst eines Max Beckmann nicht hier einzureihen, sondern in die andere, von der Auseinandersetzung mit der sichtbaren Realität ausgehende Traditionslinie zu stellen. Für beide Zuordnungen können gewichtige Argumente ins Feld geführt werden. Nicht umsonst liebte Beckmann das Wort von der »transzendenten Sachlichkeit«, das seine ambivalente Position unterstreicht. Die Malerei Beckmanns schöpft in vielfacher Weise aus der griechischen Mythologie – wie auch aus den Quellen von Gnosis, Kabbala und hinduistischen Überlieferungen – und verbindet sie mit Motiven unserer Gegenwart. Sie ist der grandiose Versuch, zeitgenössische Realität unentwegt zur Gewalt des Mythos zu erheben oder in die Dichte eines Traums zu verwandeln (Abb. 2).

Ähnliches läßt sich vom Realismus Mario Sironis sagen, der immer wieder den Bereich des Magischen streift. In den Bildern, die er Anfang der zwanziger Jahre gemalt hat, unternimmt er es, die traumhaft-hermetische Welt der italienischen Plätze de Chiricos in eine gegenwärtige Realität, genauer: in die Atmosphäre moderner Industrieanlagen an der Peripherie der wachsenden Großstädte zu übersetzen. Bei aller Betonung des Realitätscharakters der Fabriken und manchen Hinweisen auf die Zeugen zeitgenössischer Technik – Baukräne, Lastwagen – bleibt da genug vom rätselhaften Zauber der Bildwelt de Chiricos.

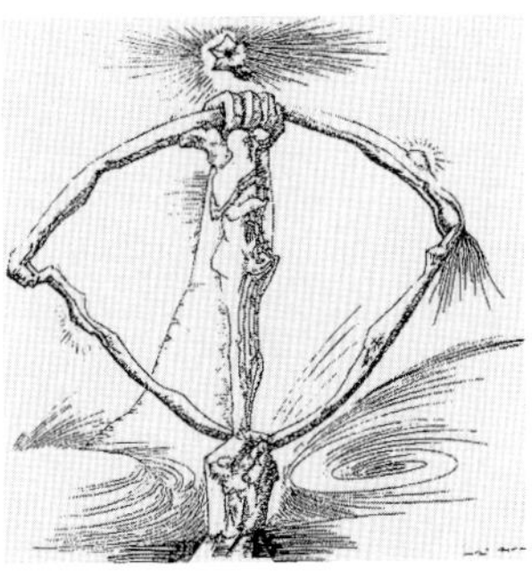

Abb. 3 André Masson, *Mythologie de l'être*, 1939

Einen Grenzfall zwischen den Bereichen von Traum und Mythologie markieren die Zeichnungen, die André Masson Ende der dreißiger Jahre zu den Zyklen *Mythologie de la nature* und *Mythologie de l'être* zusammengefaßt hat (Abb. 3). Sie zeigen uns eine Natur in Bewegung, in Metamorphose. Alles fließt. Diese Blätter stellen eine Hommage an Heraklit dar, den Masson mit Nietzsche als tragischen Philosophen begreift. In seinem Zeichen verwandeln sich die Erscheinungen und verschmelzen miteinander: Mythos als Traum.

Wenn wir nun innerhalb der Entwicklungslinie einer Kunst, die ein magisches Wirklichkeitsbild vermittelt, die Bereiche Traum und Mythos voneinander abzuheben versuchen, dann gilt es, diese Unterscheidung noch durch eine weitere Differenzierung zu ergänzen: Während die Künstler, die in den letzten Jahrzehnten an einer Aktualisierung des Mythi-

2 Jean Cocteau, *Le Rappel à l'ordre* (eine Sammlung von Essys), Paris 1926.
3 Die zweite Pariser Periode de Chiricos (von 1925 an) wurde deshalb auch öfters mit dem Titel des de Chirico gewidmeten Textes von Jean Cocteau als »Periode des ›Mystère laïc‹« bezeichnet: Jean Cocteau, *Le Mystère laïc*, Paris 1928; dt. *Das weltliche Geheimnis*, München 1956.

schen gearbeitet haben, alle (mit Ausnahme von Kiefer) in der mediterranen Welt – mit dem Zentrum Rom – wurzeln, waren die Künstler des Surrealismus, die sich in Paris um André Breton versammelten, in der rational geprägten Tradition französischen Denkens zu Hause, für das der Name Descartes steht. In wie hohem Maße in ihrem Werk auch das Irrationale, das Unbewußte und der Traum zum Ausdruck drängten, die Bindungen an die rationale Welt haben sie doch nie ganz aufgegeben. Keiner von ihnen gehört dem an, was Robert Rosenblum »The Northern Tradition« genannt hat[4], keiner neigt zu einem expressiven Mystizismus, keiner ist ein Sänger des Chaos. Das Mysterium der Welt wurzelt für sie nicht im Chaos und entspringt nicht einem »wilden Denken«, sondern erweist sich als seine Aufhebung. Auch eine verkehrte Logik setzt das Bestehen eines logischen Systems voraus; das Irrationale braucht, um als solches in Erscheinung zu treten, das Gegengewicht des Rationalen. Es ist die Leistung der Surrealisten (insbesondere die von Max Ernst, Salvador Dalí, René Magritte), je eigene rational begründete künstlerische Verfahren entwickelt und in den Dienst der Erforschung des Irrationalen gestellt zu haben.

III

Es hat unzählige Versuche gegeben, Hauptwege und Nebenwege durch die Kunst des 20. Jahrhunderts zu beschreiben. Ein Entwurf sei hier noch erwähnt. Er stammt von Wassily Kandinsky. In dem gemeinsam mit Franz Marc 1912 herausgegebenen Almanach *Der Blaue Reiter* stellt er Überlegungen an, welche geistigen Kräfte in der Zeit wirksam sind und die Zukunft der Kunst bestimmen könnten. Dabei scheint es zwei Leitbilder zu geben, er nennt sie »die große Abstraktion« und »die große Realistik«: »Diese zwei Pole eröffnen *zwei Wege,* die schließlich *zu einem Ziel* führen«[5] werden. Im groß gesehenen Realen spürt er die Ideale der Abstraktion wirken, in der konsequent vorangetriebenen Abstraktion bleibt das Reale präsent.

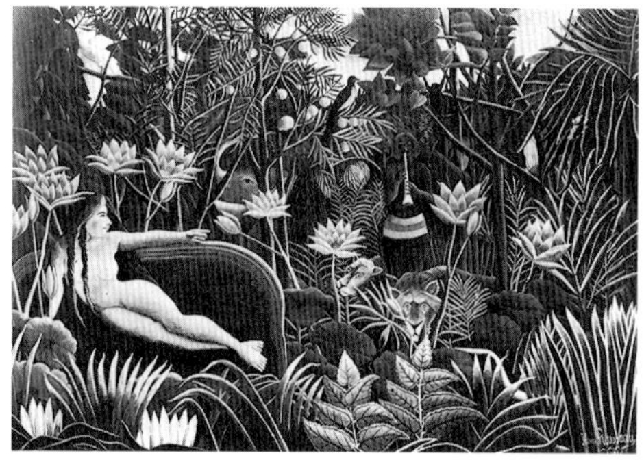

Abb. 4 Henri Rousseau, *Der Traum Yadvigas*, 1910. The Museum of Modern Art, New York

In unserem Zusammenhang scheint die Definition besonders wichtig, die Kandinsky von der »großen Realistik« gibt. Er gründet sie auf das Werk eines einzigen Mannes, das damals schon abgeschlossen vorlag, auch wenn die Kunstwelt innerhalb und außerhalb Frankreichs gerade erst dabei war, es zu entdecken und es als Kunst ernst zu nehmen: auf die Bildwelt Henri Rousseaus (Abb. 4):

> Hier liegt die Wurzel der neuen großen Realistik. Die vollkommen und ausschließlich einfach gegebene äußere Hülse des Dinges ist schon eine Absonderung des Dinges vom Praktisch-Zweckmäßigen und das Herausklingen des Inneren. Henri Rousseau, der als Vater dieser Realistik zu bezeichnen ist, hat mit einer einfachen und überzeugenden Geste den Weg gezeigt ... hat den neuen Möglichkeiten der Einfachheit den Weg eröffnet.[6]

Die »große Realistik«, die Kandinsky als den Gegenpol der von ihm selbst vorangetriebenen großen Abstraktion sah, war für ihn also nicht im Frühwerk eines Matisse, Picasso oder Kokoschka begründet (die alle mit Abbildungen im Almanach *Der Blaue Reiter* vertreten waren), sondern in einem Realitätsbegriff, zu dem untrennbar die Dimension des Magischen gehörte. Die große Realistik war für Kandinsky eine »Phantastik in härtester Materie«.

Vielleicht hat André Breton, als er – allerdings erst 1959 – meinte, »mit Rousseau können wir zum ersten Mal von Magischem Realismus sprechen«[7], an die Charakteristik des Zöllners gedacht, die Kandinsky fast ein halbes Jahrhundert zuvor gegeben hatte. Es erscheint jedenfalls als eigenartige Koinzidenz, daß eben zu der Zeit, als Kandinsky seinen Essay publizierte, Giorgio de Chirico, der 1911 aus Florenz nach Paris übergesiedelt

4 Robert Rosenblum, *Modern Painting and the Northern Romantic Tradition*, London 1975; dt. *Die moderne Malerei und die Tradition der Romantik. Von C. D. Friedrich zu Mark Rothko*, München 1981.
5 Wassily Kandinsky, »Über die Formfrage«, in: *Der Blaue Reiter*, München 1912.
6 Ebd.
7 André Breton, *L'Art magique*, Paris 1959.

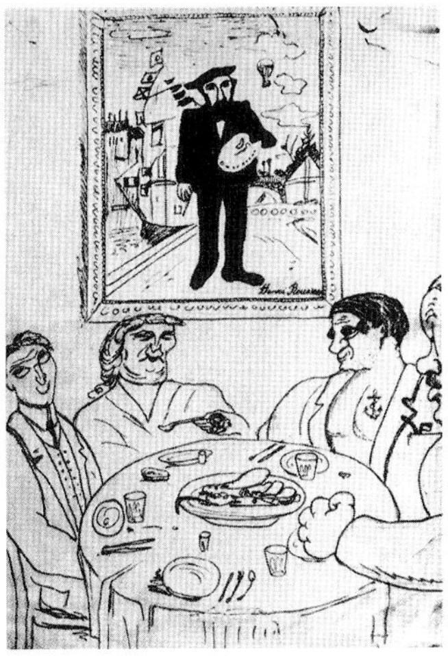

Abb. 5 Giorgio de Chirico, *Picasso bei Tisch mit dem Maler Léopold Survage, der Baronesse d'Oettingen und Serge Férat*, 1915. Privatsammlung

war, die Bilder Rousseaus – von Hinweisen Apollinaires geführt – für sich entdeckte. Auch Picasso erschien ihm, wie eine Zeichnung aus dem Jahr 1915 verrät, im Banne des Zöllners (Abb. 5).

Von Apollinaire stammt das Zeugnis, er habe, als er die Gemälde de Chiricos zum ersten Mal sah, instinktiv sogleich an die Bilder Henri Rousseaus gedacht. Carlo Carrà nannte Rousseau, als er 1917 in Ferrara begann, für wenige Jahre den Spuren de Chiricos zu folgen, einen der Vorläufer der metaphysischen Malerei. Immer wieder ist seither auf die innere Verwandtschaft beider Künstler hingewiesen worden[8], aber die Art des Einflusses, den die Bilder des Zöllners auf de Chirico ausübten, ist lange nicht näher untersucht worden. Es ist das Verdienst William Rubins, die Beziehungen, die zwischen den beiden Künstlern bestehen, als erster im Detail erörtert zu haben. Die wichtigste Verbindung sieht Rubin in der Art, wie sie in ihrer Malerei das Licht behandeln: »Das seltsame Licht bei Rousseau ist wie bei de Chirico nichtatmosphärisch.« Es ist ein »flaches« Licht, das frontal auf die Dinge fällt und sie in keiner Weise plastisch modelliert. Oft läßt sich nicht bestimmen, ob es sich um Tages- oder Mondlicht handelt. Und doch besitzt es, so Rubin, wie de Chiricos enigmatisches weißes Licht, eine »übernatürliche, traumhafte Klarheit«.[9]

Das Wort von der »traumhaften Klarheit« darf in größerem Maße noch als für das Werk Rousseaus für die metaphysischen Bilder Giorgio de Chiricos gelten. Er selbst hat sich in seinen frühen Selbstzeugnissen (bis in die zwanziger Jahre hinein) auf beide Aspekte seines Werkes berufen, auf den Traum und die Klarheit. Eine der frühesten und am häufigsten zitierten Äußerungen de Chiricos lautet:

> Wenn ein Kunstwerk wirklich unsterblich sein soll, muß es alle Schranken des Menschlichen sprengen: Es darf weder Vernunft noch Logik haben. Auf diese Weise kommt es dem Traume und dem Geist des Kindes nahe. Das große Kunstwerk bewirkt der Künstler in den tiefsten Tiefen seines Seins. Dorthin dringt kein Rauschen des Flusses, kein Gesang der Vögel, kein Rascheln der Blätter.[10]

Und zehn Jahre später, 1922, schreibt er aus Rom an André Breton, in dem verzweifelten – und vergeblichen – Versuch, dem neugewonnenen »Freund« seine Wendung zur klassischen Tradition und die Hingabe an Fragen des Handwerks zu erklären, von seinen Bildern der metaphysischen Periode als von etwas Vergangenem, das dennoch weiterwirkt, und verknüpft es wiederum mit dem Traum: »Diese wunderbare Romantik, mein Freund, die wir geschaffen haben, diese Träume und Gesichter, die uns erschütterten!«[11]

Der wiederholten Berufung auf Träume und Visionen stellt de Chirico in dem programmatischen Essay »Noi Metafisici« (Wir Metaphysiker), veröffentlicht im Februar 1919, also zum Ende seiner metaphysischen Periode, ein Bekenntnis zur Klarheit gegenüber:

> Das Wort »metaphysisch« erzeugt einen Haufen von Mißverständnissen. Das geschieht vor allem bei den muffeligen Geistern ... In ihren Köpfen ... erzeugt der Begriff »metaphysisch« Vorstellungen von Gewölk und Nebel, von chaotischem Wirrwarr und finsteren Massen ... Heute bemerke ich im Wort »metaphysisch« keinerlei Unklarheit. Die Gelassenheit und die unbeseelte Schönheit der Materie erscheinen mir metaphysisch. Noch mehr metaphysisch kommen mir die Objekte vor, die durch die Klarheit der Farben und das exakte Maß das Gegenteil jeder Konfusion und jeder Vernebelung sind.[12]

Wenige Monate später berief sich de Chirico noch einmal – an frühe Texte anknüpfend – auf den »Wahnsinn« als »immanentes Element jeder profunden Äußerung der Kunst«: »Der große Wahnsinn, der nicht allen aufgeht, wird immer existieren und fortfahren, hinter der unerbittlichen spanischen Wand der Materie zu gestikulieren und Zeichen zu geben.«[13] Aber diese Inspiration durch den »Wahnsinn« muß aufgewogen werden durch

8 So auch von James Thrall Soby in seiner Monographie *Giorgio de Chirico*, New York 1955.
9 William Rubin, »De Chirico and Modernism«, in: *De Chirico*, Ausst.Kat. The Museum of Modern Art, New York 1982; dt. »De Chirico und der Modernismus«, in: *Giorgio de Chirico der Metaphysiker*, Ausst.Kat. Haus der Kunst, München 1982.
10 *Giorgio de Chirico. Wir Metaphysiker. Gesammelte Schriften*, hrsg. v. Wieland Schmied, Berlin 1973.
11 Ebd.
12 Ebd.
13 Ebd. De Chiricos Bezug auf Nietzsches Definition des Dionysischen in *Die Geburt der Tragödie* ist überdeutlich – wie im Folgenden in seinem Bekenntnis zu Apoll.

das reflektierende Kalkül des wachen Künstlers: »Nüchternen Sinnes entwickeln wir in der Malerei eine neue metaphysische Psychologie der Dinge.«[14]
Giorgio de Chirico hat auch in seinem metaphysischen Frühwerk nüchternen Sinnes gearbeitet. Die Suggestion der Gesichte und des Traumes erreichte er durch Verrätselung und Verschlüsselung. Diese betrafen sowohl seine Ikonographie wie die formalen Elemente, mit denen er sie in Szene setzte, die strenge Geometrisierung der Formen und die ausgewogenen Proportionen der architekturalen Kulissen. Gewiß hat dabei die Intuition – wir dürfen auch sagen: das Unbewußte – eine Rolle gespielt, aber das, was die Intuition suggerierte, unterlag der Kontrolle eines wachen Bewußtseins. Seine Werke haben, entgegen der poetischen Behauptung des zitierten frühen Textes, sehr wohl Vernunft und Logik. Aber er setzt sie gegensinnig ein, zur konsequenten Leugnung und Widerlegung von Vernunft und Logik. De Chiricos Naivität ist, anders als die des Zöllners Rousseau, gespielt. Sie ist konstruiert, und das auf eine höchst raffinierte Weise. Der frühe de Chirico besaß nur eine schlafwandlerische Sicherheit darin, das zu verbergen.

IV

Es war Apollinaire, der das Wort aufnahm, Henri Rousseau sei der »Uccello unseres Jahrhunderts«.[15] Wenn die Kunst des Zöllners danach immer wieder mit der des Paolo Uccello in Verbindung gebracht wurde, so geschah dies meist – vor allem von Werner Haftmann – mit Blick auf die beiden Künstlern eigene »Solidität der Dinge«.[16] De Chiricos Beziehung zu Uccello, zuerst von Ardengo Soffici bemerkt[17], ist dagegen eine ganz andere: Sie betrifft die Revolutionierung der Perspektive und darum die wohl grundlegende Leistung des Malers.

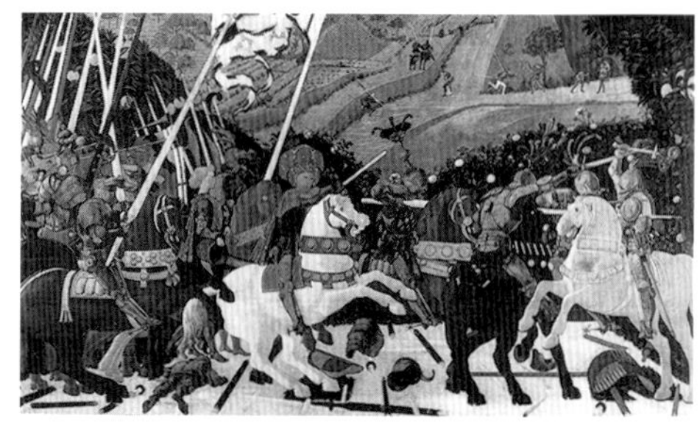

Abb. 6 Paolo Uccello, *Die Schlacht von San Romano*, um 1435/36. National Gallery, London

Wenn wir behaupten, de Chirico habe in seinen frühen, 1911/12 und danach in Paris entstandenen Bildern der Pittura Metafisica bewußt die Regeln der klassischen Perspektive gebrochen, so ist die kritische Frage durchaus berechtigt: Waren denn diese Regeln nicht längst von den Malern des Fauvismus, des Kubismus, des Expressionismus, von Matisse, Picasso, Braque, Kirchner, Kokoschka außer Kraft gesetzt worden, hatte Kandinsky sie nicht schon in seinen ersten Abstraktionen vollständig ignoriert? Wie konnte de Chirico sie denn dann noch verletzen? Die Antwort ist komplex. De Chirico mußte zuerst die Weitergeltung der klassischen Linearperspektive postulieren, um sie sodann subversiv unterlaufen zu können und damit die von ihm erstrebte Irritation zu erreichen. Diese Irritation hat freilich dann dazu geführt, daß viele nur die Wiedereinsetzung der Renaissance-Perspektive in de Chiricos architekturalen Prospekten bemerkten und die versteckte Modernität der Bilder überhaupt nicht wahrnahmen. Das Aufsplittern der Perspektive in nicht zueinander passende Fragmente von Fluchtlinien erfolgte bei de Chirico so subtil, daß die Verletzung des überkommenen Normenkanons sein prinzipiell intaktes Fortbestehen suggeriert.
Hier kommt nun die Beziehung zu Uccello ins Spiel. Im Blick auf die Erschütterung der Perspektive sollten wir jedoch bei de Chirico weniger vom »modernen Uccello« als vielmehr von einem »umgekehrten Uccello« sprechen. Uccellos in drei Tafeln um 1435/36 gemalte *Schlacht von San Romano* ist in Wahrheit eine Schlacht um die Perspektive (Abb. 6). Uccello mußte, um diesen Kampf zu bestehen, die Formen – oft bis zum Kubischen hin – vereinfachen, die Hintergründe geometrisieren. Seine Bilder von der Schlacht von San Romano lassen uns begreifen, welch ungeheuren Schritt in der europäischen Geistesgeschichte die Entscheidung für die Zentralperspektive bedeutete.

14 De Chirico (Anm. 10).
15 In seinem Artikel »Le Douanier« (*Les Soirées de Paris*, 15. Januar 1914) zitiert Apollinaire Arsène Alexandres Bemerkung: »Falls er besessen hätte, was ihm total fehlte, nämlich handwerkliches Können, und er zugleich in der Lage gewesen wäre, diese Frische der Konzeption zu wahren, wäre Rousseau der Paolo Uccello unseres Jahrhunderts.« (*Comoedia*, 3. April 1909).
16 Werner Haftmann, *Malerei im 20. Jahrhundert*, München 1954.
17 Ardengo Soffici, »De Chirico e Savinio«, in: *Lacerba*, 1. Juli 1914.

De Chirico versucht rückgängig zu machen, was Uccello erreicht hat. Er will die Perspektive nicht prinzipiell aufgeben, er will nur ihre absolute Verbindlichkeit in Frage stellen. De Chirico hat das Miteinander, Nebeneinander, Gegeneinander vieler Perspektiven ermöglicht, die eigentlich alle nur Fragmente von Perspektiven sind. Hatten die Gegenstände bei Uccello durch den Zwang zur Zentralperspektive eine intensive, geradezu schwerfällige Körperlichkeit gewonnen, so verlieren sie bei de Chirico ihr Volumen, werden flach, schrumpfen zu Kulissen. Sie scheinen sich an die gewohnte Perspektive zu klammern, als wären sie ohne sie verloren.

Die Einbindung in die Perspektive, die ihnen Körperlichkeit verlieh, nahm den Dingen bei Uccello etwas von ihrer zeichenhaften Realität. Sie wurden zu fluchtenden, flüchtigen Erscheinungen der empirischen Welt. Durch die Perspektive wurden sie nicht nur in die Dimension des menschbezogenen Raumes eingebunden, sie tauchten damit gleichzeitig auch in den Zeitfluß ein. De Chirico, der ihr Volumen in Frage stellt, gibt ihnen ihren zeichenhaften Charakter zurück, er löst die Dinge zugleich aus dem Zusammenhang der Vergänglichkeit und entläßt sie in die Zeitlosigkeit.

V

Wenn wir von der Rolle sprechen, die der Traum für die Künstler des Surrealismus spielte, dann müssen wir auch den Einfluß erörtern, den Sigmund Freud, die von ihm entwickelte Traumdeutung und die Psychoanalyse zeitweilig besaßen. Es ist eigenartig, daß sich die Gruppe französischer Dichter und Intellektueller, die sich im März 1919 in Paris um die neugegründete Zeitschrift *Littérature* zusammengefunden hatte – unter ihnen Breton, Aragon, Soupault, aber auch Eluard, Radiguet und Roussel –, beinahe gleichzeitig im Strahlungsbereich zweier »magnetischer Felder«[18] befand: in dem de Chiricos und dem Freuds. Es war vor allem Breton, dem es damals um eine neue Orientierung ging: Bis etwa 1921 fühlte er sich dem Geist Dadas verpflichtet, an dem er freilich immer weniger sein Genügen fand, was sich nicht zuletzt in den vielen Konflikten mit Tristan Tzara und Francis Picabia äußerte. So hat man diese Zeit, in der sich allmählich in einer Art »dialektischer Transformation« aus dadaistischen Ansätzen die Ideen des Surrealismus herauskristallisierten, als die »Epoque floue« bezeichnet. In diese Zeit fällt 1922–1923 die »Saison des Sommeils«, die im Zeichen von Schlaf und Traum und somit der Theorien von Sigmund Freud stand. Für einige der Künstler, die sich bald als Surrealisten verstehen sollten, waren sie von größter Bedeutung. Breton, der einige Semester Medizin studiert hatte, hat Freud 1921 in Wien, Salvador Dalí, der die Paranoia künstlerisch instrumentalisieren wollte, ihn 1938 in London besucht. Beide Male fühlte sich Freud vollkommen mißverstanden – wie auch er selbst vom Surrealismus nur sehr wenig verstand. Ein offenbares Mißverständnis auf beiden Seiten also, aber bei den Surrealisten eines, das sich als höchst fruchtbar erwies.

Die Lektüre Freuds bestärkte Breton in seiner Überzeugung, daß die »rationale Annäherung an das Irrationale«[19] zu tieferen Einsichten und umfassenderer Erkenntnis führen mußte als jedes anarchisch-freie Herumstreifen im Geiste Dadas. Die Anwendung der Psychoanalyse, für Freud therapeutische Maßnahme, interpretierten Breton und seine Freunde als Selbstzweck. Freuds Methode, den Patienten im freien Fluß der Assoziationen Verdrängungen ins Bewußtsein heben und Komplexe lösen zu lassen, setzten sie als Mittel ein, aus dem Unbewußten die überraschendsten Bilder ans Licht zu fördern und sie in schockierender Weise zu verknüpfen. Der unübertroffene Produzent solcher Bilder aber war der Traum. Ihn galt es systematisch – aber ohne Intervention verstandes-

18 Vgl. André Breton und Philippe Soupault, *Les Champs magnétiques*, Paris 1967; dt. *Die magnetischen Felder*, Heidelberg 1990.
19 William S. Rubin, *Dada and Surrealist Art*, New York 1968; dt. *Dada und Surrealismus*, Stuttgart 1968.

mäßiger Kontrolle – auszubeuten. Viele auf diese Art enstandene – oder angeblich entstandene – Traumprotokolle, halluzinierte Wortfolgen und automatische Texte fanden Aufnahme in *Littérature*, so von Breton, Crevel, Desnos, Aragon, Péret, Soupault, Rigaut, Vitrac und Paulhan. Louis Aragon hat die Atmosphäre ihrer Herstellung wie ihre Resultate später in seinem poetischen Buch *Une vague de rêves* (1924) resümiert.
Breton selbst, der seit 1922 von sich und seinen Freunden als Surrealisten sprach, ließen diese Erfahrungen in seiner ersten Definition des Surrealismus vor allem auf zwei Punkten beharren: dem psychischen Automatismus und dem mit ihm korrespondierenden Bewußtsein des Traums. Beides ging auch in die »enzyklopädische« Definition des Surrealismus im ersten »Surrealistischen Manifest« von 1924 ein.[20]

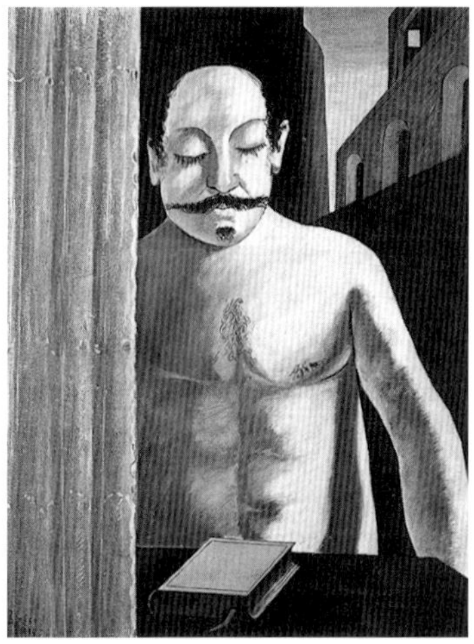

Abb. 7 Giorgio de Chirico, *Le Cerveaux de l'enfant* (Das Gehirn des Kindes), 1914. Moderna Museet, Stockholm

VI

Um die erste Begegnung der Surrealisten mit Bildern de Chiricos ranken sich Legenden. André Breton und Yves Tanguy erzählen, unabhängig voneinander von der Plattform eines Autobusses aus im Vorbeifahren in der Rue La Boëtie im Schaufenster einer Galerie ein Bild von de Chirico gesehen und den Autobus sogleich verlassen zu haben, um das Bild näher zu betrachten – es handelte sich um das Gemälde *Das Gehirn des Kindes* von 1914 (Abb. 7). Max Ernst, der Bilder de Chiricos zuerst im September 1919 als Reproduktionen in der Zeitschrift *Valori Plastici* entdeckte, hat die träumende Vaterfigur de Chiricos aus *Das Gehirn des Kindes* in einen eigenen Traum übernommen. In seinem Bild *Pietà oder die Revolution bei Nacht* von 1922 trägt der träumende Vater die statuen- oder puppenhafte Figur eines Jünglings, der mit weit geöffneten Augen hellwach in die Welt blickt (Abb. 8). Das wirkt wie ein gemaltes Programm. Die Surrealisten träumen offenen Auges, bei vollem Bewußtsein. Träumen und Wachsein gehen für sie ganz selbstverständlich zusammen.[21]
Der vor allem von Breton geleisteten »dialektischen Transformation« Dadas in den Surrealismus entspricht die parallel dazu vollzogene künstlerische Transformation im Werk von Max Ernst, vor allem in den Ölbildern von 1921 bis 1924, die oft protosurrealistisch genannt wurden. *Pietá oder die Revolution bei Nacht* ist ein herausragendes Beispiel dieser Werkgruppe. Indem Max Ernst Elemente der Malerei de Chiricos – die Raumbühne wie auch Einzelheiten seiner Ikonographie, so die Schneiderpuppe – übernimmt und im Sinne der Dada-Collage einsetzt, gelingt es ihm, jenen »Funken Poesie« zu erzeugen, der die kommende Kunst der Surrealisten blitzartig erhellt.
Aber Max Ernst hat sich nicht damit begnügt, Elemente der Bildwelt de Chiricos aufzunehmen, er hat sie grundlegend verändert. Was bei de Chirico erstarrt und versteinert war, erwacht bei Max Ernst zu neuem Leben, und sei es das Leben von Traumwandlern. Wo bei de Chirico das Gefühl klaustrophobischer Eingeschlossenheit vorherrscht, kommt es zu Ausbruchversuchen, Mauern werden durchbrochen oder wie erstorbene Hüllen abgestreift. Auf de Chiricos Resignation antwortet Max Ernst mit der Revolte des Surrealismus. Was de Chirico und Max Ernst verbindet, ist das Erlebnis der Diskontinuität der modernen Welt, das für beide eine existentielle Erfahrung bedeutete. Anders als de Chirico jedoch demonstriert Max Ernst diese Erfahrung nicht primär an Inhalten, sondern in den künstlerischen Prozessen, die er entwickelt, im Umgang mit seinen Materialien, ihrem Zerschneiden, Zerstückeln, Verdecken, Verstümmeln, Übermalen, in den Techniken von Klischeedruck und Klebebild, Collage und Photomontage, Durchreiben und Abkratzen. Das Moment der Diskontinuität manifestiert sich bei ihm aber nicht nur im Umgang mit dem Material, sondern auch in der Unterbrechung des normalerweise unreflektierten

20 »SURREALISMUS, Subst., m. – Reiner psychischer Automatismus, durch den man mündlich oder schriftlich oder auf jede andere Weise den wirklichen Ablauf des Denkens auszudrücken sucht. Denk-Diktat ohne jede Kontrolle durch die Vernunft, jenseits jeder ästhetischen oder ethischen Überlegung.
ENZYKLOPÄDIE: *Philosophie*. Der Surrealismus beruht auf dem Glauben an die höhere Wirklichkeit gewisser, bis dahin vernachlässigter Assoziationsformen, an die Allmacht des Traumes, an das zweckfreie Spiel des Denkens. Er zielt auf die endgültige Zerstörung aller anderen psychischen Mechanismen und will sich zur Lösung der hauptsächlichen Lebensprobleme an ihre Stelle setzen.«
André Breton, »Erstes surrealistisches Manifest« (1924), in: ders., *Die Manifeste des Surrealismus*, Reinbek 1977, S. 26f.

21 Max Ernst hat sich ein Leben lang der ersten Begegnung mit den Bildern de Chiricos erinnert und sie mit einem Déja-vu-Erlebnis assoziiert, das sie mit der Welt der Träume verknüpft, so wenn er schreibt: »Ich hatte dabei das Gefühl, etwas wiederzuentdecken, was mir seit je vertraut war, wie wenn ein bereits geschehenes Ereignis uns einen ganzen Bereich der eigenen Traumwelt aufschließt, die man sich mit Hilfe einer Art Zensur zu sehen oder zu verstehen versagte.«

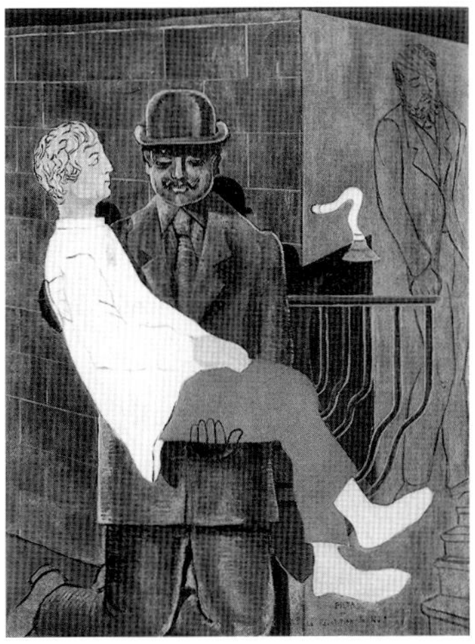

Abb. 8 Max Ernst, *Pietà ou la révolution la nuit* (Pietà oder die Revolution bei Nacht), 1923. The Tate Gallery, London

Zusammenspiels von wägendem Verstand und handwerklicher Praxis. Max Ernst inszeniert den Bruch des widerspenstigen Bewußtseins mit der routinierten Hand, aber auch die Revolte der ausführenden Hand gegen den allzu genau kalkulierenden Kopf.
Ein anderes künstlerisches Ziel verbindet de Chirico und Max Ernst: De Chiricos Lust am Verwischen der Spuren, insbesondere an Herkunft und Bedeutung der fremdartigen Dinge in seinem Theater des Schweigens, wird für Max Ernst schon früh zur Bedingung seiner Arbeit und bald zur Perfektion entwickelt. Mit Recht konnte Werner Spies, der mit kriminologischem Gespür der Genesis der Ernstschen Collagen nachging, ihre Machart dem »perfekten Verbrechen« gleichsetzen, von dessen Hergang keine Spuren bleiben.[22] Wie der mittelalterliche Meister, der alle Spuren von Handschrift und Pinselgestus tilgte, um die Malfläche homogen und anonym erscheinen zu lassen, hatte es Max Ernst von den frühen Lithographien der Mappe *Fiat modes, pereat ars* (1919), von den Klischeedrucken, den ersten Übermalungen und Collagen an darauf abgesehen, alle Hinweise auf den Arbeitsprozeß zu tilgen und seine Eingriffe in das vorgegebene Material, die eigenhändigen Korrekturen und Ergänzungen zu kaschieren. Er hat aus der Befragung künstlerischer Techniken, der Collage und Frottage, der Decalcomanie und dem Dripping, Methoden entwickelt, der Natur ihre Geheimnisse zu entreißen. Seine ganze Ikonographie, all seine seltsamen Zwitterwesen und Gewächse, leiten sich aus seinen technischen Methoden her. Diese indirekten, instinktiven, die Intuition befeuernden künstlerischen Techniken sind keine exakte Erfüllung dessen, was Breton »écriture automatique« genannt hatte, sie sind vielmehr halbautomatische, halbmechanische Verfahrensweisen, die einen aus der Begegnung mit vorgefundenem Material sich ergebenden Anstoß der Phantasie schließlich doch noch der Kontrolle eines neugierigen Bewußtseins unterwerfen.

VII

Mit Henri Rousseau, Giorgio de Chirico und Max Ernst haben wir einige der Grundpositionen skizziert, von denen aus sich der Blick auf den Weg anderer bedeutender Künstler innerhalb und außerhalb des Surrealismus richten läßt. Aus dieser Blickrichtung wird auch die Verwandtschaft einsehbar, die die Künstler des sogenannten »veristischen« Flügels des Surrealismus (Dalí, Magritte) mit denen des »abstrakten« Flügels (Masson, Miró) wie auch mit dem Weg verbindet, den Künstler wie Chagall oder Klee unabhängig vom Surrealismus gegangen sind – Chagall in größter Distanz zu Breton, Klee in gelegentlicher und peripherer Verbindung.
Zu den verbindenden Elementen gehören nicht nur die Beziehung zum Traum und die Disposition für ein magisch gestimmtes Erleben der Realität, sondern auch die Teilhabe an einigen Grenzerfahrungen der modernen Kunst auf ihrer Suche nach den Ursprüngen. Diese Faszination durch die als ursprünglich und darum als vorbildlich empfundenen Quellen der Kunst – die Kinderzeichnung, die Bildnerei der Geisteskranken, die Kunst der »Primitiven«, afrikanische Skulpturen – hatten diese Künstler mit jenen gemeinsam, die wir auf einem stärker der sichtbaren Wirklichkeit verbundenen Weg damit beschäftigt finden, das Bild dieser Wirklichkeit formal unter Spannung zu setzen oder expressiv aufzuladen. So bedeutete für Paul Klee die Bildwelt der Geisteskranken wie die Kinderzeichnung eine Quelle der Inspiration; der frühe Yves Tanguy und Joan Miró (beinahe ein Leben lang) haben aus der Kinderzeichnung Anregungen geschöpft; Alberto Giacometti hat sich Anfang der dreißiger Jahre, als er zur Gruppe der Surrealisten zählte, intensiv mit dem Primitivismus auseinandergesetzt.

22 Werner Spies, *Max Ernst – Collagen. Inventar und Widerspruch*, Köln 1974.

Bei Giacometti ist eine interessante Beobachtung zu machen: In seinem verzweifelten Bemühen um das Erreichen einer höchst komplex verstandenen »Ähnlichkeit« hatte er sich in seinen ersten Pariser Jahren zunächst kubistischen Stilvorschlägen angenähert. In diesem Zeitraum war es die afrikanische Plastik, die ihn beschäftigte.[23] Als er nun in den Sog surrealistischer Vorstellungen geriet, wurden für ihn die ozeanischen Masken und Totems, die immer schon das bevorzugte Interesse Bretons und der Surrealisten gefunden hatten, zunehmend wichtiger, sprachen sie doch deutlicher als die formbestimmte afrikanische Skulptur von einer magisch erlebten Welt. Die Surrealisten lenkten sein Interesse mehr und mehr auf den fetischhaften Charakter plastischer Objekte. In ihrem Bannkreis meinte Giacometti, müßte es möglich sein, die Lebenstotalität auch ohne unmittelbaren Bezug auf den Augenschein, also ohne äußere »Ähnlichkeit«, in bildnerischen Gleichnissen und Chiffren einzufangen. So versuchte er, die Dramen der menschlichen Psyche mit ihren Komponenten von Eros, Aggression und Gewalt in der Sprache einfacher und eindringlicher Metaphern zu erfassen. Mit seinen plastischen Arbeiten der Jahre 1931–1934 hat sich Giacometti eine neue Dimension der menschlichen Existenz erschlossen, den Bereich der Träume, der Triebe, der geheimen Fixierungen und verdrängten Begierden (Kat. 350). Wenn es hier noch »Ähnlichkeit« gab, dann lag sie im Bereich der Empfindung, in der Weise, in der die Begegnung mit einem Kunstwerk in unserer Psyche ähnliche Prozesse auszulösen vermochte wie die intime Begegnung mit einem anderen Menschen. Aber schon wenig später zweifelte Giacometti daran, ob dieser Weg wirklich seine Ansprüche an eine vollkommene »Ähnlichkeit« erfüllen konnte, und er kehrte zur Arbeit vor dem Modell zurück.

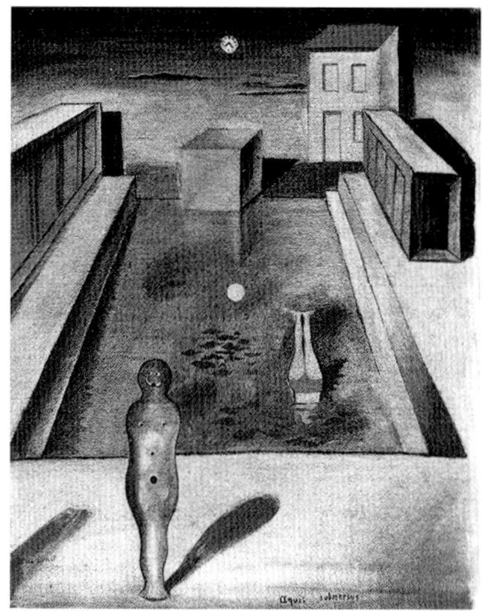

Abb. 9 Max Ernst, *Aquis submersus*, 1919. Städelsches Kunstinstitut, Frankfurt a. M.

VIII

In der ersten Ausstellung surrealistischer Kunst in der Pariser Galerie Pierre 1925 hingen auch Bilder von Joan Miró. Das »offizielle« Bekenntnis Mirós zum Surrealismus bedeutete der Gruppe damals viel. Neben den Collagen und Malereien Max Ernsts waren es die Bilder Mirós von 1924–1925, die Breton in der Ansicht bestärkten – über die er sich zunächst nicht schlüssig war –, daß sich der Surrealismus in gleicher Weise wie in der Dichtung auch in der bildenden Kunst objektivieren konnte. »Der aufsehenerregende Beitritt Mirós im Jahr 1924«, schrieb Breton, »war ein wichtiges Datum für die Entwicklung der surrealistischen Kunst … Miró könnte der ausgesprochenste Surrealist von uns allen werden.«[24] Zwar tadelt Breton einmal – überraschend, denkt man an das, was er über die Kindheit im ersten Manifest schrieb – bei Miró ein »gewisses Stehenbleiben der Persönlichkeit im kindlichen Stadium«, aber die Freundschaft mit Miró hielt ein Leben lang.[25]

Wir sind gewöhnt, Miró erst mit seinem Eintritt in die Gruppe der Surrealisten diesen wirklich zuzurechnen, die Interieurs und landschaftlichen Motive seiner katalanischen Heimat aber, die er zwischen 1918 und 1924 gemalt hat, als »poetischen Realismus« zu deklassieren oder sie als Pendant zu jenem »Magischen Realismus« anzusehen, wie er sich damals in vielen europäischen Ländern, vor allem in Italien und Deutschland, entwickelte. Obwohl stilistisch eindeutig vom Kubismus herkommend, ist die Bildwelt des frühen Miró jedoch in vielen Aspekten protosurrealistisch und markiert somit einen Gegensatz zu dem, was die »Magischen Realisten« erstrebten.[26]

Nicht zufällig war Giorgio de Chirico, der Schöpfer versteinerter Bildwelten, der Heros der »Magischen Realisten«. An ihn konnten sie viel wörtlicher anschließen als etwa die Surrealisten. Die grundlegende Uminterpretation der leblosen Plätze de Chiricos, die

23 Carl Einstein hatte schon 1915 deren Nähe zur kubistischen Formenwelt bemerkt. Carl Einstein, *Negerplastik*, Leipzig 1915.
24 André Breton, *Le Surréalisme et la Peinture*, 3. erw. Aufl. Paris 1965; dt. *Der Surrealismus und die Malerei*, Berlin 1967.
25 Wie Jacques Dupin in seiner großen Miró-Monographie anmerkt, war es hingegen die »mühsame Rückeroberung von Fähigkeiten, die seit der Kindheit verlorengingen«. Jacques Dupin, *Joan Miró. Leben und Werk*, Köln 1961.

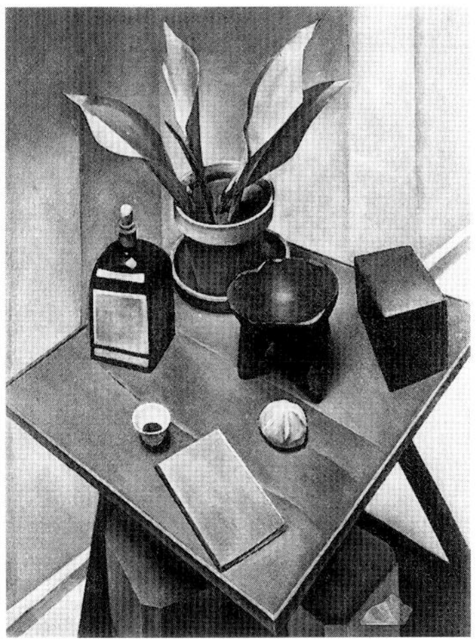

Abb. 10 Alexander Kanoldt, *Stilleben I*, 1924. Privatbesitz

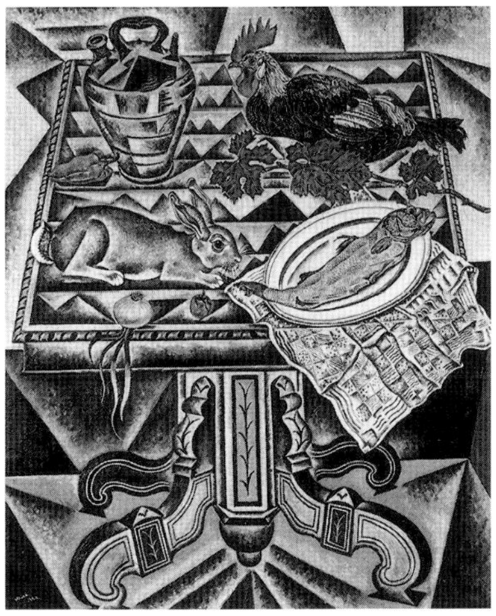

Abb. 11 Joan Miró, *Stilleben mit Kaninchen (Der Tisch)*, 1920. Sammlung Gustav Zumsteg

Max Ernst beginnend mit einem Bild wie *Aquis submersus* von 1919 vornimmt (Abb. 9), ihre Neubelebung mit einer phantastischen Fauna und traumwandelnden Figuren ist dafür ein gutes Beispiel. Ein anderes Beispiel bietet das gegenständlich lesbare Frühwerk von Miró. Zeigt uns ein »Magischer Realist« wie Kanoldt in seinen *Olevano*-Bildern Anfang der zwanziger Jahre etwa die steingewordene Natur eines alten italienischen Bergstädtchens, eingefügt in die starren Formationen eines Gebirgszuges, so bietet uns Miró in den zu dieser Zeit entstandenen Gemälden wie *Der Bauernhof* (1921/22) das Bild einer Natur, die überall Blüten treibt und tausendfach Früchte hervorbringt. Noch deutlicher wird der Unterschied, wenn wir eines der Stilleben von Kanoldt mit *Stilleben mit Kaninchen (Der Tisch)* (1920) von Miró vergleichen (Abb. 10 und 11): Während das Interieur Kanoldts wie eingefroren wirkt, als könnte es nur unterkühlt die Ewigkeit erreichen, straft Mirós Gemälde seine Bezeichnung »nature morte« Lügen: Hier ist alles springlebendig. Kaninchen und Hahn denken nicht daran, als Braten zu dienen. Sie tummeln sich auf der Tischplatte, der Tisch selbst ist von der Erde nicht abgeschnitten, er schlägt Wurzeln, als wäre er noch ein in Saft stehender Baumstamm, und der Teppich unter ihm läßt sich leicht als Ackerboden begreifen. So gewaltig der Sprung zwischen Mirós frühen Naturbildern und den späteren, von animierten Zeichen in Bewegung gesetzten abstrakten Farbräumen auch erscheinen mag – sie sind derselben künstlerischen Haltung entsprungen.

Es war die Begegnung mit Bildern Paul Klees, die Miró auf seinem Weg zu größerer Freiheit im Umgang mit den Elementen der sichtbaren Realität bestärkte und ihn zu seinem animierten Spiel abstrahierter Formen ermutigte. Eine solche Inanspruchnahme von Bildgedanken Paul Klees durch die Surrealisten beweist, daß die Beziehungen Klees zur Pariser Gruppe keinesfalls nur äußerlich oder zufällig waren.[27] Im Gegenteil: eine Nähe zu den Gedankengängen, die später von Breton und seinen Freunden labyrinthisch verknotet wurden, zeigt sich schon früh im »bildnerischen Denken« Klees. Paul Klee gehört zu den reflektiertesten Künstlern der Moderne. Schon 1908 sprach er vom »Urgebiet der psychischen Improvisation«, ein Begriff, der in manchem den von Breton instrumentalisierten Gedanken einer »écriture automatique« vorwegnimmt. Wenn Klee die künstlerischen Elemente analysierte und auf ihre Grundimpulse zurückführte, dann verlor er dabei sein Ziel, ihr Zusammenspiel in einer großen Einheit, doch nie aus den Augen (Abb. 12). Diese Vision einer neu zu erringenden Totalität – die in späteren Jahren fast

26 Angelehnt an Franz Rohs berühmte Übersicht, mit der er Merkmale des Expressionismus und des Magischen Realismus oder »Neoexpressionismus« einander konfrontierte, habe ich versucht, die Charakteristika der Neuen Sachlichkeit bzw. des Magischen Realismus den entsprechenden des Surrealismus gegenüberzustellen; Wieland Schmied, »Zwischen Surrealismus und Sachlichkeit«, in: Jörg Krichbaum (Hrsg.), *Edgar Ende. Der Maler geistiger Welten*, Stuttgart 1987 (siehe nebenstehende Tabelle).

Magischer Realismus	**Surrealismus**
bevorzugt das Unbelebte	das Lebendige
anorganisch	organisch
versteinert	vegetativ, wachsend
statisch, erstarrt	dynamisch (aber nicht expressiv)
kristallin, kristallisierend	blühend – blutend
Mäßigung	Wildheit
Stille	Turbulenz, Eruption
Enge	Weite
Logik	Alogik, Aufhebung von Ratio, Kausalität, Naturgesetzen
Ordnung	Chaos
Vereinzelung	Komplexität
trennen, isolieren	verschmelzen, identifizieren
sich verschließen, verhüllen	sich öffnen
sich verteidigen	angreifen, attackieren
sich vor dem Schmerz schützen	Schmerz zufügen und Schmerz hinnehmen
Tabuisierung	Befreiung, Entfesselung

27 Schon 1919 war Klee in die *Anthologie Dada* aufgenommen worden, 1925 fand seine erste Pariser Einzelausstellung in der Galerie Vavin-Raspail statt, 1929 würdigte Georges Limbour, der Freund von Bataille und Leiris, die Arbeit Klees in der ersten Nummer der *Documents*, die damals zu erscheinen begannen.

schon die Züge einer Unio mystica annehmen konnte – zeigte sich Klee zum ersten Mal auf seiner legendären Tunis-Reise 1914, die er zusammen mit den Freunden August Macke und Louis Moilliet unternahm, »vor den Toren von Kairouan«. Damals notierte er in sein Tagebuch: »Materie und Traum zu gleicher Zeit, und als drittes ganz hineinverfügt mein Ich.« Natur, Traum und Ich verschmolzen miteinander und verbanden sich mit den bildnerischen Mitteln: »Die Farbe hat mich. Das ist der glücklichen Stunde Sinn: Ich und die Farbe sind eins.«[28] Daraus entwickelte er Anfang der zwanziger Jahre die Idee von einem »Zwischenreich«, in dem seine Kunst siedelte und er selbst zu Hause war – ein Begriff, der seltsam mit Rilkes etwa gleichzeitig entwickeltem Wort vom »Weltinnenraum« korrespondiert, das die *Duineser Elegien* erfüllt. Klees »Zwischenreich« korrespondiert aber auch mit der Erfahrung der Surrealisten, an einer Grenze zu Hause und dabei in der Lage zu sein, diese Grenze zwischen Innen und Außen, Unbewußtem und Bewußtem, Traum und Wachheit beständig überschreiten zu können. Wobei Klee mehr noch als den Surrealisten an der harmonischen Verbindung beider Bereiche lag.[29] In einer Zeichnung von 1921 *(Stadt im Zwischenreich)* taucht dieser Begriff zum ersten Mal auf und wird den Studenten am Bauhaus in den Wintervorlesungen 1921/22 erläutert. In einem längeren Ateliergespräch mit dem Kollegen Lothar Schreyer faßte Klee zusammen, was er mit diesem Wort verband:

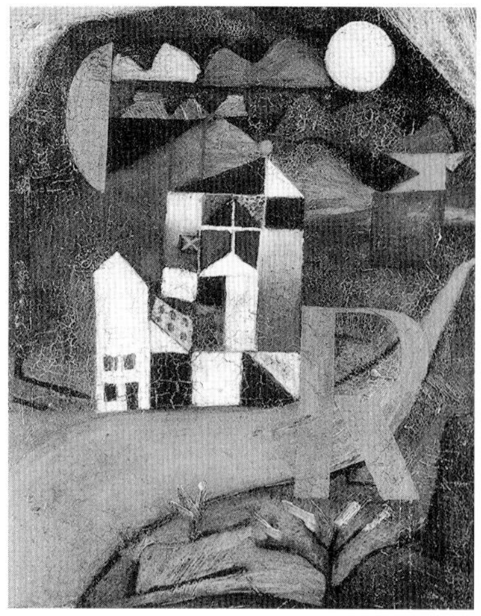

Abb. 12 Paul Klee, *Villa R*, 1919. Öffentliche Kunstsammlung, Kunstmuseum Basel

> Ich sage es oft … daß sich unsere Welten geöffnet haben und öffnen, die auch der Natur angehören, aber in die nicht alle Menschen hineinblicken, vielleicht wirklich nur die Künstler, die Verrückten, die Primitiven. Ich meine etwa das Reich der Ungeborenen und der Toten, das Reich dessen, was kommen kann, kommen möchte, aber nicht kommen muß, eine Zwischenwelt. Wenigstens für mich eine Zwischenwelt. Zwischenwelt nenne ich sie, da ich sie zwischen den unseren Sinnen äußerlich wahrnehmbaren Welten spüre und innerlich so aufnehmen kann, daß ich sie in Entsprechungen nach außen projizieren kann. Dorthin vermögen die Kinder, die Verrückten, die Primitiven noch oder wieder zu blicken … Ich komme wahrscheinlich nie über die Zwischenwelt hinaus. Sie ist auch gar nicht etwas so Wunderbares, wie es scheint, oder gar etwas Erhabenes. Sie ist sogar oft ein bißchen koboldhaft. Es scheint mir oft, als ob ich dort nicht recht ernst genommen, sondern reichlich ironisch behandelt werde.[30]

IX

Wenn die Malerei de Chiricos mit schlafwandlerischer Sicherheit Balance hält zwischen Traum und Klarheit, dann neigt sich bei René Magritte die Waagschale eindeutig zur Klarheit, bei Salvador Dalí dagegen bringt eine permanente Erschütterung die Phänomene so durcheinander, daß sich schwer sagen läßt, ob bei seiner »paranoisch-kritischen« Methode letztlich die Paranoia oder ihre kritische Indienstnahme triumphiert. Beide, Magritte und Dalí, zeigen sich früh von de Chirico beeindruckt, Magritte nennt seine Begegnung mit der Reproduktion eines Bildes von de Chirico im Jahr 1923 – es handelte sich um *Chant d'amour* (1914) – für lebensentscheidend. Hier habe er zum ersten Mal das Denken gesehen. Um die Definition dieses Denkens und seine adäquate Realisierung in Bildern geht es ihm fortan. »Meine Malerei ist das Gegenteil von Traum, da der Traum nicht die Bedeutung hat, die man ihm gibt«, sagt Magritte. »Ich kann nur in der Klarheit arbeiten.« Und an anderer Stelle: »Die Träume sind eine leicht zu vergessende Krankheit des Denkens.«[31]

Magrittes Bilder zeigen uns keine willkürliche Lust an Assoziationen, keine Spiele der Phantasie. Sie setzen ihre Effekte sparsam, aber wohlkalkuliert (Abb. 13). Hier ist ein Geist am Werk, der auch angesichts des Unerwarteten, des Befremdlichen, des Absurden nüchtern zu argumentieren versucht. Denn die verkehrte Welt des René Magritte ist mit den Augen eines Menschen gesehen, für den die Gesetze der Logik selbstverständlich weitergelten; wenn man so will: mit den Augen eines pedantischen Bürgers, der seine

28 *Paul Klee. Tagebücher*, hrsg. v. Felix Klee, Köln 1957.

29 Carl Einstein verbindet in *Die Kunst des 20. Jahrhunderts* (3. Aufl. Berlin 1931) die Malerei Paul Klees sowohl mit Traum als auch Mythos: »Es handelt sich für Klee in die Realität Gestalten und Objekte einzuschalten; also Sinn des Mythus ist nicht mehr Bewahren des Vergangenen, sondern Revolte gegen das Vorhandene.« Und: »In den Kleeschen Miniaturen bemerken wir die Wiederkehr der Traumdämonen, die in alten Kräften auferstehen und zu stärkster Wirklichkeit sich verdichten.«

30 Paul Klee zit. nach Ulrich Bischoff, *Paul Klee*, München 1992.

31 *René Magritte. Ecrits complets*, hrsg. v. André Blavier, Paris 1979; dt. *Sämtliche Schriften*, München 1981.

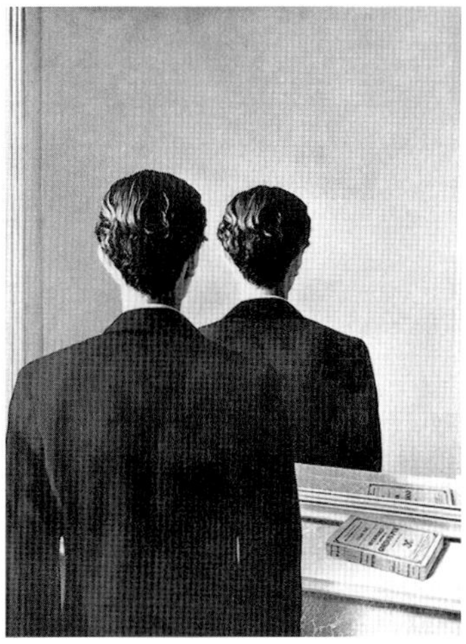

Abb. 13 René Magritte, *La reproduction interdite* (Die verbotene Reproduktion), 1937. Museum Boijmans Van Beuningen, Rotterdam

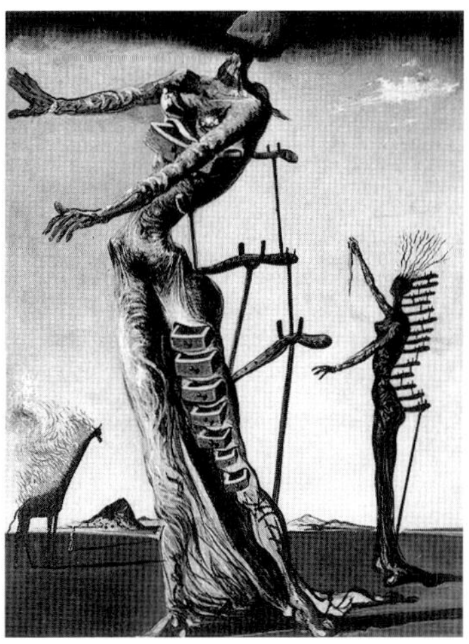

Abb. 14 Salvador Dalí, *Girafe en feu* (Die brennende Giraffe), 1936–1937. Kunstmuseum Basel

Brüsseler Wohnung nur ungern und meist nur zu kurzen Spaziergängen mit seinem Hund verließ und sich nur wohl fühlte im Kreis der vertrauten Freunde.

In den Bildern Magrittes geht ein Riß durch die sichtbare Welt, etwas stimmt nicht mit ihr. Ihr Zusammenhang scheint gewahrt, und doch hat da ein Eingriff stattgefunden. Dieser Eingriff – oft nur eine scheinbar geringfügige Veränderung – bewirkt einen grundsätzlichen Wandel der Atmosphäre, so daß uns das Vertraute fremd, das Gewohnte unheimlich, das Normale verrückt erscheint. Er läßt uns erschrecken, ohne daß wir genau bestimmen könnten, woher dieses Erschrecken eigentlich rührt.

Auch Salvador Dalí geht es um das Erschrecken. Aber anders als bei Magritte wird ihm der Schock zum Selbstzweck. Zielte Magritte auf das Erkennen der inneren Affinitäten, oder, wie er gerne sagte, der Ähnlichkeit einander scheinbar ganz fremder Dinge, und damit auf die Enthüllung einer geheimen Ordnung der Welt, so will Dalí viel eher das Gegenteil bewirken: Er zeigt das willkürlich Assoziierte, das keinen Sinn ergibt und sich nie miteinander verbinden wird. Magritte poetisiert die Realität (im Sinne der Romantiker), Dalí denunziert sie.

Dalís »Paranoia« war nicht gespielt, wohl aber bewußt provoziert, sorgfältig gepflegt und präzis kontrolliert. Er hat den Wahnsinn systematisch als Methode genutzt, die Tresore des Unterbewußten zu knacken und an die dort ruhenden Schätze heranzukommen. Diese Schätze aber waren nichts anderes als seine Perversionen – genüßlich breitet er sie vor uns aus, als gälte es, die Tafel eines Festbanketts zu decken (Abb. 14). Er hat sich in seinen Bildern stets bemüht, auf der Hand liegende Bedeutungen zu verdunkeln und wenn möglich in ihr Gegenteil zu verkehren. Aber er hat sich zugleich bemüht, soviel Bedeutung wie nur möglich in seine Bilder zu packen, auch wenn er behauptete, diese Bedeutung selbst nicht zu kennen.

Magritte ging es um eine »anonyme«, nie auf Effekte zielende Technik. Sie war ganz in den Dienst der Sache gestellt, die sie sichtbar machen wollte. Dalís Malweise dagegen war preziös, kläubelnd, auf Effekte bedacht. Ihre altmeisterliche Attitüde mußte in einer an der Avantgarde orientierten Epoche als exzentrisch erscheinen. Magrittes Bilder sind fast immer ökonomisch inszeniert und auf ein einziges Motiv konzentriert, von dem nichts ablenken soll. Dalís Bilder dagegen sind oft überladen und brillieren mit hundert Ablenkungen. Doch so verschieden Magritte und Dalí auch waren, beiden verdanken wir eine Reihe faszinierender Bilder, die uns, selbst wenn wir meinen, ihre Machart endlich entziffert zu haben, immer noch und immer neu in ihren Bann ziehen.

Das gilt in gleicher Weise für die Bildwelt des frühen Chagall. Unter den Einzelgängern der Ecole de Paris ist er noch einmal ein Sonderfall. Trotz seines Hanges zu Träumereien hat er sich immer außerhalb des Kreises der Surrealisten gehalten. Kann Staunen als ein Stichwort für eine Begegnung mit den Bildern Magrittes gelten und Erschrecken für die mit Werken Dalís, so ist Verzauberung wohl das richtige Wort, die Wirkung zu beschreiben, die von der Welt Chagalls ausgeht.

Marc Chagall ist der große Poet unter den Künstlern des 20. Jahrhunderts. In seinen Augen verwandelt sich die Welt in ein Land der Legende, wo sich das Märchenhafte ereignet, wo Träume für wahr genommen werden und das Wunderbare Alltag ist. Die Figuren, die er uns zeigt, der Geigenspieler auf dem Dach, die Tiere auf dem Acker oder auf der Weide, die Melkerin mit der Kuh, der Rabbi mit der Thorarolle, die tanzenden Brautleute, sie alle haben die Schwerkraft überwunden, die Grenzen von Nah und Fern sind aufgehoben, die Unterschiede von Groß und Klein gelten so wenig, wie die von Innen und Außen oder Wachsein und Traum. Häuser stehen auf dem Kopf, Dinge sind

zu seltsamem Leben erwacht, Menschen schweben über dem Himmel – und doch scheint alles seine gute natürliche Ordnung zu haben.
Chagall war 1910 nach Paris gekommen, als gerade 23jähriger Kunststudent aus St. Petersburg. Rasch hatte er die Errungenschaften der Avantgarde in sich aufgenommen und ins Traumartige und Märchenhafte verwandelt – ein gutes Jahrzehnt vor dem ersten Hervortreten der Surrealisten (Abb. 15). Die Freiheit, die der Kubismus im Umgang mit den Formen der sichtbaren Welt entwickelt hatte, griff er begierig auf und nutzte sie, allen Gegenständen eigenes Leben einzuhauchen und sie sich frei im Raum bewegen zu lassen. Die Freiheit, die die Fauves und die Expressionisten im Umgang mit der Farbe errungen hatten, gab ihm den Mut, alle Farben ihre eigenen Geschichten erzählen zu lassen und ihre Wirkung ins Magische zu steigern (Kat. 340). Es sind die Farben, die die Komposition zusammenhalten und die Vielzahl der Bildanekdoten zur Einheit fügen. Alles, was uns bei Chagall als reine Kindlichkeit anrührt, entspringt einem künstlerischen Urinstinkt. Unverbildete Naivität und artistisches Raffinement sind bei ihm nicht zu trennen.

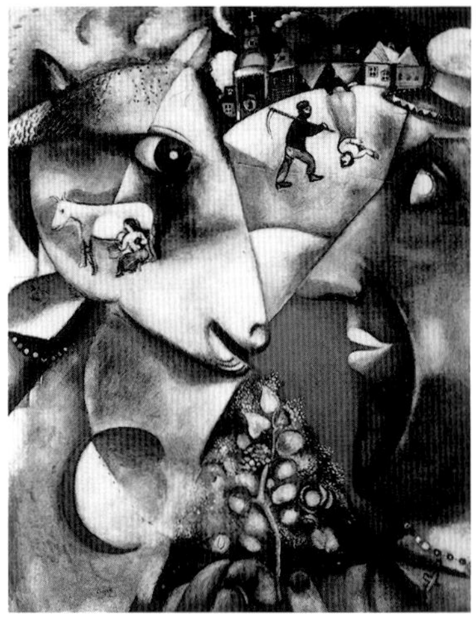

Abb. 15 Marc Chagall, *Moi et le village* (Ich und das Dorf), 1911. The Museum of Modern Art, New York

X

Wenn wir Giorgio Morandi für den Weg in Anspruch nehmen, an dessen Anfang Henri Rousseau und Giorgio de Chirico stehen, dann kann das nur mit Vorbehalten geschehen. Gewiß hat ein solcher Anspruch auch damit zu tun, daß Morandi als junger Mensch für zwei Jahre (1918 bis 1920) im Banne der Pittura Metafisica stand, aber diese kurze Periode könnte für eine solche Zuordnung nicht ausreichen, wenn wir meinten, Morandi hätte in seinem späteren Werk grundsätzlich andere Ziele verfolgt. Zwar mögen wir die Ansicht mancher italienischer Kritiker nicht ohne weiteres teilen, Morandi sei in seinem Werk stets dem Geist der Pittura Metafisica zumindest in übertragenem Sinn treu geblieben, ein einfacher und eindeutiger Realist ist er in seinen Stilleben und Landschaften darum noch lange nicht geworden.
Von der Kunst de Chiricos hat Morandi immer mehr getrennt, als ihn mit ihr verbunden hat. Giorgio de Chirico kam von Böcklin her, Morandi von Cézanne. Noch mehr trennt ihn von Carlo Carrà. Keinesfalls ging es ihm, wie des öfteren zu lesen war, um die »Solidität der Dinge«, wie sie Carrà als italienische Tradition postuliert hatte, an die es wieder anzuknüpfen gälte. Morandi hat vielmehr, ohne sie äußerlich anzutasten, die Solidität der Dinge aufgelöst – allerdings in einem ganz anderen Sinn als de Chirico, der ihnen durch seine Verwirrung der Perspektive alle Körperlichkeit raubte.
Zunächst aber, als Morandi 1918 in den Einfluß des Blicks geriet, den die Pittura Metafisica auf die Dinge gerichtet hatte, lernte er sie anders sehen, als die Sichtweise Cézannes sie ihm bis dahin gezeigt hatte. Hatte das von Cézanne verwendete Mittel der »Mehrfachkontur« das Ziel, die Umrißlinien eines Gegenstands offen zu halten und diesen mit dem umgebenden Raum zu einer Einheit zu verbinden, so lernte Morandi unter dem Einfluß de Chiricos und Carràs – von denen er ikonographisch vor allem die Büsten und Schneiderpuppen übernahm –, sie wieder eindeutig und präzise zu begrenzen (Abb. 16). Wenn Morandi später daranging, seine Gegenstände mit dem Raum zu verbinden, ja in ihm aufgehen zu lassen, so bediente er sich eines ganz anderen Mittels, als es ihm Cézannes Kunst der farblichen Modulierung oder de Chiricos Mittel der »verkehrten« Perspektive hätte an die Hand geben können, nämlich des Lichts. Kein Künstler unseres Jahrhunderts ist subtiler mit dem Licht umgegangen. Morandi malt das Licht nicht auf den Dingen, sondern in den Dingen. Das Licht ist in die Dinge eingegangen, ist mit ihnen verschmolzen, wurde von ihren stumpfen staubigen Oberflächen aufgesogen,

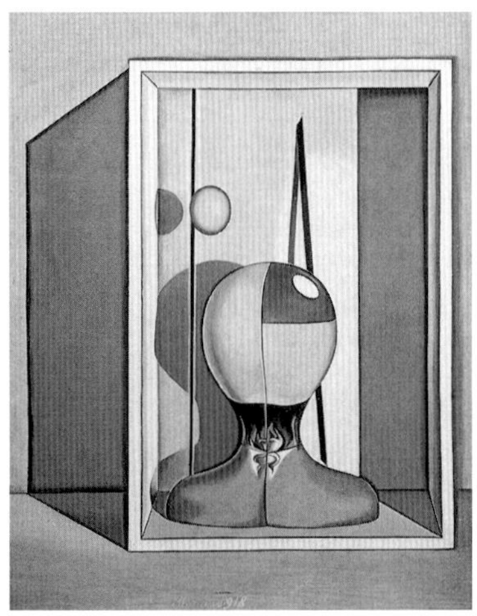

Abb. 16 Giorgio Morandi, *Natura morta* (Stilleben), 1918. Eremitage, St. Petersburg

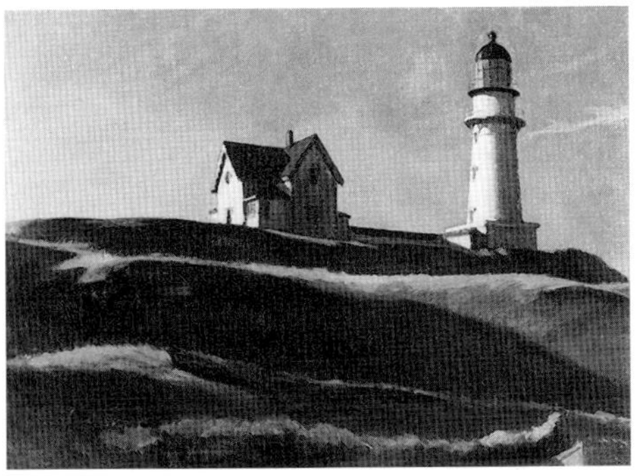

Abb. 17 Edward Hopper, *Lighthouse Hill*, 1927. Dallas Museum of Fine Arts

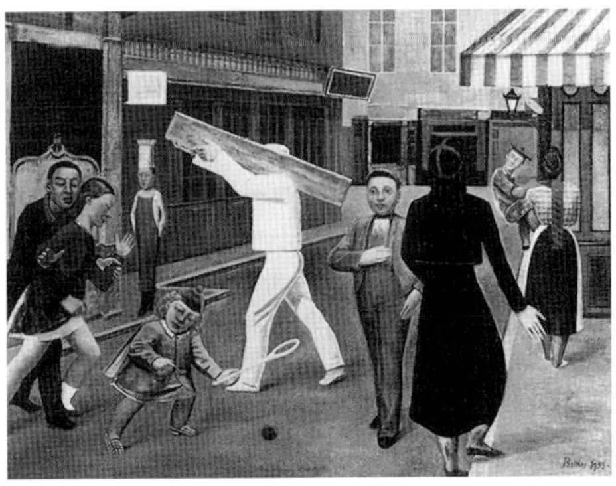

Abb. 18 Balthus, *La Rue* (Die Straße), 1933/34. The Museum of Modern Art, New York

zwischen den Dingen und dem Raum um sie herum gibt es keinen Unterschied mehr. Wie Giorgio Morandi stand Edward Hopper in seinen Anfängen eine Weile unter dem Einfluß Cézannes. Die Bilder, die er während seiner Paris-Aufenthalte (1906/07, 1909 und 1910) wie in den Jahren danach in Neu-England malte, sprechen davon. Manche Landschaften dieser Jahre lassen sich in ihrer malerischen Auffassung mit denen Morandis vergleichen; was Hopper aber grundsätzlich von Morandi unterscheidet, vor allem in den Bildern, die er von den zwanziger Jahren an malte, ist die Behandlung des Lichts. Bei Morandi finden wir eine Harmonie, mehr noch: eine Einheit von Licht und Welt. Das Licht durchdringt, durchtränkt alle Formen, verschmilzt mit ihrer Materie. Bei Hopper dagegen wird die Trennung von Licht und Realität nie aufgehoben. Das Licht fällt hart auf die Dinge, erhellt sie oder rückt Partien in den Schatten. Licht wird reflektiert, zurückgeworfen, und oft scheint es an den Dingen abzugleiten, als fände es keinen Halt. Das Licht, das die Mauern der Leuchttürme an der Küste von Maine, die Hopper zwischen 1927 und 1929 gemalt hat, reflektieren, hat nichts von der Wärme, die Morandi seinem Licht verleiht. Wir meinen vor einem Gemälde wie *Lighthouse Hill* (1927) die kühle Abendluft vom Ozean her zu spüren (Abb. 17). Es ist kaltes Licht. Es erinnert an das Licht, das wir aus den »metaphysischen« Bildern de Chiricos kennen, dieses Scheinwerferlicht, das aus verschiedensten unsichtbaren Quellen auf seine Raumbühne und ihre Kulissen fällt.

Edward Hopper hat die artifizielle Welt der Pittura Metafisica zurückübersetzt in die konkrete Umgebung, die ihm vor Augen stand. De Chiricos Traumvision erlebt er in der Realität. Aber Kälte und Unheimlichkeit sind geblieben. Es ist dieses Gefühl des Nicht-ganz-Geheuren, des Nicht-zu-Hause-Seins in der Welt, das ihn mit den Magischen Realisten verbindet. Das haben übrigens auch Künstler der Pop Art empfunden, als sie diesen Aspekt des Fremdartigen bei Hopper intensiver und virulenter ausgeprägt fanden als etwa bei einem Surrealisten wie Magritte.[32]

Wie im Falle von Edward Hopper läßt sich auch bei Balthus über mögliche Zuordnungen trefflich streiten. Das war schon in seinen Anfängen so, als er 1934 in der Galerie Pierre in Paris Bilder wie *La Rue* (Abb. 18) zeigte und über ihre Nähe oder Distanz zu denen der Surrealisten heftig diskutiert wurde. Die Surrealisten jedenfalls mochten ihn, auch wenn sie Balthus, der sich in seiner aristokratischen Neigung zu einer »splendid isolation« ein Leben lang abseits hielt, nie zu ihrer Gruppe zählten. Das hinderte freilich Marcel Jean nicht, in den Bildern von Balthus die gleichen »Triebkräfte des Traums, des Phantastischen und Märchenhaften« am Werk zu sehen wie in der Malerei vieler Surrealisten und ihn in seine *Geschichte des Surrealismus* miteinzubeziehen.[33]

Antonin Artaud, der Balthus in der Galerie Pierre eingeführt hatte, schrieb im Katalogtext: »Balthus malt primär Licht und Form. Durch das Licht auf einer Wand, auf dem spiegelnden Boden, einem Stuhl oder auf der Haut lädt er uns ein, einzutreten in das Geheimnis eines menschlichen Körpers.«[34] In der Tat: Balthus ist ein Meister subtilster Lichtführung und Spiegeleffekte. Er liebt es, das Licht einer Petroleumlampe auszuspielen gegen die Reflexe auf der Haut eines Mädchens, die Funken eines Kaminfeuers oder das Funkeln von Katzenaugen. Seine Bilder knistern vor geheimen erotischen Obsessionen. Seine Interieurs, oszillierend zwischen Kühle und Schwüle, sind der ideale Resonanzboden für die Spannungen der Pubertät. Denn es sind fast immer Kinder und junge Menschen, die Balthus malt, heranwachsende Mädchen und Knaben, und er malt sie in dem Augenblick, da sie sich zum ersten Mal ihrer eigenen Sexualität bewußt werden, in dem sie in sich eine ganz neue Welt entdecken, die sie fasziniert und erschreckt.[35]

32 »Ich liebe die exzentrischen Bilder von Edward Hopper. Mich regt das mehr auf, als Magrittes surrealistische Bilder. Er ist wie ein Pop-Künstler«, sagte beispielsweise Jim Dine in einem Interview; *Jim Dine. Graphik*, Ausst.Kat. Kestner Gesellschaft Hannover, 1970.
33 Marcel Jean (unter Mitarbeit von Arpad Mezei), *Histoire de la peinture surréaliste*, Paris 1959; dt. *Geschichte des Surrealismus*, Köln 1961, 2. Aufl. 1968.
34 Antonin Artaud, in: *Balthus*, Ausst.Kat. Galerie Pierre, Paris 1934.
35 In seiner Faszination durch die Welt der Halbwüchsigen und die »Lolita«-Erotik ist Richard Lindner Balthus verwandt. Auch er hat eine Vorliebe für Spielzeug, auch er malt gerne junge Mädchen und macht uns glauben, sie selber wollten, sich ihrer verführerischen Ausstrahlung bewußt, niemals erwachsen werden.

XI

Die ursprüngliche Kraft des Surrealismus als Bewegung schien Ende der dreißiger Jahre erschöpft, auch wenn seine bedeutendsten Künstler ihren Weg unbeirrt weitergingen. Da wurde der Bewegung noch in Paris durch zwei aus Lateinamerika stammende Künstler neues Blut zugeführt, durch Wifredo Lam und durch Matta. Lam brachte das authentische Bild des tropischen Dschungels mit, Matta die Vision technoider und biomorpher Welten der Zukunft (Abb. 19).

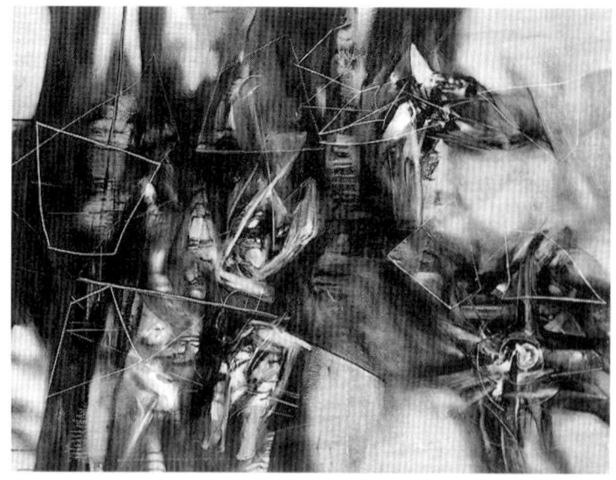

Abb. 19 Matta, *L'année 1944* (Das Jahr 1944), 1942. Nationalgalerie, Staatliche Museen zu Berlin – Preußischer Kulturbesitz

In den Jahren des Zweiten Weltkriegs – Lam war zeitweilig nach Kuba zurückgekehrt – gehört Matta in New York mit Max Ernst und André Masson zu den Künstlern, die die Inspiration des Surrealismus an eine neue Generation amerikanischer Künstler weitergeben, unter ihnen Arshile Gorky und Jackson Pollock.[36] Gorky, eine der großen tragischen Figuren der jungen amerikanischen Kunst, hat man den »letzten Surrealisten« genannt, Pollock steht am Anfang einer Bewegung, die die Unabhängigkeitserklärung der amerikanischen Moderne auf ihre Fahne geschrieben hat. Aus Bretons Idee einer »écriture automatique« ist etwas ganz Neues geworden: »Action Painting«. Die Optik wird umgestellt, und den Künstlern der entstehenden New York School erscheinen die exilierten Surrealisten bald als Heroen »auf tönernen Füßen«. (In Frankreich bewahrte Wols, der einen vergleichbaren Weg hin zu einer »art autre« ging, sehr viel mehr vom ursprünglichen surrealistischen Potential.)

Wurde im New York der ausklingenden vierziger Jahre die Frage, ob ein Künstler in den Königsweg der Abstraktion einschwenkte, zum Gradmesser einer progressiven Haltung – wenn nicht gar zum Kriterium der Qualität –, so beharrten Künstler wie Max Ernst und Matta, aber auch André Masson und Yves Tanguy, von denen so viele Anstöße ausgegangen waren, in bewußtem Widerspruch zu allen aktuellen Tendenzen auf einer Dimension ihrer Bilder, die zu allen Impulsen aus der Form hinzukommen mußte: das prinzipielle Offenhalten eines vielfach deutbaren Assoziationsfeldes, beharrend auf einer gegenständlichen Lesbarkeit des Bildes. Max Ernst sprach von der »Weigerung, als Tachist zu leben«, und ließ nicht von dem »Interpretationszwang«[37], dem er alle wie spontan auch immer entstandenen Formen unterwarf. Matta führte uns tiefer und tiefer in die Räume eines absurden, aus den Fugen geratenen Kosmos, in dem technoide Wesen und biomorphe Kräfte einander wie in Science-fiction-Romanen bekämpften, Masson in seine abgründig bewegten, Tanguy in seine bizarr erstarrten Weltlandschaften (Kat. 355–357).

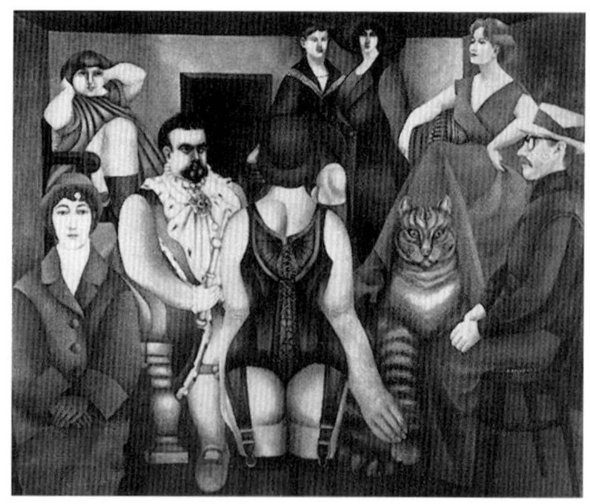

Abb. 20 Richard Lindner, *The Meeting* (Das Treffen), 1953. The Museum of Modern Art, New York

Hatten Pittura Metafisica, Surrealismus und bis zu einem gewissen Grad auch der Magische Realismus in seinen verschiedenen nationalen Spielarten im ersten Drittel des Jahrhunderts für alle Künstler dieser Sektion einen gemeinsamen Bezugspunkt abgegeben, so fehlen solche Bezugspunkte nach dem Zweiten Weltkrieg. Es ist daher verständlich, daß das Erscheinungsbild der hier versammelten Werke in dieser Periode noch divergierender ausfallen muß, als es in der Zeit davor schon der Fall war. Bedeutete der Zweite Weltkrieg für die Kunst der Moderne insgesamt einen tiefen Einschnitt, so gilt das für die hier skizzierte Entwicklungslinie in besonderem Maße. Es gibt nach 1945 Phänomene (manche sogar in mehrfacher Auflage) wie Neo-Dada, Neo-Expressionismus, Neo-Konstruktivismus – einen Neo-Surrealismus gibt es nicht. Und doch ist jenes Lebensgefühl, das einst die Kunst des Surrealismus wie der Magischen Realisten getragen hatte, nicht ganz tot.

In New York scheint Richard Lindner in Bildern, mit denen er Anfang der fünfziger Jahre begann, die Erinnerung seiner europäischen Jugend mit ihren Schrecken und ihren Verführungen zu beschwören, den Magischen Realismus auf einer neuen Ebene noch ein-

36 Es würde ein eigenes Kapitel verlangen, die Bedeutung des Mythos nicht nur für Künstler aus dem Umkreis des Surrealismus wie Lam, Matta oder Gorky darzustellen, sondern sich im einzelnen auch mit der Rolle auseinanderzusetzen, die der Mythos in der formativen Phase der New York School Anfang und Mitte der vierziger Jahre für Künstler wie Jackson Pollock, Mark Rothko oder Barnett Newman gespielt hat, bis hin zur Ablösung der Götter- und Heldenwelt des klassischen Altertums durch die Menschheitsmythen einheimischen, d. h. indianischen Ursprungs.

37 Werner Spies, *Max Ernst 1950–1970. Die Rückkehr der schönen Gärtnerin*, Köln 1971.

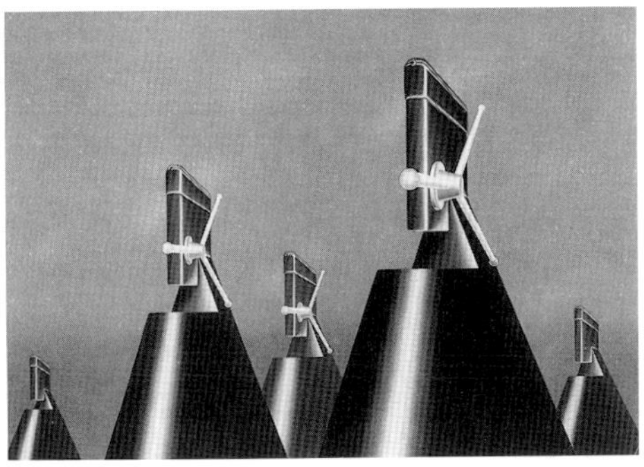

Abb. 21 Konrad Klapheck, *Der Krieg*, 1965. Kunstsammlung Nordrhein-Westfalen, Düsseldorf

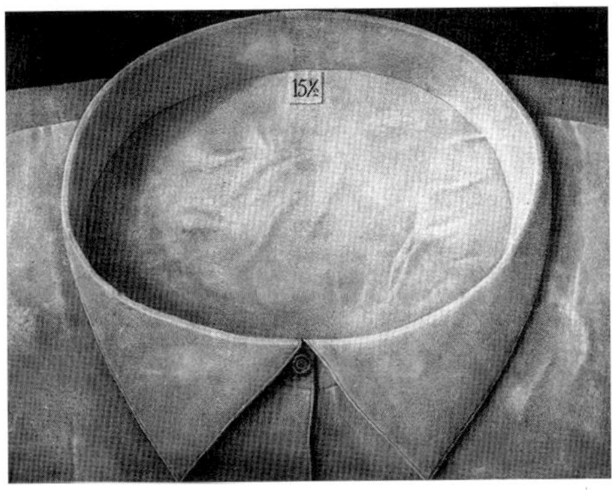

Abb. 22 Domenico Gnoli, *Giro di collo 15 1/2* (Hemdkragen 15 1/2), 1966. Courtesy Jan Krugier Gallery, New York

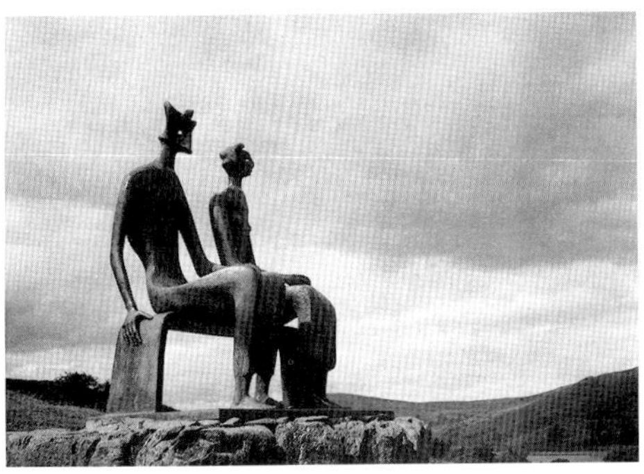

Abb. 23 Henry Moore, *King and Queen* (König und Königin), 1952/53. Glenkiln Farm Estate, Dumfries, Schottland

mal aufnehmen zu wollen (Abb. 20). In Deutschland ist es Konrad Klapheck, der die technische Welt als magisches Gegenüber erlebt – wie einst Rousseau in den botanischen Gärten den virtuellen Urwald entdeckte, findet er in der Maschine das Spiegelbild des neuen Menschen (Abb. 21). André Breton fügte Klapheck als jüngsten Zeugen dem Künstlerreigen seines noch einmal neu aufgelegten anthologischen Buches *Der Surrealismus und die Malerei* an[38], so als habe es nach Gorky, dem »letzten Surrealisten«, noch einen allerletzten gegeben. In Italien war es Domenico Gnoli, in dem Gedanken der Pittura Metafisica wieder aufleben. Noch einmal scheinen die Dinge – unheimlich wie je – ihre Solidität behaupten zu wollen, und noch einmal sehen wir, wie diese Solidität schwindet, wenn er erbarmungslos ihre Oberfläche mit der Fläche der Leinwand identifiziert (Abb. 22).

Magischer Realismus im Zeitalter der Pop Art: Konrad Klapheck malt Maschinen, Gebrauchsgegenstände, Apparate, Domenico Gnoli Möbelstücke, Bekleidung, Interieurs, und beide Male ist der abwesende Mensch auf unheimliche Weise präsent.

XII

Die alten Griechen, meinte Friedrich Nietzsche, hätten zwei Götter aufgestellt, die für den Ursprung der Kunst stehen: Apoll und Dionysos. Denn die Kunst entspringt zwei Elementarmächten: dem Traum und dem Rausch. Apollo steht für die Scheinwelten des Traums, Dionysos für das Spiel mit dem Rausch und die Ekstase. Traum und Rausch – ihre apollinischen und dionysischen Wurzeln reichen zurück in die Zeiten des Mythos, aber zweifellos gilt, was Friedrich Nietzsche sagte: Die Zeit des Mythos ist vorbei. Der alte Mythos ist tot. Der Triumph von Rationalität und Moralismus, der auf Sokrates zurückgeht, hat ihn getötet. Der ästhetisierende Sokratismus, dem schon Euripides erlegen war, bedeutete nicht nur das Ende der griechischen Tragödie, er brachte auch die Kraft des Mythos zum Erlöschen. Eine einzige Möglichkeit gibt es, sie wiederzuerwecken: durch das Werk des großen Künstlers. Das war die fast schon verzweifelte Hoffnung, die Nietzsche auf Wagner setzte und die ihm später sein Zarathustra erfüllen mußte. Im Zeitalter des Nihilismus kann der Mythos nur im Medium der Kunst wiedererstehen – zu neuen Bedingungen, als individuelle Leistung. Er wurzelt im schöpferischen Potential des Künstlers, das ihn durch die Zeiten mit dem alten Wurzelboden von Traum und Ekstase verbindet. Nur in der subjektiven Interpretation des konkreten Kunstwerks kann der Mythos lebendig werden. In der Epoche der Moderne kann der Mythos darum nicht anders erscheinen denn in der Gestalt jener »individuellen Mythologien«, von denen Harald Szeemann im Kontext der *documenta 5* von 1972 gesprochen hat.

Beispiele solcher individueller Beschwörungen und Neuerschaffungen des Mythos lassen sich schon lange vor der Kunst der sechziger und siebziger Jahre, auf die Szeemann sich bezog, nachweisen. Die Figuren, die Henry Moore in den frühen fünfziger Jahren schuf, wie etwa *König und Königin* (Abb. 23), beschwören ein Gegenbild der Antike: Sie scheinen keltischem Geist entsprungen und reflektieren – retardierendes Moment auf dem Weg zu einer großen Abstraktion – das Zeitalter von Stonehenge. Auch die Monster, die Germaine Richier uns im Paris der Nachkriegsjahre zeigte, wahre Schreckgespenster eines auf die Spitze getriebenen Existentialismus, sind solche gegen den antiken Mythos und seine Götter gesetzten Versuche einer modernen Mythologie.

Sehr viel grundsätzlicher ist das Verhältnis, das Jannis Kounellis sich zur Welt des Mythos erarbeitet hat. Wie Giorgio de Chirico in Griechenland geboren und aufgewach-

38 Breton, *Der Surrealismus und die Malerei* (Anm. 24).

sen, hat sich Kounellis später – wiederum wie de Chirico – in Rom niedergelassen. Es mag diese tiefe Verwurzelung im Raum der Méditerranée sein, die ihm den Zugang zu den elementaren Naturkräften, um deren Beherrschung die antiken Mythen kreisten, erleichtert hat. Zugang meint beides: reflektiertes Verständnis und direktes Ins-Bild-Setzen. Kounellis ist nicht nur ein profunder Grübler, wie wenige Künstler seiner Generation versteht er es auch, das Material zum Sprechen zu bringen und eindringliche elementare Aussagen machen zu lassen.

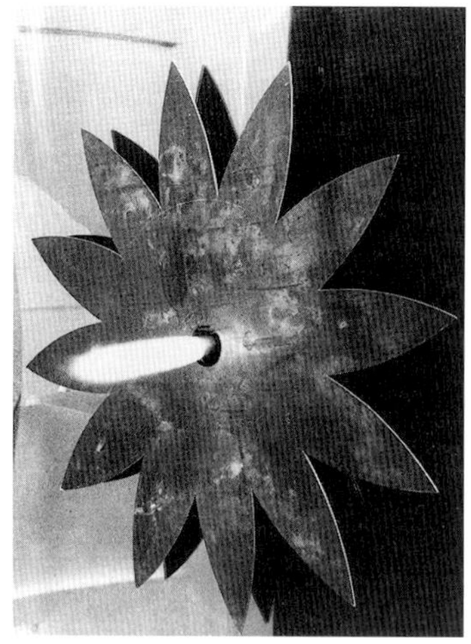

Abb. 24 Jannis Kounellis, *Senza titolo* (Ohne Titel), 1967. Privatsammlung Rom

Von den Elementen ist Jannis Kounellis das Feuer das wichtigste. Er setzt es unmittelbar als Flamme ein – Flamme einer Kerze, einer Grubenlampe oder eines Propangasstrahlers (Abb. 24) – oder bringt es virtuell ins Spiel als Kohlehaufen, aus Kohlesäcken stürzend oder in schwarze Stahlrahmen gefaßt (Kat. 300). Welch unendliche Vorräte an prometheischem Feuer besitzen wir doch! Oft ist das Feuer bei Kounellis mit Wasser konfrontiert, dessen Allgegenwart er gerne durch Schiffsfragmente (alte Bootsrümpfe, Kiel und Ruder) suggeriert.

Kounellis ist stets dabei, einen utopischen – wir könnten auch sagen: mythischen – Raum zu schaffen. Er beginnt damit, ihn vom realen Raum zu trennen, auszugrenzen. Wo wir ihn ein Environment einrichten, eine Installation schaffen sehen, schließt er Türen, verhängt, verstellt, verbarrikadiert er Fenster, baut er Mauern, stapelt, schichtet, häuft er Materialien, Säcke, Steine, Balken, Stahlplatten, Bruchschiefer, bis ein anderer Raum, gleichsam ein heiliger Bezirk entsteht. In diesen Raum stellt Kounellis Fragmente der Erinnerung: Gipsabgüsse antiker Köpfe und Büsten, Bruchstücke, zersägt, angeschnitten, verfärbt, und ihre Bruchstückhaftigkeit läßt etwas anklingen, macht uns den Nachhall einer verlorenen Welt vernehmbar. Kounellis wollte aber noch hinter die Bruchstücke zurückgehen. So kam er zu den elementaren, noch nicht zu Gegenständen geformten Materialien – ihnen gab er die Würde des Anfangs zurück.[39] Wir können beginnen, die Welt zu bauen. Utopie und Mythos sind eins.

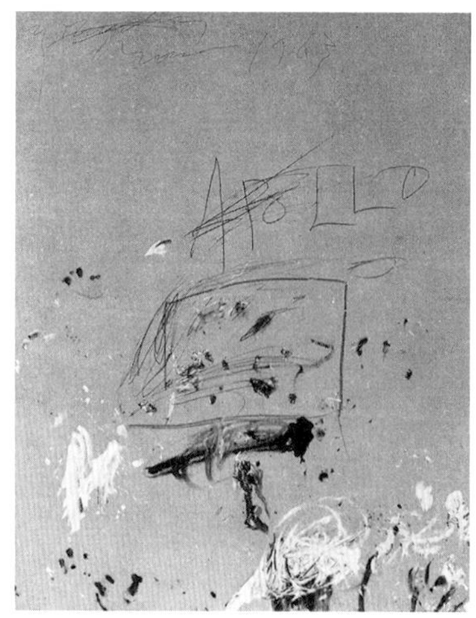

Abb. 25 Cy Twombly, *Untitled*, 1963. The Menil Collection, Houston

Cy Twombly ist wie Kounellis eine zentrale Figur für die Wiederbelebung der mythischen Dimension in der zeitgenössischen Kunst. Er hat oft betont, daß er als Mensch des Südens (er wurde 1928 in Lexington, Virginia, geboren) eine natürliche Inklination zum mediterranen Kulturraum besitze. Tatsächlich führte ihn schon seine erste Studienreise 1952 – die er zusammen mit Robert Rauschenberg unternahm – nach Italien und Nordafrika, und 1959 ließ er sich endgültig in Rom nieder. Vielleicht noch wichtiger als die Existenz in mediterranem Ambiente war ihm der Umgang mit der Welt der Mythen, den Epen eines Homer und Vergil, den Versen einer Sappho und den Gedanken Heraklits, aber auch mit den Gedichten der Nachgeborenen wie Keats oder Kavafis. Ihren Geist wollte er in seinen Werken präsent halten, und so fügte er die Schriftzüge ihrer Namen wie Anrufungen, wie ideographische Beschwörungen in seine Bilder ein (Abb. 25). Twomblys Schrift ist nicht »écriture automatique« im strengen Sinn, sie folgt spontanen Impulsen und ist doch von hoher Bewußtheit kontrolliert. In der Kritzelschrift, ursprünglich von der Kunst der Kinder inspiriert, hat er sich ein Instrument geschaffen, das den Lettern eine selbständige Bildexistenz sichert, wie sie etwa Wörter in den abstrakten Gemälden Mirós und Buchstaben und Hieroglyphen bei Klee besaßen.

Twombly übersetzt den Mythos in eine moderne Bildschrift, die sich ebenso wie das delphische Orakel einer eindeutigen Lesbarkeit entzieht. Übersetzen ist dabei im wörtlichen wie im übertragenen Wortsinn zu verstehen. Zunächst spielte das Moment der Übersetzung für Twombly in dem Sinne eine Rolle, als sich ihm die griechischen und lateinischen Texte nur in englischen Übersetzungen erschlossen. Dabei hat er sich, wie Kirk

39 Es ist in der Literatur über Kounellis öfters davon gesprochen worden, daß seine Materialien eine Metamorphose erleben. Wenn das so ist, so gilt es doch festzuhalten, daß sie sich weder in ein anderes Material verwandeln noch Dingcharakter annehmen. Wohl aber können sie den Aggregatzustand wechseln und sich als Chiffren zu erkennen geben: Chiffren einer elementaren mythischen Welt.

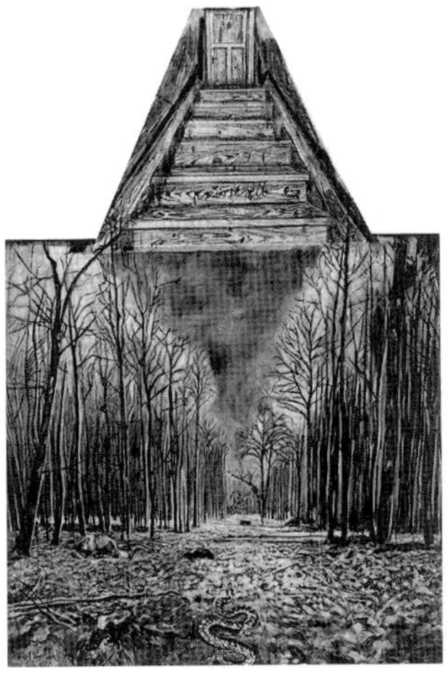

Abb. 26 Anselm Kiefer, *Resurrexit*, 1973. Sammlung Sanders, Amsterdam

Varnedoe betont, »der klassischen Zivilisation häufig durch die Imagination von Vermittlern genähert«.[40] Als solche »Vermittler« wären in der Malerei Poussin und in der Dichtung Alexander Pope anzuführen, dessen Übersetzung der *Ilias* Twombly um ihrer »rasenden Energie« und ihres »ungestümen Vorwärtsdrängens« willen liebte. Aber Übersetzung war Twombly weit mehr als eine solche Möglichkeit der Interpretation und Aneignung, auch wenn er in der »Imagination der Vermittler« ein Medium fand, in den Geist eines Textes einzudringen: Er übersetzt die Bilder, welche die Lektüre der großen Epen in ihm hervorrufen, in Worte, diese Worte in Handschrift und die Schrift in visuelle Chiffren, Gesten, Striche, Flecke, in Graffiti und Gekritzel, in Kürzel, die ihrerseits eine Abfolge psychischer Stimmungen und Spannungen, Nervosität, Unruhe, Getriebensein, aber auch Ausdauer und Gelassenheit widerspiegeln. Übersetzen bedeutet ihm schließlich auch das Übersetzen über jenes Wasser, das die Griechen Styx nannten, das Wechseln vom Reich der Toten in das der Lebenden und wieder zurück zu den Toten, das große Thema der Malerei an den Wänden ägyptischer Gräber. In vielen Bildern Twomblys der Jahre 1992 bis 1994 finden wir das Motiv eines zu geheimnisvoller Fahrt bestimmten Bootes.

Auch Anselm Kiefer ist von Anfang an tief in die Welt von Mythos und Geschichte eingetaucht. Zuerst war es die Welt deutscher Sagen wie der von den Nibelungen und ihre Reflexion in den unheiligen und unheimlichen Zeiten einer profanisierten Götterdämmerung, später erweiterte Kiefer den mythischen Horizont seiner Arbeit durch Einbeziehung von mesopotamischen, ägyptischen und jüdischen Überlieferungen, durch Gnosis und Kabbala. Zugleich ging er daran, ihnen nicht nur in Bildtafeln Ausdruck zu geben, sondern sie in raumgreifenden dreidimensionalen Installationen zu beschwören.

In der Arbeit Kiefers haben wir es mit einer in der zeitgenössischen Kunst seltenen Fülle von Bedeutung, von Anspielungen, Assoziationen und Verweisen zu tun. Kiefer versucht, seine Bilder bis zum Äußersten gedanklich und visuell mit Sinn aufzuladen. Seine Grübeleien, seine Gedankengänge, seine Träume versucht er aufzuwiegen mit Farbmaterie, Sand, Holz, Blei. Aber auch die eingesetzten Techniken und Prozeduren müssen sich die Waage halten, Photographie und Malerei, Collage und Assemblage, die Einfügung von Schriftelementen und die Hinzufügung von Gegenstandsrelikten und anderen Materialien. Perspektivischer Raum und Assoziationsraum, Landschaft und Geschichte, Natur und Mythos, Realitätszitat und Realitätsbeschwörung, das alles muß zusammenstimmen (Abb. 26).

Jason sucht das Goldene Vlies, Parsifal den Heiligen Gral, Gilgamesch das Ewige Leben. Kiefer zitiert sie gerne in seinen Bildern, denn er fühlt sich allen Sinnsuchern in Mythos und Geschichte verwandt, gleichgültig, ob sie ans Ziel gelangten oder scheiterten. Vielleicht ist er tatsächlich auch den Alchimisten verwandt, mit denen man ihn so oft verglichen hat. So wie diese wußten, daß sie auf ihrem Weg der Goldgewinnung am untersten Ende der Schöpfung, bei der niedrigsten Materie, bei Quecksilber und Blei ansetzen mußten, so greift Kiefer bewußt zu den trivialsten Materialien und zu den alltäglichsten Gegenständen, zu den einfachsten Bildern, um das Höchste und Entfernteste auszudrücken. Wie den Alchimisten geht es Kiefer in allen seinen Anstrengungen um mehr als den Umgang mit der Sphäre von Gleichnis und Symbol – um das Erreichen von Realität. Wie die Alchimisten in Wahrheit in allem Tun geheime Gottsucher waren (und darum ihr Ziel in einem handgreiflichen Sinn nie erreichten), geht es Anselm Kiefer in allem, was er uns an Fragmenten des Mythos zeigt, um das darin offenbar Abwesende.

40 Kirk Varnedoe, *Cy Twombly: A Retrospective*, Ausst.Kat. The Museum of Modern Art, New York 1994; dt. *Cy Twombly. Eine Retrospektive*, Ausst.Kat. Nationalgalerie Berlin, (Schirmer/Mosel) München 1994.

XIII

Wenngleich sie sich nicht auf den ersten Blick zu erkennen geben, sind Jeff Walls Arbeiten nicht weniger komplex als die Anselm Kiefers. Man hat sie »Leuchtkastenbilder« und – wohl noch treffender – »photographische Gemälde« genannt. Ihre Einfachheit täuscht. Hier handelt es sich weder um ins Monumentale vergrößerte Diapositive von Schnappschüssen noch um Photorealismus. Alle Bilder Jeff Walls sind genau überlegt und sorgfältig komponiert. Sie stecken voll kunstgeschichtlicher Anspielungen und provozieren die unterschiedlichsten Assoziationen.

In den Bildern Jeff Walls lebt die Welt Edward Hoppers noch einmal auf – ein alltägliches, weder banalisiertes noch überhöhtes authentisches Amerika, das gerade in seiner Alltäglichkeit dem aufmerksamen Blick bedeutsam erscheint. Ähnlich wie bei Hopper werden wir Zeugen dramatisch zugespitzter Szenen, deren Pointe es ist, ohne Pointe zu bleiben. Meist spielen sie irgendwo im Niemandsland an der Peripherie oder in einem tristen Ambiente. Es sind – wie bei Hopper – arrangierte, »gestellte« Szenen, und oft siedeln sie an der Grenze von Realität und Traum. Eine konkrete Situation erscheint verdichtet, auf den Punkt gebracht. Wie bei Hopper ist es nicht leicht, über den bloßen Augenschein hinaus zu bestimmen, was wir eigentlich sehen.

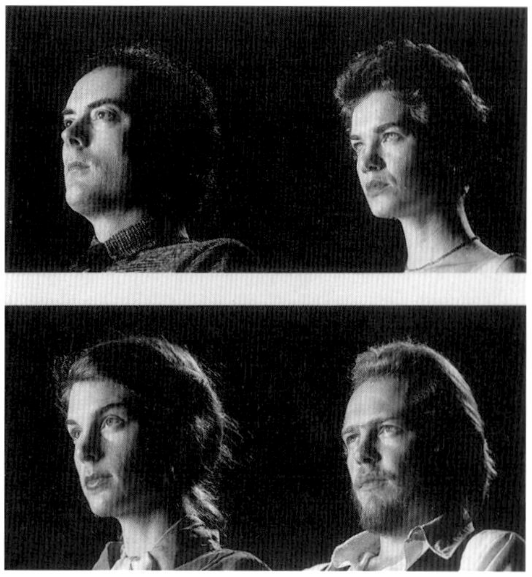

Abb. 27 Jeff Wall, *Movie Audience* (Kinopublikum), 1979 (Ausschnitt). Rüdiger Schöttle, München

Noch etwas verbindet Jeff Wall mit Edward Hopper: die Eigentümlichkeit ihres Lichts. Das kalte metaphysische Licht Hoppers besitzt ein Äquivalent in der Weise, in der Wall mit dem Licht umgeht. Seine »photographischen Gemälde« werden gleichmäßig *von hinten* beleuchtet. Die hohe Lichtintensität der Leuchtkästen hat nicht nur physische Aspekte. Wenn Wall uns seine zu einem Ereignis irgendwo oben in den Wolken oder auf einer Kinoleinwand aufschauenden Gesichter zeigt, auf die *von vorne* Sonnenstrahlen fallen oder die vom Widerschein des Kinofilms wie von einem Kaminfeuer erhellt werden, dann wird deutlich, daß sein Licht immer von zwei Seiten kommt und alle Phänomene durchdringt (Abb. 27). Es transzendiert eine Welt, die hartnäckig dabei bleibt, in jedem Detail ihre Transzendenz zu leugnen.

Finden wir im Werk Jeff Walls Erinnerungen an Edward Hopper, so leben in den Skulpturen und Rauminstallationen Robert Gobers Reminiszenzen an René Magritte. Nicht zufällig gehörte Robert Gober zu den Künstlern einer jüngeren Generation, die man mit Magritte die »Kunst der Konversation« üben sah und deren Arbeiten darum der jüngsten Retrospektive des surrealistischen Meisters in den Museen von Toronto und Düsseldorf angefügt wurden, um die Aktualität seiner Gedanken zu unterstreichen.[41] »Neben direkten ikonographischen Zitaten«, schreibt Pia Müller-Tamm, »finden sich hier auch strategische Übernahmen wie die Verfahren der kolossalen Maßstabsveränderung oder der paradoxen Dingkombination.«[42] Es ist, als ob Gober die Ideen Magrittes in den realen Raum übersetzte, als wollte er uns in einer reizüberfluteten Epoche, die uns nur noch auf immer stärkere Eindrücke reagieren läßt, nachdrücklich an die Ungeheuerlichkeit dessen erinnern, was uns der Surrealist über unsere Welt zu sagen hatte (Abb. 28). Und wir müssen, wenn wir Gober an der »Fabrikation der Fiktionen« arbeiten sehen, uns fragen, ob nicht schon Magritte die Welt als reine Fiktion dargestellt hat.

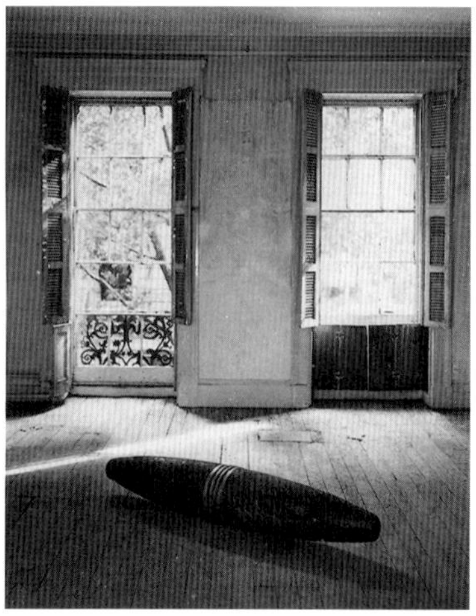

Abb. 28 Robert Gober, *Cigar*, 1991. Courtesy Paula Cooper Gallery, New York

Wie Jeff Wall arbeitet auch Cindy Sherman mit der Photographie, und wie dieser inszeniert sie ihre Bilder. Aber ihr Gegenstand ist anders als bei Wall immer sie selbst. Sie inszeniert ihre Person, ihr »Ich« als Spiegel der Zeit und der Gesellschaft – ein Spiegel, der dessen Wünsche und Rollen reflektiert und uns so unerbittlich zeigt, daß sich dieses »Ich« in unaufhörlicher Metamorphose befindet und darum nicht zu fassen ist. Cindy Sherman träumt die Träume der Traumfabrik, die einmal Hollywood hieß und heute

41 *René Magritte. Die Kunst der Konversation*, Ausst.Kat. Kunstsammlung Nordrhein-Westfalen, Düsseldorf, (Prestel) München 1996.
42 Ebd.

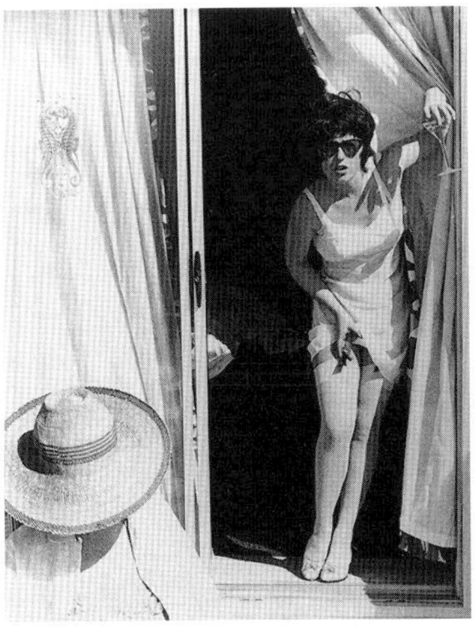

Abb. 29 Cindy Sherman, *Untitled Film Still, # 7*, 1978. Courtesy Cindy Sherman und Metro Pictures, New York

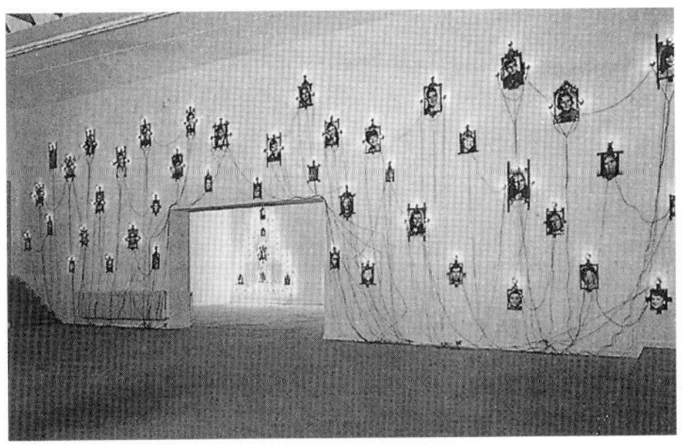

Abb. 30 Christian Boltanski, *Monument: Les Enfants de Dijon* (Denkmal: Die Kinder von Dijon), Installation Le Consortium, Dijon 1985

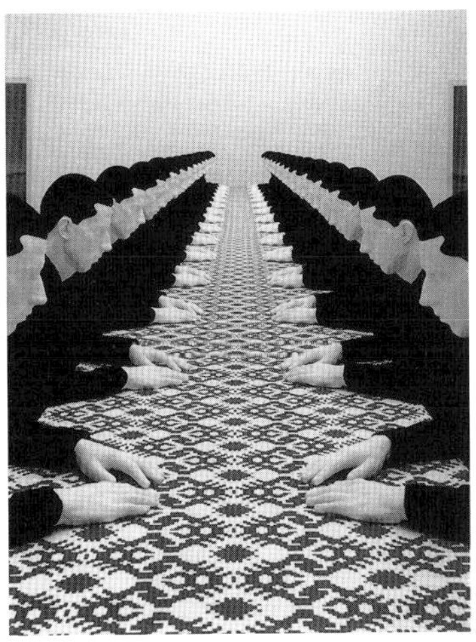

Abb. 31 Katharina Fritsch, *Tischgesellschaft*, 1988. Museum für Moderne Kunst, Frankfurt a. M.; Dauerleihgabe der Dresdner Bank

Television heißt (Abb. 29). Sie vereint das ganze Aufnahmeteam eines Films in ihrer Person: Sie ist Schauspielerin – der Star –, sie führt Regie, entwirft die Bühne, wählt die Kostüme, ist Maskenbildnerin, Kamerafrau, Beleuchterin und agiert nach eigenem Drehbuch: die perfekte Performance, die einer fiktiven Welt Realität gibt, solange wir zusehen. Und am Ende ihrer Träume hat sie einen neuen Mythos geschaffen: den der Cindy Sherman, die sich spielend durch die Zeiten bewegt und sich überall wiederfindet, ohne freilich je zu wissen, wer sie wirklich ist.

Auch Christian Boltanski arbeitet mit Photos, aber anders als Cindy Sherman oder Jeff Wall ist er nicht auf ein einziges Medium festzulegen. Boltanski legt Archive an und erstellt Inventare, um zu dokumentieren, was sich eigentlich nicht dokumentieren läßt: »le temps perdu«. Daraus erwachsen seine Installationen. Aus fragilen Mitteln und kleinen Partikeln – Serien verblichener Schnappschüsse mit den Porträts verschwundener Personen, erhellt von Girlanden mit winzigen Glühbirnen – errichtet er Monumente der Vergangenheit (Abb. 30). Immer spürt er den geheimen Zusammenhängen nach, die uns mit unserer Kindheit verbinden, und indem er Kunst macht, kann er sie in glücklichen Augenblicken zu fassen bekommen. Sein Ideal wäre, daß beides zur Deckung käme: Leben als Werk und Werk als Leben. Doch kann es die vollkommene Kongruenz nicht geben – immer kommt ihm die Zeit dazwischen –, und so gelingt ihm nicht, die Kunst als Leben zu fassen, wohl aber die Kunst als Rekonstruktion des Lebens. Darum ist er vergangenheitsbesessen. Sein Werk ist oft und nicht zu Unrecht mit Etiketten wie »Erinnerungsarbeit« und »Spurensuche« versehen worden. In umfassender Weise versucht er, das kollektive Bewußtsein der Epoche manifest zu machen, in der er lebt – wie jener, die ihr unmittelbar voranging. Und er versucht, bewußt zu machen, was diesem Bewußtsein verlorenging.

Wenn man von Christian Boltanski sagen kann, er arbeite an kollektiven Erinnerungen und damit an der einem Zeitalter gemeinsamen Biographie, so gilt das nicht weniger für Katharina Fritsch. Die Skulpturen, die sie schafft, beschwören Erinnerungsmomente und entwerfen utopische Orte, an denen sich das Erinnerte wiederholen kann. Ihre Arbeit ist die Rekonstitution oder Rekonstruktion solcher verdichteter Augenblicke, die in ihr fortleben und dem Betrachter – dem Zeitgenossen der Künstlerin, mit ihr durch die »kollektive Biographie« verbunden – sichtbar gemacht werden sollen. Da aber die Beschwörung solcher Augenblicke in der bildenden Kunst nicht ohne bestimmten Gegenstand – oder eine Konstellation, eine Serie von Gegenständen – möglich ist, ist sie ständig auf der Suche nach jenen Entsprechungen in der sichtbaren Realität, die dieses Moment der Erinnerung in ihr auslösen und zum Klingen bringen können. Meist sind diese »Gegenstände« Figuren: Menschen, die in endloser Reihe am Tisch sitzen, überdimensionierte Ratten – Rattenkönige –, die im Kreis ein imaginäres Monument bewachen (Abb. 31). Durch die stereotype Wiederholung der einzelnen skulpturalen Elemente (Mensch, Ratte) gelingt es Katharina Fritsch, im Betrachter Überlieferungen der Folklore, von Märchenerzählung und Mythos – wie die in ihnen bewahrten kollektiven Ängste und Phobien – wieder aufleben zu lassen, und eine ins Dunkel des Unbewußten abgesunkene Welt wird plötzlich wieder Gegenwart.

Hans Blumenberg sprach von der »Arbeit am Mythos« als einer Aufgabe unserer Epoche, die es zu leisten gälte.[43] Nirgendwo sonst als in Werken der Kunst erscheint er beständig erneuert und erinnert uns daran, daß sich unsere Existenz nicht in ihrer Endlichkeit erschöpft. In immer wieder anderen Bildern stellen es uns die Künstler vor Augen, als schöpften sie aus einem nie versiegenden Quell.

43 Hans Blumenberg, *Arbeit am Mythos*, Frankfurt a. M. 1981.

Traum – Mythos

GIORGIO DE CHIRICO (Kat. 336–339)
MARC CHAGALL (Kat. 340)
MAX ERNST (Kat. 341–344)
SALVADOR DALÍ (Kat. 345–348)
ALBERTO GIACOMETTI (Kat. 349–350)
RENÉ MAGRITTE (Kat. 351–354)
YVES TANGUY (Kat. 355–357)
FRANCIS PICABIA (Kat. 358–360)
JEAN MIRÓ (Kat. 361–364)
PAUL KLEE (Kat. 365–372)
HENRY MOORE (Kat. 373–375)
BALTHUS (Kat. 376–377)
GIORGIO MORANDI (Kat. 378–381)
EDWARD HOPPER (Kat. 382–384)
ALEXANDER CALDER (Kat. 385–387)
MATTA (Kat. 388)
ARSHILE GORKY (Kat. 389)
WOLS (Kat. 390–393)
CY TWOMBLY (Kat. 394)
JANNIS KOUNELLIS (Kat. 395)
CHRISTIAN BOLTANSKI (Kat. 396)
ANSELM KIEFER (Kat. 397–399)
BILL VIOLA (Kat. 400)
CINDY SHERMAN (Kat. 401–408)
KATHARINA FRITSCH (Kat. 409)
ROBERT GOBER (Kat. 410–411)
JEFF WALL (Kat. 412–413)

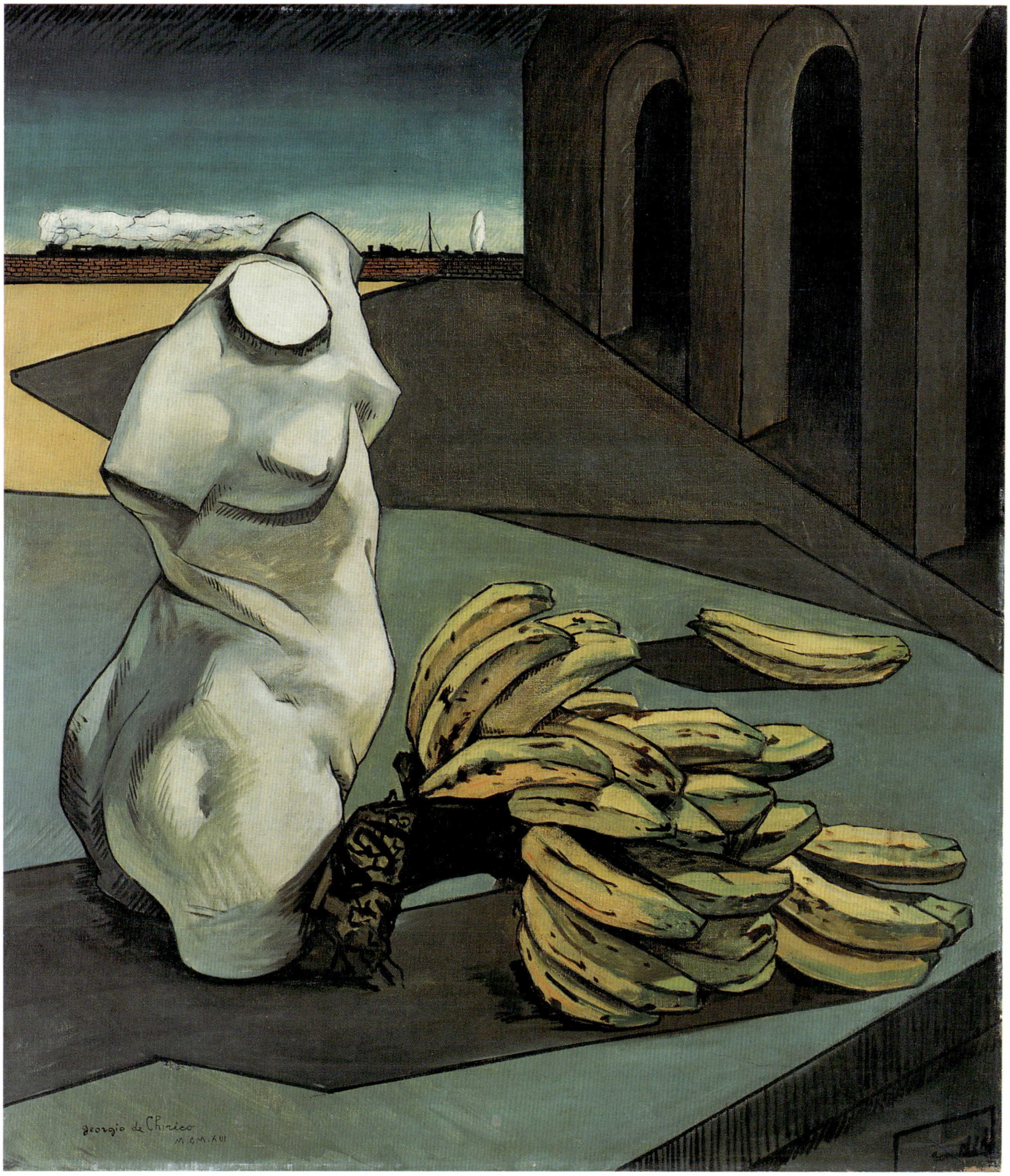

336 GIORGIO DE CHIRICO, *L'incertezza del poeta* / Die Unsicherheit des Dichters, 1913
Öl auf Leinwand, 106 x 94,5 cm
Tate Gallery, London; Ankauf mit Hilfe des National Art Collections Fund
(Eugene Cremetti Fund), des Carroll Donner Bequest,
der Friends of the Tate Gallery und des Publikums 1985

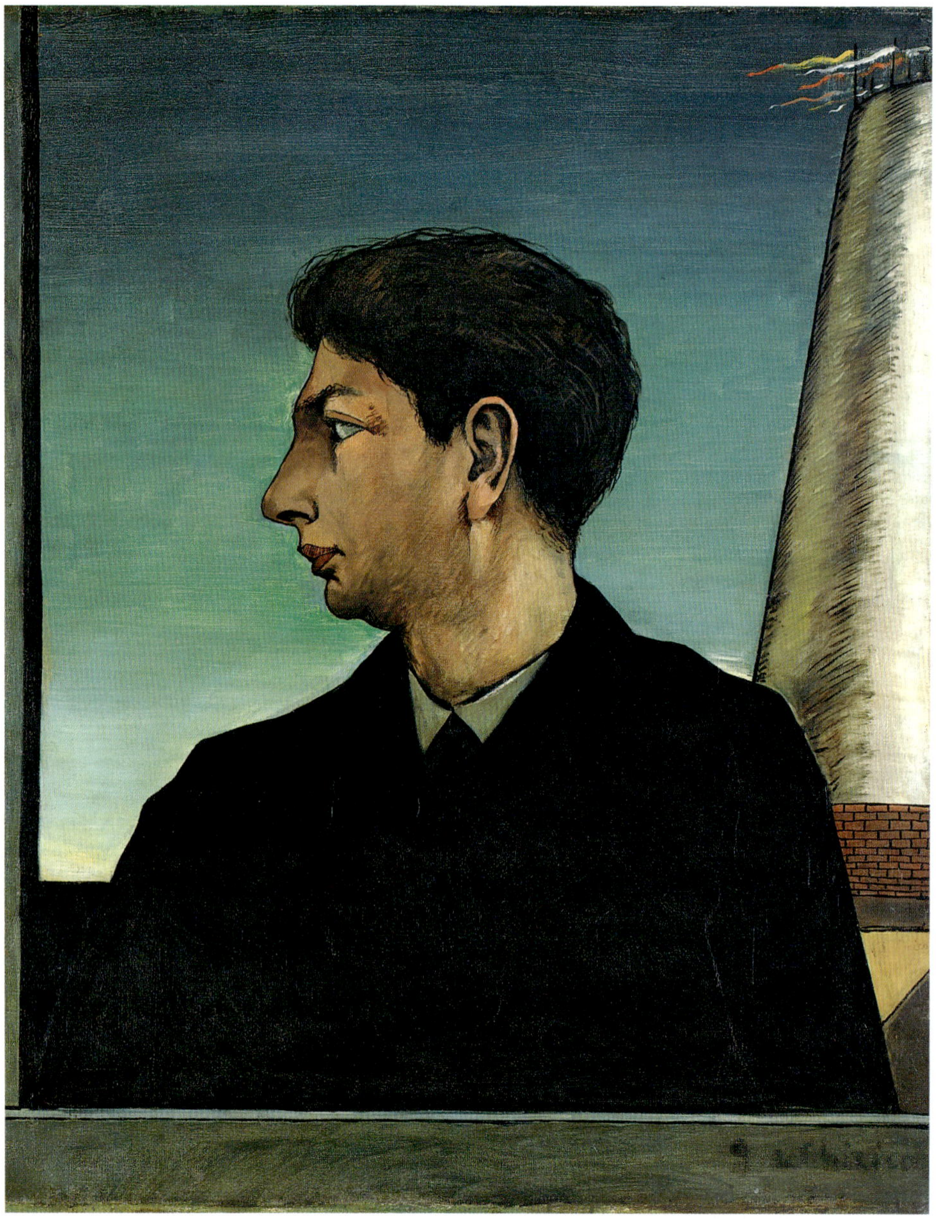

337 GIORGIO DE CHIRICO, *Autoritratto* / Selbstbildnis, 1913
Öl auf Leinwand, 87,5 x 70 cm
The Metropolitan Museum of Art, New York;
Schenkung in Gedenken an
Carl Van Vechten und Fania Marinoff, 1970

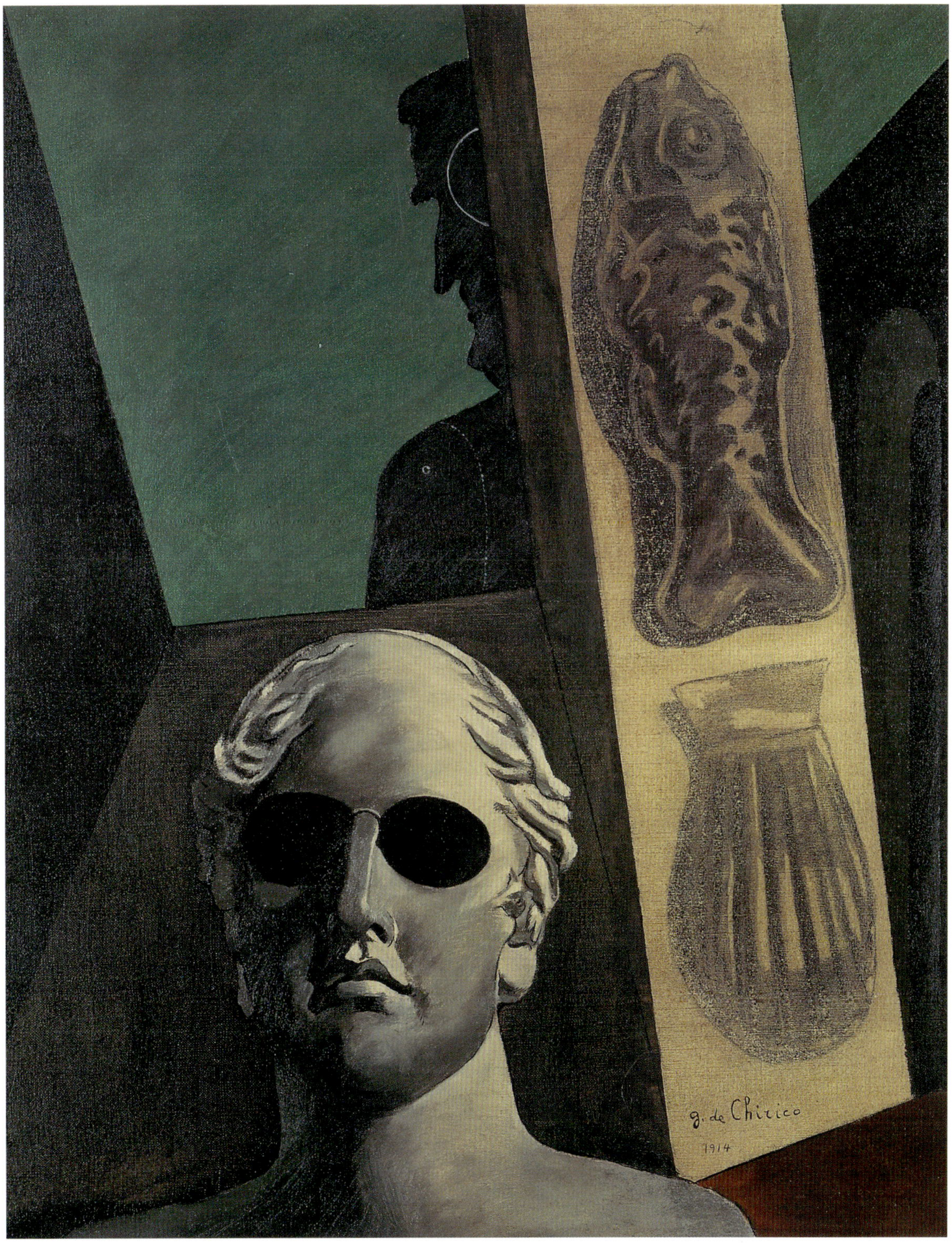

338 GIORGIO DE CHIRICO, *Portrait Prémonitoire de Guillaume Apollinaire* /
Erstes Porträt von Guillaume Apollinaire, 1914
Öl auf Leinwand, 81,5 x 65 cm
Musée National d'Art Moderne, Centre Georges Pompidou (1975)

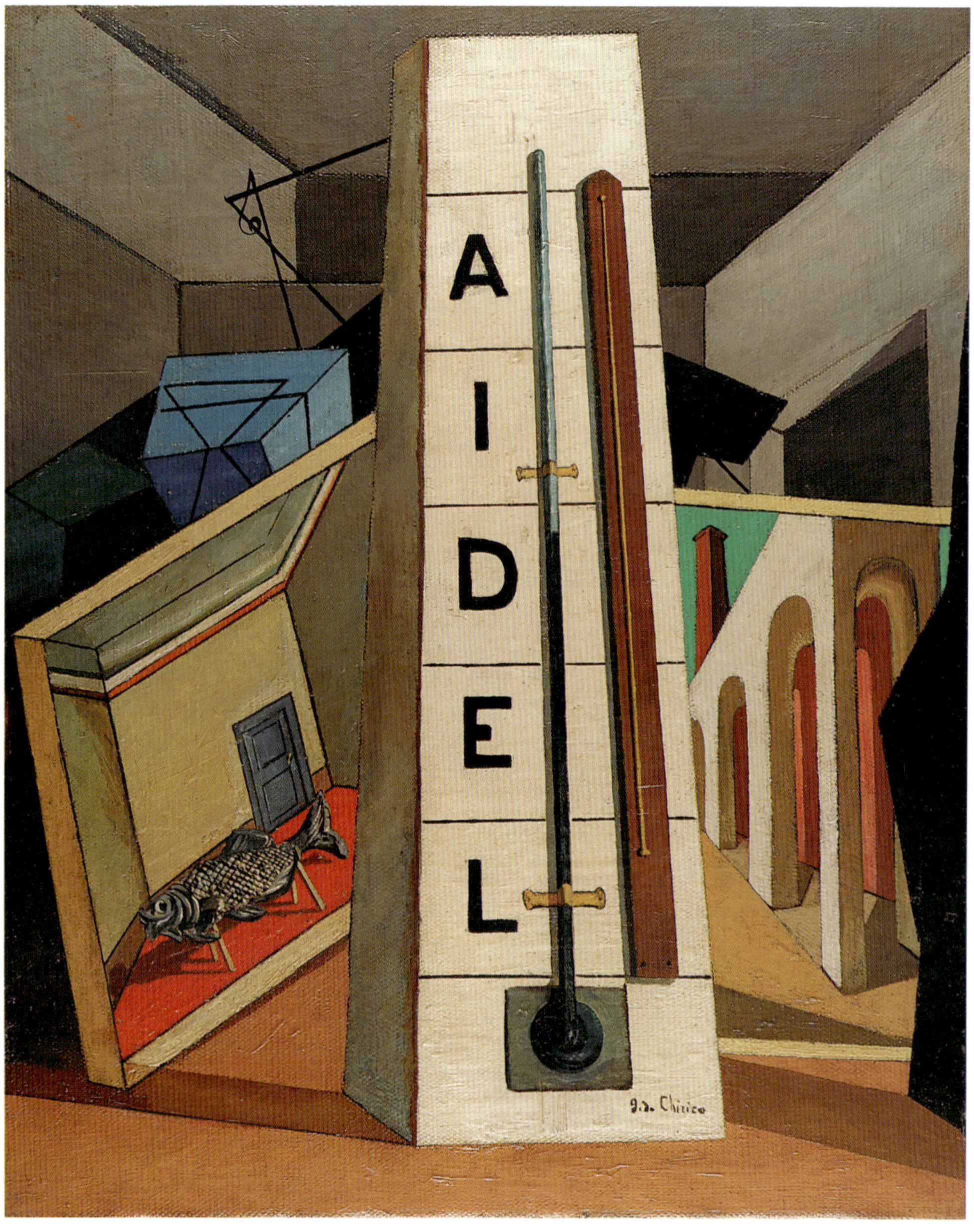

339 GIORGIO DE CHIRICO, *Il Sogno di Tobia* / Tobias' Traum, 1917
Öl auf Leinwand, 58,5 x 48 cm
Privatsammlung, Courtesy Massimo Martino S.A., Mendrisio

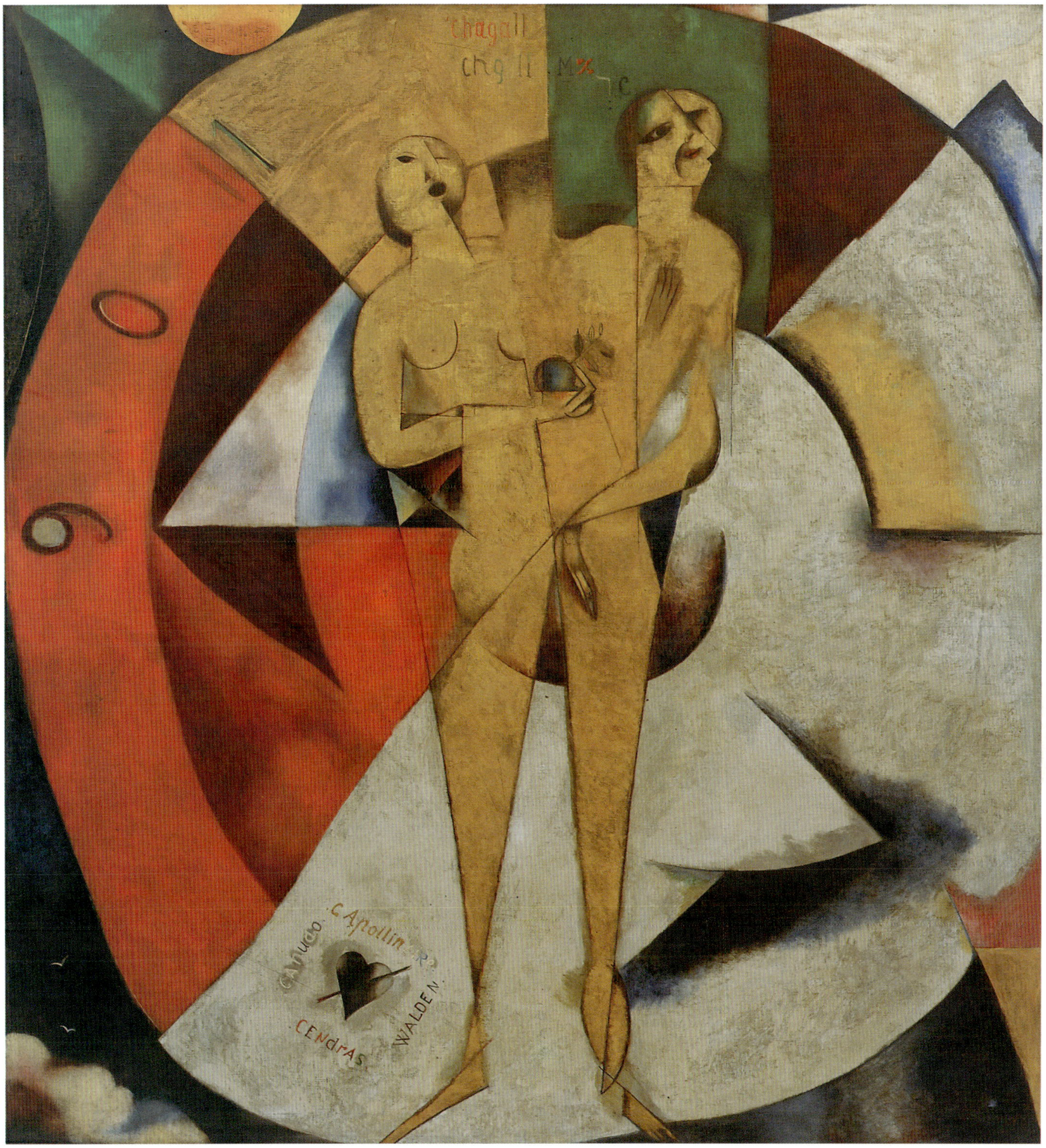

340 MARC CHAGALL, *Hommage à Apollinaire*, 1911–1912
Öl auf Leinwand, 200 x 189,5 cm
Stedelijk Van Abbemuseum, Eindhoven, Holland

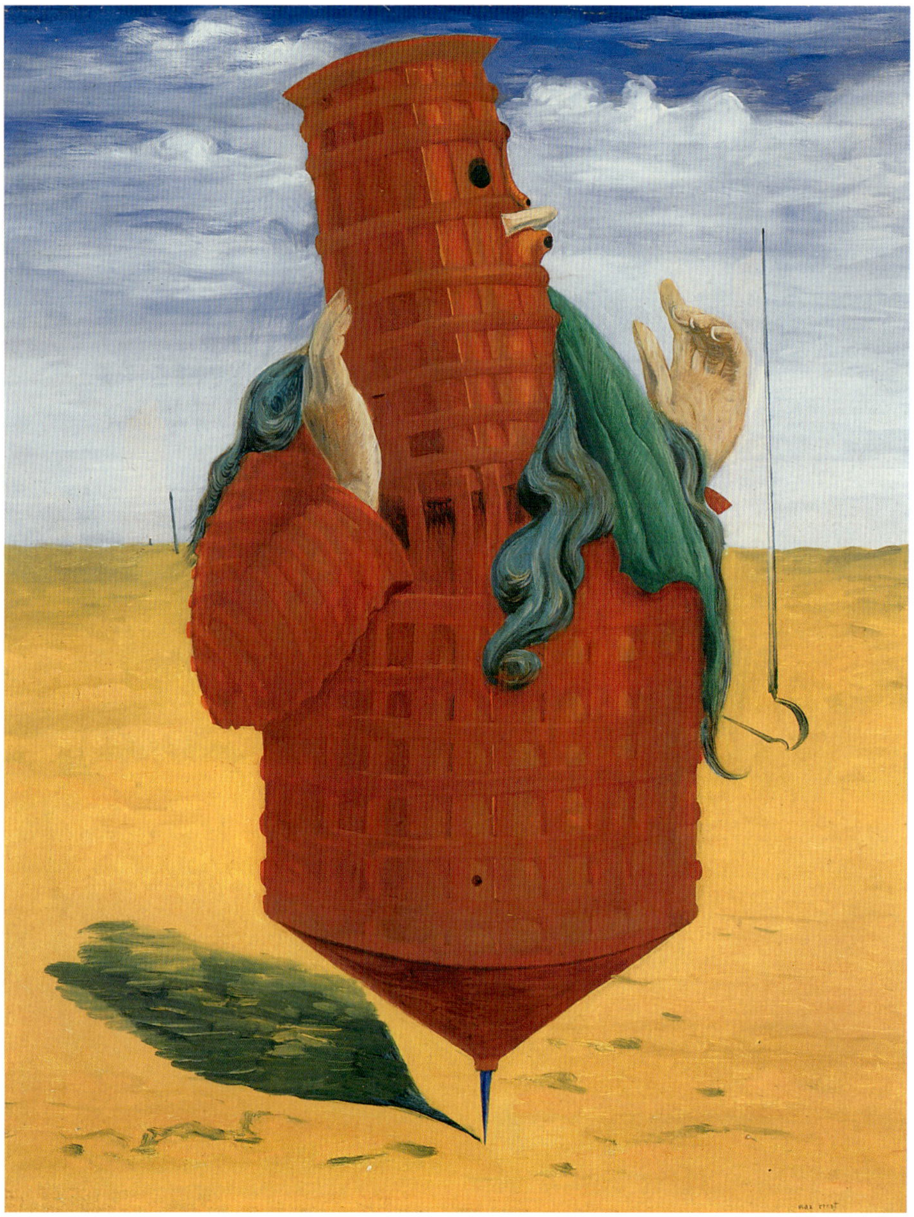

341 MAX ERNST, *Ubu Imperator*, 1923
Öl auf Leinwand, 81 x 65 cm
Musée National d'Art Moderne, Centre Georges Pompidou, Paris;
Schenkung der Fondation pour la Recherche Medicale (1984)

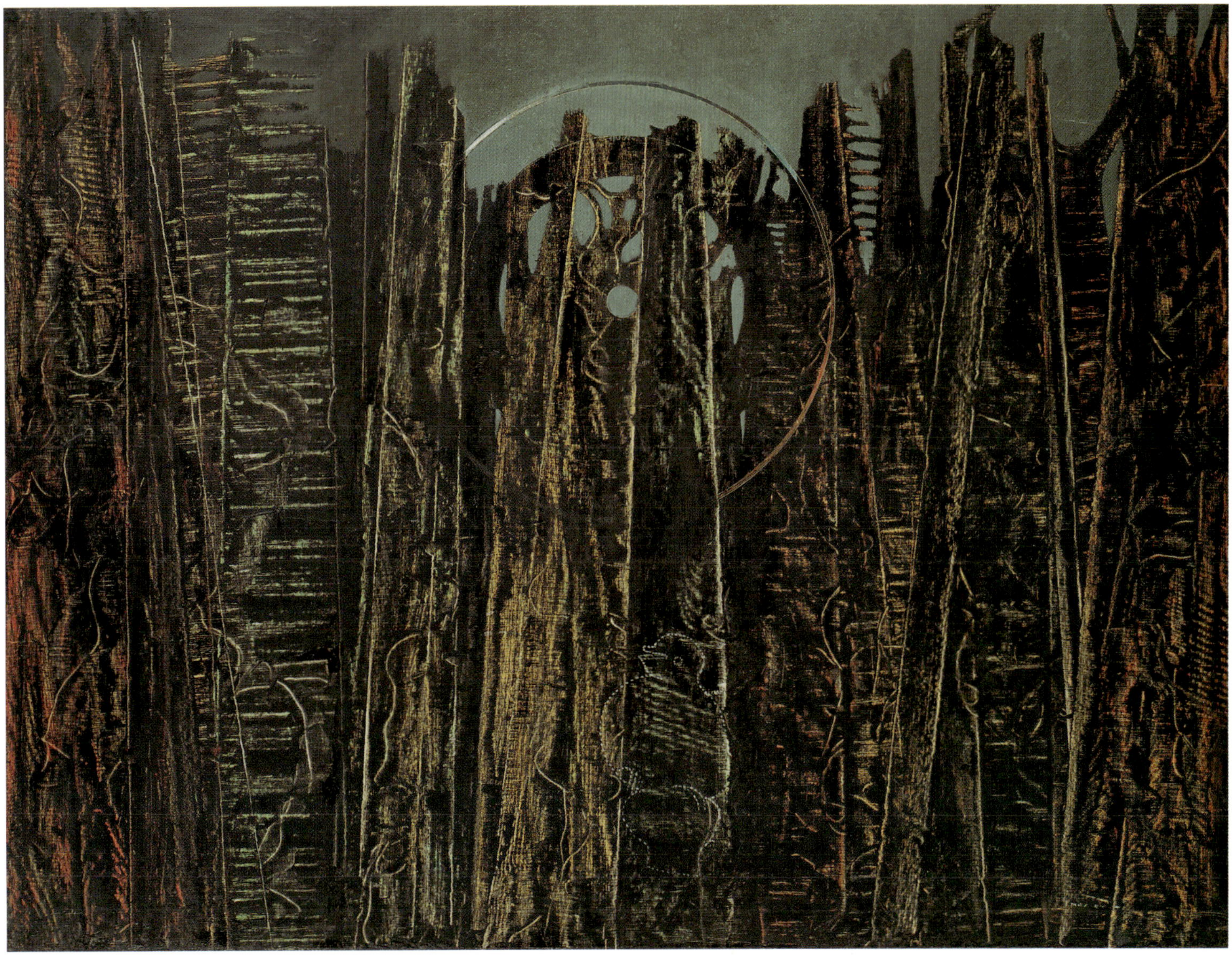

342 MAX ERNST, *Der Wald*, 1927–1928
Öl auf Leinwand, 96,5 x 129,5 cm
Peggy Guggenheim Collection, Venedig

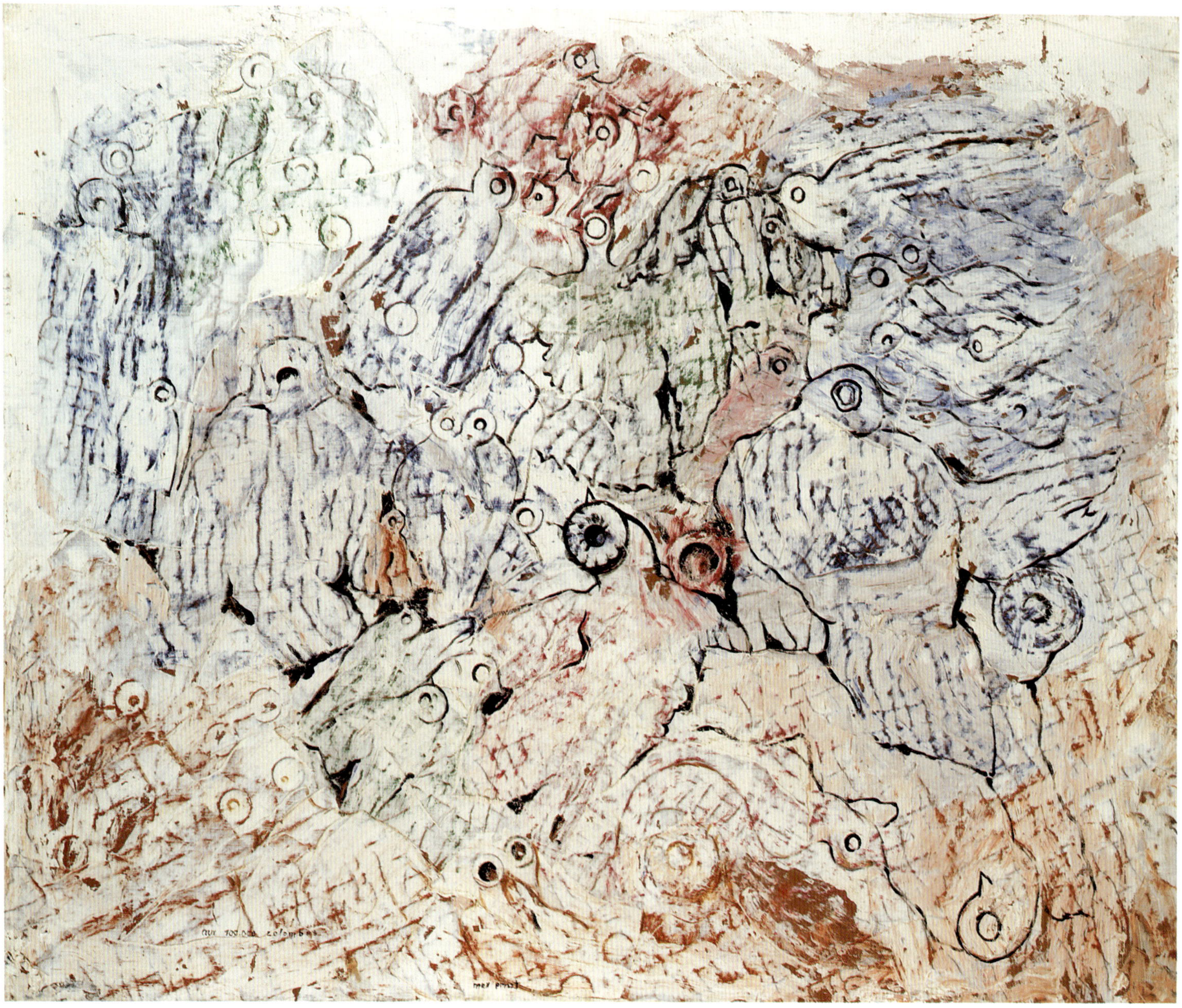

343 MAX ERNST, *aux 100.000 colombes* / zu den 100 000 Tauben, 1926
Öl auf Leinwand, 81 x 100 cm
Privatsammlung

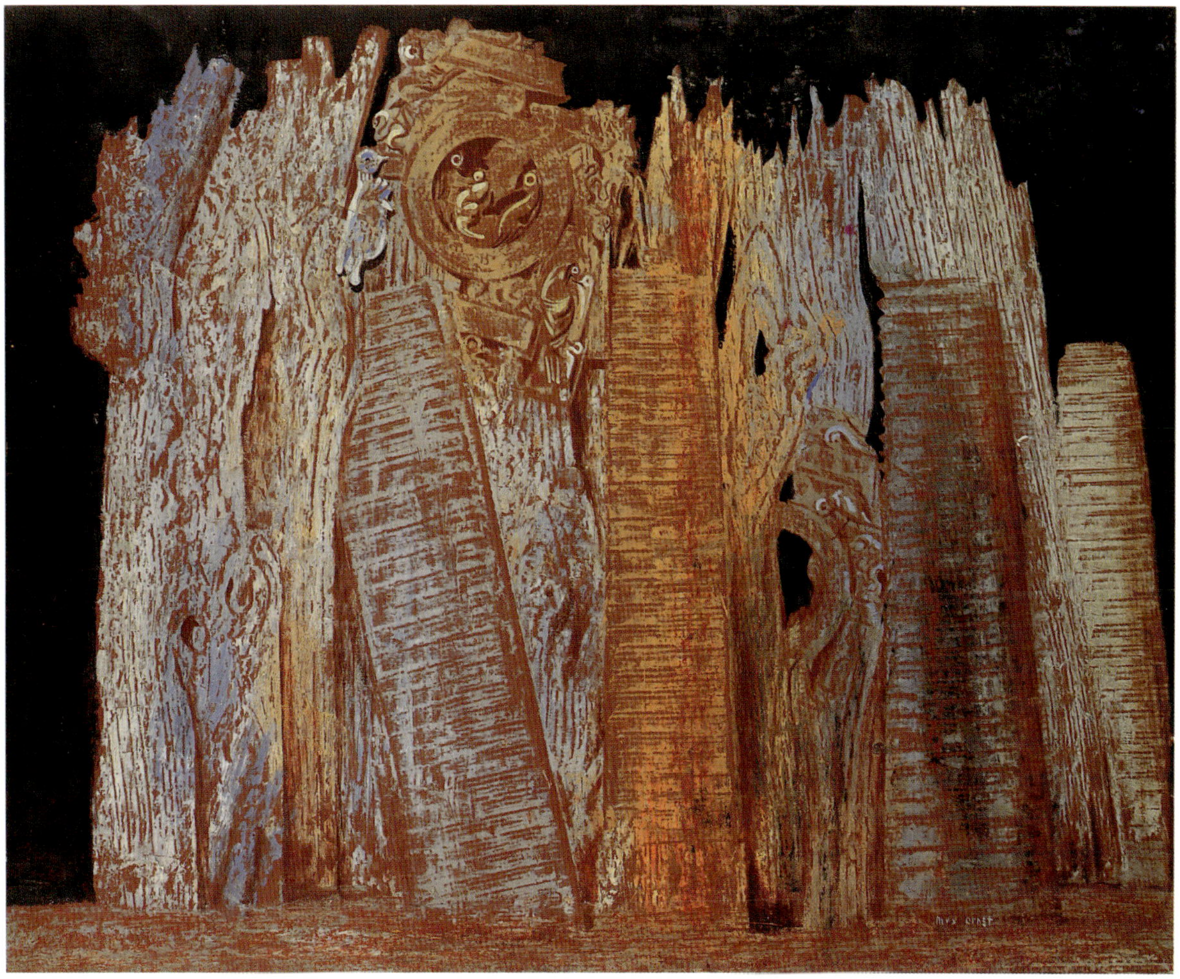

344 MAX ERNST, *Vision provoquée par l'aspect nocturne de la porte Saint-Denis* /
Vom nächtlichen Anblick der Porte Saint-Denis ausgelöste Vision, 1927
Öl auf Leinwand, 65 x 81 cm
Privatsammlung

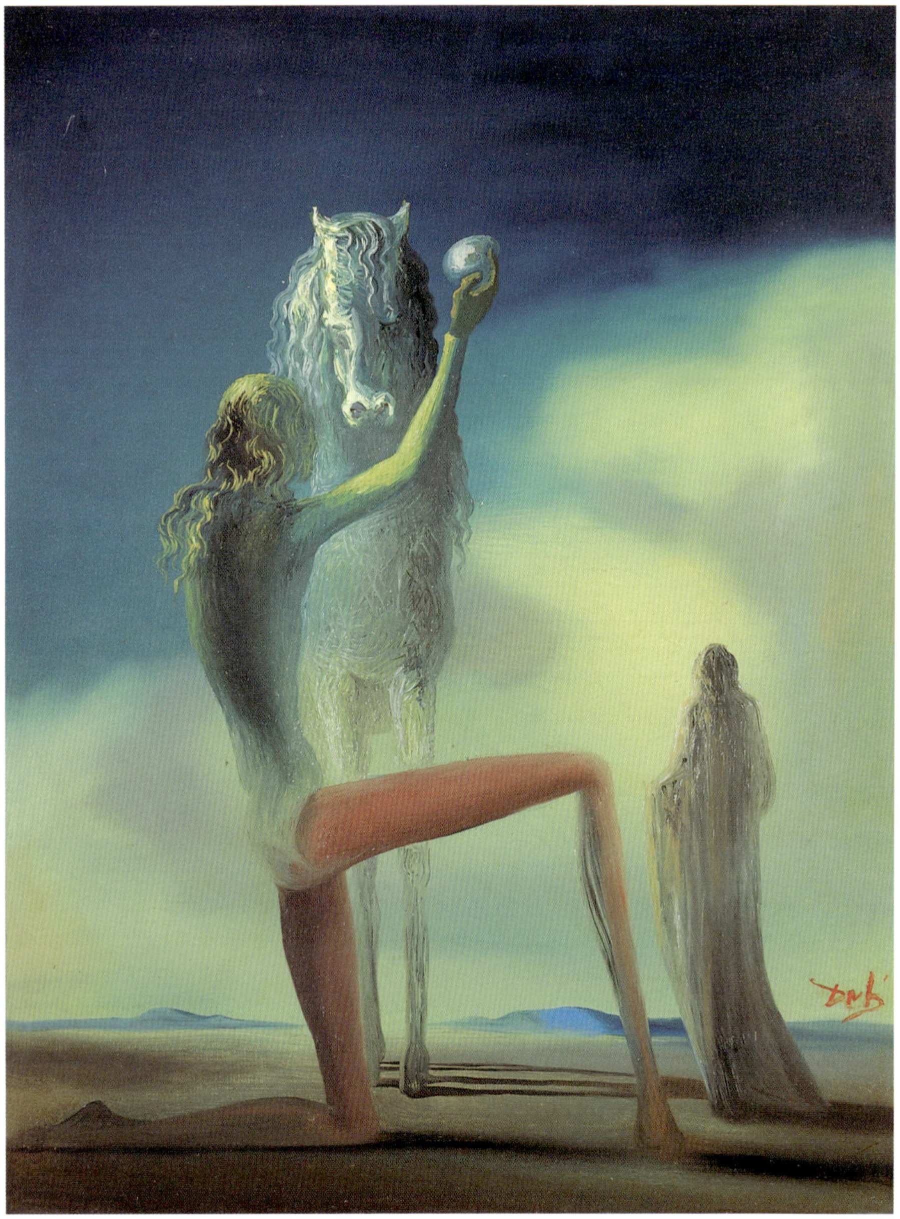

345 SALVADOR DALÍ, *Chevalier de la mort* / Todesritter, ca. 1937
Öl auf Leinwand, 65,5 x 50 cm
Nahmad, Genf

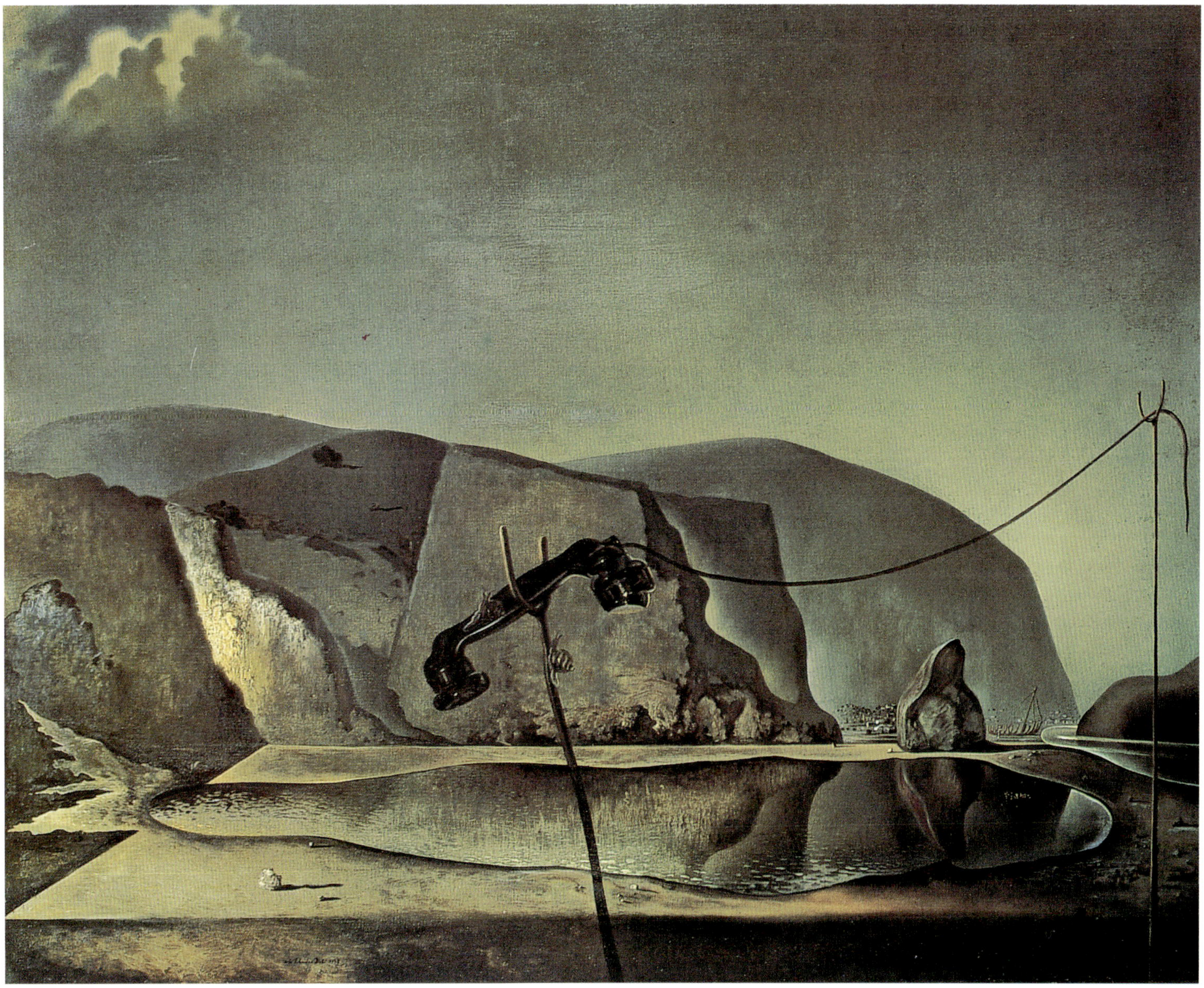

346 SALVADOR DALÍ, *Plage avec téléphone* / Strand mit Telephon, 1938
Öl auf Leinwand, 73 x 92 cm
Tate Gallery, London; Ankauf 1975

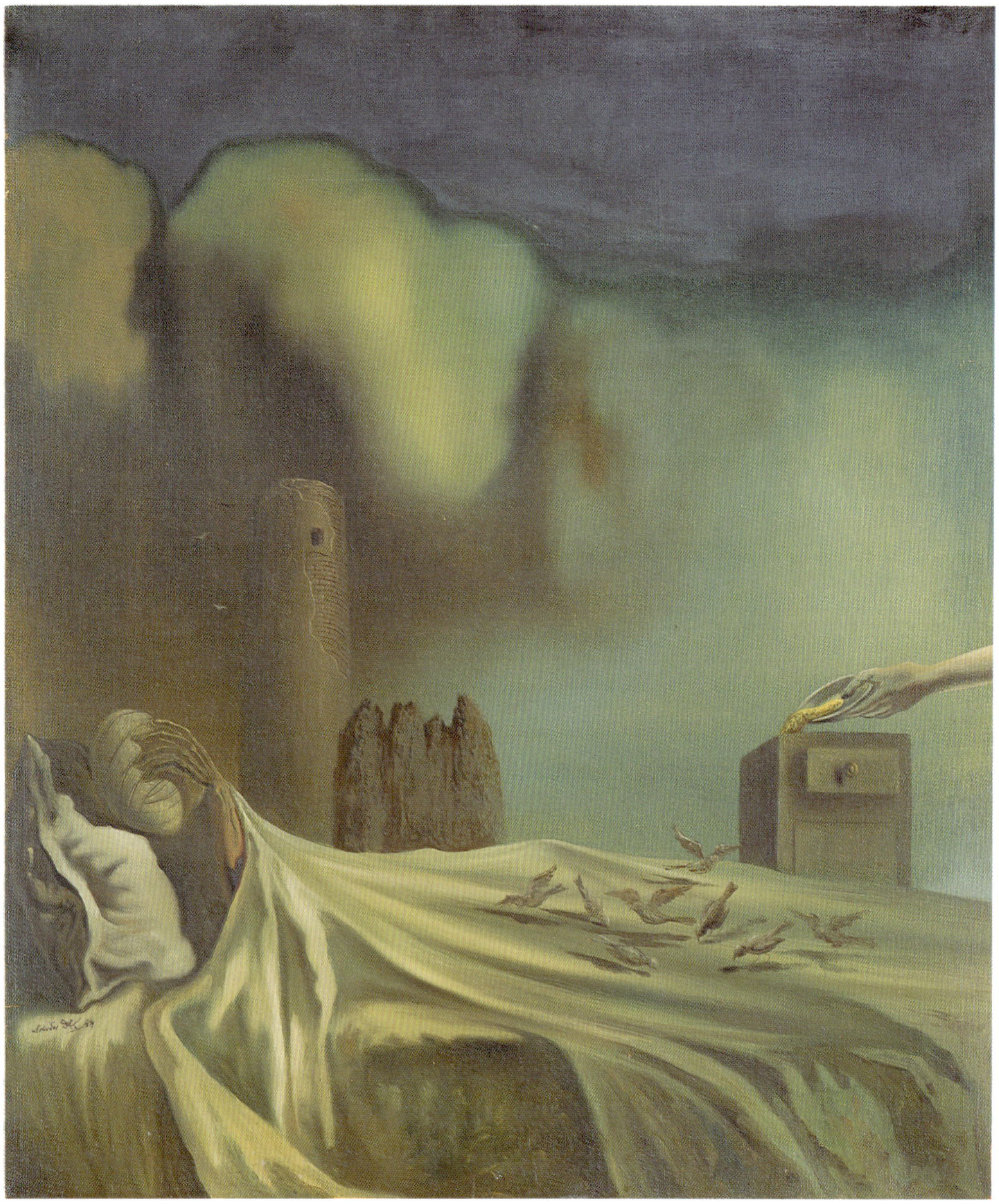

347 SALVADOR DALÍ, *L'Omelette baveuse* / Glibberiges Omelette, 1934
Öl auf Leinwand, 69,5 x 60 cm
Nahmad, Genf

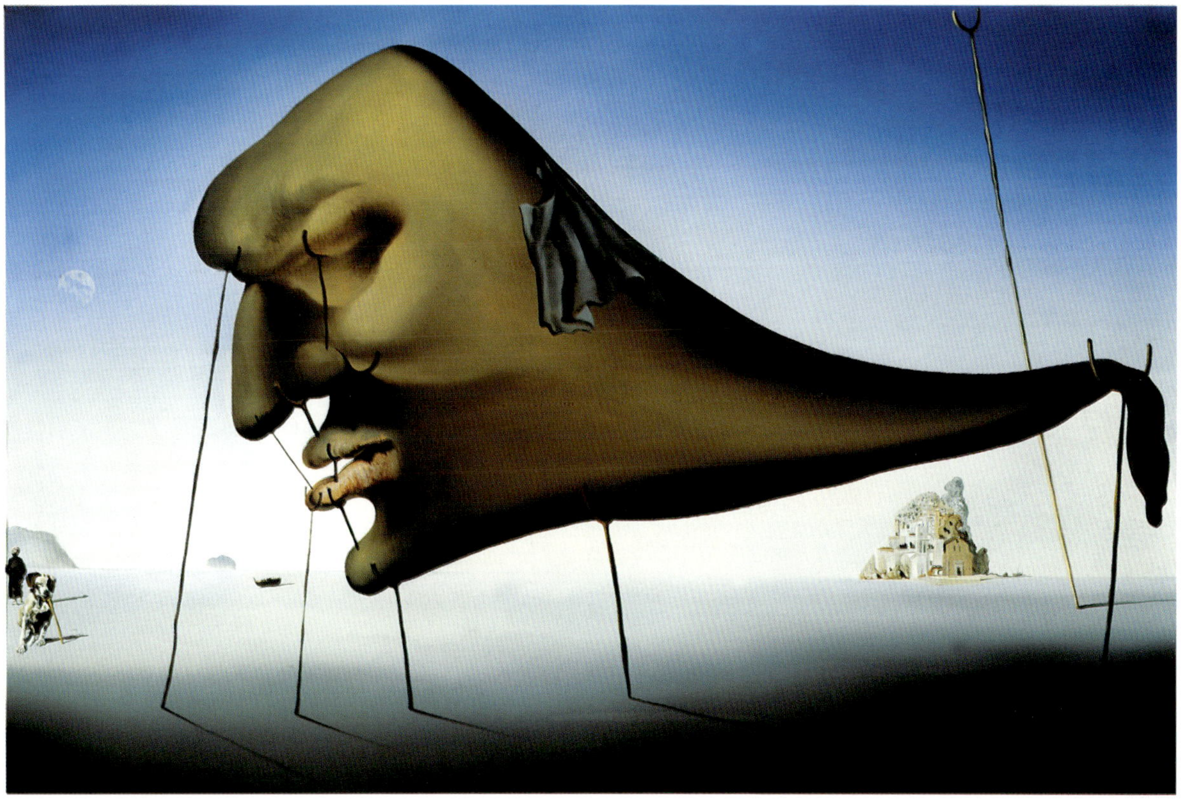

348 SALVADOR DALÍ, *Le Sommeil* / Der Schlaf, 1937
Öl auf Leinwand, 51 x 78 cm
Privatsammlung

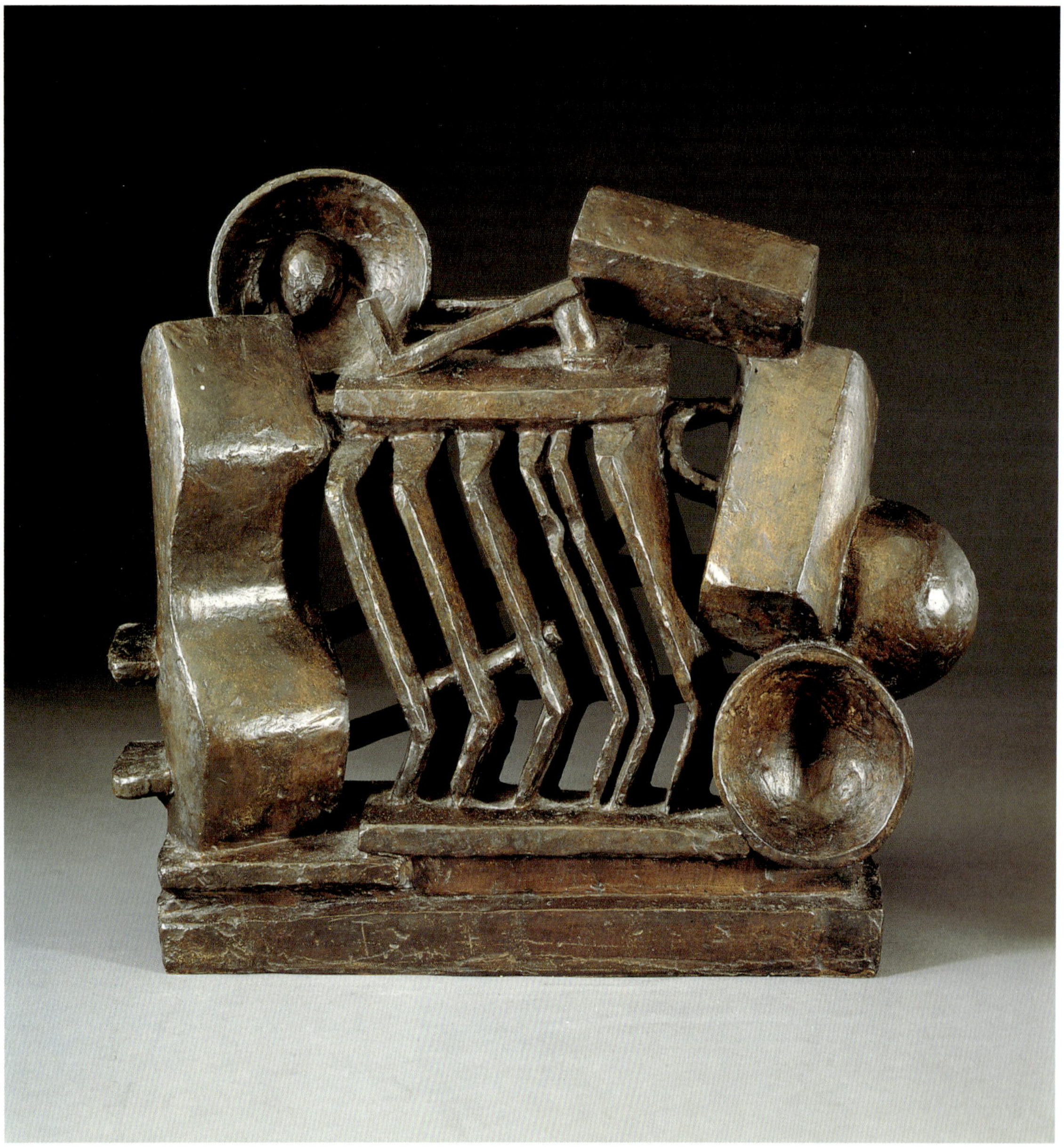

349 ALBERTO GIACOMETTI, *Homme et Femme* / Mann und Frau, 1927
Bronze, 39,5 x 46 x 15 cm
Aaron I. Fleischman

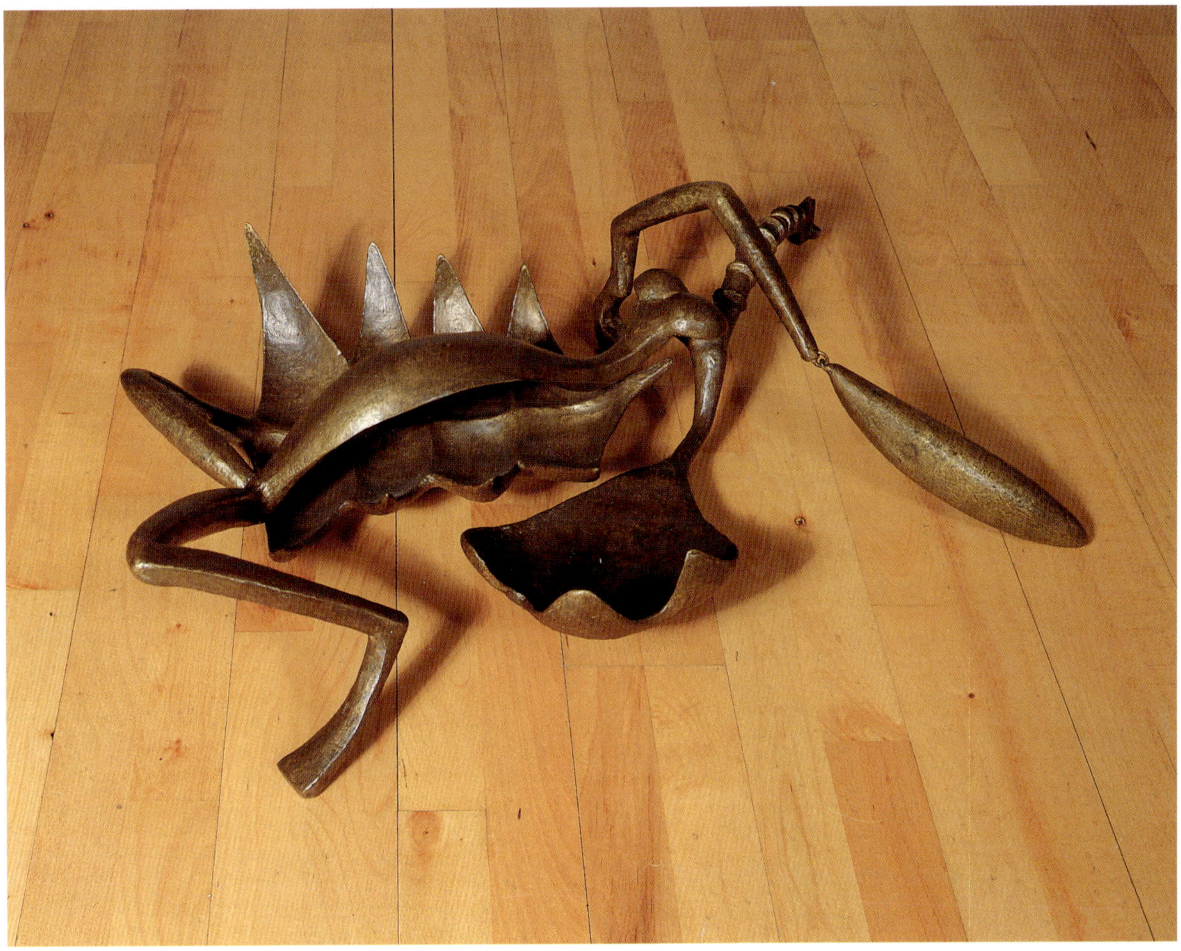

350 ALBERTO GIACOMETTI, *Femme égorgée* /
Frau mit durchschnittener Kehle, 1932
Bronze, 22 x 75 x 58 cm
Scottish National Gallery of Modern Art, Edinburgh

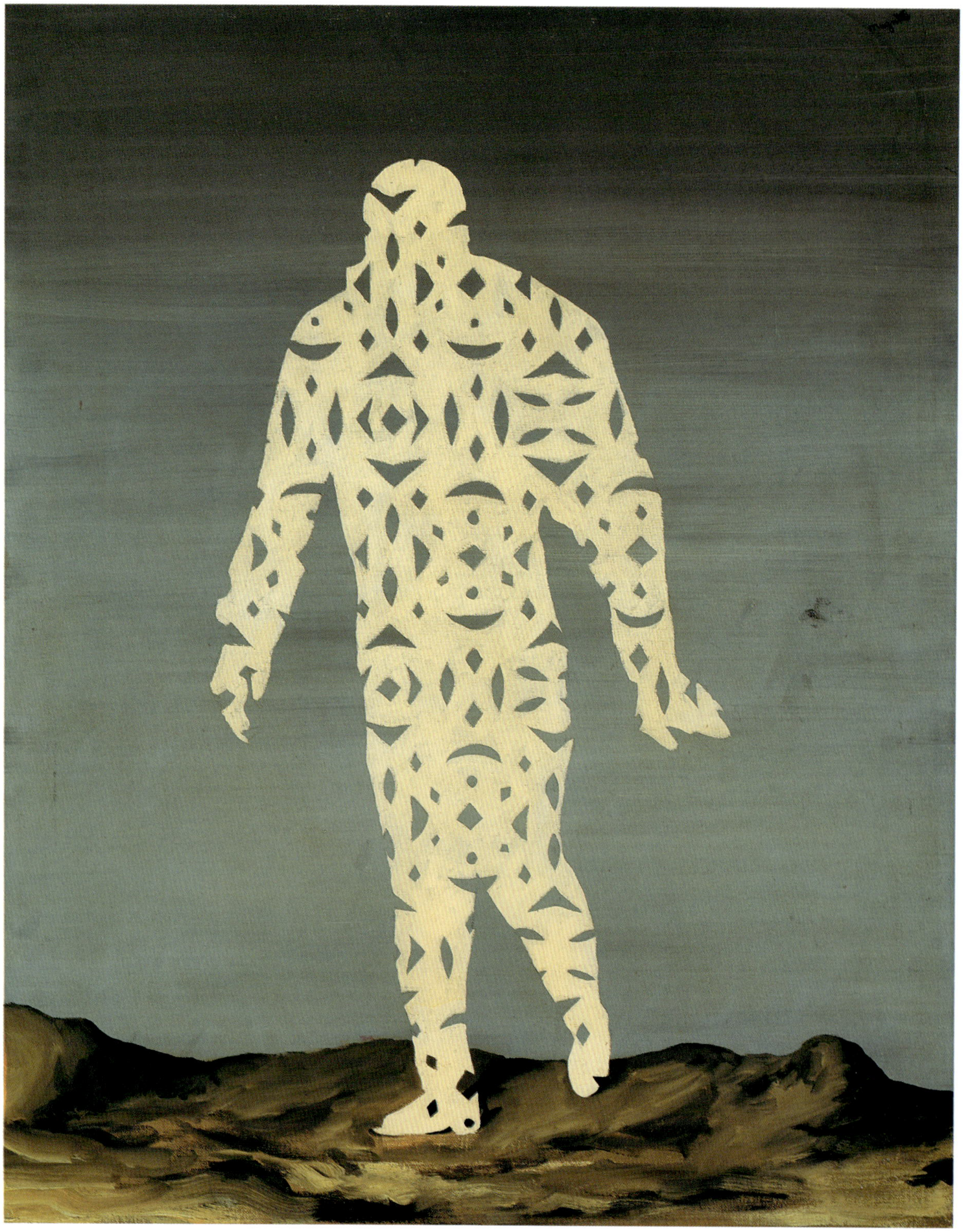

351 RENÉ MAGRITTE, *L'Esprit comique* / Der Geist des Komischen, 1928
Öl auf Leinwand, 75 x 60 cm
Sammlung Ulla und Heiner Pietzsch, Berlin

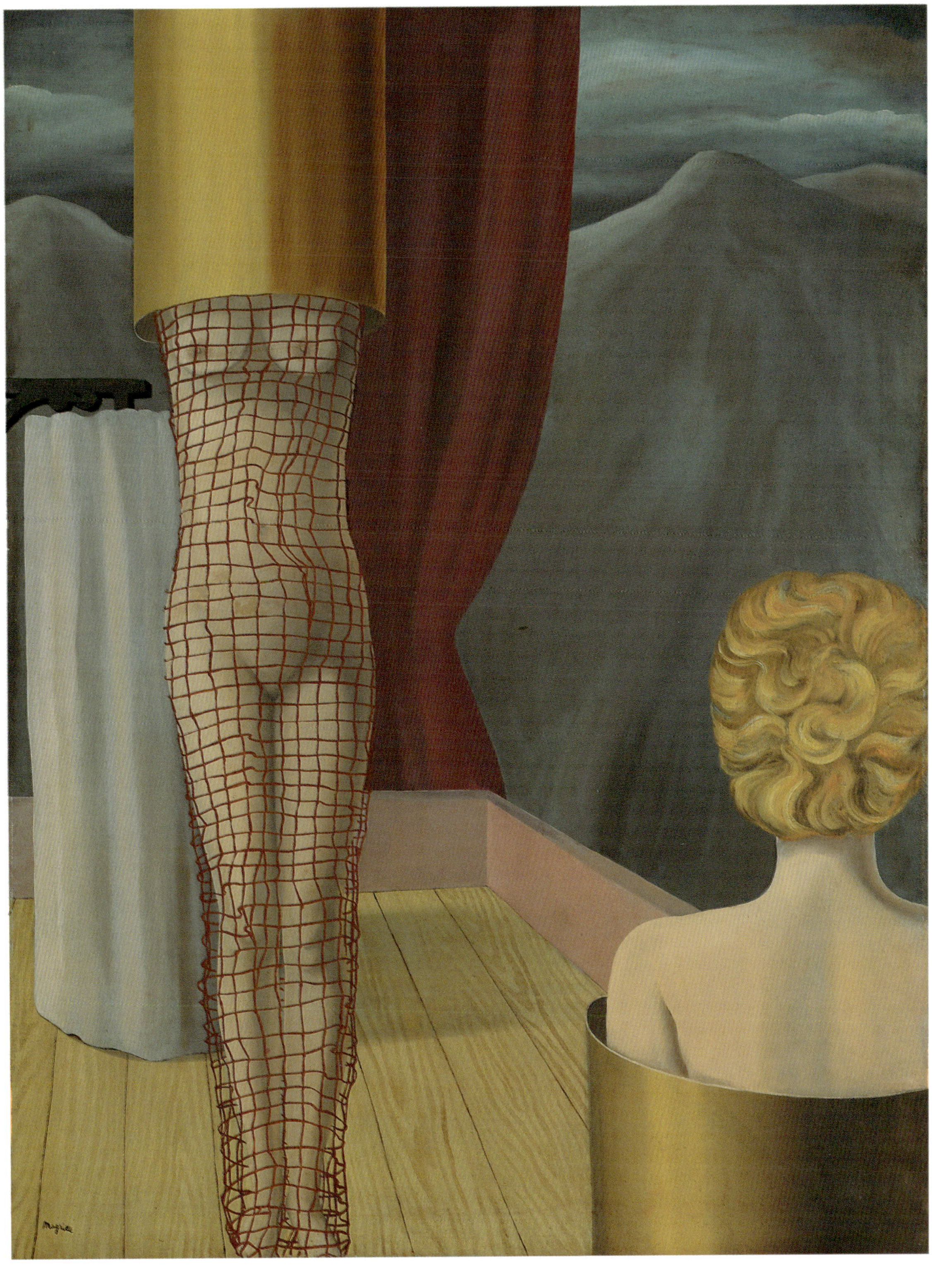

352 RENÉ MAGRITTE, *Les Complices du magicien* /
Die Komplizen des Zauberers, 1926
Öl auf Leinwand, 139 x 105 cm
Sammlung Ulla und Heiner Pietzsch, Berlin

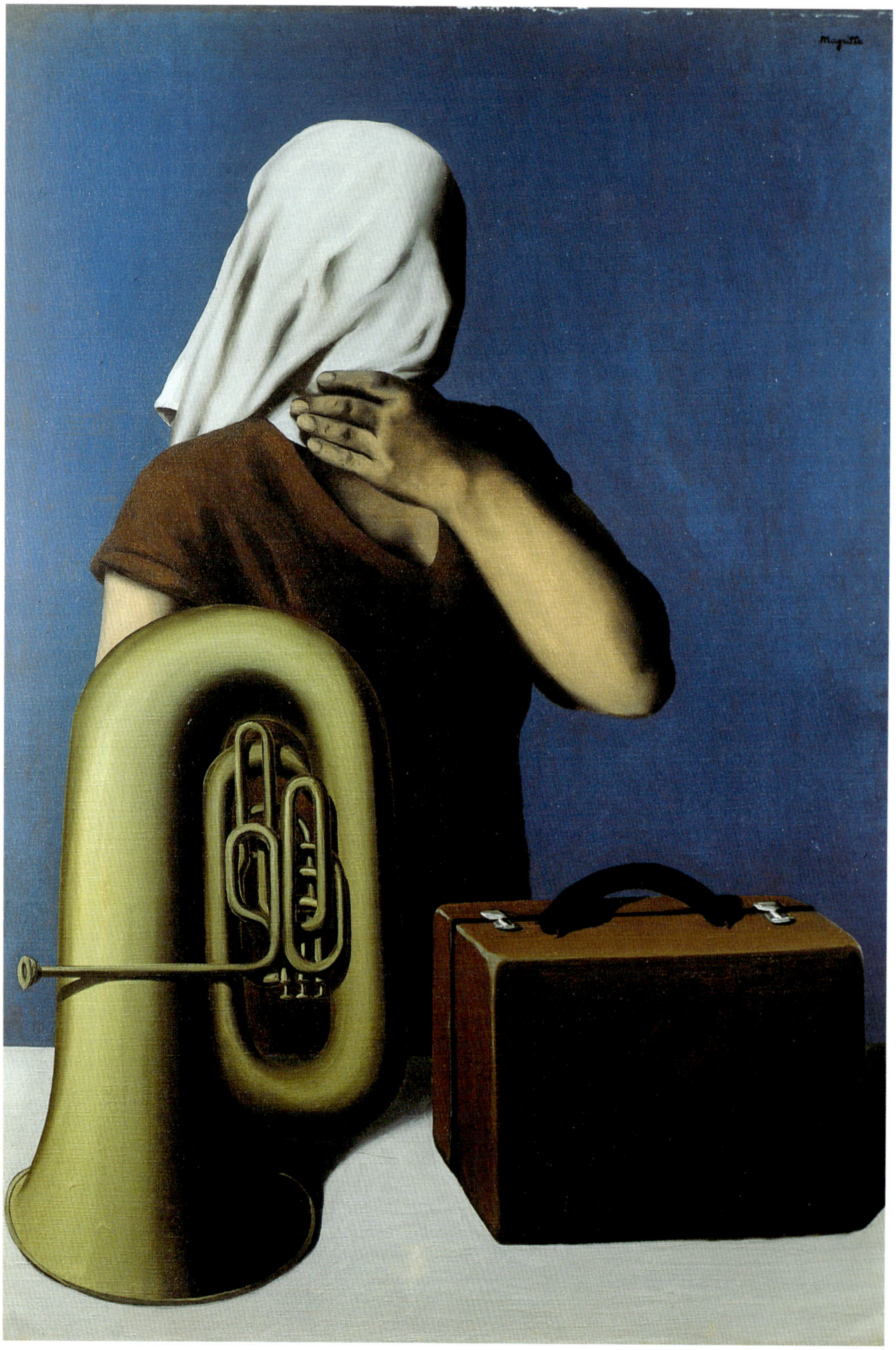

353 RENÉ MAGRITTE, *L'Histoire centrale* / Die zentrale Geschichte, 1928
Öl auf Leinwand, 116 x 81 cm
Banque Paribas Belgique S.A., Brüssel

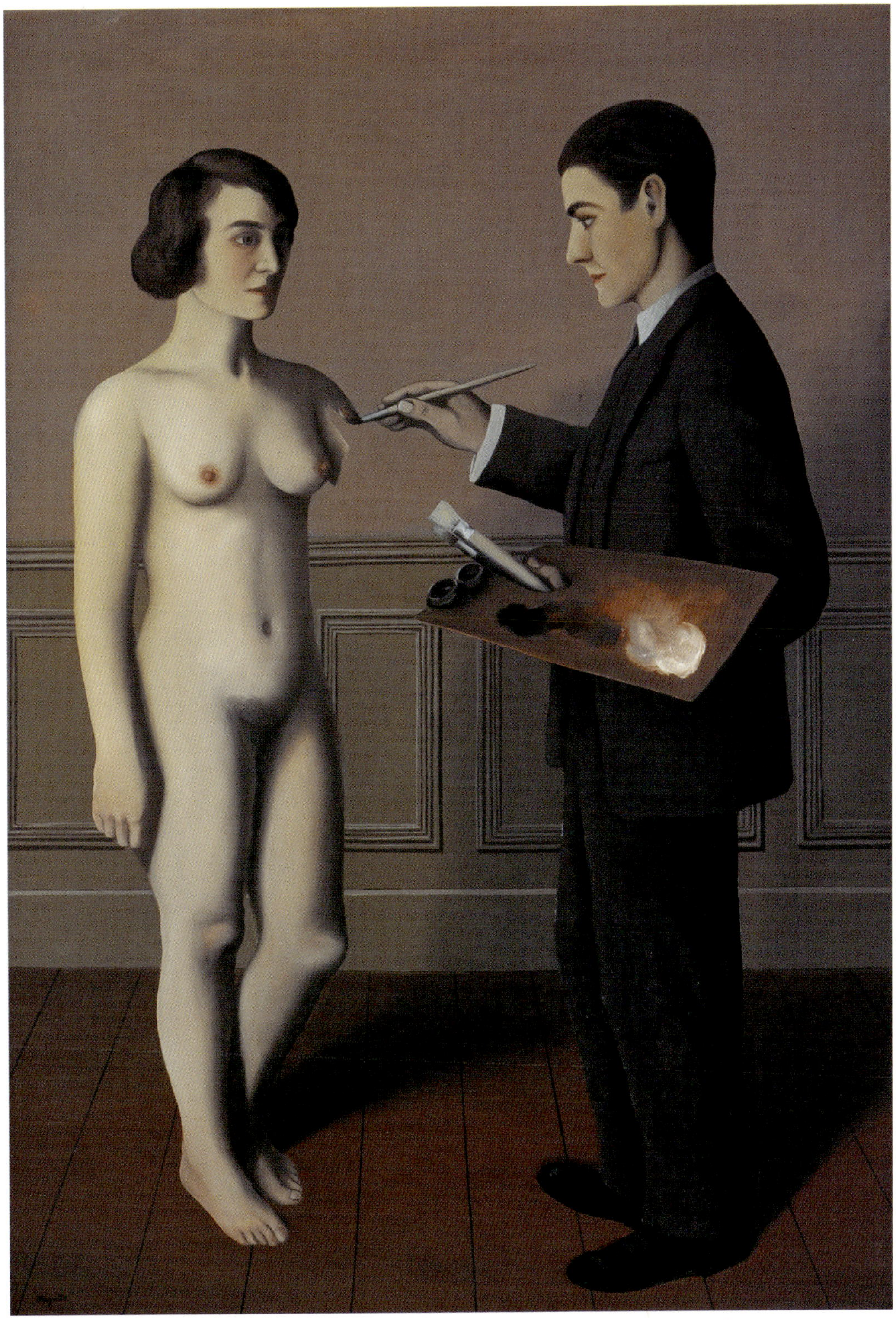

354 RENÉ MAGRITTE, *Tentative de l'impossible* / Versuch des Unmöglichen, 1928
Öl auf Leinwand, 116 x 81 cm
Toyota Municipal Museum of Art

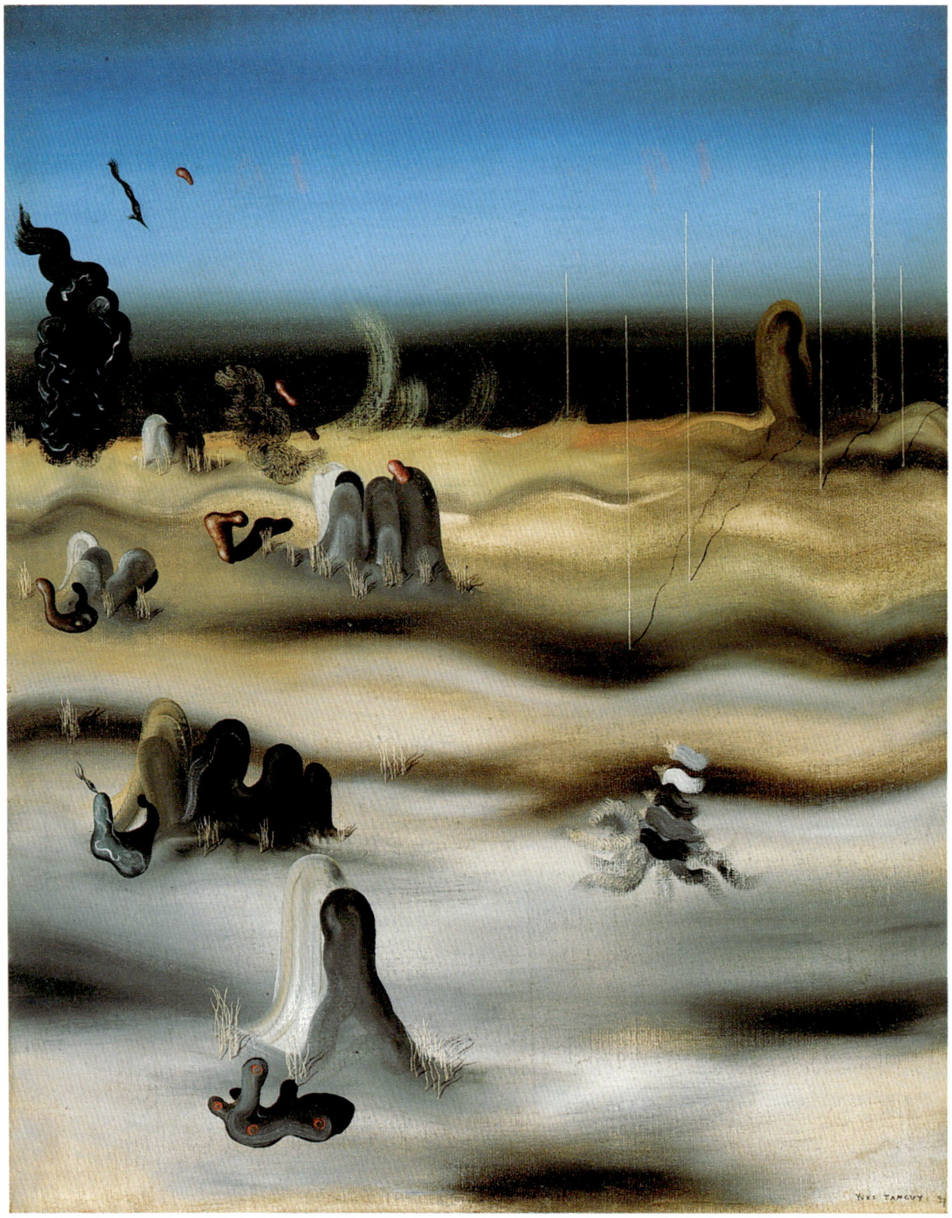

355 YVES TANGUY, *Terre d'ombre* / Schattenland, 1927
Öl auf Leinwand, 99 x 80,5 cm
Detroit Institute of Arts, Detroit;
Schenkung Lydia Winston Malbin

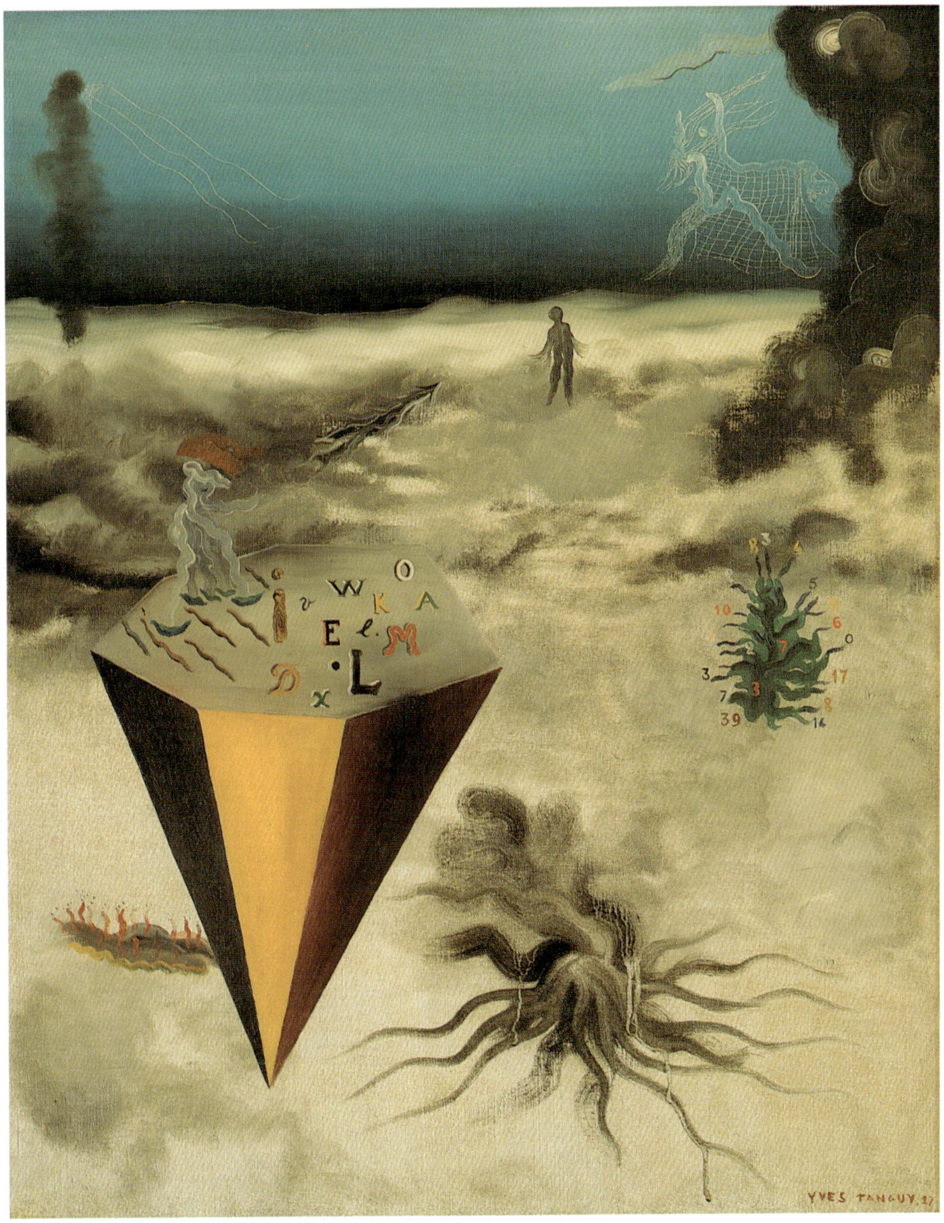

356 YVES TANGUY, *Il faisait ce qu'il voulait* /
Er machte, was er wollte, 1927
Öl auf Leinwand, 81 x 65 cm
Sammlung Richard S. Zeisler, New York

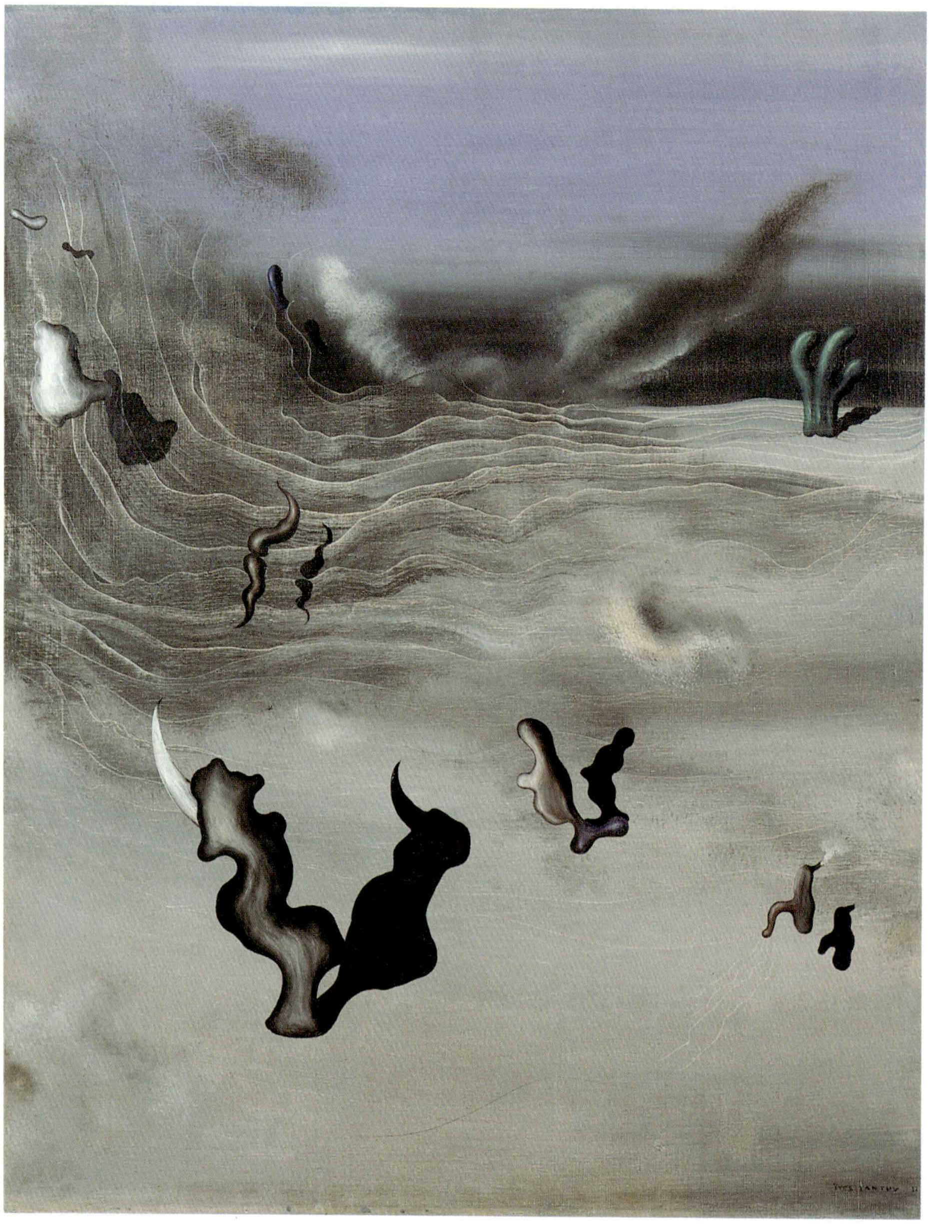

357 YVES TANGUY, *Sans titre (Il vient)* / Ohne Titel (Er kommt), 1927
Öl auf Leinwand, 81 x 65 cm
Sammlung Richard S. Zeisler, New York

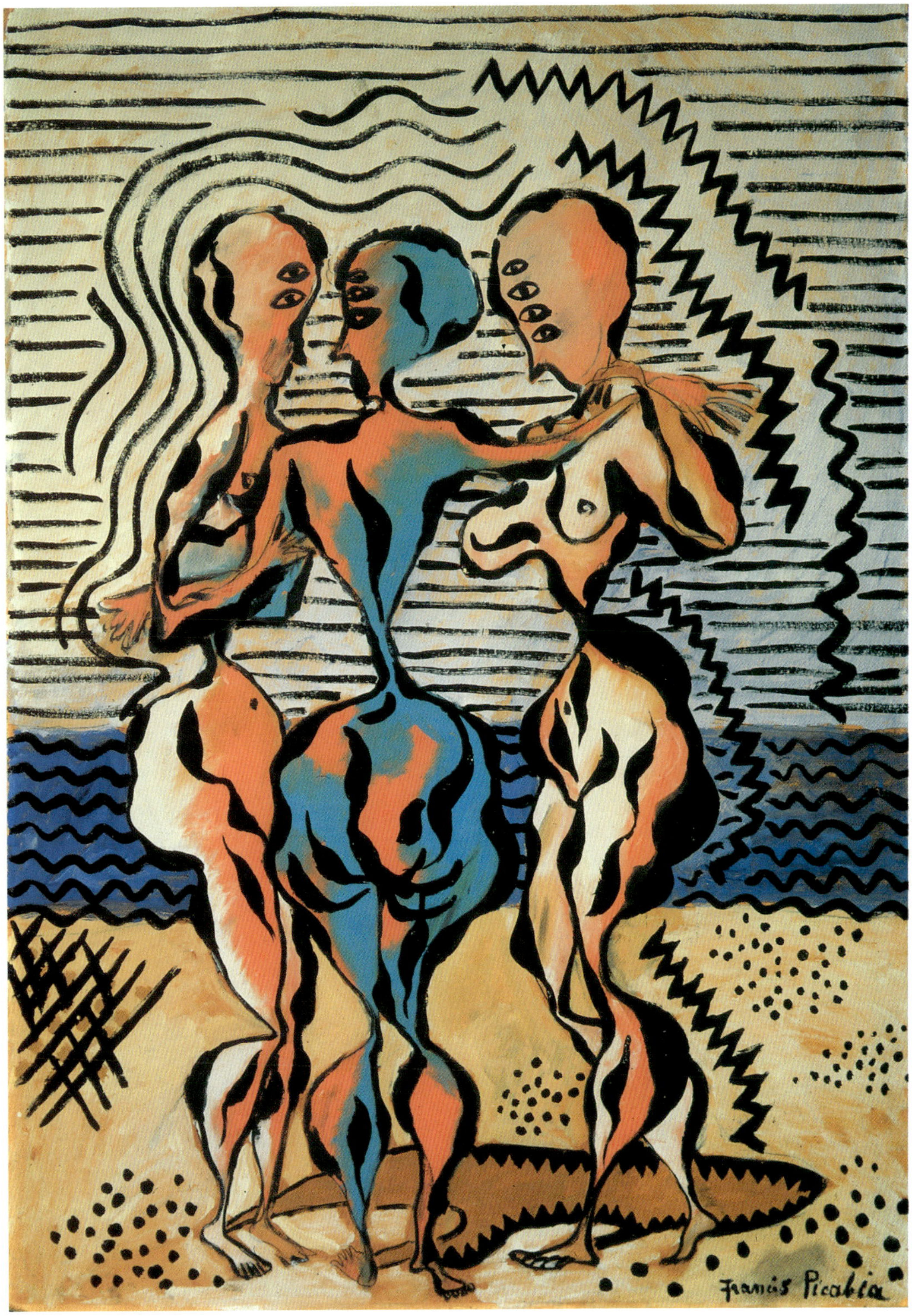

358 FRANCIS PICABIA, *Les trois grâces* / Die drei Grazien, 1924–1925
Öl auf Karton, 105 x 75 cm
Sammlung Didier Imbert Art Production, Paris

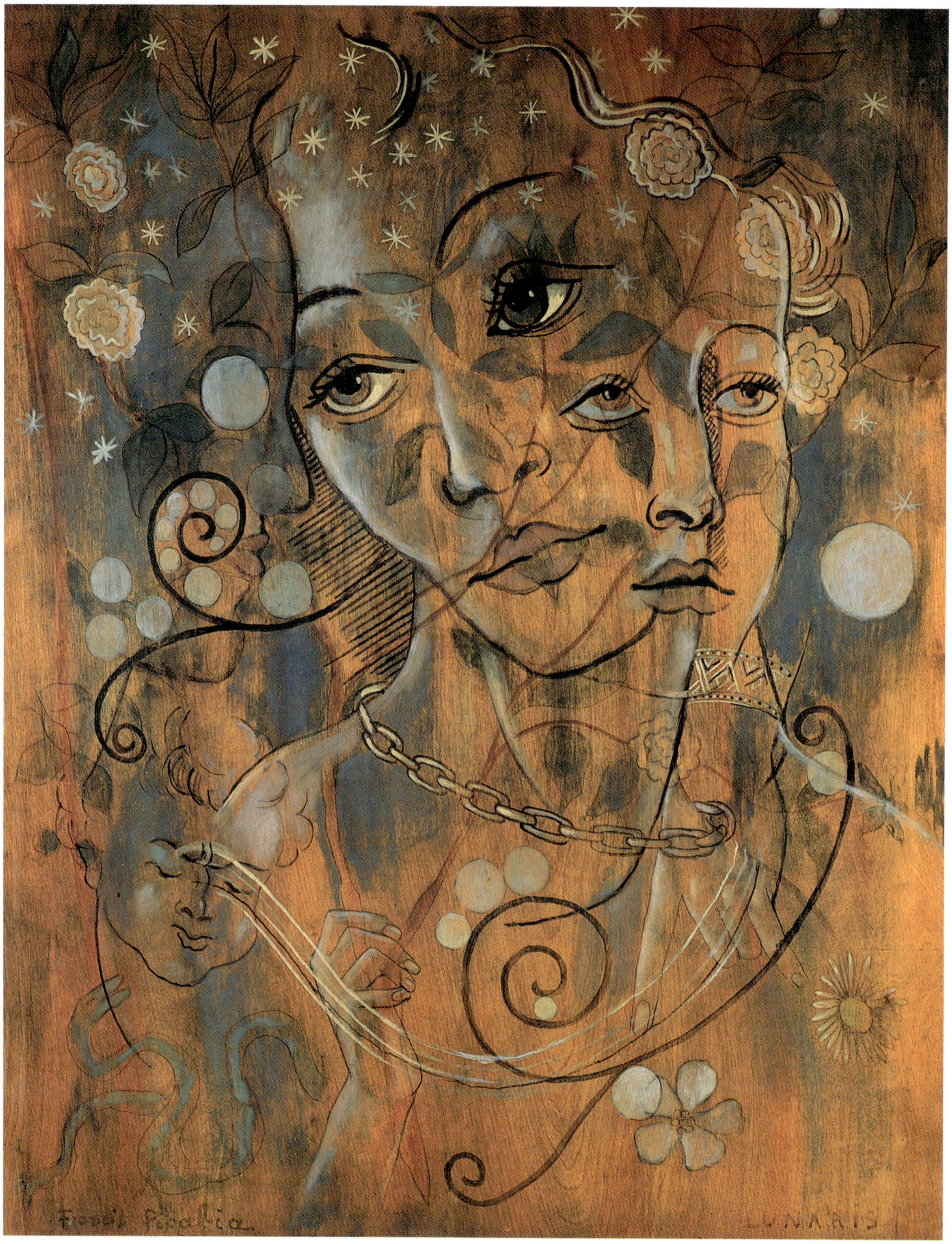

359 FRANCIS PICABIA, *Lunaris*, 1928
Öl auf Spanholz, 119 x 95 cm
Henry und Cheryl Welt, New York

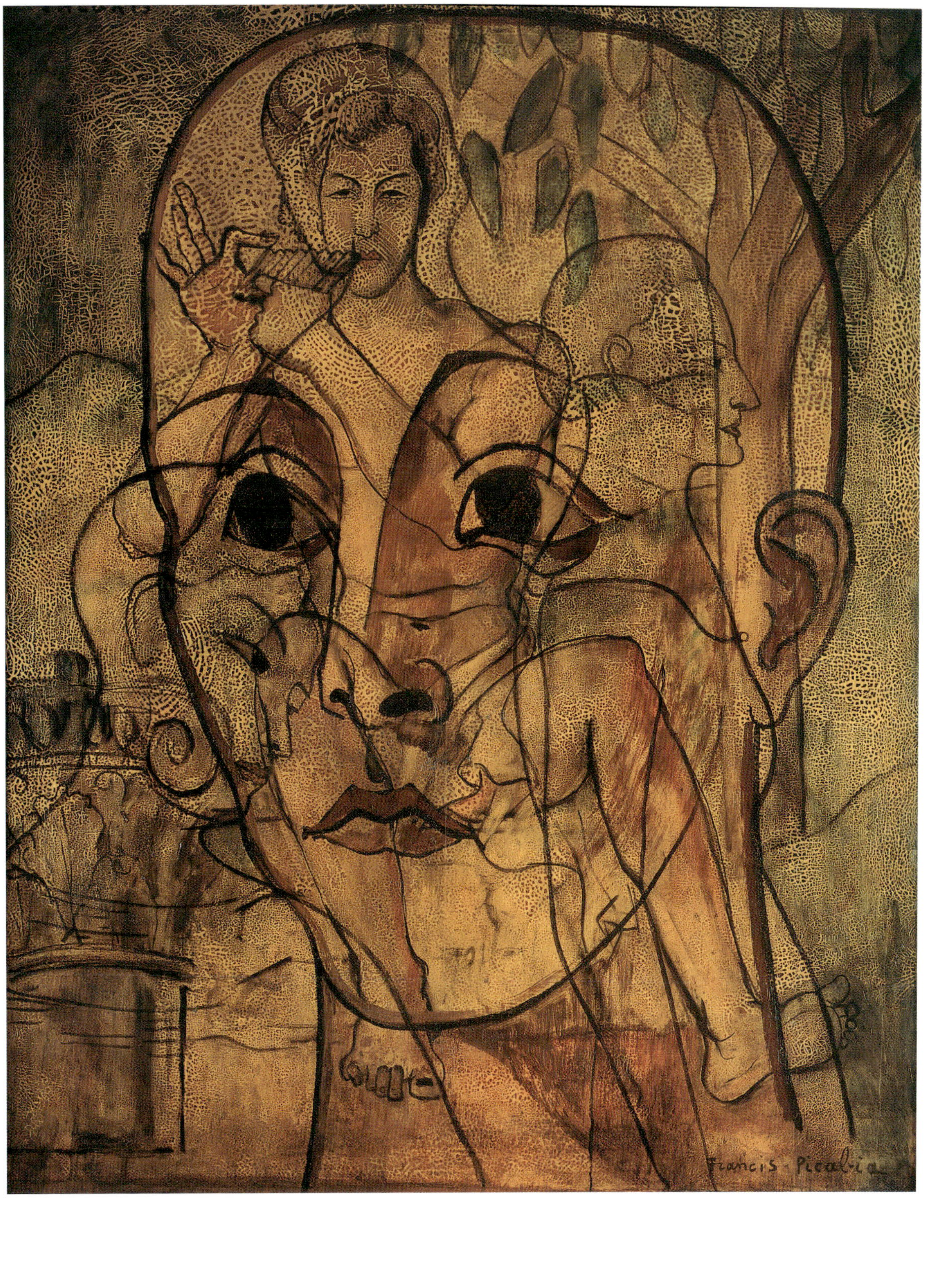

360 FRANCIS PICABIA, *Chloris*, ca.1930
Öl auf Leinwand, 160 x 130 cm
Privatsammlung

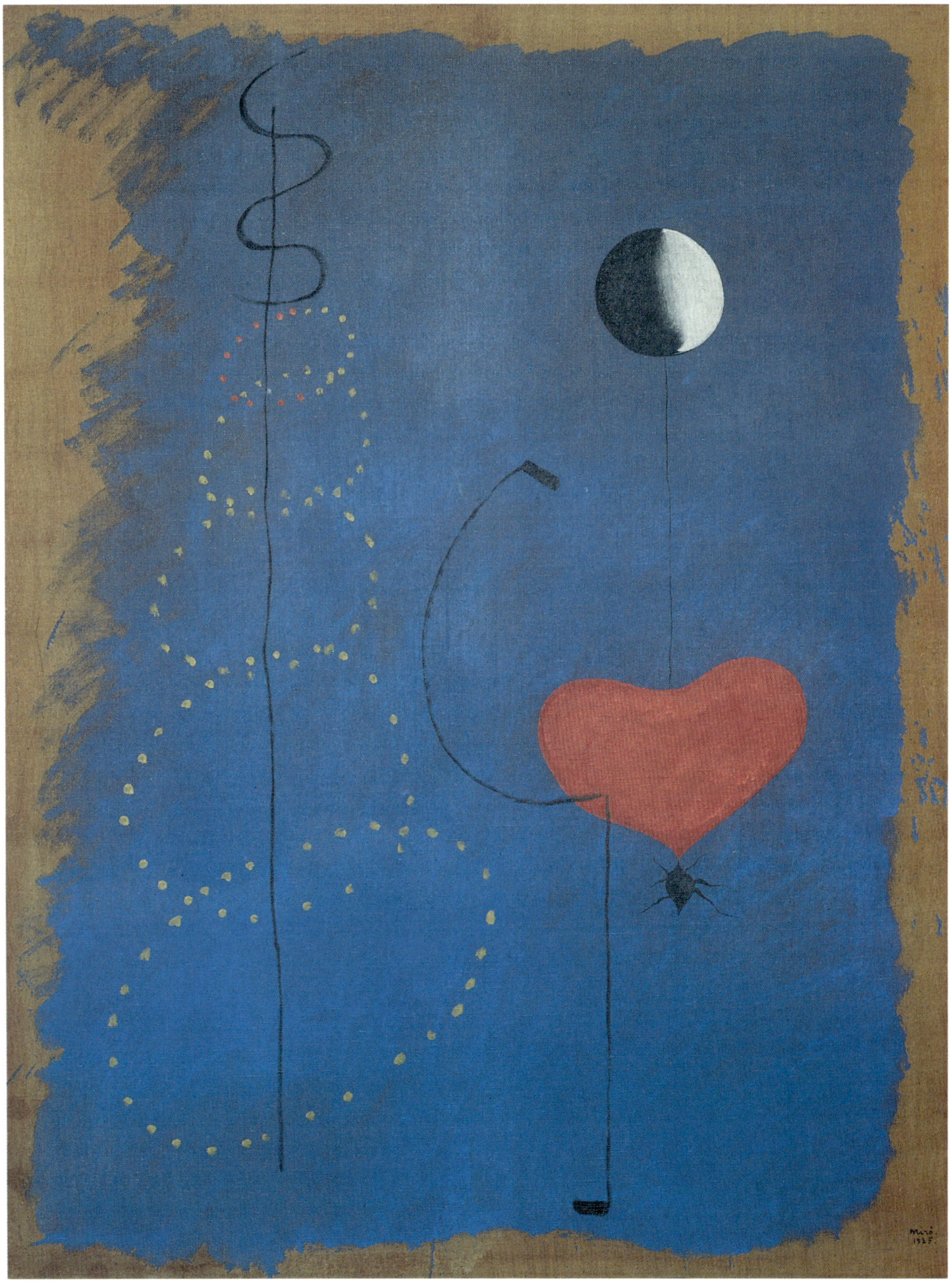

361 JOAN MIRÓ, *Danseuse II* / Tänzerin II, 1925
Öl auf Leinwand, 115,5 x 88,5 cm
Sammlung A. Rosengart

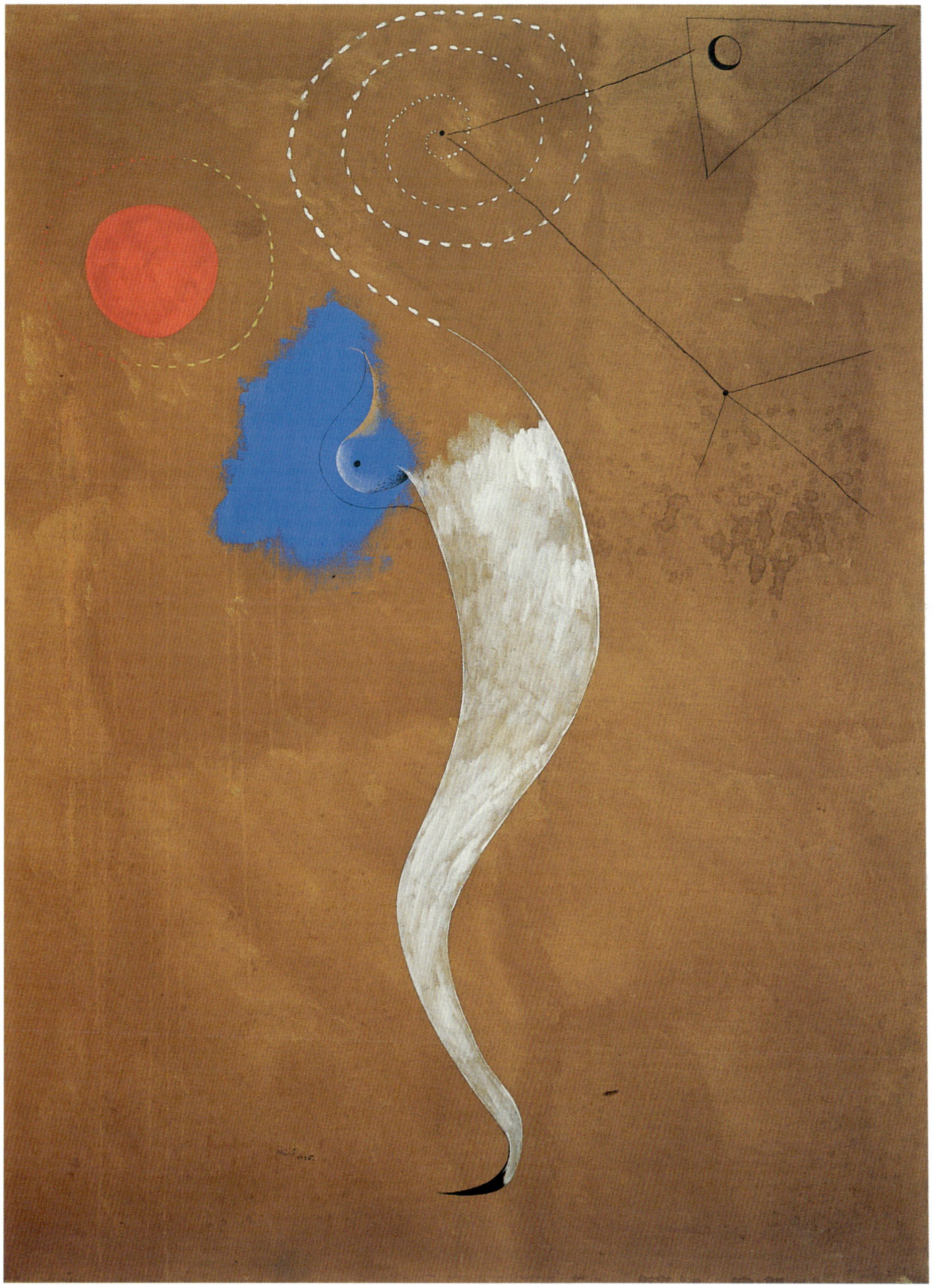

362 JOAN MIRÓ, *Dame se promenant sur La Rambla de Barcelona* /
Dame beim Spaziergang auf La Rambla in Barcelona, 1925
Öl auf Leinwand, 130 x 97,5 cm
New Orleans Museum; Nachlaß Victor K. Kiam

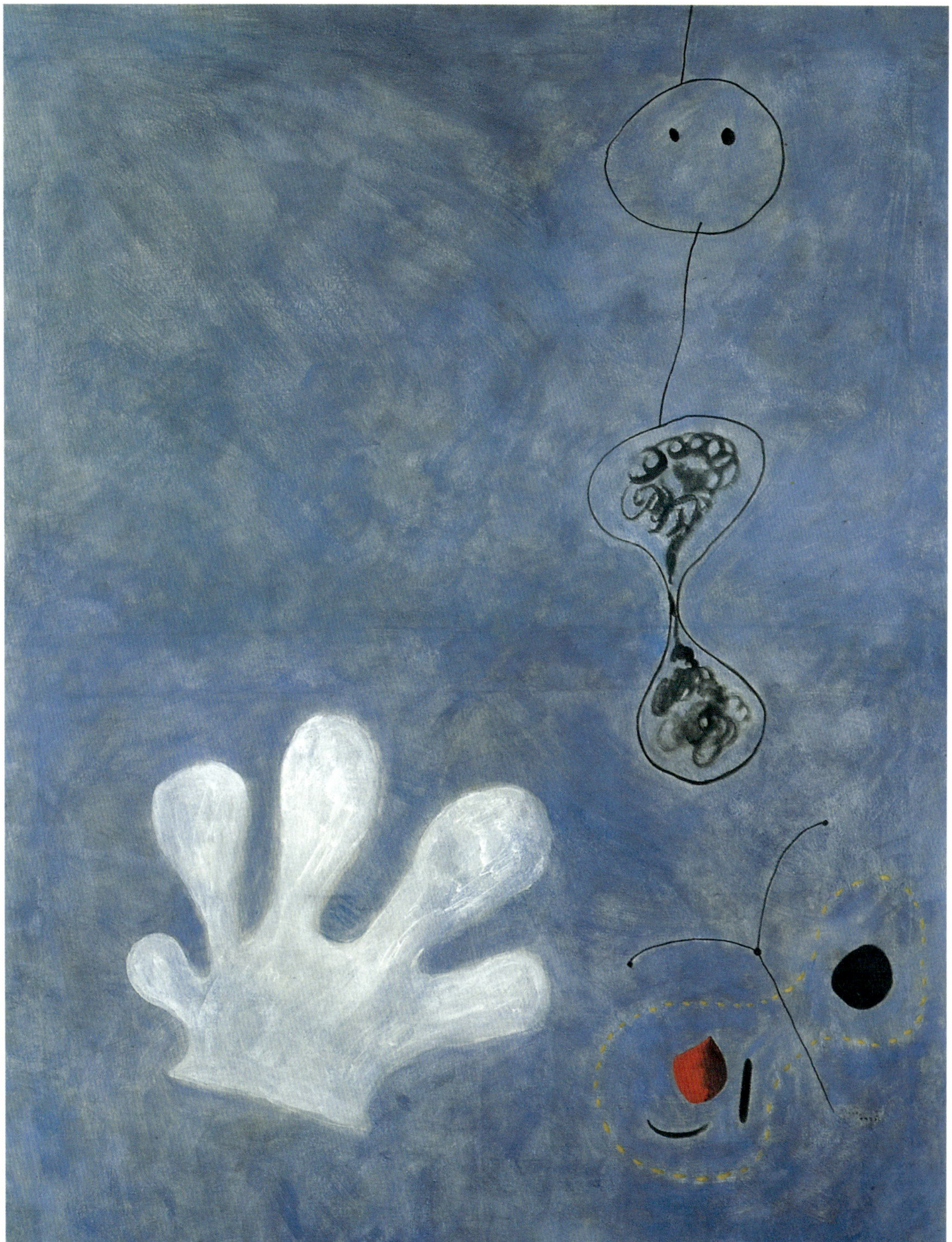

363 JOAN MIRÓ, *Pintura (El guant blanc)* /
Gemälde (Der weiße Handschuh), 1925
Öl auf Leinwand, 113 x 89,5 cm
Fundació Joan Miró, Barcelona

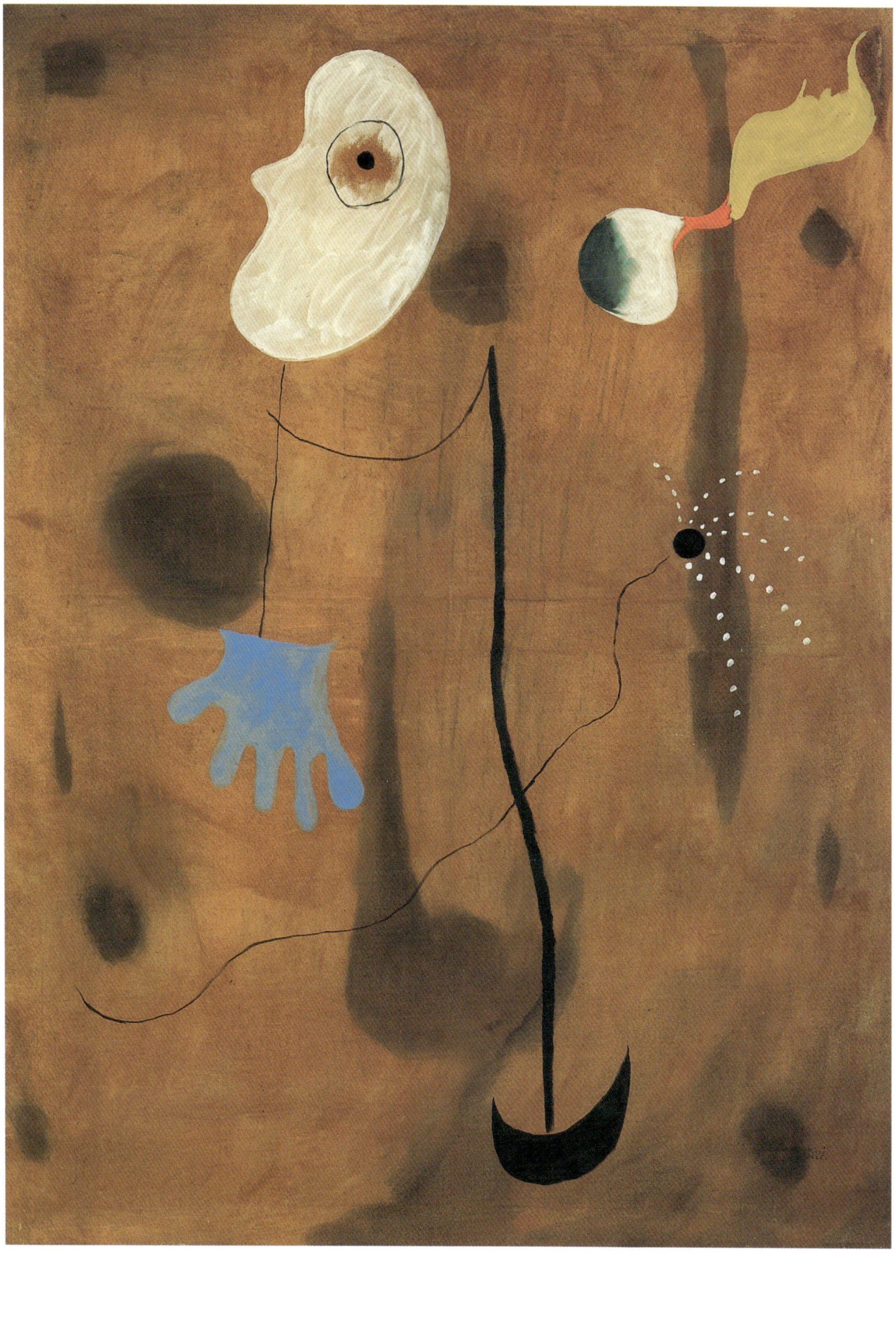

364 JOAN MIRÓ, ohne Titel, 1925
Öl auf Leinwand, 130 x 97 cm
Sammlung Ulla und Heiner Pietzsch, Berlin

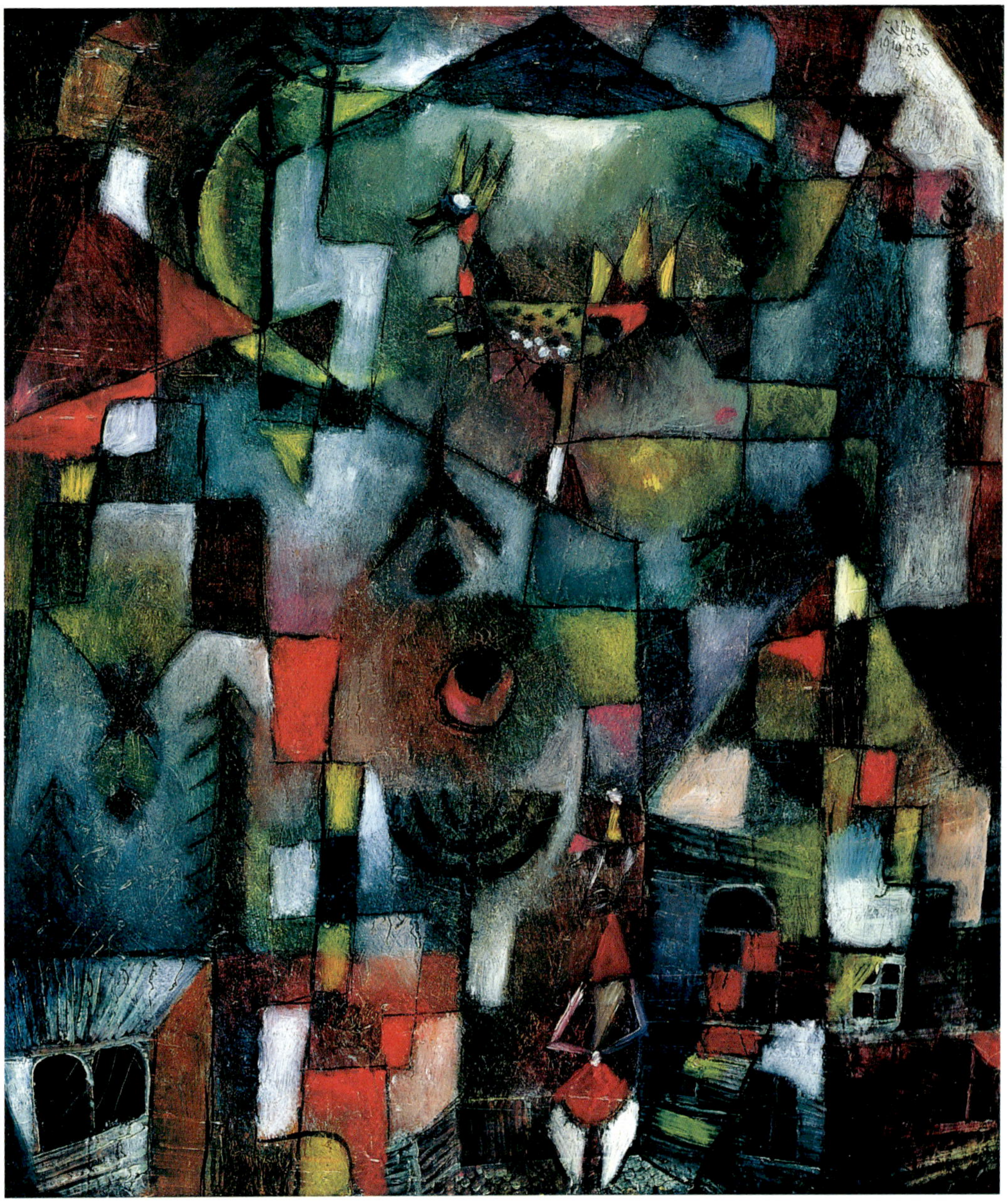

365 PAUL KLEE, *Bild mit dem Hahn und dem Grenadier*, 1919 (235)
Öl auf Karton, 47 x 40,5 cm
Sammlung A. Rosengart

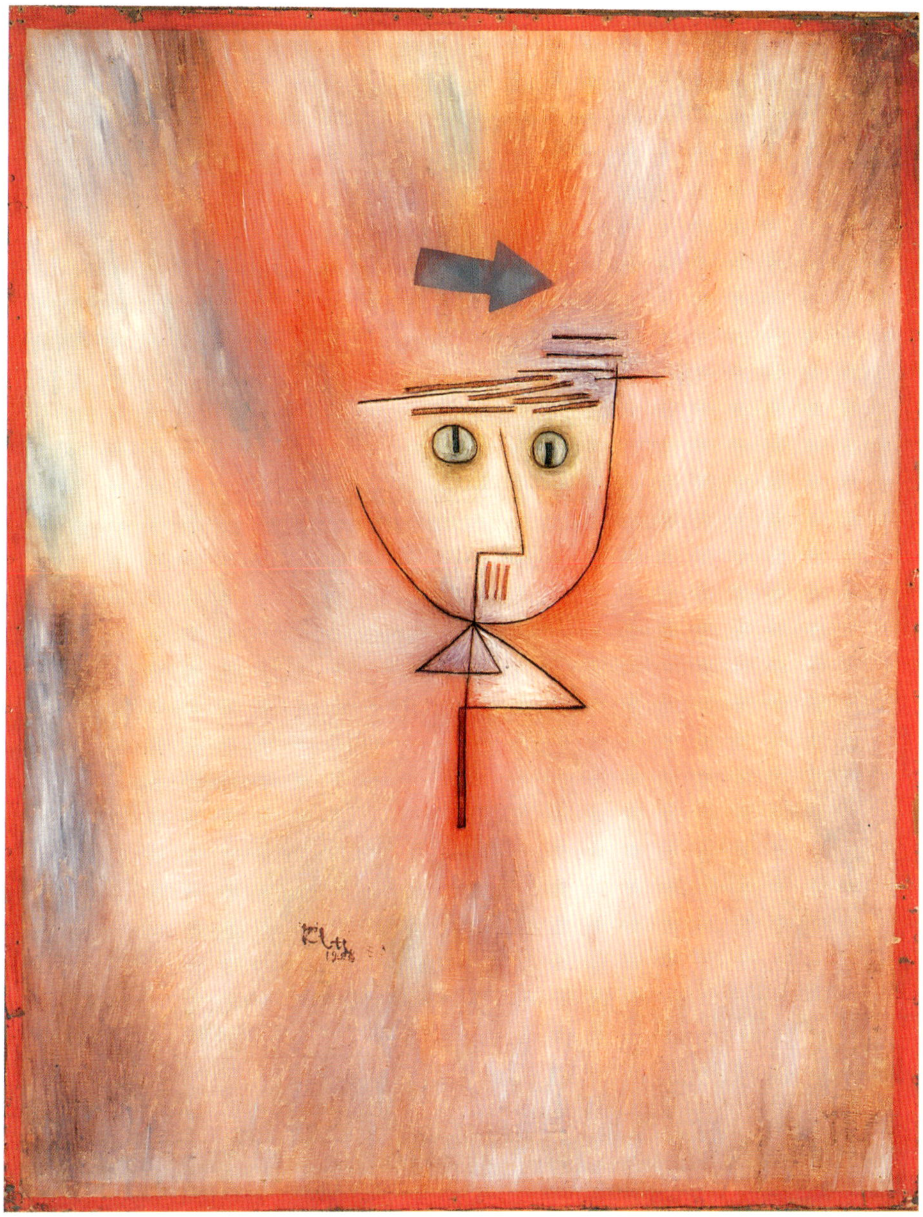

366 PAUL KLEE, *Fast getroffen*, 1928 (143 (E 3))
Öl auf Karton, 51 x 39,5 cm
San Francisco Museum of Modern Art;
Sammlung Albert M. Bender,
Albert M. Bender Bequest Fund Purchase

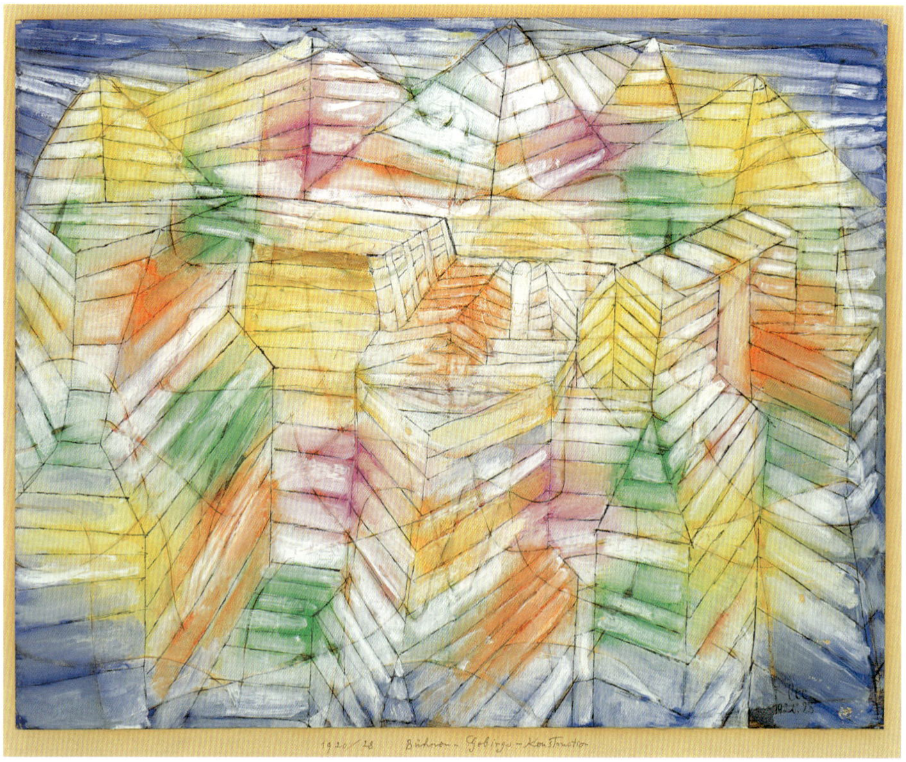

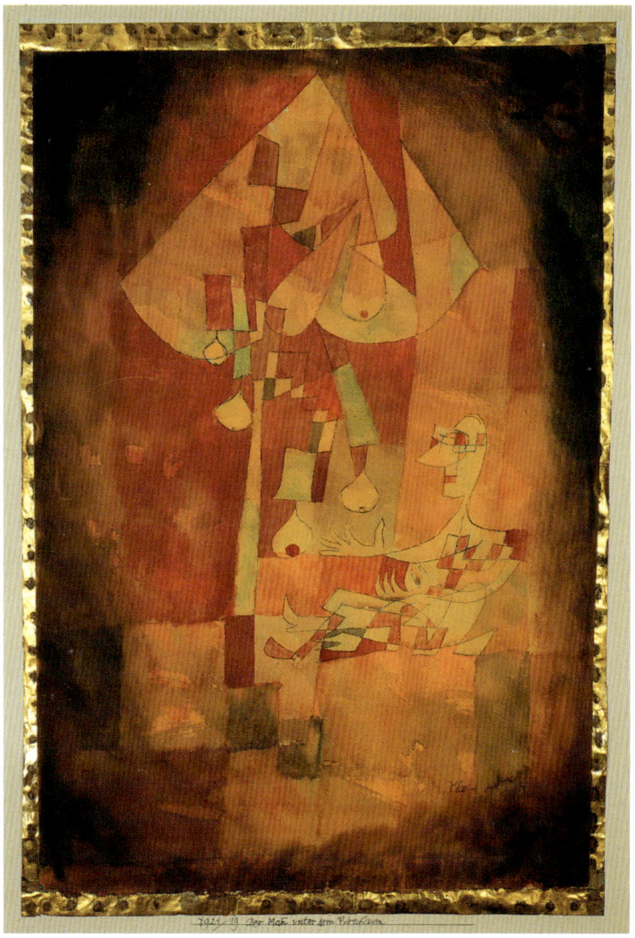

367 PAUL KLEE,
Bühnen-Gebirgs-Konstruktion, 1920 (28)
Öl und verschiedene Techniken auf Karton,
33 x 42 cm
The Metropolitan Museum of Art, New York;
Sammlung Berggruen-Klee, 1987

368 PAUL KLEE,
Der Mann unter dem Birnbaum, 1921 (19)
Verschiedene Techniken auf Karton,
36,5 x 25 cm
The Metropolitan Museum of Art, New York;
Sammlung Berggruen-Klee, 1987

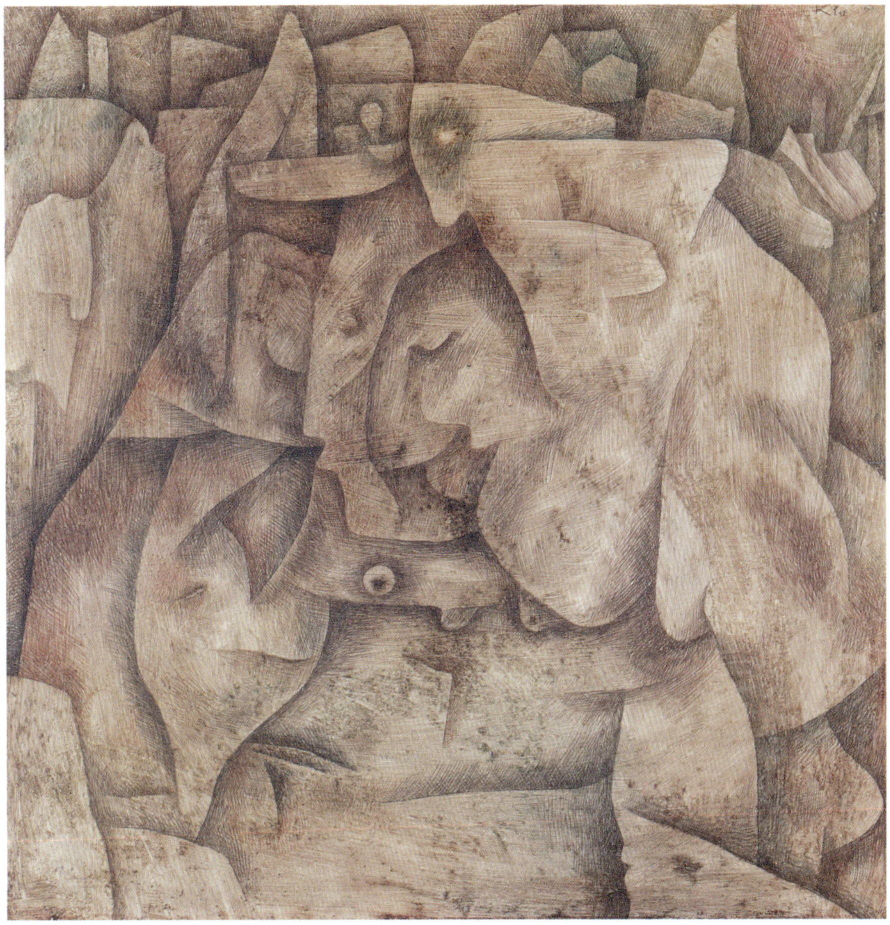

369 PAUL KLEE,
Verhext – versteinert, 1934 (201 (U 1))
Aquarell, gewachst, auf Sperrholz, 50,5 x 50,5 cm
Nationalgalerie, Staatliche Museen
zu Berlin – Preußischer Kulturbesitz

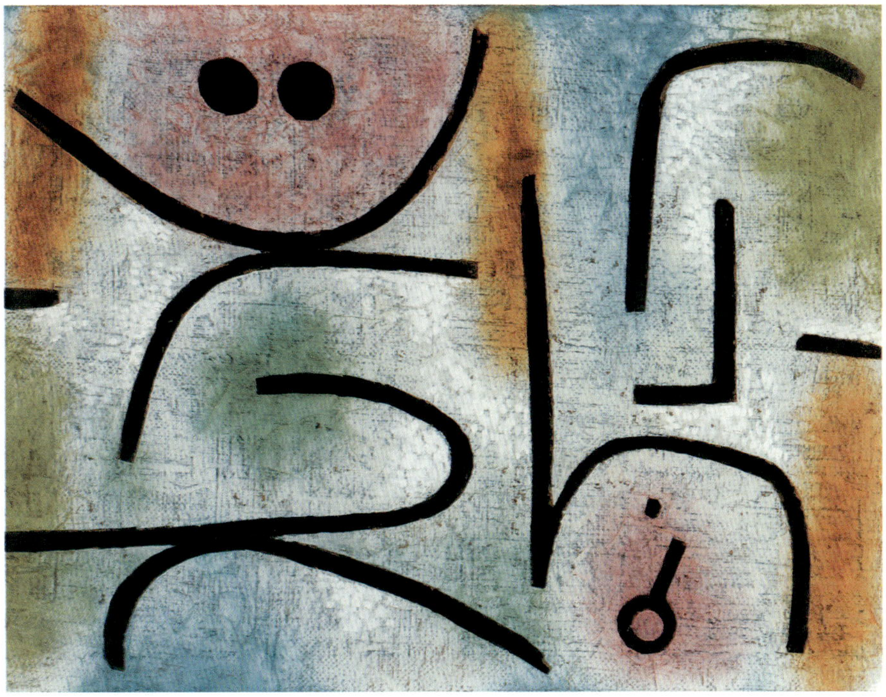

370 PAUL KLEE,
Zerbrochener Schlüssel, 1938 (136 (J 16))
Öl auf Jute über Keilrahmen, 50 x 66 cm
Sprengel Museum Hannover

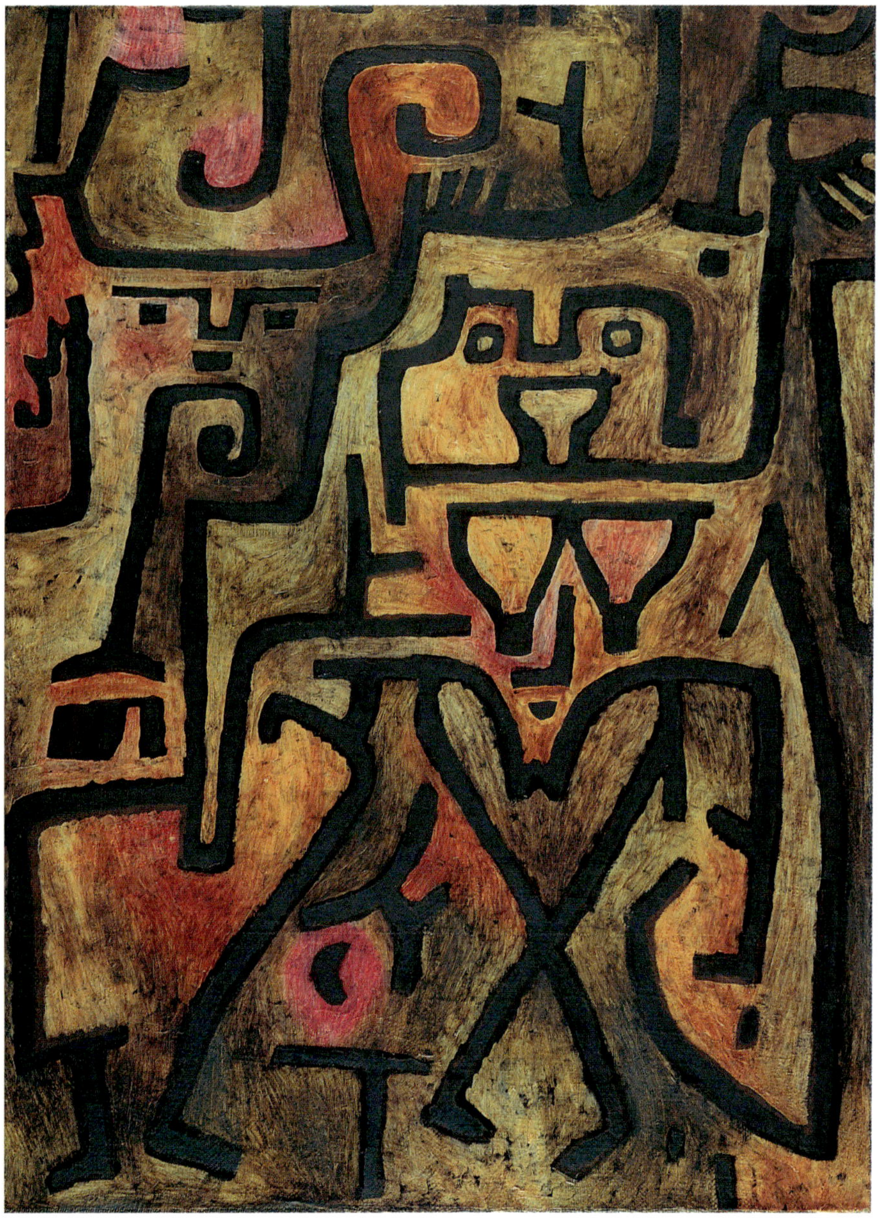

371 PAUL KLEE, *Waldhexen*, 1938 (145 (K 5))
Öl auf Papier auf Jute, 99 x 74 cm
Privatsammlung, Schweiz

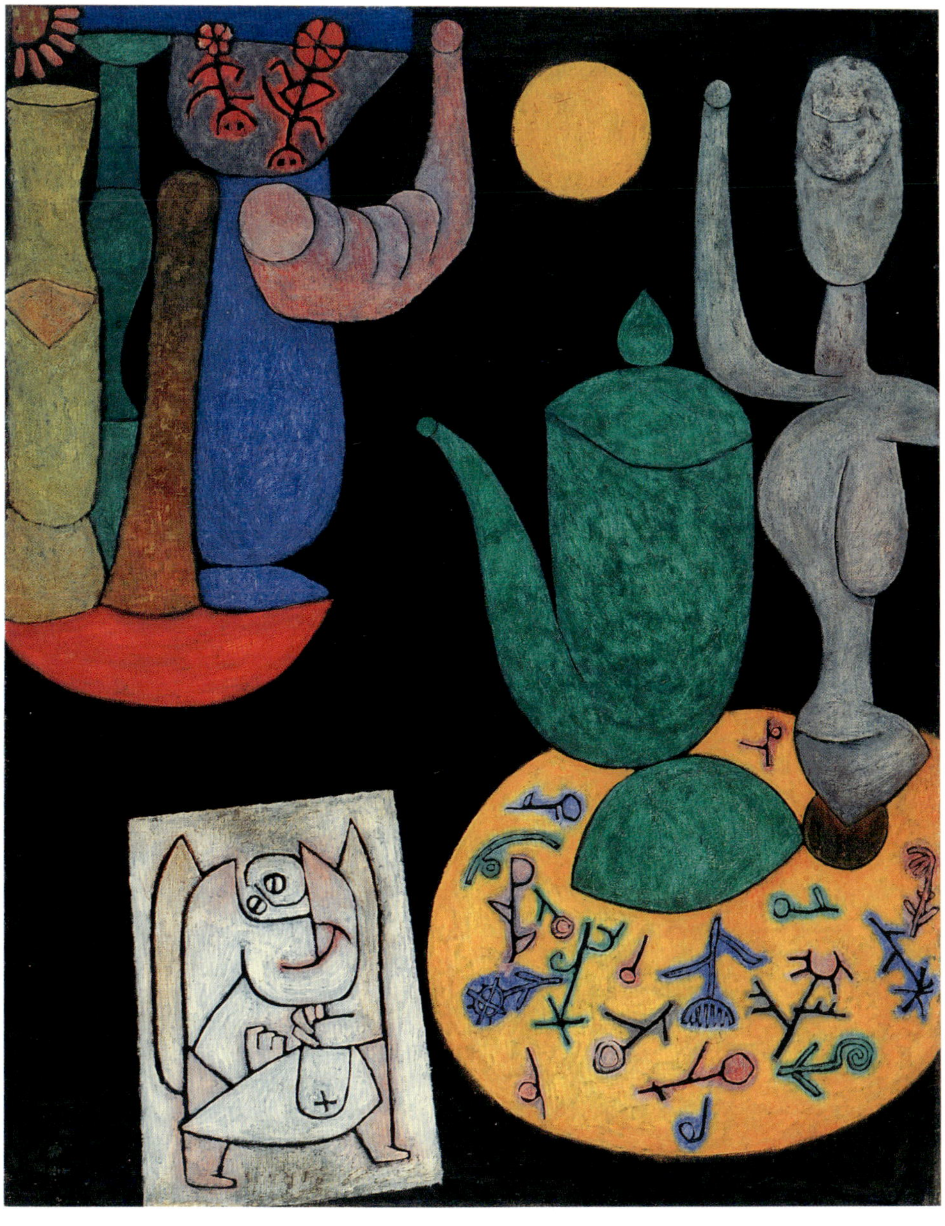

372 PAUL KLEE, *Ohne Titel (Letztes Stilleben)*, um 1940 (N 1)
Öl auf Leinwand, 100 x 80,5 cm
Privatsammlung Schweiz

374 HENRY MOORE, *Stringed Mother and Child* /
Mutter und Kind mit Saiten, 1938
(Guß 1986)
Bronze und Saiten, Höhe 43 cm
Henry Moore Foundation

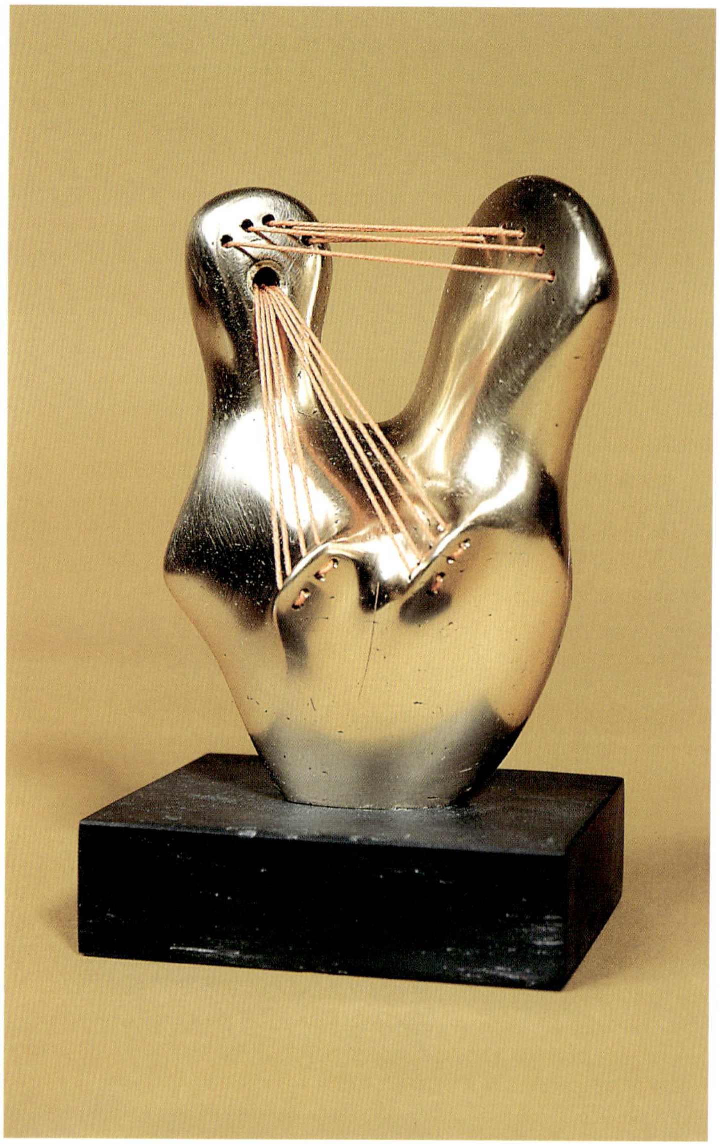

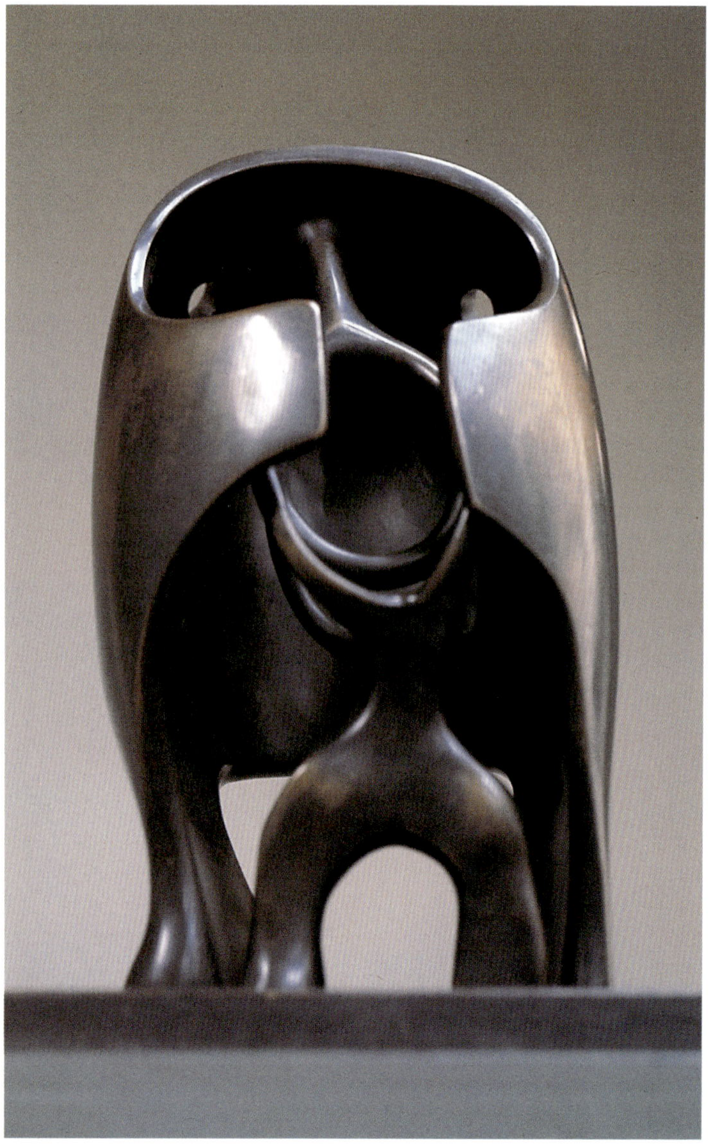

373 HENRY MOORE, *The Helmet* /
Der Helm , 1939–1940
Bronze, Höhe 29 cm
Henry Moore Foundation;
Schenkung Irina Moore 1977

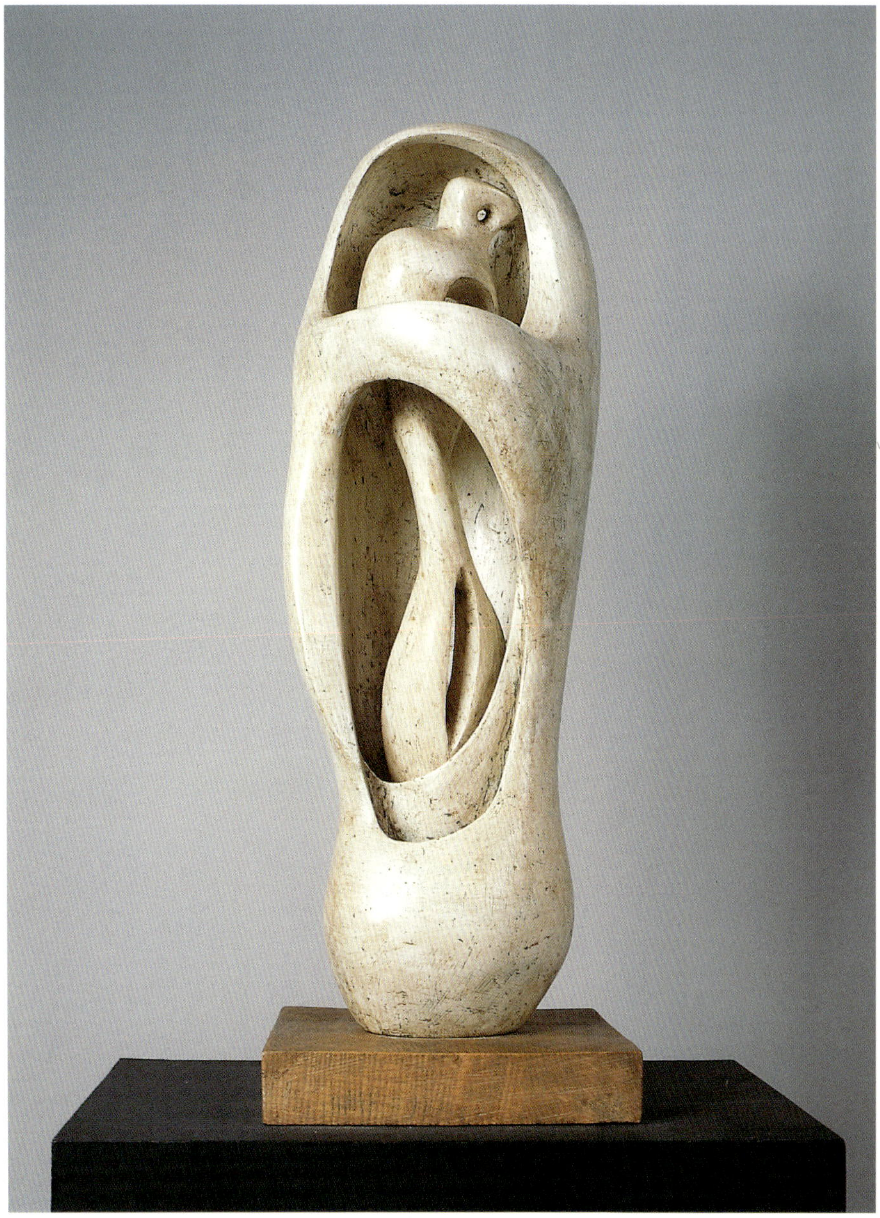

375 HENRY MOORE, *Working Model for Upright Internal/External Form* /
Arbeitsmodell für aufrechte innere/äußere Form, 1951
Gips, Höhe 63 cm,
Henry Moore Foundation; Schenkung des Künstlers 1977

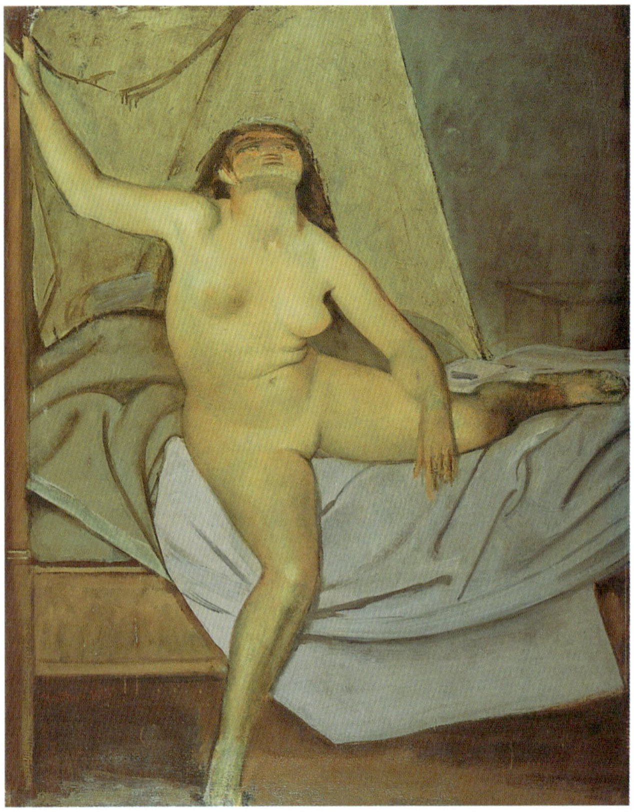

376 A BALTHUS, *Le Lever* / Aufstehen, 1955
Öl auf Leinwand, 161 x 130,5 cm
Scottish National Gallery of Modern Art, Edinburgh

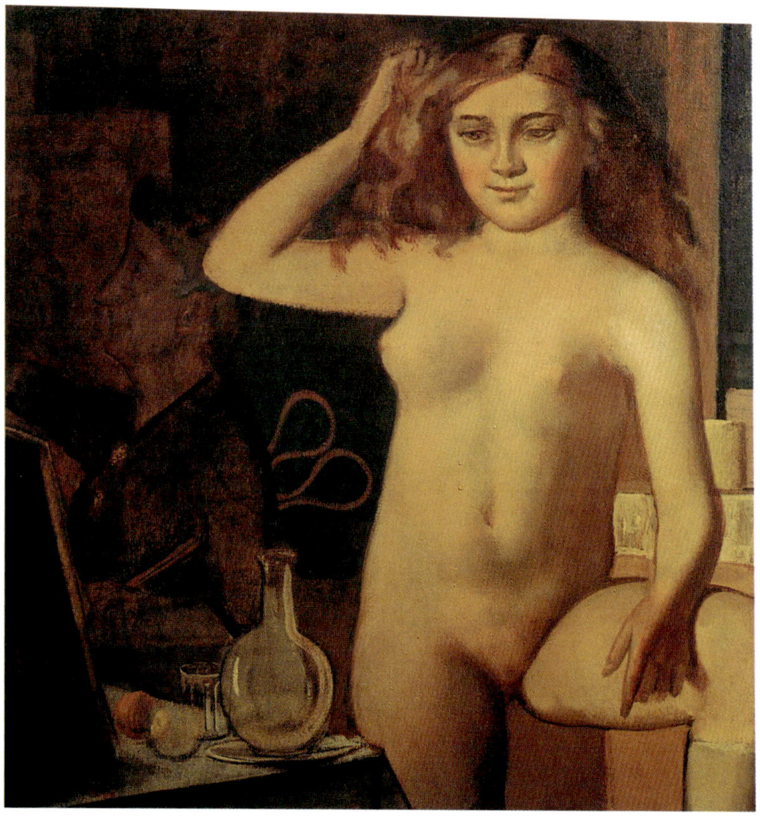

376 B BALTHUS, *La Toilette de Georgette*, 1948–1949
Öl auf Leinwand, 98 x 94 cm
Courtesy Elkon Gallery, Inc., New York

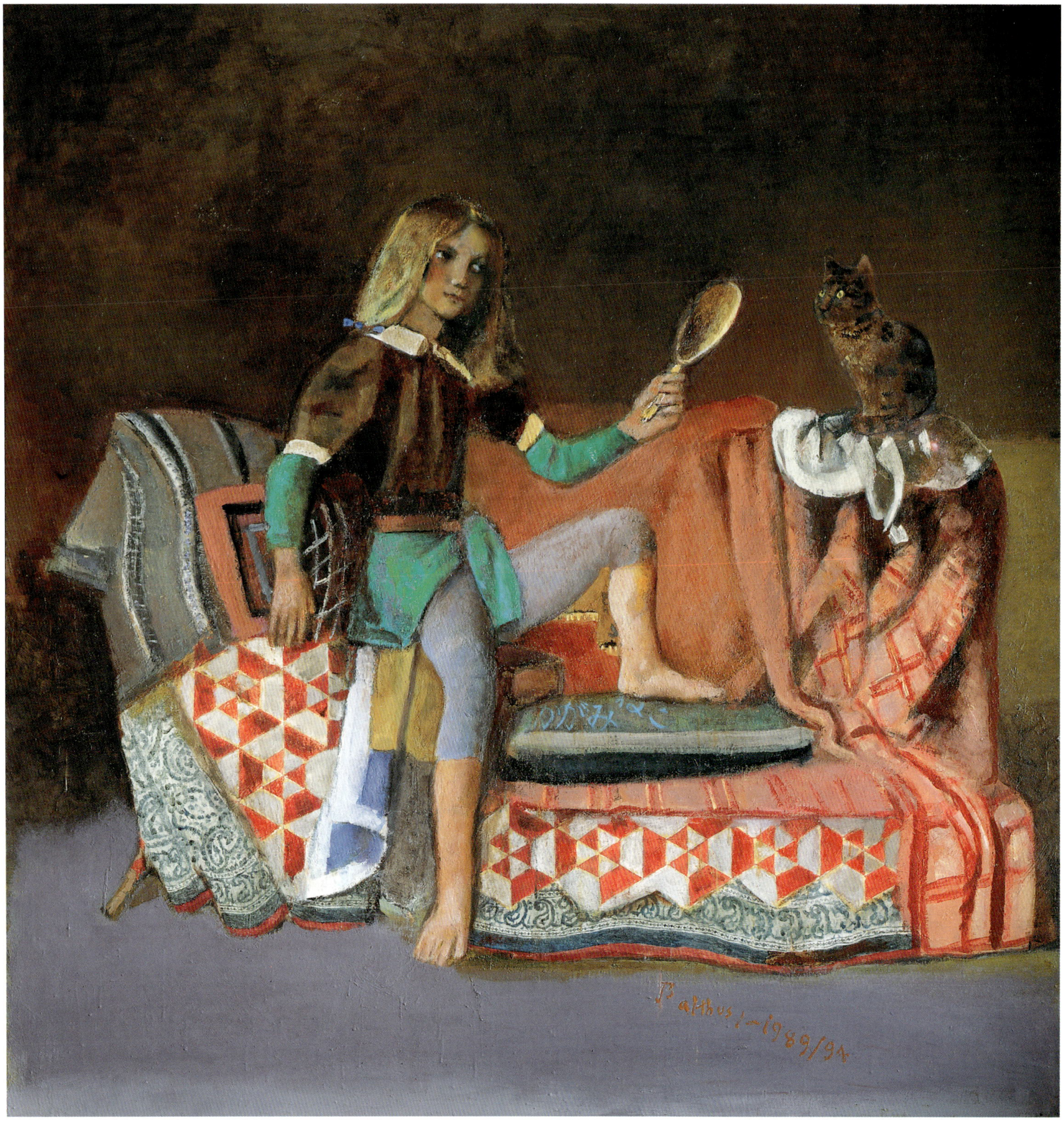

377 BALTHUS, *Le Chat au miroir III* / Katze mit Spiegel, 1989–1994
Öl auf Leinwand, 200 x 195 cm
Courtesy Thomas Ammann Fine Art, Zürich, und Lefevre Gallery, London

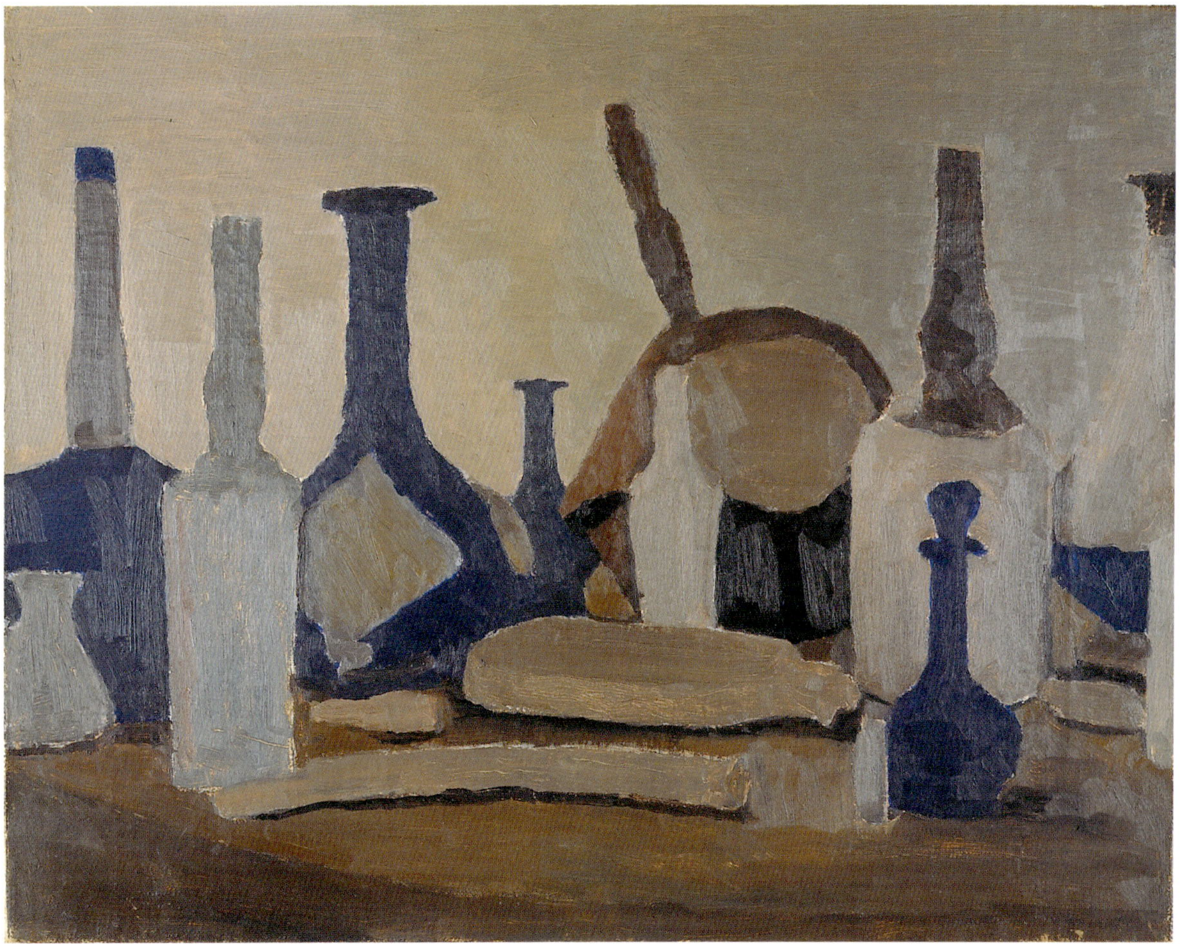

378 GIORGIO MORANDI, *Natura morta* / Stilleben, 1937
Öl auf Leinwand, 45 x 59 cm
Courtesy Claudia Gian Ferrari, Mailand

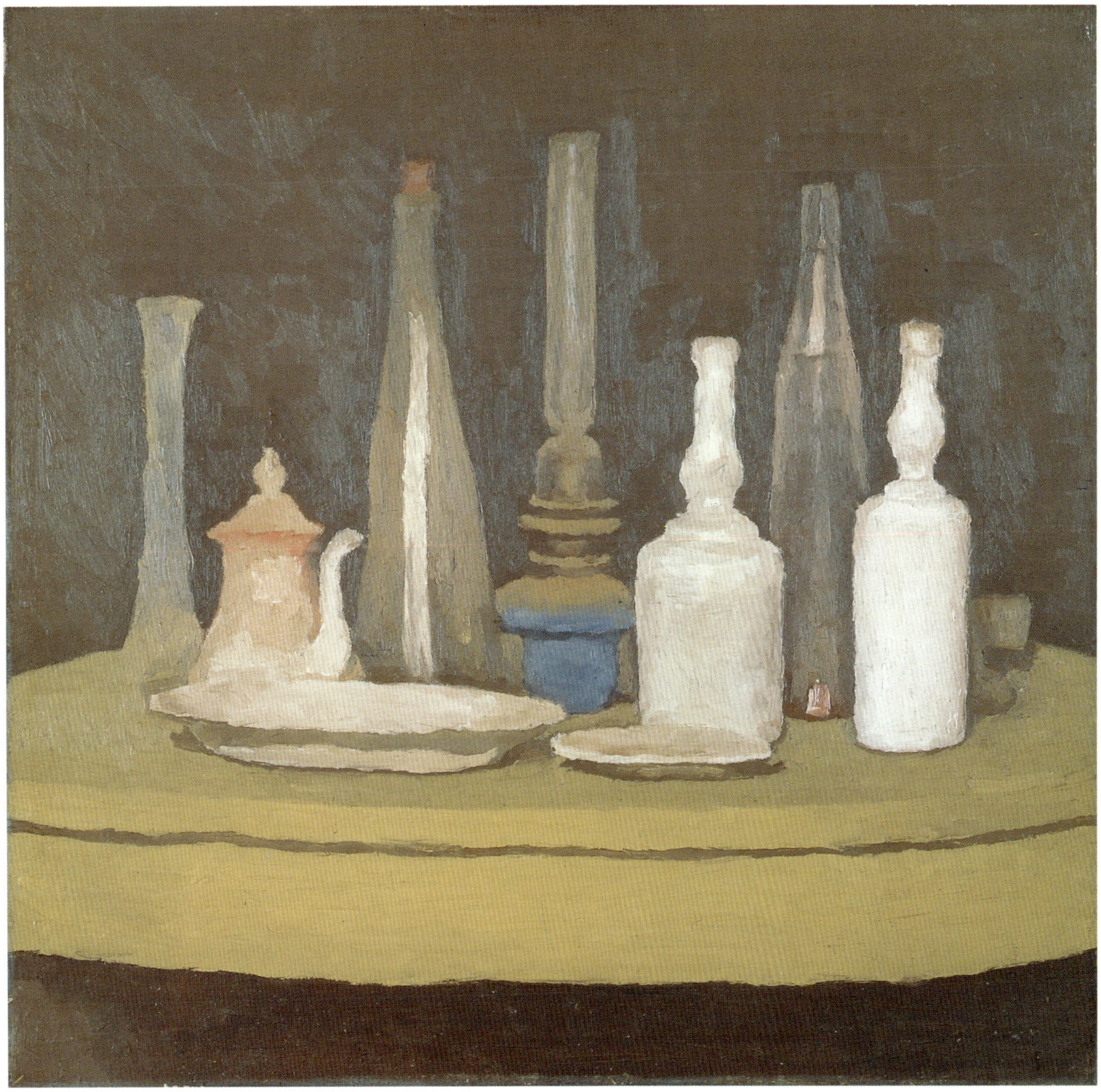

379 GIORGIO MORANDI, *Natura morta* / Stilleben, 1929
Öl auf Leinwand, 55 x 58 cm
Pinacoteca di Brera, Mailand, Schenkung Emilio und Maria Jesi

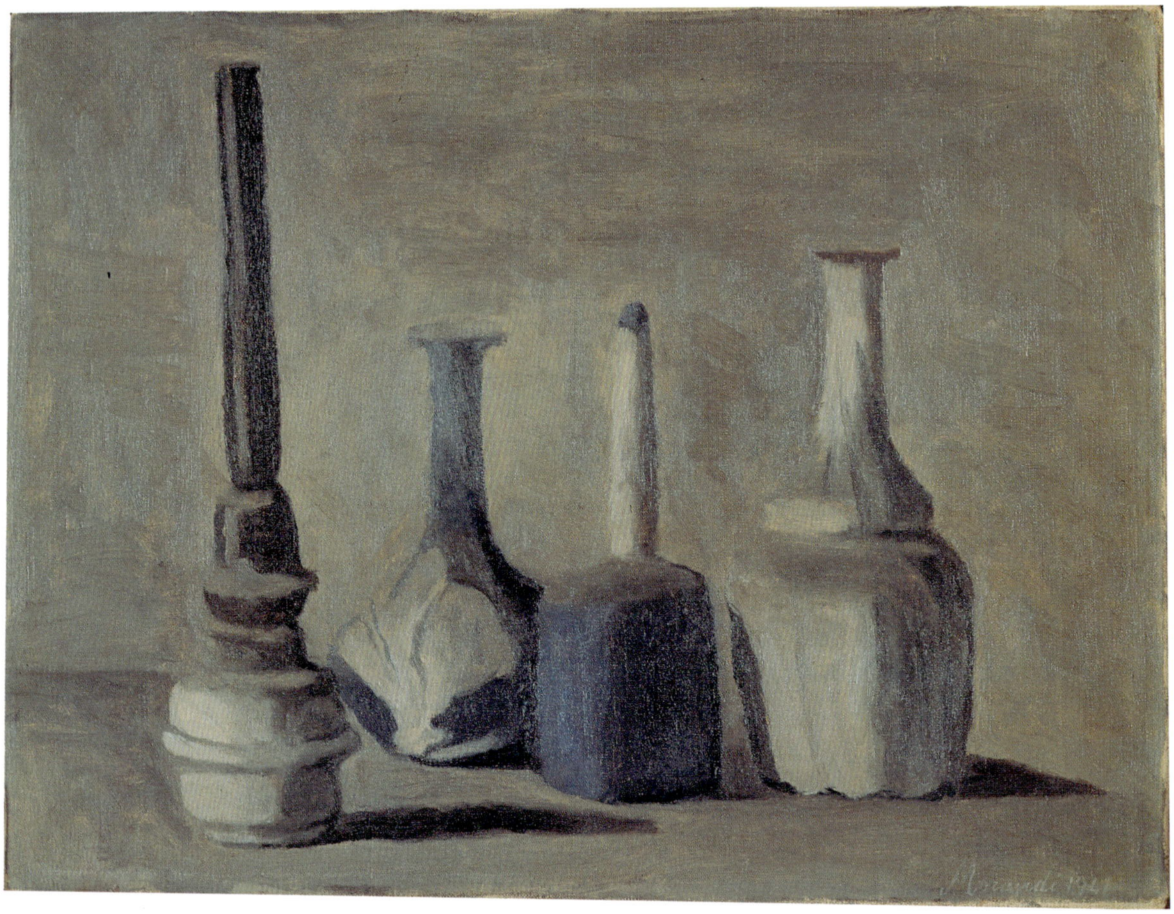

380 GIORGIO MORANDI, *Natura morta* / Stilleben, 1941
Öl auf Leinwand, 37 x 50 cm
Museo Morandi, Bologna

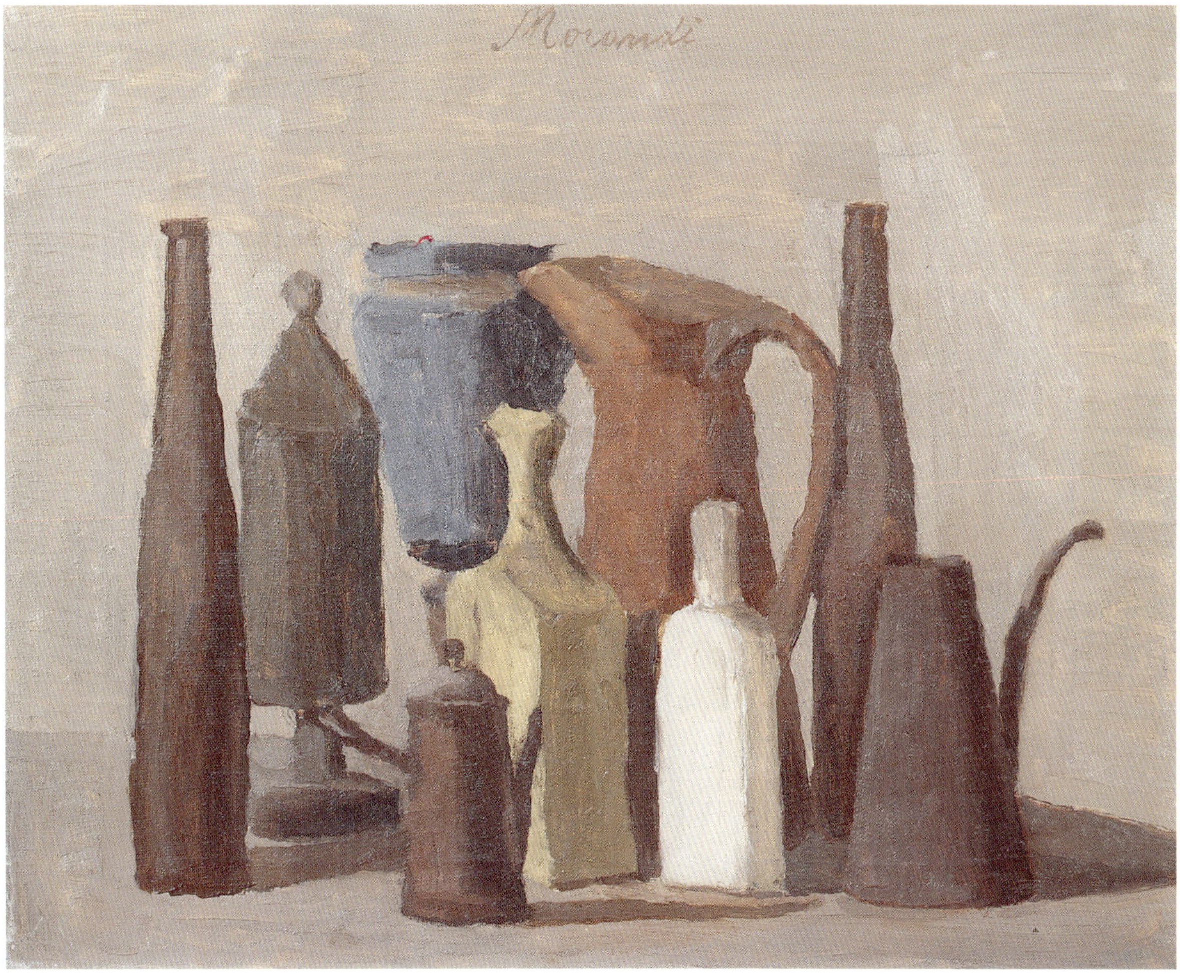

381 GIORGIO MORANDI, *Natura morta* / Stilleben, 1940
Öl auf Leinwand, 42,5 x 53 cm
Civico Museo d'Arte Contemporanea, Mailand

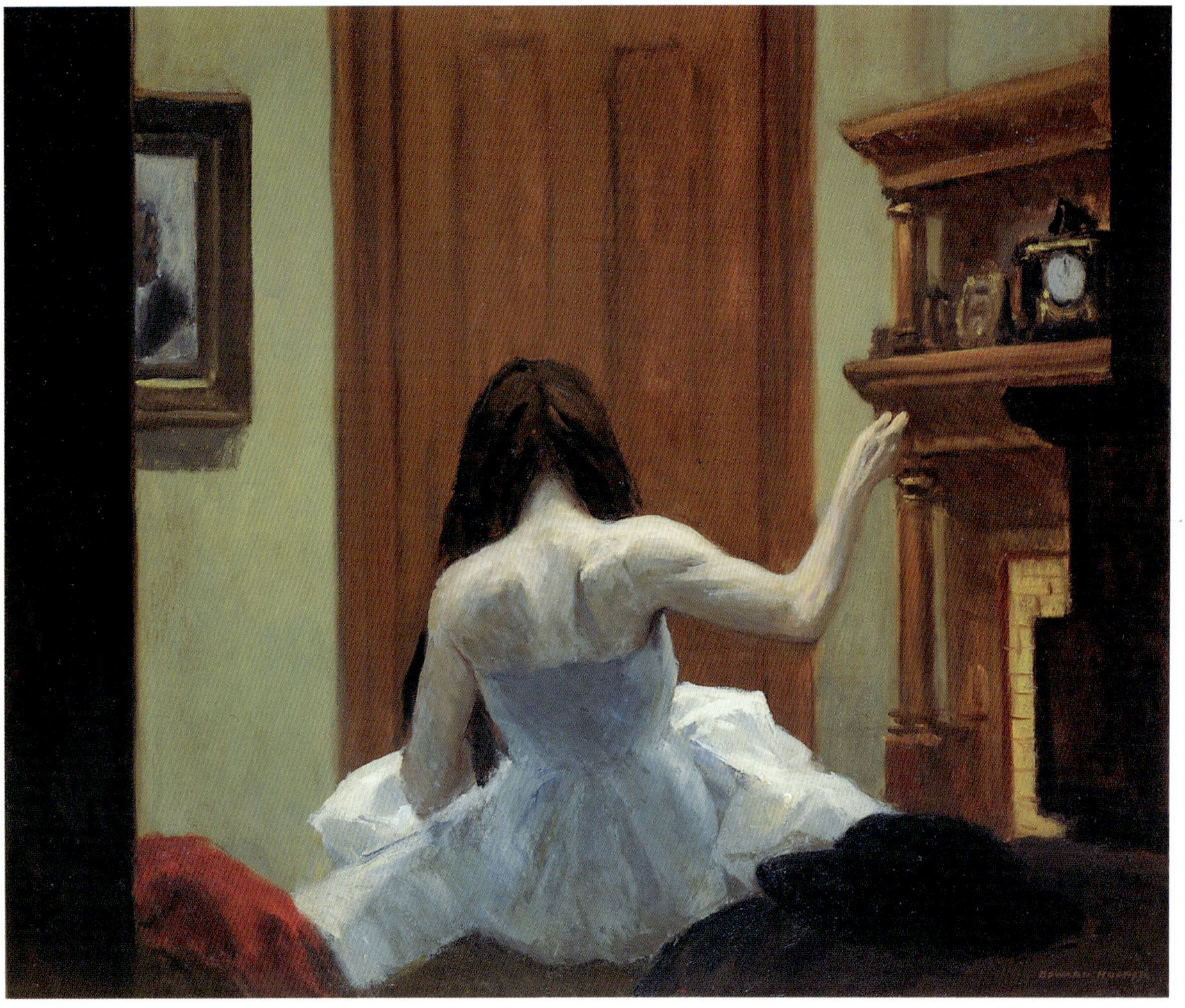

382 EDWARD HOPPER, *New York Interior* / New Yorker Interieur, ca. 1921
Öl auf Leinwand, 61 x 74 cm
Whitney Museum of American Art, New York; Nachlaß Josephine N. Hopper

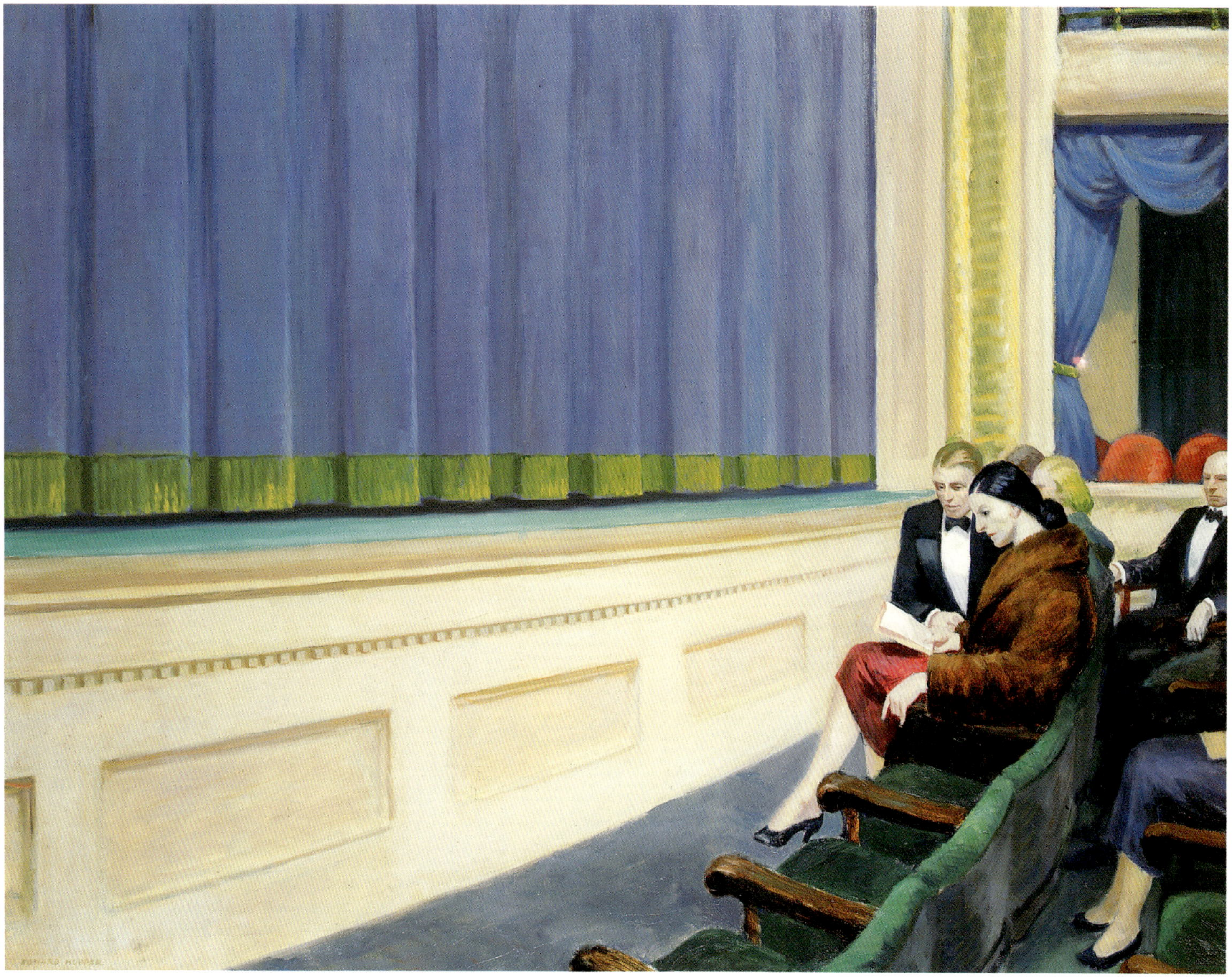

383 EDWARD HOPPER, *First Row Orchestra* / Parkett, 1. Reihe, 1951
Öl auf Leinwand, 79 x 102 cm
Hirshhorn Museum and Sculpture Garden, Smithsonian Institution;
Schenkung der Joseph H. Hirshhorn Foundation, 1966, Washington D.C.

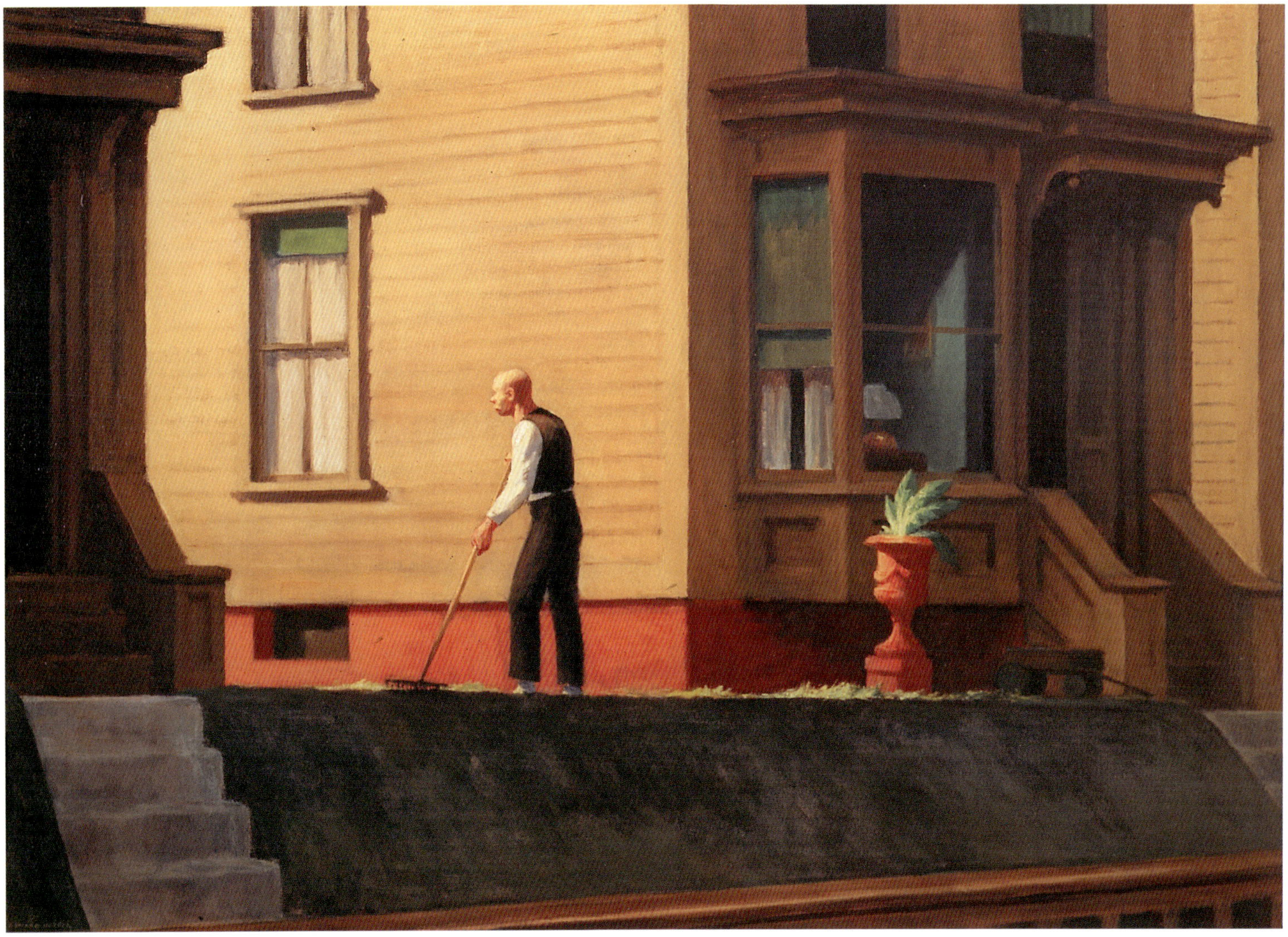

384 EDWARD HOPPER, *Pennsylvania Coal Town*
Stadt im Kohlerevier von Pennsylvania, 1947
Öl auf Leinwand, 71 x 101,5 cm
Butler Institute of American Art, Youngstown, Ohio

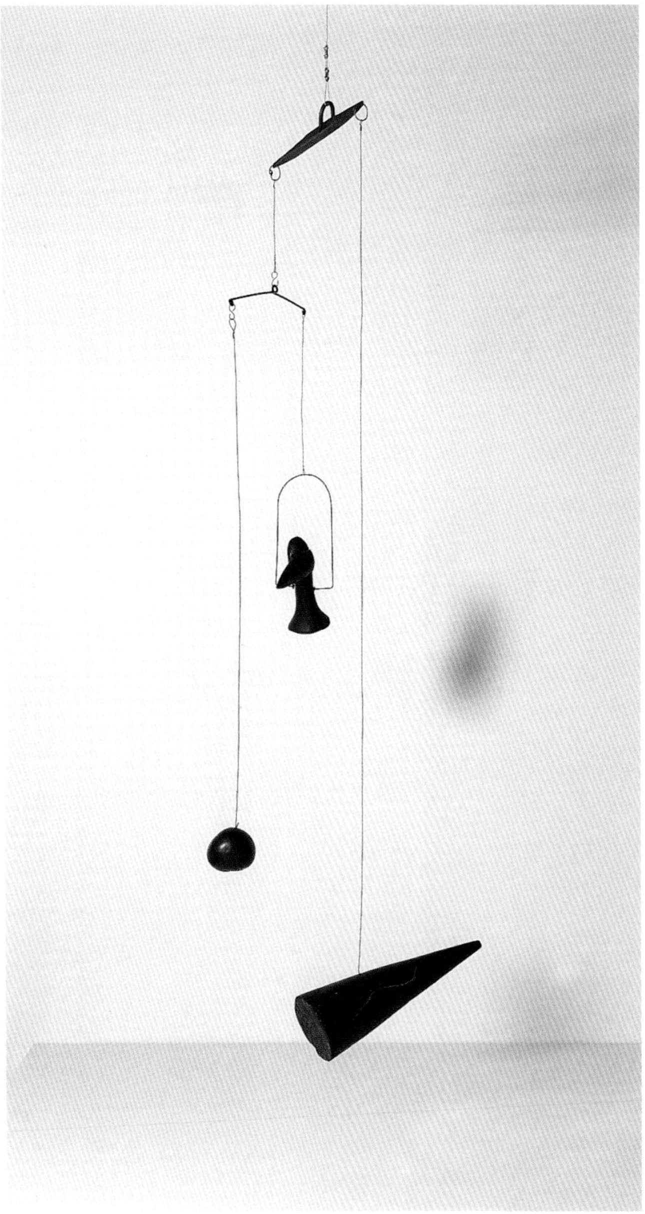

385 ALEXANDER CALDER, *Cône d´ébène* / Ebenholzkonus, 1933
Holz, Stahlstäbe, Eisenfäden, 250 x 110 cm
Estate of Alexander Calder

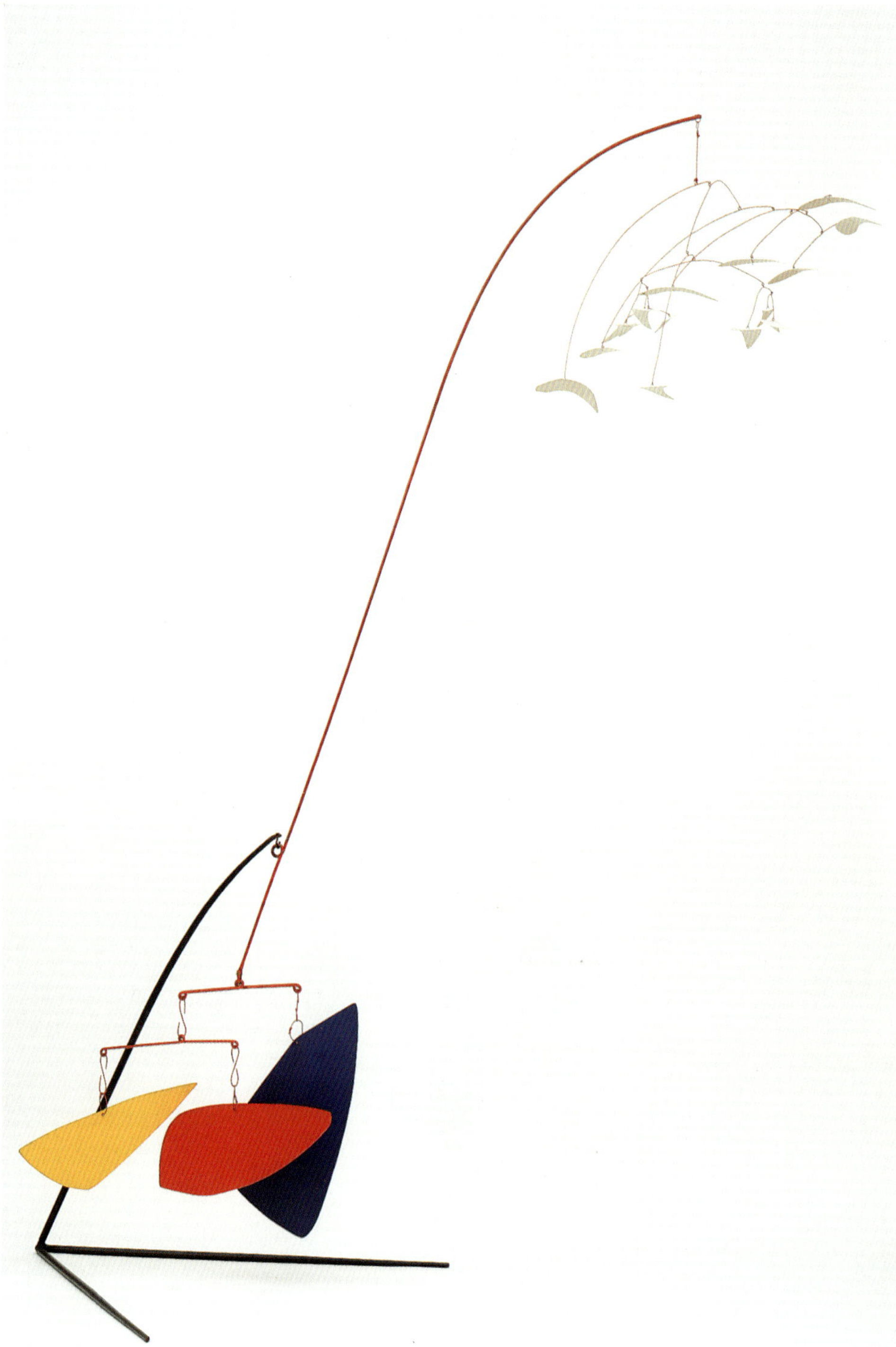

386 ALEXANDER CALDER, *Clanger* / Faux-pas, 1941
Walzblech, Aluminium, Stahlstäbe, 270 x 244 cm
Sammlung Onnasch

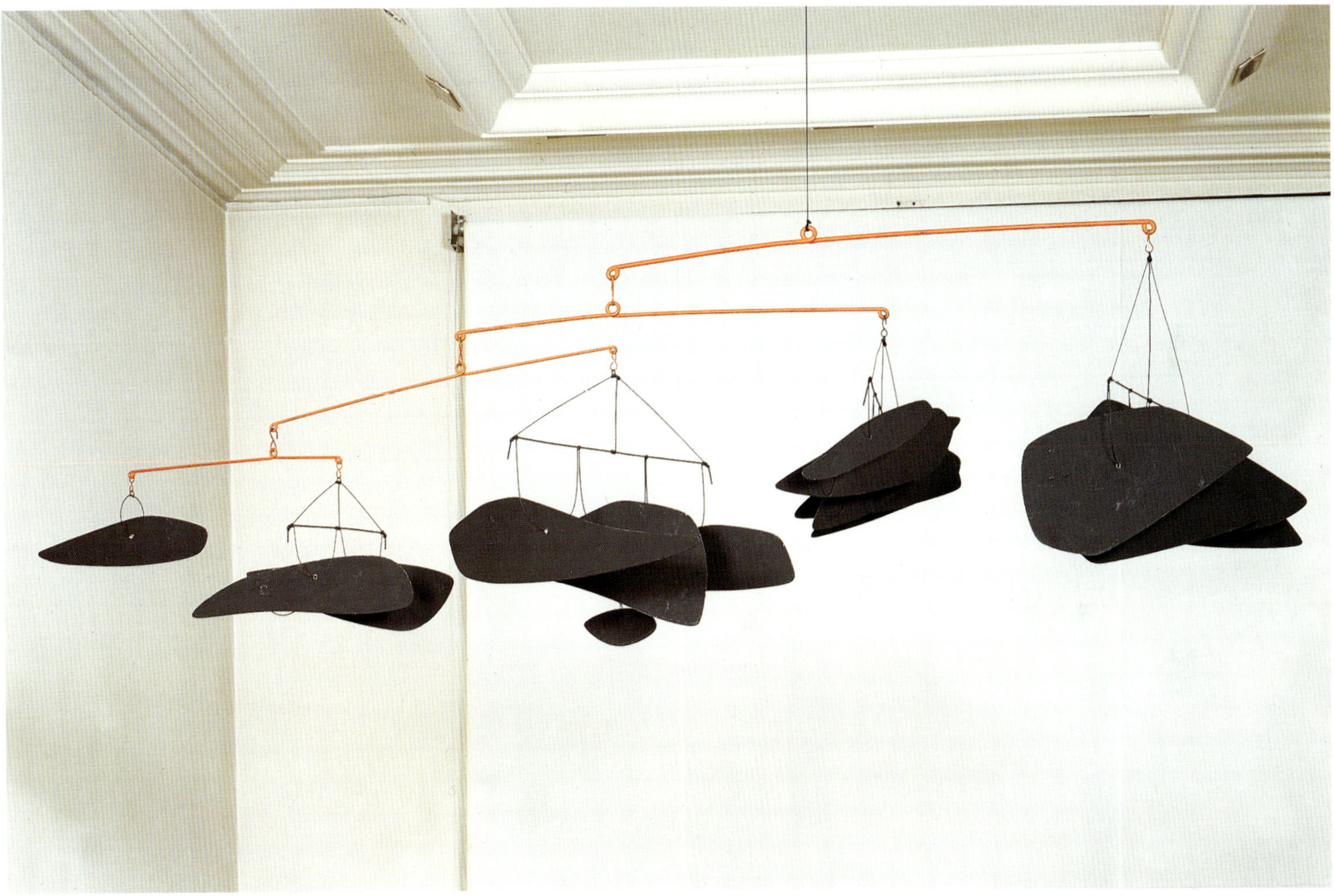

387 ALEXANDER CALDER, *Armada*, 1945
Mobile: Metall, 195 x 70 x 60 cm
Claude Berri, Paris

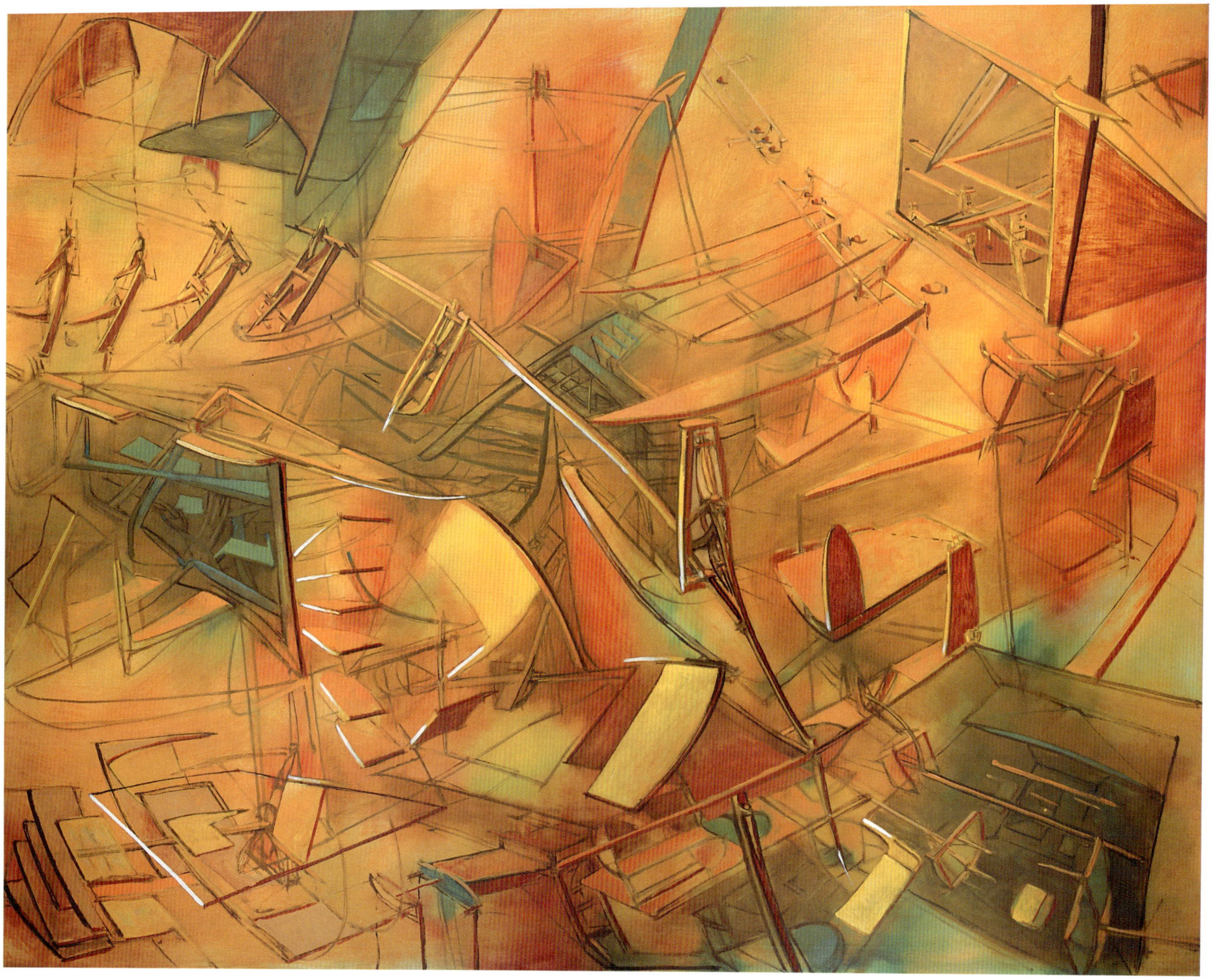

388 MATTA, *Splitting the Ergo* / Das Ergo spalten, 1947
Öl auf Leinwand, 197 x 244 cm
Sammlung Onnasch

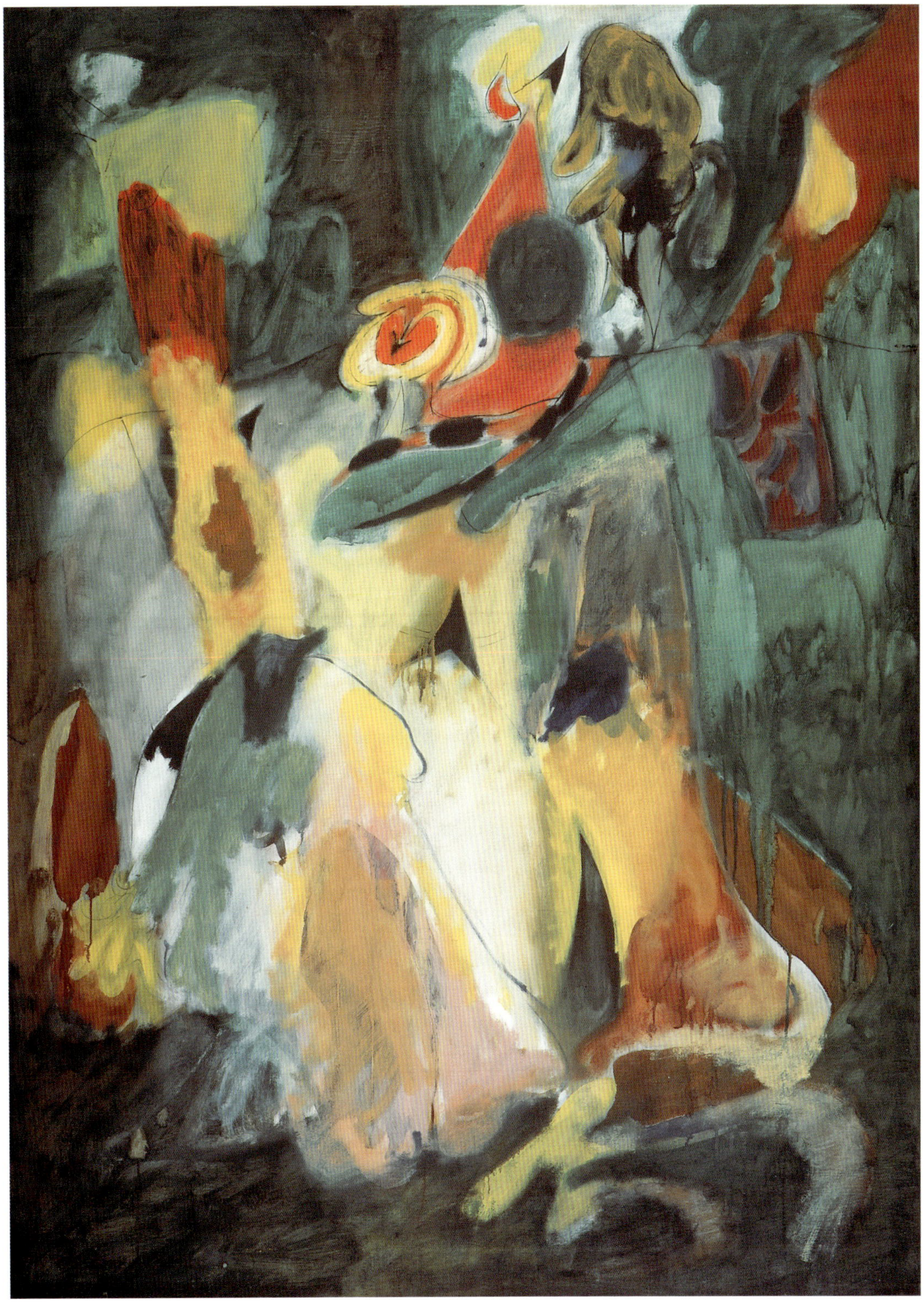

389 ARSHILE GORKY, *Waterfall* / Wasserfall, 1943
Öl auf Leinwand, 153,5 x 113 cm
Tate Gallery, London; Ankauf mit Hilfe der Friends of the Tate Gallery 1971

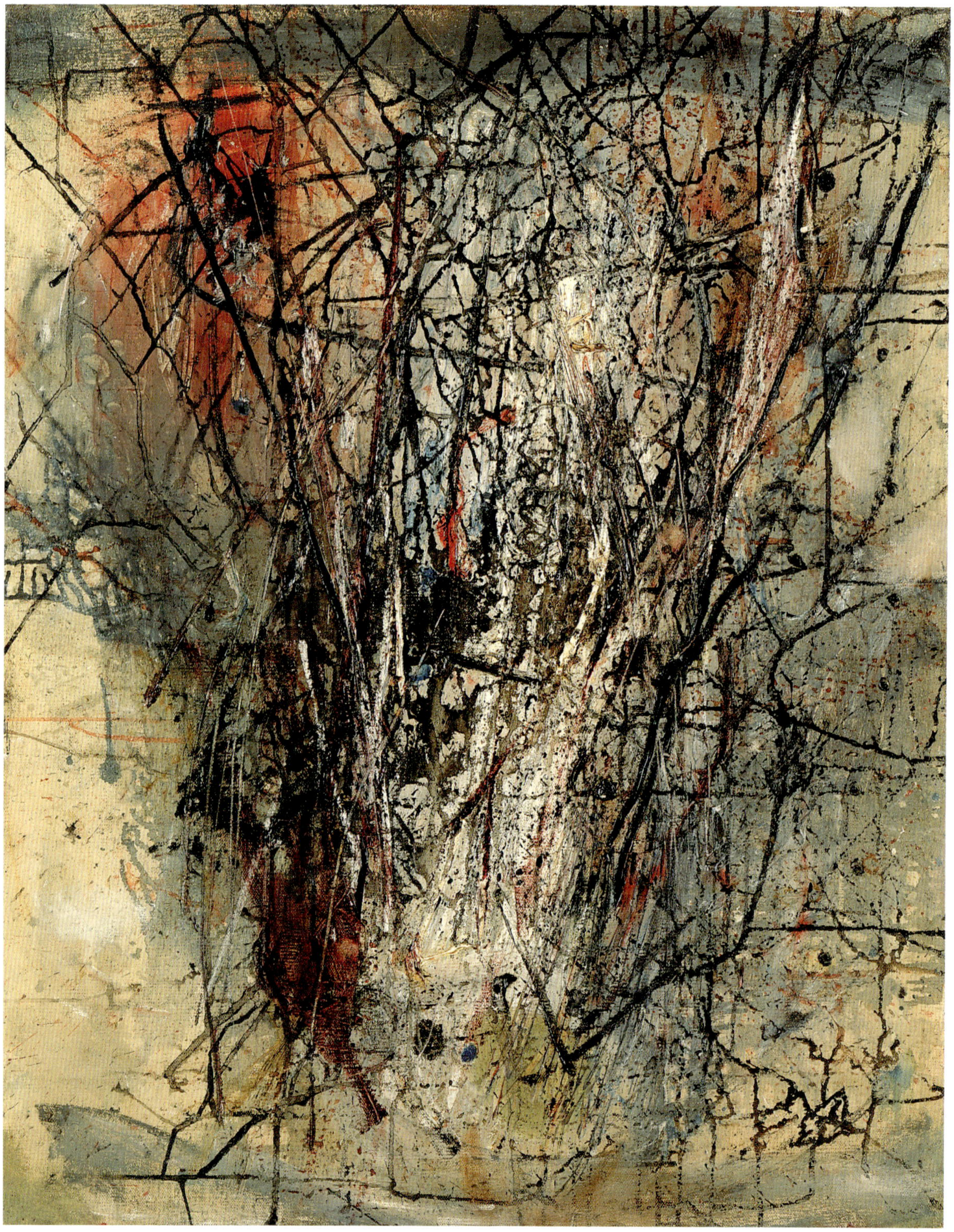

390 WOLS, ohne Titel (Bäume), ca. 1946
Ölfarbe, Grattage, Tubenabdrücke auf Leinwand, 81 x 65 cm
Courtesy Galerie Karsten Greve, Köln, Paris, Mailand

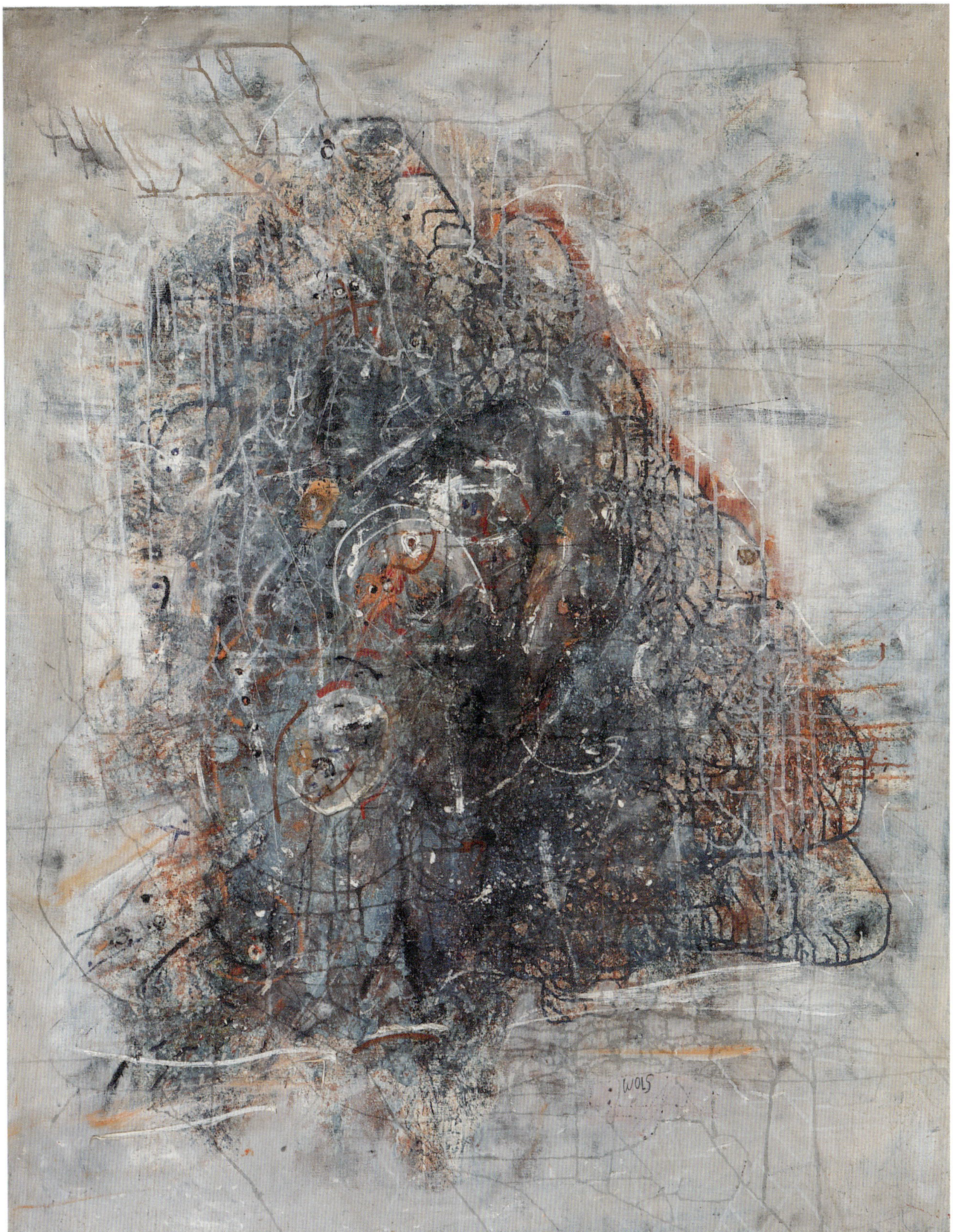

391 WOLS, Ohne Titel, ca. 1946/47
Öl auf Leinwand, 145 x 113,5 cm
Sammlung Gräßlin, St. Georgen

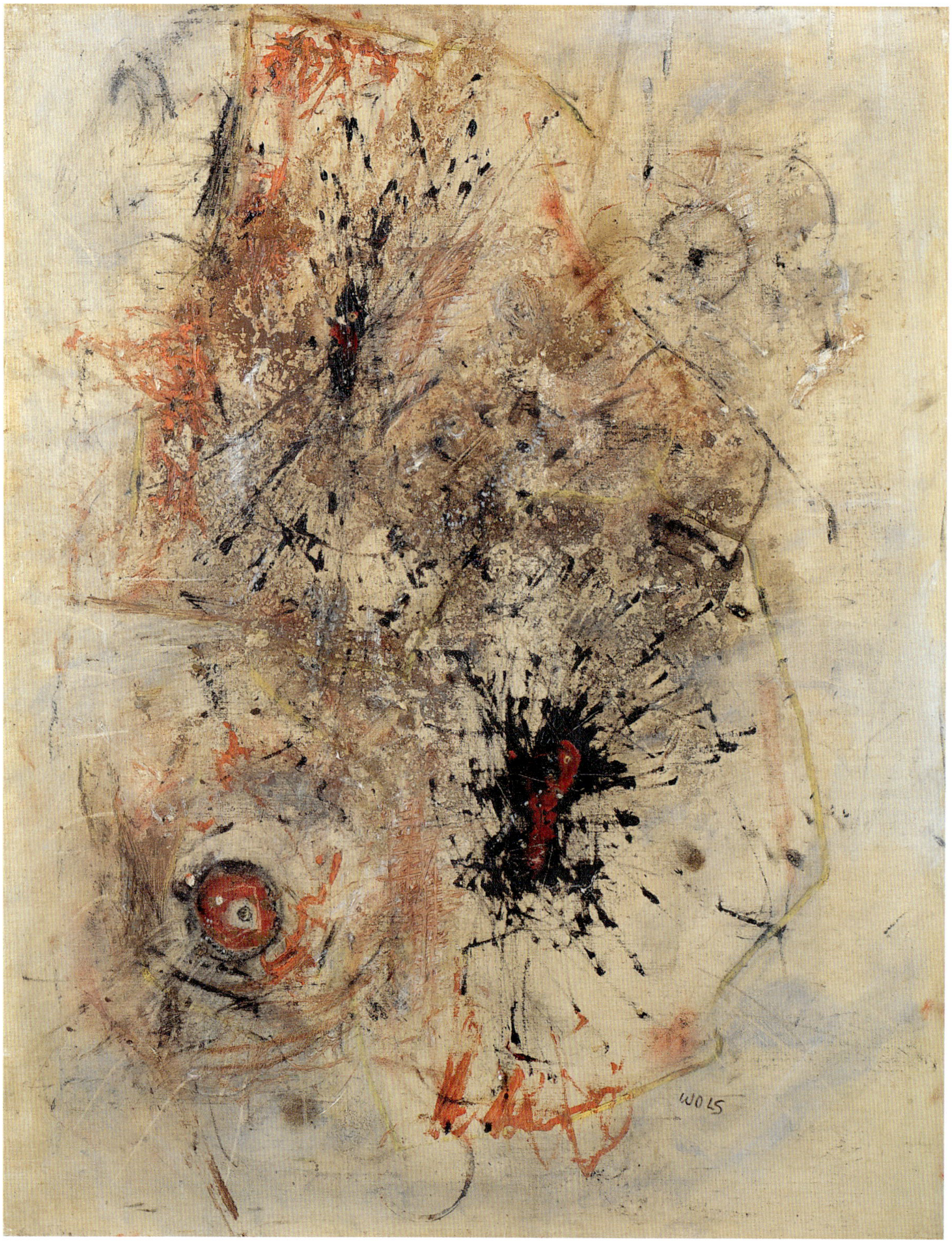

392 WOLS, *Fond ocre éclaboussé de noir* /
Ockerfarbener Grund, bespritzt mit Schwarz, 1946/47
Ölfarbe, Grattage, Abdrücke auf Leinwand, 92 x 73 cm
Privatsammlung, Paris

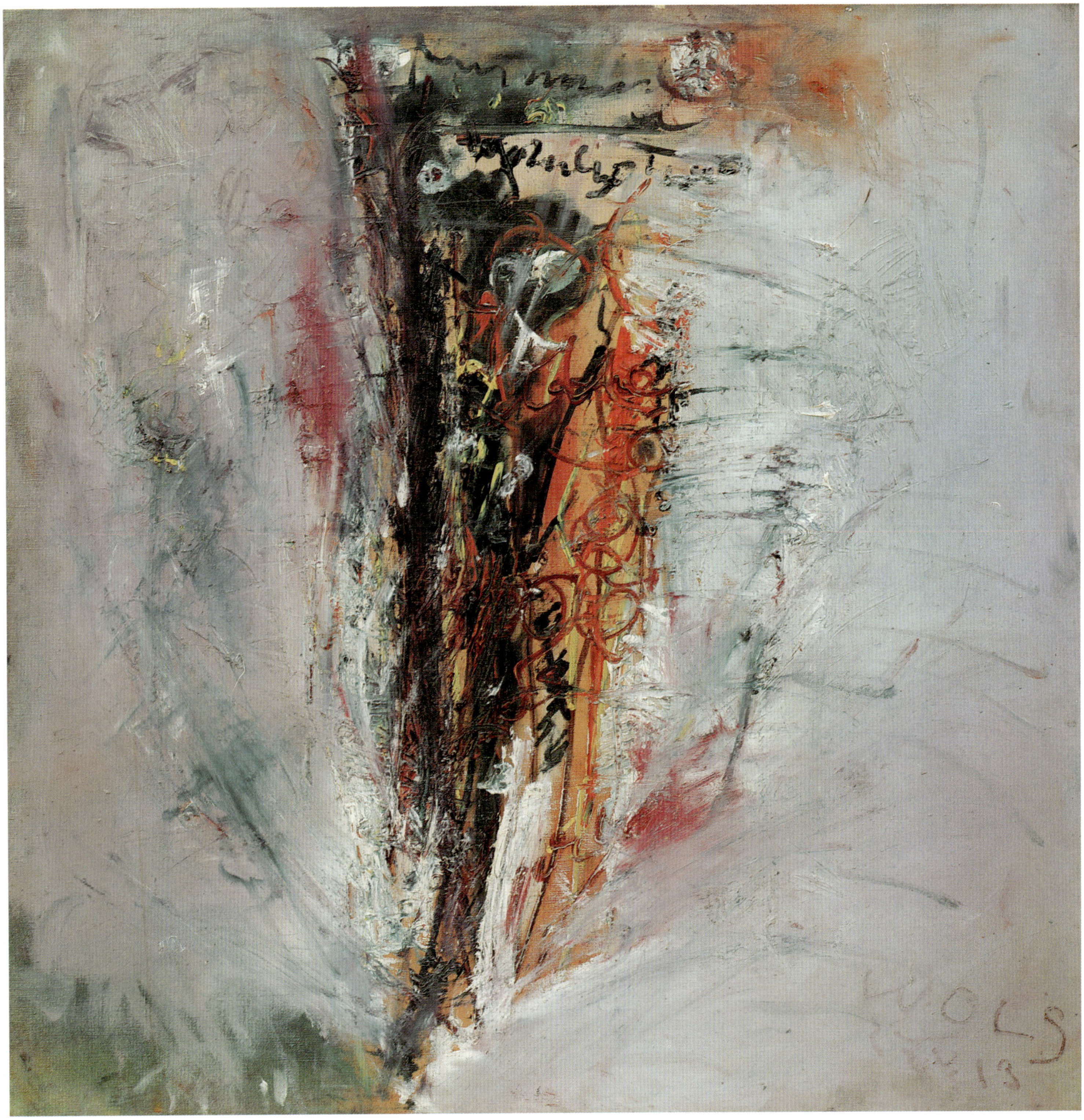

393 WOLS, *Peinture* / Malerei, 1946/47
Öl auf Leinwand, 80 x 80 cm
Nationalgalerie, Staatliche Museen zu Berlin – Preußischer Kulturbesitz

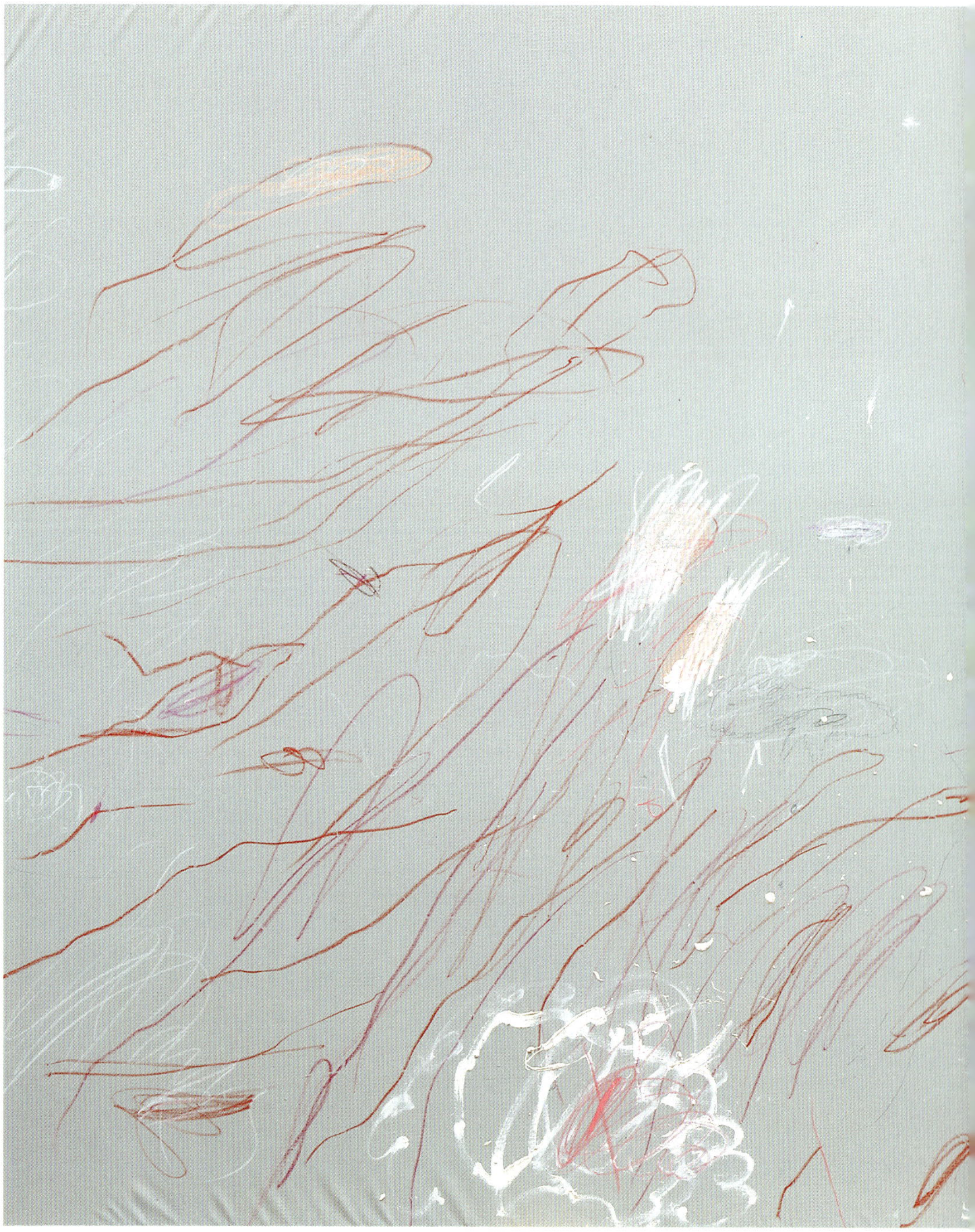

394 CY TWOMBLY, *Salome*, 1961
Wachsmalstifte, Ölfarbe, Buntstift, Bleistift auf Leinwand, 200 x 424 cm
Sammlung Franchetti, Roma

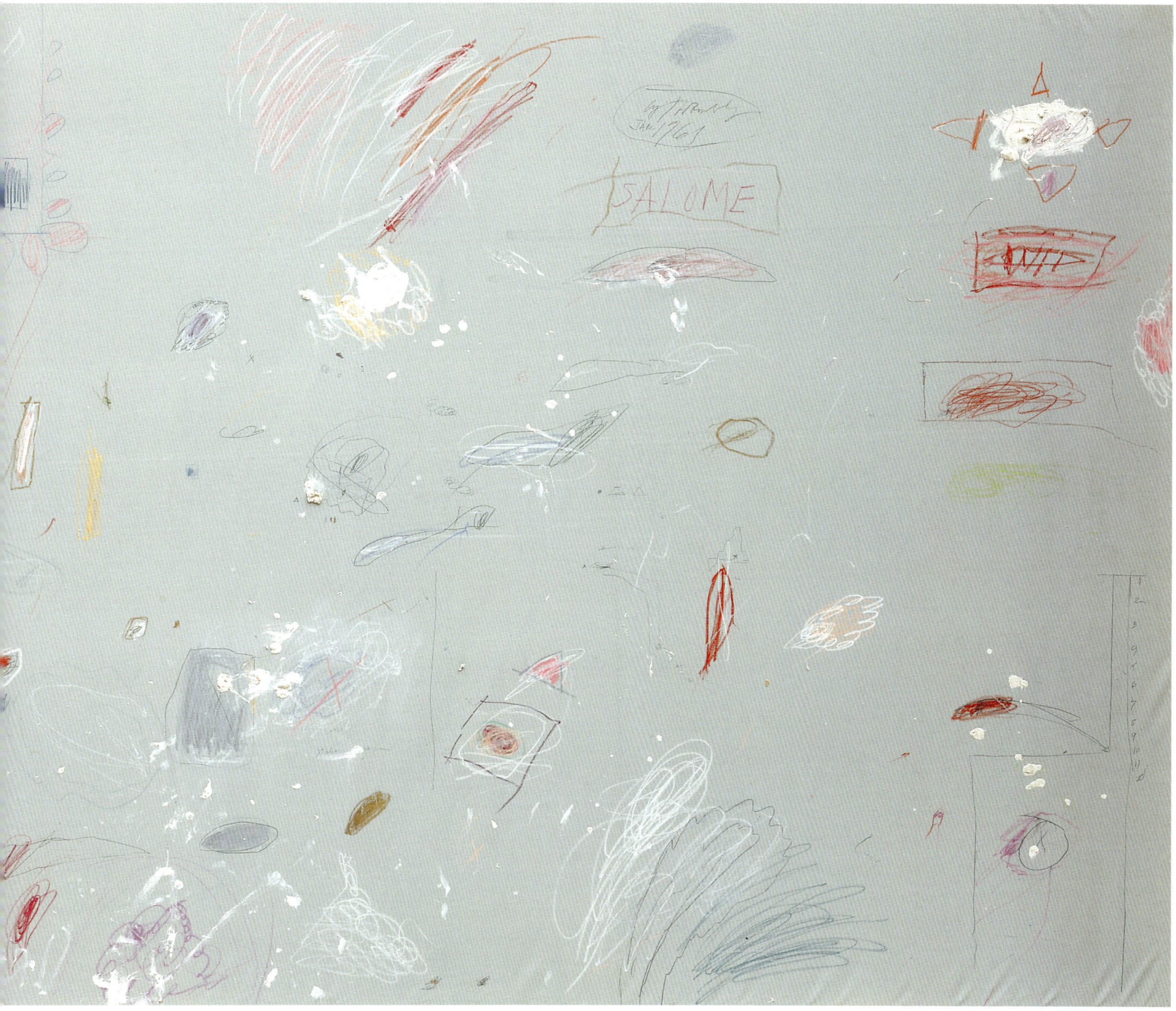
SALOME

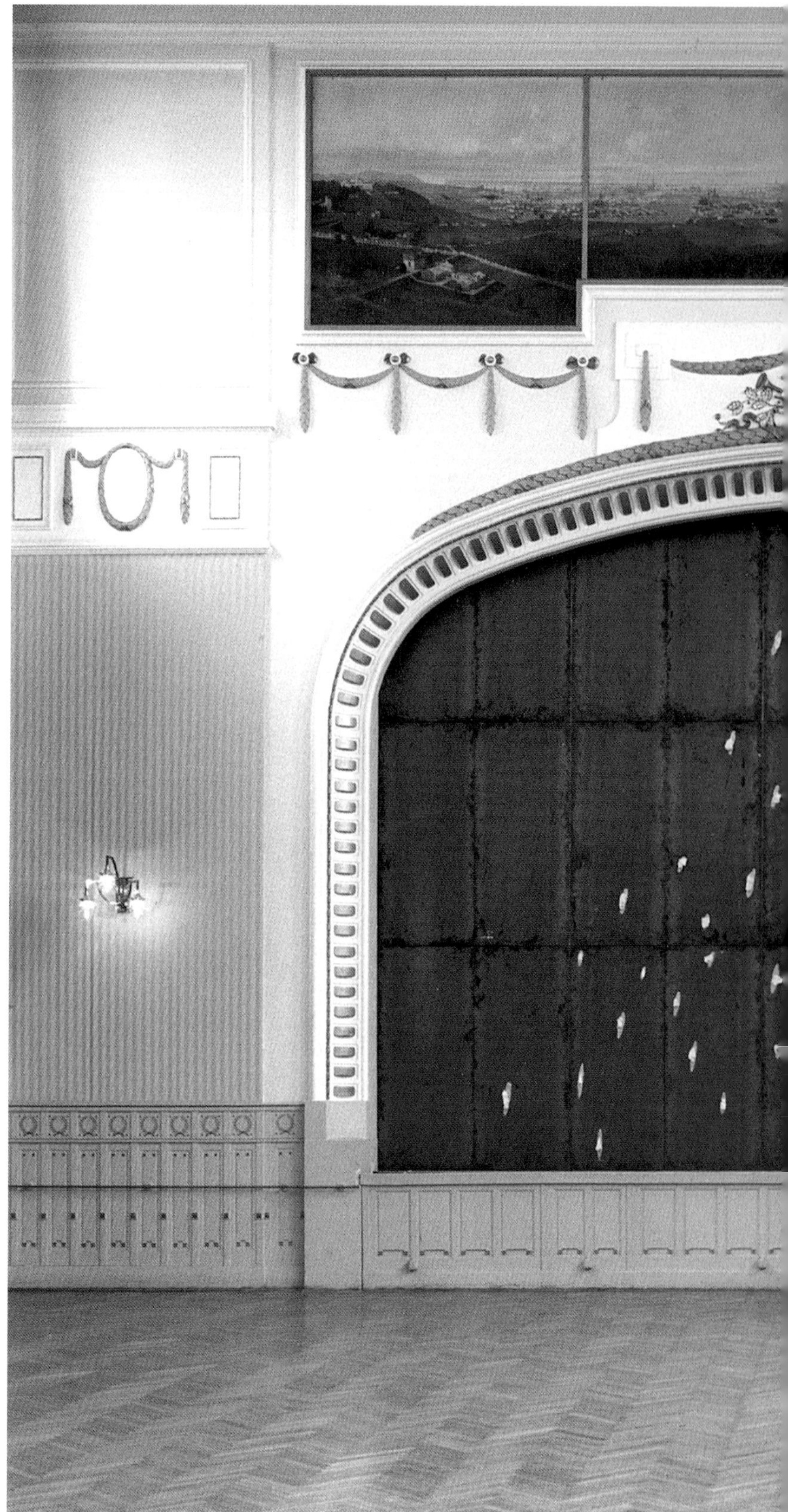

395 JANNIS KOUNELLIS, *Senza titolo*, 1986
30 Stahlplatten, Blei und Gips, 30 Platten, je: 200 x 90 cm;
Gesamtgröße: 600 x 900 cm
Besitz des Künstlers; Courtesy Galerie Konrad Fischer

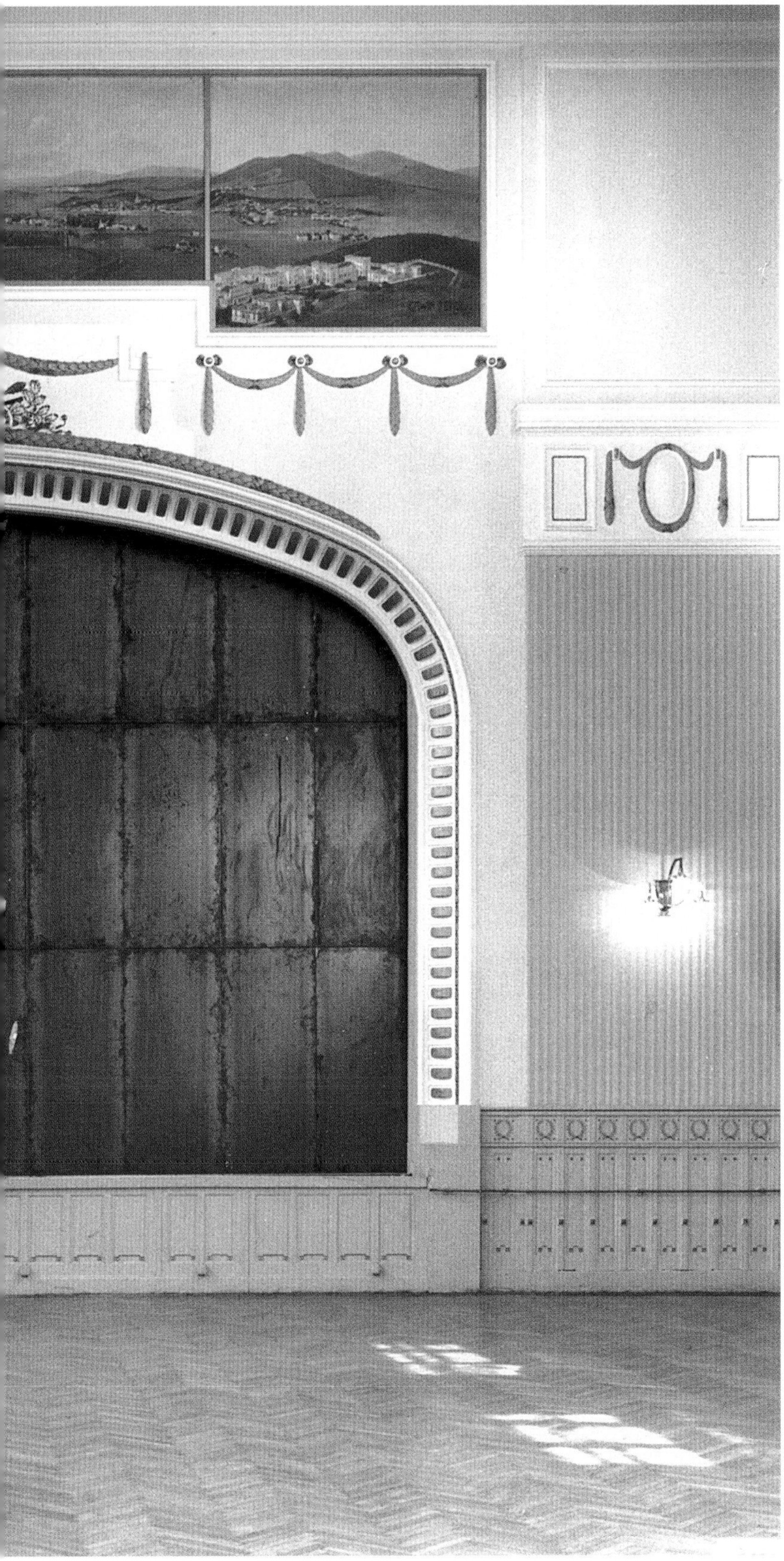

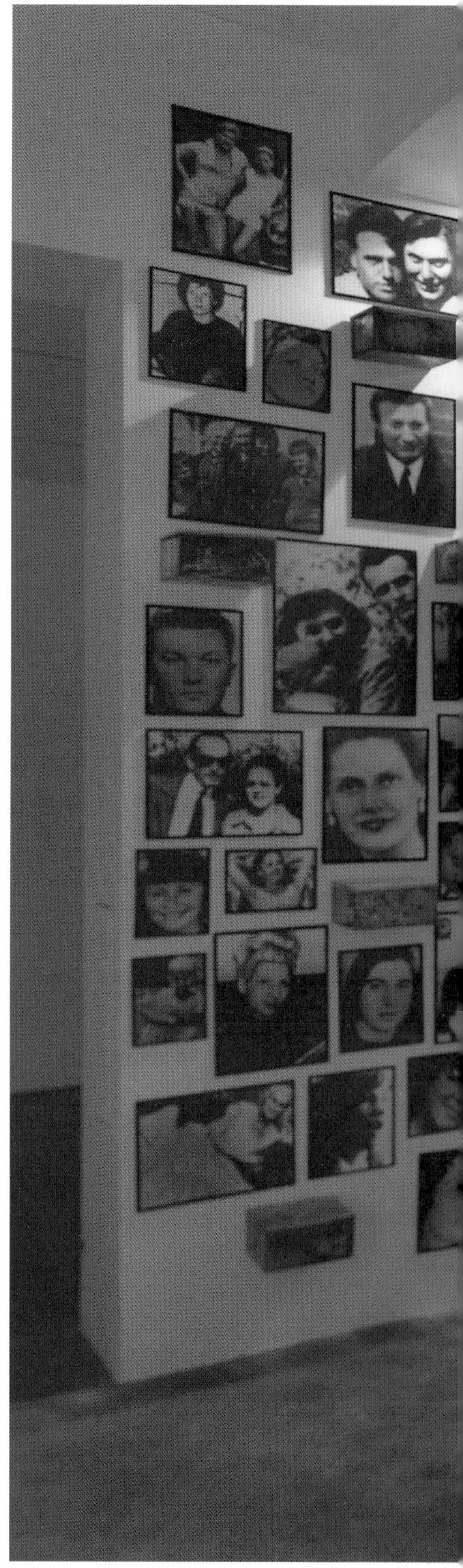

396 CHRISTIAN BOLTANSKI, *Les Archives – Réserve Détective /*
Die Archive – Détective-Reservat, 1987
Schwarzweiß-Photographien, Lampen, Dosen, Größe variabel
Sammlung Ydessa Hendeles;
Courtesy Ydessa Hendeles Art Foundation Toronto, Kanada

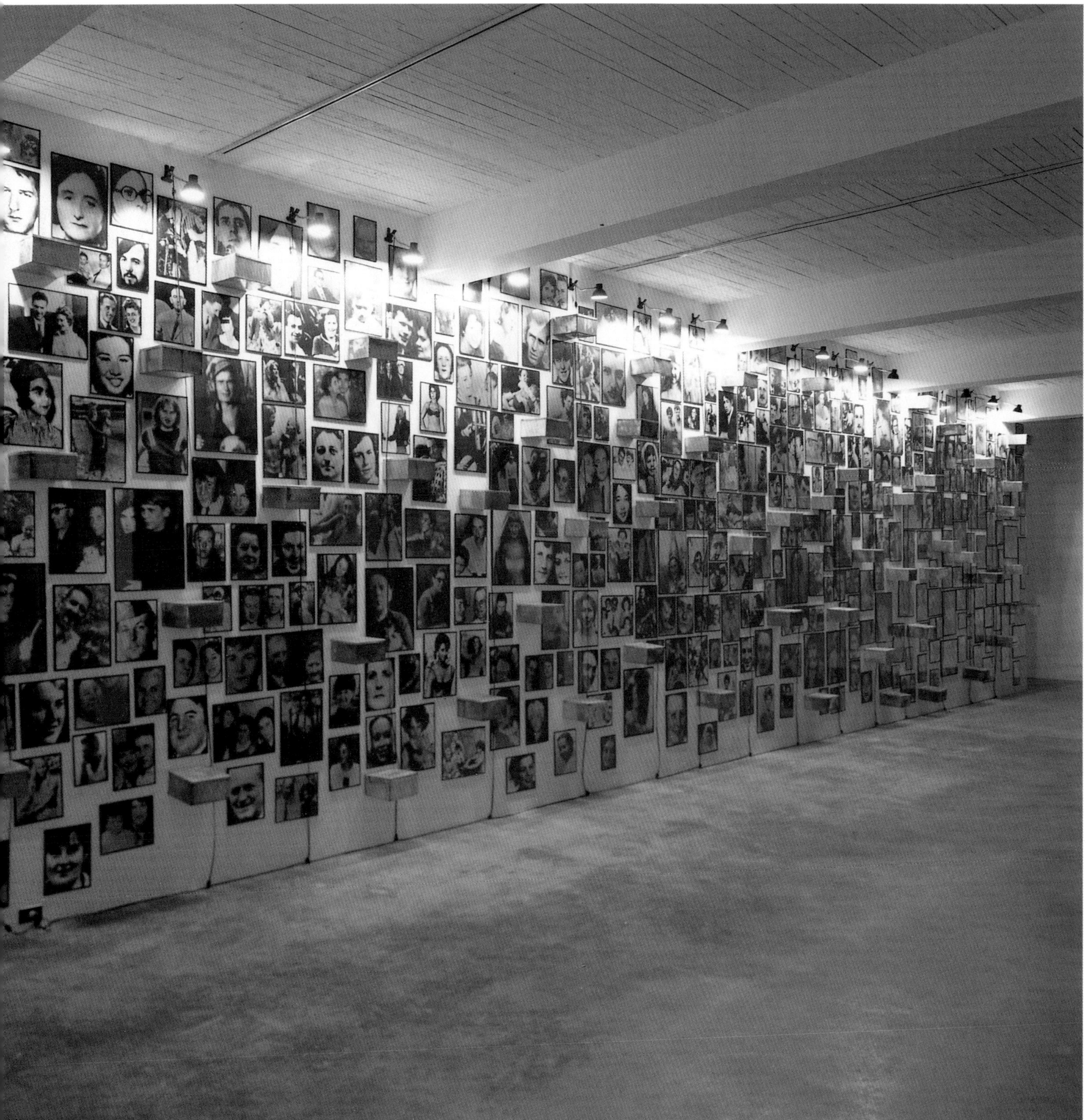

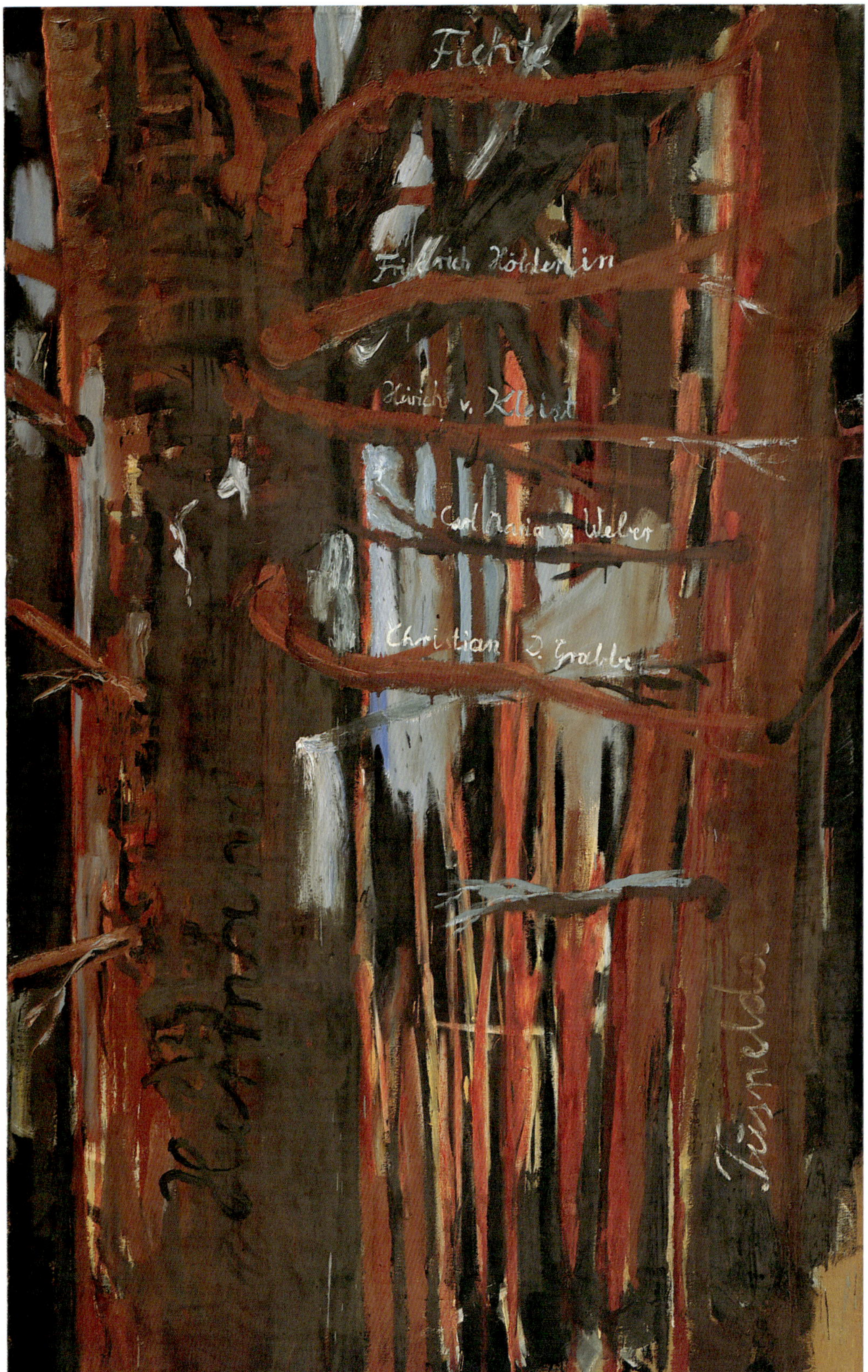

397 ANSELM KIEFER, *Hermannsschlacht*, 1976
Öl auf Leinwand, 306 x 197 cm
Privatsammlung

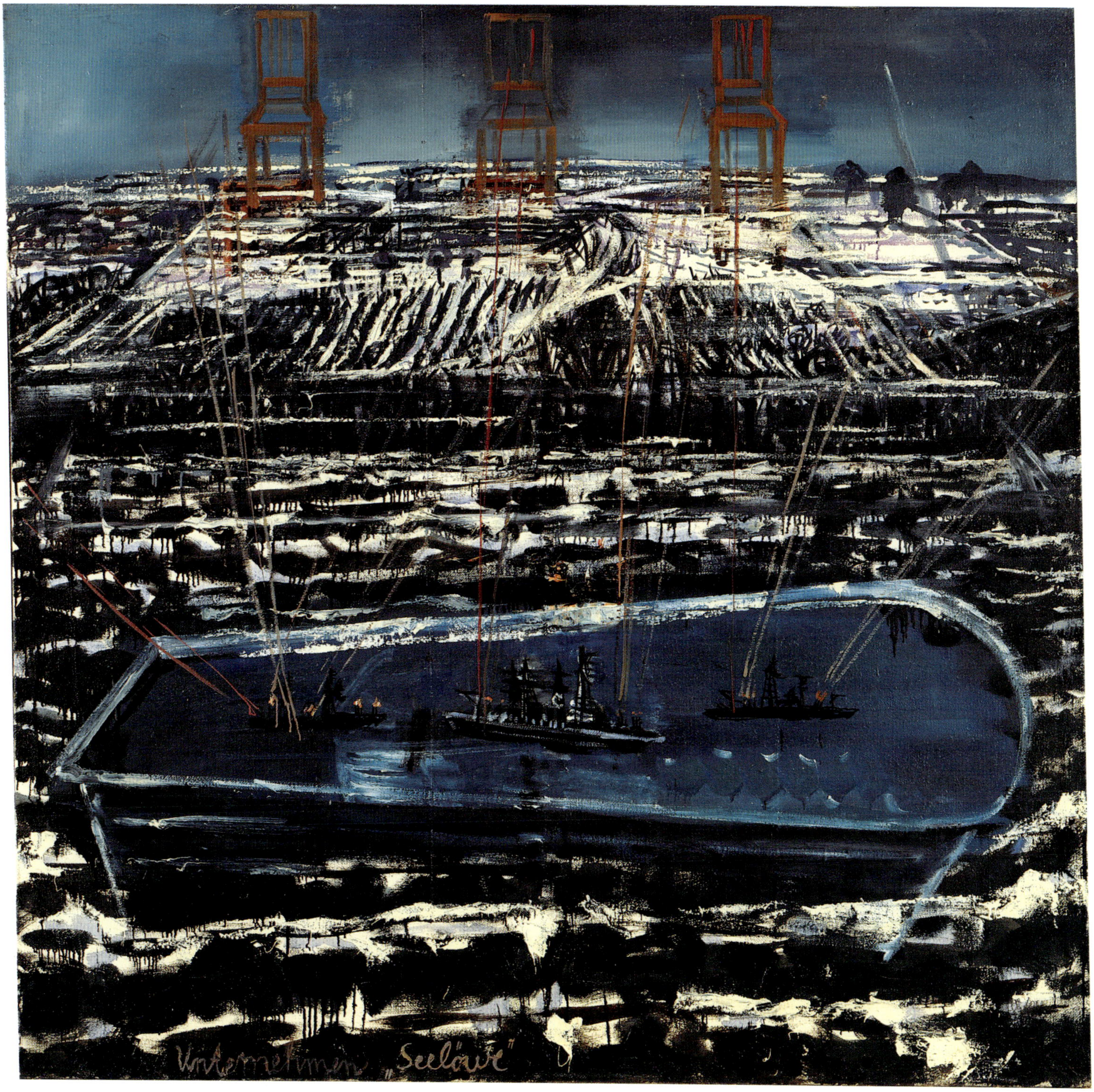

398 ANSELM KIEFER, *Unternehmen »Seelöwe«*, 1975
Öl auf Rupfen, 175 x 180 cm
Kunstsammlungen zu Weimar, Dauerleihgabe von Paul Maenz

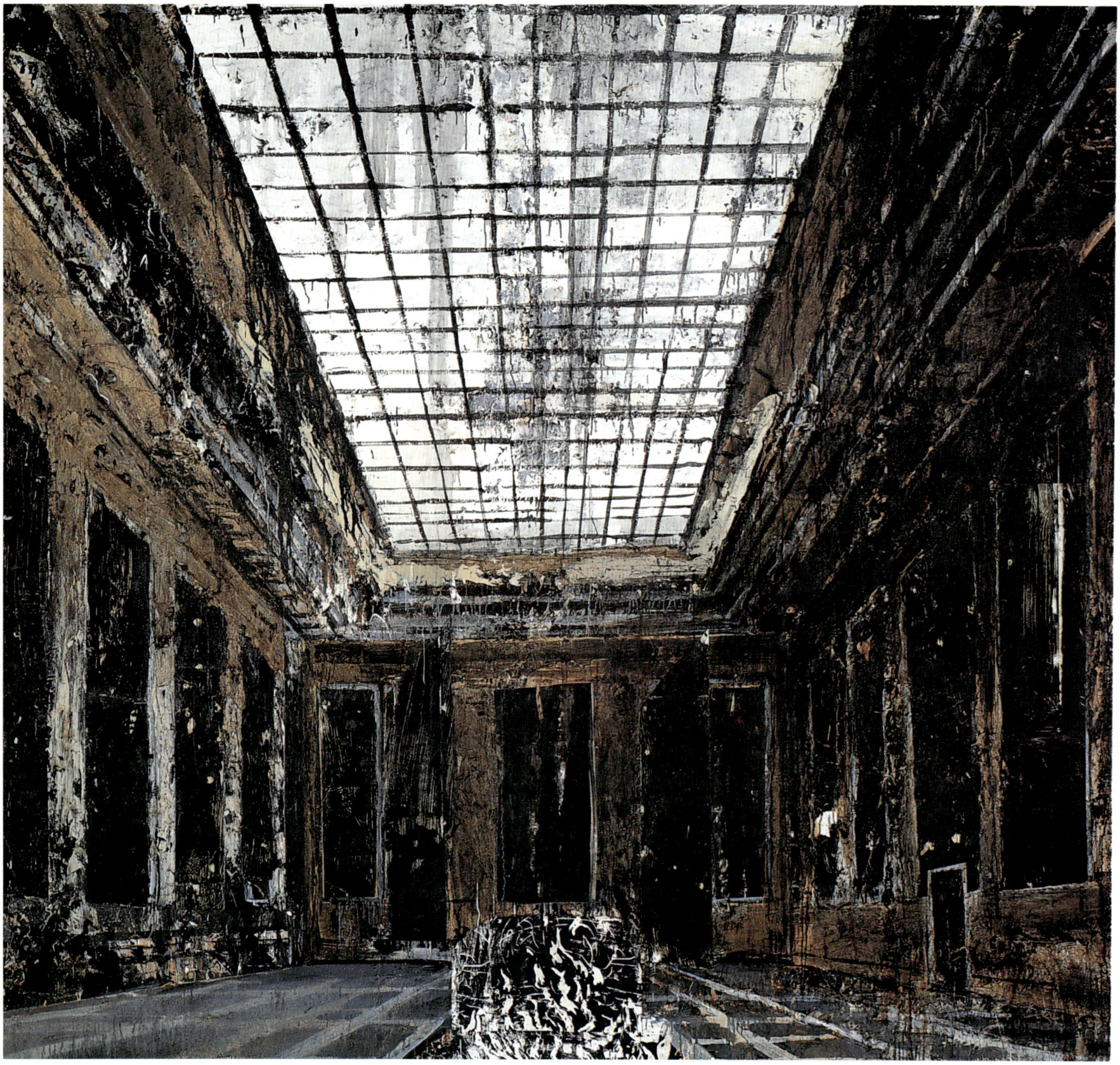

399 ANSELM KIEFER, *Innenraum*, 1981
Öl, Papier und Stroh auf perforierte Leinwand, 287,5 x 311 cm
Stedelijk Museum, Amsterdam

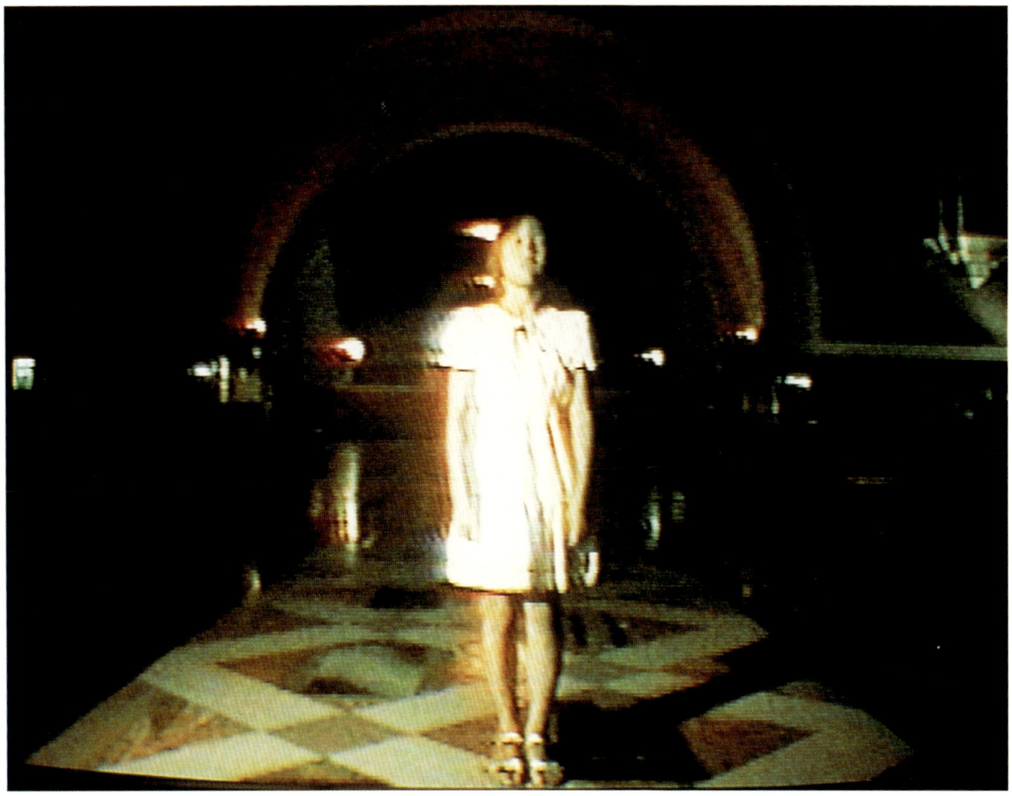

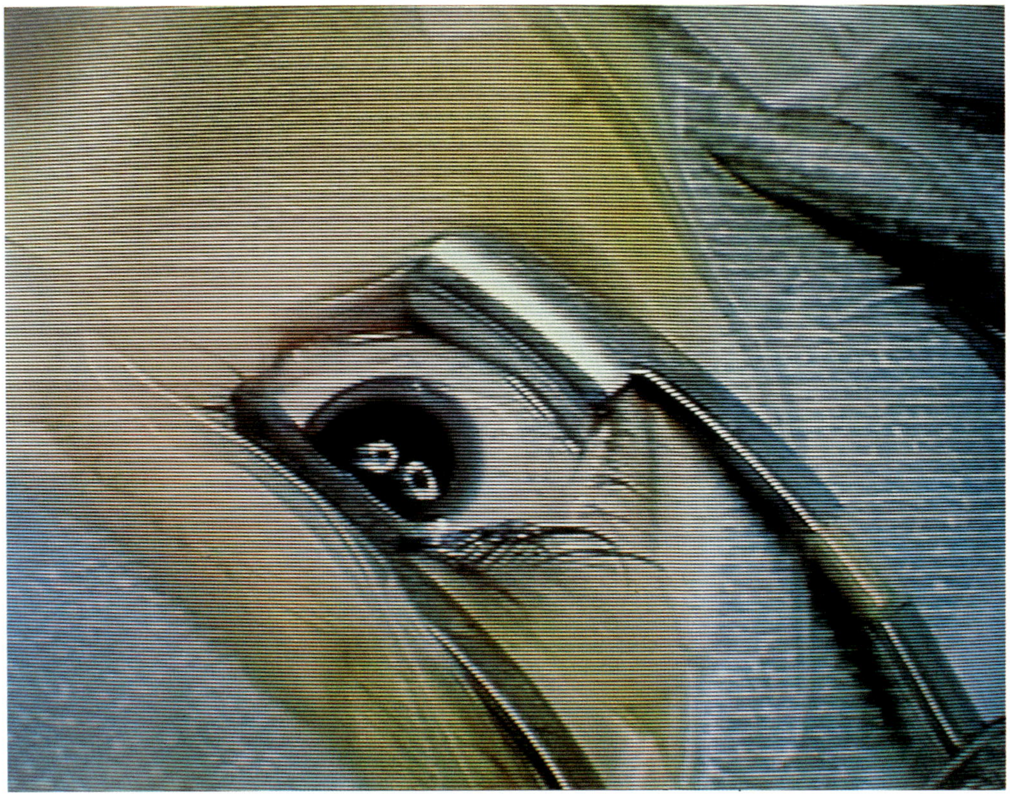

400 BILL VIOLA, *Anthem*, 1983
Videoinstallation, Größe variabel
Courtesy des Künstlers

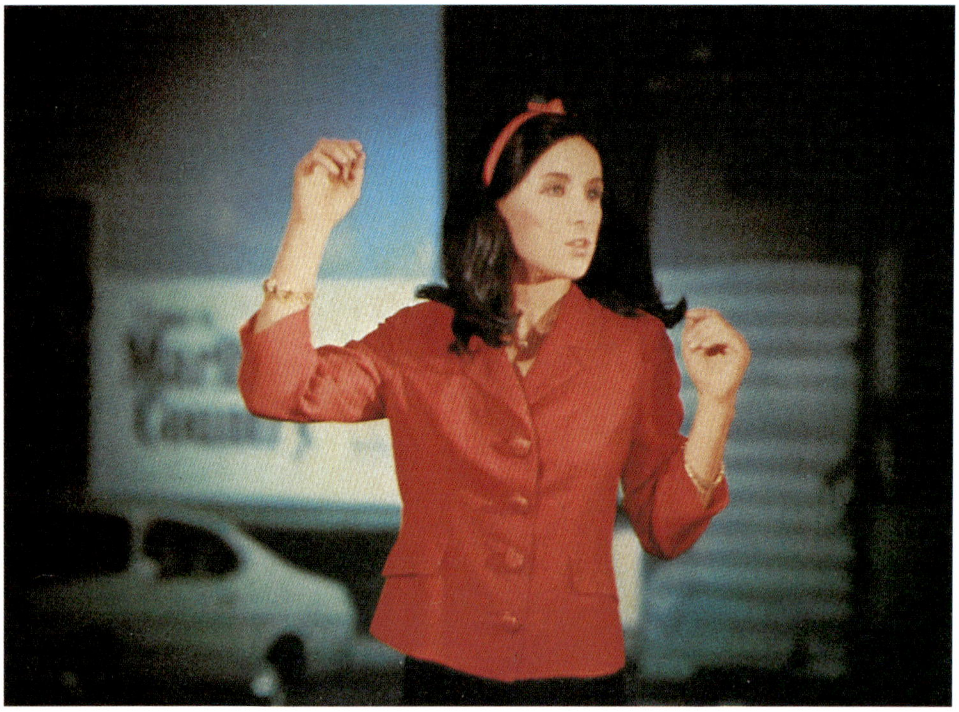

401 CINDY SHERMAN, *Untitled, # 67*, 1980
Farbphotographie, 40 x 58 cm
Monika Sprüth Galerie, Köln

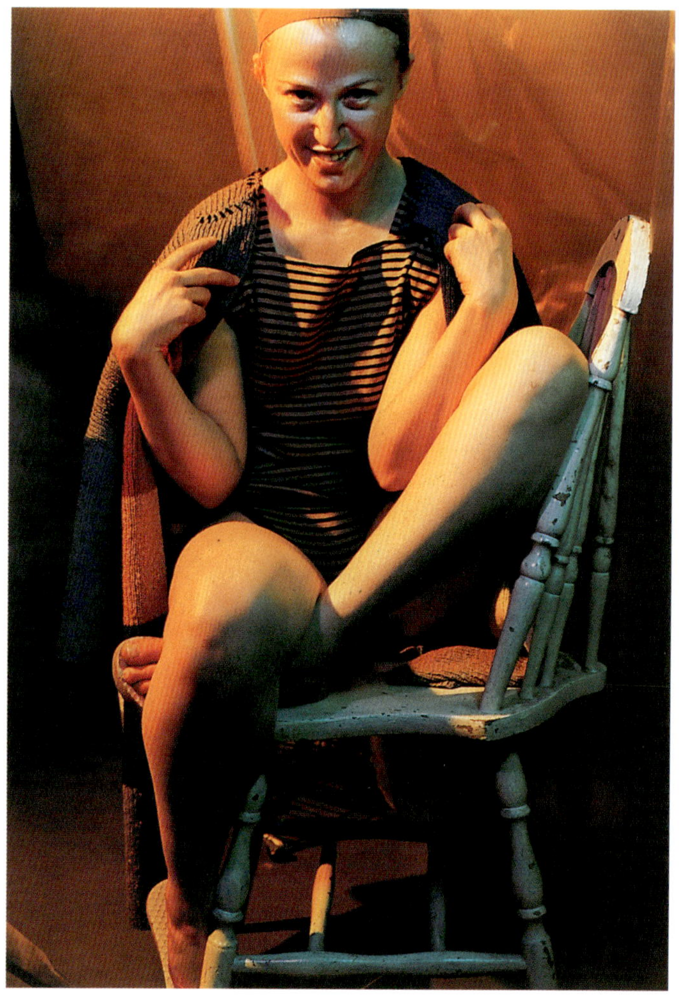

402 CINDY SHERMAN, *Untitled, # 123*, 1982
Farbphotographie, 86 x 61 cm
Monika Sprüth Galerie, Köln

403 CINDY SHERMAN, *Untitled, # 122* , 1983
Farbphotographie, 89 x 54 cm
Monika Sprüth Galerie, Köln

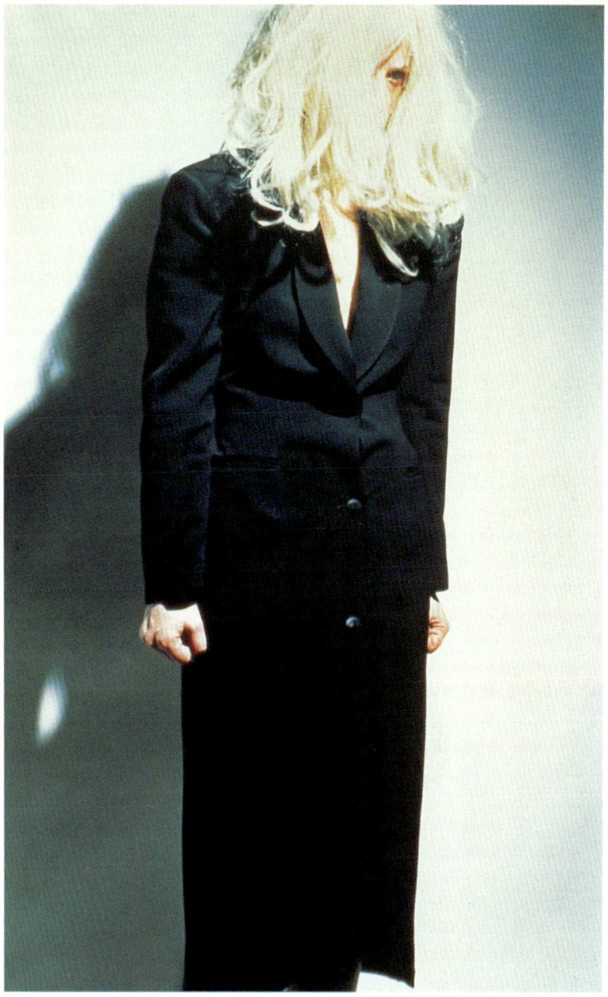

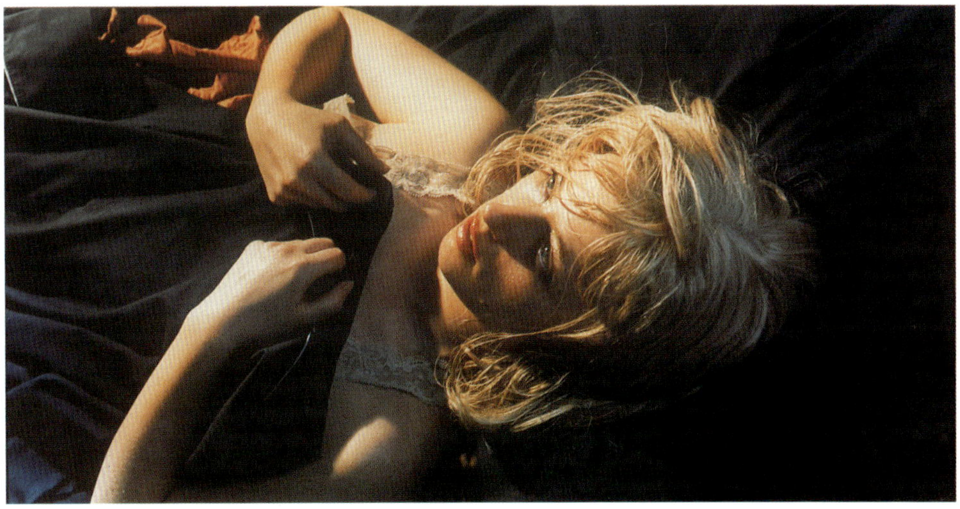

404 CINDY SHERMAN, *Untitled # 93*, 1981
Farbphotographie, 62 x 123 cm
Museum Boijmans Van Beuningen, Rotterdam

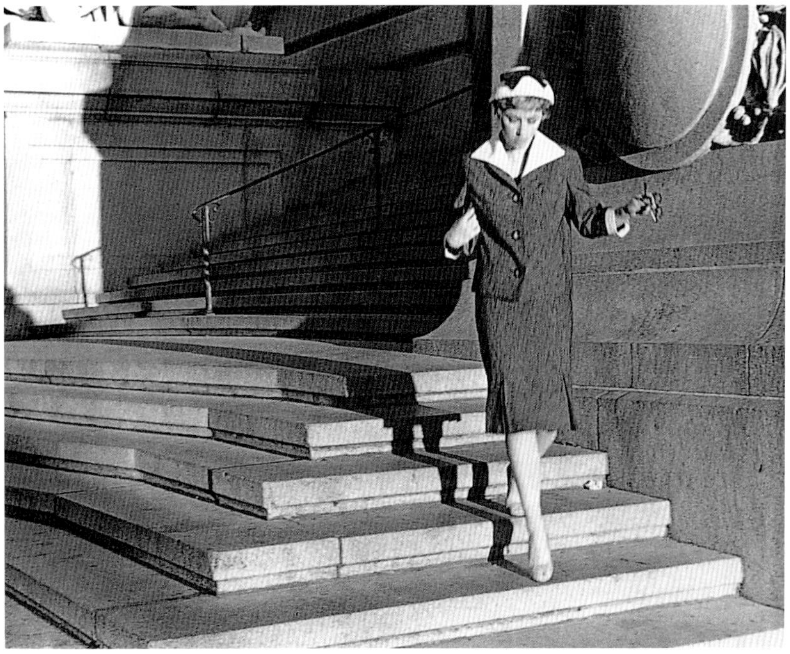

405 CINDY SHERMAN, *Untitled Film Still, # 22*, 1978
Schwarzweiß-Photographie, 20,5 x 25,5 cm
Monika Sprüth Galerie, Köln

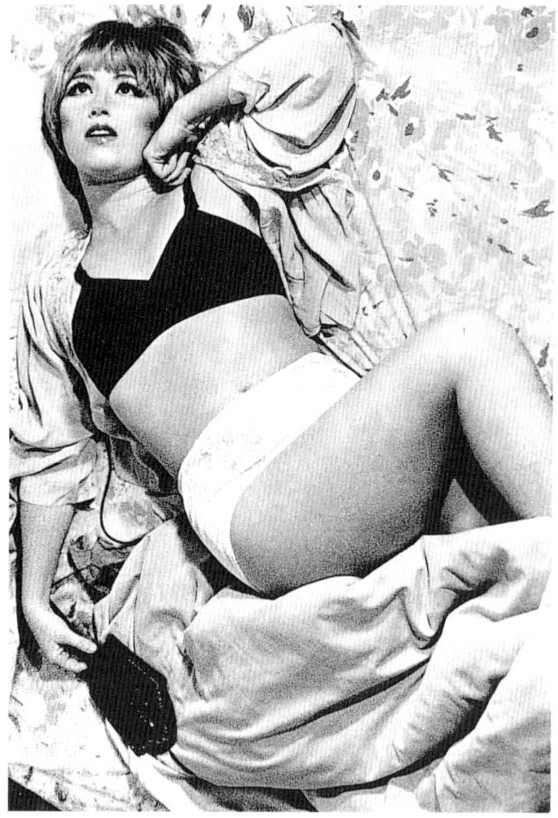

406 CINDY SHERMAN, *Untitled Film Still, # 6*, 1977
Schwarzweiß-Photographie, 24 x 18 cm
Monika Sprüth Galerie, Köln

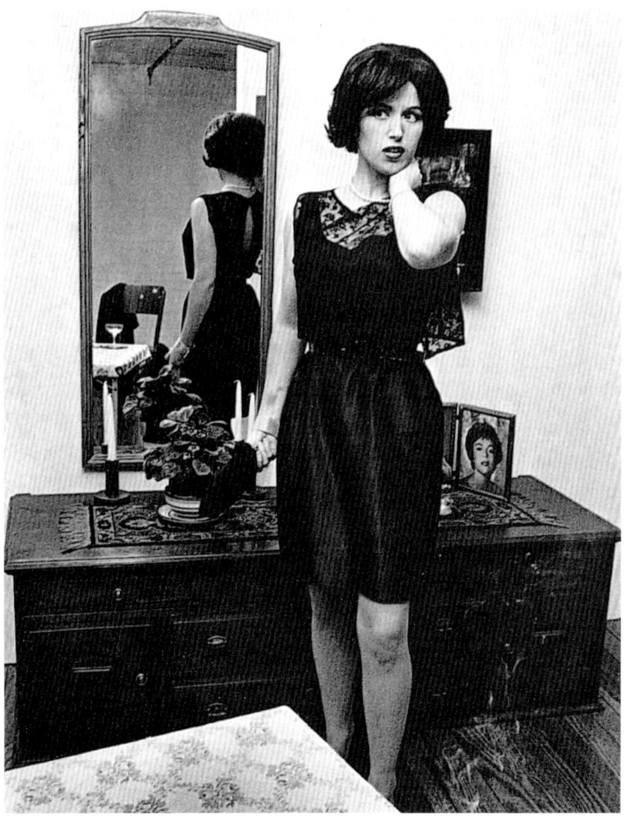

407 CINDY SHERMAN, *Untitled Film Still, # 14*, 1978
Schwarzweiß-Photographie, 25,5 x 20,5 cm
Monika Sprüth Galerie, Köln

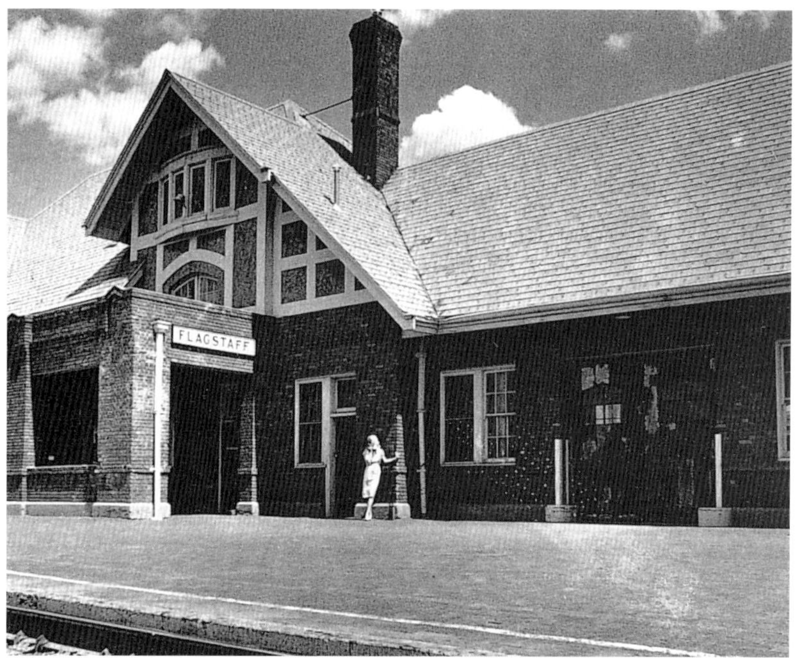

408 CINDY SHERMAN, *Untitled Film Still, # 44*, 1977
Schwarzweiß-Photographie, 20,5 x 25,5 cm
Monika Sprüth Galerie, Köln

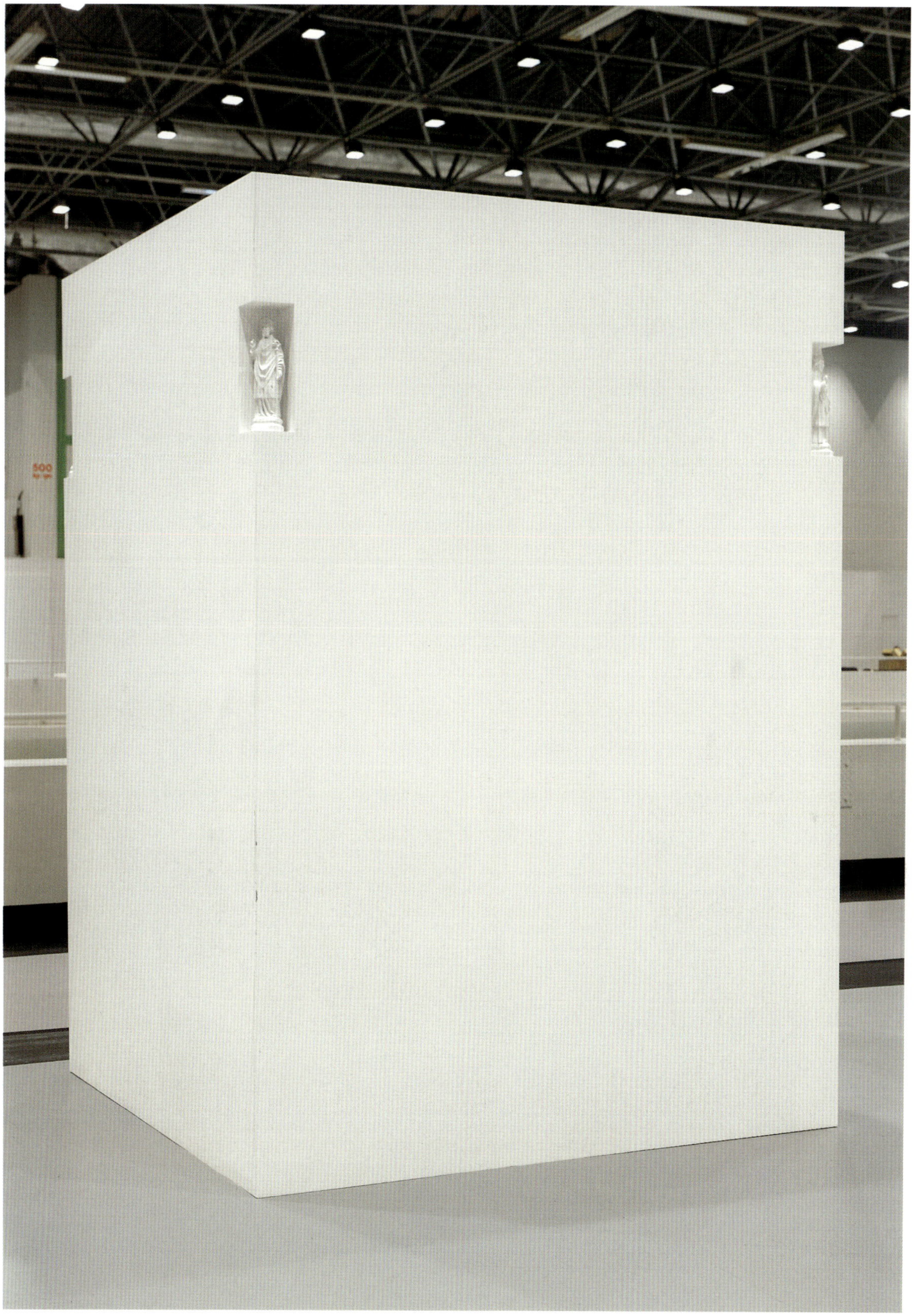

409 KATHARINA FRITSCH, *Koje mit 4 Figuren*, 1985
Holz, Gipsfiguren, 280 x 200 x 200 cm
Sammlung Onnasch

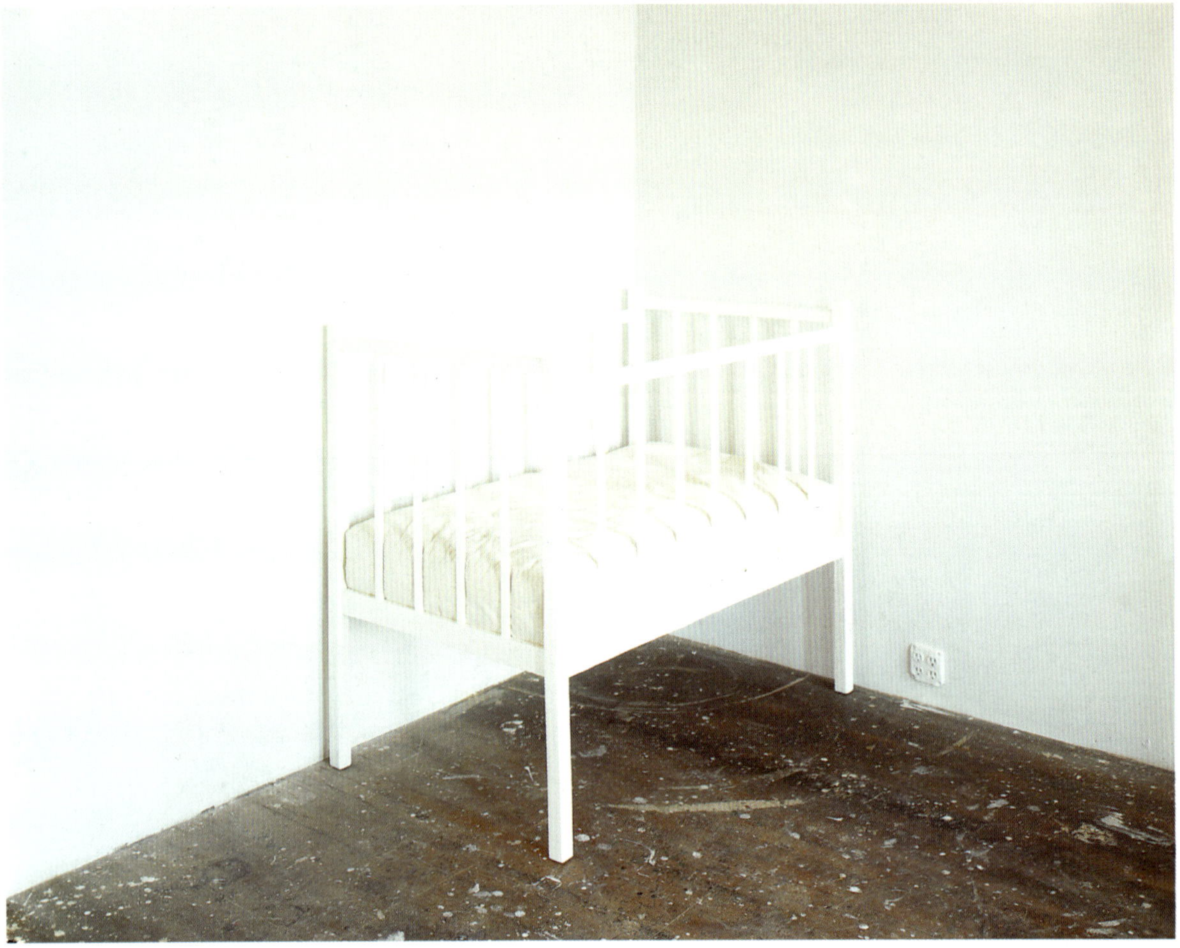

410 ROBERT GOBER, *Crib* / Kinderbett, 1986
Holz, Baumwolle, Emaille, 114 x 133 x 84 cm
Sammlung Benedikt Taschen

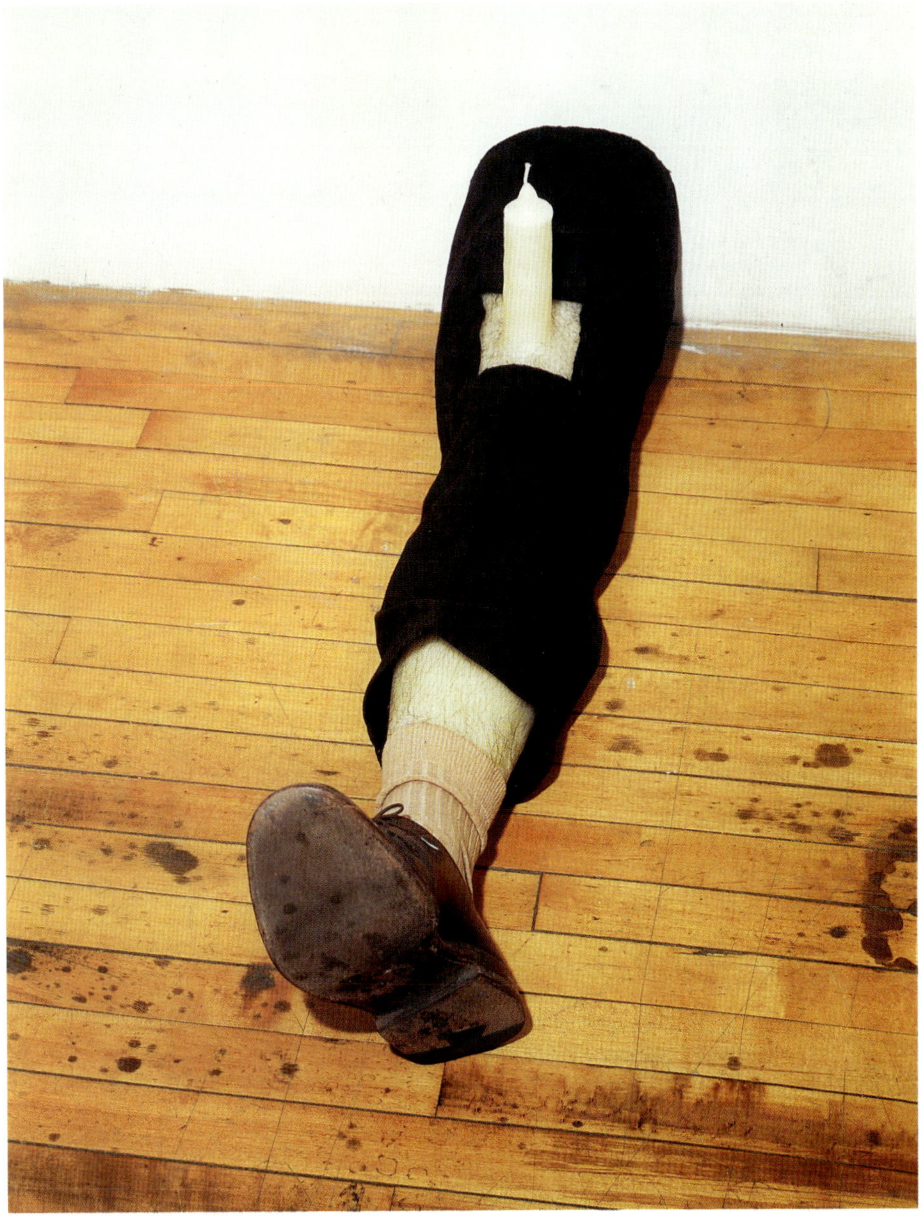

411 ROBERT GOBER, *Leg with Candle* / Bein mit Kerze, 1991
Verschiedene Materialien, 34 x 18 x 96,5 cm
Sammlung Benedikt Taschen

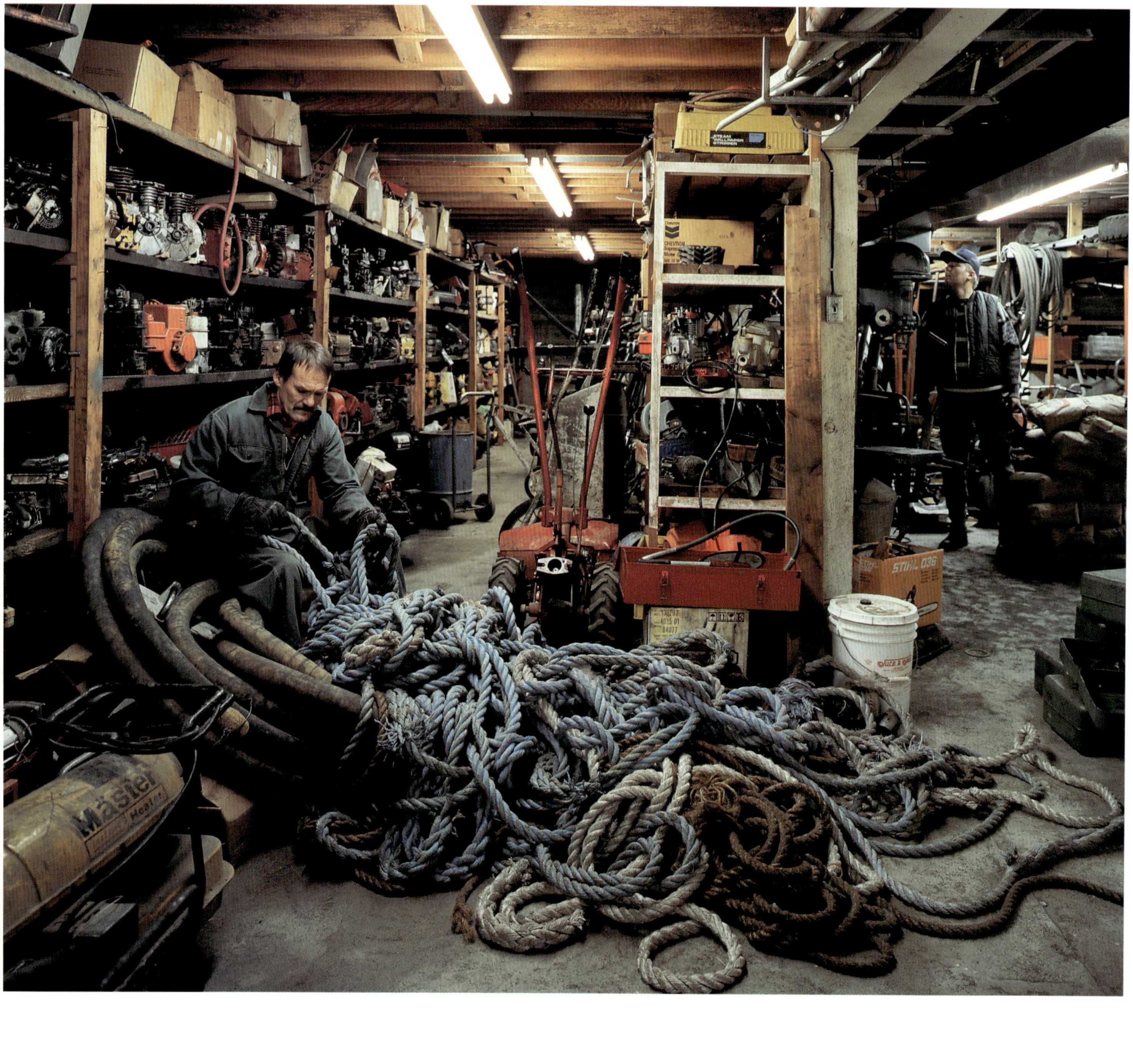

412 JEFF WALL, *Untangling* / Entwirren, 1994
Cibachrome-Diapositive in Aluminiumschaukasten, Leuchtmittel, 189 x 223,5 cm
Kunstmuseum Wolfsburg

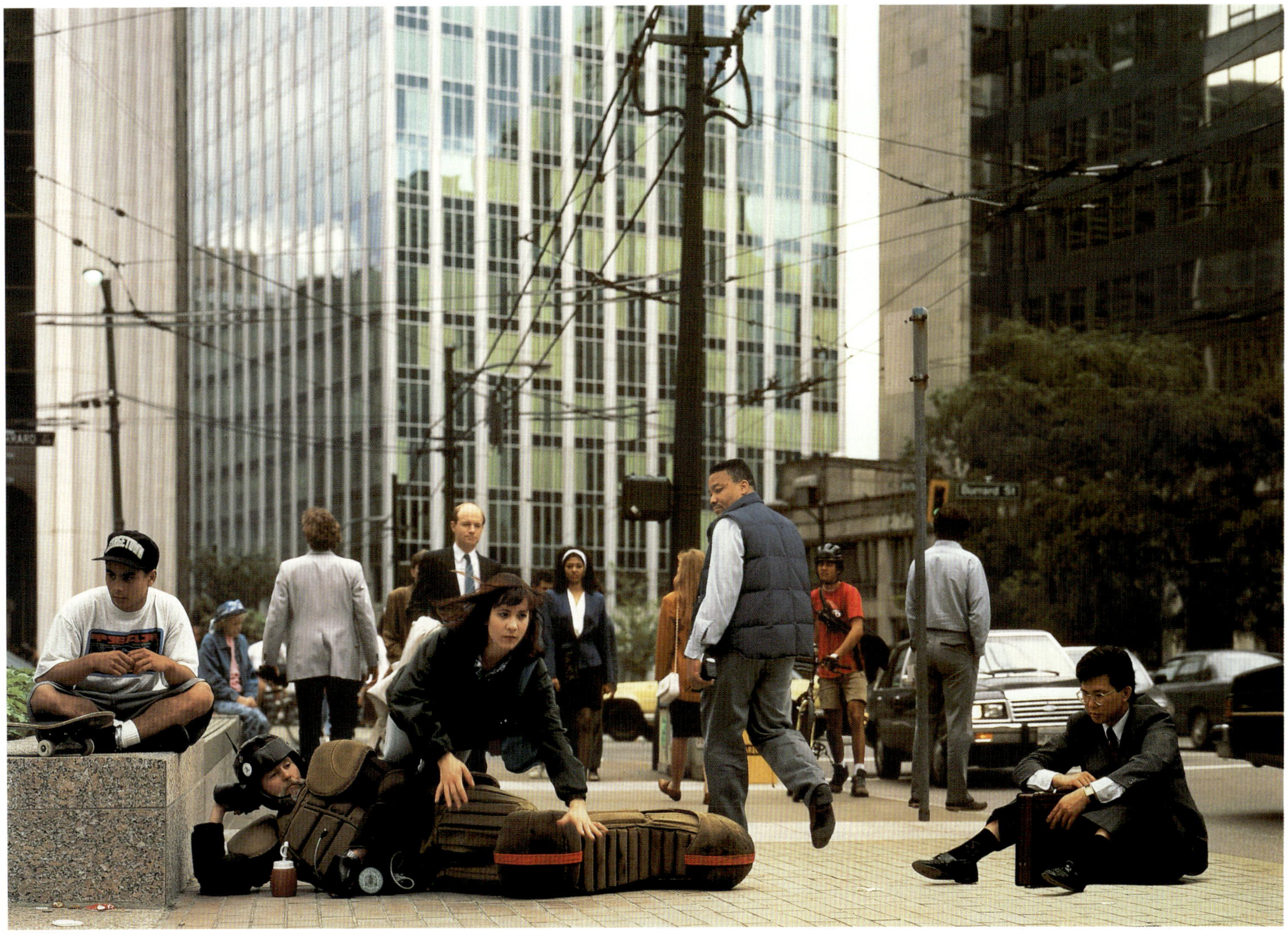

413 JEFF WALL, *The Stumbling Block* / Das Hindernis, 1991
Cibachrome-Diapositiv in Aluminiumschaukasten, Leuchtstoffröhren, 229 x 284 cm
Sammlung Ydessa Hendeles; Courtesy Ydessa Hendeles Art Foundation Toronto, Kanada

STEPHEN BANN

Prämissen der modernen Kunst

Das Ende eines Jahrhunderts scheint ein geeigneter Moment für einen Rückblick zu sein. Zugleich bietet es sich an, um die Formen des Denkens zu untersuchen, die sich in einem gewissen Zeitraum entwickelt haben, und zu prüfen, in welchem Maße unser Rückblick davon geprägt ist, wie wir die Gesellschaft und die Kultur in ihrer historischen Entwicklung interpretieren. Es ist dies also ein Anlaß, sich der Form bewußt zu werden, in der dieser Rückblick geschieht, und ihren Ort in der historischen Entwicklung kultureller Erscheinungsformen zu ermitteln.

Um konkreter zu werden, möchte ich mit zwei grundlegenden Fragen beginnen: Seit wann ist es möglich, die Kunst eines »Jahrhunderts« in der Öffentlichkeit so zu präsentieren, daß der chronologische Zusammenhang der ausgestellten Werke zu einem wichtigen, wenn nicht beherrschenden Aspekt ihrer Wahrnehmung wird? Die Antwort ist eindeutig: Dies war erstmals im »Musée des monuments français« der Fall, das der französische Altertumskundler Alexandre Lenoir zur Zeit der Französischen Revolution einrichtete und das bis zur Restauration der Bourbonen-Monarchie 1814–1915 Bestand hatte. Lenoir stand hierfür das Gebäude des Couvent des Petits-Augustins am linken Seine-Ufer zur Verfügung, in dem er hauptsächlich Skulpturen und Architekturfragmente sammelte, die aus den Bilderstürmen der Revolutionsjahre gerettet worden waren. Seine besondere Leistung war es aber, die verschiedenen Ausstellungsstücke in einer Reihe von »Jahrhundert«-Räumen anzuordnen, welche dem Bauplan des ehemaligen Klostergebäudes folgten.[1] Es ist heute nichts Ungewöhnliches, daß Kunstwerke in einem Museum entsprechend ihrer Chronologie angeordnet werden. Tatsächlich fänden wir es eher verwirrend, wenn dies nicht der Fall wäre. Doch in dem Moment, als Lenoir diese Initiative ergriff, waren noch nie zuvor Kunstwerke an einem Ort zusammengebracht worden, um die Einheit eines Jahrhunderts im Hinblick auf seine Ausdrucksformen zu veranschaulichen. Lenoirs Zeitgenossen konnten sich nun erstmals ein konkretes Bild von der Vergangenheit machen.

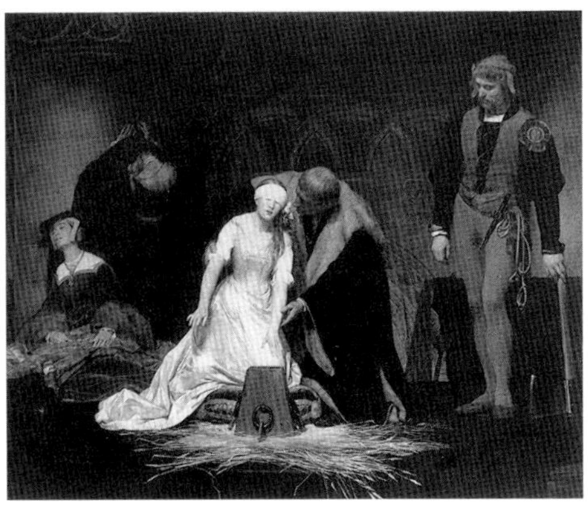

Abb. 1 Paul Delaroche, *Die Exekution von Lady Jane Grey*, 1833. National Gallery, London

Dieses Beispiel ist offenkundig vor allem für die Frage von Bedeutung, wie das Publikum anhand solcher Sammlungen von Objekten aus der Vergangenheit eine Vorstellung von historischen Epochen gewinnen kann. Es bezieht sich jedoch nicht unmittelbar auf den heute gängigen Begriff der »Ausstellung«, zu der ein oder mehrere Künstler Werke beitragen, deren gemeinsames Thema im Titel der Ausstellung hervorgehoben und in einem begleitenden Katalog erörtert wird. Dies führt zur zweiten Frage: Seit wann ist es möglich, das Werk eines Künstlers in einer Ausstellung zu sehen, die seine gesamte Entwicklung vor Augen führt und die von einer umfassenden Katalogveröffentlichung begleitet wird? Auch hier ist die Antwort zweifelsohne klar: Der französische Maler Paul Delaroche, der in den frühen 1830er Jahren, als er an den Pariser Salon-Ausstellungen teilnahm, wohl der populärste Maler Frankreichs war (Abb. 1), stellte nach 1837 nicht mehr öffentlich aus. Nach seinem Tod 1856 wurde in der Ecole des Beaux-Arts auf Wunsch anderer Künstler eine Retrospektive seiner Werke veranstaltet. Diese Ausstel-

1 Vgl. Francis Haskell, *History and its Images*, London 1993, S. 236–252.

lung umfaßte nicht nur einen bedeutenden Teil seines gesamten Lebenswerks, zu ihr wurde auch ein aufwendiger Katalog veröffentlicht, in dem erstmals auch zahlreiche photographische Reproduktionen enthalten waren.[2]

Ich erwähne diese beiden Sachverhalte unter anderem, um auf den spezifischen historischen Ursprung der Ausstellungspraktiken zu verweisen, die in der Moderne als quasi natürlich angesehen werden – auch im Konzept einer Ausstellung wie der gegenwärtigen sind Aspekte der beiden angesprochenen Praktiken miteinander verbunden. Ein weiterer Punkt verdient ebenfalls Beachtung: Beide Beispiele beziehen sich auf die französische, genauer, auf die Pariser Kunstgeschichte. Dies ist kein Zufall. Als Harold Rosenberg 1940 seinen prophetischen Artikel »Der Fall von Paris« schrieb, brachte er die Bedeutung der historischen Ereignisse jenes Jahres zum Ausdruck, indem er sagte, das »Labor des 20. Jahrhunderts« sei geschlossen worden.[3] Nach Rosenbergs Ansicht hatte der Prozeß, der mit der deutschen Besetzung Frankreichs seinen Abschluß erreichte, schon in der Zwischenkriegszeit begonnen, als Paris nach und nach seine Monopolstellung im Bereich der Avantgarde-Kunst verlor. Doch es gab nicht den mindesten Zweifel daran, daß die moderne Kunst ursprünglich eine Pariser Angelegenheit war.

Rosenberg ging es offensichtlich nicht darum, den Beginn des »Labors des 20. Jahrhunderts« zu datieren. Ich hingegen möchte hier versuchen, den Rahmen abzustecken, innerhalb dessen diese Frage beantwortet werden könnte. Meine erste These besagt, daß die Institutionalisierung der künstlerischen Praxis in Frankreich, wo sie deutlicher ausgeprägt war als in den anderen europäischen Ländern, den Ausgangspunkt darstellte, von dem die Initiative der modernen Kunst sich dann in einem Prozeß absonderte, der durchaus dialektisch genannt werden kann. Nur die außergewöhnlich zwanghaften Strukturen der französischen akademischen Praxis konnten eine solche Serie von für die Öffentlichkeit ersichtlichen und für die künstlerische Praxis bedeutsamen Reaktionen auslösen, die schließlich die Entwicklung der Ideologie der Moderne einleiteten. Marcelin Pleynet erkannte die Notwendigkeit, die Analyse auf zwei verschiedenen Ebenen zu führen, als er bemerkte, die entscheidenden Faktoren bei der Entstehung der modernen Kunst seien die »formale Revolution«, die Cézanne in seiner Malerei vollbrachte, und der »kulturelle Bruch«, der sich in Manets Laufbahn veranschaulichte.[4] Wenn aber Cézannes Bedeutung in dieser Hinsicht durch die Untersuchung seiner künstlerischen Techniken erfaßt werden kann, so verlangt Manets Fall eine größere Beachtung des kulturellen Kontextes, in dem er arbeitete. Der *Salon des Refusés* von 1863, in dem Manet und andere sich das Recht erstritten, trotz ihrer Ablehnung durch die Jury des offiziellen Salons gemeinsam auszustellen, gilt zu Recht als ein Meilenstein in der Vorgeschichte der modernen Kunst (Abb. 2). Dieses Ereignis läßt sich jedoch nur verstehen in Zusammenhang mit dem kontinuierlichen Kampf um die Emanzipation von den Normen der akademischen Praxis, der in der französischen Kunst zumindest seit den Salons der 1820er Jahre geführt wurde.

Die französische Akademietradition, die bis zur Gründung der Académie des Beaux-Arts im Jahr 1648 zurückreicht und die während der Revolution und im Kaiserreich durch das Prestige der Schule von Jacques-Louis David eher gefestigt als geschwächt worden war, bot ein umfassendes System zur Regulierung der Künstler und der Kunstformen. Die Akademie – eine kleine, sich durch Zuwahl von Mitgliedern selbst erhaltende Körperschaft, zu der außer Malern auch Architekten, Bildhauer, Kupferstecher, Musiker und »freie Mitglieder« zählten – beherrschte die Ausbildung der jungen Künstler, da sie die Aufsicht über die Ecole des Beaux-Arts und den Wettbewerb um Studien-

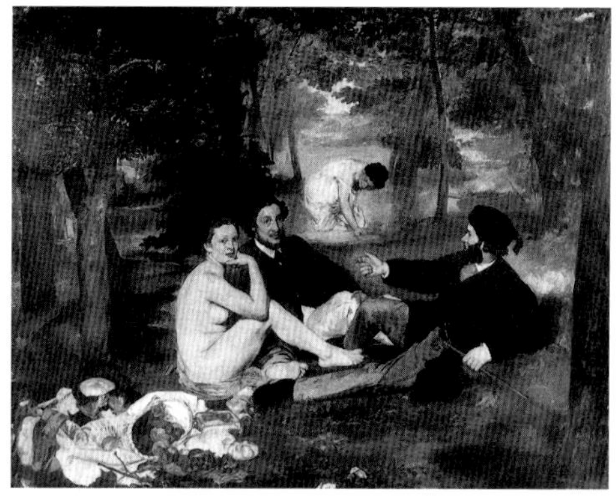

Abb. 2 Edouard Manet, *Le déjeuner sur l'herbe* (Frühstück im Freien), 1862–1863. Musée du Louvre, Paris

2 Vgl. Stephen Bann, *Paul Delaroche: History Painted* (in Vorbereitung).
3 Harold Rosenberg, »The Fall of Paris« (1940), in: ders., *The Tradition of the New*, London 1962, S. 209.
4 Vgl. Marcelin Pleynet, *Les modernes et la tradition*, Paris 1990.

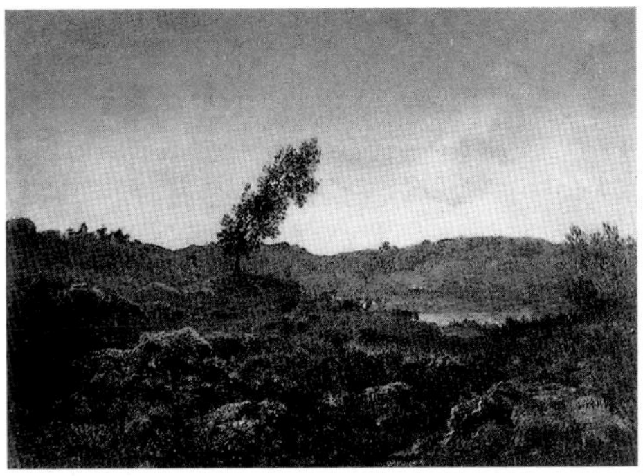
Abb. 3 Théodore Rousseau, *Blick auf Barbizon*. Ende vierziger Jahre 18. Jh., Staatliches Puschkin-Museum, Moskau

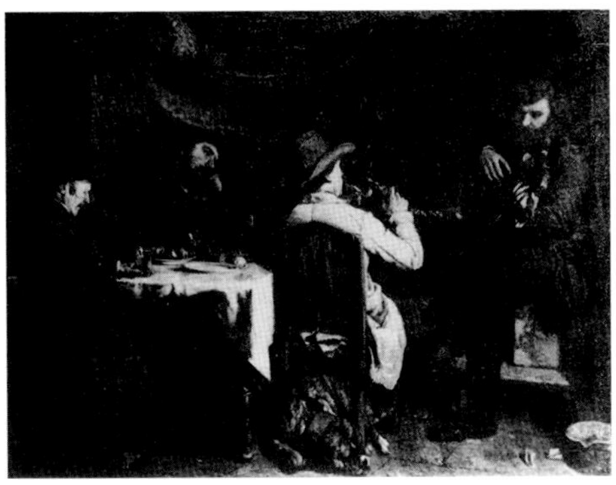
Abb. 4 Gustave Courbet, *Un après-dîner à Ornans* (Nach dem Essen in Ornans), 1848-1849. Musée des Beaux-Arts, Lille

plätze an der französischen Akademie in Rom führte; sie stellte auch die Jury für die periodischen, »Salon« genannten Ausstellungen, die den Künstlern Zugang zum allgemeinen Publikum und zur Kritik vermittelten. Bei der Entscheidung, was in diesen äußerst wichtigen, seit den frühen 1830er Jahren jährlich stattfindenden Veranstaltungen ausgestellt werden sollte, achtete die Jury insbesondere auf zwei Kriterien: Das eingereichte Werk mußte der Definition eines spezifischen Genres entsprechen – es mußte zum Beispiel als ein Stilleben oder ein »Historiengemälde« klassifizierbar sein (gemäß den Kategorien, die erstmals in der Renaissance von Alberti beschrieben worden waren). Doch noch bevor das Werk unter diesem Gesichtspunkt begutachtet wurde, mußte es einer anderen Bedingung genügen: Handelte es sich überhaupt um ein Gemälde? Oder, mit den Worten gesagt, die in der damaligen Kritik verwendet wurden und die sich kaum übersetzen lassen, war es ein echtes »tableau«, oder war es nur ein »morceau«?[5] Dieselbe Frage stellte sich mehr noch bei Arbeiten, die als bloße Skizzen (»esquisses« und »ébauches«) zu betrachten waren, welche im Salon prinzipiell nicht ausgestellt wurden.

Die Einrichtung des *Salon des Refusés* 1863 war jedoch keineswegs der Moment, in dem die Dämme brachen und die »akademische Malerei« von einer Flutwelle moderner Kunst überschwemmt wurde. Vielmehr waren die Fragen, die sich schließlich um Manet und die Impressionisten herum kristallisierten, in der Welt der Künstler und auch innerhalb der Akademie schon immer umstritten gewesen. So hatte beispielsweise in den frühen 1830er Jahren Paul Delaroche, der 1832 im beispiellos frühen Alter von 35 Jahren in die Akademie gewählt wurde, ständig darauf gedrängt, das Jurysystem zu reformieren; er scheiterte aber – vor allem aufgrund der Stimmen der Architekten, die der neoklassizistischen Ideologie der David-Schule anhingen. Dies führte schließlich zu seinem Ausscheiden aus der Jury im Jahr 1836 (und trug zu seiner Entscheidung bei, nach 1837 nicht mehr im Salon auszustellen). Der Maler Ary Scheffer, der Delaroches Ansichten teilte, wegen seiner niederländischen Nationalität jedoch nie Mitglied der Akademie wurde, öffnete wiederum 1836 sein Atelier für eine Sonderausstellung junger Maler, die von der Jury abgelehnt worden waren – darunter beispielsweise Werke des Landschaftsmalers Théodore Rousseau (Abb. 3), eines Pioniers der Schule von Barbizon, dessen neuer Stil der Plein-air-Malerei seiner Aufnahme in den Salon ein ums andere Mal im Wege stand, was für ihn ernsthafte finanzielle Folgen hatte.

Es ist hilfreich, die späteren und berühmteren Vorgehensweisen Manets und der Impressionisten vor diesem Hintergrund zu betrachten, weil er anzeigt, wie stark die Entwicklung der modernen Kunst von Konflikten geprägt war, die aus der besonderen Beschaffenheit des französischen Akademiesystems hervorgingen – und die auch nach Cézannes »formaler Revolution«, welche angeblich das Vokabular der bildenden Kunst von Grund auf veränderte, noch lange nachhallten. Scheffers Entschluß, Rousseau und anderen Malern einen Ausstellungsraum zur Verfügung zu stellen (für sich genommen bedeutungslos außer als eine Animosität gegen den Salon), nahm Courbets komplexere Auseinandersetzung mit dem bestehenden System vorweg. Courbet, der sich als Autodidakt bezeichnete, wurde beim Salon von 1849 für sein Gemälde *Un après-dîner à Ornans* (Abb. 4) mit einer Medaille ausgezeichnet, wodurch er das Recht erwarb, auch ohne Zustimmung der Jury auszustellen, bis dieses Privileg 1857 abgeschafft wurde; er ging jedoch mehr und mehr dazu über, in der Provinz und im Ausland auszustellen, um einer feindseligen Kritik aus dem Weg zu gehen, und nutzte die Gelegenheit der Pariser Weltausstellung von 1855, um in der Nähe eine große Privatausstellung seiner Werke zu zei-

5 Vgl. Michael Fried, *Manet's Modernism*, Chicago 1996, S. 272f.

gen. Das System der kommerziellen Galerien war zu dieser Zeit bekanntlich noch nicht so weit entwickelt, daß es den Künstlern eine echte Alternative für die Ausstellung und den Verkauf ihrer Werke bot.[6]

Eine anschauliche Darstellung der Folgen dieser institutionellen Geschichte der Ursprünge der modernen Kunst für das 20. Jahrhundert bietet Thierry de Duve in seinem Buch *Kant nach Duchamp*, das sich primär mit dem Werk Marcel Duchamps befaßt, im weiteren Verlauf aber auch Duchamps Transformation des bestehenden Systems und sein Vermächtnis an die Zukunft erläutert. De Duves These lautet: »Die Modernität beginnt mit der Salonmalerei ... die Avantgarde ist aus den öffentlichen Kontroversen um die Salonmalerei entstanden«.[7] Impliziert ist hier, daß das Jurysystem im wesentlichen in einer Dynamik von Ausschluß und Zulassung bestand. Die Jury hatte keine andere Funktion, als über Fragen zu entscheiden wie: Ist dies eine Skizze oder ein Gemälde (»tableau«)? Ist dies eine Landschaft entsprechend der Tradition dieses Genres? Doch aus den Gesten der Unabhängigkeit, die in der Gründung des *Salon des Refusés* gipfelten, ergab sich ein neues Modell. Von nun an stand es den Künstlern zunehmend frei, das offizielle System zu umgehen und zu erklären: Diese Werke sind »Kunst«, weil wir, die Künstler, sagen, daß sie es sind.

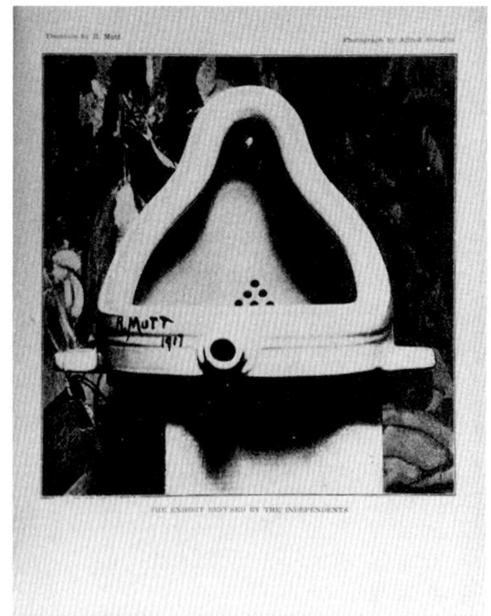

Abb. 5 Marcel Duchamp, *Fountain* (Fontäne), 1917. Photographie von Alfred Stieglitz, veröffentlicht in: *The Blind Man*, New York, Mai 1917

De Duves brillante Analyse der Bedeutung des Ready-made innerhalb von Duchamps Werk folgt der Logik dieser Haltung. Daß Duchamp zu der Ausstellung (oder dem »Salon«), die im Frühjahr 1917 in New York im Grand Central Palace veranstaltet wurde, ein mit »R. Mutt« signiertes Urinal einsandte (Abb. 5), bedeutete eine besondere Herausforderung des institutionellen Kontexts, insofern man beschlossen hatte, auf das Jurysystem zu verzichten und jeden Künstler zuzulassen, der die Anmeldegebühr bezahlte.[8] Duchamp begründete damit unmißverständlich das Prinzip, daß, insofern Jurys traditionellerweise Kunstwerke aufgrund von begrifflichen Unterscheidungen zulassen oder ausschließen, die Abwesenheit einer Jury es dem Künstler überläßt, seinen eigenen Begriff eines Kunstobjekts zu entwickeln. Anders gesagt: Manet und seine Zeitgenossen begründeten das Prinzip, daß ihre Werke – die von der Jury des Salons abgelehnt wurden, da sie angeblich nicht in die Kategorie der »Gemälde« fielen – dennoch wert waren, als »Kunst« ausgestellt zu werden. Seither steht es den Künstlern offen, Objekte aller Art, die nicht unter den kanonischen Begriff des »Gemäldes« fallen, durch eine performative Aussage zur Kunst zu erklären: Dies – so sage ich – ist Kunst.

Einwände gegen die Konsequenzen aus Duchamps (wenn nicht Manets) Haltung beziehen im allgemeinen den Standpunkt, daß ein Werk nicht allein deswegen als Kunst klassifiziert werden kann (oder sollte), weil der Künstler sich dafür entschied, es in einer Galerie zu plazieren. Diese Argumentation übersieht jedoch, daß die »Galerie« nichts historisch Gegebenes ist, daß sie nicht losgelöst von den Bedingungen der künstlerischen Produktion existiert. Genauer gesagt ist die »Galerie« oder das »Museum für moderne Kunst« selbst ein Resultat jener institutionellen Geschichte der Regulierung der Ausstellungsformen, gegen die sich Manet und Duchamp richteten. Die ersten Museen für moderne Kunst (diejenigen im polnischen Lodz und in New York) entstanden in der Zwischenkriegszeit. Und die These ist durchaus begründet, daß sie mit ihrer hochgradigen Spezialisierung und ihrem effektiven Bruch mit der akademischen Tradition des »Salons« gerade auf eine solche dynamische Ausnutzung des Verhältnisses von Ausschluß und Einbeziehung festgelegt sind, wie sie Duchamp im vorausgegangenen Jahrzehnt perfektioniert hatte.

6 Allerdings sind die Fortschritte erwähnenswert, welche die in Paris beheimatete Galerie Maison Goupil im Zeitraum von 1830 bis 1900 in den Bereichen des Drucks und der Reproduktion (einschließlich der Photographien von Kunstwerken) machte.
7 Thierry de Duve, *Kant nach Duchamp*, München 1993, S. 174.
8 Vgl. ebd., S. 81–132.

Demzufolge ist die Strömung innerhalb der modernen Kunst, die auf Duchamp zurückgeht – in dieser Ausstellung unter dem Stichwort »Sprache« versammelt – wesentlich von der Weiterentwicklung neuer institutioneller Strukturen abhängig. Vor Duchamp war die maßgebliche Neuerung in der Nachfolge Manets die Gründung der »Société des Artistes Indépendants« im Kreis um Seurat; de Duve schreibt dazu: »Zum ersten Mal hatte damals eine künstlerische Institution vorgegeben, ihre eigene Legitimität auf den Auftrag zu gründen, den ihre Mitglieder ihr geben, und nicht auf die Kontinuität einer von einer Jury garantierten Tradition.«[9] Nach Duchamp führte die innere Logik der Feststellung, daß selbst eine Ausstellungsgesellschaft von Künstlern über keine Grundlage verfügt, um ein Objekt abzulehnen, welches jemand zu einem Kunstwerk erklärt hat, unvermeidlich zu jener Forderung, die von Joseph Beuys leidenschaftlich verfochten wurde, nämlich daß jeder ein Künstler werden kann und werden sollte. Dieser utopische Standpunkt setzt voraus, daß es Museen und Galerien für moderne Kunst gibt, deren Schwelle die entscheidende Grenze zwischen der Kunst und der übrigen Welt bestimmt; nur in diesem Kontext besitzt Beuys' radikale Forderung eine präzise Bedeutung.

Die auf Duchamp zurückgehende Strömung innerhalb der modernen Kunst bildet zweifellos den deutlichsten Beweis der historischen Verbindung zwischen Moderne und Akademie. Ein nicht weniger überzeugender Beleg findet sich aber auch in den verschiedenen Anwendungen der Genre-Kategorien bei modernen Künstlern, die die traditionellen Hierarchien zwar vorgeblich über Bord warfen, sie dann jedoch häufig genug in veränderter Gestalt wieder einführten. Schon in den Pariser Salon-Ausstellungen der 1830er Jahre ließen sich zwei radikale Veränderungen im Bereich der Genres beobachten. Einerseits hatte Delaroche erfolgreich das sogenannte »genre historique« eingeführt, eine Form der Malerei, welche sich die zeitgenössische Vorliebe für historische Szenen aus dem Mittelalter und der frühen Neuzeit zunutze machte und damit teilweise das traditionelle Historiengemälde verdrängte, das auf klassischen und biblischen Prototypen beruhte. Andererseits war es in der Landschaftsmalerei – wie bereits erwähnt – zum Konflikt zwischen den Kriterien der Salonjury und einer Gruppe junger und radikaler Künstler gekommen. Der Salon hielt weiterhin an dem Konzept der »paysage historique« fest, das heißt an dem im Atelier entstandenen Landschaftsgemälde mit mythologischen Sujets. Auf der Gegenseite vertraten Théodore Rousseau und andere bereits eine Form der Plein-air-Malerei, die sich nicht mehr an die Berücksichtigung philosophischer Inhalte gebunden fühlte.

Am Ende des dritten Viertels des 19. Jahrhunderts war dieser schwebende Konflikt der Genres sowohl inner- als auch außerhalb des Salons offensichtlich in eine einfache Polarität gemündet. Delaroches Schüler Jean-Léon Gérôme führte das »genre historique« zu einem weiteren Erfolgshöhepunkt innerhalb des Salons und erschloß sich einen lukrativen internationalen Markt für seine klassischen und orientalischen Szenen. Auf der anderen Seite war die Plein-air-Landschaft zum Markenzeichen der radikalsten Gruppe junger Maler geworden – der sogenannten Impressionisten. Landschaftsgemälde, die damals im Salon ausgestellt wurden, neigten kaum zu dem Kult der leuchtenden Farben und der sichtbaren Pinselspuren, der von Monet, Pissarro, Renoir und ihren Mitstreitern vertreten wurde. Doch es steht außer Zweifel, daß bei der Propagierung eines Begriffs von »moderner Kunst«, der sich seither als bemerkenswert langlebig erwiesen hat, anfangs vor allem die impressionistische Landschaft im Mittelpunkt stand. Dort ereignete sich die spektakulärste Abkehr von den akademischen Werten, während die Regeln des Genres dennoch in gewisser Weise in Kraft blieben.

9 Ebd., S. 128.

Es wäre jedoch falsch, wollte man annehmen, daß die anderen Genres von den Impressionisten völlig abgeschafft wurden oder daß ihnen für die Entwicklung der modernen Kunst keinerlei Bedeutung mehr zukam. So fällt beim Überblick über Cézannes Lebenswerk auf, mit welch einer Universalität er weiterhin das gesamte Spektrum der Bildgenres entwickelte. Porträts, einschließlich des Selbstporträts, durchziehen alle Phasen seines Schaffens, von den frühen, derben Porträts seines Vaters, die er für den Wohnsitz der Familie malte, bis hin zu den Bildnissen des Gärtners aus den letzten Jahren vor seinem Tod. Stilleben und Landschaften nahmen den wohl schöpferischsten Teil seines Schaffens ein, wobei seine Arbeitsökonomie dafür sorgte, daß erstere Anlaß zu Kompositionen aus veränderlichen und wiederholbaren Elementen gaben, während letztere die flüchtigen und unbeständigen Aspekte der immergleichen kanonischen Szenerien festhielten. Dabei war Cézanne sich auch der Herausforderung bewußt, die ein anderes Genre bedeutete: das traditionell hochrangige Historiengemälde. Seine drei großen Versionen der *Badenden* spiegeln in ihrer Größe und der Komplexität ihres Inhalts die Merkmale dieses höchsten aller Genres (Abb. 6).

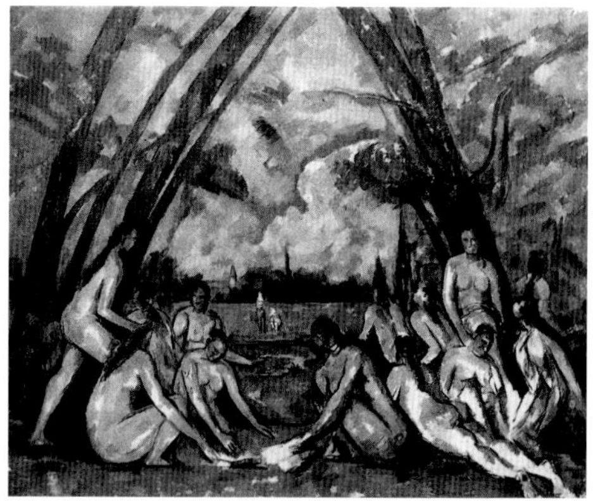

Abb. 6 Paul Cézanne, *Große Badende*, 1899–1906. Philadelphia Museum of Art

Auch für die Kubisten war das Genre eine äußerst wichtige Kategorie. Wenn wir die Werke von Braque und Picasso aus den Jahren 1906 bis 1912 vergleichen, zeigt sich, daß das Stilleben, welches Cézanne so kühn zu nutzen wußte, bei beiden Künstlern zu einem Mittel wurde, um das bildnerische Vokabular so weit zu überarbeiten, bis sie die optische Identität der Gegenstände ganz aufgaben und sie durch einen semiotischen Code ersetzten, der sich dem Auge nur über den Intellekt erschließt. Dagegen spielten Landschaften, die Braque malte, um sein Verhältnis zu Cézanne zu klären, in Picassos Werk nie eine besondere Rolle. Wo Picasso wiederum Cézanne nahekommt, und zwar in bezug auf das Genre, ist in seinem periodischen Interesse an großformatigen Bildern, die er in zahllosen Skizzen sorgfältig vorbereitete und dem zeitgenössischen Publikum fast wie ein Manifest präsentierte. Wenn Werke wie *Les Demoiselles d'Avignon* (1907) (siehe Abb. 1, S. 52) und *Guernica* (1937) (siehe Abb. 3, S. 54) keine Historiengemälde im strikten Sinn sind, erfüllen sie dennoch, auch rückblickend gesehen, die Anforderungen an ein komplexes, in einer historischen Tradition verankertes Meisterwerk – wie es das akademische Historiengemälde verkörpern sollte.

Wie weit ist die Kategorie des Genres noch von Nutzen, um die weitere Entwicklung der modernen Kunst nach dem Kubismus zu verstehen? Man könnte argumentieren, daß die in diesem Begriff angelegte Differenzierung für den Betrachter bedeutungslos wird, wenn das Konzept des Bildgegenstands oder klassifizierbaren Inhalts eines Kunstwerks durch eine Entwicklung wie das Aufkommen der Abstraktion insgesamt in Frage gestellt wird. Dennoch hat sich das Genre als ein überraschend beständiges Mittel erwiesen, um mögliche Bezüge und Unterschiede innerhalb eines Werkzusammenhangs festzustellen. So wird zum Beispiel Willem de Kooning wohl hauptsächlich als ein Abstrakter Expressionist angesehen, dem es darum ging, Farbe auf großformatige Leinwände aufzutragen. Doch die Hinweise in seinen Titeln, die auf eine Unterscheidung zwischen Porträts und Landschaften deuten, erleichtern es dem Betrachter, sich auf verschiedene Weisen der räumlichen Strukturierung einzustellen – in Retrospektiven de Koonings wird der Genre-Unterschied oft durch eine entsprechende Verteilung seiner Bilder auf verschiedene Räume hervorgehoben.

Das beständigste und erkennbarste Genre, das Porträt, ist in der gesamten Entwicklung der modernen Kunst stets eine gebräuchliche Form geblieben. Unter den Künstlern in dieser Ausstellung sind nicht wenige, die sich hauptsächlich, wenn auch nicht ausschließlich, als Porträtisten einordnen lassen, obwohl zwischen ihren jeweiligen Medien oft die denkbar größte Verschiedenheit besteht. Alberto Giacometti und Cindy Sherman wären als Beispiele zu nennen (Kat. 106, 107 und 401–408), oder auch Gilbert & George, obwohl in ihrem Fall der Schwerpunkt, den sie auf großformatige Figurenkompositionen legen, und die offensichtlichen Verweise auf das zeitgenössische Großstadtleben vielleicht für eine Typologie sprechen, die dem Historiengemälde näher kommt (Kat. 316). Das Porträt, das im traditionellen akademischen System eine zwiespältige Bewertung erfahren hatte, weil es nicht das Ideale, sondern das Partikulare darstellt, ist heute zweifellos dasjenige Genre, dessen kategorialer Status am offensichtlichsten ist und das die deutlichste Verbindung mit der Praxis akademischer Maler und Photographen aufweist, welche neben der modernen Kunst fortbesteht.

Schließlich ist an dieser Stelle noch die Rolle zu erwähnen, welche die akademische Unterscheidung zwischen »tableau« und »morceau« und zwischen dem vollendeten Werk und der Skizze für die Kunst der Moderne spielt. Offensichtlich ist es in der Moderne zu einer umfassenden Neuordnung, wenn nicht zu einer völligen Umkehrung dieser Kategorien gekommen, die im 19. Jahrhundert die Entscheidungen der Salonjurys bestimmt hatten. Clement Greenberg vertrat sogar die Ansicht, es sei das Kennzeichen aller guten modernen Malerei seit Manet, daß sie die »traditionellen Vorstellungen von Einheit und Vollendung« ablehne, und dieses Kriterium sei uneingeschränkt anwendbar, um die Qualität der »typisch amerikanischen Malerei« zu bestimmen.[10] In der Generation nach dem Abstrakten Expressionismus hat ein Maler wie Cy Twombly die Kategorien von Skizze und vollendetem Gemälde noch radikaler umgekehrt, indem er seine großen, leuchtend bunten Bilder mit kleinen, oft mit Bleistift gezeichneten Details übersäte, die an die Ästhetik der Skizze erinnern (Kat. 172 und 394). Dies bedeutet aber nicht unbedingt, daß Twombly, um bei diesem Beispiel zu bleiben, das traditionelle Verhältnis zwischen Skizze und Gemälde nicht anerkennt. Er ist einer der vielen Künstler, die großformatige, explizit mythologische und historische Gemälde produzieren und der sich gleichzeitig fortwährend mit dem Zeichnen befaßt.

In der Tat kann man sagen, daß die moderne Kunst zwar die Hierarchisierung der künstlerischen Praktiken ablehnt, aber dennoch die Notwendigkeit fortbesteht, daß Künstler verschiedene Werkkategorien bestimmen müssen, die in vielerlei Hinsicht dem Spektrum der früheren Praktiken entsprechen. Selbst Kandinsky, der Maler, der sich am intensivsten damit befaßte, eine universelle Sprache der Abstraktion zu finden, hielt es für nötig, während der gesamten Phase seiner revolutionärsten Entdeckungen mehrere Werkserien parallel zu entwickeln. So finden sich bei ihm nebeneinander »Studien«, »Improvisationen« und »Kompositionen«, wobei diese Bezeichnungen den Grad von Freiheit reflektieren, den er sich gestattete, und andererseits die besondere Sorgfalt und Vorbereitung, welche eine bestimmte Werkgruppe verlangte.

Das Gesagte genügt wohl, um zu veranschaulichen, daß der »kulturelle Bruch«, der den mythischen Ursprung der modernen Kunst markiert, keine sprunghafte Veränderung darstellte. Im Gegenteil entstand er aus der allmählichen und langfristigen Einführung einer Reihe spezifischer Unterscheidungen, die ihre Wirkung jedoch nur vor dem Hintergrund der Regeln und Einschränkungen entfalten konnten, von denen sie vorgeblich abwichen. Es ist kein Zufall, daß Paris zum »Labor des 20. Jahrhunderts« wurde, denn in der ersten Hälfte des 19. Jahrhunderts war Paris das Zentrum eines unvergleichlich strikt geregelten Systems der künstlerischen Ausbildung und der öffentlichen Kunstausstellungen. Weder in England noch in Deutschland noch in Italien waren die Einschränkun-

10 Clement Greenberg, »Contribution to a Symposium«, in: ders., *Art and Culture*, London 1973, S. 125; »American-Type Painting«, ebd., S. 208–229.

gen so offenkundig und so streng. Ebenso ist es kein Zufall, daß insbesondere die französische Malerei zur treibenden Kraft in der Entwicklung der modernen Malerei wurde, denn nur diese Malerei verfügte über eine so lange und differenzierte akademische Ahnenreihe und einen Reichtum an Genres, der solche Unterscheidungen innerhalb – und schließlich auch außerhalb – des Systems hervorbringen konnte.

Ebenso verhält es sich mit dem, was die »Ideologie« der Moderne genannt werden kann. Hier läßt sich mit der gleichen Gewißheit nachvollziehen, wie künstlerische Konzepte, die im Pariser Milieu gepflegt wurden, im Laufe einer mehr als hundertjährigen Entwicklung aufgegriffen und verändert wurden. Schon 1835 hatte Théophile Gautier im Vorwort zu *Mademoiselle de Maupin* erstmals das Grundprinzip der »l'art pour l'art« skizziert und die Figur des Dandy dem Projekt der Moderne eingeschrieben. Um seine Botschaft zu unterstreichen, daß die Kunst frei von aller Nützlichkeit und daher letztlich nicht an die Regeln der bürgerlichen Moral gebunden sein soll, berief sich Gautier auf die nicht zweckgebundene, transzendentale Bildsprache der Theologie. Gautiers Vermächtnis läßt sich nicht nur in der Haltung eines Fin-de-siècle-Ästheten wie Oscar Wilde erkennen, sondern auch in den Schriften eines Philosophen des 20. Jahrhunderts wie Theodor Adorno, wo er das Werk des Dichters Stefan George verteidigt, das er »asozial« nennt und dessen Verhältnis zur spätbürgerlichen Gesellschaft er mit dem Begriff der »bestimmten Negation« charakterisiert.[11] Ein analoger Prozeß ist in der bildenden Kunst zu beobachten, wenn wir feststellen, wie in der Folge des Impressionismus die Ablehnung alltäglicher Sujets die Bewegung hin zur Abstraktion auslöste und sich dabei auf die Tradition der religiösen Malerei berief. Maurice Denis schrieb 1890: »Bevor ein Gemälde ein Schlachtpferd, ein weiblicher Akt oder eine Art Erzählung ist, ist es essentiell eine ebene Fläche, die mit Farben bedeckt ist, welche in einer bestimmten Art angeordnet sind.«[12] Mit dem expliziten Rückgriff auf religiöse Motive (Abb. 7) und auf das, was er als die byzantinische Tradition bezeichnete, nahm er die »formale Revolution« eines Malewitsch vorweg, dessen Vorstellung von einer »mit Farben bedeckten ebenen Fläche« auf dem Weg über die Ikone zur reinen Abstraktion führte.

In verschiedenen, ähnlich komplexen Hinsichten begünstigte die Pariser Moderne die Verbreitung der modernen Kunst in andere Zentren, wo dann lokalspezifische Unterscheidungen genutzt werden konnten, um ihrer Botschaft Kraft zu verleihen. Als Harold Rosenberg 1940 vom »Fall von Paris« schrieb, war er sich offensichtlich darüber im klaren, daß New York zu einem Zentrum der modernen Kunst aufzusteigen begann – wozu auch Duchamp, als er im Frühjahr 1917 die Identität von R. Mutt annahm, das Seine beigetragen hatte. Es liegt kein Widerspruch darin, die Internationalität der Moderne zu begrüßen und zugleich auf die kulturellen Umstände zu verweisen, denen sie ihre einzigartige Potenz verdankt. Wenn wir in dieser Ausstellung zahlreiche verschiedenartige, nach Kategorien geordnete Werke als Meilensteine der modernen Kunst sehen, sollten wir daran denken, daß nicht nur die Kunstwerke, sondern auch das gesamte Konzept einer solchen Ausstellung historisch vorgeprägt ist.

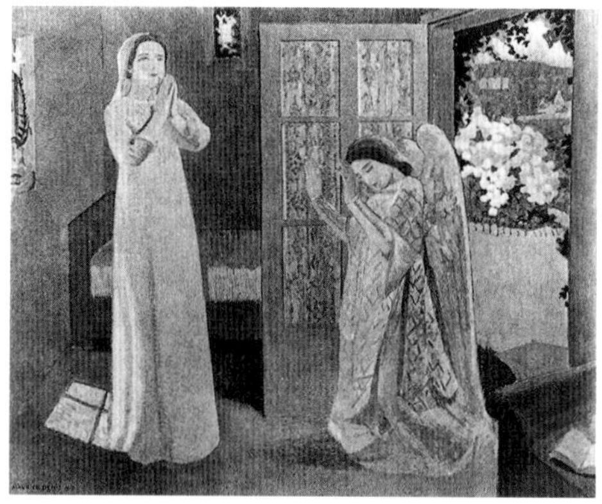

Abb. 7 Maurice Denis, *Verkündigung an Maria*, 1913. Musée National d'Art Moderne, Centre Georges Pompidou, Paris

11 Theodor Adorno, »George und Hofmannsthal. Zum Briefwechsel«, in: ders., *Prismen*, Frankfurt a.M. 1955, S. 281f.

12 Maurice Denis, *Théories 1890–1910. Du symbolisme et de Gauguin vers un nouvel ordre classique*, 4. Aufl., Paris 1920, S. 1.

BEAT WYSS

Die zwei Utopien

Ernst Blochs Untersuchung zum »Prinzip Hoffnung«[1] unterscheidet zwei Grundtypen der Utopie: die Utopie von Freiheit und die von Glück. Ihnen entsprechen die Idee des autonomen Subjekts und die Idee der berechenbaren Vollendung des Menschengeschicks. Die beiden Versprechen an den Menschen stören sich gegenseitig – nicht zuletzt, weil sie phasenverschoben in die Geschichte eintraten. Die Idee der berechenbaren Vollendung des Menschengeschicks begleitet als politischer Traum die ganze Neuzeit: von Thomas Morus über Francis Bacon zu Charles Fourier und Karl Marx. Die Mystik der Rationalität, wie sie Mondrian entwickelte, beruft sich auf die »Ethica more geometrico« Spinozas. In der klassischen Moderne wirkt der barocke Optimismus, in der besten aller möglichen Welten zu leben. Der Glaube an die erzieherische Wirkung der »guten Form« ist verankert im Sensualismus des 18. Jahrhunderts; der Glaube an die technische Herstellbarkeit des Glücks in der Theodizee. »Der Ingenieur, beraten durch das Gesetz der Sparsamkeit und begleitet durch Berechnungen, versetzt uns in Einklang mit den Gesetzen des Universums. Er erreicht die Harmonie.«[2] Wie Leibniz war Le Corbusier der Ansicht, daß der Mensch die Fähigkeit besitze, das große Uhrwerk der Schöpfung verstehend nachzubauen.

Der »wissenschaftliche Sozialismus« ist der letzte in der Traumkette der Neuzeit, in der auch Tommaso Campanellas »Sonnenstaat« aufging – eine Utopie, geschrieben von einem lebenslang eingekerkerten, gefolterten, inbrünstig hoffenden Dominikanermönch, der durch die Mauern seines Neapler Gefängnisses den real existierenden Absolutismus in Frankreich vorausschrieb. Auch der real existierende Sozialismus sproß aus Verliesen: Die Utopien sind Nachtschattengewächse, die zwischen Hunger, Schlägen und Skorbut aufwachsen. Deshalb aber schmecken die Früchte immer wieder nach dem furchtbaren Humus, auf dem sie heranreiften. Der real existierende Sozialismus liegt dem Planetenmodell des barocken Königtums näher als der Küste der Vereinigten Staaten von Amerika. Dorthin wurde die Idee des freien Individuums, des zweiten Versprechens der Moderne, verschifft. Diese Utopie ist jünger: Sie entfaltet sich in der Aufklärung des 18. Jahrhunderts, erhält ihren politischen Umriß in der US-amerikanischen Erklärung der Menschenrechte von 1776 und ihren Kampfplatz in der Französischen Revolution von 1789. Es wurde kein Sieg daraus. Die Geschichte des modernen Individuums ist ein Leidensweg. Das selbstbewußte gesellschaftliche Subjekt mit seinem Drang nach Freiheit wurde von der älteren Utopie, der Menschheitsbeglückung, stets mit großen Phrasen angeheuert, auf Barrikaden gedrängt und schließlich, um die Früchte des Aufstands geprellt, wieder in die Zwangsjacke eines angeblichen Gesamtwohls gesteckt.

Zur exemplarischen Figur für diesen Konflikt wurden die Künstler und Intellektuellen. Die Frage nach ästhetischer Autonomie und dem Dienst an der Gesellschaft gehört zu den Hauptproblemen moderner Kultur. Die reale Machtlosigkeit der Künstler ließ nur zwei Möglichkeiten zu: die Identifikation mit einem idealen Weltentwurf oder den polemischen Verzicht auf Nützlichkeit überhaupt. So stellte sich der deutsche Romantiker in

1 Ernst Bloch, *Das Prinzip Hoffnung*, 3 Bde., Frankfurt a.M. 1982.
2 Le Corbusier, *Ausblick auf die Architektur*, Berlin, Frankfurt a. M. und Wien 1963, S. 21.

den Dienst der Wiederkunft von Kaiser Barbarossa, während die Dandies in Paris und London jenseits von guter Gesellschaft und Moral sich zum Bösen ermächtigten. Das Bauhaus sah sich als Herold eines technischen Paradieses im 20. Jahrhundert, während gleichzeitig die Zellen der Dada-Bewegung Revolten der Zweckfreiheit vom Zaun brachen.

Die Geschichte der Moderne ist eine Geschichte der verratenen und der bestraften Künstler. Während der anarchische Selbstversuch mit Unterdrückung bezahlt wurde, geriet die künstlerische Identifikation mit politischen Idealen in Widerspruch zu deren realer Umsetzung. Ästhetische Utopien verdarben in der politischen Praxis. Die romantische »Einheit deutscher Zunge« endete mit einem großmäuligen Kaiser, die Poesie der Maschine in der Prosa der Umweltzerstörung. Die verwirklichte Utopie verleumdete in ihrer Banalität zuletzt die Unschuld ihrer künstlerischen Propheten.

Das freieste Klima für die Entwicklung der modernen Kunst bot Paris. Nachdem die Wunden der Niederlage gegen die Deutschen und der zerschlagenen Commune von 1871 vernarbt waren, entwickelte sich die Stadt um die Jahrhundertwende zur Metropole der Kultur – ein Anspruch, der durch drei Weltausstellungen wirkungsvoll in Szene gesetzt wurde. Hier entfaltete sich für ein halbes Jahrhundert, vom Impressionismus bis zum Kubismus, die hedonistische Linie einer Kunst, die sich politisch nicht vereinnahmen und festlegen ließ.

Doch schon mit dem Surrealismus stellte sich erneut die Frage des Verhältnisses zur Macht. Vor dem Hintergrund der wirtschaftlichen und politischen Krise der zwanziger Jahre entfesselte sich die Debatte, ob »Revolution« Sache der Kunst oder Sache der Politik sei. Sollten sich die Surrealisten dem kleinbürgerlichen Kunstbegriff der Parti Communiste unterwerfen? Oder galt Trotzkis Devise, wonach die Partei der Kunst keine Vorschriften zu machen habe? Diese Fragen erschütterten Ende der zwanziger Jahre die Kreise der Pariser Intelligenz. Im Feld der Kunst, als einer verkehrten Welt, hatte der Trotzki-Freund Breton die Machtfrage für sich entscheiden können, indem er als Generalsekretär des Surrealimus den Stalin-Hörigen Aragon 1932 von der Gruppe ausschloß.

In Frankreich konzentrierte sich das Kulturleben auf Paris, wo der Geist – ein Vermächtnis der Commune – von links wehte. Im föderalistischen Deutschland war die Ausrichtung nicht so eindeutig. In das politische Denken der deutschen Künstlerinnen und Künstler mischte sich nicht selten ein Anflug von provinziellem Idealismus. Das Verhältnis zu Paris war in den Kreisen der deutschen Avantgarde zwiespältig; die offizielle Ideologie vom Erbfeind Frankreich war an vielen Intellektuellen nicht spurlos vorübergegangen. Die Expressionisten empfanden sich dem »nordischen« Deutschland verbunden, einem Land der »Kultur« von faustischem Tiefsinn. Solches Selbstbild entwarf sich vor der Negativfolie Frankreich – einem Land, in dem die typisch romanische Oberflächlichkeit, die geschliffene »Zivilisation« den Ton angäbe.

Gewiß gab es auch linke Künstlerinnen und Künstler unter den Deutschen. Einige von ihnen wanderten in die Sowjetunion aus. Der Enthusiasmus bekam ihnen schlecht. Während Hannes Meyer, der ehemalige Bauhausdirektor, mit einem blauen Auge davonkam, starb Heinrich Vogeler, der ehemalige Worpsweder Künstler, in einem Lager. Im Sinne von Orwells »großem Bruder« mißtraute Stalin seiner unberufenen Gefolgschaft. Die Kommunisten aus dem westlichen Ausland drohten den Virus der Aufklärung einzuschleppen und mußten liquidiert werden. Oskar Schlemmer gehört zu den eher apolitischen Idealisten und teilt damit das Schicksal einer Mehrzahl deutscher Künstlerinnen und Künstler, die mit ihrem Werk hochfliegende Pläne verbanden und dabei in das Schußfeld der Grabenkämpfe zwischen linker und rechter Ideologie gerieten.

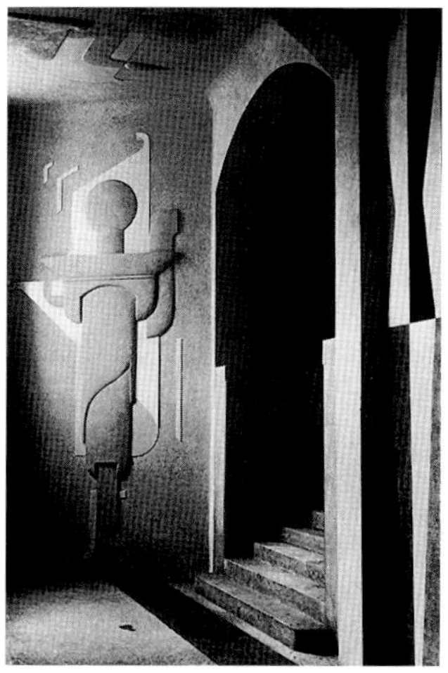

Abb. 1 Oskar Schlemmer, Wandgestaltung im Werkstattgebäude des Bauhauses in Weimar, Blick auf linkes Eingangsrelief, 1923 (1930 zerstört). Photo: Nachlaß Schlemmer

Künstlerische Totalität und totalitäre Politik – Der Fall Schlemmer

Wie viele seiner Generationsgenossen zog Schlemmer mit patriotischer Hochstimmung in den Ersten Weltkrieg. Sein Kriegstagebuch blendet den Kriegsalltag weitgehend aus. Schlemmer schreibt seine Gedanken über Kunst auf und gibt Rechenschaft über seine Lektüren: Sören Kierkegaards *Krankheit zum Tode* und *Entweder-Oder,* Jean Pauls *Siebenkäs,* Nietzsches *Antichrist,* Thomas Manns *Tod in Venedig,* Oscar Wildes *Bildnis des Dorian Gray* verschlingt er, während an der Front sich die Katastrophe abzeichnet.

Im Herbst 1916 wurde Schlemmer der Feldvermessung zugeteilt, wo er Flugbilder auszuwerten hatte. Das war eine Aufgabe, die ihn künstlerisch hoch inspirierte. Die Landschaftsaufnahmen von den Aufklärungsflugzeugen zeigten Bilder, die in ihrer Flächenhaftigkeit an abstrakte Kompositionen erinnerten: »Ich führe Kampf gegen meine Renaissancelinie. Das Kampfmittel? Strenge, Form, Fläche, Formen des Neuen«, schrieb er ins Tagebuch.[3] Während der Künstler im Kantonnement um neue Ausdrucksmittel rang, warfen Flugzeuge ihre Granaten über den offenen Städten ab und erstickten die Soldaten zu Tausenden am Senfgas. Im Rückblick, betrachtet vom Standpunkt eines fernen Nachgeborenen, ist es natürlich leicht, sich über die Ahnungslosigkeit zu wundern, mit der die Intellektuellen in das furchtbare Abenteuer hineingestolpert waren. Und sie stolperten weiter, zunächst ganz lustig, in die zwanziger Jahre, die das Prädikat »golden« allenfalls für die erste Hälfte verdienen.

Schlemmer wurde 1921 an das Bauhaus in Weimar berufen. Hier stilisierte er das dadaistische Künstlerfest zum *Triadischen Ballett.* Den Studenten, die sich seit dem Umzug des Bauhauses 1925 nach Dessau zunehmend radikalisierten, kamen Schlemmers Produktionen zu harmlos daher. Die tonangebenden Studentenvertreter waren Mitglieder der KPD, die eine Politisierung der Bühne anstrebten. Schlemmer weigerte sich, diesen Kurswechsel mitzumachen, und verließ die Schule 1929 zusammen mit dem Direktor Walter Gropius. Gropius ging in die Vereinigten Staaten, Schlemmer nach Breslau.

Das politische Gerangel im Bauhaus wurde bald von höherer Warte beendet. In Thüringen hatte die NSDAP schon 1929 die Landtagswahlen gewonnen. Unter dem Innen- und Volksbildungsminister Wilhelm Frick wurde Paul Schultze-Naumburg Direktor der Hochschule für Handwerk und Baukunst in den ehemaligen Räumen des nach Dessau verlegten Bauhauses. Noch vor Beginn des Wintersemesters 1930 ließ er die Wandgestaltung Schlemmers im Werkstattgebäude zerstören (Abb. 1). Schlemmer war somit unter den ersten, die den nationalsozialistischen Bildersturm zu spüren bekamen. Es gehört zu den Begriffsverwirrungen damaliger Propaganda, daß die Arbeit eines Künstlers, den die marxistische Studentenschaft aus dem Bauhaus geekelt hatte, nun beseitigt wurde unter dem Motto: »Kampf gegen marxistische Verelendung«.[4]

Jetzt wurde es eng. Eine Schlemmer-Retrospektive im März 1933 im Württembergischen Kunstverein Stuttgart mußte vor der Eröffnung abgehängt werden, da anonyme Anrufer massive Störungen gegen die Ausstellung eines »Kulturbolschewisten« angekündigt hatten. Schon im Winter war Schlemmers neue Lehrtätigkeit an den Berliner Vereinigten Staatsschulen abgewürgt worden. In der Akademie war ein Plakat aufgetaucht mit dem Aufruf: »Meidet diese Lehrer!« Gemeint waren Schlemmer, Karl Hofer, Emil Rudolf Weiß, César Klein und Ludwig Gies, die als »destruktive, marxistisch-jüdische Elemente« gebrandmarkt wurden.[5] Nach Ablauf des Semesters kam die Entlassung. Schlemmer beschwerte sich beim Ortsgruppenleiter der NSDAP. An Minister Goebbels schrieb er einen Protestbrief, in dem er die Soldatenehre der Avantgarde beschwor, die am Ersten Weltkrieg freudig teilgenommen hatte:

3 Oskar Schlemmer, *Briefe und Tagebücher,* hrsg. v. Tut Schlemmer, München 1958, S. 45.
4 Zit. nach Karin v. Maur, *Oskar Schlemmer – Band I: Monographie,* München 1979, S. 232.
5 Zit. nach v. Maur, ebd., S. 234.

> Wir zogen für die Ideale der Kunst, aus echter Begeisterung für eine große Sache, in den Krieg! Im Namen meiner gefallenen Kameraden protestiere ich gegen die Diffamierung ihres Wollens und ihrer Werke, soweit sie sich in Museen befinden und heute geschändet werden sollen.

Er schloß mit einem Gedanken, der ebenso ehrlich wie naiv und gefährlich war:

> Die Künstler sind im Grunde ihres Wesens unpolitisch und müssen es sein, weil ihr Reich von einer anderen Welt ist. Es ist immer die Menschheit, die sie meinen; das Totale, mit dem sie verbunden sein müssen.[6]

Der Künstler glaubte zu diesem Zeitpunkt noch, sein Traum von kultureller Totalität böte eine Alternative zur totalitären Praxis der Politik. Schlemmers Utopie war nicht demokratisch im liberalen Sinne; ihm schwebte ein Staat vor, der als Gesamtkunstwerk von Künstlern weitgehend mitgestaltet würde. Sein am 22. August 1933 in der *Deutschen Allgemeinen Zeitung* veröffentlichter »Appell in Sachen Kunst« beschwört den »Versuch einer *Staatskomposition* größten Stils mit allen Kennzeichen der Thematik und des Aufbaus, die wir Künstler von unserem beschränkteren Wirkungsbereich nur allzugut kennen«. Vorbild für eine »Wiedervereinigung von Kunst, Staat und Volk« sind ihm die theokratischen Kulturen Ägyptens und Babylons.[7]

Der Artikel war eine Antwort auf die Rundfunkrede »Der neue Staat und die Intellektuellen« von Gottfried Benn, der die Avantgarde polarisiert hatte. Ein Lyriker rechtfertigte die Bücherverbrennungen! Benn bekannte sich offen zur nationalsozialistischen Bewegung und verdammte jene Kulturschaffenden, die nach Geistesfreiheit riefen; Schwächlinge seien sie, Epigonen eines überzüchteten Liberalismus. Diese Überbleibsel einer bürgerlichen Epoche würden nun von der kraftvollen politischen Bewegung weggefegt. Benn rief die Intellektuellen auf, sich dem »Joch und neuen Gesetz« zu beugen. Die Rede schloß mit einem Bekenntnis zu Hitlers »totalem Staat«.[8] Schlemmer antwortete Benn in einem langen Brief, worin er dem Dichter die spießige Kunstpolitik der Nazis vorhielt.[9] Schlemmer war nicht gegen Stärke und Strenge: Maßstäbe, nach denen sich auch sein eigenes Werk richtete. Wenn das neue Regime wenigstens richtige »Revolutionäre« an die Stelle der entlassenen Lehrer in den Akademien berufen hätte. Es kamen aber nur »Kitschiers« und Vertreter eines neusachlichen Biedermeier, in deren »ledernem Akademismus« nicht der Hauch jener erträumten »Staatskomposition größten Stils« zu erkennen war. Schlemmers Sorge galt der Kunst, das politische Programm der Nazis kam kaum zur Sprache.

Eine Zeitlang glaubte er, das Blatt würde sich kulturpolitisch wenden. Mit Interesse verfolgte er die Aktivitäten des NS-Studentenbundes unter Fritz Hippler, der die »Schreckenskammern« für »entartete Kunst« ablehnte und sich für den Expressionismus einsetzte. Ein Hoffnungsschimmer war Schlemmer auch die Hamburger und Berliner Ausstellung der italienischen »Aeropittura« im Frühjahr 1934 unter Mussolinis Patronat. An seinen Bruder Willy schrieb er: »Hilfestellung bilden die italj. Faschistenmaler, die ehem. Futuristen. Aber es ist halt nicht alles wie in Italien, wo es ja auch keine Judenhetze gibt.«[10]

Im Jahr 1934 nahm Schlemmer an einem Wettbewerb zur Ausgestaltung des Kongreßsaals im Deutschen Museum München mit einem Wandmosaik teil. Vorgeschrieben war die Darstellung vom »Heereszug der blonden Völker«. Vom Entwurf Schlemmers sind noch einige Skizzen enthalten: Für die Längsseiten des Saals zeichnete er einen dichtgedrängten Zug von Menschen, die Kopf an Kopf, in geordneten Kolonnen, auf die Stirnseite zuschreiten, wo die Lichtgestalt eines Jünglings erscheint (Abb. 2). Schlemmer kam dem herrschenden Kunstgeschmack entgegen, indem er die Figuren in einem eher kon-

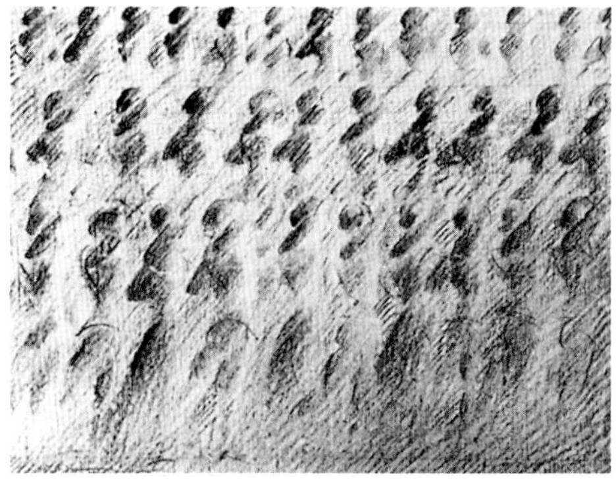

Abb. 2 Oskar Schlemmer, Entwurf für den Wettbewerb zur Ausgestaltung des Kongreßsaals im Deutschen Museum München (Studie), 1934. Archiv und Familiennachlaß Oskar Schlemmer, Badenweiler

6 *Briefe und Tagebücher* (Anm. 3), S. 309.
7 Zit. nach v. Maur (Anm. 4), S. 242.
8 Gedruckt am 25. April 1933 in der *Berliner Börsenzeitung*; zit. nach *Gottfried Benn. Gesammelte Werke*, hrsg. v. Dieter Wellershoff, Wiesbaden 1968, S. 1004–1013.
9 Datiert 22. Oktober 1933; siehe *Briefe und Tagebücher* (Anm. 3), S. 315 ff.
10 Zit. nach v. Maur (Anm. 4), S. 236.

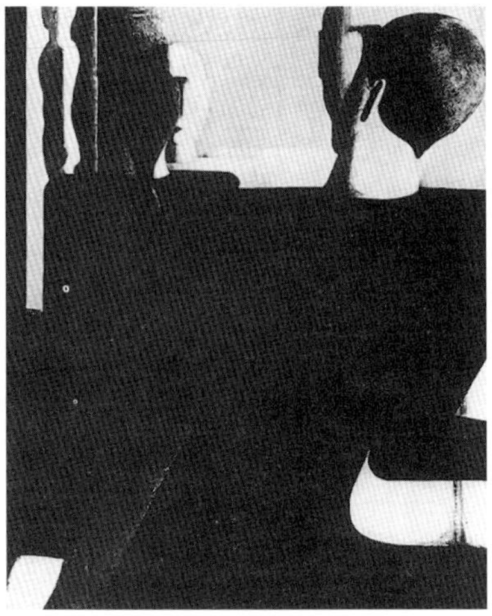

Abb. 3 Oskar Schlemmer, *Vorübergehender,* 1924/25. Verbleib unbekannt

ventionellen, klassizistischen Stil wiedergab. Es nützte nichts. Den Wettbewerb gewann Hermann Kaspar. Die Entwürfe des ehemaligen Bauhausprofessors wurden mit der Begründung zurückgeschickt, daß sie »nicht den Anforderungen entsprechen, die für eine so bedeutende Aufgabe gestellt werden müssen«.[11] Damit war einem Künstler der Avantgarde, so sehr er sich den Auftraggebern auch anzupassen glaubte, eine peinliche Demütigung zugefügt.[12] Seinen Kollegen gegenüber war er kompromittiert, denn der verschollene, vielleicht nachträglich vernichtete Entwurf enthielt ein Hakenkreuz, das möglicherweise über dem Haupt des Jünglings hätte prangen sollen. In einem Brief an Willi Baumeister verteidigte er die Darstellung des Hakenkreuzes:

> Ich habe allerdings das heutige Zeichen der Nation als Sonnenzeichen angewandt und mich bei der Arbeit … bei deren größtem Teil mir nicht peinlich war, in einem Schillerschen Idealismus bewegt. Ich stelle den »Heereszug der blonden Völker« dar (es hätte ca. 3000 Figuren ergeben) und es war etwas von der vielgenannten Volksgemeinschaft darin, auf deren Darstellung ich mir etwas einbilde, die ich in keinem Entwurf – als Idee – sonst vorfand und deren Themen (formal-künstlerisch) mich heute noch beschäftigen.

Schlemmer schloß mit der Bemerkung:

> Ich bin übrigens kuriert, nicht nur in der Erkenntnis, daß es gar nicht nötig ist, mit den Symbolen Schindluder zu treiben, sondern auch in der Hoffnungslosigkeit jeglichen Bemühens, weil wir nun einmal gezeichnet sind.[13]

Es gehört zum undurchsichtigen Stil nationalsozialistischer Kulturpolitik, daß Schlemmer 1936 noch in der offiziellen Hamburger Ausstellung *Malerei und Plastik in Deutschland* vertreten war, ausgerichtet innerhalb des kulturellen Rahmenprogramms der Berliner Olympiade. Im Jahr darauf hingen fünf Bilder von Schlemmer in der Münchner Schau *Entartete Kunst.* Wenige Wochen später folgte die nächste Schand-Ausstellung: *Bolschewismus ohne Maske* zeigte im Foyer der Berliner Kroll-Oper sein Gemälde *Vorübergehender* von 1924/25 (Abb. 3). In einem Brief an Gerhard Marcks schrieb Schlemmer: »Ich begreife den Zusammenhang dieses idealistisch-straffen Bildes mit der Tendenz dieser Ausstellung Bolschewismus = Judentum nicht«. Baumeister gegenüber beklagte er sich, »in einen Topf mit Stalin, Kerenski, Mördern, Räubern und Juden« geworfen zu werden.[14] Die wachsende Beachtung in den Vereinigten Staaten hätte eine Auswanderung begünstigt, doch Schlemmer war mit Frau und drei Kindern seßhaft geworden und zog sich in sein neues Heim im südbadischen Sehringen zurück. Ängstlich reagierte Schlemmer, als die New Burlington Galleries 1938 unter dem Titel *Twentieth Century German Art* drei seiner Werke ausstellten; er fürchtete Pressionen, da Hitler diese Londoner Gegendemonstration zur »Entarteten«-Ausstellung verärgert als Einmischung in die deutsche Kulturpolitik betrachtete.

Neben künstlerischen Auftragsarbeiten schlug sich Schlemmer als Flachmaler durch. Für den Stuttgarter Malermeister Albrecht Kämmerer fertigte er Tarnanstriche an. Nachdem er schon 1938 für die Lackfabrik Herberts in Wuppertal gelegentlich Objekte mit Lackmalerei dekoriert hatte, trat er dort ab August 1940 eine feste Anstellung an. Doch er fand sich nicht ab mit dieser Form angewandter Tätigkeit. Am 15. Dezember 1940 schrieb er:

> Wenn eines, so hätte ich 1933 verschwinden sollen, ins Ausland, wo mich keiner kennt, anstatt eben doch vor einem Forum des künstlerischen Gewissens das unwürdige Schauspiel des Verkaufs seiner Seele um ein paar Silberlinge zu geben. Werde ich dieses nagenden Gefühls jemals Herr werden? Ein Beispiel einer verantwortungsvollen Tat geben?[15]

Den robusteren, pragmatischen Jugendfreund Willi Baumeister, der ihn nach Wuppertal vermittelt hatte, betrachtete er mit einem gewissen Neid. Schlemmer, in den zwanziger

11 Nach einem unveröffentlichten Tagebucheintrag von Schlemmer; zit. nach v. Maur, ebd., S. 250.
12 Karin v. Maur verteidigt den Künstler mit dem Hinweis, dieser habe aus Verantwortungsgefühl gehandelt, indem er versuchte, »diesen Staat, der ihn entlassen und ausgeschaltet hatte, an seine humanistische Tradition zu erinnern und von der Notwendigkeit einer freien, nur ihren eigenen bildnerischen Gesetzen verpflichteten Kunst zu überzeugen.« Siehe v. Maur, ebd., S. 250f.
13 Den Brief vom 27. Dezember 1935 hat Tut Schlemmer nicht in die Publikation der Tagebücher aufgenommen. Hier ist er zitiert nach René Hirner-Schüssele, *Von der Anschauung zur Formerfindung. Studien zu Willi Baumeisters Theorie der modernen Kunst,* Worms 1990, S. 103.
14 Zit. nach v. Maur (Anm. 4), S. 238.
15 *Briefe und Tagebücher* (Anm. 3), S. 382.

Jahren der Erfolgreichere, der eine Karriere als Akademieprofessor in Weimar, Dessau, Breslau und Berlin aufzuweisen hatte, empfand sich gegenüber dem bodenständigen Schwaben unterlegen. Baumeister, der als Abstrakter mit Farbtechniken experimentierte, konnte die angewandte Tätigkeit in der Lackfabrik besser für sein eigenes künstlerisches Werk nutzen. Schlemmer hingegen betrachtete sich als »Naturmaler« und sah in der Abstraktion die Gefahr des Unverbindlichen. »Ich bin antisurreal, pro Seurat und Verwandtem.«[16]

Die Umsetzung von optischen Eindrücken blieb Ausgangspunkt für Schlemmers Malerei. Ab Frühjahr 1942 entstanden seine Fensterbilder. Sie geben Blicke aus einem Fenster im Dachgeschoß in die Nachbarfenster am Abend, jeweils kurz vor der Kriegsverdunkelung. Schemenhaft sind da zu sehen: ein gedeckter Tisch, eine vorüberhuschende Gestalt, der Schatten eines Möbels hinter zugezogenen Gardinen (Abb. 4). Die Fensterbilder bieten eine Form der Abstraktion, erzeugt durch den unverwandten Blick auf eine kontingente Realität. Sie sind ergreifendes Dokument eines Modernen, dessen leerer Blick aus dem engen Winkel eines Dachfensters starrt, in die Welt dort draußen, die ihn entlassen hat.

Ein Zitat von Rilke, »Die Kunst nicht für eine Auswahl aus der Welt zu halten, sondern für deren restlose Verwandlung ins Herrliche hinein …«, ist der letzte Eintrag Schlemmers in sein Tagebuch[17]; er starb am 13. April 1943.

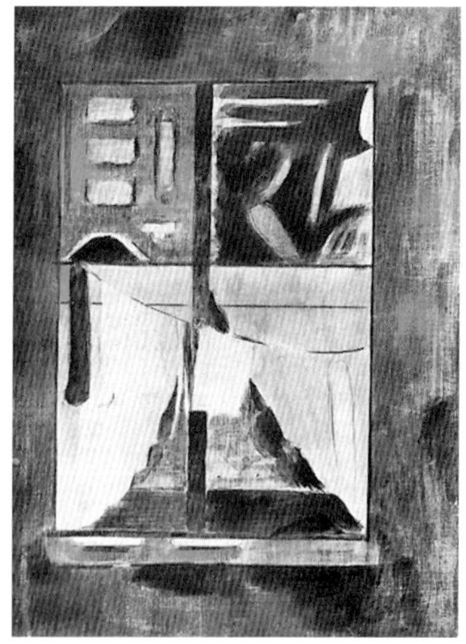

Abb. 4 Oskar Schlemmer, *Am Fenster, Fensterbild IX*, 1942. Von der Heydt-Museum, Wuppertal

Marshallplan der Moderne

Schlemmer vertritt den Künstlertyp des zutiefst Unpolitischen, aber von hohem künstlerischem Sendungsbewußtsein Durchdrungenen. Wer am Bauhaus an der neuen Gestaltung der Gesellschaft gewirkt hatte, konnte sich nicht abfinden mit der Lage eines Angestellten in einer Lackfabrik, obwohl deren Besitzer, von der Anthroposophie beeinflußt, durchaus ideelle Absichten hegte. Dr. Herberts übersetzte den Bauhausgedanken einer Versöhnung von Kunst und Technik in die Verhältnisse eines mittelständischen Unternehmens. Was für Schlemmer nur lästige Auftragsarbeit war, trug die Merkmale einer Kunst, die in der Nachkriegszeit beherrschend wurde. Zusammen mit den Lacktechnikern des Betriebs entwickelte der Künstler ein Tropfgerät, das die Farbe über eine trichterförmig verengte Glasröhre auftrug. Deutsche Kunsthistoriker haben darin eine Vorwegnahme des »Dripping« gesehen. Experimente mit der Farbe und deren materieller Textur führten bereits über Tachismus und Informel hinaus. Die Lacktafeln, um 1940–1941 für das unveröffentlicht gebliebene Buchprojekt *Modulation und Patina* entstanden (Abb. 5), hätten neben Objekten der Zero-Gruppe von 1960 bestehen können. Das industrielle Verfahren rückt Schlemmers Farbversuche in die Nähe von Abstraktem Expressionismus und Minimal Art. Die Lacktafeln waren »non relational«: Die Farbe wurde über eine Apparatur ohne Entwurf direkt aufgetragen, während die französischen Tachisten ihre spontane Handschrift noch sorgfältig komponierten und von der Skizze auf die Leinwand übertrugen. Europäisch bleibt allerdings das Format der Lacktafeln mit ihren bescheidenen 29 x 20 Zentimetern. Schlemmers Tod und die zurückflutenden Wellen des Kriegs verhinderten, daß sein *Lackkabinett* ausgeführt wurde: ein begehbarer Versuchsraum der Firma, 3,30 Meter breit, 4,50 Meter lang und 2,80 Meter hoch, ausgekleidet mit Lacktafeln an den Wänden und der Decke (Abb. 6). Der Raum hätte als erste Minimal-Installation in Wuppertal Kunstgeschichte machen können.

Schlemmer selbst konnte das Vorausweisende in seinem Spätwerk nicht würdigen, da sein Kunstbegriff noch von Kandinskys »Geistigem in der Kunst« durchdrungen war. Er

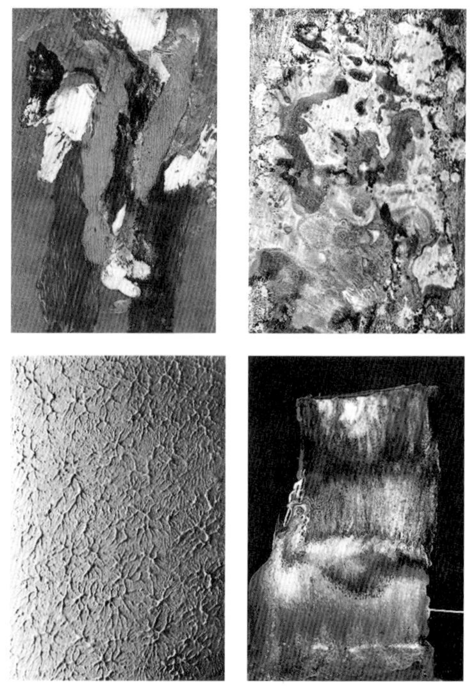

Abb. 5 Oskar Schlemmer, Lacktafeln für *Modulation und Patina*, 1940/1941. Sammlung Kurt Herberts, Wuppertal

16 Ebd., S. 394.
17 Ebd., S. 406.

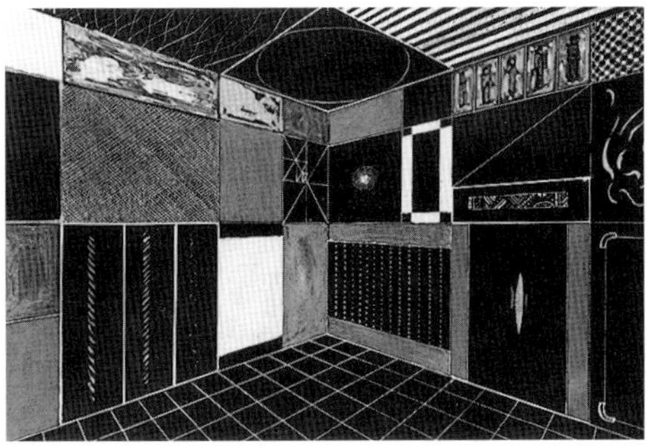

Abb. 6 Oskar Schlemmer, Entwurf für das *Lackkabinett*, 1941. Von der Heydt-Museum, Wuppertal

scheiterte am hochfliegenden Anspruch der europäischen Avantgarde, die den Graben zwischen Kunst und Leben mittels Kunst beseitigen wollte. Die industrielle Produktion sollte durch künstlerische Eingriffe ihrer Trivialität enthoben und veredelt werden. Doch die Wuppertaler Lackfabrik lieferte auch das Material für Tarnanstriche zum Schutz vor den alliierten Bombergeschwadern. Die Begeisterung für Industrie und Technik wich einer großen Enttäuschung angesichts des Kriegs, der die futuristischen Manifeste in der entsetzlichen Banalität der Zerstörung übertraf. Industrie und Technik waren ihres utopischen Potentials entzaubert, ohne daß sich ein pragmatisches Verhältnis eingestellt hätte. Das Europa der Nachkriegszeit war beherrscht von der Zivilisationskritik: konservativ gefärbt bei Heidegger, progressiv bei Adorno. Kunst war Kompensation für die zweckrational zugerüstete Welt. Die abstrakten Künstler gaben ihren Bildern die Titel düsterer Helden aus dem Alten Testament und dem Gilgamesch-Epos; Fluxus spielte ironisch mit den Abfällen der Industrie; Beuys bastelte an einer esoterischen Gegentechnologie.

Die Europäer erlebten die Industrialisierung im Schatten einer Kriegsproduktion, die in die Niederlage führte. Die Amerikaner hingegen erlebten sie im Zeichen des Sieges. In der Konsumproduktion triumphierte ihre Industrie und Technik als unwiderstehlicher Way of Life. Dem spirituellen Erbe der klassischen Moderne erteilte die US-amerikanische Kunst eine Absage. Sie verhielt sich pragmatisch zur Technik. Der Höhepunkt war mit der Pop Art vollzogen: der kreativen Bestätigung von allem, was unter den Bedingungen der industriellen Zivilisation der Fall ist. Die Einheit von kulturellem Anspruch und industrieller Realität gelang unter Verzicht auf einen idealistischen Erziehungsanspruch durch die Kunst. Die Künstler betrachteten sich schlicht als kreative Anwender und Interpreten industrieller Produkte. Pollock malte mit Autolack, Artschwager benutzte Vinyl, Warhol reproduzierte das Bild der Warenwelt.

Seit den späten fünfziger Jahren eroberte die Kultur der USA den alten Kontinent. Europa hatte bewiesen, daß es aus eigener Kraft die Ideen der Aufklärung nicht umsetzen konnte, sondern an deren fataler Dialektik erstickte. Ohne das Biotop USA wäre die Aufklärung vielleicht eingegangen; vielleicht wäre ein präkolumbisches Europa heute ein verkrustetes, verzanktes Staatengebilde altstalinistischer, technofaschistischer und gerontoklerikaler Karikaturen auf Jean-Jacques Rousseaus »Sozialvertrag«. Der Wiederaufbau Europas nach dem Zweiten Weltkrieg darf nicht darüber hinwegtäuschen, daß die politische, militärische und moralische Katastrophe einen irreparablen Einbruch nach sich zog: Mit dem Eurozentrismus war es vorbei. Die politische Landschaft, von der die sogenannte Entdeckung der Erde ausgegangen war, hatte in zwei Weltkriegen die kolonisatorische Gewalt gegen sich selbst gerichtet.

Die Ideen der Aufklärung gediehen jenseits des Atlantiks und wurden von dort nach 1945 wieder eingeflogen mit den Rosinenbombern im Takt des Marshallplans. Aufgeklärte Konservative wie Nelson A. Rockefeller finanzierten Ausstellungen US-amerikanischer Künstler in Europa. So wurde der Abstrakte Expressionismus kulturpolitisch aufgeladen zum Bekenntnis individueller Freiheiten in der Demokratie. Eines ist gewiß: Die historische Avantgarde war nicht besonders demokratisch eingestellt. Schlemmers »Appell in Sachen Kunst« ist nur ein Beispiel dafür, daß die Modernisten ihr Werk als Stiftung eines gesellschaftlichen Gesamtkunstwerks verstanden; von Volksabstimmungen und parlamentarischen Ausschüssen wäre der große Wurf nur zerredet worden. Der klassischen Moderne war Kunst eine Königsdisziplin; ihre Meister sollten eine aufgeklärte Politik im Sinne der Menschheitsbeglückung gestalten wie die Philosophen in Platons idealem Staat.

Diese ältere, absolutistische Utopie verlor im amerikanisierten Westen ihre Geltung. Der Anspruch auf Kunstherrschaft wurde aufgegeben. »Kunst ist Kunst. Alles andere ist alles andere«, sagte Ad Reinhardt. Die Künstler hatten den Glaubenskampf um die Erneuerung der Menschheit an die Realpolitik verloren. Die kulturpolitische Missionierung im Geist der Pax Americana forderte von der Alten Welt eine Kurskorrektur der Aufklärung, die weniger die Gleichheit als die Freiheit betont, weniger den Gemeinwillen als »the pursuit of happiness« – jene liberale Variante der Aufklärung, die, statt auf die zentrale Kontrolle erleuchteter Machthaber, auf den Wettbewerb der Egoismen setzt.

Die Amerikanisierung der Kultur begünstigte denn auch eine neue Rezeptionsästhetik in der Kunst: die Wendung zum Subjekt. In Europa dominierte dabei der Künstler, der als Subjekt der Produktion seine Empfindungen seismographisch ausdrückte oder als Spuren »individueller Mythologie« versammelte. In den Vereinigten Staaten hingegen rückte das Subjekt der Betrachtung ins Zentrum der Kunst. Die großen Bildformate Barnett Newmans, die sperrigen Stahlplatten Richard Serras fordern die Wahrnehmung heraus. Der Künstler ist ein stellvertretender Betrachter der Welt, der seine Beobachtungen an das Publikum weitergibt. Seine Verfahren bieten eine grobkörnige Vergrößerung dessen, was die technisch aufbereitete Welt uns in kunstloser Form je schon zu sehen gibt. Auch in dieser Hinsicht sind Schlemmers Fensterbilder vorausschauend.

So hat die Kunstgeschichte des 20. Jahrhunderts einen Januskopf. Das eine Gesicht schaut zurück auf den Höhepunkt und Niedergang der klassischen Moderne, die von der Utopie einer künstlerischen »Staatskomposition« geträumt hatte. Das andere Gesicht schaut voraus in eine weltweit sich ausbreitende Popkultur, in der sich die Aufklärung dereguliert.

BORIS GROYS

Der Wille zum Totalen

Die Kunst, die in den dreißiger und vierziger Jahren in den Ländern, die damals unter totalitärer Herrschaft standen, wie die Sowjetunion, Deutschland oder Italien, offiziell gefördert und gefeiert wurde, bleibt bis heute für das modernistisch erzogene ästhetische Bewußtsein suspekt und entzieht sich einer üblichen Einordnung in die Kunstgeschichte des 20. Jahrhunderts. Man findet die »totalitäre« Kunst kaum in den heutigen Kunstmuseen. Man behandelt ihre Autoren und Werke in der Regel nicht in derselben Sprache, die man sonst für die Auseinandersetzung mit der Kunst verwendet, vielmehr spricht man diesen Werken den Kunststatus ab. Damit bietet die offizielle Kunst der totalitären Länder ein seltenes Beispiel des wahrhaft unreduzierbaren Anderen im heutigen Kunstkontext, in dem ansonsten bekanntlich »alles möglich ist«. Erst in den letzten Jahren beginnt sich die Lage etwas zu ändern.

Die öffentliche Ächtung der totalitären Kunst hat sicherlich eine gewisse moralische Motivation, der schwer zu widersprechen ist. In allen totalitären Ländern wurde die Kunst in erster Linie als Propagandamittel für die jeweilig herrschende Ideologie benutzt – und die Künstler, die sich daran aktiv beteiligten, tragen sicherlich eine gewisse Verantwortung für das Wirken dieser Ideologien, das in vielerlei Hinsicht verheerend war. Allerdings haben die Ausschlußstrategien seitens der kanonisierten Kunstgeschichte in diesem Fall mehr ästhetische als ethische Gründe.

Viele führende Künstler des 20. Jahrhunderts haben ihre Nähe zu unterschiedlichen Varianten des Kommunismus oder des Faschismus verspürt und auch bekundet. Das hat ihrem Ruf kaum geschadet. Mehr noch: die Künstler der russischen Avantgarde, die für die Sowjetmacht aktiv geworben haben, wie auch die italienischen Futuristen, die ihre Loyalität gegenüber dem italienischen Faschismus demonstrierten, haben ihren verdienten Platz im kunstgeschichtlichen Kanon dieses Jahrhunderts bekommen. Das eigentliche Problem im Umgang mit der totalitären Kunst stellen die Werke dar, in denen scheinbar vormoderne oder antimoderne künstlerische Haltungen, d. h. Klassizismus, Realismus oder Naturalismus, ihren Ausdruck fanden. Man urteilt über eine politische Diktatur in der Regel nachsichtig, wenn sie die Kunstentwicklung beschleunigt. So ist man geneigt, den Tyrannen der italienischen Renaissance viele ihrer Untaten zu verzeihen, weil sie eine ästhetisch progressive Kunst gefördert haben. Dagegen verzeiht man den Tyrannen mit einem rückständigen Kunstgeschmack nichts und niemals.

So stellt sich die Frage nach der Bedeutung der totalitären Kunst doch vielmehr ästhetisch als moralisch. Es handelt sich letztendlich darum, wie eine bestimmte, von den totalitären Regimen der dreißiger und vierziger Jahre geförderte Ästhetik kunsthistorisch einzuschätzen ist. Oder anders ausgedrückt: die Frage ist, ob die totalitäre Kunst trotz allem der Geschichte der modernen Kunst in diesem Jahrhundert angehört. Entscheidend für eine solche Einschätzung ist vor allem die genaue Bestimmung dessen, was wir eigentlich meinen, wenn wir über das Totalitäre des Totalitarismus sprechen. Für unsere Zwecke genügt es festzustellen, daß trotz aller Unterschiede zwischen den einzelnen totalitären Staaten und jenseits aller möglichen und sehr vielfältigen Theorien des Totalitarismus eine entscheidende Gemeinsamkeit bestehen bleibt: Für den totalitären Staat stellt die gesamte Gesellschaft ein einziges, ungeteiltes, homogenes Operationsfeld dar. Das moderne politische Subjekt, das sich im totalitären Staat verkörpert sieht, will sich in bezug auf den Kontext seines Wirkens völlig frei fühlen. Das totalitäre Subjekt glaubt imstande zu sein, diesen Kontext in seiner Totalität zu jeder Zeit und in jedem gewünschten Sinn umgestalten zu können. Dieser Glaube ist allerdings extrem modern – und so kann auch die Kunst, die unter den von diesem Glauben diktierten Bedingungen praktiziert wird, eigentlich keine vormoderne oder antimoderne Kunst sein.

Historisch gesehen folgt die Zeit der Totalitarismen auf die Zeit der Avantgarden. Und die künstlerischen Avantgarden haben nichts anderes betrieben, als jegliche Grenzen zu überschreiten und auszulöschen, die das Wirkungsfeld der Kunst traditionell aufgespalten und begrenzt haben. In den ersten beiden Jahrzehnten dieses Jahrhunderts wurden alle Normen der traditionellen Kunstproduktion außer Kraft gesetzt, alle Tabus gebrochen, alle Konventionen annulliert. Der Künstler bekam die Freiheit, alle möglichen Formen und Verfahren einzusetzen. Die Kunstproduktion verlor auf diese Weise ihre traditionellen Grenzen. Wie die moderne Technik insgesamt wurden die künstlerischen Techniken auf alle Dinge der Welt gleichermaßen anwendbar. Allerdings konnten diese Expansionen eine bestimmte Grenze nicht überwinden: die Grenze zwischen Kunst und Wirklichkeit, d. h. eigentlich zwischen Kunst und ihrem Betrachter.

Der Kontext, in dem sich die Kunst präsentieren durfte – Kunstmarkt, Museum, Ausstellung usw. –, blieb trotz aller avantgardistischen ästhetischen Revolutionen immer noch begrenzt. Und jenseits dieser Grenze blieb die Position des Kunstbetrachters geschützt und unangetastet. Die Kunst der Avantgarde hat sich vom traditionellen Geschmack und den traditionellen Kriterien der Beurteilung emanzipiert, aber der Künstler konnte sich nicht vollständig vom Geschmack und Urteil des Publikums emanzipieren, solange dieses Publikum seine Kunst aus einer sicheren, sozial garantierten Außenposition betrachten durfte. Das System Kunst stand auch nach den Jahrzehnten der künstlerischen Revolten unter der Diktatur des Konsumenten, des Rezipienten, des Betrachters. Und diese Diktatur mußte gerade die avancierte Kunst als kunstfeindlich empfinden, denn die Zeit der künstlerischen Revolutionen war zugleich die Zeit der Entstehung eines neuen Massenpublikums, dessen ästhetisches Empfinden von der Problematik der Avantgarde weit entfernt zu sein schien.

Daraus entwickelten sich bei den Künstlern der Avantgarde ein spezifischer »Haß auf die Massen«[1] und ein Wunsch, diese Massen zu erobern, zu beherrschen, dem eigenen Kunstwillen zu unterwerfen, ihnen die Bedingungen der Kunstrezeption zu diktieren. Die Einbeziehung des Betrachters in das Kunstwerk stellt das eigentliche Projekt der Avantgarde dar – und dieses Projekt ist von Anfang an totalisierend oder, wenn man so will, sogar totalitär. Die radikale historische Avantgarde läßt sich am treffendsten als Versuch interpretieren, die Diktatur des Kunstkonsumenten durch die Diktatur des Kunstproduzenten zu ersetzen. Der Künstler der Avantgarde wollte die ästhetische Distanz abschaffen, die die Überlegenheit des Betrachters sicherte: Er wollte den Gesamtkontext gestalten, in dem sein Werk situiert werden sollte. Die ästhetischen Strategien, die angewendet wurden, um diesen Traum zu verwirklichen, waren äußerst vielfältig. Zu ihnen gehörte unter anderem die ästhetische Provokation, der Schock durch die radikale Innovation, die den Betrachter verunsichern und entmachten sollten.

1 John Carrey, *Haß auf die Massen. Intellektuelle 1880–1939*, Göttingen 1996.

Allerdings ist es offensichtlich, daß die Entmachtung des Betrachters mit rein ästhetischen Mitteln letztendlich nicht gelingen konnte. Die Verunsicherung durch Innovation hat ihre zeitlichen Grenzen. Eine ästhetische Diktatur erfordert eine politische Diktatur, die imstande ist, ein bestimmtes ästhetisches Projekt in die Wirklichkeit zu tragen. Daher entstand bei der avancierten Kunst eine Vorliebe für aktivistische politische Theorien und Bewegungen, die, wie etwa der Marxismus, versprachen, das Leben selbst neu zu gestalten. Von diesen Bewegungen erhoffte der Künstler einen neuen Auftrag für die ästhetische Mitgestaltung der Wirklichkeit als Ganzes. Der avantgardistische Wunsch nach der Abschaffung jeglicher Grenzen, welche die gestalterische Initiative der Kunst verhindern, ist dem Wunsch des modernen politischen Subjekts nach absoluter politischer Freiheit und Verfügungsmacht über ökonomische, soziale und sonstige Bedingungen seines Wirkens zutiefst verwandt. Der moderne Totalitarismus ist lediglich die radikalste Verwirklichung dieses Wunsches: Das politisch-künstlerische Subjekt gewinnt seine absolute Freiheit, indem es alle überkommenen moralischen, ökonomischen, institutionellen, rechtlichen und ästhetischen Grenzen, die seine politische Initiative einschränken, abschafft. Allein diese innere Verwandtschaft zwischen der ästhetischen und der politischen Avantgarde jener Zeit macht die Behauptung, die offizielle Kunst der totalitären Länder sei unmodern, unglaubwürdig.
Und trotzdem: das Erscheinungsbild dieser Kunst in den dreißiger und vierziger Jahren erinnert kaum an die Kunst der Avantgarde. Im Deutschland der NS-Zeit wurde die moderne Kunst selbst in ihren moderaten Formen von Anfang an von Staats wegen bekämpft und verfolgt. In der Sowjetunion der zwanziger Jahre wurde die moderne Kunst lediglich toleriert, seit Anfang der dreißiger Jahre aber zunehmend unterdrückt und nach der Erhebung der Doktrin des »Sozialistischen Realismus« im Jahr 1934 zur allein gültigen künstlerischen Methode völlig aus dem offiziellen Kunstleben verdrängt. In Italien blieb die Lage zwar etwas entspannter, die futuristische oder vom Futurismus beeinflußte Kunst wurde jedoch unter dem italienischen Faschismus offiziell eher geduldet als geliebt. Zur Enttäuschung vieler avancierter Künstler – sowohl in diesen Ländern wie auch im Ausland – wurde unter der Herrschaft der neuen politischen Mächte eine Kunst gefördert, die zumindest äußerlich ausgesprochen rückständig wirkte, weil sie scheinbar zum traditionellen mimetischen Bild zurückkehrte, das die damalige internationale Kunst längst hinter sich gelassen zu haben glaubte. Daraus entstand der Eindruck, es handele sich um eine bloße Rückkehr zur Vergangenheit, die von politischen Führern, denen es an zeitgemäßer ästhetischer Bildung mangelte, vollzogen wurde.
Die Hinwendung der totalitären Kunst zum Figurativen, zum Menschenbild, zur Mimesis der äußeren Wirklichkeit kann jedoch keineswegs als eine bloße Rückkehr zur Vergangenheit interpretiert werden. Sicherlich haben viele traditionell denkende und arbeitende Künstler damals die neue politisch-ideologische Konjunktur genutzt, um ihrer Kunst neue Geltung zu verschaffen, nachdem sie sich schon einmal von der Avantgarde überrumpelt gefühlt hatten. Diese Künstler können aber nicht als »genuin totalitär« angesehen werden. Die Frage, wer für die totalitäre Kunst als repräsentativ gelten kann und warum, ist sicherlich eine sehr schwierige Frage, die eine detaillierte Untersuchung des künstlerischen, ideologischen und politischen Kontextes jener Zeit erfordert und eine pauschale Antwort nicht zuläßt. Und doch ist uns eine Reihe von Künstlernamen bekannt, die im jeweiligen Land eindeutig dem offiziellen Kanon angehörten, wie zum Beispiel Albert Speer, Arno Breker und Adolf Ziegler in Deutschland oder Boris Iofan, Alexander Gerassimow und Alexander Deineka in der Sowjetunion.[2]

2 Für weitere Informationen siehe u. a.: Berthold Hinz, *Die Malerei im deutschen Faschismus. Kunst und Konterrevolution*, München 1974; Bazon Brock und Armin Preiss (Hrsg.), *Kunst auf Befehl?*, München 1990; Hubertus Gaßner (Hrsg.), *Agitation für das Glück*, Ausst.Kat. documenta-Halle, Kassel, (Edition Temmen) Bremen 1994.

Bleibt man bei diesen Namen, wird deutlich, daß es sich bei der totalitären Kunst keineswegs um eine bloße Rückkehr zur klassizistischen Architektur oder zum traditionellen mimetischen Bild handelte. Vielmehr wurden hier neue mediale Bilder künstlerisch eingesetzt – vor allem die Photographie und das Kino –, die freilich ebenfalls mimetisch sind und das Vergangene festhalten oder inszenieren. Die Hinwendung zum medialen mimetischen Bild machte sich übrigens in den dreißiger Jahren überall bemerkbar – keineswegs nur in den totalitären Ländern. In unterschiedlichen Varianten haben Surrealismus, Magischer Realismus und alle anderen Realismen der damaligen Zeit begonnen, sich der Bilder und Techniken der sich damals explosiv verbreitenden Massenmedien zu bedienen. Die postavantgardistische inklusive der totalitären Kunst wurde auf diese Bilder und Techniken sicherlich nicht nur deshalb aufmerksam, weil ihre massenhafte Verbreitung eine erhöhte sozial-politische Wirkung versprach. Zwischen dem avantgardistischen und dem medialen Bild gibt es eine innere Affinität, die ihre Synthese nahelegt. Im weiteren versuche ich zu zeigen, daß die totalitäre Kunst gerade eine solche Synthese angestrebt hat.

Damals erhoffte man sich von dieser Synthese vor allem, die Kluft zwischen der hohen, avantgardistischen, elitären Kultur und der Massenkultur, die die Moderne charakterisierte, zu überwinden. Das angestrebte Totale des Totalitarismus ist im Grunde nichts anderes als ein Versuch der Aufhebung dieser Kluft.[3] Die Grenze, die die moderne kulturelle Elite vom Massengeschmack und damit von der Massenwirksamkeit trennte, mußte beseitigt werden, damit das künstlerisch-politische Subjekt zur unbegrenzten Freiheit der sozialen Gestaltung gelangen konnte. Man glaubte, den Massengeschmack analysieren, beherrschen und manipulieren zu können, um eigene, der großen Masse fremde und zum Teil unverständliche Ziele der Umgestaltung des Lebens zu erreichen. Erst mit dem Untergang der totalitären Regime hat die Kunst diese Ziele endgültig aufgegeben, so daß sie heute den Massengeschmack entweder befriedigt oder kritisiert, aber nicht mehr zu bekämpfen und zu transzendieren versucht.

Die innere Verwandtschaft zwischen dem avantgardistischen und dem medialen Bild besteht darin, daß beide – wenn auch nicht im gleichen Sinne – unbewußt produziert werden. Die Photographie entsteht durch eine unmittelbare Einwirkung der Außenrealität auf das Filmmaterial, die für den Betrachter einen zwingenden Charakter hat. Die Kritik an der Photographie hat gewisse Grenzen: Der Betrachter kann einer Photographie nicht vollständig den Bezug zur Realität absprechen, wie es im Falle eines traditionellen, gemalten Bildes immer noch möglich ist. Der teilweise unbewußte, vom Künstler nicht kontrollierbare Charakter der Photographie stellt den Betrachter unter den Zwang, ihre Wahrheit zu akzeptieren und damit seine ästhetische Distanz teilweise aufzugeben. Die Künstler der Avantgarde haben ihrerseits immer wieder behauptet, daß ihre Bilder unbewußt entstehen und gewissermaßen einen quasiphotographischen Abdruck einer transzendenten, verborgenen und wahren Realität darstellen. Damit wurde der Betrachter ebenfalls verpflichtet, die Wahrheit dieser Bilder zu akzeptieren. Der Verweis auf das Unbewußte dient hier der Abschaffung – oder, besser gesagt, der Überbrückung – jener ästhetischen Distanz, die den Betrachter vom Kunstwerk trennt. Entsteht ein Kunstwerk unbewußt, so bekommt es den Status der Realität und damit eine Macht über den Betrachter, die die institutionelle, politische oder ökonomische Ohnmacht der Kunst weitgehend kompensiert. Die ästhetische Distanz wird zur Illusion, welche die unbewußte Beeinflussung durch das Bild zusätzlich verstärkt, indem sie diese Beeinflussung kaschiert.

3 Clement Greenberg verweist in seinem berühmten Essay »Avant-Garde and Kitsch« (1939) die totalitäre Kunst in den Bereich des Massenkitsches. Es handelt sich bei der totalitären Kunst jedoch vielmehr um den Versuch, die entsprechende Opposition zu überwinden; »Avant-Garde and Kitsch«, in: *Clement Greenberg. The Collected Essays and Criticism*, hrsg. v. John O'Brian, Bd. 1, Chicago 1986, S. 5–22; dt. in: ders., *Die Essenz der Moderne. Ausgewählte Essays und Kritiken*, hrsg. v. Karlheinz Lüdeking, Dresden 1997 (in Vorbereitung).

Dieses Programm der künstlerischen Machtergreifung mittels des Unbewußten findet man beispielweise schon 1910 bei Kandinsky in seinem berühmten Buch *Über das Geistige in der Kunst*.[4] Dort behauptet er, daß gewisse Formen und Farben eine magische, unbewußte Wirkung auf den Betrachter hätten, indem sie ihn in eine bestimmte Stimmung versetzten. Man könnte sagen, daß diese Formen im Nervensystem des Betrachters einen Abdruck hinterlassen, ähnlich wie die Photographie auf dem Film. Allerdings sind nur wenige empfindsame und zugleich analytische Seelen imstande, solche unbewußten Wirkungen bewußt zu fixieren und zu produzieren. Diese wenigen sind die wahren Künstler. Ihre Bilder entstehen als Ausdruck einer unbewußten, aber dennoch reflektierten »inneren Notwendigkeit«. Die Aufgabe der modernen Kunst besteht nach Kandinsky darin, sich dieser inneren Notwendigkeit zu unterwerfen, sie zu erforschen, um sich ihrer technisch zu bemächtigen. Der Künstler, der die unbewußte Wirkung der Bilder erfahren hat, ist imstande, die Seele des Betrachters zu beherrschen, ihn zu manipulieren, ihn zu einem neuen, besseren Menschen zu erziehen.[5] Diese Fähigkeit zur Kontrolle und Manipulation zeichnet den Künstler als Mitglied einer gesellschaftlichen Elite aus: Für Kandinsky ist die Gesellschaft streng hierarchisch aufgebaut, wobei die Mehrheit der Menschheit durch eine künstlerische Beeinflussung unbewußt kontrolliert werden kann und muß.

Charakteristischerweise betont Kandinsky, daß sowohl ein bestimmter künstlerischer Stil wie auch Innovation und Originalität in bezug auf die »innere Notwendigkeit« des Bildes keine Rolle spielen. Jedes Bild, sei es figurativ oder abstrakt, sei es alt oder neu, übermittele bestimmte Stimmungen durch eine unbewußte Einwirkung seiner Formen und Farben auf die Seele des Betrachters. Die üblichen Kriterien des bewußten kunsthistorischen Urteils, mittels deren der Betrachter erhofft, seinerseits die Kunst zu kontrollieren, werden dadurch außer Kraft gesetzt. Bilder unterscheiden sich im wesentlichen nicht formal-ästhetisch, sondern allein durch ihre unbewußte Wirkung, die nur der Künstler wahrnehmen und kontrollieren kann. Der Betrachter kontrolliert das Bild nicht mehr, sondern der Künstler kontrolliert und steuert durch das Bild den Betrachter und wird dadurch zu einem Magier, Manipulator und Erzieher, der das Unbewußte des Betrachters seiner Macht unterwirft.

Die Figur des heimlichen Manipulators des fremden Unbewußten beherrscht übrigens ohnehin die Imagination der Zeit, in der sich die künstlerische Avantgarde entfaltet: von dem düsteren Dr. Caligari oder Dr. Mabuse aus den Filmen des deutschen Expressionismus bis zu dem gütigen Dr. Freud mit seiner Psychoanalyse oder Dr. Steiner mit seiner Anthroposophie. Der avantgardistische Künstler will ebenfalls zu einem »Doktor« werden, der die unbewußten Wirkungen der Farben und Formen untersucht und einsetzt. Formale Fremdheit und mühelose Identifizierbarkeit eines avantgardistischen, reflektiv-analytischen Bildes schwächen aber offensichtlich seine unbewußte, unmittelbare Wirkung. Daraus entsteht das Projekt, das die Kunst der dreißiger und vierziger Jahre weitgehend beherrscht: den unbewußten Abdruck der äußeren Realität in Form der Photographie mit dem Abdruck der »inneren Notwendigkeit« zu kombinieren, um eine maximale Wirkung auf den Betrachter zu erzielen.

Diese Kombination bestimmt die künstlerischen Verfahren des Surrealismus, des Magischen Realismus, der Neuen Sachlichkeit und anderer Realismen der damaligen Zeit. Die innere, verborgene Realität des Traums oder des Begehrens bekommt eine suggestive Präsenz durch den künstlerischen Einsatz quasiphotographischer Mittel.[6] Es entsteht der Effekt einer Identifizierung zwischen Traum und Wirklichkeit, Gegenwart und

4 Wassily Kandinsky, *Über das Geistige in der Kunst* (1910), München 1912, 4. Aufl. Bern 1952.
5 Am Ende des Buches spricht Kandinsky über die Macht der Kunst, die den Künstler zum König erhebt und ihm auch eine entsprechende moralische Pflicht auferlegt, die Menschen zum Größeren zu erziehen, wobei es sich allein um die moralische Verantwortung des Künstlers in bezug auf sich selbst handelt (ebd., S. 133–136).
6 Siehe dazu Rosalind Krauss, »The Photographic Conditions of Surrealism«, in: dies., *The Originality of the Avant-Garde and Other Modernist Myths*, Cambridge, Mass., und London 1985, S. 87–118.

Zukunft, Äußerem und Innerem. Die totalitäre Kunst ist ein Teil dieses allgemeineren Projekts der dreißiger Jahre. Die Verwendung der medialen, photographischen mimetischen Bilder wird in dieser Kunst kombiniert mit der Manifestation der »inneren Notwendigkeit«. Nur handelt es sich dabei nicht mehr um die innere Notwendigkeit des sexuellen Verlangens, wie bei den Surrealisten, oder der apokalyptischen Todesvisionen, wie bei vielen Künstlern des Magischen Realismus oder der Neuen Sachlichkeit, vielmehr thematisiert die totalitäre Kunst das kollektive Unbewußte, sei es das rassen- oder das klassendeterminierte Unbewußte.

Die manipulative Wirkung des Bildes wird dabei noch unsichtbarer – und damit noch effektiver. Das Bild der totalitären Kunst nähert sich noch deutlicher einer Farbphotographie und keineswegs der traditionellen Malerei. Das Individuelle, das Expressive, der erkennbare künstlerische Stil des traditionellen Bildes werden konsequent eliminiert. Der Künstler strebt die Anonymität, Neutralität, Sterilität einer konventionellen Photographie an, um eine maximale Glaubwürdigkeit und damit maximale Wirkung auf den Betrachter zu erzielen. Dadurch entgeht er dem üblichen ästhetischen Urteil, das die autonome Position des Betrachters voraussetzt: Das Bild sieht irgendwie »normal« aus. Die manipulative Wirkung des Bildes ist dabei aber um so genauer kalkuliert.

Dieses Kalkül kann besonders deutlich am Beispiel der Abhandlungen von Paul Schultze-Naumburg demonstriert werden, die für das ästhetische Bewußtsein des Nationalsozialismus vielleicht am repräsentativsten sind. So versucht Schultze-Naumburg in seinem Buch *Nordische Schönheit* (1937)[7], das Ideal des nordischen, arischen Menschen mittels des unterschiedlichen Bildmaterials möglichst genau zu bestimmen und zu illustrieren. Dabei benutzt der Autor auf gleicher Ebene Zitate aus der klassischen Kunst der unterschiedlichen Epochen, Photographien, die reale Menschen porträtieren, Modezeichnungen usw. Weder Stilunterschiede noch Epochenzugehörigkeit noch die Individualität des Künstlers noch die verwendete Technik (Malerei, Skulptur oder Zeichnung) sind für Schultze-Naumburg relevant. Ihn interessieren allein gewisse Details, die seiner Ansicht nach Rassenmerkmale und Rassenunterschiede verraten: die Form des Fußes, die Linie der Schulter oder die Art der Kopfhaltung (Abb. 1). Ob es sich bei einem entsprechenden Bild um eine altgriechische Skulptur, ein Werk von Raffael, Dürer oder Rubens oder um eine zeitgenössische Photographie handelt, spielt bei der Analyse schon deshalb keine wesentliche Rolle, weil die Bildproduzenten in all diesen Fällen laut Schultze-Naumburg weitgehend unbewußt bestimmte rassische Merkmale fixiert und überliefert haben.

Die meist extrem fragmentierte Präsentation des Bildmaterials löscht die Grenzen zwischen hoher Kultur und Massenkultur, zwischen klassischer Kunst und moderner Photographie sowie zwischen unterschiedlichen historischen Epochen und ästhetischen Stilen aus. Die ganze sich – vornehmlich mittels der neutralen photographischen Abbildung – dem Betrachter bietende Bilderwelt wird zu einer Totalität, in die der Betrachter ebenfalls als ein Bild einbezogen wird: Er hat keinen unabhängigen, sicheren ästhetischen Standpunkt mehr, von dem aus er imstande wäre, Bilder zu betrachten und zu beurteilen, vielmehr wird er selber von diesen Bildern beurteilt – und möglicherweise auch verurteilt. Statt die gezeigte Kunst ruhig zu genießen, muß der Betrachter seine eigenen Füße und Schultern, innerlich zitternd, mit jenen vergleichen, deren Abbildung er vor sich sieht. Das interesselose Betrachten, von dem noch Kant gesprochen hatte, findet hier nicht mehr statt. Das ästhetische Urteil – als Mittel der Herrschaft des Betrachters über den Künstler – wird endgültig außer Kraft gesetzt, sobald der Künstler dazu übergeht,

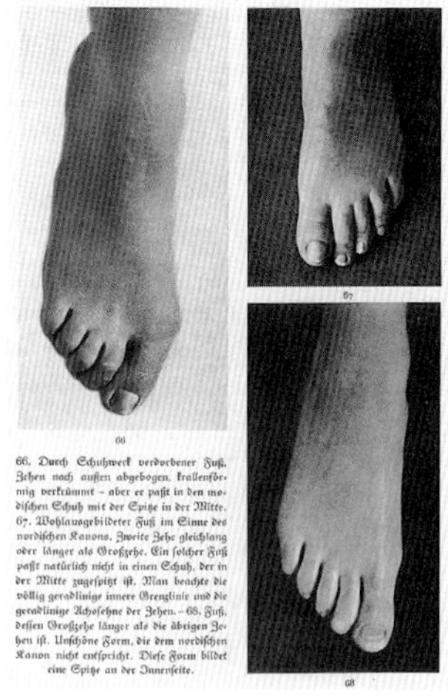

Abb. 1 Illustration aus *Nordische Schönheit* von Paul Schultze-Naumburg, 1937

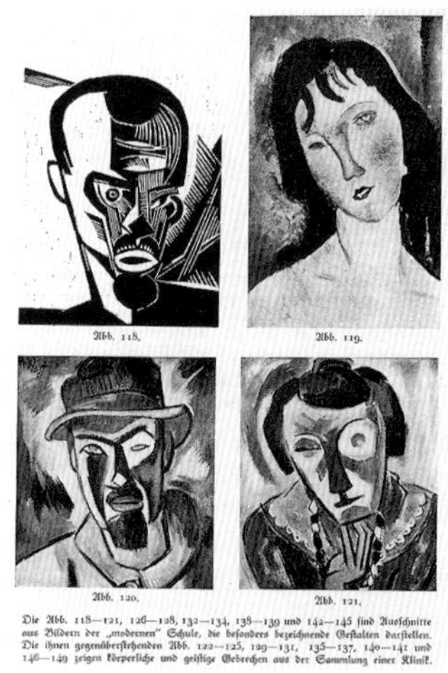

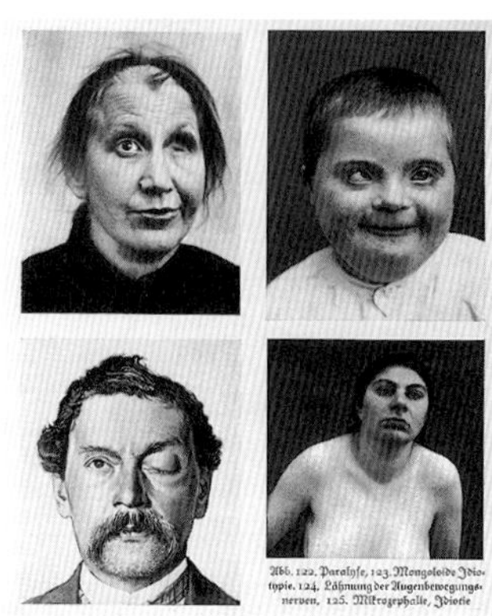

Abb. 2 und 3 Illustrationen aus *Kunst und Rasse* von Paul Schultze-Naumburg, 1928

7 Paul Schultze-Naumburg, *Nordische Schönheit. Ihr Wunschbild im Leben und in der Kunst*, Berlin 1937.

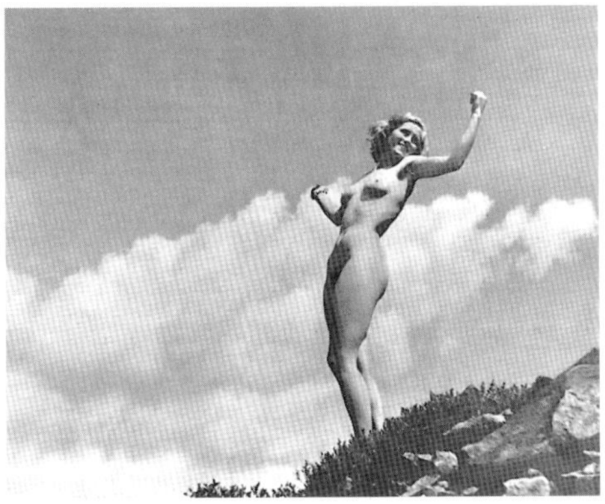

Abb. 4 Illustration aus *Der schöne Mensch in der Natur*, hrsg. v. Wilm Burckhardt, 1940

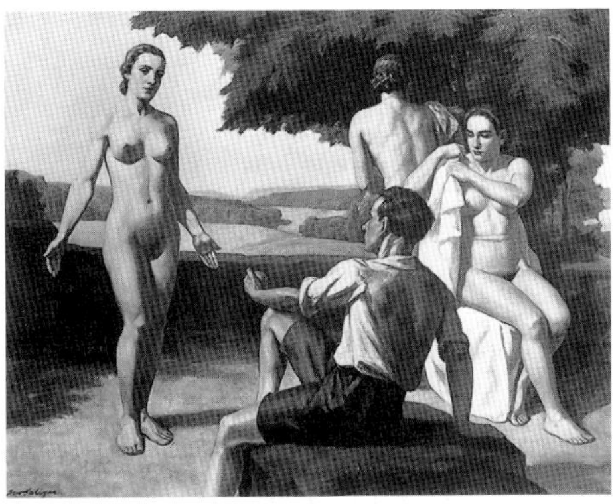

Abb. 5 Ivo Saliger, *Das Urteil des Paris*, 1939. Eigentum der Bundesrepublik Deutschland

seine Bilder bewußt nach rassischen Kriterien zu gestalten. Und in der Tat ist die Darstellung des menschlichen Körpers in der Kunst der NS-Zeit völlig neutral, extrem entsexualisiert und anästhesiert. Es handelt sich weniger um lebende, »reale« Körper als vielmehr um ein Körperdesign, das die visuelle Optimierung des arischen Aussehens anstrebt. Dabei gibt es kaum stilistische Unterschiede zwischen Aktphotos und malerischen Darstellungen der nackten Modelle. Das Photographische der Malerei hat hier das Ziel, das zeitlose arische Körperideal als eine unbestreitbare Realität darzustellen und damit seine Zeitlosigkeit mit der nationalsozialistischen Gegenwart zu identifizieren.

Die Lektüre der Bilder vor dem Hintergrund ihres rassischen Unbewußten beschränkt sich bei Schultze-Naumburg aber keineswegs auf den Bereich der klassischen Kunst oder der offiziellen Kunst des Nationalsozialismus. In seinem früheren Buch *Kunst und Rasse* (1928)[8] versucht er, visuelle Analogien zwischen Photographien psychisch kranker Menschen und dem Menschenbild des deutschen Expressionismus herzustellen (Abb. 2 und 3). Hier wird wiederum nicht nach den ästhetischen Haltungen und Strategien der jeweiligen Künstler gefragt, sondern die Bilder werden entsprechend ihren inneren rassischen Bestimmungen über alle formal-ästhetischen Grenzen hinweg miteinander verglichen. Die »Moderne« wird somit aus der Totalität der Bilderwelt, die auf diese Weise hergestellt wird, keineswegs ausgeschlossen, sondern vielmehr als eine besonders gefährliche Gegend der »Entartung« dargestellt, die der Betrachter, nachdem er ihre Gefahren kennengelernt hat, meiden soll.

Der nackte menschliche Körper spielt in der deutschen Kunst der NS-Zeit schon deshalb eine zentrale, wenn auch nicht immer explizite Rolle, weil sich die Ideologie des rassischen Unbewußten in erster Linie auf den entkleideten Menschen bezieht (Abb. 4 und 5). Alle seine Körperteile werden dadurch signifikant und beginnen, eine gefährliche Sprache zu sprechen. Die marxistische Theorie des klassenbestimmten Unbewußten kann dagegen nur in der Sprache der Kleidung formuliert werden: Die Klassenzugehörigkeit zeigt sich bekanntlich vor allem in der Art, wie man sich kleidet. Nicht zufällig hat Michail Bachtin den »karnevalistischen« Menschen, der seine Kleider ständig wechselt, ins Zentrum seiner in bezug auf den sowjetischen Marximus der dreißiger Jahre subversiven Kulturphilosophie gestellt.[9] Daraus erklärt sich auch die Vehemenz, mit der sowohl die Nacktheit als auch die Mode in der Stalin-Zeit bekämpft wurden. Diese Ablehnung der Nacktheit hatte wenig mit der offiziellen Prüderie zu tun; vielmehr entging der entkleidete wie auch der modisch gekleidete Mensch gleichermaßen seiner sozialen Identifizierbarkeit – und wurde dadurch gefährlich. Die Sexualität, die sich in der Mode manifestiert, stellt sowohl für die Rassentrennung als auch für die Klassentrennung eine Gefahr dar. Die Kunst der NS-Zeit reagierte darauf mit der Entsexualisierung des Körpers, die Kunst der Stalin-Zeit mit der strengen Wahrung einer bestimmten Kleiderordnung.

Zumindest in dieser Hinsicht unterscheidet sich die sowjetische Kunst der Stalin-Zeit äußerlich von der Kunst des Nationalsozialismus. Andere Unterschiede zwischen den nationalsozialistischen und den kommunistischen Ideologien sowie zwischen den nationalen Kunsttraditionen finden ebenfalls ihren Niederschlag in der damaligen Kunstpraxis der beiden Länder. Und dennoch ist eine fundamentale Gemeinsamkeit offensichtlich, die es erlaubt, über die totalitäre Kunst als einheitliches Phänomen zu sprechen. In beiden Fällen handelt es sich nämlich um die Sprengung der gewohnten Ordnungen der Kunstgeschichtsschreibung durch die Vision eines einzigen – und zum Teil unbewußt geführten – Kampfes, der die ganze Geschichte innerlich durchzieht und dadurch alle Zeiten synchronisiert und alle Orte in einem einzigen totalen Raum loka-

8 Paul Schultze-Naumburg, *Kunst und Rasse*, München 1928, 2. Aufl. Berlin 1935.
9 Michail Bachtin, *Rabelais und seine Welt. Volkskultur als Gegenkultur*, Frankfurt a. M. 1988.

lisiert, wobei er zugleich die scheinbar homogenen historischen Stile innerlich spaltet. Im Falle des Marxismus handelt es sich um den Klassenkampf, im Falle des Nationalsozialismus um den Rassenkampf. Dementsprechend werden die Bilder der Kunsttradition auf derselben Ebene behandelt wie die massenproduzierten medialen Bilder: als Anschauungsmaterial für den ideologischen Unterricht.

Dieses Pathos des Überzeitlichen kommt deutlich in den Reden Hitlers zur Stellung der deutschen Kunst im Dritten Reich zum Ausdruck. So polemisiert Hitler gegen die Vorstellung von der »Zeitgebundenheit der Kunst«, die er als eine »jüdische Entdeckung« charakterisiert.[10] Damit begründet Hitler auch seine Ablehnung des Begriffs »Moderne«. Durch das Prädikat »modern« nämlich werde die Kunst böswillig dem Epochenwechsel und letztendlich der Mode unterworfen: »denn die wahre Kunst ... unterliegt nicht dem Gesetz der saisonmäßigen Bewertung der Leistungen eines Schneiderateliers«.[11] Die wahre Kunst sei vielmehr der Ausdruck eines arischen »Rassenkerns«, der die Kunst des deutschen Volkes mit dem antiken Griechenland und Rom sowie mit den anderen Höhepunkten der europäischen Kultur in eine zeitlose, innere, »wesensmäßige« Verbindung bringe. Es wäre also, Hitler folgend, falsch, nach einem neuen künstlerischen Stil für das Dritte Reich zu suchen, der nach bestimmten formalen Regeln produziert werden könnte: Die wahre Kunst würde spontan entstehen, wenn sie aus dem Inneren derer entstammt, die in sich die arische »Erbmasse« tragen und daher die wahre Weltanschauung besitzen.[12] Hitler fordert damit eine radikale Absage an alle äußeren, stilistischen Kriterien für die Beurteilung von Kunst. Die Kunst muß ihre formale, ästhetische Unterscheidbarkeit verlieren, damit nur eine Unterscheidung bleibt: was arisch und was nichtarisch ist. Aber diese Unterscheidung hat keine äußeren Kriterien, die neutral bestimmt werden könnten. Vielmehr ist sie der Ort des Kampfes, der einen außenstehenden Betrachter nicht zuläßt.

Die offizielle Programmatik des Sozialistischen Realismus der Stalin-Zeit unterscheidet sich in dieser Hinsicht kaum von der Hitlers, wobei der Rassen- freilich durch den Klassenkampf ersetzt wird. Die Klassifizierung der Kunstwerke nach historischen Stilen sowie die Unterscheidung zwischen hoher Kultur und Massenkunst werden als charakteristische Positionen der bürgerlichen, »formalistischen« Kritik abgelehnt. Die Bedeutung der einzelnen Kunstwerke sowie ihre Qualität hingen vielmehr davon ab, ob sich der Künstler bei ihrer Erschaffung innerlich mit den aufstrebenden, progressiven Klassen identifiziert habe – oder mit den historisch überlebten, reaktionären Klassen.[13] Die Höhepunkte der Kunstgeschichte – hier wiederum die griechisch-römische Antike und die Renaissance – werden dabei als Ausdruck des Optimismus der historisch progressiven Klassen der damaligen Zeit interpretiert. Da die progressive historische Klasse des 20. Jahrhunderts die Arbeiterklasse ist, muß die sozialistische Kunst in der Nachfolge dieser früheren progressiven Kunst stehen, statt von ihr durch die Grenzen der formalästhetischen Innovation abgetrennt zu werden, wie die russische Avantgarde es wollte, weil sie irrtümlicherweise glaubte, die neue proletarische Kunst müsse auch formalästhetisch neu aussehen. Entsprechend der berühmten Leninschen »Theorie der zwei Kulturen innerhalb einer Kultur« ist jede kulturelle Periode durch den Kampf zwischen zwei Klassenkulturen – progressive und reaktionäre – bestimmt. Die Ideologie der künstlerischen Moderne homogenisiere dagegen die Kultur einer bestimmten historischen Zeit und verhindere dadurch die entscheidende Wahl zwischen progressiven und reaktionären Klassen.

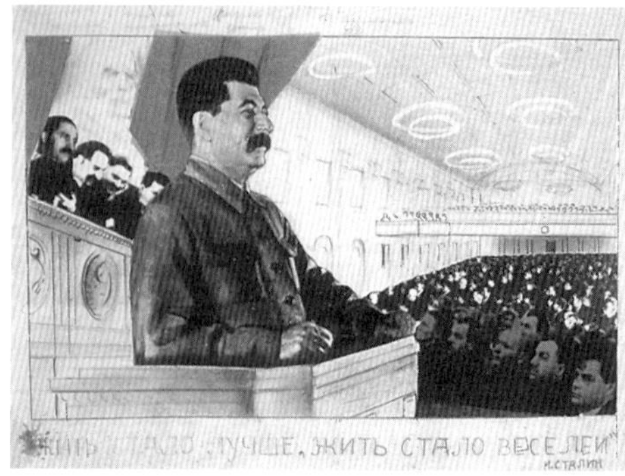

Abb. 6 Gustav Kluzis, *»Das Leben ist besser geworden, das Leben ist fröhlicher geworden« (I. Stalin)*, Plakatentwurf um 1934. Museum Ludwig, Köln

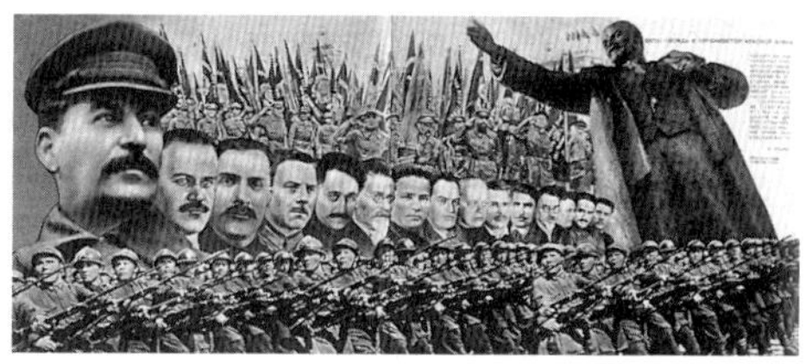

Abb. 7 El Lissitzky, *Rote Armee*, 1934

10 Hitlers Rede zur Eröffnung der *Großen Deutschen Kunstausstellung* in München 1937, in: Peter-Klaus Schuster (Hrsg.), *Nationalsozialismus und »Entartete Kunst«: die »Kunststadt« München 1937*, München 1987, S. 242–252.
11 Ebd., S. 244.
12 Adolf Hitler, »Die deutsche Kunst als stolzeste Verteidigung des deutschen Volkes«, Rede vom 1. September 1933 auf der Kulturtagung des Parteitags, in: Erhard Klöss (Hrsg.), *Reden des Führers. Politik und Propaganda Adolf Hitlers 1922–1945*, München 1967, S. 113–116.
13 Siehe Boris Groys, *Gesamtkunstwerk Stalin*, München 1988.

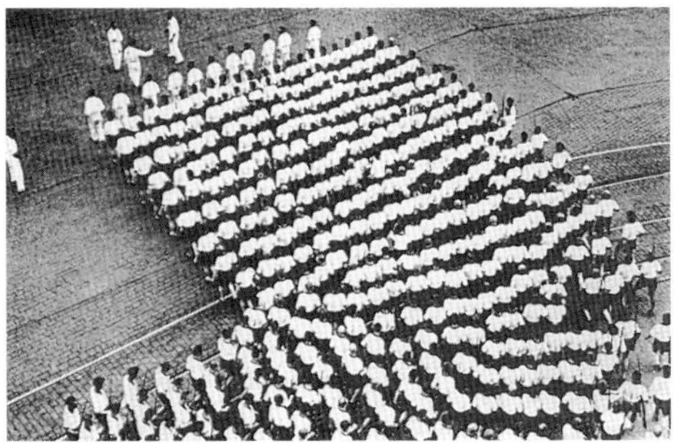

Abb. 8 Alexander Rodtschenko, *Dynamo-Moskau*, 1930

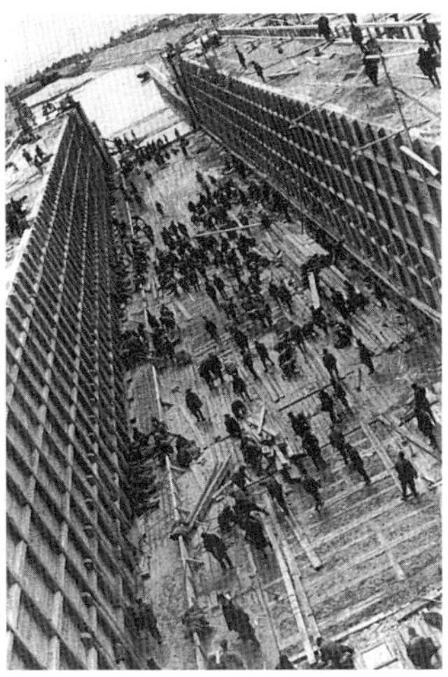

Abb. 9 Alexander Rodtschenko, *Beim Bau der Schleuse. Weißmeerkanal*, 1933

Die theoretisch-ideologische Strategie der beiden Totalitarismen besteht also im wesentlichen in einer, wenn man so will, Dekonstruktion der formal definierbaren und ästhetisch kontrollierbaren Grenzen, die das Feld der Bilderproduktion nach unterschiedlichen Kriterien gliedern und strukturieren. Diese Dekonstruktion wird mittels des Hinweises auf einen verborgenen, unbewußten Kampf vollzogen, der diese Grenzziehungen durcheinanderbringt. In der Nachfolge der avantgardistischen Entdeckung des Unbewußten wird die Aufmerksamkeit von der ästhetischen Form auf ihre unbewußte Wirkung verlagert. Dadurch verwandelt sich die Bilderwelt der Kunst in ein Operationsfeld für die totalitäre Macht, die allein bestimmen kann, was arisch und nichtarisch oder proletarisch und nichtproletarisch ist. In der Figur des unbewußten inneren Kampfes ist die alte avantgardistische »innere Notwendigkeit« leicht wiederzuerkennen. Allerdings steht der avantgardistische Künstler immer noch vor der traditionellen Aufgabe, seine Kunst von der früheren Kunst formal zu unterscheiden, und schafft damit neue Trennungslinien. Erst durch die Verwendung der neuen medialen Bilder, die zugleich unbewußt produziert und im traditionellen Sinne mimetisch sind, werden, wie gesagt, auch diese letzten Grenzlinien beseitigt. Die totalitäre Kunst erweist sich damit als durchaus modern, wenn sie auch den Begriff »Moderne«, als immer noch zu stilistisch-formalistisch definiert, ablehnt.

Die Entwicklung der sowjetischen Kunst in den zwanziger und dreißiger Jahren demonstriert am deutlichsten den Übergang von der Avantgarde zum neuen mimetischen Bild mittels der Neuverwendung der Photographie. Dieser Übergang macht sich besonders bei einer Reihe führender Vertreter der russischen Avantgarde, wie Alexander Rodtschenko, El Lissitzky oder Gustav Kluzis, bemerkbar. So bekennt sich Rodtschenko in den zwanziger Jahren zur Wahrheit der Photographie, die dem gemalten Bild fehlt, weil sie sich jenseits des künstlerischen Willens einstellt.[14] Die einzelnen Photographien werden von Rodtschenko, wie auch von Lissitzky und Kluzis, immer wieder als Elemente der durchaus bewußt entworfenen Photomontagen verwendet, deren geometrische Konstruktion die rationale Beschaffenheit der neuen Welt symbolisieren soll (Abb. 6 und 7).

Aber auch wenn Rodtschenko nicht montiert, sondern nur photographiert, demonstrieren seine einzelnen photographischen Bilder die Unterwerfung einer menschlichen Figur unter die Logik der geometrischen Form (Abb. 8). Diese Unterwerfung wird oft als Sport gefeiert: Die Photos von Rodtschenko glorifizieren eine geometrisch geordnete menschliche Masse, die aus gut trainierten, mittels der sportlichen Technik geformten Körpern besteht und an Filme von Leni Riefenstahl, wie *Olympia – Fest der Völker* oder *Triumph des Willens*, erinnert. Aber auch dann, wenn der Mensch unsportlich bleibt, wird er in die geometrische Konstruktion eingebunden. So präsentiert Rodtschenko eines der ersten Lager des zukünftigen GULag durchaus positiv als Ort der Disziplinierung des menschlichen Körpers, seiner Einschreibung in eine geometrische Ordnung, die ihm von außen die Erhabenheit verleiht, die ihm selbst offensichtlich fehlt (Abb. 9).

Obwohl die sowjetische Kunst in den dreißiger Jahren zunehmend von der Malerei beherrscht wird, zeigt diese Malerei in ihrer eigenen Beschaffenheit zugleich ihre Abhängigkeit von der Photomontage der früheren Zeit. Die Bilder des Sozialistischen Realismus der Stalin-Zeit sehen wie Farbphotos aus, und dieses Photographische wird nicht verborgen, sondern öffentlich zugestanden und gefeiert. So behauptet Boris Ioganson, einer der führenden offiziellen Künstler der Stalin-Zeit, daß der Ort der Kreativität in der Kunst des Sozrealismus nicht die Maltechnik, sondern die »Regie des Bildes« sei, so daß sich die Arbeit des malenden Künstlers nicht wesentlich von der Arbeit des Photogra-

14 Alexander M. Rodtschenko, »Gegen das ›synthetische‹ Porträt – für die Momentaufnahme« (1928), in: *Alexander M. Rodtschenko und Warwara F. Stepanowa. Die Zukunft ist unser einziges Ziel …*, hrsg. v. Peter Noever, Ausst.Kat. Österreichisches Museum für angewandte Kunst, Wien, (Prestel) München 1991, S. 232–237.

phen unterscheide.[15] Die Bilder des Sozrealismus sind, wenn man so will, virtuelle Photographien, die nur deshalb gemalt wurden, weil die entsprechende Technik der computergesteuerten Bearbeitung der Photographie damals noch fehlte. Diese photographische Virtualität kann sehr gut am Beispiel sowjetischer Bilder demonstriert werden, die Volksmassen zeigen, die vor dem nie gebauten Palast der Sowjets paradieren. Diese Volksmassen sind übrigens in weiße Gewänder gekleidet, welche an die »weiße Menschheit« erinnern, von der Malewitsch seinerzeit bekanntlich geträumt hat (Abb. 10 und 11).

Die Bilder des Sozrealismus zeichnen sich dabei durch die gleiche Neutralität, Unpersönlichkeit, Durchschnittlichkeit und den fehlenden künstlerischen Ausdruck aus wie die Bilder der Nazikunst. Dadurch unterscheiden sie sich wesentlich von den Bildern des Surrealismus oder des Magischen Realismus, die ebenfalls eine photoähnliche malerische Technik benutzt haben, um den Effekt einer virtuellen Realität, einer Photographie des Traums, zu erzeugen. Die Kunst des Surrealismus folgte immer noch der traditionellen Forderung nach der künstlerischen Originalität, die totalitäre Kunst dagegen strebte bewußt die Unpersönlichkeit des Ausdrucks an. Ganz im Sinne der totalitären Ästhetik vermeidet diese Kunst jede formal-ästhetische Definierbarkeit. Zumindest im Kontext der sowjetischen Kunstkritik jener Zeit wurde jede stilistische Identifizierbarkeit als Niederlage des Bildes, als Rückfall des Künstlers in den »Formalismus« bewertet – unabhängig davon, um welchen Stil es sich dabei handelte. Die Kunst der Stalin-Zeit wollte undefinierbar, »informell«, unscheinbar sein, um dem Vorwurf des Formalismus zu entgehen und nicht in die Archive der ideologischen Kontrolle zu gelangen – letztendlich, um nicht aufzufallen.

Eine Kunst, die nicht auffallen, nicht identifiziert werden, eigentlich unsichtbar bleiben will, befindet sich offensichtlich in einer paradoxen Lage. Dieser paradoxe Wunsch – Kunst zu schaffen, um unsichtbar zu bleiben – bestimmt die Strategien der totalitären Kunst. Und das Interessanteste an diesem Experiment ist, daß es offensichtlich weitgehend gelungen ist. Unsere heutigen Museen sind nämlich, wie auch die repressiven Mechanismen der totalitären Regime, auf Kunst fixiert, die auffallen will. Die Kunst, die unter der Zensur eines totalitären Regimes nicht auffällt, fällt gerade deshalb auch unserem heutigen Kunstbetrieb nicht auf und bleibt von ihm übersehen. So informieren uns die Strategie und das Schicksal der totalitären Kunst in diesem Jahrhundert nicht nur über die Ideologien der totalitären Regime, sondern auch über die Beschaffenheit der modernen Kunstinstitutionen.

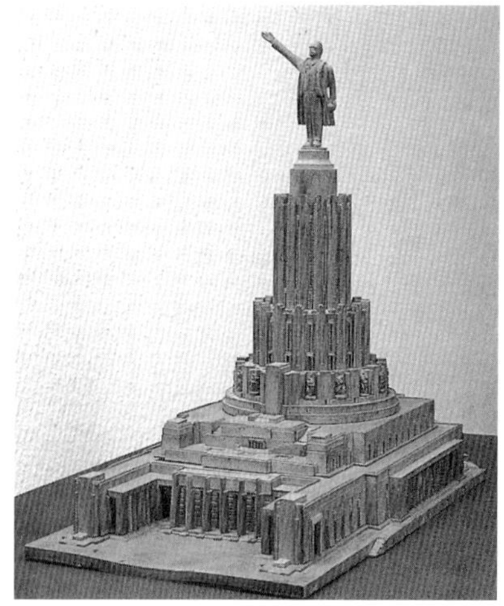

Abb. 10 Boris Iofan, *Modell für den Palast der Sowjets*, Ende dreißiger Jahre. Galerie Alex Lachmann, Köln

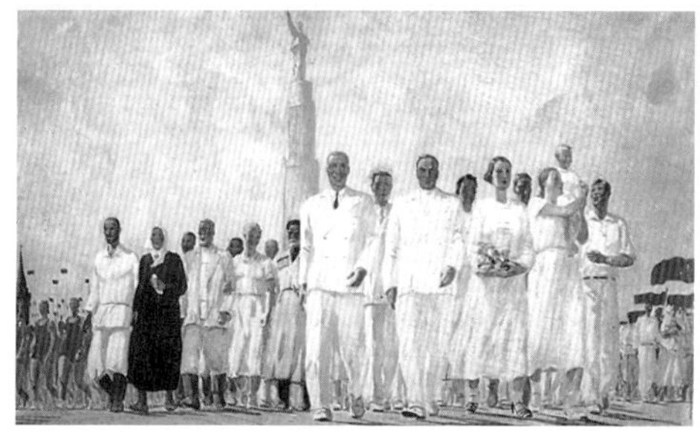

Abb. 11 Alexander Deineka, *Stachanowarbeiter*, 1936. Entwurf für ein Wandbild im Sowjetischen Pavillon auf der Weltausstellung in Paris 1937. Staatliche Kunstgalerie, Perm

15 Groys (Anm. 13), S. 60–62.

ROBERT C. MORGAN

Kunst außerhalb des Museums

Das Museum breitet sich überall hin aus und wird zu einer namenlosen Ansammlung von Verallgemeinerungen, die das Auge lähmen.

Robert Smithson[1]

Zum Zeitpunkt dieser Ausstellung kann man vielleicht der Ansicht sein, daß die Moderne in ihrem überwältigenden Ausmaß nahezu die gesamte Skala aller denkbaren Kunststile in sich enthält. Ob sie im Einzelfall zu konkreter Abstraktion oder zu figurativem Expressionismus neigt, zu politischer Kunst, Aktionen oder entmaterialisierten Objekten – die Philosophie der Moderne war von Anfang an eine Abfolge visueller Statements, die sich wechselseitig reflektierten und stets versuchten, etwas von der Realität des 20. Jahrhunderts zu vermitteln, manchmal auch zu verdinglichen. Die Moderne repräsentiert eine Realität, die sich den Illusionen der Vergangenheit entschlossen entgegenstellte. In einer Reihe von Kettenreaktionen und oft gleichzeitigen Ambivalenzen, beginnend mit Cézanne und den Kubisten, machte sich die Moderne daran, die Illusion der Bildebene und des Bildinhalts zu zerstören, und fand, wie Moholy-Nagy einmal sagte, zu einer neuen »Raum-Zeit«[2] (vgl. Abb. 7, S. 560). Da verschiedene neu eingeführte Kunstformen nach anderen Kriterien verlangten, mußte für die Moderne eine neue kritische Sprache entwickelt werden, damit diese neuen Formen akzeptiert und verstanden werden konnten.

Man könnte sagen, daß dem Projekt der Moderne eine Art Spaltung oder, genauer gesagt, ein Konflikt zugrunde liegt. Was bedeutet es beispielsweise, daß zu Beginn dieses Jahrhunderts verschiedene Künstler und künstlerische Bewegungen das Ideal einer Maschinenästhetik proklamierten, während zugleich andere nicht weniger leidenschaftlich gegen die Maschine rebellierten? Und was bedeutet es, daß einige bemüht sind, das Erbe einer ästhetischen Institution – zum Beispiel die Tradition der Ölmalerei – fortzuführen, während andere nur im Hinblick auf die Kamera oder die Aktion denken und auf die Straße gehen, um Pamphlete gegen sämtliche traditionellen Kulturinstitutionen zu verteilen?

Diese Fragen sind nicht nur ästhetisch, sondern auch soziologisch, politisch und ökonomisch zu beantworten, und es bedarf dazu eines klaren Verständnisses vieler komplizierter Faktoren, die in die Anstrengungen der westlichen Gesellschaft eingegangen sind, sich von einer agrarischen zu einer industriellen Wirtschaft fortzuentwickeln, von einer geschlossenen zu einer offenen, demokratischen Struktur, von einer vormodernen zu einer modernen Sensibilität. Man kann argumentieren, daß der Ausgangspunkt dieses Bestrebens – zumindest aus der Perspektive des Künstlers gesehen – in einer tiefgreifenden und intensiv verspürten geistigen Krise lag, in der Sehnsucht nach einer besseren Welt sowie in manchen Fällen in einer Neurose angesichts der Unmöglichkeit, diese zu verwirklichen. Die Entwicklung der Moderne führte dann zu einer Krise, die sich unmittelbar auf die veränderte Rolle des Künstlers als visionäres (oder gequältes) Subjekt in einem rapide fortschreitenden sozialen Drama auswirkte. Auch wenn sie dafür nicht

1 Robert Smithson, »Some Void Thoughts on Museums«, in: *Arts Magazine*, Februar 1967; wieder in: *Robert Smithson: The Collected Writings*, hrsg. v. Jack Flam, Berkeley, Los Angeles und London 1996, S. 42.

2 Laszlo Moholy-Nagy, »Space-Time Problems«, in: ders., *Vision in Motion*, hrsg. v. Sibyl Moholy-Nagy, Chicago 1947; wieder in: Richard Kostelanetz (Hrsg.), *Esthetics Contemporary*, Buffalo 1989, S. 69–74.

immer Anerkennung fanden, haben Künstler den Gang der Dinge im 20. Jahrhundert unwiderruflich verändert. Dies ist weniger eine ästhetische Bewertung als vielmehr eine kulturelle Feststellung – wer könnte dies abstreiten angesichts der imposanten formalen und konzeptuellen Durchbrüche im ersten Viertel dieses Jahrhunderts?

Für den Künstler bestand das Bestreben der Moderne wesentlich in dem Bemühen, selbst modern zu sein, auch wenn er außerhalb der politischen, ökonomischen, sozialen und ästhetischen Institutionen der neuen industriellen Gesellschaft stand. Das Drama dieses Bestrebens und dieses Konflikts bei den Künstlern des frühen 20. Jahrhunderts kann kaum überbewertet werden. Dieses Drama beruhte von Anfang an auf Konflikten, und es dauert bis heute an, obgleich das Industriezeitalter angeblich schon vorüber ist und das Informationszeitalter begonnen hat. Die Spielregeln der Industrie und ihr Verhältnis zu den Institutionen der Kunst – Museen, Akademien, Verlage, Galerien – bilden immer noch die Grundlage unseres Kulturverständnisses. Und man könnte vielleicht vermuten, daß der einzige wirkliche Unterschied zwischen den Institutionen zu Beginn dieses Jahrhunderts und den heutigen darin liegt, daß sie sich heute durch eine »professionellere« Aura auszeichnen, durch eine gewisse Distanziertheit, durch eine deutlichere Orientierung am Markt und einen unverhüllteren Zynismus.

Wenn man sich mit künstlerischen Aktivitäten außerhalb des Museums im 20. Jahrhundert befaßt – oder anders gesagt, mit den Aktivitäten von Künstlern, die sich den konventionellen Institutionen der modernen Kunst widersetzten –, stehen verschiedene Modelle oder Paradigmen zur Verfügung. Nicht alle Künstler, die gegen die Moderne rebellierten, taten dies aus denselben Gründen. Bei einigen waren es persönliche Motive oder historische, psychologische oder gesellschaftliche Umstände. Die Dadaisten in Zürich 1916 waren teils Flüchtlinge, teils hatten sie sich der Einberufung zum Militär entzogen, und sie äußerten ihre Schuldgefühle und Verzweiflung über die tragischen Zustände im Krieg, indem sie gegen den »bourgeoisen Intellektualismus« rebellierten. In ihren Ausstellungen und Aufführungen im Cabaret Voltaire versuchten sie, der Kunst einen neuen Sinn zu geben, indem sie bewußt und absichtlich absurde und skandalöse Aktionen initiierten, um sich von dem Chaos und der Zerstörung um sie herum abzulenken (Abb. 1). Ihre Betonung des Irrationalen, der Natur und des Zufalls eröffnete einen neuen Diskurs über die Kunst, der sich weit entfernt von den offiziellen Hütern der Institutionen abspielte. Die russische Avantgarde (Futuristen, Formalisten, Suprematisten, Konstruktivisten, Produktivisten) erlebte dagegen eine ganz andere historische Realität.

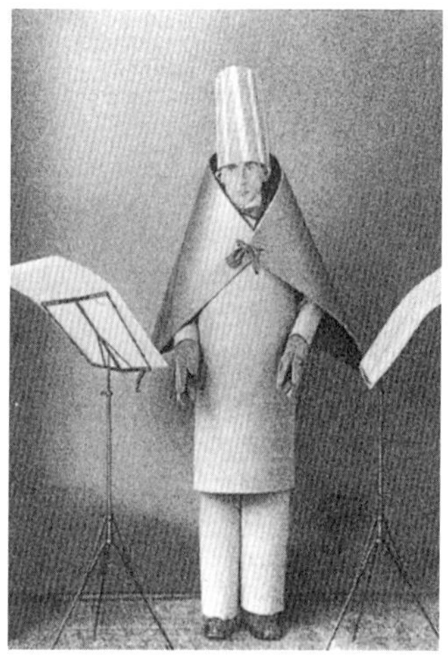

Abb. 1 Hugo Ball, Vortrag des Lautgedichts *Karawane* im Cabaret Voltaire, Zürich 1916

Im Gegensatz zu den Dadaisten in Zürich hatte die russische Avantgarde andere Beweggründe für ihre Versuche, eine andere Art von Kunst hervorzubringen, die mehr mit einem utopischen Traum zu tun hatte (Abb. 2). Bei ihrer pragmatischen Suche nach Möglichkeiten des künstlerischen Überlebens wollten sie einen optimistischen Geist bekunden – auch wenn es für diesen Optimismus kaum eine Rechtfertigung gab. So arbeiteten etwa Kasimir Malewitsch und Ljubow Popowa (Kat. 126–132 und 136–138) innerhalb eines Systems, das ihnen weder gesellschaftlich noch ökonomisch eine Heimat bot, nachdem die provisorische Regierung gestürzt und Lenin (aus Zürich) zurückgekehrt war.

Das Phänomen der Avantgarde-Kunst ließe sich jedoch, abgesehen von solchen persönlichen und gesellschaftlichen Motiven, auch in bezug auf eher theoretische Paradigmen erörtern, das heißt in bezug auf Paradigmen, welche die konfligierenden Interessen widerspiegeln, die im Diskurs der Moderne weit verbreitet sind. Hier ließe sich beispielsweise mit der These beginnen, daß die Moderne nicht allein durch die Bejahung einer Maschinenästhetik zur Institution wurde, sondern auch durch den gleichzeitigen

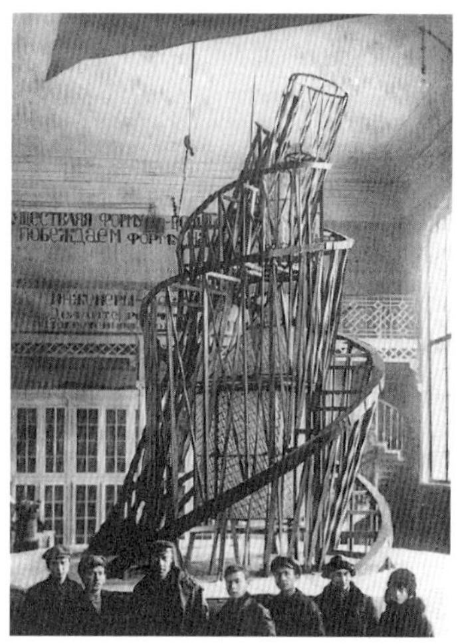

Abb. 2 Wladimir Tatlin (dritter von links) und seine Helfer vor dem Modell des *Denkmals der III. Internationale*, November 1920

Wunsch, eben diese Maschinenästhetik zu vermeiden. Indem man sich mittels der Kunst dem Wunsch nach einer Utopie entzog, konnte man in eine andere, tendenziell ikonoklastische Wunschwelt gelangen.

Der Auszug aus den Kulturinstitutionen – insbesondere aus dem Museum, das Kunst aufgrund von historischen und ideologischen Erwägungen sanktioniert – seitens der Avantgarde in der Belle Epoque im Frankreich des späten 19. Jahrhunderts und die Fortsetzung dieses Konflikts während des gesamten 20. Jahrhunderts zählen zu den charakteristischen Prinzipien der Moderne. Aus einem psychoanalytischen Blickwinkel könnte man sagen, daß der freudianische Impuls, sich der Autorität des Vaters – oder in diesem Fall, der Institution – zu entziehen, in der Geschichte der Moderne avantgardistische Künstler unterschiedlichsten Formats, von Picasso bis zu Duchamp, beherrschte. In den vergangenen zwanzig Jahren haben poststrukturalistische Autoren den ödipalen Trieb einschließlich seiner subtextuellen Hinterlassenschaft, zu der auch die diversen Versuche zählen, ihn theoretisch zu widerlegen, als eine treibende Kraft in der Geschichte der Moderne benannt.[3] Doch kann man im Hinblick auf die Problematik der Moderne nicht davon ausgehen, daß dieser Konflikt der einzige Faktor war, der die Entwicklung der Kunst vorantrieb.

Wäre es nicht angemessener, anstatt aus den Gesellschaftswissenschaften entlehnte Theorien auf die Entwicklung der Avantgarde zu beziehen, das zu untersuchen, was tatsächlich in der Kunst außerhalb der Museen stattgefunden hat, und aus diesen Ereignissen die Paradigmen herzuleiten, die diesen Diskurs charakterisieren? Die Strategie, bei der Anwendung von Theorien der Moderne mit der empirischen Beobachtung zu beginnen, ist zweifellos nicht neu, doch ist diese Strategie in letzter Zeit oft zu kurz gekommen, insbesondere in den USA, wo marginale Themen, die mit einer semiotischen Theorie verknüpft sind, und die ihnen zugesprochenen ideologischen Ansprüche eine außerordentliche Anziehungskraft ausüben.[4]

Das Folgende ist weniger an offen ideologischen Forderungen ausgerichtet als vielmehr an Paradigmen, die auf tatsächlichen Ereignissen im Verlauf der Entwicklung der Avantgarde-Kunst basieren. Drei Paradigmen wurden hier ausgewählt, um diese vielfältige Geschichte darzustellen. Sie dienen als allgemeine Kategorien wie auch als Indikatoren für verwandte Objekte, Ereignisse oder Installationen, die die Moderne von einem Standpunkt außerhalb der Institution des Museums beeinflußt haben. Auch wenn sie unabhängig voneinander konzipiert sind, neigen diese Paradigmen dazu, sich zu überschneiden und wechselseitig zu reflektieren.

Von der Geschichte zur Performance: Simulation und Medien

Aus einer poststrukturalistischen Perspektive mag es schwierig sein, den historischen Kontext zu rekonstruieren, innerhalb dessen in den vergangenen Jahrzehnten nicht-objektorientierte Kunstwerke enstanden sind. Ein Grund dafür ist der heute verbreitete Eindruck, daß die elektronischen Medien überallhin reichen, daß man im Zeitalter des Internet alles von jedem beliebigen Ort zu jeder beliebigen Zeit erhalten kann. Unsere Logik sagt uns zwar, daß dies nicht immer so gewesen ist, doch die Fähigkeit, die Zeitlichkeit eines spezifischen Ereignisses – zum Beispiel eine Aktion, die zu einem anderen historischen Zeitpunkt in einem anderen Land und einem anderen kulturellen Kontext stattfand – zu rekonstruieren, dürfte uns oft fehlen. Nicht-objektorientierte Kunstwerke beruhen stets auf einer Form von Zeitlichkeit, selbst wenn das Kunstwerk ein konzeptuelles Dokument oder eine Spracharbeit ist, zum Beispiel eine Definition von Joseph

3 Vgl. beispielsweise Gilles Deleuze und Félix Guattari, *Anti-Ödipus. Kapitalismus und Schizophrenie*, übersetzt von Bernd Schwibs, Frankfurt a. M. 1974.
4 Für eine ausführlichere Analyse dieser Problematik vgl. meinen Beitrag »Signs in Flotation«, in: *The New Art Examiner*, Vol. 22, No. 8, April 1995.

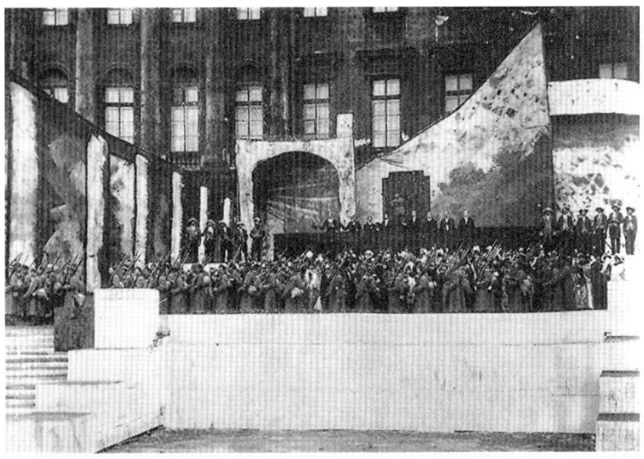

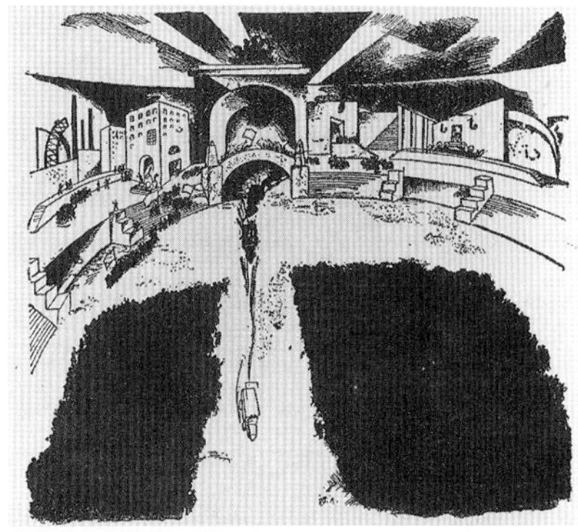

Abb. 3 *Der Sturm auf das Winterpalais*, Petrograd 1920

Abb. 4 Projektskizze zum *Sturm auf das Winterpalais*

Kosuth oder ein Statement von Lawrence Weiner (Kat. 317–319). In diesen Fällen ist die Sprache das Medium, in dem die Idee ausgedrückt und von einer Person zu einer anderen, vom Sender zum Empfänger übertragen wird.

Ein für dieses Paradigma typisches Ereignis in der Frühzeit der Moderne war eine Aufführung in Petrograd am 7. November 1920, dem dritten Jahrestag der Oktoberrevolution, bei der die Erstürmung des Winterpalais detailgetreu rekonstruiert und nachgespielt wurde.[5] Dieses gigantische Ausstattungsstück unter der Leitung von Nikolai Jewrejnow und drei Theaterregisseuren zählte beinahe 8.000 Teilnehmer, darunter Soldaten, Zirkusartisten, Ballettänzer und ein fünfhundertköpfiges Orchester mit Chor (Abb. 3). Ein solches kolossales Spektakel wie dieses Unternehmen, das ebenso vom Agit-Prop-Theater inspiriert war wie von einer Demonstration, die der russische Futurist Nathan Altman zwei Jahre zuvor organisiert hatte, würde heute nur noch stattfinden, wenn große Fernsehsender zur Stelle wären und beträchtliche Werbeeinnahmen dahinterständen. Doch von diesem Ereignis gibt es keine Fernsehaufnahmen, die einzige verbliebene Dokumentation sind einige grobkörnige Photographien und ein paar Skizzen und Diagramme, die bei der Koordination der Aufführung verwendet wurden (Abb. 4).

Die allgemeinere Bedeutung der *Erstürmung des Winterpalais* (so der Titel) liegt in dem Wunsch, den ursprünglichen politischen Aufruhr detailgetreu als ein simuliertes Ereignis – genauer gesagt, als eine Performance – zu reproduzieren. Auch ohne fortgeschrittene Fernseh- und Computertechnologie verweist der Wunsch nach einem Spektakel, das die »realen« Ereignisse exakt simuliert, auf eines der spezifischen Kennzeichen der Avantgarde – daß nämlich die Reproduktion des Originals ein Ersatz für die historische Wirklichkeit ist.[6] Die Aufführung der *Erstürmung des Winterpalais* 1920, drei Jahre nach dem Originalgeschehen, war eine historische Inszenierung, eine theatralische Verdoppelung, die als »Kunst« bezeichnet wurde. Und die Aufführung wurde nicht nur ein »Kunstwerk«, sie wurde auch zu einer Repräsentation des historischen Ereignisses, als ob das Ereignis selbst der Erfahrung dieser Aufführung nachgeordnet wäre.

Während des Dada-Revivals in New York in den späten fünfziger und sechziger Jahren griff der Avantgarde-Komponist John Cage diese Problematik in einem anderen Kontext wieder auf, indem er historisches Geschehen unberücksichtigt ließ und durch strukturelle Improvisationen und Zufallsoperationen ersetzte.[7] Allan Kaprow, der an Cages Seminaren an der New School of Social Research teilgenommen hatte, äußerte seine zwiespältige Ansicht über historische Verweise auf das Theater im Zusammenhang mit einem neuen Konzept der Performance – in seinem Fall zu Happenings (Abb. 5): »Und die Vergangenheit? Diese heroischen Menschen, die auch ihr Leben dafür hergaben, um

5 Vgl. Roselee Goldberg, *Performance Art: From Futurism to the Present*, 2. Aufl., New York 1988, S. 40–43.

6 Ich beziehe mich hier vor allem auf Jean Baudrillards Theorie der Simulakren, ein Thema, das große Teile seiner neueren Arbeiten durchzieht und seine deutlichste Darstellung gefunden hat in »Die Präzession der Simulakra«, in: Jean Baudrillard, *Agonie des Realen*, übersetzt von Lothar Kurzawa und Volker Schaefer, Berlin 1978, S. 7–69.

7 Vgl. John Cage, *Silence*, Middleburg 1961.

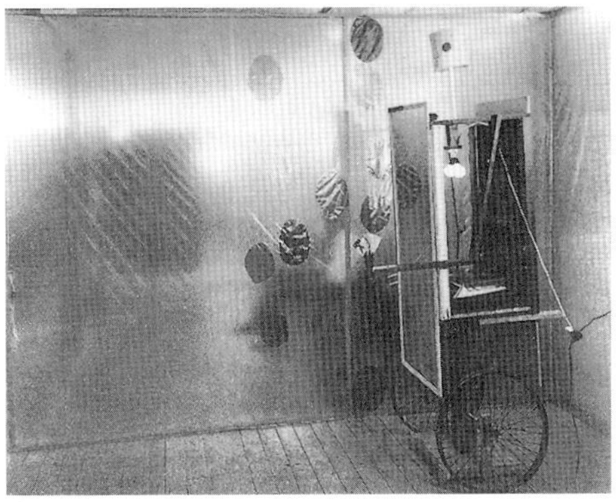

Abb. 5 Allan Kaprow, *18 Happenings in 6 Parts*, Reuben Gallery, New York 1959

sich zu amüsieren? Was ist mit ihnen? Ich glaube, um ein Revolutionär zu sein, muß man die Vergangenheit kennen und ihr in einer innigen Haßliebe verbunden sein.« Und weiter schreibt Kaprow: »Der einzige allgemeine Nutzen, den die Vergangenheit für mich hat, ist, daß sie besagt, was nicht mehr getan werden braucht ... Die Vergangenheit kann und will nicht einbalsamiert werden. Ich glaube, sie kann nur weiterleben in Künstlern, die ihr scheinbar ins Gesicht spucken.«[8]

Im Zentrum von Neo-Dada stand in den frühen sechziger Jahren die Fluxus-Bewegung. Die mit Fluxus verbundenen Künstler – unter der mehr oder weniger autoritären Führung des exzentrischen Litauers George Maciunas – bevorzugten im allgemeinen das Vergängliche gegenüber dem Dauerhaften, das Konzept gegenüber der Form, das Ereignis gegenüber dem Objekt, und Absurdität und Witz gegenüber der Ernsthaftigkeit der abstrakt-expressionistischen Malerei und der gerade aufkommenden modischeren Pop Art.[9] Fluxus war in einem gewissen Sinn antihistorisch. Es versuchte, ohne reale Bezugspunkte zu existieren. Dick Higgins, Alison Knowles, Yoko Ono und Ben Patterson inszenierten Mini-Happenings, zu denen oft auch Musik und Gedichte gehörten. Im Gegensatz zu Kaprows Happenings verweigerten sich die Fluxus-Aufführungen meistens dem großen Spektakel und bevorzugten Artauds eher hermetischen Stil der unmittelbaren Erfahrung. Doch lag hierin eine gewisse Eleganz, eine gewisse Weigerung, sich dem anzupassen, was die Museen als offizielle Kunst wünschten und was die Kunstgeschichte als den nächsten logischen Schritt in der linearen Fortentwicklung der Moderne zu diktieren schien.

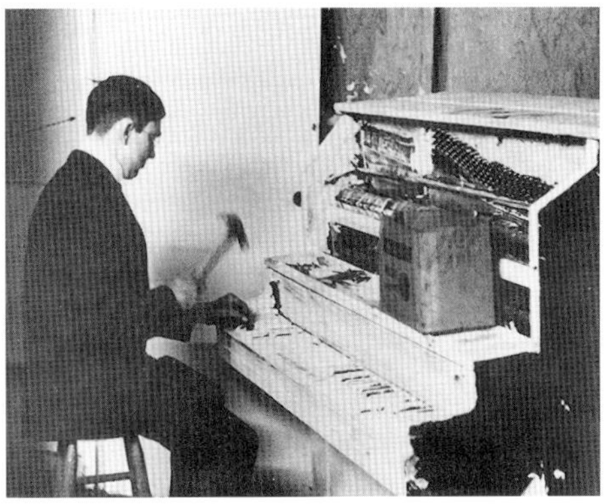

Abb. 6 George Maciunas, *Piano Piece*, New York 1964. Photo: © Peter Moore

Rückblickend könnte man Fluxus als die letzte künstlerische Bewegung der modernen Epoche bezeichnen, die wirklich avantgardistisch war. Fluxus war elegant, aber nicht gänzlich zynisch. Es war inspiriert, aber nicht spirituell. Es widersetzte sich dem System – in der Kunst ebenso wie in der Politik. Hierin erfaßte Fluxus die angeregte, ekstatische Stimmung der sechziger Jahre, als die Revolution in der Luft lag – egal, ob es sich um ein historisches Ereignis oder eine Simulation handelte, um »Wirklichkeit« oder »Kunst«. Für Fluxus-Künstler wie Maciunas bedeuteten Revolution und Anarchie den idealen Zustand (Abb. 6); und vielleicht lag es gerade an dieser entgegenkommenden kulturellen Struktur im Amerika der sechziger Jahre, daß Fluxus sich nicht über diesen Zeitraum hinaus als eine bedeutende Kraft behaupten konnte.[10] Seine Grenzen lagen in seiner eigenen Kontextualisierung, nämlich im revolutionären Geist und der Offenheit der sechziger Jahre. Fluxus erschien als das große Echo eines sozio-ästhetischen Ideals, und es existierte in dieser Zeit im Kontext der Performance – ein Kontext, der sich bald verändern sollte.

Kunst als freie Kraft: Konzeptkunst und Duchamps Ready-mades

Als Henry Flynt 1961 seinen bedeutenden Underground-Text »Concept Art« schrieb (der 1963 veröffentlicht wurde)[11], war nicht völlig klar, in welche Richtung seine Überlegungen führen würden (Abb. 7). Flynt stand damals in Verbindung mit Avantgarde-Musikern wie La Monte Young und mit Intermedia-Künstlern wie Walter De Maria und Robert Morris, die zu dieser Zeit hauptsächlich im Bereich von Performance und Choreographie arbeiteten. Die ersten Zeilen von Flynts wichtigem (jedoch allgemein unterschätzten) Text lauten:

> »Konzeptkunst« ist zunächst eine Kunst, deren Material »Konzepte« sind, so wie beispielsweise das Material der Musik ihre Klänge sind. Da »Konzepte« in einer sehr engen Verbindung zur Sprache stehen, ist Konzeptkunst eine Kunstform, deren Material Sprache ist.[12]

8 Allan Kaprow, *Untitled Essay and Other Works* (1958), New York 1967, S. 2–5.
9 Vgl. Simon Anderson, »Fluxus Publicus«, in: *In the Spirit of Fluxus*, Ausst.Kat. Walker Art Center, Minneapolis 1993, S. 38–61.
10 Vgl. Robert C. Morgan, »The Fluxus Ensemble«, in: ders., *Commentaries on the New Media Arts*, Pasadena 1992, S. 1–5; zuerst unter dem Titel »The Fluxus Phenomenon« in: *Lund Art Press*, Vol. 2, No. 2, 1992, S. 125–128.
11 Henry Flynt, »Concept Art« (1961), in: La Monte Young und Jackson Mac Low (Hrsg.), *An Anthology*, New York 1963, nicht paginiert.
12 Ebd.

Diese Definition von Konzeptkunst scheint zwar nahe an dem, was Sol LeWitt sechs Jahre später als konzeptuelle Kunst bezeichnete, doch sie war nicht exakt dasselbe. In einem Briefwechsel mit der Kuratorin Andrea Miller-Keller schrieb LeWitt: »Seine [Flynts] Vorstellung von Konzeptkunst war auf Duchamp und Fluxus bezogen. Meine hatte mehr damit zu tun, wie Künstler arbeiten, und betonte mehr die Idee als die Wirkung.«[13] Rückblickend ist LeWitts Kommentar im Zusammenhang mit seiner Zugehörigkeit zur Minimal Art – eine Bezeichnung, die er stets abgelehnt hat – zu sehen. Doch der Übergang von Fluxus zur Konzeptkunst ist nicht so einfach. Es gab wohl einige Gemeinsamkeiten, doch der Geist und die Methode von Fluxus, wie sie George Maciunas, der selbsternannte Chef der Bewegung, propagiert hatte, waren durchaus verschieden von denen der Konzeptkunst.

Obwohl Flynt seit einigen Jahren jede Verbindung mit Fluxus abstreitet, um seine Rechte an dem Durchbruch zur Sprache in der Kunst zu bewahren, kann man ihn nicht völlig losgelöst vom allgemeinen Bereich der neo-dadaistischen Aktivitäten in New York in den späten fünfziger und frühen sechziger Jahren sehen.[14] Dies war die Zeit der Happenings und der Environments, von Assemblage und Junk Sculpture, die Zeit der Beat Generation, von Jazz und Dichterlesungen, die Rebellion des Underground gegen den Status quo des »American way of life«. LeWitts Gedanken, die er 1967 in seinen »Paragraphen über konzeptuelle Kunst«[15] zum Ausdruck brachte, kamen hingegen aus einem ganz anderen Blickwinkel, der mehr mit Reduktionismus, Sequenz und Serialisierung zu tun hatte (Abb. 8). LeWitt wollte der formalistischen Position aus einer radikal anderen Perspektive begegnen. Ihm ging es nicht um Verschiedenheit innerhalb der Einheit, sondern um die Idee in der Kunst, die es der Kunst ermöglicht, wie eine Maschine zu funktionieren.[16] Dies war eine merklich distanziertere Einstellung zur Kunst, eine Zurückhaltung in bezug auf den Herstellungsprozeß von Kunst, im Gegensatz zu der völligen Verlagerung der Grundlagen der Kunst in den Bereich mathematischer Spekulation, die Flynt offenbar im Sinn hatte. Dennoch war Flynts Einsicht über Kunst als Sprache letzten Endes richtig, auch wenn der Kunstmarkt Ende der sechziger Jahre eine andere Richtung einschlug. Um die Vorherrschaft des ästhetischen Formalismus in der amerikanischen Kunst, für die der Kritiker Clement Greenberg einstand, zu brechen, mußte man eine andere Strategie finden – eine Strategie, die die Veränderung der Kunst durch Sprache möglich machte.

Diese Veränderung wäre nicht möglich gewesen ohne die Vorstöße, die Marcel Duchamp einige Jahrzehnte zuvor insbesondere in Zusammenhang mit seinen Ready-mades unternommen hatte. Nachdem er 1912 eine Reihe kubistisch inspirierter Gemälde beendet hatte, einschließlich *Akt, eine Treppe herabsteigend*, begann Duchamp mit einem neuen Projekt. Seine Recherchen in der Pariser Bibliothèque Sainte-Geneviève zwischen 1913 und 1915 führten schließlich zur Arbeit am *Großen Glas* (1915–1923), auch bekannt unter dem Titel *La mariée mise à nu par ses célibataires, même* (Die Braut, von ihren Junggesellen nackt entblößt, sogar; siehe Abb. 10, S. 310). In diesen Jahren entwickelte er auch seine Theorie des Ready-made.

Das erste Ready-made, aus dem Jahr 1913, war ein gewöhnliches Fahrrad-Rad, das Duchamp umgekehrt auf der Sitzfläche eines Küchenschemels befestigte (Abb. 9). Im folgenden Jahr entdeckte er in Paris – in der Nähe des Hôtel de Ville – ein verzinktes Flaschengestell, das er kaufte, in sein Atelier brachte und dort signierte und datierte. Sein Gebrauch des Begriffs »Ready-made« nahm jedoch erst festere Konturen an, als er 1915 nach New York kam, wo er eine Schneeschaufel kaufte, auf die er die Worte »In advance

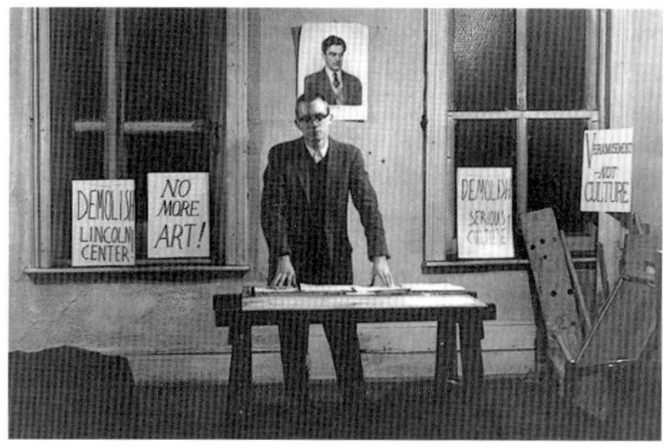

Abb. 7 Henry Flynt während eines Vortrags im Atelier von Walter De Maria, New York, 28. Februar 1963

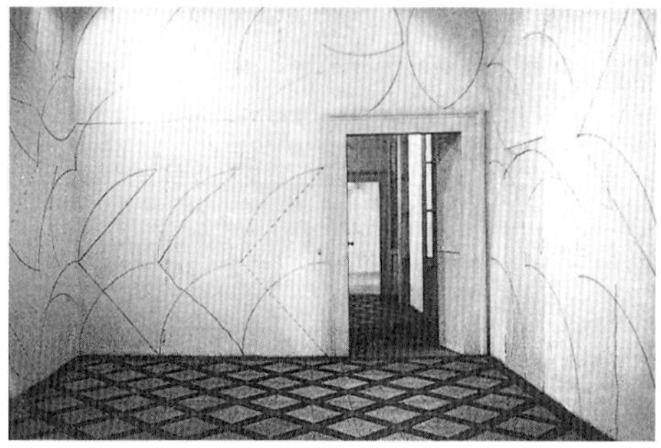

Abb. 8 Sol LeWitt, *All combinations of arcs from corners and sides; straight, not-straight, and broken lines*, 1973, Installation in der Galleria L'Attico, Rom

13 Andrea Miller-Keller und Sol LeWitt, »Excerpts from a Correspondence, 1981–1983«, in: *Sol LeWitt: Wall Drawings, 1968-1984*, Ausst.Kat. Stedelijk Museum, Amsterdam, Stedelijk Van Abbemuseum, Eindhoven, und Wadsworth Atheneum, Hartford, 1984, S. 21.

14 Flynts Distanzierung von Fluxus begann mit seinem (und La Monte Youngs) Protest während der Ausstellung *Ubi Fluxus ibi motus, 1990–1962* während der Biennale in Venedig 1990 (auf der Giudecca). In Flynts Presseerklärung zu seiner Ausstellung in der Emily Harvey Gallery in New York 1993 wird Fluxus überhaupt nicht erwähnt, sondern nur »Konzeptkunst«.

15 Sol LeWitt, »Paragraphs on Conceptual Art«, in: *Artforum*, Sommer 1967; wieder in: *Sol LeWitt. Critical Texts*, hrsg. v. Adachiara Zevi, Rom 1994, S. 78–82; dt. in: *Über Kunst – On Art. Künstlertexte zum veränderten Kunstverständnis nach 1965*, hrsg. v. Gerd de Vries, Köln 1974, S. 177–185.

16 Ebd. S. 78; dt. S. 177.

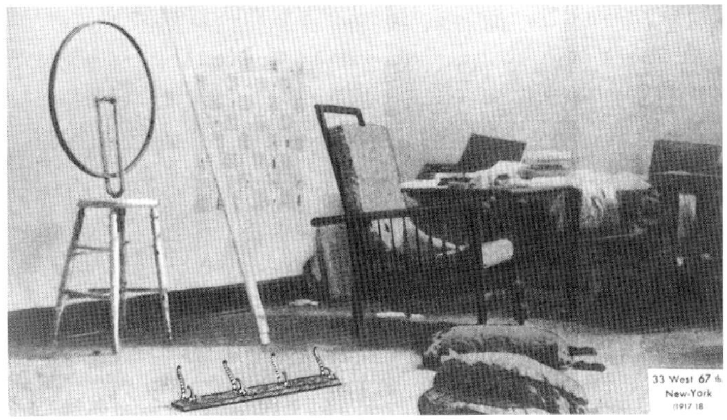

Abb. 9 Marcel Duchamps Atelier in New York um 1917/18, mit dem Ready-made *Roue de bicyclette* (Fahrrad-Rad), Version von 1916

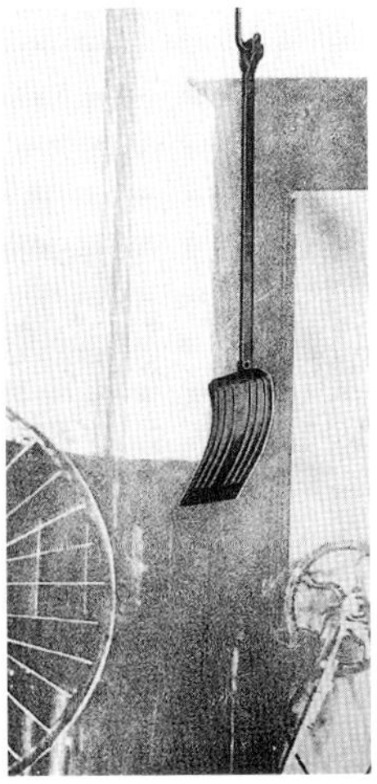

Abb. 10 Marcel Duchamps Atelier in New York um 1920, mit dem Ready-made *In advance of the broken arm* (Dem gebrochenen Arm voraus), 1915. Photo: Man Ray

of the broken arm« schrieb und sie signierte und datierte (Abb. 10). Jahrzehnte später sagte Duchamp in einem Vortrag, den er am 19. Oktober 1961 im Museum of Modern Art in New York hielt:

> Einen Punkt möchte ich ganz besonders hervorheben, nämlich den, daß die Wahl dieser »Readymades« nie von einer ästhetischen Lust diktiert wurde. Diese Wahl beruhte auf einer Reaktion *visueller* Indifferenz, bei einer gleichzeitigen totalen Abwesenheit von gutem oder schlechtem Geschmack ... in der Tat eine völlige Anästhesie.[17]

Der industrielle Kontext des Ready-made läßt sich nicht ignorieren oder abstreiten. Es fungierte als ein Zeichen, oder eine Serie von Zeichen, in unmittelbarer Beziehung zu den massenproduzierten Gütern von Henry Fords Fließband. Duchamps Argument war, daß die Braut der Industrie – zumindestens vorläufig – die Kunst übernommen hatte. Wichtig war nicht der handgefertigte Gegenstand, sondern das simulierte Objekt, das auf der Grundlage einer unbekannten Größe ausgewählt wurde, worin der Dichter und Essayist Octavio Paz ein erotisches »Rendez-vous«[18] sah – ein Gedanke, welcher sich in einem gewissen Grade dem proto-surrealistischen Schriftsteller Lautréamont verdankt, der in einer Metapher von der »unvermuteten Begegnung einer Nähmaschine und eines Regenschirms auf einem Seziertisch« sprach.[19]

Duchamps Ready-mades bedeuteten eine veränderte, sprachliche Struktur in der Kunst, obwohl der Künstler sie nie als Kunst im strengen Sinne intendierte. Für Duchamp war das *Konzept*, aber nicht der Gegenstand des Ready-made ein Kunstwerk. Die Zeichenfunktion des Ready-made war entscheidend, um in der Kunst den Schwerpunkt vom Objekt auf die Idee umzulenken. Indem sie darauf hinwiesen, daß ein Kunstwerk eine Idee sein kann, verliehen die Ready-mades der Kunst eine zusätzliche Fähigkeit: weitere Ideen in einem »nicht-retinalen« System auszulösen, in einem Kontext, der keine Kunst zu sein scheint, der aber durch sprachlich zum Ausdruck gebrachte Gedanken zur Kunst werden kann.

Ob in den frühen Wandzeichnungen von Sol LeWitt, den Installationen von Rebecca Horn oder den »Investigations« von Joseph Kosuth (Abb. 11) – die Entwicklung der Konzeptkunst in den späten sechziger und frühen siebziger Jahren war von der Zeichenfunktion der Ready-mades beeinflußt. Diese von Wittgensteins *Tractatus* (1921), Duchamps Ready-mades und Ad Reinhardts »Black Paintings« inspirierte Kunst begab sich auf die Ebene der Zeichen, indem sie die formalistische Ästhetik durch eine neue sprachliche Struktur ersetzte.[20] Und diese neue sprachliche Struktur bewirkte die Entwicklung der Kunst vom Vorrang der Objekthaftigkeit – Gemälde und Skulpturen, die für das Museum vorherbestimmt sind – zu einer offeneren, entmaterialisierten Existenz

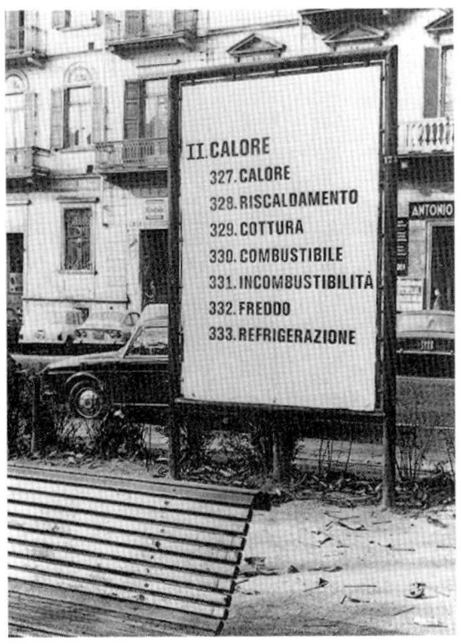

Abb. 11 Joseph Kosuth, *The 2nd Investigation* (Detail), 1968. Plakatwand auf der Piazza Solferino, Turin 1969

17 Marcel Duchamp, »Apropos of Readymades« (1961), in: *Art and Artists*, Juli 1966; wieder in: Kostelanetz, *Esthetics Contemporary* (Anm. 2), S. 83 f.; dt. in: *Marcel Duchamp. Die Schriften*, Bd. 1, hrsg. v. Serge Stauffer, Zürich 1981, S. 242.
18 Octavio Paz, »The Ready-Made«, in: Joseph Masheck (Hrsg.), *Marcel Duchamp in Perspective*, Englewood Cliffs 1975, S. 88.
19 Isidore Ducasse Comte de Lautréamont, »Les Chants de Maldoror«, in: *Œuvres Complètes*, Paris 1971, S. 253; dt. »Die Gesänge des Maldoror«, in: Lautréamont, *Das Gesamtwerk*, übersetzt von Ré Soupault, Reinbek 1988, S. 223.
20 Vgl. Joseph Kosuth, »Art after philosophy« (Teil 1), in: *Studio International*, Oktober 1969; wieder in: *Joseph Kosuth. Art after Philosophy and After*, hrsg. v. Gabriele Guercio, Cambridge, Mass., und London 1991, S. 13–24; dt. in: *Über Kunst* (Anm. 15), S. 137–159.

außerhalb des Museums. Am Ende der sechziger Jahre war die Kunst zu einer freien Kraft geworden, die nicht mehr in ihrem alten Reliquienschrein eingeschlossen war und daher dazu bestimmt, sich selbst außerhalb der Schranken der Institution zu definieren.

Jenseits der Utopie: Earth Art und die neue Gesellschaftsordnung

Am Ende dieses Jahrhunderts werden wir mit den Idealen der Vergangenheit konfrontiert. Weil wir die Vergangenheit nicht ignorieren können, können wir auch deren Ideale nicht ignorieren. Das utopische Denken spielte, wie bereits gesagt, eine wesentliche Rolle in dem Konflikt, der in der Ideologie der Moderne angelegt war. In den letzten Jahren haben zahllose »dekonstruktive« Analysen versucht, die Instabilität der künstlerischen Utopien zu beweisen, in denen sie Ausschlußmodelle auf der Grundlage eines unmöglichen gesellschaftlichen Programms sehen; doch wozu? Welche wirkliche Absicht steht hinter dem Versuch, die Prämissen der Utopien der Moderne zu widerlegen?

Heute, da wir von einem Kult der Information blockiert sind, mit Metatheorien und Zynismen geimpft, durch den Druck des Banalen überreizt, könnte es von Nutzen sein, darauf hinzuweisen, daß die Utopie trotz ihrer anscheinenden Naivität immer noch ihren Wert hat. Möglicherweise ging es bei den utopischen Ansätzen in der zweiten Hälfte dieses Jahrhunderts weniger um Problemlösungen und ideologische Dogmen als vielmehr um das gesamte Spektrum unserer strukturellen Fragmentiertheit. Die Earth Art der späten sechziger Jahre (Robert Smithson, Michael Heizer, Dennis Oppenheim, Walter De Maria) war ein Anzeichen dieses Phänomens (Abb. 12). Die ortsspezifischen Installationen in Innen- und Außenräumen, die in den siebziger Jahren folgten (James Turrell, Robert Irwin, Alice Aycock, Mary Miss, Richard Fleischner, Nancy Holt), waren eine Fortführung dieser neuen subjektiven Utopie – eine Vision, die die privaten ebenso wie die transzendentalen Bestrebungen der Künstler umfaßte (Abb. 13).

Ein deutliches Beispiel dieser transzendentalen Gestimmtheit findet sich in dem, was der Künstler Robert Smithson über seine eigene Arbeit *The Spiral Jetty* (Abb. 14) schrieb:

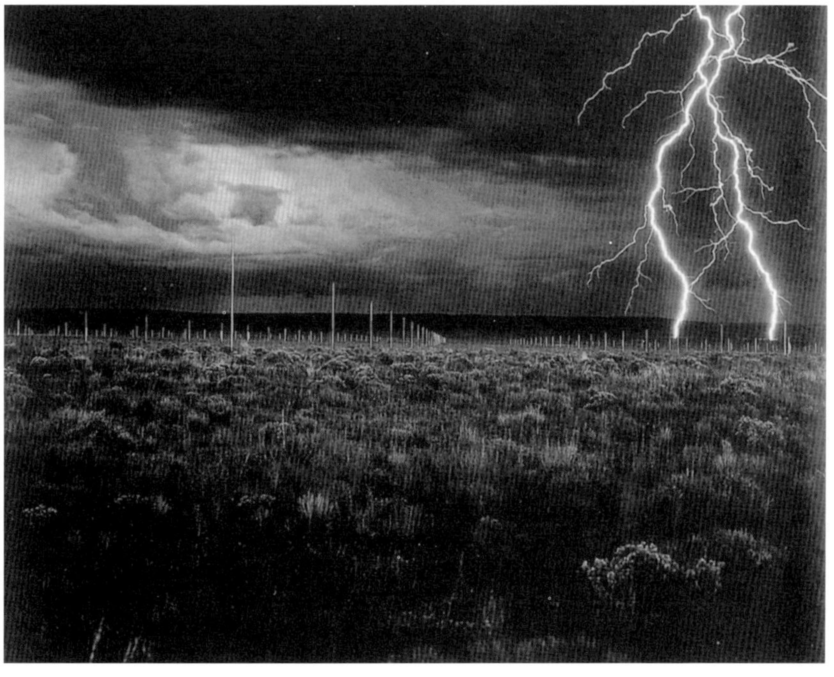

Abb. 12 Walter De Maria, *The Lightning Field* (Blitzfeld), 1974–1977. In der Nähe von Quemado, New Mexico. © Dia Center for the Arts, New York

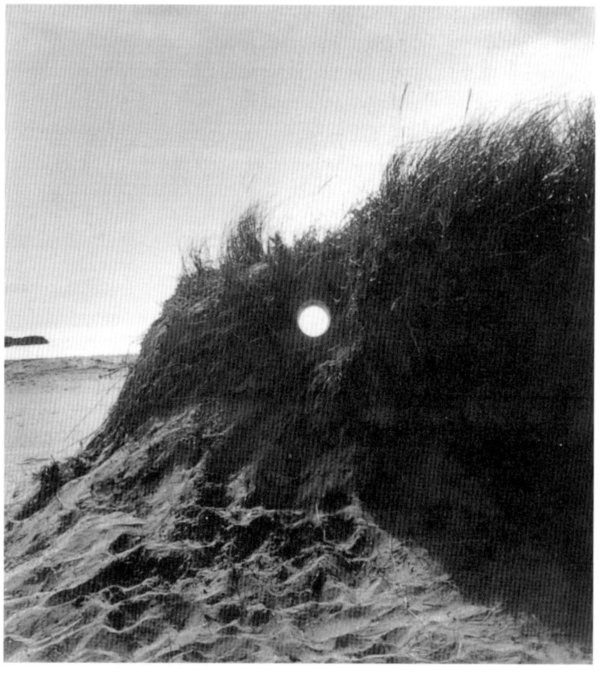

Abb. 13 Nancy Holt, *Views Through a Sand Dune* (Blicke durch eine Sanddüne), 1972. Narragansett Beach, Rhode Island

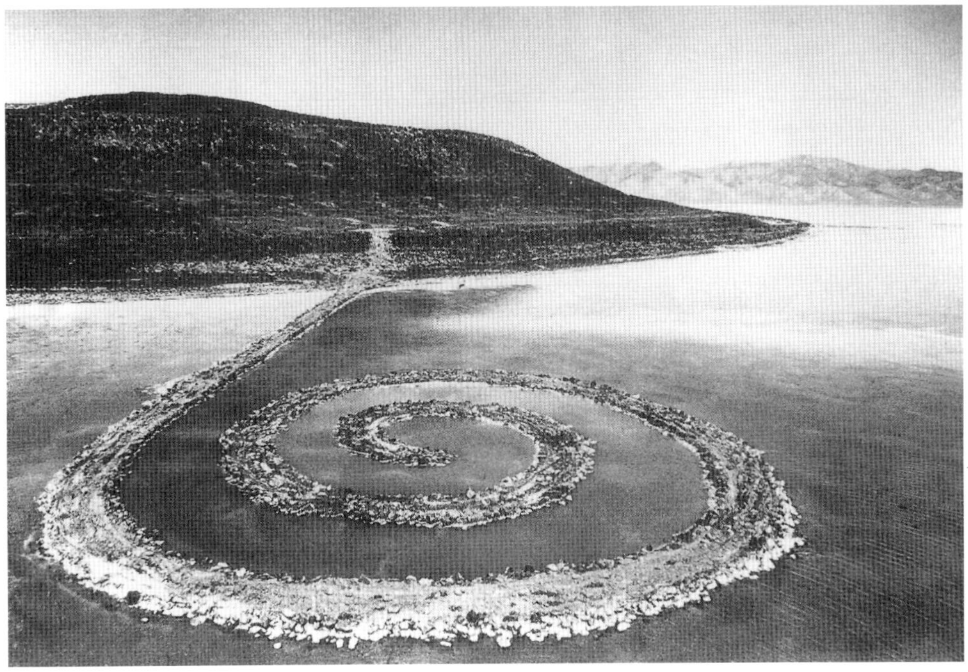

Abb. 14 Robert Smithson, *The Spiral Jetty* (Die Spiralmole), 1970. Great Salt Lake, Utah. Photo: © Gianfranco Gorgoni

> Das Wasser bildete einen riesigen thermalen Spiegel. Von dieser Position her erinnerte die flammende Spiegelung an den Ionenstrom eines Zyklotrons, der sich zu einer Spirale aus zerfallener Materie ausweitete. Jedes Gefühl von Energiebeschleunigung verlief sich in dem wellenförmigen Stillstand der reflektierten Hitze ... Ich glitt wieder aus mir hinaus, löste mich auf in einen einzelligen Anfang, versuchte, den Nukleus am Ende der Spirale zu finden. All das pulsierende Blut macht einen auf protoplasmische Lösungen aufmerksam.[21]

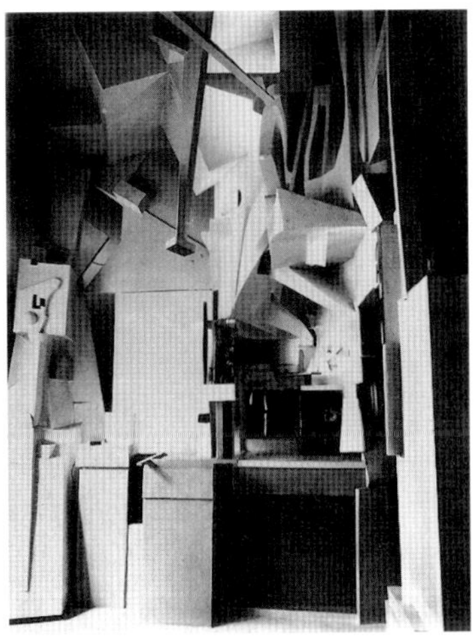

Abb. 15 Kurt Schwitters, *Merzbau* in Hannover, photographiert ca. 1930

Die Suche nach dem Erhabenen in Raum und Zeit stand stets in Verbindung mit der Utopie, wie in den transzendentalistischen Gemeinschaften im Amerika des 19. Jahrhunderts oder bei den sogenannten »Hippies« hundert Jahre später. Die Idee einer neuen Gesellschaftsordnung ist stets mit dem Wunsch nach individueller, subjektiver Aufklärung verbunden. In den zwanziger Jahren war dies in Europa bei den Bauhaus- und De Stijl-Künstlern der Fall. Es galt ebenso für die Futuristen und die Konstruktivisten, und ironischerweise auch für die Dadaisten und Surrealisten. Die Earth-Art-Künstler waren nicht nur vom Abstrakten Expressionismus und vom Minimalismus beeinflußt, sondern wohl auch vom Dadaismus und Surrealismus. Zugleich lassen sich Werke wie Kurt Schwitters' *Merzbau* (Abb. 15) oder Yves Tanguys Unterwasserlandschaften (Kat. 355–357) auch als Sublimierung utopischer Anliegen verstehen.

Aus einer anderen Perspektive sollte man die Bedeutung von Joseph Beuys als utopischem Denker nicht übersehen. Sein Konzept der »Sozialen Plastik« ist wesentlich für das Verständnis der erweiterten Möglichkeiten des utopischen Denkens an der Schwelle zum 21. Jahrhundert. Beuys' Theorien sind sehr greifbar, insofern sie direkt aus seiner Funktion als Künstler hervorgehen. Er widmet sich der gesamten Spannbreite von individueller Freiheit bis zum gesellschaftlich Notwendigen, dem Wunsch nach einem erhabenen Verhältnis zur Natur, und stellt sich zugleich der Notwendigkeit, das Kunstwerk zu verändern, irrelevanten Institutionen den Boden zu entziehen und an die fundamentalen gesellschaftlichen Bedürfnisse zu erinnern.[22] Ohne Beuys als Künstler, Aktionist und Theoretiker wäre die erweiterte Idee einer subjektiven Utopie nicht wiederbelebt und als eine Brücke ins nächste Jahrhundert interpretiert worden. Seine Beteiligung an künstlerischen Aktionen außerhalb der Institutionen (Abb. 16) und seine Neudefinition

21 Robert Smithson, »The Spiral Jetty«, in: György Kepes, *Arts of the Environment*, 1972; wieder in: Smithson, *Collected Writings* (Anm. 1), S. 149.
22 Vgl. Robert C. Morgan, »Who Was Joseph Beuys?«, in: ders., *Art into Ideas: Essays on Conceptual Art*, Cambridge, U. K., 1996, S. 150–161.

der Institution aufgrund seiner einzigartigen Metapher der *Honigpumpe* geben ein Zeichen der Hoffnung, daß Künstler in unserer Gesellschaft noch immer eine sowohl sensorische wie auch konzeptuelle Rolle spielen und daß die Kunst ein epistemologisch und sozial verantwortliches Tun ist, trotz des enormen vom Markt ausgehenden Drucks, Ruhm und Reichtum in den Sälen des Museums zu suchen. Beuys' Lehre besagt, im Gegensatz zu der von John Cage, daß die Verleugnung des Ego weniger gesund und weniger nützlich ist als seine Umfunktionierung zu einer Energiequelle. In einer Welt, in der die Energieknappheit zu einem wichtigen Problem geworden ist, muß der Künstler sich mit der Trennung von Körper und Geist auseinandersetzen und sie wiedergutmachen, während Medien, Mode und Werbung diese Trennung noch beschleunigen. Deren verführerische Wirkung und die damit einhergehende Auflösung des Ich ist heute, im Zeitalter der virtuellen Institution, einem Zeitalter, in dem die Einsichten des Künstlers scheinbar keinen Platz mehr haben, zur Grundlage der Konformität geworden.

Es ist durchaus denkbar, daß diese Situation sich in der nahen Zukunft ändern wird; und wenn sie sich ändert, so höchstwahrscheinlich deshalb, weil die Museen erkennen, daß sie sich realistisch verhalten müssen angesichts der veränderten gesellschaftlichen und ökonomischen Realitäten, einschließlich derjenigen Realitäten, mit denen Künstler sich in der alltäglichen Welt außerhalb der Institutionen befassen müssen. Um wirklich effektiv zu sein, müssen diese Veränderungen sich mit der gesamten Hinterlassenschaft der modernen Kunst auseinandersetzen, in neuen Formen von kritischen Interventionen, außerhalb des gegenwärtigen marktorientierten Systems, einschließlich der verschiedenen Metasprachen, die aus einer beschleunigten transkulturellen Welt resultieren.

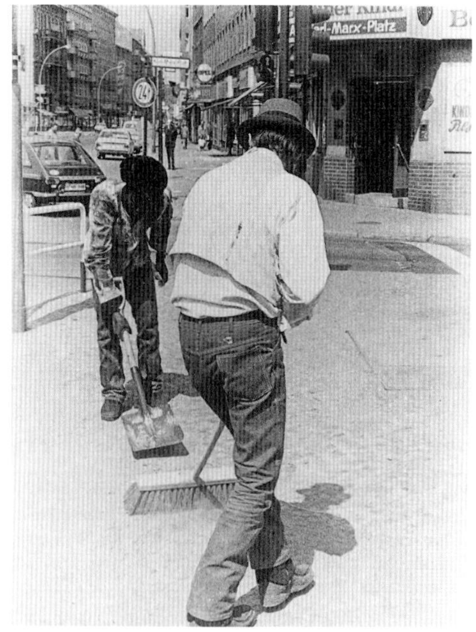

Abb. 16 Joseph Beuys, *Ausfegen*, Karl-Marx-Platz, Berlin 1972

DIETER DANIELS

Kunst und Medien

Jenseits der Objekte

> Es ist untragbar, daß die Zeichnung, die Malerei, noch heute da steht, wo die Schrift vor Gutenberg stand.
>
> André Breton 1934[1]

Die Geschichte der Avantgarden unseres zu Ende gehenden Jahrhunderts hat eines ihrer Leitmotive in der ständigen Neudefinition dessen, was in den Bildkünsten als ein »Werk« gelten kann. Die Selbstverständlichkeit, daß ein Kunstwerk ein handgemachtes Objekt sei, ist so alt wie die Geschichte der Kunst. In einer Welt, die vollständig aus handgefertigten Dingen besteht, wie etwa eine Wohnstube des Mittelalters oder eine afrikanische Lehmhütte, begründet dies keinen besonderen Status. Erst mit der Ausweitung der industriellen Produktion auf fast alle Gegenstände des täglichen Lebens und vor allem der Vervielfachung der Reproduktionstechniken für Objekte, Bilder, Töne und Texte erhält das Handgemachte die Auszeichnung eines Originals oder Unikats. Die Grenze zwischen Original und Kopie bezeichnet in der europäischen Kunstgeschichte zunächst den Unterschied zwischen Idee und Ausführung, etwa bei einer Radierung nach einem Ölbild oder bei einem Gipsabguß nach einer Marmorstatue. Im Laufe des 20. Jahrhunderts verändert sich die Bedeutung des Begriffs »Original« und meint im Bereich der Kunst vor allem Objekte, die von Menschenhand gefertigt wurden, im Unterschied zu technisch produzierten Bildern. Dagegen kann in der Welt des Konsums der Begriff »das Original« bis zur Bezeichnung eines Markenartikels erweitert werden.

Aus der Distanz wird das 20. Jahrhundert als dasjenige erscheinen, in dem alle manuelle, individuelle Fertigung fast vollständig durch die industrielle, maschinelle Serienproduktion ersetzt wurde. Dies gilt gleichermaßen für die Objekte des alltäglichen Gebrauchs, wie Kleidung, Möbel, Werkzeuge, wie auch für die Informationsmittel, die Zeichen und Bilder transportieren und im allgemeinen »Medien« genannt werden. Daß dies auch den Status des Kunstwerks betrifft, ist vielleicht zuerst und am deutlichsten im Prinzip des Ready-made von Marcel Duchamp zum Ausdruck gekommen.

In einer großenteils industriell produzierten Umwelt erhält jedes zum Original erklärte Ding einen ausgezeichneten Status, der zur Grundlage sowohl der ästhetischen als auch der merkantilen Bewertung wird. Walter Benjamin erhoffte in den dreißiger Jahren durch die Photographie und den Film eine Emanzipation des Kunstwerks »von seinem parasitären Dasein am Ritual«, das durch die Aura des Einzigartigen, des Originals bestimmt wird. An die Stelle der Frage, »ob die Photographie eine Kunst sei«, mußte für ihn die viel grundsätzlichere Frage treten, »ob nicht durch die Erfindung der Photographie der Gesamtcharakter der Kunst sich verändert habe«.[2]

Wer heute über einen der großen internationalen Kunstmärkte geht, sieht überall Photographie, perfekt gerahmt, im gleichen großen Format und auf dem gleichen Preisniveau wie entsprechende Malerei. Die von Benjamin noch für unmöglich gehaltene Ausbildung von »Echtheitsstufen« bei technischen Reproduktionsmedien ist für den Kunst-

1 André Breton, »Phare de la Mariée«, in: *Minotaure*, Nr. 6, Winter 1934/1935, S. 45.

2 Walter Benjamin, »Das Kunstwerk im Zeitalter seiner technischen Reproduzierbarkeit« (1935), in: ders., *Gesammelte Schriften*, Bd. I, Frankfurt a. M. 1978, S. 481, 486.

markt längst »business as usual«. Noch deutlicher wird dies im Fall der rückwirkenden Neubewertung der Geschichte unter der Prämisse des Originals, wie sie sich etwa an den seit zwanzig Jahren extrem steigenden Preisen für Vintage-Photographien ablesen läßt. Es ist ebenso unsinnig, den Photokünstlern 175 Jahre nach der Erfindung der Photographie dazu zu gratulieren, daß sie nun den gleichen Status wie die Malerei erreicht haben – wie umgekehrt zu bedauern, daß es auch ihnen nicht gelungen ist, ihre Kunst vom Wertmaßstab des Originals zu emanzipieren. Vielmehr sind die Mechanismen der Wertschöpfung mittels des Originalstatus eine ideale Kombination mit der Vermarktung der vielfachen Reproduktionen eingegangen. Die Prominenz des Originals begründet das Bedürfnis nach immer mehr Reproduktionen, welche wiederum zu noch größerer Bekanntheit und damit zur weiteren Wertsteigerung eben dieses reproduzierten Originals führen. Dieses Prinzip der »Idolisierung« des Originals zeigt auch weit jenseits der Kunst in Mode, Design und Werbung seine Wirkung.

Trotz dieser Transformation des Begriffs »Original« steht es im Rückblick auf das 20. Jahrhundert außer Frage, daß der Objektcharakter und der damit verbundene Warenwert des Kunstwerks eines der elementaren Hindernisse einer weit umfassenderen interdisziplinären Entwicklung der Künste darstellt. Er hat zur Unterbewertung medialer Kunstformen jenseits von Malerei und Skulptur geführt und zum Abbruch von künstlerischen Entwicklungen mangels Verbreitungsmöglichkeiten und Anerkennung oder schlicht aufgrund von Finanzierungsproblemen. Beispielsweise sind Film und Video innerhalb des Kunstsystems nicht nur schlechter kommerziell verwertbar, sie haben meist auch höhere Produktionskosten. Tatsächlich ist Malerei bis heute das mediengerechteste Mittel im Vermittlungssystem der bildenden Kunst geblieben.

In den letzten 150 Jahren hat vielleicht in keinem anderen Bereich der menschlichen Kultur ein solch radikaler Umbruch stattgefunden wie in der Bildproduktion. Bis zur Mitte des 19. Jahrhunderts waren betreffs der Welt der Bilder die Felder von »Kunst« und »Medien« identisch. Aber mit der Spaltung zwischen manueller und technischer Bildproduktion kam es zur Differenzierung zwischen der im Singular verbleibenden Kunst und dem sich ständig steigernden Plural der Medien.

Der Grundwiderspruch zwischen Bildkunst und Bildmedien ist der von Exklusivität und Masse. Dieser Widerspruch ist weder ideologischer noch technologischer Art, sondern vor allem ökonomisch bedingt: Die jeweiligen Märkte und die von ihnen geprägten Verbreitungswege gehorchen unterschiedlichen Gesetzen. Sollte also die Kunst der letzte Ort sein, wo die marxistische Kritik der Produktionsverhältnisse noch anwendbar bleibt, die ansonsten in der sogenannten postindustriellen Gesellschaft nur noch historisch von Interesse ist? Daß die bildende Kunst auch im Zeitalter der Massenmedien wirtschaftlich noch immer auf dem Verkauf von Objekten basiert, die im engeren oder weiteren Sinn den Charakter eines Unikats haben, mag als Anachronismus erscheinen. Doch die Kunst folgt keineswegs immer dem Stand theoretischer Erkenntnis, denn schon Walter Benjamins Utopie einer neuen Funktion der Kunst ging deshalb nicht in Erfüllung, weil sie sich bei aller Weitsichtigkeit noch auf die Reproduktion von Bildern und Dingen bezog; der Begriff »Medien« taucht bei Benjamin noch gar nicht auf. Erst mit der Auffassung des Kunstwerks als Information, welche in wechselnde Medien transformiert werden kann, wird der Schritt zu einer Überwindung des Widerspruchs von Kunst und Medien getan. Offenbar ist Bill Gates, der Gründer von Microsoft, der erste, der die Konsequenz hieraus zieht, indem er statt der Werke selbst nur noch die Bildrechte von Kunstwerken sammelt, um sie dann als Bilddaten über das Internet zu vertreiben.

Zwischen den Gattungen

Wohl nie hat ein Kunstwerk, das zählt, seiner Gattung ganz entsprochen.
Theodor W. Adorno 1969[3]

Angesichts der beschriebenen Probleme, denen sich Künstler gegenübersehen, die zwar im Rahmen der bildenden Kunst arbeiten, aber keine Objekte im Sinne des Originals schaffen, stellt sich die Frage: Welche Gründe gibt es dafür, als Künstler technische Medien zu benutzen?

Bereits im 19. Jahrhundert kündigt sich an, daß die Kunst nicht mehr an der Spitze der menschlichen Kulturleistungen steht, sondern Technik und Wissenschaft mit ihrem Maßstab des raschen Fortschritts die Leitmotive der gesellschaftlichen Entwicklung setzen. Guillaume Apollinaire faßt dieses Bewußtsein 1913 in seinem Buch über den Kubismus zusammen, wenn er schreibt, daß nun das Flugzeug, mit dem Louis Blériot erstmals den Kanal überflog, im Triumph durch die Straßen geführt wird wie dereinst die Bilder von Cimabue. Er hofft, daß es einer neuen Generation von Künstlern, die »frei von ästhetischen Bedenken nur auf Energie bedacht« ist, gelingen wird, »die Kunst und das Volk wieder zu versöhnen«.[4]

Die Marginalisierung der Kunst ist jedoch nicht nur eine Frage des technischen Fortschritts, sie ist auch die Kehrseite der zunehmenden Radikalität der künstlerischen Ausdrucksformen im Zeichen der Avantgarde, die sich gerade am Anfang des 20. Jahrhunderts erstmals grundsätzlich vom »common sense« entfernt. In den Jahren 1905–1915 folgen in Europa so viele neue »Ismen« aufeinander wie nie zuvor: Fauvismus, Expressionismus, Kubismus, Futurismus, Suprematismus, Dadaismus – um nur die bekanntesten zu nennen. Doch eben diese rasche Abfolge von Innovationen, die wesentlich zur gesellschaftlichen Isolierung der Avantgarde beiträgt, ist der Versuch einer Antwort der Kunst auf das von Technik und Wissenschaft vorgegebene Prinzip des permanenten Fortschritts.[5]

> Genossen! Wir erklären euch hiermit, daß der triumphale Fortschritt der Naturwissenschaft so große Veränderungen in der Menschheit hervorgerufen hat, daß sich ein Abgrund auftut zwischen den willfährigen Sklaven der Vergangenheit und uns Freien, die wir der strahlenden Herrlichkeit der Zukunft gewiß sind.
> Die feige Faulheit ekelt uns an, die seit dem 16. Jahrhundert unsere Künstler nur von der unaufhörlichen Ausbeutung antiker Ruhmestaten leben ließ.[6]

Dieser Ausruf aus dem »Manifest der futuristischen Maler« von 1910 bringt das Minderwertigkeitsgefühl der Künstler gegenüber Technik und Wissenschaft auf den Punkt, das auch heute noch die Diskussion über »Kunst und Medien« prägt. Wie tief der Zweifel an der Wirksamkeit des Kunstwerks sitzt, läßt sich an den Manifesten der Futuristen ablesen, wie weit er verbreitet ist, belegt der im selben Jahr in Paris als neuer Stil mitsamt Manifest lancierte »Exzessivismus«: Anläßlich des *Salon des Indépendants* löste er in der Presse heftige Reaktionen aus, bis bekannt wurde, daß ein Karikaturist das einzige Bild dieses neuen Stils zum Zwecke des gezielten Skandals vom Schwanz eines Esels hatte bewerkstelligen lassen. Der Skandal als Mittel zur Erzeugung medialer Aufmerksamkeit zeigt, daß das künstlerische Werk allein nicht mehr die gewünschte Wirkung erzielt, sondern erst seine Multiplikation über die Medien – zu dieser Zeit vor allem die Tagespresse – dem Kunstwerk im steigenden Strom der Informationen Aufmerksamkeit sichert.

Hierin offenbart sich ein zentrales Problem der Moderne: Durch die zunehmende Radikalisierung der Ausdrucksformen sinkt die Akzeptanz, so daß »moderne Kunst« für den »Mann auf der Straße« zum Inbegriff des Unsinnigen wird. Dies steht im Widerspruch

3 Theodor W. Adorno, *Ästhetische Theorie*, Frankfurt a. M. 1973, S. 297.

4 Guillaume Apollinaire, *Les Peintres Cubistes* (1913), Reprint Paris 1965, S. 92. Daß Apollinaire diese Hoffnung vor allem auf Marcel Duchamp setzt, trägt ihm später die Kritik von Breton ein – was aus heutiger Sicht vielleicht erneut zu revidieren wäre.

5 Die Thematik »Kunst und Fortschritt« prägt fast die gesamte Epoche der Moderne, wie sich etwa an den Positionen von Gombrich und Adorno ablesen läßt, die gegen Ende der sechziger Jahre – aus heutiger Sicht also vielleicht am Ende der Moderne – sehr gegensätzliche Resümees hierzu ziehen; vgl. Ernst H. Gombrich, *Kunst und Fortschritt*, Köln 1978, und Adorno, *Ästhetische Theorie* (Anm. 3), insbes. S. 285 ff. und S. 308 ff.

6 »Manifest der futuristischen Maler«, 11. Februar 1910, in: Christa Baumgarth, *Geschichte des Futurismus*, Reinbek bei Hamburg 1966, S. 50.

zu dem Bedürfnis, das seit dem 19. Jahrhundert deutlich begrenzte Wirkungsfeld der bildenen Kunst und ihrer Institutionen zu überschreiten, um wieder eine gesellschaftliche Wirksamkeit zu erreichen. Der Wunsch, mit dem Fortschritt der Technik mitzuhalten, kann offenbar nicht einfach durch eine Übertragung des Fortschrittsprinzips auf die Ausdrucksformen der Kunst gelöst werden. Dieses Dilemma der Moderne beruht letztlich auf dem grundsätzlich unterschiedlichen Gang der historischen Entwicklung im Bereich der Technik und der Kunst.

Zum einen ist der durch die Technik bestimmte, schnelle gesamtgesellschaftliche Fortschritt vor allem eine ständige Innovation der *Mittel*, die zur Produktion, Information und Distribution eingesetzt werden. Der Versuch der Kunst, hierauf mit einer Innovation der *Formen* zu antworten, muß scheitern, wenn damit nicht zugleich eine ebenso radikale Veränderung der künstlerischen Techniken und Verbreitungswege, also der Medien, einhergeht. Zum anderen ist das Problem nicht allein durch den Einsatz der als industrielle Techniken entwickelten neuen Medien zu künstlerischen Zwecken zu lösen. Künstlerische Innovationen, wie etwa der Kubismus und die Abstraktion, lassen sich nicht einfach auf die Massenmedien übertragen, um so ein breites Publikum zu erreichen. Sie beziehen sich auf das »Medium« Malerei, das sie, im Gegenzug zu der beherrschenden Rolle der Photographie für die Abbildung der Realität, auf seine ursprünglichen Qualitäten zurückführen.

Die neuen Bildtechniken entstehen außerhalb der Künste, sie treffen jedoch bei ihrem Versuch einer kulturellen Standortbestimmung zunächst auf die von dem traditionellen Verständnis der Künste geprägten Gattungen. Nur in der Auseinandersetzung mit und zwischen diesen Gattungen finden die neuen Medien teilweise zu einer eigenen Kulturgeschichte – wie es die zunächst stückweise und zögerliche Emanzipation der Photographie von der Malerei zeigt oder die schon wesentlich schnellere des Films vom Vorbild des Theaters. In der zweiten Hälfte des 20. Jahrhunderts hingegen haben Techniken wie Video oder Computeranimation gar keine eigene kulturelle Identität entfaltet. So marginal die Video- und Computerkunst sowohl für die industrielle Entwicklung dieser Techniken als auch im Gesamtbild der Künste lange geblieben sind, als symbolisch gefaßte Relikte der technischen Ideengeschichte und als Spiegel der wechselnden kulturellen Bewertung dieser heute bestimmenden Bildmedien sind sie unersetzbar. Alle sogenannten »neuen Medien«, von der Photographie bis zur Virtual Reality, stehen also kulturell zwischen oder außerhalb der bestehenden Gattungen – und wer mit ihnen arbeiten will, muß zunächst Elemente bestehender Gattungen neu fassen und kombinieren, um sich verständlich zu machen. Kein Künstler kann daher das Medium wechseln, ohne damit zugleich die Frage nach den Grenzen der Gattung zu stellen, komme er nun aus den bildenden Künsten, der Musik oder der Literatur. Das Verhältnis von Kunst und Medien steht also wesentlich unter der Prämisse der Intermedialität, der Überschreitung oder, wie Adorno es ausdrückte, der »Verfransung«[7] der Gattungen, jedoch ohne dabei, wie noch im 19. Jahrhundert, das Ziel eines Gesamtkunstwerks anzustreben.

In bezug auf die Kunst hat diese Intermedialität zwei unterschiedliche Funktionen: Nach innen, also in der kunstimmanenten Entwicklung und im Verhältnis der einzelnen Künste zueinander, wird die Interferenz zwischen den Gattungen zum zentralen Innovationsprinzip und findet ihre Umsetzung in neuen Medientechniken; nach außen, im Verhältnis von Kunst und Gesellschaft, dient die Überschneidung von Gattungsgrenzen zugleich der Überschreitung der mit diesen Gattungen verbundenen Kontexte, Konventionen und Institutionen und damit der ständigen Neudefinition der Rolle der Kunst.

7 Theodor W. Adorno, »Die Kunst und die Künste« (1967), in: ders., *Gesammelte Schriften*, Bd. 10, Frankfurt a.M. 1996, S. 432–453.

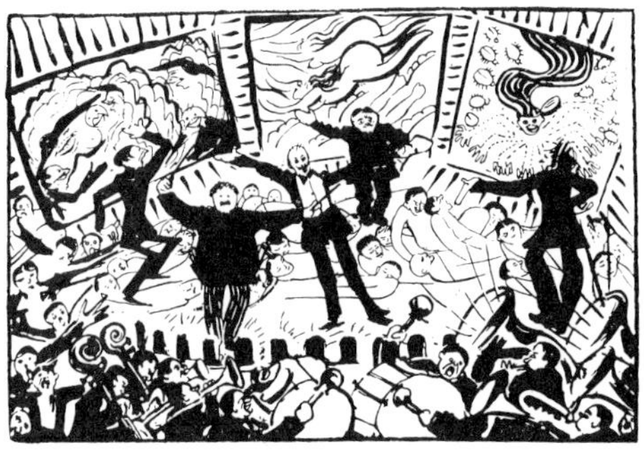

Abb. 1 Umberto Boccioni, Karikatur einer futuristischen Serata in Mailand, 1911. Privatsammlung. V. l. n. r.: Umberto Boccioni, Balilla Pratella, Filippo Tommaso Marinetti, Carlo Carrà und Luigi Russolo; im Hintergrund futuristische Gemälde von Boccioni, Carrà, Russolo und ohnmächtig darniederliegende »Passeisten«

Kommt beides zusammen, so kann dies zur Entstehung neuer Gattungen führen, wie im Falle von Photographie oder Film, doch diese sind nur Zwischenstufen einer immer weiter fortschreitenden Auflösung der Gattungsgrenzen. Dies wird am Beispiel der Videokunst deutlich, die bis heute zwischen künstlerischer Gattung und technischem Medium steht, um nun selbst von der Welle neuer digitaler Bildtechniken aufgelöst zu werden. Es geht in der künstlerischen Arbeit mit neuen Medientechniken also nicht um die Bildung neuer Gattungen, sondern um die grundlegende Revision aller bestehenden Gattungen und letztlich um die Frage nach der Grenze des Prinzips »Gattung«.

Dies mag den Eindruck erwecken, als sei der technische Fortschritt der alleinige Motor für künstlerische Innovation, doch, ganz im Gegenteil, zeigt ein Blick auf die Kunstgeschichte, daß die Eigendynamik der künstlerischen Entwicklung in fast allen Fällen bereits die Grenzen der Gattung erreicht und überschritten hat, ehe sie zu einer neuen Technik als willkommenem Mittel greift. Oftmals eilen die künstlerischen Entwürfe sogar der technisch-medialen Realität weit voraus und sind frühe Zeugen des gesamtgesellschaftlichen Bewußtseins, das sich dann die technischen Mittel zu seiner Realisierung sucht. Dieser tiefgehende Parallelismus von künstlerischen und technischen Findungen harrt noch seiner Analyse. Dagegen ist nichts leerer und kraftloser als alle Formen von »Medienkunst«, die nicht aus einer eigenen künstlerischen Dynamik entstehen, sondern versuchen, künstlerische Innovation lediglich durch technischen Fortschritt zu erreichen, und damit in eine illustrative Apologetik der Technologie abgleiten.

Der Wettstreit der Künste – als »Paragone« seit der Renaissance ein wesentlicher Impuls der Weiterentwicklung – wird durch eine Wechselwirkung zwischen den Gattungen abgelöst. Interferenz anstelle von Konkurrenz bestimmt somit die wesentlichen Impulse wie auch Probleme des Verhältnisses von Kunst und Medien. Als Stimulus der Innovation in den Künsten ist sie ein Grundprinzip der Moderne, als oftmals vergebliches Anrennen gegen den gesellschaftlich vorgegebenen Wirkungsrahmen verweist sie auf die utopische Funktion der Kunst.

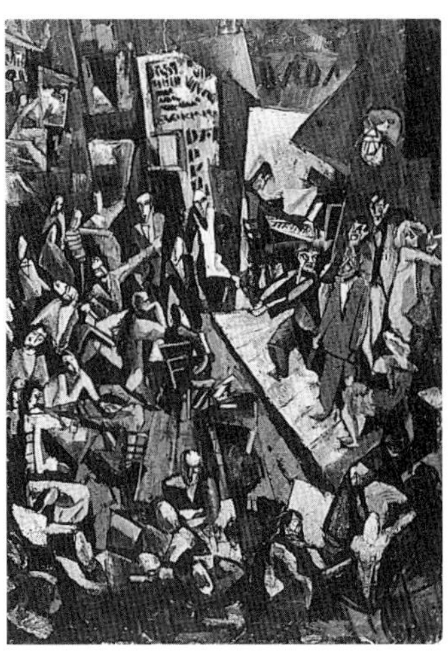

Abb. 2 Marcel Janco, *Dada-Soirée im Cabaret Voltaire*, Zürich 1916 (verschollen). V. l. n. r.: Hugo Ball (am Klavier), Tristan Tzara (händeringend), hintereinander: Hans Arp, Richard Huelsenbeck, Marcel Janco sowie Emmy Hennings mit Fritz Glauser tanzend

Von Fall zu Fall

Keine Theorie gilt ohne Beispiele – erst recht, wenn sie den Leitfaden der gattungsbezogenen Diskurse verläßt. So läßt sich auch die behauptete innovative Kraft jener Wechselwirkung zwischen den Gattungen nur im konkreten Einzelfall belegen, etwa durch folgende Aspekte zu einer Geschichte der intermedialen Entwicklungen in der Kunst des 20. Jahrhunderts.

Die Künstler auf der Bühne

Die einfachste und direkteste Art, ein Publikum zu erreichen, ist die Aktion auf der Bühne in einem möglichst vollen Saal. Diese simple Erkenntnis steht am Anfang der zahlreichen Versuche der Avantgarde des 20. Jahrhunderts, ihrem Programm jenseits tradierter Konventionen Gehör zu verschaffen. Die »Serate« der Futuristen und die »Soiréen« der Dadaisten benutzen die Bühne, um Manifeste zu verlesen, Poesie vorzutragen, Bilder zu zeigen, neue Formen von Musik und Tanz aufzuführen, teils mit abenteuerlichen Kostümen und Masken (Abb. 1 und 2). Lautpoesie und die Simultanlesung verschiedener Texte, begleitet von Aktionen, sind neue, szenische Formen der Literatur, die sich gleichzeitig in der experimentellen Typographie und der Montage von Wort und

Bild auswirken. Bereits Walter Benjamin hat in dieser Simultaneität eine Vorwegnahme der Effekte des Films mit noch unzureichenden Mitteln gesehen.[8]

Nichts außer Optik

Seit den zwanziger Jahren steht Marcel Duchamp im Ruf, die Kunst aufgegeben zu haben, um sich anderen Beschäftigungen zu widmen. Hierzu gehören das Schachspiel und der Bau von optischen Geräten wie der *Rotative plaques verre (Optique de précision)* von 1920 (Abb. 3 und Kat. 218). Durch die rotierenden Glasplatten wird bei Betrachtung aus der Achse des Rotors ein optischer Effekt sichtbar: Je nach Drehgeschwindigkeit scheint die vorne aufgemalte Spirale sich zusammenzuziehen oder vorzuwölben. Weitere Versuche Duchamps dieser Art führen zu dem Film *Anémic Cinéma* (1925–1926) und den in hoher Auflage als optisches Spielzeug produzierten *Rotoreliefs* (1935). Duchamp insistiert mehrfach darauf, diese Stücke seien lediglich »Optik« und keine »Kunst«.[9] Sie gehören zum Repertoire der ebenso ironischen wie tiefgründigen Para-Wissenschaft Duchamps, mit der er schon 1913 sein auf einem Hocker frei drehbares Fahrrad-Rad als pseudophysikalischen Testaufbau installiert hatte (siehe Abb. 9, S. 549 und Kat. 206).

Gemalte Musik

Ein dramatisches und zum Teil durchaus tragisches Kapitel in der Entwicklung intermedialer Kunstformen ist die bis heute wenig erforschte Entstehung des abstrakten Films. Sie ist Teil einer großen Utopie der Moderne, der Verschmelzung von Musik und Malerei zur »Synästhetik«. Nachdem sich schon im 19. Jahrhundert zahlreiche Musiker an Instrumenten zur Visualisierung von Musik versuchten, wird zu Beginn des 20. Jahrhunderts von den Schöpfern der abstrakten Malerei – darunter so verschiedene künstlerische Temperamente wie Kandinsky und Picabia – die Musik als Modell einer Kunst angeführt, die frei von Darstellung der Realität eine direkte ästhetische und emotionale Wirkung erzielt. Alle Pioniere des abstrakten Films arbeiten zunächst als Maler, um dann, auf der Suche nach einer Verbindung von bildender Kunst und Musik, mittels der Kinematographie der Malerei die Dimension der Bewegung zu erschließen.[10]

Walther Ruttmann, der lange völlig vergessene Autor des ersten abstrakten Films (Abb. 4), bezieht sich 1919 ausdrücklich auf den technischen Fortschritt, der durch beschleunigte Informationsübermittlung zu einem »fortwährenden Überschwemmtsein

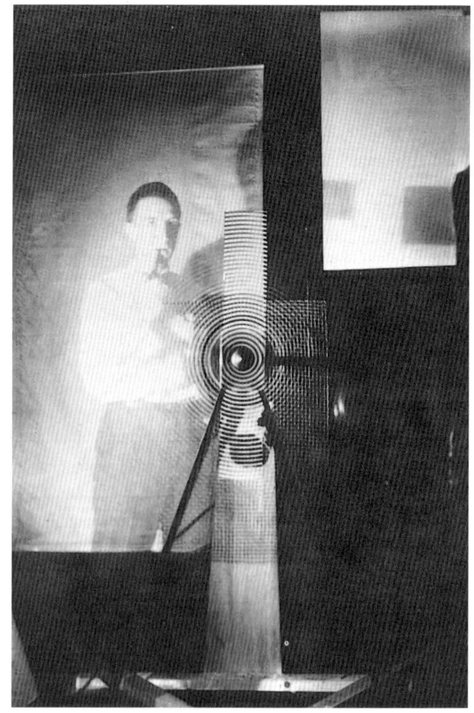

Abb. 3 Marcel Duchamp, *Rotative plaques verre (Optique de précision)* / Rotierende Glasscheiben (Optisches Präzisionsgerät), 1920. Photo: Man Ray, New York 1920

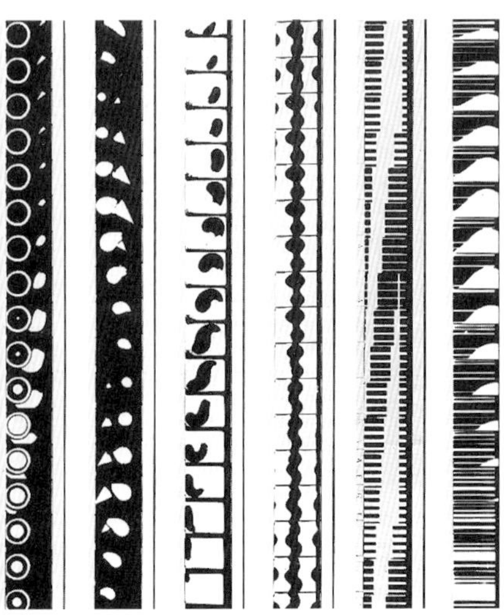

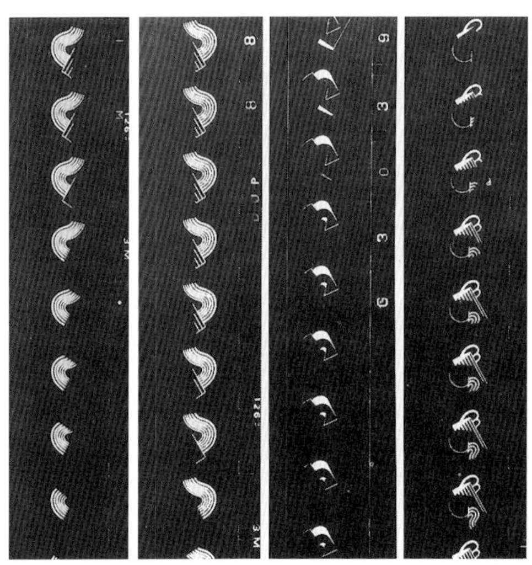

Abb. 4 Walther Ruttmann, je zwei Filmstreifen aus *Opus II*, 1919, *Opus III* und *Opus IV*, beide vor 1923

Abb. 5 Viking Eggeling, Filmstreifen aus *Diagonal Sinfonie*, 1923/24

8 Vgl. Benjamin (Anm. 2), S. 501.
9 Daß Duchamp für diese optischen Experimente eine Wirkung jenseits der Kunst erhoffte, zeigt sein Versuch, die *Rotoreliefs* als »optische Schallplatten« für das Grammophon als Massenartikel zu vertreiben. Nachdem an seinem Stand auf der Pariser Erfindermesse 1935 fast nichts verkauft wurde, zieht er das Resümee: »Hundertprozentiger Irrtum. Zumindest das ist klar.« Siehe hierzu Dieter Daniels, *Duchamp und die anderen*, Köln 1992, S. 125.

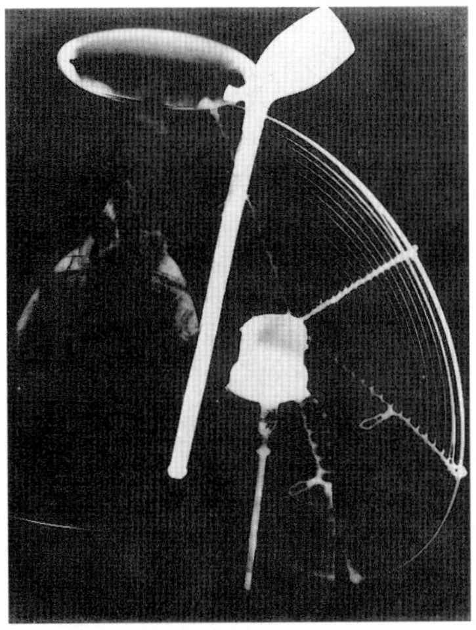

Abb. 6 Man Ray, Rayographie aus dem Album *Les champs délicieux*, 1922. Musée National d'Art Moderne, Centre Georges Pompidou, Paris

mit Material« führe, aus dem eine Veränderung der Wahrnehmung folge. Hierauf antwortet die von ihm entworfene »Malerei mit Zeit«. Durch diese würde sich ein »neuer, bisher nur latent vorhandener Typus von Künstler herausstellen, der etwa in der Mitte von Malerei und Musik steht«. Für diese »neue Kunst … kann auf alle Fälle mit einem erheblich breiteren Publikum gerechnet werden, als es die Malerei hat«.[11] Vergleichbar nennt Viking Eggeling seine 1920/21 entstandenen Zeichnungen, die dann in Filme umgesetzt werden (Abb. 5), »gestaltende Evolutionen und Revolutionen in der Sphäre des rein Künstlerischen (abstrakte Formen) analog etwa den unserem Ohr geläufigen Geschehnissen der Musik«.[12] Die Vision der gemalten Musik hat von den manisch an der Umsetzung ihrer Ideen arbeitenden Autoren soviel Energie gefordert wie kaum eine andere Kunstform. Ruttmann und Eggeling investierten ihr Vermögen und einen Teil ihrer Gesundheit in ihre Projekte. Die technischen und finanziellen Probleme der Entstehung sind dabei nur noch von den großen Verlusten durch die Geschichte zu übertreffen, die dazu geführt haben, daß alle frühen abstrakten Filme entweder verschollen oder nur in Fragmenten erhalten sind.[13]

Daß die Synthese von Musik und bewegtem Bild tatsächlich die große Popularität erreichen konnte, von der ihre Pioniere träumten, zeigte sich erst mit dem Durchbruch der Musikclips seit Anfang der achtziger Jahre. Dies war nur möglich, weil mit der Rockmusik die ehemalige »Subkultur« erstmals zu industriellen Dimensionen des Umsatzes aufgestiegen ist, die ihr den Weg in die Massenmedien öffneten.

Das Bild aus Licht

Die direkte Abbildung von Objekten auf einer lichtempfindlichen Unterlage steht ganz am Anfang der Geschichte der Photographie, als Henry Fox Talbot um 1840 sein fehlendes zeichnerisches Talent durch den von ihm entdeckten »pencil of nature« ersetzen will. Doch der Photoapparat läßt dieses Verfahren in Vergessenheit geraten, bis es 1918 von Christian Schad und dann nochmals 1921 von Man Ray wiederentdeckt wird – rein zufällig durch eine Fehlbelichtung im Labor, wie beide fast gleichlautend versichern. Schad faßt im Züricher Dada-Umfeld seine kleinen »Schadographien« als abstrakte Materialkompositionen auf. Er gibt diese Experimente jedoch bald auf und wird in einem fulminanten Stilwechsel einer der brillantesten Porträtmaler der Neuen Sachlichkeit.

Man Ray entdeckt die »Rayographie« (Abb. 6) im Umfeld des Pariser Surrealismus und macht sie zum adäquaten Verfahren des »automatischen« Schaffens, wie schon der Titel seiner Mappe *Les champs délicieux* (1922) zeigt, der sich auf Bretons und Soupaults ersten gemeinsamen automatischen Text *Les champs magnétiques* bezieht. Laut Tristan Tzara wird damit »die Photographie zum ersten Mal der Malerei gleichgestellt. Das photographische Verfahren dient dazu, einen geistigen Zustand zu fixieren«.[14] Das automatische Schreiben ist für die Surrealisten keine Darstellung »von etwas«, sondern, vergleichbar einem Kardiogramm oder Seismograph, die direkte Aufzeichnung psychischer Prozesse. Offenbar ist also das »automatische« Bild der Photographie das geeignete »Medium« für die Übertragung eines literarischen Verfahrens in die Bildkünste. Aber erst der Verzicht auf den »objektiven« Photoapparat, ein technischer Rückschritt also, läßt die Photographie der Poesie oder Malerei adäquat werden und macht sie wie diese zum direkten Ausdruck eines »Subjekts«. Man Rays lebenslanger Wunsch, nicht nur als Photograph, sondern auch als Maler anerkannt zu werden, erfüllt sich also nur durch ein mediales Paradox.

10 Léopold Survage, der seit 1912 in Paris eine Sequenz von über hundert abstrakten Bildern für einen Film schafft, zu dessen Realisation er jedoch nie die finanziellen Mittel zusammenbekommt, schreibt: »Die Malerei hat sich von der konventionellen Sprache zur Darstellung der Objekte der äußeren Welt befreit und das Gebiet der abstrakten Formen erobert. Nun muß sie sich ihrer letzten, entscheidenden Fessel entledigen, der Unbeweglichkeit, um ein ebenso flexibles und reiches Ausdrucksmittel unserer Emotionen zu werden wie die Musik.« Survage, »La couleur, le mouvement, le rythme« (1914), in: *Film als Film*, hrsg. v. Birgit Hein und Wulf Herzogenrath, Stuttgart 1977, S. 39.

11 Walther Ruttmann, »Malerei mit der Zeit« (um 1919), ebd., S. 64.

12 Viking Eggeling, »Theoretische Präsentationen der Kunst der Bewegung« (1921), ebd., S. 45.

13 Im Berlin der zwanziger Jahre, wo sowohl Ruttmann und Eggeling als auch weitere Pioniere wie Hans Richter und Werner Graeff arbeiten, sind die Aufführungen der Filme zwar durchweg erfolgreich, es entsteht jedoch keine wirtschaftliche Basis für eine konsequente Weiterführung, wie sie dann beispielsweise Oskar Fischinger in den USA mit Werbefilmen und Aufträgen der Disney-Studios findet. Wie schon Bertolt Brecht für das Radio die Einrichtung eines experimentellen Studios fordert, bemängelt auch Ruttman im Fall des Films das »vollkommene Fehlen des Laboratoriums«; vgl. Bertolt Brecht, *Werke*, Bd. 2, Frankfurt a. M. 1967, S. 123; Ruttmann in: *Film als Film* (Anm. 10), S. 65. Diese Forderung begleitet seitdem jedes neue Medium. So wird sie in den sechziger und siebziger Jahren ohne Erfolg für das Fernsehen gestellt und ist seitdem die Grundlage aller neuen künstlerischen Forschungseinrichtungen zur Medientechnologie.

14 *Surrealismus in Paris*, hrsg. v. Karlheinz Barck, Leipzig 1990, S. 769.

László Moholy-Nagy verwendet am Bauhaus ebenfalls das von ihm »Fotogramm« genannte Verfahren, um es für ein konstruktives Abbild der Dinge im Raum auf einer Fläche einzusetzen, das er auch in der von ihm »Fotoplastik« genannten Montage anstrebt. Für ihn ist jedoch nicht der Aspekt der intuitiven, »automatischen« Abbildung interessant, sondern gerade der kontrollierte gestalterische Einsatz des neuen Mittels führt dazu, daß »das Licht als ein neues Gestaltungsmittel, wie in der Malerei die Farbe, in der Musik der Ton, souverän zu handhaben ist«.[15] Ausdrücklich geht es ihm um die Überwindung der Gattungsgrenzen:

> Das unvermeidlich gewesene Herumtaumeln in traditionellen optischen Gestaltungsformen ist nun hinter uns und braucht fortan die neue Arbeit nicht mehr zu hemmen. Man weiß heute, daß die Arbeit mit gebanntem Licht etwas anderes ist als die Arbeit mit dem Pigment. Das traditionelle Bild ist historisch geworden und vorbei. Geöffnete Augen und Ohren werden in jedem Augenblick mit dem Reichtum optischen und fonetischen Wunders erfüllt.[16]

Dieses gestalterische Programm führt Moholy-Nagy dazu, die Hell-Dunkel-Effekte des »Fotogramms« mittels des 1922–1930 entwickelten *Licht-Raum-Modulators* (eigentlich: *Lichtrequisit einer elektrischen Bühne*) auf den realen Raum zu übertragen (Abb. 7), über den er wiederum einen Film dreht. An die Stelle des unvorherbestimmten psychischen Automatismus Man Rays tritt ein präzise vorprogrammierter elektromechanischer Automat.

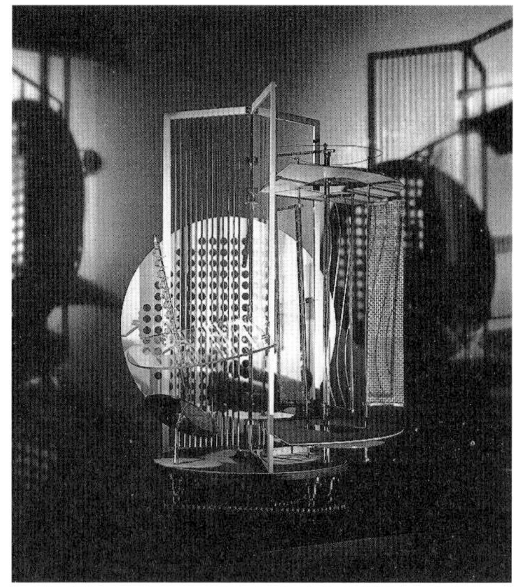

Abb. 7 László Moholy-Nagy, *Licht-Raum-Modulator (Lichtrequisit einer elektrischen Bühne)*, 1922–1930 (Replik 1970). Stedelijk Van Abbemuseum, Eindhoven

Das simple Prinzip der direktbelichteten Photographie kann also als Schnittstelle ganz entgegengesetzter künstlerischer Absichten dienen. Jedesmal steht es dabei im Interferenzbereich der Gattungen: bei Schad zwischen Collage und Photo, bei Man Ray zwischen Literatur und Malerei, bei Moholy-Nagy zwischen Photographie, Film, Lichtobjekt und Bühne.

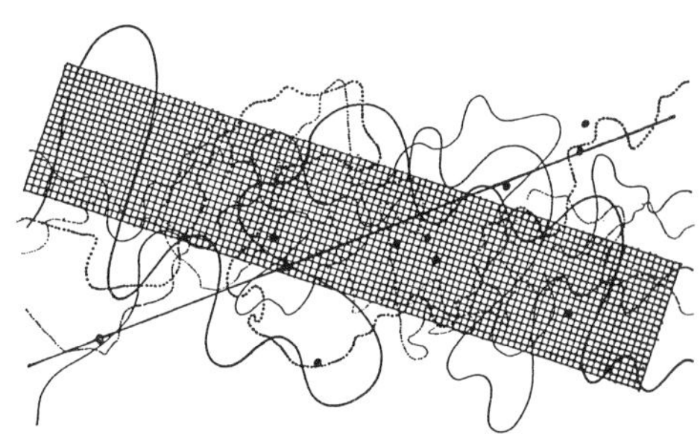

Abb. 8 John Cage, Partitur von *Fontana Mix*, 1958

Der gesteuerte Zufall

John Cage hat in seinen Kompositionen seit 1951 der durch den Zufall gesteuerten Unbestimmtheit eine zentrale Rolle eingeräumt und beginnt zur gleichen Zeit, Tonbänder für seine Musik einzusetzen. Diese Stücke lassen sich nicht mehr mittels der Notenschrift erfassen, sondern erfordern eine graphische Struktur. Die Partitur für Cages bekannteste Tonbandkomposition, *Fontana Mix* von 1958, besteht aus 22 Zeichnungen, davon 12 auf Transparentfolien (Abb. 8). Durch immer neue Kombinationen der Partiturseiten mit wechselnden Überlagerungen sind neben der von Cage für Tonband realisierten Fassung auch ganz andere Umsetzungen möglich, die zum Teil die musikalische Form überschreiten: In Verbindung mit der Partitur von *Aria* dient *Fontana Mix* 1958 als Vorlage für ein reines Vokalstück, das Laute aus fünf verschiedenen Sprachen verarbeitet; 1959 wird es für *Sounds of Venice* und *Water Walk* eingesetzt, zwei Stücke, die für das Fernsehen entstanden; 1960 verwendet er es für sein *Theatre Piece*, das von ein bis acht Musikern, Tänzern oder Schauspielern aufzuführen ist, die je zwischen 50 und 100 Handlungen zu vollführen haben. Die gleiche Partitur kann also für eine Tonbandmontage, einen A-cappella-Gesang, eine Fernsehsendung oder ein Theaterstück eingesetzt werden.[17]

Die Idee des »offenen Kunstwerks«, welche Umberto Eco aus der Neuen Musik ableitet, wird in den sechziger Jahren zur Grundlage einer neuen Ästhetik jenseits der Gattungen, für die Cage eine zentrale Inspirationsquelle bildet. Die neue Rolle des Publikums gegenüber dem offenen Werk weist weit voraus auf die andere Idee von Interaktivität, welche mit den digitalen Medien in den neunziger Jahren entsteht.

15 Laszlo Moholy-Nagy, *Malerei, Fotografie, Film*, München 1927, S. 30.

16 Ebd., S. 42f.

17 So wie Cages eigene Arbeit ein breites Spektrum an Medien umfaßt, ist er auch als Person die Verbindungsstelle zwischen Künstlern aus verschiedenen Gattungen und Generationen. Er studiert zeitweise bei Schönberg, hat enge Kontakte zu Marcel Duchamp und Max Ernst, unterrichtet auf Einladung Moholy-Nagys in den vierziger Jahren am New Bauhaus in Chicago. Von diesen Vertretern der Avantgarde der ersten Jahrhunderthälfte schafft er Verbindungen zur intermedialen Kunst der fünfziger und sechziger Jahre. Er ist seit Anfang der fünfziger Jahre eng befreundet mit Robert Rauschenberg und Jasper Johns, und an seinen Kompositionskursen in New York zur Zeit der Entstehung von *Fontana Mix* nehmen viele der später für Happening und Fluxus zentralen Künstler teil: u.a. Allan Kaprow, George Brecht, Al Hansen, Dick Higgins, Toshi Ichiyanagi und Jackson Mac Low.

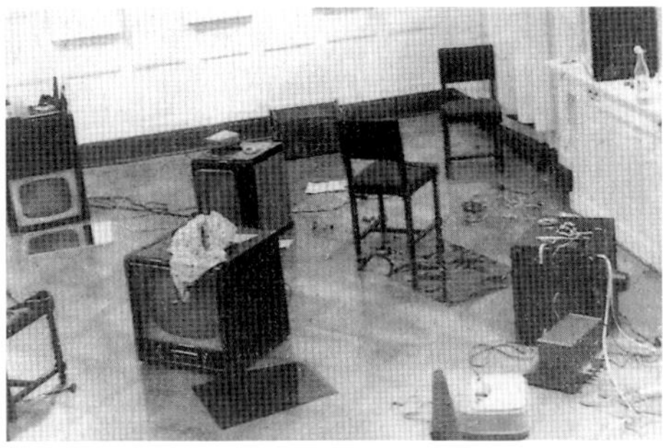

Abb. 9 Nam June Paik, *Exposition of Music – Electronic Television*, Galerie Parnass, Wuppertal 1963. Blick in den Raum mit elf modifizierten Fernsehern

Fernsehen als kreatives Medium

Man könnte Fluxus als die letzte Bewegung in der Kunst des 20. Jahrhunderts bezeichnen. Ohne einen Stil zu formen, hat Fluxus eine starke kollektive Identität unter den Beteiligten geschaffen, die vor allem auf zwei wesentlichen Aspekten beruht: Internationalität und Intermedialität.[18] Diese haben als Fernziel viele Bewegungen begleitet, vom Futurismus bis zum Surrealismus, doch erst mit Fluxus werden sie zur Grundlage einer Lebenshaltung, die eine gattungsübergreifende, nichthierarchisch und dezentral strukturierte Form von Kunst ermöglicht.

Nam June Paik verkörpert dies in geradezu idealtypischer Weise: Als koreanischer Musiker findet er in Deutschland über die Neue Musik zum elektronischen Bild, um dann in den USA zur zentralen Figur der Videokunst zu werden. Sein erstes großes Projekt, die *Exposition of Music – Electronic Television* 1963 in Wuppertal, gilt heute als Anfang der Videokunst (Abb. 9). Der zweiteilige Titel der Ausstellung zeigt Paiks Wechsel von der Musik zum TV-Bild an. Er überträgt hier die Erfahrungen mit elektronischem Klang auf das elektronische Bild, das durch Eingriffe in das TV-Gerät zum »participation TV« wird. 1963 gibt es noch keine Videotechnik auf dem Markt, so daß Paik nur mit elektronischen Manipulationen an zwölf gebrauchten Fernsehgeräten arbeiten kann, die modellhaft jeweils verschiedene Veränderungen des laufenden Programms erzeugen, zum Teil unter aktiver Einbeziehung der Besucher. Die Idee der Videokunst ist der Verfügbarkeit der Videotechnik also um einige Jahre voraus.[19] Daß Paik weit über die Videokunst hinaus eine umfassende kulturelle Funktion der gesamten neuen Technologien ins Auge faßt, zeigen seine Thesen zu einer »Medienplanung für das nachindustrielle Zeitalter« von 1974:

> Die Planung für die *Broadband Communication Revolution* muß beginnen, und zwar *jetzt.* Wenn das liberale Establishment die Medien und Kommunikation weiterhin ignoriert und sie der Gnade des rein kommerziellen Kapitals überläßt ... wird das Monopol der ganzen Technologie wieder bei irgendeinem mysteriösen Machtkomplex liegen ... Neue wirtschaftliche Verschiebungen, verursacht durch den doppelten Schock der Energieverteuerung, Umweltzerstörung und der historischen Notwendigkeit des Übergangs zur nachindustriellen Gesellschaft, verlangen gleichermaßen radikale Hilfsmittel ... Einer der so nötig gebrauchten Stimulanzien wird ein riesiger neuer Industriekomplex sein, der am Netz starker Sendebereiche angeschlossen ist ... Der Bau neuer *Elektronischer Super-Autobahnen* wird ein noch größeres Unternehmen werden.[20]

Spätestens Bill Clintons Kampagne zur Präsidentschaftswahl von 1992, die den Aufbau einer Datenautobahn zur Revitalisierung der amerikanischen Wirtschaft zum zentralen Thema machte, zeigt die Zukunftsträchtigkeit von Paiks Entwurf. Ironisch kommentierte Paik: »Bill Clinton hat meine Idee gestohlen.«[21]

Die zwei Ausgangspunkte für Paik und Fluxus in den sechziger Jahren, Internationalität und Intermedialität, sind in den neunziger Jahren zum politischen und wirtschaftlichen Programm geworden, das weit über die Kunst hinaus zu einem medialen »way of life« führt, der ehemalige künstlerische Utopien zum Teil des Alltags macht.

Der konditionierte Betrachter

Bruce Naumans Werk zeichnet sich durch die parallele Verwendung eines breiten Spektrums von Techniken, Medien und Materialien aus. Neben Objekten, Skulpturen, Installationen und Aktionen arbeitet Nauman seit 1965 mit Film und seit 1968 mit Video. Zunächst zeichnet er dabei vor allem Performances auf, die er ohne Publikum vor der Kamera im Atelier aufführt. Für das Video *Walk with Contrapposto* von 1968 baut er einen schmalen Korridor, durch den er in Schritten, die an klassische Posen erinnern, auf und ab geht. Dieses zunächst nur für das Video gebaute Requisit stellt er 1969 unter dem Titel *Performance Corridor* als vom Publikum begehbare Skulptur aus, und 1970 wird es zum

18 Der Begriff »Intermedia«, der von mir hier auf das gesamte 20. Jahrhundert ausgedehnt wird, hat seinen Ursprung in der Fluxus-Bewegung, wo er von Dick Higgins geprägt wurde. Siehe Dick Higgins, »Intermedia«, in: *The Something Else Newsletter*, Vol. 1, No. 1, Februar 1966.

19 Dies zeigen auch die parallelen Ideen von Vostell und anderen Künstlern um 1963. Nach der Markteinführung der ersten Videogeräte 1965 durch Sony beginnt Paik sofort, mit Video zu arbeiten. Dieses neue Medium ermöglicht den Schritt von einer nur modellhaften Veränderung der Rezeption mittels modifizierter TV-Geräte zur eigenen Videoproduktion und damit zur prinzipiellen Teilhabe der Künstler an dem Potential des Massenmediums Fernsehen. Paik arbeitet seit den sechziger Jahren immer wieder mit Fernsehanstalten zusammen. Den Höhepunkt bilden seine großen Satelliten-TV-Projekte, die 1984 und 1988 auf mehreren Kontinenten simultan stattfinden und bis zu 50 Millionen Zuschauer erreichen. Videokunst ist für ihn die Schnittstelle zwischen dem individuellen künstlerischen Entwurf und dem universellen Potential der Massenmedien.

20 *Nam June Paik. Werke 1946–1976*, hrsg. v. Wulf Herzogenrath, Ausst.Kat. Kölnischer Kunstverein, Köln 1976, S. 159 f., 165.

21 *Nam June Paik, eine Database*, hrsg. v. Klaus Bußmann und Florian Matzner, Stuttgart 1993, S. 110.

Schauplatz einer Closed-Circuit-Videoinstallation: Er versieht den Korridor mit zwei Videomonitoren am Ende des schmalen Ganges und einer Videokamera, die direkt über dem Eingang hängt (Abb. 10). Betritt der Betrachter den leeren *Live-Taped Video Corridor,* so sieht er auf einem der Monitore sein von der Kamera aufgenommenes Bild, der zweite Monitor hingegen zeigt – mittels eines zuvor aufgezeichneten Videobandes – nach wie vor den leeren Gang. Der Versuch, sich über die irritierende Differenz zwischen seiner gleichzeitigen An- und Abwesenheit im Videobild Klarheit zu verschaffen, wird nahezu unmöglich, da der Betrachter, geht er auf die Videomonitore zu, sich von der am Eingang installierten Kamera entfernt und somit im Videobild nahezu verschwindet.
Naumans Interesse gilt nicht dem Video als Massenmedium, sondern gerade der privaten, ja intimen Qualität des Mediums. Gegenüber dem »offenen Kunstwerk«, mit dem etwa Cage und Paik dem Publikum eine kreative Rolle zukommen lassen, bringt Nauman den Betrachter in eine Situation, deren Intensität und Irritation gerade aus dem begrenzten Handlungsspielraum folgen: »Ich mißtraue der Publikumsbeteiligung.«[22]

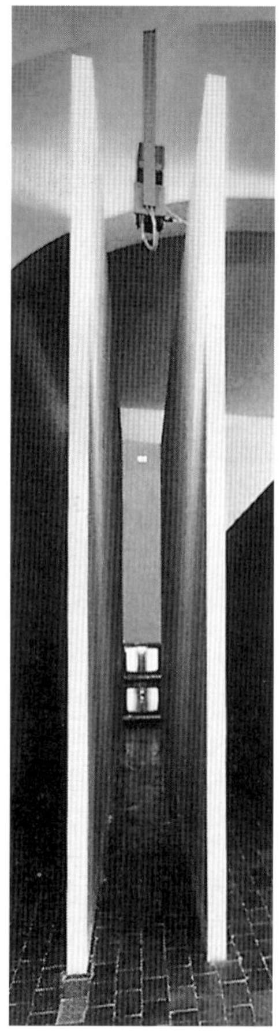

Abb. 10 Bruce Nauman, *Live-Taped Video Corridor,* 1970. Solomon R. Guggenheim Museum, New York; Panza Collection

Resümee

Im Rückblick auf das 20. Jahrhundert zeigt sich, wie viele der Zeugnisse einer intermedialen Kunst verschollen, zerstört oder einfach vergessen wurden. Dies ist die Kehrseite einer Kunst zwischen den Gattungen, die sich oft dem Ephemeren verschreibt und aus den konservatorischen Bemühungen der gattungsspezifischen Institutionen, Archive und Museen herausfällt. Es bleibt die Frage, warum diese intermedialen Tendenzen heute gerade im Rahmen der bildenden Kunst gesehen und behandelt werden. Dies hat schon Clement Greenberg irritiert, dessen zentrale These lautet, daß die Künste nur in ihrer unbedingten »Reinheit«, entgegen jeder Vermischung der Gattungen, »die Garantie für ihre Qualitätskriterien und ihre Eigenständigkeit finden« würden[23], und der gerade die Malerei als »*die* modernistische Kunst, die Avantgardekunst par excellence« betrachtet.[24] Aber zweifellos resultiert der Innovationsdrang in der bildenden Kunst nicht aus einer Position der Stärke und Selbstgewißheit, sondern, ganz im Gegenteil, aus der grundlegenden Irritation und Erschütterung, die sich im Bereich der menschlichen Bildproduktion durch die technischen Medien ereignet haben. Genau hier, in der radikalen Infragestellung ihrer Funktion und Tradition, liegt auch der Grund für die Offenheit der bildenden Kunst, die sie zum zentralen Ort einer Interferenz der Gattungen macht.
Es ist kein Zufall, daß die angeführten Beispiele vor allem aus den Perioden von 1910 bis 1925 und von 1955 bis 1970 stammen. Das Verhältnis von Kunst und Medien entwickelt sich im 20. Jahrhundert in großen, einer Sinusschwingung vergleichbaren Kurven, die zwischen sehr offenen, intermedialen, und geschlossenen, gattungsspezifischen, Perioden und Diskursen pendeln. Die genannten Zeitspannen sind Phasen einer intensiven Neuorientierung und raschen Innovation in den Künsten. Sie stehen untereinander in enger historischer Verbindung. Mitte der fünfziger Jahre werden Dada und Duchamp, im Laufe der sechziger Jahre der abstrakte Film, die Lichtkunst und Kinetik nach langer Vergessenheit wiederentdeckt.[25] Heute zeichnet sich eine ähnliche Verbindung zwischen den sechziger und den neunziger Jahren ab; die aktuelle Situation – bei den Beispielen vernachlässigt – kennzeichnet eine Omnipräsenz der Medien und der Debatte über ihre kulturelle Funktion. Während in den zwanziger und sechziger Jahren diskutiert wurde, ob und warum Künstler mit neuen Techniken arbeiten sollen, muß heute umgekehrt gefragt werden: Wenn sämtliche Bereiche des täglichen Lebens von den digitalen Medien geprägt sind, kann dann das Feld der Kunst die einzige Ausnahme sein?

22 *Bruce Nauman,* Ausst.Kat. Walker Art Center, Minneapolis 1994, S. 77.
23 Clement Greenberg, »Modernist Painting« (1960), in: ders., *The Collected Essays and Criticism,* Vol. 4, hrsg. v. John O'Brian, Chicago 1993, S. 86; dt. in: ders., *Die Essenz der Moderne. Ausgewählte Essays und Kritiken,* hrsg. v. Karlheinz Lüdeking, Dresden 1997 (in Vorbereitung).
24 Clement Greenberg, »Intermedia«, in: *Arts Magazine,* Vol. 56, No. 2, Oktober 1981, S. 92; dt. in: *Die Essenz der Moderne* (Anm. 23). Die mögliche Parallele von Kunst und Medienentwicklung bleibt für Greenberg völlig tabu. Die technischen Medien sind der »blinde Fleck« einer solchen, rein kunstimmanenten Theorie, die in dem für einen überzeugten Modernisten radikal konservativen Urteil gipfelt: »Gute Kunst kann von überall her kommen, doch von ›Intermedia‹ und ähnlichen Dingen ist sie bislang nicht gekommen.« Ebd., S. 93.
25 Eine wichtige Rolle spielt hierbei die Anthologie *The Dada Painters and Poets,* hrsg. v. Robert Motherwell, New York 1951.

Intermedia – Multimedia

> Sicher, Kunst ist eine historisch höchst effiziente Methode gewesen, um die Anwesenheit einer Allmacht zu signalisieren. Aber wie sie schon zu Hegels Zeiten aufgehört hat, die höchste Form des Geistes zu sein, so wird Kunst unter Computerbedingungen abgelöst von einer Zauberei, die nicht mehr Allmacht beschwört, sondern Realität ... Von dieser Macht über das Reelle sind Künstler, wenn sie nicht selber zu Ingenieuren oder Programmierern werden, schlichtweg ausgeschlossen.
>
> Friedrich Kittler 1993[26]

Die hier skizzierte Bedeutung der Interferenz der Gattungen und Medien als Stimulus der künstlerischen Innovation in der Moderne müßte eigentlich um die parallele Geschichte der Medientechniken im 20. Jahrhundert erweitert werden. Dies würde voraussichtlich zeigen, daß Kunst und Medien nicht in einer einseitigen Kausalrelation stehen, etwa in dem Sinne, daß die Kunst immer nur ein- und umsetzt, was die Technik ihr anbietet. Gewiß, die tatsächliche Auswirkung künstlerischer Impulse auf die heutige Mediengesellschaft ist gering, doch finden sich in den Entwürfen einer intermedialen Kunst viele Elemente, die modellhaft die heutige Situation eines multimedialen »way of life« vorwegnehmen. Dieser Übergang von dem aus künstlerischer Arbeit entstandenen Begriff »Intermedia« zu dem von der Technologie geprägten Begriff »Multimedia« soll nicht über die grundlegenden Widersprüche der jeweils zugrundeliegenden Ideologie hinwegtäuschen.[27] Während die Innovation in der Kunst unter dem Zeichen der Postmoderne seit den siebziger Jahren eher skeptisch betrachtet wird, scheint der permanente Fortschritt im Bereich der Technik, insbesondere der digitalen Medien, seine Geschwindigkeit ständig zu steigern. Es kann jedoch längst nicht mehr von einer zielgerichteten Entwicklung gesprochen werden, und nirgendwo ist der Darwinismus des »survival of the fittest« radikaler als im Bereich neuer Medientechnologien. Dabei läßt die ständig steigende Komplexität der Hard- und Software sowie ihrer Vernetzungsstrukturen kaum noch einen Blick auf das Ganze zu. Der Automatismus der Innovation ist ein ökonomisch-technologischer Zwang der Wachstumsgesellschaft, aber der steigenden Produktionseffizienz der Medientechniken entspricht keine ebenso wachsende Rezeptionskapazität der menschlichen Spezies. In der hieraus laut Habermas resultierenden »neuen Unübersichtlichkeit« liegen die Gründe für den oftmals beklagten Verlust an Utopien und Entwürfen, die den Blick auf das Ganze richten. Tatsächlich sind die Grenzen zwischen Ideologie und Technologie fließend geworden, und es ist unklar, aus welchem Bereich solche Entwürfe überhaupt zu erwarten wären. Hier wird die Grenze eines vor allem an Effizienzsteigerung orientierten Innovationsprinzips deutlich.

Für die Medienentwicklung ist absehbar, daß es durch die »universelle Maschine« des Computers zu einer Auflösung der bisher getrennten Medien kommt und daß in Zukunft ein einziges digitales Multimedia-Netz die Funktionen von Text, Bild, Ton und Dialog integrieren wird.[28] Der sich bisher ständig steigernde Plural der Medien wird dann überflüssig, ja eine Unterscheidung und damit der Begriff der »Medien« selbst unsinnig. Daß im digitalen Bild die technische Abbildung von Realität nicht mehr unterscheidbar ist von ihrer Simulation oder Konstruktion, läßt auch die bisher klare Grenze zwischen reproduzierenden und gestaltenden Bildtechniken – jene Grenze, die bisher Photographie und Malerei voneinander trennte – unscharf werden, ebenso wie die Frage nach einem »Original« im Digitalen endgültig obsolet wird. Hier kündigt sich möglicherweise ein ebenso entscheidender Umbruch an wie mit dem Auftreten des technischen Bildes seit der Photographie.

26 Friedrich Kittler, »Künstler – Technohelden und Chipschamanen der Zukunft?«, in: *Medienkunstpreis 1993*, hrsg. v. Heinrich Klotz und Michael Roßnagel, Karlsruhe und Stuttgart 1993, S. 47, 51.
27 Siehe hierzu Dieter Daniels, »Über Interaktivität«, in: *Zeitgenössische Kunst und ihre Betrachter*, Jahresring 43, hrsg. v. Wolfgang Kemp, Köln 1996.
28 Siehe hierzu Kittler (Anm. 26), S. 52.

Es mag sein, daß Künstler keine Macht über das Reale haben – ja vielleicht nie hatten. Es mag auch sein, daß junge Leute, die früher Künstler geworden wären, heute in die Medien gehen[29], doch bleibt für die Kunst und ähnliche gestalterische Betätigungen ein großes Feld, das die Ressource aller entscheidenden Innovation ist, einer Innovation, die, sowohl in der Technik wie in der Kunst, nicht allein aus der Eigendynamik der ökonomischen Zwänge folgt – und dieses Feld heißt gängigerweise Imagination.
Zugleich steht der Begriff der »Kunst« als einer geschlossenen Einheit so weit in Frage, daß man ihn kaum noch als solchen auszusprechen wagt. Statt von der Kunst als Ganzem spricht es sich leichter von den einzelnen Künsten, also Gattungen, also Medien. Ehemals zu den Künsten gehörende Bereiche lösen sich zusammen mit einer neuen Technologie aus diesem Umfeld und werden, wie Adorno es ausdrückte, »virtuell zum Ding unter Dingen, zu jenem, von dem wir nicht wissen, was es ist«.[30] Vielleicht bereitet sich im Verhältnis von Kunst und Medien ein grundsätzlicher Tausch zwischen dem Singular der Kunst und dem Plural der Medien vor. Dann könnte sich zeigen, daß Kunst immer schon ein Medium gewesen ist.

29 Vgl. Christoph Blase, »Die Spitze im Internet«, in: *Kritik*, Nr. 3, München 1995, S. 42.
30 Adorno (Anm. 7), S. 450.

PETER SCHJELDAHL

Für Waldo: Ein Essay über Kunstkritik

Waldo Lydecker war ein führender New Yorker Kritiker, einer von der unbestimmbaren Sorte, einer, der unter anderem auch über Kunst schrieb. Er war reich und sehr elegant. Sein rhetorischer Stil verband blumige Empfindsamkeit mit sarkastischem Witz. Waldo sagte solche Dinge wie: »Ich bin nicht liebenswert, sondern boshaft. Das ist das Geheimnis meines Charmes.« Er war ein Mörder. Er wurde von einem Polizisten erschossen, als er gerade versuchte, eine schöne Frau mit Hilfe einer Schrotflinte umzubringen. Sollten Sie mehr über Waldo in Erfahrung bringen wollen: Waldo ist eine Erfindung, eine von Clifton Webb zum Leben erweckte Gestalt in Otto Premingers Thriller *Laura* von 1944, ein Hollywoodprodukt, bemerkenswert wegen der Gleichstellung von Ästhetizismus und Bösartigkeit. Ein typischer Zeitgenosse, allerdings von düsterer und sentimentalerer Machart als sein Cousin, der Theaterkritiker Addison DeWitt in *All about Eve* (1950), von George Sanders großartig dargestellt. Ein Toast auf Waldo Lydecker, den Inbegriff des Kunstkritikers im 20. Jahrhundert, der für die Sünden seiner Berufsgenossen gestorben ist.

Der Durchschnittsamerikaner – rechtschaffener Bürger und Mitglied der Zeitung lesendenen Klassen – verabscheut Kunstkritik. Natürlich liest man die nicht. Man liest auch keine Rezensionen über Tanz oder ernste Musik, hat aber gegen diese Textgenres nichts einzuwenden. Kunstkritik, obwohl ungelesen, berührt die Volksphantasie ebenso unangenehm wie ein übler Geruch. Das ist teilweise deshalb so, weil Kunst Kreativität symbolisiert, die aber ist ein geheiligter Wert bürgerlicher und unternehmerischer Kultur, und somit symbolisiert Kritik den Mord an der Kreativität. Es gibt da allerdings noch andere Gründe. Alle Gründe zusammen bewirken, daß Kunstkritik im intellektuellen Unterhaltungsspiel der normalen Gesellschaft zum provokantesten und potentiell aufschlußreichsten Medium wird, wenn auch gleichzeitig zum schwierigsten, undurchschaubarsten und suspektesten. Die Gründe kreisen um das Wort »Kunst«.

Fragen Sie nicht, was Kunst ist. Auch ohne zu fragen wissen Sie, daß es immer genau das ist, woran Sie Gefallen finden. Wählen Sie die Antwort, die Sie bevorzugen, und formulieren Sie die Frage noch einmal so, daß sie paßt. Die Kunst der Moderne hat Fragen rückwärts, von den Antworten her entwickelt. Jedes wirklich neue (d. h. wirklich gelungene) moderne Kunstwerk stellte durch die Behauptung, eine Antwort geben zu können, die großen Fragen, was Kunst ist und was sie bedeutet, noch einmal. Wollte man in und an der modernen Kunst scheitern, mußte man nur die unerschütterliche Autorität irgendeiner bestimmten Antwort akzeptieren und damit die großen Fragen von einer Generation auf die nächste vertagen. Moderne Kunst warf zwanghaft Ungewißheiten über Identität, Natur und die Funktion der Kunst auf. Jeder wußte das. Einige beglückte es, und andere fühlten sich davon abgestoßen. Es machte alle zu Kunstkritikern.

Die Kunst der Moderne zerbrach die Kreativität, zerlegte sie in kritische Funktionen. Der moderne Künstler war ein Künstler als Kritiker, dessen Arbeiten kritische Vorstöße lancierten und parierten. Kunstkritiker spielten in diesen Vor- und Gegenstößen eine nur unwesentliche Rolle, es sei denn die des Publizisten, also die des Verfechters oder die des Gegners. Nicht alle modernen Kunstwerke proklamierten, daß Kunst von einer ganz bestimmten Art sein mußte, aber alle gaben zu verstehen, daß Kunst niemals, oder niemals mehr, auf gewisse andere Art gemacht werden konnte. Das Projekt der modernen Kunst bestand darin, alternative historische Entwicklungen zu verhindern. Moderne Kunst hörte auf zu existieren, als die neuen Kunstwerke aufhörten, sich untereinander ihr Daseinsrecht streitig zu machen. Verleiht aber die daraus resultierende pluralistische Situation den Kunstkritikern mehr Macht? Wohl kaum. Die Macht, die Künstler innerhalb der Kunstwelt verloren, wurde von Förderern und Mäzenen an sich gerissen.

Welche legitime Macht besitzen Kunstkritiker überhaupt? Sie können das Klima von Wahrnehmung und Meinung beeinflussen, dessen Beschreibung zu ihrem Aufgabenfeld gehört. Sie sind einflußreicher als die Herrschaften vom Fernsehwetterdienst, denn sollte ein Kritiker erklären, daß sich in der Kunstwelt ein Sturm zusammenbraut, kann es vorkommen, daß tatsächlich eine Wolke an der Sonne vorüberzieht. Dennoch werden Kritiker letzten Endes, ebenso wie Wetterdienstler, danach beurteilt, ob sie für die Richtigkeit ihrer Vorhersagen bekannt sind. Darüber hinaus ist die Macht der Kunstkritik eine der Verneinung: die Vernichtung institutioneller Gewalt, ein Saum der Verspieltheit im Gewebe einer schrecklich ernsthaften Kultur. Kunstkritik, die nicht Freiheit repräsentiert, verpaßt ihre größte Chance.

Moderne Kunstkritik wurde als improvisierter und immer wieder unterbrochener öffentlicher Diskurs geboren und weiterentwickelt, wurde strukturiert durch das äußerst erregbare Nervensystem ungewöhnlich sensitiver und kühner Seelen: allen voran Charles Baudelaire und andere. Von besonders großer Bedeutung sind für mich Oscar Wilde und Gertrude Stein. Diese Seelen verstanden und erfuhren die unlenksame Fluidität moderner Kunst, ihre ununterbrochene Produktion von Fragen, die sich selbst sabotierten, ihren unaufhörlichen Reingewinn an Mysterien als persönliche Tröstung. Was gerissenerweise Avantgarde genannt wurde – ein Begriff, der ein absolut gegenwärtiges Motiv in die Zukunft verschiebt –, erfüllte unentschiedene Geister in ihrem Wankelmut mit Freude, auch wenn dieser von flüchtigen Anwandlungen heftigster Überzeugung heimgesucht wurde. Moderne Kunstkritik machte das Fehlen von Identität zum Motor von Intelligenz.

Die selbstkreierte Persönlichkeit von hoher Empfindsamkeit, der freischaffende raffinierte Gauner, der Kunstkritiker – eben dieser Waldo Lydecker – schwebt wie eine Fahne über dem 20. Jahrhundert, erweckt gedankenverlorene Ehrenbezeugungen. Kunstkritiker genießen, wenn sie genug Courage haben, sich einzugestehen, worum es sich bei ihnen handelt, eine Freiheit, die Neid und Ressentiment auf sich zieht: die Freiheit des Mysteriums der Kunst, eine vernünftige Art des Mysteriums, die sehr leicht zu demonstrieren, aber unmöglich zu erklären ist. Freiheit hat etwas mit fortwährenden Umbrüchen in den bedeutenden Fragen der Kultur zu tun. Diese Fragen verändern sich immer dann, wenn menschliche Tätigkeiten sich plötzlich selbst fremd werden – neu, seltsam oder furchterregend erscheinen – und sich in dieser Weise dem Bewußtsein präsentieren, um sich auf Wirksamkeit, Vernünftigkeit und Moral hin abklopfen zu lassen. Einem solchen Umbruch begegnet man auf allen Gebieten des modernen Lebens, doch die Kunstwelt, die unter den etablierten Ressorts der Kultur alleine dasteht, ist alles andere als mit ihm identisch. Die Ansicht der Kunstwelt darüber, was Menschen machen, ruft einen permanenten Ausnahmezustand hervor.

Die Kunstwelt wendet sich an die moderne Geschichte und fordert sie heraus, ist aber nicht wirklich ein Teil von ihr. Als Bereich archaischer Formen handwerklichen Könnens und merkantilen Handels sollte die Kunstwelt eigentlich als überholt angesehen werden. Bedenken Sie nur eine der Anomalien: Ökonomisch auf der Einzigartigkeit der Objekte basierend, ist die bildende Kunst der einzige moderne Kreativbereich, dessen zahlende Kundschaft und dessen Publikum nicht dieselben Leute sind. Und trotzdem überlebt die Kunstwelt als offizieller Ort, gleich einem Wildgehege für Personen, denen es erlaubt ist, von möglichen Zukünften und unmöglichen, alternativen Realitäten zu träumen. Um die eliminierende Funktion des kritischen Bewußtseins der modernen Kunst gebracht, stellt sich die Kunstwelt heutzutage als eine entsetzlich überfüllte Arena dar, in der sich die Dinge ohne Sinn und Verstand summieren. Trotzdem bleibt sie das rechte Zuhause für abtrünnige Temperamente, die junge Intellektuelle vielleicht dazu verleiten können, Kunstkritiker zu werden.

Ich muß hier für mich selbst sprechen: Ich hasse Kunstkritik, die, bevor sie irgend etwas anderes von unabhängigem und eigenem Wert ist, etwa essayistische Prosa, vor allem Kunstkritik ist. Davon habe ich nur sehr wenig gelesen, bedenkt man, daß ich damit seit dreißig Jahren meinen Lebensunterhalt bestreite. Schriftsteller, die mich als Kunstkritiker inspirierten, sind meistens Dichter, Philosophen, Erzähler und Journalisten, die auf anderen Gebieten als dem der Kunst tätig sind. Ich habe Kunst auch nicht studiert. Ich kam durch Zufall zu meinem Beruf, ein Amateur, dem nichts anderes übrigblieb, als für seinen Unterhalt zu schreiben, da ich als Studienabbrecher für die meisten anderen Anstellungen nicht qualifiziert war. (New Yorks unersättlicher Bedarf an Kunstkritik, an einer bestimmten Anzahl von Zeilen pro Woche oder Monat, sog stellungslose Schriftsteller in den Job wie ein Strudel das Treibholz.) Ich bin da gar nicht so ungewöhnlich. Meine Landsleute Clement Greenberg und Harold Rosenberg waren auch Amateure, wie Baudelaire, unser aller Vater. Offen gesagt erscheint mir ein autodidaktischer Unterbau normal, wenn nicht gar ideal für Kunstkritik zu sein, da ihr eigentlicher Fokus außerhalb liegt und sich oft auffallend feindlich zu dem verhält, was von den Experten in den etablierten Fachgebieten vertreten wird.

Gehören Kunstkritiker zur Kunstwelt, oder gehören sie zu der Öffentlichkeit, für die sie schreiben? Wenn sie gut sind, zu beiden und zu keinem. Die scharfsinnigste Kunstkritik bewegt sich ohne Ausnahme gleichzeitig innerhalb und außerhalb ihres Gegenstandsbereichs. Steht man zu weit außerhalb, ist man auf eine unnütze Weise ungebunden. Genau das trifft auf die akademische Kunstliteratur zu, die bestenfalls die Ideen untersucht, die den Lauf der Kunst unterbrechen. Ist man zu sehr innerhalb, führt es dazu, sich durch allzu menschliche Loyalitäten, wenn nicht gar Käuflichkeit, daran hindern zu lassen, die Wahrheit zu sagen. An den Grenzlinien, zwischen den privaten Welten der verpflichteten Leute und Profis einerseits und der öffentlichen Welt der Zuschauer andererseits, arbeitet der Kunstkritiker im Kreuzfeuer der sich widersprechenden Interessen. Wahrscheinlich bietet keine andere literarische Spezialisierung so viele Möglichkeiten zu scheitern.

Waldo Lydecker besteht keine der Prüfungen, bis auf die der glamourösen Eleganz. Ein populärer Kolumnist, der sich mit seinen Zeitungslesern verkuppelt, der die mönchischen Werte seiner ästhetischen Bildung vulgarisiert. Er benutzt seine öffentliche Macht, um in den privaten Welten, die er beherrscht, seine Interessen durchzusetzen. Waldo vernichtet mit einer Kolumne den Ruf eines Malers, der in Liebesdingen sein Rivale ist. Das ist ein bekanntes Romanmotiv, typisch für Balzac, aber auch bei Baudelaire zu finden –

dessen Alter ego in seinem Roman *Fanfarlo* die Liebe einer Schauspielerin durch eine Zeitungskolumne erringt. Waldos einzige Berechtigung liegt darin, daß er lesbar ist. Als Typus, den das allgemeine Publikum zu hassen liebt, ist Waldo, was keineswegs überrascht, der Bösewicht des Films *Laura.* Allerdings ist sein Unterhaltungswert so hoch, daß sein Untergang dramaturgisch nur zu rechtfertigen ist, wenn man ihn als mordlustigen Wahnsinnigen überführen kann.

Waldo Lydecker, *c'est moi*? Nein. Aber ich lasse ihn als Kollegen zu, ebenso wie ich all die Tausende von Autoren zulasse – mit unbekannten Namen, von niemandem geschätzt –, die dafür bezahlt wurden, daß sie scheinbar zwischen Bereichen vermittelten, zwischen denen nicht zu vermitteln ist: Kunstwelt und Kunstpublikum, Kunstkultur und allgemeine Kultur. Die Geschichte der Kunstkritik des 20. Jahrhunderts ist eine aufgebauschte Chronik pikaresker Unternehmungen in Regionen, die meistens obskur und schäbig waren, die mit Recht verachtet wurden, die nur hier und da eine glorreiche Tat hervorbrachten. Ich bekenne, daß ich Kunstkritik für die einzige Form journalistischen Schreibens halte, die es wert ist, mit ernsthafter Ambition betrieben zu werden. Ihre unglaublichen Widersprüche, ihre Zerrissenheit verleihen ihr *gravitas.* Ihre Gebundenheit an den zufälligen Augenblick ihrer Entstehung, in dem sie fast ebenso zwangsläufig wieder untergeht, gibt ihr einen tragischen Charme.

Fast alle Kunstkritik der modernen Ära ist heute unlesbar, weil die Vermittlungen, die sie herzustellen suchte – und die scheiterten –, nur noch von antiquarischem Interesse sind. Kümmert es Sie wirklich, welchen Mühen sich Roger Fry unterzog, um verrückt aussehende französische Bilder dem Geschmack der Engländer akzeptabel erscheinen zu lassen, Engländern, die längst verstorben sind? Mich nicht, obwohl ich ihn als Zeitgenossen respektiert hätte. (Es gibt ein unauslöschliches Detail, das mich an Fry fasziniert, berichtet in seiner von Virginia Woolf verfaßten Biographie: Er hörte sich keine Musik an, weil er sich von den selbstgefälligen Gefühlen, die sie in ihm hervorrief, gestört fühlte. Er ist für mich eine Figur bizarrer Gewissenhaftigkeit.) Mich erregen auch die rhetorisch kunstvollen Ausführungen Harold Rosenbergs, mit welchen er unter visuell naiven New Yorker Intellektuellen die New Yorker Malerei in Mode kommen ließ, nicht mehr so sehr, wie sie es in den frühen sechziger Jahren taten. Das ist jetzt Schnee von gestern.

Tatsächlich erscheint mir unter den modernen Kunstkritikern einzig Baudelaire immer wieder lesbar zu sein – und das auch nur teilweise, was sich hauptsächlich auf seinen *Salon von 1846* bezieht (welchen er in *Der Salon von 1859* und *Der Maler des modernen Lebens* weitläufig erörtert). Den *Salon von 1846* zu lesen bedeutet für mich, die »entrückte Majestät« von neuem zu erleben, auf die Ralph Waldo Emerson in Schriften anderer traf, wenn diese die eigenen, unausgesprochenen Gedanken auszudrücken schienen. Darin erfand, beschrieb und praktizierte Baudelaire mit einer einzigen Geste entflammter und demütiger Intelligenz die moderne Kunstkritik – entflammt und gedemütigt von der neu entstehenden Andersartigkeit des Lebens in der modernen Zivilisation. Mit seiner ganz eigenen Stimme etablierte er die Figur des Kritikers als Knotenpunkt isolierten Bewußtseins, zeigte er unverhüllt die Gedankenprozesse anderer isolierter Knotenpunkte. Seine ist die einsamste Stimme, die jemals mit rücksichtsloser Überzeugung die wahnsinnige Poesie der journalistischen Prosa deklamiert hat.

Meine Gedanken so auszudrücken, als wären sie die Ihren – und wenn wir schon dabei sind, als wären sie selbst die meinen –, ist verrückt, es sei denn, man kleidete sie in einen Humor, der dieser Vermessenheit gewachsen ist. Baudelaires einführende Widmung zu *Der Salon von 1846,* »An die Bürger«, besitzt unter allen Texten, die ich kenne, den größten, historisch nachhallendsten Humor: »Ihr seid die Mehrheit, – Zahl und Intelligenz; – also seid ihr die Macht, – die die Gerechtigkeit ist«, beginnt der Poet, verpflichtet sich und seine Nachwelt – mich, 150 Jahre später, miteinschließend – zu einer Haltung, die das Massenbewußtsein der Demokratie demütig umwirbt und zugleich karikiert. Die Komödie des Modernen in der Kritik beginnt hier. Sie wird von nun an durch die selbstverräterischen Artikel jedes aufrichtigen Kritikers weiter vorangetrieben werden.

Kniend bringt Baudelaire dem triumphalen Bürger mit den gemischten Gefühlen – Verehrung, Abscheu – eines lebenslangen Sklavens seine eigene intellektuelle Klasse spektakulär als Brandopfer dar: »Die Aristokraten des Gedankens, die Verteiler von Lob und Tadel, die Schacherer und Wucherer mit den geistigen Gütern haben euch das Recht abgesprochen, zu empfinden und zu genießen: – das sind Pharisäer.« Nun, Sie mögen zwischen den Zeilen von »An die Bürger« lesen und dort so viel Ambivalenz wie Sie wollen entdecken, um so den Stolz der Intellektuellen zu retten, irgendwie besser als der Geschäftsmann zu sein. Aber der Bogen dieser rhetorischen Geste Baudelaires definiert von jenem Tag an bis heute die bürgerliche Situation der Kunstkritik. Viele Kritiker unseres Jahrhunderts haben sich gewunden und gewütet, um das Verhängnis der bürgerlichen Übermacht zu leugnen. Am Ende hat die Geschichte Baudelaires Intuition bestätigt, zur bittersüßen Genugtuung seines reizbaren Geistes.

Da er nun schon einmal dabei war, entwarf Baudelaire auch gleich die formale Schablone der modernen Kunstkritik. Alle von uns schreiben »Salons«. Vielleicht ist unser Salon einer ohne Wände oder ein Salon, der in einzelne Ausstellungen zerlegt wurde, aber strukturell gesehen ist es der gleiche mittelständische Palast, in dem der Franzose seine fiktiven, umherschweifenden Seminare abhielt. Sich an die Seite des Lesers zu stellen, noch während man sich in der physischen Gegenwart von Kunstwerken aufhält, ist der wirklich schöpferische Akt des Kunstkritikers. Dies dann in einem Stil zu tun, der im Gedächtnis haften bleibt, dort Gedanken und Gefühle hervorruft, die über das hinausgehen, was niedergeschrieben wurde, ist das Merkmal eines guten Kritikers. Ein guter Kritiker ist ein Kamerad fürs Leben, vielleicht nicht immer eine angenehme Gesellschaft, aber verläßlich, weil darauf bedacht, auf Ihre gleichbleibenden Interessen und Ihre häufigsten Launen einzugehen. Ein guter Kritiker wird in Ihrem Kopf zu einer zusätzlichen Stimme. Genau das ist es, wozu Kritik gut ist.

Ein großartiger Kritiker wird zu einer zusätzlichen Stimme in den Köpfen der Kritiker. Ein solcher ist für mich Baudelaire. Ebenso sind das Oscar Wilde und Gertrude Stein, D. H. Lawrence und W. H. Auden, William James und Ludwig Wittgenstein. Dasselbe gilt für Allen Ginsberg und Frank O'Hara. O'Hara flüstert mir immer noch seine Ethik der Darstellung ins Ohr, die die Unterstützung durch einen solch belanglosen guten Glauben wie pädagogische Eignung spöttisch von sich weist. Er sprach über Poesie, aber das Prinzip ist allgemein anwendbar: »Du verläßt dich einfach auf deine guten Nerven. Wenn dich jemand mit einem Messer die Straße hinunterjagt, rennst du einfach, du drehst dich nicht um und rufst, ›Gib's auf, ich war der Aschenbahnstar der Mineola Oberschule.‹« Warum sollte einer, der doch nur Kunstkritik schreibt, das Gefühl haben, daß er um sein Leben läuft? Ich weiß es nicht, aber ich tendiere dazu, nur solche Kritiker zu respektieren, die sich ganz offensichtlich so fühlen.

Die gewohnheitsmäßige Bestürzung der Kunstkritik – täglicher Arbeitsterror – besteht aus einem fundamentalen Gefühl der Illegitimität. Der moderne Kunstkritiker ist ein Bastard, der aus aristokratischen Traditionen und demokratischen Institutionen geboren wurde. In diesem unentrinnbaren Dilemma gibt es nur einen ehrenhaften Weg, sich zu verhalten: verrückt. Da ein Kunstkritiker nichts Einheitliches und Unveränderliches sein kann, kann er oder sie genausogut alles beliebige sein, das im Vorübergehen Vergnügen bereitet. Der Text, auf dem diese Einsicht basiert, ist Wildes Essay »Der Kritiker als Künstler« (1890). In Dialogform geschrieben, um seine Theatralik hervorzuheben, schlägt er vor, Kritik als Theater des Geistes zu sehen, in dem fremdartige intellektuelle Charaktere – durch ästhetische Stimuli ausgelöste ererbte und erdachte Formationen der Intelligenz – abwechselnd auf der Bühne erscheinen. »Wenn der Mensch in der Rolle seiner eigenen Person auftritt, gleicht er sich am wenigsten«, gibt Wilde zu bedenken. »Gebt ihm eine Maske, und er wird euch die Wahrheit erzählen.«

Wie die Beschaffenheit dieser Wahrheit sein könnte, wird in einem anderen großen Essay beschworen, »Was sind Meisterwerke und warum gibt es von ihnen nur so wenige« (1936), in dem Gertrude Stein folgendes sagt:

> Das was man allmählich herausfindet ist, daß man keine Identität hat, das heißt wenn man im Begriff ist irgend etwas zu tun. ... Ich bin ich weil mein kleiner Hund mich kennt, aber schöpferisch gesprochen, der kleine Hund, wissend daß Sie Sie sind, und Ihr Erkennen daß er es weiß, das ist was Schöpfung zerstört ... [Das Meisterwerk] hat zu tun mit dem menschlichen Geist und der Existenz, das heißt mit einer Sache an sich und nicht in Beziehung. ... [Meisterwerke] sind wissend daß keine Identität da ist und schaffend während Identität es nicht ist.

Diese Gedanken, im besonderen die Unterscheidung zwischen Identität und Existenz scheinen mir wirklich gesunder Menschenverstand zu sein, geeignet für jeden Künstler und jeden Kritiker als Künstler.

Jeder Kritiker, der als Kritiker nicht Künstler ist, ist ein Kritiker als Möchtegernwissenschaftler und/oder einfach nur ein Propagandist. Nun, *Möchtegernwissenschaft* ist eine ziemlich hübsche Kurzbezeichnung für das Moderne in der Kultur. Das Moderne als Idee sollte die Welt unter die Kontrolle systematischen Wissens bringen. Als tatsächliches Ereignis war das Moderne das Erlebnis eines gewaltigen Chaos. Die verschiedenen anmaßenden Töne der anerkannten modernen Kunstkritiker erreichen mein inneres Ohr als lächerliche, traurige oder schreckliche, wenn nicht gar auf Waldo Lydeckers Art zwielichtige und nur manchmal gloriose, eben als auf eine arglistige und manipulative Art falsche Töne. Das heißt, mein Ohr unterteilt die Kritiker in solche, deren Mutmaßungen schlicht lächerlich sind, und jene, die zwischen den Zeilen über mich lachen und in den besten Fällen auch über sich selbst.

Die großen Vertreter der modernen Kunstkritik sind heilige Monstrositäten. Guillaume Apollinaire zum Beispiel ist ein dämonischer, anbetungswürdiger Scharlatan, der das Moderne in verführerischen und verwirrenden Stimmfärbungen weiterformte. Seine Schriften über den Kubismus sind Äußerungen, die sich wie Kunstkritik anhören, aber wenn Sie dem eine vernünftige Bedeutung entlocken können, machen Sie mir Angst. Apollinaires kritische Schriften verhalten sich zur normalen Kunstkritik wie der Kubismus zu der vormals normalen Malerei: gebrochene Reflexion und labyrinthische Analyse, eine Dreistigkeit, ausgeführt mit übermütiger Sachlichkeit. Picasso und Braque riefen sich mit den Namen der Gebrüder Wright, beschworen für die Kunst den Geist amerikanischer Genies auf dem Gebiet der Mechanik. Man hätte Apollinaire mit Recht den Spitznamen »Edison« geben können. Er ließ die Glühbirnen intelligenter Ideen im Leeren leuchten.

In den Hofberichten der modernen Kunst sind die Schriften der Kunstkritiker nicht primäres, noch nicht einmal sekundäres Zeugnis, sondern kommen erst an dritter Stelle. An erster Stelle stehen die Kunstwerke und an zweiter Stelle die Schriften, die von

Künstlern verfaßt wurden – von Wassily Kandinsky und Kasimir Malewitsch bis Donald Judd und Robert Smithson –, die die Propagierung ihrer Ideen in die eigenen Hände nahmen. Selbst das moderne journalistische Lumpenmedium, das Interview, versorgt die Zukunft mit mehr substantiellen Zeugnissen zur Kunst des 20. Jahrhunderts als die meiste Kritik. (Was würden Sie aus einer brennenden Bibliothek von Alexandria retten: Pierre Cabannes kleines Buch der Interviews mit Marcel Duchamp oder die gesammelten Werke von Clive Bell?) Frank O'Haras weitgehend fiktives Interview mit Franz Kline ist für mich ein ganz besonderer Talisman, es enthält nämlich dieses majestätische Koan: »Recht zu haben ist der persönlich phantastischste Zustand, an dem niemand sonst interessiert ist.«

Ich gehe davon aus, daß mein Vorurteil offensichtlich ist. Ich verweigere der Kunstkritik die Privilegien und Immunitäten, die einer beruflichen Spezialisierung zugesprochen werden, und beurteile sie strikt nach ihrem Charakter und ihrer Qualität als schriftstellerische Leistung. Ich lese folglich diese sogenannten Professionals mit ihren klugen Jargons als Darsteller eines unmöglichen Mythos, deren Aufführungen mehr oder weniger amüsant sind. Ich bin unfair. Fairneß hängt von Regeln ab, und ich akzeptiere für Kunstkritik keine Regeln. Das einzige, was mich großzügig stimmt, ist die Prosastimme eines lebenden Individuums, das die Verantwortung (seine oder ihre) übernimmt, mich zu überzeugen. Diese Verantwortung – ein Appell an die Götter – kommt gewöhnlich nur unter Schriftstellern vor, die vor allem Schriftsteller sind und nebenbei zufällig Kritiker. (Ich spüre sie bei Julius Meier-Graefe.) Aber Götter können in bizarren Kostümen herumstolzieren.

Zwei moderne Kritiker, die die Farben Dionysos' und Apolls annahmen, und zwar in dieser Reihenfolge, sind Georges Bataille und Clement Greenberg. Diese beiden Namen sind am Ende des 20. Jahrhunderts in aller Munde, aus Gründen, die verständlich, wenn auch nicht gut sind. Bataille unterbreitete, »das Universum ist wie eine Spinne oder wie ein Speichelauswurf« (eine Formulierung, die bei mir ihre Wirkung verfehlt, weil ich Spinnen recht gern habe). Uneingeschränkt hält er den äußersten linken Flügel moderner Sensibilität besetzt, als eine Gestalt intellektueller Ambition, erstarrt in rachsüchtiger Verzweiflung. Für mich versammelt er, wenn auch mit betörender Intensität, nichts als Stolz um sich. *L'informe* ist nur so dramatisch wie die Stärke der Formen, die es attackiert. Welche Formen dieses Jahrhunderts sind, außer lokalen und provisorischen, wirklich markant gewesen?

Clement Greenberg führte ein Zauberkunststück vor, bei dem die künstlerische Form majestätisch über den Kämpfen der Geschichte zu schweben schien. Viele Kunstkritiker haben etwas Ähnliches versucht, aber nur Greenberg ist es auf Dauer gelungen. Es half ihm natürlich, daß er so etwas wie ein Genie war, in der Lage, subtile Analysen mit einfachen Worten zu vermitteln, aber er hatte auch Glück. Er war im Grunde ein Mit-Künstler der amerikanischen Abstrakten Expressionisten, die nach dem Zweiten Weltkrieg die Malerei und die globalen kulturellen Machtbeziehungen revolutionierten. Er stattete Jackson Pollocks Bilder mit einer rückwirkenden Ideologie aus, so daß ihre Eroberung der Kunstwelt unausweichlich und gerecht erschien. Und er förderte eine unwiderstehliche intellektuelle Schilderung der modernen Kunst zu einem Zeitpunkt, als eine Generation von Intellektuellen plötzlich gierig auf Picasso, Matisse und deren Nachkommenschaft wurde.

Mein Verständnis von Greenberg formte sich in den sechziger Jahren, zu der Zeit, als ich neu in der Szene war. Es besteht aus Hochachtung für seine rhetorische Kraft und

Erstaunen über die Oberflächlichkeit seines Denkens in Anbetracht der tatsächlichen Entwicklung der Kunst. Seine Theorien des ästhetischen Urteils verblüffen, auch wenn seine Urteile über die Kunst nach Pollock durchweg bizarr ercheinen. Ich erinnere mich noch sehr gut an jenen schizoiden Eindruck, den Greenbergs gleichzeitige Stärke und Schwäche in den sechziger Jahren hinterließ. Es war ein Eindruck, der die seither eingetretenen katastrophalen Veränderungen in der Kultur der bildenden Kunst ankündigte. Mit den achtziger Jahren begannen sich Kunsttheorie und Kunstproduktion nicht nur in verschiedenen Sphären anzusiedeln, sondern sie hielten sich in unterschiedlichen Universen auf, was beiden schadete. Ich schreibe es dem Vorbild Greenberg zu, daß Ideen über Kunst, die das Zeugnis der Sinne und des gesunden Menschenverstandes außer Kraft setzen, einen anhaltenden Glanz haben.

Greenberg war ein Poet der Reinheit in einem unreinen Zeitalter. Ich glaube, das gereicht niemandem zur Ehre – ganz besonders in seinem Fall, bedenkt man seine schamlosen Interventionen in Atelierpraktiken und Marktförderung der von ihm favorisierten Farbfeld-Maler. Aber es reicht für eine gewisse prophetische Ausstrahlung. Zu den geläufigen Konnotation von »Kunst« gehört auch ein spirituelles Bewußtsein, einfach zu gut zu sein für diese korrupte Welt. Wir gratulieren Vincent van Gogh immer noch dazu, sich selbst getötet zu haben, bevor finanzielle Sicherheit ihn beflecken konnte. Reinheit heißt für die Kunstbeobachter, sich so weit von dem Handgemenge des Kunstmachens und seiner unmittelbaren Rezeption zu entfernen, daß sie auf keinen Fall wissen können, worüber sie sprechen. Sich der Weisheit ausreichend verpflichtet zu fühlen heißt, mit unendlich fragwürdigen und albernen Phänomenen gründlich vertraut zu sein.

Ich gebe meinem eigenen moralischen Kompaß als Kunstkritiker einen Namen: Waldo Lydecker, vor seinem Fall. Waldo stürzte, als er aus einer Frau, Laura, eine Galatea machte, und glaubte das Recht zu haben, sie zerstören zu dürfen, da sie ihn betrogen hatte. Er verwechselte sein Talent als intellektueller Darsteller mit seinem männlichen Vorrecht. Ein wirklicher Fehler! Davor, und groteskerweise auch während dessen, war Waldo der treue Diener einer öffentlichen Person, die ihren Lesern exklusiv die Treue hielt. Der Kunstkritiker, eine schußbereite Kanone an Deck der modernen Kultur, irrt sich nie, solange er erkennt, wessen Waffe er oder sie ist. Ich gehöre Ihnen, liebe Leser. Sie haben mich erschaffen, Sie können mich groß machen oder mich stürzen. Ich bin nur so hervorragend wie der Gebrauch, den Sie von mir machen, und nur so aufrecht wie Ihr Charakter. Das ist das Geheimnis meines Charmes.

Der Autor dankt Brooke Alderson, Dave Hickey, Christopher Knight, Jerry Saltz und Robert Storr herzlich für Rat und Hilfe bei diesem Essay.

Anhang

Künstlerbiographien

Verfaßt von Hajo Düchting (H.D.), Karin Osbahr (K.O.) und Christine Traber (C.T.)

CARL ANDRE

wurde am 16. September 1935 in Quincy, Massachusetts, geboren. Nach einem zweijährigen Kunststudium an der Phillips Academy in Andover arbeitete er in den Boston Gear Works in Quincy. Während einer Europa-Reise 1954 besichtigte er Stonehenge und andere Stätten des Neolithikums, die ihn nachhaltig beeindruckten. Nach dem Militärdienst ging er 1957 nach New York und arbeitete dort zunächst als Redaktionsassistent in verschiedenen Verlagen.
Durch Vermittlung des Dichters und Filmemachers Hollis Frampton lernt er 1958 Frank Stella kennen, der zu diesem Zeitpunkt seine ersten schwarzen Streifenbilder malt. Andre beginnt in Stellas Atelier, an großen massiven Holzblöcken zu arbeiten, die er mit tiefen Einschnitten versieht. Neben Stellas seriellen Arbeiten ist Andre besonders vom Werk Brancusis beeindruckt, was sich nicht nur in der Art der Bearbeitung, sondern auch in der Beziehung der Blöcke zum Boden ausdrückt. Besonders die in Brancusis *Endloser Säule* angelegte »endlose Vertikalität« führt ihn zu grob behauenen, hochaufragenden Holzstelen (*First Ladder*, 1958). 1959 entstehen mehrere Arbeiten aus identischen Holzbalken, die zu pyramidenförmigen Skulpturen zusammengefügt werden. Wie die meisten der frühen Arbeiten von Andre gingen auch diese »Pyramiden« verloren. 1960 plant er Holzobjekte aus wenigen gleichförmigen Elementen in einfacher Anordnung (»Element Series«), so z. B. Turm- und Torformen aus aneinandergereihten oder übereinandergeschichteten groben Bauholzbalken, die aber erst zehn Jahre später realisiert werden. Zur gleichen Zeit entstehen Textarbeiten, als Flächenmuster arrangierte serielle Wortgruppierungen (»Calligrammatic Poetry«), die eine poetische Parallele zu seinem plastischen Werk bilden.
Da Andre von seiner Kunst nicht leben kann, arbeitet er 1960–1964 als Bremser und Rangierer bei der Pennsylvania Railroad in New Jersey. Die Erfahrung der endlosen Schienenstränge verändert Andres plastische Konzeption in Richtung horizontaler und modularer Anordnungen. Vollzog er die »Schnitte in den Raum«, als die er seine Skulpturen versteht, bisher vorwiegend in vertikaler Richtung, so entstehen nun horizontal ausgerichtete Bodenskulpturen, die als Linien den Raum definieren, so etwa eine aus 27 Holzbohlen zusammengelegte Zickzacklinie (*Redan*, 1964) oder eine schnurgerade Linie aus 137 aneinandergereihten Ziegelsteinen (*Lever*, 1966).
1964 nimmt Andre an der Ausstellung *8 Young Americans* im Hudson River Museum in Yonkers, New York, teil. Eugene C. Goossen, der Organisator der Ausstellung und früher Verfechter künstlerischer Positionen, die später als »minimalistisch« bezeichnet werden sollten, läßt eine von Andres zerstörten »Pyramiden« (*Cedar Piece*, 1959) für die Ausstellung rekonstruieren. 1965 erhält Andre seine erste Einzelausstellung in der Tibor de Nagy Gallery in New York, in der er raumfüllende Strukturen aus Styroporbalken zeigt (*Crib, Coin, Compound*, 1965).
Die Verwendung vorgefertigter gleichartiger Teile als Glieder eines Ganzen bleibt fortan charakteristisch für Andres Arbeiten. Dabei werden die einzelnen, nicht fest miteinander verbundenen Module meist zu einfachen geometrischen Grundformen kombiniert. Eine Ausnahme bilden die sogenannten »Scatter Pieces«, wie etwa *Spill* (1966): die zufällige Anordnung von 800 kleinen Plastikklötzchen, die aus einer Tasche heraus über den Boden verstreut werden. Auch hier geht es Andre um die Definition des umgebenden Raumes, sein bildhauerisches Konzept der »Skulptur als Ort« kommt jedoch am eindrücklichsten in den ab 1967 entstehenden Bodenarbeiten aus Metallplatten zum Tragen. Statt der früher verwendeten Baustoffe (Ziegelsteine, Bauholz und Styroporblöcke) verwendet Andre nun gleich große quadratische Platten aus verschiedenen Metallen (Stahl, Blei, Kupfer, Zink etc.), die zu großen, meist quadratischen Flächen auf dem Boden ausgelegt werden und zur Begehung einladen. *64 Steel Square* (1967), ein Bodenstück aus 64 Stahlplatten, ist eines der frühesten Beispiele dieser wohl bekanntesten Arbeiten Andres, die den Raum erschließen und fühlbar machen sollen. Der Betrachter, der über sie hinwegschreitet und dabei Geräusche erzeugt oder auf ihnen verweilt und sie zum Zentrum der Raumerfahrung macht, spielt eine wesentliche Rolle in Andres Vorstellung von Skulptur, die sich – nach seinen Worten – »von der Form in der Skulptur zur Struktur in der Skulptur bis hin zu dem Ort in der Skulptur« entwickelt hat.
Als führender Vertreter der Minimal Art war Andre seit Ende der sechziger Jahre in wichtigen europäischen Ausstellungen vertreten, so 1968 in der Ausstellung *Minimal Art* im Gemeentemuseum von Den Haag und auf der *documenta 4* in Kassel oder 1969 in der epochalen Ausstellung *When Attitudes Become Form*, die in Bern, Krefeld und London gezeigt wurde. 1982 nahm er an der *documenta 7* teil, 1984 erhielt er ein Stipendium des Berliner Künstlerprogramms des DAAD.
Andre lebt und arbeitet in New York. H.D.

Diane Waldman, *Carl Andre*, New York 1970
Nicholas Serota, *Carl Andre: Sculpture 1959–1978*, Ausst.Kat. Whitechapel Art Gallery, London 1978
Carl Andre and Hollis Frampton. 12 Dialogues 1962–63, hrsg. v. Benjamin H. D. Buchloh, Halifax und New York 1980
Carl Andre, Ausst.Kat. Haags Gemeentemuseum, Den Haag, und Stedelijk Van Abbemuseum, Eindhoven, 1987
Rolf Lauter, Carl Andre. Extranous Roots, Ausst.Kat. Museum für Moderne Kunst, Frankfurt a.M. 1991
Carl Andre. Sculptor 1996, Ausst.Kat. Haus Lange und Haus Esters, Krefeld, und Kunstmuseum Wolfsburg, Stuttgart 1996

FRANCIS BACON

wurde am 28. Oktober 1909 in Dublin als Sohn englischer Eltern geboren. Bei Kriegsbeginn zog die Familie nach London. Bacon, der schon als Kind an Asthma litt, besuchte keine öffentliche Schule, sondern erhielt Privatunterricht. 1925 verließ er das Elternhaus und verdiente sich in London mit Gelegenheitsarbeiten, vorwiegend als Möbelzeichner und Innenausstatter, seinen Lebensunterhalt. 1927 und 1928 folgten Reisen nach Berlin und Paris, wo er Aufträge für Inneneinrichtungen bekam. Eine Picasso-Ausstellung in der Galerie Rosenberg in Paris inspirierte ihn zu eigenen künstlerischen Versuchen. 1930 veröffentlichte die Zeitschrift *The Studio* einige Photos von Bacons Atelier mit selbstentworfenen Möbeln und Teppichen. 1931 gab er seine Arbeit als Dekorateur auf und widmete sich ganz der Malerei. Als Autodidakt erhielt Bacon erste Anregungen von seinem Freund Roy de Maistre.
1933 reproduziert Herbert Read in der ersten Nummer seines Buches *Art Now* ein Bild Bacons (*Crucifixion*, 1933), Erfolg und Anerkennung bleiben dennoch lange Zeit aus. Während des Krieges arbeitet er für den Zivilschutz. Aus Unzufriedenheit mit seinen künstlerischen Versuchen zerstört er 1943 zahlreiche frühe Bilder und greift erst ein Jahr später die Malerei wieder auf.

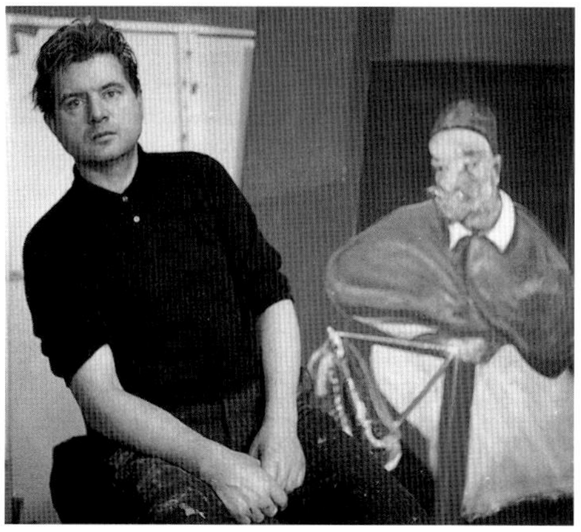

Das Triptychon *Three Studies for Figures at the Base of a Crucifixion* (Drei Studien für Figuren am Fuß einer Kreuzigung, 1944) wird 1945 in der Lefevre Gallery in London ausgestellt und ein sensationeller Erfolg. Bestätigt wird Bacons wachsende Anerkennung 1948 mit dem Ankauf von *Painting 1946* durch das Museum of Modern Art in New York. Bereits 1954 vertritt er zusammen mit Ben Nicholson und Lucian Freud Großbritannien auf der Biennale von Venedig. Seit Mitte der fünfziger Jahre hat Bacons Werk internationale Anerkennung gefunden.

Zentrales Thema Bacons ist der Mensch im Spannungsfeld von Gewalt und Verzweiflung, Aggression und Schmerz. Seine Bilder zeigen die Verwundbarkeit des Menschen wie auch seine angeborene Grausamkeit; der Mensch ist immer Täter und Opfer zugleich. Auch die homoerotischen Obsessionen Bacons werden unter der Wucht des Pinsels zu Wundmalen des an der Gesellschaft Leidenden. Durch die Wahl des Triptychons als profanierte Pathosformel erhalten die oft mit äußerster Expressivität in Farbwahl und Pinselduktus vorgetragenen Szenen bei aller schonungslosen Offenheit in der Darstellung eine fast verklärende menschliche Würde. Vorbilder und Anleihen findet Bacon in der Geschichte der Malerei, bei Rembrandt, Grünewald, El Greco, aber auch bei Picasso und van Gogh. Nach Velázquez' Porträt *Papst Innozenz X.* entsteht die Serie der »Papst«-Bilder (1951–1965). Aber auch aus anderen Medien zieht Bacon Inspiration; so geht das Motiv des Schreis in jenen Papstbildern nicht nur auf Edvard Munch, sondern auch auf die schreiende Kinderschwester in Eisensteins Film *Panzerkreuzer Potemkin* und auf Farbabbildungen in einem Buch über Mundkrankheiten zurück. Besondere Anregung erhält Bacon durch die chronophotographischen Studien von Muybridge, Serienaufnahmen von Menschen und Tieren in Bewegung, die Bacon für eigene Bewegungsstudien verwendet.

1957 entsteht eine Serie von sechs *Studies of a Portrait of van Gogh* (Studien für ein Porträt von van Gogh), eine Hommage an einen seelenverwandten Künstler, die einen ganzen Zyklus von Porträts wie auch Selbstporträts einleiten. Bacons Porträts sind keine dem Naturalismus verpflichteten Konterfeis, sondern Bestandsaufnahmen der seelischen Wirklichkeit der Dargestellten wie auch der durch den gesellschaftlichen Druck erlittenen Deformationen, die sich in physiognomischen Entstellungen bis hin zur Unkenntlichkeit offenbaren. Bacon strebt keine wiedererkennbare Ähnlichkeit an, dennoch werden charakteristische Merkmale der Personen in der oft expressiven Pinselführung erkennbar. Die gesuchte Ausdruckssteigerung und verzerrende Bewegung seiner Porträtstudien führen Bacon nie zur Abstraktion. Darin bleibt er wie sein Kollege Lucian Freud dem Prinzip Realismus verpflichtet.

Stellte Bacon seine Figuren anfangs noch in martialische Gestänge und an die frühe Psychiatrie mahnende Käfige oder umgab er sie mit surrealen Möbeln im Anklang an seine eigene Entwurfstätigkeit, so werden die Bilder ab 1970 freier in der Raumwirkung und extremer in der Farbigkeit.

Bacon fand für die Härte des Lebenskampfes, die Getriebenheit und Hilflosigkeit des Menschen eindrucksvolle Bildformeln, die ihn zu den herausragendsten und beeindruckendsten Künstlern der Moderne gehören lassen. Ihm wurden zu Lebzeiten zahlreiche Retrospektiven gewidmet; zu den wichtigsten zählen die Ausstellungen 1963 im Solomon R. Guggenheim Museum (New York), 1965 im Hamburger Kunstverein und im Moderna Museet (Stockholm), 1971–1972 im Grand Palais (Paris) und in der Städtischen Kunsthalle Düsseldorf sowie 1985–1986 in der Tate Gallery (London), der Staatsgalerie Stuttgart und der Nationalgalerie Berlin.

Bacon starb am 28. April 1992 in Madrid. H. D.

John Russell, *Francis Bacon*, London 1971; dt. Berlin 1971; Neubearbeitung: London und New York 1979

Gilles Deleuze, *Francis Bacon. Logique de la Sensation*, Paris 1981

David Sylvester, *Gespräche mit Francis Bacon*, München 1982

Wieland Schmied, *Francis Bacon. Vier Studien zu einem Porträt*, Berlin 1985, Neuauflage: München 1996

Francis Bacon, Ausst. Kat. The Tate Gallery, London, Staatsgalerie Stuttgart und Nationalgalerie Berlin, 1985–1986

Hugh Davies und Stephen Yard, *Francis Bacon*, New York 1986

Francis Bacon, Ausst.Kat. Musée National d'Art Moderne, Centre Georges Pompidou, Paris 1996; dt. München 1996

GIACOMO BALLA

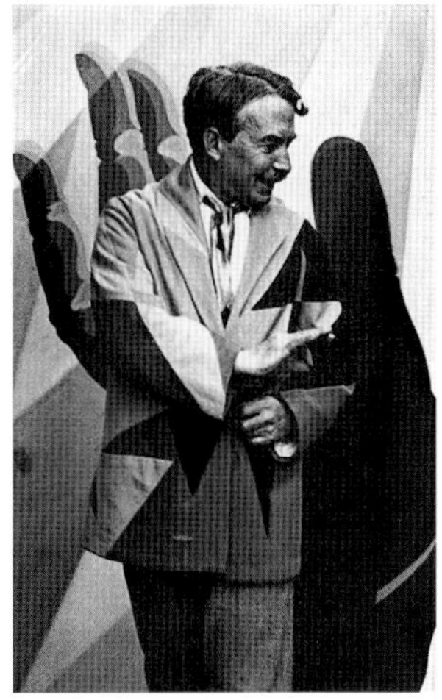

wurde am 18. Juli 1871 in Turin geboren. Balla unterzog sich 1891 nur sehr kurz einer akademischen Ausbildung an der Accademia Albertina in Turin, wo er Pilade Bertieri, Gaetano Previati und Pellizza da Volpedo kennenlernte, die ihn mit den Techniken des Divisionimus vertraut machten. 1895 zog er mit seiner Mutter nach Rom und befreundete sich mit dem Erzieher Alessandro Marcucci, dessen Schwester Elisa er später heiratete.

1900 sieht Balla in Paris die Weltausstellung und studiert die neoimpressionistischen Bilder von Georges Seurat, Henri-Edmond Cross und Paul Signac. Er hält sich mehrere Monate in Paris auf, um mit dem Illustrator Sergio Macchiati zusammenzuarbeiten. Nach Rom zurückgekehrt, vermittelt er die divisionistische Maltechnik an der Porta Pinciana seinen Schülern Umberto Boccioni, Gino Severini und Mario Sironi.

Die präfuturistischen Bilder Ballas sind bestimmt von sozialer Thematik und zeitgenössischen positivistischen Ideen, die sich auch in dem Interesse an natürlichen und künstlichen Lichtphänomenen niederschlagen. Sein erstes futuristisches Bild, *Lampada ad arco* (Bogenlampe) – datiert 1909, aber erst 1910/11 gemalt –, ist von Marinettis Manifest »Uccidiamo il chiaro di luna« (Laßt uns das Mondlicht töten!) inspiriert. 1910 unterzeichnet Balla die beiden futuristischen Manifeste »Manifest der futuristischen Maler« und »Die futuristische Malerei – Technisches Manifest«, bleibt aber den programmatischen Ausstellungen fern. Erst 1912 wendet er sich ganz dem Futurismus zu. Angeregt von seinen wissenschaftlichen Studien, stellt er Bewegungsabläufe in Sequenzen und Überlagerungen in Anlehnung an die »Chronophotographie« von Marey dar (*Dinamismo di un cane al guinzaglio*; Dynamismus eines Hundes an der Leine, 1912) und verknüpft sie mit einem vergröberten Divisionismus farbiger Mosaiksteine.

Ab 1913 werden Ballas Bilder abstrakter und theoretisch reflektierter. Die Phasenverschiebung bewegter Motive wird abgelöst durch neue, z. B. spiralförmige Anordnungen. Geschwungene Linien zeichnen die Bewegungsspur des Motives nach, so etwa in *Linee andamentali – Successioni dinamiche – Volo di rondini* (Bewegungslinien – Dynamische Folgen – Schwalbenflug, 1913). Zwischen 1912 und 1914 entstehen im Zusammenhang mit Dekorationen im Haus Löwenstein in Düsseldorf völlig abstrakte Bilder, die *Compenetrazioni iridescenti* (Irisierende Durchdringungen), aus farbigen Dreiecken gebildete Kompositionen, die einen harmonischen Zusammenhang der natürlichen Spektralfarben veranschaulichen sollen. Ballas Farb- und Lichtstudien treffen jedoch in der zeitgenössischen Malerei auf keinen fruchtbaren Boden, sondern finden erst wieder am Bauhaus in den Farbstudien von Johannes Itten und den Lichtexperimenten von László Moholy-Nagy eine Nachfolge.

Neben seinen bildnerischen Arbeiten versucht sich Balla in den futuristischen Jahren bis 1915 auch als Schauspieler, Bühnenbildner und Schriftsteller (»parole in libertà«). 1915 veröffentlicht er zusammen mit Fortunato Depero das Manifest »Ricostruzione futurista dell'universo« (Futuristische Rekonstruktion des Universums), welches die futuristische Ästhetik auf jeden Aspekt des täglichen Lebens ausweiten will. Auch das Tafelbild genügt ihm nun nicht mehr, und er experimentiert mit plastischen Elementen aus unterschiedlichen Materialien.

In den Kriegsjahren entwickelt Balla ein immer größeres Interesse an den dekorativen Künsten. 1917 entwirft er das Bühnenbild zu Sergej Diaghilews *Feux d'artifice* (Feuerwerk) mit Musik von Igor Strawinsky, 1921–1922 die Dekoration für den *Bal Tic Tac*, eine futuristische Tanzbar; 1925 nimmt er zusammen mit Fortunato Depero und Enrico Prampolini an der *Exposition des Arts Décoratifs* in Paris teil. Sein eigenes Atelier wird 1920 zum Schauplatz eines farbigen Environments.

Balla unterzeichnet 1929 zwar noch das »Manifesto di Aeropittura« und nimmt 1931 an der ersten Ausstellung der *Aeropittura dei Futuristi* in Rom teil, er ist in dieser Zeit jedoch wieder zu einem naturalistischen Stil zurückgekehrt. Balla sagt sich ab 1934 im Zuge einer »Rückkehr zur Ordnung« faschistischer Prägung ganz vom Futurismus los und hält sich bis zu seinem Tode am 1. März 1958 an die figurative realistische Malerei. H.D.

Giacomo Balla, hrsg. v. Enrico Crispolti und M. L. Drudi Gambillo, Ausst.Kat. Galleria Civica d'Arte Moderna, Turin 1963
Giovanni Lista, *Giacomo Balla*, Modena 1982
Futur-Balla. Un profeta dell'avanguardia. A Prophet of the Avant-Garde, hrsg. v. Maurizio Fagiolo dell'Arco, Basel, New York und Rom 1982
Balla. The Futurist, hrsg. v. Maurizio Fagiolo dell' Arco, Ausst.Kat. Museum of Modern Art, Oxford, u. a. O., Mailand 1987

BALTHUS

wurde am 29. Februar 1908 als Balthasar Klossowski de Rola in Paris geboren. Zu den Freunden des Hauses gehörten neben Pierre Bonnard auch Wilhelm Uhde und Julius Meier-Graefe. Nach Kriegausbruch mußte die Familie Frankreich verlassen und siedelte nach Berlin über, wo der Vater beträchtlichen Erfolg als Bühnenbildner hatte. Nach der Trennung der Eltern zog Baladine Klossowska 1917 mit ihren beiden Söhnen Pierre und Balthasar nach Bern und anschließend nach Genf. Bis 1921 besuchte Balthasar das Lycée Calvin in Genf und verbrachte die Sommermonate in Beatenberg am Thuner See. Der Besuch Rainer Maria Rilkes in Genf war der Beginn einer innigen Freundschaft zwischen dem Dichter und Baladine Klossowska, die bis zu dessen Tod im Jahre 1926 anhielt. Rilke übernahm eine Zeitlang die Rolle des Vaters und förderte die künstlerische Begabung beider Söhne.
Vertrauensvoll wendet sich Balthasar an Rilke um Rat und Zuspruch und sendet ihm 1920 Illustrationen zu einer chinesischen Novelle. Ein Jahr später erscheinen vierzig Tuschezeichnungen unter dem Rufnamen des Dreizehnjährigen mit einem Vorwort von Rilke, *Mitsou: Quarante Images par Baltusz.* Finanzielle Schwierigkeiten zwingen Baldadine, wieder nach Berlin zu ziehen, doch Balthus macht sich bald selbständig und geht 1924 auf Einladung von André Gide nach Paris. Dort besucht er Abendkurse an der Kunstschule »La Grande Chaumière« bei Bonnard und Vlaminck und kopiert die alten Meister im Louvre, vor allem Poussin. Auf Vermittlung Rilkes, der Balthus sein Gedicht *Narziss* widmet, finden sich für Pierre und Balthus private Geldgeber. Als leidenschaftlicher Bewunderer der italienischen Renaissance verbringt Balthus den Sommer 1926 in Arezzo und fertigt Ölskizzen nach dem Freskenzyklus *Die Legende vom Heiligen Kreuz* von Piero della Francesca an. In Florenz kopiert er Pieros *Auferstehung* in Borgo Sansepolcro sowie Masolino und Masaccio. Zurück in Paris, malt er Bilder von spielenden Kindern im Jardin du Luxembourg und vor allem Straßenszenen. Nach dem Militärdienst, den er 1930–1931 in Marokko ableistet, entdeckt Balthus im Berner Historischen Museum das Werk des Schweizers Joseph Reinhardt und kopiert dessen bäuerliche Genreszenen aus dem 18. Jahrhundert. Im Herbst 1932 kehrt er nach Paris zurück und findet zu seinem Stil, der sich bis in sein Spätwerk hinein nur noch wenig verändert. Die impressionistische, an Bonnard orientierte Malweise wird zugunsten fester Konturen aufgegeben, die Komposition wird spannungsreicher und nimmt Züge des zeitgenössischen Surrealismus an. Mit dem Bild *La Rue* (Die Straße, 1933), worin Motive früherer Stadtszenerien in seinen neuen scharf konturierten Stil übertragen sind, gewinnt Balthus die erste Anerkennung. Es markiert den Beginn der typisch Balthusschen Figurenkompositionen, in denen sich die dargestellten Personen, isoliert voneinander und selbstversunken, ihren häufig erotisch aufgeladenen Handlungen hingeben. Pierre Loeb ist von dem Bild begeistert und organisiert 1934 in seiner Galerie Pierre in Paris die erste Einzelausstellung Balthus', die wegen der zweideutig-erotischen Bilder einen Skandal hervorruft.
Beeindruckt von Balthus' Bühnenbild für Shakespeares Stück *As you like it* im Théâtre des Champs-Elysées, wird Artaud zu einem der ersten Verteidiger des umstrittenen Balthus und beauftragt ihn mit Bühnenbild und Kostümen für sein Drama *Les Cenci*, das im Mai 1935 im Théâtre aux Folies Wagram aufgeführt wird. Im selben Jahr veröffentlicht die surrealistische Zeitschrift *Minotaure* acht von Balthus' zahlreichen Illustrationen zu Emily Brontës Roman *Wuthering Heights* (Sturmhöhen), an denen er seit 1932 arbeitete.
Die erste Ausstellung in den USA findet im März 1938 in der New Yorker Galerie von Pierre Matisse statt und begründet seinen internationalen Ruf. 1939 wird Balthus zum Kriegsdienst eingezogen und bei Saarbruck im Elsaß verwundet. Zurück in Paris, erlebt er nach dem Krieg eine erfolgreiche Karriere als Maler und Bühnenbildner (u. a. für Stücke von Albert Camus). In den fünfziger Jahren zieht sich Balthus aufs Land zurück und widmet sich in seinem 1953 erworbenen Château de Chassy im Morvan vor allem der Landschaftsmalerei, in der einzelne Personen nur noch als Staffage auftauchen. 1961 beruft André Malraux ihn als Direktor der Académie de France an die Villa Medici in Rom. Er kehrt zu den Figurenbildern zurück und malt seine rätselhaften Szenen nun vor rauhen Hintergründen, deren Struktur an alte Fresken erinnert.

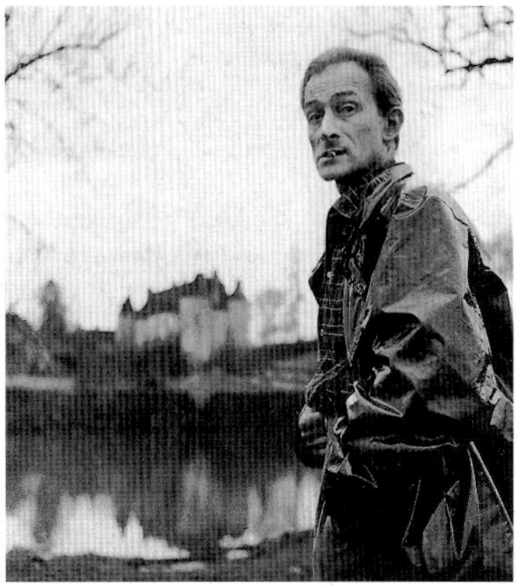

Das eigenwillige, Altmeisterliches und Surreales vereinigende Werk von Balthus ist in zahlreichen Retrospektiven gewürdigt worden, u.a. 1983 im Musée National d'Art Moderne in Paris und 1984 im Metropolitan Museum in New York.
Balthus lebt und arbeitet in Rossinière, Schweiz.
H.D.

Jean Leymarie, *Balthus*, Genf 1978, 2. Auflage 1982
Balthus, Ausst.Kat. Musée National d'Art Moderne, Centre Georges Pompidou, Paris 1983
Stanislas Klossowski de Rola, *Balthus: Paintings*, New York 1983; dt. München 1983
Balthus, Ausst.Kat. Metropolitan Museum of Art, New York 1984
Balthus. Dessins, aquarelles, huiles, Ausst.Kat. Musée d'Art Moderne, Fondation Basil et Elise Goulandris, Andros 1990
Balthus, Ausst.Kat. Musée Cantonal des Beaux-Arts, Lausanne und Genf 1993
Claude Roy, *Balthus, Leben und Werk*, München 1996

GEORG BASELITZ

wurde am 23. Januar 1938 als Hans Georg Kern in Deutschbaselitz in Sachsen geboren, wo der Vater als Volksschullehrer arbeitete. Nach dem Abschluß des Gymnasiums in Kamenz studierte er ab 1956 an der Hochschule für bildende und angewandte Kunst in Ost-Berlin bei den Professoren Walter Womacka und Herbert Behrens-Hangler und befreundete sich dort mit den Malern Peter Graf und Ralf Winkler (A. R. Penck). Nach zwei Semstern wurde er jedoch wegen »gesellschaftspolitischer Unreife« von der Hochschule verwiesen. 1957 setzte er sein Studium an der Hochschule für bildende Künste in West-Berlin bei dem abstrakten Maler Hann Trier fort. 1958 zog er in den Westteil der Stadt und nannte sich seitdem – nach seinem Geburtsort in der Oberlausitz – Georg Baselitz.
Bereits die ersten eigenständigen Bilder zeigen die Stoßrichtung: figurative, expressive Malerei, die zu einer Zeit von Informel und lyrischer Abstraktion keinerlei Chancen hat. Auf der Suche nach einem eigenen Weg jenseits von doktrinärem Realismus im Osten und Abstraktion im Westen, setzt er sich mit dem Thema der Anamorphose sowie mit der Kunst der Geisteskranken in der Sammlung Prinzhorn auseinander. In zwei Manifesten (»1. Pandämonium«, 1961, »2. Pandämonium«, 1962), die er gemeinsam mit Eugen Schönebeck verfaßt, wird eine malerische Positionsbestimmung unter Berufung auf den Symbolismus versucht. Mit seiner ersten Einzelausstellung 1963 in der Galerie Werner & Katz in Berlin rührt er so stark an sexuelle Tabus, daß zwei seiner Bilder (*Die große Nacht im Eimer* und *Der nackte Mann*) beschlagnahmt werden. Während eines Aufenthalts als Stipendiat in der Villa Romana in Florenz beginnt er 1965 die »Helden«-Bilder, einzelne Figuren in verzerrten Proportionen, die hünenhaft und unbeholfen in der Landschaft stehen. Als Abschluß

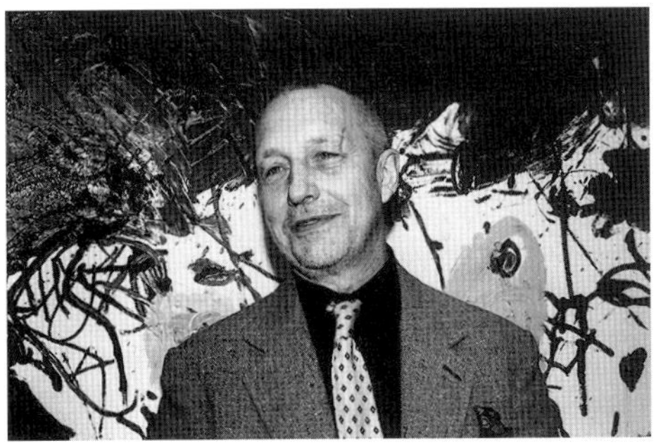

dieser Serie entsteht 1965 *Die großen Freunde*, eine Demontage des romantischen Freundschaftsbildes unter manieristischen Vorzeichen, die er 1966 in seinem dritten Manifest »Warum das Bild ›Die großen Freunde‹ ein gutes Bild ist!« rüde-ironisch kommentiert.
Nach dem Umzug 1966 nach Osthofen bei Worms untersucht Baselitz weiterhin Methoden, das Bildmotiv zu destruieren, es zu zerstückeln und im Bildraum zu verstreuen. Die »Fraktur«-Bilder, waagerecht zerteilte, verschobene Figuren, deren bildnerische Aggression sich in der Themenwahl niederschlägt (*Jäger*, *Holzfäller* etc.), führen ihn schließlich dazu, die Bildmotive auf den Kopf zu stellen. Bereits 1970 präsentiert Franz Dahlem im Galeriehaus in Köln die erste Ausstellung mit Bildern, deren Motive um 180 Grad gekippt sind. Mit der bald zum Markenzeichen avancierten Umkehrmethode verfolgt Baselitz eine Möglichkeit, die Autonomie von Form und Farbe zu betonen, ohne auf ein gegenständliches Motiv zu verzichten. Er strebt eine »reine Malerei« an, die sich der Realität als Stoff der Malerei bedient und nicht mehr als Inhaltlichkeit, wie er sie in seinen frühen Werken zu zerstören suchte. Das Motiv, durch die Umkehrung weitgehend seiner narrativen Suggestion enthoben, bleibt für ihn notwendig, um nicht der »nebulösen Willkür der abstrakten Malerei« zu verfallen; es soll die Gesamtstruktur des Bildes bestimmen, den »sinnlichen Prozeß« eröffnen als eine »Auseinandersetzung mit der Materie, mit der Dichte, der Dicke, der Konsistenz der Farben, der Leinwand« (Baselitz).
Neben seinem umfangreichen druckgraphischen Werk (vor allem Holzschnitte in den sechziger Jahren und großformatige Linolschnitte Ende der siebziger Jahre) beginnt Baselitz um 1979/80 auch mit bildhauerischen Arbeiten – kruden, aus dem rohen Holz geschlagenen Figuren und Köpfen, mit roter und schwarzer Farbe grob bemalt, welche fast schon karikierend die Tradition des deutschen Expressionismus aufgreifen. In den letzten Jahren hat sich Baselitz großen Formaten zugewandt, in denen das figurative Motiv zunehmend von abstrakten Mustern und Ornamenten überspielt wird.
Kaum ein lebender zeitgenössischer Künstler ist so häufig ausgestellt worden wie Georg Baselitz. 1972 nahm er an der *documenta 5* teil, 1977 an der *documenta 6* und 1982 an der *documenta 7*. Eine große Retrospektive wurde ihm zuletzt 1995 im Guggenheim Museum in New York eingerichtet, die 1996 weiter nach Los Angeles, Washington und Berlin wanderte.
1978 trat Baselitz eine Professor an der Akademie der Bildenden Künste in Karlsruhe an, 1983–1988 war er Professor an der Hochschule der Künste in Berlin. 1986 wurde er Träger des Kaiserrings der Stadt Goslar, und 1989 verlieh ihm der französische Kulturminister Jack Lang den Titel »Chevalier dans l'Ordre des Arts et des Lettres«.
Baselitz lebt und arbeitet in Derneburg bei Hildesheim und in Imperia, Italien. H.D.

Andreas Franzke, *Georg Baselitz*, München 1988
Georg Baselitz: Der Weg der Erfindung – Zeichnungen, Bilder, Skulpturen, Ausst.Kat. Städtische Galerie im Städelschen Kunstinstitut, Frankfurt a. M. 1988
Baselitz, hrsg. v. Angelika Muthesius, Köln 1990
Georg Baselitz, Ausst.Kat. Kunsthaus Zürich und Städtische Kunsthalle Düsseldorf, 1990
Georg Baselitz: Retrospektive 1964–1991, herausgegeben von Siegfried Gohr, Ausst.Kat. Kunsthalle der Hypo-Kulturstiftung, München, Scottish National Gallery of Modern Art, Edinburgh, und Museum moderner Kunst Stiftung Ludwig Wien, München 1992
Georg Baselitz, hrsg. v. Diane Waldman, Ausst.Kat. The Solomon R. Guggenheim Museum, New York 1995; dt. *Georg Baselitz: Bilder, Skulpturen, Studien 1959–1995*, Ausst.Kat. Neue Nationalgalerie Berlin, Stuttgart 1996

MAX BECKMANN

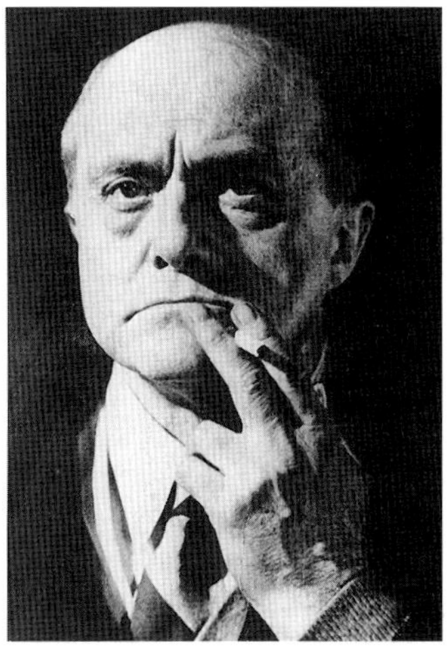

wurde am 12. Februar 1884 in Leipzig geboren. Gegen den heftigen Widerstand der Familie entschloß sich Beckmann, Maler zu werden. An der Kunstakademie in Dresden zunächst abgelehnt, wurde er 1900 an der Großherzoglichen Kunstschule in Weimar aufgenommen, die wegen der dort gelehrten Freilichtmalerei zu den »fortschrittlichsten« Akademien Deutschlands gehörte. Nach einem Jahr in der obligatorischen Antikenklasse wechselte Beckmann in die Naturklasse des norwegischen Malers Carl Frithjof Smith. 1903 verließ er die Akademie und mietete sich für ein Jahr ein Atelier in Paris. Er studierte an der privaten Académie Colarossi und war insbesondere von Cézanne beeindruckt. Die in Paris entstandenen großformatigen Gemälde hat Beckmann später fast alle zerstört.
1904 zieht Beckmann nach Berlin, damals die deutsche Kunstmetropole unter dem Triumvirat des Impressionismus: Max Liebermann, Lovis Corinth und Max Slevogt. 1906 beteiligt er sich an der Ausstellung der Berliner Sezession in Weimar und erhält den Ehrenpreis des Deutschen Künstlerbundes, der mit einem Stipendium für einen Studienaufenthalt in der Villa Romana in Florenz verbunden ist. Beckmann schließt sich 1907 der Berliner Sezession an und wird 1914 als ein streitbarer Verfechter des deutschen Impressionismus Mitbegründer der Freien Sezession.
Die unmittelbare, grausame Fronterfahrung im Ersten Weltkrieg führt bei dem freiwilligen Krankenpfleger Beckmann 1915 zu einem psychischen Zusammenbruch. Er wird vom Militärdienst beurlaubt und bezieht ein Atelier in Frankfurt am Main. Um 1916 erfolgt eine Stilwende in seiner Malerei: Die Figuren erscheinen in einem zusammenstürzenden Bildraum eingesperrt, von unsichtbaren Kräften deformiert, scharfkantig und spitz überzeichnet; die Farbigkeit ist fahl, wie von einer flackernden Kerze beleuchtet. Diese expressiven Bildmittel fand Beckmann bei Grünewald vorgebildet und bei seinem einstigen Antipoden Picasso in *Les Demoiselles d'Avignon* (1907) weiterentwickelt. Im Unterschied zu Picasso, der die formalen Mittel schließlich verselbständigte, stellt er seine Mittel immer in den Dienst der inhaltlichen Aussage. Diese wird allerdings immer rätselhafter und esoterischer, vor allem in den ab 1932 entstehenden großformatigen Triptychen, die ohne Kenntnis der von Beckmann konsultierten okkulten Quellen (Kabbala, Gnosis) nicht zu dechiffrieren sind. Zunächst macht er mit einem neuen expressiven Stil, der in den zwanziger Jahren seine eleganten Porträts, aber auch rätselhafte, düstere Selbstbildnisse, Landschaften und Stilleben bestimmt, eine steile Künstlerkarriere: Durch zahlreiche Einzel- und Gruppenausstellungen in Berlin, Dresden, Bern, Paris und New York wird er international bekannt; Galeristen wie Israel Ber Neumann, Günther Franke und Peter Zingler vertreten sein Werk, und Reinhard Piper verlegt von Beckmann illustrierte Bücher sowie die 1924 erschienene große Beckmann-Monographie. 1925 übernimmt Beckmann eine Meisterklasse an der Städelschule in Frankfurt und wird 1929 zum Professor ernannt. 1928 organisiert Gustav F. Hartlaub eine große Retrospektive in der Mannheimer Kunsthalle. Beckmann erhält den Reichsehrenpreis Deutscher Kunst sowie die Goldene Medaille der Stadt Düsseldorf für das *Große Stilleben mit Fernrohr* (1927), eine programmatische Aussage über Mensch und Natur.
Sein kometenartiger Aufstieg wird jäh durch die nationalsozialistischen Machthaber unterbrochen: Bereits zwei Monate nach der Machtergreifung 1933 wird Beckmann aus der Städelschule entlassen, der Beckmann-Saal im Kronprinzenpalais der Nationalgalerie aufgelöst, eine Ausstellung in Erfurt abgesagt; 1937 werden zahlreiche Gemälde, Graphiken und Aquarelle beschlagnahmt und zwölf seiner Gemälde in der Feme-Ausstellung *Entartete Kunst* gezeigt. Einen Tag nach der Eröffnung der Ausstellung in München flieht Beckmann nach Amsterdam.

Unter äußerst schwierigen materiellen Umständen versucht der herzkranke Beckmann, sein Werk fortzuführen, was ihm u. a. durch Zuwendungen seines Galeristen Günther Franke und Illustrationsaufträge für Georg Hartmann gelingt.
Nach Kriegsende lehnt Beckmann Berufungen an die Münchner Akademie, die Hochschule der Künste in Berlin und die Werkkunstschule in Darmstadt ab und übernimmt 1947 eine Professur an der Washington University Art School in St. Louis. Trotz seiner Rehabilitierung in Deutschland mit einer von Franke organisierten großen Retrospektive weigert er sich, nach Deutschland zurückzukehren.
Beckmann starb am 27. Dezember 1950 an Herzversagen in New York, wo er ab September 1949 an der Art School des Brooklyn Museums lehrte. H. D.

Peter Beckmann, *Max Beckmann. Leben und Werk*, Stuttgart und Zürich 1982
Hans Belting, *Max Beckmann. Die Tradition als Problem in der Kunst der Moderne*, München 1984
Max Beckmann. Retrospektive, hrsg. v. Carla Schulz-Hoffmann und Judith C. Weiss, Ausst.Kat. Haus der Kunst, München, u. a. O., München 1984
Max Beckmann, Gemälde 1905–1950, hrsg. v. Klaus Gallwitz, Ausst.Kat. Museum der bildenden Künste, Leipzig, und Städelsches Kunstinstitut, Frankfurt a. M., Stuttgart 1990
Carla Schulz-Hoffmann, *Max Beckmann. Der Maler*, München 1991
Uwe M. Schneede, *Max Beckmann*, Hamburg 1992

JOSEPH BEUYS

wurde am 12. Mai 1921 in Krefeld als Sohn eines Getreide- und Futtermittelhändlers geboren; die Familie siedelte im selben Jahr nach Kleve über. In seiner Schulzeit zeigten sich gleichermaßen musische und humanistische (Ausstellung von Aquarellen und Zeichnungen im Gymnasium) wie naturwissenschaftliche und technische Neigungen.
In der zunehmend von Kriegsvorbereitungen geprägten Zeit bleibt Beuys Außenseiter. Er beschäftigt sich eingehend mit Photos von Plastiken des als »entartet« bezeichneten Künstlers Wilhelm Lehmbruck, die ihm »das erste wirkliche Gefühl für Plastik« vermitteln. Statt das geplante Medizinstudium aufzunehmen, meldet sich Beuys 1941 freiwillig zum Militär und wird nach der Ausbildung als Bordfunker in Posen und Erfurt in Königgrätz stationiert. Den Absturz in einem Sturzkampfflugzeug überlebt Beuys; anschließend ist er als Fallschirmjäger an der Westfront im Einsatz. Beuys' Kriegserfahrungen, der ständig lebensbedrohende Fronteinsatz, die Verletzungen, aber auch die Begegnung mit außereuropäischen Kulturen im Krim-Raum prägen ihn nachhaltig.
1947 beginnt Beuys sein Studium der Bildhauerei an der Staatlichen Kunstakademie Düsseldorf. Nach drei Semestern bei Josef Enseling wechselt er zu Ewald Mataré und wird 1951 zum Meisterschüler ernannt. 1952 wird sein Relief einer Pietà mit einem Preis ausgezeichnet, dem ein Auftrag der Edelstahlwerke Krefeld folgt: Beuys fertigt für den Hof des Krefelder Kaiser-Wilhelm-Museums einen Brunnen (1952) aus Edelstahl, der in der Verbindung symbolistischer und technisch-konstruktiver Tendenzen eine Summe des Werkes der frühen Nachkriegsjahre darstellt.
Eine schwere persönliche Krise 1955–1956 bringt Beuys in seiner künstlerischen Arbeit zum Innehalten. Die mehrmonatige Feldarbeit auf dem Bauernhof der Familie van der Grinten in Kranenburg 1957 markiert eine Zäsur, die sich in zahlreichen Werkskizzen, Konzepten und Zeichnungen niederschlägt. Mit einem erneuten intensiven Studium naturwissenschaftlicher Schriften aus allen Bereichen sowie Texten von Novalis, Rudolf Steiner und James Joyce sowie kunsthistorischen Abhandlungen bereitet sich bei Beuys ein neuer Kunstbegriff vor, wonach Kunst und Leben nicht versöhnt, sondern in wechselseitiger Durchdringung erhellt werden sollen. Die Theorie des »erweiterten Kunstbegriffs« und der »sozialen Plastik« begreift das Kunstwerk als schöpferisches Resultat mit einer in alle Lebensbereiche ausstrahlenden Wirkungskraft.
Mit der Ernennung zum Professor für monumentale Bildhauerei an der Staatlichen Kunstakademie in Düsseldorf beginnt Beuys ab 1961, seine Ideen an die Studenten zu vermitteln. Seine zahlreichen Auftritte in Fluxus- und Happening-Veranstaltungen und Vorträge bringen ihm ungeheure Publizität, aber auch starke Kritik, der er mit unermüdlicher Geduld Rede und Antwort steht.
Mit der Vielzahl der von ihm verwendeten Materialien (z. B. Fett, Honig, Filz) und Techniken in seinen plastischen Werken und Rauminstallationen, in Aquarellen und Zeichnungen will Beuys den Symbolwert des Materials für den Betrachter offen halten. In seinen 1963–1974 veranstalteten Aktionen wird das Prozeßhafte der künstlerischen Idee offenbar. Relikte dieser Aktionen werden, häufig zu Werkblöcken zusammengefaßt, in Ausstellungen gezeigt, die ab 1965 in ständig wachsender Zahl im In- und Ausland stattfinden und Beuys zu einem der bekanntesten und umstrittensten deutschen Künstler machen.
In den siebziger Jahren erfolgt eine zunehmende Politisierung, die Beuys zur Gründung verschiedener Organisationen veranlaßt, u. a. der »Freien Internationalen Hochschule für Kreativität und interdisziplinäre Forschung«. Weil er alle von der offiziellen Kommission nicht zugelassenen Studenten in seine Klasse aufnimmt, wird 1972 sein Dienstverhältnis an der Kunstakademie gekündigt. Seit 1970 engagiert sich Beuys auch in der ökologischen Bewegung und kandidiert als Vertreter der »Grünen« 1980 für die nordrhein-westfälische Landtagswahl.
Neben seiner starken öffentlichen Präsenz entsteht bis zu seinem Tode am 23. Januar 1986 in Düsseldorf ein gewaltiges Œuvre, das alle herkömmlichen Gattungsgrenzen sprengt, bestehend aus Rauminstallationen, plastischen Werken, Aquarellen, Zeichnungen, Multiples und Schriften. Immer dreht es sich bei Beuys um die Kernfrage, wie Kunst in der fortgeschrittenen Industriegesellschaft existieren kann und welche Aufgaben sie zu erfüllen hat. Für Beuys kann gesellschaftlicher Sinn erst im dialogischen Miteinander von Natur und Geist entstehen, das zum Garanten menschlicher Selbstverwirklichung wird. H. D.

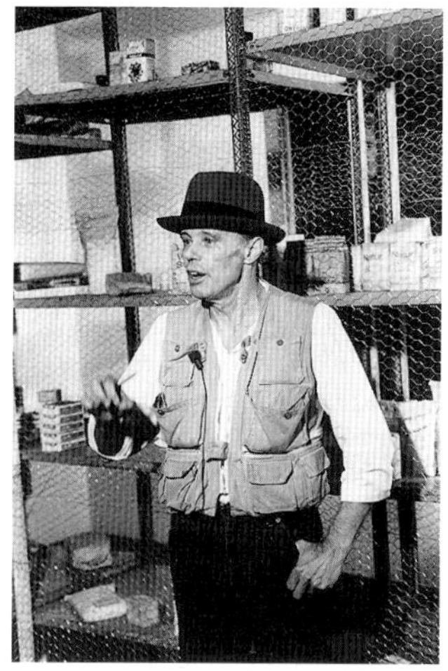

Ingrid Burgbacher-Krupka, *Joseph Beuys. Prophete rechts, Prophete links*, Nürnberg 1977
Volker Harlan, Rainer Rappmann und Peter Schata, *Soziale Plastik. Materialien zu Joseph Beuys*, 2. Auflage 1980
Johannes Stüttgen (Hrsg.), *Similia similibus. Joseph Beuys zum 60. Geburtstag*, Köln 1981
Götz Adriani, Winfried Konnertz und Karin Thomas, *Joseph Beuys. Leben und Werk*, 3. Auflage Köln 1986
Beuys zu Ehren, hrsg. v. Armin Zweite, Ausst.Kat. Städtische Galerie im Lenbachhaus, München 1986
Beuys, hrsg. v. Harald Szeemann, Ausst.Kat. Kunsthaus Zürich, 1993

UMBERTO BOCCIONI

wurde am 19. Oktober 1882 in Reggio di Calabria geboren. 1897 folgte er seinem Vater nach Catania auf Sizilien und machte dort am Technischen Institut sein Diplom. 1898 ging Boccioni nach Rom, arbeitete bei einem Plakatmaler und besuchte die Aktklasse der Akademie. Zusammen mit Gino Severini wurde er Schüler an der Porta Pinciana bei Giacomo Balla und verarbeitete dessen Erfahrungen des Neoimpressionismus. 1906 reiste er nach Paris, Rußland, Warschau und Padua, 1907 besuchte er kurz die Kunstakademie in Venedig und ließ sich anschließend in Mailand nieder, um als Werbezeichner und Illustrator zu arbeiten.
1910 trifft er F. T. Marinetti, der im Jahr zuvor sein »Futuristisches Manifest« im *Figaro* veröffentlicht hatte, und unterzeichnet gemeinsam mit Carlo Carrà, Luigi Russolo, Giacomo Balla und Gino Severini das »Manifest der futuristischen Maler« sowie »Die futuristische Malerei – Technisches Manifest«. Im selben Jahr hat Boccioni seine erste Einzelpräsentation innerhalb der Sommerausstellung in der Villa Ca' Pesaro in Venedig. In seiner Malerei mischen sich zu dieser Zeit noch neoimpressionistische und symbolistische, aber auch neue futuristische Elemente, die zu einer Synthese drängen. Erst ein Paris-Aufenthalt Ende 1911 und die Bekanntschaft mit dem Kreis der Kubisten um Apollinaire wirkt wie ein Katalysator, um die letzten Reste der impressionistischen Kunstauffassung abzulösen.

Im Februar 1912 findet die erste Futuristen-Ausstellung in der Pariser Galerie Bernheim-Jeune statt, die anschließend nach London, Berlin und Brüssel wandert. Boccioni zeigt eine Auswahl seiner futuristischen Bilder, wie *La strada entra nella casa* (Die Straße dringt ins Haus, 1911), *La risata* (Das Lachen, 1911) und *Idolo moderno* (Modernes Idol, 1911). Im Unterschied zu den anderen futuristischen Malern stellt Boccioni Zeit und Bewegung, Hauptanliegen der futuristischen Theorie, im Sinne Henri Bergsons in dynamischen, unteilbaren Abläufen dar, die auch durch die Verschränkung von Gegenstand und atmosphärischem Umfeld gekennzeichnet sind. In Kenntnis der Pariser Avantgarde eignet er sich Stilmittel zur Darstellung von Durchdringung, Transparenz und Simultaneität an, die er in seinen besten Bildern mit einer äußerst sensiblen divisionistischen Farbgebung kombiniert. Allerdings bleiben die Polemiken und Übergriffe der futuristischen Truppe in Paris nicht lange unbeantwortet. Apollinaire, der dem Futurismus ansonsten wohlwollend gegenübersteht, wirft Boccioni in einem pamphletartigen Artikel vor, seine Bilder seien Plagiate französischer Malerei, und erwähnt in diesem Zusammenhang vor allem Robert Delaunay.

1912 beginnt Boccioni, bildhauerisch zu arbeiten, er veröffentlicht das »Technische Manifest der futuristischen Bildhauerkunst« und zeigt 1913 in der Pariser Galerie La Boëtie ausschließlich plastische Arbeiten. Von diesen Werken, in denen Figur und Umgebung einander rhythmisch durchdringen sollen, sind nur noch wenige erhalten, darunter seine berühmte, dynamisch ausschreitende Skulptur *Forme uniche della continuità nello spazio* (Einzigartige Formen der Kontinuität im Raum, 1913), die das Strömen der Energie in bewegten Abläufen sinnfällig vermittelt. Am *Ersten Deutschen Herbstsalon*, den Herwarth Walden im selben Jahr in Berlin organisiert, nehmen die Futuristen mit einer großen Zahl von Werken teil. Das Jahr ist geprägt von Manifesten, Aktionen und Aufführungen, denen sich Boccioni anschließt. Seine Malerei wird immer abstrakter und farbintensiver; er nähert sich sowohl dem Werk Ballas wie dem Kupkas an, ohne jedoch den letzten Schritt zur völligen Aufgabe des Gegenstands zu wagen.

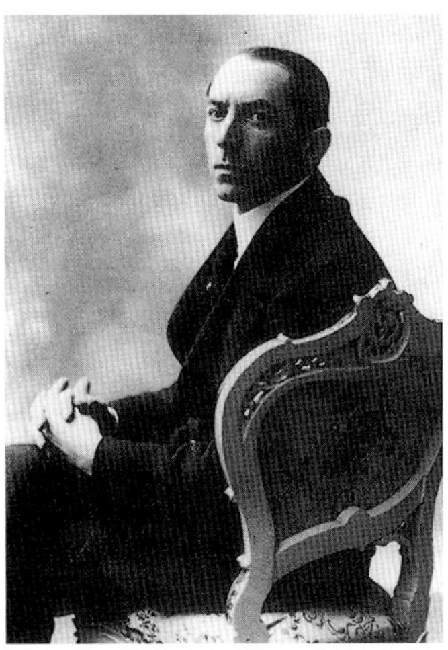

Nach der Veröffentlichung von *Pittura e scultura futuriste (Dinamismo plastico)* 1914, einer zusammenfassenden Übersicht über sein künstlerisches Schaffen, gerät Boccioni in eine Krise, die ihn wieder zu einer figurativen, an Cézanne angelehnten Malerei führt. Im selben Jahr wird er bei einer Demonstration für den Kriegseintritt Italiens kurz inhaftiert und meldet sich 1915 zusammen mit anderen Futuristen als Freiwilliger in einem Fahrradbataillon. Seine Werke werden auf der *Panama-Pacific International Exposition* in San Francisco gezeigt. 1916 geht Boccioni zur Feldartillerie nach Sorte bei Verona und stirbt am 17. August 1916 an den Folgen eines Reitunfalls. H.D.

Maurizio Calvesi und Ester Coen, *Boccioni. L'opera completa*, Mailand 1983

Boccioni und Mailand, hrsg. v. Magdalena M. Möller, Ausst.Kat. Kunstmuseum Hannover mit Sammlung Sprengel, Hannover 1983

John Golding, *Boccioni. Unique Forms of Continuity in Space*, London 1985

Boccioni, hrsg. v. Ester Coen, Ausst.Kat. The Metropolitan Museum of Art, New York 1988

Uwe M. Schneede, *Umberto Boccioni*, München 1994

CHRISTIAN BOLTANSKI

wurde am 6. September 1944 in Paris geboren. Mit dem Entschluß, Künstler zu werden, setzte Boltanski sich als Autodidakt zunächst mit dem Medium Malerei auseinander.

Zwischen 1958 und 1967 realisiert Boltanski zahlreiche großformatige *Peintures d'histoire et d'événements dramatiques* (Bilder von Geschichten und dramatischen Ereignissen), meist fiktiven historischen Ereignissen. 1968 dreht er den Kurzfilm *La Vie impossible de Christian Boltanski* (Das unmögliche Leben des Christian Boltanski). Im gleichen Jahr beginnt er, Szenen seiner Kindheit zu rekonstruieren bzw. durch fiktive Erlebnisse zu ersetzen.

In den siebziger Jahren bedient sich Boltanski der künstlerischen Methoden der sogenannten »Spurensicherung«. Er macht sich den der Photographie zugeschriebenen Dokumentations- bzw. Beweischarakter zunutze, um aus den kulturellen Codes eine subjektive, autobiographische Erinnerung abzuleiten. Es entstehen Photosammlungen u. a. mit Lieblingsphotos einer Schulklasse, *Les Photos préférées* (1973). Boltanski benutzt fortan verwaltungstechnische Methoden zur Erstellung von fiktiven Sammlungen in Form von Inventaren, Archiven oder Nachlässen. 1974 entsteht die Photoserie *Saynètes comiques* (Komische Einakter), in der Boltanski in komischer Verkleidung Szenen und Ereignisse aus dem bürgerlichen Familienalltag nachstellt. Diese grotesk übersteigerten Inszenierungen familiärer Rituale – Kindergeburtstag, Krankheit des Großvaters, Erstkommunion etc. – finden vor grell-bunt gemalten Dekors statt. 1975 erhält Boltanski ein DAAD-Stipendium in Berlin, wo er gemeinsam mit Annette Messager *Le Voyage de noces* (Die Hochzeitsreise) für die Biennale in Venedig entwickelt, gestellte verklärte Szenen von stereotypen »glücklichen« Flitterwochen, die als Erinnerungsphotos inszeniert werden.

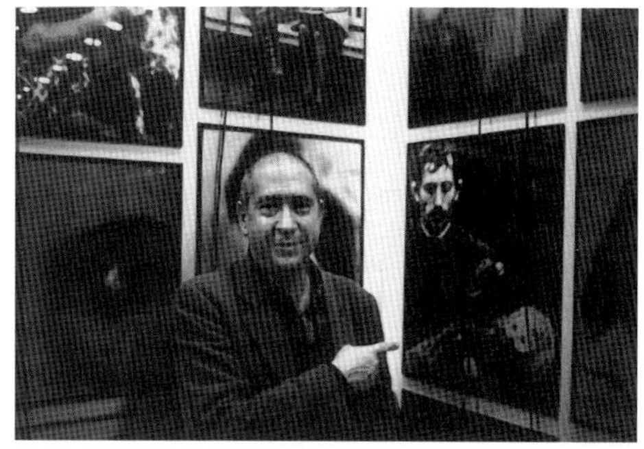

1978–1982 entstehen die »Kompositionen«, Arrangements aus großformatigen Farbphotographien, eingeteilt in verschiedene Kategorien (japanische, westliche, klassische, moderne, unterhaltende, mythologische Kompositionen usw.), in denen Boltanski z.B. stark vergrößerte Abbilder von kleinen Spielzeugen oder Figuren zeigt, die er aus Knöpfen, Korken, Nüssen etc. herstellt. Die Tafeln der »Kompositionen« werden in Reihen gehängt, die später zu raumgreifenden Bildfolgen führen und schließlich zu ganzen Rauminstallationen arrangiert werden, in denen er sich aller Register der Lichtregie bedient.

Für eine Retrospektive, die 1988–1989 durch verschiedene Museen in den USA, Kanada und Europa wandert, entwirft Boltanski für jeden Schauplatz eine neue Version von *Réserve* (Vorrat), einer Installation aus gebrauchten Kleidungsstücken: In der Ydessa Hendeles Art Foundation in Toronto errichtet er 1988 etwa einen allseits geschlossenen Raum, an dessen Wänden mehr als 6.000 Kleidungsstücke hängen (*Réserve: Canada*), und im Baseler Museum für Gegenwartskunst muß der Betrachter 1989 über die massenhaft auf dem Boden verteilten Kleider hinwegsteigen (*Réserves: La Fête de Pourim*), die den Aspekt von Abwesenheit und Tod besonders eindringlich machen. Nicht nur in dieser Arbeit, in der die Kleidungsstücke Erinnerungen an ihre ehemaligen Träger wecken, läßt Boltanski Suggestionen des Holocaust zu, Synonym für den Tod schlechthin.

Unsere eigene Sterblichkeit steht im Zentrum von *Les Suisses morts* (Die toten Schweizer, 1990), einer zu Reihen geordneten Auswahl aus seiner Sammlung von über 3.000 Porträtphotos, die in Todesanzeigen einer Schweizer Regionalzeitung erschienen. Eine ungewöhnliche Feierlichkeit und Auratisierung bestimmen die neueren Installationen Boltanskis, in denen Themen von Gewalt, Schuld und Schmerz sein Schaffen auf eine neue Ebene künstlerischer Verarbeitung heben. Boltanski gibt mit seinen vielfältigen Mitteln Parabeln, Gleichnisse aus der Kindheit, der Jugend, der Geschichte, um den Betrachter auf die eigene, subjektive, aber auch auf die kollektive, objektive, Geschichte aufmerksam zu machen.

Boltanski war auf der *documenta 5* (1972), der *documenta 6* (1977) und der *documenta 8* (1987) vertreten; wichtige Einzelausstellungen fanden u. a. 1981 im Musée d'Art Moderne de la Ville de Paris, 1988 im Museum of Contemporary Art in Chicago und in Los Angeles, 1990 in der Whitechapel Art Gallery in London und 1991 in der Hamburger Kunsthalle statt.

Boltanski lebt und arbeitet in Malakoff bei Paris.

H.D.

Christian Boltanski. Reconstitution, Ausst.Kat. Badischer Kunstverein Karlsruhe, Paris 1978
Boltanski, Ausst.Kat. Musée National d'Art Moderne, Centre Georges Pompidou, Paris 1984
Christian Boltanski. Réserves: La Fête de Pourim, Ausst.Kat. Museum für Gegenwartskunst, Basel 1989
Christian Boltanski. Reconstitution, Ausst.Kat. Whitechapel Art Gallery, London, Stedelijk Van Abbemuseum, Eindhoven, und Musée de Grenoble, 1990
Christian Boltanski, Inventar, hrsg. v. Uwe M. Schneede, Ausst.Kat. Hamburger Kunsthalle, 1991
Lynn Gumpert, *Christian Boltanski*, Paris 1994
Christian Boltanski. Advent and Other Times, hrsg. v. Gloria Moure, Ausst.Kat. Santiago de Compostela 1996

PIERRE BONNARD

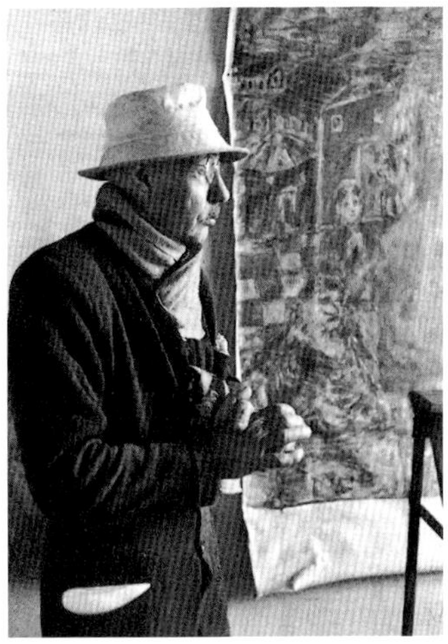

wurde am 3. Oktober 1867 in Fontenay-aux-Roses geboren. Schon während des Jurastudiums, das er 1885 aufnahm, schrieb sich Bonnard an der Académie Julian in Paris ein und lernte dort Paul Sérusier, Maurice Denis, Gabriel Ibels und Paul Ranson kennen. Im Oktober 1888 gründeten diese Künstler die Gruppe der »Nabis«, der »Erleuchteten«, der sich auch Bonnard anschloß. 1889 wurde Bonnard in die Ecole des Beaux-Arts aufgenommen, wo er auf Ker-Xavier Roussel und Edouard Vuillard traf, und mietete sich ein erstes Atelier in Paris. Im Café Volpini bewunderte er die Ausstellung Paul Gauguins und war ebensostark beeindruckt von den japanischen Holzschnitten, die in der Ecole des Beaux-Arts ausgestellt waren. Bonnard verdiente seinen Lebensunterhalt zunächst als Jurist im Meldeamt, später bei der Staatsanwaltschaft. 1890 leistete er seinen Militärdienst in Bourgoin ab.
Im *Salon des Indépendants* von 1891 ist Bonnard zum ersten Mal mit fünf Gemälden vertreten. Er beginnt, sich mit Druckgraphik zu beschäftigen, und entwirft das Plakat *France-Champagne*. Aufgrund des großen Erfolgs dieser Arbeit gibt er die juristische Laufbahn auf und widmet sich ganz seiner künstlerischen Arbeit. In den Jahren 1889–1902 fertigt er etwa 250 Lithographien für Plakate, Wand- und Theaterdekorationen und Illustrationen an. Im Auftrag des Galeristen Ambroise Vollard illustriert er mehrfach Texte, wie z.B. Paul Verlaines *Petites scènes familières* und *Parallèlement*. Bis 1903 ist Bonnard immer wieder für die Zeitschrift *La Revue Blanche* tätig. Auch Alfred Jarry gibt ihm Aufträge, u.a. für die Dekorationen des Theaterstücks *Ubu Roi* (1896) und für Illustrationen des *Almanach du Père Ubu* (1899).
Die graphische Arbeit hat für Bonnard in dieser Zeit eine so große Bedeutung, daß er in seiner ersten Einzelausstellung 1896 in der Pariser Galerie Durand-Ruel neben fast fünfzig Gemälden auch Plakate, Paravents und Lithographien zeigt. Die Erfahrungen in der Gebrauchsgraphik beeinflussen auch seine Malerei. Neben der Ökonomie der Farben erhält die Linie in Bonnards Malerei eine besondere Dynamik. Sie wird zum Träger nicht nur der Bewegung, sondern auch des seelischen Ausdrucks. Seine Motive findet Bonnard zunächst in der Großstadt Paris: kleine, momenthafte Szenen des Alltags, aus oft ungewöhnlichem Blickwinkel dargestellt.
Um die Jahrhundertwende beginnt Bonnard, sich von den Elementen des Jugendstils und Symbolismus zu lösen. Die Szenen und Modelle werden genauer beobachtet, die Bildstruktur ordnet sich dem Motiv unter; die früher zurückhaltende Farbigkeit in dunklen Tönen weicht einer hellen, farbigen Palette; die Stadtszenen werden immer mehr von pastoralen, idyllischen Szenen sowie Akten und Interieurs abgelöst.
1900 stellt Bonnard zum ersten Mal mit den »Nabis« in der Pariser Galerie Bernheim-Jeune aus. Seine Bilder im *Salon d'Automne* erregen die Aufmerksamkeit des Schriftstellers André Gide, der sie als »unregelmäßig, suchend, kreativ, niemals finster« beschreibt. Gide bittet Bonnard im folgenden Jahr, die deutsche Ausgabe seines Buches *Prométhée mal enchaîné* (Der schlechtgefesselte Prometheus) zu illustrieren. Der Besuch bei Matisse 1909 in Issy-les-Moulineaux bestärkt Bonnard in seiner Richtung, Farbe und Linie als gleichberechtigte Mittel anzusehen. Im Sommer desselben Jahres schließt sich der erste längere Aufenthalt in Südfrankreich an. Nicht erst die negative Kritik von Apollinaire zum *Salon d'Automne* von 1913 (Bonnards *Salle à manger à la campagne*, Ländliches Eßzimmer, »das angenehm vuillardiert«) führt zu einer Krise, aus der sich Bonnard nur durch intensives Zeichnen wieder befreien kann.
In den zwanziger Jahren entwickelt Bonnard seinen reifen künstlerischen Stil, dessen ungewöhnlich komplizierte Kompositionen und Blickwinkel, Spiegelungen und delikat-raffinierte Farbigkeit das Etikett des »Nachimpressionismus« bei weitem hinter sich lassen. Sein Leben verläuft nun in ruhigen Bahnen: 1925 heiratet er seine langjährige Freundin Marthe Solange, 1926 bezieht er die Villa Le Bosquet im südfranzösischen Le Cannet als ständigen Wohnsitz im Süden. Größere Ausstellungen folgen 1932 im Kunsthaus Zürich, 1934 in der Galerie Wildenstein New York; Ehrungen und Auszeichnungen begleiten ein erfülltes, der Malerei gewidmetes Leben, das am 23. Januar 1947 in Le Cannet endet. H.D.

Bonnard: The Late Paintings, Ausst.Kat. The Phillips Collection, Washington D.C., und Dallas Museum of Art, New York 1984
Bonnard, Ausst. Kat. Kunsthaus Zürich und Städtische Galerie im Städelschen Kunstinstitut, Frankfurt a.M. 1984
Bonnard: The Graphic Art, Ausst.Kat. The Metropolitan Museum of Art, New York 1989
Antoine Terrasse, *Pierre Bonnard, Illustrateur: A Catalogue Raisonné*, Paris 1988
Raymond Cogniat, *Bonnard*, München 1991
Pierre Bonnard. Das Glück zu malen, Ausst.Kat. Kunstsammlung Nordrhein-Westfalen, Düsseldorf 1993

CONSTANTIN BRANCUSI

wurde als fünftes von sieben Kindern am 19. Februar 1876 in Hobitza, einem rumänischen Bauerndorf im Bezirk Gorj am Fuße der Karpaten, geboren. Eine harte Kindheit prägte Brancusi. Im März 1887 gelang es ihm nach mehrmaligen Fluchtversuchen, das Elternhaus zu verlassen und nach Tirgu Jiu zu gehen, wo er in einer Färberei und als Kellner arbeitete. Zuwendungen von Freunden ermöglichten ihm den Eintritt in die Kunstgewerbeschule von Craiova, die er 1895–1898 besuchte. Anschließend setzte er sein Studium an der Kunstakademie in Bukarest fort, das er 1902 mit dem Diplom abschloß.
Nach Absolvierung des Militärdienstes gelangt Brancusi 1904 auf abenteuerlichen Reisen zu Fuß bis nach Langres an der Marne und dann mit dem Zug nach Paris, wo er im Atelier des Bildhauers Antonin Mercié an der Académie des Beaux-Arts sein Studium mit Hilfe eines Stipendiums des rumänischen Staates weiterführt. 1907 stellt er erste bildhauerische Arbeiten in der Société Nationale des Beaux-Arts aus, die vor allem von Rodin lobend erwähnt werden. Obwohl Brancusi Rodins Angebot ablehnt, in dessen Werkstatt zu arbeiten (»Unter den großen Bäumen gedeiht nichts«), empfängt er in seiner Frühzeit wichtige Impulse von dem älteren und bekannten Bildhauer. Um sich von ihm abzusetzen, beginnt er, direkt aus dem Stein zu arbeiten (»taille directe«). Brancusi wird in den Künstlerkreisen von Paris schnell bekannt; er verkehrt im Café Rotonde, im Salon von Léonie Ricou und nimmt an den von Paul Fort geleiteten »Dienstagabenden« in der »Closerie des Lilas« teil, einem Treffpunkt der Pariser Künstleravantgarde, wo er auch Apollinaire kennenlernt, der ihn schätzt und fördert.
Mit der blockhaften Steinskulptur *Le Baiser* (Der Kuß) von 1907/08 hat sich Brancusi endgültig vom Naturalismus abgewandt. Die zunehmende Konzentration auf eine elementare Formsprache führt ihn zu immer einfacheren plastischen Gestaltungen. Der Formkern wird in langwierigen Arbeitsprozessen zu größter Schlichtheit und elementarer Ausdruckskraft im Einklang mit dem gegebenen Material herausgearbeitet. Die ungeheure geistige wie gestalterische Konzentration bei dieser Arbeit läßt keine große Themenbreite zu; allein von *Le baiser* existieren 14 Varianten, die größte auf dem Friedhof von Montparnasse (1909), die bekannteste wohl im Ensemble von Tirgu Jiu (1938). Auch das Motiv der *Muse endormie* (Schlummernde Muse) wird zwischen 1906 und 1926 immer wieder aufgegriffen, bis sich eine isolierte glattpolierte Eiform als symbolhaftes Kürzel

für meditative Versenkung ergibt. Die Physiognomie ist ganz reduziert, auf wenige Andeutungen beschränkt, um eine dichte geistige Atmosphäre zu erzeugen, die sich auf den Betrachter überträgt.
Um die reduzierten plastischen Formen optimal aufzustellen, gestaltet Brancusi seine Sockel selbst. Durch die eigenwilligen Sockel will er sowohl größte Autonomie von der Umwelt als auch eine erweiterte Raumsphäre erzielen, einen Freiraum zur Entfaltung der geistigen Dimension seiner Skulpturen.
Höhepunkt seines Schaffens ist zweifellos das Ensemble von Tirgu Jiu (1935–1938), das drei große Arbeiten von Brancusi vereint: den *Table du silence* (Tisch des Schweigens), die *Porte du baiser* (*Tor des Kusses*) und die *Colonne sans fin* (*Endlose Säule*), eine fast 30 Meter hohe Gußeisenplastik aus einzelnen seriellen Elementen, ursprünglich in Holz entwickelt, die einen transzendentalen Aufstieg versinnbildlichen soll. Das aus unterschiedlichen Quellen gespeiste Skulpturenensemble, gewidmet den Verteidigern dieser rumänischen Stadt gegen deutsche Besatzer, setzt nicht nur dem Schaffen Brancusis ein Denkmal, es ist auch das Mahnmal einer humanistisch und pazifistisch orientierten Lebensphilosphie und verkörpert einen Weg der Läuterung und Erlösung. Andere Großprojekte Brancusis sind nicht von Erfolg beschieden; so muß er einen *Temple de la méditation* (Tempel der Meditation) im Auftrag des Maharadschah von Indore unvollendet lassen.
Die Kriegsjahre verbringt Brancusi unter großen Schwierigkeiten in Paris, unterstützt durch Lebensmittelpakete seiner Freunde. Erst 1952 wird er französischer Staatsbürger. In einer großen Retrospektive 1955 im Guggenheim Museum in New York wird Brancusis Werk international anerkannt und gewürdigt. Bereits seine erste Einzelausstellung fand in New York statt: 1914 in der Galerie »291« von Alfred Stieglitz, der seine Skulpturen ein Jahr zuvor in der *Armory Show* bewundert hatte.
Brancusi starb am 16. März 1957. Sein Atelier hatte er ein Jahr zuvor dem französischen Staat vermacht; es wurde 1977 neben dem Centre Beaubourg in Paris wiedererrichtet und Anfang 1997 erneut rekonstruiert. H.D.

Carola Giedion-Welcker, *Constantin Brancusi 1876–1957*, Basel und Stuttgart 1958

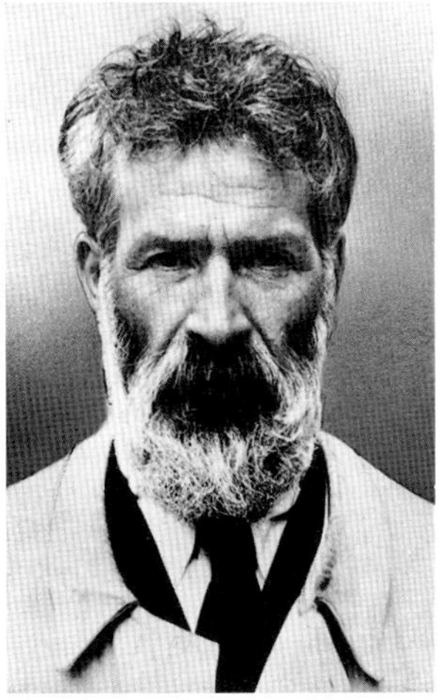

Ionel Jianou, *Brancusi*, Paris 1963, 2. Auflage 1982
Sidney Geist (Hrsg.), *Constantin Brancusi 1876–1957. A Retrospective Exhibition*, Ausst.Kat. Solomon R. Guggenheim Museum, New York 1969
Sidney Geist, *Brancusi. The Sculpture and Drawings*, New York 1975
Friedrich Teja Bach, *Constantin Brancusi. Metamorphosen plastischer Form*, Köln 1987
Anna C. Chave, *Constantin Brancusi: Shifting the Bases of Art*, New Haven und London 1994
Constantin Brancusi, 1876–1957, Ausst.Kat. Musée National d'Art Moderne, Centre Georges Pompidou, Paris, und Philadelphia Museum of Art, 1995

GEORGES BRAQUE

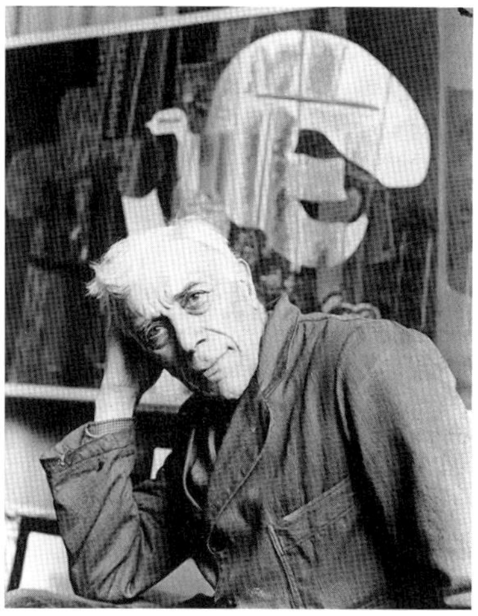

wurde am 13. Mai 1882 als Sohn eines selbständigen Malermeisters in Argenteuil-sur-Seine geboren. Die ersten künstlerischen Versuche waren Landschaftsbilder und Kopien nach Illustrationen aus der Zeitschrift *Gil Blas*. 1890 siedelte die Familie nach Le Havre über. Der fünfzehnjährige Gymnasiast lernte im väterlichen Laden Holz- und Marmorimitation und bat um Anweisung in Malerei. 1899 gab Braque das Gymnasium auf, besuchte Vorlesungen und Abendkurse an der städtischen Kunstakademie bei Charles Lhuillier und vervollkommnete sein handwerkliches Können bei dem Dekorationsmaler Roney. 1900 ging Braque nach Paris, um seine Lehrzeit bei dem Dekorationsmaler Laberthe fortzusetzen; gleichzeitig nahm er am Zeichenunterricht der Gemeindeschule von Batignolles teil. Mit dem Diplom des Kunsthandwerkers konnte er seine Militärzeit (1901–1902) um ein Drittel verkürzen. Danach schrieb er sich an der privaten Académie Humbert ein, wo auch Francis Picabia und Marie Laurencin studierten.
Braque zögert zunächst mit Ausstellungsbeteiligungen. Erst 1906 zeigt er einige Bilder, die in der Nachfolge von Corot, Boudin und dem frühen Monet stehen, im *Salon des Indépendants*. Den »Anfang seiner schöpferischen Tätigkeit« sieht Braque erst im Sommer des Jahres 1906, als er mit Othon Friesz in Antwerpen malt und im Herbst in L'Estaque den Spuren Cézannes folgt. Die Palette hellt sich auf, übernimmt die überschwengliche Farbenpracht der Fauves, die er im *Herbstsalon* von 1905 bewundert hatte. Bereits 1907 stellt er gemeinsam mit den Fauves im *Salon des Indépendants* aus; im Sommer und Herbst malt er wieder in L'Estaque und La Ciotat. Durch die Vermittlung Apollinaires lernt er Picasso kennen und sieht dessen in jenem Jahr entstandenes Bild *Les Demoiselles d'Avignon*, die erste Manifestation einer neuen Stilsuche, die ihn nachhaltig beeindruckt. Die beiden Cézanne-Gedächtnisausstellungen (im *Salon d'Automne* und in der Galerie Bernheim-Jeune) tragen zu seiner Abwendung vom Fauvismus bei. Ein im Dezember 1907 gemalter *Akt* zeigt die neue Richtung: statt impressionistischer Tupfen scharfkantige Formen, statt schillernder Farbenvielfalt abgestufte Tonwerte. Diese Versuche werden im nächsten Jahr in L'Estaque fortgeführt, die Farben noch herber und dichter, die räumlichen Elemente geometrisiert. Mit der Ausstellung dieser Bilder 1908 bei Kahnweiler beginnt die »Geburtsstunde des Kubismus«.
Bis 1914 arbeiten Braque und Picasso nun eng zusammen, wobei Braque der erfindungsreich-sprunghafte Künstler zu sein scheint, Picasso der auslotend-systematische. Gewisse Bilder des »analytischen Kubismus« von Braque und Picasso (1909–1912) lassen sich kaum unterscheiden; sie unterliegen denselben Regeln der Komposition und Farbgebung, die das Motiv in ein Labyrinth von Zeichen aufbrechen. Um den Kontakt mit der außerbildlichen Realität nicht ganz fallenzulassen, beginnt Braque mit dem Einsetzen von Buchstaben, gemalten Etiketten, Preisangaben, Zeitungstiteln oder Trompe-l'œil-Effekten (Marmor- oder Holzimitationen), die er als gelernter Dekorationsmaler immer noch perfekt beherrscht. Von großer Tragweite sind die Papiercollagen (»papiers collés«), die 1912 von Braque entwickelt und von Picasso aufgenommen und erweitert werden. Mit ihnen wird der »synthetische Kubismus« eingeleitet: großflächige Formen, graphische Kürzel, kräftige Farbwerte, die zu einer völlig eigenständigen, autonomen Bildwirklichkeit führen, dem »tableau-objet«. Die Ergebnisse Braques konnte man in dieser legendären Zeit nur in der Galerie Kahnweiler sehen, von den Salons hielt er sich, wie auch Picasso, fern.
Im Krieg erleidet er, ähnlich wie sein Mentor Apollinaire, eine schwere Kopfverletzung, die eine Schädeloperation zur Folge hat. Nach einer langen Genesungszeit kehrt Braque 1920 mit einem neuen Stil zurück an die Öffentlichkeit: Die kubistische Strenge ist aufgelockert, die Linienführung weicher und lockerer, die Verschachtelung der Flächen weniger systematisch, die akzentreiche Farbigkeit des »synthetischen Kubismus« einer tonigen, erdigen Palette gewichen. Bis 1939 wird sich diese nuancenreiche Malerei eines gemäßigten Kubismus kaum verändern. Braque stellt in bedeutenden Gesamtausstellungen in Basel, New York, London, Paris und Brüssel aus. Carl Einstein widmet ihm eine wichtige Monographie, die 1934 in französischer Sprache erscheint. Für das 1935 entstandene Bild *La Nappe jaune* (Die gelbe Tischdecke) erhält er 1937 den Ersten Preis der Carnegie-Stiftung in Pittsburgh, der sechs Jahre zuvor an Picasso und 1927 an Matisse gegangen war.

Neben der Malerei hat sich Braque ab 1939 auch sehr intensiv der Bildhauerei, der Keramik und der Lithographie zugewandt. Mit seinen »Atelier«-Bildern (1949–1956) erreicht er noch einmal eine neue Stufe der Zusammenfassung und Verdichtung.
Braque starb am 31. August 1963 in Paris und wurde in Varengville-sur-Mer bestattet. H. D.

Francis Ponge, Pierre Descargues und André Malraux, *Georges Braque*, Stuttgart 1971
Georges Braque. Les papiers collés, hrsg. v. Isabelle Menod-Fontaine und E. A. Carmean, Ausst.Kat. Musée National d'Art Moderne, Paris, und National Gallery of Art, Washington, 1982
Bernard Zurcher, *Georges Braque: Life and Work*, New York 1988
Georges Braque, hrsg. v. Jean Leymarie, Ausst.Kat. Hypo-Kulturstiftung München, München 1988
Picasso und Braque. Die Geburt des Kubismus, hrsg. von William Rubin, Ausst.Kat. The Museum of Modern Art New York, 1990
Georges Braque. Retrospektive, Ausst.Kat. Fondation Maeght, Saint-Paul 1994
Georges Braque, *Le jour et la nuit, cahiers de Georges Braque*, Paris 1952; dt. *Der Tag und die Nacht*, Zürich 1953
Georges Braque, Ausst.Kat. Haus der Kunst, München 1963
Edwin Mullins, *Braque*, London 1968
Christian Brunet, *Braque et l'espace. Langage et peinture*, Paris 1971
Georges Braque, Ausst.Kat. Orangerie des Tuileries, Paris 1973
The Essential Cubism. Braque, Picasso and their Friends 1907–1920, Ausst.Kat. Tate Gallery, London 1983

MARCEL BROODTHAERS

wurde am 28. Januar 1924 in Brüssel geboren. 1942 studierte er kurzzeitig Chemie, doch folgte er bald seinen künstlerischen und literarischen Neigungen und verließ die Universität, um sich ganz der Poesie und der Kunst zu widmen. Broodthaers bewegte sich im Umkreis der belgischen Surrealisten Paul Nougé, Marcel Lecomte und vor allem René Magritte. Seinen Lebensunterhalt verdiente er sich 1947–1957 als Poet, Buchhändler und Journalist und als Reiseführer in Brüssel.
Seit 1945 veröffentlicht Broodthaers Gedichte und Artikel in der Tradition des französischen Symbolismus und Surrealismus. 1947 unterzeichnet er das surrealistische Manifest »Pas de quartiers dans la révolution!« 1957 kommt Broodthaers' erster Gedichtband *Mon Livre d'Ogre* (Mein Buch vom Menschenfresser) heraus; sein erster Film *La Clef de l'horloge* (Der Schlüssel der Uhr), eine Hommage an Kurt Schwitters, wird im selben Jahr beim Filmfestival in Knokke gezeigt. Die Auseinandersetzung mit den kommunistischen Tendenzen des französischen Surrealimus führt vorübergehend zum Eintritt in die belgische Kommunistische Partei.
1964 tritt Broodthaers mit der Eingipsung einer Restauflage seines Gedichtbandes *Pense-Bête* erstmals als bildender Künstler in Erscheinung. Dieses Objekt wird anläßlich seiner ersten Ausstellung in der Galerie Saint-Laurent in Brüssel gezeigt. Über Ausstellungen in der Galerie Wide White Space in Antwerpen lernt er die Fluxuskünstler um Joseph Beuys kennen, mit dem er sich in dem fingierten Briefwechsel *Jacques Offenbach/alias Broodthaers – Richard Wagner/alias Beuys* (1968) kritisch auseinandersetzt.
Broodthaers' erste Museumssausstellung findet 1967 im Palais des Beaux-Arts in Brüssel unter dem Titel *Marcel Broodt(h)aers/Court Circuit* statt, in der u.a. Photographien früherer Objekte, etwa *Triomphe de Moule I* (Triumph der Miesmuschel I, 1965) oder *Pot moule cœur* (Topf Miesmuschel Herz, 1966), im Siebdruckverfahren auf Leinwände gedruckt sind. Angeregt durch Magritte, befaßt sich Broodthaers mit der Diskrepanz zwischen Wort und Bild, Begriff und Anschauung, erweitert dies aber um eine soziologische Dimension, indem er die Rolle des Künstlers in der modernen Gesellschaft hinterfragt. Es entstehen Assemblagen, Akkumulationen, Collagen, aber auch Filme, Photoarbeiten, Texte und Künstlerbücher, die immer mehr zu einem Gesamtkunstwerk zusammengeführt werden.
Die seit 1968 zunehmende Kritik an der Institution des Museums und den Strategien des Kunstmarktes veranlaßt Broodthaers, ein eigenes Museum zu gründen: *Musée d'Art Moderne, Département des Aigles, Section XIXe* (Museum Moderner Kunst, Abteilung der Adler, Sektion 19. Jahrhundert). Aus seiner Wohnung als Keimzelle dieses imaginären Museums verschickt Broodthaers offene Briefe und bereitet seine immer komplexer werdenden Ausstellungen vor. Diese Auseinandersetzung mit den gesellschaftlichen und ökonomischen Bedingungen der Kunst verläuft im Unterschied zum humanistischen Pathos von Beuys nicht auf einer politischen, sondern auf poetischer Ebene unter Berufung auf literarische Vorbilder wie Edgar Allan Poe, Lewis Carroll, Charles Baudelaire und vor allem Stéphane Mallarmé. So erweitert sich die legendäre *Adler*-Ausstellung von 1972 in Düsseldorf, wo der Künstler seit 1970 seinen Wohnsitz hat, in einen offenen Diskurs zur »Demontage der hehren Vorstellung von Kunst« (Jürgen Harten), mit dem Ziel, »eine kritische Überlegung darüber nahezulegen, wie Kunst in der Öffentlichkeit präsentiert wird« (Broodthaers). Broodthaers bezieht, von Duchamp und Magritte ausgehend und Ideen der deutschen Romantiker wie etwa Novalis aufgreifend, den Kontext der Kunstproduktion in sein Schaffen ein.

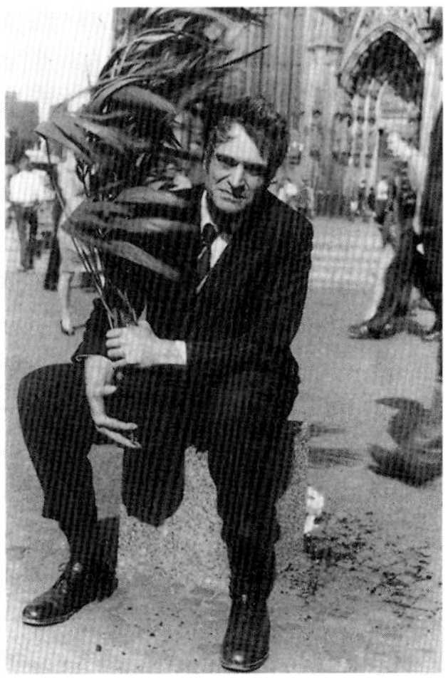

Nach der Präsentation der letzten Sektion seines Museums, des *Musée d'Art Ancien, Galerie du XXe siècle*, auf der *documenta 5* in Kassel 1972, beginnt Broodthaers mit einer neuen Werkgruppe von neunteiligen Schriftbildern, *Peinture Littéraire*. 1973 zieht er nach London. In seinen beiden letzten Lebensjahren 1974–1975 findet eine Zusammenfassung seines Werkes in einer Serie von sechs großen Museumsausstellungen mit dem Titel *Décor* in Brüssel, Basel, Berlin, Oxford, London und Paris statt. Sein letzter Film, *The Battle of Waterloo* (Die Schlacht bei Waterloo) von 1975, ist ein Zusammenschnitt von fünf bisher unveröffentlichten Sequenzen aus den Jahren 1968–1972.
Broodthaers starb am 28. Januar 1976 in Köln. H. D.

Marcel Broodthaers, Ausst.Kat. Museum Ludwig, Köln 1980
Marcel Broodthaers, Ausst.Kat. Walker Art Center Minneapolis, New York 1989
Marcel Broodthaers. Œuvres 1963–1975, Ausst.Kat. Galerie Isy Brachot, Paris und Brüssel 1990
Marcel Broodthaers, hrsg. v. Catherine David, Ausst.Kat. Galerie Nationale du Jeu de Paume, Paris 1991
Marcel Broodthaers – Correspondances, Korrespondenzen, hrsg. v. Galerie Hauser & Wirth, Zürich, und Galerie David Zwirner, New York, Stuttgart 1995
Marcel Broodthaers. Musée d'Art Moderne, Département des Aigles, Section Publicité, hrsg. v. Maria Gilissen und Benjamin H. D. Buchloh, Ausst.Kat. Marian Goodman Gallery, New York 1995

ALBERTO BURRI

wurde am 12. März 1915 in Città di Castello, Umbrien, geboren. Nach einem Medizinstudium in Perugia diente er bis 1943 als Arzt in der italienischen Armee, wurde 1944 von den amerikanischen Streitkräften in ein Kriegsgefangenenlager in Hereford, Texas, überführt und beginnt dort, intensiv zu malen. Nach seiner Rückkehr nach Italien 1946 setzte er seine Kunststudien fort. Die erste Einzelausstellung mit expressionistischen Landschaften und Stillleben erhielt er 1947 in der Galerie La Margherita in Rom.
Bereits im folgenden Jahr wendet sich Burri von der gegenständlichen Malerei ab und experimentiert mit einer abstrakten, von Klee und Mirò inspirierten Bildsprache. 1951 gründet Burri zusammen mit Capogrossi, Ballocco und Colla die Gruppe »Origine«, in der wesentliche Ideen formuliert werden, die auch für Burris weitere Entwicklung maßgeblich sind: Reduzierung der Farbe auf ihre expressive Funktion, Verzicht auf dreidimensionale Suggestion, Rückführung auf elementare Bildlichkeit.
In einer raschen Entwicklung durchläuft Burri verschiedene Phasen einer materialbezogenen, malerischen Malerei, von grobkörnig pigmentierten, mit Sand und anderen Füllstoffen gehöhten Flächen, die durch Krakeleebildung wie verwitterte Mauern wir-

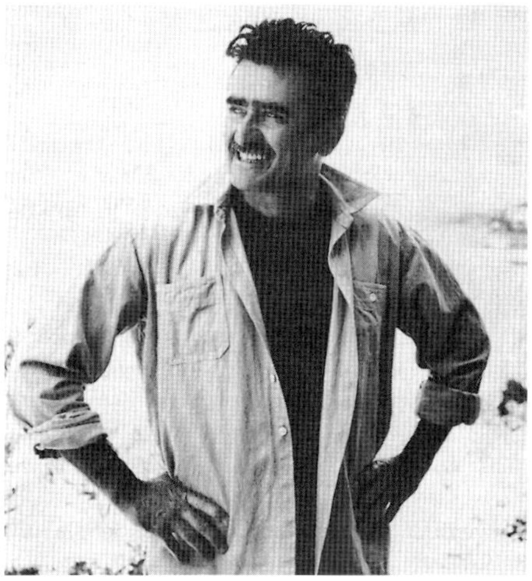

ken, bis zu einfarbig schwarzen Bildtafeln, die das Konzept der Monochromie vorwegnehmen. Der nächste Schritt führt Burri zu reinen Materialbildern, in denen Rohmaterialien wie Sackleinen, industrielle Preßholzplatten, Kunststoffolien und Eisenblech die expressive Funktion der Farbe übernehmen. Die krude, den herkömmlichen ästhetischen Regeln widersprechende Materialästhetik wird durch den handwerklichen Arbeitsprozeß noch unterstrichen: Burri lötet, näht, schweißt, zerschneidet und verbrennt die verschiedenen Stoffe, um eine neue bildnerische Einheit zu gewinnen, die statt auf vordergründige Harmonie auf Spannung und Kontrast zielt.

Vor allem die ab 1955 entstehenden Verbrennungsbilder (»Combustoni«) zeigen durch die Behandlung des Materials mit Feuer eine elementare Ausdruckskraft, in der Werden und Vergehen eine prekäre Einheit bilden. In der Folge wendet Burri die reinigende, aber auch zerstörende Kraft des Feuers auf viele unterschiedliche Materialien an: Holz, Papier, Plastikfolie und Eisenblech. Die spezifischen Stoffe bestimmen den Charakter der jeweiligen Bildkomposition, die durch die Behandlung mit dem Schneidbrenner ihr eigentliches verborgenes »Wesen« offenbaren sollen. Das wird vielleicht am besten bei den Bildern mit Plastikfolien erkennbar: Das aggressive Feuer trifft auf das weiche flexible Material des Kunststoffes und verflüssigt ihn. Beide Kräfte wirken zusammen und werden im Bild sinnlich wahrnehmbar.

In der Werkgruppe der »Cretti« (1971–1981) vollzieht sich die Verwandlung des Materials auf eine andere Weise: Ein Gemisch aus Zinkoxid, Porzellanerde, Acryl und Holzleim trocknet auf Preßholzplatten (Cellotex) auf, so daß Risse, Krater und Sprünge entstehen; Form und Material sind eins geworden.

Neben den meditativen »Cretto«- und Cellotex-Monochromien entstehen insbesondere zwischen 1973 und 1976 eine Reihe von Temperabildern und farbigen Siebdrucken, die einen faszinierenden Farbenreichtum aus kleinteiligen, zellartigen Formen zeigen. Von den »Cretti« ausgehend, versucht sich Burri auch in der Großplastik. Die Risse in den »Cretti« werden nun bewußt als Spalten zwischen den Eisenstücken nachgebildet. Die Massivität des Eisens scheint durch die tiefen Risse erschüttert. Höhepunkt der plastischen Arbeiten ist die Landschaftsplastik *Cretto Gibellina* auf Sizilien (1981), in der die Risse die Straßen der 1968 von Erdbeben zerstörten Stadt Gibellina nachzeichnen.

In neueren Bildern der achtziger und neunziger Jahre findet Burri wieder zum Tafelbild mit eher konventionellen Kompositionen aus Farbformen und Strukturflächen zurück, in denen Bildräumlichkeit und Zeitlichkeit thematisiert werden.

Durch zahlreiche Ausstellungen in Europa und den USA wurde Burri zum bekanntesten italienischen Künstler der Nachkriegszeit. 1953 besuchte Robert Rauschenberg Burri in Città di Castello und begann unmittelbar danach seine »Combine Paintings«. Durch seine neue Materialästhetik mit der Handhabung karger kunstfremder Materialien wurde Burri vor allem für die nachfolgende Arte Povera zum Anreger.

Der Künstler lebte und arbeitete bis zu seinem Tod am 13. Februar 1995 in Città di Castello und Los Angeles. H.D.

Cesare Brandi, *Alberto Burri*, Rom 1963
Maurizio Calvesi, *Alberto Burri*, Mailand 1971
Alberto Burri. A Retrospective View 1948–1977, Ausst.Kat. Frederick S. Wight Art Gallery, University of California, Los Angeles 1977
Alberto Burri. Il Viaggio, hrsg. v. Erich Steingräber, Ausst.Kat. Staatsgalerie moderner Kunst, München 1980
Burri, hrsg. v. Carlo Pirovano, Ausst.Kat. Pinacoteca di Brera, Mailand 1984
Burri, Opere 1944–1995, hrsg. v. Carolyn Christov-Bakargiev und Maria Grazia Tolomeo, Ausst.Kat. Palazzo delle Esposizioni, Rom, Städtische Galerie im Lenbachhaus, München, und Palais des Beaux-Arts, Brüssel, Mailand 1996

ALEXANDER CALDER

wurde am 22. Juli 1898 in Lawnton, Pennsylvania, geboren. Sein Vater Alexander Stirling Calder war Bildhauer, seine Mutter, Nanette Lederer, Malerin. Nach häufigen Umzügen ließ sich die Familie in San Francisco nieder, wo der Vater mit der Leitung aller Bildhauerarbeiten für die Weltausstellung 1915 beauftragt war. 1915–1919 absolvierte Calder ein Ingenieurstudium in Hoboken, New Jersey. Danach nahm er verschiedenste Tätigkeiten an, u.a. als Feuerwehrmann auf einem Frachtschiff. 1923–1926 besuchte er Kurse in der Art Students League in New York. Er studierte vor allem bei John Sloan und malte einige Jahre in dessen impressionistischem Stil Landschaftsbilder.

In dieser Zeit liefert Calder für die satirische Zeitschrift *National Police Gazette* gezeichnete Reportagen über Sportereignisse und das Zirkusleben. An dem schnell ablaufenden Geschehen in der Sport- und Zirkusarena schult er seinen sicher beobachtenden, flüssigen Strich, so daß er bald für seine Geschicklichkeit in der Bewegungsdarstellung bekannt wird. 1925 entsteht Calders erste Drahtplastik: eine Sonnenuhr in Form eines Hahns. Die Übertragung des schnellen Linienflusses in die dritte Dimension des geformten Eisendrahts eröffnet ihm ein völlig neues Gestaltungsfeld.

1926, im selben Jahr, in dem sein erstes Skizzenbuch, *Animal Sketching*, veröffentlicht wird, geht Calder nach Paris, studiert an der Académie de la Grande Chaumière und findet schnell Anschluß an die Künstlerkreise des Montparnasse. Seitdem arbeitet er an seinem berühmten *Zirkus*, kleinen beweglichen Tieren und Figuren aus Draht, Holz und Stoffresten, den Calder 1927 zum ersten Mal vor geladenen Gästen – darunter Jean Cocteau – vorführt. Bei einem Atelierbesuch 1930 bei Piet Mondrian wird er dazu angeregt, die Schwerkraft in einem System gleichwertiger, ausbalancierter Elemente aufzuheben. 1931 setzt Calder in einer großen Einzelausstellung in der Pariser Galerie Percier Erlebnisse im Pariser Planetarium in abstrakte bewegliche Drahtplastiken um. Der Schritt zur abstrakten Gestaltung wird außerdem gefördert durch den Beitritt zur Künstlergruppe »Abstraction-Création«. Weitere wichtige Anreger für Calders Bewegungskunst sind Fernand Léger mit seinem abstrakten Film *Ballet mécanique* (1924) und Marcel Duchamps *Akt, eine Treppe herabsteigend* (1912), ein früher Versuch der Umsetzung von Bewegungsvorgängen. In den mittels Motor angetriebenen Konstruktionen sucht Calder alle neuen Impulse zu verarbeiten: Verschieden schnell ablaufende Bewegungen und kontrastreich bemalte Formen schaffen eine dynamische Mobilisierung des Raums.

Sein eigentliches Metier findet Calder jedoch in den von Marcel Duchamp so getauften »Mobiles«, von der Luft leicht bewegten, ausbalancierten Konstruktionen aus Metallelementen, die durch Stäbe und Fäden miteinander verbunden sind. Im Unterschied zu den konstruktivistischen Versuchen der Bewegungsdarstellung, z.B. bei Antoine Pevsner und Naum Gabo, geht es Calder nie um den konkreten Bewegungsablauf selbst, sondern immer um die »organische Mobilität«, um die multidimensionalen, simultanen Bewegungen des menschlichen und kosmischen Lebens, was ihn letztlich in die Nähe zu Hans Arp und Joan Miró bringt.

Die »klassischen« motorlosen Mobiles entstehen bereits 1934 und werden in der New Yorker Galerie Pierre Matisse mit großem Erfolg gezeigt. Neben den kleinen spielerischen Konstruktionen baut Calder

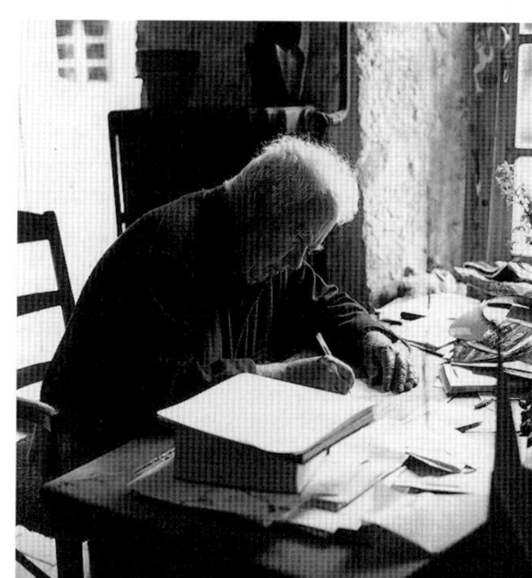

auch große Freiluft-Mobiles, wie etwa *Steel Fish* (1934). Als Gegenstück entwirft er unbewegliche, teils monumentale Konstruktionen aus Stahlblech, die Arp »Stabiles« nennt.
Ab 1939 verbessert eine technische Erfindung den Bewegungsablauf der Mobiles: Anstelle der Stäbe und Schnüre verbinden Stangen aus Eisendraht die Einzelelemente, die an Schlaufen freischwebend aufgehängt sind. Dadurch erhält das Mobile auch vom Material her eine starke organische Einheit.
Calders »Stabiles«, oder auch Zwischenstufen wie die »Mobile-Stabiles«, befinden sich an zahlreichen öffentlichen Plätzen in aller Welt, wie z. B. *Le Guichet* (1963) im Lincoln Center in New York. In Calders Atelier in Saché bei Tours, das er 1953 bezieht, entstehen haushohe Konstruktionen, wie *Teodelapio* (1962), das sich über der Einfahrt nach Spoleto erhebt, oder *El Sol Rojo* (Die Rote Sonne, 1966) mit einer Höhe von 24 Metern für das Olympische Stadion in Mexico City. Calders Schaffen begleiten Entwürfe für Bühnendekorationen (vor allem in den dreißiger Jahren für Martha Graham), Buchillustrationen, farbige Graphiken und Gouachen.
Calder starb am 11. November 1976 in New York.

H.D.

H. Harvard Arnason und Ugo Mulas, *Calder*, New York 1971; frz. Paris 1971; dt. München, Wien und Zürich 1971
Jean Lipman, *Calder's Universe*, Ausst.Kat. The Whitney Museum of American Art, New York 1976
Jean Lipman und Margaret Aspinwall, *Alexander Calder and his Magical Mobiles*, New York 1981
Alexander Calder: Die großen Skulpturen. Der andere Calder, Ausst.Kat. Kunst- und Ausstellungshalle der Bundesrepublik Deutschland, Bonn 1993
Joan M. Marter, *Alexander Calder*, Cambridge, Mass., und New York 1991
Alexander Calder 1898–1976, Ausst.Kat. Museé National d'Art Moderne de la Ville de Paris, 1996

MARC CHAGALL

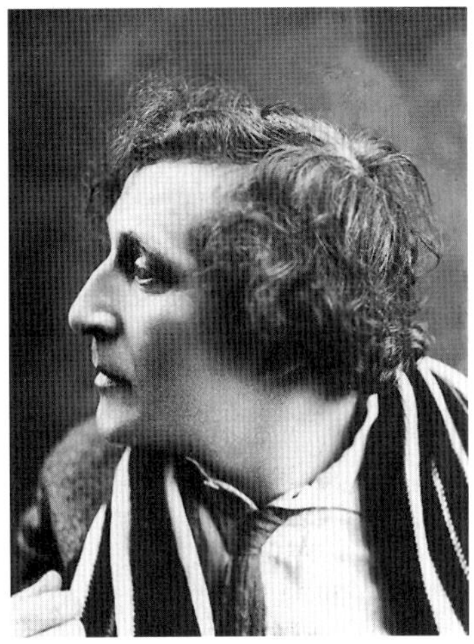

wurde am 7. Juli 1887 als ältestes von neun Kindern einer jüdischen Familie in Witebsk, Weißrußland, geboren. 1906 wurde Chagall Schüler im Atelier des Malers Jehuda Pen. 1907–1910 studierte er in St. Petersburg, u.a. an der privaten, von Léon Bakst geleiteten Swansewa-Schule. 1910 ging Chagall nach Paris, wo er zahlreiche Maler und Schriftsteller kennenlernte, u.a. Robert Delaunay und Fernand Léger sowie Guillaume Apollinaire, der ihn 1913 mit Herwarth Walden bekannt machte.
Chagall bedient sich in seiner Malerei der verschiedenen Stilformen der Pariser Avantgarde. Angetrieben von einer naiven Erzählfreude, die von ostjüdischen Heimaterinnerungen gespeist wird, entstehen poetische, farbstarke Bildsynthesen. 1913 nimmt Chagall am *Ersten Deutschen Herbstsalon* in Berlin teil und erhält 1914 seine erste Einzelausstellung in Waldens Galerie »Der Sturm«. Danach reist er nach Witebsk zurück, wo ihn der Ausbruch des Ersten Weltkriegs überrascht. Er siedelt 1915 nach Petrograd über und wird 1918 zum Kommissar für die Schönen Künste im Gouvernement Witebsk ernannt. Dort gründet er eine neue Akademie, an der auch El Lissitzky und Kasimir Malewitsch unterrichten. Nach einem Streit mit Malewitsch verläßt Chagall die Akademie. Für das Jüdische Staatstheater in Moskau entwirft er Wandbilder, Kostüme und Bühnenvorhänge und arbeitet als Zeichenlehrer in der Kriegswaisenkolonie Malachowka bei Moskau.
1922 verläßt Chagall Rußland endgültig und geht zunächst nach Berlin, 1923 wieder nach Paris, wo er von neuem beginnen muß. Ein erster Auftrag kommt 1923 von Ambroise Vollard, dem Mentor der Kubisten. Chagall soll Nikolai Gogols *Die toten Seelen* illustrieren (1948 erschienen), ab 1925 folgen Illustrationen zu den Fabeln von La Fontaine. 1931–1939 und wieder ab 1952 arbeitet er an Bibel-Illustrationen, die 1956 erscheinen. Da viele seiner frühen Bilder verlorengegangen sind, beginnt Chagall zudem mit Repliken, um die Bildmagie der frühen Jahre in die Gegenwart zurückzuholen. Das Geometrisch-Kontrastierende, das Chagall unter Einfluß des Kubismus, von Delaunay und später auch von Malewitsch mit seinen Gestalten verknüpft hatte, wird nun von einer weicheren Malweise abgelöst. Schon lange vor den Surrealisten, die in den dreißiger Jahren die Kunstszene beherrschen, hatte Chagall die Bedeutung des Traums, der Vision, des Unbewußten für seine Kunst entdeckt. Er bleibt distanziert, selbst als André Breton, der Haupttheoretiker des Surrealismus, ihn für seine Sache gewinnen will. Chagall hält an seiner poetischen Bildsprache fest, die in immer wiederkehrenden Metaphern das Glück der Liebe und die Verzauberung der Welt durch den Mythos der Kunst preist. Chagall interessiert aber auch die soziale und politische Realität, wie sein Bild *Die Revolution* (1937) zeigt, in dem er seinen Protest gegen die Pogrome thematisiert.
Die ihm in Frankreich drohende Auslieferung kann nur durch die Intervention der USA verhindert werden, in die Chagall im Juni 1941 emigriert. Mit der räumlichen Distanz verlieren die Bilder wieder ihre zeitbedingte Anklage und Trauer. Der Chagallsche Motivfundus – die Mondsichel, das Liebespaar, der Hahn und alle Gestalten seines »Schtetl« – kehrt in gewohnter surreal-traumhafter Manier zurück. Dieser endgültige Durchbruch einer märchenhaft verklärten, in vielfachen Varianten formulierten Bildwelt bestimmt das weitere Werk Chagalls. 1947 kehrt er nach Paris zurück und läßt sich 1950 in Vence nieder.
Retrospektiven in Zürich, Berlin, Amsterdam, Paris und London machen sein Werk international bekannt. Zahlreiche Ehrungen eröffnen sein Spätwerk, in dem sich Chagall vor allem für monumentale Gestaltungen einsetzt. Es entstehen Wanddekorationen, etwa für das Theaterfoyer in Frankfurt (1960), für die Metropolitan Opera in New York (1965) und für das neue Parlament in Jerusalem (1966), sowie ein Deckengemälde für die Pariser Oper (1964), Glasfenster für das Haus der Vereinten Nationen in New York (1964), für das Züricher Fraumünster (1970) und für die Kathedrale in Reims (1974) sowie Mosaiken u. a. für das Chagall-Museum in Nizza (1971). 1966 läßt sich Chagall in Saint-Paul-de-Vence nieder, wo er auch in der Malerei und Graphik ein umfangreiches Spätwerk schafft, das sich durch leuchtende Farbigkeit und erzählerische Detailfülle auszeichnet.
Chagall starb am 28. März 1985 in Saint-Paul-de-Vence, kurz nach seiner großen Retrospektive in der Royal Academy of Arts in London und im Philadelphia Museum of Art.

H.D.

Franz Meyer, *Marc Chagall, Leben und Werk*, Köln 1961
Jean Cassou, *Marc Chagall*, London 1965
Werner Haftmann, *Marc Chagall*, Köln 1972
Sidney Alexander, *Marc Chagall. A Biography*, New York 1978
Marc Chagall, hrsg. v. Susan Compton, Ausst.Kat. Royal Academy of Arts, London 1985
Marc Chagall. Die Russischen Jahre 1906–1922, hrsg. v. Christoph Vitali, Ausst.Kat. Schirn Kunsthalle Frankfurt a.M., 1991

EDUARDO CHILLIDA

wurde am 10. Januar 1924 in San Sebastián im spanischen Baskenland geboren. Ab 1943 nahm Chillida ein Architekturstudium am Colegio Mayor Jiménez de Cisneros auf, das er jedoch nach drei Jahren abbrach, um sich ganz der Kunst zu widmen. Er besuchte 1947 die private Kunstakademie Círculo de Bellas Artes in Madrid.
1948 geht Chillida nach Paris und wohnt im spanischen Pavillon auf dem Universitätscampus. Es entstehen erste voluminöse figürliche Plastiken in Gips und Ton, die mit Erfolg auf den *Salons de Mai* von 1949 und 1950 gezeigt werden. 1950 ist er auch in der Gruppenausstellung junger Künstler *Les Mains éblouies* in der Galerie Maeght vertreten. Chillida ist jedoch mit seiner künstlerischen Entwicklung nicht zufrieden und beschließt 1950 einen künstlerischen Neubeginn in Hernani, unweit seiner Heimatstadt San Sebastián.
Dort entsteht 1951 mit Hilfe des ortsansässigen Schmieds die erste abstrakte Eisenskulptur *Ilarik* (Grabstele). Bereits in dieser Skulptur findet die zentrale Thematik Chillidas ihren Ausgangspunkt, die Definition des Raumvolumens durch die Form: »Die Raumprobleme gehörten seit jeher in den Bereich des Architekten, aber der Raum in der Architektur wird

durch Flächen bestimmt, das heißt, etwas Dreidimensionales wird durch etwas Zweidimensionales angegeben. In meinem Fall als Bildhauer wird das Dreidimensionale auch durch etwas Dreidimensionales bestimmt, und diese beiden Raum-Gruppen, die man die negativ-leere und die positiv-volle nennen könnte, stehen in einer engen Beziehung zueinander, ich würde sogar von einem Dialog sprechen.« (Chillida, 1966)
1954 erhält Chillida die erste Einzelausstellung in der Galerie Clan in Madrid mit dreizehn Skulpturen sowie Collagen und Zeichnungen. Für die Basilika der Franziskaner in Aránzazu im Baskenland stellt er vier Eisenreliefs her. 1955 nimmt er an der Ausstellung *Eisenplastik* in der Kunsthalle Bern teil und führt ein Steindenkmal für Alexander Fleming in San Sebastián aus. Die nächste größere Einzelausstellung folgt 1956 in der renommierten Galerie Maeght, die ihn unter Vertrag nimmt und von da an regelmäßig ausstellt. 1958 erhält Chillida den Großen Preis für Skulptur auf der Biennale von Venedig und 1960 den Kandinsky-Preis. In diesem Jahr beginnt auch die Freundschaft mit Alberto Giacometti, der sich dem Problem des Raums von einer ganz anderen Seite her nähert. Während bei Giacomettis Figuren das Volumen von dem umgebenden Raum geformt zu werden scheint, greifen Chillidas Plastiken kraftvoll in den Raum aus, um ihn schließlich in die vielfach verschlungenen Winkel und Bahnen des Eisens einzuschließen. Die Materie nimmt den Platz des Raumes ein, die Auslassungen bleiben als bildhauerische Spuren zurück.
Neben Eisen, dem am häufigsten verwendeten Material, entstehen auch Skulpturen aus Holz, Granit, Beton, Keramik und Alabaster. Eine 1963 unternommene Reise nach Griechenland öffnet seinen Blick für das mediterrane Licht. Die Helligkeit der weißen Häuser inspiriert ihn ab 1965 zu Skulpturen in Alabaster. Dieses helle, opake Material ermöglicht ein Verschmelzen von Licht und Form. Seit 1973 entstehen Plastiken aus Schamotte.
Neben den bildhauerischen Arbeiten widmet sich Chillida der Graphik und der Buchillustration. Nach einer Begegnung mit dem Philosophen Martin Heidegger schafft er sieben Litho-Collagen für dessen Buch *Die Kunst und der Raum* (1969). 1971 folgen Holzschnitte für Gedichte des spanischen Dichters Jorge Guillén. 1972 wird die erste Retrospektive des graphischen Werkes im Ulmer Museum veranstaltet. Im selben Jahr erprobt Chillida Möglichkeiten zur Herstellung einer monumentalen Betonskulptur mittels einer Styropor-Verschalungstechnik, die in den nächsten Jahren bei vielen seiner Werke im öffentlichen Raum zur Anwendung kommt, wie etwa 1986 in *La casa del Goethe* in Frankfurt am Main.
Zahlreiche Einzel- und Gruppenausstellungen in aller Welt, darunter große Retrospektiven in New York, Madrid und Barcelona (1979–1980), Bonn (1989), Berlin und Madrid (1991), San Sebastián (1992), Frankfurt a.M. (1993), sowie mehrere Auszeichnungen und Preise (z.B. 1988 Orden Pour le Mérite für Wissenschaften und Künste der Bundesrepublik Deutschland) ehren nicht nur den Künstler, sondern auch das soziale Engagement von Chillida, der sich seit Beginn seiner künstlerischen Laufbahn für die Rechte des baskischen Volkes einsetzt.

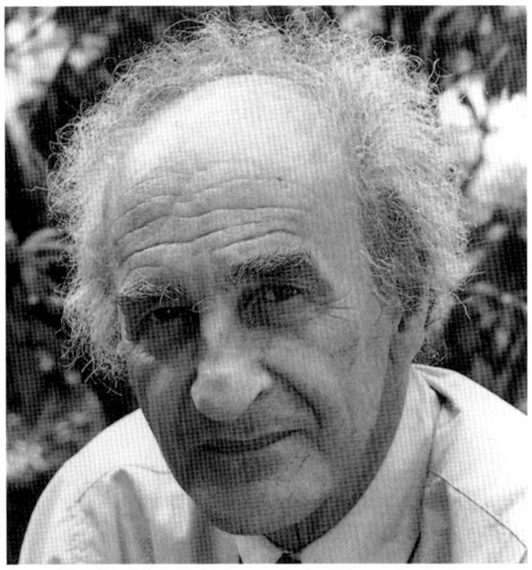

Chillida lebt und arbeitet in San Sebastián. H.D.

Octavio Paz, *Chillida*, Paris 1979
Chillida, Ausst.Kat. Carnegie Institute, Museum of Art, Pittsburgh, 1979
Peter Selz und James Johns Sweeney, *Chillida*, New York 1986
Eduardo Chillida – Zeichnung als Skulptur 1948–1989, Ausst.Kat. Städtisches Kunstmuseum, Bonn, und Westfälisches Landesmuseum, Münster, 1989
Chillida, Ausst.Kat. Neuer Berliner Kunstverein, Berlin 1991
Chillida en San Sebastián, Ausst.Kat. Palacio de Miramar, San Sebastián, und La Luna S.A. Madrid, 1992
Eduardo Chillida – Eine Retrospektive, hrsg. v. Thomas Messer, Ausst.Kat. Schirn Kunsthalle Frankfurt a.M., Köln 1993

GIORGIO DE CHIRICO

wurde am 10. Juli 1888 in Volos, Griechenland, als Sohn einer italienischen Familie geboren. Sein Bruder wurde später als Musiker, Schriftsteller und Maler unter dem Pseudonym Alberto Savinio bekannt. 1900–1905 besuchte de Chirico Zeichen- und Malkurse bei dem in München ausgebildeten George Jacobides. Nach dem Tod des Vaters 1905 siedelten Mutter und Söhne zunächst nach Italien und dann nach München über, wo sie 1906–1909 wohnen. Dort besuchte de Chirico etwa zwei Jahre lang die Akademie der Bildenden Künste.
In München erfährt de Chirico vielleicht seine wichtigsten künstlerischen Anregungen: die Kunst des Symbolismus, vor allem Arnold Böcklins und seines Lehrers Max Klinger, sowie das Denken von Schopenhauer, Weininger und Nietzsche. 1909 kehrt de Chirico nach Mailand zurück, malt Bilder im Stil von Böcklin und vertieft sich in philosophische Literatur. 1911–1915 lebt und arbeitet er in Paris. Thematisch und atmosphärisch stehen die folgenden Bilder im Zusammenhang mit seiner Nietzsche-Lektüre, die de Chirico emotional sehr beeinflußt hat. Durch die starke Formalisierung von Wirklichkeitselementen und die in kubistischer Manier verkürzte perspektivische Darstellung entstehen psychologisch spannungsvolle bis mysteriös wirkende Bildräume, die in den späteren »Piazze d'Italia«-Bildern weiterentwickelt werden. 1912 und 1913 kann er im *Salon d'Automne* und im *Salon des Indépendants* ausstellen. Apollinaire wird auf ihn aufmerksam und spricht in einer Ausstellungskritik von den »metaphysischen Landschaften« de Chiricos, die, spärlich bevölkert mit leblosen Puppenmenschen, eine unheimliche, schwer lastende Stimmung ausstrahlen.
Im Juni 1915 wird de Chirico nach Italien zurückbeordert und dem 27. Infanterie-Regiment in Ferrara zugeteilt. Den Strapazen des Kriegsdienstes nicht gewachsen, kann er sich während eines Lazarettaufenthalts wieder der Malerei widmen. Unter dem Eindruck der Architektur von Ferrara malt er wichtige Werke, wie *Il grande Metafisico* (Der große Metaphysiker, 1917), *Le Muse inquietanti* (Die beunruhigenden Musen, 1917) und *Ettore e Andromaca* (Hektor und Andromache, 1917). Im Militärhospital von Ferrara lernt er Carlo Carrà kennen, der bald unter seinen Einfluß gerät, vor allem was de Chiricos metaphysische Interieurs betrifft, mit symbolischen Gegenständen klaustrophobisch zugestopfte Innenräume.
Nach dem Krieg beginnt de Chirico, die theoretischen Grundsätze seiner »Pittura Metafisica« zu formulieren und sie in Artikeln in der Zeitschrift *Valori Plastici* zu veröffentlichen. Die erste Einzelausstellung in der Galerie Anton Giulio Bragaglia 1919 in Rom mit Werken aus der metaphysischen Periode provoziert eine vernichtende Kritik von Roberto Longhi. Die folgenden fünf Jahre wendet sich de Chirico immer stärker der klassischen Malerei zu und setzt sich intensiv mit der Maltechnik der Renaissance auseinander. 1925 kehrt er nach Paris zurück, wo seine frühen Bilder von den Surrealisten bewundert werden, die neu entstandenen jedoch auf tiefes Unverständnis stoßen.
Dennoch hat der zweite Paris-Aufenthalt den Ruf de Chiricos in der Kunstwelt gefestigt: Surrealistische Maler wie Max Ernst, Yves Tanguy, René Magritte und Salvador Dalí entdecken ihn ebenso wie die deutschen Künstler der Neuen Sachlichkeit und des Magischen Realismus. Neue Bildserien leiten eine zweite »metaphysische« Phase ein. 1929 entwirft er Bühnenbilder und Kostüme für das Ballett *Le Bal* von Rietti, in Szene gesetzt von Sergej Diaghilew, und veröffentlicht den autobiographischen Roman *Hebdomeros, le Peintre et son Génie chez l'Ecrivain*, ein Meisterwerk surrealistischer Literatur. Die *Calligrammes* von Apollinaire erscheinen 1930 mit seinen Lithographien.
In den dreißiger Jahren hält sich de Chirico wechselweise in Italien und in Paris auf. Ein großes Wandgemälde für die Triennale von Mailand 1933 wird später zerstört. Er entwirft Bühnenbilder und Kostüme für die Oper *I Puritani* von Bellini. 1934 vollendet er die Lithographieserie für Jean Cocteaus *Mythologie*, die die Serie der *Bagni Misteriosi* (Geheimnisvolle Bäder, 1937) inspiriert. Nach einem erfolgreichen Aufenthalt in den USA 1935–1937 und verschiedenen Stationen in Italien läßt de Chirico sich 1945 in Rom nieder. Seit den späten dreißiger Jahren werden seine Bilder konventioneller, und er beginnt, Repliken seiner erfolgreichen metaphysi-

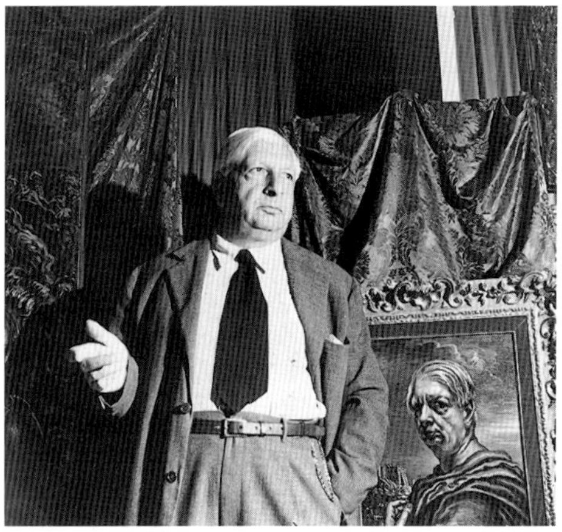

schen Bilder herzustellen. Die Situation verkompliziert sich durch eigenhändige Rückdatierungen dieser Kopien und durch eine Anzahl von Fälschungen, die in verschiedenen großen Ausstellungen auftauchen (z. B. auf der Biennale Venedig 1948). Zahlreiche große Retrospektiven ehren sein Werk noch zu Lebzeiten.
De Chirico starb am 20. November 1978 in Rom.

H. D.

James Thrall Soby, *Giorgio de Chirico*, New York 1955, 2. Auflage 1966
Alain Jouffroy, Maurizio Fagiolo dell'Arco, Domenico Porzio und Wieland Schmied, *De Chirico: La vita e l'opera*, Mailand 1979; dt. München 1980
De Chirico, hrsg. v. William Rubin, Ausst.Kat. The Museum of Modern Art, New York 1982; dt. Haus der Kunst, München 1982
Wieland Schmied, *De Chirico und sein Schatten*, München 1989
Wieland Schmied, *Giorgio de Chirico. Die beunruhigenden Musen*, Frankfurt a. M. 1993

CHUCK CLOSE

wurde am 5. Juli 1940 in Monroe, Washington, geboren. Er studierte 1958–1962 an der University of Washington in Seattle, 1962–1964 bei Al Held an der Yale University in New Haven, Connecticut, und 1964–1965 an der Akademie der Bildenden Künste in Wien. Während seiner Studienzeit wurde Close vor allem mit der Malerei des Abstrakten Expressionismus konfrontiert, in den frühen sechziger Jahren wandte er sich kurze Zeit der Pop und Minimal Art zu und erhielt Lehraufträge an der University of Massachusetts und an der School of Visual Arts in New York City.
Close sucht in der Photographie ein neues Medium, um objektive Erfahrbarkeit zu vermitteln. Nach anfänglichen Experimenten mit eingeklebten Photos kommt Close zu seiner ersten photorealistischen Arbeit *Big Nude* (1967–68), einem überdimensionalen Akt, der nach einem Schwarzweißphoto in eine Malerei in Grauwerten umgesetzt ist. Obwohl Close mit dem Akt einer liegenden Frau keine klassischen Vorbilder zitieren will, bleibt das Motiv doch insgesamt zu »vorbelastet«, um als neutrale Folie für eine Malerei zu dienen, die in der Wirkung dem objektiven Eindruck entspricht.
1968 entscheidet sich Close, nur Photos von Gesichtern als Vorlagen zu benutzen, Gesichter von Künstlerkollegen, Freunden, Familienangehörigen, die mit Hilfe eines Rastersystems detailgenau abgemalt werden. Die überdimensionalen Porträts stellen keine Vertrautheit, keine Intimität her. Die leichte Untersicht, die Unschärfen an den Rändern des Gesichts, die Dominanz von Augen- und Mundpartie verraten die optische Formalisierung und thematisieren nicht das Porträt, sondern den Prozeß des Sehens selbst. Close benutzt mehrere Photos, um für jedes einzelne Bildsegment einen neuen Brennpunkt zu finden, den er möglichst genau auf die Leinwand überträgt. So werden durch nuancierteste Schärfeverschiebungen Unterschiede räumlicher und materieller Beschaffenheit lückenlos in das Informationsnetz der Bildfläche übertragen. Im überlebensgroßen Bildformat schlägt die bis ins Extrem getriebene Abbildlichkeit seines Hyperrealismus in Abstraktion um.
Nach vier Jahren der Farbaskese kehrt Close mit den Bildern *Keith* und *Kent* 1970 zur Farbe zurück, indem er ein mechanisches Verfahren aus der Drucktechnik anwendet. Er läßt sich von einem Farbphoto drei Farbauszüge in Magenta, Cyan und Gelb machen, die er nacheinander in lasierend übereinander gespritzten Schichten auf den Malgrund überträgt. Neben Acryl und Airbrush arbeitet Close nun auch mit Aquarell und Farbstiften, um die Farbwirkung in jedem Rastersegment prüfen zu können. Der Verzicht auf den Pinselduktus und der gleichmäßig dünne Farbauftrag betonen den operationalen Aspekt der Malerei.
Über die Beschäftigung mit Drucktechniken kommt Close ab 1974 zu einer Malerei mittels kleiner Farbpunkte (»dots«), die vorher in Zeichnungen und Radierungen erprobt werden. Bezugspunkt bleiben die Photovorlagen. Anstelle des Rasters und des darin aufgetragenen Farbpunktes benutzt Close nun den zeichenhaften Fingerabdruck durch eine Acetat-Rundmaske zum Auftragen der Farbe. Diese großformatigen Finger-Paintings wirken dadurch persönlicher und freier als die vorhergegangenen streng strukturierten Arbeiten. 1979 beginnt Close mit einer Großbildpolaroidkamera zu arbeiten, deren Ergebnisse nicht nur als Vorlagen für die Malerei dienen, sondern als eigenständige Kunstwerke gelten.

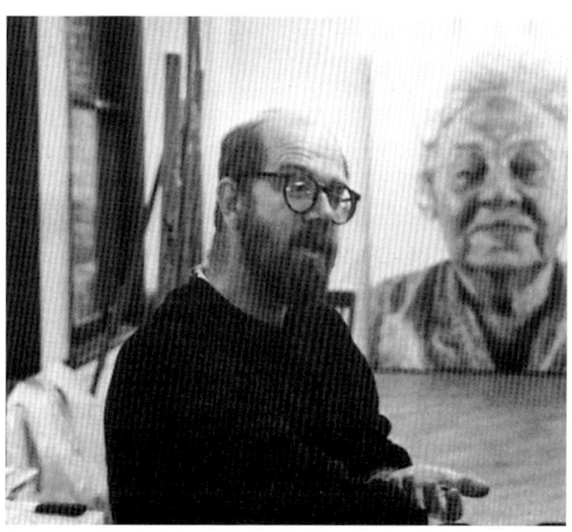

In den Papierarbeiten ab 1981 stellt Close ein weiteres Medium in seine Dienste: Es entstehen Porträts, die aus handgeschöpftem Papier in verschiedenen Grauschattierungen zusammengesetzt sind. Das Bildraster wird durch einen Rost ersetzt, der in jedem Segment mit der flüssigen Papiermasse in den zuvor festgelegten 22 Grautönen ausgefüllt wird und anschließend als verbleibendes Hohlraster das Bild gliedert. Seit 1986 wendet sich Close wieder intensiv der Ölmalerei zu. In einer Art erweiterter pointillistischer Technik mischen sich die Farben bei der Betrachtung aus größerer Entfernung und ergeben die Ganzheit eines Gesichts, von nahem betrachtet, scheiden sich die Farbtöne und bilden einen Teppich abstrakter Kürzel.
Seit Ende 1988 ist Close durch eine schwere Lähmung an den Rollstuhl gefesselt. Die Hilfe von Mitarbeitern und eine am Handgelenk befestigte Manschette für verschiedene Pinsel ermöglichen es ihm, seine komplexen Bildideen immer noch präzise auszuführen.
Close lebt und arbeitet in New York. H. D.

Close Portraits, Ausst.Kat. The Walker Art Center, Minneapolis, 1980
Chuck Close: Works on Paper, Ausst.Kat. Contemporary Arts Museum, Houston, Texas 1985
Lisa Lyons und Robert Storr, *Chuck Close, Paintings and Drawings*, New York 1987
Chuck Close Editions: A Catalogue raisonné, The Butler Institute of American Art, Youngstown, Ohio, 1989
Arthur C. Danto, *Chuck Close: Recent Paintings*, The Pace Gallery, New York 1993
Chuck Close. Retrospektive, hrsg. v. Jochen Poetter und Helmut Friedel, Ausst.Kat. Staatliche Kunsthalle Baden-Baden und Städtische Galerie im Lenbachhaus, München, Stuttgart 1994

LOVIS CORINTH

wurde am 21. Juli 1858 in Tapiau, Ostpreußen (heute Gwardejsk, Rußland) als Sohn eines Gerbers geboren. Bereits ab 1875 entstanden zahlreiche Zeichnungen und Aquarelle. Corinths Interesse an der griechischen und römischen Mythologie und seine Vorliebe für biblische Stoffe wurden schon auf dem Gymnasium in Königsberg geweckt. Dort besuchte er ab 1876 die Kunstakademie bei Otto Günther, der Corinth mit den realistischen Bestrebungen der Weimarer Freilichtmalerei vertraut machte. 1880 ging er an die Münchner Akademie, wo er zunächst die Klasse von Franz von Defregger besuchte, jedoch bald ins Atelier von Ludwig Löfftz wechselte. 1882–1883 mußte Corinth den einjährigen Militärdienst absolvieren.
Bei einem Besuch des Vaters in München entsteht 1883 das *Porträt des Vaters Franz Heinrich Corinth mit Weinglas*, das den Einfluß der naturalistischen Malerei des Leibl-Kreises belegt. Im selben Jahr reist Corinth nach Italien, 1884 nimmt er Malunterricht in Antwerpen. 1884–1887 studiert Corinth in Paris an der Académie Julian bei den bekannten Salonmalern Adolphe William Bouguereau und Tony Robert-Fleury; die zeitgenössische französische Kunst (die Impressionisten, Manet und Courbet) hat aber kei-

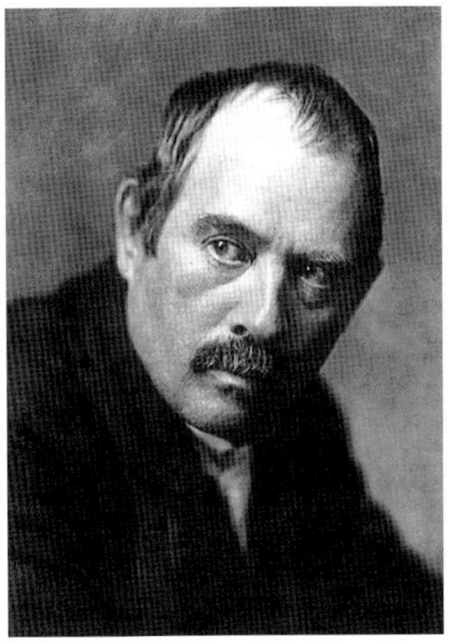

nen Einfluß auf ihn. Danach hält er sich einige Monate in Berlin auf, wo vielleicht sein *Selbstporträt* (1887/88) entsteht, der Beginn einer lebenslangen ästhetischen Selbstanalyse. Die Jahre 1891–1899 verbringt Corinth als freier Maler in München. Trotz Anschluß an die Münchner Sezession von 1892 gelingt es ihm nicht, künstlerisch Fuß zu fassen, da das Münchner Kunstleben von den Künstlerfürsten Franz von Lenbach und Franz von Stuck bestimmt wird. Im Winter 1898/99 begegnet er Max Liebermann und Walter Leistikow, den Gründern der Berliner Sezession, die ihn in Berlin einführen.

Die endgültige Entscheidung, 1901 nach Berlin überzusiedeln, wird erleichtert durch die Zurückweisung des Bildes *Salome mit dem Haupt des Johannes, II. Fassung* (um 1900) durch die Münchner Sezession, das 1900 auf der 2. Ausstellung der Berliner Sezession mit großem Erfolg gezeigt wird. In Berlin vermittelt ihm Leistikow lukrative Porträtaufträge. 1903 heiratet Corinth Charlotte Berend, die erste Schülerin seiner Malschule. Der 1904 geborene Sohn Thomas wird zusammen mit Charlotte zu einem häufigen Motiv in Corinths Bildern, die sich immer stärker einer freien, impressionistischen Malerei nähern, allerdings immer wieder von seinem Interesse für die Historienmalerei durchbrochen.

Die hellere, impressionistische Malweise wird durch Studienreisen nach Kassel, Holland und Belgien 1907–1911 weiter gefördert. Vorbild werden weniger die französischen Impressionisten, die aus dem deutschen Kunstbetrieb aus chauvinistischen Gründen weitgehend ausgesperrt bleiben, als die Malerei alter Meister, wie Frans Hals, Rembrandt und Velázquez, die er noch als Fünfzigjähriger kopiert.

Nachdem Corinth 1911 als Nachfolger von Max Liebermann zum Vorsitzenden der Berliner Sezession gewählt wurde, erleidet er im Dezember des Jahres einen schweren Schlaganfall, der ihn halbseitig lähmt. Auf Reisen an die Riviera, nach Südtirol und Italien 1912–1914 erholt sich Corinth soweit, daß er wieder malen kann. Die zunehmend expressivere Malweise bekundet sich in zupackenden Selbstporträts und furiosen Porträtstudien, die Corinths Ruhm als Porträtmaler begründen. Eine Krise in der Berliner Sezession führt 1913 zur Abspaltung der »Freien Sezession«. Im Unterschied zu Liebermann u. a. bleibt Corinth jedoch in der Sezession und übernimmt 1915 den Vorsitz. 1916–1917 folgen Reisen nach Hamburg, an die Ostsee und nach Tapiau. 1918 wird Corinth zum Professor an der Berliner Akademie der Künste ernannt. 1919 erwirbt er ein Grundstück in Urfeld am Walchensee; das dort entstehende Landhaus dient 1919–1925 jährlich für längere Aufenthalte. Corinth widmet sich hier verstärkt der Landschaftsmalerei. Die *Walchensee*-Bilder gehören zu den herausragenden Leistungen deutscher Malerei und zeigen bis in die heutige neoexpressive Malerei ihre Nachwirkung.

Es folgen bedeutende Ehrungen für den alternden Corinth: 1919 wird er Mitglied der Akademie der Künste in Berlin, 1925 Ehrenmitglied der Bayerischen Akademie in München. Im Juni 1925 reist Corinth nach Amsterdam, um noch einmal Bilder von Rembrandt und Frans Hals zu sehen. Dort erkrankt er an einer Lungenentzündung und stirbt am 17. Juli 1925 in Amsterdam. H.D.

Lovis Corinth 1858–1925: Gemälde und Druckgraphik, Ausst.Kat. Städtische Galerie im Lenbachhaus, München 1975
Lovis Corinth, 1858–1925, hrsg. v. Zdenek Felix, Ausst.Kat. Museum Folkwang, Essen, Köln 1986
Horst Uhr, *Lovis Corinth*, Berkeley, Los Angeles und Oxford 1990
Lovis Corinth. Selbstbiographie, hrsg. v. Renate Hartleb, Leipzig 1993
Lovis Corinth. Gesammelte Schriften, hrsg. v. Kerstin Englert, Berlin 1995
Lovis Corinth. Retrospektive, hrsg. v. Peter-Klaus Schuster, Christoph Vitali und Barbara Butts, Ausst.Kat. Haus der Kunst, München, und Nationalgalerie im Alten Museum, Berlin, München 1996

SALVADOR DALÍ

wurde am 11. Mai 1904 in Figueras, Katalonien, geboren. Dort besuchte Dalí 1918–1921 Malkurse an der städtischen Kunstschule. 1921 bestand er die Aufnahmeprüfung an der Kunstakademie in Madrid und machte wichtige Bekanntschaften mit Vertretern der künstlerischen und literarischen Avantgarde, u. a. Luis Buñuel und Federico García Lorca.

1924 entdeckt Dalí die »metaphysische Malerei« von Giorgio de Chirico und Carlo Carrà. Nachdem er 1926 wegen anhaltender Renitenz von der Akademie verwiesen wird, zieht er sich nach Figueras zurück und widmet sich intensiv der Malerei. In den nächsten Jahren versucht Dalí als unermüdlicher Agitator, die spanische Öffentlichkeit mit dem italienischen Futurismus und den Grundzügen der surrealistischen Bewegung bekannt zu machen, die er 1926 in Paris kennengelernt hat.

1929 hält Dalí sich zum zweiten Mal in Paris auf. Miró stellt den Kontakt zu Tristan Tzara und der surrealistischen Gruppe her. Gemeinsam mit Buñuel dreht er den Film *Un Chien andalou* (Ein andalusischer Hund) und ein Jahr darauf *L'Age d'or* (Das Goldene Zeitalter). Er malt sein erstes surrealistisches Bild, *Le Jeu lugubre* (Das finstere Spiel, 1929), das zwei Tendenzen des zeitgenössischen Surrealismus

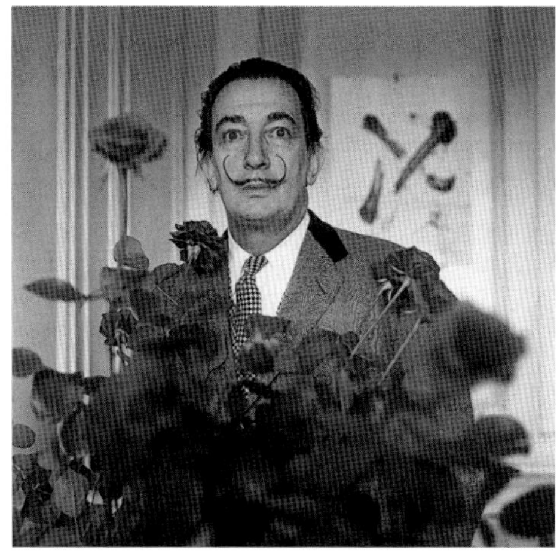

verbindet: den Automatismus und die Darstellung des Traums, die beide in Beziehung zum Werk Freuds stehen, das Dalí bereits seit seiner Studienzeit vertraut ist. Psychisch labil, leidet Dalí unter paranoiden Wahnvorstellungen, aus denen ihn – nach eigener Aussage – Gala Eluard rettet, die ihn mit Paul Eluard in Cadaquès, dem Heimatort seines Vaters, besucht. Dalí wird in die surrealistische Gruppe aufgenommen, und seine erste Ausstellung in Paris in der Galerie Goemans 1929 wird mit Bildern wie *L'Enigme du désir* (Das Rätsel der Begierde) und *Le grand masturbateur* (Der große Masturbator) ein großer Erfolg.

Dalís Bilder nehmen Einflüsse von de Chirico, Max Ernst, Miró und Tanguy auf, inspirieren sich an Arcimboldo, Bracelli und Gaudí und verschmelzen sie zu einer provokativen Bildsprache, die Elemente des Traums und des Unterbewußten in täuschend realistisch, in altmeisterlicher Manier gemalten Bildmetaphern verknüpft. Seine sogenannte »kritisch-paranoide« Methode legt er 1930 in der Schrift *La Femme visible* (Die sichtbare Frau) dar. Dalís exzentrische Haltung wie auch sein Verhältnis zu Gala, immer noch Eluards Frau, führt zum Abbruch der familiären Beziehungen. Aus dem Verkauf eines Bildes erwerben Dalí und Gala ein kleines Fischerhaus in Port Lligat, das sie ständig weiter ausbauen. Auf Dalís Einzelausstellung im Juni 1931 in der Pariser Galerie Pierre Colle erwirbt der New Yorker Galerist Julien Levy *La Persistance de la mémoire* (Die Beständigkeit der Erinnerung, 1931), das erste Bild mit »weichen Uhren«, das Dalí in den USA bekannt macht. 1932 nimmt er an der Ausstellung *Surrealist Paintings, Drawings and Photographs* in der Julien Levy Gallery in New York teil, das Museum of Modern Art erwirbt drei Werke von Dalí, und 1933 folgt, ebenfalls bei Levy, die erste Einzelausstellung von Dalí in New York.

In dieser Zeit beschäftigt er sich u. a. mit Böcklin, Vermeer und Millet, dessen *L'Angelus* ihn zwischen 1932 und 1935 zu zahlreichen Bildern, Objekten und Gedichten inspiriert. Ein 1934 im *Salon des Indépendants* gezeigtes Bild aus seiner *Guillaume-Tell*-Serie führt zum endgültigen Zerwürfnis mit der surrealistischen Gruppe um Breton, da sie in diesem Bild eine »Verherrlichung des Hitler-Faschismus« erkennt. Im selben Jahr werden in der Pariser Buchhandlung Les Quatre Chemins 42 Radierungen und 30 Zeichnungen zu den *Chants de Maldoror* von Lautréamont gezeigt, Dalís bedeutendster graphischer Zyklus, an dem er seit 1932 arbeitet.

1940 fliehen Dalí und Gala nach New York, wo Ende 1941 im Museum of Modern Art die erste große Retrospektive stattfindet, die Dalís Ruhm in Amerika begründet. 1942 erscheint in New York seine Autobiographie *The Secret Life of Salvador Dalí* (Das geheime Leben des Salvador Dalí). 1948 kehren Gala und Dalí nach Port Lligat in Spanien zurück. Dort entsteht eine Reihe von Bildern mit religiösen Themen in perfekter Trompe-l'œil-Manier, die mit raffinierten optischen Tricks die Grenzen zwischen Realität und Traum verwischen. Sie bekunden eine Abkehr vom aggressiven Surrealismus der dreißiger Jahre und ein Engagement für die katholische Kirche. Daneben interessiert sich Dalí für die neuesten physikalischen Erkenntnisse und verschmilzt in seinen Gemälden Theorien der Atomphysik mit dem katholischen Mystizismus seiner Heimat. Auf der Suche nach neuen optischen Effekten setzt er sich ab 1958 u.a. mit der Op Art auseinander. Daraus resultieren immer noch einige verblüffende, großformatige Bilder, die allerdings auch ein wenig wie das Blend- und Feuerwerk wirken, das Dalí um seine Person veranstalten läßt.

Dalí starb am 23. Januar 1989 in Figueras. H.D.

Salvador Dalí. Unabhängigkeitserklärung der Phantasie und Erklärung der Rechte des Menschen auf seine Verrücktheit. Gesammelte Schriften, hrsg. v. Axel Matthes und Tilbert Diego Stegmann, München 1974

Robert Descharnes, *Salvador Dalí*, Köln 1974

Peter Gorsen, *Salvador Dalí, der »Kritische Paranoiker«*, Frankfurt a.M. 1980

Robert Descharnes, *Die Eroberung des Irrationalen. Salvador Dalí, sein Werk – sein Leben*, Köln 1984

400 Obras de Salvador Dalí del 1914 al 1983, Ausst.Kat. Palau Reial de Pedralbes, Barcelona, und Museo Español de Arte Contemporánea, Madrid, 1983

Salvador Dalí 1904–1989, Ausst.Kat. Staatsgalerie Stuttgart und Kunsthaus Zürich, 1989

Salvador Dalí: The Early Years, Ausst.Kat. The Hayward Gallery London, 1994

HANNE DARBOVEN

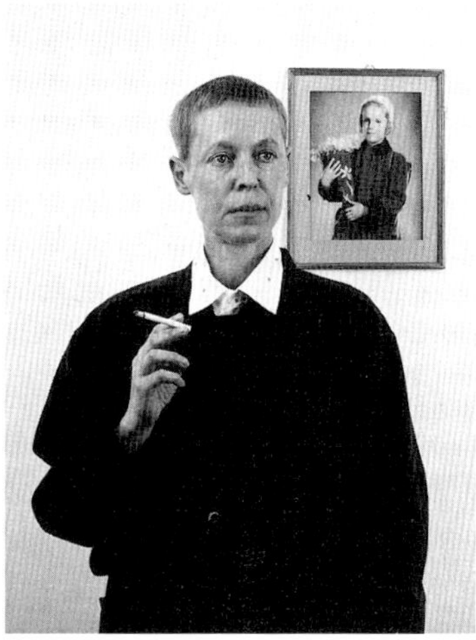

wurde am 29. April 1941 in München geboren. 1965 schloß sie ihr Studium an der Hochschule für Bildende Künste in Hamburg ab, wo sie u. a. die Klasse Alvin Mavigniers besuchte. 1966–1968 folgte ein Aufenthalt in New York; dort kam sie in engen Kontakt mit Künstlern der Minimal Art, insbesondere mit Sol LeWitt und Carl Andre.

Mit den ab 1966 entstehenden sogenannten »Zeichnungsblättern« findet Darboven zu einer Werkform, die bis heute ihre Arbeit bestimmt. Es handelt sich zunächst um Konvolute geometrischer, konstruktionsartiger Zeichnungen auf Millimeterpapier, die Mengendarstellungen von Zeiträumen in Form von Tabellen, Diagrammen, Ziffern und ausgeschriebenen Zahlenreihen beinhalten. Sie stellt in graphisch komprimierter Form mathematische Rechnungen auf, etwa die Ermittlung der Quersummen von Ziffern fortlaufender Daten eines Monats (aus dem Datum 8. 11. 74 folgt so z. B. die Addition 8 + 11 + 7 + 4 = 30), oder erstellt maschinen- und handschriftlich eine unendliche Zahlenlitanei in Wörtern, nach vorgegebenen Systemen aufeinanderfolgend oder sich wiederholend.

Darbovens serielles Arbeiten, ihr Bestreben, übergreifende Strukturen zu finden und hierfür eine möglichst nüchterne Darstellungsweise anzuwenden, weisen auf die Ideen und Methoden der amerikanischen Kunst der sechziger Jahre hin – Minimal Art und Concept Art. Das Schreiben, Zählen, Rechnen und Auflisten ist die operative Grundlage Darbovens, die als ein geschlossenes, genauen Regeln folgendes System die einzelnen Blätter und deren Abfolge bestimmt. Im Gegensatz zu der praktischen Anwendbarkeit, die man diesen Verfahren außerhalb des Kunstkontextes gemeinhin abverlangt, bleiben Darbovens Notate selbstreflexiv. Sie verselbständigen sich in Richtung von Schreibexerzitien, wie etwa in Schreibbewegungen, die keine Buchstaben erkennen lassen.

»Ich schreibe, aber ich beschreibe nichts«, ist ein wesentliches Statement Darbovens. Die Tätigkeit des Schreibens selbst steht für sie im Vordergrund, die Dauer des Tuns, die Zeit, die die Niederschrift wie auch das anschließende Lesen beanspruchen. Der progressive Ablauf, die zeitliche Ausdehnung wird visualisiert, erhält ein graphisches konkretes Äquivalent, ohne einer weiteren Erklärung zu bedürfen.

Im Laufe der Jahre erstellt Darboven unterschiedliche Ordnungsmodelle anhand verschiedenster Vorgaben: Sie benutzt Kalendarien, die Eintragungen von Terminen, Adressen oder stichwortartige persönliche Reflexionen beinhalten, beginnt mit dem Auf- und Abschreiben von Literatur oder wissenschaftlichen Texten, kombiniert Bilder, Ansichtskarten, Porträt- und sonstige Photographien mit Zahlenkolonnen, Strichlisten oder Schriftzeilen. Darbovens Arbeit mit literarischen Vorlagen, etwa Heinrich Heines *Atta Troll* oder Jean-Paul Sartres *Les Mots*, folgt in der Gestaltung der strengen Ordnung eines mathematisch-ästhetischen Systems, dem der Text untergeordnet wird; die Auswahl der Wörter, Sätze und Passagen, die sie abschreibt oder in mathematische Darstellungen transformiert, gibt allein Hinweis auf Darbovens spezifisches Interesse an den Texten.

Anfang der achtziger Jahre werden vermehrt aktuell politische Themen eingeführt, die formale Disziplin bleibt erhalten: Die Kanzlerkandidatur Franz Josef Strauß' oder etwa der Tod Rainer Werner Fassbinders finden über Textzitate aus Nachrichtenmagazinen oder Bildmaterial Eingang in Werkeinheiten wie *Schreibzeit* oder *Weltansichten*. Außerdem erweitert Darboven ihr Repertoire um das Medium Musik. Ihre Vorgehensweise, eine »mathematische Musik« (Darboven) zu entwickeln, entspricht dabei im wesentlichen ihrer Methode zur »mathematischen Literatur«: Zahlenkonstruktionen werden in musikalische Notate überführt, indem u.a. jeder Ziffer eine bestimmte Tonhöhe zugeordnet wird und zusammengesetzte Zahlen in ein Intervall übertragen werden. Es entsteht eine polyphone Komposition, die durch ein eigenes Schreibsystem auf speziell entwickeltem Notenpapier fixiert wird.

Hanne Darboven nahm u. a. 1969 an der Ausstellung *When Attitudes Become Form* in Bern, Krefeld und London teil und war 1972 auf der *documenta 5* und 1982 auf der Biennale in Venedig vertreten. Sie erhielt zahlreiche Einzelausstellungen, etwa 1974 im Kunstmuseum Basel, 1989 im Musée d'Art Moderne de la Ville de Paris (Retrospektive), 1990 im Kyoto Shoin und 1991 in den Deichtorhallen in Hamburg. 1986 wurde ihr der Edwin-Scharff-Preis der Stadt Hamburg zuerkannt, wo die Künstlerin lebt und arbeitet.

C.T.

Hanne Darboven, Ausst.Kat. Westfälischer Kunstverein Münster, 1971

Hanne Darboven. Bismarckzeit, Ausst.Kat. Rheinisches Landesmuseum, Bonn 1979

ArT RANDOM. Hanne Darboven, hrsg. v. Gerd de Vries, Ausst.Kat. Kyoto Shoin, Kyoto 1990

Hanne Darboven. Die geflügelte Erde. Requiem, Ausst.Kat. Deichtorhallen Hamburg, 1991

Ingrid Burgbacher-Krupka, *Konstruiert – Literarisch – Musikalisch/Constructed – Literary – Musical. Hanne Darboven. The Sculpting of Time*, Stuttgart 1994

Hanne Darboven. Evolution Leibniz, 1986, Ausst.Kat. Sprengel Museum Hannover, Stuttgart 1996

ALEXANDER ALEXANDROWITSCH DEINEKA

wurde am 21. Mai 1899 in Kursk geboren. Deineka besuchte 1915–1917 die Kunstschulen in Charkow und studierte anschließend bis 1918 an der dortigen Kunstakademie, wo er bei Michail Pestrikow und A. Ljubimov Unterricht erhielt. Er begeisterte sich für den damals in Rußland aufkommenden Symbolismus, besonders aber für den litauischen Maler M. K. Tschjurlionis und dessen abstrakt-musikalische Kompositionen.

Nach der Revolution arbeitet Deineka 1918 kurzzeitig als Photograph und leitet die Sektion für Bildende Kunst des Komitees für Massenkultur in Kursk. Während seines Militärdienstes 1919–1920 ist er als Bühnenbildner des Wandertheaters beschäftigt und

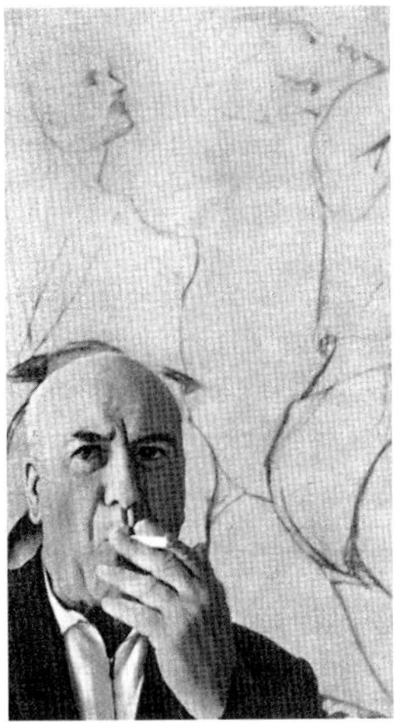

malt Plakate für die Kursker Abteilung der Propagandaagentur ROSTA. In diesen Jahren realisiert Deineka erstmals seine Vorstellung von monumentaler Malerei bei der Dekoration der Agitationszüge und der festlichen Ausgestaltung der Stadt im »grellen Kubismus« (Deineka).

1921–1925 studiert Deineka an der graphischen Fakultät der WChUTEMAS (Höhere Staatliche Künstlerisch-Technische Werkstätten) in Moskau bei W. A. Faworskij und lernt die konstruktive Gestaltung nach den Prinzipien der westeuropäischen Avantgarde (Kubismus, Futurismus) kennen. In den zwanziger Jahren arbeitet er für die satirischen Zeitschriften *Besboschnik u stanka* (Der Atheist an der Werkbank) und *U stanka* (An der Werkbank). Er fertigt Zeichnungen zum Bürgerkrieg und Kompositionen für die Entwicklung eines plakativen Zeitschriftentyps sowie Illustrationen und Titelblätter an. Deinekas Stil unterscheidet sich noch nicht wesentlich von dem anderer sowjetischer Künstler der zwanziger Jahre, zeigt aber ein besonderes Interesse an Bewegungsabläufen und komplizierten Wechselwirkungen zwischen der Ausdruckskraft der Silhouette und dem Bildraum. 1925 wird Deineka von der Redaktion des *Besboschnik u stanka* in das Donezbecken nach Kiew und nach Jekaterinoslaw in der Ukraine geschickt, um dort das Leben der Arbeiter in Gruben und Fabriken in einer graphischen Folge festzuhalten.

Zusammen mit David Sterenberg, Nikolai Kuprejanow, Alexander Tyschler, Jurij Pimenow, Pjotr Williams und Andrej Gontscharow gründet er 1925 die »Gesellschaft der Staffeleimaler« (OST). In den Ausstellungen dieser Künstlervereinigung stellt Deineka seine ersten großen Gemälde vor, darunter auch das berühmte *Die Verteidigung von Petrograd* (1927), in dem die zuvor in den Illustrationen erprobte monumentale Kompositionsweise den entsprechenden Ausdruck findet. An der dritten Ausstellung von OST nimmt Deineka bereits nicht mehr teil, weil er die Tafelmalerei für unzureichend hält, und tritt 1928 der Gruppe »Oktober« bei, die der Agitationskunst einen hohen Stellenwert einräumt.

Die Ausstellungen zum 10. Jahrestag der Oktoberrevolution 1927 und zum 10. Jahrestag der Roten Armee der Arbeiter und Bauern im selben Jahr brachten Deineka allgemeine Anerkennung als Vertreter einer typisch sowjetischen Kunst. Neben Landschaftsbildern und politischen Plakaten entstehen in den dreißiger Jahren Entwürfe für monumentale Wandgemälde für das neue Gebäude des Volkskommissariats für Landwirtschaft und für das Kino im Moskauer Gorki-Park. 1935 tritt Deineka eine Studienreise nach Frankreich, Italien und in die USA an. Anhand der Reiseskizzen schafft er 1935–1936 einen großen Zyklus von Aquarellen und Gemälden. Daneben entstehen monumentale Arbeiten, wie die Mosaiken für die Metrostation Mjakovskaja, Deckengemälde für das Theater der Roten Armee und ein Wandbild für den Sowjetischen Pavillon auf der Pariser Weltausstellung 1937. An der Moskauer Kunsthochschule leitet er 1936–1946 die Werkstatt für monumentale Malerei. Noch vor Kriegsende wird Deineka 1945 zum Direktor der Moskauer Hochschule für angewandte und dekorative Kunst ernannt und erhält die Auszeichnung »Verdienter Kunstschaffender der UdSSR«; 1947 wird er ordentliches Mitglied der Akademie der Künste der UdSSR und beginnt, an plastischen Arbeiten in Holz, Majolika, Bronze, Porzellan und Zement sowie an neuen Mosaiken und Wandbildern zu arbeiten. Die weitere Entwicklung Deinekas wird bestimmt durch die zunehmende Einspannung in den Dienst der Parteipropaganda. Das Wandbild *Die Sowjetunion – Avantgarde des Friedenskampfes in der ganzen Welt* für den Sowjetischen Pavillon auf der Weltausstellung in Brüssel 1958 belegt dies ebenso wie sein Eintritt in die KPdSU (1960) und die nachfolgenden Ehrungen als »Volkskünstler der UdSSR« (1963), die Verleihung des Rotbannerordens (1962) und des Leninpreises (1964).

Deineka starb am 12. Juni 1969 in Moskau. H.D.

Alexander Deineka, Malerei, Graphik, Bildhauerkunst. Monumentalwerke und literarischer Nachlaß, Leningrad 1982

Alexander Deineka, herausgegeben von Jürgen Harten, Ausst.Kat. Städtische Kunsthalle Düsseldorf, 1982

ROBERT DELAUNAY

wurde am 12. April 1885 in Paris geboren. Nach Abbruch der Schule nahm Delaunay 1902 eine Lehre für Bühnendekoration im Atelier von Ronsin in Belleville auf.

Delaunay beginnt, impressionistische Landschaften zu malen, und versucht sich dann, angeregt durch Seurat, in einer Synthese aus Neoimpressionismus und Fauvismus, indem er seine Motive, Porträts und Landschaften, in ein Mosaik aus Farben zerlegt, das sich ungeachtet der Gegenstandswelt dekorativ auf der Bildfläche verteilt. Bei dem Kunsthändler Wilhelm Uhde trifft Delaunay 1907 auf dessen junge russische Frau Sonia Terk, ebenfalls Malerin, die er 1910 heiratet.

Bei der Cézanne-Retrospektive 1907 im *Salon d'Automne* entdeckt er dessen neuartige Raumbehandlung aus der Farbe heraus, die Motiv und Hintergrund fest verklammert, und wendet sie in den folgenden Bildern an. 1909 beginnt er mit einer Serie des Inneren der Kirche von Saint-Séverin, deren lichterfüllter Chorumgang in expressiv gebrochene Kompositionen umgesetzt wird. Dabei geht es ihm um die Vermittlung einer aktiven Seherfahrung, hier noch mit herkömmlichen perspektivischen Mitteln. 1909–1911 und wieder 1924–1930 beherrscht der Eiffelturm die Bildkomposition, monumental aufragend, die Bildgrenzen überschneidend, aufgesplittert, von zuckenden Farblichtern überstrahlt. Als Symbol der Moderne vereint der Eiffelturm die zeitgenössischen Träume und Sehnsüchte nach einem technisch machbaren Utopia, das durch die Fortschritte in Wissenschaft und Technik in greifbare Nähe gerückt zu sein schien. Ausgehend von einem Postkartenmotiv mit einem weiten Panoramablick auf die Dächer von Paris mit dem Eiffelturm im Hintergrund, entwirft Delaunay eine Serie von »Stadt«-Bildern, *Les Villes* (1909–1911), die er mehr und mehr zur Abstraktion führt. Das monumentale *La Ville de Paris* (1912) schließt die sogenannte »destruktive Periode«, die Auseinandersetzung mit dem Kubismus, ab.

Es folgt die Serie der »Fenster«-Bilder, *Les Fenêtres* (1912–1913), mit der er zur »konstruktiven Periode« übergeht, zu einer Malerei der »reinen Farbe« ohne gegenständlichen Bezug. Aus einem Bildmuster simultaner Farbbeziehungen, die in der Wahrnehmung in ständiger Interaktion leuchtend vibrieren, entwickelt Delaunay eine Malerei aus der Farbe als Meditation über Licht, Raum und Bewegung, für die Apollinaire den poetischen Begriff »Orphismus« prägt. Der nächste Schritt führt Delaunay zur Kreisform, die nun als anschaulichstes und genauestes Modell der energetischen Strahlung der Farbe in allen nachfolgenden Bildern Verwendung findet, sowohl in den abstrakten Bildern wie auch den stilisierten Themen der Modernität, der sich Delaunay wie die Futuristen verschreibt. 1912 besucht Paul Klee ihn in seinem Atelier, und er erhält eine Ausstellung in der Berliner Galerie »Der Sturm« von Herwarth Walden. Seine Schrift »Über das Licht« erscheint, übersetzt von Klee, 1912 in der Zeitschrift des »Sturm«.

In den zwanziger Jahren arbeitet Delaunay zusammen mit seiner Frau an Ausstattungsprojekten für Diaghilews *Ballets Russes*, die dadaistischen Theater-

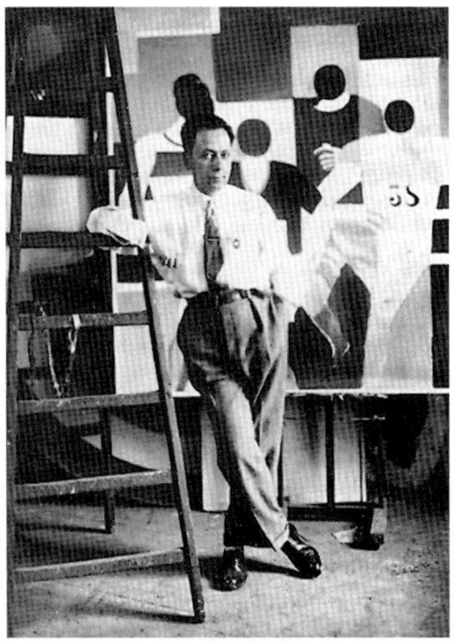

stücke von Tristan Tzara oder Filme von Marcel Herbier und René le Somptier. Erst ab 1930 greift er die Malerei wieder auf.
Die nun entstehenden Werke gehören zu den Inkunabeln der abstrakten Kunst. Entwickelt in einem Klima, das der abstrakten Malerei durch die Woge der Surrealismen nicht gerade gewogen war, bezeichnen sie eine kunstgeschichtliche Wendemarke, die mit den »Fenster«-Bildern einsetzte. Zum einen können sie als Vorbild einer auf das Farbsehen angelegten Optical Art verstanden werden, zum anderen als Leitmotiv für eine konkrete, konstruktive Malerei. Delaunay geht es jedoch nicht um eine starre geometrische Kunst, für ihn bedeutet »reine Malerei« eine sensible, allgemein verständliche Bildsprache aus Farben, die den Bedürfnissen der Zeit gerecht wird, vielseitig einsetzbar, von einfachen Tafelbildern über komplexe Dekorations- und Ausstattungsstücke bis hin zu monumentalen Wandgestaltungen, wie etwa zur Weltausstellung in Paris 1937 oder zum *Salon des Tuileries* 1938, wo er noch einmal die Synthese aus der Farbe vor Augen führt.
Bereits an Krebs erkrankt, gründet Delaunay 1939 ein Forum abstrakter Malerei, den »Salon des Réalités Nouvelles«, und hält die berühmten Donnerstagabend-Vorträge über seine künstlerische Entwicklung. Bei Ausbruch des Zweiten Weltkriegs fliehen die Delaunays in die Auvergne, dann nach Mougins ins Midi.
Delaunay starb am 25. Oktober 1941 in Montpellier.
H. D.

Gustav Vriesen, *Robert Delaunay. Licht und Farbe des Orphismus*, Köln 1967
Hajo Düchting, *Robert Delaunays »Fenêtres«: peinture pure et simultané. Paradigma einer modernen Wahrnehmungsform*, München 1982
Michel Hoog, *Robert Delauany*, Paris 1976; dt. München 1983
Robert Delaunay, Zur Malerei der reinen Farbe. Schriften von 1912 bis 1940, hrsg. v. Hajo Düchting, München 1983
Peter-Klaus Schuster (Hrsg.), *Delaunay und Deutschland*, Ausst.Kat., Staatsgalerie moderner Kunst, München 1985
Robert et Sonia Delaunay, Ausst.Kat. Musée d'Art Moderne de la Ville de Paris, 1985

JAN DIBBETS

wurde am 9. Mai 1941 in Weert, Niederlande, geboren. 1959–1963 absolvierte er ein Studium an der Academie voor Beeldende en Bouwende Kunsten in Tilburg. Mit einem British Council Scholarship setzte er 1967 sein Studium an der St. Martin's School of Art in London fort. Im selben Jahr gründete er zusammen mit Ger van Elk und Reinier Lucassen das »International Institute for Re-education of Artists« in Amsterdam.
Seine frühen künstlerischen Arbeiten Ende der sechziger Jahre, die im Zusammenhang mit den Ideen und der Ästhetik der Land Art stehen, versteht Dibbets als Weiterführung der traditionellen niederländischen Landschaftsmalerei. Es handelt sich um die sogenannten *Perspective Corrections* (Perspektiv-Korrekturen), die er mit den Medien Photographie, Diaprojektion, Film und Video realisiert. Dibbets interessiert sich für die Beziehung unterschiedlicher Wahrnehmungsperspektiven – die des menschlichen Auges und die der Kamera: Er integriert in Außen- oder Innenraumsituationen mit Hilfe etwa von Klebebändern oder Drahtkonstruktionen geometrische Umrißformen, die er, von einem bestimmten zentralen Standpunkt aus gesehen, entgegen dem perspektivischen Fluchtliniengesetz anlegt. Auf der Schwarzweißaufnahme, die Dibbets anschließend vom entsprechenden Standpunkt aus erstellt, erscheint die geometrische Kontur samt Inhalt als eigene, unabhängige Fläche innerhalb der räumlichen Gesamtsituation.
Diese Spannung zwischen vermeintlich objektiver Wahrnehmung durch die Photographie und empirischem Raum, zwischen Raumsuggestion und Raumerfahrung, entwickelt Dibbets Anfang der siebziger Jahre weiter, indem er zusätzlich mit den Phänomenen Licht und Zeit operiert und deren Einfluß auf die visuelle Wahrnehmung aufzeigt. *The Shortest Day at the Van Abbemuseum* (Der kürzeste Tag am Van Abbemuseum, 1970) etwa zeigt die kontinuierliche Transformation eines Ortes, der durch eine feste perspektivische Einstellung innerhalb des Tagesablaufs mehrmals photographisch festgehalten ist. Dibbets montiert die einzelnen Aufnahmen innerhalb eines regelmäßigen, linear angelegten Rasters, so daß auf der endgültigen Bildfläche ein kontinuierliches Ansteigen und Wiederabschwellen von Helligkeits- bzw. Farbzonen erscheint.
Seit Anfang der achtziger Jahre kombiniert Dibbets seine photographischen Arbeiten mit zeichnerischen und malerischen Elementen. Ein wichtiges photographisches Motiv wird dabei das Fenster, das Dibbets in Arbeiten wie *Minneapolis* (1987) oder *Barcelona Window* (1989–1990) aufnimmt. Die Fenster, die architektonisch als Mittler zwischen Außen- und Innenraum fungieren, sind aus einer extremen Perspektive aufgenommen, so daß ihre symmetrische Grundform verzerrt erscheint. Dibbets löst das Bildmotiv, knapp um den Fensterrahmen beschnitten, aus seinem architektonischen Zusammenhang und fügt es in eine malerisch monochrom grundierte Fläche. Bei *Wayzata Triptych* (1989) ergänzt er Photographie und Malerei durch geometrische Zeichnungen: Von den Winkeln des perspektivisch verzerrt wiedergegebenen rechtwinkligen Fensters führt je eine Linie zu den Ecken des gesamten Bildfeldes und gibt damit das Gerüst zur bildnerischen Konstruktion von Räumlichkeit, ohne jedoch eine einheitliche Raumillusion suggerieren zu können. Was somit auf der Bildfläche künstlich zusammengeführt wird, muß im Kopf des Betrachters mühsam wieder auseinanderdividiert werden, ohne daß er dabei letztlich eine klarere perspektivische (= durchschauende) Bildvorstellung erlangen kann. Es bleibt die Irritation, aber gleichfalls eine Intensivierung der Bildbetrachtung, die Dibbets provozieren will.

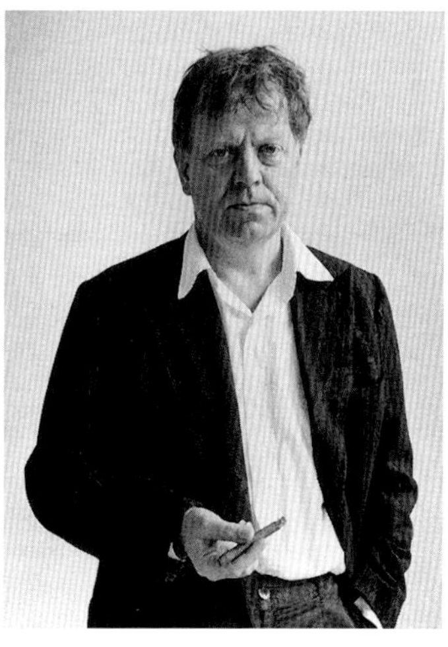

Dibbets erhielt 1979 den Rembrandt-Preis der Johann-Wolfgang-Goethe-Stiftung in Basel und hat seit 1984 eine Professur an der Kunstakademie Düsseldorf. Wichtige Einzelausstellungen veranstalteten u. a. 1972 das Stedelijk Museum in Amsterdam, 1987 das Solomon R. Guggenheim Museum in New York und das Walker Art Center in Minneapolis sowie 1991 das Centre National de la Photographie in Paris. Er war außerdem auf internationalen Ausstellungen vertreten, wie der *documenta 5* (1972), *6* (1977) und *7* (1982), *When Attitudes Become Form* in der Kunsthalle Bern (1969) oder *Conceptual Art: A Perspective* im Musée d'Art Moderne de la Ville de Paris (1989).
Dibbets lebt und arbeitet in Amsterdam. C. T.

Jan Dibbets: Autumn Melody, Ausst.Kat. Kunstmuseum Luzern, 1975
Jan Dibbets, Ausst.Kat. Stedelijk Van Abbemuseum, Eindhoven 1980
Jan Dibbets, Ausst.Kat. Kamakura Gallery, Tokyo 1982
Jan Dibbets, Ausst.Kat. Walker Art Center, Minneapolis 1987
Jan Dibbets, Ausst.Kat. Galerie Lelong, Paris 1989
Rudi Fuchs und Gloria Moure, *Jan Dibbets. Interior Light, Works on Architecture 1969–1990*, New York 1991

OTTO DIX

wurde am 2. Dezember 1891 in Untermhaus bei Gera geboren. Durch Vermittlung seines Zeichenlehrers erhielt Dix ein Stipendium für die Ausbildung an der Kunstgewerbeschule in Dresden, an das jedoch die Bedingung einer absolvierten Handwerkslehre geknüpft war. 1905–1909 machte Dix daher eine Lehre als Dekorationsmaler in Gera. 1910–1914 besuchte er die Kunstgewerbeschule in Dresden und erhielt wichtige Anregungen durch die Meister der deutschen und italienischen Renaissance in den Dresdner Sammlungen. Er war aber auch von einer Ausstellung van Goghs 1912 in Dresden beeindruckt und lernte auf Reisen die Kunst des deutschen Expressionismus und des Futurismus kennen. 1914 meldete sich Dix freiwillig zur Feldartillerie, wurde zum MG-Schützen ausgebildet, kämpfte als Truppenführer an vorderster Front und wurde, mehrfach mit Kriegsauszeichnungen dekoriert, bis zum Vizefeldwebel befördert.
1919–1922 setzt Dix sein Studium an der Dresdner Akademie fort, befreundet sich u. a. mit Conrad

Felixmüller und wird Mitbegründer der »Dresdner Sezession – Gruppe 1919«. Zunächst vom Expressionismus beeinflußt, lernt er 1920 George Grosz kennen, nimmt an der Dada-Messe in Berlin teil und wechselt zu einer immer stärkeren realistischen Darstellung. Auf Anraten von Felixmüller siedelt Dix 1922 nach Düsseldorf über und schließt sich als Meisterschüler an der Kunstakademie dem Kreis um Johanna Ey (»Mutter Ey«) und der Gruppe »Das Junge Rheinland« an. Ab 1924 ist Dix Mitglied der Berliner Sezession, zieht 1925 nach Berlin und bestreitet dort seinen Lebensunterhalt als erfolgreicher Porträtmaler. Er beteiligt sich 1925 an der Ausstellung *Neue Sachlichkeit* in Mannheim und wird seit 1926 durch die renommierte Galerie Nierendorf vertreten. 1927 folgt Dix einer Berufung an die Kunstakademie nach Dresden.

1927–1928 entsteht das *Großstadt*-Triptychon, ein schillerndes Sittenbild der zwanziger Jahren mit karikaturartig überzeichneten Typen in grellen Farben, überhöht durch die sakrale Form des Triptychons; im Mittelteil ist die vergnügungssüchtige bürgerliche Schicht mit beißender Ironie dargestellt, in den Seitenflügeln die Kehrseite der glanzvollen Gesellschaft, Kriegskrüppel und Prostituierte. Durch die Kriegserlebnisse ernüchtert, entwickelt Dix in den zwanziger Jahren einen Stil der Häßlichkeit, der ihm wahrer und ehrlicher als die »Schönfärberei« und das Pathos des Expressionismus erscheint. In seinen Porträts werden selbst bekannte und beliebte Persönlichkeiten des öffentlichen Lebens, wie die *Tänzerin Anita Berber* (1925) oder die *Journalistin Sylvia von Harden* (1926), gnadenlos demaskiert und auf ihre »nackte Menschlichkeit« zurückgeführt. Fast paradox mutet dabei die besondere Bedeutung an, die Dix der Maltechnik zumißt. Ab 1924 belebt er eine altmeisterliche Lasurtechnik auf Holztafel, die das drastisch-groteske Bildgeschehen in makelloser Glätte und Feinheit im Detail vorführt, aber auch den Eindruck großer Kühle und Distanziertheit hervorruft. Die kritische Betrachtung seiner Zeitgenossen führt Dix jedoch nie zu einer gänzlich misanthrophischen, zynischen Einstellung. Der harte distanzierte Blick auf den Menschen wird nie von Haß geleitet oder von der Suche nach Schuldigen für die offensichtliche Misere, wie das für George Grosz zutreffen mag. Insofern kann Dix sich für sein Menschenbild engagieren, ohne sich von politischen Gruppierungen einspannen zu lassen, was ihm in der Nachkriegszeit Tadel wie Sympathie einbringt.

1933 durch die Nazis aus dem Lehramt entlassen, vollzieht sich eine dramatische Wende im Leben wie im Werk von Dix. Wegen seines Hauptwerkes, des Triptychons *Der Krieg* (1932), schwersten Angriffen ausgesetzt – Wehrsabotage, Verletzung sittlicher Gefühle – und in der Hetzausstellung *Entartete Kunst* 1937 diffamiert, zieht er sich nach Hemmenhofen am Bodensee zurück und beginnt, Landschaften im Stil der Altdorfer-Schule sowie allegorische und christliche Themen zu malen. Noch 1945 wird er zum Volkssturm eingezogen und gerät in Colmar in französische Gefangenschaft.

Nach einer schwierigen Anlaufzeit folgt nach dem Krieg die Rehabilitierung und Würdigung von Dix, allerdings nur mit seinem Werk der zwanziger Jahre; auf der *documenta 1* 1955 wird z.B. das *Elternbildnis*

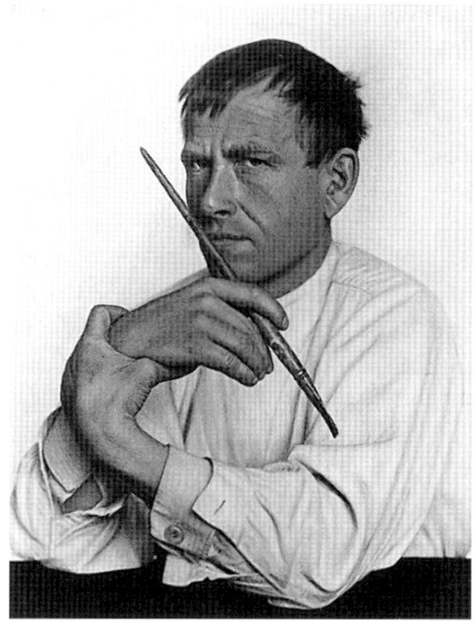

von 1924 ausgestellt. Professuren in Dresden und Berlin lehnt Dix ab, um sich ganz einer expressiven Malerei zu widmen, die allerdings thematisch nicht die gleiche Ausdrucksstärke erreicht wie sein Vorkriegswerk. Anläßlich des 75. Geburtstages erhält Dix 1966 zahlreiche Ehrungen, u.a. den Lichtwark-Preis der Stadt Hamburg und den Martin-Andersen-Nexö-Preis der Stadt Dresden.

Dix starb am 25. Juli 1969 in Singen. H.D.

Dietrich Schubert, *Otto Dix in Selbstzeugnissen und Bilddokumenten*, Hamburg 1980
Fritz Löffler, *Otto Dix – Leben und Werk*, Dresden 1972
Eva Karcher, *Otto Dix 1891–1969. Leben und Werk*, Köln 1988
Otto Dix. Zum 100. Geburtstag 1881–1991, Ausst.Kat. Galerie der Stadt Stuttgart und Nationalgalerie Berlin, 1991
Otto Dix, Ausst.Kat. Tate Gallery, London 1992
Andreas Strobl, *Otto Dix. Eine Malerkarriere der zwanziger Jahre*, Berlin 1996

JEAN DUBUFFET

wurde am 31. Juli 1901 in Le Havre geboren, wo seine Eltern als Weingroßhändler zur gutbürgerlichen Gesellschaft gehörten. Dubuffet zeichnete leidenschaftlich gern und studierte bereits während seiner Gymnasialzeit an der Ecole des Beaux-Arts in Le Havre. 1918 schrieb er sich an der Académie Julian in Paris ein, verließ sie jedoch nach sechs Monaten wieder, um autodidaktisch weiterzuarbeiten und sich dem Studium alter Sprachen, der Literatur, Philosophie und Musik zu widmen.

Durch die Begegnung mit Suzanne Valadon, Raoul Dufy, Max Jacob u.a. angeregt, interessiert sich Dubuffet für die Dada-Bewegung, ohne sich ihr jedoch anzuschließen. Nach seiner Militärzeit (1923–1924) entschließt er sich, die Malerei aufzugeben und in der Weinhandlung seines Vaters zu arbeiten. 1930 gründet er eine eigene Weinhandlung und führt mit seiner Frau Paulette Bret und der Tochter Isalmine ein ruhiges, bürgerliches Leben. 1933–1934 kehrt Dubuffet für kurze Zeit zur Malerei zurück, doch erst nach dem Krieg beschließt er, sich wieder ganz der Malerei zu widmen. Auf Drängen des Schriftstellers Georges Limbour stellt er 1944 erstmals in der Pariser Galerie René Drouin aus. Das Publikum ist von Dubuffets »barbarischen« Bildern irritiert, nur einige wenige, darunter Henri Michaux, Gaston Chaissac und André Breton, sind begeistert. Auch die zweite Ausstellung bei Drouin 1946 mit Bildern aus pastos vermischten Materialien (wie Asphalt, Teer, Zement, Gips, Lack, Sand, Kohlenstaub, Glasstücken, Kieselsteinen, Schnüren usw.), in die archaische Figuren hineingekratzt sind, löst einen Proteststurm aus. Anregung für diese ungewöhnliche Gestaltungsweise findet Dubuffet in Kinderzeichnungen, Straßengraffitis und der Kunst der Geisteskranken, die er seit 1947 sammelt und auswertet. In seiner »Compagnie de l'art brut« propagiert er eine Kunst ohne akademische Vorbildung gegen die Künstlichkeit und Unwahrhaftigkeit der sogenannten »Hochkultur«. Nach einer dritten Reise in die Sahara veröffentlicht Dubuffet 1949 »L'Art brut préferé aux arts culturels« (Lieber die Art Brut als die Künste des Kulturbetriebs), ein Manifest der Art Brut. Während eines mehrmonatigen Aufenthalts in New York hält er 1951 anläßlich einer Ausstellung im Arts Club of Chicago die manifestartige Rede »Antikulturelle Standpunkte«.

Anfang 1954 macht Dubuffet die ersten plastischen Arbeiten, die meist aus Abfällen, Wurzeln und Holzteilen zusammengesetzt oder aus Schlacken und Pappmaché geformt sind. 1955–1957 entsteht die Bildserie *Tableaux d'Assemblages*, minuziös farbig strukturierte Leinwände, die zerschnitten und mosaikartig zu abstrakten Landschaften und Gärten zusammengesetzt sind. In anderen Verfahrensweisen setzt Dubuffet materielle Strukturen in subtile informelle Flächen, wie z.B. in der Folge der *Matériologies* (1959), reliefartige Bilder aus zerknülltem bemaltem Silberpapier, Pappmaché, Kunststoffharzen und Sand. Über das Material gerät er wieder zum Naturvorbild, ohne es allerdings mimetisch nachahmen zu wollen, sondern um aus der allgemeinsten Stofflichkeit das Elementare und Wesentliche herauszuschöpfen. Dubuffets größter Graphik-Zyklus, vierhundert Lithographien, die 1958–1962 unter dem Titel *Phé-*

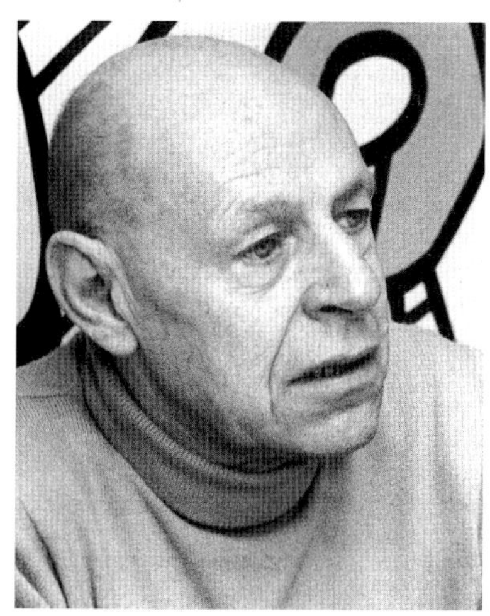

nomènes entstehen, demonstriert seine phänomenologische Sicht.
1962 beginnt Dubuffet die Arbeit am *L'Hourloupe*-Zyklus, Bildern mit einer zellenartigen Struktur, die er als eine Art Sprache versteht, welche mit ihrem Geflecht von Bezügen zwischen figurativen und abstrakten Lesarten ab 1966 auch auf die plastische Gestaltung und später auf Freiplastiken und Architektur übertragen wird. In den Großplastiken und raumgreifenden Environments verändert sich das skripturale Gewebe der Bilder zu einfacheren, flächenteilenden Linien und großteiligen Schraffuren. Der Umsetzung seiner »Hourloupe«-Sprache in dreidimensionale Gebilde, wie etwa in der *Villa Falbala* 1969–1975 in Périgny, folgt der konsequente Schritt zur tatsächlichen Bewegung: Nach umfangreichen Vorarbeiten wird das surreale Schauspiel *Coucou Bazar* 1973 im Guggenheim Museum in New York und anläßlich einer Retrospektive im Grand Palais in Paris gezeigt. Für diese Aufführungen komponiert Dubuffet eine eigene Geräuschmusik. Die folgenden Bildgruppen münden zunehmend in ein informelles Ausloten des Malprozesses: Die *Mires* (Testbilder) von 1983 und vor allem *Non-Lieu* (Einstellung des Verfahrens) von 1984 zeigen lediglich vehement gesetzte Pinselzüge und elementare Gesten, doch auch diese letzten Bildserien wurzeln in Dubuffets Auffassung, das Sichtbare als Entwurf der Einbildungskraft zu verstehen.
Dubuffet starb wenige Wochen nach Abfassen seiner Autobiographie am 12. Mai 1985 in Paris. H.D.

Max Loreau, *Jean Dubuffet, stratégie de la création*, Paris 1973
Michel Thévoz, *Dubuffet*, Genf 1986
Mildred Glimcher, *Jean Dubuffet: Towards an Alternative Reality*, New York 1987
Laurent Danchin, *Jean Dubuffet, peintre-philosophe*, Lyon 1988
Michel Ragon, *Jean Dubuffet, paysage du mental*, Paris und Genf 1989
Andreas Franzke, *Dubuffet*, Köln 1990

MARCEL DUCHAMP

wurde am 28. Juli 1887 in Blainville Crevon in der Nähe von Rouen geboren. Nach Beendigung seiner Schulausbildung zog Duchamp 1904 nach Paris, wo er zusammen mit seinem Bruder Gaston (später unter dem Namen Jacques Villon bekannt) im Künstlerviertel auf dem Montmartre wohnte und sich an der Académie Julian einschrieb, ohne sich jedoch sonderlich um seine künstlerische Entwicklung zu bemühen. Einige Karikaturen für Zeitschriften wie *Le Rire* und *Le Courrier Français* offenbarten schon den Sinn für Doppelbödiges.
Bereits ab 1908 stellt Duchamp im *Salon d'Automne* aus und ab 1909 im *Salon des Indépendants*, wo Guillaume Apollinaire 1910 »sehr häßliche Akte« von Duchamp registriert. In seinen frühen Arbeiten mischen sich Einflüsse des Symbolismus, Cézannes und der Fauves, bevor er sich 1911 dem Kubismus zuwendet; so zeigt etwa *Les joueurs d'échecs* (Die Schachspieler) seine Lieblingsbeschäftigung, das Schachspiel, in kubistische Facetten zerlegt. Im selben Jahr experimentiert Duchamp mit futuristischen Bewegungsabläufen (*Jeune homme triste dans un train*, Trauriger junger Mann in einem Zug) und malt sein erstes Maschinenobjekt, eine Kaffeemühle, *Moulin à café*, bei der die Bewegung durch gepunktete Linien und einen Pfeil angedeutet ist, was auf die Kenntnis der Chronophotographie von Marey verweist. Auf dem Höhepunkt der Kubismusdiskussion entsteht Duchamps berühmtes Bild *Nu descendant un escalier* (Akt, eine Treppe herabsteigend, 1912); er muß das Bild jedoch aus dem *Salon des Indépendants* zurückziehen, da die Kubisten darin einen Verrat ihrer Ideen vermuten.
Duchamp wendet sich in der Folge, angeregt vor allem durch die Sprachexperimente von Raymond Roussel, immer stärker von der traditionellen Malerei ab und verfolgt eine »Peinture conceptionelle«, wie er sie 1912 durch Bilder wie *Mariée* (Braut) und Zeichnungen wie *La Mariée mise à nu par les célibataires* (Die Braut von den Junggesellen nackt entblößt) sowie Notizen vorbereitet, die spätere Quelle für sein Hauptwerk *La Mariée mise à nu par ses célibataires, même*, an dem er 1915–1923 arbeitet. Der triumphale Erfolg von *Nu descendant* auf der *Armory Show* 1913 in New York beendet gleichzeitig Duchamps Karriere als Maler der Pariser Avantgarde. Sein letztes Gemälde, *Tu m'*, entsteht 1918 als Auftragsarbeit für Katherine Dreier, bevor er sich endgültig von der »retinalen« Kunst der Malerei abwendet.
Noch in Paris beschäftigt Duchamp sich bereits mit weiteren Vorarbeiten zum *Großen Glas*, darunter die *Broyeuse de Chocolat* (Schokoladenreibe, 1913) und das seltsame Objekt *3 stoppages-étalons* (Drei Musterfäden, 1913–1914), Maßeinheiten des Zufalls, dem Duchamp im kreativen Prozeß einen wichtigen Platz einräumt. In seinem Atelier entstehen zu dieser Zeit die ersten »Ready-mades«, das umgekehrt auf einen Schemel montierte Vorderrad eines Fahrrads und ein Flaschentrockner, die er allerdings erst nach seiner Ankunft in den USA 1915 als solche bezeichnet. In New York, wo Duchamp sich nach Ausbruch des Ersten Weltkriegs für einige Jahre niederläßt, folgen weitere Ready-mades, industriell gefertigte Massenartikel, die, als solche belassen oder geringfügig verändert, mit einer Signatur und meist auch einer Inschrift versehen werden; so schreibt er etwa 1915 auf eine neu erworbene Schneeschaufel »In advance of the broken arm« (Dem gebrochenen Arm voraus). Als Mitbegründer der »Society of Independent Artists« reicht Duchamp 1917 ein mit »R. Mutt« signiertes Urinoir unter dem Titel *Fountain* für eine Ausstellung ein, das jedoch zurückgewiesen wird, was zum Rücktritt Duchamps und Walter Arensbergs, seines ersten Sammlers und Mäzens in Amerika, führt. Die meist verschollenen Ready-mades werden von Arturo Schwarz anläßlich einer Ausstellung in Mailand 1964 neu aufgelegt und von Duchamp signiert. Erst damit beginnt die eigentliche und häufig einseitige Rezeption der Ready-mades als deklaratorischer Akt und institutionskritische Geste.
1915 beginnt Duchamp mit der Vorarbeit am *Großen Glas*, das er acht Jahre später, mit seiner Rückkehr nach Paris, als »endgültig unvollendet« beläßt. Im *Großen Glas* versammelt Duchamp alle wichtigen Themen der Avantgarde (Bewegung, Raum-Zeit, vierte Dimension) und knüpft sie an eine persönliche

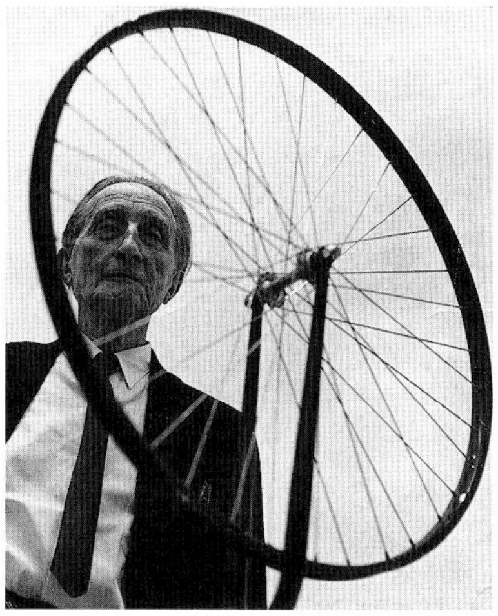

Symbolik voller erotischer, aber auch hermetisch-mystischer Konnotationen.
Im April 1920 gründen Duchamp, Katherine Dreier und Man Ray die »Société Anonyme, Inc.«, eine erste Ausstellungsplattform für moderne Kunst in Amerika. In den Dadaisten- und Surrealistenkreisen von Paris hoch verehrt, weigert sich Duchamp dennoch weiterhin, am offiziellen Kunstbetrieb teilzunehmen, und bestreitet statt dessen Schachmeisterschaften oder verfaßt Schachbücher. Die künstlerische Abstinenz Duchamps wird erst wieder 1934 unterbrochen, als er zum einen beschließt, alle Notizen und Skizzen, die zur Entstehung des *Großen Glases* führten, in einer Publikation zu sammeln (*La Boîte verte*, 1934), und zum anderen, seine wichtigsten Werke (Malerei, Ready-mades, Notizen zum *Großen Glas*, auch das *Glas* selbst) in Miniaturen und Faksimiles in einer aufklappbaren Schachtel herauszugeben (*La Boîte-en-valise*, 1936–1941). Einige Werke Duchamps werden auf wichtigen internationalen Ausstellungen gezeigt und begründen seinen Ruhm als Anreger der sich rasch entwickelnden amerikanischen Kunstszene. Ab 1942 endgültig in New York ansässig, stellt Duchamp im selben Jahr die *Boîte-en-valise* als »tragbares Museum« bei der Eröffnung von Peggy Guggenheims Galerie »Art of This Century« aus. Obwohl er die nächsten Jahrzehnte kaum neue Werke herstellt, ist Duchamp im Bewußtsein der amerikanischen Öffentlichkeit durch zahlreiche Ausstellungen, auf denen frühere Arbeiten gezeigt werden, präsent, so z. B. 1953 bei *DADA 1916–1923* in New York. In Paris werden 1955 in der Ausstellung *Le Mouvement* einige seiner *Rotoreliefs* (*Disques optiques*) von 1935 gezeigt, eine frühe Manifestation der kinetischen Kunst, mit der Duchamp sich bereits 1920 in dem gemeinsam mit Man Ray entworfenen »optischen Präzisionsgerät« *Rotative Plaques Verre (Optique de précision)* auseinandersetzte: rotierende Glasplatten, die einen optischen Täuschungseffekt erzeugen.
Zwei Jahre nach Fertigstellung seiner letzten künstlerischen Arbeit, *Etant donnés* (1946–1966) stirbt Duchamp überraschend am 2. Oktober 1968 in Neuilly. Auf dem Grabstein steht die von ihm selbst verfaßte Inschrift »D'ailleurs, c'est toujours les autres qui meurent« (Übrigens sterben immer die anderen).
H.D.

Marcel Duchamp, hrsg. v. Anne d'Harnoncourt und Kynaston McShine, Ausst.Kat. The Museum of Modern Art, New York, und Philadelphia Museum of Art, 1973; 2. Auflage 1989
Joseph Masheck (Hrsg.), *Marcel Duchamp in Perspective*, Englewood Cliffs, New Jersey, 1975
Marcel Duchamp, Ausst.Kat. Musée National d'Art Moderne, Centre Georges Pompidou, 4 Bde., Paris 1977
Robert Lebel, *Marcel Duchamp*, Paris 1985
Dieter Daniels, *Duchamp und die anderen. Der Modellfall einer künstlerischen Wirkungsgeschichte in der Moderne*, Köln 1992
Marcel Duchamp. Interviews und Statements, hrsg. v. Serge Stauffer, Stuttgart 1992
Marcel Duchamp. Opera, Ausst.Kat. Palazzo Grassi, Venedig 1993
Marcel Duchamp. The Complete Works, hrsg. v. Arturo Schwarz, New York 1996

MAX ERNST

wurde am 2. April 1891 in Brühl bei Köln geboren. Erste künstlerische Anregungen erhielt er durch seinen Vater, der ein begabter und ambitionierter Freizeitmaler war. 1910 schrieb sich Ernst an der Universität Bonn für Philosophie, Psychiatrie und Kunstgeschichte ein, verstand sich aber vorwiegend als Maler. Er beschäftigte sich insbesondere mit der Malerei von van Gogh, Gauguin, Seurat, Matisse, Kandinsky und Macke, mit dem er sich 1910 anfreundete.

Schon bevor 1922 das Buch *Bildnerei der Geisteskranken* von Hans Prinzhorn erscheint, interessiert sich Ernst für die kreativen Äußerungen seelisch Erkrankter und wird später durch die Surrealisten in diesem Interesse bestätigt. Angeregt durch die Freundschaft mit August Macke, gerät er in den Kreis der »Rheinischen Expressionisten« und nimmt 1912 an deren Ausstellung *Das Junge Rheinland* in Köln und Bonn teil. Ernsts expressionistisches Frühwerk ist gekennzeichnet durch kräftige, oft komplementär gesetzte Farben, einen freien, gestischen Pinselduktus und expressiv gelängte bis verzerrte Figurendarstellungen. Durch Macke lernt er Guillaume Apollinaire und Robert Delaunay kennen und ist 1913 ebenfalls im *Ersten Deutschen Herbstsalon* in Herwarth Waldens Galerie »Der Sturm« in Berlin vertreten. Im selben Jahr unternimmt er seine erste Paris-Reise.

Bei Kriegsausbruch meldet sich Ernst freiwillig und wird nach einer Ausbildung bei der Feldartillerie nach Frankreich, später nach Polen abkommandiert. Noch während des Krieges erhält er 1916 eine kleine Ausstellung in der Galerie »Der Sturm« (zusammen mit Georg Muche). Dort trifft er auf George Grosz und Wieland Herzfelde, die 1918 zu Gründungsfiguren der Berliner Dada-Bewegung werden sollten. Im selben Jahr erfolgt die Eröffnung des Cabaret Voltaire in Zürich, gegründet von Hugo Ball, und die Wortschöpfung »Dada« gibt der Bewegung ihren Namen. 1919 gründet Ernst zusammen mit Hans Arp und Johannes Baargeld die Kölner Dada-Gruppe »Zentrale W/3« und entfaltet als einer der führenden Köpfe eine Vielzahl dadaistischer Aktivitäten. Durch die Kontakte mit den Pariser Dadaisten bestärkt, zieht Ernst 1922 nach Paris, wo er seine ersten Collagenbücher veröffentlicht (*Répétitions* mit Gedichten von Paul Eluard, *Les Malheurs des immortels* mit Gedichten von Eluard und Ernst). Die perfekt montierten Collagen u.a. aus Fragmenten alter Holzschnittillustrationen schaffen eine unauflösbare Spannung zwischen Realität und Traumwelt, in die nicht selten aggressive Impulse hineinspielen.

Es entstehen die ersten proto-surrealistischen Bilder, wie *Der Elefant von Celebes* (1921) und *Oedipus Rex* (1922), die im *Salon des Indépendants* auf den Beifall der Kubisten, namentlich von Braque und Gris, stoßen. 1924, im Jahr des »Manifeste du Surréalisme« von André Breton, reist Max Ernst nach Südostasien und trifft seine Pariser Freunde Paul und Gala Eluard in Saigon. Nach Paris zurückgekehrt, wird er zum eifrigen Protagonisten der neuen Surrealistenszene um Breton und Erfinder immer neuer halbautomatischer Bildtechniken – Frottage 1925, Grattage 1926, Décalcomanie 1936, »Oszillation« (Tröpfeltechnik) 1942 –, die er sowohl in Bildern, wie etwa *La ville entière* (1935/36), als auch für graphische Veröffentlichungen einsetzt, z. B. *Histoire naturelle* (1926). Aus diesen quasi-spielerisch eingesetzten Bildtechniken entwickelt Ernst ein reiches Repertoire an Ausdrucksmitteln, das eine völlig neue Formenwelt entstehen läßt, die Imaginäres, Ekstatisches und Apokalyptisches miteinander verknüpft und dem Betrachter ein Assoziationsfeld an oszillierenden Bedeutungen eröffnet. Ernst ist die »Traumdeutung« Freuds und die psychoanalytische Methode bekannt, und die Auseinandersetzung mit der psychoanalytischen Literatur prägt sicherlich auch seine Bildfindungen, vorrangig bleibt jedoch die unerschöpfliche Lust an der poetischen Verwandlung des Materials, die überraschende Integration von Disparatem zu Inkunabeln surrealistischer Bildlichkeit, deren Inhalte sich dem rationalen Diskurs entziehen.

1941 emigriert Ernst in die USA, wo Peggy Guggenheim (nach Luise Straus und Marie-Berthe Aurenche) seine dritte Frau wird. Nach ausgiebigen Reisen durch die USA läßt er sich 1946, nun mit seiner vierten Frau Dorothea Tanning, in Sedona, Arizona, nieder. In den vierziger Jahren entstehen einige Bilder, die zu den Meisterwerken surrealistischer Malerei gehören, wie *Vox Angelica* (1943), *Das Auge des Schweigens* (1943/44), *Die Versuchung des Heiligen Antonius* (1945). Ab 1944 arbeitet Ernst intensiv an seinem plastischen Werk.

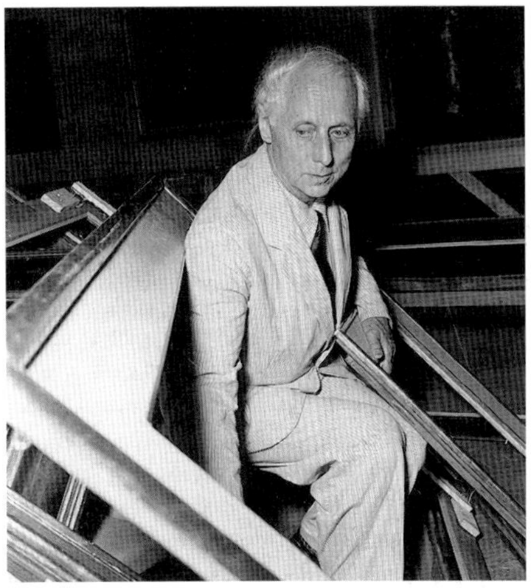

Ernsts Heimatstadt Brühl richtet 1951 die erste große deutsche Retrospektive ein. 1953 läßt er sich wieder in Paris nieder, erwirbt 1958 die französische Staatsbürgerschaft und übersiedelt 1963 nach Seillans in Südfrankreich. Es folgen zahlreiche Preise, Auszeichnungen und Retrospektiven, 1961 im Museum of Modern Art in New York, 1962 im Wallraf-Richartz-Museum in Köln, 1969 in Stockholm und Amsterdam. Noch zu seinen Lebzeiten werden die ersten drei Bände seines Werkverzeichnisses von Werner Spies herausgegeben.

Max Ernst starb am 1. April 1976. H.D.

Werner Spies, *Die Rückkehr der schönen Gärtnerin. Max Ernst 1950–1970*, Köln 1971, 3. Auflage 1988
Werner Spies, *Max Ernst – Collagen. Inventar und Widerspruch*, Köln 1974, 3. Auflage 1988
Werner Spies, *Max Ernst – Loplop. Die Selbstdarstellung des Künstlers*, München 1982
Max Ernst. Retrospektive zum 100. Geburtstag, hrsg. v. Werner Spies, Ausst.Kat. Tate Gallery, London, Staatsgalerie Stuttgart u.a.O., München 1991
Max Ernst. The Sculpture, hrsg. v. Fiona McLeod und Judith Findlay, Ausst.Kat. Newport Harbor Art Museum, Newport Beach, Edinburgh 1992
Max Ernst. Dada and the Dawn of Surrealism, hrsg. v. William A. Camfield, Ausst.Kat. The Museum of Modern Art, The Menil Collection, Houston, u.a.O., New York 1993

JEAN FAUTRIER

wurde am 16. Mai 1898 in Paris geboren. Nach dem frühen Tod des Vaters zog die Mutter nach London, wo Fautrier bereits als 14jähriger an den Royal Academy Schools und später an der Slade School of Art studierte. Anfang 1917 mußte er nach Frankreich zurückkehren, um den Kriegsdienst abzuleisten. An der Front erlitt er schwere Giftgasverletzungen an Lunge und Augen, die ihm zeitlebens zu schaffen machten. Nach der Entlassung aus der Armee ließ er sich 1920 in Paris nieder.

In Paris malt Fautrier in einem expressiven Stil Figurenbilder, Porträts und Stilleben, die im spritzigen Pinselduktus und der fast karikaturartigen Auffassung an Chaim Soutine erinnern. Parallel dazu entstehen 1925–1926 ungewöhnliche experimentelle Kompositionen, in denen das Motiv inmitten rasch hingeschriebener Farbgesten und monochromer Farbigkeit kaum noch erkennbar ist. Eine Serie von weiblichen Halbakten bleibt zwar im Gegenständlichen und bringt durch pikante Details eine erotische Sinnlichkeit ins Spiel, doch ist auch hier der Malakt selbst so verlebendigt, daß die realistischen Elemente mit abstrakten Farbpassagen zu einer bildnerischen Einheit verschmelzen. Bei den *Glaciers* (Gletscher-Bildern) aus derselben Zeit ist der Malprozeß ganz offengelegt, allenfalls zum Schluß sind flüchtige Linien einskizziert, die aber kaum Rückschlüsse auf das Ausgangsmotiv zulassen. Gerade die schwebende Farberscheinung aus gebrochenen Weißtönen

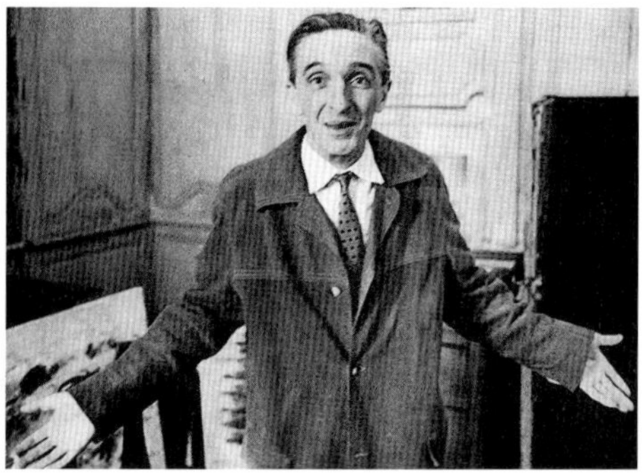

macht das Elementare an der Naturerscheinung des Gletschers deutlich. Nach diesem gewagten Schritt in ein Neuland der Malerei, das später als Vorläufer des Informel gilt, folgt eine Phase der Rückbesinnung auf das Gegenständliche: aufgewühlte Seelenlandschaften im ungestümen Pinselduktus eines van Gogh, die Fautrier vor allem 1928–1929 am Mittelmeer malt.
Nach anfänglichen Verkaufserfolgen – seit 1925 unter Vertrag bei der renommierten Pariser Galerie Paul Guillaume – zieht sich Fautrier in den dreißiger Jahren immer mehr von der Malerei zurück und wird zum begeisterten Skiläufer in den französischen Alpen. 1934 verläßt er Paris endgültig und wird zunächst Skilehrer in Tignes, später erfolgreicher Geschäftsführer eines Hotels in Val d'Isère und mehrerer Nachtlokale. Mit Beginn des Zweiten Weltkriegs muß Fautrier 1939 seine selbstgewählte Enklave in den Bergen auf der Flucht vor der italienischen Invasion verlassen. Nach längeren Aufenthalten in Marseille und Aix-en-Provence kehrt er 1940 nach Paris zurück und richtet sich ein Atelier am Boulevard Raspail ein, das zum Treffpunkt seiner in der Résistance tätigen Freunde wird. Auch Fautrier wird 1943 für kurze Zeit festgenommen. In Paris findet er Unterschlupf im Sanatorium des Dr. Lesavoureux, wo bis 1945 die Serie der *Otages* (Geisel-Bilder) entsteht, die Fautrier später bekannt macht. Dem Drama von Widerstand und Gewalt entsprungen, werden die *Otages* in ihrer sparsamen Andeutung von Gesichtern, Körpern und Köpfen zu einem Menetekel menschlicher Grausamkeit und bergen zugleich einen Neubeginn der Malerei, der vor allem mit Experimenten am malerischen Material zusammenhängt: Auf einer pastos gespachtelten weißen Grundlage werden mehrere dünne Farbschichten aufgetragen, während die unbedeckt gebliebenen Bildteile mit einer Spezialgrundierung und Pastellstaub eingerieben werden. Das Stoffliche der Farbe wird somit zum Thema der Malerei, wobei der gegenständliche Vorwurf in der Materie sichtbar gemacht wird. Daher erscheint die Zuordnung zu einem Prä-Informel für Fautrier nicht angebracht, denn auch in späteren Bildern bleibt immer der Formkern eines sicht- und deutbaren Motivs zumindest Anlaß und Herausforderung für die malerischen Prozesse.
1949–1954 ist Fautriers malerische Tätigkeit wieder durch die drückende Finanzlage unterbrochen. Der Schriftsteller André Malraux, später französischer Kultusminister, überträgt ihm als Herausgeber beim Verlag Gallimard die graphische Betreuung von Kunstbänden über Venedig und Leonardo da Vinci. Daneben entwickelt Fautrier für die Verbreitung seiner eigenen Arbeit die »Originaux Multiples«, eine Mischung aus Druckgraphik und Malerei.
Ab 1955 werden Fautriers Bilder weltweit ausgestellt, u.a. 1959 auf der *documenta 2* in Kassel, und 1960 erhält er den Großen Preis der Biennale in Venedig. Seine Bilder, die immer schon das Einfache und Elementare zeigen wollten, werden nun auch von der Komposition her immer einfacher: rosafarbene Schlieren auf einem schattigen Untergrund, die Anfang und Ende der Malerei zu beinhalten scheinen.
Fautrier starb am 21. Juli 1964 in Châtenay-Malabry bei Paris. H.D.

Jean Fautrier. Gemälde, Skulpturen und Handzeichnungen, Ausst.Kat. Josef-Haubrich-Kunsthalle, Köln 1980
Jean Fautrier. Gemälde, Skulptur, Radierungen, Ausst.Kat. Insel Hombroich, Neuss 1987
Pierre Cabanne, *Jean Fautrier*, Paris 1988
Fautrier, 1898–1964, Ausst.Kat. Musée d'Art Moderne de la Ville de Paris, 1989
Yves Peyré, *Fautrier ou les outrages de l'impossible*, Paris 1990
Jean Fautrier, Ausst.Kat. Musée National Fernand Léger, Biot, und Mücsarnok, Budapest, Paris 1996

DAN FLAVIN

wurde am 1. April 1933 in Jamaica, New York, geboren. Ab 1953 wurde Flavin bei der US-Airforce zum Meteorologen ausgebildet und diente als Wetterbeobachter im Koreakrieg. 1956 studierte er an der New School for Social Research, und 1957–1959 besuchte er Vorlesungen in Kunstgeschichte an der Columbia University in New York.
Als Künstler Autodidakt, stehen Flavins künstlerische Anfänge unter so gegensätzlichen Einflüssen wie dem Abstrakten Expressionismus und der aufkommenden Pop Art. 1961 stellt er zum ersten Mal Aquarelle und abstrakte Konstruktionen in der Judson Gallery in New York aus. Im gleichen Jahr führt er Licht als bildnerisches Element in seine Arbeit ein, indem er Glühbirnen an flache Wandkästen montiert, die er als *Icons* (Ikonen) bezeichnet. Der eigentliche Durchbruch zu einer »Kunst mit elektrischem Licht« gelingt Flavin mit der Arbeit *The Diagonal of May 25, 1963*, einer 2,44 Meter langen, im Handel erworbenen Leuchtstoffröhre, die er in einem Winkel von 45 Grad an der Wand montiert und zur »Diagonale der persönlichen Ekstase« erklärt. Die erste Version dieser Arbeit, eine Leuchtstoffröhre mit gelbem Licht, widmet er Constantin Brancusi, dessen *Endlose Säule* Flavin anregte, seine leuchtende Linie zu entwickeln. Ähnlich wie die Säule Brancusis durch die Wiederholung identischer Segmente ihre endlose Fortsetzbarkeit suggeriert, hebt das in den Raum ausgestrahlte Licht die Materialität des Leuchtkörpers auf. 1963 entschließt sich Flavin, künftig ausschließlich genormte Leuchtstoffröhren mit verschiedenfarbigem Licht als künstlerisches Mittel zu verwenden.
Die Beteiligung an der wegweisenden Ausstellung *Primary Structures* 1966 im Jewish Museum in New York zeigt Flavin als Vertreter der amerikanischen Minimal Art, von deren kühlem Pragmatismus er sich jedoch distanziert. Trotz größtmöglicher Reduktion der formalen Mittel – Verwendung eines vorgefundenen Industrieartikels und Einsatz modularer Strukturen – schließt Flavin transzendentale und mythologische Interpretationen, die traditionell mit dem Verströmen von Licht assoziiert werden, nicht aus. Dem Verzicht auf das subjektive Moment in seinen technisch-anonymen Lichtobjekten, dem Ausschalten alles Handschriftlichen und Individuellen, stehen die anspielungsreichen Titel seiner Arbeiten gegenüber. Flavin widmet einige seiner Lichtobjekte Personen, denen er sich in verschiedenster Weise verbunden fühlt, so z.B. Kunsthistorikern und Galeristen wie Robert Rosenblum oder Heiner Friedrich, Künstlerkollegen wie Barnett Newman oder Roy Lichtenstein. Dem russischen Konstruktivisten Wladimir Tatlin eignet er eine Serie von Arbeiten zu, die er über zwanzig Jahre verfolgt. Sie setzt 1964 mit dem *monument 7 for V. Tatlin* ein, einer raketenförmig aufstrebenden Anordnung von sieben unterschiedlich langen Leuchtstoffröhren, die ein kaltweißes Licht ausstrahlen.
Ab Mitte der sechziger Jahre schafft Flavin zahlreiche Lichträume, die trotz der spartanischen Einrichtung mit einigen wenigen Leuchtstoffröhren eine ungeheure Ausstrahlung besitzen. Er markiert vorgegebene architektonische Situationen, etwa Fußboden- und Deckenkante, mit Lichtbändern oder überstrahlt Flächen und Ecken durch Licht. Damit wird die Raumwirkung derart manipuliert, daß neue Räume (Lichträume) entstehen und, je nach Standort des Betrachters, dessen Wahrnehmung des Lichtraums mehrdeutig bleibt.
1977 verläßt Flavin den Galeriekontext und installiert mehrere Leuchtstoffröhren auf drei Gleisen der Grand Central Station in New York. Im Solomon R. Guggenheim Museum werden 1992 Neoninstallationen innen und außen entlang der Rampe des Frank-Lloyd-Wright-Gebäudes gezeigt, und 1996 akzentuiert er die Außenfassade des Hamburger Bahnhofs in Berlin, dem Museum für Gegenwartskunst, mit grün und blau strahlenden Leuchtröhren.

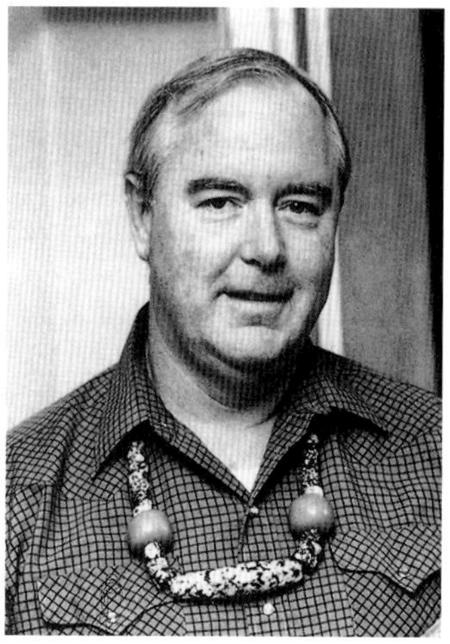

Als einer der führenden Neuerer plastischer Konzepte und im besonderen als Pionier der Lichtskulptur war Flavin seit Ende der sechziger Jahre in wichtigen europäischen Ausstellungen vertreten, so 1968 in der Ausstellung *Minimal Art* im Gemeentemuseum in Den Haag und im selben Jahr auf der *documenta 4*. Große Einzelausstellungen wurden u.a. 1982 und 1992 im Solomon R. Guggenheim Museum in New York, 1986 im Stedelijk Museum in Amsterdam und 1993 in der Städtischen Galerie im Städel in Frankfurt a.M. veranstaltet.
Flavin starb am 29. November 1996 in Riverhead, New York. H.D.

Dan Flavin. Drei Installationen in fluoreszierendem Licht, Ausst.Kat. Kunsthalle Köln, 1973
Fünf Installationen in fluoreszierendem Licht von Dan Flavin, Ausst.Kat. Kunsthalle Basel, 1975
Dan Flavin: Drawings, Diagrams and Prints 1972–1975. Installations in Fluorescent Light 1972–1975, Ausst.Kat. Fort Worth Art Museum, 1977
Neue Anwendungen fluoreszierenden Lichts mit Diagrammen, Zeichnungen und Drucken von Dan Flavin, Ausst.Kat. Staatliche Kunsthalle Baden-Baden, 1989
Dan Flavin, Ausst.Kat. Städtisches Museum Abteiberg, Mönchengladbach 1990
Dan Flavin. Installationen in fluoreszierendem Licht 1989–1993, Ausst.Kat. Städtische Galerie im Städel, Frankfurt a.M., Stuttgart 1993

GÜNTHER FÖRG

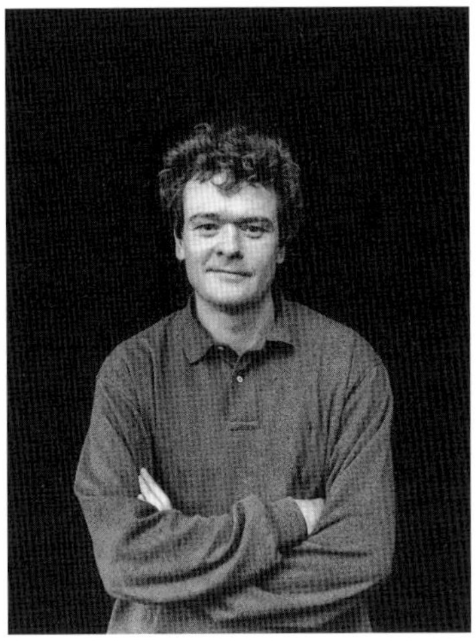

wurde am 5. Dezember 1952 in Füssen geboren. Er studierte 1973–1979 Malerei an der Akademie der Bildenden Künste in München bei Karl Fred Dahmen.
Kennzeichnend für Förgs Kunst ist nicht nur das Arbeiten mit verschiedenen Medien, sondern auch die Zusammenführung und Gegenüberstellung unterschiedlicher Werkgattungen wie Malerei, Photographie, Skulptur und Wandgestaltung. Quer durch diese einzelnen Werkgattungen sollen strukturelle und inhaltliche Analogien vorgeführt, Korrespondenzen und Transformationen nachvollziehbar gemacht werden: »Im Aquarell fand ich die Möglichkeit, die Leistungen der Wandmalerei nachzuvollziehen. Die Struktur gewisser Aquarelle übertrug ich später ins Bronzerelief. Und die Prinzipien des Reliefs wiederum reflektiere ich in der Zeichnung und in der Druckgraphik.«
Bereits während seiner Akademiezeit benutzt Förg für seine Malerei unkonventionelle Bildträger, so etwa Bleifolie, deren Materialität so stark in den Vordergrund rückt, daß trotz des flachen Farbauftrags die Arbeiten nahezu skulpturalen Charakter bekommen. Geometrische Farbflächen und -linien, in horizontaler oder vertikaler Anordnung, sind das auf den ersten Blick strenge, formal zurückhaltende Strukturprinzip seiner Malerei, deren Oberfläche etwa durch die unterschiedliche Dichte des Farbauftrags, den sichtbar gebliebenen Pinselduktus oder durch Kratzspuren belebt wird. Im Laufe der Zeit verwendet Förg immer massivere Farbträger, etwa Kupfer, Blei, Holz bis hin zu den Gestaltungen von Wänden in Innenräumen.
Bei seinen Skulpturen geht er dagegen zunächst von der Fläche aus, gestaltet an der Wand befestigte monochrome Bronzereliefs als rechteckige Formen, auf denen nur sparsam beispielsweise einige vertikale Furchen gezogen sind. Von der Wand losgelöst, entwickelt Förg schließlich freistehende Stelen, und ab 1990 entsteht eine Serie kleiner figurativer Masken, die auf Holzsockeln montiert sind.
In seinen photographischen Arbeiten setzt Förg zwei motivische Schwerpunkte: zum einen Porträts von jungen Frauen, die er als Nahaufnahmen im Großformat erstellt, und zum anderen Architekturaufnahmen, insbesondere von Bauten der zwanziger und dreißiger Jahre oder auch Fassaden römischer Paläste, ebenfalls in großem Format. Häufig sind die Aufnahmen leicht unscharf und von einem monochromen Farbschleier überzogen, was unmißverständlich auf die Kunstwirklichkeit der Photographien im Unterschied zur realen Existenz des Dargestellten hinweist. Die auratische und monumentale Wirkung, die sämtliche Arbeiten Förgs vermitteln, zeigt sich hier noch verstärkt durch die Präsentation in massiven Rahmen und den Vorsatz von stark spiegelndem Glas, das er auch häufig für seine Malerei verwendet. Sowohl bei den Tafelbildern, die meist als serielle Abfolge im Raum arrangiert werden, als auch bei den Wandgestaltungen – seien es die, die allein für sich stehen (häufig Treppenhäuser), oder jene, die als Farbräume für Installationen fungieren – geht es Förg einerseits um die modulierende und stimulierende Potenz von Farbe, andererseits um Proportionen und Rhythmen des Raums. Seine Installationen oder Raumkonzepte spielen hierbei mit der permanenten Durchdringung von realer Materialität, real begehbarem Raum und Fiktionen, wie der illusionistischen Raumerweiterung durch die Photographien und den Reflexionen der Verglasungen, Alubildgründe oder Spiegel, die den Betrachter miteinbeziehen.
Im Sinne einer Transparenz des Werkzusammenhangs bleiben die Vorbilder und Inspirationsquellen Förgs offensichtlich: Explizit beruft er sich in seinen Stoff- und Alubildern etwa auf Blinky Palermo, aber auch auf Barnett Newman, dessen vertikaler Farbstreifen (»zip«) als modifiziertes Zitat auftaucht. Seine Raumgestaltungen verweisen auf die Bedeutung der holländischen und russischen Konstruktivisten.
Förgs Arbeiten waren in zahlreichen Gruppenausstellungen vertreten, so etwa 1984 in der Düsseldorfer Ausstellung *von hier aus*, 1989 in *Bilderstreit* in Köln, 1991 in *Metropolis* in Berlin und 1992 auf der *documenta IX*. Wichtige Einzelausstellungen erhielt er u.a. 1988 im Gemeentemuseum in Den Haag, 1990 im Museum Fridericianum in Kassel (mit weiteren Stationen in Gent, Leipzig, Tübingen und München) und 1995 im Stedelijk Museum in Amsterdam.
Seit 1993 ist Förg Professor am Zentrum für Kunst- und Medientechnologie in Karlsruhe. Förg lebt und arbeitet in Karlsruhe und in Areuse in der Schweiz.
C.T.

Günther Förg, Ausst.Kat. Westfälischer Kunstverein Münster, 1986
Günther Förg, Painting/Sculpture/Installation, Ausst. Kat. Newport Harbor Art Museum, Newport Beach 1989
Günther Förg, Ausst.Kat. Museum Fridericianum Kassel, Museum van Hedendaagse Kunst, Gent, u.a.O., Stuttgart 1990
Günther Förg, Ausst.Kat. Musée d'Art Moderne de la Ville de Paris, Stuttgart 1991
Günther Förg: Bilder, Skulpturen, Fotografien, Ausst. Kat. Orangerie Herrenhausen und Kunstverein Hannover, Düsseldorf 1995

LUCIO FONTANA

wurde am 19. Februar 1899 in Rosario de Santa Fé in Argentinien als Sohn italienischer Einwanderer geboren. 1905 siedelte die Familie nach Mailand über, wo Fontana ab 1914 die Baugewerkschule von Carlo Cattaneo besuchte. 1917 leistete er Kriegsdienst, wurde 1918 nach einer Verwundung entlassen und machte sein Examen als Diplomingenieur. 1920 schrieb er sich an der Accademia di Brera in Mailand ein, ging jedoch 1922 mit der Familie wieder nach Argentinien und arbeitete im väterlichen Bildhaueratelier.
1924 eröffnet Fontana in Rosario de Santa Fé erfolgreich ein eigenes Bildhaueratelier, kehrt aber 1928 nach Mailand zurück und studiert bis 1930 wieder an der Accademia di Brera bei dem symbolistischen Bildhauer Adolfo Wildt. Neben figurativen Plastiken entstehen ab 1931 Terrakottareliefs und bemalte Gipstafeln, in denen er sich der Abstraktion nähert, und 1934 gründet er gemeinsam mit Fausto Melotti, Atanasio Soldati und Mauro Reggiani eine Mailänder Sektion der Pariser Künstlergruppe »Abstraction-Création«. Im folgenden Jahr veröffentlichen sie ein Manifest zur abstrakten Kunst, und Fontana bekommt seine erste Einzelausstellung abstrakter Plastiken in der Galleria del Milione in Mailand. Marinetti erwähnt ihn 1938 in seinem Manifest »Ceramica e Aeroceramica«. Die futuristische Idee eines Gesamtkunstwerks findet bei Fontana einen fruchtbaren Boden.
Ab 1939 hält sich Fontana wieder in Argentinien auf, wo er 1946 Mitbegründer der Privatakademie von Altamira wird und mit seinen Studenten das »Manifiesto Blanco« (Weißes Manifest) verfaßt, in dem die

Synthese der Gattungen und die Abkehr von herkömmlichen Materialien gefordert wird. Zurück in Mailand, formuliert Fontana 1948 seine Suche nach einer neuen Raumkunst im »Ersten Manifest des Spazialismo« (1949, 1950 und 1951 folgen das zweite, dritte und vierte Manifest des »Spazialismo«) und gründet die Gruppe »Movimento spaziale«. 1949 realisiert er in der Galleria del Naviglio in Mailand das erste »Ambiente spaziale« (*Ambiente nero*), ein Vorläufer des Environment, in dem abstrakte, mit Leuchtfarbe bemalte Formen in einem dunklen Raum von ultraviolettem Licht angestrahlt werden. Für Fontana ist dies der Beginn der Umsetzung seines Kunstkonzeptes, das eine lebhafte Interaktion mit dem umgebenden Raum zum Ziel hat. Im selben Jahr entstehen die ersten perforierten Leinwände, die wie alle folgenden Werke den Titel *Concetto spaziale* (Raumkonzept) tragen. Die Leinwand wird mit Locheisen und anderen spitzen Werkzeugen, oft mit Farbe getränkt, durchstoßen. Erinnert dieses informell eingesetzte Verfahren auch an surrealistische Bildexperimente (Frottage, Grattage), so radikalisiert Fontana die Zwiesprache mit dem Material, indem er die »heilige« Fläche der Leinwand unwiederbringlich verletzt. Durch die entstehenden Lochreihen wird der Raum buchstäblich geöffnet, ohne daß illusionistische Gestaltungsmittel eine Rolle spielen, ein Gedanke, der seit dem Kubismus in der Avantgarde virulent ist. Parallel zu den Perforationen entsteht in den fünfziger Jahren die Serie der *Pietre* (Steine), in der farbige Glassteine die Bildfläche besetzen und ein unregelmäßiges informelles Muster konkreter Erhebungen schaffen, die ebenfalls die Bildfläche in den Realraum erweitern.

1958 beginnt Fontana mit seinen berühmten Schnitten in die Leinwand, brachialen Eingriffen in die meist monochrom bemalte Fläche mittels scharfer Messerschnitte. Es entstehen die Serien *Attese su paesaggio* (ab 1958), *Nature* (ab 1959) und *Quanta* (ab 1959) mit perforierten und eingeschnittenen Leinwänden. Fontana geht es hierbei um einen metaphysischen Bildraum, der sich hinter der verletzten, aber dennoch bestätigten Bildfläche herausbildet.

Anfang der sechziger Jahre kombiniert er seine Bildmittel mit dick aufgetragenen, oft mit Sand vermischten Farbpartien, in die häufig hineingekratzt und -gezeichnet wird. Dies führt zu großen kugelförmigen Bronzeobjekten (*Nature*), die mit ihren klaffenden Einschnitten und höhlenartigen Vertiefungen eine organische Erweiterung seiner Versuche darstellen, den Raum als reales Moment greifbar zu machen. Mit der eindrucksvollen Werkserie *La fine di dio* (Das Ende Gottes, ab 1963), ovalen Bildträgern, deren Perforationen in wechselnder Größe das Bildfeld auf informelle Weise übersäen, schließt die künstlerische Entwicklung Fontanas, der in den sechziger Jahren einen großen Einfluß auf die jüngere Künstlergeneration ausübt, ab.

Fontana starb am 7. September 1968 in Comabbio bei Varese. H.D.

Agnoldomenico Pica, *Fontana e lo spazialismo*, Venedig 1953

Wieland Schmied und Kurt Leonhard, *Lucio Fontana*, Ausst.Kat. Kestner Gesellschaft Hannover, 1967

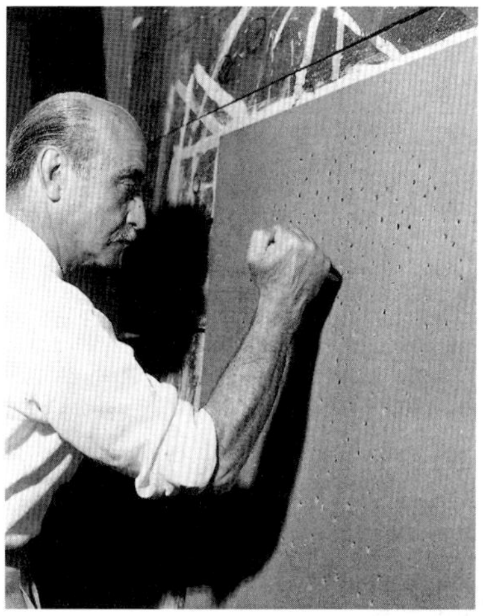

Enrico Crispolti und Jan van der Marck, *Lucio Fontana. Catalogue raisonné des peintures, sculptures et environments spatiaux*, 2 Bde., Brüssel 1974

Carla Schulz-Hoffmann, *Lucio Fontana*, München 1984

Giovanni Joppolo, *Une Vie d'artiste: Lucio Fontana*, Marseille 1992

Lucio Fontana, Ausst.Kat. Schirn Kunsthalle Frankfurt a.M., Stuttgart 1996

LUCIAN FREUD

wurde am 8. Dezember 1922 in Berlin als Sohn des Architekten Ernst Freud und Enkel von Sigmund Freud geboren. 1933 emigrierte die Familie nach England. Freud erhielt 1939 die englische Staatsbürgerschaft. 1938–1939 besuchte er die Central School of Arts and Crafts in London. Bereits 1939 erschienen Zeichnungen von ihm in der Zeitschrift *Horizon*. Im selben Jahr ging Freud an die East Anglian School of Painting and Drawing in Dedham, bis zu einem kurzen Einsatz 1941 bei der Handelsmarine, wo er bei einem deutschen U-Boot-Angriff verletzt wurde. 1942–1943 absolvierte Freud ein Teilzeitstudium am Goldsmith's College in London.

1944 findet Freuds erste Ausstellung in der Lefèvre Gallery in London statt. Das Motiv seiner realistischen Malerei ist bis heute die menschliche Figur, meist Personen aus dem Familien- oder Bekanntenkreis. Das 1952 entstandene Porträt *Francis Bacon* zeigt den berühmten Malerfreund im Stil des Magischen Realismus, bei dem jeder Gesichtszug, jede Haarsträhne mimetisch genau wiedergegeben ist. Seine akribisch ausgeführten Zeichnungen und Gemälde veranlassen den Kunstkritiker Herbert Read zu der Äußerung: »Lucian Freud – der Ingres des Existentialismus«.

Ende der fünfziger Jahre beginnt sich ein Stilwechsel abzuzeichnen: Die Pinselzüge werden grober und satter aufgetragen, der Stil wird expressiver; die schwere, körnige Malweise geht auf die Verwendung von Kremnitzweiß zurück, das zweimal soviel Blei wie Bleiweiß enthält (und daher äußerst giftig ist). Dabei geht es Freud jedoch nicht um die »belle peinture«, die Delikatesse des virtuosen Farbauftrags, sondern um eine optimale Wiedergabe lebendigen, menschlichen Fleisches: »Ich will, daß die Farbe wie Fleisch selbst wirkt... Ich weiß, daß meine Vorstellung über Porträtmalerei meiner Unzufriedenheit über Porträts entsprang, die Menschen ähnelten. Ich wollte Porträts *von* und nicht ähnlich *wie* Menschen machen. Ich wollte nicht das Aussehen des Modells, sondern sein Wesen. Ich wollte nicht nur eine Gleichheit, wie sie ein Mimiker, sondern eine Identifikation, wie sie ein Schauspieler zustande bringt. So weit es meine Arbeit betrifft, heißt das, die Malerei *ist* die Person. Ich möchte, daß sie wie der Mensch selbst wirkt.« Selten ist in jüngster Zeit die aktive Besitzergreifung des Modells durch die Malerei, die Einfühlung und Identifikation einschließt, in so direkten Worten ausgedrückt worden.

Im Unterschied zur Malerei von Francis Bacon und Frank Auerbach, seinen englischen Kollegen, deren Hauptthema ebenfalls die menschliche Gestalt ist, verwendet Freud eine tonale Palette mit wenig Buntakzenten und legt großen Wert auf eine ausgewogene Komposition, die auch kleine Details harmonisch in das Ganze einfügt. Hat sich bei Auerbach der Malprozeß, der alle Motive wie in einem Mahlstrom verwirbelt, verselbständigt, so dient der Pinselduktus bei Freud immer dem Motiv.

In Freuds Werk, dem es um den größtmöglichen Wirklichkeitsbezug in der Menschendarstellung geht, nehmen Porträts den zentralen Platz ein – Selbstporträts sowie Bildnisse von vertrauten Menschen, die häufig in schonungsloser Offenheit in ihrer Nacktheit gezeigt werden. Die unverklemmte Haltung dieser Akte läßt an Degas' Bilder von sich badenden Frauen denken, allerdings ohne den dort zu spürenden Hauch von Voyeurismus. Freud arbeitet langsam, über einen längeren Zeitraum hinweg und verlangt seinen Modellen daher große Geduld und Konzentration ab: »Mich stört es nicht, am Modell zu arbeiten. Ich fühle mich ganz im Gegenteil freier dabei. Ich kann mir Dinge herausnehmen, die die Tyrannei des Gedächtnisses mir nicht durchgehen lassen würde.« Die Serie mit Porträts seiner Mutter aus den späten siebziger Jahren gehört zu den besten, psychologisch einfühlsamsten seiner Bilder.

1951 erhält Freud den Arts Council Prize für seinen Beitrag beim Festival of Britain, und 1954 wird sein

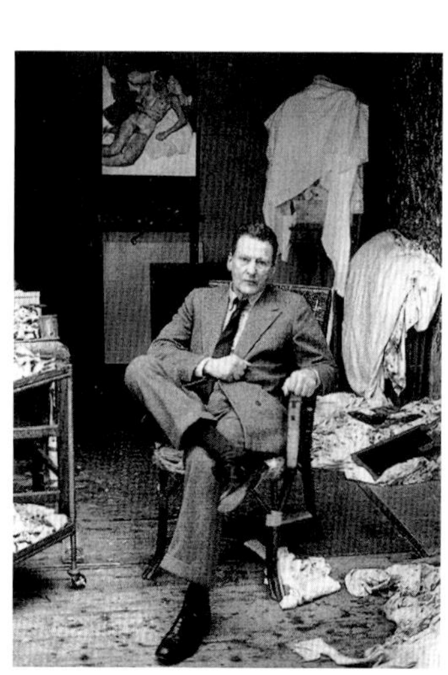

Werk zusammen mit dem von Ben Nicholson und Francis Bacon im Britischen Pavillon auf der Biennale von Venedig gezeigt. Zwischen 1958 und 1968 stellt er in der Marlborough Gallery London aus. 1974 richtet der Arts Council eine Retrospektive in der Hayward Gallery ein. 1987–1988, 1991–1992 und 1992–1993 organisiert der British Council weltweite Wanderausstellungen.
Lucian Freud lebt und arbeitet in London. H.D.

Lawrence Gowing, *Lucian Freud*, London 1982
Lucian Freud. Paintings, Ausst.Kat. Hirshhorn Museum and Sculpture Garden, Smithsonian Institution, Washington, D.C., u.a. O., org. v. British Council, 1987; dt. Ausst.Kat. *Lucian Freud. Gemälde*, Neue Nationalgalerie, Berlin 1988
Lucian Freud. Paintings and Works on Paper 1940–1991, Ausst.Kat. Palazzo Ruspoli, Rom, u.a. O., org. v. British Council, 1991
Lucian Freud, Ausst.Kat. Art Gallery of New South Wales, Sydney, und Art Gallery of Western Australia, Perth, org. v. British Council, 1992
Catherine Lampert, *Lucian Freud: recent works*, Ausst.Kat. Whitechapel Art Gallery, London 1993

KATHARINA FRITSCH

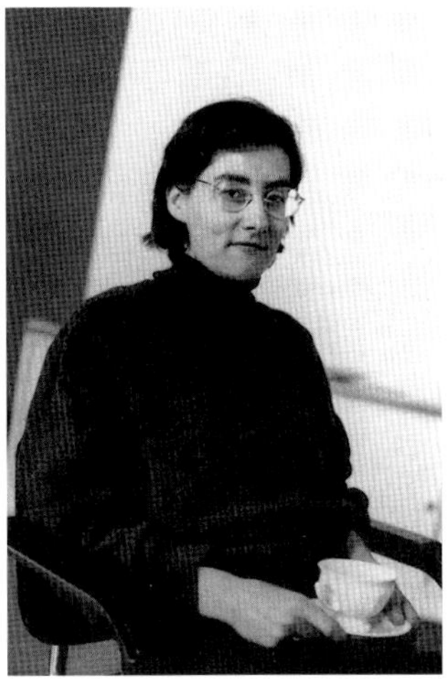

wurde am 14. Februar 1956 in Essen geboren. Ein Studium der Geschichte und Kunstgeschichte brach sie ab und wechselte 1977 an die Düsseldorfer Kunstakademie.
Obwohl 1981 Meisterschülerin des Malers und Zeichners Fritz Schwegler, arbeitet Fritsch an der Nahtstelle zwischen Malerei und Objektkunst, indem sie Gegenstände der Alltagswelt vor allem durch Farbgebung verfremdet. Bis heute spielt die Wahl des Farbanstrichs für ihre Objekte eine zentrale Rolle. So malt sie zwei klobige Plastikvasen schwarz an und versieht sie mit je einem weißen und einem roten Strauß Plastiknelken (1979), oder sie überzieht ein Spielzeugauto mit rotem Lack (*Roter Lastwagen*, 1980/86). Fritschs Installation *Acht Bilder in acht Farben* (1990) ist das bisher radikalste Bekenntnis einer Künstlerin, die sich zwar der Malerei verweigert, das Medium Farbe aber als verfremdendes Element und Stimmungsträger benutzt.
Fritschs Objekte sind keine Ready-mades, zum Kunstwerk erklärte Dinge des täglichen Gebrauchs, sondern neu geformte Gegenstände, die ihr »Vorbild« sparsam, aber wirkungsvoll manipulieren und den Evokationsgehalt der Dingwelt vorführen. Die Gegenstände aus der Warenwelt und der Welt des Museums oder des Sakralen werden, ins Überdimensionale oder ins Serielle umgesetzt und durch Farbe und Formvereinfachung verändert, häufig in Vitrinen und anderen, eigens gefertigten Ausstellungsmöbeln zusammengestellt.
Fritsch geht es immer um die Erzeugung von Bildern der Erinnerung und des Traums. Weiße Vasen, auf vier Seiten mit dem Bild eines Ozeandampfers bedruckt, stapelt sie zu einer Pyramide (1987/1989); weiß gestrichene Plastikgehirne bilden ein Stundenglas; halb geöffnete Geldkisten (1988), zum Viereck arrangiert, sind mit künstlichen Münzen randvoll gefüllt; auf dem *Wühltisch* (1987/1989) sind grüne Seidentücher aufgehäuft, bedruckt mit einer Sankt-Martin-Darstellung: Auf den Altären des Konsums wird Geld zum Fetisch und Erlösung zur Ware. Doch beschränken sich die künstlerischen Eingriffe von Fritsch nicht auf die Warenwelt: 1984 versprüht sie *Parfüm im Hausflur*; Unken-Gequake (1982/88) und monoton rauschender Regen auf Rhododendronblättern (1988) werden auf Schallplatte festgehalten, und 1991 belebt sie die Ausstellung *Metropolis* in Berlin durch eine purpurrote Kammer mit Windgeheul im Kamin.
Mit der Installation *Acht Tische mit acht Gegenständen* anläßlich der Düsseldorfer Ausstellung *von hier aus* 1984 wird die Künstlerin bekannt. Die Tische sind wie Tortenstücke zu einem Achteck mit freigelassenem Zentrum zusammengestellt. Die darauf stehenden Gegenstände sind durch winzige Eingriffe ihrer ursprünglichen Funktion beraubt und zu Kontrastpaaren (übergroß und winzig, offen und geschlossen, hell und dunkel) gekoppelt. 1987 wird Fritschs Beitrag zu der Ausstellung *Skulptur Projekte Münster*, eine in der Fußgängerzone aufgestellte leuchtend gelb bemalte Madonnenfigur aus dem Repertoire der Lourdes-Devotionalien, von aufgebrachten Bürgern brutal zertrümmert. Als Reaktion darauf läßt die Künstlerin die Statue hundertfach abgießen und arrangiert sie, den Blick nach außen, zu einer durchbrochenen Säule.
In der *Tischgesellschaft* von 1988 vereint Fritsch wiederkehrende Elemente ihrer Arbeitsweise: die Zahl Acht als Maßeinheit, diesmal mit der menschlichen Figur als Multiple, die genaue symmetrische Anordnung, betont durch die einheitliche Bemalung in Schwarz, Weiß und Rot. Die magische Wirkung dieser Installation gab zu vielerlei Deutungen Anlaß, z.B. wurde sie als Hinweis auf das »kollektive Unbewußte« oder auf die Unendlichkeit von Raum und Zeit verstanden.
Als ihre bisher monströseste und unheimlichste Installation gilt *Der Rattenkönig*, 1993 für das Dia Art Center in New York entstanden: 16 Ratten, jede 2,80 Meter hoch, bilden, sprungbereit nach außen gerichtet, einen Kreis; doch ihre Schwänze sind zu einem unentwirrbaren Knäuel verknotet, Sinnbild für die finsteren Seiten des Großstadtdschungels.
1995 vertrat Fritsch Deutschland auf der Biennale in Venedig mit dem *Museum/Modell*, einer Installation, mit der die Künstlerin den gesellschaftlichen Ort für Kunst reflektiert und an eine Selbstverantwortung der Künstler in ihrem »Umraum« appelliert.
Fritsch lebt und arbeitet in Düsseldorf. H.D.

Katharina Fritsch. Elefant, Ausst.Kat. Kaiser-Wilhelm-Museum, Krefeld 1987
Katharina Fritsch, Ausst.Kat. Kunsthalle Basel und Institute for Contemporary Arts, London, 1988
Katharina Fritsch 1979–1989, Ausst.Kat. Westfälischer Kunstverein Münster und Portikus, Frankfurt a.M., Köln 1989
Katharina Fritsch, Ausst.Kat. Dia Center for the Arts, New York 1993
Katharina Fritsch. Museum, Ausst.Kat. Deutscher Pavillon, Biennale Venedig, Stuttgart 1995
Katharina Fritsch, Ausst.Kat. Museum of Modern Art, San Francisco, und Museum für Gegenwartskunst, Basel 1996

NAUM GABO

wurde am 5. August 1890 als Naum Neemia Pevsner in Briansk, Rußland, geboren. Der Vater war Besitzer einer Metallfabrik. Naums Bruder Nathan (später Antoine genannt) erhielt später besondere Bedeutung als Bildhauer. 1910 ging Gabo nach München, um zunächst Medizin, dann Naturwissenschaften zu studieren. 1912 wechselte er an die Technische Hochschule München und studierte Hochbau.
In München hört Gabo kunstgeschichtliche Vorlesungen bei Heinrich Wölfflin und reist auf dessen Empfehlung nach Italien und Frankreich. Bei einem Besuch in Paris, wo sein Bruder Antoine als Maler lebt, lernt er im *Salon des Indépendants* die Kunst der Avantgarde kennen, u.a. Plastiken von Archipenko, Brancusi, Lehmbruck und Zadkine. Gabos frühe künstlerische Arbeiten, aus Flächenformen zusammengesetzte Torsi und Köpfe (1915–1917), entstehen unter dem Eindruck des Kubismus und Futurismus und belegen bereits sein Interesse an Raumdurchdringung und Dynamik. Die Kriegsjahre verbringt er in Norwegen, wohin ihm sein Bruder Antoine folgt. Um sich als Künstler von seinem Bruder zu unterscheiden, nimmt er den Nachnamen Gabo an. Bei Ausbruch der russischen Revolution 1917 kehrt Gabo nach Moskau zurück. Im Zuge der nachrevolutionären Euphorie entsteht u.a. seine *Kinetische Konstruktion* (1919/20), ein per Elektromotor in Schwingungen versetzter Metallstab, und 1920 veröffentlicht er gemeinsam mit seinem Bruder Antoine Pevsner das »Realistische Manifest«. Die anfängliche Euphorie weicht jedoch bald der Resignation über die dogmatische Entwicklung in der russischen Kunstdiskussion. Als Gabo 1922 Rußland verlassen darf, um beim Aufbau der *1. Russischen Kunstausstellung* in der Galerie van Diemen in Berlin zu helfen, die neben Plastiken von Tatlin, Medunetzkij und Rodtschenko auch Arbeiten von Gabo zeigt, beschließt er, in Berlin zu bleiben.
In den zwanziger Jahren entstehen zahlreiche »Raumkonstruktionen«, stereometrische Formen aus transparenten Kunststoffen wie Zelluloid und Per-

spex, die 1924 auch von der »Société Anonyme« in New York gezeigt werden. Für Diaghilew entwirft er 1927 die Bühnenausstattung des Balletts *La Chatte*, die er mit Hilfe von Antoine Pevsner ausführt. 1930 hat Gabo seine erste Einzelausstellung in der Kestner Gesellschaft Hannover. Mit dem Erstarken des Nationalsozialismus verläßt er 1932 Deutschland und zieht nach Paris. Dort schließt Gabo sich der Gruppe »Abstraction-Création« an, durch die er Ben Nicholson und Barbara Hepworth sowie den Dichter und Kritiker Herbert Read kennenlernt. 1936 siedelt Gabo nach England über und bleibt dort bis 1946. In Vorträgen und Ausstellungen zur konstruktivistischen Kunst demonstriert Gabo seine Haltung, die in enger Verbindung zu ähnlichen Bestrebungen der De Stijl-Bewegung und des Bauhauses steht.

1946 läßt sich Gabo in Woodbury, Connecticut, nieder, nimmt 1952 die amerikanische Staatsbürgerschaft an und lehrt 1953–1954 auf Einladung von Gropius an der Harvard University in Cambridge. In diesen Jahren gelangt er zu einer unverwechselbaren Formensprache, die das plastische Volumen in ein transparentes Gewebe auflöst, das vom Spiel des Lichts und dem Blickwinkel des Betrachters abhängt. Über ein unregelmäßig geformtes Kunststoffgerüst wird ein Nylonfaden in wechselnder Dichte gespannt, der sich zur Mitte hin durch Überschneidung verdichtet, während er zu den Rändern hin durchsichtiger wird und sich strahlenförmig aufzulösen scheint. Der Prototyp einer solchen »Linearen Raumkonstruktion« entsteht 1949 als Modell für eine Plastik für die Eingangshalle des ESSO-Gebäudes in New York, das jedoch nie ausgeführt wurde. 1956 entsteht ein Relief für das Rockefeller Center, New York; 1957 wird eine Großplastik Gabos für das Warenhaus Bijenkorf in Rotterdam errichtet.

Schon in Gabos frühen Plastiken wird das Bestreben deutlich, Masse und Volumen zugunsten einer neuartigen Erfahrung von Raum und Zeit zu überwinden. Bewegen sich diese Arbeiten noch im Bereich der konstruktivistischen Plastik (Moholy-Nagy, Rodtschenko), so greift Gabo später zu immer ungewöhnlicheren Mitteln, z.B. magnetischen und elektrischen Apparaturen. Unübersehbar sind daher auch die Einflüsse von Gabos Werk auf die Entwicklung der kinetischen Kunst, auf George Rickey, Alexander Calder und Jean Tinguely, sowie auf die Vertreter der Op Art.

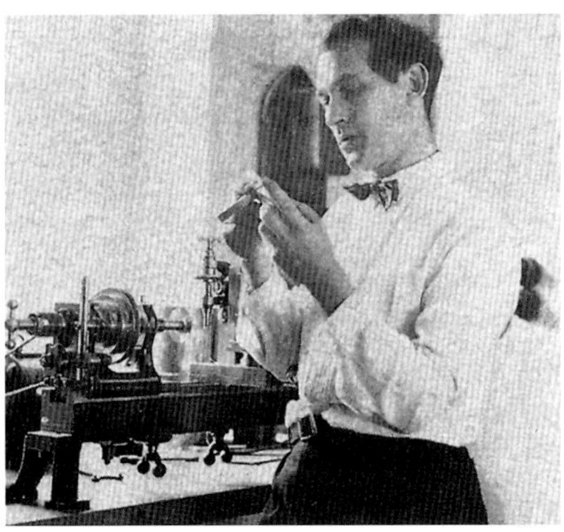

International durch zahlreiche Retrospektiven und Auszeichnungen geehrt, starb Gabo am 23. August 1977 in Waterbury, Connecticut. H.D.

J. Leslie Martin, Ben Nicholson und Naum Gabo (Hrsg.), *Circle: International Survey of Constructive Art*, London 1937, 2. Auflage 1971

Naum Gabo, *Constructions, Sculpture, Paintings, Drawings, Engravings* (mit Beiträgen von Herbert Read und J. Leslie Martin), London und Cambridge, Mass., 1957; dt. Neuchâtel 1961

Naum Gabo: The Constructive Process, Ausst.Kat. Tate Gallery, London 1976

Steven A. Nash und Jörn Merkert (Hrsg.), *Naum Gabo. Sechzig Jahre Konstruktivismus*, Ausst.Kat. Akademie der Künste, Berlin, und Kunstsammlung Nordrhein-Westfalen, Düsseldorf, München 1986

ALBERTO GIACOMETTI

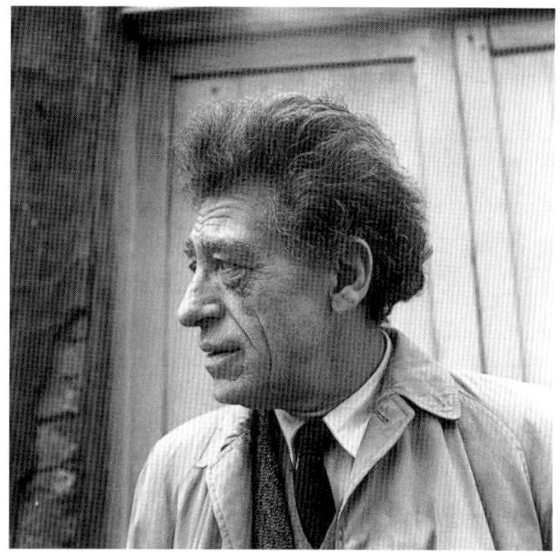

wurde am 10. Oktober 1901 im Bergbauerndorf Borgonovo ob Stampa im Kanton Graubünden als Sohn des nachimpressionistischen Malers Giovanni Giacometti geboren. 1919 begann er das Kunststudium in Genf an der Ecole des Beaux-Arts und an der Ecole des Arts Industriels. Nach weiteren Studien in Florenz und Rom ging Giacometti 1922 nach Paris, wo er sich in der Bildhauerklasse von Antoine Bourdelle an der Académie de la Grande-Chaumière einschrieb.

In Paris löst sich Giacometti langsam von der impressionistischen Orientierung und lernt vor allem an Beispielen postkubistischer Bildhauerei (Laurens, Lipchitz, Brancusi), großzügiger plastisch-räumlich zu arbeiten. Mit dem *Torso* von 1925 beginnt die erste wichtige Phase in seinem Werk: stereometrisch stilisierte Figurenkompositionen, die ihre wesentliche Inspiration aus der Kunst der Naturvölker beziehen. Im Winter 1926/27 schafft Giacometti sein erstes eigenständiges Hauptwerk, *Femme-cuiller* (Löffelfrau), dem bald ähnliche »primitive« Plastiken in Scheibenform folgen, deren archaische Ausdruckskraft auch die Surrealisten anspricht. Seine Ausstellung 1929 in der Galerie Jeanne Boucher macht Giacometti nach der ersten Würdigung von Michel Leiris in *Documents 4* zu einem gefragten Protagonisten der Pariser Surrealistenszene. In den dreißiger Jahren werden Giacomettis Plastiken aggressiver und beunruhigender; phallische Objekte ohne Sockel, spielbrettartige Konstruktionen oder komplizierte Drahtkonstruktionen bis hin zu rätselhaften Objekten voll sadistischer Energie sind in surrealistischen Ausstellungen zu sehen. 1934 scheint Giacomettis Interesse an surrealistischer Kunst jedoch endgültig erloschen. Zur Empörung der Surrealisten modelliert er endlos an zwei Porträtköpfen, und ein Zerwürfnis mit André Breton löst abrupt die Verbindung.

Die Jahre bis zum Kriegsausbruch verbringt Giacometti in einsamer Arbeit an Kopfstudien nach wenigen vertrauten Modellen, wobei er stets von stereometrischen Grundformen ausgeht und zu immer lebensvolleren, aber auch immer kleineren, frontal blickenden Gesichtern gelangt. Den Lebensunterhalt verdienen Giacometti und sein Bruder Diego mit dekorativen Arbeiten, Lampen und Möbeln für den Pariser Innendekorateur Jean-Michel Frank. Vorläufige Mißerfolge beim Modellieren der oft nur nußgroßen Bildnisbüsten und Köpfe versucht er, in der Malerei auszugleichen.

Die Kriegsjahre verbringt Giacometti in Genf, wo er bis September 1945 in einem Absteige-Hotel lebt und arbeitet. Im Winter 1945/46 geht er wieder nach Paris, wo neue Zeichnungen entstehen: überhöhte Strichfiguren, stenogrammartig locker das Blatt durchkreuzend; Bildnisse nehmen nur die Mitte des Blattes ein, ohne genaue Konturen und Details. Auch der plastische Stil ändert sich: Die Figuren werden gelängt, fast masse- und gewichtslos. Der typische »Giacometti-Stil« beginnt sich zu etablieren: stabdünne Figuren mit undeutlicher Anatomie (aber genauen Proportionen) und angedeuteten Köpfen (aber blickenden Gesichtern).

Giacometti interessiert das imaginäre Bild der Figur im Spannungsfeld des Raumes, dessen Wirkkräfte auf der krustigen, mit Senken und Hebungen überzogenen Oberfläche der Figur nachzuspüren sind. Von der Einzelfigur geht er zu Kompositionen von Figuren über, die, auf hohe Sockel gestellt, ungeheure Verdichtungen von Lebensenergie, aber auch Leiderfahrung vermitteln.

Anfang 1948 veranstaltet die Pierre Matisse Gallery in New York die erste Einzelausstellung nach dem Krieg. Zum ersten Mal sind auch Giacomettis lebensgroße drahtdünne Figuren von 1947 zu sehen. Der Erfolg bei Sammlern und Künstlern ist groß, und Giacomettis Ruhm verbreitet sich zunächst vor allem in den angelsächsischen Ländern, bevor er sich auch im übrigen Europa einstellt. In den fünfziger und sechziger Jahren entstehen zahlreiche Bildnisse nach dem Modell, die das dünne Liniengerüst durch eine breite malerische Auffassung beleben, aber dennoch von einem fast monochrom wirkenden Grau überlagert werden.

Auch die Werke der letzten Jahre stehen im Zeichen seines Menschenbildes: Allein oder in Gruppen stehend, stellen Giacomettis Figuren weniger ein Sinnbild existentieller Gefährdung dar als vielmehr die individuelle, nicht mitteilbare Wirklichkeit des autonomen Menschen, der seine schicksalhafte Prägung allein zu erkennen und sinnvoll zu bestimmen hat.

Giacometti starb am 11. Januar 1966 im Kantonspital von Chur an einem Herzleiden. Posthum erschien 1969 *Paris sans fin* (1958–1965), eine Radierfolge, die sein erstmals 1938 in Maastricht ausgestelltes graphisches Werk beschließt. H.D.

Reinhold Hohl, *Alberto Giacometti*, Stuttgart 1971, 2. Auflage 1987
Arturo Bovi, *Alberto Giacometti*, Florenz 1974; dt. Luzern 1974
Herbert und Mercedes Matter, *Alberto Giacometti*, New York 1987; dt. Bern 1987
Alberto Giacometti. Skulpturen, Gemälde, Zeichnungen, Ausst.Kat. Nationalgalerie Berlin und Staatsgalerie Stuttgart, München 1994
Alberto Giacometti, 1901–1966, hrsg. v. Toni Stooss, Patrick Elliott und Christoph Doswald, Ausst.Kat. Kunsthalle Wien, Scottish National Gallery of Modern Art, Edinburgh, Stuttgart 1996

GILBERT & GEORGE

Gilbert, geboren am 17. September 1943 in den Ladiner Dolomiten, Italien, studierte an den Kunstschulen in Wolkenstein in Südtirol und Hallein in Österreich und an der Akademie der Bildenden Künste in München. George, geboren am 8. Januar 1942 in Devon, England, studierte am Dartington Adult Education Centre, Devon, am Dartington Hall College of Art und an der Oxford School of Art.
Gilbert und George begegnen sich 1967 in der Bildhauerklasse der St. Martin's School of Art in London und arbeiten seitdem zusammen. In ihrer Absicht, die Distanz zwischen Künstler und Werk aufzulösen, werden sie selbst zum Mittelpunkt ihrer Kunst, wobei sie durch ihre konservativen Anzüge, weißen Hemden und Krawatten zum einen als Gilbert & George identifizierbar und gleichzeitig untereinander austauschbar werden. Ab 1969 treten sie vor Publikum als *Living Sculpture* auf: Hände und Gesichter mit Bronzefarbe besprüht, bewegen sie sich im artifiziellen oder nachgestellten Ambiente. Eine ihrer wichtigsten Performances als *Singing Sculpture* – zwischen 1969 und 1973 mehr als zwanzig Mal aufgeführt – ist *Underneath the Arches*, die ihren Titel einem Music-Hall-Song verdankt, zu dem sie sich, in endloser Wiederholung abgespielt, automatenhaft bewegen.
Parallel zu Aufführungen der *Living Sculpture*, die mit *The Red Sculpture* (mit rot eingefärbten Händen und Gesichtern) 1977 abschließt, entstehen verschiedene Werkkomplexe, die den erweiterten Skulpturbegriff von Gilbert & George verdeutlichen. *The Charcoal on Paper Sculptures* (1970–1974) zeigen Gilbert & George auf riesigen, teils stockfleckigen Kohlezeichnungen, die ein aus mehreren Einzelblättern zusammengesetztes Gesamtbild ergeben. 1969–1975 verschicken sie *Postal Sculptures*, und es entstehen *Post-Card Sculptures*, Collagen aus Postkarten, Photographien und Statements. Ähnliches veröffentlichen sie als *Magazine Sculptures* in Kunstmagazinen und anderen Zeitschriften.
1971 entstehen die *Photo-Pieces*, die Gilbert & George als ihre ersten »Bilder« bezeichnen, eine Serie von Photoarbeiten aus mehreren locker arrangierten, einzeln gerahmten Schwarzweißphotographien. Diese wie auch die nachfolgenden Serien behandeln Themen wie Trunkenheit und Alkoholismus. Die Zusammenstellung der einzelnen Photos wird in den nächsten Jahren zunehmend einem übergeordneten, zum Teil symmetrischen Muster unterworfen, so etwa in der Serie *Human Bondage* (1974), die aus in Form eines Hakenkreuzes angeordneten Einzelphotos besteht. Die Arbeiten behandeln Themen des Großstadtlebens, wie Einsamkeit, soziale Konflikte und Außenseiterexistenzen. Mit den rot eingefärbten Photos von *Cherry Blossom* taucht 1974 erstmals eine Farbe in den Werken auf. Ab 1977 werden die Einzelphotos ohne Zwischenräume zu großen Gesamtbildern gehängt. In der Weiterentwicklung entstehen großformatige Arbeiten, in denen die Motive über die Einzelrahmen hinweggehen; das Gitterraster der Rahmen suggeriert den Eindruck von Kirchenfenstern.
In den Arbeiten ab 1980 erscheinen Gilbert & George nicht mehr zwangsläufig als Protagonisten; andere Personen oder Gegenstände stehen im Zentrum der Bilder. In der umfangreichen Serie *Modern Fears* (1980–1981) wird die Farbpalette um Gelb, Grün und Blau erweitert, und es werden großformatige Bildtitel eingefügt (etwa *Living with Madness* oder *Power and Glory*); zwei Jahre später sind die Bilder mit manchmal vielschichtiger Erzählstruktur bunt, grell und monumental. Neben Photos werden jetzt auch comicähnliche Zeichnungen verwendet.
Seit den späten siebziger Jahren behandeln Gilbert & George tabuisierte Themen: Schimpfwörter, Homosexualität, Religion; Spermien, Urin und Kot und die Ausscheidungsorgane werden zu überdimensionalen Bildgegenständen. »Wahre Kunst entspringt drei wesentlichen Energiequellen: dem Gehirn, der Seele und der Sexualität.« Ihre Bilder sollen wirklich sein, so wirklich, wie das Leben. In dem 1981 produzierten Film *The World of Gilbert & George* legen sie die Prinzipien ihrer Kunst dar.
Seit Anfang der siebziger Jahre haben Gilbert & George an zahlreichen Gruppenausstellungen teilgenommen, so auch an der *documenta 5* (1972), *documenta 6* (1977) und *documenta 7* (1982). Große Retrospektiven wanderten 1980–1981 durch Europa (Eindhoven, Düsseldorf, Bern, Paris, London) und 1984–1985 durch die USA (Baltimore, Houston, Milwaukee, Palm Beach, New York).
Gilbert & George leben und arbeiten in London.
K.O.

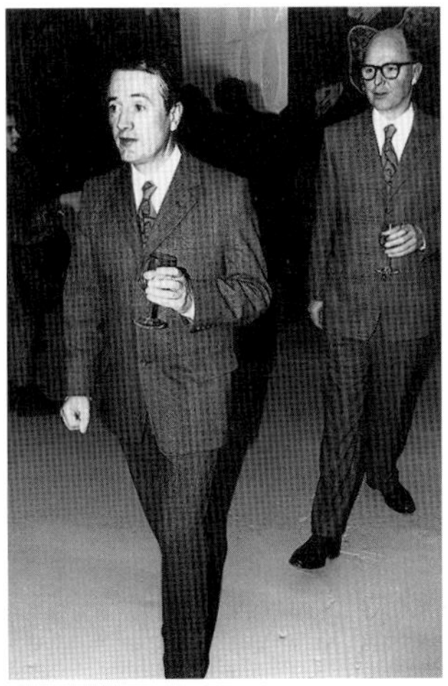

Gilbert & George 1968 to 1980, Ausst.Kat. Stedelijk Van Abbemuseum, Eindhoven 1980
Gilbert & George, hrsg. v. Brenda Richardson, Ausst.Kat. The Baltimore Museum of Art, Baltimore 1984
Gilbert & George. The Complete Pictures 1971–1985, Ausst.Kat. CAPC Musée d'art contemporain de Bordeaux, Stuttgart 1986
Wolf Jahn, *Die Kunst von Gilbert & George oder eine Ästhetik der Existenz*, München 1989

ROBERT GOBER

wurde am 12. September 1954 in Wallingford, Connecticut, als Sohn einer katholischen Arbeiterfamilie geboren. 1973–1974 studierte Gober an der Tyler School of Art in Rome und beendete seine Ausbildung 1976 am Middlebury College in Vermont, wo er Kunst und Literatur studierte.
Nach dem Studium zieht Gober nach New York und widmet sich weiter der Malerei, muß aber seinen Lebensunterhalt durch Gelegenheitsarbeiten als Schreiner verdienen. Er stellt Keilrahmen und Sockel für Skulpturen her, renoviert alte Fabrikgebäude und baut Puppenhäuser. Mit dem Multi-Media-Tanztheater von Johanna Boyce geht er auf internationale Tourneen.
Gober beginnt, sich auch für Skulptur zu interessieren, und gerät unter dem Einfluß von Donald Judd, Carl Andre und Joel Shapiro in den Ideenkreis der Minimal Art. Seine erste Einzelausstellung *Slides of a Changing Painting* 1984 in der Paula Cooper Gallery zeigt eine Diaserie, die Gober mit fest installierter Kamera beim Malen und Übermalen eines Bildes aufgenommen hat. Im gleichen Jahr entstehen erste Objekte, die *Sinks* (Spülbecken), aus Gips geformte und mit mehreren Schichten weißer Glanzfarbe übermalte Objektimitate. Aus dem anonymen Alltagsgegenstand wird ein rätselhaftes Symbol für menschliche Kommunikation, aber, durch einen latenten Anthropomorphismus, auch für erotische Konnotationen. Je nach Installation der *Sinks* entstehen komplexe Environments, die eine eigenartige Aura erhalten und somit für persönliche Interpretationen offen sind.
Haben diese Objekte wie auch eine Serie von Urinalen noch den Charakter des anonymen Ready-made, so tragen die folgenden Gegenstände den Stempel des scheinbar Autobiographischen: nachgebaute Möbel, Kinderbetten, Laufställe aus Gobers Kindheit, die voller Beziehungen zur Familiengeschichte sind. Bewußtsein über die eigene Existenz, Sozialisation und sexuelle Identifikation werden darin thematisiert. Das Bett wird zum Symbolträger für widersprüchliche und doch aufeinander bezügliche Gefühle, für Geburt und Tod, Liebe, Krankheit, Schlaf, Träume und Geborgenheit. Eine geschlossene Tür kann Angst und Phantasien auslösen. Der Lehnstuhl steht für die väterliche Autorität. In diese

Stücke sind Energien der Erinnerung eingelassen, jedoch weniger der individuellen als vielmehr der kollektiven Geschichte. Diese psychischen Energien werden von Gober in handwerklich präzise hergestellte Objekte umgesetzt.
Beunruhigender erscheinen andere Motive Gobers, die zum ersten Mal in einer Version des *Dog-Bed* (Hundekorb, 1986–1987) auftauchen: Kissenbezüge mit je einem schlafenden weißen und einem aufgehängten schwarzen Mann. Dasselbe Motiv erscheint als Tapetenmuster in einer Ausstellung der Paula Cooper Gallery von 1989. Symbole männlicher Sexualität, wie sie in den *Sinks* angedeutet sind, werden hier konfrontiert mit Kastration und Tod.
In einer anderen Werkfolge von 1989 fertigt Gober Nachbildungen einzelner Körperteile an, die im Sinne des Hyperrealismus täuschend echt imitiert und mit echtem Haar sowie Kleidungsstücken ausgestattet werden, wie etwa ein einzelnes mit Strümpfen und Schuhen bekleidetes Männerbein, das aus einer Wand herauszuragen scheint.
Gobers oft irritierende und verstörende Werke stehen zwar in der Tradition des Ready-made, beziehen jedoch auch surrealistische Elemente in einen weiter gefaßten Kontext ein, der sowohl persönliche, sexuelle wie soziologische Implikationen beinhaltet. Die neuen Installationen von Gober erzeugen eine traumhafte Atmosphäre voller bedrohlicher Untertöne, die von einem »Unbehagen an der Kultur« durchzogen sind, so etwa in dem mit einem repetitiven Waldmotiv austapezierten Raum (1991 im Jeu de Paume, Paris), in dessen Zentrum eine menschengroße Zigarre liegt, das Symbol patriarchalischer Männlichkeit schlechthin. In diesem bedrückenden Ambiente tauchen wieder die Wachsabgüsse männlicher Körperteile auf, versehen mit Musiknotierungen oder Kerzen, die in seinem gesamten Werk die gesellschaftliche Norm männlicher Identitätsbildung parodieren.
Gober lebt und arbeitet in New York. H.D.

Robert Gober, Ausst.Kat. Museum Boijmans Van Beuningen, Rotterdam, und Kunsthalle Bern, 1990
Robert Gober, Ausst.Kat. Galerie Nationale du Jeu de Paume, Paris 1991
Robert Gober, Ausst.Kat. Museo Nacional Centro de Arte Reina Sofía, Madrid 1992
Robert Gober, Ausst.Kat. Tate Gallery, Liverpool, und Serpentine Gallery, London, 1993
Robert Gober, Ausst.Kat. Museum für Gegenwartskunst, Basel 1995

JULIO GONZÁLEZ

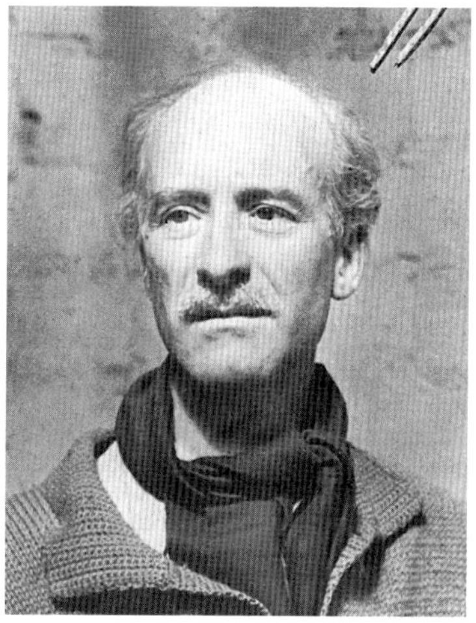

wurde am 21. September 1876 in Barcelona geboren. Um 1891 begann er, in dem Kunstschmiedeatelier seines Vaters zu arbeiten, kurz darauf nahm er Zeichenunterricht an der Escuela des Bellas Artes in Barcelona. Er hatte freundschaftliche Kontakte zu Picasso und anderen Künstlern, eine eigene künstlerische Ausbildung schloß er jedoch nicht ab. González blieb zeitlebens Einzelgänger und Autodidakt. 1900 zieht die Familie nach Paris, wo die Kontakte zu Picasso im Kreis der Künstler des Quartier Latin, auch zu Max Jacob, Maurice Raynal und André Salmon, weiter vertieft werden. Hier lernt González vor allem die Arbeiten von Brancusi kennen und schätzen. Der Tod seines Bruders Joan 1908 stürzt ihn in eine tiefe seelische Krise, und er lebt fortan in Paris in äußerster Zurückgezogenheit. Künstlerische Arbeiten entstehen bis 1927 eher sporadisch neben der eigentlichen Erwerbstätigkeit als Kunstschmied im Betrieb seines Vaters. Neben einigen Gemälden und Pastellen, die stilistisch an Picassos »Blaue Periode« angelehnt sind, beschäftigt sich González auch mit plastischen Arbeiten. Um 1910 entstehen einige Köpfe aus punzierter Bronze, deren melancholische Ausstrahlung seiner Seelenlage in dieser Zeit entspricht. 1918 macht González eine Lehre als Schweißer und erlernt das Autogen-Schweißen, das er später in seinen Eisenskulpturen anwendet. Ab 1927 intensiviert er seine bildhauerische Arbeit, und es entsteht die Serie *Masques découpés et natures mortes*, die ersten geschmiedeten und ausgeschnittenen Skulpturen. 1928–1931 arbeitet González gemeinsam mit Picasso an Eisenskulpturen.
Auf der einen Seite seines künstlerischen Interesses steht die menschliche Figur, die aber immer stärker stilisiert und abstrahiert wird, auf der anderen Seite die Auseinandersetzung mit grundsätzlichen bildnerischen Prinzipien, so besonders das Verhältnis von Fläche und Linie zu Volumen und Masse. In diesem Spannungsverhältnis zwischen erzählerischen, abbildenden und konkreten, konstruktiven Aufgaben liegen Wesen und Reiz seiner Skulpturen. Sein Bestreben ist es, »in den Raum hinein zu entwerfen und zu zeichnen mit Hilfe neuer Mittel« (González). Bereits die frühen Arbeiten, wie *Frauenkopf I* (1930), reduzieren die menschliche Figur im Sinne kubistischer und konstruktivistischer Verfahren auf elementare geometrische Grundformen und Strukturen und gliedern diese neu im Sinne einer architektonischen und rhythmischen Ordnung. Die filigranen, oft stelenhaften Kompositionen aus vorgefundenen oder vorgefertigten Eisenteilen fügen sich zu Gebilden, in denen das energetische Zusammenspiel von Körper und Raum nur noch Erinnerungen an den figürlichen Ausgangspunkt zuläßt.
Die Plastik *Monsieur Cactus* (1939) zeigt González' Skulpturbegriff besonders deutlich. Aus der Zusammenstellung vorgefundener und geschmiedeter Eisenstücke erwächst ein stelenartiger Körper, dessen Formensprache zugleich auf natürliche Vorbilder wie auf das konkrete Material selbst verweist. In dieser Spannung zwischen der real erlebten Wirklichkeit und dem surrealen Spiel der künstlerischen Elemente liegt die Aussage dieser Plastik, die in dem ironischen Titel noch einmal bestätigt wird.
Die Zeichnungen und Bilder seiner Spätzeit sind kubistisch geprägt und entsprechen im Aufbau seinen plastischen Arbeiten. *La Montserrat*, das Meisterwerk von González, wird 1937 für den Spanischen Pavillon auf der Pariser Weltausstellung fertiggestellt. Angesichts des Dramas des Spanischen Bürgerkriegs zeigt es eine mehr kompakte, geschlossene Auffassung im Sinne klassischer Skulptur, ohne das für González wichtige materialgerechte Charakteristikum der Eisenplastik zu verlieren.
Obwohl González Verbindungen zu internationalen Künstlergruppen wie »Cercle et Carré« oder »Abstraction-Création« (1930–1932) aufnimmt und 1936 in der Ausstellung *Cubism and Abstract Art* im Museum of Modern Art in New York vertreten ist, bleibt ihm durch seinen frühen Tod am 27. März 1942 die weite Rezeption und Anerkennung seines Werks zu Lebzeiten versagt. Die Einflüsse seiner Arbeiten auf die Nachkriegsentwicklung der Skulptur sind in der Erschließung neuer Ausdrucksmöglichkeiten durch bisher mißachtete Materialien, wie Eisen oder Schrott, so weitläufig, daß er heute in eine Linie mit Brancusi, Henri Laurens, Jacques Lipchitz und auch Picasso gestellt wird. Als Hauptvertreter des konstruktiven Surrealismus erfährt González erst posthum, 1956, mit einer Ausstellung im Museum of Modern Art in New York internationale Anerkennung. H.D.

Josette Gilbert, *Catalogue raisonné des dessins de Julio González*, Paris 1975
Josephine Withers, *Julio González: Sculpture in Iron*, New York 1978
Julio González. A Retrospective, hrsg. v. Margit Rowell, Ausst.Kat. Solomon R. Guggenheim Museum, New York 1983; dt. *Julio González 1876–1942. Plastik, Zeichnungen, Kunstgewerbe*, Ausst.Kat. Akademie der Künste, Berlin, und Städtische Galerie im Städel, Frankfurt a.M. 1983
Jörn Merkert, *Julio González. Catalogue raisonné des sculptures*, Mailand 1987
Julio González. Sculptures & Drawings, Ausst.Kat. Whitechapel Art Gallery, London, Art Gallery & Museum, Glasgow, und Graves Gallery, Sheffield, London 1990

ARSHILE GORKY

wurde am 15. April 1904 unter dem Namen Vosdanik Adoian als Sohn einer aristokratischen Familie in Khorkom, Armenien, geboren. Seine Kindheit wurde von der türkischen Unterdrückung der Armenier geprägt, die die Flucht der Familie in den Kaukasus zur Folge hatte, wo die Mutter 1919 an Unterernährung und Erschöpfung starb. Im folgenden Jahr wanderte Gorky nach Amerika aus. Verwandte in Providence, Rhode Island, nahmen ihn zunächst auf, und er besuchte 1920–1922 die Providence Technical High

School in Rhode Island und studierte an der Rhode Island School of Design. 1922–1924 setzte er sein Studium an der New School of Design in Boston fort, an der er auch kurzzeitig Aktzeichnen unterrichtete.

Der Wechsel nach New York 1925 bringt Gorky in Kontakt mit der jungen Künstlerszene, zu Kollegen wie John Graham, Stuart Davis und Willem de Kooning. 1925–1931 unterrichtet er an der Grand Central School of Art Aktzeichnen und Zeichnen nach antiken Gipsen. Gorkys eigene Bilder stehen in dieser Zeit unter dem Einfluß der klassischen Moderne, vor allem Cézannes und Picassos. Nur schwer findet er seinen eigenen Stil, zu sehr ist er noch von dem »Kulturschock« seiner Übersiedlung ins urbane Amerika geprägt, zu sehr noch in Erinnerungen an seine armenische Heimat gefangen. Auf der Suche nach einer neuen Identität nimmt er 1932 das Pseudonym Arshile Gorky an. Zu der schwierigen Assimilation kommen ständige finanzielle Probleme, vor allem in den dreißiger Jahren, in denen Gorky nur wenig verkauft. Innerhalb des Federal Art Project der Works Progress Administration (WPA/FAP), durch das viele der jungen New Yorker Avantgardekünstler unterstützt werden, ist er als Wandmaler tätig.

In Künstlerkreisen wächst Gorkys Reputation, 1934 hat er seine erste Einzelausstellung in den Mellon Galleries in Philadelphia, und 1937 erwirbt das Whitney Museum of American Art ein Bild von ihm. Im gleichen Jahr werden Gorkys Wandbilder *Conquest of the Air* (Die Eroberung der Luft, heute zerstört) im Newark Airport in New Jersey enthüllt. 1939 erhält er einen Auftrag für ein Wandbild auf der Weltausstellung von New York.

Die Begegnung mit Matta im Jahr 1941, der ihm rät, die Farben mit viel Terpentin zu verdünnen, um freier improvisieren zu können, trägt zu einem einschneidenden Stilwandel bei. Allerdings war dieser Neuanfang schon lange durch die Kenntnis und Bewunderung der Werke von Wassily Kandinsky und Joan Miró vorbereitet. In den folgenden Jahren ändert sich nicht nur der bisher eklektisch modernistische Stil Gorkys, sondern auch der Umfang seiner Produktion, allein im Sommer 1946 entstehen über 290 Zeichnungen. Mit den zahlreichen Ölbildern, Zeichnungen und Pastellen seiner letzten Lebensjahre betritt Gorky tatsächlich Neuland. Kaum ein anderer Maler hat in dieser Zeit den Surrealismus so weit ausgeschöpft und so eigenständig in eine biomorphe, assoziative Bildsprache übersetzt, wie dies Gorky gelang. Auf dünnflüssig aufgetragene leuchtende Farbgründe sind biomorphe Farbformen gesetzt, die sich mit einem filigranen Netz schwarzer Linien zu einer organisch wirkenden, manchmal auch konvulsiv aufbäumenden Bildwelt verbinden. André Breton fand in Gorky einen verwandten poetischen Geist und nahm ihn als letzten Künstler in die surrealistische Gruppe auf; für ihn waren Gorkys Schöpfungen ein »Naturschauspiel und ein Strom von Kindheits- und anderen Erinnerungen«. Dies läßt sich vor allem an den zahlreichen halb-automatistischen Zeichnungen Gorkys erkennen, die Landschaftliches, aber auch eine sehr persönliche Symbolik in abstrakte Zeichen umsetzen.

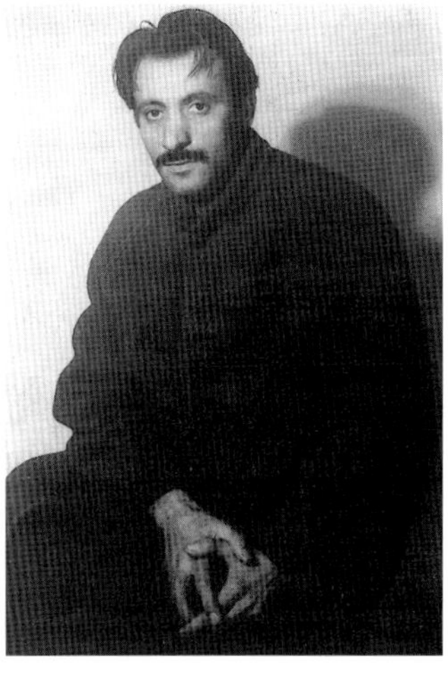

Meist arbeitet Gorky seine großen Kompositionen nach vorbereitenden Zeichnungen aus. Aus einer Fülle frei erfundener Formen wählt er die eindrucksvollsten, ordnet sie zu einer dichten Komposition und ergänzt sie durch reich abgestufte Farbströme und weitere graphische Kürzel. Die letzten Bilder Gorkys tragen in ihrer Zerrissenheit, düsteren Farbigkeit und aggressiven Symbolik stark autobiographische Züge. Eine Reihe von Schicksalsschlägen lähmt seine Schaffenskraft. 1946 wird ein Großteil seiner Bilder bei einem Atelierbrand vernichtet, eine Krebsoperation im gleichen Jahr und das Scheitern seiner Ehe treffen seinen Lebensnerv. Als Gorky im Juni 1948 nach einem Autounfall so schwer verletzt wird, daß er nicht mehr malen kann, nimmt er sich wenige Wochen später, am 21. Juli, in seinem Atelier in Sherman das Leben. 1951 veranstaltet das Whitney Museum of American Art in New York eine Gedenkausstellung. H. D.

Harold Rosenberg, *Arshile Gorky: The Man, The Time, The Idea*, New York 1962
Arshile Gorky 1904–1948. A Retrospective, hrsg. v. Diane Waldman, Ausst.Kat. Solomon R. Guggenheim Museum, New York 1981
Jim M. Jordan und Robert Goldwater, *The Paintings of Arshile Gorky. A Critical Catalogue*, New York 1982
Melvin P. Lader, *Arshile Gorky*, New York 1985
Arshile Gorky 1904–1948, Ausst.Kat. Fundacio Caja de Pensiones , Madrid, und Whitechapel Art Gallery, London, 1990
Arshile Gorky. The Breakthrough Years, hrsg. v. Karen Lee Spaulding, Ausst.Kat. Modern Art Museum of Fort Worth und Albright-Knox Gallery, Buffalo, New York 1995

GEORGE GROSZ

wurde am 26. Juli 1893 als Georg Ehrenfried Gross in Berlin geboren, wo seine Eltern eine Gastwirtschaft betrieben. Die Familie siedelte 1898 nach Stolp in Pommern über. Die in Stolp besuchte Oberrealschule mußte Groß (wie er selbst seinen Geburtsnamen schrieb) 1908 wegen einer spontan erwiderten Ohrfeige eines Lehrers verlassen. 1909–1912 lebte er in Dresden, wo er die Akademie der Künste besuchte. 1912 studierte er bei Emil Orlik an der Kunstgewerbeschule in Berlin, 1913 besuchte er die Malschule von Colarossi in Paris. 1914 meldete sich Groß als Kriegsfreiwilliger, wurde aber bereits im Mai 1915 nach der Operation einer Stirnhöhlenvereiterung wieder entlassen.

Zurück in Berlin, lernt Groß die Gebrüder Herzfeld kennen; wie Helmut Herzfeld, der sich in John Heartfield umbenennt, anglisiert Groß seinen Namen aus Protest gegen die nationalistische Hetze gegen England in George Grosz. Im Januar 1917 wird Grosz erneut einberufen. Wegen des tätlichen Angriffs auf einen Feldwebel wird er in eine »Anstalt für Kriegsirre« eingeliefert und im Mai 1917 als »dauernd dienstunbrauchbar« entlassen. Im gleichen Jahr erscheint seine *Kleine Grosz Mappe* im Malik-Verlag von Wieland Herzfelde. In diesen Blättern und in den Gemälden *Widmung an Oskar Panizza* (1917–1918) und *Deutschland, ein Wintermärchen* (1917–1918, verschollen) verbindet er eine dem Futurismus entlehnte dynamische Bildstruktur mit einem satirisch anklagenden, bloßstellenden Verismus. Seit 1916 ist es die entfesselte Großstadt, die Grosz mit expressionistischer Intensität schildert. Das gewöhnliche Verbrechen des Alltags erscheint ihm als Reflex und Fortsetzung des mörderischen Krieges.

Die von Richard Huelsenbeck initiierte Dada-Bewegung in Berlin kommt Grosz gerade recht, um seinem Haß gegen die bürgerliche Gesellschaft Luft zu machen. 1919 gibt Grosz mehrere satirische Zeitschriften heraus (*Die Pleite*, *Jedermann sein eigner Fussball*, *Der blutige Ernst*), in denen er in Zusammenarbeit mit John Heartfield die Collage und die Photomontage als Mittel schonungsloser politischer Agitation einsetzt. Im Malik-Verlag erscheint 1921 eine Sammlung von Zeichnungen unter dem Titel *Das Gesicht der herrschenden Klasse*, ein offener Angriff auf Spießertum und Militarismus im Deutschland der Weimarer Republik. Bis 1927 arbeitet Grosz auch regelmäßig für die kommunistische, satirische Zeitschrift *Der Knüppel* und 1922–1933 für das Literaturblatt *Der Querschnitt*.

Ab 1920 finden sich in seinen Arbeiten Elemente der »Pittura Metafisica«, die Mitte der zwanziger Jahre zu einer sachlich-gegenständlichen Darstellungsweise führen. Es entstehen Bilder mit gleichförmigen Straßenzügen, auf denen menschliche Automaten,

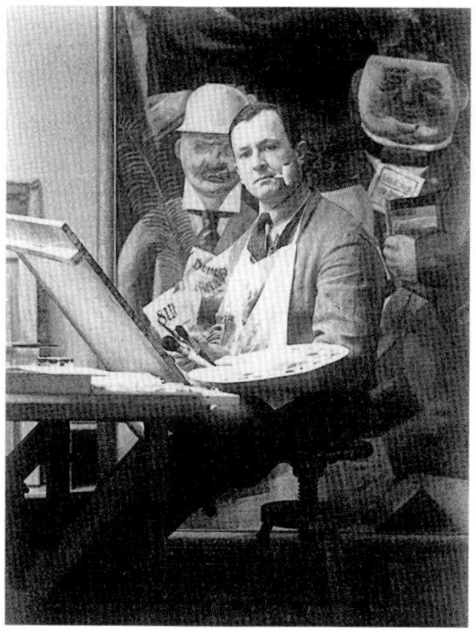

Gliederpuppen und Prothesenmänner flanieren, oft noch mit Nummern versehen, um die seelenlose Gleichmacherei der kapitalistischen Gesellschaft zu decouvrieren. Zu den besten und bekanntesten Werken von Grosz gehört das 1923 im Malik-Verlag erschienene Sammelwerk *Ecce Homo*. Auf 16 Aquarellen und 84 Lithographien zeigt Grosz ein Panoptikum des Großstadtsumpfes: Spießbürger und Prostituierte, »Komißköppe« und nationalistische Fanatiker, ein Panorama des moralischen Verfalls der Gesellschaft in anklagender und erzieherischer Absicht. Kunst war für Grosz in diesen Jahren in erster Linie eine politisch einsetzbare Waffe im Kampf gegen die soziale Verkrüppelung und geistige Deformation der Gesellschaft.

In der Sammelmappe *Der Spiesser-Spiegel* von 1925 wendet sich Grosz der neuen Weimarer Kulturschickeria zu, die er auch in einer Reihe von Porträts in eindringlichen sozio-psychologischen Studien darstellt, wie etwa in dem berühmten *Porträt des Schriftstellers Max Herrmann-Neisse* von 1925. Andere Porträts aus dieser Zeit wirken weicher und entspannter, ohne die veristische Zuspitzung und den politisch-entlarvenden Ausdruck früherer Arbeiten. Gegen Ende der zwanziger Jahre entfernen sich Grosz' Arbeiten immer stärker von der Neuen Sachlichkeit und streben ein neues lyrisches Ideal an.

Durch verschiedene Prozesse wegen »Gotteslästerung« wird Grosz zu einer öffentlich angefeindeten Figur und nimmt daher 1932 das Angebot einer Gastprofessur an der Art Students League in New York an. 1933 emigriert er in die USA und wird 1938 amerikanischer Staatsbürger. Den späteren Werken fehlt jene bittere gesellschaftskritische Schärfe, die Grosz in den zwanziger Jahren zu einem der größten Satiriker der deutschen Kunst gemacht hat. Er widmet sich vermehrt der Landschaftsmalerei und setzt sich kritisch mit seiner Vergangenheit auseinander.

Wenige Wochen nach seiner Rückkehr nach Berlin starb Grosz am 6. Juli 1959. H.D.

Alexander Dückers, *George Grosz. Das druckgraphische Werk*, Frankfurt a.M., Berlin und Wien 1979; rev. Ausgabe: San Francisco 1996

Hans Hess, *George Grosz*, London 1974; New Haven 1985; dt. Dresden 1982

Uwe M. Schneede, *George Grosz. Der Künstler in seiner Gesellschaft*, Köln 1975

George Grosz. Leben und Werk, hrsg. v. Uwe M. Schneede, Ausst.Kat. Kunstverein Hamburg, Stuttgart 1975

George Grosz. Berlin – New York, hrsg. v. Peter-Klaus Schuster, Ausst.Kat. Neue Nationalgalerie Berlin, Kunstsammlung Nordrhein-Westfalen, Düsseldorf, u.a.O, Berlin 1995

RAOUL HAUSMANN

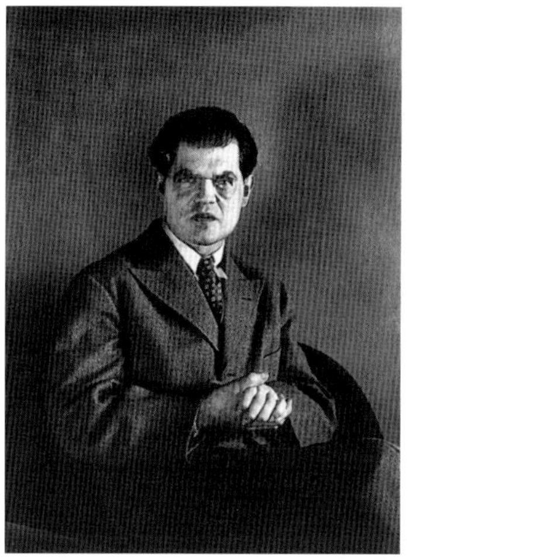

wurde am 12. Juli 1886 in Wien als Sohn eines Porträt- und Historienmalers geboren, der ihm den ersten Malunterricht erteilte. 1900 siedelte die Familie nach Berlin über. Dort besuchte Hausmann 1908–1911 die von Arthur Lewin-Funcke geleiteten Studien-Ateliers für Malerei und Plastik.

Die Bekanntschaft mit den Malern der »Brücke« sowie die Ausstellungen des »Blauen Reiter« und der Futuristen in Herwarth Waldens Galerie »Der Sturm« haben Hausmanns Abkehr vom akademischen Kunstbegriff zur Folge. Im Atelier von Erich Heckel entstehen 1912 die ersten expressionistischen Lithographien und Holzschnitte und Hausmanns erste polemische Kunstkritiken in Waldens Zeitschrift *Der Sturm* erscheinen. 1917 beginnt er, in Franz Pfemferts Zeitschrift *Die Aktion* zu veröffentlichen.

Angeregt durch die »Erste Dada-Rede« in Deutschland, die Richard Huelsenbeck, Mitglied von Dada-Zürich, im Januar 1918 hält, wird Hausmann zum Mitbegründer und eifrigsten Protagonisten der Berliner Dada-Bewegung. Im April löst er während der ersten Dada-Soirée in der Berliner Sezession mit seinem Vortrag »Das neue Material in der Malerei« Tumulte aus. 1919 findet die erste Berliner Dada-Ausstellung im Graphischen Kabinett von I. B. Neumann statt. Im selben Jahr gründet Hausmann die Zeitschrift *Der Dada*, die in der wilden Typographie den Züricher Dada-Publikationen folgt. Im Unterschied zu dem eher anarchistisch-verspielten Zürich-Dada verfolgen die Berliner Dadaisten (neben Hausmann vor allem Johannes Baader, George Grosz und John Heartfield) linkspolitische Standpunkte, die sie in einer Flut von Pamphleten, Aufrufen und Plakaten verbreiten.

In dieser Zeit bedient sich Hausmann vor allem der Technik der Photomontage, deren Erfindung er um 1918 für sich in Anspruch nimmt, die aber auch von Hannah Höch – seit 1915 (bis 1922) seine Lebensgefährtin – und von Baader, Grosz, Heartfield und Paul Citroen virtuos eingesetzt wird. In seinem wohl berühmtesten Werk, der Assemblage *Mechanischer Kopf. Der Geist unserer Zeit* (um 1920), überträgt Hausmann das Montageprinzip ins Dreidimensionale: ein hölzerner Perückenkopf, der, mit Maßbändern, Zollstock, Nummernschild, Geldbörse und anderen trivialen Gegenständen verfremdet, den Stumpfsinn und die Charakterlosigkeit des Menschen zum Ausdruck bringen soll, für Hausmann das Ergebnis von Vermassung und Technisierung. Seine Photomontagen werden zusammen mit Werken anderer Berliner Dadaisten, darunter auch den beißend satirischen, anklagenden Gemälden von Grosz, sowie Arbeiten von Picabia, Max Ernst und Hans Arp 1920 auf der *Ersten Internationalen Dada-Messe* in der Kunsthandlung Dr. Otto Burchard gezeigt – dem Höhepunkt und Ende von Berlin-Dada.

Anfang der zwanziger Jahre hält Hausmann zu den verschiedensten Gruppierungen der zeitgenössischen Avantgarde Kontakt: von der Kölner Künstlergruppe »Die Progressiven« bis hin zum internationalen Konstruktivismus; er publiziert in Franz Jungs Zeitschrift *Der Gegner*, in Kurt Schwitters' *Merz*, in Hans Richters *G*, in Theo van Doesburgs *De Stijl* (u.a. 1921 »Aufruf zur elementaren Kunst« mit Hans Arp, Iwan Puni und Lászlό Moholy-Nagy) und in der ungarischen *MA* (u.a. 1923 mit dem Experimentalfilmer Viking Eggeling).

Durch die Bekanntschaft mit van Doesburg, Moholy-Nagy und Eggeling wird Hausmanns Interesse auf neue Gebiete gelenkt, die den anarchisch-politischen Ansatz des »Dadasophen« zu einem Totalentwurf, einer Synthese von Klang und Licht, der sogenannten »Optophonetik« erweitern. Sein »Optophon«, ein Gerät zur »Kombination mehrerer Faktoren«, wird 1927 vom Berliner Patentamt abgelehnt, jedoch 1936 vom Londoner Patentamt offiziell akzeptiert. Parallel experimentiert Hausmann mit Photographie und widmet sich vor allem der Dichtung, typographisch umgesetzter Lautpoesie.

1933 verläßt Hausmann das nationalsozialistische Deutschland und geht nach Ibiza. Er befaßt sich dort weiter mit Photographie und betreibt ethnologische und architektonische Studien, muß die Insel jedoch 1936 auf der Flucht vor den spanischen Faschisten verlassen, entkommt über Zürich und Prag nach Paris und lebt 1939–1944 in Peyrat-le-Château in der Illegalität. 1944 zieht Hausmann sich nach Limoges in Südfrankreich zurück und beschäftigt sich neben Photographie und Dichtung wieder mit Malerei. Neben visionär-phantastischen Aquarellen in der Art der halluzinatorischen Bilder von Wols malt er 1959–1964 mehrere impulsive Gemälde in einer spontanen, dem Automatismus entlehnten Geste.

1969 erscheint Hausmanns Roman *Hyle – Ein Traumsein in Spanien*, ein Projekt, das er 1926 auf Sylt begonnen und 1947–1956 in Limoges wieder aufgenommen hat. Ein Jahr vor seinem Tod am 1. Februar 1971 beendet er das Manuskript seines Rückblicks auf den Berliner Dadaismus: *Am Anfang war Dada*.

H.D.

Raoul Hausmann, Hyle – Ein Traumsein in Spanien, Frankfurt a.M. 1969

Raoul Hausmann, Am Anfang war Dada, hrsg. v. Karl Riha und Günter Kämpf, Gießen 1972, 3. Auflage 1992

Raoul Hausmann, Texte bis 1933, hrsg. v. Michael Erlhoff, 2 Bde., München 1982

Michael Erlhoff, *Raoul Hausmann, Dadasoph*, Hannover 1982

Der deutsche Spiesser ärgert sich. Raoul Hausmann 1886–1971, Ausst.Kat. Berlinische Galerie, Berlin 1994

Adelheid Koch, *Ich bin immerhin der größte Experimentator Österreichs. Raoul Hausmann, Dada und Neodada*, Innsbruck 1994

EVA HESSE

wurde am 11. Januar 1936 in Hamburg geboren. Im Sommer 1939 floh die jüdische Familie vor den nationalsozialistischen Machthabern über Amsterdam und London nach New York. 1945 erhielt Hesse die amerikanische Staatsbürgerschaft. Sie machte 1952 einen Abschluß an der High School of Industrial Arts und studierte dann ein Jahr lang Werbegraphik am Pratt Institute of Design. 1954 nahm sie Zeichenunterricht an der Art Students League und setzte 1954–1957 ihr Studium an der Cooper Union School fort. 1957–1959 studierte sie an der Yale School of Art and Architecture in New Haven und besuchte die Kurse von Josef Albers. Sie erwarb dort 1959 ihren B.F.A. und zog zurück nach New York.

Hesses frühe Arbeiten, Gemälde und Zeichnungen, orientieren sich am Abstrakten Expressionismus. 1960 lernt sie Sol LeWitt kennen, der einer ihrer engsten Freunde wird und ihre Arbeit nachhaltig beeinflussen sollte. An der Ausstellung *Drawings: Three Young Americans*, die 1961 in der John Heller Gallery New York stattfindet, nimmt sie mit gestisch-linearen Zeichnungen teil. Ihre ersten plastischen Arbeiten entstehen 1962 bei einem Aufenthalt in Woodstock. 1963 erhält sie ihre erste Einzelausstellung in der Allan Stone Gallery in New York, wo sie Zeichnungen und Collagen zeigt.

Gefördert durch den deutschen Sammler und Textilhersteller Arnhard Scheidt, erhalten Hesse und ihr Ehemann, der Bildhauer Tom Doyle, 1964/65 ein Arbeitsstipendium in Kettwig an der Ruhr bei Essen, wo Hesse an informellen Plastiken zu arbeiten beginnt, die 1965 in der Kunsthalle Düsseldorf gezeigt werden. In Wandreliefs wie *Ringaround Arosie* (1965), in denen Hesse u.a. Elektrokabel verwendet, wird die gezeichnete Linie erstmals in die dritte Dimension übertragen. Reliefs und vollplastische Arbeiten, die das malerische Element mit unterschiedlichsten haptischen Qualitäten verbinden, stehen nun im Vordergrund ihres Schaffens.

Nach New York zurückgekehrt, wendet sich Hesse ganz von der Malerei ab. Es entstehen hängende Objekte, formal verwandt mit den »Soft sculptures« Claes Oldenburgs, den sie 1959 kennenlernte, jedoch mit explizit anthropomorphen, oft sexuellen Konnotationen. Die Begegnung mit Richard Serra, Robert Morris und Robert Smithson macht Hesse mit den Ideen der minimalistischen Skulptur bekannt. Sie greift Gestaltungsmittel der Minimal Art auf, wie etwa Serialität oder Verweigerung von illusionistischer Abbildlichkeit, verfolgt aber selbst eine Art »expressiven« Stil, der u.a. den scheinbar chaotischen Bildstrukturen eines Jackson Pollock verbunden ist. Hesse wählt bevorzugt Materialien, deren sinnliche Aspekte sie durch ihre Bearbeitung in den Vordergrund stellt, und schafft somit eine untrennbare Verbindung zwischen Form, Technik, Material und inhaltlicher Aussage. 1966 nimmt sie an der von Lucy Lippard organisierten Ausstellung *Eccentric Abstraction* in der Fischbach Gallery in New York teil, in der sich nach Pop und Minimal Art erstmals eine »anti-formelle«, an Prozeß und Material orientierte Skulpturauffassung formuliert.

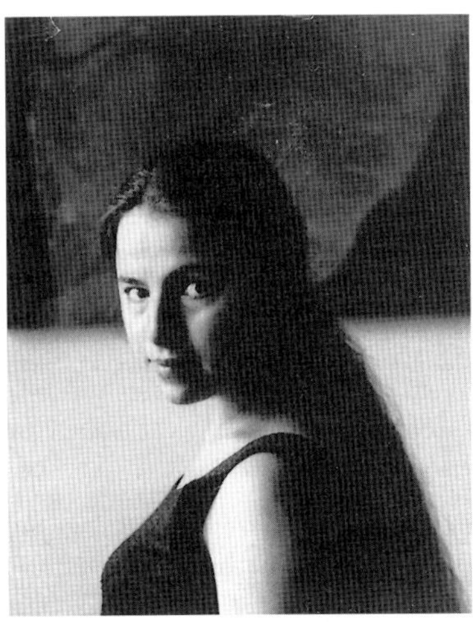

Ihre ab Mitte der sechziger Jahre entstehenden Arbeiten aus Kunstharz, Textilien und Fiberglas, deren räumliches Ausgreifen Teil des neuen plastischen Konzepts ist, machen Hesse schnell bekannt. Ab 1968 verwendet sie lichtdurchlässiges Fiberglas und ersetzt Farbe durch Licht. 1968 findet eine Einzelausstellung mit ihren Fiberglasplastiken in der Fischbach Gallery in New York statt. Im selben Jahr beginnt Hesse, an der School of Visual Arts zu unterrichten, und nimmt an der Ausstellung *Antiform* teil. 1969 zeigt sie ihre Arbeiten gemeinsam mit Bruce Nauman, Richard Serra und Keith Sonnier u.a. in *Anti-Illusion: Procedures/Materials* im Whitney Museum, einer programmatischen Ausstellung zum neuen Materialverständnis in der Skulptur.

Hesses Werk ist für die Entwicklung der postminimalistischen, prozeßorientierten Ästhetik in den USA von grundlegender Bedeutung. Maß und Empfinden des menschlichen Körpers und die Verbindung von rationalen Strukturen und irrationaler Veränderlichkeit stehen dabei im Mittelpunkt ihrer bildnerischen Arbeit. Aus unterschiedlichen Materialien wie Latex, Textilien, Fiberglas schafft sie Kombinationen aus harten und weichen, geometrischen und organischen Elementen, die anspruchsvolles Pathos neben gebrochener Ironie und Absurdität vermitteln.

1969 zeigt Harald Szeemann Hesses Arbeiten in seiner Ausstellung *When Attitudes Become Form* in der Berner Kunsthalle. Den internationalen Erfolg, wie etwa die Beteiligung an der *documenta 5* 1972 in Kassel, erlebt Hesse nicht mehr. Sie stirbt am 29. Mai 1970 im Alter von 34 Jahren an einem Gehirntumor.

H.D.

Eva Hesse: A Memorial Exhibition, Ausst.Kat. Solomon R. Guggenheim Museum, New York 1972

Lucy Lippard, *Eva Hesse*, New York 1976

Eva Hesse. Skulpturen und Zeichnungen, Ausst.Kat. Kestner Gesellschaft Hannover, 1979

Bill Barrette, *Eva Hesse. Sculpture. Catalogue raisonné*, New York 1989

Eva Hesse: A Retrospective, hrsg. v. Helen A. Cooper, Ausst.Kat. Yale University Art Gallery, New Haven, Conn., 1992

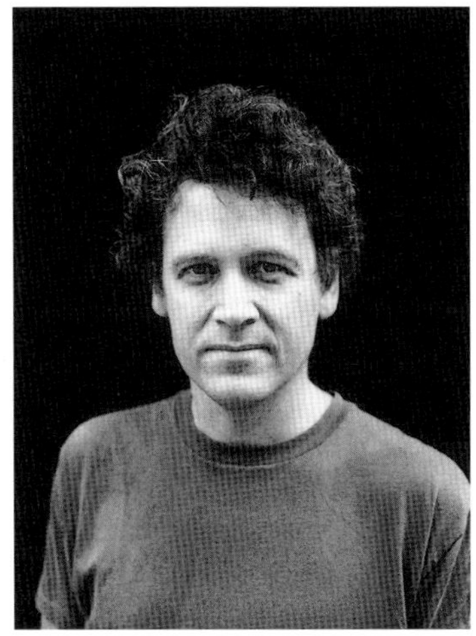

GARY HILL

wurde am 4. April 1951 in Santa Monica, Kalifornien, geboren. Er studierte ab 1969 an der Art Students League in Woodstock, New York, Bildhauerei. In Anlehnung an die plastischen Arbeiten von Picasso und Giacometti entstanden zunächst figurative, aus Maschendraht geformte Skulpturen. Den an menschliche Körper erinnernden, komplizierten Geflechten folgten abstrakt-biomorphe und schließlich geometrische Arbeiten, die Hill 1971 in seiner ersten Einzelausstellung in der Polaris Gallery in Woodstock präsentierte.

Die Arbeit mit audiovisuellen Medien beginnt Hill Anfang der siebziger Jahre. Ab 1973 experimentiert er mit der Videokamera, hält sie zunächst auf sich selbst gerichtet, so daß ein Zwiegespräch mit ihm als »Sehendem« und »Gesehenem« und gleichermaßen mit dem technischen Medium entsteht. Es folgt eine Reihe von Klangskulpturen mit sowohl per Recorder aufgenommenen als auch elektronisch erzeugten Geräuschen. 1974–1976 arbeitet Hill als Koordinator im TV-Labor von Woodstock Community Video, wo er weitere Möglichkeiten im Umgang mit dem neuen Medium kennenlernt.

Seine ersten Videobänder, *The Fall* (1973) und *Air Raid* (1974), in denen er mit Ton- und Bildmontagen arbeitet, beziehen sich inhaltlich auf ökologische Fragen. Hills erste Videoinstallation, *Hole in the Wall* von 1974, in der das Video den Vorgang zeigt, der zur Aufstellung der Installation notwendig war, nämlich das Schneiden eines Lochs in die Wand, markiert den Anfang seiner konzeptuell angelegten Arbeiten.

Als Artist-in-Residence 1975–1977 am Experimental Television Center in Binghampton, New York, arbeitet Hill zusammen mit dem Elektronik-Designer Dave Jones und entwickelt spezielle Geräte für seine immer komplexer und technisch aufwendiger werdenden Installationen.

Die Begegnung mit dem Dichter George Quasha 1976 ist entscheidend für eine strukturelle und thematische Neuerung in Hills Arbeit. Die Sprache, als deren Komponenten Hill das Sprechen und den Ton sowie die Schrift und das (Schrift-)Bild unterscheidet, wird Material und zugleich Inhalt seiner Filme und Aufbauten. Texte etwa von Ludwig Wittgenstein, Gregory Bateson, Maurice Blanchot und Lewis Carroll sind die Quellen für seine Zitatmontagen, die in Kombination mit der visuellen Information auf die unterschiedlichen Wahrnehmungs- und Reflexionsebenen des Betrachters zielen. Im Rahmen eines japanisch-amerikanischen Kulturaustausch-Programms hält sich Hill 1984–1985 in Japan auf und produziert dort *URA ARU (the backside exists)*, ein Video, das sich mit der sogenannten »Rückseite« der Sprache beschäftigt, mit deren Verwandlungen etwa durch Umkehrung, Inversionen und Wortspiele. Die Installation *Red Technology* (1986–1994), die den Vortrag Martin Heideggers »Die Frage nach der Technik« als Text verwendet, thematisiert vor allem die physische Qualität von Sprache. Die elektronisch gesteuerte Tonstärke, die schnell und monoton vortragende Stimme sowie das flackernd projizierte Schriftbild des Textes attackieren den Betrachter bzw. Zuhörer eher, als daß sie das Gesprochene bzw. Geschriebene vermitteln.

Ein zweites zentrales Thema ist der menschliche Körper, der etwa durch Fokussierung unterschiedlicher Körperteile über mehrere Bildschirme zerlegt erscheint (*Inasmuch As It Is Always Already Taking Place*, 1990) oder dessen spezifische Funktionen in visuelle Strukturen umgesetzt werden, wie beispielsweise das Atmen in eine rhythmische Abfolge von Bildern (*Circular Breathing*, 1994).

Bereits 1987 auf der *documenta 8* mit dem Video *Primarily Speaking* (1981–1983) vertreten, zeigt Hill 1992 auf der *documenta IX* die Videoinstallation *Tall Ships*, die mit der aktiven Beteiligung des Betrachters operiert: In einem völlig abgedunkelten, schmalen Korridor wird er mit mehreren, scheinbar aus der Wand auftauchenden und sich auf ihn zubewegenden Personen unterschiedlichen Alters und Geschlechts konfrontiert. Die Bewegungen des Betrachters lösen elektronische Signale aus, die das Auftauchen und Wiederverschwinden der projizierten Menschen steuern.

Die erste große Einzelausstellung mit Videoinstallationen wurde 1990 von der Galerie des Archives in Paris veranstaltet, der weitere wichtige Präsentationen etwa im Museum of Modern Art, New York (1990), dem Watari Museum of Contemporary Art, Tokio (1992), oder dem Museum für Gegenwartskunst in Basel (1994) folgten. Als Gastprofessor lehrte er u.a. am Center for Media, State University of New York, Buffalo, und am Bard College, Annandale-on-Hudson, New York.

Gary Hill lebt seit 1985 vorwiegend in Seattle und lehrt dort am Cornish College of the Arts. C.T.

Gary Hill. And Sat Down Beside Her, Ausst.Kat. Galerie des Archives, Paris 1990

Stephen Sarrazin, *Gary Hill*, Centre International de Création Vidéo Montbéliard Belfort, 1992

Gary Hill, Ausst.Kat. Musée National d'Art Moderne, Centre Georges Pompidou, Paris 1992

Gary Hill, Ausst.Kat. Stedelijk Museum, Amsterdam 1993

Gary Hill. Arbeit am Video, hrsg. v. Theodora Vischer, Basel 1994

DAVID HOCKNEY

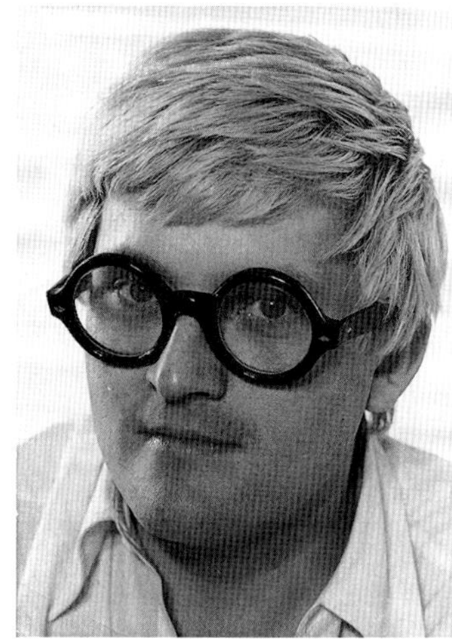

wurde am 9. Juli 1937 in Bradford, Yorkshire, geboren. 1953–1957 besuchte er das dortige College of Art. Als Ersatzdienstleistender arbeitete Hockney in mehreren Krankenhäusern, bevor er 1959 am Royal College of Art in London zu studieren begann. Zu seinen Mitschülern gehörte R. B. Kitaj, der dauerhaften Einfluß auf Hockneys Schaffen ausübte. 1960 besuchte er in der Londoner Tate Gallery eine große Picasso-Ausstellung, mit dessen Werk er sich das ganze Leben auseinandersetzte.

In seinen frühen Bildern lehnt sich Hockney ganz unverhohlen an aktuelle Ausdrucksformen der Zeit an, wie etwa den Abstrakten Expressionismus, die Malerei von Dubuffet, die Art Brut oder anonyme Wandkritzeleien. Inhaltlich sind die Bilder der sechziger Jahre aber eher einem offenen Tagebuch zu vergleichen, in dem Hockney seine Wünsche, Triebe und Träume formuliert und preisgibt. In dieser Zeit malt er auch nach Gedichten von Whitman, Auden, Blake und Kavafis oder nach Werken alter Meister, deren Malstil oder prägnante Motive er in seinen Bildern zitiert.

Hockney eignet sich bald einen hervorragenden Ruf als Künstler an und verläßt das Royal College of Art 1962 mit einer Auszeichnung. Das Etikett »Pop Artist« nimmt er gelassen hin, ohne sich jemals um Stilzugehörigkeiten und Schulen zu kümmern. 1963 reist Hockney im Auftrag der *Sunday Times* nach Ägypten, um Anregungen für Illustrationen zu sammeln. Im selben Jahr lernt er in Los Angeles Henry Geldzahler, den Kustos für Kunst des 20. Jahrhunderts am Metropolitan Museum of Art in New York, kennen, einen späteren Freund und Förderer seiner Kunst. Er verlegt seinen Wohnsitz nach Kalifornien, zwischen 1968 und 1975 durch mehrjährige Aufenthalte in London und Paris unterbrochen. Hockney übernimmt an verschiedenen amerikanischen Universitäten Lehraufträge: 1963/64 in Iowa City, 1965/66 in Boulder, Colorado, und 1966/67 in Los Angeles sowie in Berkeley.

Das Licht Kaliforniens, die Weite des Landes und der spezifische Lebensstil beeindrucken Hockney und inspirieren ihn zu neuen Themen, wie etwa zu den *Shower-Pictures* (1963), in denen klare Farben und Formen die meist autobiographischen Inhalte in sachlicher Organisation darstellen. Bildvorlagen werden schnell mit der Polaroid-Kamera oder einer raschen Zeichnung festgehalten und mit den ab 1964 verwendeten Acrylfarben in leuchtende, glatte Flächen umgesetzt. Schnappschüssen unter der Dusche folgen *Swimmingpool*-Bilder, ruhige, fast statische Momentaufnahmen einer hedonistischen Atmosphäre, in der nur das ornamentierte Wasser Bewegung und tanzendes Licht zeigt. Badend oder zuschauend am Rande befinden sich Freunde, Sammler, Förderer seiner Arbeit, die auch in weitläufigen Wohnanlagen oder in spärlich möblierten Zimmern porträtiert werden, für die Hockney ein besonderes Faible entwickelt.

Ab 1974 arbeitet Hockney immer häufiger an Bühnenbildern, womit er bereits 1966 mit einem Entwurf für *Ubu Roi* von Alfred Jarry am Royal Court Theatre in London begonnen hatte. 1975 entsteht das Bühnenbild für *The Rake's Progress* von Strawinsky und 1978 die Ausstattung für *Die Zauberflöte* an der Glyndebourne Opera; 1981 arbeitet er an der Metropolitan Opera New York für *Parade*, *Le Sacre du Printemps*, *Le Rossignol* und *Oedipus Rex* von Strawinsky, 1983 für *Paid on Both Sides* von W. H. Auden am Eye and Ear Theatre New York. In neueren Versuchen, wie der *Tristan*-Inszenierung von 1987 an der Los Angeles Music Center Opera und dem 1992 entstehenden Bühnenbild für *Die Frau ohne Schatten* von Richard Strauss am Royal Opera House in London, wird Hockneys Hang zum synästhetischen Gesamtkunstwerk Wagnerscher Provenienz deutlich.

Ende der siebziger Jahre widmet sich Hockney Photocollagen, die aus unzähligen, aus verschiedenen Blickwinkeln aufgenommenen Polaroid-Aufnahmen zusammengesetzt sind und eine Intensivierung des Sehens herausfordern sollen. Nicht nur in diesen oft riesigen Photokompositionen wird Hockneys Bewunderung für den Kubismus, vor allem für Picasso und sein Spätwerk deutlich. In den neueren Bildern wird das gesteigerte Raumerlebnis, das kubistische Simultaneität mit chronophotographischen Sequenzen verknüpft, in gleißend grelle kalifornische Farben übertragen. Neben der Malerei widmet sich Hockney seit Ende der achtziger Jahre vermehrt den neuen Medien und schafft Vierfarb-Copy-Drucke und abstrakte Computergraphik.

Hockney, der 1991 zum Mitglied der Royal Academy ernannt wurde, lebt seit 1979 in Los Angeles. H.D.

Nikos Stangos (Hrsg.), *David Hockney by David Hockney*, London 1976

Marco Livingstone, *David Hockney*, London und New York 1981

Lawrence Weschler, *Cameraworks: David Hockney*, London und New York 1984

David Hockney. A Retrospective, hrsg. v. Maurice Tuchman und Stephanie Barron, Ausst.Kat. Los Angeles County Museum of Art, Metropolitan Museum of Art, New York, und Tate Gallery, London, 1988; dt. Köln 1988

Peter Webb, *A Portrait of David Hockney*, New York 1988

JENNY HOLZER

wurde am 29. Juli 1950 in Gallipolis, Ohio, geboren. Sie verbrachte ihre Jugend in Lancaster nahe Columbus und interessierte sich schon früh für Kunst. 1968–1970 studierte Holzer an der Duke University in Durham, North Carolina, und 1970–1971 an der University of Chicago. 1972 erwarb sie ihren B.F.A. an der Ohio University in Athens und 1977 den M.F.A. an der Rhode Island School of Design in Providence, wo sie sich intensiv mit dem Werk Marcel Duchamps auseinandersetzte.

1977 zieht Holzer nach New York und nimmt am Independent Study Program des Whitney Museum teil. In ihrem Bemühen, konkrete, lebensnahe Fragen zu thematisieren, gibt sie Versuche mit abstrakter Malerei auf und beginnt, sich für öffentliche Projekte zu interessieren. Sie experimentiert mit Diagrammzeichnungen und Überschriften und reduziert schließlich ihr Vokabular auf die reine Sprachmitteilung. Ab 1977 verbreitet sie auf anonym geklebten Plakaten *Truisms* (Allgemeinplätze) in ihrer Wohngegend in SoHo. Holzer, die 1979–1982 als Schriftsetzerin arbeitet, will mit diesen Sprüchen die Vielfalt und Widersprüchlichkeit der Meinungen demonstrieren: »Humanism is obsolete« (Humanismus ist veraltet) oder »Fathers often use too much force« (Väter wenden häufig zuviel Gewalt an). Zunächst auf Plakaten, T-Shirts, Parkuhren oder in Telephonkabinen angebracht, läßt Holzer ihre *Truisms* 1982 über die große elektronische Anzeigentafel am Times Square laufen. Im selben Jahr nimmt sie an der *documenta 7* in Kassel teil.

Für Holzer ist Sprache die künstlerische Ausgangsbasis und zugleich ihr Hauptmedium. Dabei setzt sie das Medium Sprache nicht zur Vermittlung eines konzeptuellen Diskurses oder für kunstinterne Auseinandersetzungen ein. Auf unterschiedlichen Trägermedien transportiert – Plakatwände, Fernsehspots, Bronzeplatten an Häusern, Granitbänke in Parks, Spielstandanzeiger in Stadien oder, in den meisten Fällen, elektronische Laufschrift (L.E.D.) –, erreichen ihre meist einfachen, allgemein verständlichen Sätze eine breite Öffentlichkeit. Es handelt sich dabei um affirmativ oder imperativ klingende Stellungnahmen oder Urteile und Erklärungen zu grundlegenden Fragen des Alltagslebens oder zu sowohl trivialen wie grausamen sozialen und politischen Ereignissen – Gerechtigkeit, Liebe, Krieg, Geld und Sexualität –, die durch die ständige Wiederholung sarkastisch, spöttisch oder einfach irritierend wirken.

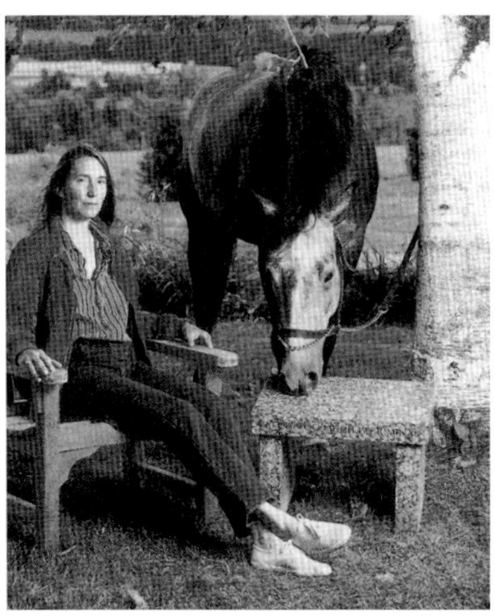

Zu ihrer Arbeit, die als »Produkt des Fernsehzeitalters und der Welt der Reklame und Werbetafeln« kritisiert wurde, bemerkte die Künstlerin: »Die einzelne Aussage mag einfach erscheinen, die Sequenz von Aussagen ist es jedoch nicht, ebensowenig wie die Art und Weise, in der sich einzelne Sätze gegenseitig ausspielen.«

Nach den *Truisms* entstehen weitere Serien: die *Inflammatory Essays* (1979–1982), Plakate mit je hundert Worten; die *Living Series* (1980–1982), Bronzetafeln und Emailschilder in Zusammenarbeit mit Peter Nadin; die *Survival Series* (1983–1985), Mitteilungen, die u.a. auf über drei Meter hohen elektronischen Wänden verbreitet werden; *Under a Rock* (1986–1987), eine Installation aus Steinbänken; *Laments* (1987–1989), grausame Botschaften über den Tod auf Sarkophagen und säulenartigen Leuchtdioden, die u.a. 1987 auf der *documenta 8* in Kassel gezeigt werden.

Das Thema von Tod und Gewalt spitzt sich 1993 in einem Beitrag für das Magazin der *Süddeutschen Zeitung* zu, in dem Holzer unter dem Titel »Lustmord« die Gewalt gegen Frauen im jugoslawischen Krieg anprangert: Auf dem Titelblatt erscheint die mit echtem Blut gedruckte Zeile »Da wo Frauen sterben bin ich hellwach«, im Innenteil wird Holzers Anklage durch Photos von Frauenkörpern illustriert, in die Gedanken sowohl der Opfer wie auch der Täter eintätowiert sind – eine Aktion, die ihr die Kritik oberflächlicher Sensationsgier einbringt.

Das Des Moines Art Center in Iowa organisierte 1986–1989 eine Wanderausstellung für Holzer, und 1989 zeigte die Dia Art Foundation in New York ihre *Laments*. Anläßlich einer Einzelausstellung im Guggenheim Museum in New York 1989/1990 zog sich ein großes, 16 Meter langes elektronisches Schriftband durch den Innenraum des Museums. 1990 wurde Holzer auf der Biennale in Venedig als erste weibliche Vertreterin der USA mit dem Goldenen Löwen ausgezeichnet.

Jenny Holzer lebt seit 1985 auf einer Farm in Hoosick Falls, New York. H.D.

Jenny Holzer, Ausst.Kat. Kunsthalle Basel, 1984
Jenny Holzer: Signs, Ausst.Kat. Institute of Contemporary Arts, London 1988
Diane Waldman, *Jenny Holzer*, Ausst.Kat. Solomon R. Guggenheim Museum, New York 1989
Jenny Holzer: The Venice Installation, Ausst.Kat. Albright-Knox Art Gallery, Buffalo 1991
Michael Auping, *Jenny Holzer*, New York 1992
Jenny Holzer. Writings/Schriften, hrsg. v. Noemi Smolik, Stuttgart 1996

EDWARD HOPPER

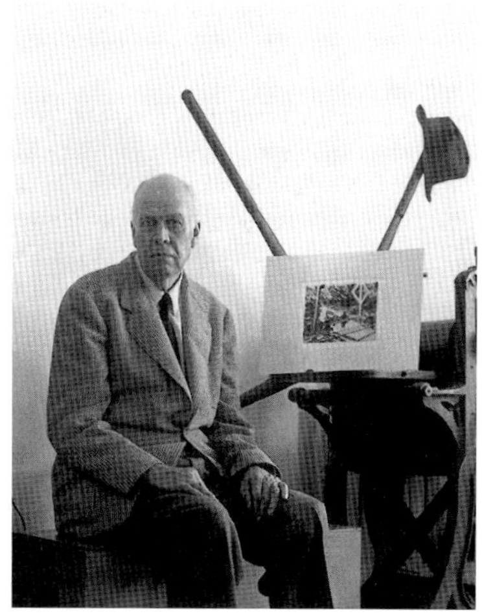

wurde am 22. Juli 1882 in Nyack, New York, geboren. Bereits als Zehnjähriger begann er, seine Zeichnungen zu signieren und zu datieren. 1899 nahm er ein Studium der Gebrauchsgraphik an der Correspondence School of Illustrating in New York auf und wechselte 1900 zur New York School of Art, wo er weiter Graphik und Illustration und später Malerei bei William Merritt Chase, Kenneth Hayes Miller und Robert Henri studierte. Henri, der Führer der neuen realistischen Kunstbewegung in den USA, und die Künstler der sogenannten »Ash Can School«, die ihre oft banalen und »häßlichen« Motive im Großstadtleben von New York suchten, regten Hopper in seinen Anfängen an, ohne daß er sich ihnen anschloß. Nach dem Studium arbeitete er als Illustrator und Werbezeichner in New York.

1906 reist Hopper nach Paris, wo hellfarbige Stadtansichten entstehen, die seine Orientierung am Impressionismus zeigen. Von dort aus geht er 1907 nach London, Amsterdam, Berlin und Brüssel. 1909 und 1910 kommt er jeweils für längere Zeit nach Paris zurück, um in den Museen die alten Meister zu studieren und im Freien Straßen, Brücken und Häuser zu malen. 1910 läßt er sich endgültig in New York nieder und arbeitet wiederum als Werbezeichner und Illustrator. Die Eindrücke von Paris und seiner Lebenskultur wirken lange nach; noch 1914 malt Hopper ein Bild mit dem Titel *Soir bleu* (Blauer Abend), eine Reminiszenz an die sommerlichen Abende in einem Pariser Straßencafé im Stil von Degas und Manet. In der legendären *Armory Show* von 1913 kann Hopper zwar ein erstes Bild verkaufen, doch auch seine erste Einzelausstellung 1920 im Whitney Studio Club führt nicht zum erhofften Durchbruch. Er malt bis 1924 nur in seiner Freizeit und wendet sich vor allem der Druckgraphik zu. Angeregt durch die Arbeiten von Rembrandt, Goya, Méryon, Degas und seinem Landsmann John Sloan, eignet er sich eine Meisterschaft in der Radiertechnik an. Seine weithin ausgestellten und sehr geschätzten Drucke bereiten die Themen und Kompositionen der späteren Ölbilder vor. Ab 1923 wendet sich Hopper dem Aquarell zu. Eine erfolgreiche Ausstellung seiner Aquarelle 1924 in der Frank K. M. Rehn Gallery in New York ermutigt ihn, sich fortan ganz der Malerei zu widmen.

Hopper malt ausschließlich amerikanische Themen, Boote im Wind, Küstenlandschaften, einzeln stehende Häuser, leere Straßen, einsame Menschen in Zimmern, Hallen, Büros, unterwegs in Hotels und Motels, ohne sich jedoch von der selbstgefälligen »American Scene« der amerikanischen Regionalisten vereinnahmen zu lassen. Auch wenn Hoppers Bilder in ihrem Motivfundus »typisch amerikanisch« sind, geht es ihm im wesentlichen um die grundsätzliche psychische Beschaffenheit des Menschen. Diese Conditio humana konnte nur in der Ausprägung seiner Zeit und seiner Umwelt erscheinen: Einsamkeit, Entfremdung und Desillusionierung stehen im Vordergrund der Bildaussage.

Zu den ersten und bekanntesten Bildern Hoppers, die das neu gegründete Museum of Modern Art in New York in seine Sammlung aufnimmt, gehört *House by the Railroad* (Haus am Bahndamm) von 1925, ein Paradebeispiel des amerikanischen Architektureklektizismus der zwanziger Jahre, den Hopper in seinen Bildern festhält.

Kennzeichnend für Hoppers Bilder ist die Behandlung des Lichts, das er nicht impressionistisch kleinteilig wiedergibt, sondern in großen kontrastreichen Flächen plastisch modellierter Hell-Dunkel-Malerei, die durch klarleuchtende Farben akzentuiert werden. Neben den sonnendurchfluteten Landschaften und Räumen, die von seinem Sommersitz in Cape Cod in Massachusetts inspiriert sind, übernimmt das künstliche Licht die entscheidende Rolle bei der Herausarbeitung der Komposition. Sein wohl berühmtestes Bild *Nighthawks* (Nachtschwärmer) von 1942 führt dies eindringlich vor.

Die distanzierte Sicht Hoppers auf die Motive, seine kühle Sachlichkeit, das filmisch Ausschnitthafte machen ihn nicht nur zur Kultfigur der amerikanischen Malerei dieser Zeit, sondern beeinflussen in den sechziger Jahren auch die Photorealisten und die amerikanische Pop Art. Im Spätwerk werden die Kompositionen immer einfacher, Details werden weggelassen. Die Aufmerksamkeit richtet sich ganz auf das Spiel von Licht und Schatten und ihre abstrakten Strukturen.

1933 erhielt Hopper seine erste große Retrospektive im Museum of Modern Art in New York, die seine Malerei als »vorurteilslose und distanzierte Auffassung, völlig frei von sentimentaler Anteilnahme« würdigte. Das Whitney Museum of American Art in New York organisierte 1950 und 1964 weitere bedeutende Retrospektiven. Hopper starb am 15. Mai 1967 in New York. H. D.

Lloyd Goodrich, *Edward Hopper*, New York 1971, 3. Auflage 1981

Edward Hopper: The Art and the Artist, hrsg. v. Gail Levin, Ausst.Kat. Whitney Museum of American Art, New York 1980

Heinz Liesbrock, *Edward Hopper. Das Sichtbare und das Unsichtbare*, Stuttgart 1992

Die Wahrheit des Sichtbaren. Edward Hopper und die Fotografie, hrsg. v. Georg-W. Költzsch und Heinz Liesbrock, Ausst.Kat. Museum Folkwang, Essen 1992

Deborah Lyons und Adam D. Weinberg, *Edward Hopper and the American Imagination*, New York 1995

JASPER JOHNS

wurde am 15. Mai 1930 in Augusta, Georgia, geboren. Nach einem Kunststudium an der University of South Carolina 1947–1948 zog Johns nach New York und machte eine Ausbildung als Gebrauchsgraphiker. 1951–1952 leistete er Militärdienst u.a. in Japan. Bei seiner Rückkehr nach New York 1952 brach er bereits nach zwei Tagen das Studium am Hunter College ab und begann, mit Gelegenheitsarbeiten im Buchhandel und als Dekorateur für Kaufhäuser seinen Lebensunterhalt zu verdienen.

1954 lernt Johns Robert Rauschenberg kennen, mit dem er Schaufensterdekorationen u.a. für Tiffany's entwirft und der als enger Freund bald großen Einfluß auf seine künstlerische Arbeit ausübt. Im selben Jahr entstehen Materialkonstruktionen, die jedoch bald nach der Herstellung wieder zerstört werden. Mitte der fünziger Jahre entstehen die ersten *Flag-*, *Target-* und *Number*-Bilder, die 1958 in seiner ersten Einzelausstellung in der Leo Castelli Gallery in New York gezeigt werden. In diesen einflußreichen Bildern sind die Motive (die amerikanische Flagge, Zielscheiben und Ziffern) der zweidimensionalen Zeichenwelt entnommen. Da etwa bei *Flag* das zweidimensionale Flaggenmotiv die gesamte Bildfläche einnimmt, wird die Unterscheidung zwischen Figur und Grund in Frage gestellt, Gegenstand und Abbild geraten in wechselseitige Beziehung. Die Verflechtung mehrdeutiger »Fakten« fordert zum Nachdenken über Identität und Bedeutung von Darstellung und Wirklichkeit auf. Johns' berühmte Frage »Ist es eine Flagge oder ein Gemälde?« muß daher unbeantwortet bleiben.

Mit der Einführung der antiken Technik der Enkaustik (Wachsmalerei), die auf Zeitungscollagen ausgeführt wird, erhalten die banalen Motive eine reiche, sinnliche Textur und einen spezifischen Materialcharakter. Durch die Motivwahl thematisiert Johns auch die Mehrdeutigkeit von Zeichen in der Konsumgesellschaft, die in der täglichen Reproduktion der Massenmedien ihre symbolische Funktion zu verlieren drohen. Seit den späten fünfziger Jahren arbeitet Johns auch an Skulpturen, so etwa den *Painted Bronze* (1960), zwei in Bronze gegossenen und anschließend bemalten Bierdosen. Auch hier verwendet er Alltagsgegenstände, die durch die Transponierung in ein anderes Material und der damit einhergehenden Funktionsenthebung zum Träger künstlerischer Aussagen werden.

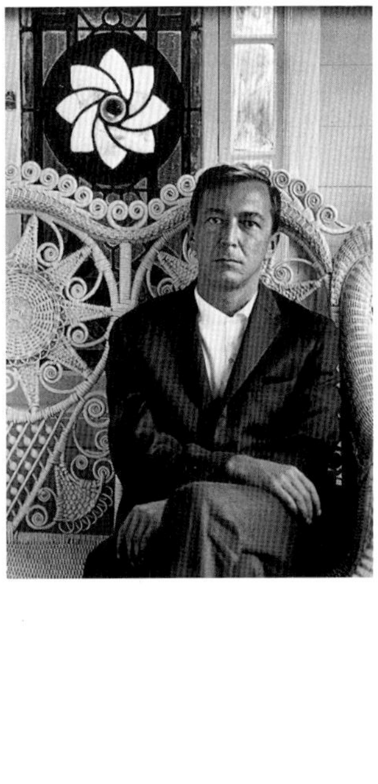

In den sechziger Jahren experimentiert Johns mit Assemblagen, realen Gegenständen oder Abgüssen von Körperteilen, die in Tafelbilder integriert werden. Der Bildträger ist dabei in abstrakt-gestischer Manier bearbeitet, mit gelegentlich eingearbeiteten Ziffern oder Buchstaben. Diese Arbeiten sind zugleich Bilderrätsel, die von seinem Interesse an Ludwig Wittgensteins Philosophie und Marcel Duchamps Werk angeregt sind und Überlegungen zum Bildbegriff der Moderne folgen.

1967–1978 ist Johns künstlerischer Berater der Dance Company von Merce Cunningham und für John Cage tätig, mit denen er seit 1955 befreundet ist. Er entwirft zahlreiche Bühnenbilder und Kostüme für Inszenierungen und Performances Cunninghams, u. a. die von Duchamps *Großem Glas* inspirierte Ausstattung für *Walkaround Time* 1968 in Buffalo.

In den späten sechziger und frühen siebziger Jahren kommen in seinen Bildern weitere Gestaltungselemente hinzu: malerische Schematisierungen, wie etwa Fliesenmuster und ornamental gesetzte Schrägschraffuren. Die zunächst abstrakt wirkenden Flächenmuster entstammen wiederum dem Repertoire anonymer Motive aus der Alltagswelt, sind aber auch voller Anspielungen auf private und kunstgeschichtliche Erfahrungen. So erinnern die Schraffuren etwa an Johns' eigenen Handabdruck, verweisen aber auch auf ein Detail in einem Selbstporträt von Edvard Munch. Die zunehmende intellektuelle Komplexität seiner Kunst in den achtziger Jahren führt Johns zu Bildern, in denen ein großer kunsthistorischer Bildungsschatz vorgeführt wird, der von Grünewald bis zu Picasso und Duchamp reicht. Neben den Gemälden, die der Entwicklung der amerikanischen Kunst, nicht nur der Pop Art, wesentliche Anstöße geben, umfaßt Johns' Werk auch Skulpturen und Graphikserien von hoher technischer Perfektion.

Johns ist seit Mitte der sechziger Jahre auf wichtigen internationlaen Ausstellungen vertreten, so etwa auf der *documenta 3, 4, 5* und *6*; er erhielt 1988 den Großen Preis für Malerei der Biennale von Venedig und wurde 1989 zum Ehrenmitglied der Royal Academy in London gewählt. Eine wichtige Retrospektive seines Werks veranstaltete 1996 das Museum of Modern Art in New York.

Johns lebt und arbeitet in New York und in Saint Martin in Südfrankreich. H. D.

Max Kozloff, *Jasper Johns*, New York o. J. (1969)

Richard Francis, *Jasper Johns*, New York 1984

The Drawings of Jasper Johns, Ausst.Kat. National Gallery of Art, Washington, D.C., 1990

Fred Orton, *Figuring Jasper Johns*, London 1994

Jasper Johns: A Retrospective, Ausst.Kat. The Museum of Modern Art, New York 1996, und Museum Ludwig, Köln, München 1997

Jasper Johns. Interviews, Statements, Skizzenbuchnotizen, hrsg. v. Gregor Stemmrich, Dresden 1997

ASGER JORN

wurde am 3. April 1914 als Asger Oluf Jorgensen in Vejrum, Dänemark, geboren. Nach einer Lehrerausbildung begann Jorn 1930 zu malen. Seine frühen Bilder, zwischen 1930 und 1935 enstanden, sind kleine Landschaften und Porträts, die von der zeitgenössischen dänischen Kunst beeinflußt waren. Ab 1935 entstanden erste abstrakte Bilder.
Bei seinen ersten Paris-Aufenthalten 1936 und 1937 arbeitet Jorn vor allem in Fernand Légers »Académie Contemporaine«, obwohl er zunächst mehr vom abstrakten Spätwerk Kandinskys angezogen wird. Zusammen mit Léger schafft er großformatige Dekorationen für Le Corbusiers *Pavillon des Temps Nouveaux* anläßlich der Pariser Weltausstellung 1937. Auf seiner ersten Einzelausstellung 1938 in Kopenhagen zeigt Jorn Arbeiten, die von der phantastischen Allegorik Max Ernsts und Paul Klees inspiriert sind.
Während der deutschen Besetzung Dänemarks verstärkt sich Jorns Nähe zur Kommunistischen Partei, und er wird 1941 Mitbegründer und einer der aktivsten Mitarbeiter der Zeitschrift *Helhesten* (Höllenroß), in der er auch Übersetzungen von Kafka veröffentlicht. In den letzten Kriegsjahren arbeitet Jorn an einer Serie von Radierungen, die unter dem Titel *Occupations 1939–1945* herausgebracht werden. 1947 nimmt er an der Konferenz der »Surréalistes Revolutionnaires« in Brüssel teil.
1948 gründet Jorn mit Karel Appel, Constant, Corneille, Christian Dotremont und Joseph Noiret die Gruppe COBRA (Akronym für die Städtenamen Copenhagen, Brüssel und Amsterdam), die ihre erste große Ausstellung bereits 1949 im Stedelijk Museum in Amsterdam erhält. Grundlegendes Ziel ist es, Spontaneität und Expressivität in der Kunst verstärkt Geltung zu verschaffen und die künstlerische Vorherrschaft von Paris, insbesondere den dort dogmatisch verhärteten »Alt-Surrealismus«, in Frage zu stellen. Den Künstlern gilt das sogenannte Primitive (Volkskunst, Kinderzeichnungen, die Kunst der Geisteskranken, Graffiti) als authentisch. Die Rückkehr zur Figuration, eine aggressive, spontane Malweise und die soziologisch-politisch begründete Zeit- und Kunstkritik besonders an etablierten Wertvorstellungen kennzeichnen die Geschichte dieser Bewegung, die von vielen Skandalen begleitet wird. Die COBRA-Zeit dauert nur drei Jahre, in denen die Künstler gemeinsame Ausstellungen gestalten, Manifeste publizieren und die Zeitschrift *COBRA* herausgeben. Jorn ediert in dieser Zeit kleine Monographien der COBRA-Künstler. Der kommerzielle Mißerfolg und ideologische Meinungsverschiedenheiten führen jedoch schließlich zur Auflösung der Gruppe.
Während eines Sanatoriumsaufenthaltes in Silkeborg 1951 schreibt Jorn sein erstes theoretisches Buch *Helg og Hasard* (Heil und Zufall), das 1966 in deutscher Übersetzung als *Gedanken eines Künstlers* erscheint. Bis 1961 veröffentlicht er auch wichtige Manifeste im Rahmen der »Situationistischen Internationale«, einer anarchistischen Künstlergruppe, die vehemente Kritik am Funktionalismus der kapitalistischen Gesellschaft übt und einen »unitären Urbanismus« propagiert. Als Antwort auf Max Bill, der in Ulm die Hochschule für Gestaltung aufbaut, gründet

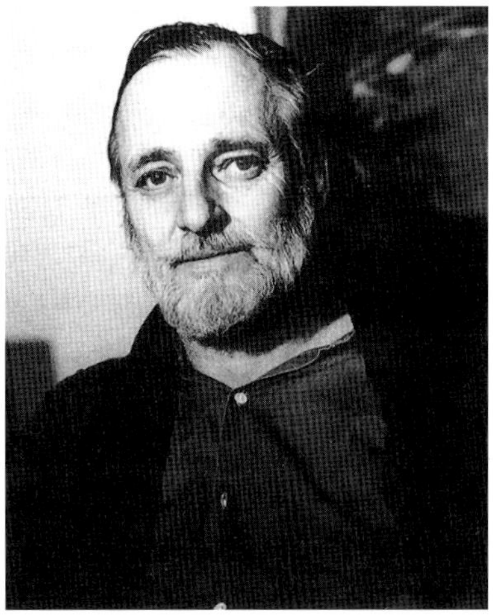

Jorn zusammen mit Enrico Baj 1954 das »Mouvement International pour un Bauhaus Imaginiste (MIBI)«. 1963 gründet er das »Institute for Comparative Vandalism«, in dem z.B. alte Wandkritzeleien in Kirchen als Ausdruck »genuinen Vandalismus« gesammelt und ausgewertet werden. Den ihm 1964 zugesprochenen Guggenheim-Preis für sein Bild *Dead drunk Danes* lehnt Jorn ab.
Anfang der sechziger Jahren experimentiert Jorn u. a. mit Übermalungen von Kaufhaus- oder Salonbildern des 19. Jahrhunderts. Diese »Modifikationen« oder »Defigurationen«, wie er sie nennt, stehen im Zeichen der Aufwertung von Kitsch und sogenanntem schlechtem Geschmack. Zudem schafft er Keramikarbeiten und Collagen. 1964 beschäftigt er sich mit Décollagen, Papierabrissen, die er neu zusammenfügt. Nachdem er sich längere Zeit mit anderen Dingen, wie etwa dem Aufbau einer Photosammlung skandinavischer Kunst, befaßt hat, beginnt er 1966 wieder intensiv zu malen. Zwischen 1970 und 1972 entsteht noch einmal ein großes malerisches Œuvre. Während der letzten Lebensphase widmet sich Jorn mit Energie der Plastik. Neben Keramikarbeiten entstehen in Italien Bronze- und Marmorskulpturen. 1973 wird eine große Retrospektive in der Kestner Gesellschaft Hannover eröffnet und anschließend von der Berliner Nationalgalerie sowie den Museen in Brüssel, Aalborg und Humlebaek übernommen.
Jorn starb am 1. Mai 1973 in Aarhus an Krebs. H.D.

Asger Jorn, hrsg. v. Wieland Schmied, Ausst.Kat. Kestner Gesellschaft Hannover und Nationalgalerie Berlin, 1973
Asger Jorn, Ausst.Kat. Solomon R. Guggenheim Museum, New York 1982
Asger Jorn 1914–1973. Gemälde, Zeichnungen, Aquarelle, Gouachen, Skulpturen, hrsg. v. Armin Zweite, Ausst.Kat. Städtische Galerie im Lenbachhaus, München 1987
Asger Jorn. Retrospektive, Ausst.Kat. Schirn Kunsthalle Frankfurt a. M., Stuttgart 1994
Asger Jorn, Ausst.Kat. Pinacoteca Casa Rusca Locarno, Mailand 1996

DONALD JUDD

wurde am 3. Juni 1928 in Excelsior Springs, Missouri, geboren. 1946–1947 leistete er seinen Militärdienst in Korea ab. 1948–1949 besuchte Judd das College of William and Mary in Williamsburg, Virginia, und von 1949–1953 die Art Students League in New York. Gleichzeitig absolvierte er Abendkurse an der Columbia University und studierte dort 1957–1962 Kunstgeschichte und Philosophie bei Rudolf Wittkower und Meyer Schapiro.
In den fünfziger Jahren experimentiert Judd mit figurativer wie auch abstrakter Malerei, deutlich beeinflußt vom Abstrakten Expressionismus, insbesondere dem Werk Jackson Pollocks. In seiner ersten Einzelausstellung 1957 in der Panoras Gallery in New York zeigt er abstrakte Bilder mit unregelmäßigen dunklen Formen vor hellen Hintergründen. Zwischen 1959 und 1965 lebt Judd vor allem von seiner Arbeit als Kunstkritiker für die Zeitschriften *Art News*, *Art International* und *Arts Magazine*, deren Mitherausgeber er ist. Er beschäftigt sich mit Künstlern wie Jasper Johns, Frank Stella sowie den Vertretern der aufkommenden Pop Art. 1962–1964 ist er Lehrer am Brooklyn Institute of Arts and Sciences in New York.
Anfang der sechziger Jahre gibt Judd die Malerei auf, um sich plastischen Arbeiten zuzuwenden. Zunächst entstehen Objekte, die noch im Zwischenbereich von Zwei- und Dreidimensionaliät angelegt sind. Monochrome Reliefs und geometrische Holz- und Metallkonstruktionen, die als freistehende und sockellose Objekte wie Teile von Architektur bzw. Architekturmodellen wirken, bilden den Anfang dieser Entwicklung, die rigorose Klarheit und Reinheit der künstlerischen Form anstrebt. Eine Ausstellung zusammen mit Dan Flavin, Robert Morris, Frank Stella, Ellsworth Kelly und Larry Poons 1963 in der Greene Gallery in New York zeigt Judd als einen der wichtigsten Vertreter der Minimal Art.
Seit 1966 verwendet Judd ausschließlich Metalle (Walzblech, Messing, Aluminium) und Plexiglas, die zu regelmäßigen geometrischen Körpern (meist Kästen) geformt, unbemalt oder in leuchtenden Primärfarben lackiert, einzeln oder in seriellen Anordnungen präsentiert werden. An der Wand ordnet Judd diese Elemente in vertikalen Arrangements (*Stacks*), die konsolenartig befestigt werden, oder in horizontalen Stangenformen (*Progressions*), die mathematischen Reihen entsprechend unterbrochen sind. Durch die seriellen Wiederholungen und die Anwendung mathematischer Verfahren unterläuft Judd die traditionelle hierarchische Kompositionsweise und sucht vielmehr, eine objektive, »demokratische« Kunst zu schaffen, was die Überwindung des hierarchischen Systems von Ordnung bzw. Unterordnung der einzelnen Teile und das Begreifen des Objekts als Ganzheit voraussetzt. Die Eigenständigkeit des Objekts muß insoweit gewährleistet sein, daß es durch den räumlichen Kontext nicht verfremdet werden kann. In seinem berühmten Text »Specific Objects« von 1965 proklamiert Judd neben der herkömmlichen Malerei und Plastik eine Plazierung »spezifischer Objekte« im Realraum. Nach 1963 werden diese Objekte maschinell hergestellt, um alles Handwerkliche und jeden Hinweis auf eine künstlerische Handschrift zu vermeiden.

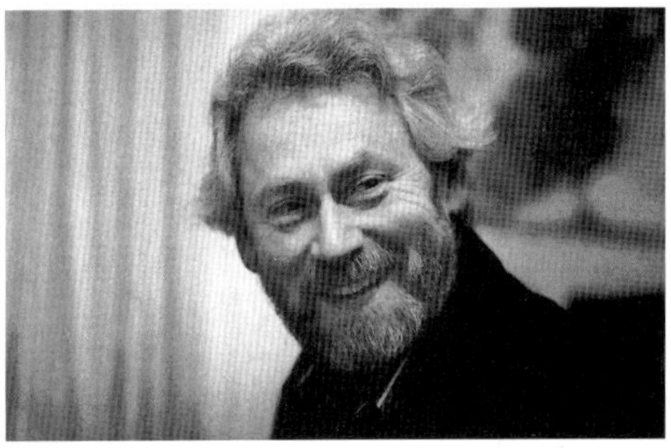

Seit 1970 wendet sich Judd verstärkt der Umgebung zu und schafft Arbeiten, die auf die jeweilige Raumsituation ausgerichtet sind. Dabei affirmieren die im Raum aufgestellten Objekte architektonische Formen sowie Möbel und unterlaufen dadurch den herkömmlichen Absolutheitsanspruch von Kunst. Sich vom Kunstmarkt- und Ausstellungsbetrieb distanzierend, kauft Judd 1973 einen Gebäudekomplex in Marfa im westlichen Texas und baut ihn zu einem weiträumigen Kunst- und Kulturzentrum aus. Zwei Flugzeughangars werden zu seinem Atelier und zu Installationsräumen umgebaut, die übrigen Gebäude zu Gästeateliers und Ausstellungsräumen. 1986 wird die gemeinnützige Chinati-Foundation gegründet. Judd verwirklicht hier seine Vorstellung von einem idealen Museum als Ort, an dem Kunst im Kontext einer architektonischen wie auch natürlichen Umgebung entstehen und dauerhaft präsentiert werden kann.
Judd war auf allen wichtigen Ausstellungen zur Minimal Art sowie 1968 auf der *documenta 4* und 1982 auf der *documenta 7* vertreten; 1988 veranstaltete das Whitney Museum of American Art in New York eine umfassende Retrospektive. 1993 wird Judd Stankowski-Preisträger und erhält eine weitere Retrospektive mit Stationen u.a. in Wiesbaden, Oxford und Berlin.
Judd starb am 12. Februar 1994 in New York. H.D.

Donald Judd, *Complete Writings 1959–1975*, Halifax 1974
Donald Judd, *Complete Writings 1975–1986*, hrsg. v. Stedelijk Van Abbemuseum, Eindhoven 1987
Barbara Haskell, *Donald Judd*, Ausst.Kat. Whitney Museum of American Art, New York 1988
Donald Judd, hrsg. v. Jochen Poetter, Ausst.Kat. Staatliche Kunsthalle Baden-Baden, 1989
Donald Judd. Architektur, hrsg. v. Peter Noever, Stuttgart 1992
Donald Judd. Räume – Spaces. Kunst + Design, Ausst.Kat. Museum Wiesbaden, Stuttgart 1993

ILYA KABAKOV

wurde am 30. September 1933 in Dnjepropetrowsk, Ukraine, geboren. Die Familie wurde während des Krieges 1941 nach Samarkand, Usbekistan, evakuiert. Dort besuchte Kabakov 1943–1945 die ausgelagerte Kunstschule der Leningrader Kunstakademie und anschließend in Moskau die Mittelschule für Kunst. Ab 1951 studierte er Graphik am Surikow-Kunstinstitut von Moskau und machte 1957 ein Diplom als Buchillustrator. Kabakov arbeitete ab 1956 für verschiedene Kinderbuchverlage sowie für die Zeitschriften *Murzilka* und *Wesselye kartinki* als Illustrator. Parallel dazu entstanden Bilder und Zeichnungen in einem abstrakt expressiven Stil sowie Studien nach der Natur.
Das politische Klima der sechziger und siebziger Jahre in der Sowjetunion und die Repressionen gegenüber einer Kunst, die nicht im Stil des Sozialistischen Realismus die offizielle Politik unterstützt, bedingen Kabakovs weitgehend zurückgezogenes Arbeiten. Sein Interesse für Banales und Alltägliches und das Produzieren von Vieldeutigkeit bis hin zur metaphysischen Irritation – Gestaltungstechniken, die Kabakovs Werk bis heute auszeichnen – prägen die in den sechziger Jahren entstandenen Bilder und Objekte. In der ersten Hälfte der siebziger Jahre entstehen mehr als fünfzig sogenannte »Alben«, in stoffbezogenen Schachteln aufbewahrte Zeichnungsserien und Texte, die jeweils einer Person gewidmet sind.
In seinen Arbeiten sucht Kabakov Text bzw. Schrift und Bild zu verbinden, wobei dem Text unterschiedliche Funktionen zukommen. Er kommentiert oder befragt das Gemalte, er ignoriert es oder steht im krassen Gegensatz dazu. Kabakov benutzt diese Kommunikationsstruktur auch in den sogenannten »SHEK-Tafeln« (SHEK = shilischtschno-eksplutazionnaja kontora, ein Büro für Wohnungsverwaltung), einer Serie von meist großformatigen Bildwänden, die 1978–1982 entstehen. In Form eines fingierten Auftrags des Wohnungsamtes simuliert Kabakov hier Formen bürokratischer Ordnungspläne, so etwa auf der SHEK-Tafel *Hinaustragen des Mülleimers* von 1980, in der ein diesbezüglicher Sechsjahresplan für die namentlich aufgeführten Bewohner eines bestimmten Hauses erstellt ist; oder er thematisiert die hinter nüchternen Statistiken versteckte Kontrolle des privaten Lebens, wie auf der Schautafel *Sonntagabend* (1980), die einen tabellarischen Rechenschaftsbericht über eine abendliche Einladung zeigt, auf dem neben der Namensliste der Gäste ebenso deren Kleidung, Essen und die exakte Uhrzeit ihres Besuchs aufgelistet sind.
Sowohl einige der SHEK-Tafeln als auch mehrere Alben werden Bestandteil der Installationen, an denen Kabakov seit Beginn der achtziger Jahre arbeitet. Seine erste sogenannte »totale Installation«, *10 handelnde Personen* (1981–1988), realisiert er 1988 in der Galerie Ronald Feldman in New York. Kabakov will mit dieser Form den Betrachter in der Art eines Gesamtkunstwerks mit einem geschlossenen Ganzen konfrontieren. Er arrangiert Orte als eine Art kultursoziologischer Beschreibung des sowjetischen Alltags (Kommunalwohnung, Gemeinschaftsküche, Wohnwaggon) und inszeniert sie als »stehengebliebenene Handlung« (Kabakov), die mit dem Blick des Archivars die offiziell propagierte kollektive Utopie wie auch die persönlichen Ängste, die soziale Notlage und die damit verbundene provisorische Lebenseinrichtung der Sowjetbürger thematisieren. Indem er sich der Objektsprache des sowjetischen Alltags bedient, verweigert Kabakov sich den traditionellen Mitteln und Mechanismen der Repräsentation, stellt die künstlerische Geste bewußt in den Hintergrund und schafft damit einen eindringlichen, wenn auch eindeutig fiktionalen Einblick in sowjetische Lebenswelten.

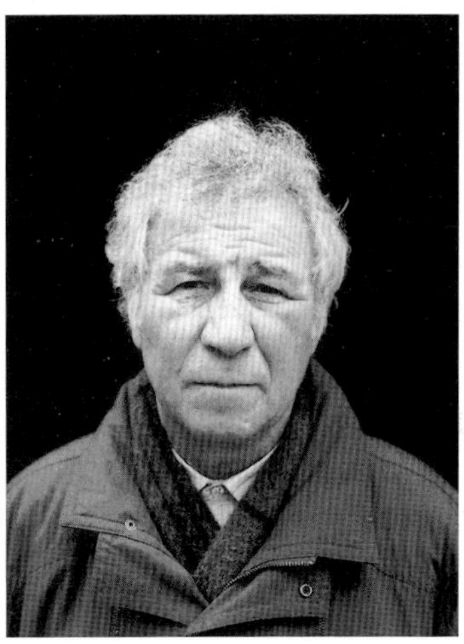

Kabakov wird mit der Ausstellung *Ilya Kabakov. Am Rande*, die 1985 in Bern beginnt und über Marseille und Paris nach Düsseldorf wandert, in Europa bekannt. Er erhält 1986 ein Stipendium vom Grazer Kunstverein und 1989/90 ein Stipendium des DAAD in Berlin. 1992 entwirft Kabakov für die Amsterdamer Aufführung der Oper *Das Leben mit einem Idioten* von Alfred Schnittke Bühnenbild und Kostüme und zeigt im selben Jahr auf der *documenta IX* die Installation *Die Toilette*. 1993 ist Kabakov auf der Biennale in Venedig mit der Arbeit *Roter Pavillon* vertreten und erhält eine Gastprofessur an der Kunstakademie in Frankfurt a.M. 1995 zeigt das Centre Georges Pompidou in Paris neunzehn Installationen aus den Jahren 1983–1995. Seit 1992 lebt Kabakov in New York. C.T.

Ilya Kabakov. Vor dem Abendessen, Ausst.Kat. Grazer Kunstverein, 1988
Boris Groys und Ilya Kabakov, *Die Kunst des Fliehens. Dialoge über Angst, das heilige Weiss und den sowjetischen Müll*, Wien und München 1991
Ilya Kabakov, Das Leben der Fliegen, Stuttgart 1992
Ilya Kabakov. Ein Meer von Stimmen, hrsg. v. Theodora Vischer, Ausst.Kat. Museum für Gegenwartskunst Basel, Stuttgart 1995
Ilya Kabakov, *Über die »totale« Installation*, Stuttgart 1995
Ilya Kabakov. Installations 1983–1995, Ausst.Kat. Musée National d'Art Moderne – Centre de Création Industrielle, Centre Georges Pompidou, Paris 1995

FRIDA KAHLO

wurde am 6. Juli 1907 als dritte Tochter von Guillermo Kahlo, einem nach Mexiko eingewanderten deutschen Berufsphotographen, in Coyoacán, einem Vorort von México, geboren. Als Folge einer 1918 aufgetretenen Kinderlähmung verkümmerte ihr rechtes Bein. Sie besuchte die Grundschule des Colégio Alemán in México, arbeitete zugleich in einer Holzhandlung und half ihrem Vater beim Retuschieren von Photographien.

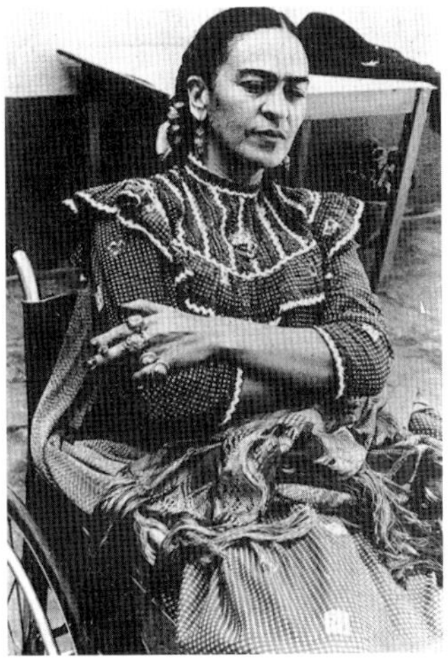

Ab 1923 besucht sie die Escuela Nacional Preparatoria, wo sie Diego Rivera kennenlernt, der in der Aula der Schule das Wandbild *Die Schöpfung* malt. 1925 erleidet die achtzehnjährige Kahlo einen schweren Unfall, der ihr ein Leben voller Schmerzen und ständiger Todesangst bereitet. Während des Krankenhausaufenthaltes beginnt sie, intensiv zu malen. 1927 trifft sie Rivera wieder und geht mit ihm eine schwierige, immer wieder von Trennungen und Affären überschattete Beziehung ein.
Kahlos frühe Bilder, Selbstbildnisse und Porträts, orientieren sich zunächst an der naiven Abbildtreue mexikanischer Malerei des 19. Jahrhunderts, neigen aber durch die Betonung von Details und die morbide Starre der Darstellung schon zur Verfremdung. Erst ab 1932, als sie in den USA lebt und die Tragweite ihrer Unfallfolgen erkennt, findet sie zum expressionistischen Ausdruck ihrer Bilder, die von nun an ihre Ängste und Leiden in surrealen Szenerien umkreisen.
Wie kaum einer anderen Künstlerin im 20. Jahrhundert gelingen Kahlo Bilder großer Intensität, die ihre tiefempfundene Qual, aber auch ihre Leidenschaft poetisch transformieren. Obwohl André Breton von Kahlo anläßlich ihrer Pariser Ausstellung von 1939 als der Verkörperung der »surrealistischen Frau« schwärmt, in deren verwundetem Körper die »beauté convulsive« zum Ausdruck komme, trifft der Vergleich mit dem intellektuellen Pariser Surrealismus den Kern ihrer Arbeit kaum. Selbst ein Bild wie *Was ich im Wasser sah* (1938) mit irrealen, traumhaften Details wurzelt trotz entfernter Ähnlichkeit mit Dalís libidinöser Feinmalerei in Kahlos existentiell geprägter weiblicher Ikonographie, in der die minuziös dargestellten Dinge ihre jeweils besondere Bedeutung haben. Das wird auch in den späten Stilleben deutlich, die in der Auswahl landestypischer Früchte oder Blumen die Verquickung von Eros und Thanatos (Leben und Tod) aus der mexikanischen Tradition in die spirituelle Ebene persönlicher Lebenserfahrung überführen. Während die Porträts von Freunden seltsam unbeteiligt, wie farbig ausgemalte Paßphotos, wirken, findet Kahlo für ihre Selbstdarstellungen eindringliche Metaphern körperlicher und seelischer Befindlichkeit (*Die zerbrochene Säule*, 1944). Das meist maskenhafte, emotionslose Antlitz ähnelt mexikanischen Exvoten, auf denen schicksalhafte Ereignisse geschildert werden. Ihr Körper wird auf diesen Bildern oft von der bodenlangen mexikanischen Tehuana-Tracht verdeckt, Symbol weiblicher Macht, die ihren leidenden Körper wie eine magische Rüstung zu schützen scheint und ihren inneren Schmerz verbirgt. Dieser wird durch verschiedene Attribute und surreale Einfälle um so deutlicher zum Ausdruck gebracht (medizinische Geräte, offene Herzen, blutende Pinsel, Fesseln, Verbände usw.). Auch die problematische Beziehung zu Rivera – den sie 1929 und ein zweites Mal 1940 heiratet – ist Thema mehrerer Bilder, doch sind diese meist von einer zärtlichen, verzeihenden oder sehnsüchtigen Stimmung getragen. Das Interesse für Objekte der präkolumbischen und mexikanischen Volkskunst, die im Haus der Riveras gesammelt werden, kommt in den Motiven und der Darstellungsweise ihrer späten Bilder zum Ausdruck, die von diesen Traditionen mehr geprägt scheinen als von der zeitgenössischen amerikanischen und europäischen Avantgarde.
Nach ihrer Rückkehr nach Mexiko wird Kahlo 1942 Mitbegründerin des Seminario de Cultura Mexicana und gibt Zeichenunterricht an der Maler- und Bildhauerschule »La Esmeralda«. Gemeinsam mit ihren Lieblingsschülern, Fanny Rabel, Arturo García Bustos, Guillermo Monroy und Arturo Estrada, bildet sie die Gruppe »Los Fridos«.
1946 erhielt Kahlo den Nationalpreis für Malerei für ihr Bild *Moses*. 1953 wurde ihre erste Einzelausstellung in Mexiko in der Galerie Lola Alvarez Bravo eingerichtet. Kahlo starb am 13. Juli 1954 an den Folgen einer Beinamputation. H.D.

Raquel Tibol, *Frida Kahlo. Über ihr Leben und Werk, nebst Aufzeichnungen und Briefen*, Frankfurt a. M. 1980
Helga Prignitz-Poda, Salomón Grimberg und Andrea Kettenmann (Hrsg.), *Frida Kahlo. Das Gesamtwerk*, Frankfurt a. M. 1988
Hayden Herrera, *Frida Kahlo. Die Gemälde*, München, Paris und London 1992
Das Blaue Haus. Die Welt der Frida Kahlo, hrsg. v. Erika Billeter, Ausst.Kat. Schirn Kunsthalle, Frankfurt a. M. 1993

WASSILY KANDINSKY

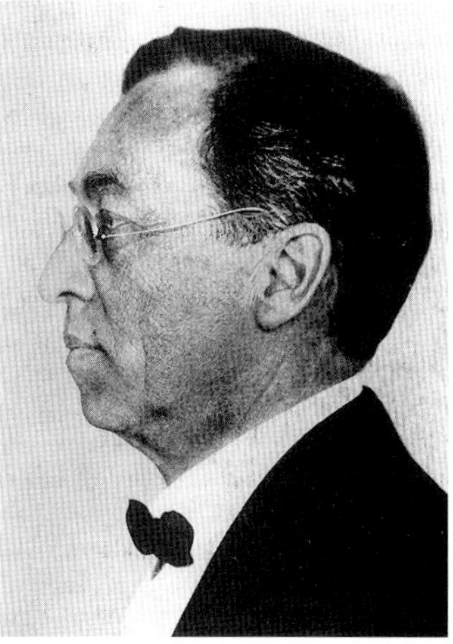

wurde am 4. Dezember 1866 in Moskau in einer großbürgerlichen Familie geboren. Schon früh erhielt Kandinsky Zeichen- und Musikunterricht. 1886 begann er ein Studium der Rechte und der Volkswirtschaft an der Universität Moskau. Auf einer Reise 1889 in das nördliche Gouvernement Wologda zeigt sich Kandinsky nachhaltig von der russischen Bauernkultur, besonders den bunt geschmückten Holzhäusern beeindruckt, die er wie »begehbare Bilder« empfand. Nach seiner Promotion 1893 wurde er zum Attaché der juristischen Fakultät der Universität Moskau ernannt. Eine Ausstellung mit Monets *Heuhaufen* und die Aufführung von Wagners *Lohengrin* lösten jedoch eine Wende in seiner beruflichen Laufbahn aus. Er lehnte eine Berufung an die Universität Dorpat ab und ging 1896 in die »Kunststadt München«, wo er zwei Jahre an der privaten Kunstschule von Anton Azbé, dann bei Franz von Stuck an der Münchner Kunstakademie studierte.
1901 wird Kandinsky Mitbegründer der Ausstellungs- und Künstlervereinigung »Phalanx«, an deren angegliederter Malschule Gabriele Münter Schülerin wird. Werke von Corinth, Monet und Kubin so wie anderen Künstlern des Jugendstils, Symbolismus und Spätimpressionismus werden gezeigt, ohne sich jedoch durchsetzen zu können. Zermürbt von den kunstpolitischen Auseinandersetzungen, schließt Kandinsky 1904 die »Phalanx«, begibt sich mit Münter auf Reisen durch Europa und Tunis und hält sich 1906–1907 in Paris auf. 1908 beginnt für ihn eine fruchtbare Phase in München mit Malausflügen in die Umgebung von Murnau, begleitet von Münter, Jawlensky und Werefkin. 1909 gründet er die »Neue Künstlervereinigung München« und arbeitet an der Veröffentlichung seiner neuen Kunstauffassung, die vielfältige Anregungen aufnimmt: Wilhelm Worringers Schrift *Abstraktion und Einfühlung*, okkulte und theosophische Theorien, Volkskunst sowie die zeitgenössische Musik von Arnold Schönberg. Die immer stärker werdende Lösung vom Bildgegenstand und die Verwendung freier Farben und Formen stoßen zunehmend auf Kritik in den eigenen Reihen. Die Ausjurierung von *Komposition V* hat 1911 seinen Austritt aus der »Künstlervereinigung« zur Folge. Mit Franz Marc arbeitet Kandinsky an der Publikation des Kunst-Almanachs *Der Blaue Reiter*, der alle neuen Tendenzen versammeln soll. Parallel dazu findet eine Ausstellung in der Münchner Galerie Thannhauser statt, die neben Kandinsky auch Werke von französischen Kubisten und russischen Kubo-Futuristen zeigt. 1912 erscheint im Münchner Piper Verlag Kandinskys Schrift *Über das Geistige in der Kunst*, in der er ein neues Bildprogramm aufstellt: einen »klingenden Kosmos« von frei schwebenden Farben und Formen, geboren aus der »inneren Notwendigkeit«. Vor Ausbruch des Ersten Weltkriegs legt Kandinsky mit den völlig abstrakten *Kompositionen VI* und *VII* (1913) die weitere Marschroute fest und verschafft sich mit einer regen Ausstellungstätigkeit weit über Europa hinaus einen Namen als Begründer der abstrakten Malerei.
1914 geht Kandinsky zurück nach Moskau, wo er nach der Revolution als Mitglied des Kommissariats

für Volksbildung wichtige kulturpolitische Aufgaben übernimmt. Als Professor an den SWOMAS (Freie Staatliche Kunstwerkstätten) und dann am INChHUK (Institut für Künstlerische Kultur) arbeitet er seinen Grundlagenkurs weiter aus, der unter dem Titel *Von Punkt und Linie zu Fläche* 1926 erscheinen wird. Dem Druck wachsender Anfeindungen durch Künstlerkollegen und Parteiapparat entzieht sich Kandinsky 1921 durch seinen Umzug nach Berlin.

1922 wird er Meister am neu gegründeten Bauhaus in Weimar. Die Veröffentlichung der graphischen Mappe *Kleine Welten*, eine exemplarische Auswahl von Techniken und Bildmethoden, leitet seine erfolgreiche Lehrtätigkeit ein. Als Leiter der Werkstatt für Wandmalerei entfaltet sich sein Wirken vor allem in den propädeutischen Kursen zu Form und Farbe, in denen die Beziehungen der Grundelemente der Malerei analysiert werden. Kandinskys eigene Malerei der Bauhaus-Zeit wird nach anfänglicher geometrischer Strenge immer freier und verspielter und ist von jedem formalen Dogmatismus weit entfernt. Aus Anlaß seines 60. Geburtstages finden zahlreiche Ausstellungen in europäischen Städten statt. 1928 inszeniert Kandinsky Mussorgskys *Bilder einer Ausstellung* in einer weitgehend von abstrakten Farben und Formen beherrschten Choreographie. 1932 wird das Bauhaus, das 1926 bereits nach Dessau umziehen mußte, von den Nationalsozialisten geschlossen. Im Dezember 1933 zieht Kandinsky nach Neuilly-sur-Seine, einem Vorort von Paris, wo eine neue Werkphase biomorpher Abstraktion beginnt. Trotz zahlreicher Kontakte zur Pariser Kunstszene und einigen Ausstellungsbeteiligungen bleibt Kandinsky weitgehend isoliert.

Kandinsky starb am 13. Dezember 1944 in Neuilly-sur-Seine. H.D.

Rose-Carol Washton-Long, *Kandinsky. The Development of an Abstract Style*, Oxford 1980
Kandinsky und München. Begegnungen und Wandlungen 1896–1914, hrsg. von Armin Zweite, Ausst.Kat. Städtische Galerie im Lenbachhaus, München 1982
Kandinsky. Russische Zeit und Bauhausjahre 1915–1933, hrsg. von Peter Halm, Ausst.Kat. Bauhaus-Archiv, Berlin 1984
Wassily Kandinsky. Die erste sowjetische Retrospektive, Ausst.Kat. Schirn Kunsthalle, Frankfurt a.M. 1989
Jelena Hahl-Koch, *Kandinsky*, Stuttgart 1993
Das bunte Leben. Wassily Kandinsky im Lenbachhaus, hrsg. v. Vivian Endicott Barnett und Helmut Friedel, Ausst.Kat., München 1995

MIKE KELLEY

wurde am 27. Oktober 1954 als Kind einer katholischen Arbeiterfamilie in Wayne bei Detroit, Michigan, geboren. Bis 1976 studierte er an der University of Michigan in Ann Arbor am College of Architecture and Design und anschließend bis 1978 am California Institute of the Arts in Valencia bei John Baldessari.

Kelley beginnt seine Laufbahn mit Performances, einer künstlerischen Ausdrucksform, die er als Reaktion gegen den Konzeptualismus begreift, der die Kunstproduktion in den siebziger Jahren beherrscht.

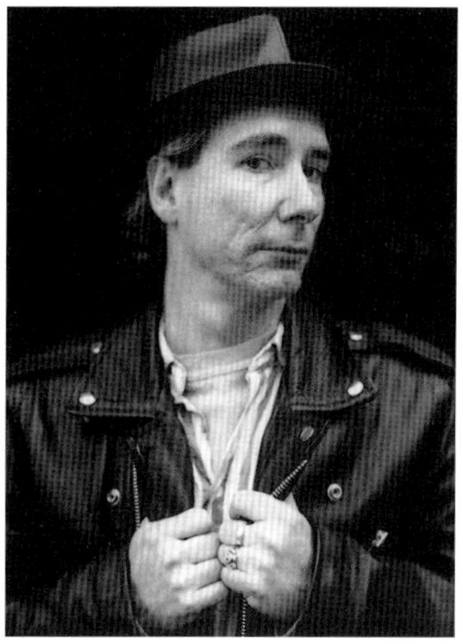

Seine Aktionen, die auch als eine Art Reminiszenz an Sprachkünstler wie Gertrude Stein oder Raymond Roussel zu verstehen sind, verfolgen u.a. das Prinzip der Wiederholung und des assoziativen Umgangs mit Sprache, untersuchen Sprachstrukturen und spielen mit den unterschiedlichen Bedeutungsebenen von Sprachcodes. Dabei stehen inhaltlich psychologische wie auch politisch-ideologische oder gesellschaftliche Phänomene und Strukturen im Vordergrund: In der 1979 mit David Askevold aufgeführten Performance *The Poltergeist* beschäftigt sich Kelley in unzusammenhängenden und unlogischen Handlungsabläufen, durchsetzt von Musik und an- und abschwellenden Gesängen, mit unsichtbaren Energien, denen er Gestalt zu geben sucht. In der 1986 mit Molly Cleator veranstalteten Aktion *Plato's Cave, Rothko's Chapel, Lincoln's Profile* geht es um die Zeichen und Mechanismen von Besitz und Besitzanspruch. Skulpturen, Zeichnungen, Texte und Photographien, die parallel entstehen, sind meist konstitutive Requisiten der Performances.

Kelley geht es in seinen Arbeiten um die krasse Zusammenführung und Durchmengung von zum Teil gegensätzlichen oder widersprüchlichen Ideen, Objekten und Äußerungen. Die Massenkultur, das trivial Alltägliche, ist hierbei die wichtigste Quelle seiner künstlerischen Produktion; aus ihr bedient er sich nicht nur thematisch, sondern greift auch deren Gestaltungsweisen auf oder benutzt signifikante Gegenstände. Comics, Cartoons und Filme, insbesondere Splatter-Movies, kitschiges Spielzeug und Kunstgewerbe sind Ausdrucksformen auch eines bestimmten sozialen Milieus und eines klassenspezifischen Geschmacks, die Kelleys Kunst prägen. Er wendet sich gegen die gesellschaftlich verankerte Hierarchisierung von Kunst und verfolgt die Aufhebung der Kategorien von sogenannter »high« und »low culture«, die er als gleichwertige Kommunikationsmodelle versteht.

Ab Mitte der achtziger Jahre entstehen Skulpturen und Installationen aus zufällig gefundenem oder in Secondhand-Läden erworbenem Spielzeug: ausrangierte schmutzige und zum Teil kaputte Stofftiere und Puppen, die Kelley derart arrangiert, daß neben dem anrührig kitschigen Charakter des Spielzeugs gleichzeitig eine morbide und mit sexuellen Anspielungen durchsetzte Stimmung vermittelt wird. So bildet z.B. die Arbeit *Eviscerated Corpse* (Ausgenommene Leiche, 1989) eine aus Kuscheltieren zusammengebundene vaginale Form, aus der ein an Exkremente, Würmer oder an einen überdimensionierten Penis erinnernder Strang heraushängt. *Dialogues* (1991) zeigt auf Decken einander gegenüber gesetzte Stofftiere, die zu Protagonisten eines vom Tonband gespielten perversen Dialogs werden, und in *Craft Morphology Flow Chart* (1991) sind die nach Tiergattungen oder Material arrangierten Stofftiere schließlich Gegenstand einer grotesken pseudo-wissenschaftlichen Ordnungsmethode.

In Zusammenarbeit mit Paul McCarthy greift Kelley 1992 den Heidi-Mythos auf und die damit verbundenen Klischees eines idealen Welt- und Gesellschaftsbildes, geprägt von ursprünglicher Naturverbundenheit und menschlicher Aufopferung. Die Installation *Heidi* aus Video, Kulissen, Puppen und verschiedenen Requisiten, die den Untertitel *Midlife Crisis Trauma Center and Negative Media – Engram Abreaction Release Zone* trägt, verdreht in blasphemischer Manier die Protagonisten und ihre Geschichte, so daß statt der heilen Welt ein alptraumhaftes Gesellschaftsmodell vorgeführt wird, illustriert durch pervertierte und sadomasochistische Szenen.

Seit 1981 hatte Kelley zahlreiche Einzelausstellungen, u.a. 1990 im Hirshhorn Museum and Sculpture Garden in Washington. Die erste Einzelpräsentation in Europa fand 1989 in der Jablonka Galerie in Köln statt, 1992 folgte die Teilnahme an der *documenta IX* und eine Werkschau in der Kunsthalle Basel, die anschließend in London und Bordeaux gezeigt wurde. 1995 übernahm das Haus der Kunst in München die 1993 vom Whitney Museum in New York eingerichtete Ausstellung *Catholic Tastes*, die 1994 in Los Angeles und Stockholm zu sehen war.

Mike Kelley lebt und arbeitet in Los Angeles. C.T.

Mike Kelley: Three Projects, Ausst.Kat. Renaissance Society at the University of Chicago, 1988
Mike Kelley, Ausst.Kat. Jablonka Galerie, Köln 1989
William S. Bartman und Miyoshi Barosh (Hrsg.), *Mike Kelley. Art Resources Transfer*, New York 1992
Mike Kelley, hrsg. v. Thomas Kellein, Ausst.Kat. Kunsthalle Basel, 1992
Mike Kelley. Catholic Tastes, hrsg. v. Elisabeth Sussman, Whitney Museum of American Art, New York 1993

ELLSWORTH KELLY

wurde am 31. Mai 1923 in Newburgh, New York, geboren. 1941–1943 studierte er angewandte Kunst am Pratt Institute in Brooklyn bei Maitland E. Graves und Eugen H. Petersen. 1943 wurde Kelly zum Militärdienst einberufen, nahm 1944 an der Invasion in die Normandie teil und wurde 1945 in England stationiert. In seiner Militärzeit entstanden vor allem Zeichnungen und Aquarelle. Nach dem Krieg setzte Kelly sein Kunststudium an der Kunstschule des Museum of Fine Arts in Boston fort, wo er 1947–1948 Zeichenunterricht bei Karl Zerbe und Malkurse bei Ture Bengtz nahm. 1948 ging er nach Paris, um an der Ecole des Beaux-Arts zu studieren. 1950–1951

lehrte er an der American School in Paris und erhielt 1951 seine erste Einzelausstellung in der Galerie Arnaud.
In Paris lernt Kelly Hans Arp, Constantin Brancusi, Georges Vantongerloo und Michel Seuphor kennen; seine künstlerischen Anregungen bezieht er hauptsächlich aus dem von Piet Mondrian Ende der zehner Jahre entwickelten Neo-Plastizismus, dem die geometrische Abstraktion zugrunde liegt. So arbeitet Kelly bereits in Paris an einem abstrakten Stil aus flächig-geometrischen Elementen, die auf mehrere Bildtafeln verteilt und auf einfache Primärfarben beschränkt sind, wie etwa in *Colors for a Large Wall* (Farben für eine große Wand, 1951). Die eigenwertigen, vollkommen gleichmäßig aufgetragenen Farben füllen dabei die gesamte Bildfläche derart homogen aus, daß erst aus der modularen Reihung und der Bezugnahme zur Wandfläche die einheitliche Bildgestalt entsteht.
1954 kehrt Kelly nach New York zurück, wo er 1956–1963 in der Coentis Slip Area im südlichen Manhattan lebt. Durch verschiedene Gruppen- und Einzelausstellungen u.a. in der Betty Parsons Gallery gewinnt er Anerkennung in der amerikanischen Kunstszene. Sein Bildbegriff emanzipiert sich von den europäischen Vorbildern der geometrischen und neo-plastischen Abstraktion durch die enge Verknüpfung des Farbzeichens mit der Bildfläche, so daß eine neue Einheit von Form und Bildgrund, ein »nachkubistischer Raum« (Clement Greenberg) entsteht.
Kellys Bilder bestehen meist aus einer oder wenigen exakt konturierten Formen in intensiven Farben. Für diese Art der Malerei wird der Begriff »Hard Edge Painting« geprägt, der neben den Arbeiten Kellys etwa auch die von Leon Polk Smith oder Kenneth Noland faßt. Während der sechziger Jahre verwendet Kelly häufig winkelförmige Formate und kombiniert einzelne monochrome Tafeln zu wandfüllenden Installationen. Mit seinen Reflexionen zu einem neuen Bild- und Raumbegriff behauptet sich Kelly in dieser Zeit als international anerkannter Künstler.
Neben der Malerei entstehen auch Graphiken, Collagen, Reliefs und Plastiken aus Holz und Metall, wobei geometrische und organische Formen, zurückhaltende und kräftige Farbigkeit einander abwechseln. Den abstrakten geometrischen Objekten ist jedoch immer die prägnante mathematisch berechnete Gestalt gemeinsam, die sich silhouettenartig gegen den Raum abhebt. Bild und Skulptur/Relief sind für Kelly zunehmend gleichberechtigte Realisationsvarianten für komplexe gestalterische Zusammenhänge. So entwirft er für den Außenbereich des Museum of Fine Arts das *Houston Triptych* (1986), dessen Gesamtgestalt nicht mehr simultan erfaßbar ist, sondern sich erst als Folge des sukzessiven Wahrnehmungsprozesses konstituiert.
Eine aktuelle Ausprägung dieses bildnerischen Konzeptes war die temporäre Installation *Yellow Curve* (Gelbe Kurve) 1990 im Portikus in Frankfurt a.M., die mit einer monochromen gelben Form auf die konkreten Bedingungen des Raumes Bezug nahm. *Yellow Curve* trat mit ihrer klar definierten, exzentrischen Form eines Kreissegments in unmittelbare Beziehung zur Architektur, wodurch die Arbeit sowohl als Malerei wie auch als Skulptur im Raum zu betrachten war.

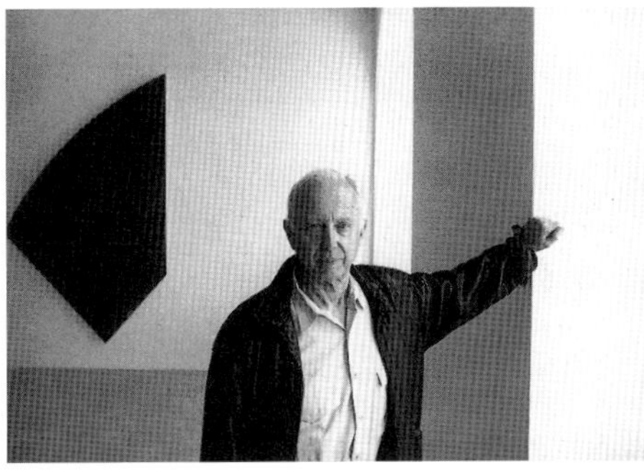

Kelly war auf wichtigen internationalen Ausstellungen vertreten, etwa der *documenta 3* (1964), *4* (1968), *6* (1977) sowie *Geometric Abstraction and Minimalism in America* (New York 1990) und der Whitney Biennale (New York 1991). Große Retrospektiven fanden u.a. im Museum of Modern Art (1973), im Stedelijk Museum in Amsterdam (1979), im Fort Worth Art Museum (1987) und in der Galerie National de Jeu de Paume (1992) statt sowie in einer Ausstellung, die 1996–1998 von New York nach Los Angeles, London und München wandert.
Kelly lebt und arbeitet in Spencertown, New York.

H.D.

Barbara Rose, *Ellsworth Kelly: Paintings and Sculptures 1963–1979*, Ausst.Kat. Stedelijk Museum, Amsterdam 1979
Ellsworth Kelly. Gemälde und Skulpturen 1966–1979, Ausst.Kat. Staatliche Kunsthalle Baden-Baden, 1980
Diane Upright, *Ellsworth Kelly: Works on Paper*, Ausst.Kat. Fort Worth Art Museum, Fort Worth 1987
Ellsworth Kelly: Die Jahre in Frankreich 1948–1954, Ausst.Kat. Westfälisches Landesmuseum für Kunst und Kulturgeschichte Münster, München 1992
Anthony d'Offay und Matthew Marks (Hrsg.), *Spencertown. Recent Paintings by Ellsworth Kelly*, New York 1994
Ellsworth Kelly: A Retrospective, hrsg. v. Diane Waldman, Ausst.Kat. Solomon R. Guggenheim Museum, New York, The Museum of Contemporary Art, Los Angeles, Tate Gallery, London, Haus der Kunst, München, New York 1996

ANSELM KIEFER

wurde am 8. März 1945 in Donaueschingen geboren. 1965 begann er mit einem Jura- und Romanistikstudium, wechselte aber 1966 zur Malerei, zunächst bei Peter Dreher in Freiburg (1966–1968), dann bei Horst Antes in Karlsruhe (1969). Nach dem Staatsexamen studierte er bei Joseph Beuys an der Staatlichen Kunstakademie in Düsseldorf.
Kiefers Auseinandersetzungen mit den Symbolen und Mythen vorwiegend der deutschen Geschichte machen ihn seit seiner Photofolge *Besetzungen* (1969), Selbstporträts mit faschistischem Gruß, zu einem der bekanntesten, aber auch umstrittensten zeitgenössischen deutschen Künstler. Mitten in der Hochkonjunktur der figurativen expressiven Malerei malt Kiefer zerfurchte Landschaftsräume, stille Wälder oder perspektivisch konstruierte leere Dachspeicher und Kellergewölbe. Mit kindlich ungelenker Handschrift sind Namen und Begriffe, die auf deutsche Geschichte und Mythologie verweisen, vor allem die nationalsozialistische Vergangenheit betreffend, eingefügt. Seine Speicher- und Waldbilder, aber auch die Landschaften der *Verbrannten Erde* ab Mitte der siebziger Jahre, materialgesättigte, oft mit dem Brenner bearbeitete Landschaftsstücke, ernten u.a. heftige Kritik und lösen nicht selten politische Diskussionen aus. In bewußter Zweideutigkeit schafft Kiefer mit Bildern und Wörtern ein Reizklima, das den Betrachter zugleich abstößt wie anzieht. Dabei stehen Wort und Bild in keinem direkten Verhältnis; das Bild ist bei Kiefer nie Gefäß für einen eindeutig benennbaren Inhalt. Umgekehrt bezeichnen die Inschriften niemals etwas eindeutig Wiedererkennbares im Bild. Kiefers Landschaften sind »Bedeutungsräume ohne Bedeutung« (Dieter Honisch). Die verlassenen, öden, verbrannten Szenarien sollen keine Kommentare zur Zeitgeschichte sein, sondern Umsetzungen von Vorstellungen, die durch die Wahrnehmung trivialer Gegenstände ausgelöst werden. Am Anfang steht eine große, noch unausgefüllte Bildvorstellung, die erst im malerischen Akt konkrete Formen annimmt, aber auch im fertigen Werk noch nicht endgültig abgeschlossen erscheint. Kiefer gibt kaum Interpretationshilfen in Form von Künstlerstatements, er beläßt vielmehr den Bildern und Objekten ihre Offenheit und Unbestimmtheit, um Assoziationen und Stimmungen beim Betrachter auszulösen.
In Kiefers Bildern scheint sich Geschichte als eine Folge von sich durchdringenden Schichten abzulagern, wobei die oberste Sinnschicht nicht immer die zwangsläufig umfassende, gültige sein muß. Das gilt in besonderem Maße für die Materialbilder der neunziger Jahre, die mit kabbalistischen oder alchemistischen Deutungen überhäuft werden. Die Riesenformate im Sinne einer informellen Materialästhetik tragen zahlreiche Applikationen, die sich mit den oft ins Bild geschriebenen Titeln zu vielschichtigen Assoziationsgebilden verknüpfen. Die einmontierten Schnüre, Scherben oder Kleiderfetzen scheinen als Brückenschlag zwischen der Ideenwelt des Künstlers und der Welt des Betrachters, der diese Ideen sinnlich begreifen kann, zu dienen.

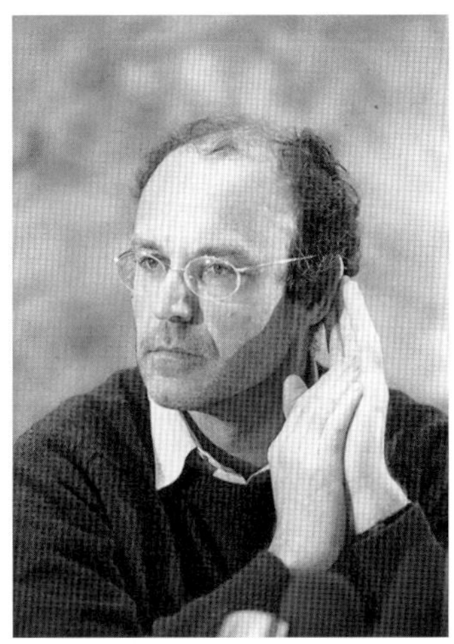

Als ein weiteres Hauptthema zeigt sich bei Kiefer die Beschäftigung mit dem Mythos des Künstlers, den er teilweise mit Helden- und Heilsmythen verknüpft, wobei er diese aber ironisch bricht. So lassen sich die Bilder mit geflügelten Paletten, wie z.B. *Ikarus=Märkischer Sand* (1981/82), nicht nur im Sinne der bekannten Parabel der Vermessenheit des Menschen lesen, sondern auch als Zeichen des Metiers. Die stürzenden oder auch aufsteigenden Flügel-Paletten versinnbildlichen das mögliche Scheitern des Künstlers wie auch seine gelegentliche Hypertrophie.
Das Sehen von Kiefers Bildern erfüllt sich nicht im Nachvollziehen des Werkprozesses, aber auch nicht im Anwenden emblematischer Enzyklopädien. Material, Titelgebung, Inschrift und Applikation verbinden sich zu einer komplexen Geschichte, die ebensoviel subjektive Vorlieben wie objektive Aneignungen verarbeitet. Zu Kiefers Werk gehören neben Malerei und Graphik auch Plastiken, Installationen und Künstlerbücher.
Bereits 1977 erhält Kiefer eine Retrospektive im Bonner Kunstverein, 1987 ist er auf der *documenta 8* vertreten und 1991 veranstaltet die Nationalgalerie Berlin eine umfassende Retrospektive.
Kiefer lebt und arbeitet in Barjac, Frankreich. H.D.

Anselm Kiefer: Bilder und Bücher, Ausst.Kat. Kunsthalle Bern, 1978
Anselm Kiefer, Ausst.Kat. Städtische Kunsthalle Düsseldorf, 1984
Anselm Kiefer. Bilder 1986→1980, hrsg. v. Wim Beeren, Ausst.Kat. Stedelijk Museum, Amsterdam 1986
Anselm Kiefer, hrsg. v. Mark Rosenthal, Ausst.Kat. The Art Institute of Chicago und Philadelphia Museum of Art, 1987
Anselm Kiefer, Ausst.Kat. Nationalgalerie Berlin, 1991

EDWARD KIENHOLZ

wurde am 23. Oktober 1927 in Fairfield, Washington, geboren. 1946–1951 lebte er u.a. in Montana, Oakland, Kalifornien, oder in Las Vegas und finanzierte seinen Lebensunterhalt als Gebrauchtwagenhändler, als Wärter in einer Nervenheilanstalt oder als Schaufensterdekorateur.
1953 siedelt Kienholz nach Los Angeles über, wo er als Autodidakt an seinen ersten Holzreliefbildern arbeitet. Es sind durch aufgenagelte Holzstücke dreidimensional und unregelmäßig geformte Leinwände, mit grob – häufig mit einem Besen – aufgetragener Farbe, abstrakten Formen und eingearbeiteten Fundstücken.
Immer stärker löst sich Kienholz im Laufe der fünfziger Jahre von der reliefartigen Bildfläche und konstruiert mit unterschiedlichsten Abfallprodukten freistehende Assemblagen, deren satirische Titel, oftmals in Form von Wortspielen oder Metaphern, auf politische, soziale oder kulturelle Ereignisse und Mißstände, insbesondere in der amerikanischen Gesellschaft, hinweisen. Er kombiniert die abgenutzten, meist verschmutzten und mit Farbe bekleckerten realen Versatzstücke zu drastischen Bildern, die subversive Doppelmoral und nationalistische Heuchelei aufdecken – so etwa bei der Montierung eines Puppenunterleibs mit der Bekleidung eines Indianermädchens in Form einer Jagdtrophäe in *Conversation Piece* (Konversationsstück, 1959), womit Kienholz auf den brutalen Umgang mit den amerikanischen Ureinwohnern hinweist; oder bei der Arbeit *The God Tracking Station # 1* (Die Gottverfolgungsstation Nr. 1, 1958), die Bezug nimmt auf den Wettlauf zwischen der Sowjetunion und den USA um die Eroberung des Weltraums in der Zeit des Kalten Kriegs.
Anfang der sechziger Jahre entwickelt Kienholz die für ihn charakteristisch werdende Werkform des Environments, ein für den Betrachter begehbares Ambiente, das Ereignisse und Lebenswelten mittels unterschiedlichster Requisiten, lebensgroßer Puppen und später Abgüssen von Menschen vorführt. Das erste vollständige und begehbare Environment ist *Roxys* (1961–1962), ein kabinettartig aufgebautes schmuddeliges Bordellinterieur, das mit seiner kleinbürgerlichen Einrichtung einerseits die Alltäglichkeit eines Haushalts demonstriert, anhand der verstümmelten und grotesk sexuelle Posen einnehmenden Bewohnerinnen allerdings zugleich die Brutalität und Perversion im Umgang mit den gesellschaftlich verachteten Prostituierten vor Augen führt.
Mehr noch als in *Roxys*, wo der Betrachter unwillkürlich zum passiven Besucher des Bordells wird, führt Kienholz die Aufhebung der ästhetischen Grenze in seinem Environment *The Portable War Memorial* (Das tragbare Kriegerdenkmal, 1968) vor. Die Szenerie kann nicht nur betreten, sondern auch benutzt werden – eine Imbißbude, ein Cola-Automat und Campingmöbel laden dazu ein. Seiner Distanz enthoben, wird der Betrachter zu einer Stellungnahme aufgefordert, der politisch-moralische Appell zur Selbstanalyse gewendet: »Ich will meine Arbeit so verstanden wissen, wie sie wirklich ist: der Versuch eines Menschen, sich selbst besser zu verstehen.« (Kienholz)
Im Gegensatz zu Künstlern seiner Generation wie Duane Hanson oder John de Andrea, denen es um eine authentische Darstellung des Menschen und seiner körperlichen Erscheinung geht, sucht Kienholz die Ausdruckskraft seiner Figuren durch Verfremdung zu steigern. Sie sind deformiert, verstümmelt oder surreal aus Körperabguß und Gebrauchsgegenstand zusammengesetzt, wie etwa die entindividualisierten Kneipenbesucher in *The Beanery* (Billiges Restaurant) von 1965, deren Gesichter durch Uhren ersetzt sind, wodurch sie für Kienholz zu Sinnbildern stehengebliebener, ungenutzter Zeit werden.

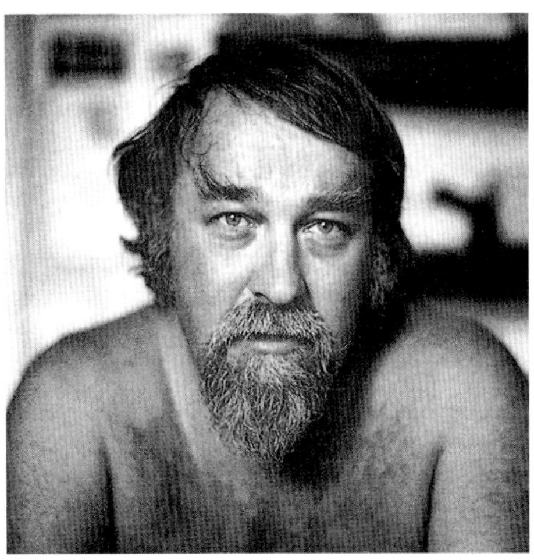

Kienholz' erste Retrospektive wurde bereits 1966 im County Museum of Art in Los Angeles veranstaltet; 1968 war er auf der *documenta 4* und 1972 auf der *documenta 5* vertreten. 1973 erhielt er ein DAAD-Stipendium für Berlin, wo er von da an immer wieder lebte und arbeitete. 1984 organisierte das San Francisco Museum of Modern Art eine große Ausstellung mit den Werken von Edward und Nancy Kienholz, die anschließend in Minneapolis, Chicago und Houston gezeigt wurde. Nach dem Tod Edward Kienholz' am 10. Juni 1994 in Hope, Idaho, veranstaltete das Whitney Museum of American Art 1996 eine Retrospektive des Künstlerpaares mit weiteren Stationen in Los Angeles und 1997 in Berlin. C.T.

Lawrence Weschler (Hrsg.), *Edward Kienholz*, 2 Bde., Los Angeles 1977
Edward and Nancy Reddin Kienholz. Human Scale, Ausst.Kat. San Francisco Museum of Modern Art und Contemporary Arts Museum, Houston, 1984
Edward und Nancy Kienholz: Werke aus den 80er Jahren, Ausst.Kat. Kunsthalle Düsseldorf und Museum moderner Kunst, Wien, 1989
Robert L. Pincus, *On a Scale that Competes with the World. The Art of Edward and Nancy Reddin Kienholz*, Berkeley, Los Angeles und London 1990
Kienholz – A Retrospective. Edward and Nancy Reddin Kienholz, hrsg. von Walter Hopps, Ausst.Kat. Whitney Museum of American Art, New York, The Museum of Contemporary Art, Los Angeles, Berlinische Galerie, Berlin, München und New York 1996; dt. 1997

ERNST LUDWIG KIRCHNER

wurde am 6. Mai 1880 in Aschaffenburg am Main geboren. 1890 siedelte die Familie nach Chemnitz um, wo der Vater Professor für Papierforschung an der Gewerbeakademie wurde. Kirchners zeichnerische Begabung wurde vom Vater früh gefördert. 1901 schrieb er sich zunächst als Student der Architektur an der Sächsischen Technischen Hochschule Dresden ein und wechselte zum Wintersmester 1903/04 nach München an die Technische Hochschule.
In dem »Lehr- und Versuchsatelier für Angewandte und Freie Kunst« unter Leitung von Wilhelm Debschitz und Hermann Obrist erhält Kirchner eine intensive Ausbildung in Kompositionslehre und Aktzeichnen. Er besucht 1903 die achte Ausstellung der von Kandinsky geleiteten »Phalanx«, wo er Arbeiten von Seurat, Signac, Cross und Pissarro sieht, deren Methode er genau studiert, aber letztendlich ablehnt. Im Frühjahr 1904 setzt er das Architekturstudium in Dresden fort. Hier entstehen Kontakte zu Erich Heckel und Karl Schmidt-Rottluff, die 1905 zur Gründung der Künstlergruppe »Die Brücke« führen, an der auch Kirchners alter Schulfreund Fritz Bleyl beteiligt ist. Das Programm wird von Kirchner verfaßt und wie eine »Gesetzestafel« in Holz geschnitzt. Kirchners erste Ölgemälde zeigen in der kontrastreichen Farbgebung und der aufgerissenen Strich-

führung vor allem den Einfluß van Goghs. 1908 stellt »Die Brücke« gleichzeitig mit den Fauves im Dresdner Kunstsalon Emil Richter aus. Die Ausdrucksmöglichkeiten der vom Naturvorbild befreiten reinen Farbe hat Kirchner bereits gefunden. In der Folge verzichtet er jedoch auf den pastosen Farbauftrag und beginnt, die Farbe mit Terpentinersatz zu verdünnen, um sie möglichst dünn und flächig verstreichen zu können. Das Bild *Zwei Akte mit Badetub und Ofen* von 1911 zeigt den stilistischen Wandel in glatten, unmodellierten Flächen, die von einer durch parallel gesetzte kurze Striche entstehenden Kontur flächig gebunden werden. Das Thema des Aktbildes wird erst nach der Umsiedlung nach Berlin im Oktober 1911 durch die Großstadtthematik abgelöst. In Berlin entstehen die bekanntesten Bilder des deutschen Expressionismus: hektische Straßenszenen, die halbmondäne Welt der Dirnen und Nachtlokale. Unter dem Eindruck der Großstadt wandelt sich Kirchners Stil: Der Farbauftrag erhält einen nervösen, aufgefaserten Duktus, während die Farbigkeit insgesamt gedämpfter wirkt. Spätere Großstadtbilder erhalten dann wieder eine aufgeregte, schrille Farbigkeit in starken Kontrasten (*Frauen auf der Straße*, 1915).

Kirchner stellt u. a. 1912 mit dem »Blauen Reiter« in München und in der Galerie »Der Sturm« in Berlin aus. Angeregt durch den Almanach *Der Blaue Reiter*, in dem auch Beiträge der »Brücke«-Künstler aufgenommen werden, schreibt er die »Chronik der Brücke«, die jedoch wegen subjektiver Darstellung von den Mitgliedern abgelehnt wird und im Mai zur Auflösung der »Brücke« führt. Bald darauf folgen für Kirchner die ersten Einzelausstellungen, etwa 1913 im Folkwang-Museum Hagen. Den Kriegsausbruch erlebt er nur wenige Monate in Uniform; nach einem physischen und psychischen Zusammenbruch wird er im September 1915 vom Kriegsdienst freigestellt. In diesem Jahr schafft Kirchner seine vielleicht beeindruckendsten Selbstbildnisse: *Der Trinker* und *Selbstbildnis als Soldat*. Nach mehreren Sanatoriumsaufenthalten wird er im Juli 1918, noch immer nicht vollständig von seinen Angstphobien geheilt, aus dem Sanatorium in Kreuzlingen entlassen. Danach läßt sich Kirchner in Frauenkirch bei Davos in der Schweiz nieder.

Seine Krankheit, sicher aber auch die Abgeschiedenheit in der Schweizer Bergwelt, der fehlende Kontakt zu Künstlern, Sammlern und Galeristen, lassen Kirchner immer eigenbrötlerischer, ängstlicher und mißtrauischer werden. Er beginnt, frühere Bilder zu übermalen und vorzudatieren, um seinen künstlerischen Prioritätsanspruch zu fixieren. Unter dem Pseudonym »Louis de Marsalle« schreibt Kirchner selbst lobende Besprechungen seiner Werke. Das Tagebuch ist mit bösartigen Verleumdungen gegen seine ehemaligen Künsterkollegen gefüllt. Zugleich verfällt seine künstlerische Entwicklung immer mehr in einen dekorativen Manierismus. Daran ändert auch das Verarbeiten kubistischer Einflüsse ab 1925 nichts, die Kirchner von einigen Bildern Picassos aus den zwanziger Jahren ableitet.

Die nie restlos überwundene Depression und das Entsetzen über die politische Entwicklung in Deutschland, wo seine Bilder als »entartet« gelten, führen zu Kirchners Freitod am 15. Juni 1938. H.D.

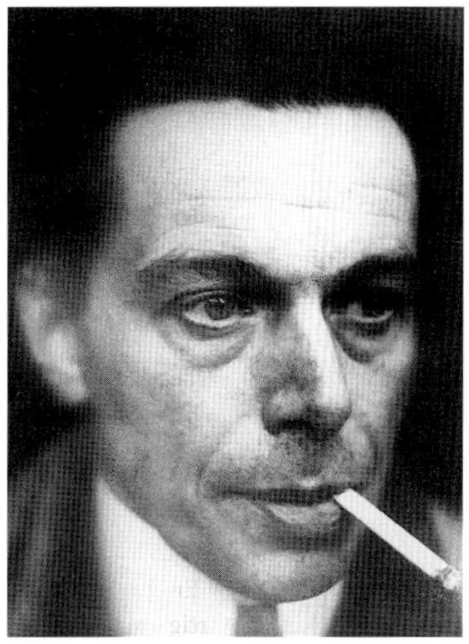

Will Grohmann, *E. L. Kirchner*, Stuttgart 1958
Roman Norbert Ketterer (Hrsg.), *Ernst Ludwig Kirchner, Zeichnungen und Pastelle*, Stuttgart 1979
Eberhard W. Kornfeld, *Ernst Ludwig Kirchner. Nachzeichnung seines Lebens*, Bern 1979
Ernst Ludwig Kirchner 1880–1938, hrsg. v. Lucius Grisebach, Ausst.Kat. Nationalgalerie Berlin, 1980
Anton Henze, *E. L. Kirchner. Leben und Werk*, Stuttgart 1980
Ernst Ludwig Kirchner. Aquarelle, Pastelle, Zeichnungen, Ausst.Kat. Museum am Ostwall, Dortmund 1986
Lucius Grisebach, *Ernst Ludwig Kirchner 1880–1938*, Köln 1995

R. B. KITAJ

wurde am 29. Oktober 1932 als Ronald Brooks in Cleveland, Ohio, geboren. Er nahm später den Namen seines Stiefvaters an. Schon während der Schulzeit zeichnete Kitaj ständig und besuchte Veranstaltungen für Kinder im Cleveland Museum of Art. 1950 heuerte er auf einem norwegischen Frachter an und machte Reisen nach Südamerika. Im selben Jahre besuchte er für ein Semester die Cooper Union for the Advancement of Science and Art in New York, wo er u. a. bei dem Maler Sydney Delevante studierte. 1951 erhielt er das Seemannspatent und unternahm weitere Reisen auf Öltankern, u.a. in die Karibik und nach Venezuela.

Während einer Zwischenstation in Europa besucht Kitaj 1951 Paris und Wien, wo er ein Jahr bei Albert Paris von Gütersloh und Fritz Wotruba an der Wiener Akademie studiert. 1953 macht er eine erneute Schiffsreise nach Südamerika; 1954–1956 leistete er seinen Militärdienst als Zeichner in einer Aufklärungsabteilung in Fontainebleau bei Paris. Anschließend studiert er an der Ruskin School of Drawing and Fine Art in Oxford, wo er u.a. den Kunsthistoriker Edgar Wind hört, der ihn mit der Methode von Aby Warburg bekannt macht. Die ikonographischen Tafeln von Warburgs Bilderatlas dienen Kitaj als Schule des vergleichenden Sehens und regen ihn zu seinen Bildern der frühen sechziger Jahre an, die durch ein collageartiges und scheinbar absichtsloses Nebeneinander der Motive gekennzeichnet sind.

1960 wechselt Kitaj an das Royal College of Art in London, wo er u.a. mit David Hockney Freundschaft schließt und zu einer Leitfigur der jungen Londoner Künstlerszene wird. Seine Bildmethode, die fragmentarische Collagierung von Bild- und Schriftzeichen, läßt Bezüge zur Londoner Pop Art erkennen. 1962 arbeitet er mit dem Bildhauer Eduardo Paolozzi zusammen und beginnt die langwährende Kooperation mit dem Siebdrucker Chris Prater, mit dem er Collagendrucke realisiert.

Bei seiner ersten Einzelausstellung in der Marlborough Gallery in London 1963 trifft Kitaj Maler, die ebenfalls an der Figuration festhalten: Francis Bacon, Frank Auerbach, Lucian Freud, Michael Andrews und Leon Kossoff. Kitajs Bilder werden von Texten (»Prefaces«) begleitet, in denen er seine literarischen und geistesgeschichtlichen Inspirationsquellen offenlegt. 1965 folgt die erste Einzelausstellung in New York, bei der Alfred H. Barr das Bild *Ohio Gang* (1964) für das Museum of Modern Art erwirbt. 1961–1967 unterrichtet Kitaj an verschiedenen Londoner Hochschulen und nimmt 1967 eine Gastprofessur an der University of California in Berkeley an. Hier schließt er Freundschaft mit dem Dichter Robert Creeley, mit dem die Bücher *A Sight* (1967) und *A Day Book* (1970) entstehen. 1970 folgt eine Gastprofessur an der University of California in Los Angeles. Bis 1971 lebt er in Hollywood und besucht einige der großen alten Regisseure, u.a. Jean Renoir, Billy Wilder und John Ford, um sie zu porträtieren. 1971 kehrt er nach London zurück.

Inspiriert von einer Ausstellung von Degas' Pastellen im Pariser Petit Palais 1975, nimmt Kitaj die Pastellkreide in sein Repertoire auf. Die Hinwendung zur Zeichnung verändert allmählich seine Bildkonzeption. Anstelle der Bildmontagen bemüht er sich mehr und mehr um eine neue Einheit von Ort, Zeit und Raum. Durch die verstärkte Reflexion der eigenen jüdischen Identität gelangt Kitaj zudem zu neuen Bildlösungen, ohne jedoch die künstlerische Strategie von Zitat und Montage aufzugeben.

1976 organisiert Kitaj für die Londoner Hayward Gallery die umstrittene Ausstellung figurativer Malerei *The Human Clay* und prägt den Begriff »London School« für die beteiligten Künstler (u.a. Francis Bacon, Frank Auerbach, Lucian Freud). 1978–1979 hält

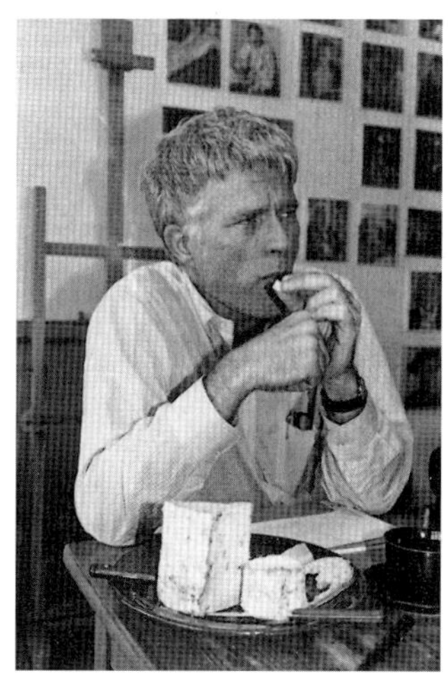

er sich wieder in den USA auf, wo 1979 zum ersten Mal seine Pastellarbeiten in der Marlborough Gallery in New York ausgestellt werden. Unter dem Titel *The Artist's Eye* stellt Kitaj 1980 eine persönliche Auswahl von Gemälden aus dem Bestand der Londoner National Gallery zusammen. Im folgenden Jahr wird eine Retrospektive seiner Arbeiten im Hirshhorn Museum in Washington eingerichtet, die vom Cleveland Museum und der Kunsthalle Düsseldorf übernommen wird. 1984 wird Kitaj zum außerordentlichen Mitglied der Royal Academy London gewählt und erhält 1991 deren Ehrendoktortitel. Eine Retrospektive folgt 1994 in der Tate Gallery London. In den letzten Jahren setzt sich Kitaj immer stärker mit dem Themenkreis der »jüdischen Passion« auseinander, inspiriert durch Freundschaften mit den jüdisch-amerikanischen Schriftstellern Philip Roth und Aaron Applefield.
Kitaj lebt und arbeitet in London. H.D.

R. B. Kitaj, Ausst.Kat. Kunsthalle Düsseldorf, 1982
John Ashbery, Joe Shannon, Jane Livingstone, Timothy Hyman, *R. B. Kitaj: Paintings, Drawings, Pastels*, London 1983
Marco Livingstone, *R. B. Kitaj*, Oxford und New York 1985
Jane Kinsman, *R. B. Kitaj's Prints*, Aldershot 1994
R. B. Kitaj Retrospective, hrsg. v. Richard Morphet, Ausst.Kat. Tate Gallery, London 1994

PAUL KLEE

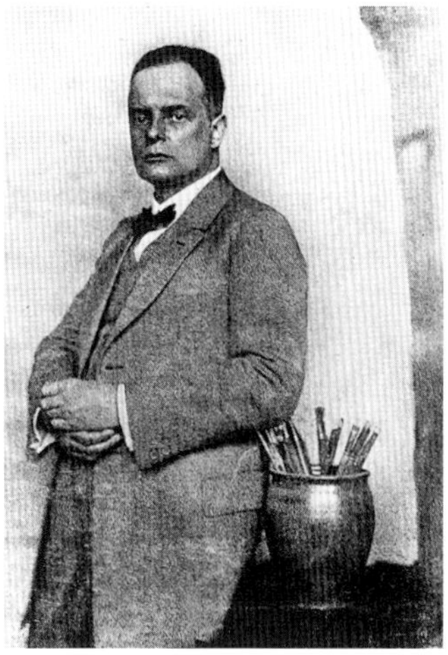

wurde am 18. Dezember 1879 in Münchenbuchsee bei Bern geboren. Klee lernte Geige spielen und wurde außerordentliches Orchestermitglied. 1898 zog er nach München, um an der Akademie Malerei zu studieren, wo er zunächst abgelehnt wurde und daraufhin zur Vorbereitung eine private Zeichenschule besuchte. 1900 wurde er schließlich in die Klasse Franz von Stucks an der Münchner Akademie aufgenommen.
Bereits 1901 verläßt Klee wieder die Akademie, die ihm zu konservativ erscheint. 1901–1902 reist er durch Italien und notiert wichtige Eindrücke und künstlerische Ideenskizzen in seine ab 1897 (bis 1918) geführten Tagebücher. Im Mai 1902 kehrt er nach Bern zurück, wo er sich autodidaktisch weiterbildet. Zunächst beschäftigt sich Klee überwiegend mit graphischen Techniken, wie Radierungen und Ritzzeichnungen auf Glasplatten, die zusätzlich farbig hinterfangen werden. Eine Reise nach Paris 1905 macht ihn mit der französischen Kunst bekannt. 1906 wieder in München, halten sich künstlerische Produktion und musikalische Beschäftigung als Violinist und Musikkritiker die Waage. Erst durch die Begegnung mit Werken van Goghs und Cézannes in Münchner Galerien beginnt sich Klee wieder intensiver der Malerei zu nähern. Seine ersten Ausstellungen 1910 im Kunstmuseum Bern und im Kunsthaus Zürich sind jedoch fast ausschließlich mit graphischen Arbeiten bestückt. Durch den Kontakt mit dem Zeichner Alfred Kubin erhält er den Auftrag, Voltaires *Candide* zu illustrieren.
Ins Jahr 1911 fallen die wichtigen Kontakte zur Münchener Moderne, zu Kandinsky, Franz Marc, August Macke, Gabriele Münter und Marianne von Werefkin. In der ersten Ausstellung des »Blauen Reiter« 1911 in der Galerie Thannhauser sind auch Bilder von Robert Delaunay zu sehen, mit denen sich Klee in der Folgezeit intensiv auseinandersetzt. Er wird mit graphischen Arbeiten in die zweite Ausstellung des »Blauen Reiter« aufgenommen. Die künstlerische Isolation ist durchbrochen, und Klee gehört nun zu der Avantgarde, die auch in der »Sonderbund«-Ausstellung in Köln 1912 vertreten ist. Auf der künstlerisch folgenreichen Tunis-Reise mit August Macke und Louis Moilliet 1914 macht Klee mit einer Vielzahl von Aquarellen den endgültigen Schritt zur autonomen Farbe.
1916 wird Klee als Landsturmsoldat eingezogen und arbeitet ab 1917 in der Zahlmeisterei, die ihm Zeit für seine künstlerische Arbeit läßt. Gerade im Krieg ist sein Bekanntheitsgrad durch Ausstellungen und Verkäufe so gestiegen, daß er nach Kriegsende für eine Berufung an der Stuttgarter Akademie vorgeschlagen wird, die jedoch an internem Widerstand scheitert.
Einstimmig wird er jedoch 1920 an das neu gegründete Staatliche Bauhaus Weimar berufen. Klees Bedeutung für das Bauhaus liegt vor allem in seinem theoretischen Unterricht, der »Bildnerischen Formlehre«. Klee veröffentlicht sein *Pädagogisches Skizzenbuch* in der Reihe der Bauhausbücher. Im 1926 nach Dessau umgezogenen Bauhaus erweitert er seine Lehre um Themen zur Proportion, Flächengestaltung und Polyphonie.
Während der Bauhaus-Jahre (1920–1931) entsteht ein großes vielschichtiges Œuvre, das in der Erfindungsgabe von Techniken und Materialien wie auch in der thematischen Vielfalt und gedanklichen Tiefe bis heute Maßstäbe setzt. Klee hat sich nicht vorbehaltlos der abstrakten Malerei verschrieben, wie etwa sein Bauhaus-Kollege Kandinsky; aus der intensiven Auseinandersetzung mit den Phänomenen der Natur gewinnt er sein reichhaltiges Repertoire von Zeichen und Formen, mit denen seine Bilder die geheimnisvoll wirkende Synthese von Naturmetaphorik und Innenschau erreichen.
Interne Schwierigkeiten mit der Organisation des Bauhauses, aber auch eine zunehmende Unlust an der Lehre veranlassen Klee 1931 zu einem Wechsel an die Düsseldorfer Akademie. Zu seiner Begrüßung wird im Düsseldorfer Kunstverein eine große Ausstellung eröffnet. Klee unternimmt Reisen nach Italien und in die Schweiz. Nachdem er 1933 von den nationalsozialistischen Machthabern fristlos entlassen wird, verläßt Klee Deutschland, um sich in Bern niederzulassen.
1935 wird in der Kunsthalle Bern eine große Retrospektive von Klees Arbeiten gezeigt. Im selben Jahr beginnen die ersten Krankheitssymptome einer durch Masern ausgelösten Sklerodermie. In den nächsten Jahren entstehen nur wenige Werke. Erst 1937 nimmt Klee die Arbeit wieder auf und schafft bis zu seinem Tod am 29. Juni 1940 in Locarno-Muralto ein eigenständiges großes Spätwerk, das von kalligraphischen Zeichen und schweren biomorphen Formen geprägt ist. H.D.

Will Grohmann, *Paul Klee*, Stuttgart 1954
Christian Geelhaar (Hrsg.), *Paul Klee. Schriften, Rezensionen und Aufsätze*, Köln 1976
Otto Karl Werckmeister, *Versuche über Paul Klee*, Frankfurt a.M. 1981
Wolfgang Kersten, *Paul Klee. »Zerstörung, der Konstruktion zuliebe?«*, Marburg 1987
Susanna Partsch, *Paul Klee. 1879–1940*, Köln 1990
Marcel Franciscono, *Paul Klee: His Work and Thought*, Chicago und London 1991
Paul Klee. Im Zeichen der Teilung. Die Geschichte zerschnittener Kunst Paul Klees 1883–1940, hrsg. v. Wolfgang Kersten und Osamu Okuda, Ausst. Kat. Kunstsammlung Nordrhein-Westfalen, Düsseldorf, und Staatsgalerie Stuttgart, 1995

YVES KLEIN

wurde am 28. April 1928 in Nizza geboren. Der Vater, Fred Klein, war Landschaftsmaler, die Mutter, Marie Raymond, gehörte zu den ersten informellen Künstlern in Paris.
1946 beginnt Klein zu malen und erste monochrome Theorien zu entwickeln. Nach verschiedenen Reisen durch Italien und Spanien und im Anschluß an den Militärdienst in Deutschland reist er 1952 nach Japan, wo er den »Schwarzen Gürtel« des Kôdôkan Instituts im Judo erringt und eine private Ausstellung monochromer Bilder in Tokio einrichtet. 1954 wird er technischer Leiter und Lehrer an der Nationalen Judoföderation Spaniens in Madrid. Er veröffentlicht das Buch *Yves Peintures* in 150 Exemplaren mit einem »wortlosen Vorwort« von Claude Pascal, das aus leeren Linien besteht. 1955 siedelt Klein nach Paris über und reicht für den *Salon des Réalités Nouvelles* ein monochromes orangefarbenes Bild ein, das jedoch zurückgewiesen wird. Auch die Ausstellung in der Pariser Galerie Colette Allendy 1956 trifft auf Unverständnis beim Publikum. Der Kritiker Pierre Restany wird jedoch zum glühenden Apologeten von »Yves – Le Monochrome«, dessen Ziel es ist, mit der reinen Farbe neue geistige Energien zu wecken. Auf der Suche nach reinen Pigmenten findet Klein im Herbst 1956 ein leuchtendes tiefes Blau, das nur mit einer Äther- und Petroleumlösung auf dem Malgrund haftet. Die Pudrigkeit dieses Ultramarinblau

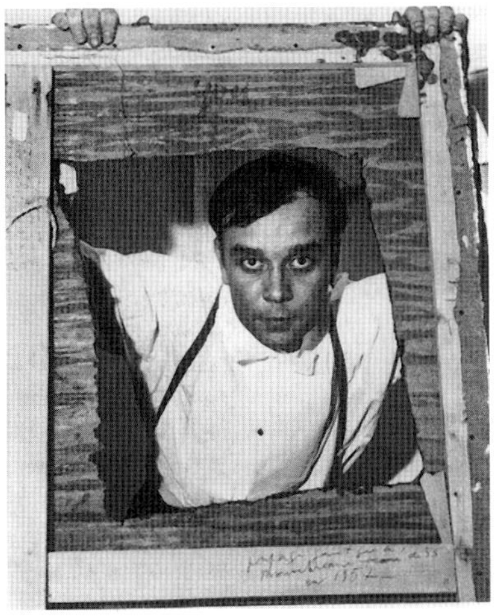

entfaltet eine stoffliche Wirkung und erweist sich als geeignetes Medium, den Blick in einen unendlichen geistigen Raum zu öffnen. Klein reiht sich damit in die romantische Tradition auf der Suche nach absoluten geistigen Werten ein, für die die Farbe Blau seit jeher als Symbol gilt.

Der künstlerische Durchbruch gelingt Klein 1957 mit seiner Ausstellung *L'Epoca Blu* in der Galleria Apollinaire in Mailand, der weitere wichtige Ausstellungen in Paris, Düsseldorf und London folgen. Auch wenn Klein in einem nächsten Schritt dazu übergeht, mit dem patentierten IKB (International Klein Blue) verschiedene Gegenstände, wie Schwämme, Steine, Wurzeln, einzufärben, interessiert er sich immer mehr für die pure geistige Energie, die »immaterielle Komponente« der Malerei. Die spektakulärste Aktion dazu, *Le Vide* (Die Leere), findet 1958 statt: Die vollkommen leergeräumte und weiß gestrichene Galerie Iris Clert bildet den Rahmen für ein Kunstereignis, das als Ausstellungsgegenstand weder etwas Greifbares noch etwas Sichtbares hat, sondern das »Immaterielle«, das Undefinierbare zum Ereignis macht. Geplant war, parallel zur Eröffnung, die strengen rituellen Vorgaben folgte, den Obelisken auf der Place de la Concorde blau anzustrahlen, was jedoch vom Polizeipräfekten nicht gestattet wurde. Innerhalb dieser Aktion kündigt Klein in einer Rede die »Pneumatische Epoche« an, den Weg der Verkörperung des Geistes im Unterschied zu der vorangegangenen »Blauen Periode«, die der Vergeistigung des Körpers gewidmet war.

Mit dem 1960 inszenierten *Sprung in die Leere* gibt Klein ein Selbstporträt seines künstlerischen Universums, eine Bild-Ikone des 20. Jahrhunderts. Die Photomontage ist in der einmal erscheinenden Zeitung *Dimanche – Le Journal d'un seul Jour* abgedruckt, in der einzig Kleins Themen und Ideen vorgetragen werden.

Zwischen dem Konzept der »Leere« und der »Blauen Epoche« sind die »Anthropometrien« angesiedelt, Körperabdrücke von mit blauer Farbe bestrichenen Frauen auf weiß grundierter Leinwand. Für Klein ist der durch den Abdruck auf die wesentliche Dimension des Rumpfes reduzierte weibliche Körper die konzentrierteste Ausdrucksform vitaler Energie. Neben den positiven Abdrücken gibt es auch Negativabdrücke, in denen mit einer Farbpistole um die Modelle herum gesprüht wird. In der Folge entstehen große Kompositionen, in denen beide Verfahren kombiniert werden, schwebende blaue Körper, Erinnerungen an magische Rituale und Höhlenmalerei.

In den letzten Schaffensjahren verwendet Klein in seinen monochromen Bildern, Skulpturen, Schwämmen oder Schwammreliefs drei »Urfarben«: Blau, Pink und Gold, alle drei symbolisch als Träger höchster Energien besetzt. Diese Farbenfolge entdeckt Klein auch im Zentrum der Flamme des Feuers, das nun ebenfalls als Energieträger in seinen »Feuerbildern« verwendet wird. Die Farbentrilogie ist zusammen mit der Präsentation einer Feuersäule und einer Feuerwand 1961 zentrales Thema einer großen Einzelausstellung in Krefeld. 1962 beginnt Klein mit Abgüssen seiner Freunde Arman, Martial Raysse und Claude Pascal, Mitglieder der Gruppe »Nouveaux Réalistes«, die, blau eingefärbt und vor einer vergoldeten Tafel montiert, die symbolische Bedeutung alter byzantinischer und ägyptischer Tradition aufleben lassen sollen.

Klein starb am 6. Juni 1962 an einem Herzinfarkt in Paris. H.D.

Paul Wember, *Yves Klein*, Köln 1969
Catherine Krahmer, *Der Fall Yves Klein. Zur Krise der Kunst*, München 1974
Yves Klein, 1928–1962: A Retrospective, Ausst.Kat. Rice University, Institute for the Arts, Houston 1982
Pierre Restany, *Yves Klein*, München 1982
Yves Klein, Ausst.Kat. Musée National d'Art Moderne, Centre Georges Pompidou, Paris 1983
Sidra Stich, *Yves Klein*, Ausst.Kat. Museum Ludwig, Köln, und Kunstsammlung Nordrhein Westfalen, Düsseldorf, Stuttgart 1994

OSKAR KOKOSCHKA

wurde am 1. März 1886 in Pöchlarn bei Wien geboren. 1887 zog die Familie nach Wien, wo Kokoschka ab 1904 mit Hilfe eines Staatsstipendiums an der Kunstgewerbeschule zu studieren begann. Noch während des Studiums wurde er Mitarbeiter der Wiener Werkstätten und entwarf Postkartenmotive, Fächer und Vignetten.

1908 veröffentlicht Kokoschka seinen ersten, von ihm selbst illustrierten Gedichtband *Die träumenden Knaben*. Im selben Jahr zeigt er in der von der Wiener Secession gemeinsam mit den Wiener Werkstätten veranstalteten *Kunstschau* neben Gobelinentwürfen Zeichnungen und Gouachen von Mädchenakten, die zum Skandalerfolg in der Wiener Gesellschaft werden. Neben Gustav Klimt ermutigt ihn vor allem der Wiener Architekt Adolf Loos, der ihn in den nächsten Jahren auf Reisen mitnimmt und auch finanziell unterstützt. Kokoschka löst sich von den Wiener Werkstätten und wird ein bekannter, wenn auch umstrittener Porträtmaler. Neuartig ist seine psychologisierende Durchdringung der Dargestellten, die er in der Physiognomie, der Gestik und dem malerischen Auftrag ohne Rücksicht auf Schönheit oder mimetische Ähnlichkeit sucht. Durch die Darstellungsweise in gedeckter Tonigkeit, räumlich unbestimmten Flächen und sich scheinbar auflösenden Körperkonturen, die oft mit dem Pinselstiel herausgekratzt sind, erzielt Kokoschka in diesen frühen Porträts eine nervöse Spannung und insgesamt morbide Ausstrahlung.

1910 lernt Kokoschka während eines Aufenthalts in Berlin Herwarth Walden und den »Sturm«-Kreis kennen, für den er in der Folge arbeiten wird. Sein in der Zeitschrift *Der Sturm* veröffentlichtes Bühnenstück *Mörder, Hoffnung der Frauen* zeigt ihn als Vertreter der expressionistischen Literatur. In Wien macht Kokoschka 1912 die Bekanntschaft von Alma Mahler, der Witwe des Komponisten Gustav Mahler, mit der er bis 1915 eine leidenschaftliche Beziehung hat. In zahlreichen Bildern, Zeichnungen und druckgraphischen Arbeiten finden sich die Gesichtszüge von Alma wieder. 1912–1913 als Assistent des Aktzeichenprofessors Kenner an der Kunstgewerbeschule lehrt er ein Jahr lang Aktzeichnen, befindet sich jedoch in schlechten finanziellen Verhältnissen, da er seine Familie unterstützen muß. Ab 1911 malt Kokoschka eine Reihe großformatiger Ölbilder mit biblischen Themen, die, angeregt von kubistischen Vorbildern, eine gedeckte Farbigkeit zeigen und von einem Netz prismatisch gesetzter Pinselstriche überzogen sind.

Als Kriegsfreiwilliger wird Kokoschka 1915 schwer verwundet und bewirbt sich um eine Professur an der Dresdner Kunstakademie, die er jedoch erst 1919 nach Kriegsende erhält. In Folge seiner nie ganz überwundenen Trennung von Alma und der damit verbundenen Depression wandelt sich sein Stil erneut. Die Farbe wird dichter und buntwertiger aufgetragen, der Pinsel zieht enge, schlingernde Bahnen auf der Leinwand. Das Motiv erhält dadurch eine nervöse Unruhe und scheint in der Farbbewegung zu schwimmen.

Die Kunst Kokoschkas setzt sich in den zwanziger Jahren europaweit durch, und neben der Professur sichert ihm ein Vertrag mit dem Berliner Galeristen Bruno Cassirer monatliche Einkünfte. 1921 beginnt er mit Städteansichten, die sein Werk in den folgenden Jahren bestimmen. Ab 1924 wählt er Paris zum zweiten Wohnsitz und bereist die Schweiz, Frankreich, England, Spanien, Italien, den Nahen Osten und Nordafrika. Erst 1933 läßt Kokoschka sich wieder in Wien nieder, flieht aber vor der drohenden

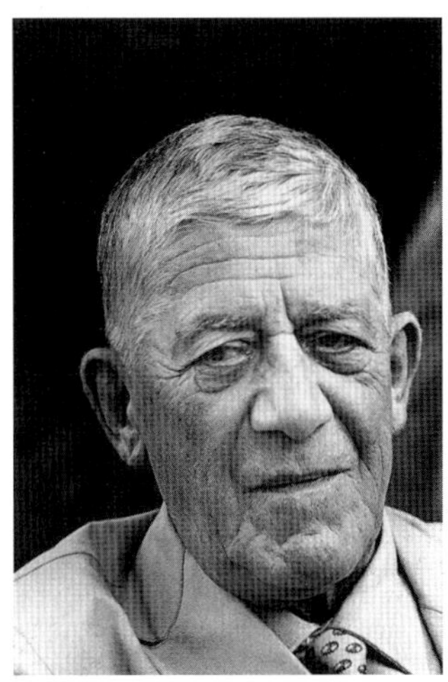

Nazi-Herrschaft über Prag nach England, wo er während des Zweiten Weltkriegs bleibt und 1947 die britische Staatsbürgerschaft erhält. Als Gegenreaktion auf die Ausstellung *Entartete Kunst* 1937, auf der acht seiner Werke gezeigt werden, malt er das *Selbstbildnis als entarteter Künstler*.
Nach dem Krieg läßt sich Kokoschka in Villeneuve am Genfer See nieder. Es folgen zahlreiche Reisen durch Europa und Amerika. 1953–1963 leitet er in der Salzburger Sommerakademie die »Schule des Sehens«. Das Spätwerk Kokoschkas zeichnet sich durch große Farbigkeit und einen expressiven Pinselduktus aus, ohne jedoch die motivische Vorgabe zu vernachlässigen. Vor allem in den späten Porträts gelingen ihm besondere Leistungen. In großen Triptychen tritt Kokoschka noch einmal vehement für seine humanistischen Grundüberzeugungen ein, wie etwa bei *Prometheus-Saga* (1950) und *Thermopylae* (1954). Neben umfassenden Gemäldeserien schafft Kokoschka Illustrationszyklen und Bühnenbilder für die Salzburger Festspiele, das Wiener Burgtheater und die Florentiner Opernfestspiele.
Kokoschka starb hochbetagt am 22. Februar 1980 in Montreux. H. D.

Fritz Schmalenbach, *Oskar Kokoschka*, Königstein i.T. 1967
Gerhard J. Lischka, *Oskar Kokoschka: Maler und Dichter*, Bern und Frankfurt a.M. 1972
Frank Whitford, *Oskar Kokoschka. A life*, London 1986
Oskar Kokoschka 1886–1980. Gemälde, Aquarelle, Zeichnungen, Ausst.Kat. Kunsthaus Zürich, 1986
Oskar Kokoschka 1886–1980, hrsg. v. Richard Calvocoressi, Ausst.Kat. Tate Gallery, London 1986
Oskar Kokoschka, hrsg. v. Klaus A. Schröder und Johann Winkler, Ausst.Kat. Kunstforum Wien, München 1991

WILLEM DE KOONING

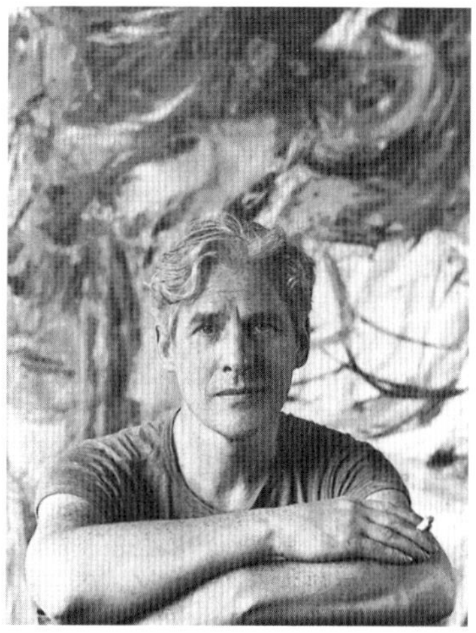

wurde am 24. April 1904 in Rotterdam geboren. Er begann 1916 eine Ausbildung als Gebrauchsgraphiker und Dekorateur und absolvierte gleichzeitig bis 1924 ein Abendstudium an der Rotterdamer Academie voor Beeldende Kunsten en Technische Wetenschappen. Anschließend studierte de Kooning an der Académie Royale des Beaux-Arts in Brüssel und der van Schelling Schule für Design in Antwerpen. 1926 entschloß er sich, ohne gültige Papiere in die USA auszuwandern, wo er in New York zunächst als Gebrauchsgraphiker, Schaufensterdekorateur, Schildermaler und Zimmermann arbeitete.
In New York lernt de Kooning Künstler wie John Graham, Stuart Davis und Arshile Gorky kennen und arbeitet für das Federal Art Project der WPA, für das 1935–1939 Wandmalereien entstehen, u.a. im Rahmen der New Yorker Weltausstellung von 1939. Ab 1935 widmet er sich ausschließlich der Malerei und beteiligt sich 1936 an der Ausstellung *New Horizons in American Art* im Museum of Modern Art. Zunächst sind de Koonings Bilder vom surrealistischen Stil Gorkys, mit dem er ein Atelier teilt, sowie von der Malerei Picassos beeinflußt. Der zweite wichtige Impuls geht vom gestischen Zweig der New York School aus, vertreten durch Jackson Pollock und Franz Kline. Seine Schwarzweiß-Abstraktionen von 1946, die er 1959 wieder aufnimmt, gehen auf diesen Kontakt zurück.
Die erste Einzelausstellung findet 1948 in der Charles Egan Gallery in New York statt, bei der das Museum of Modern Art ein erstes Bild ankauft. Im selben Jahr erhält de Kooning einen Lehrauftrag am Black Mountain College in North Carolina und unterrichtet 1950–1951 an der Yale University in New Haven, Connecticut.
Neben biomorphen Abstraktionen arbeitet de Kooning in diesen Jahren auch an figurativen Bildern, die er seit den vierziger Jahren zu flächig-fragmentarischen Formen vereinfacht. Unter dem Einfluß der gestischen Malerei von Pollock und Kline entstehen ab 1950 seine »Frauen«-Bilder (*Women*), die in ihrer wilden Vulgarität, dem vehementen Pinselduktus und den krassen Farben beim Publikum heftige Reaktionen hervorrufen. Die »Frauen«-Bilder, die seit den fünfziger Jahren bis in die achtziger und neunziger Jahre hinein einen roten Faden in seinem Werk bilden, werden zu einer Art Markenzeichen de Koonings. Wie Pollocks Drip-Paintings oder Klines gestische Abstraktionen sind de Koonings *Women* Schlüsselwerke des 20. Jahrhunderts, die als Inspiration und Anreiz für viele jüngere Künstler verschiedenster Richtungen dienen. Dennoch geht man fehl, wenn man de Kooning auf dieses Thema festlegen wollte, das Sidney Geist zwischen einer »Höhlenzeichnung und einer Pissoir-Kritzelei« ansiedelte. In de Koonings Bildern wird der Frauenkörper zu einer Landschaft, auf der das »Abenteuer Malerei« ausgetragen wird – Farbstürme von virtuoser Dichte und vehementer Heftigkeit, die das urzeitliche Thema eher in eine Auseinandersetzung mit Farbe und Raum verwandeln, als sexistische Assoziationen aufkommen zu lassen, wie es de Kooning beizeiten vorgeworfen wurde. Tatsächlich ist der Schritt von den »Frauen«-Bildern zu gänzlich abstrakten Landschaften nur ein kleiner, wie *Woman as Landscape* (Frau als Landschaft, 1955) nahelegt. Eine Reihe von farbig ausgewogenen Bildern mit landschaftlichen Assoziationen Ende der fünfziger, Anfang der sechziger Jahre zeigt, wie sehr de Kooning aus der europäischen Bildtradition schöpft, die andere amerikanische Maler längst für überwunden erklärt hatten.
Für das abstrakte, mit figurativen Anspielungen versehene Bild *Excavation* (Ausgrabung, 1950) erhält de Kooning 1951 die Logan Medal und den Purchase Prize des Art Institute of Chicago. Mit diesem Werk wird er zu einem der führenden Vertreter des Abstrakten Expressionismus, obwohl noch einige Jahre bis zur vollständigen Anerkennung von de Koonings Malerei im Wechsel von figurativen und abstrakten Themen vergehen sollten. Auf der Biennale von Venedig 1954 ist de Kooning mit 26 Bildern vertreten und wird schließlich international anerkannt. Seit 1969 schafft er Bronzeplastiken, die Figürliches in der Schwebe zwischen Auflösung und Erstarrung halten.
1961 erhielt de Kooning die amerikanische Staatsbürgerschaft, zog zwei Jahre später nach The Springs bei East Hampton auf Long Island und richtete dort eines der legendärsten Künstlerateliers Amerikas ein.
De Kooning starb am 19. März 1997 in The Springs.
H. D.

Harold Rosenberg, *Willem de Kooning*, New York 1974
David Sylvester und Andrew Forge, *The Sculptures of de Kooning with Related Paintings, Drawings and Lithographs*, Ausst.Kat. Fruitmarket Gallery, Edinburgh, und Serpentine Gallery, London, 1977
Harry F. Gaugh, *Willem de Kooning*, München und Luzern 1984
Willem de Kooning. Retrospektive. Zeichnungen, Gemälde, Skulpturen, hrsg. v. Paul Cummings, Jörn Merkert und Claire Stoullig, Ausst.Kat. Whitney Museum of American Art, New York, Akademie der Künste, Berlin, u.a.O., München 1984
Diane Waldman, *Willem de Kooning*, London 1988
Willem de Kooning. Paintings, hrsg. v. Marla Prather, Ausst.Kat. National Gallery of Art, Washington, Metropolitan Museum of Art, New York, und Tate Gallery, London, 1994

JEFF KOONS

wurde am 21. Januar 1955 in York, Pennsylvania, geboren. Im Alter von acht Jahren fertigte Koons Kopien nach Vorlagen alter Meister an, die sein Vater im Schaufenster seines Geschäfts für Innenausstattung ausstellte. Koons besuchte 1972–1975 das Maryland Institute of Art in Baltimore und malte surrealistische Traumbilder und Landschaften. 1975–1976 setzte er sein Studium an der School of the Art Institute of Chicago fort, wo er sich bei Ed Paschke mit Theorien zeitgenössischer Kunst beschäftigte.
1976 siedelt Koons nach New York über; er knüpft Kontakte zur New Yorker Musik- und Kunstszene und verkauft Mitgliedschaften für das New Yorker Museum of Modern Art, bevor er eine erfolgreiche Karriere als Warenmakler an der Wall Street beginnt. Indem Koons 1979 grellbunte, aufblasbare Spielsachen in Plexiglaskästen einschließt und sie auf einen Sockel stellt, beginnt er innerhalb seiner Kunst mit der Überführung der Idee des Duchampschen Readymade in die Warenwelt der achtziger Jahre. Thematisch und ästhetisch greift er dabei Strategien der Pop Art auf. Bereits 1980 erhält er eine Einzelausstellung

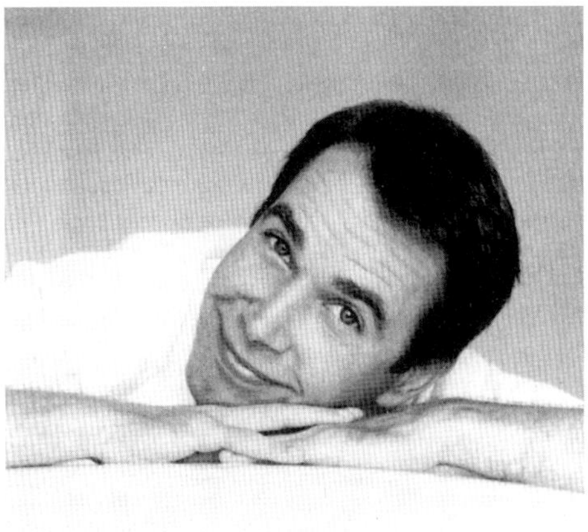

im New Museum of Contemporary Art in New York, wo er seine ersten Skulpturenserie *The New* präsentiert. In beleuchteten Vitrinen sind Haushaltsgegenstände, etwa eine Serie fabrikneuer Staubsauger, ausgestellt, die in der musealen Überhöhung einen unterschwellig libidinösen Fetischcharakter offenbaren (*New Hoover Convertible*, 1980). Eine weitere Serie von Arbeiten auf der Grundlage von industriell gefertigten Gegenständen wird unter dem Titel *Equilibrium* (Gleichgewicht) 1985 in der International with Monument Gallery in New York gezeigt, darunter in Aquarien schwimmende Basketbälle und Bronzeabgüsse eines Schlauchboots.
Koons thematisiert Klassenstrukturen, die Sphäre des Luxus wie auch die Vermarktung von Kunst. In der Serie *Luxury and Degradation* (Luxus und Erniedrigung) von 1986 geht es Koons darum, einen »künstlichen Luxus« bzw. einen »künstlichen Wert« zu schaffen, der die Gegenstände transformiert. Wiederum sind es Gegenstände der trivialen Warenwelt, z.B. ein Eimer, eine Modelleisenbahn oder Spielzeugkitsch, die er in Edelstahl gießen läßt, wie etwa der riesige Abguß eines aufblasbaren Kaninchens (*Rabbit*, 1986). Aus monumentalisierten Nippesfiguren, die 1988, dreimal gefertigt, gleichzeitig in Chicago, New York und Köln gezeigt werden, besteht die Serie *Banality*. Kunstmarktstrategien und Künstlerposen werden durch Affirmation bloßgestellt, etwa auch in Anzeigenserien, in denen er sich zum Superstar der Kunstszene stilisiert. Die Selbstinszenierung des Künstlers, das ironische Kalkül und der professionelle Umgang mit den Strategien und Mechanismen des Kunstmarkts machen Koons zum zentralen Künstler der späten achtziger Jahre: »Meine Kunst gehört zum Besten, was augenblicklich gemacht wird ... In diesem Jahrhundert gab es Picasso und Duchamp, ich führe uns aus dem 20. Jahrhundert hinaus.«
Die Heirat mit dem italienischen Porno- und Politstar Ilona Staller (Cicciolina) 1991 wird von Koons zu strategischen Zwecken vermarktet. Bereits 1989 mietet er eine Plakatwand auf dem Broadway in New York und kündigt seinen Film *Made in Heaven* mit Koons und Cicciolina in den Hauptrollen an. Neben der werbewirksamen Inszenierung der romantischen Hochzeit in Weiß erregt vor allem die 1991 und 1992 in Köln und New York gezeigte Schau *Made in Heaven* Aufsehen: riesige in Siebdruck auf Leinwand reproduzierte Farbphotos und kleine kitschige Glasfiguren, die das Ehepaar Koons in scheinbar ungekünstelter Naivität beim Liebesakt zeigen – eine provokante Verbindung von Porno, Kitsch und Idylle.
Retrospektive Ausstellungen von Koons' Werk fanden 1992/93 im Stedelijk Museum, Amsterdam, der Staatsgalerie Stuttgart, im San Francisco Museum of Modern Art und im Walker Art Center in Minneapolis statt.
Koons lebt und arbeitet in New York. H.D.

Jeff Koons, Ausst.Kat. Museum of Contemporary Art, Chicago 1988
Jeff Koons, Ausst.Kat. San Francisco Museum of Modern Art, 1992
Angelika Muthesius (Hrsg.), *Jeff Koons*, Köln 1992
Jeff Koons: Celebration, Ausst.Kat. Solomon R. Guggenheim Museum, New York 1996

JANNIS KOUNELLIS

wurde am 23. März 1936 in Piräus geboren. 1956 siedelte er nach Italien über und begann in Rom ein Kunststudium an der Accademia di Belle Arti. Kounellis' Interesse galt zunächst besonders dem Werk Kasimir Malewitschs wie auch den zeitgenössischen italienischen Künstlern Alberto Burri, Lucio Fontana und Piero Manzoni.
In Reaktion auf das europäische Informel bedruckt Kounellis 1958–1965 mit Hilfe von Schablonen ungrundierte Leinwände und Papiere mit Buchstaben, Ziffern und Symbolen, etwa Pfeilen oder Plus- und Minuszeichen. Hierbei geht es ihm um die Aufhebung eines möglichen Verweischarakters, so daß die Zeichen allein für sich stehen. Diese Arbeiten zeigt er 1960 in seiner ersten Einzelausstellung in der Galleria La Tartaruga in Rom.
Nachdem Kounellis 1965 für zwei Jahre aufgehört hatte, Kunst zu machen, befreit er sich in der Folge immer mehr von der europäischen Kunsttradition. Er zielt auf eine neue Kunstsprache, auf eine Inszenierung von Lebenskultur, wie sie in der griechischen Antike alle Schichten der Gesellschaft durchdrang und einte. Angeregt durch die Materialkunst Burris, bezieht Kounellis verschiedene Materialien und Gegenstände in seine Arbeiten ein und bricht somit die Grenzen der Malerei auf. Er bevorzugt organische Materialien (Kohle, Watte, Wolle, Haar,

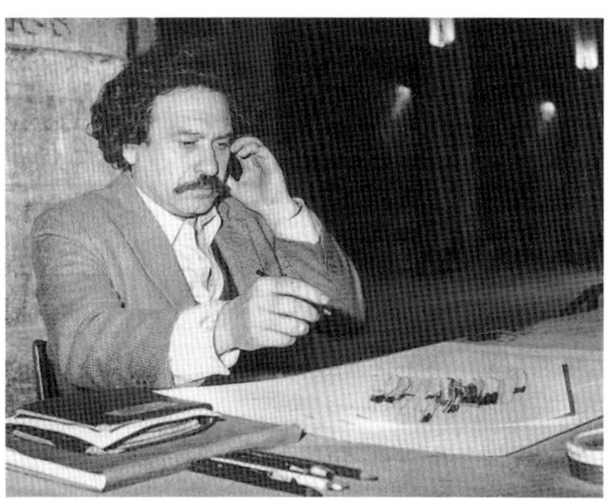

Steine) und industriell gefertigte Dinge (Jutesäcke, Bettgestelle, Antikenabgüsse), die er als Metaphern, als Denk-Bilder zum Verhältnis von Kultur und Natur einsetzt.
1967 ist Kounellis in der ersten Ausstellung der sogenannten Arte Povera in Genua vertreten. Dieser »armen« Kunst geht es um die Verwendung einfacher Materialien, die für Kounellis um so mehr als Träger geistiger und psychischer Energien dienen, als sie traditionell nicht der Kunstproduktion zuzuordnen sind und daher als neue starke Ausdrucksträger eingesetzt werden können. 1969 wird die Galerie L'Attico in Rom mit Kounellis' spektakulärer Inszenierung *Senza titolo (Dodici cavalli)* (Ohne Titel [zwölf Pferde]) eröffnet. Die in die Galerie transferierten Tiere sind eine Formel für die vitale und individuelle Gesellschaft, für ihre dynamische Kommunikation im Austausch der Sinne, Emotionen und Ideen.
Während der sozialen und politischen Unruhen Ende der sechziger Jahre führt Kounellis das Medium Feuer in seine Arbeit ein, als Symbol der Veränderung, der Energie, der Reinigung oder Erleuchtung, aber auch der Zerstörung. 1969 inszeniert er in der Galerie Iolas in Paris Gasflammen an den Wänden, in Turin bei Gian Enzo Sperone züngeln Flammen über einen Werkstattboden wie von Hand gelegte Zündschnüre. Andere Arbeiten bedienen sich der erloschenen Flamme, verrußter Oberflächen, um auf Spuren vergangener Kulturen oder, im Kontext der sechziger Jahre, auf die nachlassende politische Aktivität zu verweisen. Mit verschiedensten Materialien versperrte Eingänge, Abgüsse antiker Skulpturen mit verbundenen Augen, mit Bleiplatten verhängte Fenster vermitteln Kounellis' Vorstellung, in der modernen Gesellschaft werde eine wirklich spirituelle künstlerische Vision nicht mehr erkannt.
Im Unterschied zu den fortschrittsorientierten Ideen des Futurismus wie auch Fontanas oder Manzonis, die nach einem bildnerischen Ausdruck für den dynamisch-universalen Raum der neuen Physik suchten, ist Kounellis' Allegorik pessimistisch gestimmt. Die beziehungslose Reihung und Isolierung der Dinge läßt an die Pittura Metafisica denken, auf die sich Kounellis mit Motiven Giorgio de Chiricos (Antikenabguß, Turm, Zug) häufig bezieht. Die Prozesse im Material wie auch die fragmentierten Gipsabgüsse thematisieren die Vergänglichkeit, die vor einer Eisenplatte, einer leeren Wand oder dem Fenster als Symbol immaterieller Wirklichkeit erfahrbar wird. Dabei nimmt die Antike die Rolle eines verlorenen Arkadien ein.
Bereits Ende der sechziger Jahre arbeitet Kounellis auch für das Theater und entwirft Bühnenbilder, etwa 1982 für *Uscite* und *Didone* in Genazzano, 1990 für Arnold Schönbergs *Die glückliche Hand* in Amsterdam oder 1991 für Heiner Müllers *Mauser* im Deutschen Theater, Berlin.
Kounellis war auf zahlreichen wichtigen Ausstellungen vertreten, so auf der *documenta 5, 6* und *7*; große Einzelausstellunggen fanden u.a. 1981 im Stedelijk Van Abbemuseum in Eindhoven, 1983 in den Musei Comunali in Rimini, 1990 im Gemeentemuseum in Den Haag und 1992 im Padiglione d'Arte Contemporanea in Mailand statt.
Kounellis lebt und arbeitet in Rom. H.D.

Kounellis, Ausst. Kat. ARC, Musée d'Art Moderne de la Ville de Paris, 1980
Jannis Kounellis, hrsg. v. Helmut Friedel, Ausst.Kat. Städtische Galerie im Lenbachhaus, München 1985
Jannis Kounellis: A Retrospective, Ausst.Kat. Museum of Contemporary Art, Chicago 1986
Gloria Moure (Hrsg.), *Kounellis*, Barcelona 1990
Jannis Kounellis, *Ein Magnet im Freien*, Bern und Berlin 1992

BERTRAND LAVIER

wurde am 14. Juni 1949 in Châtillon-sur-Seine geboren. Er begann 1968 zunächst ein Gartenbau-Studium an der Ecole Nationale Supérieure d'Horticulture in Versailles, das er 1972 abbrach, um ausschließlich künstlerisch zu arbeiten.
Laviers frühe Arbeiten sind durch künstlerische Ansätze der späten sechziger Jahre beeinflußt, insbesondere die konzeptuelle Kunst und die Land Art, die ihn zu experimentellen Vorgehensweisen bei der bildnerischen Reproduktion von Wirklichkeitswahrnehmung führen. Ihn interessiert das Instrumentarium der künstlerischen Repräsentation, und so gehören Photographie, Malerei und Sprache gleichermaßen zu Laviers technischem Repertoire.
Seine ersten Bilder zeigen einfache, vertikale Pinselstriche, die in teilweiser Überlagerung photographisch sowie mit Pastell gezeichnet auf derselben Bildfläche wiedergegeben sind. Die Bildserie *Landscape Painting and Beyond* (Landschaftsmalerei und darüber hinaus), an der Lavier ab Ende der siebziger Jahre arbeitet, stellt gleichfalls photographische und malerische Abbildlichkeit einander gegenüber: Die postergroße Farbphotographie eines Landschaftsausschnitts wird durch Malerei weitergeführt, allerdings insofern nicht illusionistisch ergänzend, als das Bildmotiv übergangslos perspektivisch näher gerückt und die einheitliche Raumillusion somit gebrochen wird.
In den frühen achtziger Jahre greift Lavier die Idee des Ready-made auf, jedoch mit einer entscheidenden Veränderung: Er bedient sich profaner, industriell gefertigter Alltagsgegenstände, wie etwa eines Campingstuhls, einer Leiter oder eines Kühlschranks, die er jeweils mit einer dicken Farbschicht in malerischer Manier überzieht. Der Farbauftrag folgt dabei genau der originalen Kolorierung und Bezeichnung oder Beschriftung des Objekts. So wird der weiße Kühlschrank weiß übermalt, dessen silberfarbener Türgriff mit Silberfarbe bestrichen, und der goldene Schriftzug des Markennamens erhält einen goldfarbenen Überzug. Auf diese Weise betont Lavier sowohl den malerischen wie auch den mimetischen Aspekt. Gleichzeitig erweitert er das Konzept des Ready-made dahingehend, daß nicht nur die Identifizierbarkeit von Kunst in Frage gestellt wird, sondern auch die Gattungen ihre kategoriale Eindeutigkeit verlieren. Lavier verwischt die Grenzen zwischen Skulptur und Malerei genauso, wie er das Verhältnis zwischen realem Objekt und seiner künstlerischen Abbildung konterkariert.
Ab 1984 entstehen weiterhin Arbeiten mit profanen Gegenständen, die Lavier jetzt jedoch in Zweierkombinationen, ein Objekt auf das andere gestellt, installiert. Die malerische Bearbeitung bzw. Verfremdung entfällt, die Betonung wird auf den skulpturalen Aspekt der Objekte verlagert. Hierbei scheint ihn die grundsätzliche Frage nach den Möglichkeiten und Werten moderner Plastik zu interessieren. Mit dem Aufeinanderstellen der beiden zur Skulptur erhobenen Objekte spielt Lavier außerdem auf die traditionelle Präsentationsform der Skulptur auf dem Sockel an – eine Assoziation, die durch die Beschaffenheit der beiden Teile jedoch wieder gebrochen wird: ein Kühlschrank auf einem Polstersessel, ein Plastikstuhl auf einem Kühlschrank, eine Schiffsschraube auf einer Toilettenkabine. Entsprechend folgt die Benennung der Werke aus den jeweiligen Markennamen der Gegenstände, etwa *Ikea/Zanussi* oder *Knapp-Monarch/Solid Industries* (beide 1986).
Anfang der neunziger Jahre nutzt Lavier schließlich tatsächlich die museale Präsentationsform des Sockels: *Motobecane* (1993), ein demoliertes Mofa, oder *Giulietta* (1993), ein schrottreifer roter Alfa Romeo, werden jeweils auf neutralen weißen Sockeln aufgestellt und beanspruchen damit ausdrücklich den Status wie auch die Aufmerksamkeit eines Kunstwerks.
Lavier war auf zahlreichen internationalen Ausstellungen zeitgenössischer Kunst vertreten, so etwa auf der *documenta 7* (1982) und *8* (1987), der Sidney Biennale (1982, 1986, 1992) und der Ausstellung *International Survey of Painting and Sculpture* 1986 im Museum of Modern Art. Wichtige Einzelausstellungen fanden u.a. 1984 in der Kunsthalle Bern, 1986 im Musée des Beaux-Arts in Dijon, 1991 im Musée National d'Art Moderne in Paris und 1996 im Castello di Rivoli, Museo d'Arte Contemporanea statt.
Lavier lebt und arbeitet in Aignay-le-Duc, Côte d'Or.
C.T.

Bertrand Lavier, Ausst.Kat. Le Nouveau Musée, Villeurbanne-Lionne und Kunsthalle Bern, 1983
Bertrand Lavier, Ausst.Kat. Atheneum, Le Consortium, Musée des Beaux-Arts, Dijon, und Musée de Peinture et de Sculpture, Grenoble, Dijon 1986
Bertrand Lavier, Ausst.Kat. Musée National d'Art Moderne, Centre Georges Pompidou, Paris 1991
Bertrand Lavier, Ausst.Kat. Museum moderner Kunst Stiftung Ludwig, Wien 1992
Bertrand Lavier, hrsg. v. Ida Gianelli und Giorgio Verzotti, Ausst.Kat. Castello di Rivoli, Museo d'Arte Contemporanea, Mailand 1996

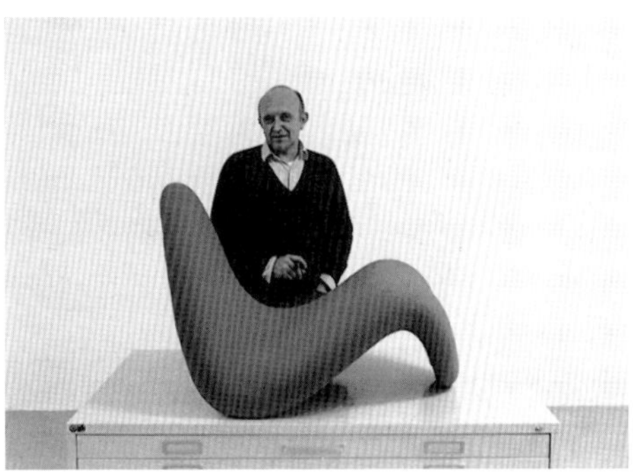

FERNAND LÉGER

wurde am 4. Februar 1881 in Argentan, Normandie, geboren. 1897–1899 machte Léger eine Lehre bei einem Architekten in Caen und arbeitete anschließend bis 1902 als Architekturzeichner in Paris. Nach dem Militärdienst 1902–1903 bewarb er sich an der Pariser Academie des Beaux-Arts, wurde dort abgelehnt, aber zur Ecole des Arts Décoratifs zugelassen. Als freier Schüler arbeitete er in den Ateliers von Léon Gerôme und Gabriel Ferrier sowie in der Académie Julian und zeichnete im Louvre.
Die ersten Bilder Légers stehen ganz unter dem Einfluß des Impressionismus. Die Cézanne-Retrospektive 1907, die auf die gesamte Pariser Avantgarde großen Eindruck macht, bestimmt auch Légers Malstil und Kunstauffassung in den folgenden Jahren. 1911 stellt er sein erstes eigenständiges Werk, *Nus dans la forêt* (Akte im Wald, 1909/10) im *Salon des Indépendants* aus, ein Geflecht aus Kuben, Zylindern und Kugeln, die das Diktum Cézannes in die Welt der Maschinen überführen. Daniel-Henry Kahnweiler nimmt ihn, wie bereits Picasso und Braque, unter Vertrag. Unter dem Eindruck von Delaunay beginnt Léger die Farbe einzuführen, wobei die Intensität aufeinanderprallender farbiger und formaler Kontraste zum wichtigsten Formprinzip wird. In verschiedenen Vorträgen plädiert er für eine neue Darstellungsweise der modernen Welt, die Rhythmik und Dynamik unmittelbar anschaulich macht. Angeregt durch die Manifeste und Bilder der italienischen Futuristen, werden seine Kompositionen facettenreicher und härter im Ausdruck, die Analogie Mensch – Maschine wird immer deutlicher. Seinem neuerlichen Interesse am Menschen, insbesondere dem Arbeiter, Mechaniker oder Handwerker, folgt ein verändertes Kunstverständnis, das weg von der Abstraktion und hin zu einer neuen Bildsprache führt, die das Drama der modernen Welt in allgemein verständliche Formen umsetzen soll.
Die neue »mechanistische« Phase zwischen 1917 und 1923 verbindet geometrische Formen, die mechanische Elemente (Propeller, Zylinder, Scheiben) repräsentieren, mit einer signalhaften Farbigkeit. So setzt Léger die Simultaneität des modernen Großstadtgeschehens in sinnfällige Kürzel um. 1920 gründet er die Galerie und Zeitschrift *L'Esprit Nouveau*, die Beiträge namhafter Künstler, Schriftsteller und Architekten, darunter Le Corbusier, zu den Problemen der Moderne versammelt. Die vielfältigen Kontakte Légers zur Kunst seiner Zeit, zu De Stijl und zum Bauhaus, zum Purismus und Konstruktivismus, finden in seiner künstlerischen Tätigkeit Niederschlag. 1924 dreht er den Film *Ballet mécanique*, eine rhythmische Montage aus realen und abstrakten Elementen. In Zusammenarbeit mit Delaunay, Laurens und Barillet entstehen 1925 Wandbilder und Dekorationen für den *Salon des Art Décoratifs*.
Die *Composition aux trois figures* (Komposition mit drei Figuren, 1932) steht am Anfang einer erneuten Beschäftigung mit der menschlichen Figur, die, ähnlich wie in Picassos neoklassizistischen Bildern, monumentalisiert und statisch im Kontrast zu Gegenständen und Farbfeldern erscheint. In den USA, wohin Léger 1938 zum dritten Mal reist, um Wanddekorationen in der Wohnung von Nelson A. Rocke-

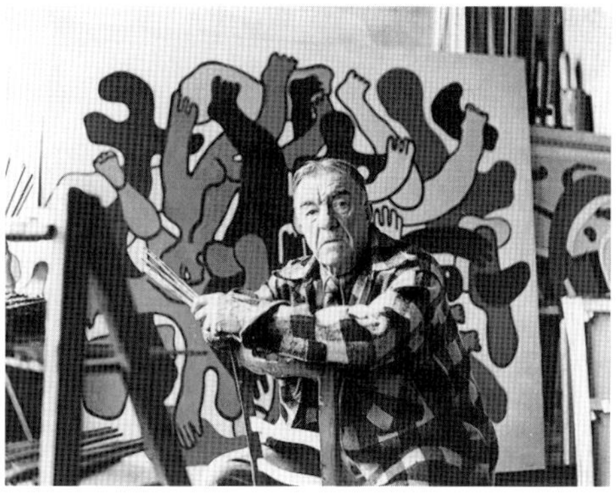

feller anzufertigen, holt er sich immer wieder neue Anregungen. Bedingt durch die zugespitzte Kriegssituation, entschließt er sich 1940, in die USA auszuwandern, und unterrichtet dort 1940–1945 an verschiedenen Universitäten. Es ensteht eine Fülle neuer Arbeiten, in denen Léger, angeregt durch die Lichtreklame am Broadway, noch einmal die »reine Farbe« aufgreift, die er nun als frei schwebende Farbfelder über die figurenreiche Komposition zieht. Nach Kriegsende kehrt Léger nach Frankreich zurück und tritt in die Kommunistische Partei ein. Es entstehen zahlreiche Bilder, die den sozialen Aspekt der Kommunikation und Verständigung betonen. Die Darstellungsweise ist plakativ vereinfacht, die kontrastreichen Verflechtungen der Dingwelt werden zugunsten klarer Raumdefinitionen zurückgenommen. Neben seiner Malerei beschäftigt sich Léger weiterhin mit Dekorationen und Bühnenbildern. 1951–1954 schafft er Farbfenster aus Glasplatten und Beton für die Kirchen von Audincourt und Courfaivre (Schweiz) und die Universität von Caracas (Venezuela), 1952 das Wandgemälde für den großen Saal der UNO in New York. Zahlreiche Keramiken entstehen in seinem Keramik-Atelier in Biot. Die Raumausstattung mit Skulptur, Keramik und Mosaik für die »Gaz de France« in Alfortville vollendet er noch kurz vor seinem Tod.
Léger starb am 17. August 1955 in Gif-sur-Yvette.
H.D.

Fernand Léger, Ausst.Kat. Grand Palais, Paris 1971
Christopher Green, *Léger and the Avant-Garde*, New Haven und London 1976
Werner Schmalenbach, *Fernand Léger*, Köln 1977
Fernand Léger, Ausst.Kat. Staatliche Kunsthalle Berlin, 1980
Léger, Ausst.Kat. Staatsgalerie Stuttgart, 1988
Fernand Léger, 1911–1924. Der Rhythmus des modernen Lebens, hrsg. v. Dorothy Kosinski, Ausst.Kat. Kunstmuseum Wolfsburg und Kunstmuseum Basel, München 1994

WILHELM LEHMBRUCK

wurde am 4. Januar 1881 in Duisburg-Meiderich als Sohn einer Bergmannsfamilie geboren. Er besuchte 1895–1899 in Düsseldorf die Kunstgewerbeschule und 1901–1906 die Düsseldorfer Kunstakademie, wo er Meisterschüler von Carl Janssen war.

In seinem Frühwerk behandelt Lehmbruck traditionelle Themen in naturalistischer und zuweilen akademisch idealisierender Manier. Gegen Ende seiner Akademiezeit thematisiert er in zahlreichen sozialkritischen Arbeiten realistische Motive aus der Welt der Arbeiter, Bergleute und Bettler. Beispielhaft dafür sind das Arbeiterdenkmal von 1906 und die Darstellung eines Grubenunglücks in der Gruppe *Schlagende Wetter* (zerstört). Dabei gelangt er unter gleichzeitigem Verzicht auf den akademischen Formenkanon zu einer immer größeren Formvereinfachung und stilistischen Strenge. Eine entsprechende großflächige Behandlung zeichnet auch seine tektonisch gebauten und in der Kontur geschlossenen Akte aus. Studienreisen führen Lehmbruck 1905–1906 nach Italien (1912 folgt dann ein zweiter Aufenthalt) und 1907–1908 nach Paris. 1910–1914 läßt er sich in Paris nieder, wo er 1910 am *Salon d'Automne* und 1911 und 1912 am *Salon des Indépendants* beteiligt ist. Künstlerkollegen wie Alexander Archipenko, Constantin Brancusi, André Derain, Henri Matisse und Amedeo Modigliani gehören zu seinem Bekanntenkreis. Statt mit den bisher bevorzugten Materialien Gips, Ton, Marmor und Bronze zu arbeiten, beginnt Lehmbruck, ähnlich wie Brancusi, mit Stein- und Zementgüssen zu experimentieren, was nicht zuletzt wirtschaftliche Gründe hat. Parallel zu seiner Plastik entstehen nach 1910 knapp fünfzig Gemälde, in denen Lehmbruck farblich transparent und nahezu skizzenhaft vor allem Figuren oder Figurengruppen malt, wofür er stilistische Anregungen etwa bei Edvard Munch oder Georges Rouault findet.
Die ersten in Paris entstehenden Skulpturen lassen noch deutlich den Einfluß von Rodin und Maillol spüren, wenn auch der verinnerlichte Ausdruck seiner Figuren bereits ein deutliches Stilmerkmal Lehmbrucks erkennen läßt. 1911 gelingt ihm mit dem Steinguß der überlebensgroßen *Knienden*, die 1913 mit großem Erfolg in der *Armory Show* in New York gezeigt wird, eine neue charakteristische Formensprache. (Die Arbeit wird 1937 im Zentrum der nationalsozialistischen Hetzausstellung *Entartete Kunst* stehen.) Die Skulptur zeigt Lehmbrucks Absage an den Kanon der klassischen Proportionen zugunsten einer Steigerung des Ausdrucks: extrem gelängte, schmalgliedrige, fast fragil anmutende Figuren (Akte und Torsi), die trotz der Betonung einzelner Details auf elementare Formen reduziert sind, und eine gleichzeitig ausdrucksvolle Oberflächenbehandlung. Die folgenden Figuren sind von einer asketischen Vergeistigung und Verinnerlichung, erinnern in ihrem lyrisch-elegischen Ausdruck an gotische Skulpturen und werden zum Sinnbild des Expressionismus in der Skulptur. Ebenfalls als Neufindung muß die farbliche Gestaltung von Lehmbrucks Plastiken gelten. Die Einfärbung der Steingüsse mit Steinfarben und die nochmalige Färbung der Oberfläche nach dem Guß, wie er sie oftmals vornimmt, bedingen die Homogenität von Form und Farbe, die in ihrer Zeit einzigartig bleibt.
Der weibliche Torso und die Jünglingsfigur werden zu den bestimmenden Motiven in Lehmbrucks Werk. In Paris entstehen *Emporsteigender* (1913), *Große Sinnende, Rückblickende, Badende* (alle 1913/14), Werke, die in der Behandlung von Volumen und Tektonik Einflüsse durch den französischen Kubismus aufzeigen. Die kubische Form ist dabei stets nur Zwischenstadium, der eine expressive Umrißlinie zu folgen hat: »die Proportionen bestimmen den Eindruck ... daher muß eine gute Skulptur wie eine gute Komposition gehandhabt werden, wie ein Gebäude, wo Maß gegen Maß spricht, und daher kann man auch nicht das Detail negieren, sondern das Detail ist das kleinste Maß für das große ... Es gibt also keine monumentale, architektonische Kunst ohne Umriß oder ohne Silhouette und Silhouette ist nichts als Fläche.« (Lehmbruck)

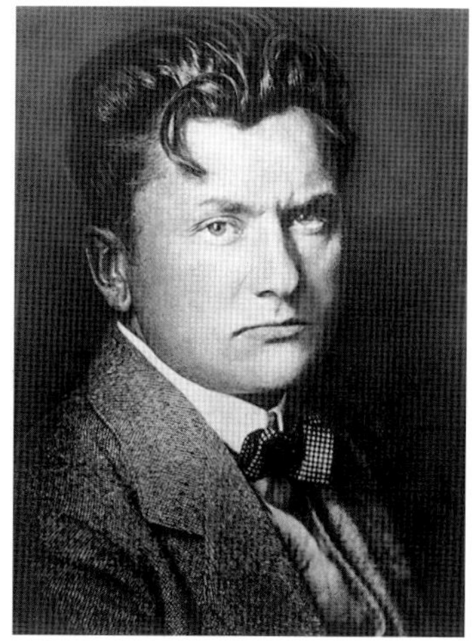

Lehmbruck kehrt 1914 nach Berlin zurück, wo er kurzzeitig als Sanitäter arbeitet. Durch das Kriegserlebnis erschüttert, geht er 1917–1918 nach Zürich, wo er sich ein Atelier einrichtet und im Kunsthaus ausstellt. Es entstehen seine letzten Arbeiten, in denen sich Lehmbruck vom Einfluß der Pariser Jahre löst. 1919 nach Berlin zurückgekehrt, verstärken sich seine seelischen Konflikte und finanziellen Sorgen.
Lehmbruck starb am 25. März 1919 durch Freitod in Berlin.
H.D.

August Hoff, *Wilhelm Lehmbruck*, Berlin 1933
Werner Hofmann, *Wilhelm Lehmbruck*, Ahrbeck/München 1964
Wilhelm Lehmbruck, hrsg. v. Henning Bock, Ursula Prinz und Angela Schneider, Ausst.Kat. Neue Nationalgalerie Berlin, 1973
Hommage à Lehmbruck. Lehmbruck in seiner Zeit, hrsg. v. Siegfried Salzmann, Ausst.Kat. Wilhelm-Lehmbruck-Museum, Duisburg 1981
Dietrich Schubert, *Die Kunst Lehmbrucks*, Dresden 1990
Wilhelm Lehmbruck. Zeichnungen, hrsg. v. Erich Franz, Ausst.Kat. Kunsthaus Zürich, 1991

ROY LICHTENSTEIN

wurde am 27. Oktober 1923 in New York City geboren. 1940 besuchte er Malkurse bei Reginald Marsh an der Art Students League. 1940–1942 studierte Lichtenstein an der Kunstschule der Ohio State University in Columbus. Während seiner Militärzeit 1943–1946 in Europa entstanden Landschaftszeichnungen und Porträts von Soldaten.

Nach Kriegsende setzt Lichtenstein sein Studium bis 1949 fort und malt Sujets der amerikanischen Genre- und Historienmalerei in einem kubistisch und expressionistisch eingefärbten Stil. In der Ten-Thirty Gallery in Cleveland, wohin er 1951 übersiedelt, erhält er seine erste Einzelausstellung, die jedoch wenig Erfolg hat. Lichtenstein finanziert seinen Lebensunterhalt als Zeichenlehrer, technischer Zeichner und Schaufensterdekorateur. Er konzentriert sich in seinen Bildern weiterhin auf typisch amerikanische Sujets und baut Objekte aus Holzresten, die zwischen Kubismus und Expressionismus angesiedelt sind. 1957–1960 unterrichtet er an der New State University in Oswego, New York, dann 1960–1963 am Douglass College der Rutgers University in New Brunswick, New Jersey. 1957–1960 entstehen gegenstandslose abstrakt-expressionistische Bilder sowie die ersten Zeichnungen mit Comic-Figuren.
Durch Allan Kaprow lernt Lichtenstein die neuen Kunstformen Happening und Performance kennen, und sein Interesse für eine Thematisierung der amerikanischen Konsumgesellschaft wird geweckt. Er gibt Anfang der sechziger Jahre seinen gestisch-abstrakten Stil auf und bezieht von nun an thematisch wie gestalterisch Anregungen aus der Bildproduktion der Massenkultur. 1961 malt er sechs großformatige Bilder nach Comic-strips, die er einschließlich Sprechblasen und Rasterpunkten in Ölmalerei überträgt. Leo Castelli nimmt ihn daraufhin unter Vertrag und eröffnet die Karriere eines der führenden Künstler der Pop Art.
Lichtensteins »Markenzeichen« werden die in plakativem Schwarzweiß oder in den Primärfarben gemalten Motive aus der kommerziellen Warenwelt und der Alltags- und Massenkultur, die er in Kleinanzeigen aus dem Branchenbuch, als Illustrationen in Versandhauskatalogen oder in Comics mit Liebes- und Kriegsgeschichten findet und in verschiedenen Serien einsetzt (Haushaltsgegenstände, Nahrungsmittel, Krieg und Gewalt, Science-ficton etc.). Diese Vorgaben dienen ihm als Rohmaterial, das er auf seine graphischen Qualitäten hin analysiert und in seine spezifische Bildsprache umsetzt. Das Resultat sind Bilder, die aus der Ambivalenz von nüchterner Stereotypie in bezug auf die Maltechnik und gleichzeitig gesteigerter Dramatik bei der Auswahl und Darbietung des Motivs leben.
In den sechziger und siebziger Jahren entstehen die in Rasterpunkte übersetzten Reproduktionen von signifikanten Bildern der klassischen Moderne (Cézanne, Matisse, Léger, Mondrian) oder bestimmter Stilrichtungen (Futurismus, Purismus, Surrealismus). In der *Brushstroke*-Serie (1965/66) setzt sich Lichtenstein ironisch mit dem gestischen Pinselstrich des Abstrakten Expressionismus auseinander, Zeichen künstlerischer Spontaneität und Kreativität, den er ebenfalls in ein mechanisches Rasterbild umsetzt. Die *Mirror-Paintings* (1969–1972) thematisieren optische Täuschungen; eine andere Serie greift das Motiv des Künstlerateliers auf, in der Lichtenstein verschiedene eigene Werkphasen zitiert.
Ab 1970 entwirft Lichtenstein große Wandbilder, etwa für die Medizinische Fakultät der Universität Düsseldorf, 1983 für die Leo Castelli Gallery, 1986 für den Equitable Tower in New York sowie 1989 für das Kunstmuseum in Tel Aviv.

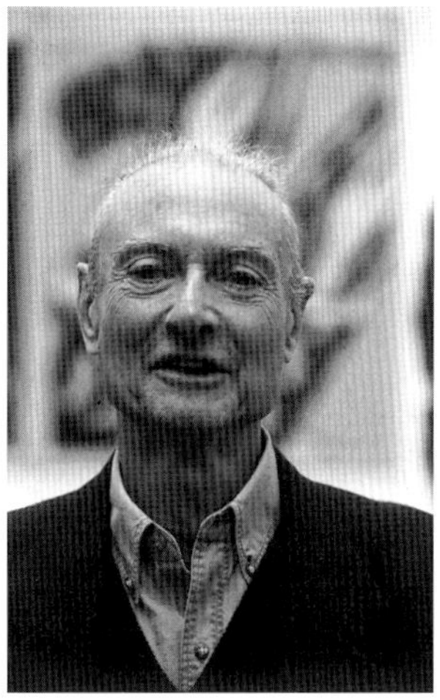

Die Bildwelten Lichtensteins werden in den achtziger Jahren immer komplexer; so kombiniert er einen dem Abstrakten Expressionismus nachempfundenen Malgestus mit Bildresten in der mechanisch wirkenden Rastertechnik oder malt kontrastierende Bilder-im-Bild. Die verstärkte kunsthistorische bzw. werkgeschichtliche Reflexion zeigt sich ab 1988 in der Serie *Reflections*, bei der er auf bereits verarbeitete Comic-strips zurückgreift. Seit den neunziger Jahren wendet sich Lichtenstein verstärkt der Plastik zu.
Lichtenstein lebt und arbeitet in New York City und Southampton, Long Island. H.D.

Jon Coplans (Hrsg.), *Roy Lichtenstein*, New York und Washington, D.C., 1972
Jack Cowart, *Roy Lichtenstein 1970–1980*, München 1982
Lawrence Alloway, *Roy Lichtenstein*, New York 1983; dt. München und Luzern 1984
Roy Lichtenstein. Die Zeichnungen 1961–1986, hrsg. v. Bernice Rose, Ausst.Kat. The Museum of Modern Art, New York 1987, und Schirn Kunsthalle, Frankfurt a.M., 1988
Janis Hendrickson, *Roy Lichtenstein*, Köln 1988
Roy Lichtenstein, hrsg. v. Diane Waldman, Ausst.Kat. Solomon R. Guggenheim Museum, New York 1993; dt. München 1994

RICHARD LONG

wurde am 2. Juni 1945 in Bristol geboren. 1962–1965 studierte Long am West of England College of Art in Bristol, 1966–1968 an der St. Martin's School of Art in London.
Seit Ende der sechziger Jahre sind die Grundlage für Longs künstlerisches Arbeiten Wanderungen in allen Weltgegenden, vorwiegend aber in dem nahe bei Bristol gelegenen Dartmoor oder in den schottischen Highlands, aber auch in Alaska, in der Sahara, in Südamerika, in Nepal und in Australien. Manche Wanderungen werden von Long anhand von Kartenmaterial detailliert vorbereitet, die Karten anschließend mit Photographien der entstandenen und zurückgelassenen Arbeiten ausgestellt. Andere Wanderungen verlaufen nach ihren eigenen Regeln bzw. den Regeln, die die Natur vorgibt. Sie werden ebenfalls photographisch dokumentiert und durch Texttafeln erläutert. Long benennt darauf die Orte, die zurückgelegten Entfernungen, den Ausgangspunkt und das Ziel der Wanderung, manchmal auch Farben, Winde, das System, das die Wanderung strukturiert, oder die Zeit, die die Unternehmung beansprucht hat.
In einer seiner frühesten Arbeiten, *A Line made by Walking* von 1967, zeigt sich bereits ein grundlegendes Prinzip von Longs Kunstauffassung: Durch wiederholtes Auf- und Abgehen markiert er eine gerade Linie auf einer Rasenfläche. Auf die gleiche spontane und einfache Weise entdeckt er später den Kreis als Ausdruckselement. Beide Grundelemente, Linie und Kreis, werden immer wieder aufgenommen und in Material und Größe variiert.
Die physische Aktion des Gehens bewirkt für Long eine Befreiung des Geistes, öffnet ihn für das Erleben der Natur und kann Körper und Geist in Einklang mit der Natur bringen. Longs Arbeiten werden von einem prämodernen Zeitbegriff getragen; sie demonstrieren zum einen die Vergänglichkeit der Dinge, verweisen zum anderen auf den Rhythmus der Natur. Das Gehen in der Landschaft, das Spuren hinterläßt, schafft neue Formen, denen Momente von Dauer und Geschichte innewohnen. Die photographisch dokumentierten Skulpturen aus Steinen oder Zweigen markieren zunächst den Ort, an dem Long interessiert ist, sie bedeuten aber auch zugleich »Zeit als Anhäufung von Schritten« (Long); sie definieren einen begrenzten Zeitraum und werden zum Bild für Zeit.
Von Anfang an arbeitet Long sowohl im Außenraum, der Landschaft, wie auch im Innenraum. 1967 legt er auf einem Feld im Norden Englands einen Kreis aus Stöcken aus und bringt ihn anschließend in der St. Martin's School in der gleichen Weise zur Anschauung. In seiner ersten Einzelausstellung 1968 in der Galerie Konrad Fischer in Düsseldorf legt er parallele Längsreihen aus unterschiedlich langen und dicken Ästen aus; die Reihen enden unregelmäßig dort, wo sie auf die Wand treffen. Die Äste stammen aus der Heimatstadt Bristol, vom River Avon Georg, mit dessen Schlamm Long später seine *Mud-Circles* auf die Wände der Galerien malt. Photos einer Brücke und

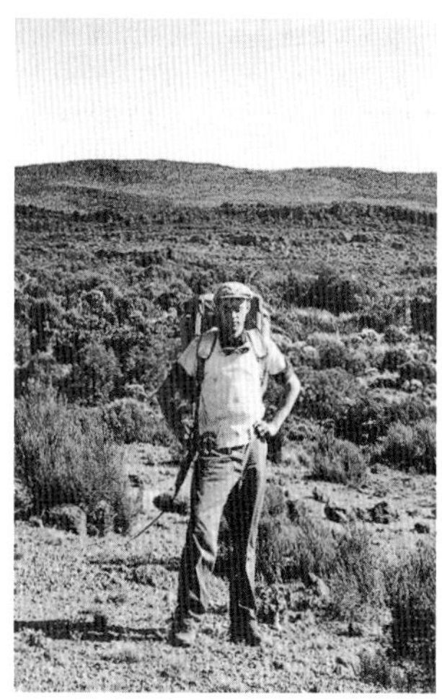

eines Radfahrers weisen auf den Herkunftsort des Materials. Erst in dieser Wechselwirkung von Natur und Kultur, Zufall und Ordnung, Raum und Zeit wird aus den Fundstücken der Natur eine künstlerische Arbeit. Ein anderes Werk, *A Line of the Length of a Straight Walk from the Bottom to the Top of Silbury Hill*, das Long 1970 in der Dwan Gallery in New York zeigt, strahlt ebenso jene meditative Ruhe aus, die für die Arbeiten Longs kennzeichnend ist. Die in der Landschaft gerade begangene Linie auf einem prähistorischen Erdwall wird in der Galerie mit schlammigen Schuhen als Spirale gegangen, uraltes Symbol der Entwicklung und Entfaltung und Ausdruck von Longs Gespür für die Besonderheiten der Räume, in denen er seine Arbeiten präsentiert.
Es ist vor allem dieser vorsichtige, zurückhaltende Umgang mit der Natur, der Longs Arbeit von seinen amerikanischen Künstlerkollegen der Land Art unterscheidet, etwa Walter De Maria, Michael Heizer oder Robert Smithson, die ihre Projekte oft unter Einsatz massiver Technik und irreparabler Eingriffe in die Natur durchsetzen. Die Skulpturen, die Long auf seinen Wanderungen hinterläßt, sind vergänglich oder werden vom Künstler selbst wieder zerstört, nachdem sie an ihrem Platz in der Landschaft photographisch festgehalten wurden.
1988 erhielt Long den Kunstpreis Aachen, 1989 den Turner Prize der Londoner Tate Gallery. 1990 wurde er von der französischen Regierung zum »Chevalier dans l'Ordre des Arts et des Lettres« ernannt.
Long lebt in Bristol. H.D.

Richard Long, Ausst.Kat. Stedelijk Museum, Amsterdam 1973
Selected Works. Œuvres choisies 1979–1982. Richard Long, Ausst.Kat. National Gallery of Canada, Ottawa 1983
Richard Long, Ausst.Kat. Solomon R. Guggenheim Museum, New York und London 1986
Richard Long. Walking in Circles, Ausst.Kat. Hayward Gallery, The South Bank Centre, London 1991
Richard Long. Skulpturen, Fotos, Texte, Bücher, Ausst. Kat. Neues Museum Weserburg, Bremen 1993

RENÉ MAGRITTE

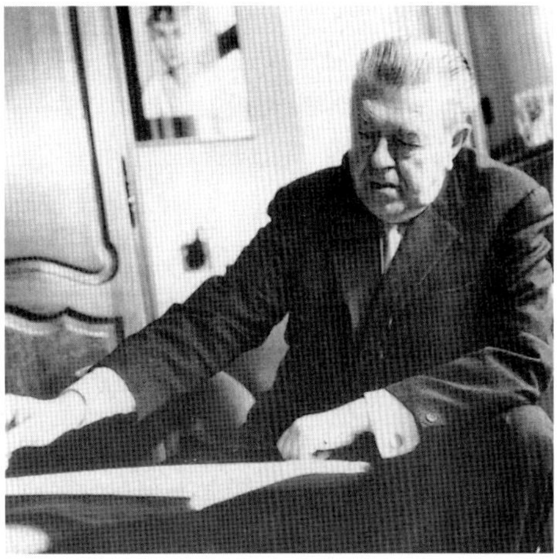

wurde am 21. November 1898 in Lessines in der belgischen Provinz Hainaut geboren. 1910 zog die Familie nach Châtelet. 1916 schrieb sich Magritte an der Académie des Beaux-Arts in Brüssel ein, wo zu seinen Studienkollegen Paul Delvaux zählte.
Magritte malt zunächst in kubistischer und futuristischer Manier, fühlt sich aber stärker zu einem Kreis von Literaten hingezogen, die im Geist von Dada arbeiten. Dazu gehört zunächst der Dichter und Kunsthändler E. L. T. Mesens, der Magritte Abbildungen von Werken de Chiricos zeigt, später u.a. Marcel Lecomte, Camille Goemans und Paul Nougé. Diese Gruppe bildet mit Magritte als Zentralfigur den Kern des sich in Belgien zwischen 1925 und 1930 entwickelnden Surrealismus. Magritte verdient seinen Lebensunterhalt als Graphiker für eine Tapetenfabrik und mit Anzeigenentwürfen für Modegeschäfte. Gemeinsam mit Victor Servranckx verfaßt er den Text zu »L'art pur: défense de l'esthétique« (Die reine Kunst: Verteidigung des Ästhetischen), einem unveröffentlichten Buch über Malerei und Architektur.
Die Kenntnis der Pittura Metafisica bedeutet für Magritte eine künstlerische Wende und Abkehr von seinen frühen Arbeiten. Da er mit seinen surrealistischen Anfängen in der Brüsseler Kunstszene auf Unverständnis stößt, zieht er 1927 nach Paris, wo er bis 1930 eine aktive Rolle im Kreis der Surrealisten spielt. Magrittes erste Einzelausstellung findet 1927 in der Galerie »Le Centaure« statt. Durch Breton wird er mit Werken von Ernst, Picabia, Duchamp und Picasso bekannt. In diesen Jahren beginnt sich der eigenwillig-spröde, aber geheimnisvoll anmutende Stil von Magritte endgültig auszuprägen.
In der Konfrontation realistisch wiedergegebener, isolierter, alltäglicher Gegenstände, wie sie in der berühmten Sentenz von Lautréamont (als »Begegnung eines Regenschirms mit einer Nähmaschine auf einem Seziertisch«) programmatisch vorweggenommen wurde, versucht Magritte, das von den Dingen ausstrahlende Mysterium auszudrücken. Das Geheimnisvolle und Magische seiner Bilder geht in erster Linie von der gezielten Diskrepanz zwischen formaler Repräsentation und inhaltlicher Aussage aus. Abweichungen von den normalen Proportionen der dargestellten Gegenstände oder Metamorphosen in der stofflichen Beschaffenheit wirken bei der illusionistischen Darstellungsweise stark irritierend. Magritte kombiniert reale Gegenstände mit abstrakten Figurationen, Gegenständen und Wörtern, die wiederum die Identität von Begriff und bezeichnetem Ding verneinen, wie in seinem berühmten Bild *La trahison des images* (Der Verrat der Bilder, 1929), der Darstellung einer Pfeife, die mit der Aufschrift »Ceci n'est pas une pipe« (Dies ist keine Pfeife) versehen ist.
Dinge, Tiere und Figuren verwandeln sich in Gesteinsformen oder kippen in Vergößerung des Maßstabes die Realität in surreale Szenerien um. Oft werden auch die Aufhebung der Naturgesetze, das Aussetzen der Schwerkraft und der Verlust der Körperfestigkeit demonstriert. In Serien wird das Verhältnis von Kunst und Nachahmung thematisiert: Staffeleibild und Abbild und schließlich die Wechselbeziehung zwischen Außen- und Innenraum, Einblick und Ausblick aus dem Fenster unter Vertauschung von Nah- und Fernsicht. Die Bildtitel haben dabei die Funktion, den Realismus der Darstellung zu unterlaufen, und verweisen auf poetische Quellen oder schüren den Widerspruch zwischen der Alltagswahrnehmung und den oft philosophischen Fragestellungen des Malers.
Seit der Rückkehr nach Brüssel 1930 ist Magritte auf allen großen Surrealisten-Ausstellungen vertreten. 1953 vollendet er acht Wandbilder mit dem Titel *Le domain enchanté* für den Spielsaal des Städtischen Kasinos in Knokke-Le-Zoute; 1957 folgt das Wandbild *La fée ignorante* (Die unwissende Fee) für das Palais des Beaux-Arts in Charleroi, 1961 das Wandbild *Les barricades mystérieuses* (Die geheimnisvollen Barrikaden) für das Kongreßgebäude in Brüssel. Der erst späten internationalen Anerkennung folgen in den sechziger Jahren zahlreiche Retrospektiven. Die Bilder dieser Jahre zeichnen sich durch eine gesteigerte, fast photorealistische Präzision der Zeichnung und Farbgebung aus und thematisieren noch einmal den Widerspruch zwischen Sichtbarem und Unsichtbarem, zwischen Schein und Sein. Neben Werken französischer Dichter, darunter auch Lautréamont, dessen *Les chants de Maldoror* (Die Gesänge des Maldoror) Magritte illustriert, zählen zu seiner Lektüre auch Hegel, Heidegger, Foucault, Husserl, Nietzsche und Platon.
Magritte starb am 15. August 1967 in Brüssel. H.D.

Suzi Gablik, *Magritte*, London 1970; dt. München, Wien und Zürich 1971
Michel Foucault, *Ceci n'est pas une pipe*, Montpellier 1973; dt. München 1974
Uwe M. Schneede, *René Magritte. Leben und Werk*, Köln 1973
Ralf Schiebler, *Die Kunsttheorie René Magrittes*, München und Wien 1981
René Magritte. Sämtliche Schriften, hrsg. v. André Balvier, Darmstadt 1981
David Sylvester, *René Magritte*, Basel 1992
René Magritte. Die Kunst der Konversation, Ausst.Kat. Kunstsammlung Nordrhein-Westfalen, Düsseldorf, München 1996

ARISTIDE MAILLOL

wurde am 8. Dezember 1861 in Banyuls-sur-Mer unweit der spanischen Grenze geboren. Der mediterranen Kultur seiner Heimat blieb er zeitlebens eng verbunden. Maillol zeigte früh eine malerische Begabung und ging 1882 nach Paris, um Malerei zu studieren. Nach mehreren gescheiterten Aufnahmeprüfungen an der Ecole des Beaux-Arts wurde er 1885 Schüler der Klasse für Malerei und Bildhauerei bei Jean-Paul Laurens, Jean-Léon Gérôme und Alexandre Cabanel. Von der klassisch-akademischen Lehre war Maillol bald enttäuscht. Er kopierte in den Museen und in den Galerien u.a. Werke von Puvis de Chavannes und Gustave Courbet, dessen Malstil ihn kurzzeitig stark beeinflußte.
Maillol lebt zunächst in größter Armut, und so sind seine frühen Werke häufig auf billigem grobem Sackleinen gemalt. Um 1890 gerät er unter den Einfluß von Paul Gauguin und der Gruppe der Nabis. Neben erzählerischen Motiven und Porträts in strengem

Profil steht das Thema der weiblichen Figur in landschaftlicher Umgebung, die auf wenige sinnbildhafte Elemente reduziert ist, im Vordergrund. Angeregt durch Tapisserien des Spätmittelalters und der Renaissance, wendet er sich 1892 der Webkunst zu. Maillol gründet in Banyuls eine eigene Werkstatt, wo er materialbewußt aus Rohwolle und Pflanzenfarben Teppiche nach eigenen Entwürfen ausführen läßt, die wie seine Malerei und dekorative Keramik dem Jugendstil und Symbolismus verpflichtet sind. Die Aktdarstellung bleibt jedoch weiterhin zentrales Thema seiner Malerei.

Wegen einer akuten Sehschwäche wendet sich Maillol ab 1900 der Plastik zu. Erste Versuche in Holz- und Tonbildnerei entstehen bereits um 1894/95, u.a. Flachreliefs und Tonfiguren, die im Auftrag von Ambroise Vollard in Bronze gegossen werden. Sie sind jedoch weniger eigenständige bildhauerische Leistungen als vielmehr beiläufige Umsetzungen seiner Malerei und Weberei. Als sich Maillol 1902 mit seiner ersten Einzelausstellung als Bildhauer präsentiert, hat er jedoch bereits seinen eigenen, unverwechselbaren Stil entwickelt, den er weitgehend beibehält. Seine Hauptmotive sind sinnenfrohe, in sich ruhende, naturverbundene Frauenakte, in denen humanistische Ideale lebendig werden und deren tektonisch geschlossene blockhafte Gestaltung mit harmonisch proportionierten und geglätteten Oberflächen das Studium antiker Skulpturen verrät.

1908 unternimmt Maillol mit dem deutschen Mäzen Harry Graf Kessler und Hugo von Hofmannsthal eine Griechenland-Reise, die ihn in seinen Ideen einer inneren Verwandtschaft zwischen seiner mediterranen Heimat und der klassischen Antike bestärkt. Maillol schätzt die »taille directe«, das unmittelbare Heraushauen aus dem Stein oder dem Holzblock. Er weist – als Antipode zu Auguste Rodin – mit seinen Forderungen nach einer blockhaften Skulptur der Bildhauerkunst am Anfang des 20. Jahrhunderts eine neue Richtung. Seine Figuren erscheinen ohne konkrete Bedeutung, zeitenthoben einem klassischen arkadischen Ideal verpflichtet. Maillol versteht die Skulptur als etwas Dauerndes, Stabiles, als einen Körper, der einer immerwährenden Verwandlung durch das Licht widersteht. Die metaphorischen Titel der Plastiken, häufig von befreundeten Literaten erdacht, sind austauschbar. Die meisten seiner Statuen weisen zwei Datierungen auf: das Datum des Einfalls und das der Vollendung, zwischen denen Jahre liegen können.

Im Winter arbeitet Maillol bevorzugt in Banyuls, im Sommer in der Umgebung von Paris (Marly-le-Roi). Erst um 1930 erlangt er in Frankreich Anerkennung und erhält zahlreiche Aufträge für Denkmäler, vor allem im Südwesten Frankreichs, darunter 1919–1933 Gefallenen-Denkmäler, 1906 *L'action enchaînée* (Die gefesselte Tat) (Denkmal für den Revolutionär Louis Auguste Blanqui) und das Cézanne-Denkmal in den Pariser Tuilerien, 1930 *Claude Debussy* und 1937–1943 *La rivière* (Der Fluß), geplant als Monument für Henri Barbusse.

Maillols graphische Arbeiten (Radierungen, Lithographien, Holzschnitte), für die er eine eigene Technik der Papierherstellung (Montval-Papiere) erfindet, dienen häufig zur Illustration klassischer Literatur, u.a. von Vergil und Ovid.

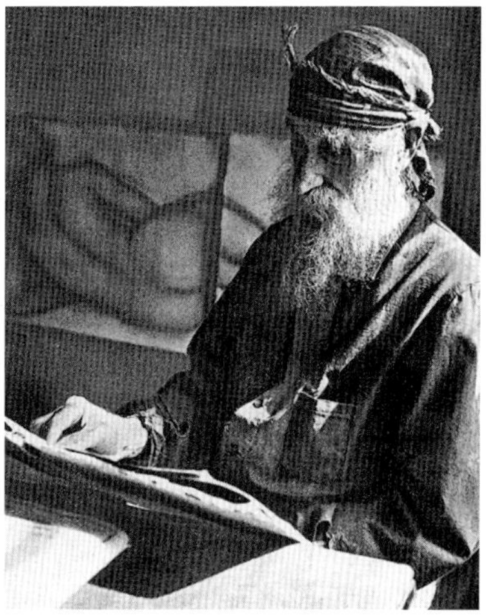

Mit seiner Rückbesinnung auf klassische Gesetze der Plastizität übt Maillol großen Einfluß auf die gesamte europäische, vor allem jedoch auf die deutsche Skulptur aus, u.a. auf Georg Kolbe und Wilhelm Lehmbruck. Mit seinen verallgemeinernden Figuren, in denen er »synthetisch« verfährt, d.h. eine Vielzahl von Eindrücken und Erlebnissen zusammenfaßt und zugleich formal reduziert und abstrahiert, schafft er zeitlos gültige Gleichnisse des Lebens, Allegorien einer Sehnsucht nach arkadischem Glück.

Maillol starb am 24. September 1944 an den Folgen eines Autounfalls in seinem Geburtsort. H.D.

John Rewald, *Aristide Maillol*, Paris 1939

Rolf Linnenkamp, *Aristide Maillol. Die Großplastiken*, München 1960

Denys Chevalier, *Maillol*, München 1971

Aristide Maillol 1861–1944, Ausst.Kat. Solomon R. Guggenheim Museum, New York 1975

Aristide Maillol, hrsg. v. Hans Albert Peters, Ausst. Kat. Staatliche Kunsthalle Baden-Baden, 1978

Aristide Maillol, hrsg. v. Ursel Berger und Jörg Zutter, Ausst.Kat. Georg-Kolbe-Museum, Berlin, und Musée cantonal des Beaux-Arts, Lausanne, München 1996

KASIMIR SEWERINOWITSCH MALEWITSCH

wurde am 23. Februar 1878 in Kiew geboren. 1894 besuchte er die Kiewer Zeichenschule. Ab 1905 lebte er in Moskau, besuchte dort die Schule für Malerei, Skulptur und Architektur und studierte im Atelier von Fjodor Rerberg.

In den folgenden Jahren beteiligt sich Malewitsch u.a. an den Ausstellungen der Künstlervereinigungen »Karo-Bube« (1910–1917), »Bund der Jugend« (1911–1913) und »Eselsschwanz« (1912). In dieser Zeit malt er Bilder mit auf geometrische Grundformen reduzierten Figuren, meist aus dem bäuerlichen Milieu, in denen die Formen metallisch erscheinen, und wendet sich dem Kubo-Futurismus zu. 1913 arbeitet er gemeinsam mit Matjuschin (Musik) und Krutschonych (Libretto) an der Petersburger Inszenierung der futuristischen Oper *Probeda nad solnzem* (Sieg über die Sonne). Malewitsch, der Bühnenbild und Kostüme entwirft, läßt auf dem Bühnenvorhang erstmals ein schwarzes Quadrat auf weißem Grund sowie freie geometrische Elemente erscheinen, die formalen Bauelemente der suprematistischen Malerei. 1915 nimmt er an der *Ersten Futuristischen Bilderausstellung: Tramway W* und an der *Letzten Futuristischen Bilderausstellung: 0,10* in Petrograd teil. Bei letzterer zeigt er zum ersten Mal gegenstandslose Bilder wie das *Schwarze Quadrat* auf weißem Grund, die »nackte, ungerahmte Ikone meiner Zeit« (Malewitsch), die zum Leitbild des Suprematismus wird.

Gleichzeitig erscheint seine Broschüre *Vom Kubismus und Futurismus zum Suprematismus: Der neue malerische Realismus*, in der Malewitsch die Theorie des Suprematismus darlegt: die Theorie einer reinen, absoluten Malerei, die sich von ihrer reproduktiven Funktion gelöst hat und gegenstandslos wird. Der Suprematismus ist für ihn das befreite Nichts der Gegenstandslosigkeit. Der weiße Grund der Bilder verkörpert das unendliche Nichts, in dem das Quadrat, das reine Empfinden, und die sich daraus entwickelnden Formen schweben. In den folgenden Jahren gewinnen Malewitschs Bilder an Dynamik und Räumlichkeit. Jegliches Bezugssystem wird vermieden, so daß viele seiner Bilder sowohl horizontal wie auch vertikal aufgehängt werden können, ohne an Aussage zu verlieren. Malewitsch geht von der naturwissenschaftlichen These aus, daß Materie Energie ist. Hinter der gegenständlichen Welt stehe die Energie, die durch die Kunst sichtbar gemacht werde. Zusammen mit Popowa, Rosanowa und Udaltzowa schafft er sich 1916 mit der Gründung der Gruppe »Supremus« ein Forum für seine neue Theorie. Im selben Jahr nimmt er an der *Futuristischen Ausstellung »Magazin«* teil, organisiert von Wladimir Tatlin, seinem künftigen Gegner im Kampf um die Führerschaft der russischen Avantgarde. Im Unterschied zum metaphysisch-kosmischen System des Suprematismus wendet sich der Konstruktivismus im Dienste der Gesellschaft konkreten Gestaltungsproblemen zu.

Nach der Revolution arbeitet Malewitsch in diversen Kunstgremien mit, u.a. wird er in Petrograd Leiter der SWOMAS (Freie Staatliche Kunstwerkstätten), danach hält er diese Position in Moskau inne, wo er die Sektion Malerei und, zusammen mit Nadeschda Udaltzowa, die Textilabteilung leitet. 1919 führt er an der Kunstschule in Witebsk ein neues System der Kunsterziehung ein, das sich auf den Suprematismus gründet und im Kollektiv entwickelt wird, ab 1920 UNOWIS (Verfechter der neuen Kunst) genannt. 1922 wird er Leiter des Museums für Künstlerische Kultur in Petrograd, das er zum GINChUK (Staatliches Institut für Künstlerische Kultur) reorganisiert. Ihm untersteht bis 1926 die »Sektion Malerische Kultur/Formal-Theorie«.

1922 nimmt Malewitsch an der *1. Russischen Kunstausstellung* in Berlin teil sowie 1924 an der Biennale in Venedig. Ab Mitte der zwanziger Jahre geht er über zur räumlichen Gestaltung, der suprematistischen Architektur, wobei er sogenannte »Planiten« und »Architektona« entwickelt, ins Dreidimensionale übertragene horizontale und vertikale suprematistische Ansammlungen von Kuben, die als visionäre Architekturentwürfe zu verstehen sind.

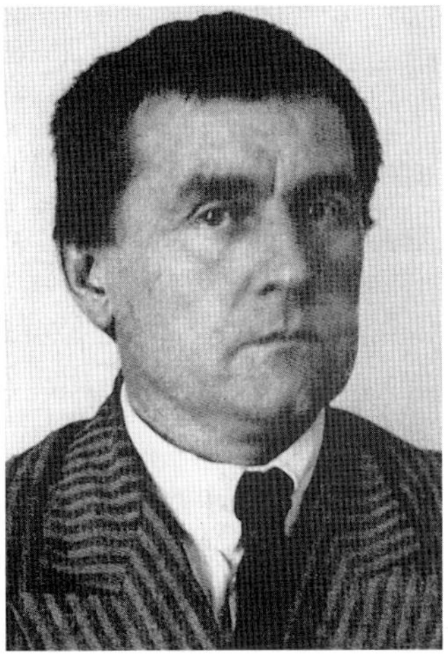

1927 reist Malewitsch nach Deutschland, wo er mit einer umfangreichen Werkschau an der *Großen Berliner Kunstausstellung* teilnimmt. Seine Abhandlungen »Einführung in die Theorie des additionalen Elementes der Malerei« und »Suprematismus« erscheinen unter dem Titel *Die gegenstandslose Welt* in der Reihe der Bauhausbücher. Zurück in Leningrad, arbeitet er zunächst am Staatlichen Kunsthistorischen Institut. Seit Beginn der zwanziger Jahre sieht sich die künstlerische Avantgarde in Rußland zunehmend dem Vorwurf des »Formalismus« ausgesetzt. In diesem Zusammenhang lassen sich die Arbeiten Malewitschs beurteilen, die um 1929 entstehen. Diese sind seinen Bildern zu Beginn der zehner Jahre nachempfunden und auf 1909/10 datiert. 1929–1932 entstehen monumental wirkende, statische Figurenbilder, meist von Bauern, die im Spannungsfeld von Abstraktion und Figuration angesiedelt sind, danach eine Reihe von Bildnissen, die die Porträtmalerei der Renaissance reflektieren.
Malewitsch starb am 15. Mai 1935 in Leningrad.

K.O.

Troels Andersen (Hrsg.), *Kasimir Malevich: Essays on Art*, 4 Bde., Kopenhagen 1968–1978
Larissa A. Shadowa, *Kasimir Malewitsch und sein Kreis*, München 1982
Kazimir Malevich 1878–1935, Ausst.Kat. Russisches Museum, Leningrad, Tretjakow Galerie, Moskau, und Stedelijk Museum, Amsterdam, 1988
Heiner Stachelhaus, *Kasimir Malewitsch: Ein tragischer Konflikt*, Düsseldorf 1989
Andrei Boris Nakov, *Kasimir Malevich. Leben und Werk*, London 1992
Kasimir Malewitsch. Werk und Wirkung, hrsg. v. Evelyn Weiss, Ausst.Kat. Museum Ludwig, Köln 1995

PIERO MANZONI

wurde am 13. Juli 1933 in Soncino bei Mailand geboren. 1951 begann er ein Jurastudium an der Accademia di Brera in Mailand und nahm ab 1953 privaten Malunterricht. 1954 brach er das Jurastudium ab und begann ein Kunst- und Philosophiestudium in Rom, ab 1955 in Mailand.

Nach traditionell gemalten Landschafts- und Porträtbildern zwischen 1950 und 1954 beginnt Manzoni, mit neuen Materialien wie Öl, Gips und Email zu experimentieren, wobei er sich von den informellen Künstlern Alberto Burri, Lucio Fontana und Jean Fautrier anregen läßt. 1956 entstehen Bilder, bei denen einfache Gegenstände, wie Schlüssel, Scheren und Zangen, in Farbe getaucht und auf der Leinwand abgedruckt werden. Darauf folgen informelle Bilder mit Impasti aus Öl und Teer. Ende 1956 ist er Mitverfasser des Manifestes »Per la scoperta di una zona d'immagini« (Für die Entdeckung einer Bilderwelt), ein Plädoyer für die Kräfte des Unbewußten im Menschen. 1957 schließt er sich zusammen mit Fontana der »Gruppo Nucleare« an, die das Manifest »Per una pittura organica« herausgibt.
Beeindruckt von einer Ausstellung monochromer Arbeiten Yves Kleins, aber auch durch Burri und Fontana angeregt, beginnt Manzoni eine Serie von *Achromes*, farblosen gipsgrundierten und strukturierten Leinwänden, die die Unendlichkeit farbloser Flächen in Analogie zu den »unendlichen Räumen« von Fontana thematisieren. In den folgenden Jahren entstehen immer wieder neue Serien von *Achromes* aus unterschiedlichen Materialien (1958 mit Kaolin, 1960 mit Filz, Baumwolle und Polystyren, 1961 mit Wolle und Hasenfell, 1962 mit Brotlaiben und Steinen). 1957 unterzeichnet Manzoni das Manifest »Contro lo stile« (Gegen den Stil) der »Gruppo Nucleare Internazionale«, einer Künstlergruppe, die sich gegen akademische Gestaltungsregeln und festgesetzte Gattungsbegriffe wendet. Nach einer Ausstellungsbeteiligung verläßt er 1959 die »Gruppo Nucleare«, um unabhängiger zu arbeiten. Manzoni beginnt, sich mit einem konzeptuellen Kunstansatz auseinanderzusetzen und an seinen ersten *Linee di lunghezza variabile* (Linien veränderlicher Länge) zu arbeiten. Es handelt sich um mit einer schwarzen Linie bedruckte Papierrollen unterschiedlicher Längen, die in einem Behälter verschlossen werden, auf dem die Länge des Papiers und das Datum der Ausführung verzeichnet sind. Die »Linien« stellt Manzoni erstmals 1959 in seiner mit Enrico Castellani gegründeten Galerie »Azimut« aus; die Zeitschrift *Azimuth* wird zum theoretischen Sprachrohr der künstlerischen Avantgarde der sechziger Jahre.

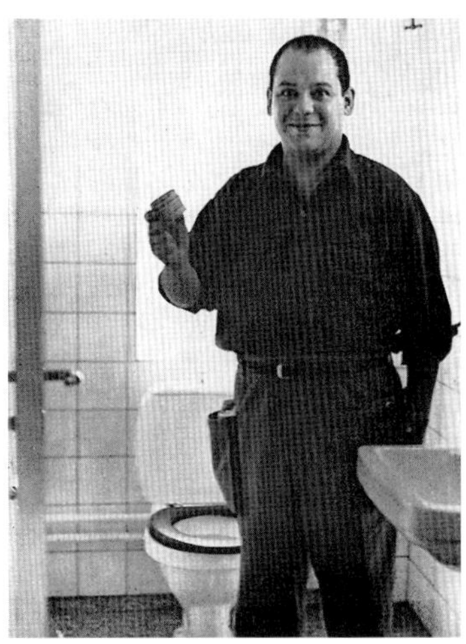

Im folgenden Jahr organisiert er eine Ausstellung mit dem Titel *Consumazione dell'arte dinamica del publico, divorare d'arte* (Konsumierung der dynamischen Kunst durch das Publikum, Kunst verzehren), bei der er Eier mit seinem Daumenabdruck signiert, an das Publikum verteilt und zum Essen auffordert. Mit dieser Aktion mit »eßbaren Skulpturen«, wie sie Manzoni auch bezeichnet, spielt er bewußt auf christliche Rituale an, etwa die Transsubstantiation beim Abendmahl, und führt den Künstler als Schöpferfigur vor.
1961 arbeitet Manzoni mit den sogenannten »lebenden Skulpturen«, Aktmodellen oder auch Künstlerkollegen, die er signiert und dadurch zum Kunstwerk erklärt oder von denen er einzelne Körperteile oder bestimmte Gesten als vom Künstler autorisierte Kunst definiert. Im selben Jahr entsteht *Il Piedistallo Magico* (Der Magische Sockel), durch den die daraufstehende Person zum Kunstwerk erhoben wird. Und mit *Le Socle du Monde* (Der Sockel der Welt), einem Eisenkubus mit umgekehrter gleichnamiger Beschriftung, wird schließlich der gesamte Erdball zum Kunstwerk deklariert.
Zu seinen provokantesten Arbeiten gehört die 1961 in neunzig Dosen verpackte *Merde d'artista* (Künstlerscheiße), die, etikettiert und beschriftet, zum jeweiligen Tagespreis für Gold verkauft werden soll – eine Anspielung auf Yves Kleins Verkauf von »Zonen immaterieller malerischer Sensibilität« gegen Gold von 1959.
Manzoni gehört zu den radikalsten und innovativsten Künstlerpersönlichkeiten der sechziger Jahre. Mit seinen Werken, Projekten und Ideen setzt er die Linie des Futurismus fort, distanziert sich aber noch radikaler von allen bürgerlichen Normen und Kunstvorstellungen. Manzoni steht damit in enger Verbindung zum Kreis des »Nouveau Réalisme« um Yves Klein, aber auch zur Fluxus-Bewegung und zu Beuys. In Deutschland wirkt er vor allem als Bindeglied zwischen Fontana und der »Zero«-Gruppe, in Italien als Anreger der Arte Povera.
Manzoni starb am 6. Februar 1963 in Mailand. H.D.

Piero Manzoni. Paintings, reliefs & objects, Ausst.Kat. Tate Gallery, London 1974
Germano Celant, *Piero Manzoni*, Mailand 1975
Piero Manzoni, hrsg. v. Germano Celant, Ausst.Kat. Musée d'Art Moderne de la Ville de Paris, 1991
Freddy Battino und Luca Palazzoli, *Piero Manzoni. Catalogue raisonné*, Mailand 1991
Piero Manzoni, Ausst.Kat. Castello di Rivoli, Museo d'Arte Contemporanea, Mailand 1992
Piero Manzoni, Ausst.Kat. Museum of Contemporary Art, Los Angeles 1995

FRANZ MARC

wurde am 8. Februar 1880 in München geboren. Sein Vater war Professor an der Münchner Akademie und Maler altmeisterlicher Landschaften, Interieurs und Genrestücke im Stil der Münchner Schule. 1899 begann Marc ein Studium der Theologie und Philologie an der Universität München, wechselte aber ab 1900 zum Malereistudium an der Münchner Akademie bei Gabriel von Hackl und Wilhelm von Diez.

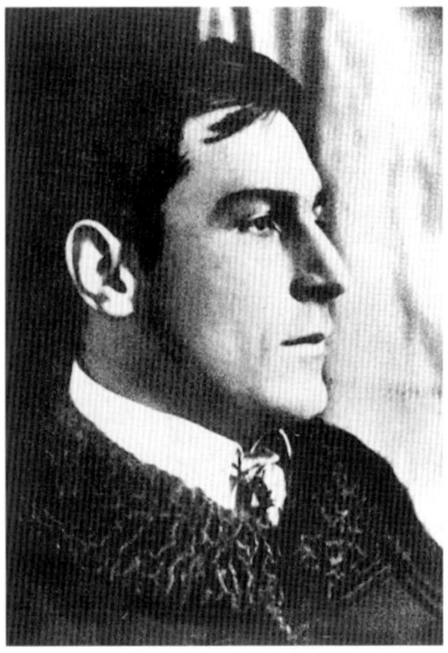

1903 reist Marc nach Paris, wo besonders die französischen Maler des Impressionismus seine Aufmerksamkeit erregen und er den Entschluß faßt, nicht mehr an die rückschrittliche Münchner Akademie zurückzukehren. Er kopiert in den Galerien von Durand-Ruel und Bernheim-Jeune Bilder von Monet, Renoir, Manet, Pissarro, Boudin, aber auch Werke von Toulouse-Lautrec, Bonnard und Vuillard. Die nächsten Jahre arbeitet Marc zurückgezogen in München und entwickelt sich vor allem im Bereich der Tiermalerei.
Marcs Tierbilder werden zunehmend stilisiert und abstrahiert, und am Beispiel van Gogh sucht er den Weg von der äußeren Erscheinung zum inneren, »erfühlten« Wesen der Tiere. 1910 findet eine erste Ausstellung in Brakl's Moderner Kunsthandlung statt. Marc erhält daraufhin Besuch von August und Helmuth Macke sowie dem Mäzen Bernhard Koehler jr., der ihn mit einem Vorkaufsvertrag finanziell absichert. Von der feindseligen Kritik zur zweiten Ausstellung der »Neuen Künstlervereinigung München« empört, schreibt Marc 1910 eine begeisterte Rezension, woraufhin er in den Kreis der fortschrittlichen Maler um Kandinsky aufgenommen wird.
Die Begegnung mit Kandinsky fördert Marcs künstlerische Entwicklung. Immer mehr vertieft er sich in die Symbolkraft der Farbe, über deren Gesetze und Wirkungen er vor allem mit August Macke korrespondiert. Die Spannungen innerhalb der »Neuen Künstlervereinigung« nehmen zu, und als bei den Vorbereitungen zur dritten Ausstellung 1911 ein abstraktes Bild Kandinskys wegen angeblicher Übergröße ausjuriert wird, treten Kandinsky und Marc unter Protest aus. Gemeinsam gründen sie den »Blauen Reiter« als Forum für Ausstellungen und Veröffentlichungen. 1911 eröffnet die epochale erste Ausstellung *Der Blaue Reiter* in der Galerie Thannhauser in München, parallel zur Ausstellung der »Neuen Künstlervereinigung«, deren Kraft durch den Weggang der progressiven Künstler gebrochen ist. Während die Ausstellung noch auf Tournee in Köln, Berlin, Bremen, Hagen und Frankfurt a. M. ist, wird 1912 eine zweite Ausstellung in der Galerie Goltz mit ausschließlich graphischen Arbeiten gezeigt, die nun auch die expressionistischen Künstler der »Brücke«, Paul Klee sowie die russischen Avantgardisten Malewitsch, Gontscharowa und Larionow einbezieht. Im selben Jahr erscheint der Almanach *Der Blaue Reiter*, der mit programmatischen Künstlertexten und zahlreichen Abbildungen moderner und älterer Kunst aus verschiedenen Kulturbereichen ein Signal für eine neue spirituelle Kunstauffassung geben soll.
Eine Paris-Reise mit August Macke 1912 und der Besuch bei Robert Delaunay bringen für Marc eine stilistische Wende. Unter dem Eindruck der »Fenster«-Bilder von Delaunay, aber auch der futuristischen Bilder von Umberto Boccioni, beginnt Marc, die Formen prismatisch aufzubrechen und die Farben in reinen Tönen und starken Kontrasten zu verwenden. Die stilisierten Tiermotive werden in die kristalline Struktur des Bildes als Symbolträger eingebaut. In der Folge gelangt Marc zur Abstraktion, kehrt aber immer wieder zum figurativen Tiersymbol zurück, das für ihn spirituelle Reinheit und Erlösung bedeutet.
1913 reist Franz Marc nach Südtirol, wo er zu seinem apokalyptischen Bild *Tirol* (1914) inspiriert wird. Eine Berufung an die Akademie in Stuttgart als Professor für Akt scheitert. Es beginnt eine Zeit großer schöpferischer Aktivität, die sich in einigen Meisterwerken Marcs niederschlägt, in denen der Einfluß der französischen Avantgarde (Kubismus, Futurismus, Orphismus) mit den Tiersymbolen zu einer eigenständigen Bildsprache assimiliert wird (*Der Turm der blauen Pferde*, 1913).
Die Weiterentwicklung dieses großen neuen Stilansatzes wird durch den Ausbruch des Ersten Weltkriegs unterbrochen. Marc meldet sich freiwillig und wird sofort im Frankreich-Feldzug eingesetzt. Trotz dringender Appelle von Künstlerkollegen und hochgestellten Kulturpolitikern lehnt es Marc nach zweijährigem Fronteinsatz ab, sich freistellen zu lassen. Am 4. März 1916 wird er bei einem Erkundungsritt vor Verdun von einem Granateinschlag tödlich verletzt. Zu seinen letzten künstlerischen Arbeiten gehört das *Skizzenbuch aus dem Felde*, Vorstudien zu einer abstrakten Malerei, der Marcs letzte Arbeiten galten. H.D.

Franz Marc und Wassily Kandinsky, *Der Blaue Reiter*, München 1912; dokumentarische Neuausgabe von Klaus Lankheit, München 1963; Faksimile-Ausgabe München 1976
Klaus Lankheit, *Franz Marc. Sein Leben und seine Kunst*, Köln 1976
Frederick S. Levine, *The Apocalyptic Vision. The Art of Franz Marc as German Expressionism*, New York 1979
Claus Pese, *Franc Marc*, Stuttgart 1989
Susanna Partsch, *Franz Marc*, Köln 1990
Franz Marc. Kräfte der Natur 1912–1915, hrsg. v. Erich Franz, Ausst.Kat. Staatsgalerie moderner Kunst, München 1993

HENRI MATISSE

wurde am 31. Dezember 1869 im nordfranzösischen Le Cateau-Cambrésis geboren. 1887 ging er nach Paris, um Jura zu studieren, und arbeitete ab 1889 als Anwaltsgehilfe in Saint Quentin. Nebenbei besuchte Matisse die städtische Zeichenschule »Quentin de la Tour«.
1891 gibt Matisse die Kanzleiarbeit auf, um sich ganz der Malerei zu widmen, und besucht für kurze Zeit die Académie Julian in Paris. Im Atelier von Gustave Moreau lernt er u.a. Georges Rouault, Charles Camoin und Henri-Charles Manguin kennen. Nach ersten Erfolgen mit seinem noch recht konventionellen Frühwerk wird sein durch den Impressionismus, insbesondere Monet, inspiriertes Bild *La desserte* (Der gedeckte Tisch, 1896/97) im Salon der *Société Nationale* scharf kritisiert.
In den folgenden, wirtschaftlich schwierigen Jahren entstehen Landschaftsbilder in freierer Malweise. In London studiert Matisse auf Anraten von Camille Pissarro die Werke von William Turner, und unter dem Einfluß von Paul Signac und Henri-Edmond Cross beginnt er, die pointillistische Malweise zu übernehmen. Das herausragende Werk dieser Zeit, *Luxe, Calme et Volupté* (Luxus, Stille und Wollust, 1904), zeigt Matisse 1905 im *Salon des Indépendants*, wo es große Aufmerksamkeit erregt. Im selben Jahr entstehen die ersten »fauvistischen« Bilder, die er im Oktober im *Salon d'Automne* mit Gemälden befreundeter Maler ausstellt. Durch Gertrude und Leo Stein wird Matisse in einen Kreis aufgeschlossener Künstler, Kritiker, Kunsthändler und Kunstkenner eingeführt, wodurch sich sein Renommee und seine finanzielle Lage erheblich verbessern. Mit dem Pariser Kunsthändler Bernheim schließt Matisse einen langfristigen Vertrag. Einen namhaften Förderer findet er in dem russischen Kaufmann Sergej Schtschukin, der zwei große Wandgemälde für sein Haus in Moskau erwirbt: *La Danse* (Der Tanz, 1909/10) und *La Musique* (Die Musik, 1909/10) – in der betonten Flächigkeit und dem gleichwertigen Anordnen der Bildteile zwei Inkunabeln moderner Malerei.
Der Kriegsausbruch setzt dieser erfolgreichen, mit zahlreichen Reisen nach Rußland, Marokko und Spanien verbundenen Phase zunächst ein Ende. In den folgenden Jahren sucht Matisse nach Strenge und Architektonik im Bildaufbau und reagiert zugleich auf die Malerei von Picasso, Braque und Gris. Ab 1917 verbringt Matisse die Wintermonate in Nizza. Das gleißende Licht auf den weißen Häusern und die klare blaue Fläche des Meeres faszinieren den Künstler, der sich immer mehr mit der Wirkung von Farben auseinandersetzt. Die gelöste Stimmung dieser Nizza-Periode mit den weichen und lichten Farbtönen zeigt sich in einer Serie stiller, kontemplativer Interieurs. Das Hotelzimmer wird zu einem Paradiesgarten orientalischer ornamentaler Pracht, vor dessen Kulisse sich die Figuren scharf umrissen abheben. Im Unterschied zur fauvistischen Periode finden diese Bilder zunehmend Anerkennung in der Öffentlichkeit. 1922 kauft der französische Staat das erste Bild an, die *Odalisque à la culotte rouge* (Odaliske in roter Hose, 1921).
Ab 1928 widmet Matisse sich vor allem der Skulptur und Graphik. In seinen Skulpturen greift er auf Anregungen der afrikanischen Plastik zurück, indem er die Proportionen zur Steigerung des Ausdrucks dehnt oder verkürzt. 1930 besucht Matisse seinen wichtigsten Sammler in den USA, Albert Barnes, und schafft daraufhin eine Wanddekoration für dessen Privatmuseum, *La Danse* (1932/33).

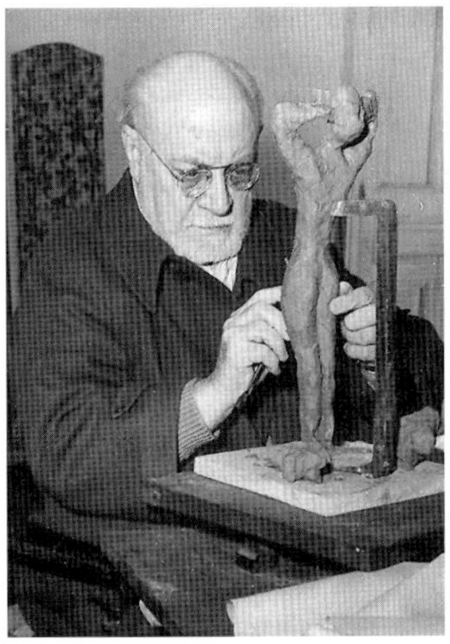

Das Medium der Zeichnung erlangt nach 1930 besondere Bedeutung auf dem Weg zur »Vereinfachung der Mittel«. In Hunderten von Bleistift- und Federzeichnungen sucht Matisse nach der vollkommenen Linienführung. Die neue dekorative Einheit zwischen Farbe und Linie wird auch in den Gemälden der dreißiger und vierziger Jahre deutlich, die Figuren in großflächigen, stilisierten Formen und matten Farben, eingebettet in florale Arabesken zeigen.
Nach einer schweren Krebsoperation entstehen in den nächsten Jahren in Cimiez und ab 1943 in der Villa »Le Rêve« in Vence neben kleinformatigen Arbeiten und Illustrationen zu Büchern farbige Papierschnitte (papiers découpés). Schon 1938 hatte Matisse mit diesem neuen Ausdrucksmittel experimentiert. Große Formate zwischen Abstraktion und Figuration folgen ab 1950.
Mehrere Jahre widmet sich Matisse fast ausschließlich seiner letzten großen Aufgabe, der Ausgestaltung der Chapelle du Rosaire in Vence, die 1951 mit den kühnen Glasfenstern nach Entwürfen aus »Papiers découpés« eingeweiht wird.
Matisse starb am 3. November 1954 während der Arbeit an den Rosettenfenstern für die Union Church in Pocantico Hills bei New York, einem Auftrag von Nelson A. Rockefeller. H.D.

Albert E. Elsen, *The Sculpture of Henri Matisse*, New York 1972
John Elderfield, *The Cut-Outs of Henri Matisse*, New York 1978
Pierre Schneider, *Henri Matisse*, München 1984
Henri Matisse. Zeichnungen und Skulpturen, hrsg. v. Ernst-Gerhard Güse, Ausst.Kat. Saarland-Museum, Saarbrücken 1991
Henri Matisse. A Retrospective, hrsg. v. John Elderfield, Ausst.Kat. The Museum of Modern Art, New York 1992
Henri Matisse. Zeichnungen und Gouaches découpées, hrsg. v. Ulrike Gauss, Ausst.Kat. Graphische Sammlung Staatsgalerie Stuttgart, und Stuttgarter Galerieverein, Stuttgart 1994

MICHAIL WASSILJEWITSCH MATJUSCHIN

wurde 1861 in Nischnij Nowgorod geboren. Matjuschin studierte 1874–1880 Violine am Konservatorium in Moskau und spielte 1881–1913 im Hoforchester in St. Petersburg. Zeitlebens beschäftigte sich Matjuschin mit Musik; er gilt als der erste, der die Vierteltonmusik entwickelte. Daneben besuchte er 1894–1898 die Schule der Gesellschaft zur Förderung der Künste, um Malerei zu studieren. 1903–1905 arbeitete er im Atelier von Jan Zionglinski an dessen »entfaltetem Farbimpressionismus«. In Moskau setzte er 1906–1907 seine Ausbildung an der Swanzewa-Schule fort.
Gemeinsam mit seiner Frau, der Malerin Jelena Guro, gründet Matjuschin 1909 den Verlag »Schurawl« (Kranich), in dem bis 1917 etwa zwanzig, vor allem kunsttheoretische Werke erscheinen, u.a. 1913 *Du Cubisme* von Albert Gleizes und Jean Metzinger in russischer Übersetzung. 1910 ist er Mitbegründer der Künstlervereinigung »Bund der Jugend«, an deren Ausstellungen er jedoch nur gelegentlich teilnimmt.
Matjuschin beginnt um 1911, sich theoretisch mit dem Problem des Raumes in der Malerei zu beschäftigen, insbesondere mit dem Phänomen der »vierten Dimension«, wobei er annimmt, daß durch Bewegung der Übergang von einer Dimension zur nächsten erreicht werden kann. Seine Gedanken dazu veröffentlicht er 1913 in dem Aufsatz »Erfahrung des Künstlers mit der neuen Dimension«. Im selben Jahr inszeniert er zusammen mit Malewitsch und Krutschonych die futuristische Oper *Probeda nad solnzem* (Sieg über die Sonne), zu der Matjuschin die Musik schreibt.
Farbe und Bewegung sind für Matjuschin immer wieder Gegenstand seiner Untersuchungen. Mit *Bewegung im Raum* (1917/18) stellt er dar, welche Farberscheinung ein bewegter Gegenstand zeigt. 1918 arbeitet er als Assistent in Malewitschs Atelier der Freien Staatlichen Kunstwerkstätten in Petrograd, an denen er 1919–1926 ordentlicher Professor ist. An der *1. Freien Staatlichen Kunstausstellung* im Winterpalais 1919 in Petrograd nimmt er mit Skulpturen aus Wurzeln und Ästen teil, die er »Befreite Bewegung« nennt, da er in ihnen das organische Prinzip von Bewegung, Materie und Form in höchster Vollendung verkörpert sieht. Matjuschin fordert vom Künstler eine neue Art der Auseinandersetzung mit der Natur, in der es nicht darum geht, sie zu betrachten, sondern selbst Natur zu werden. Seine organische Weltauffassung gründet auf der Vorstellung, daß alles Existierende nur in seinem Umfeld denkbar ist. In systematischen Farbstudien zeigt er auf, nach welchen Regeln sich eine Farbe in unterschiedlichen Farbkontexten verändert. Diesen Gedanken führt er in seiner Theorie des »Räumlichen Realismus« weiter, nach der ein Gegenstand in einem veränderten Umfeld seine Gestalt verändert und damit eine neue gegenständliche-gegenstandslose Wahrheit offenbart.
Bei der Versammlung der »Vereinigung linker Petrograder Maler« 1923 verkündet Matjuschin sein Programm »Wissendes Sehen« (SORWED), eine Fortführung seiner Theorie des »Erweiterten Sehens«, in

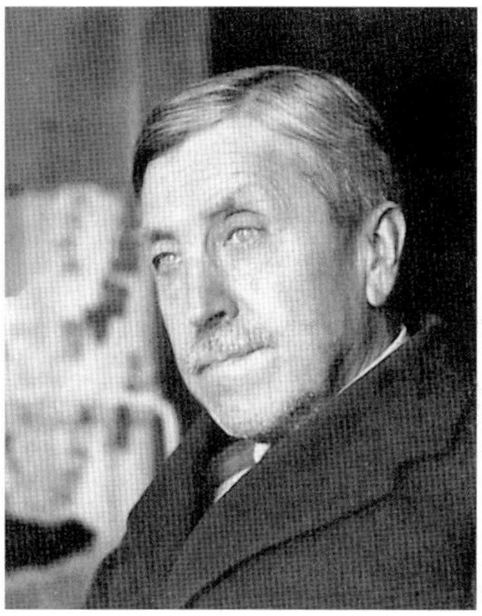

der die Vergrößerung des Blickfeldes gefordert wird, und zwar dergestalt, daß der Fixierpunkt beim Sehen aufgegeben wird und das Auge zu einer neuen, umfassenden Wahrnehmung der Welt gelangt. Ziel ist es, den Blickwinkel auf 360 Grad zu erweitern und somit ein neues Verständnis für Tiefe und Bewegung zu erreichen.
1923–1924 leitet Matjuschin am Museum für Künstlerische Kultur und dessen Nachfolgeinstitut, dem Staatlichen Institut für Künstlerische Kultur (GINChUK), die Abteilung für »organische Kultur«. Er formuliert u.a. ein Gesetz, das besagt, daß jede Form ihre Entsprechung in einer Komplementärform hat: die Gerade in der Kurve, das Quadrat im Kreis und der Würfel in der Kugel.
Matjuschin beteiligt sich 1924 an der Biennale in Venedig wie auch 1925 an der Pariser Weltausstellung. 1925–1926 leitet er am Staatlichen Dekorationsinstitut die Abteilung für »organische Kultur« und präsentiert in der Rechenschaftsausstellung des GINChUK 1926 seine Forschungsarbeiten zur Interaktion von Farbe und Klang. 1930 wird im Zentralen Leningrader Haus der Künste eine Ausstelllung mit Arbeiten von Matjuschin und seinem Kreis unter dem Titel *KORN* (Kollektiv: Erweitertes Beobachten) eröffnet. 1932 erscheint das gemeinsam mit seinen Schülern erarbeitete *Lexikon der Farben*. Nur wenige Werke Matjuschins sind erhalten. Seine Bedeutung resultiert vor allem aus seiner theoretischen Arbeit und dem Einfluß, den er auf die russische Avantgarde ausübte.
Matjuschin starb am 14. Oktober 1934 in Leningrad.
K.O.

The Avant-Garde in Russia 1910–1930, New Perspectives, hrsg. v. Stephanie Barron und Maurice Tuchman, Ausst.Kat. Los Angeles County Museum of Art, Cambridge 1980
Matjuschin und die Leningrader Avantgarde, hrsg. v. Heinrich Klotz, Ausst.Kat. Zentrum für Kunst und Medientechnologie Karlsruhe im Badischen Kunstverein, Karlsruhe, Stuttgart – München 1991
Die große Utopie. Die russische Avantgarde 1915–1932, Ausst.Kat. Schirn Kunsthalle, Frankfurt a. M. 1992

MATTA

wurde am 11. November 1911 als Roberto Sebastian Antonio Matta Echaurren in Santiago de Chile als Sohn spanisch-französischer Eltern geboren. 1932 schloß er ein Architekturstudium an der Universita Catolica mit einer Diplomarbeit über ein utopisches Architekurprojekt, »Liga der Religionen«, ab. 1933 zog Matta nach Paris und arbeitete 1934 zeitweilig im Architekturbüro von Le Corbusier.

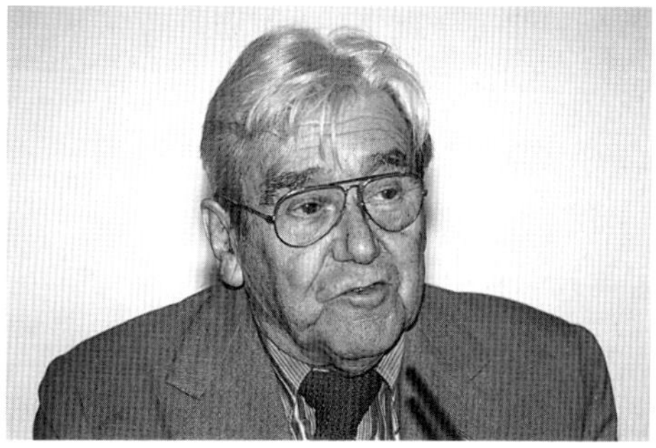

Über die Vermittlung von Dalí kommt Matta in Kontakt mit André Breton und dem Surrealistenkreis, dem er sich 1937 offiziell anschließt. Bereits ein Jahr später ist Matta mit vier Zeichnungen bei der großen *Exposition Internationale du Surréalisme* vertreten. Sein 1938 in der Surrealisten-Zeitschrift *Minotaure* veröffentlichtes Manifest »Mathématique sensible – Architecture du temps« stellt eine kämpferische Absage an den Rationalismus in der Architektur und den vollständigen Bruch mit den Vorstellungen von Le Corbusier dar. Angeregt durch Gordon Onslow Ford und inspiriert von den Bildern Yves Tanguys, beginnt Matta die ersten »psychologischen Morphologien« zu malen, amorphe Formen in einem unbestimmten Raum, die ständiger Metamorphose unterworfen zu sein scheinen.

1939 emigriert Matta nach New York und lernt die ältere Generation der Surrealisten kennen, wobei ihn vor allem Marcel Duchamp fasziniert. Zusammen mit Robert Motherwell, dem er die Kunst des Surrealismus nahebringt, reist Matta nach Mexiko und erlebt den Ausbruch des Vulkans Paricotín. In der folgenden Serie, darunter *Invasion of the Night* (Invasion der Nacht, 1941) oder *The Earth is a Man* (Die Erde ist ein Mann, 1941), beschwört er die Kräfte der Natur mit fließenden, biomorphen Formen. Das dabei angewandte informelle improvisierende Verfahren – Gießen verdünnter Farbe, Verwischen mit dem Lappen und weiteres Ausarbeiten der zufällig entstandenen Formen mit dem Pinsel – wird nicht nur zur Grundlage seiner Malerei, sondern sollte auch die amerikanischen Maler der New York School anregen. Die Schöpfungsmetapher, die kosmische Vision einer Erde als psychische Projektion des Menschen, beschäftigt Matta auch die nächsten Jahre. Ein kontinuierlicher, von Dämmerlicht erleuchteter Bildraum entsteht, in dem ein Universum kleiner Elemente schwebt, zugleich den Kosmos wie die Tiefen von Geist und Psyche symbolisierend. In seinen Zeichnungen hat Matta immer schon anthropomorphe Figuren dargestellt; in seinen Bildern taucht die erste (durch Wifredo Lam animierte) totemartige Figur 1944 auf, *Le Vitreur* (Der Glasmann, zerstört), um von da an Teil des Grundvokabulars seiner Werke zu werden.

Vor dem Erlebnishintergrund des Zweiten Weltkriegs läßt Matta die Dämonen einer technischen Utopie auftreten. Die »Großen Unsichtbaren«, wie Breton sie nennt, sind zugleich Handelnde wie Leidende, der Ambivalenz des Zivilisationsapparats ebenso ausgesetzt wie ihn manipulierend. *Etre avec* (Dabeisein) von 1945 schließt diese fruchtbare New Yorker Periode mit einem phantastischen Panoptikum vielgestaltiger monströser Figuren und von Duchamp abgeleiteten filmischen Effekten ab. Anfang 1948 verläßt er New York und bleibt für einige Wochen in Chile. Im Oktober des Jahres wird Matta »wegen intellektueller Disqualifikation und moralischer Schmach« offiziell von der surrealistischen Gruppe ausgeschlossen. 1949 siedelt er nach Rom über, wo er bis 1954 bleibt, dann aber wieder nach Paris wechselt.

In den fünfziger Jahren beschäftigt sich Matta, der sich sowohl von der »reinen Abstraktion« der New Yorker Maler wie von den Dogmen der Surrealisten entfernt hat, mit mikro- wie makrokosmischen Phantasielandschaften, die ihm den Titel eines »Science-fiction-Malers« einbringen. Daneben entstehen erzählerische Bilder, die immer stärker zu politischen Ereignissen Stellung beziehen, vor allem zur kubanischen Revolution und Gesellschaftsentwicklung, etwa in *Che Guevara* von 1967.

Internationalen Erfolg erfährt Matta in zahlreichen Ausstellungen, so 1959 und 1964 auf den frühen *documentas* von Arnold Bode, sowie in Retrospektiven, etwa 1970 in der Nationalgalerie Berlin und 1985 im Centre Pompidou in Paris. 1986 erfolgt die Publikation des ersten Bandes mit Texten Mattas, die die Entwicklung seines außerordentlich vielgestaltigen Werkes dokumentieren.

Matta lebt und arbeitet in Paris und Tarquinia, Italien. H.D.

Per il Chile con Matta, hrsg. v. Wieland Schmied, Ausst.Kat. Kestner-Gesellschaft, Hannover 1974
Roland Sabatier, *Matta. Catalogue raisonné de l'œuvre gravé (1943–1974)*, Stockholm 1975
Matta, Ausst.Kat. Musée National d'Art Moderne, Centre Georges Pompidou, Paris 1985
Matta. Entretiens Morphologiques. Notebook No. 1, 1936–1944, hrsg. v. Giorgio Ferrari, London und Paris 1986; dt. Tübingen 1986
Matta, hrsg. v. Wieland Schmied, Ausst.Kat. Kunsthalle der Hypo-Kulturstiftung, München, und KunstHaus Wien, München und Tübingen 1991

MARIO MERZ

wurde am 1. Januar 1925 in Mailand geboren. Die Familie siedelte bald nach Turin über, wo Merz zunächst ein Medizinstudium begann. Während des Zweiten Weltkriegs engagierte er sich in der antifaschistischen Widerstandsgruppe »Giustizia e Libertà« (Gerechtigkeit und Freiheit) und kam noch 1945 ins Gefängnis. Während seiner Haftzeit begann er, unablässig zu zeichnen.

1946 macht Merz sich in Paris in den Museen und Galerien mit der klassischen und modernen Kunst vertraut und interessiert sich besonders für die Arbeiten von Jean Dubuffet, Jean Fautrier und Jackson Pollock. 1946–1949 hält er sich wieder in Turin auf und befreundet sich mit zeitgenössischen Dichtern und Malern, wie Mattia Moreni, Ennio Morlotti und Luigi Spazzapan. Erste Zeichnungen werden 1949 in der kommunistischen Zeitung *L'Unità* veröffentlicht. Mit Arbeiten, die dem europäischen Informel verpflichtet sind, hat Merz seine erste Einzelausstellung in der Galleria La Bussola in Turin.

1960–1965 folgt eine Phase intensiven Experimentierens mit Farbmassen und Skulpturen. In einer Bildserie beschäftigt er sich mit dem Motiv der Spirale. Immer mehr entfernt sich Merz von der Malerei und den informellen Sprachgesten und sucht in den Dingen selbst Metaphern für den Zusammenhang von Natur und Kultur.

Neonröhre und Neonschrift, reine Lichtenergie, werden isoliert oder in Durchdringung mit alltäglichen Gegenständen, wie Flaschen oder Schirmen, ab 1966 zu Ausdrucksträgern eines neuartigen Kunstverständnisses, das mit einfachen Materialien und Gesten elementare Bedürfnisse zu artikulieren sucht. Diese sich als neue Kunstform etablierende Haltung wird 1967 anläßlich einer Ausstellung in Turin u.a. mit Giovanni Anselmo, Giulio Paolini, Jannis Kounellis, Giuseppe Penone, Michelangelo Pistoletto und Mario Merz von Germano Celant als »Arte Povera« (arme Kunst) bezeichnet. Im folgenden Jahr ist Merz an der von Aktionen begleiteten Ausstellung *Arte povera + Azione povere* in Amalfi beteiligt.

Merz geht es nicht um einen aktionistischen Kunstbegriff, wie ihn gleichzeitig Beuys und die Fluxus-Bewegung vertreten, sondern um eine »stille Demonstration« der Naturdinge oder einfacher Materialien (Reisig, Steine, Schiefer, Wachs, Holz, Ton, Gummi, Glas und Kitt). Einfache und archetypische Bearbeitungs- oder Umgangsweisen, wie Bündeln, Legen oder Schichten, werden eingesetzt, um eine immanente energetische Potenz zu entladen und dem Bewußtsein des Betrachters zugänglich zu machen.

Der Iglu gehört seit 1968 zum Leitmotiv im Schaffen von Mario Merz, eine metaphorische Form und Formel für den Zusammenhang von Innen und Außen,

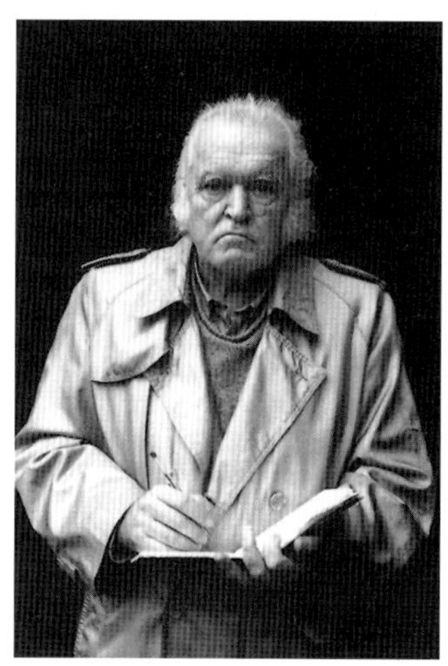

für das Bergende und Schützende wie auch für das Vergängliche und Flüchtige naturhafter Prozesse von Werden und Vergehen. Um diese Prozesse der Vermehrung, Ausstrahlung und des Wachstums noch mehr zu verdeutlichen, benutzt Merz seit 1969 für seine Installationen die sogenannten »Fibonacci-Zahlen«: 1, 1, 2, 3, 5, 8, 13, 21, 34 usw., wobei jedes Glied die Summe der beiden vorausgehenden Glieder bildet. Umgesetzt in Neonlicht, ein künstliches Phänomen der natürlichen Elektrizität, symbolisiert das proportionale Wachstum der Zahlenreihe die Durchdringung von Natur und Kultur und demonstriert die zugleich konkrete wie metaphorische Ausstrahlung der Werke in ihre Umgebung. 1973 führt Merz ein anderes Zentralmotiv ein, den Tisch, der wie der Iglu für eine fundamentale Struktur menschlichen Verhaltens steht.
Um 1977 wendet sich Merz wieder verstärkt der Malerei zu, die er jedoch mit dreidimensionalen Gegenständen, den Fibonacci-Zahlen und ikonographischen Motiven – vor allem mythologisch besetzten Tieren, wie Krokodile, Nashörner, Bisons, Löwen – verbindet. Die gestisch gemalten, starkfarbigen Bilder werden mit Reisigbündeln kombiniert, von Neonröhren durchstoßen oder über Iglus gespannt. Sie ergänzen die aktuellen Installationen mit einer Fülle von neuartigen Motiven und Ideen, die nun auch direkt auf die zur Verfügung gestellten Örtlichkeiten Bezug nehmen.
Seit Ende der sechziger Jahre ist Merz als führender Vertreter der Arte Povera auf wichtigen Gruppenausstellungen vertreten, etwa 1969 in der Ausstellung *When Attitudes Become Form* in Bern und 1972 auf der *documenta 5*. 1975 erhält er seine erste große Museumsausstellung in der Kunsthalle Basel.
Merz lebt und arbeitet in Turin. H.D.

Mario Merz, Ausst.Kat. Museum Folkwang, Essen, und Van Abbemuseum, Eindhoven, 1979
Mario Merz, *Voglio fare subito un libro. Sofort will ich ein Buch machen*, Aarau, Frankfurt a.M. und Salzburg 1985
Über Mario Merz, 28. Internationales Kunstgespräch in der Galerie nächst St. Stephan, Wien 1985
Mario Merz, hrsg. v. Germano Celant, Ausst.Kat. Solomon R. Guggenheim Museum, New York 1989
Mario Merz, Ausst.Kat. Galleria Civica d'Arte Contemporanea Trient, Turin 1995

JOAN MIRÓ

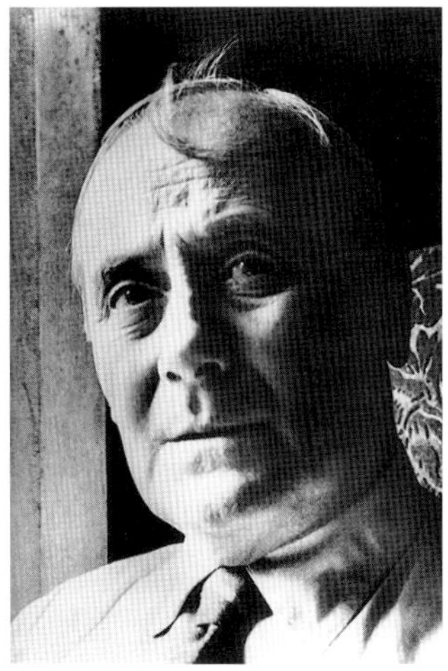

wurde am 20. April 1893 in Barcelona geboren. Er erhielt früh privaten Zeichenunterricht und skizzierte Dorfszenen und Architektur. 1907–1910 besuchte er die Handelsschule in Barcelona und parallel dazu die berühmte Kunstakademie »La Escuela de Bellas Artes de La Lonja«. 1910 arbeitete Miró zunächst als Buchhalter bei einer Bau- und Chemiefirma, begann aber 1912, nach einem Nervenzusammenbruch und Typhusfieber, ein Kunststudium an der privaten, progressiv ausgerichteten Akademie Galí in Barcelona.
In den nächsten Jahren beschäftigt sich Miró intensiv mit französischer Kunst und Literatur. Seine frühen Bilder, die er 1918 in einer ersten Einzelausstellung in der Galerie Dalmau zeigt, sind von kubistischen und fauvistischen Einflüssen geprägt. Es folgt die Arbeit an einer Bildserie, die man im Kreis der »Agrupació Courbet«, der Miró angehört, die »detaillistische« Phase nennt – Bilder mit kubistischer Grundstruktur, die an einigen Stellen minuziös ins Detail gehen.
1921 mietet Miró ein Atelier in Paris und lernt André Masson und die Künstler- und Intellektuellengruppe der Rue Blomet kennen (Michel Leiris, Georges Limbour, Antonin Artaud, Robert Desnos). *Der Bauernhof* (1921/22) ist ein Schlüsselwerk für den neuen Weg Mirós: Eindrücke des Landlebens sind auf assoziative Weise mit feinen Details und abstrakten Elementen zu einem »Magischen Realismus« kombiniert. Mit *Terre labourée* (Gepflügte Erde, 1923) und *Paysage catalan* (Katalanische Landschaft, 1923), die Mirós Dingwelt in ein System von Zeichen und Farben übersetzen, findet er Beachtung in der Surrealistengruppe um André Breton. Der Einfluß der surrealistischen Poesie macht sich in Mirós Bild-Gedichten bemerkbar. Eine andere Serie mit blauen Malgründen und sparsam gesetzten Zeichen scheint auf die »Champs magnétiques« von Breton zu reagieren. In den ab 1926 entstehenden *Paysages imaginaires* entwirft Miró weite Raumsuggestionen, die ganz aus dem Reichtum der Farbe leben; 1928 entsteht, inspiriert vom Studium alter niederländischer Meister auf einer Holland-Reise, die Serie »Holländische Interieurs«.
Eine Ausstellung im selben Jahr in der Pariser Galerie Georges Bernheim, bei der Miró auch erste »Papiers collés« zeigt, wird zum großen Erfolg. Aus seinen Collagen entwickelt sich Anfang der dreißiger Jahre eine Reihe großformatiger Gemälde aus abstrakten Farbformen, lapidar »Malerei« genannt. Die gesellschaftlichen Umbrüche in Spanien und schließlich der Ausbruch des Bürgerkrieges 1936 veranlassen Miró zu engagierten Plakaten für die Spanische Republik. Diese sogenannte »wilde Periode« zeigt Figurenbilder mit schmerzverzerrten bestienhaften Individuen, die in dem verschollenen Wandbild *Der Schnitter* (1937) für den Spanischen Pavillon der Pariser Weltausstellung ihren Höhepunkt finden.
Zu Kriegsbeginn setzt sich Miró nach Varengeville-sur-Mer in der Normandie ab, wo bis 1941 die Gouache-Serie *Constellations* entsteht, in der er ein neues System der Malerei entwirft: Auf speziell vorbereiteten Gründen verteilen sich Linien, Zeichen und symbolische Formen in einem dichten Netz der Beziehungen. In seiner ersten großen Retrospektive im Museum of Modern Art in New York 1941 werden auch diese kleinformatigen Gouachen gezeigt und wirken in ihrer neuartigen Offenheit auf die amerikanische Kunst.
In den folgenden Jahren zieht sich Miró von der Malerei zurück. Nachdem bereits in seiner »Anti-Malerei« Materialbilder entstanden sind, wählt er nun den direkten Umgang mit der Materie als neues, noch »unbelastetes« Erfahrungsfeld. Bereits 1944 entstehen erste Keramikarbeiten mit Unterstützung seines alten Freundes Josep Llorens Artigas sowie erste Bronzeskulpturen. 1947 gestaltet Miró ein Wandbild für das Cincinnati Terrace Hilton Hotel in New York, 1956–1958 die zwei eindrucksvollen Wände für das UNESCO-Hauptquartier in Paris. Ab 1960 erhält Miró zahlreiche internationale Aufträge für meist monumentale Keramikwände.
In dem 1956 von dem Architekten Josep Lluís Sert entworfenen Atelierhaus »Son Abrines« in Palma de Mallorca wandelt sich Mirós Stil noch einmal. Angeregt durch die neue amerikanische Malerei, entwickelt Miró großformatige abstrakte Bilder, die mit wenigen leuchtenden Zeichen Räume voller Poesie eröffnen. Neben den zahlreichen keramischen und plastischen Arbeiten und den Experimenten mit neuen Maltechniken greift er auch die alte katalanische Webkunst auf. Es entstehen die sogenannten »Sobreteixims«, Textilbildwerke mit integrierten Gegenständen, wie Metalleimern und Regenschirmen, und einer der eigenwilligsten Beiträge zur Kunst der Moderne.
Miró starb am 25. Dezember 1983 in Palma de Mallorca. H.D.

Rosa-Maria Malet, *Miró*, Barcelona 1983; dt. Stuttgart 1984
Joan Miró, Ausst.Kat. Kunsthaus Zürich und Städtische Kunsthalle Düsseldorf, Bern 1986
Walter Erben, *Joan Miró 1893–1983. Mensch und Werk*, Köln 1988
Pere Gimferrer, *Joan Miró. Auf den Spuren seiner Kunst*, Stuttgart 1993
Joan Miró, hrsg. v. Carolyn Lanchner, Ausst.Kat. The Museum of Modern Art, New York 1993
Hubertus Gaßner, *Joan Miró. Der magische Gärtner*, Köln 1994

AMEDEO MODIGLIANI

wurde am 12. Juli 1884 in Livorno in einer großbürgerlichen Familie geboren. Durch zwei schwere Tuberkulose-Erkrankungen (1895, 1900) blieb Modigliani zeitlebens geschwächt. Schon früh wurde er mit Literatur und Kunst vertraut und erhielt 1898 bis 1900 im Atelier von Guglielmo Micheli, einem späten Vertreter der Plein-air-Malerei, ersten Zeichen- und Malunterricht. Er begeisterte sich für die Werke von Tino di Camaino und die italienische Frührenaissance.
1902 gründet Modigliani in Florenz eine Ateliergemeinschaft mit Oscar Ghilia, wird Schüler der Freien

Aktschule und wechselt 1903 an die Akademie in Venedig. Die Biennale macht ihn mit den internationalen zeitgenössischen Kunstströmungen vertraut. Zeichnungen Modiglianis aus dieser Zeit belegen bereits das Interesse für das Porträt und die Linie als beherrschendes Formelement. Der weibliche Akt wird ebenfalls zu einem zentralen Thema. Die Bildnisse und Akte zeichnen sich durch ihre geschlossene Komposition und ihren relativ gleichartigen Ausdruck aus. Die grob vereinfachenden, weich schwingenden oder geschmeidig verzerrenden Linien betonen besonders in den Akten die Überlängung der Figuren und Köpfe.

1906 geht Modigliani nach Paris, um an der freien Akademie Colarossi zu studieren. Er entdeckt die Werke von Matisse und Gauguin, die ihn auf der Suche nach einer neuen Formensprache bestätigen, und stellt mit Erfolg im Herbstsalon 1907 aquarellierte Köpfe (mit fast monochromer Farbigkeit und gelängten Formen) sowie 1908 im *Salon des Indépendants* fünf Ölbilder aus. Die wenigen erhaltenen Bilder aus der Zeit spiegeln Einflüsse durch die Fauves, Matisse, Toulouse-Lautrec, Picasso und Cézanne. Durch Brancusi läßt Modigliani sich 1909 zur Bildhauerei anregen.

Der Umfang und die genaue Datierung von Modiglianis bildhauerischem Werk, das zwischen 1909 und 1915/1916 ensteht, ist unbekannt, ungewiß ist auch die Zahl der verlorengegangenen oder zerstörten Arbeiten. Als authentisch gelten 25 Skulpturen (23 Köpfe, eine weibliche Figur und eine Karyatide). Modigliani plant die Skulpturenköpfe als Ensemble – sieben wurden 1912 im Herbstsalon präsentiert –, das den »Effekt eines primitiven Tempels« vermittelt. Die kugelförmigen Gesichter, das blockartige Aussehen, die oberflächlich eingekerbte Masse und die geometrischen Gesichtszüge belegen eine deutliche Nähe zu Brancusis frühen Steinarbeiten mit ihrer direkten Bearbeitung des Materials. Von großer Bedeutung für Modiglianis Plastiken ist seine Auseinandersetzung mit afrikanischer Skulptur, aber auch anderer außereuropäischer (wie ägyptischer) Kunst sowie etruskischen und griechischen Skulpturen. Ein Zyklus von um 1911/12 entstandenen Köpfen, in dem er zu einer neuen, sehr individuellen Formensprache gelangt, zeugt von der Verbindung verschiedenster Kulturen. Seine *Karyatide* (um 1914) und sein *Stehender Akt* (um 1911) lassen Anleihen bei afrikanischer, ägyptischer und kykladischer Kunst vermuten, die Modigliani in einer subtilen Art der Aneignung und Transformation aufnimmt. Die emotionale Kraft der Stammeskunst wurde in seinem Bemühen um eine ausdrucksstarke, gefühlsbetonte, von klassischen Schönheitsidealen und anatomischer Genauigkeit befreite Skulptur ebenso zentral wie der Verzicht auf das Modellieren zugunsten des direkten Arbeitens am Stein. Modiglianis Einfluß auf zeitgenössische Bildhauer, mit Ausnahme etwa von Jacob Epstein und Jacques Lipchitz, bleibt jedoch gering.

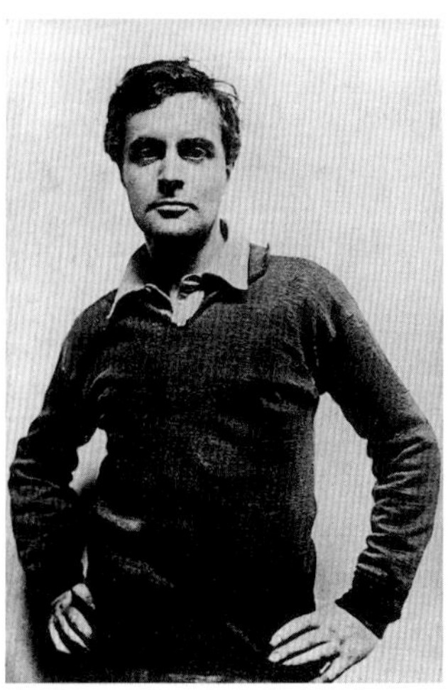

Die in der Skulptur aufgeworfenen bildnerischen Probleme wirken in Modiglianis Bildern zwischen 1915 und 1920 weiter. Als Maler verschafft er sich vor allem mit seinen Künstlerporträts bleibenden Ruhm. Trotz maskenhafter Stilisierung und Typisierung (ovales, gelängtes Gesicht, röhrenförmiger Hals, divergierende Augen) bewahren seine Porträts, in denen elementare Formensprache und manieristische Tendenzen verschmelzen, eine besondere Anmut und Spiritualität. Im Vergleich zu den frühen Porträts wird die arabeskenhafte Linie immer stärker stilisiert. Beispielhaft für diese Entwicklung sind die weiblichen Akte, die einen Eindruck von Ruhe und Entrücktheit vermitteln. Die Menschen, ins Unbestimmte blickend, wirken ihrer Umwelt enthoben und auf sich selbst zurückgeworfen. Die psychologische Befragung der zumeist frontal und in Nahsicht gezeigten Personen steht im Vordergrund.

Modigliani starb am 25. Januar 1920 in Paris. H.D.

Alfred Werner, *Modigliani, der Bildhauer*, Genf, Hamburg, Paris und New York 1962
Joseph Lanthemann, *Modigliani 1884–1920, Catalogue raisonné, sa vie, son œuvre complet, son art*, Barcelona 1970
Carol Mann, *Modigliani*, London 1980
Amedeo Modigliani, Ausst.Kat. Musée d'Art Moderne de la Ville de Paris, 1981
Werner Schmalenbach, *Amedeo Modigliani. Malerei – Skulpturen – Zeichnungen*, München 1990
Anette Kruszynski, *Amedeo Modigliani. Akte und Porträts*, München 1996

PIET MONDRIAN

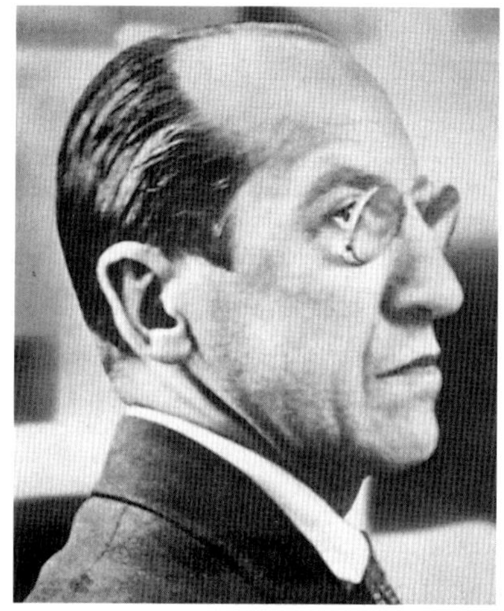

wurde am 7. März 1872 als Pieter Cornelis Mondriaan in Amersfoort geboren. Den ersten Zeichenunterricht erhielt er bei seinem Vater und seinem Onkel, dem Maler Frits Mondriaan. Nach dem Zeichenlehrerdiplom studierte er 1892–1897 Malerei an der Akademie in Amsterdam. In dieser Zeit entstanden Landschaftsbilder in der Tradition der Den Haager und der Amsterdamer Schule.

Im Anschluß an die Akademie verdient Mondrian seinen Lebensunterhalt mit Blumenbildern und Porträtaufträgen. Seine Landschaftsdarstellungen 1904–1905 zeigen bereits eine langsame Loslösung vom unmittelbaren Motiv. Durch die Begegnung mit Jan Toorop 1908 in Domburg entwickelt Mondrian seinen vom Divisionismus und den Fauves beeinflußten Stil weiter. Er kommt in Berührung mit der esoterisch-religiösen Gedankenwelt der Theosophischen Gesellschaft, der er 1908 beitritt. 1909 erhält Mondrian zusammen mit seinen Malerfreunden Cornelis Spoor und Jan Sluyters eine Ausstellung im Stedelijk Museum in Amsterdam; die ausgestellten Bilder belegen seinen endgültigen Bruch mit dem Naturalismus. 1911 beteiligt er sich an der ersten Ausstellung der Amsterdamer Künstlervereinigung »Moderne Kunstkring«, bei der auch Arbeiten von Picasso und Braque gezeigt werden, die Mondrian sehr beeindrucken. Außerdem wird eine Arbeit im *Salon des Indépendants* in Paris ausgestellt, wohin er Ende 1911 übersiedelt.

Bei Ausbruch des Ersten Weltkriegs ist Mondrian in Holland und kann nicht nach Paris zurückkehren. Er macht die Bekanntschaft des Philosophen und Mathematikers M. H. J. Schoenmaekers, dessen neoplatonische Ideen Mondrian auf seinem Weg zu einer spirituellen Malerei bestätigen. 1916 lernt Mondrian Theo van Doesburg kennen und beteiligt sich maßgeblich an dessen Zeitschrift *De Stijl*, in der er bis 1924 Schriften zu seiner Kunsttheorie veröffentlicht. Im Zentrum dieser über ästhetische Gesichtspunkte hinausreichenden Lehre steht der Begriff des »Neo-Plastizismus«, dem zufolge alle Bereiche der bildenden Kunst, der Musik, der Architektur nach abstrakten, allgemein gültigen Prinzipien, unabhängig vom Naturvorbild, aufgebaut werden sollen.

1919 kehrt Mondrian nach Paris zurück und beginnt 1921 ein Bildsystem zu entwickeln, bei dem er sich auf die Primärfarben Rot, Gelb und Blau sowie Schwarz, Weiß und Grau beschränkt, die in ein strenges, rechtwinkliges Linien- und Flächensystem in wechselnden Proportionen und Symmetrien eingetragen werden. Er versteht diese »Reinigung der Malerei« nicht als formales Exerzitium, sondern als Ausdruck einer spirituellen Botschaft, als Sinnbild der geheimen Ordnung der Welt.

Eine derartige Strenge in der bildnerischen Auffassung führt auch im inneren Kreis von De Stijl zum Widerspruch. Im Unterschied zu van Doesburg, der mit den Architekten J. J. P. Oud und Cornelis van Eesteren zusammenarbeitet, schafft Mondrian nur wenige architektonische Entwürfe, so z. B. das Bühnenbildmodell für Michel Seuphors Theaterstück *L'Ephémère est éternel* (1926) und den Entwurf für die Ausgestaltung der Bibliothek Ida Bienerts in Plauen.

Die eindrucksvollste Innenraumgestaltung gelingt Mondrian in seinem eigenen Atelier, das mit verschiebbaren farbigen Platten und streng geordneter Rechtwinkligkeit seine Kunstprinzipien demonstriert. 1925 trennt sich Mondrian von der De Stijl-Gruppe. Seine Artikel über die neue Architektur und Stadtplanung erscheinen 1927 in der von dem Anarchisten Arthur Müller-Lehning herausgegebenen Zeitschrift *i 10*. In Paris gründet er 1929 zusammen mit Michel Seuphor, José Torres-Garcia und anderen abstrakten Künstlern die Gruppe »Cercle et Carré«, ein Sammelbecken für alle abstrakten Richtungen, insbesondere die geometrische Abstraktion. Ab 1931 wird Mondrian Mitglied der von Auguste Herbin gegründeten Gruppe »Abstraction-Création«. 1938 emigriert er nach London und 1940 nach New York.

Unter dem Eindruck der neuen amerikanischen Malerei des Abstrakten Expressionismus, vielleicht aber auch angeregt durch die Atmosphäre der Stadt New York, beginnt Mondrian eine neue Serie, eine Hommage an die pulsierende Großstadt, in der ein ryhthmisches Flechtwerk farbiger Streifen die puritanische Strenge verdrängt hat. Mondrians letztes, unvollendetes Bild *Victory Boogie-Woogie* (1943/44) löst die Linienstruktur weiter auf zugunsten kleiner Farbflecken, die ein Stakkato von farbigen Lichtern erzeugen, ein quasi-musikalisches Bildmuster und ein Neuansatz, den Mondrian nicht mehr weiter verfolgen konnte.

Mondrian starb am 1. Februar 1944 in New York.

H.D.

Kermit Swiler Champa, *Mondrian Studies*, Chicago und London 1985
Harry Holtzman und Martin S. James (Hrsg.), *The New Art – The New Life. The Collected Writings of Piet Mondrian*, London 1987
Mondrian – From Figuration to Abstraction, hrsg. v. Herbert Henkels, Ausst.Kat. The Seibu Museum of Art, Tokio, und Haags Gemeentemuseum, Den Haag, 1987
Carel Blotkamp, *Mondrian: The Art of Destruction*, Zwolle 1994
Piet Mondrian 1872–1944, Ausst.Kat. Haags Gemeentemuseum, Den Haag 1994
Susanne Deicher, *Piet Mondrian. Protestantismus und Modernität*, Berlin 1994

CLAUDE MONET

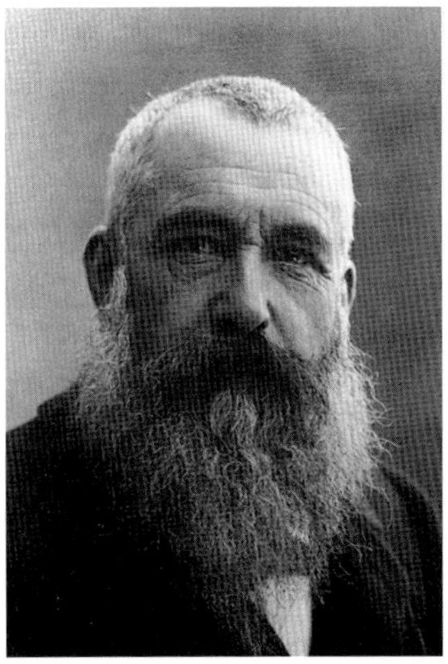

wurde am 14. November 1840 in Paris geboren und wuchs ab 1845 in Le Havre auf. Seine zeichnerische Begabung zeigte sich früh u.a. in gutbezahlten Karikaturen der Bürger von Le Havre. Anregungen zur Malerei erhielt er von dem Landschaftsmaler Eugène Boudin. 1859 ging Monet nach Paris, besuchte das freie Atelier Suisse und befreundete sich mit Camille Pissarro. Unterbrochen durch den Militärdienst 1861, setzte er 1862 als Schüler des akademischen Malers Charles Gleyre sein Studium fort.

In Gleyres liberal geführtem Atelier wird Monet zur Freilichtmalerei ermuntert, die er in der Folge zusammen mit den befreundeten Mitschülern und späteren Impressionisten Auguste Renoir, Alfred Sisley und Jean-Frédéric Bazille auf den Spuren der Maler von Barbizon im Wald von Fontainebleau erprobt und die 1865/66 in dem ehrgeizigen großen Freilichtgemälde *Le Déjeuner sur l'herbe* (Das Frühstück im Freien) erfolgreich umgesetzt wird. Angeregt durch die einem neuen Realismus verpflichteten Kunsttheorien, deren führender Vertreter Gustave Courbet ist, und die unkonventionelle Malerei von Edouard Manet, fühlt sich Monet in seinem Bemühen um eine moderne zeitgemäße Bildsprache bestätigt, in der einige Grundsätze der konventionellen Salonmalerei aufgegeben werden. Impulse für neue Kompositionsformen (Überschneidung durch Bildränder, Flächigkeit usw.) liefern dabei auch die Photographie, auf die Monet wie andere impressionistische Maler zurückgreift, sowie farbige japanische Holzschnitte.

Monets frühe, häufig vor Ort (und nicht, wie traditionell gefordert, im Atelier) ausgeführte Szenen aus dem zeitgenössischen Leben führen mit der Darstellung der Vergnügungsinsel *La Grenouillère* 1869 zum Impressionismus. Das kleinformatige Plein-air-Motiv, in dem das Spiel von farbigem Licht auf bewegtem Wasser und damit atmosphärische Veränderungen, visuelle Phänomene und Bewegung thematisiert werden, zeigt erstmals konsequent jenen spezifischen farbig geteilten, spontanen und skizzenhaften Pinselstrich. Der Verzicht auf das traditionelle Hell-Dunkel und Elemente der Zentralperspektive sind weitere Regelverstöße, die das Publikum schockieren. Die Ausstellung impressionistischer Bilder im maßgeblichen *Salon* weitgehend verhindert, was 1874 zur unabhängigen *Ersten Impressionisten-Ausstellung* führt. Monets dort präsentierte *Impression, soleil levant* (Impression, Sonnenaufgang) von 1872 gibt der impressionistischen Bewegung ihren Namen.

Nach dem Exil anläßlich des Deutsch-Französischen Krieges 1870/1871 in London und später in Holland, läßt Monet sich 1872–1878 in Argenteuil nieder. Dort und in der Umgebung entstehen jene Werke, die die Hochphase des Impressionismus markieren: Darstellungen von Brücken, Booten, Familienszenen in Haus und Garten, Stadt- und Naturansichten, die in ihrem Farbenreichtum, ihrer Lichthaltigkeit und Komposition klassischen Rang haben und andere Impressionisten beeinflussen. 1878–1881 lebt Monet in Vétheuil, ebenfalls einem Ort an der Seine, wo nach dem Tod seiner Frau Camille 1879 menschenleere Landschaften mit schwermütig-melancholischem Stimmungsgehalt entstehen.

In seinem Bemühen, dem sich ständig verändernden Aussehen der Wirklichkeit gerecht zu werden, gelangt Monet seit den 1880er Jahren mit ungewöhnlichen Motiven (schwer zugängliche Klippen, Felsen und Buchten, Ansichten bei klirrender Kälte, Sturm, Regen oder gleißender Sonne unter zum Teil außergewöhnlichen Blickwinkeln) zunehmend über den Impressionismus und topographisch gebundene Abbildlichkeit hinaus. Mit den großen Bildserien des Spätwerks (Pappeln, Getreideschober, Kathedrale von Rouen), die nach Monets Umzug nach Giverny 1883 entstehen, gelangt er über das geschlossen komponierte Tafelbild hinaus zu einer neuen Bildsprache, die in der Serie der »Seerosen«-Bilder ihren ausdrucksstarken Höhepunkt findet. In Giverny legt Monet seinen berühmten Garten mit Seerosenteich an, den er in über 200 Bildern festhält. Über die objektiv erfahrbare Wirklichkeit hinaus wird in diesen Bildern das, »was zwischen Motiv und Künstler« geschieht, thematisiert. Mit den Farben versucht Monet einen Gegenwert für die optischen Sensationen zu finden. Seine »Seerosen«-Bilder entstehen abseits der zeitgenössischen avantgardistischen Strömungen und werden daher lange Zeit vergessen und erst in den fünfziger Jahren hauptsächlich durch die Abstrakten Expressionisten wiederentdeckt. In ihrer offenen, kaum noch gegenständlich fixierten Struktur, den expressiven und abstrakten Qualitäten, der Thematisierung von Farbe und Geste weisen sie auf spätere Entwicklungen voraus.

Monet starb am 5. Dezember 1926 in Giverny. H.D.

Monet's Years at Giverny: Beyond Impressionism, Ausst.Kat. Metropolitan Museum, New York 1978
Hommage à Claude Monet, Ausst.Kat. Grand Palais, Paris 1980
Robert Gordon und Andrew Forge, *Monet*, New York 1983; dt. Köln 1985
Claude Monet: Nymphéas. Impression. Vision, Ausst. Kat. Kunstmuseum Basel, 1986
Charles F. Stuckey, *Claude Monet 1840–1926*, Chicago 1995
Daniel Wildenstein, *Claude Monet, Biographie et catalogue raisonné*, Bd.1–5, Paris 1974–1991; dt. Köln 1996

HENRY MOORE

wurde am 30. Juli 1898 in Castleford, Yorkshire, geboren. Nach einer Lehrerausbildung und einem Fronteinsatz im Ersten Weltkrieg 1917–1918 entschloß sich Moore zu einem Kunststudium und schrieb sich am College of Art in Leeds für Bildhauerei ein. 1921 erhielt Moore ein Stipendium für das Royal College of Art in London.

Die Kunst- und Völkerkundesammlungen des Victoria and Albert Museum und der Tate Gallery und vor allem die ägyptischen und mexikanischen Skulpturen im British Museum üben einen nachhaltigen Einfluß auf Moores künstlerisches Werk aus. Schon Anfang der zwanziger Jahre distanziert er sich von dem traditionellen Formen-, Proportionen- und Kompositionskanon, wie er an der Akademie gelehrt wird. In der Auseinandersetzung mit der Kunst Afrikas und Ozeaniens findet er zunächst zu grob bearbeiteten, blockhaften Formen, dann zu säulenhaft gelängten Figuren, die den Einfluß Brancusis vermuten lassen. Der moderne Bildhauer hat für Moore wesentlich den Empfindungsgehalt der Form zu verwirklichen, anstatt in der Form nur einen Darstellungswert zu sehen. Moore sucht nach einem Einverständnis mit dem Material, ohne dessen Struktureigenschaften zu verfälschen. Die meisten seiner Skulpturen sind in Bronze gegossen, daneben finden sich aber auch Werke in Holz und Stein.

1924–1931 ist Moore Dozent für Bildhauerei am Royal College of Art, anschließend übernimmt er 1932–1939 die Bildhauerklasse an der Chelsea School of Art. Bereits 1928 erhält er seinen ersten öffentlichen Auftrag, ein Skulpturenrelief für ein Gebäude der Londoner Untergrundbahn. Im selben Jahr erfolgt die erste Einzelausstellung in der Warren Gallery in London.

Moores Themenkreis konzentriert sich von Beginn an auf wenige, wiederkehrende Themen, dazu gehören vor allem »Mutter-Kind«-Darstellungen und »Liegende«. In den dreißiger Jahren entstehen seine ersten *Liegenden*, die wiederum von mannigfaltigen Einflüssen »primitiver Kunst«, vor allem Ozeaniens, sowie etruskischer Grabplastik geprägt sind. Hinzu kommen kubistische Einflüsse, durch Jacob Epstein vermittelt, und surrealistische Elemente, insbesondere angeregt durch die Arbeiten Joan Mirós.

Kurz nach Ausbruch des Zweiten Weltkriegs wird Moore als »Official War Artist« berufen; es entsteht eine Serie von Zeichnungen schutzsuchender Menschen in der Londoner Untergrundbahn, die ihn einer breiten Öffentlichkeit bekannt macht (*Shelter*-Serie). Nach dem Krieg wird Moore, durch zahlreiche nationale und internationale Auszeichnungen geehrt, zum bekanntesten Künstler Großbritanniens. 1946 findet die erste große Retrospektive im Museum of Modern Art in New York statt, und 1948 erhält er den Internationalen Preis für Skulptur auf der Biennale in Venedig.

Moore beginnt, intensiv in Bronze zu arbeiten, und fügt seinem Themenkanon mehrfigurige Plastiken hinzu. Höhepunkt der aufragenden oder sitzenden Figuren ist die zwei Meter hohe Bronzeplastik *King and Queen* (König und Königin, 1952/53), die in fünf Abgüssen existiert, von denen nur eine im Außenraum aufgestellt ist. Die Beschäftigung mit der inneren und der äußeren Form, die Spannung zwischen Wölbung und Höhlung und die Einbeziehung von Hohlformen – Fragen, denen er seit den dreißiger Jahren nachgeht – zeigen sich in abstrakten Werken wie *Upright Internal/External Form* (Aufrechte innere/äußere Form, 1951). Eine Weiterentwicklung dieser Komposition stellt etwa die Doppelfigur *Reclining Figure* (Liegende, 1963), aufgestellt vor dem Lincoln Center in New York dar, deren zwei monumentale Teile, obgleich getrennt, dennoch harmonisch interagieren.

Die großformatigen Skulpturen, die Moore in seinen letzten Schaffensjahren ins Monumentale steigert, wirken am eindrucksvollsten in Korrespondenz mit der Architektur oder aber in der freien Landschaft, die er als Aufstellungsort bevorzugt. Gerade die

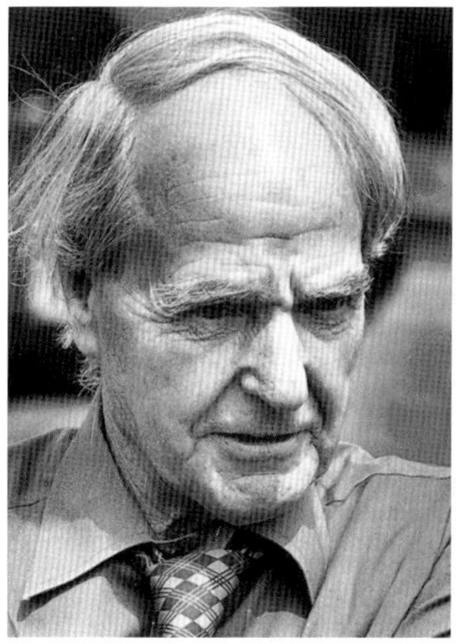

Berge und Felsen des heimatlichen Yorkshire bieten ihm neben dem menschlichen Körper wichtige Inspiration, was sich vor allem in den späteren Werken äußert sowie in Skulpturen, die zum Hindurchgehen einladen. Parallel dazu entstehen große graphische Zyklen, wie etwa das *Elephant-Skull*-Album (1969–1970) und das *Sheep*-Album (1972 und 1974). In den Großplastiken der siebziger und achtziger Jahre bleibt Moore seinen formalen Grundthemen treu, wie etwa in der größten aus Holz hergestellten *Liegenden Figur* (1978) für die 1977 gegründete Henry Moore Foundation in Much Hadham oder dem *Großen Bogen: Torso* (1980) für den Kensington Garden in London.

Moore starb am 31. August 1986 in seinem Haus in Much Hadham. H.D.

Henry Moore. Sculptures et Dessins, Ausst.Kat. Orangerie des Tuileries, Musée National d'Art Moderne, Paris 1977

Herbert Read, *Henry Moore: Portrait of an Artist*, London und New York 1979

David Mitchinson, *Henry Moore: Sculpture*, Barcelona, London und New York 1981; dt. Suttgart 1981

Henry Moore, hrsg. v. Susan Compton, Ausst.Kat. Royal Academy of Arts, London 1988

David Mitchinson und Julian Stallabrass, *Henry Moore*, Barcelona, London, New York, Groningen und Paris 1992

Henry Moore. From the Inside Out. Plasters, Carvings and Drawings, hrsg. v. Claude Allemand-Cosneau, Manfred Fath und David Mitchinson, Ausst.Kat. Musée des Beaux-Arts, Nantes, und Städtische Kunsthalle, Mannheim, München 1996

GIORGIO MORANDI

wurde am 20. Juli 1890 in Bologna geboren. Nach dem Tod des Vaters 1910 bezog Morandi mit seiner Mutter und den drei Schwestern eine Wohnung in Bologna, in der er bis zu seinem Tod lebte und arbeitete. 1907–1913 besuchte er die Accademia di Belle Arti in Bologna.

1909 lernt Morandi durch Reproduktionen das Werk von Cézanne kennen, das ihm zeitlebens als Vorbild gilt. In Florenz studiert er die italienischen Meister der Frührenaissance, insbesondere Giotto, Masaccio und Uccello. Wie viele andere junge Künstler wird Morandi zunächst vom Futurismus angezogen. Während einer futuristischen Veranstaltung 1914 im Teatro del Corso in Bologna trifft er mit Umberto Boccioni und Carlo Carrà zusammen. Die Galleria Sprovieri in Rom veranstaltet im selben Jahr die *Erste Freie Futuristische Ausstellung*, an der auch Morandi teilnimmt.

Nach der Auseinandersetzung mit den kubistischen Arbeiten von Picasso und Braque sowie vor allem mit der Malerei Henri Rousseaus, dessen direkte Auffassung und Wiedergabe plastischer Formen ihn nachhaltig beeindruckt, wendet Morandi sich zwischen 1918 und 1919 der Pittura Metafisica zu. Es entstehen einige wenige Arbeiten, in denen er Teile des Bildrepertoires de Chiricos aufgreift, jedoch insgesamt zu unspektakuläreren, reduzierteren Kompositionen findet. Die von Mario Broglio begründete Zeitschrift *Valori Plastici*, vor allem die Plattform für de Chirico und Carrà, veröffentlicht mehrere Reproduktionen dieser kurzen Werkphase Morandis.

1920 besucht Morandi die Biennale in Venedig und sieht erstmals Bilder von Cézanne im Original. Die zwanziger Jahre sind insgesamt durch erhebliche materielle Schwierigkeiten gekennzeichnet, so daß Morandi gezwungen ist, seine seit 1914 aufgenommene Lehrertätigkeit auszudehnen. Die Situation verbessert sich erst 1930 durch eine Professur für Radiertechnik an der Bologneser Akademie. Diese materielle Unabhängigkeit schafft die Grundlage für die volle Entfaltung seiner malerischen Konzeption.

Nach der kurzen Phase der Pittura Metafisica hat sich Morandi bereits ab 1920 neben Landschaften fast ausschließlich der Stillebenmalerei zugewendet. Im Unterschied zu den Stilleben etwa der Neuen Sachlichkeit in Deutschland beschränkt Morandi seinen Formenschatz – darin Cézanne vergleichbar – auf wenige, immer wieder neu zusammengestellte vertraute Gegenstände (Tassen, Flaschen, Schüsseln) sowie auf eine begrenzte Farbskala, die starke Kontraste im Hell-Dunkel und in den Farbwerten vermeidet. Innerhalb der stark aufgehellten Buntwerte schaffen differenzierte Modulationen und Schattierungen feine Sfumato-Effekte. Die Plastizität der ein-

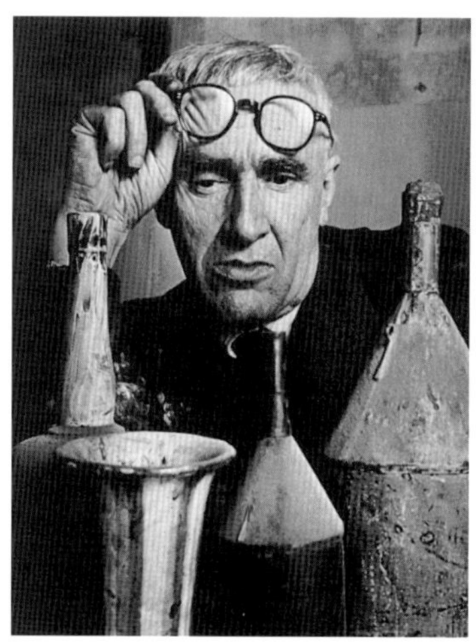

fachen Gegenstände wird durch die freie malerische Behandlung der einzelnen Flächen erreicht. Dabei sind es nicht Licht- bzw. Schatteneffekte, die Volumina suggerieren, sondern die Positionierung heller und dunkler Flächen, die auf der gesamten Bildfläche Räumlichkeit in einem nahezu einheitlichen, meist dumpfen Farblicht schafft. Eine zunehmende Abstraktion zeigt sich in den späten dreißiger Jahren in der Auffassung der Bildgegenstände, die Morandi zu immer einfacheren geometrischen Formen reduziert. Gleichzeitig tritt der Farbauftrag, die deutliche Sichtbarkeit des Pinselduktus, malerisch stärker in den Vordergrund. Ab 1940 entstehen Bildreihen, die leichte Objekt-, Raum- und Farbveränderungen aufweisen und durch den Wechsel zwischen gegenständlicher Fixierung und freier malerischer Erscheinung gekennzeichnet sind.
Erst nach seiner Pensionierung 1956 macht Morandi die erste und einzige Auslandsreise anläßlich der Eröffnung einer gemeinsam mit Giacomo Manzù eingerichteten Ausstellung in Winterthur. Er besucht von dort aus die Sammlung Oskar Reinhart und das Kunsthaus Zürich, anschließend das Kunstmuseum Basel. Auf der IV. Biennal von São Paulo erhält Morandi 1957 den Großen Preis für Malerei, nachdem er dort bereits 1955 den Großen Preis für Radierung erhalten hat. Werner Haftmann richtet auf der ersten *documenta* 1955 ein Kabinett mit elf Bildern Morandis ein. Die Stadt Siegen verleiht ihm 1962 den Rubens-Preis. Trotz des zunehmenden Erfolgs beharrt Morandi auf seinem zurückgezogenen Leben in Bologna und dem kleinen Bergdorf Grizzana, in dem er vor allem die Sommermonate verbringt.
Morandi starb am 18. Juni 1964 in Bologna. H.D.

Guido Giuffré, *Giorgio Morandi*, Luzern 1970
Lamberto Vitali, *Morandi. Catalogo Generale*, Bd. 1: 1910–1947, Bd. 2: 1948–1964, Mailand 1977
Jean Jouvet und Wieland Schmied, *Giorgio Morandi. Ölbilder, Aquarelle, Zeichnungen, Radierungen*, Zürich 1982
Angelika Burger, *Die Stilleben des Giorgio Morandi*, Hildesheim 1984
Marilena Pasquali, *Morandi. Acquerelli, Catalogo Generale*, Mailand 1991
Efrem Tavoni, *Morandi. Disegni, Catalogo Generale*, Mailand 1994
Giorgio Morandi. Gemälde, Aquarelle, Zeichnungen, Radierungen, hrsg. v. Ernst-Gerhard Güse und Franz Armin Morat, Ausst.Kat. Saarland-Museum Saarbrücken, München 1993

REINHARD MUCHA

wurde am 19. Februar 1950 in Düsseldorf geboren.
So wenig Mucha über seinen biographischen Hintergrund öffentlich machen will, so wenig lassen sich seine künstlerischen Arbeiten in bestehende Stilrichtungen oder Deutungssysteme einordnen. Mucha arbeitet mit Elementen der Concept Art, wendet Methoden der Spurensicherer an und verweist mit der Präsentation von Fundstücken, deren selbstreferentiellen Charakter er betont (in manchen Fällen jedoch auch gleichzeitig bricht), immer wieder auf die Idee des Ready-made.
Ende der siebziger Jahre beginnt Mucha mit »Schriftbildern«, darunter z.B. die direkt auf die Wand gemalte Arbeit *KREFELD-OPPUM* (1977), riesige, mit schwarzglänzender Lackfarbe aufgetragene Buchstaben, die den Werktitel bezeichnen, oder das erste Hinterglasbild (*Ohne Titel*, 1979), eine schwarzgrundierte Glasscheibe mit der braunroten Buchstabenfolge »S E X«. Das Schriftbild bleibt jeweils sachlich und auf der Ebene der buchstäblichen Dechiffrierung direkt und unmißverständlich.
Schriftzeichen sind jedoch nur ein Element, mit dem Mucha auf Lesbarkeit bei seinen Arbeiten setzt. Kennzeichnend sowohl für seine Bilder als auch die ab den frühen achtziger Jahren folgenden Objekte und raumgreifenden (und -bildenden) Konstruktionen ist ihre handwerklich-technische Präzision. Dabei entsteht oft der Eindruck einer poetischen Nüchternheit bis hin zur melancholischen Lakonik, etwa bei frühen Arbeiten wie *Lampe* (1981), einer schlichten quadratischen Wandlampe, die ursprünglich die Toreinfahrt zu Muchas Atelier beleuchtete, oder auch jüngeren, z.B. *Biblis* (1993), einem Matratzenfundstück, das in merkwürdigem Gegensatz zu dem politisch besetzten Titel steht. Mucha verwendet sowohl fabrikneue wie alte, abgenutzte Gegenstände, die er isoliert präsentiert oder miteinander kombiniert. Die einzelnen Bestandteile bleiben dabei identifizierbar, werden nicht transformiert, sondern repräsentieren in erster Linie sich selbst.
Hinweise auf einen weiterführenden möglichen Sinnzusammenhang liefert Mucha vereinzelt durch die Titel, etwa bei dem *Deutschlandgerät*, seinem Beitrag für die Biennale in Venedig 1990. Der Titel entspricht dem Markennamen eines »druckluft-hydraulischen Aufgleisers« für entgleiste Züge, der während der Gründerzeit von der Firma »Deutschland« hergestellt wurde. Mucha, dessen Düsseldorfer Atelier sich in dem ehemaligen Fabrikgebäude dieser Firma befindet, baut innerhalb des Deutschen Pavillons aus der faschistischen Ära Deutschlands eine bunkerartige Kammer, an deren Innenwänden er flächendeckend in Glasvitrinen Holzbohlen seines Atelierbodens montiert. Die inhaltliche Dimension, die die Verknüpfung von Gegenständen aus dem unmittelbaren persönlichen Lebens- und Arbeitszusammenhang des Künstlers mit den historischen Fakten einerseits und den architektonischen Vorgaben andererseits ergibt, kann sich dem Rezipienten erst über die Information erschließen, die Mucha in historisch-dokumentarischen Texten parallel anbietet.
Mit Gegenständen, die aus einem allgemeineren und unmittelbar verständlicheren Kontext entnommen sind, arbeitet Mucha etwa in seiner Installation *Wartesaal* (1982), bei der er mit 242 nachgebildeten Ortsschildern von deutschen Bahnhofsstationen, die durch das Bahnnetz miteinander verbunden sind, eine Topologie erstellt, die gleichermaßen historisch wie fiktiv ist. In der Präsentation dieser Arbeit, die von Fall zu Fall modifiziert wird, ist jeweils nur eine Tafel mit Ortsnamen zu sehen, die anderen bleiben in elf Metallregalen archiviert. Zwei Fundstücke, eine alte Eisenbahnkarte und ein Tarifverzeichnis von 1943, und die Vorgabe, daß jeder Ortsname aus genau sechs Buchstaben bestehen muß, bilden den formalen Ausgangspunkt für Muchas fiktive Topologie, deren Interpretation von der individuellen

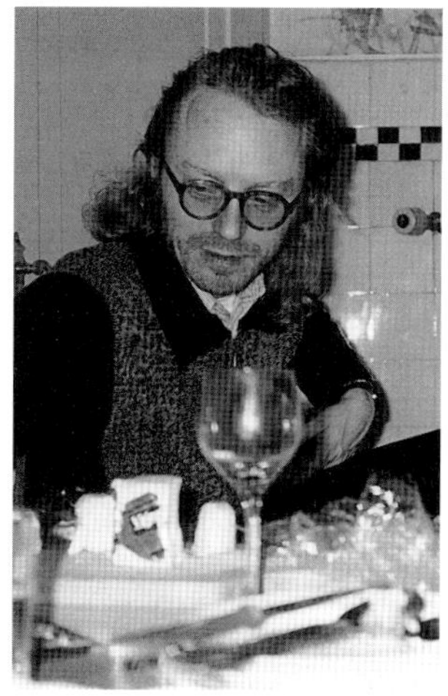

Erfahrung und Assoziationsbereitschaft des Betrachters abhängt.
1981 wurde Mucha das Annemarie-und-Will-Grohmann-Stipendium sowie der Förderpreis des Kulturkreises im Bundesverband der Deutschen Industrie zuerkannt. Einzelpräsentationen fanden u.a. 1985 im Württembergischen Kunstverein Stuttgart, 1986 im Centre Georges Pompidou in Paris, 1987 in der Kunsthalle Bern und in der Kunsthalle Basel sowie 1993 im Palazzo delle Esposizioni in Rom und 1996 in der Ifa-Galerie in Berlin statt, der ersten Station einer weltweiten Tournee.
Mucha lebt und arbeitet in Düsseldorf. C.T.

Das Figur-Grund Problem in der Architektur des Barock (für dich allein bleibt nur das Grab), Ausst.Kat. Württembergischer Kunstverein, Stuttgart 1985
Reinhard Mucha. Gladbeck., Ausst.Kat. Musée Nationale d'Art Moderne, Centre Georges Pompidou, Paris 1986
Reinhard Mucha, Nordausgang; Kasse beim Fahrer, Ausst.Kat. Kunsthalle Bern, und *Nordausgang*, Kunsthalle Basel und Kunsthalle Bern, 1987
Reinhard Mucha. Mutterseelenallein, Ausst.Kat. Museum für Moderne Kunst, Frankfurt a.M. 1993
Reinhard Mucha, Ausst.Kat. Ifa-Galerie Berlin, Stuttgart 1997

BRUCE NAUMAN

wurde am 6. Dezember 1941 in Fort Wayne, Indiana, geboren. Er studierte 1960–1964 Mathematik, Physik und Kunst an der University of Wisconsin in Madison. 1964 wechselte Nauman an die University of California in Davis, wo er u.a. bei William T. Wiley und Robert Arneson studierte. 1966–1968 unterrichtete er am San Francisco Art Institute. 1966 gab er seine Malerei, Landschaften und Porträts in expressiver Manier, auf, um sich mit kunsttheoretischen Fragen sowie mit den Medien Film, Performance und Video zu beschäftigen.
Den Arbeiten Naumans, die sich in bezug auf Thematik, Material und Technik äußerst heterogen zeigen, liegt eine gemeinsame künstlerische Methode und Fragestellung zugrunde. Er untersucht die Struk-

turen und Funktionen, die innewohnende Logik und die Veränderungen von sinnlichen Wahrnehmungen und erforscht damit das, »was Kunst sein könnte« (Nauman). Dabei ist Nauman keiner Stilrichtung verpflichtet, sondern arbeitet mit einer Fülle subjektiver Ausdrucksformen. In dieser Hinsicht kann Naumans Arbeit als eine »Überwindung« der Minimal Art bezeichnet werden. Ausschlaggebend für die Formfindung und die Wahl des jeweiligen Mediums ist für ihn die Initiierung eines sinnlichen oder intellektuellen Prozesses, der dem Betrachter neuartige, häufig irritierende Erfahrungen vermittelt.

In den sechziger Jahren arbeitet Nauman vorwiegend an körperbezogenen Werken und Aktionen, darunter etwa Abgüsse von Körperteilen, die er in Verbindung mit anderen Gegenständen verfremdet, oder die Photoarbeit *Self-Portrait as a Fountain* (1966/67), eine Parodie auf Duchamps Ready-made-Ikone *Fountain* (1917). Er dreht Filme, die lapidare Vorgangsbeschreibungen zeigen, etwa *Thighing* von 1967 (ein Wortspiel aus thigh = Schenkel und to sigh = seufzen), in dem eine Kamera in fester Einstellung auf seinen Schenkel gerichtet ist, den der Künstler knetet und verformt und dabei laut seufzend atmet.

Angeregt von Ludwig Wittgensteins Philosophie, produziert Nauman 1967 eine seiner ersten Neonarbeiten, die den Satz »The True Artist Helps the World by Revealing Mystic Truths« spiralförmig entfaltet. In weiteren Neonarbeiten spielt Nauman mit dem Schockmoment. In *Raw War* (1970) etwa blinkt abwechselnd »Raw« rot, dann »War« orange auf. In den Neonbildern erscheinen in rascher Folge fragmentierte Körperteile, deren Begegnungen und Durchdringungen katastrophal enden – satirische Kommentare zu Sex und Macht. In weiterer kritischer Fortführung der Minimal Art entstehen plastische Arbeiten aus Fiberglasmassen und zerschnittenen Gummimatten, die Mel Bochner anläßlich der programmatischen New Yorker Ausstellung *Eccentric Abstraction* 1966 als »not-forms« bezeichnet.

Ab Ende der sechziger Jahre forciert Nauman die Wirkmechanismen seiner Arbeiten derart, daß er den Betrachter mit paradoxen, oftmals Angst auslösenden Situationen konfrontiert. In der Leo Castelli Gallery New York installiert er 1984 seine Arbeit *Room With My Soul Left Out, Room That Does Not Care* aus drei sich durchschneidenden Celotex-Tunneln, mit schwachem Licht beleuchtet. Der in den Tunnel eindringende Rezipient verliert, auf einem Gitter stehend, das den Blick auf einen ins Untergeschoß reichenden Schacht freigibt, bald seine Raumorientierung und setzt sich zugleich den Blicken derer aus, die ihn von den beiden anderen Seiten betrachten können. Sind diese »Erfahrungsarchitekturen« noch weitgehend auf den Kontext des jeweiligen Rezipienten beschränkt, so entstehen gleichfalls politisch engagierte Arbeiten, etwa die Thematisierung südamerikanischer Willkürjustiz.

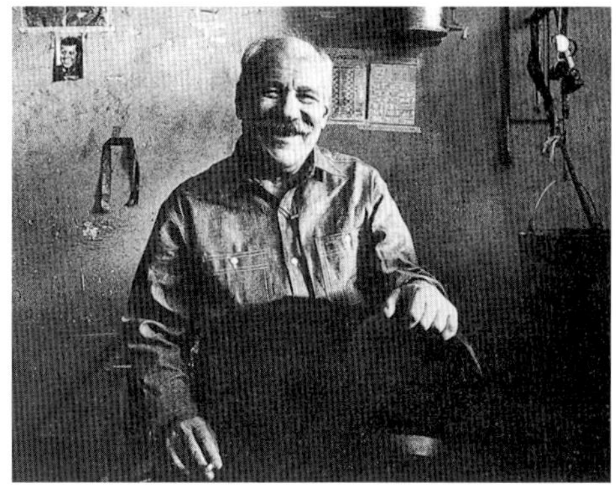

Mit seinen Tierskulpturen aus den späten achtziger Jahren knüpft Nauman an surrealistische Verfahren an; industriell gefertigte taxidermische Tierattrappen sind der Ausgangspunkt für fragmentierte Formen aus Schaumstoff oder Aluminium, die an Stahlkreuzen aufgehängt über den Boden schleifen oder mit Drähten befestigt von der Decke hängen.

In neueren Videoarbeiten stellt Nauman die Geduld und die Belastbarkeit des Betrachters zunehmend auf die Probe. In *Clown Torture* von 1987 etwa wird der Betrachter mit Clownszenen aus zwei Monitoren sowie mit zwei an der Decke hängenden Projektoren, die Videobilder auf die Seitenwände projizieren, konfrontiert. Durch die Verdoppelung der an sich banalen Szenen und deren pausenlose Wiederholung erhält die Installation ihre Intensität.

Naumans Arbeiten wurden auf zahlreichen internationalen Ausstellungen gezeigt, darunter auf der *documenta 4, 6, 7* und *9*. Eine umfassende Werkschau veranstaltete 1994 das Walker Art Center in Minneapolis, die an verschiedenen Stationen in den USA und Europa gezeigt wurde.

Nauman lebt und arbeitet in Galisteo, New Mexico.

H.D.

Bruce Nauman, Ausst.Kat. Whitechapel Art Gallery, London 1986

Bruce Nauman: Drawings/Zeichnungen 1965–1986, Ausst.Kat. Kunstmuseum Basel und Museum für Gegenwartskunst, Basel 1986

Coosje van Bruggen, *Bruce Nauman*, New York 1988; dt. Basel 1988

Bruce Nauman: Skulpturen und Installationen 1985–1990, hrsg. v. Jörg Zutter, Ausst.Kat. Museum für Gegenwartskunst, Basel 1990

Bruce Nauman, hrsg. v. Joan Simon, Ausst.Kat. Walker Art Center, Minneapolis, und Catalogue raisonné, Minneapolis 1994

Bruce Nauman. Interviews 1967–1988, hrsg. v. Christine Hoffmann, Dresden 1996

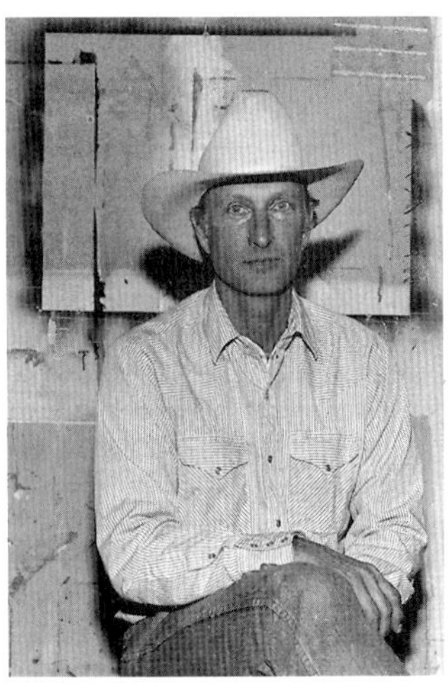

BARNETT NEWMAN

wurde am 29. Januar 1905 als Baruch Newman als Sohn jüdischer Eltern russisch-polnischer Herkunft in New York geboren. 1923–1927 studierte er Philosophie am City College of New York und 1922–1926 und 1929–1930 Malerei an der Art Students League. Seinen Lebensunterhalt verdiente Newman 1927 bis 1937 in der Kleiderfabrik seines Vaters sowie durch Lehrtätigkeiten an New Yorker Schulen. Newman, der zeitlebens Anhänger des Anarchismus blieb, engagierte sich vor allem in den dreißiger Jahren in der Politik und kandidierte u.a. 1933 für das Bürgermeisteramt in New York City.

Newman zerstört fast alle frühen Werke und hört um 1940 für vier Jahre auf zu malen. Er verfaßt theoretische Schriften zur Kunst, die dazu beitragen, daß er zum Sprecher der jungen amerikanischen Künstler-Avantgarde wird. 1944 arbeitet er an ersten kleinen Zeichnungen mit biomorphen Formen, angeregt durch Studien im Botanischen Garten und im Museum of Natural History. Er setzt sich mit der surrealistischen Technik des Automatismus auseinander, wobei er seiner abstrakten Bilderwelt oft Mythen zugrunde legt, etwa in *Death of Euclid* von 1947. Zusammen mit William Baziotes, Robert Motherwell und Mark Rothko gründet Newman 1948 die Malschule »Subjects of the Artist«. Im gleichen Jahr findet er seinen reifen Stil mit dem Bild *Onement I*, in dem ein vertikaler hellroter Streifen ein dunkleres rotes Feld zerteilt.

Newmans erste Einzelausstellungen bei Betty Parsons in New York (1950 und 1951) zeigen bereits die verschiedenen Möglichkeiten seiner Malerei. Charakteristisch sind monochrome, ohne Pinselspuren gemalte Flächen, die durch einen oder mehrere Streifen, von Newman »zip« (Reißverschluß) genannt, unterteilt werden. Diese Elemente werden ständig variiert, sei es in der Anordnung und Beschaffenheit der Farbstreifen, der Größe der Leinwände, dem Format oder den Farben. Die Kompositionen bleiben entweder rein symmetrisch, oder die »zips« werden an den Rand verschoben. In *Vir Heroicus Sublimis* (1950/51) gliedern fünf Vertikalen das fast unüberschaubare tiefrot bemalte Breitformat.

In strikter Abkehr von der europäischen Tradition abstrakter Malerei, die nach Newman letztlich immer vom Faktischen ausgeht, entwickelt er einen kunstphilosophischen Ansatz, dessen zentraler Begriff das »Sublime« (Erhabene) ist, das er dem Betrachter seiner Bilder erfahrbar machen will. Das Erleben des »Sublimen« meint zugleich das Erleben uneingeschränkter Freiheit; Newman sucht mit seiner Malerei den Betrachter aus den festgefügten Grenzen vernunftgeleiteter Erfahrung zu befreien und ein gesteigertes Bewußtsein zu ermöglichen. Die leuchtenden Farbflächen, die in ihrer Farbintensität mittelalterlichen Glasfenstern gleichen und von tiefem Indigo bis zu tiefem Schwarz oder Weiß reichen, sollen in extremer Nahsicht und ohne Möglichkeit

der dekorativen Einpassung des Bildes in das architektonische Ambiente transzendente Erfahrungen auslösen. Der Farbraum assoziiert keine Realität außerhalb des Bildes, er ist konkret und spirituell zugleich, wie die Farbe selbst in ihrer Materialität und geistigen Ausstrahlung. Die vertikalen – in einer frühen Phase auch manchmal horizontalen – Grenzlinien sind aus kurzer Distanz nicht mehr zu überblicken; sie wirken als Bruchlinien zwischen verschiedenen Erlebnisräumen, als Verstärker und Kontrastmittel im Kontinuum der Farbflächen.
Die in bezug auf das Bildrepertoire puristischen Bilder Newmans sind von handwerklicher Perfektion. In den großen Formaten ist die Farbe Schicht um Schicht aufgetragen und die Farbwirkung durch differenzierte Untermalung exakt kalkuliert. Die Linienführung, ihr Verhältnis zum Bildganzen ist genauestens bestimmt, um die richtige »Beschleunigung« des Sehens zu bewirken.
Durch diesen strengen Stil ist Newman in den fünfziger Jahren in New York isoliert, da der Durchbruch des Abstrakten Expressionismus einer gestischen Malerei den Vorrang gibt. Finanzielle Probleme verschärfen die Situation und führen 1957 zu einem Herzanfall. Die Gemälde seines Hauptwerkes, die vierzehn Kreuzwegstationen (*The Stations of the Cross*, 1958–1966), entstehen im Anschluß an die schwere Krankheit. In ihnen hat Newman über viele Jahre hinweg die Summe seiner künstlerischen Existenz gezogen, die von dem Glauben an die Wiedererweckung spiritueller Botschaften in der abstrakten Malerei getragen war.
In den letzten Schaffensjahren entstehen große Stahlskulpturen, wie *Broken Obelisk* (1963–1967), die das Erlebnis des Bildraums in die Plastik zu übertragen suchen. Eine Folge von Lithographien (*18 Cantos*, 1963/64), die beeindruckende Bildserie *Who's Afraid of Red, Yellow and Blue* (1966–1970) sowie die beiden innovativen dreieckigen Bilder *Jericho* (1968/69) und *Chartres* (1969) schließen das Werk von Newman ab.
Newman starb am 4. Juli 1970 an Herzversagen in New York. H.D.

Thomas Hess (Hrsg.), *Barnett Newman*, New York 1969
Harold Rosenberg, *Barnett Newman*, New York 1978, 2. Auflage 1994
Barnett Newman: The Complete Drawings 1944–1969, hrsg. v. Brenda Richardson, Ausst.Kat. Baltimore Museum of Art, 1979
Barnett Newman. Das zeichnerische Werk, hrsg. v. Claus Brockhaus und Bernd Vogelsang, Ausst.Kat. Museum Ludwig, Köln 1981
John P. O'Neill (Hrsg.), *Barnett Newman. Selected Writings and Interviews*, New York 1990; dt. Bern und Berlin 1996
Barnett Newman. Gemälde und Skulpturen, Ausst.Kat. Kunstsammlung Nordrhein-Westfalen, Düsseldorf, Stuttgart 1997

HERMANN NITSCH

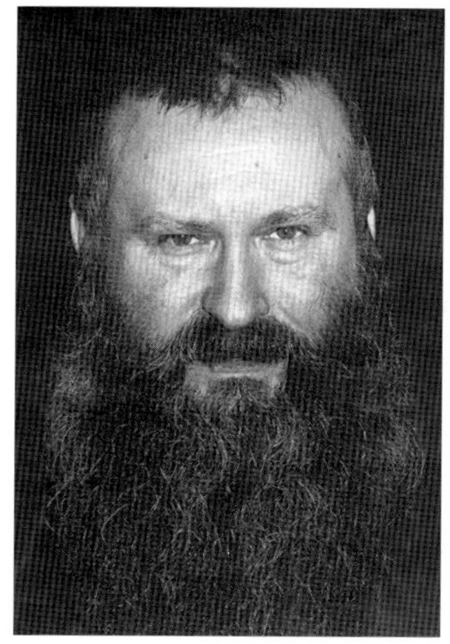

wurde am 29. August 1938 in Wien geboren. 1953 bis 1958 besuchte er die Graphische Lehr- und Versuchsanstalt Wien.
Bereits 1957 entwickelt Nitsch die Idee seines *Orgien Mysterien Theaters* – ein im Sinne eines »totalen«, d.h. Kunst und Leben in eins setzenden Kunstbegriffs entwickeltes Projekt, das bis heute Nitschs Arbeit prägt. 1959 folgt die Gründung eines Ordens nach den Regeln des *Orgien Mysterien Theaters*, und Nitsch beginnt mit öffentlichen »theatralischen Malaktionen«, in denen er den Malvorgang als religiös kultische Handlung interpretiert und ausagiert.
Angeregt durch den Tachismus und die amerikanische Tradition des »Action Painting«, Kunstrichtungen, die beide auf unterschiedliche Weise den Entstehungsprozeß des Kunstwerks betonen, forciert Nitsch den prozeßhaften Charakter seiner Malerei. Die meist rote Farbe wird auf den Bildgrund geschüttet, getropft oder zerrieben und bildet damit sowohl dichte, farbintensive wie auch filigran-transparente Strukturen, die die wechselnde Dynamik der Malaktion widerspiegeln. Das oftmals ins Bildgefüge integrierte, an Meßgewänder erinnernde Malhemd des Künstlers weist hin auf die Bedeutung des Schaffensprozesses, durch dessen Nachvollziehbarkeit indirekt auch der Betrachter einbezogen werden soll. Bildtitel wie *Kreuzwegstation* (1960), *brot und wein* (1960) oder *Geißelwand* (1963) spiegeln die christlich-mystische Gedankenwelt als Ausgangspunkt seiner künstlerischen Tätigkeit.
Anfang der sechziger Jahre gründet Nitsch zusammen mit Otto Mühl, Günter Brus und Rudolf Schwarzkogler den »Wiener Aktionismus«. Ihm ging es im Vergleich zu den fast zeitgleichen Kunstrichtungen wie dem Happening, das seinen Ursprung in den USA hat, und der sich vor allem in Deutschland formierenden Fluxus-Bewegung weniger darum, das Publikum einzubeziehen oder zur aktiven Teilnahme anzuregen. Im Vordergrund steht die Präsentation des extremen Belastungen bis hin zu Verletzungen ausgesetzten Künstlers, der exzessive Einsatz seines Körpers als Ausdrucksmedium. Das Brechen von gesellschaftlichen Tabus, die Provokation des Publikums und die Manifestation von Aggression, die jedoch vor allem gegen die Agierenden selbst gerichtet ist, verbindet die Künstler, deren bis 1970 gemeinsam durchgeführte Aktionen häufig zu Geld- und Gefängnisstrafen führen.
Nitsch, der seine Gesamtkunstwerksidee des *Orgien Mysterien Theaters* im Sinne des Wiener Aktionismus unter den Prinzipien der »Maßlosigkeit und [des] Exzesses« weiterführt, stellt seine Aktionen in einen liturgischen Rahmen. An alte Kultrituale anknüpfend, bestimmen Tieropfer, Tauf- und Weihevorgänge mit dem Blut des Opfertiers und dessen Eingeweiden den Ablauf seiner Aktionen. Dem Ausagieren solcher mystischen Handlungen spricht Nitsch eine kathartische Funktion für die Akteure selbst, aber auch für die, die den Ritualen folgen, zu.
Nitschs wichtigste Aktionen finden 1975 als 24stündiges und 1984 als 3tägiges Ereignis in Schloß Prinzendorf, einem eigens für diese Anlässe erworbenen Anwesen in Niederösterreich, statt. Unter den oft sehr zahlreichen Akteuren ist Nitsch – ähnlich einem Priester – die zentrale und bestimmende Gestalt bei den Aktionen, die sakrale Elemente wie Prozession oder Opferung und religiöse Gegenstände wie Kreuz oder Altar beinhalten. Er betreibt diese »Inszenierung intensivierten Lebens« (Nitsch) einerseits nach Regeln und Formen eines vorgegebenen Ritus und bleibt andererseits offen für die Exzesse, die er mit seinen archaischen, rauschhaften Aktionen provozieren will. Diese zunächst gegensätzlichen Strukturelemente bleiben auch in seinen Bildtafeln und Bildobjekten sichtbar, die stets die Verbindung von explosionsartigem, unkontrollierbarem malerischen Ausdruck und strategischer Inszenierung und Installation präsentieren.
1979–1981 war Nitsch Gastdozent an der Hochschule der bildenden Künste in Frankfurt, wo er 1989–1995 eine Professur innehatte. Er war u.a. auf der *documenta 5* (1972) und *7* (1982) und 1989 auf der Biennale in Sidney vertreten. Wichtige Einzelpräsentationen fanden u.a. 1983 im Stedelijk Van Abbemuseum in Eindhoven, 1988 im Lenbachhaus in München und 1993 in der Nationalgalerie in Prag statt. Retrospektiven wurden u.a. 1992 anläßlich der Weltausstellung in Sevilla im Pabellón de las Artes, 1995 im Künstlerhaus in Wien und 1997 in der Konsthallen in Göteborg veranstaltet.
Nitsch lebt und arbeitet in Prinzendorf, Niederösterreich. C.T.

Hermann Nitsch. Das bildnerische Werk, Ausst.Kat. Städtische Galerie im Lenbachhaus, München, Salzburg und Wien 1988
Hermann Nitsch. Passionen 1960–1990, Aktionsmalerei und Relikte, hrsg. v. Galerie Heike Curtze, Wien und Düsseldorf, Ausst.Kat. Kunst pro St.Petri zu Lübeck, Wien und Düsseldorf 1991
Hermann Nitsch, Ausst.Kat. Pabellón de las Artes, Sevilla 1992
Hermann Nitsch, *Zur Theorie des Orgien Mysterien Theaters, Zweiter Versuch*, Salzburg und Wien 1995
Hermann Nitsch. Das Orgien Mysterien Theater, hrsg. v. Museum moderner Kunst Stiftung Ludwig, Wien 1996

EMIL NOLDE

wurde am 7. August 1867 als Emil Hansen in Nolde bei Tondern an der deutsch-dänischen Grenze geboren. 1884 begann er eine Lehre in der Sauermannschen Möbelfabrik und Schnitzschule in Flensburg. Bis 1891 folgten Wanderjahre als Schnitzer und Zeichner in Möbelfabriken in München und Karlsruhe, wo Nolde nebenbei die Kunstgewerbeschule besuchte. 1892–1898 war er Lehrer für gewerbliches Zeichnen am Industrie- und Gewerbemuseum in St. Gallen in der Schweiz.
In St. Gallen, wo zunächst vor allem Landschaftsaquarelle und Zeichnungen der Bergbauern entstehen, wird Nolde durch kleine farbige Zeichnungen bekannt, in denen er die Schweizer Berge als Gestalten aus Sagen und Märchen darstellt. Er geht nach München, um freier Maler zu werden, doch die Akademie unter Franz von Stuck lehnt ihn ab. Es folgt ein Studium an der privaten Malschule von Hoelzel in Dachau und ab 1899 an der Académie Julian in Paris. 1900 mietet Nolde ein Atelier in Kopenhagen und zieht 1903 auf die Insel Alsen. Noldes Bilder knüpfen in der reichen, hellen Farbigkeit und spontanen Pinselschrift an den Spätimpressionismus an. Ausstellungen in Leipzig, Berlin und Weimar bleiben jedoch ohne Resonanz. Die finanzielle Situation wird desolat; Noldes Malerei bekommt einen spontaneren und expressiveren Zug. 1905 radiert er in Berlin die Folge der *Phantasien*, die mit ihrer eigenwilligen Technik und der Intensität des Ausdrucks das graphische Werk einleiten.
Auf einer Ausstellung in Dresden sehen die »Brücke«-Maler Noldes Bilder, woraufhin er sich zwischen 1906 und 1907 an verschiedenen Wanderausstellungen der »Brücke« beteiligen kann. Durch die Begegnung mit Bildern von van Gogh, Gauguin und Munch erfährt Noldes Malerei einen kräftigen Entwicklungsschub: Die Farben werden intensiver in den Buntwerten, pastos aufgetragen, der perspektivische Tiefenraum ganz zugunsten einer festen geschlossenen Malfläche aufgegeben. Blumenmotive bleiben Noldes wichtigstes Sujet. In den 1910 und 1911 entstandenen neunzehn Versionen des *Herbstmeeres* steht Nolde kurz vor einer völlig gegenstandsfreien Malerei. Den Schritt zu einer abstrakten Malerei macht er jedoch nicht, vielmehr bindet er den fast selbständig gewordenen Pinselduktus wieder stärker in die Fläche und in das gegenständliche Motiv zurück.
Nachdem Nolde 1910 erneut von der Jury der »Berliner Sezession« abgelehnt wird, greift er in einer scharfen Attacke den Präsidenten Max Liebermann an, was zu einem öffentlichen Skandal und zu Noldes Ausschluß führt. Die zurückgewiesenen Maler gründen die »Neue Sezession«, an deren Ausstellungen sich Nolde bis 1912 beteiligt. Nur für kurze Zeit ist er vom Berliner Großstadtleben fasziniert, als er im Winter 1910/11 Bilder vom Nachtleben, den Tanzlokalen und Straßencafés malt. Nolde entwickelt Interesse für die künstlerischen Ausdrucksformen der heimischen Volkskunst und der exotischen Naturvölker, die auch für die Künstler der »Brücke« bedeutsam werden. 1911 bereitet er ein Buch über »Kunstäußerungen der Naturvölker« vor, das jedoch nie vollendet wird. Nach Studienzeichnungen im Berliner Völkerkundemuseum malt er Stilleben mit exotischen Figuren und Maskenbilder. Als Mitglied der 1913 bis 1914 stattfindenden »Deutsch-Neuguinea-Expedition« reist Nolde in die Südsee und sammelt Eindrücke, die in einer Folge von Zeichnungen, Aquarellen und Gemälden noch bis 1915 seine Bildmotive bestimmen. Ab 1916 verbringt er die Sommermonate auf der Nordseeinsel Föhr und läßt sich 1928 in Seebüll nieder. Der dort angelegte Garten wird zur unerschöpflichen Inspirationsquelle für seine Malerei. Auch Küstenlandschaften und religiöse Szenen werden zu tragenden Sujets.
Zu Noldes 60. Geburtstag findet in Dresden eine große Retrospektive statt. Seine Kunst hat eine wachsende Zahl von Förderern und Sammlern gefunden. Doch macht die Denunzierung moderner Kunst durch die Nationalsozialisten schließlich auch vor Noldes Werk nicht halt, und 1937 werden seine Bilder in der Schmähausstellung *Entartete Kunst* präsentiert; ein Teil wird gegen Devisen ins Ausland verkauft, andere verbrannt. Trotz Malverbot entstehen in Seebüll ab 1938 viele hundert kleine Aquarelle, die »Ungemalten Bilder«, die er nach 1945 als Ölbilder wieder aufgreift. In den letzten Lebensjahren entstehen vor allem Aquarelle mit Blumen- und Landschaftsmotiven aus der näheren Umgebung seines Hauses in Seebüll.
Nolde starb am 13. April 1956 in Seebüll. H. D.

Werner Haftmann, *Emil Nolde*, Köln 1958
Werner Haftmann, *Emil Nolde, Ungemalte Bilder. Aquarelle und »Worte am Rande«*, Köln 1963; London, New York und Washington 1965; 2. veränderte Auflage, Köln, New York und Washington 1971
Emil Nolde. Gemälde, Aquarelle, Zeichnungen und Druckgraphik, hrsg. v. Gert von der Osten, Ausst.Kat. Kunsthalle Köln, Köln 1973
Martin Urban, *Emil Nolde, Aquarelle und Handzeichnungen*, Seebüll 1967, 5. veränderte Auflage 1982
Günter Busch, *Emil Nolde, Aquarelle*, München und Zürich 1987
Emil Nolde, hrsg. v. Tilman Osterwold und Nolde Stiftung Seebüll, Ausst.Kat. Württembergischer Kunstverein, Stuttgart 1987

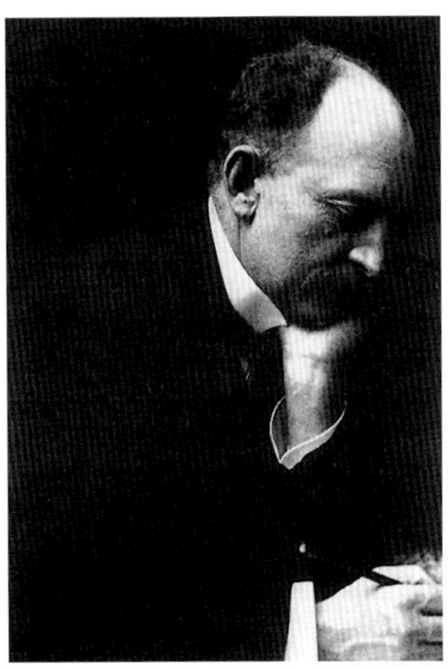

CLAES OLDENBURG

wurde am 28. Januar 1929 in Stockholm geboren. 1936 siedelte die Familie in die USA nach Chicago über. Nach Abschluß eines Literatur- und Kunststudiums an der Yale University in New Haven (1946 bis 1950) arbeitete Oldenburg zunächst als Journalist. 1951–1954 besuchte er das Art Institute of Chicago, veröffentlichte eine Reihe von satirischen Zeichnungen und begann, seine ersten Bilder im Stil des Abstrakten Expressionismus auszustellen. 1956 ließ er sich in New York nieder.
In New York findet Oldenburg Kontakt zu den neuen Environment-Künstlern, wie Jim Dine, Red Grooms, Lucas Samaras, George Segal, Robert Whitman und vor allem zu Allan Kaprow, dem Begründer des multimedialen Happenings. Oldenburg beteiligt sich in den nächsten zehn Jahren aktiv an zahlreichen Happenings und entwirft dafür Kostüme und Requisiten. 1958/59 entstehen erste neodadaistische Assemblagen aus Papiermaché und Abfällen, die sich, mit Signalfarben bemalt, unmittelbar auf die amerikanische Konsumwelt beziehen. Daraus entwickeln sich in den frühen sechziger Jahren umfassende Environments, wie z. B. *The Street* 1960 in der Judson Gallery, Figuren, Gebäude, Autos, die aus städtischen Abfallmaterialien geformt wurden. 1961 entsteht *The Store* (Der Laden): Seine in Gips oder Pappmaché vergröbert nachgebildeten Alltagsgegenstände und Konsumgüter, bunt und reklameartig bemalt, installiert Oldenburg in einem »The Store« genannten Studio in der Lower East Side in New York. Die durch die Auslagen der Kleider- und Lebensmittelgeschäfte inspirierten und hintergründig gesellschaftskritischen Werke will er nicht in einem herkömmlichen Museum, sondern in ihrer ursprünglichen Umgebung, einer Stätte heruntergekommener materialistischer Kultur, präsentieren.
Für *The Home* (1962–1963) wählt Oldenburg wiederum Trivialobjekte des Alltags, wobei er durch Überpointierung, grelle Bemalung mit Leuchtfarben und Überdimensionierung den Fetischcharakter des Konsumverhaltens bloßstellt. Exemplarische Gegenstände wie Waschbecken, Toilettenbecken, Küchengeräte, Ventilatoren, Telephone werden in drei verschiedenen Versionen hergestellt: einer »harten« (aus grellbemalter Wellpappe), einer »geisterhaften« farblosen (aus kapokgefülltem Leinen) und einer »weichen« (aus Vinyl). Diese Manipulationen von Gebrauchsgegenständen finden einen Höhepunkt in den »Soft Sculptures«, die 1962 in der Green Gallery ausgestellt werden und der Pop Art in New York zum Durchbruch verhelfen. Bereits 1966 erhält Oldenburg seine erste große Einzelausstellung im Moderna Museet in Stockholm.
1965 beginnt Oldenburg in einer Serie von Zeichnungen und Collagen mit Entwürfen für städtische Monumente. Das erste Projekt, das 1969 realisiert wird, *Lipstick (Ascending) on Caterpillar Tracks*, ist ein riesiger, auf ein Raupenfahrzeug montierter Lippenstift auf dem Campus der Yale University in New Haven. Dieses Monument ist charakteristisch für Oldenburgs beziehungsreiche Metamorphose der Alltagskultur: Ein ursprünglich unscheinbarer, gewöhnlicher Gegenstand wird durch die gigantische Vergrößerung (und Vergröberung) zu einem aggres-

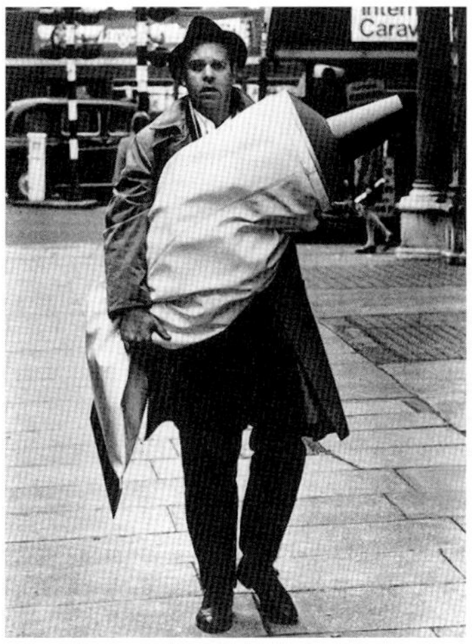

siven phallischen »Objekt der Begierde«, hierin noch der Tradition des Surrealismus verpflichtet, aber mit den Mitteln der Pop Art umgesetzt. Oldenburg geht es dabei jedoch nicht um einen surrealen Effekt, sondern um die »Erweiterung der Grenzen der Kunst«, wie es der Kunstauffassung seiner Fluxus-Kollegen entspricht.
Seit 1967 arbeitet Oldenburg mit seiner zweiten Frau Coosje van Bruggen zusammen, die sein Werk nun auch kommentierend und erläuternd begleitet. 1977 zeigt er als Beitrag zur *documenta 6* eine riesige, zwölf Meter hohe Spitzhacke (*Pickaxe*) am Ufer der Fulda, Arbeitseifer und Aggressionspotential zugleich symbolisierend. 1979 installiert er das *Mouse-Museum/ Ray Gun Wing* im Museum Ludwig in Köln. Ab 1984 projektiert Oldenburg in Zusammenarbeit mit dem Architekten Frank O. Gehry das Großprojekt *Il Corso del Coltello* (Der Verlauf des Messers) für Venedig, das 1985 auf dem Campo d'Arsenale inszeniert wird, begleitet von Performances, an denen auch Oldenburg beteiligt ist.
Zu Oldenburgs jüngsten monumentalen Arbeiten gehören *Mistos (Match Cover)*, eine über 20 Meter hohe Streichholzschachtel in Barcelonas Vall d'Hebron von 1992, die *Bottles of Notes* in den Central Gardens in Middlesbrough oder die *Shuttlecocks* (Federbälle) von 1994, die auf der Rasenfläche vor dem Nelsen-Atkins Museum of Art in Kansas City aufgestellt sind.
Oldenburg lebt und arbeitet in New York City. H.D.

Claes Oldenburg: Mouse Museum / Ray Gun Wing, hrsg. v. Coosje van Bruggen, Ausst.Kat. Rijksmuseum Kröller-Müller, Otterlo, und Museum Ludwig, Köln, 1979
Claes Oldenburg und Coosje van Bruggen, *Large Scale Projects 1977–80*, New York 1980
Claes Oldenburg: A Bottle of Notes and Some Voyages, Ausst.Kat. Northern Center for Contemporary Art, Sunderland 1988
Claes Oldenburg. Multiples 1964–1990, Ausst.Kat. Portikus, Frankfurt a. M. 1991
Claes Oldenburg: Nur ein Anderer Raum / Just Another Room, Ausst.Kat. Portikus, Museum für Moderne Kunst, Frankfurt a. M. 1991
Claes Oldenburg. An Anthology, Ausst.Kat. National Gallery of Art, Washington, D. C., u. a. O., 1995; dt. Kunst- und Ausstellungshalle der Bundesrepublik Deutschland, Bonn, Stuttgart 1996

JOSÉ CLEMENTE OROZCO

wurde am 23. November 1883 in Zapotlán el Grande (heute Ciudad Guzmán) im Bundesstaat Jalisco, Mexiko, geboren. Die Familie zog 1890 nach Mexico City, wo Orozco noch während seiner Schulzeit an Veranstaltungen der Kunstakademie teilnahm. 1897 bis 1900 machte er eine Ausbildung zum Diplomlandwirt. Bei einem chemischen Experiment verlor er ein Auge und die linke Hand.
Nach dem Studium an der Kunstakademie in Mexico City 1908–1914 zeichnet Orozco Karikaturen für das liberale Blatt *El Hijo del Ahuizote* und die revolutionäre Zeitschrift *La Vanguardia*. Daneben entstehen 1916–1920 Aquarelle mit scharfer gesellschaftskritischer Aussage. 1922 beginnt seine Tätigkeit als Wandmaler in der Escuela Nacional Preparatoria, der Experimentierstätte des »Muralismo«, der mexikanischen Wandmalerei-Bewegung. Während Diego Rivera und David Alfaro Siqueiros den utopischen Sieg der Revolution preisen, sind die Wandbilder von Orozco eher Chiffren der leidenden Bevölkerung, der Vergeblichkeit des Kampfes, der Klage und der Solidarität mit den Opfern. In seiner Frühphase entwickelt Orozco bereits einen expressiven Realismus, der von einer stumpfen Palette aus Erdfarben und Rottönen getragen wird. Die Wirkung seiner Wandbilder beruht nicht zuletzt auf den streng gebauten Kompositionen und der gleichnishaften eindringlichen Bildsprache.
Aufgrund der schwierigen Arbeitsbedingungen, die in Mexiko durch die Gegnerschaft des Klerus und konservativer Kreise entstanden waren, geht Orozco 1927 in die USA. Die Journalistin Alma Reed führt ihn in den philosophischen und künstlerischen »Delphischen Zirkel« ein; 1930 wird eine Orozco-Ausstellung in der von Reed gegründeten Galerie »Delphic Studios« in New York eröffnet. Orozco malt 1929 das Wandbild *Prometheus* im Pomona College in Claremont, Kalifornien, und Fresken über die nationalrevolutionären Bewegungen in Indien, Mexiko und Rußland in der New School for Social Research in New York. 1932–1934 entsteht ein Wandbild im Dartmouth College in Hanover, New Hampshire, über die Geschichte der amerikanischen Zivilisation: Der sein Kreuz zerschlagende Christus wirkt wie ein Fanal zu Aufstand und Verweigerung.
1936 entstehen Orozcos Hauptwerke in Guadalajara, Jalisco: in der Aula der Universität über den Menschen als Schöpfer und die Aufgabe der Wissenschaft, 1937 im Treppenhaus des Regierungspalastes die Darstellungen des Strafgerichts mit der zentralen Symbolgestalt der mexikanischen Unabhängigkeit, Hidalgo, und 1938–1939 der Zyklus im Hospicio Cabañas über die spanische Conquista. Der naive Erzählstil der Frühzeit ist einer wuchtigen, monumentalen Darstellung gewichen, die in Anlehnung an die frühgeschichtliche mexikanische Kunst der Olmeken wie auch an die Tradition des mexikanischen Kunsthandwerks die wesentlichen Elemente in plastischer Kraft und kräftigen Farben herausstellt. Im Auftrag des scheidenden Präsidenten Cárdenas malt Orozco 1940 in der Bibliothek in dessen Geburtsort Jiquilpan Wandbilder mit der allegorischen Darstellung Mexikos. Für das Museum of Modern Art in New York entsteht im selben Jahr das transportable Fresko *Sturzkampfbomber*. In diesem Zusammenhang schreibt Orozco einen ausführlichen Kommentar zu Material und Technik der Freskomalerei. Während Siqueiros bereits 1932 während eines USA-Aufenthalts neue industrielle Malverfahren anwendet, hält Orozco an dem aus der Renaissance überlieferten Verfahren des »echten Fresko« fest.
Sarkastisch entlarvt Orozco 1941 im Obersten Gerichtshof von Mexico City in einer Serie von Wandbildern die korrupte Justiz seines Landes. 1942–1944 bannt er mit einem visionären Fresko in der Kirche des Hospital de Jésus von Mexico City die Schrecken des Krieges mit Themen aus der Apokalypse des Johannes. 1947 folgt die erste große Retrospektivausstellung im Palacio de Bellas Artes in Mexico City. Die letzten großen Wandbilder entstehen 1947/48 in der Escuela Nacional de Maestros, 1948 im Nationalen Historischen Museum von Mexico City und 1949 im Regierungspalast von Guadalajara. Orozcos große Wandbildserien, die ganz im Dienst der humanistischen Aufklärung stehen und seine Ablehnung eines von der gesellschaftlichen Entwicklung abgelösten Kunstbegriffs deutlich machen, werden von zahlreichen Ölbildern, Porträts und historisch-politischen Allegorien begleitet.
Orozco starb am 7. September 1949 in Mexico City. 1951 wurde das Museo-Taller de José Clemente Orozco in Guadalajara, Jalisco, Mexiko, eröffnet.
H.D.

Alma Reed, *Orozco*, New York 1956
James Lynch, *José Clemente Orozco: The Easel Paintings and the Graphic Art*, Diss. Cambridge 1960
MacKinley Helm, *Man of fire: José Clemente Orozco. An Interpretative Memoir*, Boston und New York 1971
Wand Bild Mexico, Ausst.Kat. Neue Nationalgalerie Berlin, 1982
Laurance P. Hurlburt, *The Mexican Muralists in the United States*, Albuquerque 1989

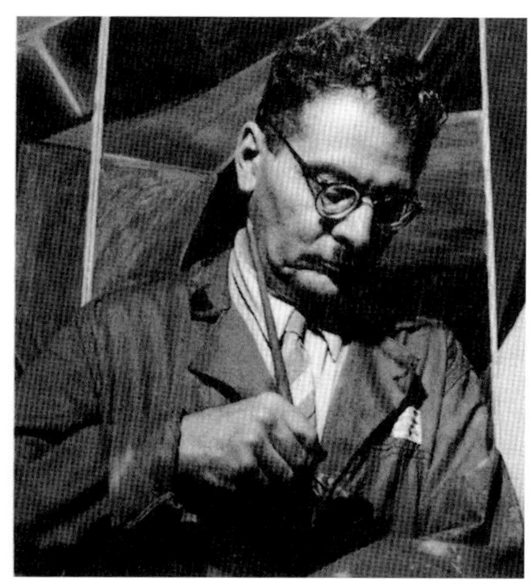

NAM JUNE PAIK

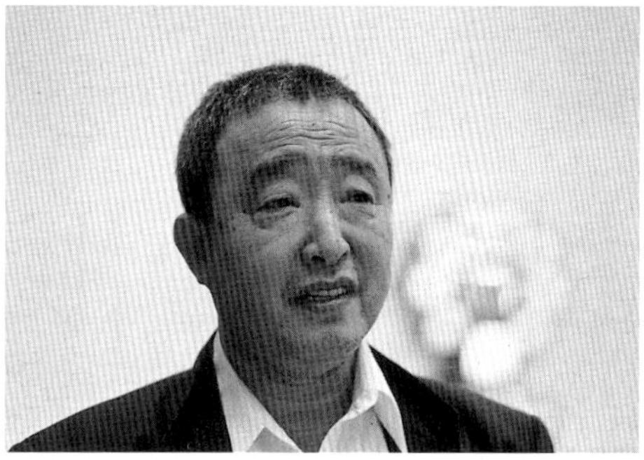

wurde am 20. Juli 1932 in Seoul geboren. Mit vierzehn Jahren erhielt Paik seinen ersten Klavier- und Kompositionsunterricht und entdeckte die Musik von Arnold Schönberg. Während des Korea-Krieges verließ seine Familie das Land, um sich in Tokio niederzulassen. 1953–1956 studierte Paik Philosophie und Musik- und Kunstgeschichte an der Universität von Tokio. Die Beschäftigung mit Neuer Musik führte ihn nach Deutschland, wo er bei Thrasybulos Georgiades an der Universität München Musikgeschichte und bei Wolfgang Fortner an der Hochschule für Musik in Freiburg Komposition studierte.
1958–1963 lebt Paik in Köln und arbeitet mit Karlheinz Stockhausen im Studio für Elektronische Musik des WDR. Bei den »Internationalen Ferienkursen für Neue Musik« in Darmstadt lernt er seinen wichtigsten Anreger, John Cage, kennen, dem er sein erstes Stück, *Hommage à John Cage*, Musik für Tonbänder und Klavier, widmet, das 1959 in der Düsseldorfer Galerie 22 aufgeführt wird und den Auftakt für eine Reihe von spektakulären Musik- und Fluxus-Performances in den frühen sechziger Jahren bildet. Entscheidend ist seine Ausstellung *Exposition of Music – Electronic Television* mit präparierten Klavieren, Geräuschobjekten und manipulierten Fernsehgeräten 1963 in der Wuppertaler Galerie Parnass.
Von Anfang an interessiert sich Paik für die Möglichkeiten, die TV-Elektronik kreativ zu benutzen. Flirrende Farben und abstrakte Schaltmuster sind aggressive Gesten gegen die Unterhaltungs-Berieselung, aber auch Einladung zu einer neuen Art der Kontemplation, wie es vor allem mit dem *Zen for TV* (1963) oder dem *TV-Buddha* (1974) gelingt. »So wie die Collage-Technik die Ölmalerei ersetzt hat, so wird die Kathodenstrahlenröhre (TV) die Leinwand ersetzen«, proklamiert Paik 1965.
Erst mit der neuen Technologie von Synthesizer, Computer oder digitalen Möglichkeiten kann Paik jedoch seine Ideen umsetzen, wie z. B. die elektromagnetischen Manipulationen an Farbfernsehern, die er 1963–1964 in Japan zusammen mit dem Ingenieur Shuya Abe entwickelt. Mit dem ebenfalls mit Abe in Japan erbauten *Robot K 456*, einem ferngesteuerten Roboter, der gehen und sprechen kann, tritt er nach seiner Übersiedlung nach New York 1964 im Rahmen des »2nd Annual New York Avantgarde Festival« auf. Mit der Organisatorin des Festivals, der Cellistin Charlotte Moorman, arbeitet Paik fortan eng zusammen. Gemeinsam entstehen zahlreiche Musikstücke und Videoinstallationen, die in unkonventionellen Konzerten und Performances in den USA und in Deutschland vorgestellt werden.
Mit einem brandneu auf den Markt gekommenen Videorekorder setzt 1965 die Videophase Paiks ein. In seiner Einzelausstellung *Electronic Art* in der New Yorker Galeria Bonino zeigt er 1965 erste Videobänder, den *Robot K 456* und einen Schwarzweiß-Monitor mit an Mondphasen erinnernden Einzelbildern. 1966 präsentiert Paik im Stockholmer Museum of Technology zum ersten Mal eine Installation mit mehreren laufenden, zu einer Skulptur aufgetürmten Fernsehern. Mit seinen elektronisch bearbeiteten Videobändern, wie *Electronic Opera No. 1* (1969), knüpft Paik an die Tradition des abstrakten Films der zwanziger Jahre an. In *Global Groove* (1973) kombiniert er Tanzszenen und Werbespots, eigene Performances und Szenen mit John Cage als Plädoyer für einen weltweiten freien Kulturaustausch. In den sogenannten »Closed-Circuit-Videoinstallationen« konfrontiert Paik Kultur und Technologie, am bekanntesten ist sein *TV Buddha* (1974): eine Buddha-Figur ist vor einem Fernseher plaziert, der das mittels einer dahinter stehenden, unbemerkt bleibenden Kamera aufgenommene Realbild des Buddhas wiedergibt. In seinen Multi-TV-Installationen ist die Anordnung der Monitore als Erlebnisraum ebenso wichtig wie die Vervielfältigung der Eindrücke durch die asynchron ablaufenden Bänder. Paiks neuere Arbeiten nehmen immer größere Dimensionen an und beziehen die jeweils neueste Technologie ein, z. B. *Beuys-Voice* mit einem computergesteuerten Mittelteil 1987 auf der *documenta 8*.
1979 erhält Paik eine Professur an der Staatlichen Kunstakademie in Düsseldorf. In seinen Retrospektiven hat Paik die verschiedenen Elemente seiner Arbeit, zu der auch Zeichnungen, Ölbilder, Laserphotographien und Laser-Rauminstallationen gehören, zu imponierenden Inszenierungen zusammengefaßt, so 1991 im Kunsthaus Zürich mit der neuen dreizehnteiligen Videoskulptur *My Faust*, die brisante Themenkreise (Umwelt, Spiritualismus, Nationalismus usw.) zur Anschauung bringt. 1993 vertrat er Deutschland auf der Biennale in Venedig.
Paik lebt und arbeitet in New York und Düsseldorf.

H.D.

Wulf Herzogenrath, *Nam June Paik. Fluxus. Video*, München 1983
Jean-Paul Fargier, *Nam June Paik*, Paris 1989
Nam June Paik. La Fée électronique, Ausst.Kat. Musée d'Art Moderne de la Ville de Paris, 1989
Nam June Paik. Video Time – Video Space, hrsg. v. Toni Stooss und Thomas Kellein, Ausst.Kat. Kunsthalle Basel und Kunsthaus Zürich, Stuttgart 1991
Nam June Paik, eine Database, hrsg. v. Klaus Bußmann und Florian Matzner, Stuttgart 1993
Florian Matzner (Hrsg.), *Nam June Paik. Baroque Laser*, Münster 1995

PINO PASCALI

wurde am 19. Oktober 1935 in Bari geboren. 1956 schrieb er sich an der Accademia di Belle Arti in Rom ein und studierte u. a. bei Toti Scialoja Bühnenbild. Nach seinem Studienabschluß 1959 arbeitete Pascali gelegentlich als Graphiker und als Bühnenbildner für Fernsehen und Film.
Die zwischen 1960 und 1964 entstandenen neodadaistischen Arbeiten werden posthum auf Pascalis ausdrücklichen Wunsch zu großen Teilen zerstört. Die folgenden Werke, die unter dem Einfluß der amerikanischen Pop Art stehen, stellt er 1965 auf seiner ersten Einzelausstellung in der renommierten Galleria La Tartaruga in Rom aus, darunter beispielsweise *Colosseo* von 1964, eine kulissenartige fragmentarische Nachbildung des antiken römischen Bauwerks, sowie die auf Amerika verweisende Plastik *Labbra Rosse. Omaggio A Billie Holiday* (Rote Lippen. Hommage an Billie Holiday, 1964).
In den folgenden beiden Jahren entsteht die *Serie degli Armi* (Waffenserie), originalgetreu nachgebaute Waffen aus Schrotteilen und Pappe, die 1966 in der Galleria Sperone in Turin gezeigt werden. Diese Plastiken, die sich mehr von Pascalis Arbeit als Szenograph als von den Objektimitaten der Pop-Art-Künstler wie etwa Claes Oldenburg oder Andy Warhol herleiten, tragen Titel wie *Cannone »Bella Ciao«*, *Missile »Colomba della Pace«* oder *Lanciamissile Uncle Tom and Uncle Sam*. Es bietet sich die groteskabsurde Situation, daß die »Waffen« zwar mimetisch und handwerklich perfekt nachgebildet sind, ihr Attrappenstatus sie allerdings ihrer grausamen Bestimmung vollkommen enthebt, ihr augenscheinlich zuwiderläuft.
Die sogenannten »Weißen Arbeiten« (Opere bianche) folgen ab 1966. Es handelt sich um zum Teil raumgreifende Objekte, Holzgerüste mit weißer Leinwand überspannt, die an Fragmente riesiger Säugetiere und Reptilien oder an Körper- bzw. Skeletteile prähistorischer Lebewesen erinnern, so etwa *Due Balene* (Zwei Wale) oder *Il Dinosauro Risposa* (Der ruhende Dinosaurier, beide 1966). Die stilisierte, bodendeckende Wellenlandschaft *Il Mare* (1966), ein abstrakt-geometrisches Kürzel für die Naturerscheinung, ergänzt die weiße Objektserie. Die minima-

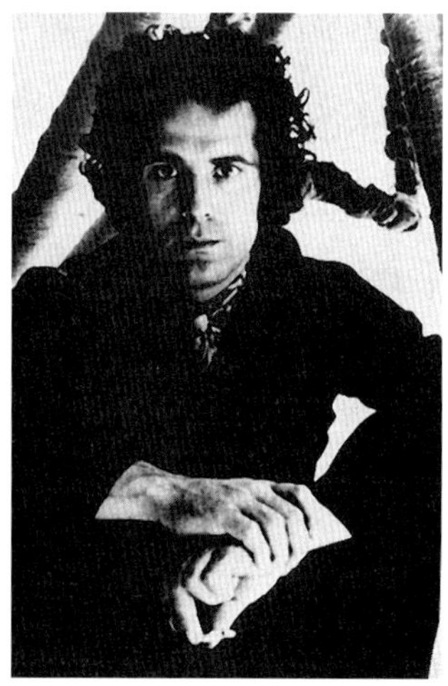

listische Formensprache, die Pascali für diese »Rekonstruktionen« von Phänomenen der Natur entwickelt, führt ihn in den folgenden Werken zur realen und in diesem Sinne nichtmetaphorischen Naturevokation. *1 Metro Cubo di Terra* (1 Kubikmeter Erde, 1967) besteht aus realer Erde, geometrisch geformt, *32 Metri Quadri di Mare Circa* (32 Quadratmeter Meer ungefähr, 1967) aus in flachen, rechteckigen Metallbehältern gefaßtem realen Wasser.
Arte povera – IM spazio, die von Germano Celant 1967 organisierte Ausstellung, die der in Italien sich ausbreitenden Kunstrichtung ihren Namen gab, zeigt Arbeiten u. a. von Pascali, Jannis Kounellis, Giulio Paolini und Luciano Fabro. Den Künstlern der Arte Povera, die konzeptuell oft ganz unterschiedliche künstlerische Positionen vertreten, ist gemein, daß ihre besondere Aufmerksamkeit dem Werkstoff gilt, aus dem sie ihre Arbeiten produzieren. Die Materialität selbst vermittelt inhaltliche Bedeutung, und die Spuren des Werkprozesses bleiben durch das Material ein meist sichtbarer und wesentlicher Bestandteil des fertigen Kunstwerks.
Die *Bachi da Setola* (Bürstenwürmer) oder *Vedova Blu* (Blaue Witwe), beide von 1968, gehören zu den letzten Arbeiten Pascalis, in denen er mit unterschiedlichen industriellen Materialien experimentiert und die thematisch ins artifiziell Überdimensionale gesteigerte Tierassoziationen zeigen.
Seine Teilnahme an der 34. Biennale in Venedig 1968 unterbricht Pascali aufgrund der Unruhen der Studentenbewegung, die die zeitweilige Besetzung des Ausstellungsgeländes zur Folge haben. In einem Text begründet er seine Entscheidung, der sich weitere zwanzig italienische Künstler anschließen, mit der unzumutbaren Gewaltsituation, »einerseits durch die Einschüchterungen von seiten der Kunststudenten, andererseits durch das ebenso einschüchternde und unterdrückende Auftreten der Polizei«.
Pascali starb am 11. September 1968 an den Folgen eines Motorradunfalls in Rom. Im darauffolgenden Jahr veranstaltete die Galleria Nazionale d'Arte Moderna di Roma eine umfassende Retrospektive seines Werks. C.T.

Pino Pascali, hrsg. v. Palma Bucarelli, Ausst.Kat. Galleria Nazionale, Rom 1969
Pino Pascali, Pinoteca di Bari 1983
Pino Pascali, 1935–1968, hrsg. v. Fabrizio d'Amico, Ausst.Kat. Padiglione d'Arte Contemporanea, Mailand 1987
Pino Pascali, Ausst.Kat. Musée d'Art Moderne, Paris 1991
Pino Pascali, Ausst.Kat. Rijksmuseum Kröller-Müller, Otterlo 1991
Pino Pascali. La Reconstrucción de la naturaleza 1967–1968, IVAM Centro Julio González, Valencia 1992

FRANCIS PICABIA

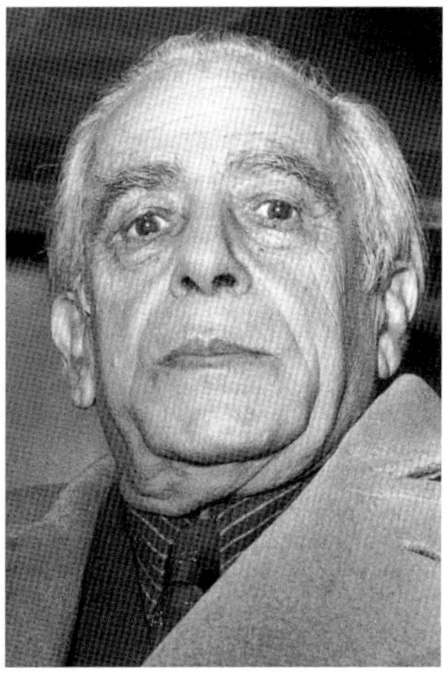

wurde am 22. Januar 1879 als François Marie Martinez Picabia als Sohn eines spanischen Vaters und einer französischen Mutter in Paris geboren. 1895 studierte er an der Ecole des Arts Décoratifs bei Ferdinand Humbert, Charles Wallet und später im Atelier von Fernand Anne Cormon. 1902 unternahm Picabia seine erste Reise nach Spanien, die seine ständig wiederkehrenden Motive mit Stierkämpfen und spanischen Frauen begründete. 1903-1907 nahm er mit expressionistischen Bildern an mehreren Ausstellungen teil.
1908 macht ihn die Musikerin Gabrielle Buffet, die Picabia später heiratet, mit der Theorie der »Korrespondenz« bekannt, der unmittelbaren Entsprechung zwischen Farben, Formen, Rhythmen und Klängen, zwischen geistiger und emotionaler Erfahrung. Auf der Suche nach einem persönlichen Stil experimentiert Picabia mit dem Fauvismus und dem Kubismus wie auch mit der Abstraktion. Anfang der zehner Jahren schließt er sich einer Gruppe kubistisch arbeitender Künstler an, mit denen er die Frage der »Vierten Dimension« und die nicht-euklidische Geometrie diskutiert. Diese Gruppe, zu der u.a. die Brüder Duchamps, Léger und Delaunay gehören, veranstaltet 1912 unter dem Namen »Section d'Or« eine bekannt gewordene Ausstellung. Apollinaire findet für die Arbeiten dieser Künstler den Begriff »Orphismus«. 1913 fährt Picabia zur Teilnahme an der *Armory Show* nach New York, wo er zum Wortführer der europäischen Avantgarde wird. In der Galerie 291 des Photographen Alfred Stieglitz, um den sich die Avantgarde der Neuen Welt versammelt, werden mehrere seiner Arbeiten gezeigt. In dieser Zeit entstehen Picabias mechanomorphe Bilder, die Mensch und Maschine in Beziehung stellen. Des weiteren schafft er Bilder mit Wortspielen und aus der Welt der Werbung entlehnten Motiven, die häufig einen mehr oder minder verborgenen ironischen Unterton haben.
Zu Beginn des Ersten Weltkriegs wird Picabia kurze Zeit eingezogen, kann sich aber nach New York absetzen. 1916 leidet er, wie auch zwei Jahre später, an schweren, durch erhöhten Alkohol- und Drogenkonsum bedingten nervösen Störungen. 1917–1924 publiziert Picabia die dadaistische Zeitschrift *391*. Daneben gibt er immer wieder einzelne Ausgaben anderer Zeitschriften und mehrere Gedichtbände heraus. Nach Aufenthalten in Spanien und der Schweiz kehrt er 1919 nach Paris zurück, wo er, beeinflußt durch die Begegnung mit der Züricher Dada-Gruppe, 1920 die Pariser Dada-Bewegung gründet, zu der u.a. Duchamp, André Breton und Tristan Tzara gehören. Mehrere seiner Dada-Aktionen stoßen beim Publikum auf starke Empörung, etwa die Ausstellung eines Spielzeug-Affen, den er mit den Namen Cézanne, Rembrandt und Renoir bezeichnet.
1921/22 löst Picabia sich aus der Dada-Bewegung, der er Sektierertum und Dogmatismus vorwirft und unterstützt Breton in seiner Forderung, sich in der Kunst wieder einer »normaleren« Orientierung zu widmen. So beschäftigt auch Picabia sich wieder mehr mit der figurativen Malerei, greift jedoch Breton vehemt an, als dieser sich der gerade entstehenden surrealistischen Bewegung zuwendet. Den Surrealisten stellt Picabia seinen »Glauben an den Augenblick« entgegen, die Vorstellung, daß das Leben ein sich im Fluß befindliches Werden ist. Dieses Thema reflektiert er in seinem erstmals 1924 aufgeführten Ballett *Relâche*, in dessen Pause der nach seinem Drehbuch von René Clair realisierte Film *Entr'acte* gezeigt wird. Trotz seiner Distanz zum Surrealismus stellt er in der 1926 eröffneten Galerie Surréaliste in Paris aus.
Ab 1925 beschäftigt sich Picabia wieder verstärkt mit der Malerei. Es entstehen die sogenannten »Monster«-Bilder in grellen Ripolinfarben mit entstellten Figuren. Außerdem fertigt er Collagen aus alltäglichen Materialen (Zahnstochern, Federn etc.). Seine Beschäftigung mit der Simultaneität führt ab 1927 zu den »Transparenz«-Bildern, in denen mehrere übereinanderliegende Motive trotz fehlender perspektivischer Darstellung Dreidimensionalität suggerieren. Anfang der dreißiger Jahre entstehen Allegorien, mit denen Picabia Religion und klassische Themen ins Lächerliche zieht, die aber später zum größten Teil zerstört oder übermalt werden. In der Folgezeit arbeitet er parallel an figurativen und abstrakten Bildern. Besonders bizarr wirken die lange von der Kunstgeschichte ignorierten Bilder des »volkstümlichen Realismus« der späten dreißiger und vierziger Jahre mit Toreros, Akten usw., in denen er bis an die Grenze des Kitsches geht. Nach 1945 wendet Picabia sich wieder der abstrakten Malerei mit zeichenhaften und amorphen Elementen zu. 1949 entwickelt er »Punkt«-Bilder, auf denen einfarbige Punkte mit monochromen Farbfeldern kontrastieren und deren Titel zum Teil Friedrich Nietzsche entlehnt sind, den er sein Leben lang bewundert.
Picabia starb am 30. November 1953 in Paris an den Folgen von Arteriosklerose. K.O.

Francis Picabia, Ausst.Kat. Galeries Nationales du Grand Palais, Paris 1976
William A. Camfield, *Francis Picabia: His Art, Life and Times*, Princeton, New Jersey, 1979
Maria Lluïsa Borràs, *Picabia*, London 1985
Francis Picabia 1879–1953, Ausst.Kat. Galerie Neuendorf, Frankfurt a. M., und Scottish National Gallery of Modern Art, Edinburgh, Stuttgart 1988
Francis Picabia, Máquinas y Españolas, Ausst.Kat. IVAM Centro Julio Gonzáles, Valencia, Fundació Antoni Tàpies, Barcelona, und Musée National d'Art Moderne, Centre Georges Pompidou, Paris, 1995
Francis Picabia (1879–1953), Ausst.Kat. Salas Pablo Ruiz Picasso, Madrid, und Centre Cultural de la Caixa de Pensiones, Barcelona, 1985

PABLO PICASSO

wurde am 25. Oktober 1881 in Málaga geboren. Ersten Unterricht erhielt er von seinem Vater, dem Maler und Zeichenlehrer José Ruiz Blasco, dem er 1895 an die Kunstakademie La Lonja nach Barcelona folgte. Picasso zeigte dort in dem Künstler-Café »Els Quatre Gats« seine ersten Bilder.

1900 reist Picasso nach Paris, wo ihn Werke von Cézanne, Toulouse-Lautrec, Degas, Bonnard, Daumier und Steinlen inspirieren. Die Galerie Ambroise Vollard veranstaltet 1901 die erste Ausstellung seiner Bilder, die er jetzt mit »Picasso«, dem Familiennamen seiner Mutter, signiert. Motive findet er im Pariser Alltagsleben, oft geprägt von Armut, Alter und Einsamkeit; sie markieren den Beginn seiner »Blauen Periode«. 1904 richtet er sich im Bateau-Lavoir in Paris sein Atelier ein. Mit zahlreichen Zirkusbildern beginnt 1905 die sogenannte »Rosa Periode«, die Apollinaire zu einer ersten schwärmerischen Kritik veranlaßt.

Die literarischen Treffen bei Leo und Gertrude Stein geben Picasso wichtige Anregungen, so auch zur Auseinandersetzung mit den afrikanischen Skulpturen im Trocadéro und der iberischen Plastik im Louvre, Anregungen, die Picasso in archaischen Holzfiguren und in einer Serie von Frauenbildnissen umsetzt. 1907 entsteht das Schlüsselbild der kubistischen Bewegung, *Les Demoiselles d'Avignon*, das vor allem Georges Braque beeindruckt. 1908 wird der vom Kritiker Louis Vauxcelles ursprünglich abwertend gemeinte Stilbegriff »Kubismus« geprägt und vor allem von Apollinaire positiv-kämpferisch umgemünzt. In Anlehnung an Cézanne entstehen 1909 Landschaften und Architekturen in fragmentierenden Formen, die zum »analytischen Kubismus« überleiten. Die fortschreitende Zerlegung und Facettierung des Motivs ab 1910 gleicht einer »Analyse« des Gegenstandes, als ob er unter verschiedenen Blickwinkeln gesehen wird, erlaubt aber gleichfalls die konstruktive Einordnung in die Bildfläche. Die Farbwerte sind zurückgenommen, auf einige Braun- und Grautöne beschränkt, um die plastischen Werte des Hell-Dunkel zu betonen. Die immer abstrakter werdenden Bilder führen ab 1912 zum »synthetischen Kubismus«, zu großen, flächigen zeichenhaften Formen und kräftigen Farbwerten, in denen auch die »Papiers collés« als Erinnerungszeichen an die konkrete Wirklichkeit Verwendung finden. In der Folge entstehen plastische Konstruktionen aus verschiedenen Materialien, wie Papier, Karton, Blech und Draht, deren neue Materialästhetik auf Wladimir Tatlin, der Picasso 1913 besucht, großen Eindruck macht.

Diese schnelle Entwicklung bricht für Picasso 1915 ab; naturalistisch-expressive und synthetisch-kubistische Bilder beginnen nun einander abzulösen. Das kubistische Bildrepertoire wird fast spielerisch-elegant in verschiedene Bildkompositionen einbezogen. Das Nebeneinander, das Durchdringen der Stile wird für die weitere Entwicklung Picassos charakteristisch. Für Jean Cocteaus Theaterstück *Parade* (1917) gestaltet er Bühnenbilder und Kostüme, die Apollinaire zu dem Ausdruck »sur-réalisme« veranlassen. Über Cocteau lernt Picasso den russischen Impresario Sergej Diaghilew und den Komponisten Eric Satie kennen. Für das *Ballets Russes* entwirft Picasso mehrere Bühnenbilder, Kostüme und Vorhänge. Die russische Tänzerin Olga Koklowa wird 1918 Picassos erste Frau.

1925 ist Picasso auf der ersten Surrealisten-Ausstellung in Paris vertreten, doch ist seine Beziehung zur Bewegung ambivalent. Surrealistische Theorien gewinnen nie die Oberhand über seine weitläufige Inspirationskraft, die vor allem von äußeren Motiven und weniger vom Traum und vom Unbewußten geleitet wird. Während das malerische Werk in den dreißiger Jahren relativ langsam wächst, entsteht eine Reihe bedeutender plastischer Arbeiten, wie Assemblagen und Drahtobjekte, die großen Einfluß auf die Plastik des 20. Jahrhunderts haben.

Ab 1930 begründen große biomorphe Frauenköpfe eine neue Stilwendung, und Picasso widmet sich wieder verstärkt der Graphik, so etwa Radierungen zum Thema *Atelier des Bildhauers* für die spätere *Suite Vollard* (1930–1937) und Zeichnungen zum *Minotaurus*-Thema. Graphische Zyklen ergänzen das Werk Picassos während seines ganzen Schaffens.

Die Ausstellung *Cubism and Abstract Art* 1936 im Museum of Modern Art in New York, organisiert von Alfred H. Barr jr., zeigt u. a. mit 32 Werken Picassos die Bedeutung des Kubismus für die Stilentwicklung der modernen Malerei auf. Nach dem Luftangriff auf Guernica malt Picasso 1937 das gleichnamige monumentale Wandgemälde für den Spanischen Pavillon auf der Pariser Weltausstellung. Die Photographin Dora Maar, neue Geliebte Picassos, dokumentiert die einzelnen Zustände des Bildes, das zum Schlüsselwerk des 20. Jahrhunderts wird. In einem Porträt von Dora Maar (1938) taucht zum ersten Mal das Motiv des »Doppelgesichts« auf, das Picasso in zahlreichen Varianten durchspielt.

Während der Kriegsjahre bleibt Picasso trotz Ausstellungsverbot demonstrativ in Paris und widmet sich vorwiegend der Plastik. Im Töpferdorf Vallauris unternimmt er nach dem Krieg erste keramische Experimente mit Glasuren und verschiedenen Tonsorten und schafft phantastisch-skurrile Objekte und Gebrauchsgegenstände. In den fünfziger Jahren entstehen Umsetzungen bekannter Bildthemen und Paraphrasen auf Meisterwerke von Delacroix, Velázquez und Manet. Das schon in *Guernica* behandelte Thema der Gewalt kehrt im *Massaker von Korea* (1951) wieder, beherrschend bleiben jedoch die Frauenbildnisse.

Das 1958 erworbene Schloß Vauvenargues zu Füßen des Sainte Victoire-Massivs nahe bei Aix-en-Provence wird neben der Villa »La Californie« in Cannes zum abgeschiedenen Zufluchtsort. In den folgenden Jahren beschäftigt sich Picasso wieder intensiv mit Graphik, vorwiegend Lithographien, und vor allem mit der Plastik. Es entstehen aus dünnem Blech geschnittene und gefalzte Arbeiten, die den synthetischen Kubismus wieder aufgreifen. Eine große Folge von 347 Radierungen faßt 1968 alle wichtigen Themen der letzten Jahre zusammen, Motive aus dem Zirkus, dem Stierkampf, dem Theater sowie drastische Liebesszenen.

1970 eröffnet das Museo Picasso in Barcelona mit Schenkungen des Künstlers. Anfang März 1973 wird der auf vier Meter vergrößerte erste Entwurf des Apollinaire-Denkmals (von 1928) im Garten des Museum

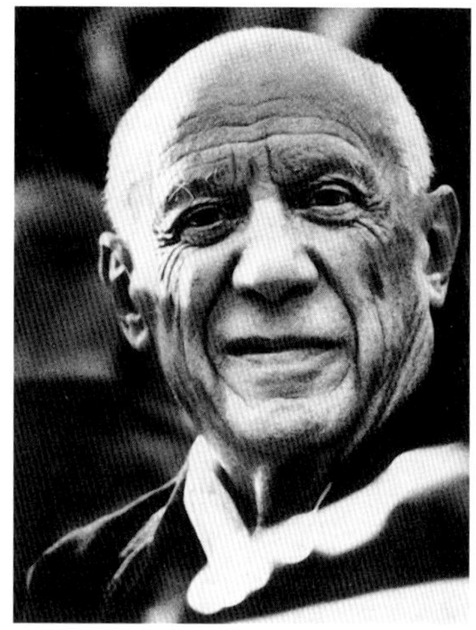

of Modern Art New York aufgestellt. Wenige Wochen später, am 8. April 1973, stirbt Picasso in Mougins und wird im Garten von Schloß Vauvenargues beigesetzt. H. D.

Christian Zervos, *Pablo Picasso. Werkverzeichnis der Gemälde, Skulpturen und Keramiken*, Bd. 1–33, Paris 1932–1978

Klaus Gallwitz und José Bergamin, *Picasso laureatus. Sein malerisches Werk seit 1945*, Luzern und Frankfurt a. M. 1971

Wilfried Wiegand, *Pablo Picasso in Selbstzeugnissen und Bilddokumenten*, Reinbek 1973

Pierre Cabanne, *Le Siècle de Picasso*, 2 Bde., Paris 1975

Pablo Picasso: A Retrospective, hrsg. v. William Rubin, Ausst.Kat. The Museum of Modern Art, New York 1980; dt. München 1980

Werner Spies, *Picasso. Das plastische Werk*, Stuttgart 1971, 2. Auflage 1983

Picasso and Braque: Pioneering Cubism, hrsg. v. William Rubin, Ausst.Kat. The Museum of Modern Art, New York, und Kunstmuseum Basel; dt. *Die Geburt des Kubismus*, München 1990

SIGMAR POLKE

wurde am 13. Februar 1941 in Oels, Niederschlesien, geboren. 1945 mußte die Familie nach Thüringen fliehen, 1953 folgte die Übersiedlung nach Berlin und anschließend nach Düsseldorf, wo Polke 1959–1960 eine Glasmalerlehre absolvierte. 1961–1967 studierte er an der Kunstakademie Düsseldorf bei Gerhard Hoehme und Karl-Otto Götz.

1963 begründet Polke zusammen mit Gerhard Richter und Konrad Lueg als Antwort auf den in ihrer ersten Heimat (DDR) herrschenden »Sozialistischen Realismus« den »Kapitalistischen Realismus«. Triviale Gegenstände werden in kindlich-naiver Darstellungsweise und mit ironischem Unterton präsentiert (*Der Wurstesser*, 1963). Gleichzeitig entstehen Bilder, in denen Polke Reproduktionen der Unterhaltungskultur ein vergröberndes und nivellierendes Raster überlegt. Gemusterte Stoffe treten als Malgründe in befremdliche Konkurrenz zur geometrischen

Abstraktion der zwanziger Jahre. Dekor und Dekoration, Nierentischdesign und Kitschwelten erscheinen in bewußt dilettantisch gehaltenen Kompositionen, die die inflationären Bildwelten der späten Moderne durchforschen, ohne einen bestimmten Stil kreieren zu wollen (*Moderne Kunst*, 1968). Der Künstler verweigert sich hierin der Stil- wie auch der Sinnsuche.

Der Rasterpunkt bedeutet auch Distanz zu den bestehenden Bildordnungen und Infragestellung medialer Wirklichkeitsvermittlung, die immer schon ideologisch überformt ist. Die ironische Brechung gelingt Polke mit immer neuen Mitteln. Nach den Raster- und Stoffbildern der sechziger Jahre folgen transparente Überlagerungen von informellen Techniken und graphischen Zitaten, deren sich Polke unbekümmert aus dem Fundus der Kunstgeschichte bedient.

Zunehmend spielt der Zufall eine entscheidende Rolle in Polkes Bildfindungen, die okkultistischer, spiritistischer oder esoterischer Natur sein können, denn »höhere Wesen befehlen« dem Künstler-Alchemisten, diese oder jene Maltechnik anzuwenden bzw. diese oder jene Stilrichtung aufzunehmen. In Analogie zu den Stoffbildern mit ihren undurchdringlichen Mustern oder den alles verschlingenden Rasterbildern schafft Polke seit 1984 sogenannte »Schüttbilder«. Die in willkürlichen Linienmustern frei verlaufende weiße Dispersionsfarbe wird mit unterschiedlichen Lacklösungen fixiert und bildet fast so etwas wie eine Parodie künstlerischer Virtuosität. Mit Materialien aus der Frühzeit der Malerei (Realgar, Schweinfurter Grün), chemischen Elementen und Metallen (Silber, Zink, Aluminium, Barium, Eisen, Arsen) wie auch Industriestoffen (Lacken, Beizen, Siegellacken) und Reagenzien (Silbernitrat) verwandelt Polke seit den achtziger Jahren seine Bilder in chemische Laboratorien, die noch am fixierten Platz des Museums ihre Erscheinungsweise verändern können. Es geht Polke dabei nicht um vordergründige technische Innovationen im Sinne des Informel oder um Einschreibungen der psychischen Energie des Künstlers in das Material, sondern vielmehr um Simulationen eines unter dem Druck der neuen Medien scheinbar obsolet gewordenen Malereibegriffs. Der Künstler manipuliert dabei nur noch die frei wirkenden Energien der Stoffe, so wie er seine Photographien mannigfaltigen Prozeduren und Prozessen unterzieht, um den Bildwerdungsprozeß im Wechsel zwischen Realität und Bilderscheinung zu thematisieren.

Polkes Beitrag zum Deutschen Pavillon auf der Biennale von Venedig 1986, für den er den Großen Preis für Malerei erhielt, zeigt die Ars combinatoria des Künstlers, der sich dem Kunstbetrieb immer wieder geschickt zu entziehen weiß, auf ihrem vorläufigen Höhepunkt: Chemo-physische Ingredienzien reagierten auf den Lichteinfall und registrierten feinste Schwankungen im Raum als »sichtbare Mitwirkung unsichtbarer Kräfte« (Dierk Stemmler). Das Ornament als Sinnbild freigesetzter psychischer Kräfte nimmt in Polkes Schaffen zunehmend einen zentralen Platz ein, wobei sich Anregungen aus der Kunstgeschichte mit dem reichen Vorrat aus der Natur mischen. Auch die »Neuen Bilder« (ab 1992) zeigen Polkes chamäleonartige Haltung zur Malerei; den »Hunger nach Bildern« stillt er mit einer Fülle unterschiedlicher Techniken und Materialien, die sich zu komplexen Gebilden zusammenfügen und auf die sinnstiftende Wahrnehmung des Betrachters warten.

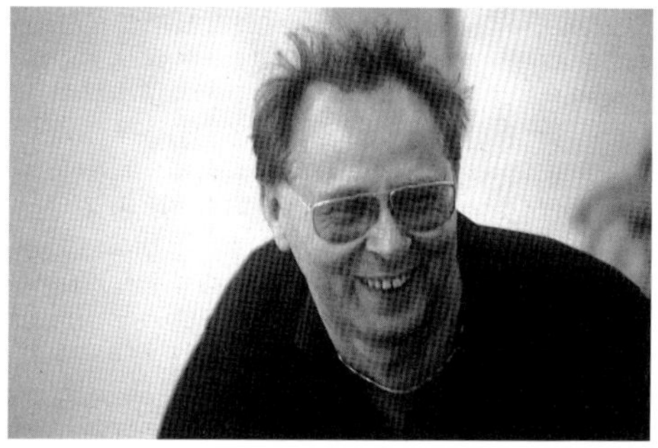

Polke war von 1977 mit Unterbrechungen bis 1991 Professor an der Hochschule für bildende Künste in Hamburg; er lebt und arbeitet in Köln. H.D.

Sigmar Polke. Bilder, Tücher, Objekte. Werkauswahl 1962–1971, Ausst.Kat. Kunsthalle Tübingen u. a. O., Stuttgart 1976
Sigmar Polke, Ausst.Kat. Kunsthaus Zürich, 1984
Sigmar Polke, Ausst.Kat. San Francisco Museum of Modern Art, 1991
Sigmar Polke, hrsg. von Wim A. L. Beeren, Ausst.Kat. Stedelijk Museum, Amsterdam 1992
Sigmar Polke, Neue Bilder, hrsg. v. Dierk Stemmler, Ausst.Kat. Städtisches Museum Abteiberg, Mönchengladbach 1992
Sigmar Polke. Photoworks: When Pictures Vanish, Ausst.Kat. The Museum of Contemporary Art, Los Angeles 1995

JACKSON POLLOCK

wurde am 28. Januar 1912 in Cody, Wyoming, geboren. Seine Eltern waren Farmer irisch-schottischer Abstammung. Ab 1928 besuchte Pollock die Manual Arts High School in Los Angeles. Sein Lehrer F. J. de St. Vrain Schwankovsky machte ihn mit der »Farblicht-Musik« (»Lumia«) von Thomas Wilfred bekannt sowie mit der Theosophie und den Lehren von Krishnamurti.

1930 geht Pollock nach New York und schreibt sich an der Art Students League ein. Dort besucht er die Klasse von Thomas Hart Benton, einem Vertreter des amerikanischen Regionalismus, dem er bei einem Wandbild in der New School for Social Research assistiert. Rektor der Schule ist einer der wichtigsten Vertreter der »Ash Can School«, John Sloan, bei dem Pollock Unterricht in Aktzeichnen nimmt. In den dreißiger Jahren malt auch Pollock im erzählerischen Stil des Regionalismus, der die Geschichte Amerikas thematisiert, darunter *Going West* (1934–1935). Dieser spezifisch amerikanische Stil wird im Rahmen des »New Deal« durch das Federal Art Project der Works Progress Administration unterstützt, für das Pollock zwischen 1935 und 1942 mehrfach tätig ist. 1936 arbeitet er in der experimentellen Werkstatt, die der mexikanische Maler David Alfaro Siqueiros in New York eingerichtet hat. Siqueiros entwickelt vor allem neue Techniken für Wandbilder, indem er neueste Farben und Lacke, auch Duco-Lack, den Pollock später häufig benutzt, mit der Spritzpistole aufträgt. Wesentlich wird auch die einheimische indianische Kunst, die als gestalterische wie auch mythologische und lebensphilosphische Anregung in Pollocks Auseinandersetzung mit der Kunst seiner Zeit, wozu Picasso, aber auch Paul Klee, Joan Miró und Max Ernst gehören, einfließt.

In dieser wichtigen Studienzeit entwickeln sich die Voraussetzungen für Pollocks neuen Kompositionsbegriff des »All-over«. In *Overall Composition* (1934 bis 1938) sind alle Elemente innerhalb der abstrakten, auf einen gestisch-expressiven Pinselduktus aufbauenden Komposition gleichwertig. 1943 experimentiert er mit der surrealistischen Technik des Automatismus. Bilder wie *Pasiphaë* (1943), die neben einem abstrakten Malgestus Figuren und Zeichen nordamerikanischer Indianerkunst zeigen, lassen den Kritiker Clement Greenberg und die Sammlerin und Galeristin Peggy Guggenheim in der Folge zu Pollocks wichtigsten Förderern werden.

Das *Mural* von 1943, ein Wandbild für das Haus von Peggy Guggenheim, markiert einen ersten Höhepunkt in Pollocks künstlerischer Entwicklung. Die Gestik der schleifenartigen Formen suggeriert musikalische wie auch figürliche Assoziationen. Die Farben basieren auf dem elementaren Kontrast Grün-Blau zu Rot-Gelb und Schwarz, eine Palette, die sich in vielen späteren Bildern Pollocks wiederfindet. Im selben Jahr erhält Pollock seine erste Einzelausstellung in Peggy Guggenheims Galerie »Art of This Century«, und das Museum of Modern Art New York kauft sein Bild *She-Wolf* (1943) an.

1945 zieht Pollock nach Springs auf Long Island, wo er ab 1946/1947 die neue Technik des »Dripping« entwickelt und immer wieder variiert und erweitert. Die Leinwand wird auf dem Boden ausgebreitet, die Farbe in unterschiedlicher Heftigkeit darauf geträufelt, gegossen und geschleudert, wobei Pollock mit immer neuen Farbmaterialien experimentiert. Das Bildfeld wird zur »Arena« (Greenberg), zum Experimentierfeld der freien Entfaltung autonomer Malerei. Extreme Hochformate wechseln mit ebensolchen Querformaten, die der Bewegung des Pinsels entgegenkommen. 1950 entsteht der berühmte Film von Hans Namuth, der Pollock beim Malen zeigt, ein einzigartiges Dokument einer aktionistischen Malerei, die von Spontaneität und Kalkül, von Inspiration und handwerklicher Ökonomie gleichermaßen geprägt ist. Der Maler bewegt sich tänzerisch rhythmisch »in seinem Bild«, umkreist die Malfläche von innen und außen, hinterläßt mit unorthodoxen Malgeräten Farbspuren, die sich verweben, verknoten, überlagern, wieder auflösen und schließlich eine Struktur erzeugen, die Formen und Farben zu einem unlösbaren Ganzen verschmilzt.

Mit diesen Bildern wird Pollock zum berühmtesten amerikanischen Künstler dieses Jahrhunderts und ist in zahlreichen internationalen Ausstellungen vertreten. Gleichzeitig wird sein Leben aber immer wieder von persönlichen Krisen, Alkoholexzessen, Entziehungskuren und psychologischen Behandlungen (seit 1937) überschattet. Sein Spätwerk zeigt vor allem in seinen schwarz-weißen »Pourings« wieder figurale Ansätze, erreicht aber nur noch selten die Intensität seiner »Drip«-Bilder; Ausnahmen sind etwa *Easter and Autumn* (1953).

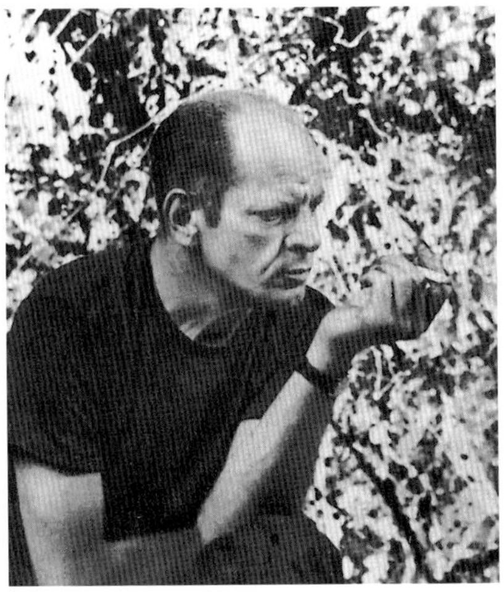

1955/56 fällt Pollock in eine längere depressive Phase, die ein künstlerisches Arbeiten unmöglich macht. Am 11. August 1956 verunglückt er tödlich mit seinem Auto in East Hampton, Long Island. Kurz nach seinem Tod zeigt das Museum of Modern Art in New York eine große Retrospektive. H. D.

Francis V. O'Connor und Eugene V. Thaw (Hrsg.), *Jackson Pollock: A Catalogue Raisonné of Paintings, Drawings and Other Works*, 4 Bde., New Haven und London 1978
Jackson Pollock, hrsg. v. Dominique Bozo, Ausst.Kat. Musée National d'Art Moderne, Centre Georges Pompidou, Paris 1982
Francis Frascina (Hrsg.), *Pollock and After: The Critical Debate*, New York 1985
Steven Naifeh und Gregory White Smith, *Jackson Pollock: An American Saga*, New York 1989
Ellen G. Landau, *Jackson Pollock*, New York 1989
Siqueiros/Pollock – Pollock/Siqueiros, Ausst.Kat. Städtische Kunsthalle Düsseldorf, 1995

LJUBOW SERGEJEWNA POPOWA

wurde am 24. April 1889 in Iwanowskoje bei Moskau als Tochter eines wohlhabenden Textilfabrikanten geboren. Ab 1907 studierte sie im Atelier des Impressionisten Stanislaw Schukowski und besuchte 1908 bis 1909 die Kunstschule von Konstantin Juon und Iwan Dudin. Zwischen 1909 und 1916 unternahm Popowa verschiedene Reisen nach Kiew, Italien, Frankreich und Samarkand, auf denen sie sich von Giotto, den Bildwerken der italienischen Renaissance und dem religiösen Maler Wrubel wie auch der altrussischen Malerei und Architektur beeindruckt zeigte. Anläßlich eines Besuchs der Sammlung Schtschukins begegnete sie den kubistischen Arbeiten Picassos und Braques. 1912 arbeitete sie im »Turm«, einem Kollektivatelier Moskauer Künstler und Literaten, und studierte in Paris im Atelier »La Palette« bei Jean Metzinger und Henri Le Fauconnier. 1913 arbeitete sie im Atelier von Wladimir Tatlin in Moskau.
Auf einer Reise nach Italien 1914 kommt Popowa in Kontakt mit der futuristischen Bewegung und wird vor allem von Boccionis »Technischem Manifest der futuristischen Bildhauerkunst« nachhaltig beeinflußt. Sie wendet sich in ihren Bildern, die teilweise den starken Einfluß des französischen Kubismus offenbaren, dem Kubo-Futurismus zu, so etwa in ihren collageartigen, auch mit Wortfetzen versehenen Stilleben. In einigen Arbeiten verbindet sie Malerei und Skulptur; so entstehen 1915 Bildreliefs mit plastischen Elementen, die die Bildfläche aufbrechen und im dreidimensionalen Raum fortführen. 1914 bis 1915 sammeln sich um Popowa Künstlerkollegen, um über neue Kunsttheorien zu diskutieren. Sie stellt 1915 in der *Ersten Futuristischen Bilderausstellung: Tramway W* und in der *Letzten Futuristischen Bilderausstellung: 0,10* in Petrograd sowie 1916 in der *Karo-Bube*-Ausstellung und der von Tatlin organisierten *Futuristischen Ausstellung »Magazin«* in Moskau aus. 1916–1917 ist sie Mitglied der von Malewitsch ins Leben gerufenen Künstlergruppe »Supremus«. Aus dieser Zeit stammen ihre ersten abstrakten Bilder, die den Einfluß suprematistischer Gestaltungsprinzipien zeigen. Mit dem Titel *Malerische Architektonik* versieht sie über dreißig Bilder, deren Farbflächen die tektonische Struktur des Bildraums bestimmen. In diesen Bildern treten Flächigkeit und räumliche Wirkung in ein mehrdeutiges Verhältnis. Ab 1919 entstehen ihre *Raum-Kraft-Konstruktionen*, in denen sich kreuzende Linien im Spannungsverhältnis zum Raum stehen. In einigen der Arbeiten experimentiert Popowa mit Materialien wie Marmorstaub und Sand.
Nach der Oktoberrevolution arbeitet Popowa für offizielle politische Veranstaltungen und gestaltet Dekorationen, wie etwa für die Maifeierlichkeiten des Mossowjets. 1918 schließt sie sich der »Linken Föderation« der Gewerkschaft Moskauer Künstler an und beteiligt sich an deren erster Ausstellung. Im folgenden Jahr nimmt sie an der *10. Staatlichen Ausstellung: Gegenstandsloses Schaffen und Suprematismus* und 1921 an der Ausstellung *5 x 5 = 25* teil, in der sie erstmals ihre *Raum-Kraft-Kompositionen* gemeinsam mit Werken von Rodtschenko, Stepanowa, Exter und Wesnin zeigt. 1920 wird sie Mitglied des INChUK (Institut für Künstlerische Kultur) in Moskau, an dem sie in verschiedenen Sektionen mitarbeitet, u.a. in der »Arbeitsgruppe für objektive Analyse«, in der die theoretischen Grundlagen des Konstruktivismus diskutiert werden. Ein Jahr später unterzeichnet sie eine Proklamation zur Beendigung der Staffeleimalerei und wendet sich der »Produktionskunst« zu, dem Stoff- und Modedesign wie auch der Buch-, Zeitschriften- und Plakatgestaltung. Daneben entwirft sie Bühnenbilder und Theaterkostüme, etwa für Meyerholds Inszenierung *Der großmütige Hahnrei*.
Seit 1920 ist Popowa Dozentin an den WChUTEMAS (Höhere Staatliche Künstlerisch-Technische Werkstätten). Zu ihren Verdiensten gehört die Entwicklung der Grundlagen der praktischen künstlerischen Ausbildung. Im Lehrplan liegt ihr Schwerpunkt auf der Disziplin »Farbe«, mit der sie sich als unabhängigem Gestaltungselement in der Malerei auseinandersetzt. Sie lehrt kurze Zeit an der Staatlichen Theaterwerkstatt, in der Sergej Eisenstein zu ihren Schülern gehört, und arbeitet ab 1922 für die Zeitschrift der literarischen Gruppe LEF (Linke Front der Künste). Zusammen mit Wawara Stepanowa entwirft sie ab

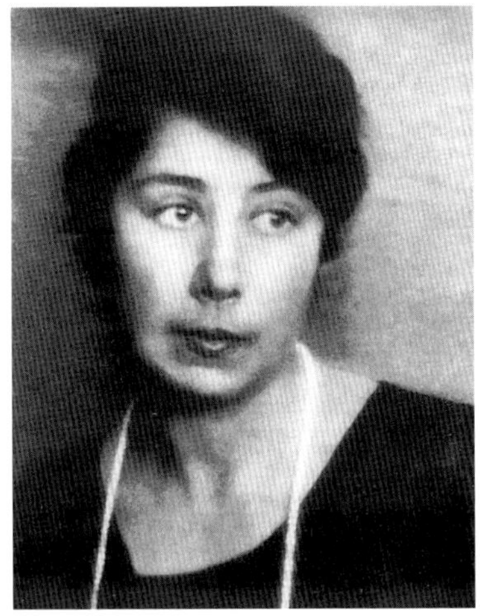

1923 für die 1. Staatliche Textilfabrik in Moskau Stoffmuster und Kleidung. Im Ausland sind ihre Arbeiten u.a. 1922 auf der *1. Russischen Kunstausstellung* in Berlin und zwei Jahre später auf der Biennale in Venedig zu sehen.
Popowa starb am 25. Mai 1924 in Moskau. K.O.

Künstlerinnen der russischen Avantgarde 1910–1930, Ausst.Kat. Galerie Gmurzynska, Köln 1979
Raumkonzepte. Konstruktivistische Tendenzen in Bühnen- und Bildkunst 1910–1930, Ausst.Kat. Städtische Galerie im Städelschen Kunstinstitut, Frankfurt a. M. 1986
Dmitri Sarabianow und Natalja Adaskina, *Liubov Popova*, New York 1990
Ljubow Popowa 1889–1924, hrsg. v. Magdalena Dabrowski, Ausst.Kat. Museum Ludwig, Köln, München 1991

ROBERT RAUSCHENBERG

wurde am 22. Oktober 1925 in Port Arthur, Texas, geboren. Er studierte zunächst Pharmazie an der University of Texas und wurde 1942 zur US-Marine eingezogen, wo er als Techniker in verschiedenen neuropsychiatrischen Krankenhausabteilungen arbeitete. Nach kurzem Studium der Kunstgeschichte, Bildhauerei und Musik am Kansas City Art Institute (1946–1947) ging Rauschenberg für ein Jahr an die Académie Julian nach Paris. 1949 wurde er Schüler von Josef Albers und Jack Tworkov am Black Mountain College in North Carolina und befreundete sich mit John Cage und Merce Cunningham. Im selben Jahr zog er nach New York. 1952 bereiste er mit Cy Twombly Italien, Frankreich und Spanien.
Ab 1951 entstehen Rauschenbergs erste wichtige Arbeiten, etwa die sogenannten »White Paintings«, eine Serie gleichformatiger Bilder, deren monochrom bemalte Oberfläche den Wechsel von Licht und Schatten in ihrer Umgebung einbezieht. Des weiteren arbeitet er an monochromen Serien in Schwarz (»Black Paintings«) und Rot, bei denen Zeitungs- und Stoffetzen durch Übermalung derart in die Bildfläche eingearbeitet sind, daß eigentümlich vibrierende Texturen erzeugt werden.

Die Absicht, ein »monochromes Nichtbild« herzustellen, führt 1953 zu einer spektakulären Aktion: Rauschenberg radiert eine Zeichnung von Willem de Kooning vollständig aus und versieht sie mit einem Goldrahmen und einer Plakette, die ihn als Urheber des Werks zu erkennen gibt. Die *Erased de Kooning Drawing* signalisiert sowohl den Respekt wie auch die Abkehr von den »Vätern« des Abstrakten Expressionismus.
Ab Mitte der fünfziger Jahre arbeitet Rauschenberg an den sogenannten »Combine Paintings«, Assemblagen aus mit Farbe bespritzten Bildern, Photographien und Fundobjekten, meist Abfallprodukte der Konsumgesellschaft, die im einzelnen erkennbar bleiben, jedoch in unerwartete Zusammenhänge gefügt werden. *Monogram* (1955–1959) etwa besteht aus einer ausgestopften Ziege mit einem Autoreifen um den Leib, die auf einer collagierten Holz- und Metallkonstruktion steht. In einem dieser »Kombinationsbilder«, *Black Market* (Schwarzmarkt) von 1961, befindet sich unterhalb eines an der Wand hängenden Tafelbildes ein hölzerner Reisekoffer, den man öffnen kann (und soll). Darin sind Dinge und Anweisungen für einen komplizierten Tauschvorgang enthalten, in den symbolisch auch die Kunst Rauschenbergs einbezogen ist. Mit den »Combine Paintings« wird Rauschenberg zum wichtigsten Bindeglied zwischen Abstraktem Expressionismus und Pop Art und zu einem der führenden Vertreter von Neo-Dada.
In diesen Jahren ist die Zusammenarbeit mit John Cage und Merce Cunningham äußerst intensiv. Zwischen 1955 und 1965 ist Rauschenberg Manager, Bühnenbildner und technischer Direktor für die Merce Cunningham Dance Company. 1966 gründet er zusammen mit dem Wissenschaftler Billy Klüver die Gruppe »Experiments in Art and Technology«, um die Anwendungsmöglichkeiten moderner Technologien in der Kunst zu untersuchen. In Zusammenarbeit mit Ingenieuren und Technikern schafft er Werke wie *Mud Muse* (1968–1971): Schlamm in einem Becken, der auf Geräusche im Ausstellungsraum mit Brodeln reagiert.
Unter dem Eindruck von Andy Warhol beginnt Rauschenberg in den sechziger Jahren, auch mit Siebdruck, Photofrottage und Photoreproduktionen zu arbeiten. Die Zusammenfügung einzelner Elemente, wie Zeitungsausschnitte, Texte, Comics usw., erfolgt jedoch nicht in erzählerischer Abfolge, sondern als Szenerie heterogener, sich teilweise überlagernder Ereignisse. 1969 erhält Rauschenberg eine Einladung der NASA, dem Start der Apollo-11-Rakete im Kennedy Space Center in Florida beizuwohnen und das Ereignis künstlerisch umzusetzen. In der Serie *Stoned Moon* vereinigt er Photos aus der Weltraumfahrt, Detailzeichnungen von Raketen usw. zu einer Auseinandersetzung mit den Möglichkeiten moderner Technologie.
Rauschenberg hat mit seiner Fülle von innovativen Techniken, wozu auch Bildprojektionen auf dünne transparente Stoffe gehören, seiner kritischen Stellungnahme zu den Zeitströmungen wie auch seiner unerschöpflichen Phantasie neue Ausdruckswege in der Kunst eröffnet, die einen großen Einfluß auf die jüngere Künstlergeneration ausgeübt haben.
Das 1985 als internationales Kulturaustauschprogramm gestartete Projekt *Rauschenberg Overseas Culture Interchange* (ROCI), eine Welttournee seiner Werke durch Mexico, China, Tibet, Kuba, Malaysia mit Endstation in der National Gallery of Art in Washington, D.C., 1991, war dem Weltfrieden gewidmet.
Rauschenberg lebt und arbeitet auf Island of Captiva, Florida, und in New York. H.D.

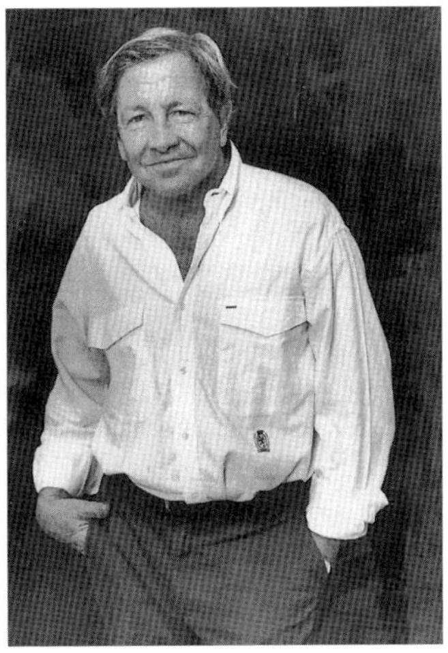

Calvin Tomkins, *Off the Wall: Robert Rauschenberg and the Art World of Our Time*, New York 1980
Robert Rauschenberg, Ausst.Kat. Staatliche Kunsthalle Berlin, 1980
Robert Rauschenberg im Gespräch mit Barbara Rose, Köln 1989
Mary Lynn Kotz, *Rauschenberg. Art and Life*, New York 1990
ROCI – Rauschenberg Overseas Culture Interchange, Ausst.Kat. National Gallery of Art, Washington, D.C., München 1991
Robert Rauschenberg, hrsg. v. Armin Zweite, Ausst.Kat. Kunstsammlung Nordrhein-Westfalen, Düsseldorf 1994

AD REINHARDT

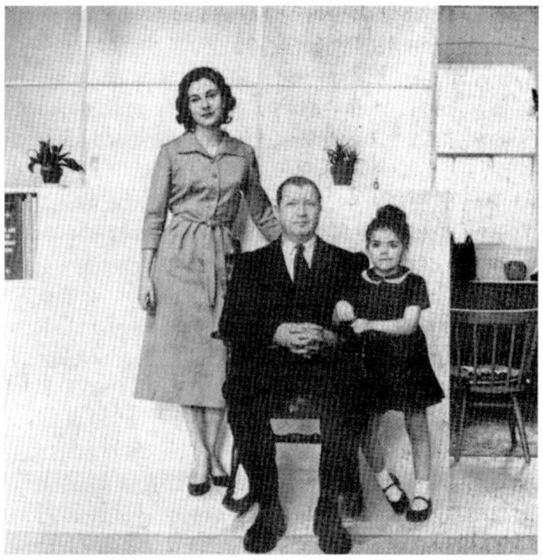

wurde am 24. Dezember 1913 in Buffalo, New York, geboren. Seine Eltern waren russisch-deutscher Herkunft. 1915 zog die Familie nach New York City, wo Reinhardt 1931–1935 Kunstgeschichte bei Meyer Schapiro am Columbia College studierte. Ab 1936 studierte er an der American Artists School, u.a. bei dem abstrakten Maler Carl Holty, und an der National Academy of Design. Seit 1937 war er Mitglied der »American Abstract Artists« und arbeitete bis 1941 im Rahmen des Federal Art Project der Works Progress Administration.
In den späten dreißiger Jahren malt und collagiert Reinhardt seine ersten Bilder in der damals international verbreiteten Mischung aus kubistischen und konstruktivistischen Stilelementen, mit hellen Farben und präzisen biomorphen oder geometrischen Formen. Die in Anlehnung an Mondrian eingehaltene strenge Gliederung in horizontale und vertikale Kompositionselemente weicht Mitte der vierziger Jahre einer expressiven Bildstruktur, in der die Bildfläche mit kalligraphischen Rhythmen in hell getönten Farben kleinmaschig überzogen ist. Die Art der spontanen Pinselführung, das Arbeiten mit einer »All-over«-Struktur und die meditative Ausstrahlung dieser Bilder weisen auf Reinhardts Kenntnis des Werks Mark Tobeys hin. Elemente östlicher und nahöstlicher Kalligraphie, mit der sich Reinhardt während seines Studiums der asiatischen Kunstgeschichte am Institute of Fine Arts der New York University (1946–1950) auseinandersetzt, finden sich gleichfalls in seinen Arbeiten wieder. Seine erste Einzelausstellung findet 1943 an der Columbia University statt, seine erste Verkaufsausstellung 1944 in der Artists' Gallery in New York.
Während des Kriegs zeichnet Reinhardt Cartoons für die linke Zeitschrift *PM*. Diese Karikaturen sind Vorläufer seiner späteren vernichtenden Attacken gegen die zeitgenössische Kunstwelt, ihre Borniertheit und Oberflächlichkeit. Ähnlich rigoros entwickelt Reinhardt in den fünfziger Jahren seine Idee von »reiner« Malerei, die gegenstandslos und »nicht-darstellend« sein sollte, aber auch »nicht magistisch« und »nicht-subjektiv« (Ad Reinhardt, 1962). Die Umsetzung dieser puristischen Kunstauffassung erfolgt zunächst in der systematischen Verfeinerung und Formalisierung der Bildstrukturen. Die kleinen kontrastreichen Rechtecke der vierziger Jahre werden größer und in ihrem Farbwert einander angeglichen. Es entstehen axial aufgebaute Kompositionen mit kaum merklichen monochromen Nuancierungen, die einen vibrierenden Farbraum mit minimalen Tiefenbewegungen eröffnen. Die anfangs noch farbigen, meist roten und blauen Rechteckformen werden zu Beginn der sechziger Jahre in ein fast homogenes Schwarz überführt, in dem die rechteckigen Felder erst nach längerer, intensiver Betrachtung als ästhetisches Ereignis sichtbar werden.
Schwarz, die Nichtfarbe, die alle Farben in sich einschließt, will Reinhardt jenseits jeglichen Symbolwerts verstanden wissen. Seine »Black Paintings«, die die letzten dreizehn Schaffensjahre bestimmen, führen nicht nur die Grenzen des Sichtbaren vor Augen, sondern verweisen in ihrer Konsequenz und Radikalität auf ein Ende der Malerei überhaupt. Mit der Bemerkung, er male einfach nur »das letzte

Bild«, proklamiert Reinhardt jedoch weniger einen Pessimismus in bezug auf die Rolle der Malerei als vielmehr die äußerste Konzentration auf die Mittel dieses Mediums. Dabei geht es ihm nicht um ein virtuoses Spiel mit der Maltechnik, sondern um die Verfolgung seiner Idee einer absolut autonomen Malerei, zu der er sich in seinen zahlreichen theoretischen Schriften als einer »Kunst um der Kunst willen« (»art as art«) bekennt. Das autonome Bild soll nicht durch Inhalte und Ideen außerhalb der Malerei »verunreinigt« werden, die einfache Bildkomposition nicht von der Idee der reinen Kunst ablenken. Reinhardts asketische Auffassung definiert Kunst als einen eigenständigen, vom Alltagsleben abgezogenen Bereich menschlicher Selbsterkenntnis. Dieser theoretische und künstlerische Rigorismus macht ihn zum Vordenker der minimalistischen und konzeptuellen Kunst.

Eine Dozentenstelle am Brooklyn College sichert Reinhardt 1947–1967 seinen Lebensunterhalt, ergänzt durch Anstellungen an der Yale University (1952 bis 1953), der Syracuse University (1957) und am Hunter College der City University of New York (1959 bis 1967). Neben Iris Clert in Paris (1960) stellt 1946–1965 vor allem Betty Parsons Reinhardts Arbeiten aus. 1963 kauft das Museum of Modern Art ein schwarzes Bild an, und 1966 findet eine Retrospektive im Jewish Museum in New York statt.

1965 unterzeichnet Reinhardt eine Protestnote gegen den Krieg in Vietnam und beteiligt sich aktiv an der Friedensbewegung.

Ad Reinhardt starb am 30. August 1967 in New York.

H.D.

Barbara Rose (Hrsg.), *Art-as-Art: The selected writings of Ad Reinhardt*, New York 1975

Margit Rowell, *Ad Reinhardt and Color*, Ausst.Kat. Solomon R. Guggenheim Museum, New York 1980

Lucy R. Lippard, *Ad Reinhardt*, New York 1981; dt. Stuttgart 1984

Thomas Kellein (Hrsg.), *Ad Reinhardt. Schriften und Gespräche*, München 1984

Ad Reinhardt, hrsg. v. Gudrun Inboden und Thomas Kellein, Ausst.Kat. Staatsgalerie Stuttgart, 1985

Ad Reinhardt, Ausst.Kat. The Museum of Modern Art, New York, und Museum of Contemporary Art, Los Angeles, 1991

GERHARD RICHTER

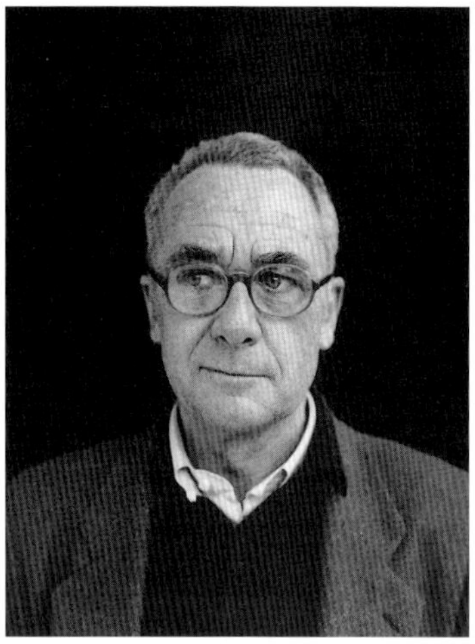

wurde am 9. Februar 1932 in Dresden geboren und wuchs in Waltersdorf in der Oberlausitz auf. 1949 bis 1951 arbeitete er u. a. als Bühnen- und Plakatmaler in Zittau. 1952–1957 studierte Richter an der Kunstakademie Dresden zunächst freie Malerei, später Wandmalerei. 1959 begegnete er bei einem Besuch der *documenta 2* in Kassel der abstrakten Malerei und war besonders von den Arbeiten Jackson Pollocks und Lucio Fontanas beeindruckt. Richter verweigerte sich dem staatlich verordneten »Sozialistischen Realismus« und siedelte 1961 in die Bundesrepublik über.

An der Düsseldorfer Akademie lernt Richter 1961 bis 1963 bei K.O. Götz alle Freiheiten des Informel kennen und malt anfangs tachistische Bilder. Er bekommt Kontakt mit der Fluxus-Bewegung und der amerikanischen Pop Art und malt nun Bilder, die unter dem Namen »Kapitalistischer Realismus« bekannt werden. Im Abschlußjahr an der Akademie veranstaltet er zusammen mit Konrad Lueg (dem späteren Galeristen Konrad Fischer) *Leben mit Pop – Eine Demonstration für den Kapitalistischen Realismus*, eine Selbstinszenierung inmitten eines komplett möblierten Wohnzimmers in einem Düsseldorfer Möbelgeschäft. Zu dieser Zeit verwendet Richter bereits Photos aus Illustrierten und Büchern als Bildvorlagen.

Ab 1962 beginnt Richter, seine Bilder fortlaufend zu numerieren. Die in der Folgezeit entstehenden Arbeiten versteht er als eine grundlegende Auseinandersetzung mit dem Medium Malerei. Richter verwendet Bildvorlagen jeder Provenienz, die er vor allem seiner eigenen umfangreichen Sammlung, dem sogenannten *Atlas*, entnimmt. Die trivialen Motive werden entweder in realistischer Manier wiedergegeben, wobei der Pinselduktus immer den Entstehungsprozeß des Bildes als Malerei offenlegt, oder aber bis zur Unkenntlichkeit im Malprozeß zerlegt, woraus sich die Serie der »Vermalungen« entwickelt. 1968–1975 entstehen die »grauen Bilder«, in denen Richter ausschließlich Grauwerte in verschiedenen Strukturen und Maltechniken einsetzt. Aus den unzähligen Einzelmotiven seiner Bilder heben sich umfangreiche Motivgruppen ab: Seestücke (1969–1976), Wolkenbilder (1970) und immer wieder Landschaften (ab 1969), mit denen sich Richter in die Reihe der großen Landschaftsmaler seit Caspar David Friedrich und William Turner stellt. Mit der großen Serie *48 Porträts*, Bildnissen von Persönlichkeiten aus Kultur und Wissenschaft für die Biennale von 1972, schließt Richter seine Auseinandersetzung mit vorgefundenem Photomaterial vorerst ab.

1966 malt Richter die ersten sogenannten »Farbtafeln«. Als Vorlagen dienen Farbmusterbögen, wie sie von der Farbenindustrie hergestellt werden. Als Richter diese Serie 1973/74 wiederaufnimmt, steigert er die Anzahl der Farben auf bis zu 1024 verschiedene Tonwerte. Daneben entstehen 1972 die Vermalungen *Rot-Blau-Gelb*, bei denen Richter die subtraktiv entstehenden Grauwerte nach dem Zufallsprinzip auf der Bildfläche verteilt.

1976 beginnt Richter, auf kleinen Leinwänden starkfarbige Kompositionen anzulegen, in denen Malweisen vor allem des Informel aufgegriffen und virtuos »vorgeführt« werden. Unter dem Titel »Abstrakte Bilder« stellen diese zunehmend großformatiger angelegten Arbeiten die bisher umfassendste und vielseitigste Werkgruppe zum Thema »Malerei als Malerei« dar. Richter beharrt darauf, daß seine malerische Arbeit sich nicht im Vorführen maltechnischer Möglichkeiten erschöpft und keine reine, leerlaufende Rhetorik des Malens ist. Abstraktion ist für ihn in erster Linie ein gesellschaftliches Modell, ein Gleichnis gesellschaftlicher Zustände, in dem »das Unterschiedlichste und Widersprüchlichste in möglichster Freiheit lebendig und lebensfähig« zusammengebracht wird. Die Arbeit an seinen zahlreichen abstrakten Bildern wird immer wieder von realistischen Bildserien durchbrochen, wie etwa 1988 von der aufsehenerregenden RAF-Serie und in jüngster Zeit von der Mutter-Kind-Serie (1996).

Seit Anfang der siebziger Jahre ist Richter in wichtigen internationalen Ausstellungen verteten, so etwa seit 1972 auf jeder *documenta*. Große Retrospektiven fanden u. a. 1986 in der Städtischen Kunsthalle Düsseldorf, 1988 im Museum of Contemporary Art in Chicago und der Art Gallery of Ontario in Toronto, 1991 in der Tate Gallery in London, 1993 im Musée d'Art Moderne de la Ville de Paris und in der Kunst- und Ausstellungshalle in Bonn statt. 1971–1995 war Richter Professor an der Düsseldorfer Kunstakademie.

Richter lebt und arbeitet in Köln. H.D.

Ulrich Loock und Denys Zacharopoulos, *Gerhard Richter*, München 1985

Gerhard Richter. Bilder/Paintings 1962–1985, hrsg. v. Jürgen Harten, Ausst.Kat. Städtische Kunsthalle Düsseldorf u. a. O., Köln 1986

Gerhard Richter. 18. Oktober 1977, Ausst.Kat. Museum Haus Esters, Krefeld, und Portikus, Frankfurt a. M., Köln 1989

Hans-Ulrich Obrist (Hrsg.), *Gerhard Richter. Text. Schriften und Interviews*, Frankfurt a. M. und Leipzig 1993

Gerhard Richter, Ausst.Kat. Kunst- und Ausstellungshalle der Bundesrepublik Deutschland, Bonn, Stuttgart 1993, 2. Auflage 1996

Hans-Ulrich Obrist (Hrsg.), *Gerhard Richter. 100 Bilder*, Stuttgart 1996

ALEXANDER MICHAILOWITSCH RODTSCHENKO

wurde am 23. November 1891 in St. Petersburg geboren. Nach einem Studium an der Kunstschule in Kasan 1911–1914 zog er nach Moskau, um dort seine Ausbildung an der Stroganow-Schule mit dem Studium der Architektur und Bildhauerei fortzusetzen. 1916 stellt Rodtschenko in der von Tatlin organisierten *Futuristischen Ausstellung »Magazin«* in Moskau abstrakte, mit Zirkel und Lineal gefertigte Zeichnungen aus. In Zusammenarbeit u. a. mit Tatlin gestaltet er 1917 das Café Pittoresque in Moskau aus. 1917 bis 1918 entstehen die Serien *Bewegung der projizierten Flächen* und *Konstruktionen von Farbe und Formen*.

Von Rodtschenkos Auseinandersetzung mit der Farbe als grundlegendem Bildmittel zeugt seine Serie *Schwarz auf Schwarz*, eine Reaktion auf Malewitschs weiße Bilder. Die schwarzen Bilder werden in der *10. Staatlichen Ausstellung: Gegenstandsloses Schaffen und Suprematismus* 1919 in Moskau ausgestellt, wo auch Rodtschenkos erste Raumkonstruktionen gezeigt werden, die er »weiße gegenstandslose Skulpturen« nennt. Diese Experimente entwickelt er 1920/21 in hängenden Konstruktionen weiter, den ersten frei hängenden Skulpturen der Kunstgeschichte. 1920 arbeitet er an einer Bildserie, die von Linien bestimmt wird. »Die Linie ist das erste und letzte Element sowohl in der Malerei als auch allgemein in jeder Konstruktion … Die Linie hat alles besiegt und die letzten Festungen der Malerei – Farbe, Ton, Aufbau und Fläche – vernichtet«, schreibt Rodtschenko 1921.

Ab 1918 arbeitet er in verschiedenen Bereichen der »Narkompros« (Abteilung für bildende Künste des Volkskommissariats für Bildungswesen), wo er u.a. das Museumsbüro und, gemeinsam mit Olga Rosanowa, die Sektion für industrielle Formgestaltung leitet. 1919 lehrt Rodtschenko Theorie der Malerei an der Moskauer »Proletkult« (Proletarische Kulturell-Erzieherische Organisation). Mit der Synthese von Malerei, Skulptur und Architektur beschäftigt er sich 1919–1920 als Mitglied der für dieses Problem gegründeten Kommission »Schiwskulptarch«. Seine Reflexionen darüber schlagen sich in Architekturentwürfen nieder. 1921 nimmt er mit seinen Hängekonstruktionen an der Ausstellung der OBMOChU (Gesellschaft junger Künstler) in Moskau teil.

Mit dem Triptychon *Rot, Gelb, Blau* von 1921, drei gleich großen monochromen Tafeln, glaubt Rodtschenko, »die Malerei zu ihrem logischen Ende« gebracht zu haben, und wendet sich nun ganz der »Produktionskunst« zu. Als Gründungsmitglied des INChUK (Institut für Künstlerische Kultur) arbeitet er bis 1924 in der »Arbeitsgruppe für objektive Analyse«, in der die theoretischen Grundlagen des Konstruktivismus diskutiert werden. 1920–1930 ist er Dozent und ab 1922 Dekan der von ihm eingerichteten Fakultät für Holz- und Metallgestaltung an den WChUTEMAS (Höhere Staatliche Künstlerisch-Technische Werkstätten, ab 1927 WChUTEIN, Höheres Staatliches Künstlerisch-Technisches Institut).

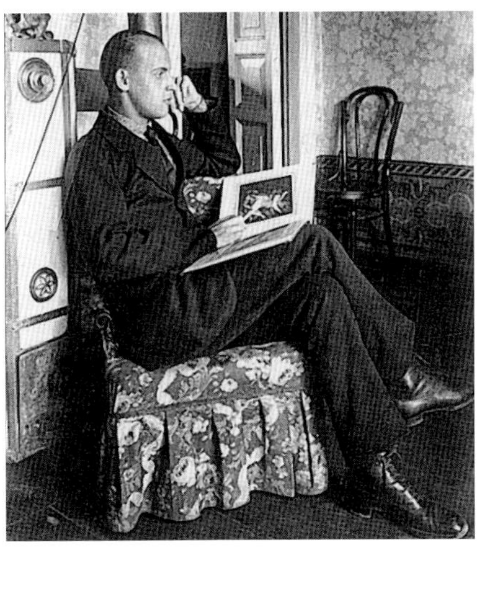

Rodtschenko arbeitet als Graphiker zusammen mit Majakowski wie auch als Zeitschriften- und Buchdesigner, u.a. für die Filmzeitschrift *Kinofot* und für *LEF*, die Zeitschrift der »Linken Front der Künste«, wobei seine innovative Typographie besondere Aufmerksamkeit verdient. 1925 erhält er auf der *Exposition Internationale des Arts Décoratifs et Industriels Modernes* in Paris die Silbermedaille für den Entwurf eines Arbeiterclubs. In den späten zwanziger Jahren arbeitet er an der Gestaltung mehrerer Zeitschriften sowie Festschriften und Bildbände mit, ab 1933 zusammen mit seiner Frau Warwara Stepanowa.

Ab 1924 beschäftigt sich Rodtschenko intensiv mit der Photographie. Seine kühnen Bildfindungen mit verkürzter Perspektive und ungewöhnlichen Einstellungen haben die Entwicklung der Photographie nachhaltig bestimmt. Rodtschenko ist für verschiedene Zeitschriften als Photokorrespondent tätig, u.a. für *Moderne Architektur*, *Neue LEF* und *UdSSR im Aufbau*.

1927–1929 arbeitet er als Filmausstatter und entwirft für das Meyerhold-Theater Kostüme und Bühnenbilder, u.a. 1929 für Majakowskis Stück *Die Wanze*. 1930 wird er Gründungsmitglied der Photographiesektion der Künstlervereinigung »Oktober«, die ihn nach heftigen Attacken gegen seine »formalistische Photographie« 1932 ausschließt. Mitte der dreißiger Jahre verschärft sich die offizielle Kampagne gegen den »Formalismus«, und Rodtschenko kehrt zur Malerei zurück; es entsteht eine Serie melancholischer Clown-Bilder. 1939 wird er ins Moltowskajagebiet evakuiert und wendet sich nach seiner Rückkehr nach Moskau (1942) wieder der abstrakten Malerei zu.

Rodtschenko starb am 3. Dezember 1956 in Moskau.

K.O.

Rodtschenko, Photographien 1920–1938, Ausst.Kat. Museum Ludwig, Köln 1978

Alexander Rodtschenko und Warwara Stepanowa, Ausst.Kat. Wilhelm-Lehmbruck-Museum der Stadt Duisburg und Staatliche Kunsthalle Baden-Baden, 1982

Selim O. Chan-Magomedov, *Rodchenko. The Complete Work*, London 1986

Alexander M. Rodtschenko, Warwara F. Stepanowa. Die Zukunft ist unser einziges Ziel …, hrsg. v. Peter Noever, Ausst.Kat. Österreichisches Museum für angewandte Kunst, Wien, München 1991

Alexander Rodtschenko. Aufsätze, Erinnerungen, autobiographische Notizen, Briefe, hrsg. v. Selim O. Chan-Magomedow, Dresden 1993

Alexander Laurentier, *Alexander Rodchenko. Photography 1924–1954*, Köln 1995

OLGA WLADIMIROWNA ROSANOWA

wurde am 21. Juni 1886 in Melenkach in der Provinz Wladimir geboren. Rosanowa begann ihr Kunststudium 1904 an der Bolschakow-Kunstschule in Moskau, setzte es 1907–1910 in den privaten Zeichenschulen von Konstantin Juon und Iwan Dudin fort und absolvierte die Stroganow-Kunstschule in Moskau. 1911 zog sie nach St. Petersburg, wo sie kurze Zeit die Swanzewa-Kunstschule besuchte.

Rosanowa gehört zu den aktivsten Mitgliedern der Avantgarde-Bewegung in St. Petersburg und wird Mitglied des »Bundes der Jugend«, einer 1910 von Jelena Guro und Michail Matjuschin initiierten Vereinigung fortschrittlicher Künstler, an dessen Ausstellungen sie sich über mehrere Jahre beteiligt; sie arbeitet auch an der Zeitschrift des »Bundes« mit. Neben Gemälden schafft sie für die futuristischen Gedichtbände von Chlebnikow und Krutschonych, ihrem späteren Ehemann, Illustrationen von wegweisender Gestaltungsfreiheit, so etwa für *TeLiLe* (1914), *Übermütiges Buch* (1915) und *Krieg* (1916), wobei sie auch mit anderen Künstlern zusammenarbeitet, u.a. mit Malewitsch und Puni. Im Lyrikalbum *Der universale Krieg* von 1916 – jedes Exemplar ein handgefertigtes Unikat – setzt Rosanowa die suprematistische Kompositionsprinzipien in die Collagetechnik um und erreicht dadurch eine neue Synthese von Dichtung und Malerei. Im Unterschied zur Systematisierung des Suprematismus sind für Rosanowa jedoch besonders die intuitiven Impulse im Schaffensprozeß bestimmend, wie sie bereits 1913 in dem Aufsatz »Die Grundlagen des neuen Schaffens und die Gründe seines Mißverständnisses« formuliert. Ihre Illustrationen zu Krutschonychs Lyrikband *Aus vollem Halse* von 1913 zeigen, daß sie das gesamte Repertoire der russischen Avantgarde beherrscht. Rosanowa veröffentlicht auch eigene Gedichte. 1914 nimmt sie mit Bildern und Büchern an der *Freien internationalen Futuristen-Ausstellung* in Rom teil.

1916–1917 schließt Rosanowa sich der von Malewitsch ins Leben gerufenen Gruppe »Supremus« an und arbeitet an deren Zeitschrift mit, die jedoch nie veröffentlicht wird. In dieser Zeit löst sie sich vom Kubo-Futurismus und malt ihre ersten abstrakten Bilder, die sich von einem eigenständig interpretierten Suprematismus mit teilweise großer Dynamik hin zu einer statischeren, kontemplativ wirkenden geometrischen Gestaltung entwickeln. Die großflächigen Farbfelder füllen jetzt das gesamte Bildformat, wodurch sie sich von den Kompositionsprinzipen des Suprematismus unterscheiden. Gleichfalls entstehen ihre ersten Textil- und Modeentwürfe. 1915 zeigt sie ihre Arbeiten u.a. in Petrograd auf der *Ersten Futuristischen Bilderausstellung: Tramway W* und auf der *Letzten Futuristischen Ausstellung: 0,10* sowie 1916 in Moskau auf der *Karo-Bube*-Ausstellung.

Nach der Oktoberrevolution wirkt Rosanowa an der gestalterischen Monumentalpropaganda mit und wird Mitglied von »Proletkult« (Proletarische Kulturell-Erzieherische Organisation). An der 1918 gegründeten »Narkompros« (Abteilung für bildende Künste des Volkskommissariats für Bildungswesen) leitet sie mit Rodtschenko die Sektion für industrielle Formgestaltung. In verschiedenen Städten arbeitet sie am Aufbau der SWOMAS (Freie Staatliche Kunstwerkstätten) mit.

Als Illustratorin und Typographin setzte Rosanowa neue Maßstäbe, indem sie u.a. durch die Einheit von Text und Illustration eine neue Dynamik in die Gestaltung einbrachte und die Collage als gestalterisches Mittel in die Buchkunst einführte.

Rosanowa starb am 8. November 1918 in Moskau an Diphtherie. Malewitsch begleitete ihren Leichenzug mit einer schwarzen Fahne mit weißem Quadrat.

Wie Iwan Kljun entwarf auch Rodtschenko für sie ein Grabmal, das 1921 in der Ausstellung *5 x 5 = 25* in Moskau gezeigt wurde. 1919 wurde ihr eine Gedächtnisausstellung im Rahmen der *10. Staatlichen Gemäldeausstellung: Gegenstandsloses Schaffen und Suprematismus* in Moskau gewidmet. 1922 waren Arbeiten von Rosanowa auf der *1. Russischen Kunstausstellung* in Berlin zu sehen. K.O.

Künstlerinnen der russischen Avantgarde 1910–1930, Ausst.Kat. Galerie Gmurzynska, Köln 1979
Mjuda Jablonsky, *Russische Künstlerinnen 1900–1935*, Bergisch-Gladbach 1990
Die große Utopie. Die russische Avantgarde 1915–1932, Ausst.Kat. Schirn Kunsthalle, Frankfurt a. M. 1992

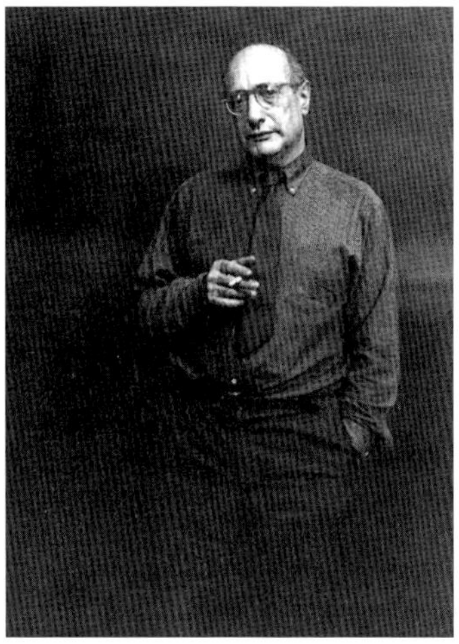

MARK ROTHKO

wurde am 25. September 1903 als Marcus Rothkowitz in Dwinsk, Rußland, geboren. 1913 zog die Familie nach Portland, Oregon. 1921 erhielt Rothko ein Stipendium für die Yale University in New Haven, Connecticut, die er aber schon 1923 wieder verließ. Ab 1924 studierte er an der Art Students League in New York, u. a. bei Max Weber, dessen expressionistischer Stil Rothkos frühe Malerei beeinflußte. Ab 1929 begann Rothko an der Center Academy zu unterrichten, einer jüdischen Schule in Brooklyn, und erhielt dort Anregungen durch die Zeichnungen der Kinder. Diesen Kunstunterricht, für den er ein eigenes Programm entwickelte, führte er bis 1952 weiter.

In den dreißiger Jahren ist Rothkos am Expressionismus orientierte Malerei von figurativen Darstellungen bestimmt. Er hat die ersten Einzelausstellungen im Museum of Portland und in der New Yorker Contemporary Arts Gallery. 1935 trennt er sich von der »Gallery Secession«, deren Mitinitiator er 1932 war, und gründet gemeinsam u.a. mit Adolph Gottlieb und Ilya Bolotowsky die Künstlergruppe »The Ten«, die in New York eigene Ausstellungen veranstaltet. 1936 stellen »The Ten« in der Galerie Bonaparte in Paris aus. Für ein Jahr arbeitet Rothko für das Federal Art Project im Rahmen des Künstlerförderungsprogramms der Works Progress Administration (WPA). 1937 sieht er zwei entscheidende Ausstellungen in New York: *Cubism and Abstract Art* und vor allem *Fantastic Art, Dada and Surrealism*, woraufhin er sich mit dem Surrealismus beschäftigt. 1938 wird Rothko Bürger der Vereinigten Staaten und signiert ab 1940 seine Bilder mit »Rothko«.

In seinen Bildern tauchen nun biomorphe Formen und mythische Symbole auf. Zur Verteidigung dieses Stils veröffentlicht Rothko zusammen mit Gottlieb 1943 ein Statement in der *New York Times*, in dem sie eine Kunst mit »tragischen und zeitlosen Themen« proklamieren und das zum Manifest der »mythischen Malerei« wird. Vor allem die antike Mythologie wird für Rothko zu einer Quelle zeitloser Symbole, die er zunehmend auf kalligraphische Zeichen verkürzt. Mitte der vierziger Jahre verschwindet diese am surrealistischen Automatismus orientierte Kalligraphie immer mehr hinter nebligen Farbfeldern.

Ab 1949/50 kristallisiert sich das klassische Werk Rothkos heraus: große rechteckige Farbfelder, die ineinander verschwimmen und vor einem monochromen farbigen Grund zu schweben scheinen. Die Unbestimmtheit der malerischen Binnenstruktur löscht laut Rothko »das Gedächtnis aus und befreit die Erinnerung«. Die Farben atmen in einem weiten, offenen Raum, ohne daß Grenzen und Formen näher definiert werden könnten. Die beruhigte Spannung und stille Erhabenheit wird durch Farbkontraste erreicht, die mit den Formen auf ein transzendentes Erleben hin abgestimmt sind. Mystische Konnotationen sind auf Grund Rothkos jüdischer Herkunft ebensowenig ausgeschlossen wie der bewußte Rückgriff auf Traditionen des »Erhabenen« in der europäischen Malerei.

Rothko schließt sich der Gruppe um Peggy Guggenheim an und stellt erstmals 1945 in ihrer Galerie »Art of This Century« aus. Er wird schnell zu einem prominenten Vertreter der sich neu entwickelnden New York School des Abstrakten Expressionismus. Die zusammen mit David Hare, Robert Motherwell, William Baziotes und Barnett Newman 1948 gegründete Kunstschule »Subjects of the Artist«, die vor allem durch ihre Vortragsabende bekannt wird, besteht nicht lange. Mehr Erfolg hat Rothko mit seinen Bildern, die ab 1950 in der Galerie von Betty Parsons, dann in der Sidney Janis Gallery ausgestellt werden. Auf Einladung von Clyfford Still, den er als Künstler außerordentlich schätzt, nimmt Rothko 1947 und 1949 Lehraufträge an der California School of Fine Arts an. Später unterrichtet er am Hunter College in New York (1951–1954) und an der Tulane University in New Orleans (1957). 1961 veranstaltet das Museum of Modern Art eine erste Retrospektive. Aussagen zu seinen Bildern werden immer spärlicher, seine Malerei übt jedoch einen nachhaltigen Einfluß auf die amerikanische Farbfeldmalerei aus.

Rothko erhielt auch Aufträge für Wandgemälde: 1958 für das Seagram Building in New York, 1961 für die Harvard University in Cambridge und 1964 für eine Kapelle in Houston, Texas, die nach seinem Tod 1971 als *The Rothko Chapel* eingeweiht wurde. Trotz seines Erfolges litt Rothko immer stärker an Depressionen. 1968 bekam er einen Schlaganfall. Das Spätwerk, dunkle Acrylbilder mit starren, hellen Grenzlinien, ist von dieser Tragik überschattet. Rothko nahm sich am 25. Februar 1970 in seinem Atelier das Leben. H.D.

Mark Rothko, 1903–1970: A Retrospective, hrsg. v. Diane Waldman, Ausst.Kat. Solomon R. Guggenheim Museum, New York 1978
Dore Ashton, *About Rothko*, New York 1983
Mark Rothko 1903–1970, Ausst.Kat. Wallraf-Richartz-Museum, Köln 1988
Anna C. Chave, *Mark Rothko. Subjects in Abstraction*, New Haven und London 1989
Marc Glimcher (Hrsg.), *The Art of Mark Rothko. Into an Unknown World*, New York 1991
James E. B. Breslin, *Mark Rothko*, New York 1995; dt. *Mark Rothko. Eine Biographie*, Klagenfurt 1995

THOMAS RUFF

wurde 1958 in Zell am Harmersbach/Schwarzwald geboren. Er studierte 1977–1985 Photographie an der Staatlichen Kunstakademie in Düsseldorf bei Bernd Becher.

Seine ersten Motive findet Ruff in seiner Heimat: die Wohnungen seiner Eltern, seiner Verwandten, der Eltern seiner Freunde. Es sind menschenleere Interieurs, eingerichtet im Stil der fünfziger und siebziger Jahre, von nüchterner Trostlosigkeit und beklemmender Unpersönlichkeit geprägt.

Die Serie großer farbiger Porträtköpfe, die an die Interieurs anschließt und mit der Ruff der Durchbruch als junger, international anerkannter Photograph gelingt, führt in gewisser Weise den Stil der scheinbar sachlichen, dokumentarischen Kamera fort. Wieder wählt er Motive seines unmittelbaren Umfelds, Freunde, Mitstudenten aus der Akademie, die großformatig und detailgenau auf Cibachromen erscheinen. Die Inszenierung bleibt stets die gleiche: das Gesicht frontal ausgerichtet, der Blick ruhig, konzentriert, nüchtern, der Hintergrund neutral, die Gesamtfarbigkeit auf sanfte, wenig affektive Pastelltöne beschränkt. Was an den Photoporträts besticht, ist die Größe der Abzüge (205 x 160 Zentimeter), die solcherart nur im Bereich der Werbung bekannt ist. Diese Überdimensionierung führt nahezu zwangs-

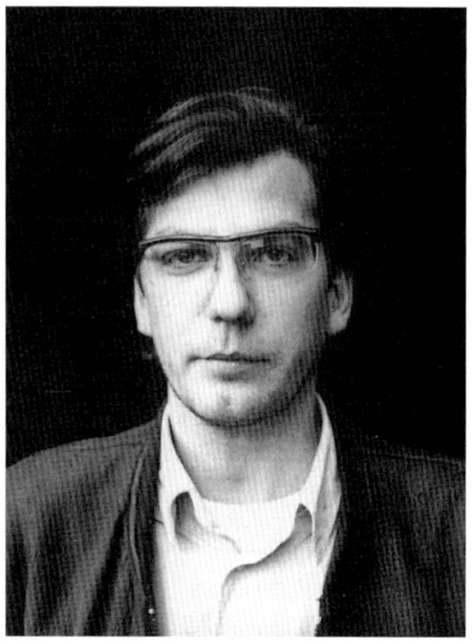

läufig dazu, daß die Gesichter eine Universalität erlangen und damit die Aura einer bedeutenden Persönlichkeit. Was durch das Medium Photographie und die Sachlichkeit der Inszenierung zunächst als naturalistisch oder dokumentarisch verstanden werden kann, wird jedoch letztendlich durch die Beliebigkeit des Modells konterkariert: »Die Leute müssen meine Porträts kennen, um sich so zu verhalten, daß meine Porträts dabei herauskommen.«
Den Porträts folgt ab 1987 eine Photofolge von Häusern: allesamt Architektur der fünfziger Jahre, Neubauten des deutschen Wirtschaftswunders, deren Innenleben Ruff bereits thematisiert hat und deren Fassaden nun menschenleer das Lebensumfeld der Menschen weiter beschreiben. Auch hier findet sich die Ruffsche Inszenierungsmethode: Es sind Gebäude der näheren Umgebung und nicht nach typologischen Gesichtspunkten ausgewählte Objekte wie in den photographischen Dokumentationen von Bernd und Hilla Becher; die Bauten stehen vereinzelt, und die Fassade ist detailgenau erfaßt. Auch hier bewirkt die photographische Vergrößerung, daß der banalen Architektur eine Besonderheit, eine Einzigartigkeit oder eine Allgemeingültigkeit zugewiesen wird.
Ein weiterer Schritt zur Entpersönlichung und Distanzierung vom Bildmotiv und seiner abbildlichen Erfassung ist die 1989 beginnende Photoarbeit mit Aufnahmen des Sternenhimmels. Ruff benutzt hierfür Bilder aus zweiter Hand, Photographien des Sternenhimmels vom European Southern Observatory (ESO). Die Schwarzweiß-Abzüge (260 x 188 Zentimeter) leben wiederum nicht von motivischen oder farblichen Effekten, sondern von dem durch die Vergrößerung enstehenden vergröberten Raster der Oberfläche.
Mit seiner langjährigen Sammlung von »schönen« Zeitungsphotos beginnt Ruff ab 1991 ein weiteres Projekt: Die von fremder Hand photographierten Bilder vergrößert er auf die doppelte Seitenlänge und retuschiert etwaige Bilduntertitel. Präsentiert werden die in Motiv und Stil ganz heterogenen Bilder in einer unzusammenhängenden, bewußt zerstreut wirkenden Hängung, die keine erzählende oder erläuternde Verknüpfung zuläßt.
Die jüngsten Arbeiten Ruffs scheinen rückblickend gesehen eine nahezu notwendige Folge in der Bemühung um die Demontage des Glaubens an die Photographie als Medium von objektiver und »wahrheitsgetreuer« Dokumentation. Mit Hilfe von Computermanipulationen entstehen wieder Porträts, allerdings nun »Abbilder« fiktiver bzw. synthetisch erstellter Personen.
1988 erhielt Thomas Ruff den Förderpreis des Landes Nordrhein-Westfalen für junge Künstler, war 1992 auf der *documenta IX* vertreten und vertrat 1995 Deutschland auf der Biennale in Venedig.
Ruff lebt und arbeitet in Düsseldorf. C.T.

Thomas Ruff. Porträts, Museum Schloß Hardenberg, Velbert, Portikus, Frankfurt a.M., Köln 1988
Bilder – Elke Denda, Michael van Ofen, Thomas Ruff, Ausst.Kat. Museum Haus Esters, Krefeld 1988
Thomas Ruff: Portretten, Huizen, Sterren / Porträts, Häuser, Sterne / Des Portraits, des Maisons, des Etoiles, Ausst.Kat. Stedelijk Museum, Amsterdam, Centre National d'Art Contemporain, Magasin Grenoble, u.a.O., 1989
Parkett, Nr. 28, 1991 (Schwerpunktheft zu Franz Gertsch und Thomas Ruff)
Boris von Brauchitsch, *Thomas Ruff*, Schriften zur Sammlung des Museums für Moderne Kunst, Frankfurt a.M. 1992

ROBERT RYMAN

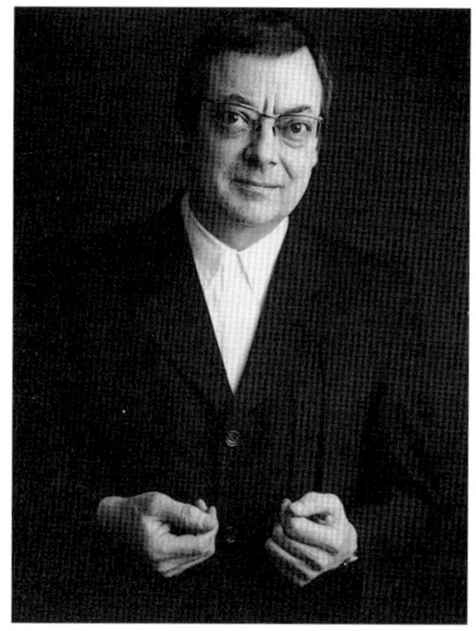

wurde am 30. Mai 1930 in Nashville, Tennessee, geboren. Er besuchte das Tennessee Polytechnic Institute in Cookville (1948–1949) und studierte Musik am George Peabody College in Nashville (1949–1950) mit dem Ziel, Musiklehrer zu werden. Nach dem Militärdienst zog Ryman 1952 als Tenorsaxophonist nach New York, um Jazzmusiker zu werden. Immer mehr wurde er jedoch von der Malerei angezogen; als Museumsaufseher im Museum of Modern Art (1953–1960) lernte er Künstler der im Entstehen begriffenen Minimal Art kennen, die ebenfalls dort beschäftigt waren, wie etwa Dan Flavin und Sol LeWitt.
1953 entstehen Rymans erste Bilder, und Ende 1954 beschließt er, die Musik aufzugeben und sich ganz der Malerei zu widmen. Bereits seine frühen, von vornherein ungegenständlichen Versuche zeigen ein deutliches Interesse an den Grundlagen der Malerei, an Farbe, Material und Ausführung. Anfang der sechziger Jahre reduziert Ryman die zunächst noch bunte Palette auf Weiß, weil ihm Weiß als der neutralste Farbwert mit der gleichzeitig größten Vielfalt erscheint. Diese Neutralität erlaubt ihm, den malerischen Prozeß zum zentralen Element des Bildes zu machen: Weiß verfügt über Konsistenzgrade, Glanzstufen und Tonwerte, eine Offenheit für feinste Lichtnuancen, die jede Veränderung von Farbauftrag und Pinselduktus erkennen läßt und zum substantiellen Anlaß für den Malakt wird.
Rymans künstlerischer Ansatz ist die Problematisierung des Umgangs mit dem Material Farbe – für ihn die Essenz aller Malerei. Zur Untersuchung dieser Aufgabenstellung entscheidet er sich ab 1965 für eine systematische Arbeitsweise. Verschiedene Serien zeigen die Veränderungen der Farbe Weiß in Konsistenz, Transparenz und Tönung auf ganz unterschiedlichen Bildträgern: Baumwollstoff, Leinen, Pappe, Kupfer, Stahl, Holz, Plexiglas, Glasfiber, Vinyl. Um Fragen der Komposition zu vermeiden, wählt Ryman für seine Bildreihen meist das quadratische Format, etwa in *Winsor 5* von 1965. Dieser »perfekte Raum« (Ryman) bietet eine richtungslose Fläche, die alle Assoziationen ausschließt und den Bildaufbau ganz aus dem Malakt und der Strukturierung durch das Material bestimmt. Malerei als materialer Vorgang beginnt bereits bei der Auswahl der Materialien selbst: Ryman verwendet Ölfarbe, Kasein, Gouache, neue Polymer- und Vinylfarben, Email- und andere Lacke. Der Farbauftrag variiert von flach und ruhig zu bewegt und pastos; die Farbe wird geschichtet oder liegt nahezu transparent auf dem Bildträger; die Bilddimension wird ebenso thematisiert wie Grundierung und Beschichtung.
Das Verhältnis von Träger und Farbfläche, von Gemälde und Wand rückt Ende der sechziger Jahre ins Zentrum der Befragung. Seit 1961 benutzt Ryman unaufgespannte Leinwände, ab 1967 Stahlplatten als Malgrund. Diese Bildträger befestigt er unmittelbar an der Wand. Zur Thematisierung und Offenlegung des Arbeitsprozesses gehört konsequenterweise auch das Belassen der Klebespuren, die zurückbleiben, wenn ein an der Wand gemaltes Bild abgezogen wird. Diese Arbeiten werden 1967 in der ersten Einzelausstellung in der Paul Bianchini Gallery in New York gezeigt.
Ab 1976 integriert Ryman schwarze, weiße oder transparente Bildhalter (»Fasteners«) als kompositorisches Element: Hinter der Bildfläche angebracht, schieben sie das Gemälde in den Raum und erzeugen einen Schattenrahmen auf der Wand; auf die Bildfläche aufgesetzt, kontrastieren die schwarzen Metallteile mit dem Weiß der Fläche. Ryman kombiniert verschiedene Größen und Arten von Halterungen (*Receiver*, 1987), weitet sie zu breiten Aluminiumschienen aus (*Transport*, 1985) oder reduziert sie auf Schrauben oder Nägel, die bei den *Versions* von 1992 feine Schattenpunkte in das weiße Feld werfen. Auf Bildern wie *Administrator* (1985) sind die Bildhalter unregelmäßig an den Rändern verteilt.
Trotz des systematischen, konzeptuellen Ansatzes bleibt Ryman der klassischen Tradition der Malerei verpflichtet. Die serielle Untersuchung der Malerei soll nicht die persönliche Erfahrung von Licht und Raum verhindern, sondern gerade »Freude und Sichwundern« (Ryman) auslösen.
Seit Mitte der sechziger Jahre stellt Ryman regelmäßig in Amerika und Europa aus. Er nimmt 1972, 1977 und 1982 an der *documenta* in Kassel teil. Umfassende Retrospektiven werden in Amsterdam (1974), Zürich (1980), Paris (1981) und London (1993) eingerichtet.
Ryman lebt und arbeitet in New York. H.D.

Robert Ryman, Ausst.Kat. Stedelijk Museum, Amsterdam 1974
Robert Ryman: paintings and reliefs, Ausst.Kat. InK, Halle für Internationale neue Kunst, Zürich 1980
Robert Ryman, Ausst.Kat. Musée National d'Art Moderne, Centre Georges Pompidou, Paris 1981
Jean Frémont, *Robert Ryman: le paradoxe absolu*, Caen 1991

Robert Ryman: Vestions, Ausst.Kat. Hallen für neue Kunst, Schaffhausen 1992
Robert Ryman, hrsg. v. Robert Storr, Ausst.Kat. Tate Gallery, London 1993

CHRISTIAN SCHAD

wurde am 21. August 1894 in Miesbach, Oberbayern, geboren. 1913 begann er ein Malereistudium bei Heinrich von Zügel an der Münchner Kunstakademie, doch befriedigte Zügels idyllischer Nach-Impressionismus Schad nicht lange. 1915 nahm er an der Ausstellung der Münchner Sezession teil, ging aber im selben Jahr, um sich der Einberufung zum Kriegsdienst zu entziehen, in die Schweiz.
In Zürich entstehen Bilder und Graphiken in kubistischer und futuristischer Manier, und Schad kommt in Kontakt mit der Züricher Dada-Bewegung. 1916 siedelt er nach Genf über. Beim Experimentieren mit »objets trouvés« entdeckt Schad 1918 die Technik des »Photographierens ohne Kamera«, das Ablichten von Gegenständen auf lichtempfindlichen Platten, die er »Schadographien« nennt. Gemeinsam mit dem Schriftsteller Walter Serner, mit dem er seit 1915 befreundet ist, begründet Schad Ende 1919 Dada Genf. 1919 veranstalten Schad und Serner den ersten dadaistischen »Weltkongreß« in Genf, an dem u. a. Tristan Tzara, Hans Arp, Alexander Archipenko und Igor Strawinsky teilnehmen. Während einer ihrer zahlreichen skandalträchtigen Veranstaltungen kommt es zu handgreiflichen Auseinandersetzungen, bei denen das provozierte Publikum die Bilder Schads von den Wänden reißt und zertrampelt. Zwischen 1919 und 1920 entstehen Holzreliefs und Reliefassemblagen im Geiste Dadas.
1920–1925 lebt Schad überwiegend in Rom und Neapel, zeitweilig zusammen mit Serner. Er malt Szenen aus Cafés und Theatern, Zigeunerkinder und Mädchen aus dem Volk mit realistischer Intensität. Das Bild *Maria und Annunziata (vom Hafen)* von 1923 zeigt den frühen neusachlichen Stil Schads unter Verwendung klassizistischer Elemente. Georg Schrimpf, ein Freund aus der Münchner Studienzeit, den er in Italien wiedertrifft, hat entscheidenden Einfluß auf diese Stilfindung. 1925 zieht Schad nach Wien, wo er u.a. an einem eindrucksvollen Porträt von Papst Pius XI. arbeitet und 1927 seine erste Einzelausstellung in der Galerie Würthle hat. 1927 siedelt er nach Berlin über; hier folgt seine künstlerisch fruchtbarste Periode.
In seinem berühmten *Selbstbildnis* von 1927 präsentiert sich Schad in provokanter Selbststilisierung als kühler, distanzierter Liebhaber. Die Frau mit der attributhaften Eifersuchtsnarbe wird im Hintergrund als entindividualisiertes Objekt dargestellt – in gleichmäßig nüchternem Licht, decouvrierend und ohne Beschönigung, in nahezu aufdringlicher Realistik. Narzißmus und vor allem die Fremdheit und Isolation unter Liebenden ist das Thema dieses überpointiert realistischen Porträts. Schads Bildfiguren, wie *Graf St. Genois d'Anneaucourt* (1927), sind oft zwiespältige Großstadtexistenzen, die hinter der kühlen, souveränen Maskerade den Grad der Entfremdung zu zeigen scheinen, die ihnen die Gesellschaft als Außenseitern auferlegt. Schads Porträts

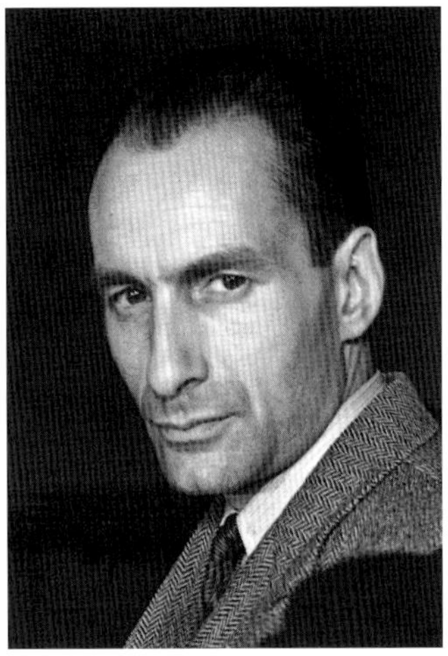

gehören zu den herausragenden Werken der Neuen Sachlichkeit; sie verleihen dem Selbstverständnis der mondänen Gesellschaft Ausdruck, dem modernen, liberalen Lebensgefühl, das in den Großstädten den Zeitgeist bestimmt.
Um diesen Einblick in die Tiefen einer bestimmten gesellschaftlichen Schicht zu erhalten, muß man selbst im Berliner Nachtleben eine nicht unbedeutende Rolle gespielt haben. Es überrascht daher nicht, wie abrupt die künstlerische Produktivität Schads Anfang der dreißiger Jahre mit den politischen und gesellschaftlichen Veränderungen abnimmt. 1930 hat Schad noch eine Sonderausstellung im Haus der »Juryfreien« in Berlin, und es erscheinen seine Illustrationen für Curt Moreks *Führer durch das »lasterhafte« Berlin.*
Die Beschäftigung mit fernöstlicher Philosophie zeigt jedoch an, daß Schad nach einer neuen Orientierung sucht. 1935 nimmt er eine Tätigkeit als Kaufmann auf; 1936 ist er bei *Fantastic Art, Dada and Surrealism* im Museum of Modern Art in New York vertreten. Unter dem Nationalsozialismus entstehen nur noch wenige Bilder, vorwiegend Landschaften und Porträtzeichnungen. 1942 siedelt Schad nach Aschaffenburg über, wo er den Auftrag erhält, eine Kopie der *Stuppacher Madonna* von Matthias Grünewald in Originalgröße anzufertigen. Nach dem Krieg arbeitet er wieder an Porträts und Akten sowie an Schadographien. Schad ist auf zahlreichen Ausstellungen zur Neuen Sachlichkeit vertreten und erhält 1972 eine erste große Retrospektive im Palazzo Reale in Mailand.
Schad starb am 25. Februar 1982 in Keilberg bei Aschaffenburg. H.D.

Giovanni Testori, *Christian Schad. Werke von 1920 bis 1930*, Mailand und München 1970
Christian Schad, hrsg. v. Matthias Eberle, Ausst.Kat. Staatliche Kunsthalle Berlin, 1980
Günter H. Richter (Hrsg.), *Christian Schad, Zeichnungen 1918–1977*, Rottach-Egern 1990
Neue Sachlichkeit. Figurative Malerei der Zwanziger Jahre, hrsg. v. Hans-Jürgen Buderes und Manfred Fath, Ausst.Kat. Städtische Kunsthalle Mannheim und Ausstellungs-GmbH, München 1994

EGON SCHIELE

wurde am 12. Juni 1890 in Tulln, Niederösterreich, geboren. Schiele zeigte früh eine besondere Begeisterung für das Zeichnen, worin er von einigen Lehrern unterstützt wurde.
Nach einem kurzen Besuch der Wiener Kunstgewerbeschule wird Schiele 1906 an der Wiener Akademie der Bildenden Künste aufgenommen und beginnt enthusiastisch ein Malereistudium in der Klasse Christian Griepenkerls. Der Konservativismus der Akademie, insbesondere seines Lehrers, führt jedoch zu häufigen Konflikten. Interessanter erscheint Schiele die Malerei Gustav Klimts, zu dem er bereits 1907 persönlichen Kontakt sucht, und der Wiener Sezession, unter deren Einfluß er in den nächsten Jahren gerät. 1909 verläßt er die Akademie und gründet mit Freunden die »Neukunstgruppe«. In der unter der Präsidentschaft Klimts veranstalteten *Internationalen Kunstschau Wien* ist Schiele 1909 mit vier Bildern vertreten. Durch den Kritiker Arthur Roessler lernt er die Sammler Carl Reininghaus und Oskar Reichel kennen.
Sind Schieles Arbeiten bisher weitgehend von den dekorativen Formen des Jugendstil geprägt, so findet er um 1910 zu einem eigenständigen Stil, dessen Meisterschaft auch Klimt vorbehaltlos anerkennt. Mit zeichnerischer Virtuosität hält Schiele den Umriß einer Figur in einer fließenden Kontur fest; farbige Akzente setzt er später aus dem Gedächtnis ein. Ganz gegen alle akademischen Regeln und in radikaler Subjektivität findet Schiele in seinen erotischen Aktzeichnungen Blickwinkel und Ansichten, die die Figuren oft verzerrt oder deformiert erscheinen lassen. Nicht allein die unverstellte Nacktheit und vermeintliche Obszönität der Darbietung schockieren das Publikum, sondern auch die bizarre Exzentrik der Pose, die das Modell dem voyeuristisch forschenden Blick des Künstlers und des Betrachters schutzlos ausliefert.
1911 zieht Schiele nach Krumau, wo zahlreiche Ansichten der Stadt und der Weinberge sowie weiterhin Aktbilder mit immer jüngeren Modellen entstehen, was schließlich zu offenen Anfeindungen durch die kleinstädtische Bevölkerung führt. Er wechselt nach Neulengbach, wo ähnliche Umstände zur sogenannten »Neulengbach-Affäre« führen.Unter der Anklage, unsittliche Zeichnungen verbreitet und eine Minderjährige verführt zu haben, wird Schiele 1912 drei Wochen inhaftiert. Während dieser Zeit entstehen zahlreiche Zeichnungen, in denen er den Zustand des Gefangenseins dokumentiert.
Nach Wien zurückgekehrt, beginnt Schieles künstlerische Reputation, die unter der Haft keineswegs gelitten hat, zu wachsen, und seine finanzielle Situation verbessert sich durch Ankäufe potenter Sammler. 1913 wird er in den »Bund österreichischer Künstler« aufgenommen und ist auf mehreren bedeutenden Ausstellungen vertreten, so in der Münchener und in der Wiener Sezession, in der *Großen Deutschen Kunstausstellung* in Düsseldorf und Berlin und in der Galerie Hans Goltz in München. In Berlin wird Franz Pfemfert, der Gründer und Herausgeber der Zeitschrift *Die Aktion*, auf Schiele aufmerksam und erteilt ihm in der Folge mehrere Aufträge für Illustrationen. Anfang 1914 erlernt Schiele die Tech-

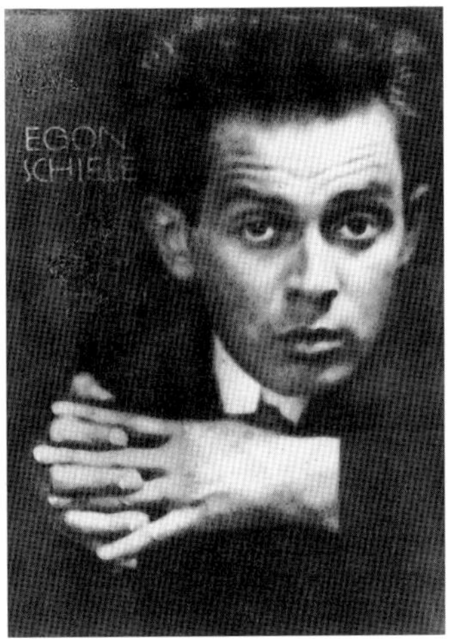

nik des Radierens und des Holzschneidens, die ihn aber, abgesehen von einer Folge von siebzehn Radierungen, nicht lange fesselt. Um so mehr fasziniert ihn die Photographie. Es entsteht eine Reihe von Porträtphotographien, auf denen sich Schiele selbstbewußt bis dandyhaft und exzentrisch in Szene setzt.
Im Juni 1915 wird Schiele zum Kriegsdienst nach Prag eingezogen. Nach seiner Ausbildungszeit ist er zumeist in Schreibstuben beschäftigt. Zurück nach Wien kommt er allerdings erst 1917, nach endlosen Bemühungen und offiziellen Anträgen. Von den wenigen Bildern dieser Jahre sind vor allem die Landschaften und Stadtbilder bemerkenswert, die im Unterschied zur exzentrischen Darstellung der Figuren meistens eine romantisch-verklärende idyllische Sicht zeigen.
Einen letzten großen Erfolg hat Schiele auf der Wiener Sezessions-Ausstellung im März 1918, bei der nahezu alle seiner fünfzig Bilder und Zeichnungen verkauft werden. Wichtige Ausstellungsbeteiligungen folgen in Zürich, Prag und Dresden.
Schiele starb am 31. Oktober 1918 in Wien an der Spanischen Grippe. H.D.

Erwin Mitsch, *Egon Schiele 1890–1918*, Salzburg 1975
Christian M. Nebehay, *Egon Schiele 1890–1918. Leben – Briefe – Gedichte*, Salzburg und Wien 1979
Matthias Arnold, *Egon Schiele. Leben und Werk*, Stuttgart und Zürich 1984
Reinhard Steiner, *Egon Schiele 1890–1918. Die Mitternachtsseele des Künstlers*, Köln 1991

OSKAR SCHLEMMER

wurde am 4. September 1888 in Stuttgart geboren. 1903–1905 machte er eine Lehre als kunstgewerblicher Zeichner in einer Intarsienwerkstatt und studierte anschließend bis 1909 an der Stuttgarter Akademie der Bildenden Künste. 1911 ging Schlemmer als freier Maler nach Berlin und schloß sich dem »Sturm«-Kreis um Herwarth Walden an.
In Berlin entstehen zunächst vom Kubismus beeinflußte Bilder. 1912 geht Schlemmer zurück an die Stuttgarter Akademie und wird Meisterschüler von Adolf Hoelzel. Mit seinem Bruder Wilhelm eröffnet er 1913 den »Neuen Kunstsalon am Neckartor«, in dem bis 1914 Werke der Kubisten, des »Blauen Reiter« und von Oskar Kokoschka ausgestellt werden. Gemeinsam mit Willi Baumeister und Hermann Stenner führt Schlemmer unter Leitung von Hoelzel vier der zwölf Wandbilder zu Altkölner Legenden für die Werkbund-Ausstellung 1914 in Köln aus. Im selben Jahr meldet er sich als Kriegsfreiwilliger und wird zunächst als Sanitätssoldat, später als Infanterist und Kartograph eingesetzt. Während eines Studienurlaubs 1916 begegnet er in Stuttgart Johannes Itten. Es entstehen erste abstrakte Kompositionen. Mit Baumeister und vier weiteren Künstlern gründet Schlemmer die »Üecht«-Gruppe, die 1919 im Württembergischen Kunstverein in Stuttgart die Ausstellung *Herbstschau Neuer Kunst* veranstaltet, bei der u.a. Mitglieder des Berliner »Sturm«-Kreises vertreten sind.
Trotz großer Bemühungen gelingt es Schlemmer nicht, die Stuttgarter Akademie auf den Kurs der Moderne zu bringen. Daher zieht er sich 1920 nach Bad Cannstatt zurück und arbeitet mit seinem Bruder Carl an den Figurinen für sein *Triadisches Ballett*. Die raumplastischen Kostüme, die die Körper der Tänzer als geometrische Grundformen (Kugel, Quadrat und Kubus) umhüllen, sind wesentlich für die Erzeugung der theatralischen Wirkung dieses kubistischen Balletts. Nicht mehr der menschliche Körper ist der Ausdrucksträger, sondern in erster Linie die Kostüme, die den Körper zur Kunstfigur stilisieren und neue tänzerische Ausdrucksformen ermöglichen. Die Uraufführung, bei der Schlemmer selbst als Tänzer mitwirkt, findet 1922 am Württembergischen Landestheater Stuttgart statt.
1921 übernimmt Schlemmer am Weimarer Bauhaus, das er auf Einladung Gropius' im Jahr zuvor besucht hatte, die künstlerische Leitung der Werkstätten für Steinbildhauerei und Metallplastik und, abwechselnd mit Johannes Itten, für Wandmalerei. Zur Bauhaus-Ausstellung 1923 entwirft er eine umfangreiche Gestaltung für das Werkstattgebäude (1930 zerstört). Schlemmers Hauptinteresse gilt jedoch der theoretischen und praktischen Bühnenarbeit. Er leitet bis 1928 die Bühnenwerkstatt, die er mit dem *Triadischen Ballett* und den *Bauhaustänzen* prägt.

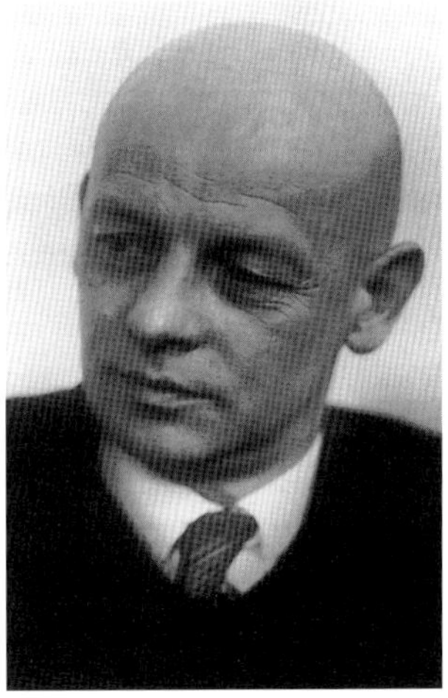

Neben seiner Tätigkeit am Bauhaus entwirft Schlemmer zahlreiche Bühnenbilder, u.a. für die Volksbühne Berlin und das Deutsche Nationaltheater in Weimar. Auch seine Malerei am Bauhaus, die wie sein Unterricht dem Thema »Mensch« gewidmet ist, findet breite Anerkennung. Unter dem zunehmenden Druck der Politisierung am Bauhaus Dessau unter Hannes Meyer nimmt Schlemmer 1929 einen Ruf an die Breslauer Akademie an, wo er seine Bühnenarbeit bis 1932 erfolgreich fortsetzen kann. Anschließend unterrichtet er an den Vereinigten Staatsschulen für Kunst in Berlin, wird jedoch 1933 entlassen. Schlemmers Wandbilder im Museum Folkwang in Essen werden von den Nationalsozialisten abgehängt.
1933–1937 hält sich Schlemmer in der Schweiz auf und bezieht 1937 ein Haus in Sehringen im Schwarzwald. Die Ausstellung *Entartete Kunst* setzt seinen Versuchen, eine künstlerische Existenz aufrechtzuerhalten, ein bitteres Ende. Mühsam schlägt er sich mit Malerarbeiten und Gebäudetarnanstrichen durch, die zunehmend an seinen physischen und psychischen Kräften zehren. Es folgt ein Angebot der Wuppertaler Lackfabrik Dr. Herberts, ein Labor für lacktechnische Versuche einzurichten. Schlemmer arbeitet an verschiedenen maltechnischen Publikationen, u.a. für ein Werk mit dem Titel *Modulation und Patina*, das die künstlerische Anwendbarkeit von Lackfarben untersucht. Das Projekt *Lackkabinett*, eine Rauminstallation aus Lacktafeln, wird aus Kostengründen nicht realisiert. Die 1942 entstandene Serie der »Fensterbilder« ist die letzte künstlerische Arbeit von Schlemmer.
Schlemmer starb nach längerer Krankheit am 13. April 1943 während eines Kuraufenthalts in Baden-Baden. H.D.

Will Grohmann und Tut Schlemmer, *Oskar Schlemmer. Zeichnungen und Graphik*, Stuttgart 1965
Wulf Herzogenrath, *Oskar Schlemmer. Die Wandgestaltung der neuen Architektur*, München 1973
Karin v. Maur, *Oskar Schlemmer. Monographie und Œuvrekatalog der Gemälde, Aquarelle, Pastelle und Plastiken*, 2 Bde., München 1979
Karin v. Maur, *Oskar Schlemmer*, München 1979
Oskar Schlemmer, Ausst.Kat. The Baltimore Museum of Art, Baltimore 1986
Dirk Scheper, *Oskar Schlemmer. Das triadische Ballett und die Bauhausbühne*, Berlin 1989

KURT SCHWITTERS

wurde am 20. Juni 1887 in Hannover geboren. 1908 begann Schwitters ein Studium an der Kunstgewerbeschule in Hannover, das er 1909–1914 an der Akademie der Künste in Dresden fortsetzte. 1917 wurde er zum Militärdienst eingezogen und als Werkstattzeichner in einem Eisenwerk in Hannover verpflichtet.
1917 malt Schwitters Bilder in expressionistisch-kubistischem Stil, die im folgenden Jahr in Herwarth Waldens Berliner Galerie »Der Sturm« gezeigt werden. 1918–1919 studierte er Architektur an der Technischen Hochschule Hannover. Die ersten Collagen bzw. Assemblagen aus Altmaterial und Gegenstän-

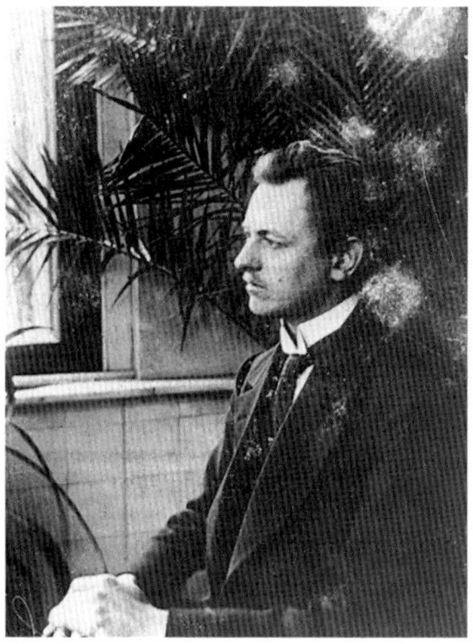

den jeder Art entstehen ab 1919. Auf einer dieser Assemblagen sind zufällig die Schriftzeichen »MERZ« zu lesen, Fragment der Druckzeile »Commerz- und Privatbank«, was Schwitters dazu veranlaßt, diese (verschollene) Arbeit *Das Merzbild* und einen Großteil seiner folgenden Kunstproduktion *Merz* zu nennen. Er erläutert den Begriff folgendermaßen: »Das Wort MERZ bedeutet wesentlich die Zusammenfassung aller erdenklichen Materialien für künstlerische Zwecke und technisch die prinzipiell gleiche Wertung der einzelnen Materialien«.

Seit 1918 steht Schwitters in Kontakt mit den Züricher Dadaisten, vor allem mit Tristan Tzara und Hans Arp, wie auch mit den Berliner Dadaisten, die ihn jedoch außer Raoul Hausmann aufgrund seiner »bourgeoisen« Attitüde ablehnen. 1922 lernt er durch Theo van Doesburg die De Stijl-Bewegung kennen, was in den zwanziger Jahren eine Stilwende in seinen Collagen bewirkt. Die überladenen Dada-Montagen weichen nun einer strengeren vertikalen und horizontalen Gliederung.

Schwitters' Interesse, verschiedenste Materialien und Gegenstände in seine Kunst zu integrieren, findet seinen Höhepunkt in dem um 1920 in seinem Haus in Hannover begonnenen *Merzbau*, einer durch alle Räume und Stockwerke sich ausbreitenden Raumplastik, in der Skulptur und Architektur zur Einheit werden. Der in Photographien und Beschreibungen überlieferte *Merzbau* (1943 zerstört) zeigt Schwitters' Bestreben, alle Kunstgattungen zu verschmelzen und ein Gesamtkunstwerk zu schaffen.

Obwohl Schwitters sich politisch nicht öffentlich engagiert, zeugen die Umwertung der künstlerischen Werte, die Durchdringung der Gattungen und die Bevorzugung von Zufall und Un-Sinn von einer genauen Beobachtung der politischen und gesellschaftlichen Umwälzungen seiner Zeit.

Neben seinen Collagen entstehen seit 1919 auch Gedichte, darunter das bekannteste »Anna Blume«, sowie Prosatexte, typographische Märchen, künstlerische Manifeste und Theaterstücke. Zwischen 1919 und 1924 veröffentlicht er zahlreiche Artikel und Gedichte in Zeitschriften wie *Der Sturm*, *Der Ararat* und in seiner eigenen, 1923 gegründeten Zeitschrift *Merz*. Die *Ursonate*, eine Komposition aus asemantischen »Ur-Lauten«, deren Vortragsweise bis ins Detail festgelegt und notiert ist, führt Schwitters 1924 am Bauhaus auf. Sein Interesse für eine neue Typographie führt zu Bildgedichten, in denen der Text in der Tradition Mallarmés und Apollinaires auch als visuelle Form gestaltet wird.

Aufgrund finanzieller Schwierigkeiten ist Schwitters in den zwanziger Jahren als Werbegestalter und Typograph für verschiedene Firmen u. a. in Hannover tätig. Mit César Domela, László Moholy-Nagy und Friedrich Vordemberge-Gildewart gründet er 1927 den »ring neuer werbegestalter«, dem später Willi Baumeister und Walter Dexel beitreten; im selben Jahr findet in seinem mittlerweile vom *Merzbau* durchdrungenen Haus die Gründungsversammlung der »abstrakten hannover« statt. 1929 erhält er von Walter Gropius den Auftrag, den Bau der Siedlung Dammerstock in Karlsruhe als Werbegraphiker zu begleiten.

Der Nachlaß des verstorbenen Vaters ermöglicht es Schwitters, ab 1931 wieder als freier Künstler zu arbeiten. Sein Interesse gilt jetzt verstärkt der Abstraktion. 1930 beteiligt er sich an Manifestationen der Gruppe abstrakter Künstler »Cercle et Carré« in Paris, und 1932 wird Schwitters Mitglied der Künstlervereinigung »Abstraction – Création«. 1937 muß Schwitters unter dem Druck der Nationalsozialisten Deutschland verlassen und zieht sich nach Lysaker in Norwegen zurück. 1940 flieht er von dort aus nach England und läßt sich 1945 in Ambleside im Lake District nieder. Wie bereits in Norwegen, beginnt Schwitters auch hier, wieder einen *Merzbau* zu errichten.

Schwitters starb am 8. Januar 1948 in Ambleside.

H.D.

Werner Schmalenbach, *Kurt Schwitters*, Köln 1967, 2. Auflage München und New York 1984
Friedhelm Lach (Hrsg.), *Kurt Schwitters. Das literarische Werk*, 5 Bde., Köln 1973–1981
John Elderfield, *Kurt Schwitters*, London 1985
Kurt Schwitters, 1887–1948, Ausst.Kat. Sprengel Museum Hannover, 1986
Kurt Schwitters, Ausst.Kat. Musée National d'Art Moderne, Centre Georges Pompidou, Paris 1994
Dorothea Dietrich, *The Collages of Kurt Schwitters. Tradition and Innovation*, Cambridge 1993

RICHARD SERRA

wurde am 2. November 1939 in San Francisco als Sohn eines aus Spanien emigrierten Fabrikarbeiters und einer russisch-jüdischen Malerin geboren. Um sein Literaturstudium 1957–1961 an der University of California in Berkeley und Santa Barbara zu finanzieren, arbeitete Serra in verschiedenen Stahlwerken. 1961–1964 studierte er an der Yale University in New Haven. Dort lernte er Josef Albers kennen und arbeitete an der Herausgabe seiner wichtigen theoretischen Schrift *Interaction of Color* (1963) mit. Reisestipendien ermöglichten Serra 1964–1966 längere Aufenthalte in Paris, wo er mit seiner Frau, der Bildhauerin Nancy Graves, ein Atelier teilte, sowie in Florenz.

In Italien lernt Serra die Arte Povera kennen und experimentiert nach seiner Rückkehr nach New York mit Materialien wie Gummi und Neon. Die an der Wand hängenden Gummiarbeiten thematisieren bereits die Schwerkraft als wesentliches Gestaltungselement. Serra steht in dieser Zeit in engem Kontakt sowohl zu den Minimal-Künstlern, die an basalen Wahrnehmungsstrukturen interessiert sind, wie auch zu den Vertretern einer an Materialität und Körpererfahrung orientierten Skulpturauffassung wie Eva Hesse und Bruce Nauman. Serras »Castings« und »Splashings« (1968–1969), in denen geschmolzenes Blei in die Raumecke zwischen Wand und Boden geschleudert wird, gehören zu den berühmtesten Beispielen dieser prozeßorientierten Skulptur. Gleichzeitig entstehen Arbeiten aus aufgerollten Bleibahnen (»Lead Rolls«) und die sogenannten »Props« (Stützen), Skulpturen aus Bleiplatten und -stäben, die sich allein durch das Materialgewicht in stabiler Balance halten. Zwischen 1968 und 1979 dreht Serra verschiedene Filme, die einfache Handlungen oder mechanisch-technische Abläufe zum Thema haben.

Im Zentrum von Serras Arbeit steht seit 1970 das Material Stahl, das er in bautechnischer Weise verarbeitet: zunächst in ringförmigen Bodenarbeiten und dann in großflächigen Stahlplatten aus Cor-Ten-Stahl und Blöcken aus Schmiedestahl – einfache Formen, die auf den Umraum bezogen plaziert werden. Das Ausponderieren von Flächen im Raum, wie es schon die Arbeit *One Ton Prop (House of Cards)* von 1969 zeigt – vier zu einem Kubus zusammengestellte Bleiplatten, die sich gegenseitig in einem bedrohlichen Gleichgewicht halten –, bildet nun Serras Hauptthema.

Zentrales Anliegen von Serras Arbeiten ist die Beziehung zwischen Objekt und Betrachter, zwischen Raumwahrnehmung und Körpergefühl, die insbesondere in den großformatigen Skulpturen direkt und physisch erfahrbar wird. Anfang der siebziger Jahre beginnt Serra, die großen Dimensionen und industriellen Materialien für Skulpturen im öffentlichen Raum nutzbar zu machen. Im Mittelpunkt der Außenarbeiten steht der Bezug zum architektonischen, landschaftlichen oder urbanen Kontext, wie etwa beim *Terminal* (1977) am Hauptbahnhof Bochum, der 1979 als Wahlkampfthema funktionalisiert wird. 1981, im Jahr seiner Heirat mit der Kunsthistorikerin Clara Weyergraf, wird der *Tilted Arc*, eine

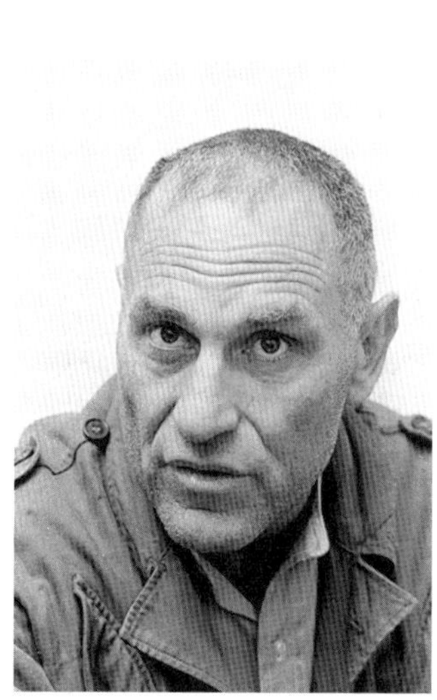

leicht geschwungene, ca. 3,6 Meter hohe und 36 Meter lange Stahlplatte auf der Federal Plaza in New York errichtet. Auch diese überwältigende Skulptur trifft auf heftigen Protest. Nach einem Gerichtsverfahren muß sie 1989 wieder demontiert werden. Derartige Auseinandersetzungen können Serras internationaler Reputation jedoch nichts anhaben. So wird etwa 1983 anläßlich seiner Retrospektive im Centre Georges Pompidou die Skulptur *Clara-Clara* in den Tuilerien-Gärten bei der Place de la Concorde errichtet, 1984 gestaltet er u. a. die Plaza von La Verneda in Barcelona und stellt dort die zweiteilige Betonarbeit *La Palmera* auf, 1987 nimmt Serra ein drittes Mal an der *documenta* in Kassel teil und errichtet im Fridericianum die *Spiral Sections*, eine halbkreisförmig gebogene, 2,5 Meter hohe Stahlplatte, die im Obergeschoß des ehemaligen Treppenhauses so plaziert wird, daß der Raum zwischen der Skulptur und den Wänden in seiner unterschiedlichen Spannung erlebt werden kann.

Serra, der seit den späten sechziger Jahren an wichtigen internationalen Ausstellungen teilnimmt, wurde durch zahlreiche Auszeichnungen geehrt, u.a. den Kaiserring der Stadt Goslar (1981), die Ernennung zum »Chevalier dans l'Ordre des Arts et des Lettres« 1985 durch den französischen Kultusminister und die Wahl 1993 zum Fellow in the American Academy of Arts and Sciences.

Serra lebt und arbeitet in New York. H.D.

Richard Serra: Interviews, etc. 1970–1980, hrsg. v. Clara Weyergraf, Ausst.Kat. Hudson River Museum, Yonkers, 1980
Richard Serra, Ausst.Kat. Museé National d'Art Moderne, Centre Georges Pompidou, Paris 1983
Richard Serra: Sculpture, hrsg. v. Laura Rosenstock, Ausst.Kat. The Museum of Modern Art, New York 1986
Richard Serra: Zeichnungen, hrsg. v. Ernst-Gerhard Güse, Ausst.Kat. Westfälisches Landesmuseum, Münster, Städtische Galerie im Lenbachhaus, München, und Kunsthalle Basel, Stuttgart 1987
Hans Janssen (Hrsg.), *Richard Serra. Drawings/ Zeichnungen 1969–1990. Catalogue Raisonné/ Werkverzeichnis*, Berlin 1990
Richard Serra. Schriften Interviews 1970–1989, hrsg. v. Harald Szeemann, Bern 1990

CINDY SHERMAN

wurde am 19. Januar 1954 in Glen Ridge, New Jersey, geboren. Sie studierte Malerei am State University College in Buffalo, New York, wo sie auch Photographiekurse besuchte. 1976 schloß sie mit dem Bachelor of Arts ab. Während des Studiums gründete Sherman mit Robert Longo, Nancy Dwyer und anderen Künstlern die Gruppe »Hallwalls«, in deren Selbsthilfegalerie 1976 ihre erste Einzelausstellung stattfand. 1977 zog sie nach New York City.

1977–1980 entstehen circa achtzig *Untitled Film Stills*, die den Anfang von Shermans künstlerischer Karriere begründen: grobkörnige Schwarzweißphotographien, die Filmszenen der fünfziger Jahre fingieren. Allen gemeinsam ist die jeweils alleinige Darstellerin, Cindy Sherman selbst, die, geschminkt und angezogen im Stil der fünfziger Jahre, unterschiedliche Rollen annimmt: Sie posiert als adrettes amerikanisches Mittelschichtmädchen, als Hausfrau, Sexbombe oder Karrierefrau. Die Bilder sind keine Selbstdarstellung der Künstlerin, sondern Porträts von alltäglichen, aber dennoch fiktiven Identitäten, die bekannte Klischees bedienen und deshalb den Eindruck des »Schon-mal-Gesehenen« hinterlassen. Dabei inszeniert Sherman spannungsvolle und zugleich uneindeutige Stimmungsbilder, die das unmittelbare Bevorstehen eines Geschehens suggerieren, obwohl der Gesichtsausdruck der Protagonistin leer und unberührt bleibt. Was dem arrangierten Handlungsmoment szenisch vorausgeht oder ihm folgt, passiert allein im Kopf der Betrachter. Dieses Ingangsetzen von Phantasien und Assoziationen beim Rezipienten ist kennzeichnend für Shermans Arbeit als »Image Maker«, Bildmacherin, wie sie sich selbst bezeichnet.

Mitte der achtziger Jahre verlagert sich Shermans Bilderwelt ins Mythische und Märchenhafte bis hin zu grotesken Horrorszenarien, die Ekel, pervertierte Begierden und zerstörerische Sexualität thematisieren. Zunehmend werden Puppen, Prothesen und bizarre Maskierungen eingesetzt, hinter denen die Künstlerin mehr und mehr verborgen bleibt oder ganz aus dem Bildgeschehen verschwindet. Ihre Bildkonzeptionen befassen sich jetzt nicht nur mit dem Effekt der Illusion selbst, sondern auch mit dem Entlarven der Täuschung. Shermans von Dada und Surrealismus inspirierte Bilder setzen die Technik des Scheins selbst in Szene: Körperprothesen, wie Brüste oder Bäuche, bleiben als solche sichtbar, Übergänge vom realen zum prothetischen Körperteil werden nicht retuschiert oder verdeckt, geschminkte Masken wirken artifiziell, lassen das »wahre« Gesicht ahnen.

In der Serie der *History Portraits* (1988–1990) greift Sherman Bildformen vor allem der Renaissancemalerei auf. Wiederum steht sie selbst Modell, arrangiert mit Kostümen, Perücken, Schminke und weiteren Attributen und Attrappen altmeisterlicher Porträts oder stellt in grotesken Tableaux vivants beliebte alte Bildsujets nach, wie etwa eine stillende Madonna oder eine Judith, die das abgeschlagene Haupt des Holofernes in den Händen hält. Als Verweis auf die Kunstgeschichte, in diesem Fall auf die abstrakte Malerei, versteht Sherman auch ihre Serie der *Molding Foods* oder *Disgust Pictures* (1986–1990), in denen farbliche Komposition und reizvolle Strukturen die ästhetische Seite der Abbildung bestimmen; die Bildmotive hingegen – angeschimmeltes und faulendes Essen, geronnenes Blut und Erbrochenes – führen die Ambivalenz von Ekel und Lust oder Schönheit vor.

In den *Sex Pictures* ab 1992 erstellt Sherman aus Puppenteilen, Prothesen, Dildos, Vagina- und Penisattrappen solch bizarre und detailreiche Sexszenarien, daß ein alptraumartiges Eigenleben der ausschließlich künstlichen Requisiten suggeriert wird. Ein weiterer Beitrag zu den von Horrorfilmen inspirierten Bildrealisierungen sind ihre rot-gelben Bilder der letzten Jahre, die in extremer Nahsicht aus Hautfetzen zusammengenähte Gesichter zeigen, wobei Augen, Nase oder Mund derart schief und verdreht eingefügt sind, daß man eher an Monsterfratzen als

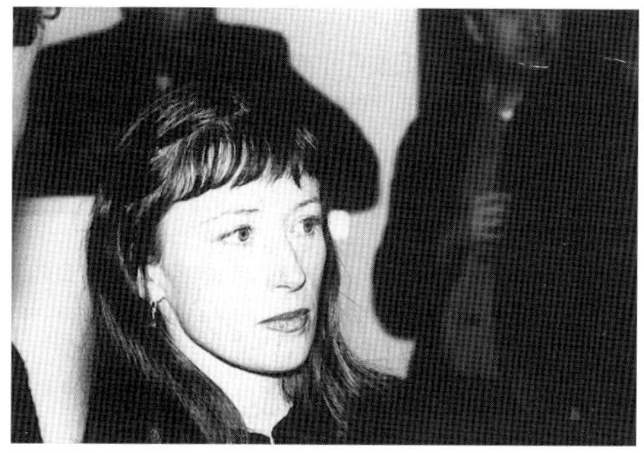

an menschliche Züge denkt. Seit 1996 arbeitet Sherman an dem Drehbuch für einen Horrorfilm.

Sherman war in zahlreichen Gruppenausstellungen vertreten, so u.a. 1982 auf der *documenta 7* und auf der Biennale in Venedig. Wichtige Einzelausstellungen fanden u.a. 1982 im Stedelijk Museum in Amsterdam, 1987 im Whitney Museum in New York, 1991 in der Kunsthalle Basel und 1993 im Centre Georges Pompidou in Paris statt. 1995 arrangierte sie selbst eine Werkschau in den Deichtorhallen in Hamburg, die anschließend in Malmö und in Luzern zu sehen war.

Sherman lebt und arbeitet in New York. C.T.

Cindy Sherman, Ausst.Kat. Stedelijk Museum, Amsterdam 1982
Els Barents und Peter Schjeldahl, *Cindy Sherman*, München 1987
Cindy Sherman, hrsg. v. Thomas Kellein, Ausst.Kat. Kunsthalle Basel, 1991
Rosalind E. Krauss, *Cindy Sherman 1975–1993*, New York 1993
Cindy Sherman: Fotografien 1978–1995, Ausst.Kat. Deichtorhallen Hamburg, 1995
Cindy Sherman, Ausst.Kat. Museum Boijmans Van Beuningen, Rotterdam 1996

MARIO SIRONI

wurde am 12. Mai 1885 in Sassari, Sardinien, geboren. 1886 siedelte die Familie nach Rom über, wo Sironi 1902 ein Ingenieurstudium begann. Nach einem Jahr brach er jedoch das Studium aus Krankheitsgründen ab und besuchte die Scuola Libera del Nudo, wo er Schüler im Atelier von Giacomo Balla wurde und sich mit Umberto Boccioni und Gino Severini anfreundete. Im Sommer 1908 teilte Sironi in Paris ein Atelier mit Boccioni, der sein engster Freund und geistiger Mentor wurde. Mit ihm unternahm er mehrere Reisen durch Frankreich und Deutschland.

Von prägendem Einfluß sind in diesen Jahren die Musik von Richard Wagner und die Philosophie Schopenhauers und Nietzsches. In Anfällen von tiefer Niedergeschlagenheit vernichtet Sironi den größten Teil seines divisionistischen Frühwerks.

1914 läßt sich Sironi in Mailand nieder und wird eher aus ideologischen als künstlerischen Gründen Mitglied der futuristischen Bewegung. Er arbeitet für verschiedene italienische Zeitschriften. 1915 wird er

Kriegsfreiwilliger und unterzeichnet gemeinsam mit Filippo Tommaso Marinetti, Luigi Russolo und Antonio Sant'Elia das Manifest »L'Orgoglio Italiano« (Der italienische Stolz).
Sironis futuristische Bilder zwischen 1913 und 1915 orientieren sich stark an Boccionis Gemälden. Nicht die Wiedergabe von Bewegung und Dynamik steht dabei im Vordergrund, sondern die Zergliederung des Motivs in plastische Volumen, eingebunden in eine kubistische Flächengliederung. Die Palette ist auf wenige kräftige Farben begrenzt und baut auf starke Hell-Dunkel-Kontraste; Sironis Formensprache zeigt eine starke Affinität zu Fernand Léger.
In einer kurzen »metaphysischen« Periode 1921 bis 1926, in die die Gründung und das Aufblühen der Künstlergruppe »Novecento Italiano« fällt, deren Mitbegründer Sironi ist, überwiegen Stadtlandschaften, die den Einfluß Carlo Carràs verraten. Sironi ist ab 1922 Mitarbeiter der faschistischen Zeitschrift *Il Pòpolo d'Italia* und ab 1927 ihr Kunstkritiker. Die meisten Figurendarstellungen dieser Zeit gehen auf Vorbilder aus der Renaissance zurück. Die düstere Farbigkeit, die scharfe Zeichnung sowie die harten Kontraste zwischen Licht und Schatten verleihen den Figuren einen monumentalen archaischen Zug. In den folgenden Jahren bekommen seine Gemälde durch einen pastosen Farbauftrag und die Unterteilung in Einzelszenen mit unterschiedlichen Raumtiefen einen immer stärkeren Reliefcharakter.
Anfang der dreißiger Jahre distanziert sich Sironi von der »bourgeoisen« Staffeleimalerei und führt vor allem öffentliche Aufträge für Wandmalerei aus. Die zwischen 1930 und 1940 entstehenden Wanddekorationen, Reliefs, Mosaiken und Glasfenster – etwa für die Triennale in Turin oder die Universität in Rom – versteht Sironi als neue Aufgabe zur Lösung von Raum- und Formfragen. Das 1931 veröffentlichte Manifest »La Pittura Murale« (Die Wandmalerei) bekundet seine Auffassung von den sozialen und erzieherischen Aufgaben der Kunst in einem faschistischen Staat.
Der in seiner Wand- und Tafelmalerei zu beobachtende Hang zur Archaisierung der menschlichen Figur führt ihn zu schwerfälligen Kompositionen wie etwa *Il Pastore* (Der Hirte, 1932), der 1932 auf der Biennale in Venedig gezeigt wird. Das thematisch wie formal in einer langen Tradition stehende Motiv des Hirten verkörpert hier noch einmal das Prinzip der Italianità, den Sinn für Solidität und monumentale Größe. Daneben entstehen in den vierziger Jahren private, in der Ausführung lockere Gemälde. Nach dem Krieg kehrt Sironi wieder zur Staffeleimalerei zurück und schafft ein umfangreiches Spätwerk. Wie bereits vor dem Krieg entwirft er Bühnenbilder, darunter für *Tristan und Isolde* in der Mailänder Scala 1946 und für *Don Carlos* während des »12. Maggio Musicale« in Florenz 1951. 1956 wird Sironi zum Mitglied der Accademia di San Luca ernannt.
Sironi starb am 13. August 1961. Im folgenden Jahr wurde auf der Biennale in Venedig eine Retrospektive seiner Arbeiten eingerichtet. H. D.

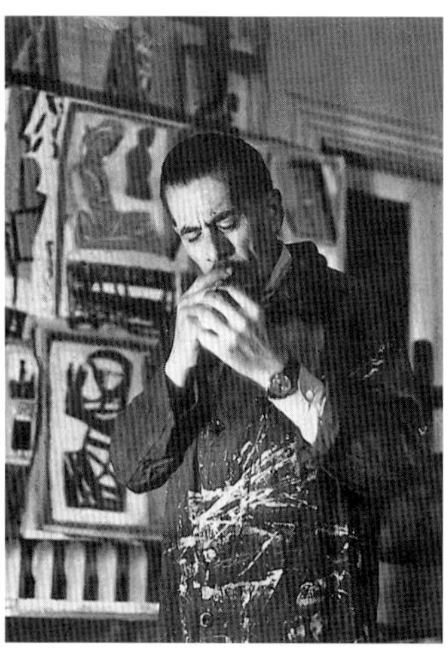

Ettore Camesasca (Hrsg.), *Mario Sironi. Scritti editi e inediti*, Mailand 1980
Mario Sironi 1885–1961, hrsg. v. Claudia Gian Ferrari, Ausst.Kat. Palazzo Reale, Mailand 1985
Mario Sironi, hrsg. v. Jürgen Harten und Jochen Poetter, Ausst.Kat. Städtische Kunsthalle Düsseldorf und Staatliche Kunsthalle Baden-Baden, 1988
Mario Sironi 1885–1961, Ausst.Kat. Galleria Nazionale d'Arte Moderna, Rom 1993

DAVID SMITH

wurde am 9. März 1906 in Decatur, Indiana, geboren. 1921 zog seine Familie nach Paulding, Ohio. Während seiner Schulzeit belegte Smith Fernkurse in Karikaturzeichnen und besuchte 1923 einen Zeichenkurs an der Cleveland Art School, Ohio. Das Kunststudium an der Ohio University in Athens brach er 1925 nach einem Jahr ab. Es folgte ein Jahr in der Autofabrik Studebaker in South Bend, Indiana, wo Smith Nieten, Löten, Schweißen und das Arbeiten an der Drehbank erlernte. 1927–1931 studierte er Malerei an der New Yorker Art Students League bei Jan Matulka, einem tschechischen abstrakten Maler, der großen Einfluß auf ihn ausübte.
Angeregt durch Matulka, setzt sich Smith mit den Eisenskulpturen Picassos und Arbeiten der russischen Konstruktivisten auseinander, die ihn nachhaltig beeindrucken. Seit 1930 experimentiert er mit den Materialien Holz, Stein, verschiedenen Metallen und Farbe. Es entstehen ungewöhnliche Plasktiken, in denen er Malerei und dreidimensionale Konstruktion zu verbinden sucht. Während eines achtmonatigen Aufenthalts auf der Jungferninsel Saint Thomas entstehen kleine Objekte aus Holz, Draht und Korallen. Smith lernt durch den Künstlerfreund John Graham die geschweißten Skulpturen von Julio González und Werke afrikanischer Stammeskunst kennen, die ihn wie auch die Arbeiten Picassos, Giacomettis und Henri Laurens' zu seinen ersten Eisenplastiken führen. Smith arbeitet ab 1934 in der New Yorker Maschinenfabrik Terminal Iron Works und erlernt weitere Techniken der Metallverarbeitung. 1935–1936 bereist er Europa, u.a. Paris, London, Moskau und Griechenland.
In den vierziger Jahren setzt Smith mythologische Themen in komplexe biomorphe Stahlplastiken um, wie in *Home of the Welder* (Haus des Schmieds) von 1945, eine circa 50 Zentimeter hohe Skulptur, die in einer bühnenartigen Szenerie abstrakte und gegenständliche Formen zu einem rätselhaften Gebilde mit erotischen Andeutungen verbindet.
Nach dem Krieg erlangt Smith wachsende Anerkennung; es folgt eine Lehrtätigkeit 1948–1950 am Sarah Lawrence College in Bronxville und ein zweijähriges Stipendium der Guggenheim Foundation 1950–1951. Er arbeitet in größeren Dimensionen, und ein neuer Reichtum an Formen aus Maschinenteilen und anderen Fundstücken aus seiner Werkstatt bestimmt seine Plastiken. Es entstehen umfangreiche Serien, so etwa *Agricola* (ab 1951) und *Tank-Totem* (ab 1952), die durch den verfremdenden Einsatz von gebrauchten Maschinenteilen und landwirtschaftlichen Geräten eine surrealistisch-magische Wirkung ausstrahlen. In diesen Serien beschäftigt Smith sich mit metaphorischen Veränderungen, die etwa die alten Gerätschaften durch die Schaffung neuer optischer Einheiten erfahren, wobei in der *Tank-Totem*-Serie die Kombination konkaver und konvexer Formen eine wesentliche Rolle spielt.
1954 und 1958 vetritt Smith die USA auf der Biennale in Venedig, und 1957 organisiert das Museum of Modern Art in New York eine erste Einzelausstellung; 1959 ist Smith auf der *documenta 2* vertreten und erhält den Preis der Biennale von São Paulo.
Smith' Arbeitsweise ist gekennzeichnet von einem freien, spielerischen Umgang mit den Formen und Materialien, der unterschiedliche Stile vereint. Die Skulpturen greifen zeichenhaft in den Raum aus, wobei die Aufstellung im Freien – so im Skulpturenpark von Bolton Landing, wo er ab 1940 seine Werkstatt hat – Smith' Vorstellung von einer ursprünglichen Beziehung zwischen Kunst und Natur noch verstärkt. In den sechziger Jahren orientiert sich Smith in den Werkgruppen *Circle*, *Zig* und *Cubi* verstärkt an der Geometrie. Farbe und polierter Edelstahl zeigen ein neues Interesse an Oberflächeneffekten. Wie in den fünfziger Jahren wird diese Entwicklung von abstrakten Zeichnungen begleitet.
1962 wird Smith von der italienischen Regierung eingeladen, einen Monat in Italien zu arbeiten und eine Skulptur für das »Festival der beiden Welten« zu machen. Die 26 Skulpturen, in die auch zwei Eisenbahnwaggons integriert sind, werden im Amphitheater von Spoleto ausgestellt.

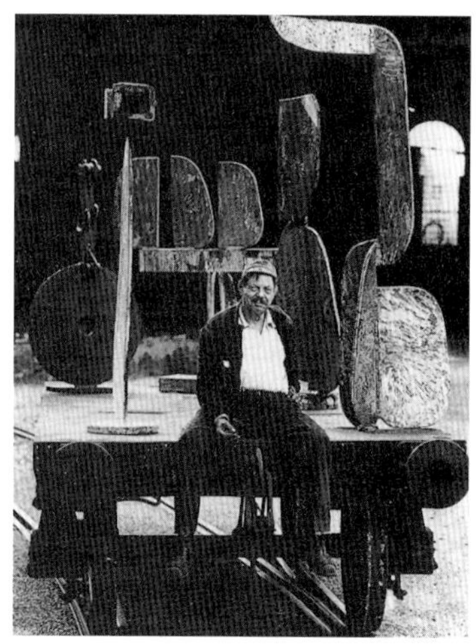

Smith starb am 23. Mai 1965 an den Folgen eines Autounfalls in der Nähe von Bennington, Vermont.
H. D.

Rosalind E. Krauss, *Terminal Iron Works. The Sculpture of David Smith*, Cambridge, Mass., 1971
Garnett McCoy (Hrsg.), *David Smith*, New York und Washington 1973
Rosalind E. Krauss, *The Sculpture of David Smith. A Catalogue Raisonné*, New York 1977
David Smith: Painter, Sculptor, Draftsman, Ausst.Kat. Hirshhorn Museum and Sculpture Garden, Washington, D.C., 1982
David Smith. Skulpturen, Zeichnungen, hrsg. v. Jörn Merkert, Ausst.Kat. Kunstsammlung Nordrhein-Westfalen, Düsseldorf, München 1986
David Smith. Medals for Dishonor, Ausst.Kat. Columbus Museum of Art, Columbus, Ohio, 1996

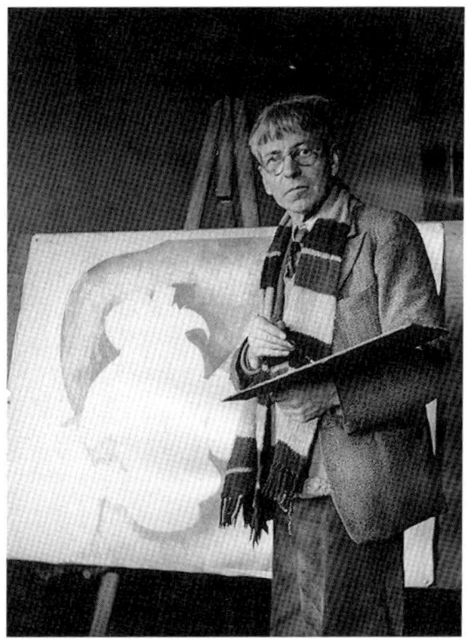

STANLEY SPENCER

wurde am 30. Juni 1891 in Cookham-on-Thames, Berkshire, geboren. 1908–1912 besuchte er die Slade School in London. 1912 war Spencer auf der von Roger Fry in den Grafton Galleries veranstalteten zweiten Ausstellung der Post-Impressionisten vertreten. Im Ersten Weltkrieg diente er als Ordonnanz im Royal Medical Corps, dann als Infanterist in Mazedonien.
In den Nachkriegsjahren kehrt die englische Avantgarde größtenteils zur figurativen Darstellung zurück. Spencer tritt in den Mittelpunkt einer neuen Gruppierung von Künstlern, die sich im »New English Art Club« zusammenfinden. Einem naiven Realismus folgend, verbunden mit einer religiösen Gesinnung, vereint er zunächst in seinen Bildern Geschichten des Neuen Testaments mit Ereignissen in seiner Heimatstadt Cookham. In dem Schlüsselwerk *Christ's Entry into Jerusalem* (Christi Einzug in Jerusalem) von 1921 ist der Palmsonntagsumzug in der Cookham High Street in der Nähe des Hauses, in dem Spencer seine Kindheit verbrachte, mit dem biblischen Thema zu einer grotesken Darstellung verschmolzen.
Mitte der zwanziger Jahre entwirft Spencer Wandgemälde für die Sandham Memorial Chapel in Burghclere, die ihm große Anerkennung bringen. Sie stellen Erinnerungen an seine Kriegserlebnisse dar, thematisieren aber nicht Leid und Gewalt, sondern Brüderlichkeit und Zusammenhalt unter den Soldaten. Andere Projekte für Wandgemälde, wie das sogenannte »Kirchen-Haus«, ein Gebäude in Form einer Kirche mit Gemälden zum Thema »Gott in der Welt« und zur »Verkündigung seiner Liebesbotschaft«, bleiben aus Geldmangel auf wenige Skizzen und Einzelbilder beschränkt.
1932 ist Spencer mit zehn Bildern im Britischen Pavillon auf der Biennale von Venedig vertreten und wird zum außerordentlichen Mitglied der Royal Academy gewählt. In den folgenden Jahren entsteht die Serie *The Beatitudes of Love* (Die Seligpreisungen der Liebe) mit manieriert wirkenden Figurenkompositionen; zwei Bilder der Serie werden vom Auswahlkomitee der Royal Academy anläßlich einer Ausstellung 1935 aufgrund ihrer Exzentrik abgelehnt. Aus Protest verzichtet Spencer zukünftig auf seine Mitgliedschaft und wird erst 1950 von neuem in die Royal Academy aufgenommen. Neben den erzählerischen und figurativen Arbeiten entstehen in diesen Jahren auch stimmungsvolle Landschaftsdarstellungen von Cookham und Umgebung.
Am Anfang des Zweiten Weltkrieges erhält Spencer vom War Artists Advisory Committee den Auftrag, die Schiffswerften in Glasgow zu malen. Er arbeitet sechs Jahre lang an dem Zyklus *Shipbuilding on the Clyde* (Schiffsbau am Clyde), der Werftarbeiter, oft von heroischem Pathos erfüllt, bei der täglichen Arbeit zeigt. Die Werftbilder werden mit der Serie *The Resurrection, Port Glasgow* (Die Wiederauferstehung, Hafen von Glasgow) 1945–1950 fortgesetzt. Nicht nur der Titel, auch die Darstellung selbst ist von religiösen Anspielungen und nahezu fanatischem Eifer durchdrungen. Religiöse Motive werden in der Folge zu einem Hauptthema.
Als Porträtist gelingen Spencer eindrucksvolle Bilder, so in dem Doppelporträt *The Sisters* (Die Schwestern) von 1940, das Charakter und Eigenart der Personen lebensvoll wiedergibt. Das *Self-Portrait with Patricia Preece* von 1936 weist dagegen in der beklemmenden Nähe und Intensität des weiblichen Aktes auf spätere photorealistische Entwicklungen voraus. In seinen Aktporträts zielt Spencer auf eine atmosphärisch private und zugleich entblößende Darstellung des menschlichen Körpers, dessen Alter, Krankheit oder Häßlichkeit er detailliert wiederzugeben sucht.
1938 war Spencer ein weiteres Mal auf der Biennale in Venedig vertreten. Retrospektiven wurden 1947 in der Temple Newsam Gallery in Leeds, 1955 in der Tate Gallery und 1980 in der Royal Academy veranstaltet. 1958 wurde Spencer in den Adelsstand erhoben.
Spencer starb am 14. Dezember 1959 in Cookham während der Arbeit an dem Monumentalbild *Christ Preaching at Cookham Regatta* (Christus predigt bei der Regatta von Cookham).
H.D.

Stanley Spencer. War Artist on Clydeside, Ausst.Kat. Scottish Arts Council, Edinburgh 1975
Stanley Spencer 1891–1959, Ausst.Kat. Arts Council, London 1976
Stanley Spencer RA, Ausst.Kat. Royal Academy of Arts, London 1980
Keith Bell, *Stanley Spencer. A Complete Catalogue of the Paintings*, London 1992
Stanley Spencer. A Sort of Heaven, hrsg. v. Judith Nesbitt, Ausst.Kat. Tate Gallery, London, Liverpool, 1992

FRANK STELLA

wurde am 12. Mai 1936 in Malden, Massachusetts, geboren. Stella studierte 1950–1954 an der Phillips Academy in Andover, Massachusetts, bei dem abstrakten Maler Patrick Morgan. Danach studierte er 1954–1958 Geschichte an der Princeton University, wo er auch die offene Malklasse von William C. Seitz besuchte. 1958 bezog er ein Atelier in New York und verdiente seinen Lebensunterhalt als Anstreicher.
In New York malt Stella zunächst Bilder, die vom Abstrakten Expressionismus beeinflußt sind, besonders inspiriert wird er jedoch durch die Ausstellung von Jasper Johns' *Flaggen-* und *Zielscheiben*-Bildern 1958 in der Leo Castelli Gallery. Wenige Monate später entstehen die ersten »Black Paintings«, großformatige Leinwände, die mit einem symmetrischen Muster aus gleich breiten schwarzen Streifen bedeckt sind. Damit stellt Stella der gestischen Abstraktion eine reduzierte, konzeptuelle Malerei entgegen. Im Unterschied zum traditionellen Kompositionsprinzip, das auf harmonisch ausbalancierten Bildelementen beruht, verfolgt Stella eine nichtrelationale Malerei (»non-relational«), die durch eine systematisch angelegte Bildstruktur aus seriellen Elementen gekennzeichnet ist.
In der Folge beginnt Stella, die Form des Bildträgers entsprechend der inneren Struktur des Bildes zu gestalten. Die bislang rechtwinklige Leinwand kann jegliche geometrische, später auch asymmetrische Form annehmen, die der gemalten Bildstruktur entspricht. So entwickelt Stella in seinen »Aluminium«- und »Kupfer«-Serien (1960–1961) die sogenannte »Shaped Canvas« (geformte Leinwand), die seinen Bildern einen Objektcharakter verleiht. Darauf bedacht, räumliche Illusion zu vermeiden, wird die materielle Präsenz durch den Glanz von Silber, Bronze und andere metallische Farbtöne hervorgeho-

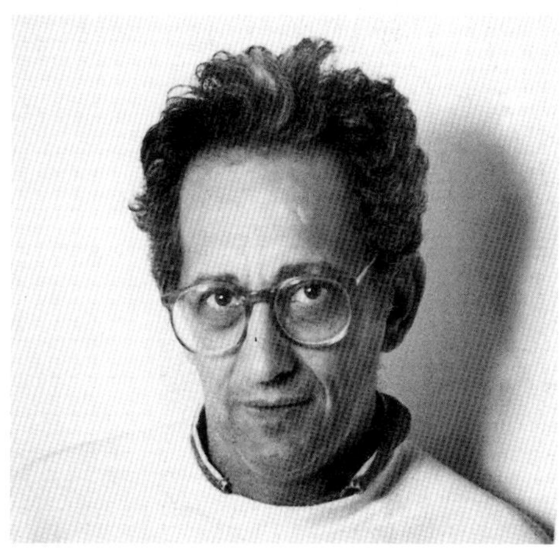

ben. Diese systematischen Bildstrukturen – in ihren Prinzipien der seriellen Reihung und Objekthaftigkeit den Skulpturen der Minimal Art verwandt – führt Stella dann konsequent weiter zu klar definierten, geometrisch strengen Staffelungen von unterschiedlichen Farbwerten, die jeder Farbe größtmögliche Autonomie verleihen. Ab 1962 entstehen farbig intensive Bilder mit unregelmäßigen Umrißformen, ausgesparten Bildzentren und Zickzackformationen. Der »Protractor«-Serie Ende der sechziger Jahre liegt der Halbkreis eines Winkelmessers zugrunde. Vibrierende Leuchtfarben beleben die komplex verwobenen Formen, die traditionelle islamische und irischkeltische Muster mit der Vorstellung einer dekorativen Abstraktion verbinden.
Mit der ab 1971 einsetzenden Serie der »Polish Villages«, großformatigen Collagen aus Filz, Papier, Leinwand, Sperrholz, Resopal und Aluminium, deren Einzeltitel sich auf zerstörte polnische Synagogen beziehen, ist der Übergang von der Malerei zum Relief bezeichnet. Seit Mitte der siebziger Jahre entwickelt Stella großformatige Reliefobjekte aus verschiedenen Materialien, meist Aluminium und Fiberglas, die aus geometrischen Formen in starker Buntfarbigkeit zusammengesetzt sind. Diese anfangs als »Stilbruch« verpönten Reliefarbeiten verweisen in ihren Titeln auf autobiographische Erlebnisse des Künstlers, auf Städte, Orte, exotische Vögel oder Stellas Leidenschaft für Autorennen. Neben den malerischen Arbeiten und den Reliefs, die immer stärker in den Raum ausgreifen, wie etwa in der *Moby Dick*-Serie (ab 1986), schafft Stella ab 1980 auch große Graphikzyklen, zum Beispiel die *Circuits*, die *Shards* oder die Serie *Cones and Pillars*, die eine gleichnamige Reliefserie begleitet.
Seit Anfang der neunziger Jahren enstehen auch umgehbare plastische Werke und dekorative Arbeiten im Architekturbereich, wie etwa 1992 Schmuckrelieffriese für das Princess of Wales Theatre in Toronto, oder auch Außenskulpturen wie *Luneville*, ebenfalls 1992, in Kawamura, Japan, oder *Sarreguemines* für die Hypo-Bank in Luxemburg. Die zunehmend überbordende Fülle räumlicher Illusionen in seinen neueren Bildern, beispielsweise bei *Hooloomooloo* (1994), versteht der Künstler als Bezugnahme auf die barocke Deckenmalerei. In seinen 1986 veröffentlichten Vorlesungen (die er 1983–1984 als Charles-Eliot-Norton-Gastprofessor an der Harvard University hielt) zeichnet Stella eine Kontinuität künstlerischer Probleme von der Renaissance bis zur abstrakten Malerei nach.
Als einer der anerkanntesten amerikanischen Künstler der Nachkriegszeit wurden Stellas Arbeiten in zahlreichen großen Retrospektiven gezeigt (die erste 1970 im Museum of Modern Art in New York); er erhielt viele Auszeichnungen und Ehrentitel, so etwa 1981 die Ehrenmitgliedschaft der Bezalel Academy in Jerusalem, 1984 die Ehrendoktorwürde der Princeton University und zuletzt 1996 denselben Titel der Universität Jena, wo er sechs Freiplastiken installierte.
Stella lebt und arbeitet in New York City. H.D.

William S. Rubin, *Frank Stella*, Ausst.Kat. The Museum of Modern Art, New York 1970
Frank Stella. Werke 1958–1976, Ausst.Kat. Kunsthalle Bielefeld, 1977
Lawrence Rubin, *Frank Stella: Paintings 1958 to 1965. A Catalogue raisonné*, New York 1986
Frank Stella, *Working Space. The Charles Eliot Norton Lectures 1983–84*, Cambridge/Mass. und London 1986
Frank Stella 1970–1987, hrsg. v. William S. Rubin, Ausst.Kat. The Museum of Modern Art, New York 1987
Frank Stella, hrsg. v. Hubertus Gaßner und Christoph Vitali, Ausst.Kat. Haus der Kunst, München, und Museo Nacional Centro de Arte Reina Sofia, Madrid, München 1996

CLYFFORD STILL

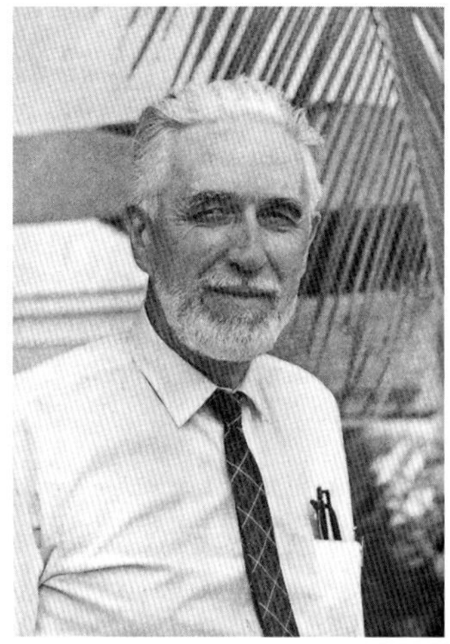

wurde am 30. November 1904 in Grandin, North Dakota, geboren. 1905 zog die Familie nach Spokane, Washington, und übernahm wenig später eine Farm bei Bow Island im südlichen Alberta, Kanada. Die harten Lebensumstände dort prägten Still nachhaltig. Schon während seiner Schulzeit entwickelte er ein leidenschaftliches Interesse für Kunst, er zeichnete, malte und befaßte sich intensiv mit Werken alter und neuer Meister. 1926–1927 und 1931–1933 studierte er Kunst an der Spokane University, Washington. Nach dem Abschluß (M.A.) 1933 unterrichtete er bis 1941 Kunst am Washington State College in Pullman.
Seine künstlerische Sensibilität entwickelt Still – bis auf zwei Sommeraufenthalte 1934 und 1935 an der Trask Foundation (heute »Yaddo«) in Saragota Springs – ohne Einflüsse von außen. Er verbindet die harten Lebensumstände mit unerbittlicher intellektueller Zielstrebigkeit. 1941–1943 arbeitet er in der Rüstungsindustrie in der Bay Area als Stahlprüfer für die Marine und später in San Francisco als Ingenieur für Materialüberwachung. Trotz der starken Inanspruchnahme durch diese Arbeit entstehen in dieser Zeit wichtige Bilder, von denen einige in Stills erster retrospektiver Einzelausstellung bereits 1943 im San Francisco Museum of Art gezeigt werden.
Die ersten Bilder Stills konzentrieren sich auf das Leben in der Prärie. *Row of Grain Elevators* (Reihe von Getreidesilos, 1928) erinnert an den Regionalismus und an Thomas Hart Bentons kraftvollen akademischen Stil. Auch Cézanne und van Gogh beeinflussen Still in seinem Frühwerk. Auf figurative Studien 1934–1935 folgt eine entschlossenere Phase in den späten dreißiger Jahren, als sein Wissen um Vertreter der europäischen Moderne wie Picasso sich mit primitiven, mythischen oder symbolischen Inhalten verbindet. Die Behandlung der Farbmaterie mit dem Spatel und Hell-Dunkel-Effekte führen Still schließlich zu einem eigenen, halbabstrakten Stil, der seit 1944 durch größere Formate intensiviert wird.
Nach seiner Lehrtätigkeit am Richmond Professional Institute in Virginia 1943–1945 übersiedelt Still 1945 nach New York und schließt sich dem Abstrakten Expressionismus an. 1946 findet auf Vermittlung Mark Rothkos, den er 1943 in Kalifornien kennengelernt hat, seine erste Einzelausstellung in Peggy Guggenheims Galerie »Art of This Century« statt. 1947 bis 1951 folgen drei weitere Ausstellungen in der Betty Parsons Gallery. Er beteiligt sich an der Planung der Kunstschule »Subjects of the Artist«, die William Baziotes, Robert Motherwell, Barnett Newman und Mark Rothko 1948 gründen. Obwohl Still ein Einzelgänger ist, werden einige seiner Kollegen wichtige Freunde für ihn – insbesondere Mark Rothko. Gleichzeitig ist sein Einfluß an der California School of Fine Arts in San Francisco, wo Still 1946–1950 lehrt, deutlich spürbar.
In jenen Jahren erreicht Still den Höhepunkt seines Schaffens: Zerklüftete Monolithe wachsen von den Rändern her von unten empor oder ragen von oben in die Bildfläche hinein. Häufig herrscht eine einzige Farbe vor. Sie entstammt einer Farbskala, die nächtliche Schattenwerte gegen feurige Töne ausspielt. Die Texturen sind aggressiv erdig, als wollten sie Stills sarkastische Weltsicht zum Ausdruck bringen. Tatsächlich fühlt er sich der New Yorker Kunstwelt immer stärker entfremdet und verläßt die Stadt 1961 schließlich endgültig, um sich im ländlichen Maryland niederzulassen.
Trotz seiner unverhohlenen Geringschätzung gegenüber Kritikern, Kunsthändlern und Galeristen erfährt die künstlerische Arbeit Stills positive Beachtung und erhält durch zahlreiche Retrospektiven die entsprechende Würdigung. Die erste Retrospektive findet 1959 in der Albright-Knox Art Gallery in Buffalo statt, die letzte zu seinen Lebzeiten 1979–1980 im Metropolitan Museum in New York. Außerdem übergibt Still diesen beiden Institutionen, wie auch dem San Francisco Art Museum, ganze Werkgruppen als Schenkung.
Eine starke Betonung der Vertikalen, der »kategorische Imperativ« (Still) seiner Leinwände, kennzeichnet Stills großformatige späte Bilder, in denen er manchmal die Strahlkraft unbehandelter Leinwandfelder nutzt. In diesen letzten Jahren schafft Still zahlreiche Pastelle. Er erhält mehrere Auszeichnungen; unter anderem wird er 1978 Mitglied der American Academy and Institute of Arts and Letters.
Still starb am 23. Juni 1980 in New Windsor, Maryland. H.D.

Clyfford Still, Ausst.Kat. Marlborough-Gerson Gallery Inc., New York 1969
Clyfford Still, Ausst.Kat. San Francisco Museum of Modern Art, 1976

Clyfford Still, hrsg. v. John P. O'Neill, Ausst.Kat. The Metropolitan Museum of Art, New York 1979
Clyfford Still, Ausst.Kat. Mary Boone Gallery, New York 1990
Clyfford Still (1904–1980), hrsg. v. Thomas Kellein, Ausst.Kat. Kunsthalle Basel, München 1992
Justus Jonas-Edel, *Clyfford Stills Bild vom Selbst und vom Absoluten. Studien zu Intention und Entwicklung seiner Malerei*, Köln 1995

YVES TANGUY

wurde am 5. Januar 1900 in Paris geboren. In seiner Kindheit verbrachte Tanguy den Sommer in dem Ferienhaus der Familie an der bretonischen Küste, die tiefen Eindruck auf ihn machte. Mit achtzehn Jahren trat er als Offiziersanwärter in den Dienst der Handelsmarine und machte Reisen u.a. nach Südafrika und Südamerika. 1920 wurde er zum Militärdienst in Lunéville einberufen.
Während der Infanterieausbildung befreundet sich Tanguy mit Jacques Prévert, dem späteren surrealistischen Dichter und Filmregisseur. Nach ihrer Entlassung aus dem Militär wohnen die beiden Freunde 1922 in Paris zusammen und verdienen sich ihren Lebensunterhalt mit Gelegenheitsarbeiten. Durch Lautréamonts *Les Chants de Maldoror* und später durch die Zeitschrift *La Révolution Surréaliste* werden sie auf den Surrealismus aufmerksam. Tanguy beginnt zu zeichnen, wird aber erst durch ein Bild von Giorgio de Chirico, *Le Cerveau de l'Enfant* (Das Gehirn des Kindes, 1914), das er 1923 in der Auslage des Kunsthändlers Paul Guillaume sieht, in dem Entschluß bestärkt, Künstler zu werden.
Die Bekanntschaft 1925 mit André Breton führt dazu, daß Tanguy bald zum engsten Kreis der Pariser Surrealisten-Bewegung gehört. Seine frühesten erhaltenen Bilder von 1926 zeigen einen dünnen lasierenden Farbauftrag und zarte transparente Landschaftshintergründe, in die fragmentarisch irrationale Bildelemente gesetzt sind – Architekturteile, Menschen und vereinzelte Körperteile, amorphe und vegetative Formen sowie abstrakte Zeichen wie Ziffern oder Buchstaben. *L'Orage (Paysage noir)* (Der Sturm [Schwarze Landschaft]) zeigt gegen Ende 1926 den Übergang zum reifen Stil Tanguys. Der schwarze, von Blitzen erhellte Boden scheint zugleich Meeres- und Erdboden zu sein. Hier finden sich bereits die biomorphen Gebilde, die in den nächsten Jahren Tanguys Bilder bevölkern werden. Der Formenschatz ist inspiriert durch Hans Arps Reliefs; Tanguy modelliert diese Formen jedoch plastisch aus und schafft mit ihnen phantastische Landschaften. Gleichzeitig experimentiert er mit der Collagetechnik: In seine Malerei, deren Bezüge zur gegenständlichen Wirklichkeit immer schwächer werden, fügt er reale Dinge wie Streichhölzer und Baumwollfäden ein.
Die Bilder des reifen Stils zeigen ab 1927 immer eine feste oder auch verfließende Horizontlinie. Die in die weite leere Landschaftskulisse hineingestellten biomorphen Figuren und Mikroorganismen werfen zwar deutliche Schlagschatten, die aber über den genauen Ort dieser an Joan Miró erinnernden Fabelwesen keine Auskunft geben. In der Zeit- und Ortlosigkeit seiner Bildwelten, in die nicht zu identifizierende Formen eingefügt sind als handle es sich um eine reale Erlebniswelt, gehören diese Werke zu den wichtigsten Arbeiten des figurativen Surrealismus. Bereits 1927, bei der von Breton organisierten Ausstellung *Yves Tanguy et Objets d'Amérique* in der Galerie Surréaliste, wird Tanguy als einer der Pioniere der neuen Malerei gefeiert.
Die Bilder ab 1930 suggerieren die Vorstellung von Stränden mit Felsklippen, wobei die vieldeutigen Formen auch über den ganzen illusionistischen Tiefenraum verteilt sein können, wie in *Jour de Lenteur* (Tag der Langsamkeit, 1937). Die seltsame Sterilität und Luftleere, die scheinbare Lautlosigkeit sowie die magisch fixierte Dingwelt, die Tanguy meist in »automatischen« Zeichnungen erarbeitet, werden zu seinem prägenden Ausdruckselement. 1936 sind Arbeiten Tanguys auf den Ausstellungen *Cubism and Abstract Art* sowie *Fantastic Art, Dada and Surrealism* im Museum of Modern Art in New York vertreten.
1939 emigriert Tanguy nach New York, wo er regelmäßig in der Pierre Matisse Gallery ausstellt. 1942 zieht er mit seiner Frau, der Malerin Kay Sage, nach Waterbury in Connecticut und erhält 1948 die amerikanische Staatsbürgerschaft. Die großformatigen Bilder des Spätwerks, schwebende Phantasmen des Unbewußten, zeichnen sich durch eine fast photorealistische Exaktheit in kühlen metallischen Farben aus, mit denen die illusionären, oft an Aquarien erinnernden Bildräume gemalt werden.
Tanguy starb am 15. Januar 1955 in Waterbury, Connecticut. Im selben Jahr veranstaltete das Museum of Modern Art eine umfassende Retrospektive seines Werks. H.D.

Kay Sage (Hrsg.), *Yves Tanguy: A Summary of His Works*, New York 1963
Daniel Marchesseau, *Yves Tanguy*, Paris 1973
Yves Tanguy. Das druckgraphische Werk, Ausst.Kat. Staatsgalerie Stuttgart und Kunsthandel Wittrock, Düsseldorf, 1976
Patrick Waldberg, *Yves Tanguy*, Brüssel 1977
Yves Tanguy. Retrospective 1925–1955, Ausst.Kat. Musée National d'Art Moderne, Centre Georges Pompidou, Paris 1982

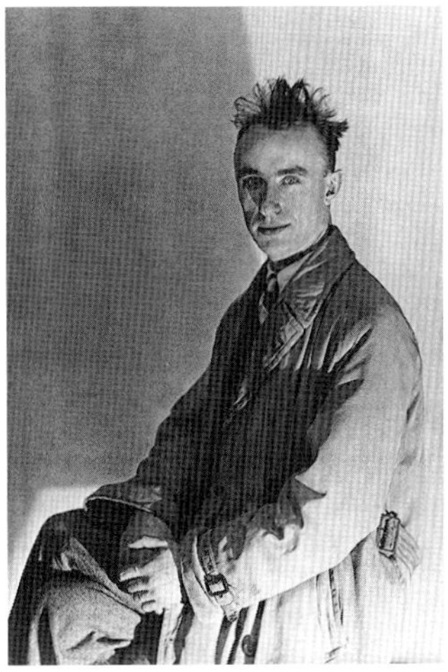

ANTONI TÀPIES

wurde am 13. Dezember 1923 in Barcelona geboren. Tàpies wuchs in der katalanischen Oberschicht auf. Sein Vater, ein angesehener und philosophisch sowie literarisch hochgebildeter Rechtsanwalt, öffnete sein Haus für die kulturelle Elite Barcelonas. Einzig die moderne Kunst gab Anlaß zu heftigen Auseinandersetzungen zwischen Vater und Sohn. Bereits während der Schulzeit hatte Tàpies künstlerische Ambitionen, die jedoch vom Vater unterdrückt wurden. Ab 1943 nahm er ein Jurastudium in Barcelona auf, brach es allerdings drei Jahre später ab, um sich ganz der Malerei zu widmen. Abgesehen von einem zweimonatigen Besuch der Akademie Nolasc Valls blieb er künstlerisch Autodidakt.
Wesentliche Anregungen erhält Tàpies zunächst in Barcelona durch einen Kreis junger Dichter, Literaten und Künstler um die unter seiner Mitwirkung 1948 gegründete avantgardistische Zeitschrift *Dau al Set* (Würfel mit Sieben). Die Mitglieder dieser Gruppe, darunter Literaten wie Joan Brossa und Arnau Puig, der Kunsthistoriker Juan Eduardo Cirlot sowie die spanischen Maler Modest Cuixart, Joan Ponç, Juan José Tharrats, sind in Spanien die Apologeten der abstrakten Tendenzen in der modernen Kunst. Zugleich sehen sie ihre Aufgabe darin, dem drohenden Untergang der katalanischen Kultur entgegenzuwirken. Auch aus dieser Tradition empfängt Tàpies wichtige Impulse, die er im Frühwerk in surrealistischen Bildern umsetzt, illustrativ und anekdotisch, eine artifizielle Welt geheimnisvoller Raumkulissen, die seinem bewunderten Landsmann Joan Miró ebensoviel verdanken wie dem lebenslang verehrten Paul Klee.
Die ersten Ausstellungserfolge in Barcelona verhelfen Tàpies 1950 zu einem Paris-Stipendium der französischen Regierung. Dort gerät er in das brodelnde intellektuelle Klima und kommt in Kontakt mit Künstlern der Art Informel wie Jean Fautrier und Jean Dubuffet, die aus den Wurzeln des Surrealismus eine völlig »andere« Kunst entstehen lassen. »Art autre« nennt daher der Kritiker Michel Tapié zusammenfassend diese Versuche der fünfziger Jahre, die Sprache des Materials, den expressiven Zeichenduktus, Zufall und Automatismus künstlerisch zu verwerten.
Auch Tàpies verdichtet die Materie seiner Bilder, mischt Sand und andere Materialien in die Ölfarbe, um rauhe, mauerartige Strukturen zu gewinnen, in die er, der surrealistischen Grattage verwandt, ein karges Repertoire von Zeichen hineinkratzt und »armselige Materialien« hineincollagiert. Immer wieder tauchen auch religiöse Kreuzzeichen in den expressiv gesetzten Einschnitten auf, die graffitiähnlich in Wortfetzen und Gekritzel münden können. Farbe wird in den braun-schwarzen Inkrustationen nur als Akzent eingesetzt, um den kruden Materialcharakter nicht durch überflüssigen Glanz zu durchbrechen.
Der späteren Arte Povera verwandt, ist das Werk Tàpies' bis heute voller nicht leicht zu entschlüsselnder Zeichen und Kürzel, die auch esoterisch-magische Chiffren assoziieren lassen. Der weitgereiste und universell gebildete Tàpies verwendet Elemente verschiedener Kulturkreise, wie z.B. die Tantrakunst

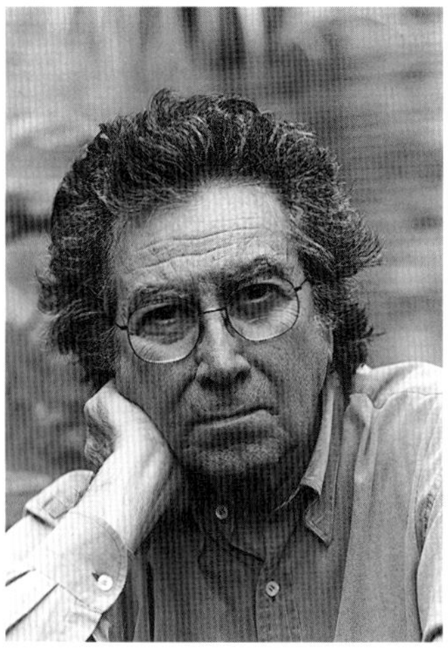

(*Materie in Nußform*, 1967), doch ist er im wesentlichen von seiner katalanischen Heimat angeregt, den Erinnerungen an seine Kindheit, an die Graffiti der Mauern von Barcelona und die katalanische Tradition des organischen Ornaments. Dabei werden Materialien und Fundstücke nicht in dekorativer Manier verarbeitet, sondern auf eine Weise in das Bild integriert, daß der Reiz des Dekorativen in den Hintergrund rückt. Das Materialbild fungiert wie eine geistige Landkarte, auf der der Betrachter die Bruchstücke und Zeichen einer geistigen Wirklichkeit finden soll, die in der technokratischen Alltagskultur verschüttet worden sind. Gegen diese einseitige Rationalität der kapitalistischen Gesellschaft wie auch gegen jede Art des Kulturdirigismus wendet sich Tàpies gleichfalls in seinen Schriften und Vorträgen.

Ab den sechziger Jahren ist Tàpies international anerkannt, und seine Arbeiten wurden in wichtigen Ausstellungen wie der Biennale in Venedig und auf der *documenta* gezeigt. Eine erste große Retrospektive veranstaltete 1980 das Museo Español de Arte Contemporáneo in Madrid. Tàpies erhielt zahlreiche Preise und Auszeichnungen, darunter die Goldmedaille der Schönen Künste des Spanischen Staates (1981).

Tàpies lebt und arbeitet in Barcelona. H.D.

Michel Tapié, *Antoni Tàpies*, Barcelona 1959
Werner Schmalenbach, *Antoni Tàpies. Zeichen und Strukturen*, Berlin 1974
Mariuccia Galfetti (Hrsg.), *Tàpies. Das graphische Werk 1947–1972*, St. Gallen 1975
Roland Penrose, *Tàpies*, Barcelona 1977
Barbara Catoir, *Gespräche mit Antoni Tàpies*, München 1987
Tàpies, hrsg. v. Carmen Giménez und Dore Ashton, Ausst.Kat. Solomon R. Guggenheim Museum, New York, und Jeu de Paume, Paris, New York 1995

WLADIMIR EWGRAFOWITSCH TATLIN

wurde am 28. Dezember 1885 in Moskau geboren. Tatlin begann 1904 zunächst eine Ausbildung bei der Handelsmarine in Odessa und studierte dann 1905–1910 an der Seliverstov-Kunstschule in Pensa. 1911–1913 nahm er in St. Petersburg und Moskau an den Ausstellungen der Künstlervereinigungen »Bund der Jugend«, »Eselsschwanz« und »Karo-Bube« mit Bildern teil, die Einflüsse des Primitivismus sowie des Fauvismus und des Expressionismus zeigen.

Von der Collage ausgehend, beginnt Tatlin 1913 mit einer »analytischen Kunst«, der er die These »Unterstellen wir das Auge der Kontrolle des Tastsinns« voranstellt. Nach einer Paris-Reise 1914, wo er u.a. Picassos Atelier besucht, veranstaltet er im selben Jahr in seinem Atelier in Moskau eine Ausstellung (später als *1. Ausstellung der Bildreliefs* bekannt) mit »synthesostatischen Kompositionen«. Mit den dort gezeigten sogenannten »Konterreliefs« wendet sich Tatlin von der Staffeleimalerei ab und setzt verschiedene Materialien (Metall, Holz, Pappe, Glas etc.) als real-räumliche Gestaltungsmittel ein. Die folgenden, über eine Raumecke gespannten »Eck-Konterreliefs« verlieren ganz den bildhaften Charakter und verkörpern Tatlins Ideal von »realen Materialien im realen Raum«. Auch kinetische Elemente finden Eingang in diese neuen Materialkonstruktionen, wie in dem *Bildrelief von 1915*, das 1915 auf der *Ersten Futuristischen Bilderausstellung: Tramway W* in Petrograd zu sehen ist. Ende des Jahres zeigt Tatlin auf der *Letzten Futuristischen Bilderausstellung: 0,10* in Petrograd über 15 Arbeiten. Mit dieser Ausstellung wächst sein Einfluß auf die russische Avantgarde und löst einen langwährenden Konflikt mit Malewitsch um den Vorrang des Konstruktivismus gegenüber dem Suprematismus aus. 1916 organisiert Tatlin in einem Moskauer Kaufhaus die *Futuristische Ausstellung »Magazin«*.

Nach der Revolution arbeitet Tatlin aktiv am Aufbau des neuen Kunstlebens mit. Er beteiligt sich an der Monumentalpropaganda, der Reform der künstlerischen Ausbildung und des Museumswesens, wird 1918–1919 Vorsitzender des ISO »Narkompros« (Abteilung für bildende Künste des Volkskommissariats für Bildungswesen) und übernimmt 1922 die Abteilung »Materielle Kultur« im Museum für Künstlerische Kultur. Nach der Umwandlung des Museums zum GINChUk (Staatliches Institut für Künstlerische Kultur) gerät Tatlin 1924 zunehmend in Konflikt mit Malewitsch, dem Direktor des GINChUK. 1925–1927 ist er Dozent für »formal-technologische Disziplinen« an der Fakultät für Theater, Film und Photographie des Kiewer Kunstinstituts und unterrichtet anschließend »Materialkultur« und Gestaltung von Alltagsgegenständen an der von Rodtschenko eingerichteten Fakultät für Holz- und Metallbearbeitung am Moskauer WChUTEIN (Höheres Staatliches Künstlerisch-Technisches Institut). 1931 folgt eine Professur am Moskauer Institut für Silikate und Baumaterialien.

Die ab 1918 enstehenden Arbeiten Tatlins sind geprägt vom utopisch-politischen Ideal einer neuen Kunst für eine neue Gesellschaft. Das aufsehenerregendste Projekt ist sein Entwurf für ein Denkmal der Oktoberrevolution, *Denkmal der III. Internationale*, dessen Modell 1920 fertiggestellt und zur offiziellen Ausstellung des VIII. Sowjetkongresses nach Moskau überführt wird. Der Turm löst eine heftige Debatte über die Aufgaben der Kunst in der Sowjetunion aus und macht Tatlin auch im Ausland bekannt, wo seine Arbeiten u. a. 1922 auf der *1. Russischen Kunstausstellung* in Berlin und 1924 auf der Biennale in Venedig gezeigt werden. Als Vorreiter der Idee einer »Produktionskunst« arbeitet er u. a. als Theaterausstatter, Buch- und Möbelgestalter, Designer von Arbeitskleidung und Gebrauchsgegenständen und verleiht ihr in Vorträgen und Aufsätzen wie »Der Künstler als Organisator der Lebensweise« (1929) auch theoretisch Ausdruck. Die Verbindung von konkreter Materialforschung und sozial-utopischen Ideen kulminiert 1932 in der Konstruktion eines Flugapparates, *Letatlin* (etwa mit »Flugtatlin« übersetzbar).

Bedingt durch den drastischen Umschwung in der Kulturpolitik, nimmt Tatlin in den dreißiger Jahren die Tafelmalerei wieder auf und malt Stilleben, Landschaften und Porträts. Daneben stattet er weiterhin zahlreiche Theaterstücke aus und beteiligt sich 1937 an der festlichen Ausgestaltung Moskaus zur 20-Jahr-Feier der Oktoberrevolution. 1938 werden seine Wandmalereien für die Landwirtschaftliche Ausstellung jedoch als »politisch schädlich« bezeichnet, und 1948 kritisiert ihn die Partei offiziell als »volksfeindlichen« Theaterkünstler.

Tatlin starb am 31. Mai 1953 in Moskau. K.O.

John Milner, *Vladimir Tatlin and the Russian AvantGarde*, New Haven und London 1983
Larissa A. Shadowa (Hrsg.), *Tatlin*, Dresden 1984
Eva Körner, *Tatlin. Outlines of a career in the context of contemporary Russian avant-garde art as related to Eastern and Western tendencies*, Budapest 1985
Vladimir Tatlin. Retrospektive, hrsg. v. Jürgen Harten und Anatolij Strigalev, Ausst.Kat. Städtische Kunsthalle Düsseldorf u. a. O., Köln 1993
Jürgen Harten (Hrsg.), *Vladimir Tatlin. Leben, Werk, Wirkung. Ein internationales Symposium*, Köln 1993

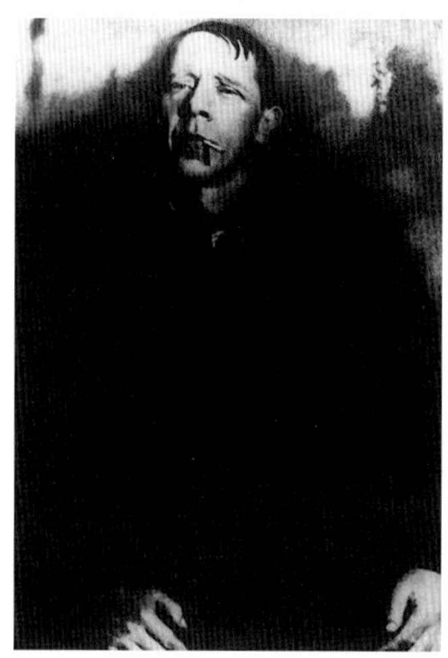

JEAN TINGUELY

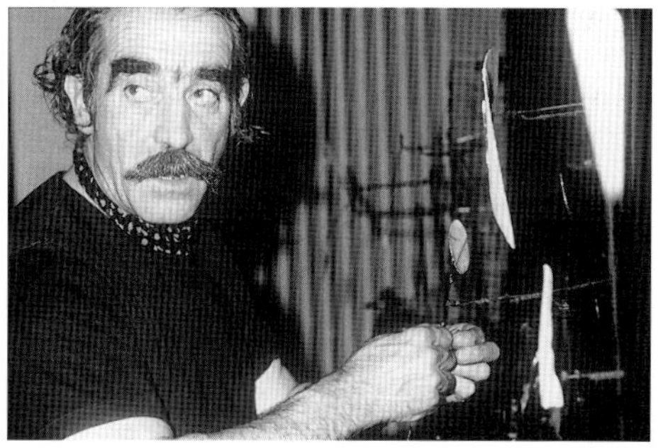

wurde am 22. Mai 1925 in Fribourg geboren. Als Vierzehnjähriger baute Tinguely die ersten Konstruktionen aus Holz, Draht und Nägeln, die, von Rädern angetrieben, Töne von sich gaben. 1940 begann er eine Ausbildung als Schaufensterdekorateur. Nach Abbruch dieser Lehre besuchte er die Kunstklassen der Allgemeinen Gewerbeschule in Basel. In den Kursen von Julia Ris lernte Tinguely die Werke von Kurt Schwitters und der Bauhaus-Künstler kennen. Nach dem Krieg malte er Bilder im surrealistischen Stil. Neben Schaufensterdekorationen entstanden Ausstattungen für den Pavillon der kommunistischen Frauenbewegung 1948 und den Schweizer Pavillon auf der Mailänder Messe 1949.
1953 zieht Tinguely nach Paris. Dort entwirft er die ersten abstrakten Raumkonstruktionen aus Draht, die sich per Handkurbel in Bewegung setzen lassen. Der durch die wackelnden, unsicheren Bewegungen entstehende Eindruck des Zaghaften, Tapferen, Sisyphoshaften und dabei Komischen wird zum Grundelement seiner Arbeiten. Der ersten Einzelausstellung 1954 in der Pariser Galerie Arnaud folgt die Beteiligung an der Ausstellung *Le Mouvement* in der Galerie Denise René. Mit seinen Phantasiemaschinen, den Vorläufern der sogenannten *Méta-matics*, wird Tinguely zu einem der führenden Vertreter der kinetischen Kunst. Bei seinem Wandrelief *Concert pour sept peintures* (Konzert für sieben Bilder, 1958) kann der Betrachter per Knopfdruck Bewegung und Töne hervorrufen. In dieser Zeit arbeitet Tinguely mit Yves Klein zusammen, so etwa 1958 für die Ausstellung *Vitesse Pure et Stabilité Monochrome* (Reine Geschwindigkeit und monochrome Stabilität) bei Iris Clert.
1959 entsteht eine Serie von Malmaschinen, die *Méta-matics*, mit denen auf halbmechanischem Weg Zeichnungen hergestellt werden können, eine spielerische Attacke auf die informelle Malerei. Anfang 1959 läßt Tinguely nach seiner ersten Ausstellung in Deutschland bei Alfred Schmela in Düsseldorf von einem Flugzeug 150.000 Exemplare seines Manifestes »Für Statik« abwerfen, in welchem er zum kreativen, lebensbejahenden Einsatz des menschlichen Geistes auffordert. Eine durch ein Fahrrad angetriebene Malmaschine versorgt das Publikum bei einem der ersten Happenings in London Ende 1959 mit einer Flut tachistisch bemalter Papierstreifen. 1960 stellt Tinguely seine *Méta-matics* in der Galerie Staempfli in New York aus und präsentiert im Museum of Modern Art seine sich selbst zerstörende Maschine *Homage to New York (machine-happening-autodestructrice)*.
1961 gründet Pierre Restany die Gruppe »Nouveaux Réalistes« u. a. mit Tinguely, Yves Klein, Raymond Hains, Daniel Spoerri. Tinguely lebt seit dieser Zeit mit der Künstlerin Niki de Saint Phalle zusammen, mit der viele gemeinsame Projekte entstehen, wie z. B. *Elle*, eine riesige, begehbare Frauenfigur für das Moderna Museet in Stockholm, oder zahlreiche Brunnenentwürfe, z. B. für die Stadt Basel 1977 und für die Place Stravinsky in Paris 1983. Ausgehend von seinen in den sechziger Jahren entstandenen *Baloubas* konstruiert Tinguely nun vor allem monumentale Maschinen, die mittels Elektromotoren in langsamer Bewegung verschiedenartige Räder, Treibriemen und Schrottelemente antreiben, wie etwa die Serie der Töne erzeugenden *Méta-Harmonien* (1984).
In den achtziger Jahren kommen in Tinguelys Installationen immer häufiger Todessymbole vor, so etwa Skulpturen mit Tierschädeln, die sich in unterschiedlicher Geschwindigkeit bewegen, und Schrottplastiken aus zertrümmerten Rennautos oder Motorrädern. Die größte Installation unter dem Titel *Inferno* wird 1984 zum ersten Mal in Bern in der Galerie Kornfeld ausgestellt. Dieses raumfüllende Ensemble aus mehr als zwanzig ineinander verwobenen Elementen thematisiert neben Kindheitserinnerungen auch universale mythische Ereignisse. In der Tinguely-Retrospektive 1987 im Palazzo Grassi in Venedig überwiegen schließlich die Aspekte des Memento mori, des Schreckens und der Katastrophe, was bei dem *Mengele*-Hochaltar (1986) durch den Einbezug von Materialien aus einem niedergebrannten Haus sinnfällig vor Augen geführt wird. Weiterentwickelt wird diese Thematik in *Moto de la Mort* (Motorrad des Todes, 1989) und *Todessafari in Moskau*, die 1990 in der Tretjakow-Galerie in Moskau gezeigt werden.
Als einer der international bekanntesten Schweizer Künstler, der mit seinen abstrusen Maschinen in spielerischer, ironischer Weise die zwei Antriebsfedern des Menschen, Eros und Thanatos, zu verbinden wußte, war Tinguely seit den sechziger Jahren an zahlreichen wichtigen Ausstellungen beteiligt.
Tinguely starb am 31. August 1991 in Bern. H. D.

Pontus Hultén, *Jean Tinguely – »Méta«*, Frankfurt a. M., Berlin und Wien 1972
Christina Bischofberger, *Jean Tinguely. Werkkatalog Skulpturen und Reliefs, 1954–1968*, Küßnacht/Zürich 1982; Band 2: *Skulpturen und Reliefs 1969–1985*, 1990
Reinhardt Stumm und Kurt Wyss, *Jean Tinguely*, Basel 1985
Jean Tinguely, hrsg. v. Stefanie Poley, Ausst.Kat. Kunsthalle der Hypo-Kulturstiftung, München 1985
Jean Tinguely Moskau-Fribourg, Ausst.Kat. Musée d'Art et d'Histoire, Fribourg 1991
Heidi E. Violand-Hobi, *Jean Tinguely, Biographie und Werk*, München 1995

ROSEMARIE TROCKEL

wurde 1952 in Schwerte, Westfalen, geboren. Sie absolvierte 1970–1978 ein Lehramtsstudium in Anthropologie, Soziologie, Theologie und Mathematik an der Universität Köln und studierte 1974–1978 Malerei an der Werkkunstschule in Köln.
Trockels Werk ist weder auf eine künstlerische Gattung beschränkt, noch läßt es sich auf eine Stilrichtung festlegen. Die Zeichnungen, Bilder, Skulpturen und Objekte, die seit Beginn der achtziger Jahre parallel entstehen, verbindet inhaltlich die immer wiederkehrende Thematisierung spezifisch weiblicher Perspektiven sowie der Funktion gesellschaftlich und kulturell geprägter Symbole und Kodierungen.
Die Zeichnung, der sie sich während ihrer Ausbildungszeit nahezu ausschließlich widmet, bleibt bis heute ein eigenständiger Bereich innerhalb ihres künstlerischen Schaffens, wobei hier oftmals Zeichen oder Situationen entwickelt werden, die in den dreidimensionalen Arbeiten eine direkte Umsetzung erfahren. Trockel selbst spricht vom »plastischen Charakter« der Zeichnung, von »plastischen Bildzeichen«, die nicht zuletzt »psychische Qualitäten« vermitteln. Ihre Bildfindungen sind häufig absurde bis geheimnisvoll surreal wirkende Zusammen- oder Gegenüberstellungen von Motiven, ein Muskelmann etwa, der auf der überlangen Nase eines anderen steht, immer wieder Affenköpfe oder eine Ansammlung von Nasen und Fingern, aufgereiht in einem Linienraster.
Die Arbeit an dreidimensionalen Werken beginnt Trockel um 1981. Die äußerliche Heterogenität der Skulpturen und Objektassemblagen scheint Programm, denn Trockel interessiert nicht das Variieren einer einmal gefundenen Form oder Technik, vielmehr sucht sie nach visuellen Gestaltungen und Materialitäten, die als starke, wirksame Ausdrucksträger fungieren können und so der Vermittlung des jeweiligen Themas, etwa durch die kulturell bestimmte Besetzung eines Materials, eines Motivs oder einer Verarbeitungsweise, dienen. Dabei benutzt sie häufig auch Fundstücke oder bezieht vorgefertigte Gegenstände ein. Trockel schafft Konstellationen, die sich auf den ersten Blick nur schwer erschließen, zufällig und widersinnig wirken, wie

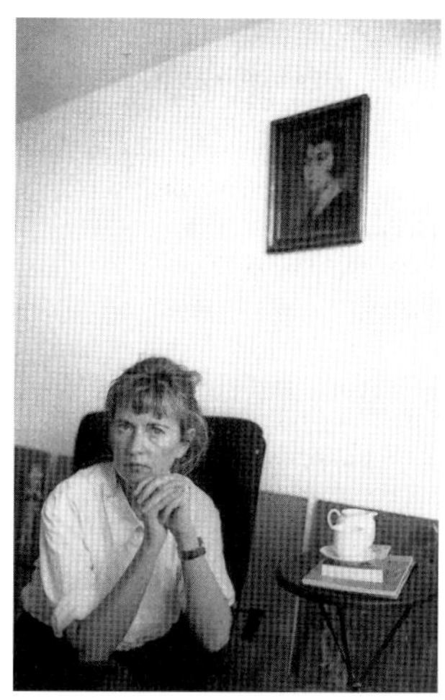

etwa die Aufhängung von Aststücken in Seidenstrümpfen in *Komaland* (1988), oder sie findet bestechend einfache und treffende Bilder, wie bei dem Strickobjekt *Schizo-Pullover* (1988), einem Kleidungsstück mit zwei nebeneinandergesetzten Rollkragen.
1983 erhält Trockel ihre erste Einzelausstellung in der Galerie Monika Sprüth in Köln, einer Galerie, die zu dieser Zeit ausschließlich Künstlerinnen ausstellt, darunter die Amerikanerinnen Jenny Holzer, Cindy Sherman und Barbara Kruger. In diesem Umfeld intensiviert Trockel ihre Auseinandersetzung mit Fragen zur gesellschaftlichen Stellung der Frau, insbesondere der Künstlerin. In dieser Zeit, ab Mitte der achtziger Jahre, enstehen die Strickbilder und Strickobjekte, mit denen sie international bekannt wird. Trockel wählt bewußt ein Medium, das gemeinhin mit typischer Frauenarbeit assoziiert wird. Dieses negativ befrachtete Klischee konfrontiert sie zum einen mit der mechanischen Herstellungsweise durch die Strickmaschine und zum anderen mit der Wahl der am Computer entworfenen Zeichen, die durch das repetitive Reproduzieren zum bloßen Muster werden: Politisch provozierende Symbole wie Hakenkreuz oder Hammer und Sichel, Playboy-Bunnies, Firmensignets oder endlos wiederholte Hinweise wie *Made in Western Germany* (1987) überziehen die wie Leinwände aufgespannten Strickbilder oder zieren Kleidungsstücke wie Mützen oder Pullover. Zu dem Paar *Schwarzendlos Strümpfe* (1987) wird sie angeregt durch das Zusammentreffen mit einer psychisch kranken Frau, die bei der Arbeit an einem Stück kein Ende finden kann und immer weiter strickt. Trockels überlange Strümpfe setzen diese Auswirkung eines psychischen Defekts symbolisch um, sie werden zu einem zugleich grotesken wie anrührenden Bild für den »Wahnsinn als perpetuum mobile« (Trockel).
Wesentlich für Trockels Arbeiten ist ihre aus dem musealen Kontext herrührende Präsentationsform: Die Vitrinen, Sockel, Kartonagen oder andere Hänge- und Stellvorrichtungen aus Holz, Glas, Pappe oder Metall zeichnen sich durch handwerkliche Präzision und schlichte Funktionalität aus. Bei aller thematischen Vielfältigkeit und gestalterischen Bandbreite von Trockels Werken erscheint das Unprätentiöse der Darbietung als eine Gemeinsamkeit.
Neben zahlreichen Beteiligungen an Gruppenausstellungen erhält Trockel repräsentative Werkschauen 1985 im Rheinischen Landesmuseum in Bonn, 1988 im Museum of Modern Art in New York, in der Kunsthalle Basel und dem Institute of Contemporary Arts in London sowie 1991–1992 eine Wanderausstellung in Boston, Chicago, Toronto und Madrid.
Rosemarie Trockel lebt und arbeitet in Köln. C.T.

Rosemarie Trockel. Bilder – Skulpturen – Zeichnungen, hrsg. v. Wilfried Dickhoff, Ausst.Kat. Rheinisches Landesmuseum Bonn, 1985
Rosemarie Trockel, Ausst.Kat. Kunsthalle Basel, Institute of Contemporary Arts, London, 1988
Rosemarie Trockel, Papierarbeiten, Ausst.Kat. Kupferstichkabinett der Öffentlichen Kunstsammlung Basel, 1991
Rosemarie Trockel, hrsg. v. Sidra Stich, Ausst.Kat. The Institute of Contemporary Art, Boston, University Art Museum Berkeley, u. a. O., München 1991

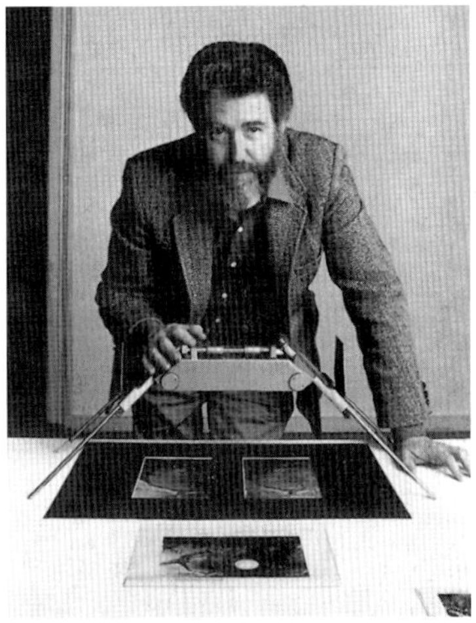

JAMES TURRELL

wurde am 6. Mai 1943 in Los Angeles geboren. Nach dem Studium der experimentellen Psychologie und Mathematik am Pomona College in Claremont, Kalifornien (B.A. 1965), begann Turrell ein Kunststudium, zunächst bis 1966 an der University of California in Irvine, dann mit Unterbrechungen bis 1973 an der Claremont Graduate School in Claremont. 1969 machte er seinen Flugschein und ist seither begeisterter Pilot.
In Turrells künstlerischer Arbeit seit Mitte der sechziger Jahre gilt sein Interesse »der Beschaffenheit von Licht innerhalb eines Raums« (Turrell), insbesondere der spezifischen Wahrnehmung der Phänomene Licht und Raum in ihrer gegenseitigen Bedingtheit. So werden in den frühen *Shallow-Space Constructions* aus unsichtbar angebrachten Projektoren Lichtkegel erzeugt, die den ansonsten abgedunkelten Raum in immateriell wirkende Lichtflächen zerlegen, etwa bei *Wedgework III* von 1969. In den *Mendota Stoppages* (1969–1974) entwickelt Turrell aufeinander reagierende Räume, wobei Innen- und Außenraum interagieren, indem Turrell Licht zunächst kontrolliert durch Fensterrollos und Türöffnungen in den Innenraum eindringen läßt, jedoch den während des Tagesverlaufs und der Nacht sich verändernden Lichtverhältnissen die weitere Lichtregie überläßt.
Turrell nennt die begehbaren lichterfüllten Erfahrungsräume »Ganzfeld-Räume«. Bei längerem Verbleiben in solchen Räumen verliert der Betrachter das Vermögen, Distanzen einzuschätzen und sich zu orientieren. Diese Erfahrungen unterstützen die These der Gestalttheorie, daß Wahrnehmung immer Relationswahrnehmung ist. Turrell hat für diese Wahrnehmungsphänomene auch Modelle freistehender Architekturen entwickelt. *City of Arhirit* (1976) zum Beispiel besteht aus einer Folge von lichterfüllten Farbkammern, in denen durch den Effekt des Nachbildes die jeweilige Kontrastfarbe des vorher durchschnittenen Lichtraumes erzeugt wird. Ergänzt werden diese Lichträume durch sogenannte »Dark Pieces«, dunkle Räume, in denen schwache Lichtreizungen die optische Wahrnehmung des Betrachters sensibilisieren. Eine Weiterentwicklung stellt *Blind Sight* (1992) dar, bei dem durch Auslösebilder das Auge gereizt wird, ohne jedoch tatsächlich etwas sehen zu können. In *Air Mass* (1993) wird ein großer blauer Lichtkegel über den Betrachter projiziert. Die Intensität der Farbwahrnehmung bewirkt, daß bei anschließendem Blick ins Freie die Farben des Himmels verändert wahrgenommen werden.
Diese Lichtarbeiten werden konsequenterweise im Landschaftsraum weiterentwickelt: Seit 1974 arbeitet Turrell an dem *Roden Crater Project*, einem Naturobservatorium, das in einem erloschenen Vulkankegel bei Flagstaff, Arizona, errichtet werden soll. Das Projekt ist eine Kombination aus Earthwork, Skulptur und Architektur und das größte Kunstwerk, das derzeit auf der Welt errichtet wird. Die projizierten verschiedenartigen Räume, Tunnel, Kammern und Zonen im und um den Krater sollen Lichtereignisse mit dem Naturlicht (bei Tag und bei Nacht) ermöglichen, die die menschliche Wahrnehmung mit den kosmischen Bewegungen verbinden.
Turrells immaterielle Lichträume stehen in einer langen Tradition der künstlerischen Auseinandersetzung mit Licht, vom Impressionismus und Luminismus ausgehend, über Robert Delaunays Lichtmetaphysik der »reinen Malerei« bis zur Thematisierung des Sehens in der Op Art und in der Konkreten Kunst sowie der Lichtkinetik und Rauminszenierung der sechziger Jahre. Die technische Präzision bei der Durchführung ist dabei die nötige Vorbedingung für Turrells Arbeit mit dem Faszinosum Licht an der Grenze menschlicher Wahrnehmung und Erkenntnis.
Turrell hat zahlreiche Preise und Stipendien erhalten, u.a. 1980 den Visual Arts Fellowship von der Arizona Commission for the Arts and Humanities und 1981 den Lumen Award von der New Yorker Sektion der Illuminating Engineering Society und der International Association of Lighting Designers. Als Gründer der Skystone Foundation zur Unterstützung des *Roden Crater Project* (ab 1977) wurde er 1984 mit dem Fellowship der McArthur Foundation, mit Preisen der Lannan Foundation (1987) und der Andy Warhol Foundation for the Visual Arts (1990) ausgezeichnet.
Turrell lebt in Flagstaff, Arizona, und in Inishkeame West, Irland. H.D.

A Topological Survey of the Works by James Turrell, hrsg. v. Peter Blum, Ausst.Kat. Kunsthalle Basel, New York 1985
Craig Adcock, *James Turrell: The Art of Light and Space*, Berkeley, Los Angeles und Oxford 1990
James Turrell. First Light, hrsg. v. Joseph Helfenstein und Christoph Schenker, Ausst.Kat. Kunstmuseum Bern, 1991
James Turrell. Perceptual Cells, hrsg. v. Jiri Svestka, Ausst.Kat. Kunstverein für die Rheinlande und Westfalen, Düsseldorf 1991
James Turrell, Air Mass, Katalogbuch zur Ausstellung in der Hayward Gallery, London, Stuttgart 1993
Julia Brown (Hrsg.), *James Turrell, Behind my Eyes: An Autobiography of Perception*, Flagstaff 1994

CY TWOMBLY

wurde am 25. April 1928 in Lexington, Virginia, geboren. Als Vierzehnjähriger nahm er an Malkursen und Vorlesungen des spanischen Künstlers Pierre Daura teil, der ihm die europäische Kunst erschloß. Ab 1947 studierte Twombly an der School of the Museum of Fine Arts in Boston und 1949–1950 an der Washington and Lee University in Lexington.
1950 geht Twombly nach New York und setzt sein Studium an der Art Students League fort, wo er Robert Rauschenberg begegnet. 1951–1952 ist er am Black Mountain College in North Carolina und nimmt dort Unterricht bei Robert Motherwell und Franz Kline. Mit einem Stipendium bereist Twombly gemeinsam mit Rauschenberg Südamerika, Spanien, Nordafrika und Italien. 1953 kehrt er nach New York zurück und und nimmt nach seinem Militärdienst 1955 eine Lehrtätigkeit am Southern Seminary and Junior College in Buena Vista, Virginia, auf. 1957 zieht er nach Rom.
In seinen frühen Bildern ab 1951 setzt Twombly sich unter dem Eindruck von Franz Kline, vor allem aber in der Nachfolge von Paul Klee, mit den Möglichkeiten der gestisch-expressionistischen Pinselführung auseinander und versteht die Bildfläche als Projektionsebene der eigenen psychischen und physischen Präsenz. In Anlehnung an Dubuffet beschäftigt er sich mit der Belebung der Bildoberfläche, indem er etwa Erde den Malmaterialien beimischt. Aus der komplexen Linienführung resultiert ein sensibles Verhältnis zu Bildraum und Bildgrund, der mit Schichten von gebrochenen Weißtönen die Folie für die Einschreibung von Zeichen, Worten, Zahlen und Fragmenten bildet. Mit der endgültigen Übersiedlung Ende 1959 nach Italien verknüpft Twombly diese Psychogramme mit mythologischen und literarischen Bezügen wie etwa in *Leda and the Swan* (1962). Zu den linearen Elementen treten nun immer stärker malerische Komponenten: Vehement gesetzte Farbflecken in kräftigen Farben akzentuieren Linien und Bildgrund. Die Anrufung der großen Namen aus der Antike in den Bildtiteln und Inschriften sowie die nervös reduzierte bis opulent energetische Bildtextur führen zu einer Steigerung des Ausdrucks. Die mediterrane Landschaft und Kultur, das helle Licht und die antike Mythenwelt werden für Twombly zur wesentlichen künstlerischen Inspirationsquelle. Das spiegelt sich zunächst in der Aufhellung der Farbpalette und der Lebhaftigkeit des Farbauftrags. Es finden sich wie flüchtig über die Bildfläche hingestreute Wörter, Chiffren, Zeichen und Embleme, die häufig auf die lokale Geschichte verweisen. Ortsnamen wie Roma oder Gaeta tauchen auf, Titel wie *School of Athens* nach Raffaels Stanzenfresko und immer wieder Figuren der Mythologie wie Venus, Apoll, Dionysos werden zum Thema.
In den sechziger Jahren entstehen Twomblys »Schultafel«-Bilder auf neutralem, meist grünem oder grauem Grund, auf dem er mit Kreide in Anlehnung an den Schreibgestus einfache Formen repetitiv aneinanderreiht. Mitte der siebziger Jahre schafft Twombly mit eincollagierten Papieren und verschiedensten Malmitteln wie Öl, Acryl, Aquarell und Pastell vielschichtige Oberflächenstrukturen, in denen die skripturalen Zeichen eingebettet erscheinen, wie

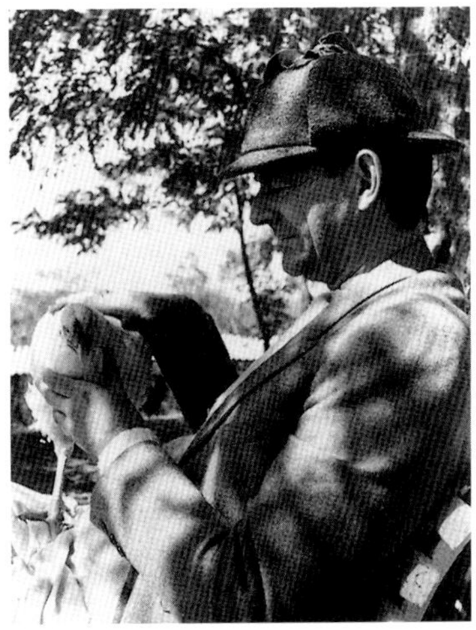

etwa in dem zehnteiligen Gemälde *Fifty Days at Iliam* (1978) oder in *Hero and Leander* (1981/1984). Diese Bilder künden bereits die eruptiven Blumenbilder aus Gaeta (seit 1986 sein Arbeitsdomizil) von 1990 an. Von Bild zu Bild lösen sich die graphischen Elemente immer stärker in heftige Farbwirbel in Gelb, Rot, Violett und Grün auf. Die Schrift wird farbiger Bestandteil des Bildgefüges.
In den seit 1955 das malerische Werk begleitenden Skulpturen werden ähnliche Konstellationen von emotioneller Unmittelbarkeit und intellektueller Ausgereiftheit sichtbar. Die aus vorgefundenen Dingen und einfachsten Materialien hergestellten Konstruktionen, von denen einige auch in Kunstharz oder Bronze umgesetzt werden, sind mit Cementito – einer weißen Wandmattfarbe – bemalt, und damit, wie in den Bildern, Träger von feinsten Weißnuancen. Twomblys unverwechelbare Bildsprache verbindet Geschichte und eine verloren geglaubte Mythenwelt mit persönlichen Reflexionen über die psychische Befindlichkeit des Künstlers im ausgehenden 20. Jahrhundert.
Wichtige Einzelausstellungen fanden 1979 im Whitney Museum in New York, 1984 in der Kunsthalle Baden-Baden, 1987 im Kunsthaus Zürich und 1994 im Museum of Modern Art in New York statt. 1995 wurde die Cy Twombly Gallery in Houston eröffnet, deren Architektur er gemeinsam mit dem Architekten Renzo Piano geplant und ausgeführt hat.
Twombly lebt und arbeitet in Lexington, Rom und Gaeta. H.D.

Heiner Bastian, *Cy Twombly. Zeichnungen 1953–1973*, Frankfurt a.M., Berlin und Wien 1973
Roland Barthes, *Cy Twombly*, Berlin 1983
Heiner Bastian, *Cy Twombly. Das graphische Werk 1953–1984*. A Catalogue Raisonné of the Printed Graphic Work, München und New York 1985
Cy Twombly, Ausst.Kat. Kunsthaus Zürich, 1987
Kirk Varnedoe, *Cy Twombly. Eine Retrospektive*, Ausst.Kat. Neue Nationalgalerie Berlin, München, Paris und London 1994
Heiner Bastian, *Cy Twombly. Catalogue Raisonné der Gemälde*, Boxed Set, 4 Bde., München 1996

BILL VIOLA

wurde am 25. Januar 1951 in New York City geboren. Er studierte 1969–1973 am College of Visual and Performing Arts, Syracuse University in New York.
Violas Interesse gilt zunächst vor allem der elektronischen Musik, der Performance und dem Experimentalfilm. 1970 entstehen erste Arbeiten mit Super-8-Film und Video, in denen Viola die technischen und strukturellen Möglichkeiten des Mediums unter den Bedingungen der menschlichen Wahrnehmung untersucht. Erste Ausstellungen mit Nam June Paik, Peter Campus und Bruce Nauman reihen ihn in die Gruppe der Videopioniere ein. 1973 gründet Viola zusammen mit John Driscoll, Linda Fisher und Phil Edelstein die »Composers Inside Electronics Group«. Entscheidend ist für ihn das Zusammentreffen mit dem Komponisten David Tudor bei einem Workshop für Neue Musik 1973, in dessen multimedialem Stück *Rainforest* Viola in den folgenden Jahren auftritt. Der Ton wird in diesen Jahren neben dem Bild in seinen Aufnahmen und Installationen zum wesentlichen künstlerischen Gestaltungselement.
1974–1976 arbeitet Viola als technischer Direktor und Produktionsleiter beim Art/Tapes/22 Video Studio in Florenz. Gleichzeitig beginnt er die Arbeit mit der tragbaren Farbvideokamera und ist 1975 an der *Biennale des Jeunes* in Paris und an der Biennale des Whitney Museums in New York beteiligt. Auf die Zeit in Europa folgt die Möglichkeit, als Artist-in-Residence des WNET/Thirteen Television Laboratory in New York die Aufnahme- und Montagetechnik des Fernsehens kennenzulernen.
Die von nun an mehr inhaltlich ausgerichtete Beschäftigung in seinen Video-und-Ton-Installationen wird begleitet von dem Interesse an mystischer Literatur. Ebenfalls prägend sowohl für seine Lebensform als auch seine Arbeitsthemen sind die zahlreichen Reisen, die Viola ab 1976 unternimmt. So reist er 1976 in den Südpazifik, um Musik und traditionellen Tanz der Eingeborenen aufzunehmen, 1977 mit dem Musikethnologen und Komponisten Alex Dea nach Solo City auf Java und filmt das traditionelle Musiktheater, 1982 in den Himalaja, wo er tibetanische buddhistische Klöster besucht und wiederum Tonaufnahmen der traditionellen Musik macht.
Ein Stipendium und die Einladung als Artist-in-Residence durch die Atsugi Laboratories der Sony Corporation ermöglichen ihm 1980/81 einen eineinhalbjährigen Aufenthalt in Japan. Dort studiert Viola sowohl die traditionellen japanischen Künste wie Kalligraphie und das No-Theater, aber auch die neuen Entwicklungen der Videotechnologie. *Hatsu-Yume (First Dream)* (1981), ein Videofilm über Zeit, Licht und Raum in der japanischen Landschaft, verdeutlicht, wie zen-buddhistische Philosophie und das spezifische japanische Naturbewußtsein seine Arbeit prägen.
Das 90minütige Videoband *I Do Not Know What It Is I Am Like*, für das Viola 1987 den 1. Preis für Video Art beim *8. Festival International d'Art Vidéo et des Nouvelles Images Electroniques* in Locarno erhält, ist eine Collage aus älteren und neueren Aufnahmen, etwa von 1984, wo er drei Wochen in einem Nationalpark in South Dakota eine Bisonherde begleitete,

oder Filmausschnitten über das Feuerritual der Hindus auf den Fidji-Inseln. Thematisiert werden die unterschiedlichen Bewußtseinsstufen innerhalb der verschiedenen Stadien der Evolution und der Glaube an einen Kreislauf von Leben, Tod und Wiedergeburt.
Einschneidende Ereignisse seiner unmittelbaren privaten Umgebung, wie der Tod der Mutter und die Geburt seiner Söhne, werden in den Arbeiten *The Passing* (1991) und *Heaven and Earth* (1992) verarbeitet. Letztere ist eine Zwei-Kanal-Installation, in der Bilder der ersten Lebenstage seines Sohnes und der letzten Lebensstunden der Mutter durch zwei übereinander montierte Bildschirme unmittelbar gegenübergestellt werden. 1992 arbeitet Viola für *The Arc of Ascent* an veränderbaren Bildproportionen und an einer Projektionsmontage, die ein sieben Meter hohes Bild ermöglicht, sowie an der Serie von Miniatur-Video-Projektionen *What Is Not and That Which Is.*
1983 erhielt Viola einen Lehrauftrag für Videokunst am Californian Institute of the Arts in Valencia. Zahlreiche Ausstellungen, Fellowships und Preise bestätigten ihn als einen der innovativsten Künstler im Bereich der Videoarbeit. Er nahm an der *documenta 6* (1977) und der *documenta IX* (1992) teil und vertrat 1995 die USA auf der Biennale in Venedig.
Bill Viola lebt und arbeitet in Long Beach, Kalifornien. C.T.

Bill Viola, hrsg. v. Dany Bloch, Ausst.Kat. ARC Musée d'Art Moderne de la Ville de Paris, 1983
Bill Viola. Installations and Videotapes, hrsg. v. Barbara London, Ausst.Kat. The Museum of Modern Art, New York 1987
Bill Viola – Survey of a Decade, hrsg. v. Marilyn Zeitlin, Ausst.Kat. Contemporary Arts Museum, Houston 1988
Bill Viola: Unseen Images/Nie gesehene Bilder/Images jamais vues, hrsg. v. Marie Luise Syring, Ausst.Kat. Städtische Kunsthalle Düsseldorf, 1992
Bill Viola, hrsg. v. Alexander Pühringer, Ausst.Kat. Salzburger Kunstverein 1994
Bill Viola. Reasons for Knocking at an Empty House. Writings 1973–1994, hrsg. v. Robert Violette und Bill Viola, London 1995

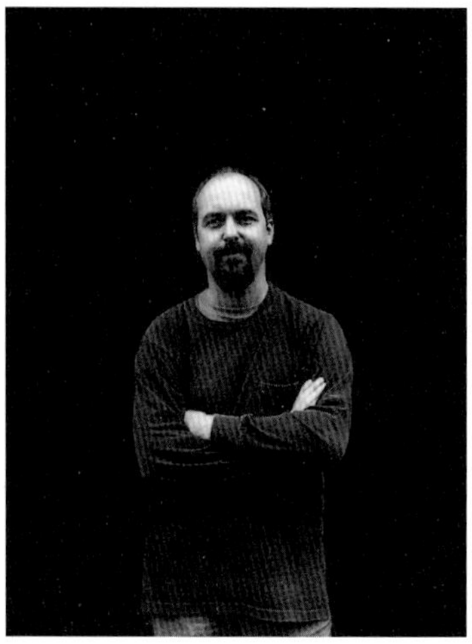

JEFF WALL

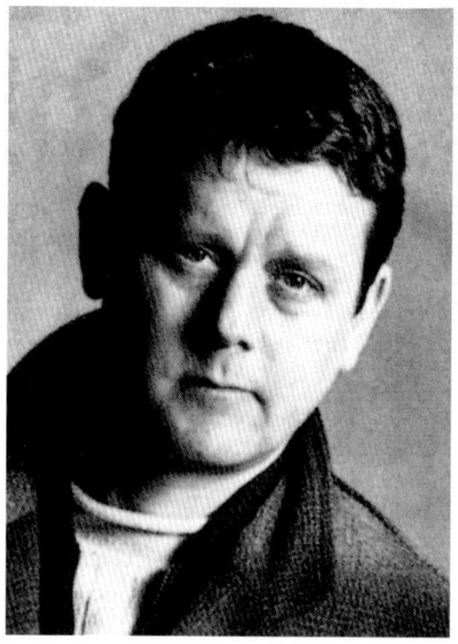

wurde am 29. September 1946 in Vancouver, Kanada, geboren. Er studierte 1964–1970 Kunstgeschichte am Department of Fine Arts an der University of British Columbia. Zu dieser Zeit setzte sich Wall mit konzeptueller Kunst auseinander und nahm 1969–1970 an verschiedenen Gruppenausstellungen teil. 1970–1973 hielt er sich zu Forschungszwecken am Courtauld Institute of Art in London auf und promovierte 1973 im Fach Kunstgeschichte. Anschließend übte er verschiedene Lehrtätigkeiten in Halifax und Vancouver aus, wurde 1976 Professor am Center for the Arts an der Simon Fraser University in Vancouver und ist seit 1987 Professor am Department of Fine Arts an der University of British Columbia.
Die seit 1978 entstehenden Photoarbeiten geben zu erkennen, daß Wall als Kunsthistoriker mit den Bildwelten vergangener Epochen sowie mit den unterschiedlichen Genres und Stilrichtungen vertraut ist. Nicht zuletzt vor diesem Hintergrund lassen sich seine photographischen Motive anhand der klassischen Bildgattungen kategorisieren: Landschaftsdarstellungen, Figurenbilder und Porträts, Historienbilder ebenso wie Interieurs und Stilleben sind traditionell akademische Bildaufgaben, denen Wall seine Momentaufnahmen des modernen Lebens, der zeitgenössischen Örtlichkeiten und alltäglichen Situationen zuordnet. Seine Motive sind stets präzise und akribisch ins Bild gesetzte Szenen, in denen jedes Detail seine exakt vorbestimmte Rolle einnimmt.
Inhaltlich gilt Walls Interesse einer kritischen Betrachtung gesellschaftlicher Verhältnisse, allgemeinen kulturellen Phänomenen ebenso wie zwischenmenschlichen Verhaltensweisen. Die Landschaften, Architekturen und Gegenstände dienen hierbei ebenso wie die inszenierte Gebärdensprache oder Mimik seiner Protagonisten als erzählerischer Bestandteil der Arbeit. In *Outburst* (Ausbruch) von 1986 etwa wird der Höhepunkt einer extrem spannungsgeladenen Situation festgehalten, in der der aggressionsgeladene Spasmus eines asiatischen Angestellten in einer Textilfabrik als ein Symbol physischer Gewalt im Zentrum steht. Das szenische Umfeld und der schockierte Ausdruck der handlungsunfähigen Näherin, der dieser Ausbruch gilt, stellen dieses Symbol in einen weiteren Zusammenhang, etwa der kritischen Betrachtung der Arbeitsbedingungen in Industriegesellschaften.
Eine konkrete Anlehnung an bekannte Bilder aus der Kunstgeschichte zeigt die Arbeit *The Storyteller* (Der Geschichtenerzähler) von 1986, deren Figurenkonstellationen auf das Gemeinschaftsbild *Concerto campestre* von Tizian und Giorgione (1508) und auf Edouard Manets *Le Déjeuner sur l'Herbe* (1863) zurückführbar sind. Die Figur des Geschichtenerzählers begreift Wall als »eine archaische Figur«, »einen nostalgischen Archetyp«, der in der modernen europäischen und nordamerikanischen Kultur seine Funktion verloren hat. Der Bildaufbau zeigt vereinzelte Personen und Personengruppen am Abhang einer massiven Betonbefestigung eines Highways; Wall setzt den gestikulierenden Erzähler ganz an den Rand der Szene und verdeutlicht damit dessen marginale Rolle in der heutigen Gesellschaft.
Die technischen Mittel und die Art der Präsentation seiner Farbaufnahmen sind wesentlicher Bestandteil der Wirkung und Aussagekraft der Photographien: Wall arbeitet mit großformatigen Cibachromen, die er in Leuchtkästen mit fluoreszierendem Licht präsentiert. Die überdimensionierten Bilder erhalten dadurch eine ins Hyperreale gesteigerte Leuchtkraft und Tiefenschärfe, die sie ihrer topographischen oder menschlich individuellen Bestimmbarkeit enthebt und zu übergreifenden Allegorien steigert.
Ein Beispiel eines Historienbildes, das jedoch nicht als heroisches Schlachtengemälde, sondern als grausame Allegorie des Todes inszeniert ist, ist die Arbeit *Dead Troops Talk* (Tote Soldaten sprechen) von 1991/92, ein Szenario aus dem Afghanistan-Krieg. Im grellen Licht erscheint die detailliert durchkomponierte und teilweise computergenerierte Inszenierung lebendiger Leichen, die an die Künstlichkeit einer Hollywood-Produktion erinnert.
Neben zahlreichen Beteiligungen an Gruppenausstellungen, der Teilnahme an der *documenta 7* (1982) und der *documenta 8* (1987) erhielt Wall Werkschauen u. a. 1984 im Institute of Contemporary Arts in London (danach in der Kunsthalle Basel) und 1988 im Westfälischen Kunstverein in Münster. Eine 1995 vom Museum of Contemporary Art, Chicago, zusammengestellte Retrospektive wanderte 1995–1996 nach Paris, Helsinki und London.
Wall lebt und arbeitet in Vancouver. C.T.

Jeff Wall. Transparencies, München 1986
Jeff Wall, Ausst.Kat. Westfälischer Kunstverein, Münster 1988
Jeff Wall – 1990, Ausst.Kat. Vancouver Art Gallery, Vancouver 1990
Jeff Wall, Ausst.Kat. The Museum of Contemporary Art, Chicago, Galerie Nationale du Jeu de Paume, Paris, Helsinki Museum of Contemporary Art und Whitechapel Art Gallery, London, 1995
Jeff Wall, London 1996
Gregor Stemmrich (Hrsg.), *Jeff Wall. Szenarien im Bildraum der Wirklichkeit. Essays und Interviews*, Dresden 1997

ANDY WARHOL

wurde am 6. August 1928 als Andrew Warhola in Pittsburgh, Pennsylvania, als Kind tschechoslowakischer Einwanderer geboren. Er machte zunächst eine Ausbildung zum Schaufensterdekorateur und studierte 1945–1949 Pictorial Design sowie Kunstgeschichte, Soziologie und Psychologie am Carnegie Institute of Technology in Pittsburgh. Anschließend zog er nach New York, wo er seinen Namen änderte. Bis 1960 arbeitete Warhol freiberuflich als Werbegraphiker für Modemagazine, als Illustrator und als Schaufensterdekorateur. Als talentierter Zeichner erhielt er 1952 und 1957 die Art Directors Club Medal für die Gestaltung von Zeitungsannoncen. Seine erste Ausstellung, *Fifteen Drawings Based on the Writings of Truman Capote*, fand 1952 in der Hugo Gallery in New York statt.

Warhols frühe Bilder wie *Saturday's Popeye* und *Superman* (beide 1960), in denen er Comic-strip-Figuren als Vorlagen benutzt, sind zunächst Bestandteile von Schaufensterdekorationen. 1962 entstehen die ersten Serienbilder von *Campbell's Soup Cans* und *Coca Cola Bottles*, dann Siebdrucke mit Dollarnoten, meist von der »Factory« ausgeführt, einer Gruppe von Freunden und Assistenten, mit denen Warhol eine Lebens- und Arbeitsgemeinschaft führt. Die Verwendung von bekannten Motiven und Zeichen aus der Massenkultur und mechanisch-serielle, bislang als unkünstlerisch angesehene Herstellungsverfahren prägen von nun an seine Arbeit.

1962 nimmt Warhol an der von Sidney Janis veranstalteten Ausstellung amerikanischer Pop Art, *The New Realists*, in New York teil. In den folgenden Jahren entstehen Serien von Todes- und Katastrophenbildern, etwa über Flugzeugabstürze, Verkehrsunfälle, Kriminalität, Tod durch den elektrischen Stuhl, die Atombombe und Erdbeben. Mit diesen Bildreihen, die in unpersönlichem Siebdruckverfahren und bewußt schlechter Bildwiedergabe analog zum Zeitungsdruck hergestellt werden, prägt Warhol die Pop Art. Zu seinen aufsehenerregendsten Arbeiten gehören die *Brillo-Kartons* (1964) und andere Kartonskulpturen, genaue Nachbildungen von kommerziellen Verpackungen in Holz, deren Logos im Siebdruckverfahren aufgedruckt werden.

In den sechziger Jahren widmet sich Warhol immer stärker dem Medium Film, wobei er eine spezielle Filmästhetik entwickelt: Die Technik wird bewußt einfach gehalten, lange statische Kameraeinstellungen ohne dramaturgischen Eingriff und der Verzicht auf Schnitt und Montage erzeugen die zum Thema gemachte Monotonie seiner Filme. Für seine ersten Stummfilme, wie *Sleep*, *Kiss* und *Eat* (alle 1963) oder *Empire* (1964) erhält Warhol 1964 den Independent Film Award der Zeitschrift *Film Culture*. Im weiteren dreht er synchronisierte Tonfilme, die auch auf dem Filmfestival in Cannes gezeigt werden, so etwa *The Chelsea Girls* (1966). Kennzeichnend für seine Filme sind sexuelle Offenheit, verbale Obszönität, triviale Gespräche und monotone Wiederholungen. 1966 beginnt Warhol, multimediale Veranstaltungen zu organisieren, u. a. Nightclub-Shows mit der Rockband Velvet Underground. 1982 produziert er für das Kabelfernsehen *Andy Warhol Television* und arbeitet von da an verstärkt mit der Videotechnik.

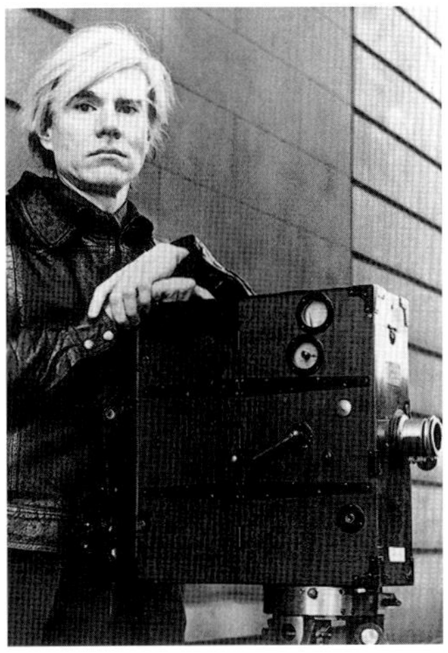

In den siebziger Jahren wird Warhol zum Porträtisten der New Yorker Gesellschaft, wobei ihm als Vorlage selbstgemachte Polaroidphotos dienen und er die Ausführung seiner Produktionsfirma »Factory« überläßt. Seine Siebdruckübertragungen von Photographien berühmter Persönlichkeiten, darunter etwa *Elvis Presley* (1964), *Jackie Kennedy* (1965), *Marilyn Monroe* (1967), *Mao Tse Tung* (1972), werden zu Ikonen des 20. Jahrhunderts. Für die 1981 entstandene Serie »Myths« wählt Warhol zu amerikanischen Kultfiguren avancierte fiktive Gestalten wie Superman, Mickey Mouse und Uncle Sam, wie auch sich selbst.

Zu Warhols künstlerischer Arbeit gehört wesentlich seine Selbstinszenierung, die bereits Anfang der fünfziger Jahre mit der Amerikanisierung seines Namens oder seinem Markenzeichen, dem weißblond gefärbten Haar, beginnt. Die bewußte Provokation durch spektakuläre Auftritte, tabubrechende Thematiken und nicht zuletzt die Nutzung industrieller Verfahren machen ihn zur berühmtesten, gesellschaftlich jedoch umstrittenen Künstlerfigur der Pop Art. 1968 wird er von Valerie Solanas niedergeschossen und dabei lebensgefährlich verletzt. 1985 stellt Warhol sich in einem New Yorker Nachtklub hinter einer Glasscheibe als lebendes Kunstwerk aus. Nach jahrelanger Zusammenarbeit mit seinen Assistenten arbeitet er 1984 an gemeinsamen Projekten mit Künstlern wie Jean-Michel Basquiat und Francesco Clemente.

Warhol starb am 22. Februar 1987 in New York. 1989 veranstaltete das Museum of Modern Art in New York die bislang umfassendste Retrospektive seines Werks. H.D.

David Bourdon, *Andy Warhol*, New York 1989
Andy Warhol. A Retrospective, hrsg. v. Kynaston McShine, The Museum of Modern Art; dt. München 1989
Die Philosophie des Andy Warhol von A bis B und zurück, München 1991
Stefana Sabin, *Andy Warhol in Selbstzeugnisen und Bilddokumenten*, Reinbek 1992
The Andy Warhol Museum, The Andy Warhol Foundation for the Visual Art, Inc., Pittsburgh, New York und Stuttgart 1994
Andy Warhol, Ausst.Kat. Wilhelm-Hack-Museum, Ludwigshafen 1996

LAWRENCE WEINER

wurde am 10. Februar 1942 in der Bronx in New York geboren. Nach einem Philosophie- und Literaturstudium am Hunter College in New York experimentierte Weiner im Bereich der Malerei und Skulptur. 1959 ging er nach Kalifornien, wo u.a. das *Cratering Piece* (1960) entstand, eine Serie von Explosionen im Erdreich von Mill Valley. 1964 kehrte er nach New York zurück und erhielt in der Seth Siegelaub Gallery seine erste Einzelausstellung mit Gemälden, die das Motiv eines propellerförmigen Fernsehtestbilds variieren.

Weiner, der als einer der Begründer der Concept Art gilt, beschäftigt sich seit Mitte der sechziger Jahre mit den grundlegenden Voraussetzungen der Kunstproduktion. Er beginnt mit Arbeiten, bei denen er andere Personen über Format, Farbwahl und Ausführung eines Gemäldes bestimmen läßt. Um sich von den subjektiven Entscheidungsprozessen bei der Ausführung eines Kunstwerks noch weiter zu entbinden, entscheidet er sich schließlich für die Sprache als künstlerisches Medium. Hier findet er das Kommunikationsmittel, mit dem er jenseits traditioneller künstlerischer Medien arbeiten kann. Die Idee und Konzeption eines Kunstwerks, das sprachlich artikuliert wird, stehen im Vordergrund, die materiale Erscheinungsform bleibt sekundär. Die fundamentalen Sätze seiner Kunstauffassung formuliert er 1969 folgendermaßen:

1. Der Künstler kann die Arbeit herstellen
2. Die Arbeit kann angefertigt werden
3. Die Arbeit braucht nicht ausgeführt zu werden

Jede Möglichkeit ist gleichwertig und entspricht der Absicht des Künstlers. Die Entscheidung über den Zustand liegt bei dem Empfänger im Falle einer Übernahme.

Demnach wird die Stellung des Künstlers als dem alleinigen Hersteller des Kunstwerks aufgehoben, das Werk bedarf letztlich keiner materiellen Umsetzung mehr, sondern realisiert sich bereits in der bloßen sprachlichen Formulierung. Darüber hinaus kommt dem Betrachter als Interpreten von Weiners sprachlich verfaßten Arbeiten eine entscheidende Rolle zu. Die ideelle Identität seiner Werke führt dazu, daß dem Rezipienten »das Werk gehört, sobald er es kennt«, und der Künstler somit keine Möglichkeit mehr hat, »in seinen Kopf einzudringen und es zu entfernen« (Weiner).

Obwohl Weiner seit 1968 ausschließlich mit dem Medium Sprache arbeitet, begreift er sich als bildender Künstler und nicht etwa als Literat. Die Versprachlichung von Kunst, wie sie Ende der sechziger Jahre auch von Künstlern wie Joseph Kosuth, Robert Barry und On Kawara betrieben wird, hat mit Weiners Arbeiten einen Extrempunkt erreicht. Die Arbeit »PAINTED« (gemalt) von 1968 führt diese Konzentration und Reduktion einer künstlerischen Aussage exemplarisch vor.

Die Inhalte von Weiners Spracharbeiten bleiben ihrer Bedeutung nach materialbezogen, d. h., sie beziehen sich nicht etwa auf existentielle Befindlichkeiten oder tagespolitische Geschehnisse, sondern vielmehr auf weitgehend materielle Realitäten, wie z. B. die Arbeit »A 36" x 36" REMOVAL TO THE LATHING OR SUPPORT WALL OF PLASTER OR WALLBOARD

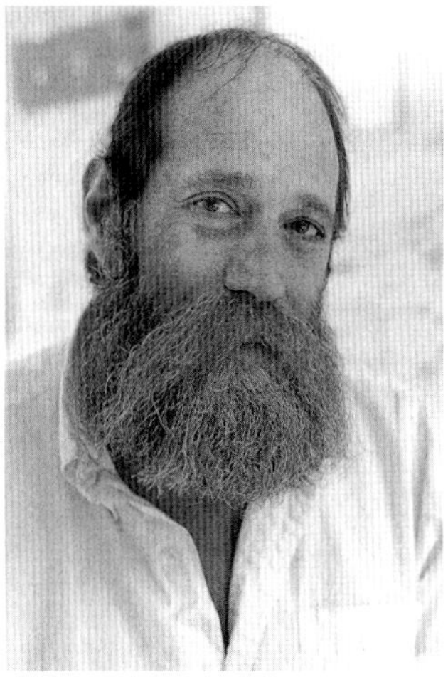

FROM A WALL« (Eine Beseitigung von 91,5 x 91,5 cm Putz oder Wandverkleidung aus einer Wand bis zum Lattenwerk oder Mauerwerk) von 1969, die in Weiners umfassender Retrospektive 1988 im Amsterdamer Stedelijk Museum mit dem Hinweis ausgestellt wurde, daß sie »aus Sprache und den Materialien, auf die sie sich bezieht« besteht. In diesem Sinn begreift sich Weiner auch als Bildhauer, der seine Skulpturen in der Sprache entstehen läßt.
Die ästhetische Präsentation von Weiners Arbeiten zeichnet sich durch eine breite Vielfalt aus: Sie reicht von an die Wand gehefteten Blättern mit Schreibmaschinenschrift über direkt auf die Wand schablonierte Buchstaben bis hin zu professionell ausgeführten, oft raumbestimmenden Wandbeschriftungen. Neben den großformatigen Wandbeschriftungen im Innen- und Außenraum, mit denen Weiner vor allem bekannt wird, entstehen Videos, Filme und Schallplatten- und Tonbandaufnahmen sowie zahlreiche Künstlerbücher. Auch »triviale« Gegenstände, wie Anstecknadeln, Möbelstücke oder Taschenmesser, können als Träger dienen.
Weiners Arbeiten wurden seit Ende der sechziger Jahre in internationalen Ausstellungen gezeigt, so etwa 1969 bei *When Attitudes Become Form* in Bern, Krefeld und London sowie 1972, 1977 und 1982 auf der *documenta*.
Weiner lebt und arbeitet in New York und Amsterdam. C.T.

Rudi H. Fuchs, *Lawrence Weiner*, Ausst.Kat. Stedelijk Van Abbemuseum, Eindhoven 1976
Lawrence Weiner. Posters. November 1965 – April 1986, hrsg. v. Benjamin H.D. Buchloh, Halifax und Toronto 1986
Lawrence Weiner. Works from the Beginning of the Sixties towards the End of the Eighties, Ausst.Kat. Stedelijk Museum, Amsterdam 1988
Lawrence Weiner. Books 1968–1989, hrsg. v. Dieter Schwarz, Köln und Villeurbanne 1989
Show (&) Tell. The Films & Videos of Lawrence Weiner, hrsg. v. Bartomeu Mari, Gent 1992
Lawrence Weiner. Specific & General Works, Le Nouveau Musée, Institut d'Art Contemporain, Villeurbanne 1993

WOLS

wurde am 27. Mai 1913 als Alfred Otto Wolfgang Schulze in Berlin geboren. 1919 siedelte die Familie nach Dresden über. Wols bekam als begabter Violinist vom Dirigenten der Dresdner Oper, Fritz Busch, 1931 eine Anstellung als Konzertmeister angeboten, die er jedoch ablehnte. Er begann eine Lehre als Photograph im Atelier von Genja Jonas. Auf Empfehlung von László Moholy-Nagy, den er bei seinem Besuch des Bauhauses in Berlin kennengelernt hatte, zog er 1932 nach Paris, wo er Kontakt zu Ozenfant, Léger, Arp und Domela aufnahm.
In Paris beginnt Wols, professionell als Photograph zu arbeiten. 1933 kehrt er für kurze Zeit nach Deutschland zurück, um sich sein väterliches Erbe auszahlen zu lassen. Der Einberufung zum Arbeitsdienst kommt er jedoch nicht nach, was zu andauernden Schwierigkeiten mit den Behörden führt. 1933–1935 lebt er in Barcelona und auf Ibiza, 1936 bis 1939 arbeitet er wieder in Paris, u.a. 1937 als offizieller Photograph der Pariser Weltausstellung. Er nimmt im selben Jahr das Pseudonym Wols an.
Anregungen für den Photographen Wols kommen aus unterschiedlichsten Quellen, darunter Ozenfants Buch *Leben und Gestaltung* (1931) wie auch Moholy-Nagys Bauhausbuch *Malerei Photographie Film* (1925). Zahlreiche Photoausstellungen und Publikationen zeigen Anfang der dreißiger Jahre die zunehmende Bedeutung dieses Mediums, mit dem Wols neben seiner Reportagetätigkeit in origineller und vielfältiger Weise in Porträts, Stadtszenen, Stilleben arbeitet. Die Sachlichkeit des »Neuen Sehens« verbindet er mit einer Vorliebe für Morbides und Zerfallenes.
Bei Kriegsausbruch wird Wols in verschiedenen Lagern in Frankreich interniert. Da er dort seinen photographischen Interessen nicht nachgehen kann, beginnt er zu malen und zu zeichnen. Es entstehen kleinformatige Aquarelle und winzige, auf Papierfetzen gekritzelte Zeichnungen, ein »Journal« in Bildern, Gegenstück zu der Sammlung von Aphorismen, die er in dieser Zeit niederschreibt. Seine Motive sind Figuren und Architekturen; Objekte und Landschaft überlagern sich und gehen ungewöhnliche Verbindungen ein. Phantastisch-Skurriles erinnert an Alfred Kubin und an Paul Klee. Katalysatorische Wirkung für Wols' bildnerisches Schaffen hatte seine Kenntnis surrealistischer Arbeiten sowie seine zahlreichen persönlichen Kontakte zu Mitgliedern der Pariser Surrealistengruppe, u.a. zu Yves Tanguy, André Masson und Max Ernst. Wols bedient sich insofern surrealistischer Bildkonzepte, als sein Hauptinteresse dem visionären Bild gilt, das Traum und Trance nahesteht und sich automatisch und suggestiv einstellt.
Ende 1940 wird Wols aus dem Internierungslager entlassen, doch werden die Lebensumstände nach der Besetzung Frankreichs durch deutsche Truppen noch bedrückender. Wols flieht nach Dieulefit bei Montélimar, um den Nachstellungen der Invasoren zu entgehen. Er lernt den Dichter Henri-Pierre Roché kennen, der in den nächsten Jahren etwa fünfzig Zeichnungen und Aquarelle erwirbt, die im Sinne eines »psychischen Automatismus« interpretiert werden können. Eine weitere Anerkennung seiner Kunst bleibt jedoch aus, ebenso wie die Ausstellung mit Aquarellen und Tuschzeichnungen in der Galerie René Drouin in Paris 1945 erfolglos ist.
Nach Paris zurückgekehrt, lernt Wols Jean-Paul Sartre kennen, der ihn in den folgenden Jahren finanziell unterstützt, sowie Alberto Giacometti, Jean Paulhan, Tristan Tzara und Georges Mathieu. Auf Veranlassung von Drouin beginnt er mit Ölmalerei. In den ersten Monaten des Jahres 1947 entstehen etwa vierzig Gemälde, die bei Drouin ausgestellt werden und unter den Pariser Künstlern große Begeisterung auslösen. Die auf vielfältig bearbeiteten Malgründen spontan gesetzten Zeichen, Linien, Farbflecken bilden undurchdringliche Formgeflechte, die Biomorphes und Gegenständliches assoziieren lassen, aber größtenteils die psychische Befindlichkeit des Künstlers (seine »Wunde«) offenbaren. In Anlehnung an diese Psychogramme formulierte Mathieu das »Informel«, jene neue Malrichtung, die im Paris der fünfziger Jahre Surrealismus und Geometrismus ablöst und europaweit stilbildend wird. Wols illustriert in diesen letzten Jahren Werke von Paulhan, Sartre, Kafka, de Solier und Artaud.
Wols starb am 1. September 1951, durch alkoholische Exzesse gesundheitlich ruiniert, in Paris. H.D.

Werner Haftmann (Hrsg.), *Wols. Aufzeichnungen, Aquarelle, Aphorismen, Zeichnungen*, Köln 1963
Wols Photograph, hrsg. v. Laszlo Glozer, Ausst.Kat. Kestner-Gesellschaft Hannover, München 1978
Wols. Sa vie, hrsg. v. Gerhard Götze, Goethe-Institut Paris (Wanderausstellung 1986–1988), Paris 1986
Wols. Bilder, Aquarelle, Zeichnungen, Photographien, Druckgraphik, Ausst.Kat. Kunsthaus Zürich und Kunstsammlung Nordrhein-Westfalen, Düsseldorf, Bern 1989

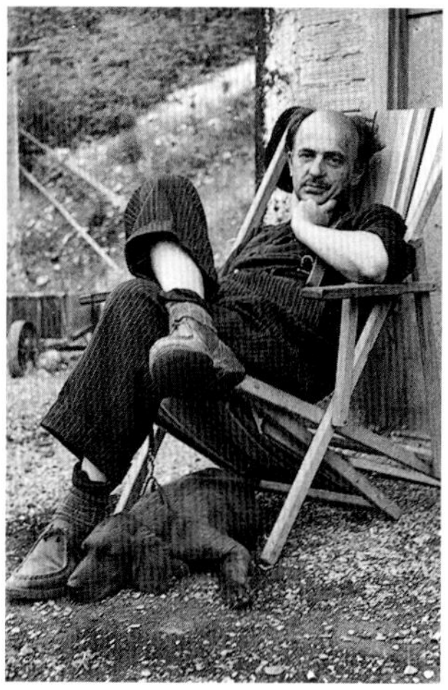

Zu den Autoren

BROOKS ADAMS

(geb. 1954 in Lake Forest, Illinois) lebt als Kunstkritiker und Kurator in New York. Er schreibt für *Art in America* und publiziert in zahlreichen anderen internationalen Kunstzeitschriften zu Themen der Kunst und Kultur im 19. und 20. Jahrhundert, vor allem aber zur Kunst nach 1945.

STEPHEN BANN

(geb. 1942 in Manchester) ist Professor für moderne Kulturwissenschaft und Vorsitzender des Ausschusses für Studien zur Kunstgeschichte und -theorie an der University of Kent in Canterbury. Er hat zahlreiche Bücher über zeitgenössische Kunst, Museen und die Repräsentation von Geschichte verfaßt, u.a. *The Clothing of Clio* (1984), *The True Vine* (1989), *The Inventions of History* (1990), *Under the Sign* (1994) und *Romanticism and the Rise of History* (1995).

DIETER DANIELS

(geb. 1957 in Bonn) ist Professor für Kunstgeschichte und Medientheorie an der Hochschule für Grafik und Buchkunst in Leipzig. Er hat u.a. die Ausstellungen *Übrigens sterben immer die anderen. Marcel Duchamp und die Avantgarde seit 1950* (Köln 1988) und *Minima Media – Medienbiennale* (Leipzig 1995) organisiert sowie zahlreiche Beiträge zur Medien- und Intermedia-Kunst veröffentlicht. Seine wichtigste Buchpublikation ist *Duchamp und die anderen* (1992).

ARTHUR C. DANTO

(geb. 1924 in Ann Arbor, Michigan) ist emeritierter Professor für Philosophie an der Columbia University in New York und schreibt als Kunstkritiker für die Zeitschrift *The Nation*. Er hat sich in zahlreichen Publikationen mit dem Thema Kunst und Philosophie befaßt, u.a. in *The Transfiguration of the Commonplace* (1981), dt. *Die Verklärung des Gewöhnlichen* (1991); *The Philosophical Disenfranchisement of Art* (1986), dt. *Die philosophische Entmündigung der Kunst* (1993); *Beyond the Brillo Box* (1992), dt. *Kunst nach dem Ende der Kunst* (1996) und *Art after the End of Art* (1997).

BORIS GROYS

(geb. 1947 in Leningrad) ist Professor für Philosophie und Ästhetik an der Staatlichen Hochschule für Gestaltung in Karlsruhe. Er hat zahlreiche Essays und Bücher publiziert, u.a. *Gesamtkunstwerk Stalin. Die gespaltene Kultur in der Sowjetunion* (1988), *Die Erfindung Rußlands* (1995) sowie, gemeinsam mit Ilya Kabakov, *Die Kunst des Fliehens. Dialoge über Angst, das heilige Weiß und den sowjetischen Müll* (1991) und *Die Kunst der Installation* (1996).

CHRISTOS M. JOACHIMIDES

(geb. 1932 in Athen) ist Ausstellungsmacher und Kunsttheoretiker und seit zwölf Jahren Generalsekretär der Zeitgeist-Gesellschaft in Berlin. Er hat zahlreiche Ausstellungen organisiert, u.a. in Zusammenarbeit mit Norman Rosenthal: *Art into Society – Society into Art* (London 1974), *A New Spirit in Painting* (London 1981), *Zeitgeist* (Berlin 1982), *Deutsche Kunst im 20. Jahrhundert* (London und Stuttgart 1985–1986), *Metropolis* (Berlin 1991) und *Amerikanische Kunst im 20. Jahrhundert* (Berlin und London 1993).

WOLF LEPENIES

(geb. 1941 in Deuthen/Ostpreußen) ist Professor für Soziologie an der Freien Universität Berlin und Rektor des Wissenschaftskollegs zu Berlin. Zu seinen wichtigsten Publikationen zählen *Melancholie und Gesellschaft* (1969), die Herausgabe einer vierbändigen *Geschichte der Soziologie* (1981), *Die drei Kulturen. Soziologie zwischen Literatur und Wissenschaft* (1985) und, in neuerer Zeit, *Aufstieg und Fall der Intellektuellen in Europa* (1992) und *Folgen einer unerhörten Begebenheit. Die Deutschen nach der Vereinigung* (1992).

ODO MARQUARD

(geb. 1928 in Stolp/Hinterpommern) ist emeritierter Professor für Philosophie an der Universität Gießen. Er hat zahlreiche Schriften zur Geschichtsphilosophie, Anthropologie, Ästhetik, Hermeneutik, Ethik und Begriffsgeschichte verfaßt. Zu seinen wichtigsten Publikationen gehören *Schwierigkeiten mit der Geschichtsphilosophie* (1973), *Abschied vom Prinzipiellen* (1981), *Apologie des Zufälligen* (1986), *Aesthetica und Anaesthetica* (1989) und *Glück im Unglück* (1995).

ROBERT C. MORGAN

(geb. 1943 in Boston, Mass.) lebt als Kunstkritiker, Künstler und Kunsthistoriker in New York. Er ist Dozent für Kunstgeschichte und -theorie am Rochester Institute of Technology und außerordentlicher Professor am Pratt Institute in Brooklyn, New York. Zu seinen letzten Publikationen zählen *After the Deluge: Essays on Art in the Nineties* (1993), *Conceptual Art: An American Perspective* (1994) und *Between Modernism and Conceptual Art: A Critical Response* (1997).

ANNA MOSZYNSKA

(geb. 1957 in London) ist stellvertretende Direktorin am Sotheby's Institute in London. Dort betreut sie Magisterkurse in Kunstgeschichte mit den Schwerpunkten Nachkriegskunst und zeitgenössische Kunst, die von der University of Manchester anerkannt werden. Sie hat als Ausstellungskoordinatorin für das Arts Council of Great Britain gearbeitet und zahlreiche Artikel zur Kunst nach 1945 publiziert. 1990 erschien ihr Buch *Abstract Art*.

NORMAN ROSENTHAL

(geb. 1944 in Cambridge) ist seit zwanzig Jahren Ausstellungsleiter an der Royal Academy of Arts in London. Seit 1974 organisiert er gemeinsam mit Christos M. Joachimides Ausstellungen zur Kunst des 20. Jahrhunderts, u.a. *Art into Society – Society into Art* (London 1974), *A New Spirit in Painting* (London 1981), *Zeitgeist* (Berlin 1982), *German Art in the 20th Century* (London und Stuttgart 1985), *Metropolis* (Berlin 1991) und *American Art in the 20th Century* (Berlin und London 1993).

PETER SCHJELDAHL

(geb. 1942 in Fargo, North Dakota) lebt als Kunstkritiker in New York. Er ist Kunstkritiker bei der *Village Voice* und schreibt u.a. für *Art in America*. Zu seinen Publikationen gehören *Since 1964: New & Selected Poems* (1978), *The Hydrogen Jukebox: Selected Writings 1978–1990* (1991), *The 7 Days Art Columns* (1992) und *Columns & Catalogues* (1994). In Deutsch liegt eine Auswahl seiner Kunstkritiken vor: *Poesie der Teilnahme. Kritiken 1980–1994* (1997).

WIELAND SCHMIED

(geb. 1929 in Frankfurt am Main) war bis 1994 Ordinarius für Kunstgeschichte an der Akademie der Bildenden Künste in München. Er hat zahlreiche Bücher zur Kunst des 19. und 20. Jahrhunderts publiziert, u.a. Monographien über Caspar David Friedrich, Giorgio de Chirico und zuletzt über Edward Hopper und Francis Bacon. Er ist derzeit Präsident der Bayerischen Akademie der Schönen Künste.

SHEARER WEST

(geb. 1960 in Rocky Mount, Virginia) ist Leiterin des Department of Fine Art am Barber Institue of Fine Arts an der University of Birmingham. Zu ihren Publikationen gehören *The Image of the Actor: Verbal and Visual Representation in the Age of Garrick and Kemble* (1991) und *Fin de Siècle: Art and Society in an Age of Uncertainty* (1993). Sie ist Mitherausgeberin u.a. von *Visions of the ›neue Frau‹: Women and the Visual Arts in Weimar Germany* (1995) und *The Victorians and Race* (1997).

BEAT WYSS

(geb. 1947 in Basel) ist Professor für Kunstgeschichte an der Ruhr-Universität in Bochum. 1996 war er Gastprofessor an der Cornell University in New York. Zu seinen vielfältigen Publikationen zur Geschichte der Kunst, Architektur und Ästhetik zählen *Trauer der Vollendung. Von der Ästhetik des deutschen Idealismus zur Kulturkritik der Moderne* (1985), *Mythologie der Aufklärung. Geheimlehren der Moderne* (1993) und *Der Wille zur Kunst. Zur ästhetischen Mentalität der Moderne* (1996).

Leihgeber

Stedelijk Museum, Amsterdam
University of Michigan Museum of Art, Ann Arbor
Fundació Joan Miró, Barcelona
Fundació Antoni Tàpies, Barcelona
Berlinische Galerie, Landesmuseum für Moderne Kunst, Photographie und Architektur, Berlin
Staatliche Museen zu Berlin, Nationalgalerie, Preußischer Kulturbesitz, Berlin
Museo Morandi, Bologna
Kunstmuseum Bonn
Museum of Fine Arts, Boston
Kunsthalle Bremen
Fitzwilliam Museum, Cambridge
Cincinatti Art Museum, Cincinatti
Hessisches Landesmuseum, Darmstadt
Detroit Institute of Arts, Detroit
Museum am Ostwall, Dortmund
Scottish National Gallery of Modern Art, Edinburgh
Stedelijk Van Abbemuseum, Eindhoven
Museum van Hedendaagse Kunst, Gent
Musée de Grenoble
Sprengel Museum, Hannover
Herning Kunstmuseum, Herning, DK
The Menil Collection, Houston
Louisiana Museum of Modern Art, Humlebæk, Dänemark
Museum Ludwig, Sammlung Ludwig, Köln
Statensmuseum for Kunst, Kopenhagen
A.F. Kowalenko-Kunstmuseum, Krasnodar
Sintra Museum of Modern Art, Lissabon
Arts Council, Hayward Gallery, London
Tate Gallery, London
Los Angeles County Museum of Art, Los Angeles
Museo Nacional Centro de Arte Reina Sofía, Madrid
Fundación Colección Thyssen-Bornemisza, Madrid
INBA/Museo de Arte Alvar Y Carmen T. de Carillo Gil, Mexico City
Civico Museo d'Arte Contemporanea, Mailand
Pinacoteca di Brera, Mailand
Städtisches Museum Abteiberg, Mönchengladbach
Zentrales Staatliches Museum für Luft- und Raumfahrt, Monino (Gebiet Moskau)
Staatliches Puschkin-Museum, Moskau
Staatliche Tretjakowgalerie, Moskau
Bayerische Staatsgemäldesammlungen, München; Staatsgalerie moderner Kunst
Städtische Galerie im Lenbachhaus, München
Stiftung Seebüll Ada und Emil Nolde, Neukirchen
New Orleans Museum, New Orleans
Solomon R. Guggenheim Museum, New York
The Metropolitan Museum of Art, New York
Whitney Museum of American Art, New York
Toyota Municipal Museum of Art, Nishimachi Toyota City
Musée d'Art Moderne de la Ville de Paris
Musée Maillol, Paris
Musée National d'Art Moderne, Centre Georges Pompidou, Paris
Musée de l'Orangerie, Paris
Musée Picasso, Paris
Carnegie Museum of Art, Pittsburgh
Andy Warhol Museum, Pittsburgh
Galleria Nazionale d'Arte Moderna, Rom
Freilichtmuseum für Architektur und Kunst, Rostow-Jaroslawski
Museum Boijmans Van Beuningen, Rotterdam
Museum of Fine Arts, St. Petersburg, Florida
San Francisco Museum of Modern Art, San Francisco
Kunstmuseum St. Gallen
Staatliche Eremitage, St. Petersburg
Staatliches Russisches Museum, St. Petersburg
Schleswig-Holsteinisches Landesmuseum, Schloß Gottorf
Staatliches Museum, Schwerin
Moderna Museet, Stockholm
Staatsgalerie Stuttgart
Toledo Museum of Art, Toledo
Galleria Civica d'Arte Moderna e Contemporanea, Turin
Galleria Internazionale d'Arte Moderna, Ca'Pesaro, Venedig
Peggy Guggenheim Collection, Venedig
Hirshhorn Museum and Sculpture Garden, Smithsonian Institution, Washington D.C.
National Gallery of Art, Washington D.C.
Kunstsammlungen zu Weimar
Historisches Museum der Stadt Wien
Museum moderner Kunst Stiftung Ludwig, Wien
Kunstmuseum Wolfsburg
Kunsthaus Zürich

Fondazione Amelio, Istituto per l' arte contemporanea, Neapel
Sammlung Berardo

Sammlung Berggruen
Galerie Berinson, Berlin
Claude Berri, Paris
F. und JPH. Billarant
Gilbert de Botton Family Trust
Eli und Edythe L. Broad, Los Angeles
Estate of Alexander Calder
Sammlung Caldic, Rotterdam
Eduardo Chillida
Attilio Codognato, Venedig
Giovanni Deana, Venedig
Dingwall Investments S.A.
Stefan T. Edlis
Sammlung Essl, Klosterneuburg
Familiensammlung Betty und Monte Factor
Aaron I. Fleischman
Fondazione Fontana, Mailand
Sammlung Franchetti, Rom
Sammlung Froehlich, Stuttgart
»La Gaia«, Cuneo
Centro Galego de Arte Contemporánea, Santiago de Compostela
Jacques und Natasha Gelman
Alberto Giacometti-Stiftung
Galerie Gmurzynska, Köln
Nachlaß Julio González, Paris
Sammlung Gräßlin, St. Georgen
Galerie Karsten Greve, Köln, Paris, Mailand
Sammlung Grothe
Martine und Didier Guichard
Joseph Hackmey
Galerie Hauser & Wirth, Zürich
Ydessa Hendeles
Sammlung Herbert, Gent
Stiftung Rolf Horn
Didier Imbert Art Production, Paris
Jedermann, N.A.

Jasper Johns
Ilya and Emilia Kabakov
James Kirkman Ltd., London
Frits de Kneght
Jannis Kounellis
Sammlung Labeyrie
Max Lang, New York
Linda und Harry Macklowe, New York
Paul Maenz
Loïc Malle, Paris
Susan und Lewis Manilow
Sammlung Mis, Brüssel
Henry Moore Foundation
Nahmad, Genf
Sammlung Onnasch
Banque Paribas Belgique S.A., Brüssel
Ulla und Heiner Pietzsch, Berlin
Fondazione Prada, Mailand
Archiv A. Rodtschenko und W. Stepanowa, Moskau
A. Rosengart
Thomas Ruff
Sammlung Sonnabend, New York
Galerie Monika Sprüth, Köln
Edition Staeck
Sammlung Stober
Benedikt Taschen
A. Alfred Taubman
Galerie Thomas, München
James Turrell
Ronny van de Velde, Antwerpen
Bill Viola
Andy Warhol Foundation for the Visual Arts, Inc.
Henry und Cheryl Welt, New York
Donald Young Gallery, Seattle
Richard S. Zeisler, New York

und viele Leihgaber, die ungenannt bleiben wollen

Courtesy
Thomas Ammann Fine Art, Zürich
Galerie Bruno Bischofberger, Zürich
Blondeau Fine Art Services SA, Genf
Marc Blondeau S.A., Paris
Galerie Christine et Isy Brachot, Brüssel
Busche Galerie
Leo Castelli Gallery
Galerie Chantal Crousel
Christie's, New York
Centro Cultural/Arte Contemporáneo, A.C., Mexico City
Elkon Gallery, Inc., New York
Claudia Gian Ferrari, Mailand
Galerie Konrad Fischer, Düsseldorf
Fuji Television Gallery, Tokyo
Galerie de France, Paris
Barbara Gladstone Gallery, New York
Galerie Gmurzynska, Köln
Galerie Karsten Greve, Köln, Paris, Mailand
Ydessa Hendeles Art Foundation Toronto, Kanada
The Helman Collection, New York
Hirschl & Adler Modern, New York
Jenny Holzer
Michael Hue-Williams Fine Art, London
Galerie Jablonka, Köln
Annely Juda Fine Art, London
Galerie Jule Kewenig
Lefevre Gallery, London
Massimo Martino S.A., Mendrisio
PaceWildenstein
Gallery dello Scudo, Verona
Courtesy Sotheby's, New York
Galleria Christian Stein, Mailand

Photonachweis

Katalogabbildungen

Die Abbildungsvorlagen wurden in den meisten Fällen von den jeweiligen Besitzern oder Verwaltern der Werke zur Verfügung gestellt. Die Ziffern beziehen sich auf die Katalognummern.

Jörg P. Anders, Berlin 77, 369
Archiv Paul Maenz, Berlin 398
Archivo fotográfico Museo Nacional Centro de Arte Reina Sofia 171
Berlinische Galerie 148, 223
Ben Blackwell 87
Bridgeman Art Library, London 113
Michael Cavanagh/Kevin Montague 207, 209, 210
Giorgio Colombo, Mailand 185
Jorge Contreras Chacel 102
Peter Cox 340
Fabien de Cugnac 242
W. Dräyer, Zürich 75
© Staatliche Eremitage, St. Petersburg, 1997 2, 3, 4, 6, 123
© Fitzwilliam Museum, University of Cambridge 104
© Bruno Giacometti, Zollikon, Schweiz 57
Musée Grenoble 35, 86
Karlheinz Grünke, Hamburg 239
© Solomon R. Guggenheim Foundation, New York 7, 11, 14, 15, 25, 29, 45, 51, 59, 63, 122, 165, 185–187, 191, 192, 241, 342
David Heald 7, 11, 14, 15, 25, 29, 45, 51, 59, 63, 122, 165, 176, 191, 192, 241, 342
Courtesy The Helman Collection, New York 261, 261
Michael Herling 40
Javier Hinojosa 103
George Hixson, Houston 1995 226, 250
HLM, Werner Kump 206
Intercolor B.V., Eindhoven 30
Jochen Littkemann 54, 62, 351, 352, 364
© Estate Man Ray 216, 217
© The Metropolitan Museum of Art, New York 98, 337, 367, 368
Henry Moore Foundation, © Henry Moore Foundation 373, 374, 375
© Museum of Fine Arts, St. Petersburg, Florida 227
© Nolde-Stiftung Seebüll 26, 27
Frank Oleski, Köln 76
Paris-Musées – Musée d'art moderne de la ville de Paris & Jan Almeren, Stockholm 385
© Photothèque des Musées de la Ville de Paris 53
Douglas M. Parker Studio 335
Paolo Pellion, Turin 294
Kira Perov 327
Hans Petersen 33
Prudence Cumming Associates Ltd., London 72
Antonia Reeve 240
Rheinisches Bildarchiv, © Rheinisches Bildarchiv 74, 195, 231
Ilona Ripke 148, 223, 225
Sally Ritts 186, 187
© RMN – Arnaudet 37
© RMN 71
J. M.Routhier 248
© Thomas Ruff 120
Foto Saporetti 1, 13, 16, 17, 18, 169, 170, 173, 174, 175, 381
Edition Schellmann 119
© G. Schiavinotto 149, 298
Uwe H. Seyl 182
Sheffield City Art Galleries, 1991 68
Lee Stalsworth 65, 221, 264, 383
Richard Stoner 258
Nic Tenwiggenhorn, Düsseldorf 329
Courtesy Donald Young Gallery, Seattle 327
Patrick Young 50
Elke Walford 183
© Andy Warhol Foundation for the Visual Arts 114,115, 256–260
John Webb 346
© Direktion der Museen der Stadt Wien 80
Jens Ziehe 393

Textabbildungen

Claudio Abate S. 316 unten
Lucien Braun S. 26 oben
Peter Brötzmann S. 561
Kathan Brown S. 548 unten
Courtesy Paula Cooper Gallery, New York S. 438 unten
© Dia Center for the Arts, New York S. 550 links
© Gianfranco Gorgoni S. 551 oben
François Goudier S. 27 unten
Hickey-Robertson S. 208 oben
Courtesy Nancy Holt S. 550 rechts
Courtesy Galerie Ghislaine Hussenot, Paris S. 439 Mitte
Courtesy Shigeko Kubota S. 317
© Peter Moore S. 309 unten, 547 unten
Caroline Nathusius S. 308 unten
Österreichische Nationabibliothek, Wien S. 21, S. 22 oben
Dirk Pauwels S. 318 unten
Photoarchiv Udo Pini, Hamburg S. 539 oben
Archiv A. Rodtschenko und W. Stepanowa, Moskau S. 216 oben
Prudence Cumming Associates S. 219
© Photoarchiv C. Raman Schlemmer, Oggebbio S. 527–531
James Thrall Soby S. 320
Bildarchiv Süddeutscher Verlag, München S. 26 unten
Diane Wakoski S. 548 oben

Künstlerporträts

Francis Bacon: Paul Popper/Interfoto
Balthus: Privatarchiv
Georg Baselitz: Niklaus Stauss/AKG Photo
Max Beckmann: AKG Photo
Joseph Beuys: Niklaus Stauss/AKG Photo
Umberto Boccioni: Staatliche Museen zu Berlin – Preußischer Kulturbesitz
Christian Boltanski: Benjamin Katz
Pierre Bonnard: Henri Cartier-Bresson
Constantin Brancusi: Interfoto
Georges Braque: AKG Photo
Marcel Broodthaers: Philippe de Gobert
Alberto Burri: Giuseppe Loy
Alexander Calder: Paul Almasy/AKG Photo
Marc Chagall: AKG Photo
Eduardo Chillida: Schirn Kunsthalle, Frankfurt a. M.
Giorgio de Chirico: AKG Photo
Lovis Corinth: AKG Photo
Salvador Dalí: Paul Almasy/AKG Photo
Alexander Deineka: Karger-Decker/Interfoto
Robert Delaunay: Archives de la famille
Jan Dibbets: Ad Petersen
Otto Dix: Hugo Erfurth/AKG Photo
Marcel Duchamp: J. S. Lewinski/Interfoto
Max Ernst: AKG Photo
Jean Fautrier: Interfoto
Dan Flavin: Niklaus Stauss
Günther Förg: Dirk Bleicker
Lucio Fontana: Giancolombo
Katharina Fritsch: Benjamin Katz
Naum Gabo: Nina und Graham Williams
Alberto Giacometti: Paul Almasy/AKG Photo
Gilbert & George: Niklaus Stauss/AKG Photo
Julio González: Nachlaß González
Arshile Gorky: Courtesy Sarkis Avesidian
George Grosz: AKG Photo
Raoul Hausmann: August Sander/AKG Photo
Eva Hesse: Stephen Korbet
Gary Hill: Dirk Bleicker
David Hockney: Camera Press/Interfoto
Jenny Holzer: Abe Frajndlich
Edward Hopper: Sidney Waintrob, Budd Studio
Jasper Johns: Dennis Hopper
Asger Jorn: Gunni Busck
Donald Judd: Benjamin Katz
Ilya Kabakov: Dirk Bleicker
Frida Kahlo: AKG Photo

Wassily Kandinsky: AKG Photo
Mike Kelley: Dirk Bleicker
Ellsworth Kelly: Benjamin Katz
Anselm Kiefer: Binder/AKG Photo
Edward Kienholz: Nancy Reddin Kienholz
Ernst Ludwig Kirchner: Fotoarchiv Bolliger/Ketterer, © Dr. Wolfgang & Ingeborg Henze-Ketterer, Wichtrach/Bern
R. B. Kitaj: Lee Friedlander
Paul Klee: AKG Photo
Yves Klein: Harry Shunk, New York
Oskar Kokoschka: Erich Lessing/AKG Photo
Willem de Kooning: © Hans Namuth
Jeff Koons: © 1995 Andrew Southam/CPI
Jannis Kounellis: Frédéric Delpech
Bertrand Lavier: Galerie Martina Detterer
Fernand Léger: AKG Photo
Wilhelm Lehmbruck: AKG Photo
Roy Lichtenstein: Ksandr/Interfoto
Richard Long: Galerie Konrad Fischer, Düsseldorf
René Magritte: Richard de Grab
Aristide Maillol: A. Zucca/AKG Photo
Kasimir Malewitsch: Interfoto
Franz Marc: AKG Photo
Henri Matisse: AKG Photo
Matta: Stewart Mark/Camera Press/Picture Press Life
Mario Merz: Dirk Bleicker
Joan Miró: AKG Photo
Amedeo Modigliani: Interfoto
Piet Mondrian: Interfoto
Claude Monet: Paul Nadar/Interfoto
Henry Moore: Binder/AKG Photo
Giorgio Morandi: Herbert List/Interfoto
Reinhard Mucha: M. M. Kraft
Bruce Nauman: © Donald Woodman, Canyon Santa Fe; Courtesy Leo Castelli Gallery, New York
Barnett Newman: Ugo Mulas
Emil Nolde: Minna Dührkoop/Interfoto
Claes Oldenburg: Hans Hammarskjöld
Nam June Paik: AKG Photo
Francis Picabia: E. Wehner/Interfoto
Pablo Picasso: AKG Photo
Sigmar Polke: Niklaus Stauss/AKG Photo
Jackson Pollock: Hans Namuth
Robert Rauschenberg: © Christopher Felver, New York
Ad Reinhardt: Hans Namuth
Gerhard Richter: Dirk Bleicker
Alexander Rodtschenko: Erben von Alexander M. Rodtschenko und Warwara F. Stepanowa
Mark Rothko: Regina Bogat
Thomas Ruff: Dirk Bleicker
Robert Ryman: Timothy Greenfield-Sanders, 1987
Christian Schad: Nachlaß und Archiv Christian Schad, Keilberg
Egon Schiele: Interfoto
Oskar Schlemmer: Hugo Erfurth
Kurt Schwitters: AKG Photo
Richard Serra: Binder/AKG Photo
Cindy Sherman: Niklaus Stauss/AKG Photo
David Smith: Ugo Mulas
Stanley Spencer: Interfoto
Frank Stella: Marina Schinz
Yves Tanguy: Man Ray
Antoni Tàpies: Antoni Tàpies Barba
Wladimir Tatlin: Moisei Nappelbaum/Interfoto
Jean Tinguely: Niklaus Stauss/AKG Photo
Rosemarie Trockel: Benjamin Katz
James Turrell: Christian Vogt
Cy Twombly: © Plinio de Martiis, Galerie Karsten Greve, Köln
Bill Viola: Dirk Bleicker
Andy Warhol: AKG Photo
Lawrence Weiner: © Christopher Felver, New York
Wols: Nachlaß Wols

Register

Kursive Ziffern verweisen auf Abbildungen